中华医学会麻醉学分会
中国心胸血管麻醉学会
推荐用书

围手术期医学
预后导向管理

Perioperative Medicine
MANAGING FOR OUTCOME

（第2版）

中华医学会麻醉学分会
中国心胸血管麻醉学会
推荐用书

围手术期医学预后导向管理

Perioperative Medicine

MANAGING FOR OUTCOME

（第2版）

原　　著　Mark F. Newman　Lee A. Fleisher
　　　　　Clifford Ko　Michael（Monty）Mythen

主　　译　晏馥霞　袁　素　申　乐

主　　审　黄宇光

北京大学医学出版社

WEISHOUSHUQI YIXUE—YUHOU DAOXIANG GUANLI（DI 2 BAN）

图书在版编目（CIP）数据

围手术期医学 ： 预后导向管理 ： 第2版 / （美） 马克·纽曼 （Mark Newman） 等原著 ； 晏馥霞， 袁素， 申乐主译. -- 北京 ： 北京大学医学出版社， 2025. 4.
ISBN 978-7-5659-3262-5

Ⅰ. R619

中国国家版本馆CIP数据核字第20240ST415号

北京市版权局著作权合同登记号：图字：01-2024-4596

ELSEVIER

Elsevier（Singapore）Pte Ltd.
3 Killiney Road，#08-01 Winsland House I，Singapore 239519
Tel：（65）6349-0200；Fax：（65）6733-1817

围手术期医学——预后导向管理（第 2 版）

主　　译： 晏馥霞　袁　素　申　乐
出版发行： 北京大学医学出版社
地　　址：（100191）北京市海淀区学院路 38 号　北京大学医学部院内
电　　话： 发行部 010-82802230；图书邮购 010-82802495
网　　址： http：//www.pumpress.com.cn
E-mail： booksale@bjmu.edu.cn
印　　刷： 北京信彩瑞禾印刷厂
经　　销： 新华书店
责任编辑： 何渼波　**责任校对：** 靳新强　**责任印制：** 李　啸
开　　本： 889 mm × 1194 mm　1/16　**印张：** 39.75　**字数：** 1208 千字
版　　次： 2025 年 4 月第 1 版　2025 年 4 月第 1 次印刷
书　　号： ISBN 978-7-5659-3262-5
定　　价： 280.00 元

译校者名单

主　　译　晏馥霞　袁　素　申　乐

主　　审　黄宇光

秘　　书　武　勰

译　　者　（以姓名汉语拼音为序）

安　然（中国医学科学院阜外医院）
别东韵（中国医学科学院阜外医院）
曹　亮（中国医学科学院阜外医院）
陈　芳（中国医学科学院阜外医院）
丁　洁（中国医学科学院阜外医院）
龚俊松（中国医学科学院阜外医院）
郭镜飞（中国医学科学院阜外医院）
韩志岩（中国医学科学院阜外医院）
何爱霞（中国医学科学院阜外医院）
贺渝淼（中国医学科学院北京协和医院）
胡　媛（中国医学科学院北京协和医院）
黄会真（中国医学科学院北京协和医院）
纪宏文（中国医学科学院阜外医院）
贾　爰（中国医学科学院阜外医院）
康文英（中国医学科学院阜外医院）
蓝国儒（中国医学科学院北京协和医院）
李　军（中国医学科学院阜外医院）
李天佳（中国医学科学院北京协和医院）
李铁楠（中国医学科学院阜外医院）
刘广宇（中国医学科学院阜外医院）
刘　巧（中国医学科学院阜外医院）
吕　红（中国医学科学院阜外医院）
吕焕然（中国医学科学院阜外医院）
申　乐（中国医学科学院北京协和医院）

石　佳（中国医学科学院阜外医院）
石　晟（中国医学科学院阜外医院）
树　茜（中国医学科学院北京协和医院）
宋　翔（中国医学科学院阜外医院）
田丽娟（中国医学科学院阜外医院）
田鹏声（中国医学科学院阜外医院）
王红柏（中国医学科学院阜外医院）
王剑辉（中国医学科学院阜外医院）
王乐君子（中国医学科学院北京协和医院）
王　嵘（中国医学科学院阜外医院）
王若曦（中国医学科学院北京协和医院）
吴觉伦（中国医学科学院北京协和医院）
武　勰（中国医学科学院阜外医院）
肖文静（中国医学科学院阜外医院）
熊　超（中国医学科学院阜外医院）
薛庆华（中国医学科学院阜外医院）
晏馥霞（中国医学科学院阜外医院）
杨　静（中国医学科学院阜外医院）
杨丽静（中国医学科学院阜外医院）
余佳文（中国医学科学院北京协和医院）
袁　素（中国医学科学院阜外医院）
苑雨辰（中国医学科学院北京协和医院）
张朝宾（中国医学科学院阜外医院深圳医院）
张　乐（中国医学科学院北京协和医院）
张　昱（中国医学科学院阜外医院）
张玉林（中国医学科学院阜外医院）
张　喆（中国医学科学院阜外医院）
赵梦芸（中国医学科学院北京协和医院）
赵　婉（中国医学科学院阜外医院）
赵毅飞（中国医学科学院北京协和医院）
周程辉（首都医科大学附属北京安贞医院）
周　勇（中国医学科学院阜外医院）

策　　划　黄大海

主译简介

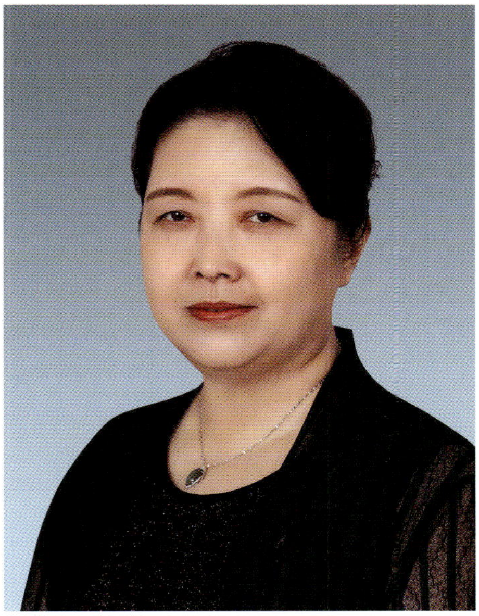

晏馥霞，中国医学科学院阜外医院麻醉中心首席专家，医学博士，主任医师，博士生导师。国家心血管病专家委员会麻醉专业委员会副主任委员，中国心胸血管麻醉学会副会长。曾任中国医学科学院阜外医院麻醉中心主任，中国心胸血管麻醉学会小儿麻醉分会主任委员、标准化技术委员会主任，北京医学会麻醉学分会副主任委员、小儿学组组长、围术期超声工作组组长，中华医学会麻醉学分会心胸学组副组长。

1986 年毕业于中国医科大学医学系医疗专业，1992 年获得中国医科大学硕士学位，2001 年获得北京协和医学院博士学位。1999—2001 年在意大利国际心脏学校学习，2008 年在美国国家儿童医院心脏中心学习。大学毕业后曾在中国医科大学附属盛京医院、首都医科大学附属北京友谊医院工作，1995 年到中国医学科学院阜外医院工作至今。

大学毕业后一直从事麻醉专业临床、科研和教学工作，在国内最早开展复杂先天性心脏病手术超快通道麻醉管理，并多次举办培训班和相关学术论坛。近年来积极开展和推广成人心脏外科加速术后康复（enhanced recovery after surgery，ERAS）管理策略的实施，提高了术后患者康复质量，节约了医疗资源。主持和完成多项科研项目，包括国家自然科学基金面上项目、首都临床特色应用研究专项、高水平医院专项科研基金项目和中国医学科学院"十四五"医学与健康科技创新工程重大协同创新项目。发表 SCI 论文和国内核心期刊文章 90 余篇。获得国家专利三项。

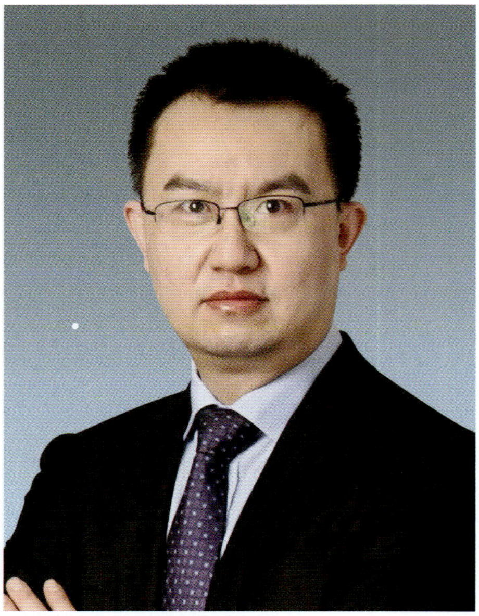

袁素，中国医学科学院阜外医院麻醉中心主任，医学博士，主任医师，硕士生导师。从事心血管麻醉临床和科研工作20年，具有丰富的心血管麻醉及围手术期管理经验。2017年公派美国得克萨斯州心脏中心学习。2018年派遣至云南省阜外心血管病医院提供技术支持。2019年3次赴西藏自治区人民医院，开展心血管手术麻醉技术支持工作，筹备并建立了完善的围手术期相关设备及管理的流程和规范，成功完成2例心血管手术，并成功实现了高原地区心血管手术超快通道麻醉。

兼任国家心血管病专家委员会麻醉专业委员会秘书长、常委，中国心胸血管麻醉学会心血管麻醉分会副主任委员、围术期器官保护分会常委等。担任多个期刊的编委，包括《中国体外循环杂志》《医师报》《麻醉与镇痛》等。主持多项科研基金项目。

近5年以第一作者或通讯作者发表SCI文章22篇，多篇发表于世界顶级麻醉学与心血管期刊，包括*Anesthesia*、*American Journal of Kidney Diseases*、*Hypertension*等。主要研究方向为：①心血管手术后神经认知功能障碍，在国际上首次提出α受体激动剂不能预防体外循环下心脏手术患者术后谵妄的发生；②深低温停循环及肾保护，在国际上首次对主动脉A型夹层患者术前心率控制提出了明确指标，论证了心率控制对改善急性主动脉夹层患者预后的影响；同时，对不同温度下停循环、围手术期急性肾功能损伤的风险与机制进行了创新性研究。

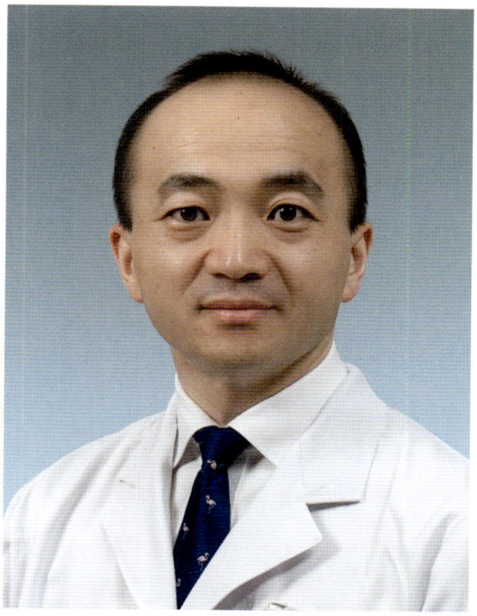

申乐，中国医学科学院北京协和医院麻醉科主任，医学博士，理学博士，主任医师，博士生导师。任中华医学会麻醉学分会麻醉质量管理学组组长，国家麻醉质控中心专家委员会委员，中华医学会麻醉学分会委员，世界麻醉医师协会联盟亚澳区理事（2022—2026 年）、安全与质量委员会副主席（2024—2028 年），中国研究型医院学会麻醉学专业委员会副主任委员，中国整形美容协会麻醉与镇静镇痛分会副会长，北京医学会麻醉学分会副主任委员。任《中华麻醉学杂志》常务编委、《临床麻醉学杂志》常务编委、《协和医学杂志》青年编委、*Chinese Medical Journal* 通讯编委、《中国疼痛医学杂志》通讯编委。

擅长疑难危重罕见病患者麻醉、机器人手术麻醉、围手术期疼痛综合管理。主要研究基于麻醉大数据和人工智能的医疗质量提升与患者安全、疼痛与瘙痒的机制与生物干预。承担国家重点研发计划子课题、国家自然科学基金青年科学基金项目等纵向课题 10 余项，累计发表科研论文 80 余篇，其中 SCI 收录 30 余篇，参与编写专著 10 余部。先后荣获首届北京医学会“树人麻醉医师奖”，中国医学科学院北京协和医学院教育教学成果奖一等奖、优秀共产党员，北京协和医院优秀中层干部、优秀教师、教育教学成果奖二等奖、医疗成果奖三等奖，国家卫生健康委员会直属机关党委优秀共产党员。

主编的课程入选 2013 年北京协和医院首批 UCSF 精品课程 CTSI 在线培训课程；2015 年受香港大学李嘉诚医学院郑裕彤博士奖学金资助，在香港大学玛丽医院做高级临床学者；2016 年受北京协和医院第二批“百人计划”资助，在美国约翰斯·霍普金斯大学医学院神经科学学系做访问学者；2017 年受中华医学会麻醉学分会青年人才出国基金资助，在美国 MedStar 华盛顿医院中心交流访问；2017 年 8 月—2018 年 8 月担任医疗人才“组团式”援藏专家暨西藏自治区人民医院手术麻醉科主任；2019 年入选北京市东城区优秀人才培养项目；2021 年当选中国科协“十大”代表；2024 年获评首届国家优秀青年医师称号。

主审简介

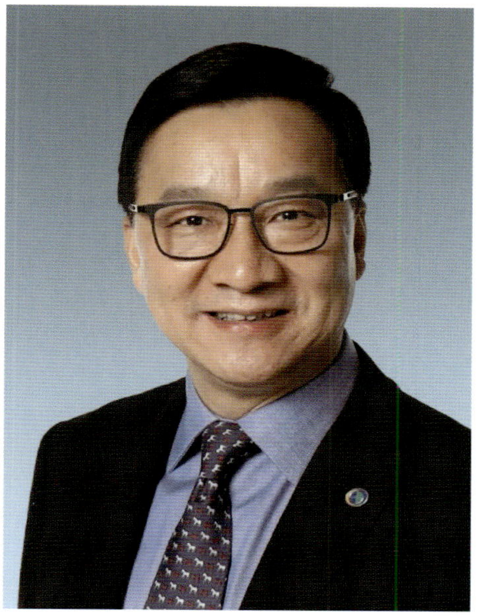

黄宇光，中国医学科学院北京协和医院主任医师，教授，博士生导师；中国医学科学院北京协和医学院麻醉学系主任；中国医学科学院北京协和医院教育委员会主任委员。

中华医学会麻醉学会第十三届委员会主任委员，中国医师协会麻醉学医师分会第二届会长。现任国家麻醉专业质控中心主任，中国医师培训学院麻醉专业委员会主任委员，国家心血管病专家委员会麻醉专业委员会主任委员，国际麻醉研究学会国际组织委员会委员，中华医学会国际交流与合作及港澳台事务专家委员会委员，中国日间手术合作联盟副主席兼执行委员会委员，爱尔兰麻醉医师学院荣誉院士。

担任《临床麻醉学杂志》总编辑、《麻醉安全与质控》主编、《协和医学》副主编兼执行主编、《麻醉与镇痛》主编、*European Journal of Anaesthesiology*（中文版）主编。

1998 年获得吴阶平医学研究奖和保罗·杨森药学研究奖二等奖；1999 年获得卫生部科学技术进步奖二等奖；2007 年获得北京市科技进步奖三等奖和教育部科技进步奖二等奖；2008 年获中国医师奖；2014 年当选第六届“全国优秀科技工作者”；2015 年被评为国家卫生和计划生育委员会“突出贡献中青年专家”，享受国务院政府特殊津贴；2017 年获评北京市优秀教师；荣获 2020 年度全国住院医师规范化培训“优秀专业基地主任”荣誉称号；2022 年荣获北京市教学名师；2024 年获评首届“国家杰出医师”称号。

现任政协第十四届全国委员会常务委员及教科卫体委员会委员，政协北京市第十四届委员会常务委员，中华海外联谊会常务理事。

译者前言

看到 Mark F. Newman 教授、Lee A. Fleisher 教授、Clifford Ko 教授和 Michael Mythen 教授共同主编的《围手术期医学——预后导向管理》（第 2 版），出于对这几位著名麻醉学和重症医学教授的敬佩，我们急切并兴奋地阅读了书中部分章节，结果确实让人欣喜。这是一部非常值得仔细研读，遇难题可以获得智慧，且具有重要临床指导和参考价值的医学专著。

随着医学技术的进步，外科手术的成功不仅意味着围手术期死亡率的降低、舒适而快速的术后康复，以及远期生活质量的提高，更是围手术期管理追求的主要目标，因此麻醉医生、外科医生和外科重症监护医生都面临着新挑战。

围手术期医学涉及多个学科领域。以循证医学为导向、以患者为中心的多学科合作的诊疗模式是现代医学进步的体现。通过多学科合作改善围手术期临床管理质量，需要不断更新知识和改变传统理念，结合临床证据优化管理策略，以达到促进患者术后快速康复和提高患者术后生活质量的目标。本书涵盖了最新的研究成果和临床循证医学证据，并针对围手术期管理的主要问题，从术前评估、多器官保护、术后早期管理，到优化管理带来的社会经济学思考等方面，全方位介绍了知识的更新和理念的转变，为从事围手术期医学工作的相关医护人员提供了更全面和更系统的指导。

为了使更多的国内同道获益于此书，让更多的临床一线工作者拥有一部更好的参考书，我们组织了围手术期医学相关专家对此书进行翻译，希望中文版的出版能够助力我国围手术期医学的发展，为更多患者带来福音。

晏馥霞　袁素　申乐

2025 年 4 月

致我们过去、现在和未来的住院医师、研究人员和教师们，他们的奉献精神持续推动围手术期医学的发展，改善我们对患者的护理。

致一直支持我们的家人：

感谢我的妻子 Susan，她是我的伴侣、朋友。最重要的，她是我的追随者，没有她，我的人生就不完整。

感谢我的母亲和已故的父亲，是他们让我知道，无论我做了什么，都没关系。

感谢我的孩子们，Sarah、Jack 和 Catherine，是你们每天都提醒我，我们的所做和所学如此重要。

Mark F. Newman，MD

感谢我的妻子 Renee，在过去的 30 年里，她一直是我的伴侣和最好的朋友。

感谢我的孩子们，Jessica 和 Matthew，感谢你们无条件的爱和支持，以及不断提醒我生活中重要的事情。

感谢我的父母和祖父母，他们引导我不断寻求新知识。

Lee A. Fleisher，MD

怀念 Siobhan Mythen，愿你安息。

Michael（Monty）Mythen，MBSS，MD，FRCA，FFICM，FCAI（Hon）

致我的家人、朋友和同事，感谢你们所做的一切，让事情变得更好。

Clifford Ko，MD，MS，MSHS，FACS，FASCRS，FASMBS（Hon）

原著致谢

感谢所有对本书出版提供帮助的人。首先要感谢我们办公室的编辑助理 Michael Hatfield、Kate Musselman 和 Cheri Hepfl，他们在出版流程的多个环节中的奉献是无价的。我们也要感谢出版商和爱思唯尔的编辑们，是他们的帮助使这本书顺利出版。

原著者名单

Vatche G. Agopian, MD
Associate Professor
Director - Dumont-UCLA Liver Cancer Center
Associate Director - General Surgery Residency
Program, Liver Transplantation and Hepatobiliary
Surgery Department of Surgery
David Geffen School of Medicine at University of California
Los Angeles, California
35 – Solid Organ Transplantation

Ehab Al-Bizri, MD
Resident Physician
Department of Anesthesiology
Stony Brook Medicine
Stony Brook, New York
25 – Prevention and Treatment of Gastrointestinal Morbidity

Benjamin Y. Andrew, MD, MHS
Resident Physician
Department of Anesthesiology
Duke University
Durham, North Carolina
17 – Preservation of Renal Function

Thomas L. Archer, MD, MBA
Clinical Professor (retired)
Department of Anesthesiology
University of California San Diego
La Jolla, California
44 – Economic Analysis of Perioperative Optimization

Gareth L. Ackland, PhD, FRCA, FFICM, FHEA
Translational Medicine & Therapeutics
William Harvey Research Institute
Barts and The London School of Medicine and Dentistry
Queen Mary, University of London
John Vane Science Centre, Charterhouse Square
London, United Kingdom
2 – The Inflammatory Response to Surgery

John G. Augoustides, MD, FASE, FAHA
Professor and Fellowship Director
Cardiovascular and Thoracic Section
Department of Anesthesiology and Critical Care
Perelman School of Medicine
University of Pennsylvania
Philadelphia, Pennsylvania
22 – Protecting the Central Nervous System during Cardiac Surgery

Diana Ayubcha, DO, MS
Assistant Professor
Associate Program Director Neuroscience in Anesthesiology and Critical Care Fellowship
Department of Anesthesiology and Critical Care
Hospital of the University of Pennsylvania
Philadelphia, Pennsylvania
5 – Perioperative Cardiac Risk Assessment in Noncardiac Surgery

Angela Bader, MD, MPH
Professor of Anesthesia
Anesthesiology, Perioperative Medicine and Pain
Harvard Medical School/Brigham Health;
Vice Chair for Perioperative Medicine
Department of Anesthesiology
Perioperative Medicine and Pain
Brigham and Women's Hospital
Boston, Massachusetts
4 – The Value of Preoperative Assessment

Shyamasundar Balasubramanya, MD, FACS, FACC, FCCP, FAAP
Health Sciences Assistant Clinical Professor
University of California Los Angeles (UCLA)
David Geffen School of Medicine
Division of Cardiac Surgery
Ronald Reagan UCLA Medical Center
Los Angeles, California
35 – Solid Organ Transplantation

Peyman Benharash, MD, MS
Associate Professor of Surgery and Bioengineering
Division of Cardiac Surgery
David Geffen School of Medicine at UCLA
Los Angeles, California
6 – Cardiovascular Risk Assessment in Cardiac Surgery

Miles Berger, MD, PhD
Assistant Professor of Anesthesiology
Duke University Medical Center
Durham, North Carolina
42 – Postoperative Cognitive Dysfunction and Delirium

Muath Bishawi, MD
Division of Cardiothoracic Surgery
Department of Surgery
Duke University
Durham, North Carolina
13 – Treatment of Perioperative Ischemia Infarction, and Ventricular Failure in Cardiac Surgery

Victoria Bradford, MD, MBA
Assistant Professor
Anesthesiology
University of Kentucky
Lexington, Kentucky
30 – Preservation of Fetal Viability during Noncardiac Surgery

Thomas Buchheit, MD, CIPS
Director of Regenerative Pain Therapies
Center for Translational Pain Medicine
Department of Anesthesiology
Duke University
Durham, North Carolina
41 – Improving Pain and Outcomes in the Perioperative Setting

Christopher R. Burke, MD
Assistant Professor of Cardiac Surgery
Division of Cardiothoracic Surgery
Associate Program Director
Cardiothoracic Surgery Residency Programs
University of Washington,
Seattle, Washington
11 – Prevention of Ischemic Injury in Cardiac Surgery

Maurizio Cereda, MD
Associate Professor
Co-Director Surgical ICU
Department of Anesthesiology and Critical Care
University of Pennsylvania
Philadelphia, Pennsylvania
9 – Pulmonary Risk Assessment

Anne Cherry, MD
Assistant Professor
Department of Anesthesiology
Duke University School of Medicine
Durham, North Carolina
17 – Preservation of Renal Function

Albert T. Cheung, MD
Professor
Department of Anesthesiology
Stanford University School of Medicine,
Stanford, California;
Professor Emeritus
Department of Anesthesiology
University of Pennsylvania School of Medicine
Philadelphia, Pennsylvania
23 – Preservation of Spinal Cord Function

Kathleen Claus, MD
Assistant Professor, Critical Care Medicine
Department of Anesthesiology
Duke University
Durham, North Carolina
26 – Prevention and Management of Deep Vein Thrombosis and Pulmonary Embolism

Benedict Charles Creagh-Brown, BM, FRCP, PhD, DICM, FFICM
Consultant
Intensive Care Unit
Royal Surrey County Hospital;
Reader (Clinical)
Clinical Medicine
University of Surrey
Guildford, United Kingdom
20 – Prevention and Treatment of Postoperative Pulmonary Complications

Jovany Cruz Navarro, MD
Assistant Professor
Department of Anesthesiology
Department of Neurosurgery
Baylor College of Medicine
Ben Taub General Hospital
Houston, Texas
24 – Perioperative Management of Acute Central Nervous System Injury

James DeBritz, MD
Assistant Professor and Director of Orthopedic Trauma
Department of Orthopedic Surgery
The George Washington University School of Medicine and Health Sciences
Washington, D.C.
34 – Major Orthopedic Surgery

Timothy J. Donahue, DO
Surgery
University of Texas
Houston, Texas
36 – Multisystem Trauma

Stephen A. Esper, MD, MBA
Assistant Professor
Director of Center for Perioperative Care
Department of Anesthesiology and Perioperative Medicine
University of Pittsburgh School of Medicine
Pittsburgh, Pennsylvania
15 – Prevention and Management of Perioperative Dysrhythmias

Amanda L. Faulkner, MD, D.ABA
Assistant Professor
Department of Anesthesiology
Duke University
Durham, North Carolina
37 – Neurosurgery

Duane J. Funk, MD, FRCPC
Associate Professor
Anesthesiology and Medicine
University of Manitoba
Manitoba, Canada
40 – Endocrine and Electrolyte Disorders

Robert Gaiser, MD
Chair and Professor
Anesthesiology
University of Kentucky
Lexington, Kentucky
30 – Preservation of Fetal Viability during Noncardiac Surgery

Tong J. Gan, MD, MBA, MHS, FRCA
Professor and Chairman
Department of Anesthesiology
Stony Brook University Renaissance School of Medicine
Stony Brook, New York
25 – Prevention and Treatment of Gastrointestinal Morbidity

Stephen Harrison Gregory, MD
Assistant Professor of Anesthesiology
Medical Director, Center for Preoperative Assessment and Planning
Washington University in St. Louis School of Medicine
St. Louis, Missouri
12 – Prevention of Ischemic Injury in Noncardiac Surgery

Michael P.W. Grocott
Anaesthesia and Critical Care Research Area
NIHR Southampton Biomedical Research Centre
University Hospital Southampton NHS Foundation Trust;
Integrative Physiology and Critical Illness Group
Clinical and Experimental Sciences, Faculty of Medicine
University of Southampton
Southampton, United Kingdom
46 – Delivering Value Based Care: The UK Perspective

Taras Grosh, MD
Assistant Professor
Regional and Orthopedic Anesthesiology
Department of Anesthesiology & Critical Care
Hospital of the University of Pennsylvania & Pennsylvania Presbyterian Medical Center
Philadelphia, Pennsylvania
5 – Perioperative Cardiac Risk Assessment in Noncardiac Surgery

Holden K. Groves, MD, MSc, MAS
Assistant Professor of Anesthesiology
Columbia University
New York
19 – Perioperative Management of Renal Failure and Renal Transplant

Dhanesh K. Gupta, MD, MBA
Professor of Anesthesiology
Anesthesiology;
Chief of Neurosurgical & Spine Anesthesiology
Anesthesiology;
Chief of Non-Operating Room Anesthesiology
Anesthesiology
Duke University, Durham, North Carolina
21 – Carotid and Intracranial Surgery

Rachel A. Hadler, MD
Assistant Professor
Anesthesiology and Critical Care
University of Pennsylvania Perelman School of Medicine
Philadelphia, Pennsylvania
43 – Role of Palliative Care

Steven Ellis Hill, MD
Professor
Anesthesiology and Pain Management
UT Southwestern Medical Center
Dallas, Texas
27 – Perioperative Management of Bleeding and Transfusion

Michael Holmes, MD
Division of Cardiothoracic Anesthesiology and Critical Care Medicine
Department of Anesthesiology and Pain Medicine
University of Washington
Seattle, Washington
31 – Cardiac Surgery

Q. Lina Hu, MD, MS
Clinical Scholar in Residence
Division of Research and Optimal Patient Care
American College of Surgeons
Chicago, Illinois
Resident Physician
Department of Surgery
University of California, Los Angeles
California
28 – Prevention of Perioperative Surgical Site Infection

Peter Inglis, BMBS
Anesthesia
University of Manitoba
Winnipeg, Canada
40 – Endocrine and Electrolyte Disorders

Andrew Iskander, MD
Pediatric Anesthesiologist
Anesthesiology
New York Medical College
Valhalla, New York
25 – Prevention and Treatment of Gastrointestinal Morbidity

Alexander I.R. Jackson
Anaesthesia and Critical Care Research Area
NIHR Southampton Biomedical Research Centre
University Hospital Southampton NHS Foundation Trust;
Integrative Physiology and Critical Illness Group
Clinical and Experimental Sciences, Faculty of Medicine
University of Southampton
Southampton, United Kingdom
46 – Delivering Value Based Care: the UK Perspective

Amir K. Jaffer, MD, MBA, SFHM
Chief Medical Officer
New York, Presbyterian Queens Hospital
Queens, New York
47 – Transitions from Hospital to Home

Michael L. James, MD
Associate Professor
Anesthesiology
Neurology
Duke University;
Neuroscience Medicine
Duke Clinical Research Institute
Durham, North Carolina
21 – Carotid and Intracranial Surgery
37 – Neurosurgery

Timothy F. Jones, BA, MSci, MBBS, MRCS
Clinical Research Fellow
William Harvey Research Institute
Barts and The London School of Medicine and Dentistry
London, United Kingdom
2 – The Inflammatory Response to Surgery

Tammy Ju, MD
Surgery Resident
Surgery
George Washington University Hospital
Washington, D.C.
34 – Major Orthopedic Surgery

Lillian S. Kao, MD, MS
Professor
Surgery
McGovern Medical School
University of Texas Health Science Center at Houston
Houston, Texas
36 – Multisystem Trauma

John A. Kellum, MD, MCCM
Professor and Vice Chair
Department of Critical Care Medicine
University of Pittsburgh
Pittsburgh, Pennsylvania
18 – Evaluation and Treatment of Acute Oliguria

Miklos D. Kertai, MD, PhD
Professor of Anesthesiology
Department of Anesthesiology
Vanderbilt University School of Medicine
Nashville, Tennessee
8 – Risk Assessment and Perioperative Renal Dysfunction

Clifford Y. Ko, MD, MS, MSHS
American College of Surgeons
Chicago, Illinois;
Director of UCLA Center for Surgical Outcomes and Quality
Department of Surgery Professor of Surgery
University of California, Los Angeles
Los Angeles, California
28 – Prevention of Perioperative Surgical Site Infection
45 – Improving Health-Care Quality Through Measurement

W. Andrew Kofke, MD, MBA, FCCM, FNCS
Professor, Director Neuroscience in Anesthesiology and Critical Care Program
Co-Director Neurocritical Care
Co-Director Perioperative Medicine and Pain Clinical Research Unit
Department of Anesthesiology and Critical Care
Department of Neurosurgery
University of Pennsylvania
Philadelphia, Pennsylvania
24 – Perioperative Management of Acute Central Nervous System Injury

H.T. Lee, MD, PhD
Director of Transplant Anesthesiology and Vice Chair for Laboratory Research
Professor of Anesthesiology
Department of Anesthesiology
Columbia University
New York
19 – Perioperative Management of Renal Failure and Renal Transplant

Jane Lee, MD, PhD
General Surgeon, General Surgery
Stephen's Memorial Hospital
Norway, Maine;
General Surgeon, General Surgery
Maine Medical Center
Portland, Maine
35 – Solid Organ Transplantation

Jason B. Liu, MD, MS
Clinical Scholar in Residence
Division of Research and Optimal Patient Care
American College of Surgeons;
Department of Surgery
University of Chicago Medicine
Chicago, Illinois
45 – Improving Health-Care Quality Through Measurement

Jessica Y. Liu, MD, MS
Resident Physician
Department of Surgery
Emory University
Atlanta, Georgia
Clinical Scholar in Residence
Division of Research and Optimal Patient Care
American College of Surgeons
Chicago, Illinois
33 – Major Abdominal Surgery

Alex Macario, MD, MBA
Professor
Department of Anesthesiology
Perioperative and Pain Medicine
Stanford University, Stanford, California
44 – Economic Analysis of Perioperative Optimization

G. Burkhard Mackensen, MD, PhD, FASE
Director of Interventional Echocardiography
Chief, Division of Cardiothoracic Anesthesiology
Adjunct Professor of Medicine
UW Medicine Heart Institute
UW Medicine Research & Education Endowed Professor in Anesthesiology
University of Washington
Seattle, Washington
31 – Cardiac Surgery

Erin Maddy, MD
Anesthesiologist
Essentia Health
Duluth, Minnesota
44 – Economic Analysis of Perioperative Optimization

Aman Mahajan, MD, PhD
Professor and Chair
Department of Anesthesiology and Perioperative Medicine
University of Pittsburgh School of Medicine
Pittsburgh, Pennsylvania
15 – Prevention and Management of Perioperative Dysrhythmias

Joseph P. Mathew, MD, MHSc, MBA
Professor and Chairman
Anesthesiology
Duke University Medical Center
Durham, North Carolina
14 – Perioperative Management of Valvular Heart Disease
42 – Postoperative Cognitive Dysfunction and Delirium

Megan Maxwell, MD
Assistant Professor
Anesthesiology
UT Southwestern
Dallas, Texas
7 – Central Nervous System Risk Assessment: Preventing Postoperative Brain Injury

David L. McDonagh, MD
Departments of Anesthesiology and Pain Management;
Department of Neurology and Neurotherapeutics;
Department of Neurosurgery;
UT Southwestern Medical Center
Dallas, Texas
7 – Central Nervous System Risk Assessment: Preventing Postoperative Brain Injury

Meghan Michael, MD
Assistant Professor
Anesthesiology and Pain Management
University of Texas Southwestern Medical Center
Dallas, Texas
7 – Central Nervous System Risk Assessment: Preventing Postoperative Brain Injury

Carmelo A. Milano, MD
Chief, Section of Adult Cardiac Surgery;
Surgical Director for LVAD Program;
Professor of Surgery
Duke University Medical Center
Durham, North Carolina
13 – Treatment of Perioperative Ischemia, Infarction, and Ventricular Failure in Cardiac Surgery

Richard C. Month, MD
Assistant Professor of Clinical Anesthesiology
Department of Anesthesiology and Critical Care
University of Pennsylvania Health System;
Chief of Obstetrical Anesthesia
Hospital of the University of Pennsylvania
Philadelphia, Pennsylvania
29 – Perioperative Protection of the Pregnant Woman

Eugene W. Moretti, MD, MHSc, FASA
Professor of Anesthesiology
Department of Anesthesiology
Duke University Medical Center
Durham, North Carolina
40 – Endocrine and Electrolyte Disorders

Rotem Naftalovich, MD, MBA
Head of Neurosurgical Anesthesia
Residency - Assistant Program Director
Department of Anesthesia & Perioperative Care
Rutgers - New Jersey Medical School
Newark, New Jersey
25 – Prevention and Treatment of Gastrointestinal Morbidity

Mark F. Newman, MD
Executive Vice President for Health Affairs
University of Kentucky (UK) Health-Care
Professor of Anesthesiology
University of Kentucky Medical College
Lexington, Kentucky
1 – Implications of Perioperative Morbidity for Long-Term Outcomes
42 – Postoperative Cognitive Dysfunction and Delirium

Daisuke Francis Nonaka, MD
Assistant Professor
Anesthesiology and Pain Management
University of Texas Southwestern Medical Center
Dallas, Texas
27 – Perioperative Management of Bleeding and Transfusion

Prakash A. Patel, MD, FASE
Assistant Professor
Anesthesiology and Critical Care
University of Pennsylvania
Philadelphia, Pennsylvania
10 – Hematologic Risk Assessment

Jamie R. Privratsky, MD, PhD
Assistant Professor
Anesthesiology
Duke University
Durham, NC
17 – Preservation of Renal Function

Vijay K. Ramaiah, MBBS, MD
Assistant Professor
Anesthesiology
Duke University
Durham, North Carolina
21 – Carotid and Intracranial Surgery

Neil Ray, MD
Assistant Professor
Department of Anesthesiology
Duke University
Durham, North Carolina
41 – Improving Pain and Outcomes in the Perioperative Setting

Annette Rebel, MD
Professor
Anesthesiology
Surgery
University of Kentucky
Lexington, Kentucky
3 – The Coagulation Cascade in Perioperative Organ Injury

Lisbi Rivas, MD
Resident Physician
Surgery
George Washington University
Washington, DC
34 – Major Orthopedic Surgery

Kristen C. Rock, MD
Assistant Professor
Anesthesia and Critical Care Medicine
University of Pennsylvania
Philadelphia, Pennsylvania
1 – Implications of Perioperative Morbidity for Long-Term Outcomes

Jill S. Sage, MPH
American College of Surgeons
Chicago, Illinois
45 – Improving Health-Care Quality Through Measurement

Yas Sanaiha, MD
General Surgery Resident
General Surgery
David Geffen School of Medicine at UCLA
Los Angeles, California
6 – Cardiovascular Risk Assessment in Cardiac Surgery

Babak Sarani, MD
Professor
Emergency Medicine
Surgery
George Washington University
Washington, D.C.
34 – Major Orthopedic Surgery

Ryan D. Scully, MD, LCDR, MC, USN
Department of Orthopaedic Surgery
Naval Hospital Camp Pendleton
California
34 – Major Orthopedic Surgery

Jyotirmay Sharma, MD, FACS, FACE
Associate Professor and William C McGarity Chair in Surgery
Vice-Chair for Quality
Patient Safety and Innovation
Department of Surgery
Emory University School of Medicine
Atlanta, Georgia
33 – Major Abdominal Surgery

Robert A. Sickeler, MD
Attending Anesthesiologist
Anesthesiology
Stamford Hospital
Stamford, Connecticut
8 – Risk Assessment and Perioperative Renal Dysfunction

Martin I. Sigurdsson, MD, PhD
Chief of Anesthesiology and Critical Care
Department of Anesthesiology and Critical Care
Landspitali University Hospital
Professor of Anesthesiology and Critical Care
University of Iceland
Reykjavik, Iceland
14 – Perioperative Management of Valvular Heart Disease

Mervyn Singer, MBBS, MD, FRCP(Lon), FRCP(Edin), FFICM
Professor of Intensive Care Medicine
University College London
Director
Bloomsbury Institute of Intensive Care Medicine
Chair, International Sepsis Forum;
NIHR Emeritus Senior Investigator
London, United Kingdom
38 – Sepsis and Septic Shock

Pingping Song, MD
Division of Cardiothoracic Anesthesiology and Critical Care Medicine
Department of Anesthesiology and Pain Medicine
University of Washington
Seattle, Washington
31 – Cardiac Surgery

Audrey E. Spelde, BA, MD
Critical Care Fellow
Anesthesiology and Critical Care
The University of Pennsylvania
Philadelphia, Pennsylvania
10 – Hematologic Risk Assessment

Mark Stafford-Smith, MD, CM, FRCPC, MBA, FASE
Professor
Department of Anesthesiology
Duke University Medical Center
Durham, North Carolina
17 – Preservation of Renal Function

Kirsten R. Steffner, MD
Clinical Assistant Professor
Department of Anesthesiology
Perioperative & Pain Medicine
Stanford University
Stanford, California
23 – Preservation of Spinal Cord Function

Toby B. Steinberg, MD
Adult Cardiothoracic Anesthesiology Fellow
Department of Anesthesia and Critical Care
Hospital of the University of Pennsylvania
Philadelphia, Pennsylvania
43 – Role of Palliative Care

Dr. Charlotte Summers, BSc(Hons), BM, PhD, FRCP, FFICM
University Lecturer in Intensive Care Medicine
Department of Medicine
University of Cambridge
Cambridge, United Kingdom
39 – Acute Respiratory Failure

Ramesh Swamiappan, MBBS
Anesthesiology Critical Care Medicine Fellow
Department of Anesthesiology and Critical Care
University of Pennsylvania
Philadelphia, Pennsylvania
9 – Pulmonary Risk Assessment

Annemarie Thompson, MD
Professor
Anesthesiology and Medicine
Duke University
Durham, North Carolina
12 – Prevention of Ischemic Injury in Noncardiac Surgery

Rachel E. Thompson, MD, MPH, SFHM
Chief, Hospital Medicine
Medical Director
Clinical Care Transitions
University of Nebraska Medical Center
Lincoln, Nebraska
47 – Transitions from Hospital to Home

Thomas K. Varghese, Jr, MD, MS, FACS
Executive Medical Director & Chief Value Officer – Huntsman Cancer Institute
Section Chief – General Thoracic Surgery
Program Director – Integrated Thoracic Surgery
Residency & CT Surgery Fellowship Programs
Professor (Tenure Track) of Surgery
University of Utah, Salt Lake City
32 – General Thoracic Surgery

Edward D. Verrier, MD
Merendino Professor of Cardiovascular Surgery
Surgery
University of Washington
Seattle, Washington
11 – Prevention of Ischemic Injury in Cardiac Surgery

Nathan H. Waldron, MD, MHSc
Assistant Professor
Department of Anesthesiology
Duke University School of Medicine
Durham, North Carolina
14 – Perioperative Management of Valvular Heart Disease

Sophie Louisa May Walker, MBBS, BSc
Clinical Research Fellow
William Harvey Research Centre
Queen Mary University of London
London, United Kingdom
2 – The Inflammatory Response to Surgery

Ian J. Welsby, BSc, MBBS
Professor
Anesthesiology and Critical Care
Duke University
Chapel Hill
North Carolina
26 – Prevention and Management of Deep Vein Thrombosis and Pulmonary Embolism

目 录

第 1 部分 简介及背景

第 2 部分 术前评估

第 3 部分 器官功能的保护及围手术期器官功能障碍的预防和处理

第 1 篇 心血管系统

第 2 篇 泌尿系统

第 3 篇 呼吸系统

第 4 篇 中枢神经系统

第 5 篇 消化系统

第 6 篇 血液系统

第 7 篇 感染

第 1 部分

简介及背景

1 围手术期并发症对长期预后的影响

KRISTEN C. ROCK, MARK F. NEWMAN, LEE A. FLEISHER
韩志岩 译，树 茜 审校

麻醉学、外科学、重症监护医学的诊疗技术和手段一直在不断进步。基于每个领域的进步，许多有更严重合并症的患者接受了更高风险、更复杂的手术，并获得了更好的预后。近年来，患者术中死亡率已下降到原来的 1/10[1]，但围手术期并发症和死亡率仍然较高。如果将围手术期死亡视为一种疾病，它将成为美国第三大死亡原因 [2]。在美国，住院患者的非心脏手术术后 30 天的死亡率可能高达 1% ～ 2%[3,4]。尽管如今医治此类高危患者的水平已有所提高，此类患者出现围手术期器官功能障碍的风险仍然很高，如心肌损伤、肺损伤、神经系统损伤及肾损伤。功能障碍的程度轻则为无症状，重则为器官功能损伤、昏迷，甚至死亡。人们早已开始关注围手术期即刻的严重器官损伤，然而直到近期，人们才开始意识到即使是暂时性的损伤，也可能对远期预后产生影响，这正是本书的核心。在本章中，我们着重于如何发现围手术期并发症，以及有效预防或治疗这些并发症的策略，具体方法将在后续章节中进一步介绍。

心脏损伤

心肌损伤一直是围手术期可怕的并发症。每年超过 100 万接受非心脏手术的患者会经历围手术期心血管并发症 [5]。尽管已有众多记录在案的患者于术后 30 天内出现急性心肌梗死，可能有更多患者有无症状或未被发现的心肌损伤。我们现在将这种损伤称之为“非心脏手术后的心肌损伤”（myocardial injury after noncardiac surgery，MINS）。MINS 的诊断标准为由心肌缺血所致的肌钙蛋白 T 峰值浓度 ≥ 0.03 ng/ml（即没有非缺血性因素导致肌钙蛋白 T 升高的证据）；该诊断标准不要求存在缺血性临床表现，如心电图改变或心绞痛症状。由于很多患者临床上无心肌缺血表现，所以若手术后不常规监测肌钙蛋白水平，预计有超过 80% 的 MINS 事件会被遗漏。然而，MINS 患者的 30 天死亡率增加表明 MINS 是一个重要的围手术期事件，或将改变临床管理策略 [6]。非心脏手术患者血管事件队列评价（Vascular Events in Noncardiac Surgery Patients Cohort Evaluation，VISION）研究是一项前瞻性国际研究，该研究对超过 15 000 名患者进行了术后 72 小时常规肌钙蛋白监测。研究表明，肌钙蛋白 T 峰值浓度小于 0.01 ng/ml 的患者 30 天死亡率为 1.0%，而浓度为 0.02 ng/ml、0.03 ～ 0.29 ng/ml 或 0.30 ng/ml 以上的患者 30 天死亡率分别为 4.0%、9.3% 或 16.9%[7]。在 VISION 研究中，MINS 队列中非致命性心脏骤停、充血性心力衰竭、卒中和死亡的综合发生率为 18.8%，在没有 MINS 的患者中仅为 2.4%，前者风险较后者增加了 8 倍 [7]。在结直肠手术人群中进行的类似研究也印证了上述结果，该研究表明，术后 48 小时内肌钙蛋白水平大于 0.01 ng/ml 的患者死亡率为 20%[8]。

值得注意的是，归因于 MINS 的死亡率并不完全是心源性的。但无论如何，提高医生对围手术期 MINS 的识别可能改善患者预后。在结直肠手术研究中，存在肌钙蛋白水平升高的 40 名患者中有 17 名继续接受了心脏缺血评估，并开始接受药物治疗，这可能在一定程度上避免了不良预后。目前，针对 MINS 患者实施药物治疗是否会降低死亡率的研究正在进行中 [9]。

在过去的 20 年中，如何提高术后心肌损伤的诊疗水平一直是改善患者预后的一个研究重点，如何从根本上预防心肌损伤更是热门的研究领域。有关药物干预降低心肌损伤、并发症和死亡率效果的大型前瞻性临床试验是首批具有统计学意义和针对患者远期预后评估的试验，这些试验有助于人们进一步理解围手术期心肌损伤对患者造成的影响。20 年前，围手术期使用 β 受体阻滞剂以减少心肌损伤变得流行。然而在 2008 年，围手术期缺血评估（Perioperative Ischemic Evaluation，POISE）试验对 β 受体阻滞剂的广泛应用提出了质疑。该试验显示，在手术前接受β受体阻滞剂的高危患者中，虽然缺血事件减少，但心动过缓、低血压、卒中和全因死亡率增加[10]。2014年，一项对于随机对照试验（randomized controlled trial，RCT）的系统回顾研究发现，围手术期开始使用β受体阻滞剂的患者，虽然非致命性心肌梗死发生率有所减少，但其获益不足以抵消非致命性卒中、心动过缓和低血压发生率增加所带来的风险，这与POISE试验的结果不谋而合[11]。然而，对于患有冠状动脉或外周动脉疾病或具有两种以上冠状动脉疾病危险因素、在手术前长期使用β受体阻滞剂的患者，在围手术期停用β受体阻滞剂将增加其30天和1年死亡率[12]。一项退伍军人事务部（Veterans Affairs，VA）对血管紧张素转换酶（angiotensin-converting enzyme，ACE）抑制剂的研究表明，手术后2周内恢复用药与1个月内死亡率降低相关[13]。术中去甲肾上腺素控制动脉压（Intraoperative Norepinephrine to Control Arterial Pressure，INPRESS）研究是一项多中心随机对照试验，该研究显示，与标准血压管理策略相比，将收缩压控制在基线血压10%以内的个体化血压管理方法可将高危手术患者术后器官功能障碍的发生率降低40%[14]。

令人欣慰的是，从2004—2013年，围手术期主要心脏不良事件发生率从3.1%降至2.6%，死亡率从2.0%降至1.3%，急性心肌梗死发生率从1.0%降至0.8%[15]。无论是否能够确立因果关系，我们都可以预先判定高危人群，针对这些高危人群制定出可以降低远期并发症和死亡率并且改善预后的策略。

肺损伤

围手术期肺部并发症（perioperative pulmonary complication，PPC）是最常见也是最有可能被预防的并发症，这些并发症包括呼吸道感染、呼吸衰竭、胸腔积液、肺不张、气胸、支气管痉挛、吸入性肺炎、肺栓塞和急性呼吸窘迫综合征。尽管这些并发症的发生率在不同研究中差异很大，但发生这些并发症的患者30天死亡率为14%～30%[16]。2017年发表在《美国医学会杂志外科学子刊》（*JAMA Surgery*）上的一项针对1200名美国麻醉医师协会分级为3级的患者的研究表明，PPC的发生率为33.4%，其中很大一部分并发症是长期需要吸氧和肺不张。然而，任何PPC都会增加术后早期死亡率、重症监护室（intensive care unit，ICU）入住率、ICU停留时间和住院时间[17]。终审索赔项目（Closed Claims Project）确定了92项索赔，其中呼吸抑制占比最大，并且这些事件中的97%被认为是可以预防的[18]。

优化不可逆的危险因素并尽可能减少可逆的危险因素等策略可减少上述并发症发生。重大手术前戒烟可降低术后并发症的发生[19]。发表在《美国医学会杂志外科学子刊》（*JAMA Surgery*）上的一项研究表明，限制胶体用量、减少失血量和麻醉时间，以及低潮气量通气都可能降低PPC的发生率[20]。一项对69 235名患者进行的研究显示，保护性通气策略包括潮气量小于10 ml/kg、平台压小于30 cmH_2O和呼气末正压（positive end-expiratory pressure，PEEP）大于5 cmH_2O，与非保护性通气策略相比，重大呼吸系统并发症明显减少［校正后OR值，0.90；95%置信区间（confidence interval，CI），0.82～0.98；P=0.013］。一项对包括2000多名普通外科患者的15项随机对照试验的荟萃分析表明，低潮气量通气策略（＜8 ml/kg理想体重）可降低PPC，校正后的相对风险为0.64[21]。尽管不像上述试验那样具有说服力，但也有一些证据表明，6～8 cmH_2O的中度PEEP结合低潮气量通气也可降低PPC[22]。在术后监护室，神经肌肉阻滞拮抗不充分是呼吸衰竭的最常见原因。一项对VA医院11 355名患者的回顾性观察研究显示，与接受新斯的明拮抗剂的患者相比，未接受新斯的明拮抗剂的患者PPC的OR值为1.75[23]。欧洲肌松药后的术后肺部并发症（Post-Operative Pulmonary Complications After Use of Muscle Relaxants in Europe，POPULAR）研究为一项前瞻性观察性研究，共纳入22 803名患者。该研究表明，与接受全身麻醉但未使用肌松药的患者相比，使用肌松药的患者发生PPC的相对风险为4.4%。这种风险的增加与是否使用拮抗药物无关[24]。

针对术后拔管失败风险高的患者可采用无创通气策略进行治疗。2009年，一项纳入500名心脏手术患者的随机对照试验显示，拔管后持续6 h 10 cmH_2O的持续气道正压通气（continuous positive airway pressure，CPAP）可减少PPC的发生[25]。多项研究发现，经鼻高流量氧疗在预防再次插管和呼吸衰竭方面的疗效并不亚于CPAP或双相气道正压通气[26,27]。

高达24%～41%的手术患者患有阻塞性睡眠呼吸暂停（obstructive sleep apnea，OSA）[28]，还有许多患者尚未确诊。这些患者在围手术期发生氧饱和度降低和呼吸停止的风险是增加的。一项对接受骨科手术伴有OSA患者的回顾性病例对照研究表明，OSA患者住院时间更长，术后并发症数量是对照组的2.5倍（24% vs 9%）[29]。其中出现呼吸系统和心血管系统并发症的患者28天死亡率分别为26.1%和17.7%[30]。改善这些患者的预后很简单，只需在术后24小时内提供呼气末二氧化碳监测或连续脉搏血氧饱和度监测即可。一项对二氧化碳监测的荟萃分析显示，其可识别出的呼吸系统事件的数量是采用脉搏血氧饱和度监测的6倍[31]。尽管在一项临床试验中尚未证明上述监测可改善预后，但也建议在围手术期进行监测至这些患者不再有呼吸抑制的风险[32]。多模式镇痛和术后CPAP的使用也降低了呼吸暂停事件发生的风险和总体呼吸系统并发症的发生率[33-35]。

神经系统损伤

围手术期神经系统损伤包括急性脑卒中以及各类神经认知功能障碍等一系列表现（表1.1）。脑卒中是当今导致患者严重残疾的主要原因，而围手术期脑卒中（估计占所有脑卒中的15%～20%）依旧占比较高[36,37]。非心脏手术围手术期脑卒中发生率已从0.5%增至0.8%，这可能与β受体阻滞剂的使用有关[38]。同时，围手术期神经认知功能障碍逐渐被认为是一种严重、常见、独立的临床疾病，其疾病特征和疾病预防是研究的重点，也是临床关注的重点。

很少有人会质疑围手术期脑卒中的重要性，但围手术期神经认知功能障碍在过去一直被认为是一过性的，对人体并没有长期器质性影响。然而，目前我们已经认识到，术后谵妄的发生率很高，并且谵妄和神经认知恢复延迟（如果精神状态改变持续达30天）可能导致长期认知缺陷和死亡率增加。尽管统计数据差异很大，但《精神障碍诊断和统计手册》（第5版）指出，15%～53%的老年患者和70%～87%的ICU患者会出现谵妄[39]。2018年的一项研究指出，那些出现最严重谵妄的患者在手术后的3年中，认知能力下降的速度是之前的3倍[40]。先前存在认知障碍的患者，发生新的认知障碍以及恶化的认知缺陷的风险协同升高[41]。无论是严重的围手术期损伤可导致更多的远期并发症和更高的死亡率，还是由于老年患者和认知障碍患者的手术数量逐渐增加，而这些患者本身就有更高的后期认知功能下降风险，这些均提示我们上述问题应成为提高围手术期诊疗水平的重点。

2015年，美国麻醉医师协会提出建立一个多学科团队——脑健康倡议组织，旨在“创建一个易普及的，针对65岁以上老人的，可最大限度地减少术前认知缺陷对术后认知功能影响，优化术后认知功能恢复，改善围手术期体验的项目”[42]。该倡议强调了许多可以改善医疗质量的方法。美国老年医学会（American Geriatrics Society，AGS）的Beers标准列出了对老年患者具有不利影响的药物，其中许多药物可能会在手术期间使用[43]。其中包括：避免使用苯二氮䓬类、苯海拉明和抗胆碱药；避免使用抗精神病药物；优先使用右美托咪定。尽管证据不够充分[44]，但

表1.1 围手术期神经认知功能障碍术语汇总

发生时间		术语和定义：轻度NCD（围手术期认知障碍）	术语和定义：重度NCD（围手术期认知障碍）	备注
麻醉苏醒	苏醒躁动或谵妄			
从术后即刻到预期恢复（至30天）*	谵妄（术后†）或神经认知恢复延迟	神经认知恢复延迟‡	神经认知恢复延迟‡	预期恢复时间取决于围手术期情况，如并发症、感染、住院时间延长
从预期恢复（30天）到12个月		术后轻度NCD（POCD）	术后重度NCD（POCD）	POCD是与麻醉、手术、事件相关的时间指标
超过12个月		轻度NCD	重度NCD	在社区中，如果在此之后有新的诊断

* 即，至少30天的时间点，此时麻醉和手术的影响应得到解决。† 术后特殊情况将适用于在出院后持续性谵妄的情况。‡ 这也适用于出院前的评估，但应注意的是，出院前的任何下降都不可能代表恢复延迟

NCD，神经认知功能障碍；POCD，术后认知功能障碍

From Recommendations for the Nomenclature of Cognitive Change Associated with Anaesthesia and Surgery 2018. Anesthesiology. 2018；129（5）：872-879. https：//doi.org/10.1097/ALN.0000000000002334. ©2020 American Society of Anesthesiologists.

来自美国外科医学会、AGS 和美国国家外科质量改进计划的最佳实践指南均建议优先使用局部和椎管内麻醉，而不是全身麻醉[45]。其他最佳实践建议包括：使用多模式镇痛，减少阿片类药物镇痛技术、早期活动和避免压疮、积极的肺部康复锻炼、谨慎使用静脉输液，以及仔细调整某些心脏药物（表 1.2）[45]。使用经过处理的脑电图（electroencephalogram，EEG）监测来减少麻醉药物的用量和降低谵妄的发生率为近期研究重点方向之一，但是证据结论不一。2012 年进行的麻醉后认知功能障碍（Cognitive Dysfunction after Anesthesia，CODA）试验是一项随机对照试验，比较了老年患者中脑电双频指数（bispectral index，BIS）指导的麻醉给药与常规麻醉策略，并得出结论，干预组的谵妄和术后认知功能障碍显著减少。术中 BIS 值低、长期深度麻醉和大剂量使用麻醉药是术后认知功能障碍的预测指标[46]。然而，麻醉脑电图指导（Electroencephalography Guidance of Anesthesia，ENGAGES）试验的结果反驳了这一观点。这是一项纳入 1232 名老年患者的随机对照试验，观察比较了经脑电图指导麻醉给药与常规麻醉策略，发现尽管脑电图组使用的麻醉剂剂量减少，但并未发现谵妄减少[47]。

表 1.2 老年患者术前和术中管理共识建议

术前即时管理

- 确认并记录患者目标和治疗偏好，包括病危时的抢救知情同意书
- 确认并记录患者的医疗授权委托人或决策代理人
- 若患者已明确表示病危时接受何种抢救手段，则需进一步讨论与手术相关的新的并发风险，结合患者意愿，讨论潜在危及生命问题的处理方法（“需要患者就围手术期重新考虑”）
- 考虑缩短液体禁食时间（麻醉前 2 小时内禁饮）
- 遵守抗生素和静脉血栓栓塞预防的现有最佳实践指南
- 确保停止使用非必要药物，并服用必要药物

术中管理

- 考虑区域麻醉以避免术后并发症并改善疼痛控制
- 疼痛病史
- 多模式镇痛或减少阿片类药物的镇痛
- 术后呕吐危险分层及预防策略
- 避免压疮和神经损伤的策略
- 术后肺部并发症和低体温的预防
- 谨慎使用静脉输液
- 适当的血流动力学管理
- 继续使用特定的心脏药物

With permission from Mohanty S，Rosenthal RA，Russell MM，et al. Optimal perioperative management of the geriatric patient：a best practices guideline from the American College of Surgeons NSQIP and the American Geriatrics Society. *J Am Coll Surg*. 2016；222：930-947.

肾损伤

肾损伤是一种常见但常被低估的围手术期并发症。30% ～ 40% 的急性肾损伤（acute kidney injury，AKI）发生在手术患者中[48]。尽管长期以来，慢性肾脏病（chronic kidney disease，CKD）被认为是 AKI 的危险因素，然而反之，AKI 直到最近才被认为是 CKD 的危险因素之一，10% ～ 20% 的 AKI 患者最终发展为终末期肾病[49,50]。在一项对腹部手术患者的研究中，与肾功能正常的患者相比，发生 AKI 的患者的死亡风险是其 8 倍[51]。即使在肾功能恢复正常后，死亡率仍会增加。在一项大规模的回顾性队列研究中，对超过 10 000 名患者进行了为期 14 年的跟踪调查，根据 RIFLE 标准（图 1.1），患者生存率与急性肾损伤的严重程度存在直接相关性。即使是那些肾功能完全恢复的患者，调整后的死亡危险比也为 1.20（95% CI，1.10 ～ 1.31，$P < 0.001$）[52]。

过去，肾损伤不是围手术期临床管理重点，原因可能是对其预防和治疗的方式有限，许多风险因素是不可改变的。长期以来，心脏手术、移植手术、血管手术、大型腹部手术和减重手术都被认为具有较高的 AKI 风险。患者自身因素，如肥胖、慢性阻塞性肺疾病、吸烟、代谢综合征、心血管疾病、癌症和肝胆疾病可能比外科手术类型对发生 AKI 的风险更大[53]。然而，细致的术中和术后管理可以减轻这些风险。使用的液体种类很重要，越来越多的证据表明平衡盐溶液优于生理盐水。2018 年，一项纳入 15 802 名患者的随机对照试验将危重患者随机分为生理盐水组或平衡盐溶液组给药，结果显示，使用平衡盐溶液后主要肾不良事件、需要肾替代治疗和持续性肾功能障碍的发生率均有所降低[1]。一项回顾性队列研究对接受重大择期或急诊腹部手术的患者进行了比较，这些患者仅接受生理盐水或勃脉力作为术中复苏液，结果显示包括术后伤口感染、需要肾替代治疗的肾衰竭、输血和电解质紊乱在内的不良事件发生率均有降低[54]。含淀粉的溶液会增加肾损伤。斯堪的纳维亚淀粉治疗严重脓毒症 / 脓毒症休克（Scandinavian Starch for Severe Sepsis/Septic Shock，6S）试验是一项多中心、改良意向性分析随机对照试验，将大约 800 名严重脓毒症患者随机分为两组，一组接受 Tetraspan［6% 羟

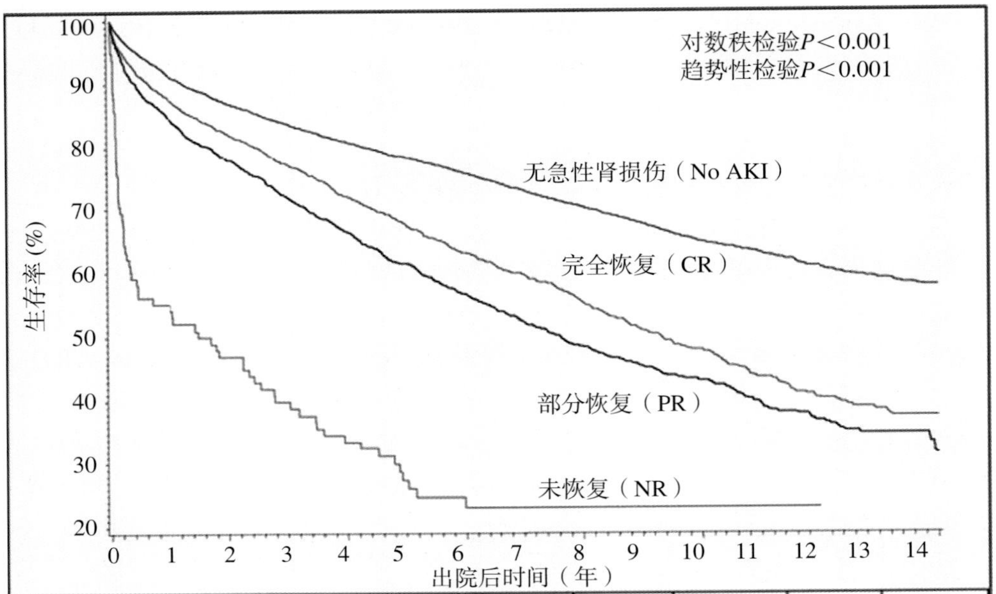

随访时间（年）		T=0	T=2	T=4	T=6	T=8	T=10	T=12	T=14
风险人数（人）	No AKI	7192	6246	5800	4468	3188	2007	955	106
	CR	1862	1576	1330	937	606	343	149	18
	PR	1364	1061	886	655	458	281	122	11
	NR	98	47	32	17	10	3	2	0

• **图 1.1** 不同程度 AKI 患者的长期生存率［From Bihorac A，Yavas S，Subbiah S，et al. Long-term risk of mortality and acute kidney injury during hospitalization after major surgery. Ann Surg. 2009；249（5）：851-858. https：//doi.org/10.1097/SLA.0b013e3181a40a0b.］

三代羟乙基淀粉（hydroxyethyl starch，HES）130/0.42；B.Braun]，一组接受醋酸盐林格氏液。接受 Tetraspan 治疗的患者在 90 天内死亡的相对风险增加，需要肾替代治疗的 AKI 风险增加（相对风险，1.35；95% CI，1.01 ～ 1.80；$P = 0.04$）[55]。类似的研究促使美国食品药品监督管理局（Food and Drug Administration，FDA）对含有淀粉的液体发出黑框警告。

目标导向液体疗法作为一种减少肾损伤的方法，随着术后加速康复（enhanced recovery after surgery，ERAS）方案的广泛使用，已被更多人接受。尽管指导液体复苏的精确评估方法仍然存在争议，但这是一个值得深入研究的领域。依据术中尿量滴定术中液体用量的方法并不能减少肾损伤的发生[56]。但可以确定的是，避免低血压对肾预后至关重要。在一项纳入 5100 名患者的回顾性队列研究中，发现平均动脉压（mean arterial pressure，MAP）低于 60 mmHg 和 55 mmHg 的患者，与 MAP 高于 65 mmHg 的患者相比，AKI 发生率有所增加。这种风险随着低血压持续时间的增加而增加，且这种风险从低血压开始的第 10 分钟即出现[57]。避免使用肾毒性药物，包括造影剂、利尿剂、血管紧张素受体拮抗剂、ACE 抑制剂、非甾体抗炎药和氨基糖苷类药物，也可降低 AKI 的风险[58]。

关联性与因果关系

在所讨论的每个器官系统中，围手术期器官功能损伤虽然可能暂时性恢复，但仍将伴有远期并发症和病死率的增加。要证明围手术期器官损伤是导致患者术后远期并发症和死亡率的原因并不简单。很难证明统计学的相关性即为因果关系。我们在识别围手术期损伤患者时所面临的难点在于，很多人迅速恢复，但他们可能在术前就存在一些病理改变。因此，疾病的严重性是基础，围手术期这个特殊时期是导致患者术后远期并发症和死亡率的触发因素。当我们寻找关联时，我们需要确定手术后并发症和死亡率的增加，哪些是患者自身特征和其他持续风险因素的结果，哪些与围手术期管理决策所导致的进一步损伤有关[59]。还需要在高危患者中进行大规模纵向试验，以说明患者因素和手术因素是如何相互作用的，从而确定围手术期器官功能障碍及相关并发症和死亡率发生的概率。对于围手术期的不可逆因素，这些研究将丰富围手术期的决策。对于围手术期可逆因素，我们则可通过继续完善围手术期管理策略以改善患者预后。尽管很难将关联性和因果关系区分开来，但如果希望能有效预防围手术期器官功能损伤，必须先了解导致损伤的危险因素。

结论

外科手术可以说是对患者的终级生理测试。围手术期损伤与长期预后之间的关系对围手术期医生工作意义重大。首先，若能确定围手术期损伤的发生率和重要性，我们便可以集中精力寻求减少这种损伤的机会和策略（如本书所述）。其次，若能确定预计围手术期损伤风险更高的患者，我们则可能及时进行干预，以降低围手术期事件所致的并发症和死亡率，并提高这类患者的生活质量和生存时间。因此，本书的重点将聚焦于围手术期医学和优化预后的策略。

参考文献

1. Lienhart A, Auroy Y, Péquignot F, et al. Survey of anesthesia-related mortality in France. *Anesthesiology.* 2006;105:1087–1097.
2. Bartels K, Karhausen J, Clambey ET, et al. Perioperative organ injury. *Anesthesiology.* 2013;119:1474–1489.
3. Henderson WG, Khuri SF, Mosca C, et al. Comparison of risk-adjusted 30-day postoperative mortality and morbidity in Department of Veterans Affairs Hospitals and selected university medical centers: general surgical operations in men. *J Am Coll Surg.* 2007;204:1103–1114.
4. Semel ME, Lipsitz SR, Funk LM, et al. Rates and patterns of death after surgery in the United States, 1996 and 2006. *Surgery.* 2012;151:171–182.
5. Devereaux P, Goldman L, Cook DJ, et al. Perioperative cardiac events in patients undergoing noncardiac surgery: a review of the magnitude of the problem, the pathophysiology of the events and methods to estimate and communicate risk. *CMAJ.* 2005;173:627–634.
6. Botto F, Alonso-Coello P, Chan TVM, et al. Myocardial injury after noncardiac surgery: a large, international, prospective cohort study establishing diagnostic criteria, characteristics, predictors, and 30-day outcomes. *Anesthesiology.* 2014;120(3):564–578.
7. Study Investigators VISION. Association between postoperative troponin levels and 30-day mortality among patients undergoing noncardiac surgery. *JAMA.* 2012;307(21):2295–2304.
8. Gorgun E, Lan BY, Aydinli HH, et al. Troponin elevation after colorectal surgery. *Ann Surg.* 2016;264(4):605–611.
9. Duceppe E, Yusuf S, Tandon V, et al. Design of a randomized placebo-controlled trial to assess dabigatran and omeprazole in patients with myocardial injury after noncardiac surgery (MANAGE). *Can J Cardiol.* 2018;34(3):295–302.
10. POISE Study Group. Effects of extended-release metoprolol succinate in patients undergoing non-cardiac surgery (POISE trial): a randomised controlled trial. *Lancet.* 2008;371(9627):1839–1847.
11. Wijeysundera DN, Duncan D, Nkonde-Price C, et al. Perioperative beta blockade in noncardiac surgery: a systematic review for the 2014 ACC/AHA guideline on perioperative cardiovascular evaluation and management of patients undergoing noncardiac surgery. *a report of the American College of Cardiology J Am Coll Cardiol.* 2014;64(22):2406–2425.
12. Wallace AW, Au S, Cason BA. Association of the pattern of use of perioperative β-blockade and postoperative mortality. *Anesthesiology.* 2010;113(4):794–805.
13. Mudumbai SC, Takemoto S, Cason BA, et al. Thirty-day mortality risk associated with the postoperative non-resumption of angiotensin-converting enzyme inhibitors: a retrospective study of the Veterans Affairs healthcare system. *J Hosp Med.* 2014;9(5):289–296.
14. Futier E, Lefrant JY, Guinot PG, et al. Effect of individualized vs standard blood pressure management strategies on postoperative organ dysfunction among high-risk patients undergoing major surgery: a randomized clinical trial. *JAMA.* 2017;318(14):1346–1357.
15. Smilowitz NR, Gupta N, Ramakrishna H, et al. Perioperative major adverse cardiovascular and cerebrovascular events associated with noncardiac surgery. *JAMA Cardiol.* 2017;2(2):181–187.
16. Miskovic A, Lumb AB. Postoperative pulmonary complications. *Br J Anaesth.* 2017;118(3):317–334.
17. Fernandez-Bustamante A, Frendl G, Sprung J, et al. Postoperative pulmonary complications, early mortality, and hospital stay following noncardiothoracic surgery: a multicenter study by the perioperative research network investigators. *JAMA Surg.* 2017;152(2):157–166.
18. Lee LA, Caplan RA, Stephens LS, et al. Postoperative opioid-induced respiratory depression: a closed claims analysis. *Anesthesiology.* 2015;122(3):659–665.
19. Mills E, Eyawo O, Lockhart I, et al. Smoking cessation reduces postoperative complications: a systemic review and meta-analysis. *Am J Med.* 2011;124:144–154.
20. Fernandez-Bustamante A, Frendl G, Sprung J, et al. Postoperative pulmonary complications, early mortality, and hospital stay following non-cardiothoracic surgery: a multicenter study by the perioperative research network investigators. *JAMA Surg.* 2017;152(2):157–166.
21. Serpa Neto A, Hemmes SN, Barbas CS, et al. Protective versus conventional ventilation for surgery: a systematic review and individual patient data meta-analysis. *Anesthesiology.* 2015;123:66–78.
22. Futier E, Constantin JM, Paugam-Burtz C, et al. A trial of intraoperative low-tidal-volume ventilation in abdominal surgery. *N Engl J Med.* 2013;369:428–437.
23. Bronsert MR, Henderson WG, Monk TG, et al. Intermediate-acting nondepolarizing neuromuscular blocking agents and risk of postoperative 30-day morbidity and mortality, and long-term survival. *Anesth Analg.* 2017;124(5):1476–1483.
24. Kirmeier E, Eriksson LI, Lewald H, et al. Post-anaesthesia pulmonary complications after use of muscle relaxants (POPULAR): a multicentre, prospective observational study [published erratum appears in Lancet Respir Med. 2019;7:e9]. *Lancet Respir Med.* 2019;7(2):129–140.
25. Zarbock A, Mueller E, Netzer S, et al. Prophylactic nasal continuous positive airway pressure following cardiac surgery protects from postoperative pulmonary complications: a prospective, randomized controlled trial in 500 patients. *Chest.* 2009;135:1252–1259.
26. Fernández G, Vaquero C, González P, et al. Effect of post-extubation high-flow nasal cannula vs conventional oxygen therapy on reintubation in low-risk patients a randomized clinical trial. *JAMA.* 2016;315(13):1354–1361.
27. Stéphan F, Barrucand B, Petit P, et al. High-flow nasal oxygen vs noninvasive positive airway pressure in hypoxemic patients after cardiothoracic surgery: a randomized clinical trial. *JAMA.* 2015;313(23):2331–2339.
28. Adesanya AO, Lee W, Greilich NB, et al. Perioperative management of obstructive sleep apnea. *Chest.* 2010;138:1489–1498.
29. Gupta RM, Parvizi J, Hanssen AD, et al. Postoperative complications in patients with obstructive sleep apnea syndrome undergoing hip or knee replacement: a case-control study. *Mayo Clin Proc.* 2001;76:897–905.
30. Mutter TC, Chateau D, Moffatt M, et al. A matched cohort study of postoperative outcomes in obstructive sleep apnea: could preoperative diagnosis and treatment prevent complications? *Anesthesiology.* 2014;121(4):707–718.
31. Lam T, Nagappa M, Wong J, et al. Continuous pulse oximetry and capnography monitoring for postoperative respiratory depression and adverse events: a systematic review and meta-analysis. *Anesth Analg.* 2017;125(6):2019–2029.
32. de Raaff CA, de Vries N, van Wagensveld B. Obstructive sleep apnea and bariatric surgical guidelines: summary and update. *Curr Opin Anaesthesiol.* 2018;31(1):104–109.
33. Squadrone V, Coha M, Cerutti E, et al. Continuous positive airway pressure for treatment of post-operative hypoxemia: a randomized controlled trial. *JAMA.* 2005;293(5):589–595.
34. Nagappa M, Mokhlesi B, Wong J, et al. The effects of continuous positive airway pressure on postoperative outcomes in obstructive sleep apnea patients undergoing surgery: a systematic review and meta-analysis. *Anesth Analg.* 2015;120(95):1013–1023.
35. Cozowicz C, Poeran J, Zubizarreta N, et al. Non-opioid analgesic modes of pain management are associated with reduced postoperative complications and resource utilization: a retrospective study of obstructive sleep apnoea patients undergoing elective joint arthroplasty. *Br J Anaesth.* 2019;122(1):131–140.
36. Thom T, Haase N, Rosamond W, et al. Heart disease and stroke statistics—2006 update: a report from the American Heart Association Statistics Committee and Stroke Statistics Subcommittee. *Circulation.* 2006;113:e85–e151.
37. National Institutes of Health, National Heart, Lung, and Blood Institute. *Morbidity and mortality: 2004 chart book on cardiovascular, lung, and blood diseases.* Bethesda, MD: Author; 2004.
38. Smilowitz NR, Gupta N, Ramakrishna H, et al. Perioperative major adverse cardiovascular and cerebrovascular events associated with noncardiac surgery. *JAMA Cardiol.* 2017;2(2):181–187.
39. Evered L, Silbert B, Knopman DS, et al. The nomenclature consensus working group: recommendations for the nomenclature of cognitive change associated with anaesthesia and surgery—2018. Anesthesiology. 2018;129(5):872–879.
40. Vasunilashorn SM, Fong TG, Albuquerque A, et al. Delirium severity post-surgery and its relationship with long-term cognitive decline in a cohort of patients without dementia. *J Alzheimers Dis.* 2018;61(1):347–358.
41. Racine AM, Fong TG, Gou Y, et al. Clinical outcomes in older surgical patients with mild cognitive impairment. *Alzheimers Dement.* 2018;14(5):590–600.
42. American Society of Anesthesiology. Perioperative Brain Health Initiative. Available at https://www.asahq.org/brainhealthinitiative/about. Accessed May 10, 2019.
43. 2019 American Geriatrics Society Beers Criteria® Update Expert Panel. American Geriatrics Society 2019 updated AGS Beers criteria® for potentially inappropriate medication use in older adults. J Am Geriatr Soc. 2019;67(4):674-694.
44. Guay J, Choi P, Suresh S, et al. Neuraxial blockade for the prevention of postoperative mortality and major morbidity: an overview of Cochrane systematic reviews. Cochrane Database Syst Rev. 2014;(1):CD010108.
45. Mohanty S, Rosenthal RA, Russell MM, et al. Optimal perioperative management of the geriatric patient: a best practices guideline from the American College of Surgeons NSQIP and the American Geriatrics Society. *J Am Coll Surg.* 2016;222(5):930–947.
46. Chan MTV, Cheng BCP, Lee TMC, et al. BIS-guided anesthesia decreases postoperative delirium and cognitive decline. *J Neurosurg Anesthesiol.* 2013;25(1):33–42.
47. Wildes TS, Mickle AM, Ben Abdallah A, et al. Effect of electroencephalography-guided anesthetic administration on postoperative delirium among older adults undergoing major surgery: the ENGAGES randomized clinical trial. *JAMA.* 2019;321(5):473–483.
48. Thakar CV. Perioperative acute kidney injury. *Adv Chronic Kidney Dis.* 2013;20(1):67–75.
49. Chawla LS, Eggers PW, Star RA, et al. Acute kidney injury and chronic kidney disease as interconnected syndromes. *N Engl J Med.* 2014;371(1):58–66.
50. Coca SG, Singanamala S, Parikh CR. Chronic kidney disease after acute kidney injury: a systematic review and meta-analysis. *Kidney Int.* 2012;81:442–448.
51. Kheterpal S, Tremper KK, Heung M, et al. Development and validation of an acute kidney injury risk index for patients undergoing general surgery: results from a national data set. *Anesthesiology.* 2009;110:505–515.
52. Bihorac A, Yavas S, Subbiah S, et al. Long-term risk of mortality and acute kidney injury during hospitalization after major surgery. *Ann Surg.* 2009;249:851–858.
53. Goren O, Matot I. Perioperative acute kidney injury. *Br J Anaesth.* 2015;115(2):ii3–ii14.
54. Shaw AD, Bagshaw SM, Goldstein SL, et al. Major complications, mortality, and resource utilization after open abdominal surgery: 0.9% saline compared to Plasma-Lyte. *Ann Surg.* 2012;255(5):821–829.
55. Perner A, Haase N, Guttormsen AB, et al. Hydroxyethyl starch 130/0.42 versus Ringer's acetate in severe sepsis. *N Engl J Med.* 2012;367(2):124–134.
56. Hahn RG. Volume kinetics for infusion fluids. *Anesthesiology.* 2010;113:470–481.
57. Sun LY, Wijeysundera DN, Tait GA, et al. Association of intraoperative hypotension with acute kidney injury after elective noncardiac surgery. *Anesthesiology.* 2015;123:515–523.
58. Lapi F, Azoulay L, Yin H, et al. Concurrent use of diuretics, angiotensin converting enzyme inhibitors, and angiotensin receptor blockers with non-steroidal anti-inflammatory drugs and risk of acute kidney injury: nested case-control study. *BMJ.* 2013;346:e852.
59. Mark DB, Newman MF. Protecting the brain in coronary artery bypass graft surgery. *JAMA.* 2002;287:1448–1450.

2 外科手术的炎症反应

GARETH L. ACKLAND, SOPHIE LOUISA MAY WALKER, TIMOTHY F. JONES
肖文静 译，晏馥霞 审校

简介

手术后的组织损伤引发了一种复杂的炎症反应，即无菌性炎症，其特征是细胞内分子释放到细胞外环境，导致受体介导的免疫信号级联反应。这种炎症反应的一个关键特征是清除坏死细胞并启动组织修复程序。由于基因差异，患者可能对类似的无菌性损伤的反应不同，而且由于先前存在的疾病可以显著改变炎症表型。共病的存在经常会引起炎症反应失调，从而导致器官损伤和免疫抑制。术后并发症，包括（亚临床）器官功能障碍和感染，增加了手术后甚至出院后的并发症的发病率和死亡率。免疫改变不仅是直接组织损伤的结果，也受围手术期药物和干预措施的影响。本章将讨论目前对组织损伤的免疫反应的广泛认识，这种反应与共病的相互作用，以及影响围手术期炎症的临床因素。

术后急性全身炎症的定义

虽然急性全身炎症反应被广泛提及，但在现代围手术期时代对其进行客观定义是相当困难的，与脓毒症相比，其缺乏共识定义[1]。David Cuthbertson 最早描述了急性全身炎症，经典教科书式的反应包括对损伤的双相免疫、炎症反应和代谢反应[2,3]。Cuthbertson 提出，初期的潮落期包括外周血管收缩、伴随发生的低体温以及血液和底物分流至重要器官。然后发生过渡（Cuthbertson 称为流动），随后是高代谢期。在现代围手术期环境中，由于以下几个原因，这些经典特征已不太明显。第一，创伤 / 手术后的许多心血管代谢特征源自危重病，主要是因为这些检测在该患者群体中更容易实现。尽管在非危重外科患者中发病率显著，但尚不清楚这种经典的时间模式是否发生在其他患者中，特别是现代麻醉和外科手术患者常常有多种合并症。第二，各种临床检测是非特异性的（如心率、体温），并且常常无助于令人信服地区分全身炎症反应综合征与其他病理生理学 / 非病理学疾病。第三，常见（已治疗）慢性共病和急性全身炎症之间的相互作用定义不清。第四，各种常用炎症生物标志物的非特异性不能轻易区分无菌性炎症和其他因素引起的炎症。表 2.1 总结了临床上常用的术后全身炎症的生理和生化标志物。

来自何处：外科炎症的细胞起源

宿主对无菌性炎症反应的激活是由手术导致的细胞损伤直接触发的。外科组织损伤与感染性病原体的免疫反应有许多相似之处。在组织损伤时，质膜完整性的丧失和细胞死亡（坏死）导致损伤相关分子模式（damage-associated molecular pattern，DAMP）释放到细胞外环境中（图 2.1）。模式识别受体（pattern recognition receptor，PRR），包括高度保守的 Toll 样受体（Toll-like receptor，TLR），广泛表达于免疫和非免疫（上皮细胞、内皮细胞和成纤维细胞）细胞。PRR 识别组织损伤后的病原体相关分子模式（pathogen-associated molecular pattern，PAMP） 和 DAMP（也称为警报分子）。因此，宿主固有免疫系统会监测组织损伤的内源性（自身）标志物以及非自身抗原，如细菌感染——一个被称为“危险假设”的过程[11]。无菌性和致病性刺激共有的受体和下游信号通路，如核因子 -κβ 和丝裂原活化蛋白激酶，导致类似的细胞因子释放和细胞活化模式[12]。与外科组织创伤类似的多种刺激激活普遍存在的 NLRP3 炎症小体，包括多种微生物产物、内源性分子和颗粒物质[13]。炎症小体的生物化学功能是激活半胱天冬酶 -1，其导致白细胞介素 1β（interleukin-1β，IL-1β）和 IL-18 的成熟和释放，并诱导细胞焦亡（一种细胞死亡形式），促进其他炎症介质的释放[14]。人类单核细胞（不同于组织常驻巨噬细胞）可以单独响应

表 2.1	术后全身炎症的临床表现和生物标志物			
类型	标志	特点	关联性	参考文献
临床表现	全身炎症反应综合征（SIRS）	如果在没有明确感染源的情况下，患者满足下列标准中的至少 2 条，可以诊断 SIRS： 体温＜36℃（96.8℉）或>38℃（100.4℉） 心率＞90 次 / 分 呼吸频率＞20 次 / 分或 $PaCO_2$＜4.3 kPa 白细胞计数＜4×10^9/L 或＞12×10^9/L	SIRS 的持续时间和胃肠道手术、血管外科手术以及创伤手术后的死亡率及并发症增加有关	Haga 等 [4] Shepherd 等 [5]
	序贯器官衰竭评分（SOFA）	六个器官系统（包括神经、呼吸、心血管、肝、肾和凝血）的综合评分（0 ～ 4）	评分增加会增加择期胃肠道手术和心脏手术后的死亡率	Bota 等 [6]
生物标志物	中性粒细胞 - 淋巴细胞比（NLR）	血液中性粒细胞和淋巴细胞数量的比值	NLR 增高可能与心脏、血管、胃肠道及骨科手术后不良事件的增多有关	Malietzis 等 [7]
	C 反应蛋白	肝急性合成的蛋白，IL-6 可激活其大量产生	C 反应蛋白水平增加，与骨科手术后组织损伤相关，与上消化道手术的吻合口渗漏有关	Rettig 等 [8]
	白蛋白	血浆中含量最高的一组球蛋白	低白蛋白血症与伤口感染率、二次手术率以及呼吸系统并发症发生率的增高相关	Neumayer 等 [9]

于 TLR 配体释放成熟的 IL-1β，但是大多数微生物刺激似乎引发 NLRP3 炎症小体的激活 [14]。临床上，无菌性和致病性炎症反应常常难以区分 [15]。导致手术后的炎症相关的 PAMP（表 2.2），包括线粒体 DNA，它通过 TRL 激活固有炎症反应 [15,16]。

病原体相关分子模式（PAMP）也可能导致术后全身炎症反应

TLR 的首要特征是识别来源于微生物的 PAMP。肠道微生物也可能导致手术后的全身炎症，特别是当肠黏膜由于血容量减少而出现低灌注时 [21]。上皮黏膜的分解可能促进肠源性细菌内毒素的释放，称为细菌移位 [22]。革兰氏阴性菌也通过将脂多糖转运到细胞中激活半胱天冬酶 -11 和释放 IL-1β 来激活 NLRP3 炎症小体。患者体内的内毒素抗体似乎与内毒素介导的毒性有关 [23]。细菌感染也是早期风险，因为免疫抑制的特征在手术后数小时内迅速出现。免疫抑制反应的细胞特征包括单核细胞人类白细胞抗原 -DR（human leucocyte antigen-DR，HLA-DR）表达的快速降低 [24] 和损害适应性免疫应答的骨髓来源的抑制样细胞的扩增 [25]。这两个特征持续数天，并与术后感染和延迟恢复有关。潜在的机制可能是多因素的，但可能部分归因于循环中高水平的儿茶酚胺。

DAMP/PAMP 触发的系统性过程

炎症的发作预示着一连串的事件，在许多患者中炎症导致器官功能障碍，其中大部分是亚临床的。通常，不同疾病共同发作，通过各种临床指标反映亚临床器官功能障碍的情况 [27]。例如，许多临床医生会忽视绝大多数手术后发生的血清白蛋白下降，然而与这种现象相关的令人信服的不良临床结果是由关键的炎症机制驱动的，包括内皮损伤。DAMP 的释放引发了一种模式化的反应，即循环中的白细胞亚群发生了剧烈的变化，随后白细胞重新分布到损伤部位和（或）淋巴结。例如，这个早期阶段的一个显著特征是血液中中性粒细胞的数量增加了 1 倍 [28]。这个过程部分是由自主神经和神经内分泌激活所驱动的。鉴于现代手术的不断变化，无论是在手术技术方面，还是在患有多种合并症导致越来越有挑战性生理的患者方面，如前所述，很可能是对广义（而不是经典）炎症描述的过度简化。

自主神经系统功能变化

即使在没有休克的情况下，自主神经系统功能也会伴随外科手术发生明显变化。这在一定程度上是由炎症介质触发的，而这些炎症介质可以被传入神经

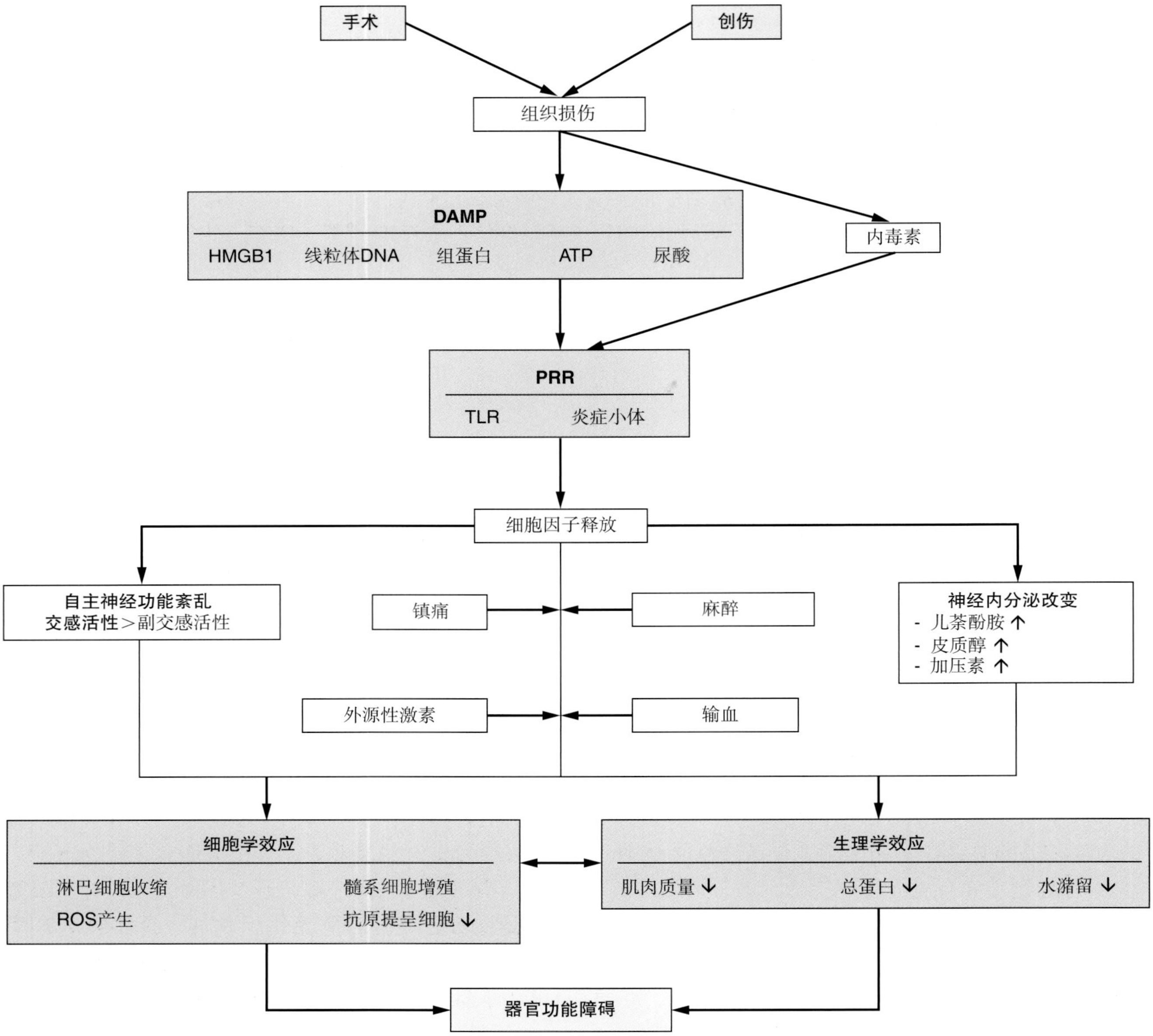

• **图 2.1** 对导致器官功能障碍的组织损伤的分子学、细胞学和生理学概述。手术和创伤的特征都是组织损伤，破坏细胞完整性，将细胞内容物释放到细胞外。宿主可以通过模式识别受体检测某些细胞内成分（DAMP）的释放。PRR 的连接导致细胞因子释放，因为身体试图放大启动保护和修复机制的危险信号。细胞因子的产生不仅对细胞有直接影响，而且对内分泌和自主神经系统也有影响，使用常见的围手术期药物和输血进一步促进了细胞因子的产生。ATP，腺苷三磷酸；DAMP，损伤相关分子模式；HMGB1，高迁移率族蛋白 B1；PRR，模式识别受体；ROS，活性氧；TLR，Toll 样受体

表 2.2 在手术后器官功能障碍中具有潜在作用的损伤相关分子模式

分子	生理功能	位置	受体	参考文献
HMGB1	调节染色质	免疫细胞核	TLR4	Andersson 等 [17]
组蛋白	核小体结构	细胞核	TLR2/4/9，NLRP3	Silk 等 [18]
线粒体 DNA	线粒体基因组	线粒体	TLR9 / NLRP3	Zhang 等 [15]
ATP	细胞能量来源	线粒体	P2RX7 / NLRP3	Gombault 等 [19]
尿酸	嘌呤代谢的副产物	细胞质	NLRP3	Hughes 和 O'Neil[20]

ATP，腺苷三磷酸；HMGB1，高迁移率族蛋白 B1；NLRP3，NOD 样受体热蛋白结构域相关蛋白 3；P2RX7，P2X 嘌呤受体 7，TLR，Toll 样受体

的神经末梢感应到[29]。与此相一致，全身麻醉和区域麻醉后不可避免的血流动力学变化挑战了动脉压力反射机制，该机制缓冲了血压的急性波动[30]。在健康状态下，血压的轻微升高会导致副交感神经活动增加，通过迷走神经减慢心率。相反，动脉血压下降会导致交感神经系统的中枢神经被激活，从而导致儿茶酚胺释放（肾上腺素和去甲肾上腺素）。然而压力感受器敏感性降低是常见的（如在慢性高血压患者中），并与过高的发病率相关[31]。手术的典型自主神经特征是交感神经的激活，但副交感神经活动相对丧失[32]。交感神经活动增强导致儿茶酚胺的释放增加，从而溢出到循环中[33,34]。同时，加压素和血管紧张素的神经内分泌释放，以及其他超出此处介绍范围的神经激素释放，是为了抵消相对的、再分布的低血容量。炎症介质也可能直接触发神经内分泌激活，通过大脑中没有血脑屏障的区域发挥作用[35]。术前许多患者普遍有预先存在的自主神经功能障碍，这可能通过心血管和非心血管机制加剧炎症反应的早期特征[36]。

神经内分泌反应

组织创伤/手术后不久，儿茶酚胺、抗利尿激素（加压素）、皮质醇、胰岛素、胰高血糖素和生长激素的产生和分泌增加，导致分解代谢、相对高代谢和炎症状态，皮质醇通过对抗胰岛素的作用增加血糖水平，同时抑制免疫反应[37]。在糖尿病患者和非糖尿病患者的术后状况中，由于儿茶酚胺、皮质醇、胰高血糖素和细胞因子诱导的外周胰岛素活性拮抗作用以及外周葡萄糖摄取受损，高血糖是常见的[38]。在急性应激期间，肝从血液中提取皮质醇的速率降低，皮质醇的血浆半衰期增加[38a]。此外，皮质醇结合球蛋白浓度和对皮质醇的结合亲和力降低，导致游离和生物活性皮质醇浓度增加，其浓度长期升高可能会通过促进免疫抑制而产生有害作用[37]。

代谢反应的特点是肝糖原储备的动员（糖原分解），肝提供的糖异生，以及不同程度的骨骼肌和内脏肌肉的分解，加上脂肪分解和游离脂肪酸的动员[38]。因此，需要谨慎判断这是否是以既定代谢紊乱为特征的合并症患者的典型症状。然而，在严重的组织创伤后，机体总蛋白和骨骼肌含量明显下降，同时体重增加主要归因于水分的积累。在本书的其他章节中考虑了后者归于医源性的程度。

宿主对围手术期炎症反应的影响

多种宿主因素可能会影响手术后的炎症反应，这可能在一定程度上解释了非心脏手术后观察到的异质性结果，并认识到术前因素可能对形成长期结果影响更大，这主要是因为共同的细胞途径介导了组织创伤引起的炎症反应[39,40]。然而，值得注意的是，许多常见的合并症尚未在围手术期进行系统检查。在这里，我们关注了与围手术期器官功能障碍发生率较高相关的最常见的内型，并通过关注其趋同的、失调的炎症特征来构建这种关联（图 2.2）。

年龄

由于人口老龄化，接受大型手术的老年患者数量逐年增加。年龄和（或）虚弱程度的增加一直与术后发病率和死亡率较高的风险相关[41]。这种术后风险增加的原因可能是多因素的，但年龄相关的炎症反应失调似乎是一个重要的因素。“炎症老化”是衰老过程的核心组成部分，描述了无法与有效的固有和适应性免疫应答共存的持续性促炎状态[42]。已确定的促炎机制包括改变的免疫细胞数量和功能，模式识别受体表达的变化以及内源性介质的激活导致慢性轻度全身炎症[43]。老年人往往表现出更高水平的非细胞相关 DNA，其从衰老和坏死细胞释放到循环中，进而可能激活 NLRP3 炎症小体[43]。这些 DAMP 刺激固有免疫应答，导致老年患者基线炎症增加。因此，老年人有较高的促炎细胞因子（如 IL-6）的基础水平，以及凝血因子和急性期反应物。一些人类研究发现，这些促炎细胞因子水平升高与长期死亡率和发病率之间存在相关性[44]。然而，响应于 TLR1/TLR2 刺激产生的 TNF 和 IL-6 水平在老年人的单核细胞中降低[45]。随着年龄的增长，存在更多的感染性并发症，部分原因是嗜中性粒细胞趋化性和病原体的吞噬作用受损[46]。

慢性肾病

15% 的手术患者存在慢性肾病［估计肾小球滤过率（estimate glomerular filtration rate，eGFR）< 60 ml/（min・1.73 m^2）］，并且与较高的围手术期发病率和死亡率独立相关[47]。此外，除了在这一人群中非常普遍流行的心血管代谢疾病，炎症失调可进一步导致肾和其他器官功能障碍[48]。肾清除率降低可导致循环中细胞因子和低分子量蛋白质水平增高，从而促进趋化性缺陷和细菌杀灭受损[49]。

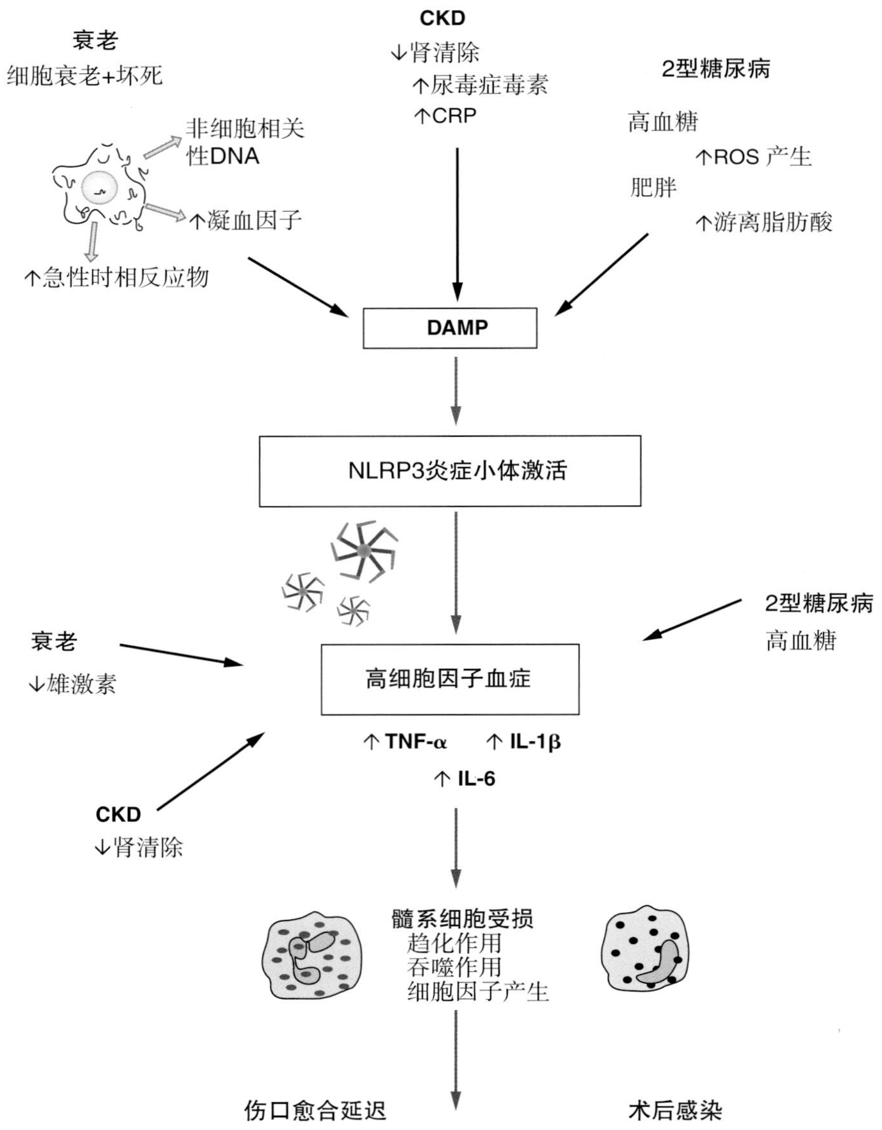

• **图 2.2** 合并症对炎症和免疫功能的影响。手术患者的常见合并症是衰老、慢性肾病和糖尿病。这三种情况的特征都是 DAMP 的释放、细胞因子的释放以及随之而来的炎症激活。这种免疫紊乱的影响是功能受损，临床上表现为术后感染和伤口愈合延迟。CKD，慢性肾病；ROS，活性氧

糖尿病

由于肥胖，2 型糖尿病（type 2 diabetes mellitus，T2DM）的医疗负担在全球范围内变得越来越普遍 [50]。糖尿病患者更有可能接受手术，但也更有可能出现围手术期并发症 [51]。慢性炎症是糖尿病的标志性特征之一，部分归因于高血糖水平的有害后果 [52]。高血糖引起的氧化应激促进促炎细胞因子水平升高，并削弱固有免疫细胞迁移至创伤 / 感染部位和杀死细菌的能力 [53]。

炎症反应的围手术期调节

一些围手术期治疗 / 药物可调节组织损伤引起的炎症反应，这可能对器官损伤产生显著影响。

麻醉和镇痛

吸入和静脉麻醉药物可调节淋巴细胞、中性粒细胞和单核细胞的基本生物学特征 [54]。白细胞，包括 T 淋巴细胞、自然杀伤细胞和抗原提呈细胞，表达阿片受体；外源性阿片类药物在手术后产生免疫抑制，可能影响癌症复发和术后感染 [55]。

输血

输血经常用于纠正贫血或治疗出血，与重要的免疫调节有关，称为输血相关免疫调节（transfusion-related immunomodulation，TRIM）。人类观察性队列研究显示，同种异体输血与择期手术患者的免疫抑制细胞因子谱有关 [56]。输血可能通过多种机制调节免疫功能，包括自然杀伤细胞功能不足、抗原表达异

常和巨噬细胞吞噬功能受损[57-59]。这些免疫变化是否改变炎症特征并增加感染[24]和（或）癌症复发的风险仍然存在争议[60]。这些关联可能仅仅反映患者合并症和（或）术中出血。

类固醇

类固醇药物地塞米松主要用于减少围手术期恶心和呕吐。在健康志愿者中，单剂量的地塞米松在给药后 24 h 内可抑制皮质醇低于基线值的 5%[61]。在接受随机双盲对照试验腹腔镜手术治疗的女性中，诱导时给予地塞米松对全身炎症（IL-6 水平）或高血糖没有影响，但观察到淋巴细胞亚群的实质性改变[62]。外源性糖皮质激素治疗是否改变器官损伤或感染的风险尚不清楚[63]。

结论

虽然手术引发的炎症反应的发生是可预测的，但急性和慢性炎症与潜在心血管代谢功能障碍之间的相互作用在确定器官损伤程度方面发挥着至关重要的作用。随着人口老龄化加剧，患者往往患有复杂共病，组织损伤后的经典潮汐模型（ebb and flow model）越来越不可信。了解如何在不同的患者内型中调节炎症反应以便有更好的结局仍然值得探索。

参考文献

1. Singer M, Deutschman CS, Seymour CW, et al. The third international consensus definitions for sepsis and septic shock (Sepsis-3). *JAMA.* 2016;315:801–810.
2. Cuthbertson DP. Post-shock metabolic response. *Lancet.* 1942;239:433–437.
3. Cuthbertson DP. The metabolic response to injury and other related explorations in the field of protein metabolism: an autobiographical account. *Scott Med J.* 1982;27:158–171.
4. Haga Y, Beppu T, Doi K, et al. Systemic inflammatory response syndrome and organ dysfunction following gastrointestinal surgery. *Crit Care Med.* 1997;25:1994–2000.
5. Shepherd JM, Cole E, Brohi K. Contemporary patterns of multiple organ dysfunction in trauma. *Shock (Augusta, Ga).* 2017;47:429–435.
6. Bota DP, Lebuffe G, Vallet B. Is SOFA score a mortality predictor in surgical patients admitted to the postoperative acute care unit? *Crit Care.* 2006;10:P411.
7. Malietzis G, Giacometti M, Kennedy RH, et al. The emerging role of neutrophil to lymphocyte ratio in determining colorectal cancer treatment outcomes: a systematic review and meta-analysis. *Ann Surg Oncol.* 2014;21(12):3938–3946.
8. Rettig TCD, Verwijmeren L, Dijkstra IM, et al. Postoperative interleukin-6 level and early detection of complications after elective major abdominal surgery. *Ann Surg.* 2016;263:1207–1212.
9. Neumayer L, Hosokawa P, Itani K, et al. Multivariable predictors of postoperative surgical site infection after general and vascular surgery: results from the patient safety in surgery study. *J Am Coll Surg.* 2007;204:1178–1187.
10. Seong S-Y, Matzinger P. Hydrophobicity. An ancient damage-associated molecular pattern that initiates innate immune responses. *Nat Rev Immunol.* 2004;4:469–478.
11. Matzinger P. The danger model: a renewed sense of self. *Science.* 2002;296:301–305.
12. Paul-Clark MJ, George PM, Gatheral T, et al. Pharmacology and therapeutic potential of pattern recognition receptors. *Pharmacol Ther.* 2012;135:200–215.
13. Liston A, Masters SL. Homeostasis-altering molecular processes as mechanisms of inflammasome activation. *Nat Rev Immunol.* 2017;17:208–214.
14. He Y, Hara H, Nunez G. Mechanism and regulation of NLRP3 inflammasome activation. *Trends Biochem Sci.* 2016;41:1012–1021.
15. Zhang Q, Raoof M, Chen Y, et al. Circulating mitochondrial DAMPs cause inflammatory responses to injury. *Nature.* 2010;464:104–107.
16. Scaffidi P, Misteli T, Bianchi ME. Release of chromatin protein HMGB1 by necrotic cells triggers inflammation. *Nature.* 2002;418:191–195.
17. Andersson U, Yang H, Harris H. High-mobility group box 1 protein (HMGB1) operates as an alarmin outside as well as inside cells. *Semin Immunol.* 2018;38:40–48.
18. Silk E, Zhao H, Weng H, et al. The role of extracellular histone in organ injury. *Cell Death Dis.* 2017;8:e2812.
19. Gombault A, Baron L, Couillin I. ATP release and purinergic signaling in NLRP3 inflammasome activation. *Front Immunol.* 2013;3:414.
20. Hughes MM, O'Neill LAJ. Metabolic regulation of NLRP3. *Immunol Rev.* 2018;281:88–98.
21. Hamilton-Davies C, Mythen MG, Salmon JB, et al. Comparison of commonly used clinical indicators of hypovolaemia with gastrointestinal tonometry. *Intensive Care Med.* 1997;23:276–281.
22. Guerville M, Boudry G. Gastrointestinal and hepatic mechanisms limiting entry and dissemination of lipopolysaccharide into the systemic circulation. *Am J Physiol Gastrointest Liver Physiol.* 2016;311:G1–G15.
23. Bennett-Guerrero E, Panah MH, Barclay GR, et al. Decreased endotoxin immunity is associated with greater mortality and/or prolonged hospitalization after surgery. *Anesthesiology.* 2001;94:992–998.
24. Torrance HD, Pearse RM, O'Dwyer MJ. Does major surgery induce immune suppression and increase the risk of postoperative infection? *Curr Opin Anaesthesiol.* 2016;29:376–383.
25. Gaudillière B, Fragiadakis GK, Bruggner RV, et al. Clinical recovery from surgery correlates with single-cell immune signatures. *Sci Transl Med.* 2014;6 255ra131.
26. Woiciechowsky C, Asadullah K, Nestler D, et al. Sympathetic activation triggers systemic interleukin-10 release in immunodepression induced by brain injury. *Nat Med.* 1998;4:808–813.
27. Edwards M, Whittle J, Ackland GL. Biomarkers to guide perioperative management. *Postgrad Med J.* 2011;87:542–549.
28. El-Maallem H, Fletcher J. Effects of surgery on neutrophil granulocyte function. *Infect Immun.* 1981;32:38–41.
29. Ackland GL, Kazymov V, Marina N, et al. Peripheral neural detection of danger-associated and pathogen-associated molecular patterns. *Crit Care Med.* 2013;41:e85–e92.
30. Ackland GL, Whittle J, Toner A, et al. Molecular mechanisms linking autonomic dysfunction and impaired cardiac contractility in critical illness. *Crit Care Med.* 2016;44:e614–e624.
31. Toner A, Jenkins N, Ackland GL. Investigators P-OS. Baroreflex impairment and morbidity after major surgery. *Br J Anaesth.* 2016;117:324–331.
32. Karmali S, Jenkins N, Sciusco A, et al. Randomized controlled trial of vagal modulation by sham feeding in elective non-gastrointestinal (orthopaedic) surgery. *Br J Anaesth.* 2015;115:727–735.
33. Chan JY, Ou CC, Wang LL, et al. Heat shock protein 70 confers cardiovascular protection during endotoxemia via inhibition of nuclear factor-kappaB activation and inducible nitric oxide synthase expression in the rostral ventrolateral medulla. *Circulation.* 2004;110:3560–3566.
34. de Montmollin E, Aboab J, Mansart A, et al. Bench-to-bedside review: beta-adrenergic modulation in sepsis. *Crit Care.* 2009;13:230.
35. Elenkov I. Neuroendocrine effects on immune system. In: De Groot LJ, Chrousos G, Dungan K, et al. *Endotext.* MA: South Dartmouth; 2000.
36. van de Borne P, Montano N, Pagani M, et al. Absence of low-frequency variability of sympathetic nerve activity in severe heart failure. *Circulation.* 1997;95:1449–1454.
37. Finnerty CC, Mabvuure NT, Ali A, et al. The surgically induced stress response. *JPEN J Parenter Enteral Nutr.* 2013;37:21S–29S.
38. Preiser JC, Ichai C, Orban JC, et al. Metabolic response to the stress of critical illness. *Br J Anaesth.* 2014;113:945–954.
38a. Boonen E, Vervenne H, Meersseman P, et al. Reduced cortisol metabolism during critical illness. *NEJM.* 2013;368(16):1477–1488.
39. Khuri SF, Henderson WG, DePalma RG, et al. Determinants of long-term survival after major surgery and the adverse effect of postoperative complications. *Ann Surg.* 2005;242:326–341, discussion 41–43.
40. Moonesinghe SR, Harris S, Mythen MG, et al. Survival after postoperative morbidity: a longitudinal observational cohort study. *Br J Anaesth.* 2014;113:977–984.
41. Lin HS, Watts JN, Peel NM, et al. Frailty and post-operative outcomes in older surgical patients: a systematic review. *BMC Geriatr.* 2016;16:157.
42. Shaw AC, Goldstein DR, Montgomery RR. Age-dependent dysregulation of innate immunity. *Nat Rev Immunol.* 2013;13:875–887.
43. Li H, Ambade A, Re F. Cutting edge: necrosis activates the NLRP3 inflammasome. *J Immunol.* 2009;183:1528–1532.
44. Ferrucci L, Harris TB, Guralnik JM, et al. Serum IL-6 level and the development of disability in older persons. *J Am Geriatr Soc.* 1999;47:639–646.
45. Duin D, Mohanty S, Thomas V, et al. Age-associated defect in human TLR-1/2 function. *J Immunol.* 2007;178:970–975.
46. Hazeldine J, Lord JM. Innate immunesenescence: underlying mechanisms and clinical relevance. *Biogerontology.* 2015;16:187–201.
47. Ackland GL, Moran N, Cone S, et al. Chronic kidney disease and postoperative morbidity after elective orthopedic surgery. *Anesth Analg.* 2010;112:1375–1381.
48. Kato S, Chmielewski M, Honda H, et al. Aspects of immune dysfunction in end-stage renal disease. *Clin J Am Soc Nephrol.* 2008;3:1526–1533.
49. Clark WR, Gao D. Low-molecular weight proteins in end-stage renal disease: potential toxicity and dialytic removal mechanisms. *J Am Soc Nephrol.* 2002;13(Suppl 1):S41–S47.
50. Whiting DR, Guariguata L, Weil C, et al. IDF diabetes atlas: global estimates of the prevalence of diabetes for 2011 and 2030. *Diabetes Res Clin Pract.* 2011;94:311–321.
51. Kwon S, Thompson R, Dellinger P, et al. Importance of perioperative glycemic control in general surgery: a report from the surgical care and outcomes assessment program. *Ann Surg.* 2013;257:8–14.
52. Lontchi-Yimagou E, Sobngwi E, Matsha TE, et al. Diabetes mellitus and inflammation. *Curr Diab Rep.* 2013;13:435–444.
53. Turina M, Fry DE, Polk HC. Acute hyperglycemia and the innate immune system: clinical, cellular, and molecular aspects. *Crit Care Med.* 2005;33:1624–1633.
54. Cruz FF, Rocco PR, Pelosi P. Anti-inflammatory properties of anesthetic agents. *Crit Care.* 2017;21:67.
55. Al-Hashimi M, Scott SW, Thompson JP, et al. Opioids and immune modulation: more questions than answers. *Br J Anaesth.* 2013;111:80–88.
56. Fragkou PC, Torrance HD, Pearse RM, et al. Perioperative blood transfusion is associated with a gene transcription profile characteristic of immunosuppression: a prospective cohort study. *Crit Care.* 2014;18:541.
57. Jensen LS, Andersen AJ, Christiansen PM, et al. Postoperative infection and natural killer cell function following blood transfusion in patients undergoing elective colorectal surgery. *Br J Surg.* 1992;79:513–516.
58. Stephan RN, Kisala JM, Dean RE, et al. Effect of blood transfusion on antigen presentation function and on interleukin 2 generation. *Arch Surg (Chicago, IL: 1960).* 1988;123:235–240.
59. Oldenborg PA, Zheleznyak A, Fang YF, et al. Role of CD47 as a marker of self on red blood cells. *Science (New York, NY).* 2000;288:2051–2054.
60. Amato A, Pescatori M. Perioperative blood transfusions for the recurrence of colorectal cancer. *Cochrane Database Syst Rev.* 2006;CD005033.
61. Elston MS, Conaglen HM, Hughes C, et al. Duration of cortisol suppression following a single dose of dexamethasone in healthy volunteers: a randomised double-blind placebo-controlled trial. *Anaesth Intensive Care.* 2013;41:596–601.
62. Corcoran T, Paech M, Law D, et al. Intraoperative dexamethasone alters immune cell populations in patients undergoing elective laparoscopic gynaecological surgery. *Br J Anaesth.* 2017;119:221–230.
63. Waldron NH, Jones CA, Gan TJ, et al. Impact of perioperative dexamethasone on postoperative analgesia and side-effects: systematic review and meta-analysis. *Br J Anaesth.* 2013;110:191–200.

3 围手术期器官损伤中的凝血级联效应

ANNETTE REBEL
陈 芳 译，纪宏文 审校

围手术期器官损伤的重要性

近20年来，麻醉相关的并发症明显减少，但围手术期死亡率并非如此。外科术后发生死亡的主要前兆常常是急性器官损伤，由单器官发展为多器官功能衰竭[1,2]。两个或两个以上的重要器官功能障碍称为多器官功能障碍综合征（multiorgan dysfunction syndrome，MODS）。器官的功能障碍或急性器官损伤通常是由全身炎症反应触发并发展而来。MODS的病理生理过程是有害刺激引起的炎症反应的广泛激活，有害刺激包括感染、低血容量、外伤以及其他可造成明显组织损伤的因素[3,4]。很多器官系统都有围手术期损伤的风险[2]，手术相关的急性应激反应已被证明可以导致高凝状态，破坏神经保护机制，从而成为脑缺血或卒中的潜在风险[5]。除手术的直接损伤之外，从炎症反应路径看，术后发生肺和肾并发症的机制是相似的，都是炎症反应的不断累积与恶化[2]。

近期研究显示，脓毒症引起的器官功能障碍的病理生理发展进程中，凝血功能异常发挥重要作用[6]。从组织学角度讲，全身各系统的内皮损伤是器官功能发生衰竭的核心原因[7]。休克时交感肾上腺激活，分泌过量儿茶酚胺，造成全身各器官内皮和微循环受损[8]。在内皮上富含肝素的糖萼层，组织因子途径抑制物（tissue factor pathway inhibitor，TFPI）和蛋白C/血栓调节蛋白系统，它们的主要功能是为机体提供天然的抗凝保护作用[9]。当发生组织缺血或炎症应激时，内皮细胞受损，糖萼层降解与脱落，凝血反应和纤维蛋白溶解因子前体被激活，导致凝血系统显著失调[10]。现已证明，大手术可引发患者特异性炎症急性应激反应，导致凝血系统失调，炎症环境亦可导致凝血功能亢进或衰退[11-13]。

凝血因子的激活，实际上是整个凝血级联反应，已经超出了凝血功能本身。与围手术期应激相关的凝血蛋白与众多促炎信号通路相关[14-16]。循环系统中凝血系统整体的功能状态实际上依赖于凝血前体-抗凝血机制的平衡。当这个平衡被打破，若向凝血前体倾斜时，炎症因子前体释放信号，使参与凝血的蛋白质大量生成。同样的，平衡的破坏也有可能造成机体出血，这对外科手术具有重要的临床意义。众所周知，手术患者的凝血功能受损可导致出血的后果。

众多造成器官损伤的机制与凝血系统激活相关，包括血管外纤维蛋白沉积，血栓造成的小血管梗阻，细胞炎症反应通路的放大效应[17]。已有研究证实，这种促凝状态对脓毒症相关的MODS的病理生理过程极其重要[6]。围手术期发生相关器官功能障碍的机制可能是相似的，在此期间，多种蛋白质在促凝和抗凝的动态平衡发挥作用[18,19]。围手术期器官功能障碍的真实发生率并不明确，并且依据病变部位和手术操作的不同，发生器官功能障碍的严重程度差异很大，因此很难把发生器官功能障碍归因于手术过程中某个单独的特殊因素。围手术期并发症和手术事件密切相关，如术后脓毒症和休克，它们都可以造成凝血功能异常和器官功能障碍。下文将介绍基本的凝血和纤溶功能，并对这些功能在围手术期所发生的变化进行讨论。

目前对凝血和纤溶过程的认识

对凝血级联反应的传统认识是：凝血是由一些丝氨酸蛋白酶的序贯激活启动，导致纤维蛋白凝块的聚合。凝血级联反应的外源性途径是由细胞表面组织因子（tissue factor，TF）的表达启动的，它与活化因子Ⅶ（activated factor Ⅶ，FⅦa）结合形成复合物。内源性途径是通过接触激活启动。TF-FⅦa复合物将Ⅹ因子转化成为Ⅹa因子，Ⅹa因子将凝血酶原转化为凝血酶，凝血酶把纤维蛋白原裂解成纤维蛋白，纤维蛋白的交联产生了结实耐用的纤维蛋白凝块。

2003年，霍夫曼团队提出了一种以细胞为基础的凝血级联模型[20]，该模型着重于对体内凝血过程的解读。这种以细胞为基础的凝血模型的理论基础是：认为在不同细胞表面，“内在”和“外在”途径同时发挥作用。该模型描述了4个重叠的凝固阶段：触发、放大、扩增和稳态。在触发阶段，TF表达，血管外TF与FⅦ结合，导致FⅦ活化，形成有活性的TF-FⅦa复合体，如前所述，进而产生凝血酶。在放大阶段，由TF-FⅦa复合体产生的少量的凝血酶允许血小板黏附和激活。凝血酶是一种非常有效的体内血小板的激活剂。被激活的血小板与血管性血友病因子（von Willebrand factor，vWF）结合，裂解FⅧ，并将其激活为FⅧa。扩增阶段起始于FⅤa和FⅧa结合在血小板表面，大量的血小板结合在损伤部位，血小板表面有FⅩa和FⅤa结合产生大量的凝血酶，形成凝血块。稳态阶段，纤维蛋白单体的形成和足量的凝血酶激活FⅩⅢ，使纤维蛋白交联形成稳定的纤维蛋白凝块（图3.1）。

内皮细胞糖萼受损可暴露TF，因此内皮细胞在外源性凝血通路的激活中起着关键作用。正常情况下，天然抗凝系统保护内皮细胞，以限制纤维蛋白的产生和沉积到特定的损伤部位。带负电荷的糖萼含有丰富的类肝素物质，与抗凝血酶相互作用。其他天然抗凝剂包括组织因子途径抑制物（tissue factor pathway inhibitor，TFPI）、蛋白C和S以及抗凝血酶Ⅲ(anti-thrombin Ⅲ，ATⅢ)。

纤维蛋白溶解蛋白具有调节纤维蛋白积累的功能。组织和尿激酶纤溶酶原激活剂启动纤溶酶原转化为纤溶酶，直接降解纤维蛋白。纤溶系统由纤溶酶原激活物抑制剂（plasminogen activator inhibitor，PAI）控制。在一些病理情况下，PAI表达增加，会破坏纤维蛋白溶解，从而产生高凝环境[21]。正常机体发生外科创伤时，为了控制血管的损伤程度，机体通常是倾向于促凝的状态。

炎症如何改变凝血过程？

除了继发于外科手术创伤的内皮TF暴露以外，受损细胞所释放的内源性分子可以通过其他途径造成细胞损伤[22]。TF可激活免疫活性细胞（单核细胞和中性粒细胞）[13]。TF的激活导致过多的纤维蛋白沉积。天然抗凝机制（包括TFPI、抗凝血酶、蛋白C）可以减轻因炎症或组织灌注不足所带来的继发后果[6]。在分子水平上，凝血和炎症之间通过蛋白激酶激活受体（protease-activated receptor，PAR）建立联系。在确

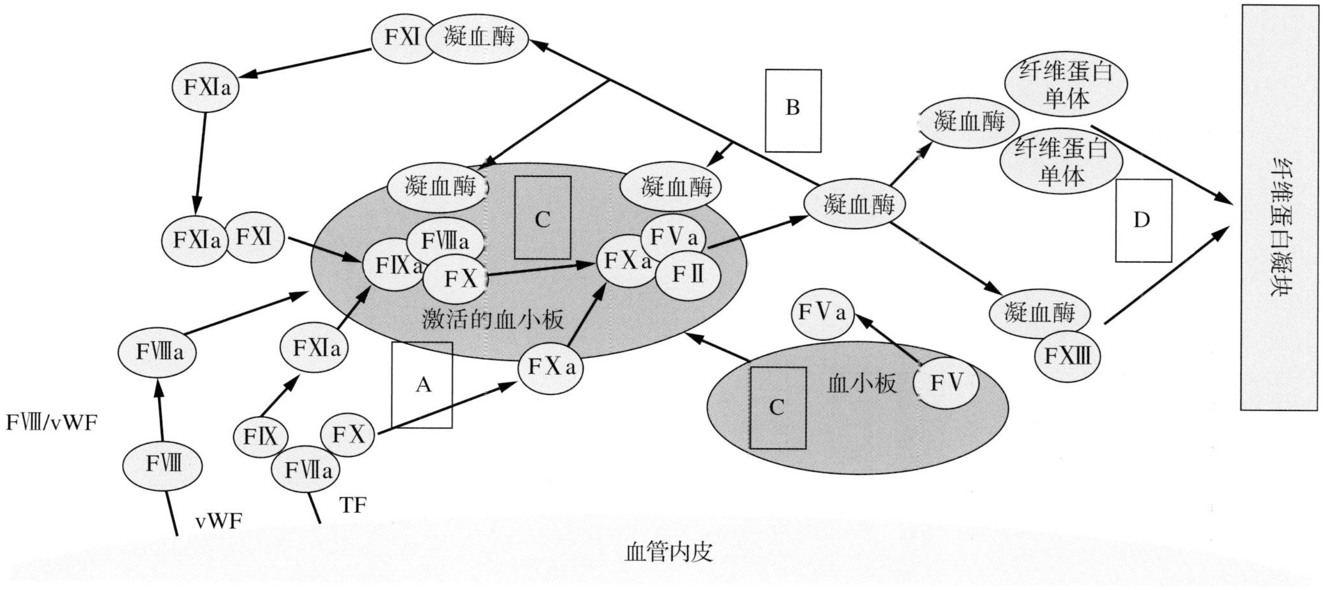

• **图 3.1** 细胞水平的凝血模型显示凝血级联反应。内皮暴露组织因子（TF）结合活化因子Ⅶ（FⅦa）激活体内凝血过程，然后激活FⅨ和FⅩ（A，触发阶段）。少量生成的凝血酶激活FⅤ、FⅧ和FⅨ，并在反馈回路中增加凝血酶的生成（B，放大）。凝血酶生成的增加产生大量FⅩa，血小板转化为活化的血小板和FⅤa，增加血栓形成（C，扩增）。纤维蛋白单体的形成和足量的凝血酶激活FⅩⅢ，FⅩⅢ将纤维蛋白交联成稳定的纤维蛋白凝块（D，稳态）（Modified with permission from Bombeli T，Spahn DR. Updates in perioperative coagulation：physiology and management of thromboembolism and haemorrhage. Br J Anaesth. 2004；93(2)：275-287 and Hoffman M. Remodeling the blood coagulation cascade. J Thromb Thrombolysis. 2003；16：17-20.)

定的四种 PAR 亚型中，PAR1 与炎症病理生理学特异相关[6]。活化蛋白 C（activated protein C，APC）或少量凝血酶可激发 PAR1 的细胞保护作用。若大量凝血酶被激活，PAR1 对内皮屏障具有破坏作用[23]。

有研究显示，脓毒性休克患者的 APC 处于低浓度水平，并且微血管血栓形成是损害组织氧合的部分原因，对感染性休克时 APC 的探索成为改善患者预后的基本原理[24]。临床研究未能证明 APC 或蛋白 C 酶原的治疗获益，但其与出血增加有关[25,26]。

围手术期凝血监测

常规凝血评估项目包括凝血酶原时间（prothrombin time，PT），活化部分凝血活酶时间（activated partial thromboplastin time，aPTT）和纤维蛋白原（fibrinogen，FIB）水平，但围手术期凝血异常的复杂性导致这些参数的获得可能不够及时或不够充分，较长的结果回报时间会削弱实验室检测结果的指导意义。在手术室或重症监护室，活化凝血时间（activated clotting time，ACT）是围手术期可行的快速检测方法。凝血检测的局限性是它的人工性质，即在人工实验室条件下，分离出血液中的凝血系统成分进行评估。最近的文献支持的围手术期床旁快速凝血监测方法是血液的黏弹性检测，如血栓弹力图（thromboelastography，TEG）或旋转血栓弹力图（rotational thromboelastometry，ROTEM）。虽然该技术仍然是 FF 和人工的，但它更接近体内凝血状态[27,28]。目前该技术有多种不同的方式：TEG（Haemonetics Corp. Braintree，MA）、ROTEM（Tem International GmbH，Munich，德国）和 Sonoclot（Sienco，Inc，Arvada，CO）。在外科手术大出血（创伤、心脏手术、肝部手术）和怀孕状态时，使用以上技术所获得的信息评估患者凝血状态对做出临床决策非常有帮助[29-32]。

TEG 和 ROTEM 可提供的信息包括：①凝血块开始形成的时间（R）；②凝血块扩增的速度或比率（a）；③凝血块硬化（振幅 A 或剪切弹性模量 G）（图 3.2）。该测试考虑了血小板功能和纤维蛋白 - 血小板之间的相互作用。该方法的改良版是使用血小板 - 纤维蛋白相互作用的抑制剂和血小板聚集的抑制剂，可以区分凝血因子和血小板对凝血块形成的贡献[27]。基于黏弹性的凝血评估和治疗已被证明对复杂凝血病的多种临床情况（创伤、肝移植、脓毒症和心肺转流）有帮助[29,33,34]。血小板功能分析仪不仅可评估血小板数量、质量，也可获得血小板聚集或堵塞时间。D- 二聚体分析可广泛用于检测纤维蛋白降解产物，这些产物的存在表明纤维蛋白溶解的激活，但 D- 二聚体并不是纤维蛋白形成增加的特异标志物。

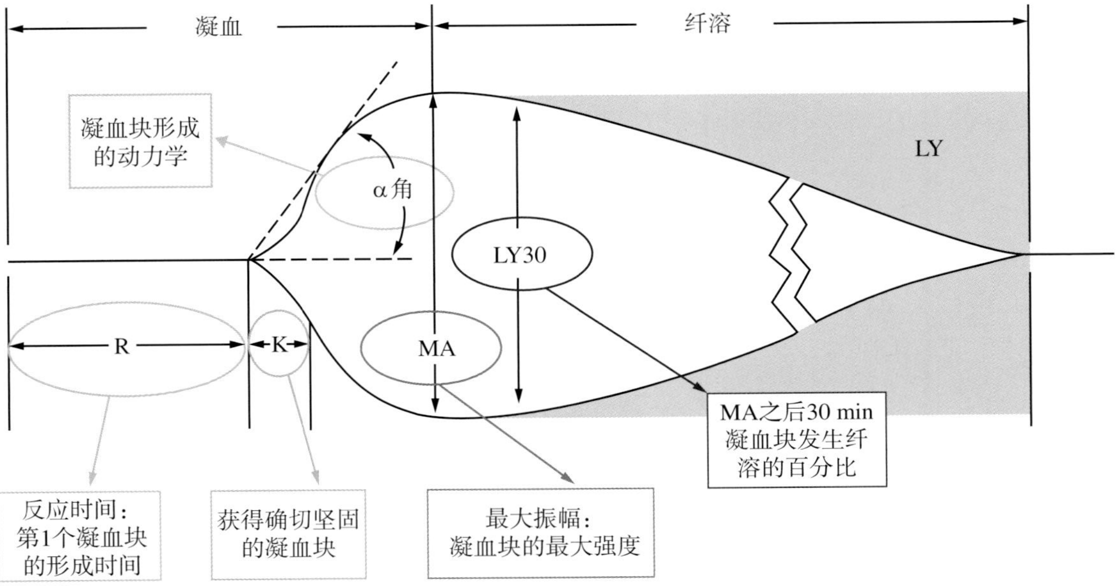

• **图 3.2** 血栓弹力图分析。K，K 值；LY30，时间为 30 min；MA，最大振幅；R，R 值 = 反应时间（With permission from MacIvor D，Rebel A，Hassan ZU. How do we integrate thromboelastography with perioperative transfusion management? Transfusion. 2013；53：1386-1392）

围手术期凝血状态的改变

手术操作和手术应激通常会破坏精准的抗凝程序，从而导致低凝或高凝状态。除了对血管结构的直接手术损伤和失血外，液体治疗诱导的凝血成分稀释、体温过低或组织酸中毒可能会促进低凝性和出血[17]。手术应激和组织创伤释放的TF可以激活凝血过程。应激反应还会导致抗凝血反应的下调[13]。抗凝血活性下降，加上制动和其他患者因素（恶性肿瘤、药物和合并症），可以促成高凝状态。

在围手术期，凝血系统的功能因促凝剂机制的激活、抗凝功能和纤维溶解机制的抑制而发生改变。围手术期凝血激活产生的主要结果和事件是血管血栓并发症，包括卒中、心肌梗死和静脉血栓栓塞[2]。特定的途径和机制与手术相关的高凝性有关。外源性凝血的激活是由于血管损伤部位的内皮表面TF暴露或上调，以及损伤部位的血小板血栓形成，这些损伤部位也产生了纤维蛋白凝块[35]。其他手术反应包括凝血因子水平增加，APC和AT Ⅲ、纤维蛋白溶解功能抑制剂等内源性抗凝水平和活性下降[17,19]。

在围手术期，外科手术和同时发生的其他相关操作均会影响凝血功能。虽然在凝血反应的激活方面已经研究了几种特异指标，但很难确定单个因素在整个手术的复杂环境中的作用，涉及的变量包括疼痛或应激反应、麻醉方式、静脉输液的类型和数量、体温以及手术部位。

术中凝血的激活

应激反应或疼痛

据报道，高凝性是复杂应激反应或疼痛的一部分[19,36]。接受选择性剖宫产手术的患者中，术前外周静脉穿刺置管后15 min，凝血功能发生了增强的变化[36]。这一观察可能与应激反应有关。其他关于疼痛对凝血参数影响的研究也证实了这一点（见下文疼痛控制）。

手术部位

某些手术本身就有很高的促凝血块形成的概率，而术后制动也使患者面临血栓形成的风险。静脉血栓塞的真实发生率未知，估计25%的住院患者受到静脉血栓栓塞事件的影响[37]。除了患者相关的因素（年龄、性别、肥胖和恶性肿瘤）外，骨科、腹部、神经外科和妇科手术静脉血栓栓塞的发生率最高[17,38]。血栓形成的可能性增加肯定与手术所需的制动程度相关，而手术部位的差异也会对凝血造成不同程度的激活。许多不同类型的手术都会造成凝血异常。某些特定的手术（心血管、创伤和产科手术）出血的主要原因是解剖学而不是病理生理学。获得性凝血障碍可能继发于失血、血液稀释以及凝血因子的丧失或消耗。大型的腹部手术后，如Whipple手术或胰腺、胃或直肠切除术，造成凝血和纤溶的多重激活，AT Ⅲ和纤维蛋白原减少[39]。此外，D-二聚体和血小板聚集在手术后几个小时内升高，并持续升高至术后第1天。虽然现有文献没有比较不同手术之间的凝血参数，但某些部位的手术可能更倾向于激活凝血，例如，大脑富含TF，对脑实质操作期间TF的释放增加，可能是接受开颅手术的患者血栓形成易感性明显增加的原因[40]。在常规行深静脉血栓（deep vein thrombosis，DVT）预防策略之前，此类患者的血栓并发症的发生率为29%～42%。由于血管内TF暴露的刺激，血管手术也会激活凝血过程。

微创手术技术对凝血系统的影响可能较小。开放手术和腹腔镜手术相比，开放手术与术后凝血酶-抗凝血酶原复合物和凝血酶原片段水平较高有关[41]。其他研究发现，腹腔镜手术后患者发生了较多的血栓前凝血变化[42]。尽管几项观察性研究记录了与腹腔镜和开放手术相关的凝血概况的变化，但目前还不清楚这些实验室变化是否具有临床意义[43,44]。手术技术对凝血的影响可能与手术步骤、手术持续时间（静脉淤滞）和患者因素（如合并症、恶性肿瘤）有关[43]。麻醉相关因素（术后镇痛技术、液体管理和麻醉药物）也可能对凝血造成影响。

麻醉模式

根据几项研究，与全身麻醉相比，硬膜外麻醉可以降低血栓事件的发生率，并对术后结果产生有益影响[18,45,46]。接受硬膜外或脊髓麻醉的患者与接受全身麻醉的患者相比，促凝血物质的产生减少[18]。其他研究显示，硬膜外麻醉后，患者似乎保持了足够的纤维蛋白溶解，PAI-126的释放减少和纤溶酶原激活剂的释放增加就证明了这一点[18,45]。此外，有人提出某些局部麻醉药物（如利多卡因）可能具有抗炎作用，这可能会减轻促凝物质的聚集[47,48]。一项关于全身麻醉与脊髓麻醉（硬膜外或蛛网膜下腔麻醉）并发症研究的荟萃分析结果显示，除了具有整体获益外，神经阻滞可以降低血栓并发症的发生率，DVT 和肺栓塞的发生率分别降低了 44% 和 55%[49]。这项荟萃分析由于纳入了多类种外科手术和多个部位，其结论具有限制性。此外，一些综述中，全身麻醉与神经轴阻滞相结合可用于术后疼痛控制。因此，疼痛对凝血的影响在研究分析中是一个令人困惑的变量。

区域麻醉和足够的疼痛控制可以控制炎症反应，从而改善预后，这作为支持性证据成为所有加速术后康复（enhanced recovery after surgery，ERAS）指南的核心原则。

静脉输液管理

术中液体治疗的数量和质量可能会对围手术期的凝血系统产生影响。显然，过量的晶体或胶体溶液输注会导致稀释作用，并造成获得性凝血障碍。

创伤中输注大量晶体溶液与稀释性凝血障碍及不良预后有关[50]。静脉输注溶液不含凝血因子，可导致非特异性的稀释性凝血障碍。但每种抗凝药物的效应是特定的。静脉输液的替代治疗可以使用晶体溶液，如 0.9% 的氯化钠、乳酸林格或使用人工胶体溶液。胶体血浆替代品被认为会导致止血紊乱，与血液稀释影响无关。关于使用胶体血浆替代品与止血功能研究的荟萃分析得出结论，当大量使用胶体溶液时，它们最有可能导致凝血功能受损[51]。围手术期使用的胶体是羟乙基淀粉（hydroxyethyl starch，HES）、糊精、明胶和白蛋白。不同的 HES 分为可缓慢降解的 HES（羟乙基淀粉、hexa- 和五聚淀粉）或可快速降解的 HES（四聚淀粉 / 万汶）。每种胶体溶液的特异性抗凝血作用不同：右旋糖酐＞羟乙基淀粉＞四聚淀粉，明胶＞白蛋白[52]。抗凝活性是由 F Ⅷ和 vWF 水平的短暂下降、凝血酶 - 纤维蛋白原相互作用受损、血栓生成受损、F XⅢ- 纤维蛋白聚合物相互作用受损以及纤维蛋白溶解活性增强引起的。由于糖蛋白Ⅱb-Ⅲa 可用性下降和血小板聚集性 / 附着力下降，导致血小板反应性降低[52]。

在围手术期，机体发生大量液体丢失时使用非成分血液疗法进行补充，为了评估获得性凝血障碍的严重程度，黏弹性凝血评估已被证明是有帮助的[53]。确定生理输血阈值，进行更严格的成分血液治疗时，需要进行高级凝血评估。

体温

手术过程中会遇到低体温的情况，特别是在休克和大量液体复苏后。体温下降可以改变上文描述的凝血和凝血功能反应。从核心温度低于 36℃开始（轻中度低体温＜ 33℃），凝血能力因血小板聚集和附着力下降以及 TF 活性下降而受到损害[54]。体温过低导致了上文描述的创伤凝血功能障碍[55]。温度变化幅度很大的手术（如高温腹腔内化疗、体外循环手术）容易出现复杂的凝血异常。各种研究表明，温度相关的凝血测试（PT、aPTT）结果异常，也客观反映了凝血因子活性降低（AT Ⅲ，纤维蛋白原、F XⅢ 和血小板减少）[56,57]。如果预计或怀疑存在复杂的围手术期凝血异常，提倡使用 TEG 进行监测。

创伤性凝血病

最近的综述阐明了目前对存在灌注不足、休克和血管损伤时的大规模创伤后发生的复杂凝血障碍的理解[50,58]。除了严重的失血和血液稀释外，组织损伤还触发了内源性凝血反应，并通过体温过低和酸血症效应得到放大[55]。如前所述，儿茶酚胺水平的升高会引发内皮变化[7]，内源性反应导致 APC 增加、纤维蛋白溶解导致纤维蛋白原耗竭和血小板功能障碍[59,60]。APC 和纤维蛋白溶解在创伤诱发凝血病的病理生理学中起着关键作用。蛋白 C 是一种具有抗凝和炎症调节功能的丝氨酸蛋白[61]。组织损伤和灌注不足促使内皮和循环中血栓调节蛋白结合凝血酶形成的复合物水平增高，其随后激活蛋白 C[55]。APC 通过灭活 FⅤ和 FⅧ并耗尽 PAI 来抑制血栓形成。凝血酶激活的纤溶抑制剂活性降低进一步加剧了这一过程。结果是纤溶无限亢进[62]。

常规体外测试不易识别创伤诱发凝血功能障碍时的血液稀释和消耗的特征。早期识别和止血复苏（损伤控制复苏）对于改善患者预后至关重要[63-65]。

在围手术期，床旁黏弹性特性监测手段（TEG 或 ROTEM）已被用于创伤患者的管理，并已被证明可以优化使用成分血液治疗[66,67]。床旁 TEG 亦有助于指导创伤时使用抗纤维溶解疗法[68]。

术后凝血功能的激活

术后病程中的几个重要指标会对凝血功能和可能的器官功能障碍产生影响。已发现凝血指标的升高将持续到术后[46,57]。并发症（如脓毒症和低血压）和需要进一步液体复苏很可能是术后持续凝血异常的主要因素。

疼痛控制

疼痛是导致凝血异常的一个非常重要的变量[46]。如前所述（见麻醉模式部分），有人认为，局部麻醉剂可能会改变凝血的生物化学作用。改善疼痛控制可能会通过减少围手术期应激反应，对凝血状态产生有益影响，但现有研究尚无法明确描述这些影响。一项研究对比接受外周血管疾病重大手术的患者，在全身麻醉下使用硬膜外麻醉和静脉麻醉镇痛的术后疼痛控制效果。硬膜外镇痛组的患者凝血激活较低，TEG和血管事件的数量都证明了这一点，包括静脉血栓栓塞、心肌梗死和血管移植的血栓形成[46]。然而，另一组纳入接受腹主动脉手术患者的研究中，对比神经阻滞疼痛控制治疗与麻醉药物镇痛治疗的效果，患者主要器官衰竭数量在两组间没有差异。

在肿瘤手术患者中进行的一项有趣研究是关于使用阿片类药物和异丙酚对手术结果的影响[70]。根据目前对手术应激和麻醉如何干扰免疫反应的理解，探究免疫系统和凝血系统之间的联系并且对结果产生重要影响可能是不合理的。

凝血功能失调的后果

当凝血平衡被破坏且有利于促凝血机制时，器官功能障碍是由血管腔和组织实质中纤维蛋白的沉积以及凝血蛋白的促炎作用引起的。凝血的激活与器官功能障碍之间的关联建立在脓毒症和其他全身炎症状态的基础上[2,6]。下文简要回顾了这些机制，并指出了它们在围手术期器官功能障碍中的潜在相关性，并在很大程度上尚需探索。

凝固蛋白酶的促炎作用

外源凝血系统中的几种关键蛋白质能够产生细胞内信号。TF是一种具有2类细胞因子受体结构特征的整体膜糖蛋白。TF在单核细胞或巨噬细胞和内皮细胞表面表达，与外周循环中FⅦa结合后，它与其他细胞受体的相互作用或直接的细胞内作用导致细胞中的氧化剂产生、蛋白质酪氨酸磷酸化和钙振荡的增加。FⅦa/TF复合物激活的信号转导通路包括p44/42（细胞外信号调节激酶）和p38有丝分裂原激活蛋白激酶[14-16]。这些信号通路激活炎症转录因子和促进蛋白的表达，如IL-6和血管内皮生长因子，进一步放大炎症并促进毛细血管渗漏。

FXa和凝血酶位于基于TF启动的凝血级联反应的下游，它们是丝氨酸蛋白酶成分，具有独立的炎症信号功能。如前所述，FXa与基于细胞表面的受体效应细胞蛋白酶受体-1 (effector cell protease receptor-1, EPR-1) 结合，而凝血酶与PAR1结合[14-16]。EPR-1和PAR1的多种促炎症作用已被证明，包括激活核因子κB。内皮细胞和巨噬细胞对凝血酶分别具有增殖和促炎作用。

小结和建议

麻醉医生的决策在改善手术患者的预后方面起着至关重要的作用。提高对围手术期器官损伤病理生理学的理解有助于制定预防或治疗策略。围手术期器官功能障碍的凝血异常的病理生理学是不断进展的领域。这种观念在与脓毒症和创伤有关的器官损伤中已被广泛接受，当存在凝血异常时，很可能与围手术期疾病有关。除了手术创伤的影响外，已知许多其他变量会影响凝血异常的发展进程，包括疼痛、液体管理和麻醉方案。把促凝机制作为治疗目标，可利用胶体溶液的血液稀释和抗凝效应，异丙酚、阿片类药物、非类阿片类镇痛剂和局部麻醉剂的抗炎和抗凝作用。这些因素与凝血状态的变化有关，但仍有很多工作要做，将它们与一些不太明显的变化（如器官功能障碍等）仔细地联系起来。而且，器官功能障碍的真实发生率仍有待确定，尤其手术过程、手术技术和围手术期护理相关的方面都对其有影响。ERAS指南等护理模式的变化可能会影响患者的预后，尤其是对凝血功能激活的变化。最后，许多采用的数据是未考虑或在手术后血栓栓塞预防标准实践之前获取的。需要开发一种针对术后凝血异常的新方法，以评估其对预后的影响，特别是对合并术后感染和器官衰竭的情况。对于发生高凝状态并发症风险高的所有术后患者，应严格遵循血栓栓塞预防建议，并密切监测器官功能。

参考文献

1. Lobo SM, Rezende E, Knibel MF, et al. Early determinants of death due to multiple organ failure after noncardiac surgery in high-risk patients. *Anesth Analg*. 2011;112:877–883.
2. Bartels K, Karhausen J, Clambey ET, et al. Perioperative organ injury. *Anesthesiology*. 2013;119:1474–1489.
3. Maier RV. Pathogenesis of multiple organ dysfunction syndrome – endotoxin, inflammatory cells, and their mediators: cytokines and reactive oxygen species. *Surg Infect (Larchmt)*. 2000;1:197–205.
4. Roissaint J, Zarbock A. Pathogenesis of multiple organ failure in sepsis. *Crit Rev Immunol*. 2015;35:277–291.
5. Ng JL, Chan MT, Gelb AW. Perioperative stroke in noncardiac, non-neurosurgical surgery. *Anesthesiology*. 2011;115:879–890.
6. Angus DC, van der Poll T. Severe sepsis and septic shock. *N Engl J Med*. 2013;369:840–851.

7. Johansson PI, Stensballe J, Ostrowski SR. Shock induced endotheliopathy (SHINE) in acute critical illness - a unifying pathophysiologic mechanism. *Crit Care.* 2017;21:25.
8. Becker BF, Chappell D, Bruegger D, et al. Therapeutic strategies targeting the endothelial glycocalyx: acute deficits, but great potential. *Cardiovasc Res.* 2010;87:300–310.
9. Levi M, van der Poll T. The role of natural anticoagulants in the pathogenesis and management of systemic activation of coagulation and inflammation in critically ill patients. *Semin Thromb Hemost.* 2008;34:459–468.
10. Levi M, van der Poll T, Schultz M. Systemic versus localized coagulation activation contributing to organ failure in critically ill patients. *Semin Immunopathol.* 2012;34:167–179.
11. Pillai PS, Leeson S, Porter TF, et al. Chemical mediators of inflammation and resolution in post-operative abdominal aortic aneurysm patients. *Inflammation.* 2012;35:98–113.
12. Levi M, de Jonge E, van der Poll T. Sepsis and disseminated intravascular coagulation. *J Thromb Thrombolysis.* 2003;16:43–47.
13. Levi M, van der Poll T. Inflammation and coagulation. *Crit Care Med.* 2010;38(2 Suppl):S26–S34.
14. Cunningham MA, Romas P, Hutchinson P, et al. Tissue factor and factor VIIa receptor/ligand interactions induce proinflammatory effects in macrophages. *Blood.* 1999;94:3413–3420.
15. Cirino G, Cicala C, Bucci M, et al. Factor Xa as an interface between coagulation and inflammation: molecular mimicry of factor Xa association with effector cell protease receptor-1 induces acute inflammation in vivo. *J Clin Invest.* 1997;99:2446–2451.
16. Johnson K, Choi Y, DeGroot E, et al. Potential mechanisms for a proinflammatory vascular cytokine response to coagulation activation. *J Immunol.* 1998;160:5130–5135.
17. Bombeli T, Spahn DR. Updates in perioperative coagulation: physiology and management of thromboembolism and haemorrhage. *Br J Anaesth.* 2004;93(2):275–287.
18. Hahnenkamp K, Theilmeier G, Van Aken HK, et al. The effects of local anesthetics on perioperative coagulation, inflammation, and microcirculation. *Anesth Analg.* 2002;94:1441–1447.
19. Collins GJ, Barber JA, Zajtchuk R, et al. The effects of operative stress on the coagulation profile. *Am J Surg.* 1977;133:612–616.
20. Hoffman M. Remodeling the blood coagulation cascade. *J Thromb Thrombolysis.* 2003;16:17–20.
21. Levy JH, Dutton RP, Hemphill JC 3rd, et al. Multidisciplinary approach to the challenge of hemostasis. *Anesth Analg.* 2010;110:354–364.
22. Chan JK, Roth J, Oppenheim JJ, et al. Alarmins: awaiting a clinical response. *J Clin Invest.* 2012;122:2711–2719.
23. Ruf W. New players in the sepsis-protective activated protein C pathway. *J Clin Invest.* 2010;120:3084–3087.
24. Toussaint S, Gerlach H. Activated protein C for sepsis. *N Engl J Med.* 2009;361:2646–2652.
25. Martí-Carvajal AJ, Solà I, Gluud C, et al. Human recombinant protein C for severe sepsis and septic shock in adult and paediatric patients. *Cochrane Database Syst Rev.* 2012;(12):CD004388.
26. Pappalardo F, Crivellari M, Di Prima AL, et al. Protein C zymogen in severe sepsis: a double-blinded, placebo-controlled, randomized study. *Intensive Care Med.* 2016;42:1706–1714.
27. MacIvor D, Rebel A, Hassan ZU. How do we integrate thromboelastography with perioperative transfusion management? *Transfusion.* 2013;53:1386–1392.
28. Anderson L, Quasim I, Steven M, et al. Interoperator and intraoperator variability of whole blood coagulation assays: a comparison of thromboelastography and rotational thromboelastometry. *J Cardiothorac Vasc Anesth.* 2014;28:1550–1557.
29. Lier H, Böttiger BW, Hinkelbein J, et al. Coagulation management in multiple trauma: a systematic review. *Intensive Care Med.* 2011;37:572–582.
30. Shore-Lesserson L, Manspeizer HE, DePerio M, et al. Thromboelastography-guided transfusion algorithm reduces transfusions in complex cardiac surgery. *Anesth Analg.* 1999;88:312–319.
31. Wang CS, Shieh JF, Chang KY, et al. Thromboelastography-guided transfusion decreases intraoperative blood transfusion during orthotopic liver transplantation: randomized clinical trial. *Transplant Proc.* 2010;42:2590–2593.
32. Carroll RC, Craft RM, Whitaker GL, et al. Thrombelastography monitoring of resistance to enoxaparin anticoagulation in thrombophilic pregnancy patients. *Thromb Res.* 2007;120:367–370.
33. Kashuk JL, Moore EE, Sabel A, et al. Rapid thrombelastography (r-TEG) identifies hypercoagulability and predicts thromboembolic events in surgical patients. *Surgery.* 2009;146:764–772, discussion 772–774.
34. Royston D, von Kier S. Reduced haemostatic factor transfusion using heparinase-modified thrombelastography during cardiopulmonary bypass. *Br J Anaesth.* 2001;86:575–578.
35. Roberts HR, Monroe DM, Escobar MA. Current concepts of hemostasis: implications for therapy. *Anesthesiology.* 2004;100:722–730.
36. Gorton H, Lyons G, Manraj P. Preparation for regional anaesthesia induces changes in thrombelastography. *Br J Anaesth.* 2000;84:403–404.
37. Gordon RJ, Lombard FW. Perioperative venous thromboembolism: a review. *Anesth Analg.* 2017;125:403–412.
38. Kozek-Langenecker S, Fenger-Eriksen C, Thienpont E, et al. European guidelines on perioperative venous thromboembolism prophylaxis: surgery in the elderly. *Eur J Anaesthesiol.* 2018;35:116–122.
39. Grottke O, Fries D, Nascimento B. Perioperatively acquired disorders of coagulation. *Curr Opin Anaesthesiol.* 2015;28:113–122.
40. Abrahams JM, Torchia MB, McGarvey M, et al. Perioperative assessment of coagulability in neurosurgical patients using thromboelastography. *Surg Neurol.* 2002;58:5–11, discussion 11–12.
41. Tsiminikakis N, Chouillard E, Tsigris C, et al. Fibrinolytic and coagulation pathways after laparoscopic and open surgery: a prospective randomized trial. *Surg Endosc.* 2009;23:2762–2769.
42. Zhao H, Xiao W, Hu C, et al. Impacts of laparoscopic hysterectomy on functions of coagulation and fibrinolysis system. *Blood Coagul Fibrinolysis.* 2016;27:365–369.
43. Ntourakis D, Sergentanis TN, Georgiopoulos I, et al. Subclinical activation of coagulation and fibrinolysis in laparoscopic cholecystectomy: do risk factors exist? *Int J Surg.* 2011;9:374–377.
44. Zezos P, Christoforidou A, Kouklakis G, et al. Coagulation and fibrinolysis activation after single-incision versus standard laparoscopic cholecystectomy: a single-center prospective case-controlled pilot study. *Surg Innov.* 2014;21:22–31.
45. Modig J, Borg T, Bagge L, et al. Role of extradural and of general anaesthesia in fibrinolysis and coagulation after total hip replacement. *Br J Anaesth.* 1983;55:625–629.
46. Tuman KJ, McCarthy RJ, March RJ, et al. Effects of epidural anesthesia and analgesia on coagulation and outcome after major vascular surgery. *Anesth Analg.* 1991;73:696–704.
47. Beloeil H, Asehnoune K, Moine P, et al. Bupivacaine's action on the carrageenan-induced inflammatory response in mice: cytokine production by leukocytes after ex-vivo stimulation. *Anesth Analg.* 2005;100:1081–1086.
48. Honemann CW, Hahnenkamp K, Podranski T, et al. Local anesthetics inhibit thromboxane A2 signaling in *Xenopus* oocytes and human K562 cells. *Anesth Analg.* 2004;99:930–937.
49. Rodgers A, Walker N, Schug S, et al. Reduction of postoperative mortality and morbidity with epidural or spinal anaesthesia: results from overview of randomised trials. *BMJ.* 2000;321:1493.
50. Simmons JW, Powell MF. Acute traumatic coagulopathy: pathophysiology and resuscitation. *Br J Anaesth.* 2016;117(Suppl 3):iii31–iii43.
51. de Jonge E, Levi M. Effects of different plasma substitutes on blood coagulation: a comparative review. *Crit Care Med.* 2001;29:1261–1267.
52. Kozek-Langenecker SA. Fluids and coagulation. *Curr Opin Crit Care.* 2015;21:285–291.
53. Shander A, Hofmann A, Isbister J, et al. Patient blood management – the new frontier. *Best Pract Res Clin Anaesthesiol.* 2013;27:5–10.
54. Wolberg AS, Meng ZH, Monroe DM 3rd, et al. A systematic evaluation of the effect of temperature on coagulation enzyme activity and platelet function. *J Trauma.* 2004;56:1221–1228.
55. Cohen MJ, Christie SA. Coagulopathy of trauma. *Crit Care Clin.* 2017;33:101–118.
56. Levi M. Point-of-care testing in acute hemorrhagic and thrombotic states. *Semin Thromb Hemost.* 2017;43:364–366.
57. Gupta N, Kumar V, Garg R, et al. Anesthetic implications in hyperthermic intraperitoneal chemotherapy. *J Anaesthesiol Clin Pharmacol.* 2019;35:3–11.
58. Watts DD, Trask A, Soeken K, et al. Hypothermic coagulopathy in trauma: effect of varying levels of hypothermia on enzyme speed, platelet function, and fibrinolytic activity. *J Trauma.* 1998;44:846–854.
59. Wohlauer MV, Moore EE, Thomas S, et al. Early platelet dysfunction: an unrecognized role in the acute coagulopathy of trauma. *J Am Coll Surg.* 2012;214:739–746.
60. Kutcher ME, Redick BJ, McCreery RC, et al. Characterization of platelet dysfunction after trauma. *J Trauma Acute Care Surg.* 2012;73(1):13–19.
61. Chesebro BB, Rahn P, Carles M, et al. Increase in activated protein C mediates acute traumatic coagulopathy in mice. *Shock.* 2009;32:659–665.
62. Razaie AR. Vitronectin functions as a cofactor for rapid inhibition of activated protein C by plasminogen activator inhibitor-1: implications for the mechanism of profibrinolytic action of activated protein C. *J Biol Chem.* 2001;276:15567–15570.
63. Beekley AC. Damage control resuscitation: a sensible approach to the exsanguinating surgical patient. *Crit Care Med.* 2008;36(7):S267–S274. Suppl.
64. Dutton RP. Haemostatic resuscitation. *Br J Anaesth.* 2012;109(Suppl 1):i39–i46.
65. Levy JH, Dutton RP, Hemphill JC 3rd, et al. Multidisciplinary approach to the challenge of hemostasis. *Anesth Analg.* 2010;110:354–364.
66. Carroll RC, Craft RM, Langdon RJ, et al. Early evaluation of acute traumatic coagulopathy by thrombelastography. *Transl Res.* 2009;154:34–39.
67. Cotton BA, Faz G, Hatch QM, et al. Rapid thrombelastography delivers real-time results that predict transfusion within 1 hour of admission. *J Trauma.* 2011;71:407–414.
68. Benipal S, Santamarina JL, Vo L, et al. Mortality and thrombosis in injured adults receiving tranexamic acid in the post-CRASH-2 era. *West J Emerg Med.* 2019;20:443–453.
69. Ganapathy S, McCartney JL, Beattie WS, et al. Best evidence in anesthetic practice: prevention: epidural anesthesia and analgesia does not reduce 30-day all-cause mortality and major morbidity after abdominal surgery. *Can J Anaesth.* 2003;50:143–146.
70. Kim R. Anesthetic technique and cancer recurrence in oncologic surgery: unraveling the puzzle. *Cancer Metastasis Rev.* 2017;36:159–177.

第 2 部分

术前评估

4 术前评估的价值

ANGELA BADER
王　嵘 译，晏馥霞 审校

术前评估的价值类似于盲人摸象，每个人都摸到大象的不同部位，并从有限的个人经验和角度给出自己对现实的描述。因此，有必要明确价值和术前评估的定义，以便进行后面的讨论。

价值

对医疗保健措施价值的追求是医疗政策话题中一个日益重要的焦点。在基本层面上，价值被定义为对患者至关重要的疗效与成本的比值[1]。正如 Porter 所写的[1]，“价值”并不是降低成本的代名词。价值取决于结果，而不仅仅是投入，不能只考虑提供服务的成本或数量进行衡量。通常，医院管理人员只关注增加手术量作为手术室“成功”的标准，很少关注持续到出院后的短期和长期指标，而这些指标才反映了手术能提供的真实价值。目前常用的评估方法也存在问题。虽然 30 天的发病率和死亡率很重要，但患者对手术结果的期待值肯定远远不仅限于避免死亡和并发症。

现阶段从手术量到价值的转变有望达到一个转折点，但如果只考虑预算，不考虑资源消耗和疗效比例对患者整体医疗轨迹的影响，将很难实现。仅单纯关注预算的管理人员可能会认为术前评估服务的“费用”会显著影响在其机构接受治疗的患者的价值。每个患者的整个监护周期的总费用必须包括在内。

术前评估能最大限度地提高整个治疗周期的价值，而不是试图降低个别单独预算的成本。如果不考虑后期的影响，降低某项单独预算的成本实际上可能会增加整个手术流程的总成本。

基于高质量的术前风险评估和共享决策，高价值的干预对患者来说利大于弊。风险 - 效益分析从来都不简单，但随着认识到诊疗的合理性也取决于患者特定的偏好和目标，它已经变得更加复杂。

因此，确保高价值的术前评估与发展以患者为中心的共享决策过程是密不可分的。不当的监护除了破坏评估价值外，还威胁到了外科手术的道德操守。

术前评估要素

一旦确定手术决策，就应该开始进行术前评估，其定义是术前必须完成的一系列多学科任务，这些步骤不能省略，但根据患者情况和不同手术的风险，在不同机构以不同方式完成。表 4.1 列出了布列根和妇女医院术前评估的临床及监管要素，以及如何实现这些评估。所有的医疗机构都应该有类似的术前评估要素清单，最后决定由谁在哪里完成相关评估，以确保在整个诊疗过程中价值最大化。例如在布列根和妇女医院，大部分需要面对面进行术前评估的患者为美国麻醉医师协会全身状态分级Ⅲ～Ⅳ级，拟行手术风险较高。内部算法认为，较健康且接受较低风险手术的患者可仅做电话筛查，在术前即刻进行麻醉评估和签署同意书。无论是电话筛查或面对面评估，术前必须有指标反应所有的流程均已完成，将一些术前评估流程移至手术当天可能让人误以为减少了术前评估的门诊步骤，从而节省了费用，但实际上只是原本计为术前评估的费用被包含在手术当日的费用之中，并没有免除。此外，门诊单位时间费用要远低于手术室单位时间，因此按比例来说，任何在手术当天进行的流程花费更高。还要考虑手术当日延误或取消造成的费用。

术前评估体系不健全的医院，通常会在手术当天分配护理人员去完成本可以在术前门诊完成的工作，这样可能给患者带来不便，患者需要提前到达医院才能保证手术按时开始。麻醉医生可能在当日发现一些临床或用药问题，导致手术延迟或取消，但最糟糕的情况可能是手术继续进行，而实际上如果术前有足够时间评估这些问题，则不会仓促安排手术。把手术当日占用的医疗资源转移到术前评估可能带来更好的经济效益。评估体系完善的医院可以在术前完成评估，手术当日外科医生、麻醉医生及护理人员可以节省很多时间及精力。

术前评估的目标

好的术前评估体系应该包括患者分类管理，以保证资源集中在整个治疗流程中并获得最大收益。这就要求在术前及整个围手术期对患者进行分类，明确术前评估体系目标极为重要。评估方案及流程应尽可能遵循循证医学，定期回顾并及时更改。此外，当医院开展新的外科手术或诊疗操作时，一定要进行相应评估，是否需要增加术前人力、改变相关流程。好的术前评估体系一定不是一成不变或泛化的。

了解术前评估体系的预期目标极为重要。

整体目标如下，其他细则将在下文具体讨论。

1. 确保诊疗是适宜的，决策制定是高质量分享的。
2. 完善外科、麻醉、护理评估，以确保适宜的风险评估以及最优化处理，处理既往问题及新出现的可能影响预后的问题。
3. 患者分类管理，将患者纳入不同组别，实施相应的围手术期管理路径，保证高质量看护。例如可实施加速术后康复的患者（ERAS），术后易出现显著疼痛的患者，较虚弱、有认知障碍的老年患者。
4. 完成各项监管要求。
5. 完成各项必需检查，回顾结果，保证正确评估及最优选择。
6. 记录并向后续工作人员传达所有重要的信息，包括手术室的准备（如乳胶过敏）、患者归属（如耶和华见证者、困难气道）以及患者的治疗意愿，如拒绝心肺复苏（do not resuscitate，DNR）、拒绝气管插管（do not intubate，DNI）、完成预先医疗指示、指定医疗代理人。
7. 患者及家属宣教。

确保高质量的共享决策方案以及合理的护理方案

合理的护理方案除了考虑结果，还要考虑支出和风险。高价值的诊疗是指在收益相似的前提下，以合理支出得到的最好的结果[2]。现有的方案是综合临床证据、外科医生技术及医院资源，尽量最大化收益、最小化创伤以确保外科诊疗的合理性。但应注意到图4.1 所列的流程中没有体现出患者本人的意愿或价值观。高质量共享决策方案作为术前评估的一部分还包括讨论合并症可能带来的附加风险，总结临终治疗的原则以及确认医疗授权人，讨论一些特殊需求，如拒绝心肺复苏、拒绝气管插管、拒绝输血等。这些讨论对于有效地完成术前评估极为重要。

这种共享决策方案应该在术前评估的哪一个时间

表 4.1 术前评估要素

1. 手术史、体格检查（术前 30 天内确认 JC 状态）
   确认手术室预约，手术方式、部位正确
2. 护士评估（JC）
   a. 跌倒风险评估，45 岁以上邮件询问并标注（JC）
   b. 皮肤完整性及伤口评估，18 岁以下邮件询问 (CMS)
   c. 所有患者需签署预先声明（JC）
   d. 所有患者给予术前指导、包括肠道准备药物和肠道准备指导
   e. 设立 ERAS 途径，给予 ClearFast 饮品（ClearFast，Cardiff by the Sea，CA）
   f. 给予所有关于住院和康复的指导
   g. 协调手术室的特殊需求（如乳胶过敏、MRSA 或 VRE 感染），根据需要准备特殊设备，并通知麻醉团队有困难插管史
   h. 指导患者术前在家中消毒擦洗（Mlnlycke Health-Care，Norcross，GA），消毒液交给患者
   i. 医院 - 获得性感染宣教文件（JC）
   j. 家庭虐待 / 社会工作转诊问题（JC）
   k. 疼痛评估状态 / 病史（JC）
   l. 静脉血栓栓塞风险评估（JC）
3. 电子用药文档（药物调节）(JC）
4. 麻醉评估
   a. 包括基于上述信息的麻醉评估，关于麻醉选择的患者教育，以及风险 / 收益讨论
5. 解决医疗问题
   a. 解决所有的医疗问题，并确定需要进行随访的问题
   提供术后抗血小板和抗凝治疗建议
   与麻醉医师进行讨论
   回顾心电图结果
   b. 按需安排化验检查
   c. 联系外科医生、麻醉团队、护理人员协调对术后疼痛服务的需求
   d. 适宜的补充协议（ERAS、糖尿病、老年患者）
6. 血液检查和心电图
   确保有循证基础的实验室检查，并对结果进行审查，按需采取措施
7. 未解决的问题
   a. 在适当时检索和审查附加信息
   b. 最终审核，以确保所有问题都得到解决
   c. 已完成任务的最终或检查清单，如有任何需要手术当天完成的任务清单

CMS，联邦医疗保险和联邦医疗补助服务中心；ECG，心电图；ERAS，加速术后康复；JC，联合委员会；MRSA，耐甲氧西林金黄色葡萄球菌；VRE，耐万古霉素肠球菌

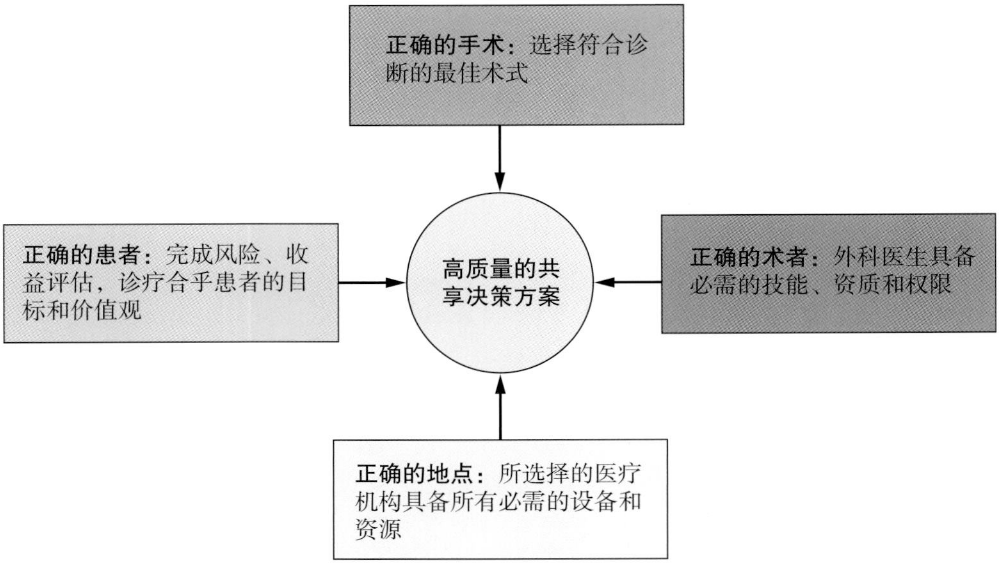

• **图 4.1**　高质量外科手术共享决策方案的概念

段进行？应该由经管的内科医生、外科医生还是麻醉医生负责？最后的决策应该在讨论的基础上确定。图 4.1 展示了高质量共享决策最好是多步骤完成，外科医生根据专业知识给出临床方案，包括针对患者诊断的最佳术式，以及对风险、收益做出最好的评估。麻醉医生对于各种围手术期治疗更为专业，对于各种合并症可能给患者造成的影响以及如何处理能给患者带来更大益处更有发言权。整体的讨论应包括患者的目标和价值观，很常见的情况是签署了手术同意书后，就不再探讨患者是否充分知情或之前发现的问题有没有在术前进行讨论。麻醉同意书的情况也类似。不管这个问题的责任在哪里，即使患者在术前评估时签署了同意书，有充分证据显示目前的流程在患者知情、体现患者价值观及临终治疗计划方面仍存在欠缺。一项包含 1000 例术前患者的调查显示，其中 8% 患者并不了解自己的诊断，10% 不明确自己要做的手术，7% 不知道不同的选择可能带来的风险及收益差别 [3]。计划术后入重症监护室恢复的患者中有一半并不知道有重症监护的安排。

如果术前没有高质量的共享决策方案，患者难以明确哪些风险或收益对他们最为重要，因此也不知道哪种决策是最佳的。这种决策中存在的问题常常影响着生命终末期治疗的程度和花费。近 1/3 的美国老年人在其生命中最后一年实施手术，其中大部分甚至是在生命最后一个月实施的手术 [4]。

术前评估中有关预先医疗指示的数据同样不容乐观。一项研究表明，内科患者有预先医疗指示相关记录的可能性是外科患者的 22 倍 [5]。另一项关于择期手术前预先医疗指示的研究显示，已完成外科访视来到术前门诊的患者中，近 2/3 没有完成预先医疗指示，甚至在完成预先医疗指示患者中，近 1/3 的患者在表格中是缺失的 [3]。大约一半患者有医疗代理人文件，近 1/3 的患者表示希望进一步讨论预先医疗指示。实施高风险外科手术的医生很少会提及长时间机械通气、重症监护的可能性，可能忽视患者对术后治疗的选择权 [6]，术前不进行这些讨论就可能让患者签署麻醉同意书时出现一系列问题，目前的模式与美国麻醉医师协会、外科医师学会指南所推荐的术前讨论需考虑预先医疗指示对术中及术后处理的影响并不相符 [7,8]。

虽然临床工作者及专业协会都认同术前评估包括上述内容及高质量共享决策方案的重要性，但常规程序很难达到此高标准。这些缺陷反映了几个事实。

第一，外科和麻醉科通常缺乏这些技能培训；极少数住院医师表示愿意执行这些关键性任务，比如术前关于预先医疗指示的讨论，关于患者目标和价值观的讨论，以及确认围手术期代码 [9]。还有一些文化问题可能限制了麻醉和外科实践的讨论。例如，“即使有 4 年的医学院教育和 4 年的住院医师培训，大多数麻醉医师也没有（或不想）受训处理围手术期以外的问题” [10]。

第二，将这些讨论纳入术前评估项目需要时间，耗费临床资源。医院管理人员可能未意识到这些耗费的时间可以减少与患者目标和价值观不一致的不适当诊疗，确保高质量决策从而提高诊疗的价值。此外，对风险、收益的充分讨论可能会更好地筛选高风险手术患者，从而减少可能出现并发症的患者，避免增加长期的医疗费用。随着捆绑支付和责任医疗等较新的支付模式变得越来越普遍，人们将越来越重视适当的诊疗和良好的患者选择，以改善治疗结果和降低整体医疗成本[11]。但在人们普遍认识到价值相关讨论的重要性之前，可能很难获得必要的教育和临床资源，以确保这些讨论作为术前评估的关键部分常规进行。

第三，也是最后一点，由于目前还没有被广泛接受的标准，因此很难确保在术前评估中给出高质量的共享决策方案。当然 JC 和 CMS 指南给出了知情同意的标准，侧重于描述手术、麻醉、临床风险和收益，以及治疗替代方案[12]。但目前还没有确保满足这些最低标准以及纳入患者目标和价值观的方法。如前所述，签署同意书并不等于高质量地共享手术决策。在术前评估中制定决策质量指标十分重要，原因有以下几个。首先，有必要衡量旨在加强共享决策的各项举措是否有效。其次，它可以采用支付激励的方法来推动循证策略的实施。最后，需要评估手段鉴别出有经历低质量决策风险的人群及其负面后续结果。尽管术前决策质量评估工具在指导改进方面很重要，但开发和验证它的进程还处于起步阶段。

术前评估应确保适当的风险评估和优化

外科、麻醉和护理的术前评估应确保适当的风险评估和优化，这包括优化既往疾病及目前诊断可能对手术结果的影响。适当的风险评估及优化才能实现最佳的手术室周转，保证手术室和诊疗区域的最佳利用。

术前评估系统的发展显示，风险评估和优化带来的好处越来越大。随着支付系统不再为增加的住院天数付费，门诊术前评估诊所的出现最初是为了减少术前住院天数，在随后的几年里，其额外的好处变得越发明显，最近在一篇关于术前临床成就里程碑式的文章中也有总结[13]。计算机化的术前临床评估可以识别风险增加的患者[14]。术前评估可以减少不必要的实验室检查、减少手术当天的取消或延迟、缩短住院时间[15,16]。这些好处已经大大节省了成本。除了优化已知的合并症，术前评估已被证明可以诊断和处理大量新的医疗问题，这些问题可能对患者预后和手术效率产生重大影响[17]。最近，匹配的队列研究证实面对面术前评估可显著降低术后住院死亡率[18]。

为了实现上述好处，需要多学科协调开发出最适合机构的术前评估系统。要取得成功，由具有围手术期医学和手术管理专业知识的临床医生进行全面的医疗指导十分必要。需要在循证的临床方案基础上制定价值相关的商业计划。应提供足够的资源来诊断和管理合并症，必要时请外部顾问参与。在确保高价值诊疗方面的投资回报应记录下来，并由多学科协作行政领导建立审查。术前服务的成本不是一个结果指标，术前服务的价值才是。由外科和麻醉医生进行的常规术前评估，以及医院提供的常规术前护理，已经捆绑到临床医生和医院收到的款项中。因此不能对常规的术前服务进行额外计费，因为这将被认为是双重计费。那些说术前服务不能产生收入的管理人员可能不了解这些操作目前的支付方式。事实上，机构是为这些服务收取报酬的。常规的术前和术后诊疗服务费用包含在医院、外科医生和麻醉医生已收到的款项当中。除了常规诊疗之外的其他咨询和管理服务可以额外收费，但需要标明特殊原因，无论是由外科医生、麻醉医生、住院医生还是初级保健专家完成的常规询问病史和体检不能单独收费。各机构需要学习如何有效地提供日常服务所需的各要素，而不是因为它们不能单独收费就不去做这些事情。实际上常规诊疗包括很多不能单独收费的环节，如电子医疗记录的维护、不产生临床收费的管理人员的工资。各机构均接受以整体成功为中心，这些都是必要的成本，术前服务也需要以类似的方式加以考虑。当然对更复杂的患者的管理可能产生单独的账单，术前服务商业案例的细节将在一个单独的章节中讨论。

风险评估和优化需要传递所有重要的文件，以便后续的诊疗人员获得高质量的交接。良好的术前评估系统可以整合不同的诊疗人员和临床科室中分散的信息来确保这一点。这对有效使用手术室和保证患者安全至关重要。

具体来说，在围手术期，一项与沟通障碍相关的手术医疗事故索赔的回顾性研究显示，43% 涉及交接，其中 38% 发生在术前[19]。Chow 等[20]研究表明，术前评估与后续诊疗人员的标准化沟通对很多领域都有益，包括医疗优化、诊疗者之间的沟通、患者满意度、临床规划、术后护理、手术室效率和患者安全。图 4.2 列出了一些受术前临床交接影响的具体因素。正如 Chow 等的综述所揭示的那样，完善的术前风险评估体系可以避免近期资料缺失，其在围手术期连续沟通中的作用可能是至关重要的，围手术期领导应制

术前评估小组的沟通对围手术期护理产生的影响	具体示例
多学科沟通	• 临床状况及时更新，合并各专科资料，确保团队在风险优化方面保持一致，避免手术当日的临时改动
围手术期管理计划	• 告知困难插管史 • 抗凝/抗血小板计划，尤其是考虑进行区域麻醉时
手术当日要求	• 特定的手术室设备要求 • 一些特殊情况的预处理（如使用DDAVP） • 需要手术当日进行的实验室检查
术后管理计划	• 基于合并症可能需要重症监护床位 • 急性疼痛治疗
患者安全	• VRE、MRSA感染方案 • 过敏及敏感情况（如抗生素、乳胶、金属）
患者需求	• 讨论DNR/DNI文书 • 确保完成HCP/ACD，以便后续团队了解

• **图 4.2**　术前评估对后续流程的影响。ACD，预先医疗指示；DDAVP，去氨加压素；DNR，拒绝心肺复苏；DNI，拒绝气管插管；HCP，家庭护理包；MRSA，耐甲氧西林金黄色葡萄球菌；VRE，耐万古霉素肠球菌

定和监测标准化的沟通流程。

术前风险评估通常有特定的算法。有多种算法可用于定义风险和识别可能受益于进一步的优化措施的患者；这些将在其他关于围手术期生理学的章节中详细讨论。成人术前评估主要关注心脏风险，常用的心脏风险算法有众所周知的优缺点。具体的肺、肝和其他部位风险评估系统都有很好的计算方法。更泛化的风险评估工具包括美国国家手术质量改善方案，该方案提供了一个风险评估计算器，可以通过互联网获得，并结合临床和人口统计学因素，以评估术后致病率和死亡率的风险。

使用这些已建立的风险计算器的问题是，尽管它们在特定的用途中可能已得以验证，但风险评估不能仅通过已知的算法来衡量。这些算法通常是针对传统的术后指标，如住院或 30 天的致病率和死亡率。在第 31 天死亡的患者将不被纳入 30 天死亡率统计数据，但这就比患者在第 30 天死亡更成功吗？一个手术的价值应该远远不止用这些传统的指标衡量，事实上，人们越来越关注更多以患者为中心的结局。当术前评估超越了传统的工具，可以确保整体的评估才是最有价值的。例如，传统的外科算法可能不包含一些重要的因素，如虚弱、围手术期认知功能障碍，在目前大多数术前评估系统中没有考虑这些因素。

因为其他系统的风险评估较为常用，且比较完善，所以本章重点是不常用的风险评估领域。人们越来越关注脑健康对围手术期预后的影响，常规进行术前认知评估可能使术前评估获得最高价值[21]。虽然术前认知功能障碍与包括谵妄在内的术后并发症之间的关系已经比较明确，但目前大多数机构并没有将认知筛查常规作为术前评估的一部分。卡利等[22]应用 MiniCog 测试对 70 岁以上患者进行常规术前筛查，结果显示了之前未诊断的认知异常有很高的发病率，且随着年龄的增长而增加。在这项研究中，24% 被评估的患者有可能的认知障碍，这部分患者与术前无认知障碍的患者进行队列比较，结果显示其对手术结果有显著的负面影响[23]。认知障碍患者更有可能发生术后谵妄（21% vs 7%），住院时间延长 1.12 天，更有可能出院后无法直接回归家庭（67% vs 34%）。确认术前未诊断的认知障碍患者结局较差，强烈支持术前常规对老年患者进行认知筛查，以识别那些风险增加的患者。临床医生接受培训进行这种简短的评估很简单，有很好的可靠性且不影响临床效率[24]。老

年患者术前评估体系应包含认知筛查，并制定围手术期诊疗路径，以降低与认知异常相关的风险，真正实现老年手术人群的风险评估和优化。实施这些路径虽然需要额外的资源，但可以预防并发症带来的手术护理额外成本，得到显著的投入回报。有研究显示，术后发生谵妄的额外费用为 15 000 ～ 60 000 美元[25]。谵妄对术后长期医疗保健的影响往往是显著负面的，增加了总体医疗保健成本，并恶化了患者的长期预后[26]。我们希望同行能够认识到，实施术前认知筛查以及共同管理途径以减少谵妄等并发症发生的成本与不采取相关措施出现并发症产生的总体成本相比是很小的。此外，术前未接受认知筛查但实际上分层可能属于异常组的患者，在预期风险方面会被错误告知，目前研究已显示这与预后不良相关[23]。因此，这似乎也是一个伦理问题。不对患者进行筛查或筛查但因为机构没有很好的处理方法而不告知患者存在风险，似乎从本质上就是错误的。

术前评估及人群管理

外科手术是一个公共卫生问题，尽管人们并不经常这样认为。适当的围手术期管理应鉴别高危人群，无论是临床问题或差异问题，通过分诊给予特定的治疗都会使患者受益。术前评估有重要的价值，评估包括形成和实施围手术期诊疗路径，适当分配资源至特定的患者群体。这种贯穿围手术期的人群管理可确保护理优化和降低风险，通过减少并发症和改善术后护理程序节约成本。有许多途径可以用来提高诊疗的价值，而各机构有效利用这些途径的能力也有所不同。ERAS 是这种围手术期途径的一个常见例子，需要整合多学科的围手术期管理要素，可以显著缩短住院时间、减少术后并发症[27]。各机构正在为糖尿病患者、老年患者、贫血患者以及术后可能出现严重疼痛问题的患者建立围手术期路径[28]。目前已知术前未确诊的认知功能障碍是术后不良结果的一个重要预测因子，因此也需要相关措施减少这些影响。

尽管改变传统术前评估系统中人群管理框架似乎令人生畏，但文献中有越来越多的证据表明，其实施和发展在临床和经济上都是可行的，且可以显著提高术前评估的价值。这主要要求围手术期领导小组愿意了解这些问题，理解其对患者和机构价值的影响，并愿意重新定义资源分配和指标，以实现这些目标。不幸的是，在这一领域很少有开明的领导机构，围手术期临床医生为了建立这些临床模型不得不进行艰苦的斗争。最近发表在《新英格兰医学转化杂志》上的一篇文章强调了这种转变的困难[29]。该文章的作者注意到，关键利益相关者之间的一致性还存在显著差距。尽管 91% 的受访者表示，一线临床医生和领导层保持一致至关重要，但仅有 30% 的人认为在他们自己的机构就是如此。只有 5% 的人表示，这种一致性是一种财务模式，可以激励医务人员和领导层走向共同目标。管理人员目标和患者目标之间的一致性也很重要，尽管手术量常是医院管理人员衡量成功的标准，但并不是接受手术的患者衡量成功的标准。

幸运的是，有一些专家在引导外科人群管理的方向，如 Hronson 等[30]。Hronson 最近详细描述了杜克大学的人群健康围手术期医学模式的成功开发与实施。该文章介绍了杜克大学的多项围手术期风险评估和优化项目，列出了可改变的风险和操作时间表。手术人群管理必须包括术前评估，并在做出手术决定后立即开始。“展望未来，对医疗保健服务的支付将越来越多地基于有助于个人和（或）人群健康价值的服务，而资金将越来越容易受到竞争市场的影响”[30]。为了具有竞争力，各机构必须制定“一项可持续的人群健康战略，包括将围手术期医学作为一个基本组成部分”[30]。图 4.3 描述了从计划手术到出院后的整个流程。一旦决定手术，患者就会被分类到相应的评估体系，以便根据患者个人特点来分配资源。工作流程图表明，这些资源的总体协调是术前评估的一部分；患者可能被划分为低风险患者，并只接受术前电话筛查，或者他们可能被纳入老年、贫血、ERAS 等管理途径进行额外的优化，这是为了达到围手术期诊疗价值最大化。机构预算部门应分配资源以执行和维护这些路径，以实现最佳结果和降低成本。确保建立和监测特定的路径相关指标，并随着证据的发展调整路径，这将是至关重要的。在已发表的文献中，关于这些不同路径的制定和实施成功的信息越来越多[31]。

这些路径并不仅限于成人的外科护理。患有复杂慢性合并症的儿科患者也可以从术前评估系统规划的围手术期路径中获益[32]。在美国，有特殊保健需要的儿童目前占 18 岁以下人口的 15.1%[32]。儿童的需求和成人不同，有必要为患有先天性和后天慢性疾病以及有特殊需要的儿童开发额外的围手术期路径。据报道，结合了术前整体评估和协调护理的围手术期路径可以减少重症监护病房的停留时间，改善儿童漏斗胸修复术的预后[33]。采用儿童腺样体切除路径，包括规范化治疗、医疗人员之间的合作以及家庭宣教，

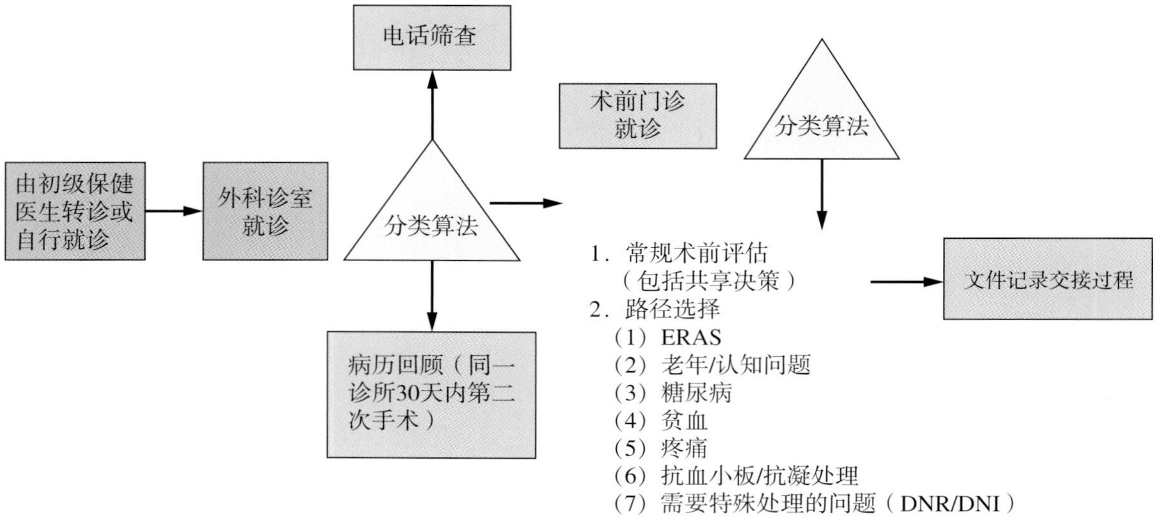

• **图 4.3**　围手术期连续护理

可以使得大量儿童能够在手术当日出院回家[34]。

为了实现这些目标，需要在该领域工作的所有临床医生做出改变，并强调多学科围手术期合作和高价值的术前评估的重要性，以确保这种诊疗方案的协调性。该议题扩大了麻醉医生在除术中阶段之外的关键医疗保健指标方面的作用，这一作用在设定绩效支付和基于价值的支付模式中将变得越来越重要[35,36]。不幸的是，目前还没有任何规定来确保在相关学科的培训过程中包含这一概念。

术前评估和监管问题

一个良好的术前评估体系将确保完成所有适当的监管要求。以表 4.1 为例，它强调了在布列根和妇女医院在评估期间完成的项目。此外，CMS 等监管机构会处罚那些在医源性疾病方面表现较差的医院[37]。良好的术前评估系统可以记录入院前已存在的情况，如皮肤破裂和压疮等，从而避免罚款，术前评估有跌倒风险的患者可以确保采取预防措施，以防止住院期间跌倒。

监管机构还要求签署适宜的手术和麻醉同意书，而手术当天并不是详细讨论相关风险和收益，并确保与患者的价值观和目标保持一致的理想时间。如前所述，目前实践中共享决策的质量并不理想，也没有制定任何评判的指标。

医院至少必须制定知情同意政策，以遵守 CMS 和 JC 概述的监管标准[38]。各机构还必须注意所在州获得和记录知情同意的标准。

尽管有必要，但知情同意文件并不足以确保决策过程包括对患者认知或患者价值观的一致性。下一步就需要克服已知的影响共享决策的困难，如医务人员的态度、培训不足，以及可能最重要的是临床医生的时间压力。

从监管角度来说，术前评估还应确保任何一项收费相关的必要信息都得到正确记录。不完整的评估和不正确的风险分层不仅会影响收费，还会影响到风险度量方面的医院指标，高估并发症的发生率。观察单个机构的合并症、收费和风险调整指标可能会发现，减少术前评估资源会导致显著的负面经济影响。

术前评估应确保检查的适当使用

支持术前评估可减少不适当的检查和咨询的证据已经在文献中出现了几十年[15,17]。最近，“明智选择”（Choosing Wisely）项目进一步强调了这一点[39]。该项目的网站提供了协会关于检查的最新资讯，以及美国麻醉协会和美国外科学会推荐的术前检查项目[39]。临床医生应根据这些建议确定各自机构的实验室检查项目，制定标准化的方案，并确保医务人员的继续教育。该网站随着临床实践的变化不断更新，并为术前评估实践提供良好的长期参考。

记录所有重要信息并传递给后续医务人员

高价值的术前评估系统可以帮助防止常见的围手术期管理碎片化，从而避免患者暴露于不必要的风险和交接错误之中。最新研究显示了术前评估可以改善手术重要信息记录和交接。如上文关于术前评估目标的讨论，图 4.2 列出了信息交接可能受影响的因素以及示例。这些信息传递的错误可能对患者安全、手术室效率产生负面影响，导致无法针对特定的患者问题和需求采取措施。例如，即使患者有 DNI/DNR 声明，“默认全力抢救代码”也常是电子病历的一部分，虽然在术前评估时可能已进行了相关讨论，但如果没有适当的记录文件就可能导致交接和转诊时的错误，这可能在康复过程中产生重大影响，可能产生意外的并发症，并可能做出与医疗记录中患者意愿相冲突的决定。显然，有效记录及传递术前评估的所有临床问题至关重要。围手术期医务人员之间的口头或电子邮件沟通，若在术前没有完整记录则可能导致临床护理中的重大问题。医疗事故索赔案例表明，沟通障碍是医学不良事件最常见的原因之一，会对患者造成严重伤害 [19]。沟通和记录对手术安全至关重要，术前评估应确保在从术前到手术过渡过程中适当的沟通和记录。当患者、家属和临床工作者之间可以进行讨论时，术前评估允许进程暂停，以确保达成共识。电子病历中的文件应反映沟通的结果和最终的建议。这将避免在手术当日出现问题和临时改变方案，如果在术前评估的时候未能达成一致，对患者和医务人员来说都会造成压力。

患者 / 家属宣教和出院规划

术前评估中的患者教育和参与变得越来越重要，因为这些是成功的围手术期路径和 ERAS 的关键组成部分 [40]。治疗过程的依从性必须靠患者实现，依从性的改善将有助于达到治疗的最佳结果。例如，关于预康复要素的宣教，包括运动、摄入营养、坚持用药和促进出院后随访，都有可能改善结局。此外，适当的患者评估可以帮助预测那些出院后不能直接回归家庭的患者。一部分术前评估可以包括和合作的护理机构、物理康复机构讨论，以便在术前制定诊疗计划时患者和家属能有正确的预期，从术前开始就做好出院后规划。通过术前评估早期发现需要这些服务的患者可以缩短住院时间。在术前评估中，对患者进行的宣教远远超出了对风险和利益的讨论，应该清晰地列出预期，确保准备工作，并让患者和家属成为诊疗过程中的关键利益相关者，并对他们自己的医疗保健结果产生积极影响 [41]。

术前评估也是一个机会，以确保通常是家庭成员的医疗代理人了解，如果需要在患者无法做出决定时代理其意见，患者会想要什么。代理人和患者之间的一致性通常无法得到解决，因为患者可能从未与在医疗保健代理表单上列出姓名的人讨论过这些问题。术前评估应包括讨论的时间，尤其是对于重症或面临高危诊疗操作的老年患者。

结论

确保完成本章描述的所有要素后，高价值的术前评估暂时告一段落。手术安全检查清单目前已纳入了常规护理 [42]，应用科学提示，在工作流程中插入一个新的检查清单应该是在自然的“暂停点”，才能保持其可持续性。诱导前可认为是一个自然的“暂停点”，此时所有涉及的学科都可以完成检查清单，但我们认为到诱导前才发现检查清单一些关键问题并不是理想的时机。在本章描述的所有要素都完成后，高价值的术前评估就可以暂时告一段落。因此在术前增加一份反映术前评估要素完成情况的额外检查清单可以确保完成与高价值术前评估相关的所有环节。

参考文献

1. Porter M. What is value in health care? *N Engl J Med*. 2010;363:2477–2481.
2. Cooper Z, Sayal P, Abbett SK, Neuman MD, Rickerson EM, Bader AM. A conceptual framework for appropriateness in surgical care: Reviewing past approaches and looking ahead to patient-centered shared decision making. *Anesthesiology*. 2015;123:1450–1454.
3. Ankuda CK, Block SD, Cooper Z, et al. Measuring critical deficits in shared decision making before elective surgery. *Patient Educ Couns*. 2014;94:328–333.
4. Kwok AC, Semel ME, Lipsitz SR, et al. The intensity and variation of surgical care at the end of life: a retrospective cohort study. *Lancet*. 2011;378:1408–1413.
5. Kelley AS, Gold HT, Roach KW, Fins JJ. Differential medical and surgical house staff involvement in end-of-life decisions: a retrospective chart review. *J Pain Symptom Manage*. 2006;32:110–117.
6. Pecanac KE, Kehler JM, Brasel KJ, et al. “It’s big surgery”: preoperative expressions of risk, responsibility, and commitment to treatment after high-risk operations. *Ann Surg*. 2014;259:458–463.
7. American Society of Anesthesiologists Committee on Ethics. *Ethical Guidelines for the Anesthesia Care of Patients with Do-Not-Resuscitate Orders or Other Directives That Limit Treatment*. Schaumburg, IL: Author; 2013 file:///C:/Users/amb0/Downloads/ethical-guidelines-for-the-anesthesia-care-of-patients%20(3).pdf. Accessed April 4, 2018.
8. American College of SurgeonsStatement on advance directives by patients: “do not resuscitate” in the operating room. *Bull Am Coll Surg*. 2014;99:42–43.
9. Hutul OA, Carpenter RO, Tarpley JL, Lomis KD. Missed opportunities: a descriptive assessment of teaching and attitudes regarding communication skills in a surgical residency. *Curr Surg*. 2006;63:401–409.
10. Davis PJ. The pediatric perioperative surgical home: the emperor’s new clothes? *Anesth Analg*. 2015;120:978–979.
11. Oshima Lee E, Emanuel EJ. Shared decision making to improve care and reduce costs. *N Engl J Med*. 2013;368:6–8.
12. Centers for Medicare and Medicaid Services, U.S. Department of Health and Human Services. Revisions to the Hospital Interpretive Guidelines for Informed Consent. Baltimore: Author; 13 Apr 2007. https://www.cms.gov/Medicare/Provider-Enrollment-and-Certification/SurveyCertificationGenInfo/downloads/SCLetter07-17.pdf. Accessed April 9, 2018.
13. Wanderer JP, Sweitzer B Bader AM, Rathmell JP. The many benefits of a preoperative clinic. *Anesthesiology*. 2016;125:A21.
14. Chase CR, Merz BA, Mazuzan JE. Computer assisted patient evaluation (CAPE): a multi-purpose computer system for an anesthesia service. *Anesth Analg*. 1983;62:198–206.
15. Fischer SP. Development and effectiveness of an anesthesia preoperative evaluation clinic in a teaching hospital. *Anesthesiology*. 1996;85:196–206.
16. Van Klei WA, Moons KC, Rutten CL, et al. The effect of outpatient preoperative evaluation of hospital inpatients on cancellation of surgery and length of hospital stay. *Anesth Analg*. 2002 96:644–649.
17. Correll DJ, Bader AM, Hull MW, Hsu C, Tsen LC, Hepner DL. Value of preoperative clinic visits in identifying issues with potential impact on operating room efficiency. *Anesthesiology*. 2006;105(6):1254–1259.
18. Blitz JD, Kendale SM, Jain SK, Cuff GE, Kim JT, Rosenberg AD. Preoperative evaluation clinic visit is associated with decreased risk of in-hospital postoperative mortality. *Anesthesiology*. 2016;125:280–294.
19. Greenberg CC, Regenbogen SE, Studdert DM, et al. Patterns of communication breakdowns resulting in injury to surgical patients. *J Am Coll Surg*. 2007;204:533–540.
20. Chow VW, Hepner DL, Bader AM. Electronic care coordination from the preoperative clinic. *Anesth Analg*. 2016;123:1458–1462.
21. Chow WB, Ko CY, Rosenthal RA, Esnaola NF; American College of Surgeons. ACS NSQIP®/AGS Best Practice Guidelines: Optimal Preoperative Assessment of the Geriatric Surgical Patient. https://www.facs.org/~/media/files/quality%20programs/nsqip/acsnsqipagsgeriatric2012guidelines.ashx. Accessed April 9, 2018.
22. Culley DJ, Flaherty D, Reddy S, et al. Preoperative cognitive stratification of older elective surgical patients: a cross-sectional study. *Anesth Analg*. 2016;123:186–192.
23. Culley DJ, Flaherty D, Fahey MC, et al. Poor performance on a preoperative cognitive screening test predicts postoperative complications in older orthopedic surgical patients. *Anesthesiology*. 2017;127:765–774.
24. Sherman J, Chatterjee A, Urman RD, et al. Implementation of routine cognitive screening in the preoperative assessment clinic. *Anesth Analg Practice*. 2019;12:125–127.
25. Leslie DL, Inouye SK. The importance of delirium: economic and societal costs. *J Am Geriatr Soc*. 2011;59(Suppl 2):S241–S243.
26. Aitken SJ, Blyth FM, Naganathan V. Incidence, prognostic factors and impact of postoperative delirium after major vascular surgery: a meta-analysis and systematic review. *Vasc Med*. 2017;(5):387–397.

27. Azhar RA, Bochner B, Catto J, et al. Enhanced recovery after urological surgery: a contemporary systematic review of outcomes, key elements, and research needs. *Eur Urol*. 2016;70:176–187.
28. Zaccagnino MP, Bader AM, Sang CN, Correll DJ. The perioperative surgical home: a new role for the acute pain service. *Anesth Analg*. 2017;125:1394–1402.
29. Swensen S, Mohta NS. Why big gaps in organizational alignment matter. *NEJM Catal*. 2018;4(2). https://catalyst.nejm.org/big-gaps-health-care-organization-alignment/. Accessed 9 April 2018.
30. Aronson S, Westover J, Guinn N, et al. A perioperative medicine model for population health: An integrated approach for an evolving clinical science. *Anesth Analg*. 2018;126:682–690.
31. Tumber PS. Optimizing perioperative analgesia for the complex pain patient: medical and interventional strategies. *Can J Anaesth*. 2014;61:131–140.
32. Ferrari LR, Antonelli RC, Bader A. Beyond the preoperative clinic: considerations for pediatric care redesign aligning the patient/family-centered medical home and the perioperative surgical home. *Anesth Analg*. 2015;120:1167–1170.
33. Litz CN, Farach SM, Fernandez AM, et al. Enhancing recovery after minimally invasive repair of pectus excavatum. *Pediatr Surg Int*. 2017;33:1123–1129.
34. Raman VT, Tumin D, Uffman J, et al. Implementation of a perioperative surgical home protocol for pediatric patients presenting for adenoidectomy. *Int J Pediatr Otorhinolaryngol*. 2017;101:215–222.
35. Sepucha KR, Fowler Jr FJ, Mulley Jr AG. Policy support for patient-centered care: The need for measurable improvements in decision quality. *Health Aff (Millwood)*. 2004;23(Suppl 2):VAR54–VAR62.
36. Donabedian A. Evaluating the quality of medical care. *Milbank Q*. 2005;83:691–729.
37. Castellucci M. New Data from CMS' Hospital-Acquired Condition Program Have Analysts Questioning Value. *Modern Healthcare*. 21 Dec 2017; http://www.modernhealthcare.com/article/20171221/NEWS/171229973 Accessed March 29, 2018.
38. Joint Commission. Informed consent: more than getting a signature. *Quick Saf*. 2016 Feb;21:1–3.
39. Choosing Wisely. Clinician Lists. http://www.choosingwisely.org/clinician-lists/#parentSociety=American_Society_of_Anesthesiologists. Accessed March 30, 2018.
40. Pecorelli N, Fiore Jr JF, Kaneva P, et al. An app for patient education and self-audit within an enhanced recovery program for bowel surgery: a pilot study assessing validity and usability. *Surg Endosc*. 2018;32:2263–2273.
41. Heiss KF, Raval MV. Patient engagement to enhance recovery for children undergoing surgery. *Semin Pediatr Surg*. 2018;27:86–91.
42. Arriaga AF, Bader AM, Wong JM, et al. A simulation-based trial of surgical-crisis checklists. *N Engl J Med*. 2013;368:246–253.

5 非心脏手术围手术期心脏风险评估

DIANA AYUBCHA, TARAS GROSH, LEE A. FLEISHER
郭镜飞 译，树 茜 审校

简介

时至今日，麻醉已经变得越来越安全[1]。包括超过3000万例病例的美国麻醉质量研究所的全国麻醉临床结局登记结果显示，在高收入国家，尽管严重合并症的负担日益加重，围手术期死亡率仍呈显著下降趋势[2]。尽管如此，心脏并发症在非心脏手术后仍然很常见，其中心肌梗死（myocardial infarction，MI）是最常见的死亡原因[3]。每年，世界上4%的人口将接受外科手术，其中30%的患者至少有一种心血管危险因素。合并有一种及以上心血管危险因素的患者30天死亡率为0.5%～2%[4]。人们已经做了许多努力，试图通过多变量分析中的指数和算法来量化风险。然而，尽管心脏风险可以预测，干预措施往往不能及时实施。本章的重点是帮助手术负责医生做以下工作：①对患者当前身体状况进行临床评估，并提供临床风险概况；②决定术前是否需要进一步进行心脏检查；③就围手术期心脏并发症的风险提出建议，并改变治疗方法，以降低风险。

术前病史和体格检查

一旦患者决定接受外科手术，整个医疗团队都致力于确保围手术期的并发症最小化。围手术期评估依赖于多学科协作，需要患者、初级保健医生、麻醉医生、心脏科医生和外科医生之间的良好沟通。对于择期手术，患者应与他们的初级保健医生预约，以便进行初步的术前筛查。初级保健医师的评估包括详细的病史询问、体格检查和相关实验室检查的回顾。通过对患者的病史进行详细回顾，明确既往做过的心脏检查或其他检查，如心电图（electrocardiogram，ECG）、超声心动图、负荷试验或心导管检查。医生应将心肺功能障碍的症状体征和任何相关的合并症作为体格检查的一部分。术前评估的主要目标是确定在非心脏手术前几个月可能出现的处于活动期的心脏疾病。而对于已经确诊的冠心病（coronary artery disease，CAD）患者，适当的术前评估和治疗的目的不仅是改善围手术期的即时预后，更是改善长期的临床预后。

术前评估应记录症状的严重程度、频率和持续时间，以及开始治疗的时间及情况。同时，应对患者进行详细的心血管系统检查，寻找心脏疾病的证据（表5.1）。除了体格检查，详细回顾病史也可以确定心血管风险的临床预测因素。表5.2列出了围手术期心血管风险的临床预测指标。无论是否需要手术，都应立即处理患者伴有的主要危险因素，做进一步的检查或者请心脏科会诊，以降低患者的长期风险。而对于急诊手术患者，立刻进行手术往往比等待额外的检查对患者更加有利。在这种情况下，医生必须准备好处理术中和术后这些高危患者的心血管并发症。值得一提的是，如果患者的体格检查有异常结果，或者患者的病史中有异常发现，可以合理地推迟手术。

心电图

根据美国心脏病学会/美国心脏协会（American College of Cardiology/American Heart Association，ACC/AHA）和欧洲心脏病学会/欧洲麻醉学学会（European Society of Cardiology/European Society of Anaesthesiology，ESC/ESA）2014年指南的建议，除非患者接受低风险手术，否则伴有心血管疾病、心律失常或结构性心脏病患者应进行心电图检查[5]。尽管心电图异常并不能准确预测患者预后，但一旦出现围手术期并发症，术前心电图可以作为基线，用来对比评估是否存在Q波、明显ST段抬高和压低、缺血、梗死、左室肥厚、QTc延长、束支阻滞或心律失常[6]。

代谢当量

病史询问和体格检查的一部分是评估患者所能

表 5.1 心脏疾病的体征和症状

部位	体征	症状	主诉
手	杵状指 甲下片状出血	心力衰竭	呼吸困难 端坐呼吸 呼吸急促 哮喘 对支气管扩张剂无反应
桡动脉搏动	心率 / 节律 / 音量 特征 / 心界 杂音 对称性	心律失常	心悸 头晕 晕厥 直立性低血压
血压	收缩压 + 舒张压 高血压 低血压	冠状动脉疾病	心绞痛 呼吸困难
颈动脉搏动	音量 特征 杂音	心脏听诊	新发收缩期 + 舒张期杂音 第三心音
颈静脉压力	高度 压力波形	双肺听诊	水泡音 / 干啰音 / 爆裂音 / 哮鸣音
面部 嘴 眼睛	苍白 中心性发绀 颧颊潮红 龋齿 眼底	腹部	肝大 腹水 动脉瘤杂音
心前区	心尖冲动 心前区异常搏动 / 震颤 瘢痕	腿	外围脉搏 水肿 小腿疼痛
		皮肤	皮肤温度 出汗 尿量

Created by Taras Grosh，MD

完成的代谢当量（metabolic equivalent，MET），评估患者的总体功能状态。代谢当量是依据医生向患者提出的一系列问题确定的。杜克活动状态指数（Duke Activity Status Index，DASI）是一份包含 12 个项目的问卷，使用自我报告的体力活动能力来估计代谢当量峰值，这一指标已被证明是一种有效评估患者活动能力的指标 [7]。一个 MET 被定义为需要 3.5 ml/（kg · min）摄氧量的活动，相当于静坐休息状态 [8]。表 5.3 列出了不同的活动及其对应的 MET。那些能够完成 4 个以

表 5.2 （译者注：受版权限制，此表仅保留英文）Clinical predictors of increased perioperative cardiovascular risk.[a]

Major	Intermediate	Minor
Unstable ACS	Mild angina[b]	Advanced age
MI within 60 days	Prior MI: pathologic Q waves	Abnormal ECG (LVH, LBBB, ST-T abnormality)
Unstable angina[b]	Compensated/ prior heart failure	Rhythm other than sinus
Decompensated heart failure	Diabetes mellitus	Low functional capacity
High-grade arrhythmia		History CVA
Severe valvular disease		Uncontrolled systemic HTN
SVT with uncontrolled ventricular response		Obesity

ACS, Acute coronary syndrome; *CVA*, cerebrovascular accident; *ECG*, electrocardiogram; *HTN*, hypertension; *LVH*, left ventricular hypertrophy; *LBBB*, left bundle branch block; *MI*, myocardial infarction; *SVT*, supraventricular tachycardia.

[a] Risk includes myocardial infarction, congestive heart failure, and death.

[b] May include stable angina in unusually sedentary patients.

Reprintedwith permission fromFleisher LA, Fleischmann KE, Auerbach AD, et al: 2014 ACC/AHA guideline on perioperative cardiovascular evaluation and management ofpatientsundergoingnoncardiacsurgery:Executive summary: Areportof theAmericancollegeofcardiology/Americanheart associationtask force on practice guidelines. Reprinted with permission *Circulation* 2014;130 (24):2215-2245. © 2014 American Heart Association, Inc.

上 MET 的患者，发生心血管并发症的风险较低。但与正式的客观测试相比，主观的活动能力评估具有其局限性。据报道，在术前运动耐量测量（Measurement of Exercise Tolerance before Surgery，METS）研究中，研究人员比较了 DASI 这种调查问卷的测试和正式心肺运动测试（cardiopulmonary exercise testing，CPET）的效果，发现对 METS 的主观评估不能准确识别心血管健康较差的患者，也不能预测术后发病率和死亡率 [9]。在该研究纳入的 1401 名患者中，主观评估仅正确地判断出 16% 的患者其活动耐量低于 4 个 MET[9]。此外，高危患者经常被错误地归类为低危患者。重要的是，CPET 的一些特征可以预测全因死亡率，并有助于确定是否适合手术。2014 年 ACC/AHA 评估流程的一个关键部分，即活动能力的主观评估，对于避免遗漏严重失能的个体很重要。

风险评估

所有计划接受非心脏手术的患者都应由其初级保健医生使用 ACC/AHA 围手术期心血管评估算法对围手术期心脏事件的风险进行评估（图 5.1）。该算法

表 5.3 不同活动的代谢当量（MET）

代谢当量（MET）	对应活动
1	休息
3～4	普拉提入门课程 轻体力家务劳动 高尔夫（可自己背球杆）
4～5	举重 快速上楼梯
6	搬家具
8	篮球
10	竞技性足球

Adapted with permission from Coutinho-Myrrha MA，Fernandes AA，Araujo CG，et al. Duke Activity Status Index for cardiovascular diseases：validation of the Portuguese translation. Arq Bras Cardiol. 2014；102：383-390.

结合了从病史询问、体格检查和12导联心电图中获得的该患者特定的风险因素和手术风险因素，以确定发生心脏事件的总体风险。在过去，术前心脏风险分层实践将手术分为几个大的类别，然而这样可能没有充分考虑特定手术的心脏风险。根据来自320多万患者的高质量临床数据，Liu等[10]通过经验推导出了特定手术围手术期心脏事件的内在风险，如表5.4所示。

一旦获得了所有数据，医务人员即可使用该算法来权衡手术的风险和收益，优化手术时机，并讨论可能的手术替代方案。接受低风险手术的低风险患者以及需要紧急治疗的患者可以直接进行手术而无需进一步检查。而活动能力较差或活动能力尚未评估的患者可能需要心内科医生的会诊、行药物负荷试验和（或）冠状动脉血运重建术，以降低主要心脏不良事件的风险。众所周知，合并CAD和既往接受过经皮冠状动脉介入治疗（percutaneous coronary intervention，PCI）的患者的非心脏术后不良事件的风险明显高于普通人群。这种系统的评估有助于识别患者潜在的医疗问题。无论患者是否进行手术，这些医疗问题都需要被解决。

风险模型

虽然目前已有许多评估心血管风险的模型，但每种模型都有其局限性。修订的心脏风险指数（Revised Cardiac Risk Index，RCRI）也被称为李氏指数，以及美国外科医生学会国家外科手术质量改进计划（National Surgical Quality Improvement Program，NSQIP）风险模型是两个经常被用于估计非心脏手术

表 5.4 外科手术风险表

描述	OR[a]（95% CI）	估计心脏风险[b]（%）	可信度[c]
低心脏风险			
乳腺部分切除（肿物切除术）	0.22（0.15～0.31）	0.05	1.00
关节镜下肩袖修复术	0.32（0.19～0.54）	0.07	1.00
单纯乳腺切除术（全乳腺）	0.37（0.26～0.50）	0.08	1.00
腹腔镜阑尾切除术	0.45（0.33～0.62）	0.10	1.00
腹腔镜胆囊切除术	0.62（0.53～0.72）	0.14	1.00
中等心脏风险			
经尿道膀胱肿瘤切除术，大型	0.85（0.61～1.20）	0.19	0.94
腹腔镜前列腺切除术	0.88（0.69～1.12）	0.19	1.00
开腹阑尾切除术	0.95（0.51～1.75）	0.21	0.96
全髋关节置换术	0.95（0.83～1.08）	0.21	1.00
腹腔镜子宫切除术合并双侧输卵管切除术	1.05（0.57～1.94）	0.23	0.96
高心脏风险			
腹腔镜腹全结肠切除术伴回肠造口	1.50（0.92～2.44）	0.33	0.95
游离瓣乳房重建	1.52（0.81～2.86）	0.33	0.97
开腹胆囊切除术	1.55（1.25～1.92）	0.34	0.95
开腹腹疝修补术，嵌顿或绞窄，复发性	1.78（1.29～2.44）	0.39	0.95
胰十二指肠切除术，幽门保留	4.70（4.00～5.53）	1.02	0.86

更详尽的手术方式及心脏风险情况请参考补充表格（http：//links.lww.com/ALN/B593）

CI，置信区间；OR，比值比

[a] OR是相对平均手术风险的比值。OR > 1.0说明围手术期风险高于平均值，OR < 1.0说明围手术期风险低于平均值

[b] 用于理论计算心脏风险的患者是：一个67岁的女性白种人，患有高血压、糖尿病，并且需要药物治疗，BMI 32 kg/m²，功能状态可，不吸烟，ASA评级为Ⅱ级

[c] 统计可信度表示通用程序术语（Common Procedural Terminology，CPT）代码的置信度。概念上讲，它是信噪比。可信度是0～1的连续数值，其中CPT代码的值接近1表示OR值可以被认为是可靠的

With permission from Liu JB，Liu Y，Cohen ME，et al. Defining the intrinsic cardiac risks of operations to improve preoperative cardiac risk assessments. Anesthesiology. 2018；128：283-292.

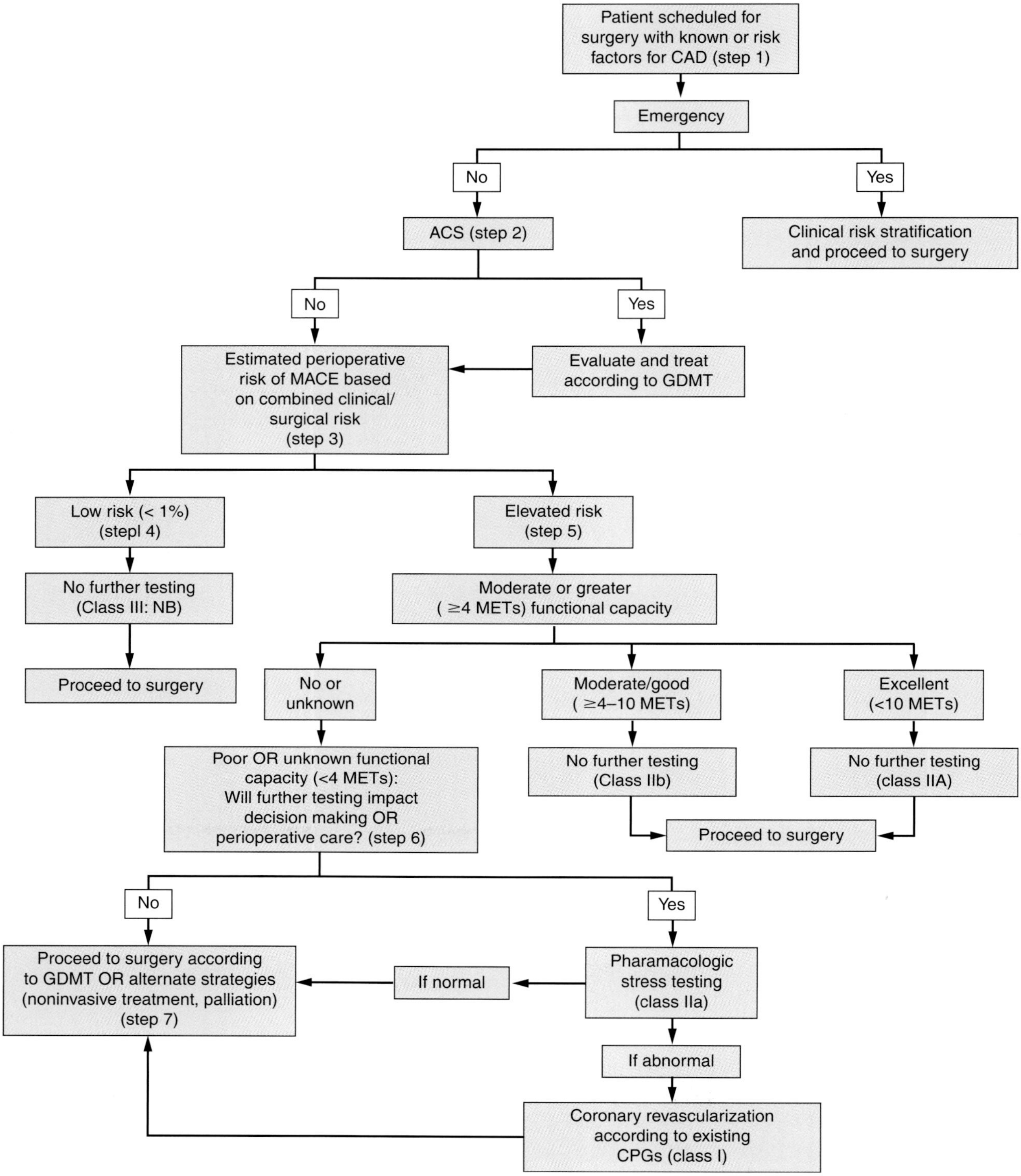

• **图 5.1** （译者注：受版权限制，此图仅保留英文）**Stepwise approach to perioperative cardiac assessment for coronary artery disease (CAD).** ***ACS*****, Acute coronary syndrome;** ***CPG*****, clinical practice guideline;** ***GDMT*****, guideline-directed medical therapy;** ***MACE*****, major adverse cardiac events;** ***METs*****, metabolic equivalents;** ***NB*****, no benefit.**（Reprinted with permission from Fleisher LA, Fleischmann KE, Auerbach AD, et al: 2014 ACC/AHA guideline on perioperative cardiovascular evaluation and management of patients undergoing noncardiac surgery: Executive summary: A report of the American college of cardiology/American heart association task force on practice guidelines. Reprinted with permission *Circulation* 2014;130(24):2215-2245. © 2014 American Heart Association, Inc.）

心血管风险的工具。表 5.5 列出了目前用于预测心血管并发症可能性的危险因素和模型。虽然房颤和肥胖没有被列入上述预测模型的特征，但以上两种情况都具有较高的心血管并发症风险 [12,13]。

我们将围手术期风险定义为患者在手术时发生心脏并发症的可能性。Dripps-ASA 分类最初是在 20 世纪 70 年代后期被开发并用于手术风险的术前评估工具 [14]。

基于一般病史和身体状况，Dripps-ASA 分类将患者分为五类，但它没有考虑患者既往病史中导致不同围手术期并发症的相关因素。ASA 分级为临床医生提供了非心脏方面的围手术期并发症的预测能力，但其在预测心脏特异性不良事件的发生方面不太可靠。

高盛心脏风险指数、Detsky 修正风险指数和 Eagle 标准等风险模型也曾被使用过，但它们已被更新、更可靠的模型所取代。尽管新的模型在预测能力上仍有局限性，但它们更能反映当前的人群状态。目前倡导

表 5.5 用于风险预测模型的因素

风险预测模型			
NSQIP	**RCRI**	**AUB-POCES CVRI**	**VSG-CRI**
手术类型 [a]	手术类型 [a]	年龄 > 75 岁	高龄
高龄	缺血性心脏病病史	心脏病病史	胰岛素依赖的糖尿病
ASA 分级	心衰病史	心绞痛 / 呼吸困难病史	冠心病
既往功能状态	心衰病史	血红蛋白浓度 < 12 mg/dl	充血性心衰
围手术期肌酐水平 > 1.5 mg/dl	胰岛素依赖的糖尿病	血管手术	心脏负荷试验结果异常
	围手术期肌酐水平 > 2.0 mg/dl	急诊手术	长期使用 β 受体阻滞剂
			慢性阻塞性肺疾病
			肌酐水平 > 1.8 mg/dl

AUB-POCES CVRI，美国贝鲁特大学术前心血管评估研究心血管风险指数；NSQIP，美国外科医生学会国家外科手术质量改进计划；RCRI，修订的心脏风险指数；VSG-CRI，新英格兰血管研究组心脏风险指数

[a] 心源性死亡或者非致死性心肌梗死：高风险手术 > 5%，中等风险手术 1% ~ 5%，低风险手术 < 1%

Created by Taras Grosh，MD

医务人员熟悉并学习以下风险模型之一：Lee RCRI、NSQIP、Gupta 围手术期心肌梗死或心搏骤停风险计算器，以及更新的在线 NSQIP 手术风险计算器 [15-17]。

NSQIP 指数在 2008 年得到验证，从超过 20 万名术中或术后心肌梗死或心搏骤停患者的数据库中开发；NSQIP 指数优于 RCRI。RCRI 于 1999 年发表，来自纳入近 3000 名接受非心脏手术患者的数据库，评估了那些术后发生主要心脏并发症的患者 [15]。2009 年，一项系统综述发现，RCRI 模型在区分接受非心脏手术的低、高风险患者方面表现良好，但在预测全因死亡率或血管手术的风险方面表现不佳 [18]。简化重构的 RCRI 评分（5 个因素 vs 6 个因素）排除了糖尿病并胰岛素治疗的因素，简化后的模型对主要心脏并发症的预测能力更佳 [19]。围手术期心源性死亡、非致死性心肌梗死、非致死性心搏骤停、心肌梗死、肺水肿、心室颤动、原发性心搏骤停和完全性心脏传导阻滞的发生率与危险因素数量成正比，如表 5.6 所示。

2019 年在美国贝鲁特大学（American University of Beirut，AUB）开展的术前心血管评估研究是一项前瞻性研究，该研究连续招募了 2016 年 7 月 1 日至 2017 年 12 月 30 日在 AUB 接受非心脏手术的成年患者（年龄 40 岁及以上）[20]。每个患者记录了 4 个特定的风险因素（年龄 75 岁及以上、心脏病史、心绞痛或

表 5.6 修订的心脏风险指数：并发症发生率

心源性死亡、非致死性心肌梗死、非致死性心搏骤停的发生率	
无危险因素	0.4%（95% CI，0.1 ~ 0.8）
1 个危险因素	1.0%（95% CI，0.5 ~ 1.4）
2 个危险因素	2.4%（95% CI，1.3 ~ 3.5）
3 个及以上危险因素	5.4%（95% CI，2.8 ~ 7.9）
心肌梗死、肺水肿、心室颤动、原发性心搏骤停和完全性心脏传导阻滞的发生率	
无危险因素	0.5%（95% CI，0.2 ~ 1.1）
1 个危险因素	1.3%（95% CI，0.7 ~ 2.1）
2 个危险因素	3.6%（95% CI，-2.1 ~ 5.6）
3 个及以上危险因素	9.1%（95% CI，5.5 ~ 13.8）

CI，置信区间

Adapted with permission from Davis C，Tait G，Carroll J，et al. The revised cardiac risk index in the new millennium：a single-centre prospective cohort re-evaluation of the original variables in 9，519 consecutive elective surgical patients. Can J Anaesth. 2013；60：855-863. Created by Taras Grosh，MD

呼吸困难症状、血管手术）。基于存在的风险因素的数量，每位患者的心血管风险指数（Cardiovascular Risk Index，CVRI）分别为 0、1、2 或≥ 3。术后随访 30 天，主要结局指标为死亡、心肌梗死或卒中。在预测全因死亡率方面，CVRI 优于 RCRI，CVRI 具有较强的区分性，即能有效地将患者分为极低、低、中、高风险人群。CVRI 的应用虽然很有前景，但仍然需要更多的验证。

新英格兰血管研究小组专门为接受血管手术的患者创建了一个风险指数，包括高龄、吸烟、胰岛素依赖性糖尿病、CAD、充血性心力衰竭（congestive heart failure，CHF）、负荷试验结果异常、长期 β 受体阻滞剂治疗、慢性阻塞性肺疾病、肌酐＞ 1.8 mg/dl[21]。RCRI 严重低估了接受择期或急诊血管手术患者的院内心脏事件，特别是接受下肢搭桥术、血管内腹主动脉瘤修补术和开放式腹主动脉瘤修补术后的心脏事件。新英格兰血管研究小组心脏风险指数更准确地预测了血管手术后的院内心脏事件，是临床决策的重要工具。

被划分为低风险的患者预计围手术期死亡风险小于 1%，可以进行手术；而被评为高风险患者的死亡风险大于 1%，则可能需要进一步的心肺运动试验（cardiopulmonary exercise testing，CPET）检查，如负荷试验、超声心动图或冠状动脉血运重建，而进行这些检查的前提是：即使不进行手术，这些患者也需要进行这些检查。在无指征的情况下进行额外的检查并不能改善手术预后。目前，对高风险患者的评估基于 2014 年 ACC/AHA 算法。

尽管 ACC/AHA 和 ESC/ESA 一直在努力减少不同指南建议间的差异，但加拿大心血管学会（Canadian Cardiovascular Society，CCS）指南委员会和加拿大主要意见领袖于 2016 年 10 月为非心脏手术患者的围手术期评估制定了一套单独的指南（图 5.2）[22]。ACC/AHA 和 ESC/ESA 指南依赖于负荷试验来诱导活动耐量有问题的患者出现心脏症状，而 CCS 指南强烈建议不进行术前药物负荷试验来强化围手术期心血管风险评估，理由是该研究方法具有很大的局限性。相反，CCS 更多地关注生物标志物，认为其证据质量更高，同时成本更低，结果更快。此外，CCS 提出，负荷试验呈阳性后的一连串事件可能会推迟择期手术长达 1 年，显著影响患者的生活质量。CCS 强烈推荐的建议包括以下几条 [22]。

1. 术前测量脑利钠肽（brain natriuretic peptide，BNP）或氨基末端脑钠肽前体（N-terminal fragment of proBNP，NT-proBNP），以加强围手术期心脏风险的评估，适用于以下患者：65 岁或以上，45 ～ 64 岁但有严重心血管疾病，或 RCRI 评分≥ 1 分。
2. 无需进行术前静息超声心动图、冠状动脉 CT 血管造影、运动测试或 CPET、药物负荷超声心动图或放射性核素成像以加强围手术期心脏的风险评估。
3. 不应在围手术期开始或继续使用阿司匹林预防围手术期心脏事件，除非近期植入冠状动脉支架或将接受颈动脉内膜切除术。
4. 不应在术前 24 h 内开始 α_2 受体激动剂或 β 受体阻滞剂治疗。
5. 术前 24 h 停用血管紧张素转换酶抑制剂和血管紧张素 Ⅱ 受体阻滞剂治疗。
6. 建议术前戒烟。
7. 对于术前 NT-proBNP 或 BNP 升高的患者，或术前未测 NT-proBNP 或 BNP 但是 RCRI 评分≥ 1 分，年龄 45 ～ 64 岁伴有严重心血管疾病，年龄 65 岁及以上的患者，建议在术后 48 ～ 72 h 内每日监测肌钙蛋白水平。
8. 术后发生心肌损伤 / 梗死的患者启动长期的阿司匹林和他汀类药物治疗。

心血管系统检查

临床医生对即将接受非心脏手术的患者进行术前心血管风险评估时，可采用多种形式的无创心脏检查。可以在静息条件下或在负荷和供氧需求增加的情况下来测试心功能。主观报告中日常活动能力较高的患者通常从额外的检查中获益甚微 [23]。常规的无创负荷试验被认为对即将接受非心脏手术的低风险患者无益，根据最新的 ACC/AHA 建议，它被认为是Ⅲ类推荐 [5]。对于风险较高和未知活动能力的患者，建议将负荷试验作为Ⅱ b 类推荐用来评估患者活动能力，以期改善患者围手术期管理 [5]。

除非有以下指征，围手术期患者不需要静息超声心动图检查：有心脏杂音的患者需评估瓣膜功能，有心力衰竭或呼吸困难的患者需评估左室收缩功能。既往认为，测量左心室射血分数（left ventricular ejection fraction，LVEF）被认为有助于识别术后心脏并发症风险增加的患者。多项回顾性和前瞻性研究观察了术前左室收缩功能与术后心脏并发症和死亡率

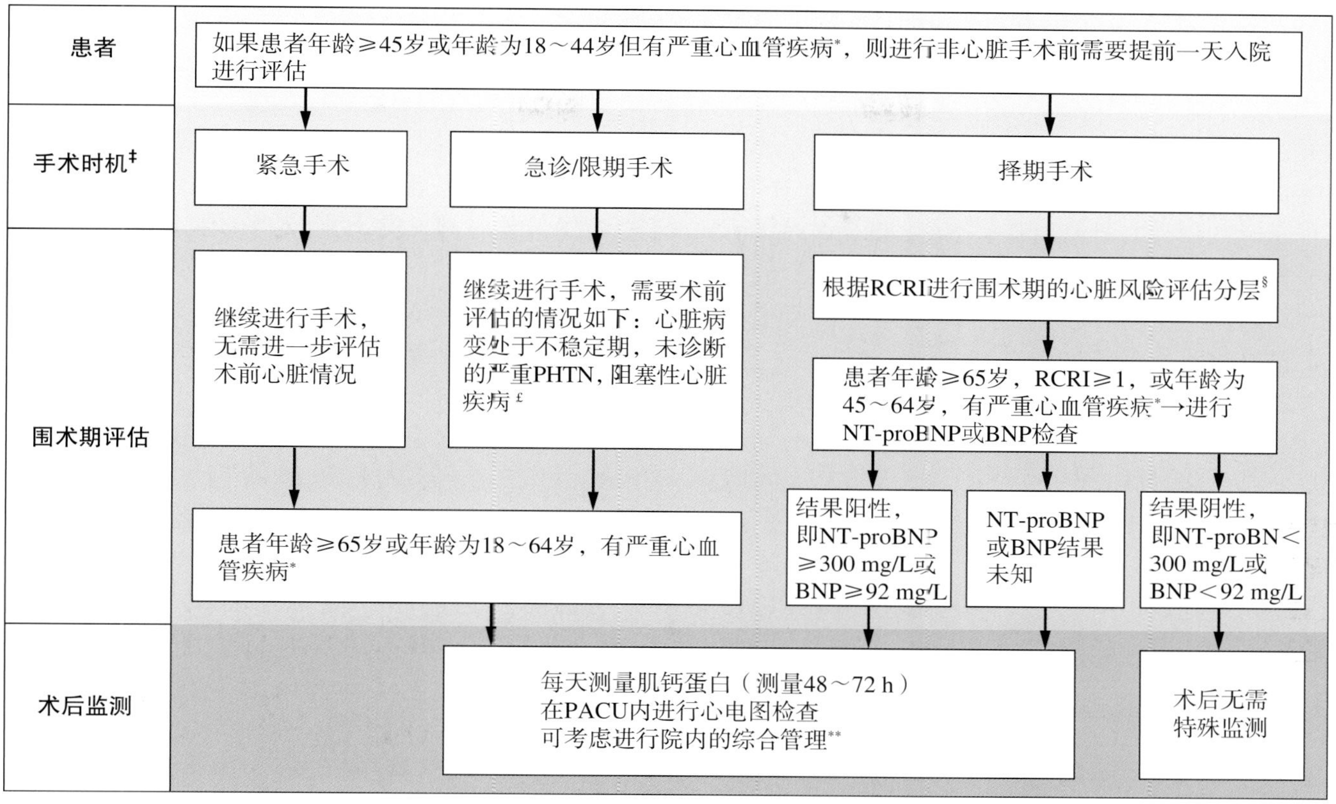

• **图 5.2** 术前风险评估和术后监测流程图展示了加拿大心血管学会（CCS）对术前心脏风险评估和围手术期心脏监测的方法。CCS 根据手术时机将手术分为三类（即紧急手术、急诊 / 限期手术、择期手术），这些类别影响了术前心脏风险评估的建议。BNP，脑利钠肽；NT-proBNP，氨基末端脑钠肽前体；PACU，术后监护室；PHTN，肺动脉高压；RCRI，修订的心脏风险指数。* 严重心血管疾病病史，包括已知的冠状动脉疾病、脑血管疾病、外周动脉疾病、充血性心力衰竭、严重 PHTN 或严重梗阻性心内异常（如严重主动脉狭窄、严重二尖瓣狭窄或严重肥厚型梗阻性心肌病）。‡ 手术时机是指紧急手术（如严重创伤、主动脉瘤破裂）、急诊手术（如髋部骨折、肠梗阻）、限期手术（如有转移潜力的癌症）或择期手术（如膝关节置换术）。£ 如果体格检查提示存在未知的严重梗阻性心内异常（如严重主动脉瓣狭窄、严重二尖瓣狭窄或严重肥厚型梗阻性心肌病）或严重 PHTN，则术前进行超声心动图检查，将疾病的类型和程度告知麻醉医生、外科医生和医疗团队。如果病史显示患者有不稳定的心脏状况（如不稳定型心绞痛），则需要与患者和外科 / 医疗团队讨论，以决定是否推迟、取消或继续手术。§ RCRI 评分（每项 1 分）：冠心病病史、脑血管病史、充血性心力衰竭病史、术前胰岛素使用史、术前肌酐大于 177 μmol/L、高危手术（如腹腔、胸、腹股沟上血管手术）。** 综合管理是指对住院患者术后护理采用多学科方法；这包括外科医生和一名专科医生（如内科医生、心脏科医生、老年科医生），他们可帮助外科医生处理围手术期监测和心血管并发症。(With permission from Duceppe E，Parlow J，MacDonald P，et al. Canadian Cardiovascular Society guidelines on perioperative cardiac risk assessment and management for patients who undergo noncardiac surgery. Can J Cardiol. 2017；33：17-32.)

之间的关系[24-27]，这些研究的共同结论是，LVEF 小于 35% 的患者术后心脏并发症的发生率最高，射血分数低与术后心肌缺血、心力衰竭和死亡的发生率高度相关。尽管有这些数据，静息超声心动图从未被明确证明是围手术期缺血事件的可靠预测指标[28,29]。

对将要进行大血管手术的患者，可以考虑进行负荷试验。如果是除了大血管手术之外的非心脏手术，则无需进行负荷试验[30,31]。有趣的是，尽管心肌缺血程度与预后之间存在直接的相关性，但预防性的血运重建并不能改善预后[31]。在门诊患者中，运动负荷试验通常比药物负荷试验更受欢迎，因为前者能让医生了解患者的活动能力以及运动耐量的总体情况。围手术期心脏病高风险患者进行运动测试时，可能会有一定局限性。其原因是大约有一半的高风险患者可能由于活动耐量不够，或使用 β 受体阻滞剂 / 钙通道阻滞剂，而难以达到负荷试验所要求的心率目标，从而无法排除心肌缺血的发生。一些需要进行非心脏手术的患者，可能由于其原发病而无法运动，如血管问题患者的跛行和骨科患者的严重退行性关节疾病。如果患者进行了运动负荷试验，获取检查的细节至关重要。例如，峰值心率、收缩压、MET值、预测目标心率、ECG变化或症状的存在，相比简单的“正常”或“异常”更能为医生的临床判断提供帮助。如果明确患者出现了心肌缺血，记录缺血发生时的心率和血压可能对术中和术后处理有帮助。不能运动的患者需要使用双嘧达莫/腺苷（冠状动脉血管舒张作用）或多巴酚丁胺（增加需氧量）进行药物试验，同时使用核素显像来寻找这些血管舒张剂对心肌灌注情况的改变。

24 h动态监测不推荐用于围手术期诊断或预后，因为其应用并未被证明能改善手术预后。24 h动态监测的指征主要是尚未评估过的晕厥以及是否存在明显的心动过缓/心动过速。Mangano等[32]通过多因素分析显示，包括心脏危险指数、既往心肌梗死或心力衰竭史、术前或术中发生缺血在内的围手术期因素均不是心肌缺血事件的独立风险因素。

术前的冠状动脉血运重建治疗

需要行冠状动脉血运重建的患者，无论即将进行什么样的手术，都应该只在临床需要的情况下才进行血运重建[33]。2014年ACC/AHA关于接受非心脏手术患者围手术期心血管评估和管理的指南指出，基于所有现有证据，不建议在非心脏手术前通过常规冠状动脉血运重建的方式以期减少围手术期心脏事件，并将其列为Ⅲ级推荐。

经皮冠状动脉介入治疗（percutaneous coronary intervention，PCI）

2014年ACC/AHA指南指出，根据现有数据，术前PCI在减少围手术期心脏并发症方面的作用尚不确定。非心脏手术前行PCI应限于：①左主干冠状动脉疾病患者，但合并症导致患者无法进行旁路移植术；②不稳定CAD患者适合紧急血运重建[5]。

对50例或更多患者PCI后接受非心脏手术的回顾研究显示，围手术期死亡率和心肌梗死的发生率并不明显优于对照组。另一项研究表明，在非心脏手术前至少90天以上接受PCI的患者，术后30天内发生心脏并发症的概率较低，但如果干预在术前90天内进行，这种好处就会消失，这表明预防性血运重建不一定能改善预后[34]。冠状动脉支架植入与非心脏手术同时进行时，术后并发症的风险更高。一项研究发现，在择期非心脏手术前不到6周接受PCI和支架植入术的40名患者中，围手术期死亡率、心肌梗死和出血的发生率较高[35]。大多数发生灾难性后果的患者在手术前14天内植入了支架。支架植入后2周内的血栓形成是死亡的主要原因。Wilson等[36]重新研究了这个问题，并建议手术应该在支架植入后至少推迟6周，为冠状动脉内皮愈合和停用抗血小板药物提供最佳时间。ST段抬高的心肌梗死或非ST段抬高的急性冠脉综合征患者可从早期的有创治疗中获益。尽管围手术期风险增加，但对于非心脏手术时间紧迫的患者，应考虑球囊血管扩张术或金属裸支架（bare metal stent，BMS）植入术[5]。择期非心脏手术则应在球囊血管扩张术后14天（证据级别C）和BMS植入后30天进行[5]。使用药物洗脱支架的患者在介入治疗后必须继续使用抗血小板药物至少6个月，以避免发生再狭窄。

目前尚无前瞻性随机对照试验（randomized controlled trial，RCT）支持在非心脏手术前通过冠状动脉旁路移植术（coronary artery bypass grafting，CABG）或PCI进行冠状动脉血运重建可减少术中和术后心脏事件。冠状动脉血运重建预防（Coronary Artery Revascularization Prophylaxis，CARP）[37]试验显示，在明确的冠心病患者中，术前是否行CABG或PCI完成冠状动脉血运重建在围手术期和长期预后方面没有差异，其中不包括左主干冠状动脉疾病、LVEF小于20%和严重主动脉狭窄的患者。CARP研究随机分配了围手术期心脏并发症风险显著增加的患者和临床严重冠心病的患者，在择期大血管手术前接受血运重建或不进行血运重建。在随机分组2.7年后，血运重建组的死亡率为22%，未接受血运重建组的死亡率为23%（RR，0.98；95% CI，0.70 ~ 1.37；P=0.92）。血管手术后30天内，12%的血运重建组和14%的未血运重建组发生了术后心肌梗死（肌钙蛋白水平升高）（P=0.37）。总的来说，择期血管手术前的冠状动脉血运重建并没有显著改变长期预后。基于这些数据，对于心脏症状稳定的患者，不推荐在择期血管手术前行冠状动脉血运重建。随访分析报道CABG组患者的预后较PCI组患者有所改善[38]。在对CARP试验随机和非随机部分接受冠状动脉造影的患者数据库的另一项分析中，只有左主干病变亚组患者从术前冠状动脉血运重建中获益。

冠状动脉旁路移植术（CABG）

回顾性数据提示血运重建对接受血管手术的患者可能有好处，且改善长期预后。一项研究表明，术前接受CABG的患者与病情同样严重、未接受CABG的患者相比获益更大（1.5% vs 3% ～ 14%）；然而，当与CABG的手术死亡率一起分析时，则发现短期内患者没有获益。冠状动脉手术研究（Coronary Artery Surgery Study，CASS）登记是一个1978—1981年登记患者的大型数据库，它为择期血管手术患者术前CABG可能带来的好处提供了一些最有力的非随机研究证据。该患者数据库的初步研究表明围手术期心源性死亡显著减少，但术前CABG患者与未血运重建患者之间的心肌梗死发生情况没有差异。对CASS数据库的另一项回顾研究显示，在接受高风险非心脏手术（如大血管手术）的血运重建患者中，死亡率和围手术期心肌梗死发生率都较低。

由于围手术期心脏不良事件发生率已经很低，接受低风险非心脏手术（皮肤、乳腺、泌尿、小型骨科手术）的患者似乎没有从术前CABG中获益。对于以前接受过CABG，但现在计划接受非心脏手术的患者来说，CABG确实存在保护效应。假设患者在血运重建后状态保持稳定，这种保护作用在CABG后的前4 ～ 6年是最佳的，超过这个时间点后作用减弱。

小结

对将要接受非心脏手术的高风险心脏病患者进行成功的术前评估需要有逻辑的系统性方法。需要包括初级保健医生、麻醉医生、专科会诊医生和外科医生的整个围手术期医疗团队的参与。有针对性的算法应该基于越来越多的证据，这些证据更好地定义了针对特定患者亚组的围手术期诊疗的适应证和益处。单一的术前心血管检查和风险评估方法不再适用于所有拟行大手术的患者。越来越多的证据表明，心脏缺血负荷试验和血运重建的潜在好处仅仅适用于一部分有症状的患者；这些认知有助于免去患者不必要的检查，同时为预计接受非心脏手术的患者提供准确和有效的心脏风险评估。选择性术前检查并结合最佳药物疗法的干预可以提供一个理想的评估模型。这不仅可以降低心脏事件风险，还可以降低其他形式的围手术期并发症和死亡率。

参考文献

1. Bainbridge D, Martin J, Arango M, et al. Perioperative and anaesthetic-related mortality in developed and developing countries: a systematic review and meta-analysis. *Lancet*. 2012;380:1075–1081.
2. Whitlock EL, Feiner JR, Chen LL. Perioperative mortality, 2010 to 2014: a retrospective cohort study using the national anesthesia clinical outcomes registry. *Anesthesiology*. 2015;123:1312–1321.
3. Landesberg G. The pathophysiology of perioperative myocardial infarction: Facts and perspectives. *J Cardiothorac Vasc Anesth*. 2003;17:90–100.
4. Kristensen SD, Knuuti J, Saraste A, et al. 2014 ESC/ESA guidelines on non-cardiac surgery: cardiovascular assessment and management: the Joint Task Force on Non-Cardiac Surgery: cardiovascular assessment and management of the European Society of Cardiology (ESC) and the European Society of Anaesthesiology (ESA). *Eur J Anaesthesiol*. 2014;31:517–573.
5. Fleisher LA, Fleischmann KE, Auerbach AD, et al. 2014 ACC/AHA guideline on perioperative cardiovascular evaluation and management of patients undergoing noncardiac surgery: executive summary: a report of the American college of cardiology/American heart association task force on practice guidelines. *Circulation*. 2014;130:2215–2245.
6. van Klei WA, Bryson GL, Yang H, et al. The value of routine preoperative electrocardiography in predicting myocardial infarction after noncardiac surgery. *Ann Surg*. 2007;246:165–170.
7. Coutinho-Myrrha MA, Fernandes AA, Araújo CG, et al. Duke Activity Status Index for cardiovascular diseases: validation of the Portuguese translation. *Arq Bras Cardiol*. 2014;102:383–390.
8. Jette M, Sidney K, Blumchen G. Metabolic equivalents (METS) in exercise testing, exercise prescription, and evaluation of functional capacity. *Clin Cardiol*. 1990;13:555–565.
9. Wijeysundera DN, Pearse RM, Shulman MA, et al. Assessment of functional capacity before major non-cardiac surgery: an international, prospective cohort study. *Lancet*. 2018;391:2631–2640.
10. Liu JB, Liu Y, Cohen ME, et al. Defining the intrinsic cardiac risks of operations to improve preoperative cardiac risk assessments. *Anesthesiology*. 2018;128:283–292.
11. Mahmoud KD, Sanon S, Habermann EB, et al. Perioperative cardiovascular risk of prior coronary stent implantation among patients undergoing noncardiac surgery. *J Am Coll Cardiol*. 2016;67:1038–1049.
12. van Diepen S, Bakal JA, McAlister FA, et al. Mortality and readmission of patients with heart failure, atrial fibrillation, or coronary artery disease undergoing noncardiac surgery: an analysis of 38 047 patients. *Circulation*. 2011;124(3):289–296.
13. Poirier P, Fleisher LA, Thompson PD, et al. Cardiovascular evaluation and management of severely obese patients undergoing surgery: a science advisory from the American Heart Association. *Circulation*. 2009;120:86–95.
14. Dripps RD, Lamont A, Eckenhoff JE. The role of anesthesia in surgical mortality. *JAMA*. 1961;178:261–266.
15. Lee TH, Marcantonio ER, Mangione CM, et al. Derivation and prospective validation of a simple index for prediction of cardiac risk of major noncardiac surgery. *Circulation*. 1999;100:1043–1049.
16. Bilimoria KY, Liu Y, Paruch JL, et al. Development and evaluation of the universal ACS NSQIP surgical risk calculator: a decision aid and informed consent tool for patients and surgeons. *J Am Coll Surg*. 2013;217:833–842. e1-e3.
17. Glance LG, Dutton RP, Lustik SJ, et al. Impact of the choice of risk model for identifying low-risk patients using the 2014 American College of Cardiology/American Heart Association Perioperative Guidelines. *Anesthesiology*. 2018;129:889–900.
18. Ford MK, Beattie WS, Wijeysundera DN. Systematic review: prediction of perioperative cardiac complications and mortality by the revised cardiac risk index. *Ann Intern Med*. 2010;152:26–35.
19. Davis C, Tait G, Carroll J, et al. The revised cardiac risk index in the new millennium: a single-centre prospective cohort re-evaluation of the original variables in 9,519 consecutive elective surgical patients. *Can J Anaesth*. 2013;60:855–863.
20. Dakik HA, Chehab O, Eldirani M, et al. A new index for pre-operative cardiovascular evaluation. *J Am Coll Cardiol*. 2019;73:3067–3078.
21. Bertges DJ, Goodney PP, Zhao Y, et al. The Vascular Study Group of New England Cardiac Risk Index (VSG-CRI) predicts cardiac complications more accurately than the revised cardiac risk index in vascular surgery patients. *J Vasc Surg*. 2010;52:674–683.e3.
22. Duceppe E, Parlow J, MacDonald P, et al. Canadian Cardiovascular Society guidelines on perioperative cardiac risk assessment and management for patients who undergo noncardiac surgery. *Can J Cardiol*. 2017;33:17–32.
23. Young EL, Karthikesalingam A, Huddart S, et al. A systematic review of the role of cardiopulmonary exercise testing in vascular surgery. *Eur J Vasc Endovasc Surg*. 2012;44:64–71.
24. Pasternack PF, Imparato AM, Riles TS, et al. The value of the radionuclide angiogram in the prediction of perioperative myocardial infarction in patients undergoing lower extremity revascularization procedures. *Circulation*. 1985;72:II13–II17.
25. Tashiro T, Pislaru SV, Blustin JM, et al. Perioperative risk of major non-cardiac surgery in patients with severe aortic stenosis: a reappraisal in contemporary practice. *Eur Heart J*. 2014;35:2372–2381.
26. Kertai MD, Boersma E, Bax JJ, et al. A meta-analysis comparing the prognostic accuracy of six diagnostic tests for predicting perioperative cardiac risk in patients undergoing major vascular surgery. *Heart*. 2003;89(11):1327–1334.
27. Kontos MC, Brath LK, Akosah KO, et al. Cardiac complications in noncardiac surgery: relative value of resting two-dimensional echocardiography and dipyridamole thallium imaging. *Am Heart J*. 1996;132:559–566.
28. Halm EA, Browner WS, Tubau JF, et al. Echocardiography for assessing cardiac risk in patients having noncardiac surgery: study of perioperative ischemia research group. *Ann Intern Med*. 1996;125:433–441.
29. Brown KA, Rowen M. Extent of jeopardized viable myocardium determined by myocardial perfusion imaging best predicts perioperative cardiac events in patients undergoing noncardiac surgery. *J Am Coll Cardiol*. 1993;21:325–330.
30. Das MK, Pellikka PA, Mahoney DW, et al. Assessment of cardiac risk before nonvascular surgery: dobutamine stress echocardiography in 530 patients. *J Am Coll Cardiol*. 2000;35:1647–1653.
31. Landesberg G, Mosseri M, Shatz V, et al. Cardiac troponin after major vascular surgery: the role of perioperative ischemia, preoperative thallium scanning, and coronary revascularization. *J Am Coll Cardiol*. 2004;44:569–575.
32. Mangano DT, Browner WS, Hollenberg M, et al. Association of perioperative myocardial ischemia with cardiac morbidity and mortality in men undergoing noncardiac surgery: the Study of Perioperative Ischemia Research Group. *N Engl J Med*. 1990;323:1781–1788.
33. Auerbach A, Goldman L. Assessing and reducing the cardiac risk of noncardiac surgery. *Circulation*. 2006;113:1361–1376.
34. Posner KL, Van Norman GA, Chan V. Adverse cardiac outcomes after noncardiac surgery in patients with prior percutaneous transluminal coronary angioplasty. *Anesth Analg*. 1999;89:553–560.
35. Kaluza GL, Joseph J, Lee JR, et al. Catastrophic outcomes of noncardiac surgery soon after coronary stenting. *J Am Coll Cardiol*. 2000;35(5):1288–1294.
36. Wilson SH, Fasseas P, Orford JL, et al. Clinical outcome of patients undergoing non-cardiac surgery in the two months following coronary stenting. *J Am Coll Cardiol*. 2003;42 234–240.
37. McFalls EO, Ward HB, Moritz TE, et al. Coronary-artery revascularization before elective major vascular surgery. *N Engl J Med*. 2004;351:2795–2804.
38. Ward HB, Kelly RF, Thottapurathu L, et al. Coronary artery bypass grafting is superior to percutaneous coronary intervention in prevention of perioperative myocardial infarctions during subsequent vascular surgery. *Ann Thorac Surg*. 2006;82:795–800. discussion 800–801.
39. Foster ED, Davis KB, Carpenter JA, et al. Risk of noncardiac operation in patients with defined coronary disease: the Coronary Artery Surgery Study (CASS) registry experience. *Ann Thorac Surg*. 1986;41:42–50.

6 心脏手术中的心血管风险评估

YAS SANAIHA, PEYMAN BENHARASH
杨丽静 译，石 佳 审校

尽管外科手术和围手术期技术取得了重大进展，但心脏手术仍然与显著的发病率和死亡率相关。在过去的 30 年里，至少开发了 20 个风险模型来解释患者合并症、手术亚型和统计技术的差异。风险模型的效用与用于生成模型的人群特征密切相关。因此，需要进一步关注目前公认和著名的、基于 20 世纪 90 年代和 21 世纪初数据的风险计算方法，以确保准确告知患者和帮助决策。此外，心脏外科手术的风险评估已经从首要关注死亡率演变为围手术期并发症发生率等其他衡量标准，接近目前无法达到的生活质量评估标准和患者对高危手术干预的满意度。

心脏手术前风险评估的目的

1986 年，美国联邦政府公布了校正不佳的冠状动脉旁路移植术的机构死亡率数据，促使胸外科医生协会（Society of Thoracic Surgeons，STS）数据库建立，为公开报道创建了一个公平、公正的登记处。风险建模已成为当前由基于价值的医疗所驱动的医疗保健环境中不可或缺的工具。此外，风险校正允许心脏手术项目、医院和地区以死亡率和发病率表现为基准，比未经校正的工具更好地反映患者群体的差异。若干研究表明，传播经风险校正的结果已导致医疗保健系统内死亡率和发病率降低[1-4]。考虑到绩效薪酬补偿计划，适当的风险校正已越来越受到重视。最后，适当的患者咨询依赖于术前风险建模的完整性。尽管如此，风险评估应识别指定模型的优势和局限性，以防止对衍生终点的错误解释。

心脏手术的结果测量

20 世纪 70 年代末，随着心肌保护方面的重大进展和心脏手术的迅速传播，机构、地区和国家数据库促进了结果报道和风险预测的发展。尽管有些努力是为了回应政府报告，这些成果被认为不准确地描述了手术结果，但大多数努力是学术的和自愿的。尽管许多工作使用行政数据，但由客观临床医生收集的前瞻性临床数据已成为国家数据库和质量结果计划的主要内容。

心脏手术围手术期风险评估的研究进展

无论采用何种收集方法，数据的准确性对于任何预测模型的有效性都是至关重要的。此外，负责任的统计方法管理和合理的统计技术的选择提高了风险模型的最终效用。在各种围手术期风险计算方法中，患者特征、手术类型［所有心脏手术、冠状动脉旁路移植术（coronary artery bypass grafting，CABG）、瓣膜手术、CABG + 瓣膜手术］、机构结构和位置以及统计方法都会影响预测能力。纳入急诊手术将进一步影响风险评估工具的结果。模型往往被迫将异质手术（如瓣膜修复 / 置换）合并起来，以提高对诸如死亡等相对罕见事件的辨别能力。抛开这些因素，基于回顾性观察数据的风险评分存在固有的偏倚，因为外科医生的选择偏倚不可避免地会产生影响。此外，模型开发需要均衡地包含患者和医院的特征。

风险评估量表的特征包括甄别能力和校准能力。甄别能力可被定义为一种模型区分发生特定不良事件［如死亡和（或）主要并发症］的患者与没有发生特定不良事件患者的能力[5]。大多数模型使用从接受者工作特征曲线下面积（area under the receiver operating characteristic curve，AUC）中获得的 C 统计量来衡量甄别能力。模型的校准也被描述为精确模型开发的一个关键部分[5]。如果没有校准，风险计算器就不能准确预测患者风险。历史上评估模型校准的技术包括 Hosmer-Lemeshow 拟合优度[6]。最近，许多人提出用观测 / 预测比的风险校正死亡率取代 Hosmer-Lemeshow 模型校准[7]。Bhatti 及其同事还建议进行卡方检验，将观察到的死亡率与预期死亡率进行比较，以便更好地将模型与实际数据拟合[8]。虽然获得验证队列进行模型甄别和校准至关重要，但包括欧洲心脏手术风险评估系统（European System for Cardiac Operative Risk Evaluation，EuroSCORE）在内的几个目前可用的风险评估评分仅使用推导数据集进行校准[9]。

目前，大多数风险算法都是基于逻辑回归分析和线性关系的先验假设。目前的风险预测可以通过使用人工神经网络等复杂的技术来改进，其具有对复杂、非线性关系建模的能力，并且对缺失数据相对稳健和包容[9]。

心脏手术中已建立的风险评估模型

在过去的 30 年里，已经设计了超过 20 种心脏手术风险分层模型（表 6.1），所包含的特征因不同的患者群体而异。表 6.2 比较了最常用的几种模型[10]。本节详细讨论的是 Parsonnet，EuroSCORE，年龄、肌酐和射血分数（age、creatinine，and ejection fraction，ACEF），以及 STS 死亡率和发病率评分。

表 6.1　心脏手术风险分层模型汇总[10]

模型	来源	数据收集年份	发表年份	患者（中心）数量	风险变量
Amphiascore	荷兰	1997—2001	2003	7282（1）	8
Cabdeal	芬兰	1990—1991	1996	386（1）	7
克利夫兰诊所	美国	1986—1988	1992	5051（1）	13
EuroSCORE（叠加法）	欧洲	1995	1999	13 302（128）	17
EuroSCORE（逻辑法）	欧洲	1995	1999	13 302（128）	17
法国评分	法国	1993	1995	7181（42）	13
Magovern	美国	1991—1992	1996	1567（1）	18
NYS	美国	1998	2001	18 814（33）	14
NNE	美国	1996—1998	1999	7290（NA）	8
Ontario	加拿大	1991—1993	1995	6213（9）	6
Parsonnet	美国	1982—1987	1989	3500（1）	16
Parsonnet（改良）	法国	1992—1993	1997	6649（42）	41
Pons	西班牙	1994	1997	1309（7）	11
STS 风险评分[a]	美国	2002—2006	2007	774 881（819）	49
CABG				109 759	50
瓣膜手术				101 661	50
CABG+ 瓣膜手术					
Toronto	加拿大	1993—1996	1999	7491（2）	9
Toronto（改良）	加拿大	1996—1997	2000	1904（1）	9
Tremblay	加拿大	1989—1990	1993	2029（1）	8
Tuman	美国	NA	1992	3156（1）	10
英国国家评分	英国	1995—1996	1998	1774（2）	19
退伍军人事务部	美国	1987—1990	1993	12 715（43）	10

[a]STS 风险评分的七个风险预测模型分为三大类，分别是 CABG、瓣膜手术以及 CABG 合并瓣膜手术。STS 风险计算方法所代表的数据反映了用于最新开发的模型的数据库中所含的患者数量和风险变量（版本 2.61）

CABG，冠状动脉旁路移植术；EuroSCORE，欧洲心脏手术风险评估系统；NNE，新英格兰北部；NYS，纽约州；STS，美国胸外科医师协会

With permission from Mayer EK，Sevdalis N，Rout S，et al：Surgical checklist implementation project. *Ann Surg* 2016；263（1）：58-63. doi：10. 1097/SLA.0000000000001185；and Afilalo J，Eisenberg MJ，Morin JF，et al：Gait speed as an incremental predictor of mortality and major morbidity in elderly patients undergoing cardiac surgery. *J Am Coll Cardiol* 2010；56（20）：1668-1676. doi：10. 1016/J.JACC.2010.06.039.

表 6.2 常用心脏手术风险计算方法比较 [11]

术前危险因素	EuroSCORE	STS	Parsonnet	克利夫兰诊所	NNE（仅用于 CABG）	复杂 bayes（仅用于 CABG）
年龄	X	X	X	X	X	X
性别	X	X	X		X	
种族		X				
体重 /BSA		X	X	X	X	X
IABP/ 强心药	X	X	X			
LV 功能	X	X	X	X	X	X
肾部疾病	X	X	X	X	X	X
肺部疾病	X	X	X	X	X	
PVD	X	X		X	X	
糖尿病		X	X	X	X	X
神经功能障碍	X	X		X	X	
活动性心内膜炎	X					
不稳定型心绞痛或近期 MI	X	X			X	
既往心脏手术	X	X	X	X	X	X
联合手术	X	X	X		NA	NA
主动脉受累	X	X			NA	NA
瓣膜手术	X	X	X	X	NA	NA
紧急手术	X	X	X	X	X	X

BSA，体表面积；CABG，冠状动脉旁路移植术；EuroSCORE，欧洲心脏手术风险评估；IABP，主动脉内球囊反搏；LV，左心室；MI，心肌梗死；NA，不适用；NNE，新英格兰北部；PVD，外周血管病；STS，美国胸外科医师协会

Parsonnet

1989 年，维克多・帕森内特（Victor Parsonnet）推广了心脏手术死亡率预测的第一个风险评分，基于来自单一机构的 14 个变量 [12]。虽然与最初设计评分的时代相比，该模型因外科手术技术的进步而受到批评，但在近 30 年后，该评分方法仍具有合理的甄别能力。因纳入的变量太少和某些变量被认为是任意的可能显著影响计算风险（如灾难性状态和其他罕见情况）而遭受争议 [10]。Parsonnet 根据 16 个术前变量累积的评分，将患者分为 5 个风险组。该量表的后期迭代，即 2000 年 Bernstein-Parsonnet，基于逻辑回归的叠加风险模型，在预测死亡率方面已被证明与 EuroSCORE 相当 [13,14]。尽管经过这些修改，Parsonnet 评分仍然不受青睐，因为它是基于非常古老的数据，而且出现于现代心脏外科的许多进展之前。

Euro SCORE

EuroSCORE 是在 20 世纪 90 年代末发展起来的，以应对代表不同心脏手术患者群体的客观评分系统的需求 [16]。与早期的评分系统（如 Parsonnet 和克利夫兰诊所风险评分）不同，这些评分系统是基于个别机构经验的基础上发展起来的，而 EuroSCORE 是基于来自 8 个欧洲国家 132 家医院的连续 20 014 名患者数据衍生和验证出来的。该评分使用了 97 个风险因素来生成 EuroSCORE 算法，可以通过叠加法或更复杂的逻辑模型来计算 [16]。原始队列的平均年龄为 62.5 岁，其中 10% 的患者年龄大于 75 岁，只有 28% 为女性。衍生队列中有 0.5% 的患者依赖透析，13.7% 的患者有慢性心功能不全，只有 1% 的病例报告为急诊 [16]。研究发现，叠加法高估了风险较低患者的死亡率，而低估了非常高危患者群体的这一参数 [17,18]。因此，死亡率估计值在 12% 的边际支

点上从高估过渡到低估[18]。EuroSCORE 的更多局限性包括风险的下限和上限（0 和 22%），以及报道的最大敏感性为 64%，特异性为 87%[18]。在 Nashef 及其同事的一项研究中，EuroSCORE 使用 1995—1999 年的 STS 数据在北美人群中进行了验证[19]。对两种量表的比较发现，尽管欧洲和美国队列在基线人口统计学、风险水平和手术特征方面存在差异，但 EuroSCORE 在不同亚组患者的数年数据中具有令人满意的甄别能力[19]。

年龄、肌酐和射血分数（ACEF）评分

ACEF 评分的创建动机是，国际上使用的风险计算器是基于大量人群的低事件发生率，包括紧急病例和非紧急病例[20]。如果这些公布的风险计算器应用于年手术量低和特殊患者群体的中心，由于大多数协变量的效力有限，它们可能不再有效。因此，Ranucci 及其同事试图评估一个只有三个因素的简约死亡率计算器的甄别能力[20]。ACEF 评分基于 8648 例接受择期手术的患者，通过将患者年龄除以左心室射血分数，如果术前血清肌酐＞ 2.0 mg/dl，则加 1，来计算。根据图 6.1 所示的列线图计算患者的预测死亡率。与 EuroSCORE 和几个地区风险评分相比，ACEF 在预测单纯 CABG 术后死亡率方面表现最好，总体上仅次于克利夫兰诊所评分[21]。

美国胸外科医师协会（STS）评分

STS 成人心脏手术数据库建立于 1989 年，这是一个大型专业协会首次尝试收集具有全国代表性的数据，并为各种机构提供基准[21]。在随后的 30 年里，STS 数据库逐步发展到包括近 600 万例手术和 CABG 以外的各种手术类型。STS 数据库的一个重要特点是定期对数据集进行修改，以便为个体机构提

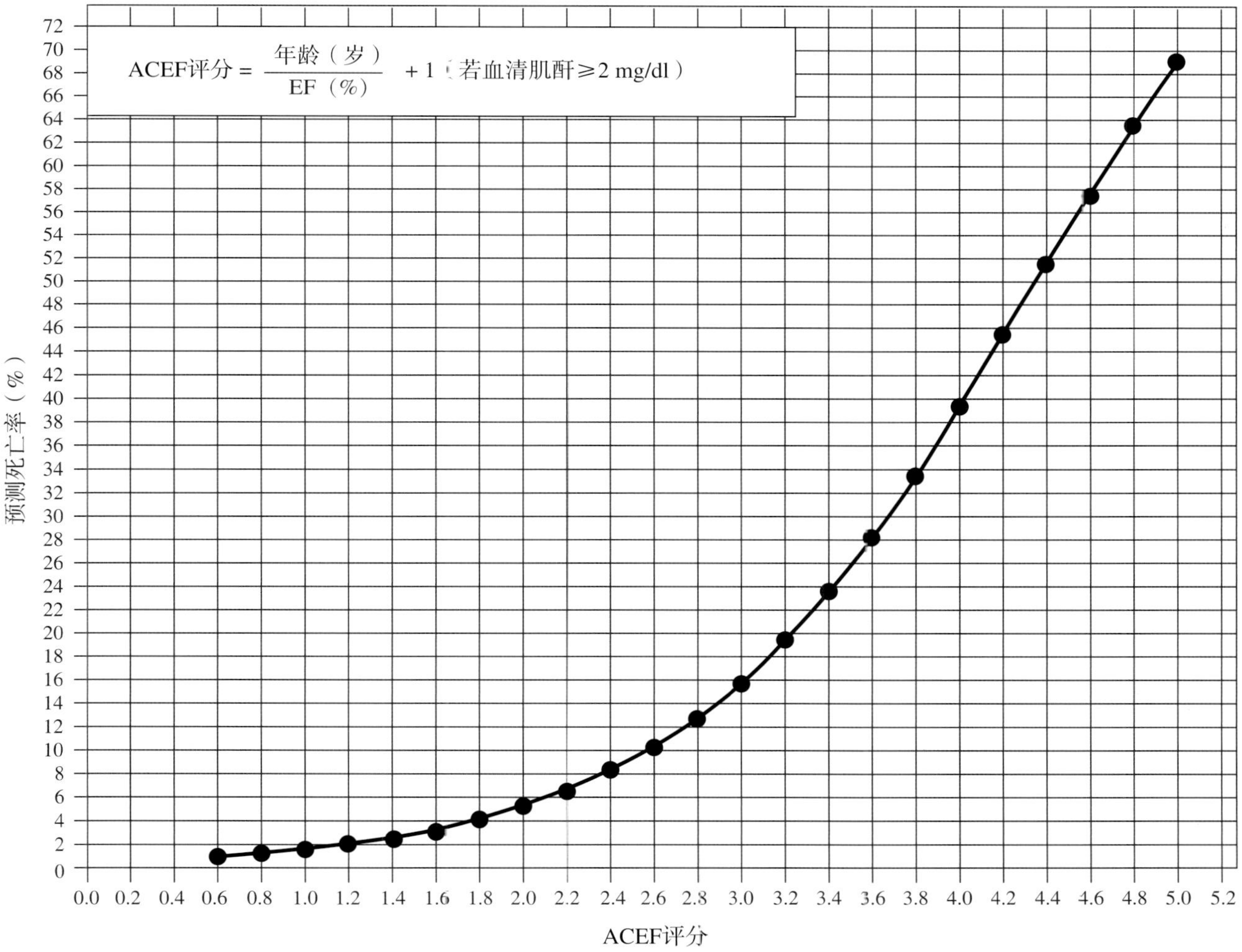

• **图 6.1** 年龄、肌酐和射血分数（ACEF）评分与死亡风险之间的单因素相关性（逻辑回归）[21]。EF，射血分数

供最新的风险预测和质量指标。使用自愿参与中心的反馈方法，定期更改数据字段，以反映最重要的风险预测因素。虽然CABG患者有超过200个术前和手术要素，但所有其他手术亚型患者有超过1300个要素，这些手术亚型的完成度不稳定（表6.3）。STS为各种手术类型提供单独的风险评分，是目前美国最常

表6.3　美国胸外科医师协会关于瓣膜手术联合CABG风险模型的候选变量及其编码列表[24]

候选变量	编码
连续变量	
年龄[a]	线性样条从50处截断，结点在75处
射血分数	线性；值＞50映射到50
体表面积[a]	为男性和女性分别建模的二次多项式。注：BSA＜1.4和＞2.6分别映射到这些值
肌酐	线性（仅用于非透析治疗患者）。注：肌酐＜0.5和＞5.0分别映射到这些值
时间趋势[a]	在每6个月的收获间隔中，具有单独类别的顺序分类变量。在各类别中以线性形式建模
二元变量	
活动性感染性心内膜炎	是/否
透析	是/否
术前心房颤动	是/否
休克	是/否
女性[a]	是/否
高血压	是/否
免疫抑制疗法	是/否
术前IABP或强心药	是/否
外周血管病	是/否
不稳定型心绞痛（7天内无MI）	是/否
左主干病变	是/否
主动脉瓣狭窄	是/否
二尖瓣狭窄	是/否
主动脉瓣关闭不全	定义为至少中度（是/否）
二尖瓣关闭不全	定义为至少中度（是/否）
三尖瓣关闭不全	定义为至少中度（是/否）
分类变量	
手术类型	三组：AVR + CABG、MVR + CABG、MV修复术 + CABG
CLD	在各类别中以线性形式建模（无、轻度、中度、重度）
CVD/CVA	三组：无CVD、有CVD无CVA、CVD + CVA
糖尿病	三组：胰岛素治疗的糖尿病、非胰岛素治疗的糖尿病、其他或无糖尿病
冠状动脉病变血管数量	三组：＜2支病变、2支病变、3支病变 在各类别中以线性形式建模
MI	三组：＜24 h、1～21天、＞21天或无MI。注：一些模型的第1组和第2组随后被瓦解。
种族	三组：黑种人、西班牙裔、其他（包括白种人）
紧急状态	四组：择期、急诊、紧急无复苏、抢救或紧急伴复苏
既往心血管手术	三组：0次、1次、2次
CHF和NYHA分级	三组：无CHF、CHF不伴NYHA IV级、CHF伴NYHA IV级
交互作用项	
再次手术年龄[a]	
按紧急状态划分的年龄[a]	
按右侧每一种划分的手术类型	年龄、糖尿病、透析、肌酐、再次手术、心内膜炎、紧急状态、CLD、CHF、EF、性别、休克、IABP/强心药、二尖瓣关闭不全、主动脉瓣关闭不全、二尖瓣狭窄、主动脉瓣狭窄。

AVR，主动脉瓣置换术；BSA，体表面积；CABG，冠状动脉旁路移植术；CHF，充血性心力衰竭；CLD，慢性肺部疾病；CVA，脑血管意外；CVD，心血管病；EF，射血分数；IABP，主动脉内球囊反搏；MI，心肌梗死；MVR，二尖瓣置换术；NYHA，纽约心脏病学会分级

用的评分。在最新发布的数据中，Shahian 及其同事报告了该模型对单纯 CABG 手术死亡率预测的 C 统计量为 0.82，对 CABG/ 瓣膜手术为 0.72，对单纯瓣膜 / 置换手术为 0.76 ～ 0.84[23-25]。由于数据库中患者数量较多，STS 模型还能够预测术后严重不良事件的风险，如卒中、胸骨深部伤口感染、再次手术和机械通气时间延长 [22-24]。

STS 风险预测算法的复杂性具有对现实世界的不同意义。向 STS 报告数据需要占用大量的资源，通常需要专门的工作人员准确地提取数据，完成电子领域的工作。然而，STS 模型的校准和甄别能力已经验证了它在确定非传统手术的替代指标方面的有效性，如经导管主动脉瓣置换术（aortic valve replacement，AVR）或 MitraClip（Abbott）。这使 STS 数据库在先天性心脏病手术和胸外科手术登记中得到了进一步推广。此外，医院和外科医生级别的绩效指标预计将用于绩效薪酬支付，并对区域化和风险缓解策略产生更广泛的影响。

虚弱与年龄

虽然历史证明老年患者可从心脏手术中获益，但他们通常表现为更广泛的冠状动脉钙化和并存的瓣膜异常，更有可能需要急诊 / 紧急干预 [25]。年龄本身往往是共病状态的标志，在风险模型中权重很大。心脏手术老年患者的结果难以研究，因为共病、残疾和疾病严重程度的附加影响不能总是通过管理风险因素（甚至临床数据）来识别。关于 80 多岁老人的大型多中心临床系列研究发现，在合并症最少的老年患者中，与 CABG 和 CABG/AVR 相关的死亡率接近年轻患者的死亡率。此外，这些研究发现，心脏手术后死亡率的预测因素在年轻和老年队列中是相似的 [26]。考虑到在北美，老年患者占心脏手术的近一半，占所有术后并发症和死亡的 80%，有必要对老年人进行专门的术前风险评估 [23]。此外，尽管并发症和死亡率很高，但接受心脏手术的 80 多岁老人的长期生存率令人满意 [27]。然而，CABG/ 瓣膜等联合手术增加了死亡风险，CABG/ 二尖瓣置换术的死亡风险甚至高于 CABG/AVR。

常用的死亡率预测计算器，如 EuroSCORE，容易高估老年患者的死亡率，因为这些评分是来自更年轻的队列。鉴于 75 岁以上人群接受心脏手术的人口比例不断增加，有必要对影响老年人群死亡风险的独特因素进行调查 [28]。

另一项比较年龄小于 75 岁和大于 75 岁接受非急诊 CABG 手术患者的观察性研究显示，虽然老年队列患者的比例增加，但死亡率下降。一项经年龄校正的 EuroSCORE 分析（从原始的 EuroSCORE 中去除年龄）显示，尽管接受心脏手术的老年患者比例在增加，但风险相似，这表明随着年龄的增长，共病趋于稳定 [25]。最终，这些观察性研究受到了治疗选择偏倚的限制。此外，患者的“生理年龄”不能在现有的模型中进行量化和整合，需要对老年人进行更细致的风险计算。

最近，虚弱被定义为应对生理应激能力降低和储备下降的状态，其已成为心血管医学中一个非常热门的话题 [29]。虚弱似乎不同于年龄、残疾和其他共病 [30]。有几种量表被用来评估患者虚弱和残疾的程度，包括“起身行走”、握力、心血管健康研究（Cardiovascular Health Study，CHS）标准和埃德蒙顿虚弱量表。在单独的分析中显示，较慢的步行速度（步速）会逐渐增加心脏手术后的死亡率和主要共病的风险 [30]。

除了共病评分与虚弱评估之间的相关性外，在术前风险评估中加入虚弱指标显著提高了现有模型的甄别能力 [31]。Afilalo 和他的同事们表明，在有和没有术后不良事件的患者中，日常活动障碍的数量没有差异 [31]。相反，Parsonnet 评分与缓慢 5 m 步速（≥ 6 s）和 Nagi 量表评分（在 Nagi 量表中至少有 3 种活动障碍）的组合具有最大的预测能力，并与死亡率显著增加的风险相关 [31]。加入 5 m 步速和 Nagi 量表评分，使 STS 预测死亡率和发病率风险（STS predicted risk of mortality and morbidity，STS-PROMM）的 C 统计量由 0.68 提高到 0.73。有趣的是，与虚弱量表相比，ACEF 评分产生的 AUC 最低，AVC 在这项多中心研究中并不是死亡率的显著预测因子 [31]。

另外几项研究也显示，老年人群心脏手术后的虚弱和预后有关。在一份包含 131 例患者的报道中，在考虑了 STS-PROMM 评分后，采用非标准化方法测量的步速是死亡率或主要发病率和出院到康复护理机构的独立预测因子 [30]。莱比锡心脏中心的一项研究表明，CHS 虚弱评分在预测死亡率方面具有显著的优势，其与 STS 评分和 SuroSCORE 存在低至中度相关性 [32]。来自海事心脏中心心脏手术登记处的数据也表明，由 Katz 日常活动独立性指数量表所定义的虚弱是住院死亡率、机构出院和中期死亡率的独立预测因子 [33]。虽然肥胖可以对抗生理应激，这种现象被称为“肥胖悖论”，但肥胖患者也可能因为“少肌性肥胖”而发生虚弱[34]。鉴于已出现的越来越多的证据，有必要对这些量表在预测老年患者死亡率方面进行严格的测试。将这种虚弱量表整合到现有的风险模型中，可以选择最佳的治疗方法和进行患者分层，以便进行更精细的术前和出院后干预。

先天性心脏病手术

先天性心脏病患者代表一个特别脆弱的群体，疾病谱多样化。先天性病变的复杂性、低血容量，以及常需要二次开胸手术，使先天性心脏病手术具有挑战性。最早的病例混合校正工具是 Lacour-Gayet 及其同事在 2003 年报道的亚里士多德基本复杂性评分[35]。由国际外科专家小组开发，对 145 种不同的先天性心脏病手术进行三方面的评分，包括潜在死亡率、发病率和技术难度。先天性心脏病手术风险校正（Risk Adjustment for Congenital Heart Surgery，RACHS-1）是一种预测儿童群体短期死亡率的单独方法，由儿科心脏病专家和外科医生共识小组创建，预测指标包括手术类型（6 类）、年龄、早产史和并存的重大非心脏发育异常[36]。亚里士多德基本复杂性评分和 RACHS-1 似乎提高了预测死亡率的甄别能力[37]。RACHS-1 已被用于评估同行机构之间经病例混合复杂性校正后的观察死亡率 / 预期死亡率比值。在多变量逻辑回归中整合 RACHS-1 变量也有助于分析与住院死亡率有关的患者层面因素。对 RACHS-1 的争议包括将不同的解剖异常和修复方法进行有序等级分类会造成显著的数据缩减。虽然这些分组允许足够的样本量来执行风险建模，但解剖粒度和病例混合特异性的缺失仍然是这种预测工具的一个弱点。该工具还排除了接受心脏移植的患者和非心脏手术中存在严重并发症的患者[38]。此外，随着先天性心脏病儿童到成年期存活率的增加，源自 18 岁以下儿童手术的 RACHS-1 评分系统可能不太适用于评估成人先天性心脏病手术[38]。

与 RACHS-1 评分类似，STS- 先天性心脏病手术数据库（STS-Congenital Heart Surgery Database，STS-CHSD）使用风险类别来计算手术死亡率。使用 STS- 欧洲心胸外科协会（STS-European Association for Cardio-Thoracic Surgery，EACTS）先天性心脏病手术死亡率类别（STAT-Mortality），手术的死亡风险等级为 1 ～ 5 级[37]。这些类别是根据 EACTS 先天性心脏病数据库和 STS-CHSD 汇编的数据定义的，包括 2002—2007 年超过 77 294 例手术。每例手术根据估计的死亡率分配 STS-EACTS 评分，并按 STS-EACTS 类别分组。根据一个单独的验证队列，我们发现 STS-EACTS 评分与 STS-EACTS 类别相比有更好的甄别能力。对于出现 40 次以上的手术来说，这些模型都优于 RACHS-1 和亚里士多德基本复杂性评分[37]。

基于 2010—2013 年 52 224 名患者的 STS-CHSD 风险模型的最新迭代表明，纳入患者因素提高了风险校正医院死亡率比较的甄别能力，并减少了偏倚[39]。尽管 STS 数据库自 2004 年启动以来增长迅速，但由于报告不足，一些术前患者因素仍然被排除在 STS 数据库之外。此外，最新的 STS-CHSD 没有考虑到几个患者因素之间的相互作用对死亡率的影响，如年龄和手术。

随着儿童心脏手术相关死亡率的下降，减少手术并发症和提高生存质量仍然是儿科医生和外科医生的重要优先事项。儿童死亡率风险评分专注于促使患者进入重症监护病房的生理因素，已被公认为死亡率和发病率的可靠预测指标。增加 RACHS 和 STS-STAT 类别的手术复杂性评分并没有提高对死亡率和新的功能性并发症的甄别能力。因此，风险预测正从依赖手术类型转向依赖生理数据。此外，先天性心脏病手术的风险模型，包含患者围手术期不同阶段的数据，可能有助于勾画出整个护理过程中质量改善的目标[41]。

不考虑这些因素，每 100 万先天性心脏病成年幸存者中，近 2800 名患有先天性心脏病的成人仍然是一个独特的类别，在成人或儿童风险预测模型中没有被很好地捕获[41]。成人先天性心脏病患者再次手术风险的增加主要与二次开胸手术和主 – 肺动脉侧支存在的相关风险有关[42,43]。成人风险评估模型，如 Parsonnet、EuroSCORE 和 STS，包括既往的心脏手术，没有单独指定先天性异常，这无疑可能会影响患者的死亡率和发病率。

体外机械支持

随着体外膜肺氧合（extracorporeal membrane oxygenation，ECMO）结果的改善，在急性心肺衰竭情况下明智地使用该技术，促使人们快速识别合适的候选者。例如，经静脉 - 动脉体外膜肺氧合抢救的 AMI 患者心源性休克结局的预测（prEdictioN of Cardiogenic shock OUtcome foR AMI patients salvaGed by venoarterial extracorporeal membrane oxygenation，ENCOURAGE）评分包括 ECMO 前的

7个特征，与其他算法［包括静脉 - 动脉 ECMO 后生存（the Survival After Veno-arterial ECMO，SAVE）、简化急性生理学评分Ⅱ（Simplified Acute Physiology score Ⅱ）、脓毒症相关器官衰竭评估（Sepsis-related Organ Failure Assessment）］相比，这些特征预测生存的能力有所提高[44,45]。

对于孤立的、可能可逆的急性呼吸衰竭患者，常规通气支持与体外膜肺氧合治疗成人严重呼吸衰竭（Conventional Ventilatory Support versus Extracorporeal Membrane Oxygenation for Severe Adult Respiratory Failure，CESAR）试验表明，早期静脉 - 静脉（venovenous，VV）ECMO 可提高6个月的生存率，且无显著并发症[46]。自这项多机构随机对照试验发表以来，几个小组已经尝试使用死亡率预测模型来优化患者选择。其中一个评分是由 Hilder 及其同事针对之前发表的 ECMOnet 和呼吸体外膜肺氧合生存预测（Respiratory Extracorporeal Membrane Oxygenation Survival Prediction，RESP）评分开发的 ECMO 治疗生存预测（Prediction of Survival on ECMO Therapy，PRESET）评分[47-49]。ECMOnet 和 RESP 对存活者的甄别能力中等（AUC 分别为 0.69 和 0.64）。然而，纳入 PRESET 评分的肺外变量显示了更好的内部和外部验证队列甄别能力（AUC 分别为 0.85 和 0.70）。无论如何，ECMO net 和 PRESET 都来自有限的机构队列，而 RESP 可能代表了更多的 VV-ECMO 经验（表 6.4）。目前，由于现有风险评分相对较差的甄别能力，使得医生无法对危重症患者是否需要使用 ECMO 做出绝对的判断。

表 6.4 静脉 - 静脉体外膜肺氧合（VV-ECMO）死亡率风险计算方法比较

	ECMO-NET47	RESP48	PRESET49
衍生队列	60 例 H1N1、ARDS 患者接受 VV-ECMO	2010—2012 年 ELSO 数据库中的 2355 例患者	82 例连续 ARDS 患者接受 VV-ECMO
外部验证队列	其他国家因 H1N1 发生 ARDS 的 74 例患者	法国多个中心的 140 例患者	德国单个机构因 ARDS 使用 VV-ECMO 的 59 例患者
年龄		✓	
ECMO 使用前院内 LOS（天）	✓		✓
胆红素（mg/dl）	✓		
肌酐（mg/dl）	✓		
红细胞压积（%）	✓		
平均动脉压（mmHg）	✓		✓
免疫功能低下状态		✓	
ECMO 启动前机械通气（h）		✓	
急性呼吸系统诊断		✓	
CNS 功能障碍		✓	
急性非肺部感染		✓	
ECMO 前使用肌松剂		✓	
ECMO 前使用一氧化氮		✓	
ECMO 前碳酸氢盐输注		✓	
ECMO 前心搏骤停		✓	
$PaCO_2$（mmHg）		✓	
气道峰压（cmH_2O）		✓	
乳酸浓度			✓
pHa			✓
血小板浓度			✓

ARDS，急性呼吸窘迫综合征；CNS，中枢神经系统；ECMO，体外膜肺氧合；ECMO-NET，ECMO 国际网络系统；ELSO，体外生命支持组织；LOS，停留时间；$PaCO_2$，动脉二氧化碳分压；pHa，动脉血 pH 值；PRESET，ECMO 治疗的生存预测；RESP，呼吸系统体外膜肺氧合生存预测；VV，静脉 - 静脉

心室辅助装置

对于终末期心力衰竭患者，机械辅助装置是移植前的过渡治疗和终点治疗。然而，选择获得最大利益的患者对于防止无益治疗至关重要。先前建立的搏动性血流左心室辅助装置（left ventricular assist device，LVAD）植入的生存计算指标包括年龄、营养不良、血小板减少、肾功能不全和国际标准化比值升高，这将增加 90 天短期死亡风险（表 6.5）。随着 LVAD 技术和心力衰竭人群的特点，患者的选择和生存很可能会继续发展，因为器官短缺持续存在，更多的患者需要机械支持 [50-53]。虽然有几种风险评分可用于预测接受左心室辅助装置的患者的死亡率，但临床医生和团队判断仍然至关重要。毫无疑问，需要在机械辅助循环支持机构间登记处等大型登记处积累数据，以为现代心室辅助装置技术设计适当的风险评分。

超越死亡率

随着手术技术和围手术期管理的进步，在心脏手术中实现准确预测死亡率的工作同步进展。EuroSCORE 和最新的 STS 风险计算器都被采用，预测如永久性卒中、肾衰竭、机械通气时间延长和纵隔感染等事件。EuroSCORE 已被发现与除心肌梗死和出血发生率外的几乎所有不良事件相关 [54]。STS 计算器对主要并发症发生率已经达到了令人满意的甄别能力，根据手术类型和不良事件的不同，范围为 0.62 ~ 0.79。目前风险评分的使用已超出其最初意图，并被用于为机构和外科医生提供质量基准。正式整合重要的患者特征（如虚弱）将增强现有模型的甄别能力。最后，依赖风险评分将使医生能够从不断发展的外科手术和介入技术中进行选择，以安全地治疗心脏病患者。

表 6.5 左心室辅助装置生存预测模型比较

	Lietz 评分 [52]	HeartMate Ⅱ风险评分（HMRS）[53]	Penn-Columbia 风险评分 [54]
VAD 类型	HeartMate XVE	HeartMate Ⅱ	Heartmate Ⅱ和 HVAD（Heartware）
VAD 血流类型	搏动性	连续性	连续性
衍生队列	REMATCH 试验，222 例患者，2001—2005	HM Ⅱ 试验，583 例患者，2005—2010	210 例患者，2006—2014
验证队列	未进行	HM Ⅱ 试验，539 例患者，2005—2010	哥伦比亚的 260 例患者
生存分析	90 天和 1 年	90 天和长期	1 年
年龄		√	√
血小板计数≤ 148 × 10^3/μl	√		
血清白蛋白	√	√	
红细胞压积≤ 34	√		
AST ＞ 45 U/ml	√		
INR	√	√	
血管扩张药治疗	√		
无静脉强心药	√		
血尿素氮＞ 51 U/dl	√		
肌酐		√	√
总胆红素			√
体重指数			√
RV 功能障碍			√
主动脉瓣关闭不全			√
中心 LVAD 体积		√	

AST，谷草转氨酶；INR，国际标准化比值；LVAD，左心室辅助装置；RV，右心室；VAD，心室辅助装置

参考文献

1. O'Connor GT, Plume SK, Olmstead EM, et al. A regional intervention to improve the hospital mortality associated with coronary artery bypass graft surgery: the Northern New England Cardiovascular Disease Study Group. *JAMA*. 1996;275(11):841–846. Available at http://www.ncbi.nlm.nih.gov/pubmed/8596221. Accessed 04/27/2018.
2. Khuri SF, Daley J, Henderson WG. The comparative assessment and improvement of quality of surgical care in the department of veterans affairs. *Arch Surg*. 2002;137(1):20–27. Available at http://www.ncbi.nlm.nih.gov/pubmed/11772210. Accessed 04/27/2018.
3. Grover FL, Shroyer AL, Hammermeister K, et al. A decade's experience with quality improvement in cardiac surgery using the Veterans Affairs and Society of Thoracic Surgeons national databases. *Ann Surg*. 2001;234(4):464–72-4. Available at http://www.ncbi.nlm.nih.gov/pubmed/11573040. Accessed 05/01/2018.
4. Mayer EK, Sevdalis N, Rout S, et al. Surgical checklist implementation project. *Ann Surg*. 2016;263(1):58–63. https://doi.org/10.1097/SLA.0000000000001185.
5. Ivanov J, Tu JV, Naylor CD. Ready-made, recalibrated, or remodeled? Issues in the use of risk indexes for assessing mortality after coronary artery bypass graft surgery. *Circulation*. 1999;99(16):2098–2104. Available at http://www.ncbi.nlm.nih.gov/pubmed/10217648. Accessed 04/27/2018.
6. Yu W, Xu W, Zhu L. A modified Hosmer–Lemeshow test for large data sets. *Commun Stat Theory Methods*. 2017;46(23):11813–11825. https://doi.org/10.1080/03610926.2017.1285922.
7. Nashef SAM, Roques F, Sharples LD, et al. EuroSCORE II. *Eur J Cardiothoracic Surg*. 2012;41(4):734–745. https://doi.org/10.1093/ejcts/ezs043.
8. Bhatti F, Grayson AD, Grotte G, et al. The logistic EuroSCORE in cardiac surgery: How well does it predict operative risk? *Heart*. 2006;92(12):1817–1820. https://doi.org/10.1136/hrt.2005.083204.
9. Nilsson J, Algotsson L, Höglund P, et al. Comparison of 19 pre-operative risk stratification models in open-heart surgery. *Eur Heart J*. 2006;27(7):867–874. https://doi.org/10.1093/eurheartj/ehi720.
10. Prins C, de Villiers Jonker I, Botes L, et al. Cardiac surgery risk-stratification models. *Cardiovasc J Afr*. 2012;23(3):160–164. https://doi.org/10.5830/CVJA-2011-047.
11. Granton J, Cheng D. Risk stratification models for cardiac surgery. *Semin Cardiothorac Vasc Anesth*. 2008;12(3):167–174. https://doi.org/10.1177/1089253208323681.
12. Parsonnet V, Dean D, Bernstein AD. A method of uniform stratification of risk for evaluating the results of surgery in acquired adult heart disease. *Circulation*. 1989;79(6 Pt 2):I3–12 Available at http://www.ncbi.nlm.nih.gov/pubmed/2720942. Accessed 05/01/2018.
13. Bernstein AD, Parsonnet V. Bedside estimation of risk as an aid for decision-making in cardiac surgery. *Ann Thorac Surg*. 2000;69(3):823–828. https://doi.org/10.1016/S0003-4975(99)01424-1.
14. Berman M, Stamler A, Sahar G, et al. Validation of the 2000 Bernstein-Parsonnet score versus the EuroSCORE as a prognostic tool in cardiac surgery. *Ann Thorac Surg*. 2006;81(2):537–540. https://doi.org/10.1016/j.athoracsur.2005.08.017.
15. Nashef SAM, Roques F, Michel P, et al. European system for cardiac operative risk evaluation (EuroSCORE). *Eur J Cardiothoracic Surg*. 1999;16(1):9–13. https://doi.org/10.1016/S1010-7940(99)00134-7.
16. Roques F, Nashef SAM, Michel P, et al. Risk factors and outcome in European cardiac surgery: Analysis of the EuroSCORE multinational database of 19030 patients. *Eur J Cardiothoracic Surg*. 1999;15(6):816–823. https://doi.org/10.1016/S1010-7940(99)00106-2.
17. Gogbashian A, Sedrakyan A, Treasure T. EuroSCORE: a systematic review of international performance. *Eur J Cardiothoracic Surg*. 2004;25(5):695–700. https://doi.org/10.1016/j.ejcts.2004.02.022.
18. Sergeant P, de Worm E, Meyns B. Single centre, single domain validation of the EuroSCORE on a consecutive sample of primary and repeat CABG. *Eur J Cardiothoracic Surg*. 2001;20(6):1176–1182. https://doi.org/10.1016/S1010-7940(01)01013-2.
19. Nashef S, Roques F, Hammill BG, et al. Validation of European System for Cardiac Operative Risk Evaluation (EuroSCORE) in North American cardiac surgery. *Eur J Cardiothoracic Surg*. 2002;22(1):101–105. https://doi.org/10.1016/S1010-7940(02)00208-7.
20. Ranucci M, Castelvecchio S, Menicanti L, et al. Risk of assessing mortality risk in elective cardiac operations: Age, creatinine, ejection fraction, and the law of parsimony. *Circulation*. 2009 119(24):3053–3061. https://doi.org/10.1161/CIRCULATIONAHA.108.842393.
21. Society of Thoracic Surgeons (STS). STS National Database. Available at https://www.sts.org/registries-research-center/sts-national-database. Accessed 05/01/2018.
22. Shahian DM, O'Brien SM, Filardo G, et al. The Society of Thoracic Surgeons 2008 cardiac surgery risk models: Part 1—Coronary artery bypass grafting surgery. *Ann Thorac Surg*. 2009;88(1):S2–S22. https://doi.org/10.1016/j.athoracsur.2009.05.053.
23. Shahian DM, O'Brien SM, Filardo G, et al. The Society of Thoracic Surgeons 2008 cardiac surgery risk models: Part 3—Valve plus coronary artery bypass grafting surgery. *Ann Thorac Surg*. 2009;88(1):S43–S62. https://doi.org/10.1016/j.athoracsur.2009.05.055.
24. O'Brien SM, Shahian DM, Filardo G, et al. The Society of Thoracic Surgeons 2008 cardiac surgery risk models: Part 2—Isolated valve surgery. *Ann Thorac Surg*. 2009;88(1):S23–S42. https://doi.org/10.1016/j.athoracsur.2009.05.056.
25. Naughton C, Feneck RO, Roxburgh J. Early and late predictors of mortality following on-pump coronary artery bypass graft surgery in the elderly as compared to a younger population. *Eur J Cardiothoracic Surg*. 2009;36(4):621–627. https://doi.org/10.1016/j.ejcts.2009.04.066.
26. Alexander KP, Anstrom KJ, Muhlbaier LH, et al. Outcomes of cardiac surgery in patients age $\geq$80 years: results from the national cardiovascular network. *J Am Coll Cardiol*. 2000;35(3):731–738. https://doi.org/10.1016/S0735-1097(99)00606-3.
27. Zingone B, Gatti G, Rauber E, et al. Early and late outcomes of cardiac surgery in octogenarians. *Ann Thorac Surg*. 2009;87(1):71–78. https://doi.org/10.1016/j.athoracsur.2008.10.011.
28. Leontyev S, Walther T, Borger MA, et al. Aortic valve replacement in octogenarians: Utility of risk stratification with EuroSCORE. *Ann Thorac Surg*. 2009;87(5):1440–1445. https://doi.org/10.1016/j.athoracsur.2009.01.057.
29. Abdullahi YS, Athanasopoulos LV, Casula RP, et al. Systematic review on the predictive ability of frailty assessment measures in cardiac surgery. *Interact Cardiovasc Thorac Surg*. 2017;24(4):ivw374. https://doi.org/10.1093/icvts/ivw374.
30. Afilalo J, Eisenberg MJ, Morin JF, et al. Gait speed as an incremental predictor of mortality and major morbidity in elderly patients undergoing cardiac surgery. *J Am Coll Cardiol*. 2010;56(20):1668–1676. https://doi.org/10.1016/J.JACC.2010.06.039.
31. Afilalo J, Mottillo S, Eisenberg MJ, et al. Addition of frailty and disability to cardiac surgery risk scores identifies elderly patients at high risk of mortality or major morbidity. *Circ Cardiovasc Qual Outcomes*. 2012;5(2):222–228. https://doi.org/10.1161/CIRCOUTCOMES.111.963157.
32. Sündermann S, Dademasch A, Praetorius J, et al. Comprehensive assessment of frailty for elderly high-risk patients undergoing cardiac surgery. *Eur J Cardiothoracic Surg*. 2011;39(1):33–37. https://doi.org/10.1016/j.ejcts.2010.04.013.
33. Lee DH, Buth KJ, Martin B-J, et al. Frail patients are at increased risk for mortality and prolonged institutional care after cardiac surgery. *Circulation*. 2010;121(8):973–978. https://doi.org/10.1161/CIRCULA TIONAHA.108.841437.
34. Yanagawa B, Graham MM, Afilalo J, Hassan A, Arora RC. Frailty as a risk predictor in cardiac surgery: Beyond the eyeball test. *J Thorac Cardiovasc Surg*. 2018;156(1):172–176.e2. https://doi.org/10.1016/j.jtcvs.2018.01.103.
35. Lacour-Gayet F, Clarke D, Jacobs J, et al. The Aristotle score: a complexity-adjusted method to evaluate surgical results. https://doi.org/10.1016/j.ejcts.2004.03.027.
36. Jenkins KJ, Gauvreau K, Newburger JW, et al. Consensus-based method for risk adjustment for surgery for congenital heart disease. *J Thorac Cardiovasc Surg*. 2002;123(1):110–118. Available at http://www.ncbi.nlm.nih.gov/pubmed/11782764. Accessed 05/01/2018.
37. O'Brien SM, Clarke DR, Jacobs JP, et al. An empirically based tool for analyzing mortality associated with congenital heart surgery. *J Thorac Cardiovasc Surg*. 2009;138(5):1139–1153. https://doi.org/10.1016/j.jtcvs.2009.03.071.
38. Jenkins KJ. Risk adjustment for congenital heart surgery: the RACHS-1 method. *Semin Thorac Cardiovasc Surg Pediatr Card Surg Annu*. 2004;7(1):180–184. https://doi.org/10.1053/J.PCSU.2004.02.009.
39. O'Brien SM, Jacobs JP, Pasquali SK, et al. The Society of Thoracic Surgeons Congenital Heart Surgery Database mortality risk model: Part 1-Statistical methodology. *Ann Thorac Surg*. 2015;100(3):1054–1062. https://doi.org/10.1016/j.athoracsur.2015.07.014.
40. Schwartz SM. What predicts risk and what defines outcomes in congenital heart disease? *J Thorac Cardiovasc Surg*. 2017;154(2):618–619. https://doi.org/10.1016/j.jtcvs.2017.02.005.
41. Warnes CA, Liberthson R, Danielson GK, et al. Task force 1: the changing profile of congenital heart disease in adult life. *J Am Coll Cardiol*. 2001;37(5):1170–1175. https://doi.org/10.1016/S0735-1097(01)01272-4.
42. Baumgartner H, Bonhoeffer P, De Groot NMS, et al. ESC guidelines for the management of grown-up congenital heart disease (new version 2010): The task force on the management of grown-up congenital heart disease of the European Society of Cardiology (ESC). *Eur Heart J*. 2010;31(23):2915–2957. https://doi.org/10.1093/eurheartj/ehq249.
43. Baumgartner H. Does frequently inadequate adult care threaten the outcome of congenital heart disease after successful paediatric treatment? *Eur Heart J*. 2018;39(12):990–992. https://doi.org/10.1093/eurheartj/ehy035.
44. Muller G, Flecher E, Lebreton G, et al. The ENCOURAGE mortality risk score and analysis of long-term outcomes after VA-ECMO for acute myocardial infarction with cardiogenic shock. *Intensive Care Med*. 2016;42(3):370–378. https://doi.org/10.1007/s00134-016-4223-9.
45. Schmidt M, Burrell A, Roberts L, et al. Predicting survival after ECMO for refractory cardiogenic shock: the survival after veno-arterial-ECMO (SAVE)-score. *Eur Heart J*. 2015;36(33):2246–2256. https://doi.org/10.1093/eurheartj/ehv194.
46. Peek G, Elbourne D, Mugford M, et al. Randomised controlled trial and parallel economic evaluation of conventional ventilatory support versus extracorporeal membrane oxygenation for severe adult respiratory failure (CESAR). *Health Technol Assess*. 2010;14(35):1–46. https://doi.org/10.3310/hta14350.
47. Pappalardo F, Pieri M, Greco T, et al. Predicting mortality risk in patients undergoing venovenous ECMO for ARDS due to influenza A (H1N1) pneumonia: the ECMOnet score. *Intensive Care Med*. 2013;39:275–281. https://doi.org/10.1007/s00134-012-2747-1.
48. Schmidt M, Bailey M, Sheldrake J, et al. Predicting survival after extracorporeal membrane oxygenation for severe acute respiratory failure. The Respiratory Extracorporeal membrane oxygenation Survival Prediction (RESP) score. *Am J Respir Crit Care Med*. 2014;189(11):1374–1382. https://doi.org/10.1164/rccm.201311-2023OC.
49. Hilder M, Herbstreit F, Adamzik M, et al. Comparison of mortality prediction models in acute respiratory distress syndrome undergoing extracorporeal membrane oxygenation and development of a novel prediction score: the PREdiction of Survival on ECMO Therapy-Score (PRESET-Score). https://doi.org/10.1186/s13054-017-1888-6.
50. Kirklin JK, Pagani FD, Kormos RL, et al. Eighth annual INTERMACS report: Special focus on framing the impact of adverse events. *J Hear Lung Transplant*. 2017;36(10):1080–1086. https://doi.org/10.1016/J.HEALUN.2017.07.005.
51. Lietz K, Long JW, Kfoury AG, et al. Outcomes of left ventricular assist device implantation as destination therapy in the post-REMATCH era: Implications for patient selection. *Circulation*. 2007;116(5):497–505. https://doi.org/10.1161/CIRCULATIONAHA.107.691972.
52. Cowger J, Sundareswaran K, Rogers JG, et al. Predicting survival in patients receiving continuous flow left ventricular assist devices: The HeartMate II risk score. *J Am Coll Cardiol*. 2013;61(3):313–321. https://doi.org/10.1016/J.JACC.2012.09.055.
53. Birati EY, Hanff TC, Maldonado D, et al. Predicting long term outcome in patients treated with continuous flow left ventricular assist device: The Penn-Columbia risk score. *J Am Heart Assoc*. 2018;7(6):e006408. https://doi.org/10.1161/JAHA.117.006408.
54. Hirose H, Inaba H, Noguchi C, et al. EuroSCORE predicts postoperative mortality, certain morbidities, and recovery time. *Interact Cardiovasc Thorac Surg*. 2009;9(4):613–617. https://doi.org/10.1510/icvts.2009.210526.

7 中枢神经系统风险评估：预防术后脑损伤

MEGAN MAXWELL, MEGHAN MICHAEL, DAVID L. MCDONAGH
袁　素 译，李天佳 审校

围手术期并发症中涉及中枢神经系统（central nervous system，CNS）的并发症十分常见。然而，在术前评估的过程中，这些问题通常很少得到重视。新的数据使我们能够更加了解围手术期中枢神经系统风险并降低风险，为医生和患者提供更好的指导（图7.1）。

术后谵妄

定义

术后谵妄（postoperative delirium，POD）是一种经常在术后发生的急性精神错乱综合征。事实上，它是老年人中最常见的手术并发症，根据手术方式的不同，发病率在15% ~ 50%[1]。谵妄可以被定义为一种急性的、波动的、多因素的疾病，其特征是注意力、认知和意识的减退[2,3]。它是一种不同于痴呆或慢性认知功能减退的独特疾病。谵妄有三种亚型：高活动型、低活动型和混合型。尽管低活动型谵妄是最常见的亚型，但和高活动型相比，低活动型谵妄患者的诊断率较低，预后较差[1,5]。不幸的是，谵妄对患者有很多影响，会增加其患病率、死亡率、丧失独立性的风险、入住养老院的可能性和医疗保健费用[2]。

对谵妄的诊断需要通过术前筛查，或由了解患者情况的知情人确定患者平时的精神状态。一旦确定了这一点，就可以运用认知筛查测试来确定患者与平时相比发生了何种变化（如果存在的话）[6]。谵妄有许多不同的诊断工具和严重程度评估量表，其中最常见的两种是谵妄评估量表（Confusion Assessment Method，CAM）和CAM-ICU，后者是CAM的衍生工具，用于重症监护病房（intensive care unit，ICU）的机械通气患者（图7.2）[7,8]。

风险因素

谵妄的病理生理机制尚不清楚，可能包括神经递质失衡和（或）神经炎症[1,2,5,9]。尽管没有明确的谵妄病因，但文献已经阐明了谵妄的多种易感因素和诱发因素（表7.1）[10]。诱发因素和易感因素的叠加将决定患者发生谵妄的可能性；易感因素越多，发生谵妄所需的诱发因素就越少[11]。多种药物已被证明会增加老年人群发生谵妄的可能性，应尽可能地避免在围手术期使用。这些药物包括苯二氮䓬类、抗胆碱药、苯海拉明、西替利嗪、哌替啶、组胺-2受体拮抗剂和镇静催眠药[12]。

术中管理

目前，对有谵妄风险患者的最佳术中管理策略尚未阐明。唯一强推荐的减少术中谵妄的干预措施是避免使用易导致谵妄的药物和充分的疼痛控制[12]，在可能或合适的情况下考虑使用非阿片类药物和区域麻醉。目前正在研究几种干预措施。一些研究表明，较深的麻醉水平与POD发生率的增加有关，而双谱指数（bispectral index，BIS）指导的麻醉具有较低的POD发生率[14-16]。据推测，BIS指导下的麻醉可能有更少的脑电图（electroencephalogram，EEG）爆发抑制周期[16]。然而，在POD患者中发现的爆发抑制的增多和其他脑电图模式可能只是表明脑脆弱的标志，而不是导致谵妄的因素。迄今为止最大规模的随机试验是脑电图指导麻醉（Electroencephalography Guidance of Anesthesia，ENGAGES）试验[17]，该试验将1200多名患者随机分为脑电图指导下的麻醉组和对照组，结果发现POD发生率无差异。其他相关研究正在进行中。

近年来研究的另一种干预方法是使用右美托咪定。最近的研究表明，在围手术期低剂量预防性输注

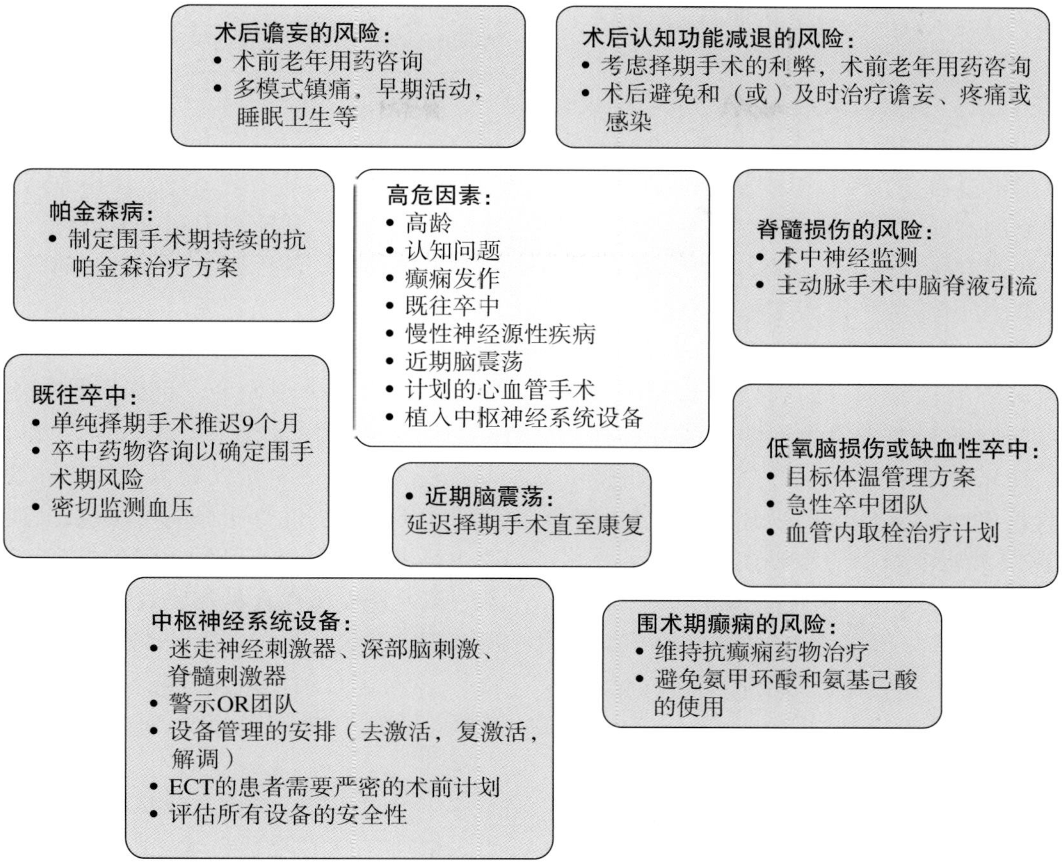

• **图 7.1** 高风险中枢神经系统（CNS）疾病管理建议。ECT，电休克治疗；OR，手术室

CAM-ICU		
精神状态突然改变/起伏不定	和	注意力散漫
加		
思维无序	或	意识程度的变化

• **图 7.2** 重症监护病房谵妄评估量表（CAM-ICU）Data from Ely EW，Inouye SK，Bernard GR，et al. Delirium in mechanically ventilated patients：validity and reliability of the confusion assessment method for the intensive care unit（CAM-ICU）. *JAMA* 2001；286（21）：2703-2710.

表 7.1 术后谵妄的易感 / 诱发因素 [10,12,13]

谵妄的易感因素	谵妄的诱发因素
老龄	药物（苯二氮䓬类，抗胆碱药，哌替啶，阿片类，苯海拉明，西替利嗪，组胺 -2 受体拮抗剂，镇静催眠药）
术前痴呆	大手术
功能性残疾	麻醉
合并症的负担	疼痛
男性	贫血
视力低下	感染
听力低下	急性疾病
抑郁的症状	慢性疾病的急速恶化
轻度认知损伤	
实验室检查结果异常	
酒精滥用	
抑郁	

右美托咪定不仅可以降低 POD，而且可以降低卒中的发生率以及手术和住院死亡率[18-20]。这些发现可以部分解释为右美托咪定通过 JAK2/STAT3 途径减弱异氟醚诱导的老年小鼠神经认知功能障碍。然而，其他研究无法复现这些结果，并发现右美托咪定并不会降低 POD[22-23]。最近的研究发现，夜间低剂量使用右美托咪定可以降低 ICU 中 POD 的发生率，但这还有待更大规模试验进行验证[22]。由于目前的数据是相互矛盾的，如果临床认为可行 / 适当，麻醉医师考虑在高危患者围手术期使用右美托咪定是合理的。

目前尚不清楚术中、术后或联合给药是否最有效。

就像右美托咪定一样，氯胺酮最初显示出用于术中预防POD的前景。然而，最近的一项研究无法复现这一结果，接受氯胺酮治疗的患者出现幻觉和噩梦的概率更高（但不是谵妄）[26]。尽管氯胺酮确实显示出减少儿童谵妄的益处[27,28]，但验证氯胺酮在成人谵妄预防中作用的研究相对较少。氯胺酮可降低围手术期阿片类药物的使用剂量，作为多模式麻醉的一部分，麻醉医师仍可考虑将氯胺酮用于高危患者。

最后，胆碱酯酶抑制剂（如利伐他明）和抗精神病药（如氟哌啶醇）在围手术期预防谵妄的作用已经被研究。尚未发现胆碱酯酶抑制剂可降低谵妄发生率，而且可能与不良反应的增加有关，包括死亡率[12]。不建议术前未服用胆碱酯酶抑制剂的患者在围手术期开始服用[12]。关于围手术期预防性使用抗精神病药物的数据尚未得出结论，但由于在预防谵妄方面的结果不一，患者的死亡率没有下降，不良反应发生率高，一般不赞成使用[12,29]。

苏醒期谵妄

苏醒期谵妄是一种发生在术后早期/患者苏醒即刻后急性的、短暂的现象。这些患者会经历短期的意识障碍，可能表现为定向障碍、幻觉、精神错乱、不安和对患者或医院工作人员的暴力或有害的高活动行为[30]。据报道，苏醒期谵妄的发病率在3%～21%[30,31]，这些患者的恢复期更长，占用的医疗资源更多，对自己和医院工作人员造成伤害的风险更大。

在成年人群中，苏醒期谵妄的研究不如在儿童人群中进行得那么充分。然而，一些已确定的成人危险因素包括：术前使用苯二氮䓬、创伤后应激障碍、乳腺手术、腹部手术、手术时间长、年龄小、使用气管内插管和（或）导尿管、七氟醚麻醉、近期吸烟和术后疼痛≥5分[32-34]。

苏醒期谵妄的治疗尚没有完善的研究，但有一些个案和病例系列报道描述了右美托咪定治疗苏醒期谵妄的有效性，其既可作为有苏醒期谵妄病史患者的术中输注药物，也可通过静脉推注给药作为拔管后患者的补救治疗[35,36]。因此，对于存在苏醒期谵妄的患者，或存在苏醒期谵妄危险因素的患者，或麻醉苏醒后出现明显谵妄的患者，考虑使用右美托咪定是合理的。

在即刻恢复期后治疗术后谵妄

由于高达40%的谵妄已被证明是可以预防的[37,38]，对谵妄最好的治疗是完全预防其发生。目前推荐的预防策略包括认知的重新调整、使用非药物促眠措施以提高睡眠质量、适应视力和听力障碍、早期活动、营养和液体补充、使用避免诱发谵妄的药物、充足的氧合、预防便秘、疼痛管理、卫生保健专业人员的教育和跨学科团队的合作治疗[12]。

如果患者出现谵妄，且尚未执行上述方案，应将上述非药物治疗作为一线治疗。此外，还应评估患者是否存在任何诱发因素（如尿路感染或疼痛控制不良），以便进行干预[12]。如果上述干预措施无效，且患者正在经历高活动型的谵妄，对他/她本人和（或）医院工作人员构成威胁，则可以使用抗精神病药物。建议在尽可能短的时间内使用尽可能低的剂量[12]。除非有确切的用药指征，如酒精或苯二氮䓬戒断，否则不建议使用苯二氮䓬类药物[12]。

执行方案：

1. 识别有POD易感和（或）诱发危险因素的患者。
2. 对于有POD风险的患者，应考虑区域麻醉、多模式镇痛和右美托咪定的使用。
3. 脑电图指导的麻醉不能预防POD，但可以优化麻醉剂量。
4. 在高危患者中，尽可能避免使用诱发谵妄的药物，如术前使用苯二氮䓬类药物。
5. 实施多学科的、非药物的措施，如老年病会诊，以预防和治疗POD。
6. 对于可能对医护或他人造成伤害的谵妄患者，应使用低剂量、短疗程的抗精神病药物或右美托咪定。将苯二氮䓬类药物用于酒精戒断或停用苯二氮䓬类药物的患者。

术后认知功能障碍

定义

术后认知功能障碍（postoperative cognitive dysfunction，POCD）描述的是一种认知功能长期损害或恶化的综合征，通常发生在术后数周至数月[39,40]。认知功能的减退可通过术前和术后的认知能力检测发现，其特征包括记忆、智力和执行能力的降低[39,40]。由于缺乏统一的诊断标准，对POCD

的识别和研究方法的标准化受到了限制[39,40]。总体而言，诊断标准包括判断术后神经认知功能相对于术前水平的恶化程度，因此在非临床研究时难以诊断[41]。术后认知功能障碍国际研究（International Study of Postoperative Cognitive Dysfunction，ISPOCD）根据多项单项认知测试的联合 Z 评分＞ 2（即距平均值相差 2 个标准差）或单个测试参数的至少两个 Z 评分＞ 2 对 POCD 进行诊断[40,42]。其他研究人员根据类似的个体化神经认知测试，相对于患者的基线情况或对照组，观察了诸如记忆和执行能力等认知领域的变化。

尽管 POCD 缺乏统一的定义，但大多数研究人员都认同认知能力下降的发病率是显著的。POCD 与较长的住院时间和较高的费用、过早离开工作岗位，以及更高的 1 年死亡率相关，它可能导致痴呆病程的改变[40,44-46]。

近年来，对 POCD 风险患者的术前识别越来越受到重视，希望通过识别、术前咨询、风险因素修正和可能的介入策略来帮助减轻 POCD 对患者和整个医疗系统的不良影响[40,44]。

发病率

自 1955 年《柳叶刀》(*The Lancet*) 发表《麻醉对老年人大脑的不良影响》(*Adverse Cerebral Effects of Anaesthesia on Old People*) 以来，临床医生观察到手术后认知能力下降可能持续数月甚至数年[47]。这些早期的观察激发了人们对认知衰退现象及其发生频率的研究。目前的研究报告称，由于不同的患者群体和评估 POCD 的方法不同，其发病率为 10% ～ 80%[40,48]。

最初的研究集中在心脏手术后的认知障碍。冠状动脉旁路移植术患者比非心脏手术患者更容易发生 POCD，6 个月时发生率高达 24%，5 年时高达 42%[49]。最近的研究表明，潜在的冠状动脉疾病及其相关危险因素可能比心脏手术和麻醉更容易导致认知能力下降；有必要进行持续的研究，以剖析出各个风险因素的具体影响[50]。

人们很快就认识到 POCD 在非心脏手术后和心脏手术后都存在[40]。ISPOCD 是一系列关于非心脏手术 POCD 的多中心前瞻性病例对照研究[51-57]。ISPOCD1 研究（平均年龄 68 岁）发现，25% 的患者在 1 周时发生 POCD，10% 在 3 个月时发生 POCD，1% 在 1 年时发生 POCD[52]。后续对青年组、中年组和老年组的研究发现，在 3 个月时，老年组（平均年龄 70 岁）的 POCD 发生率最高（12.7%），而青年组为 5.7%，中年组为 5.6%[45]。事实上，那些在出院时和 3 个月后都发生 POCD 的患者在术后 1 年内死亡的可能性是未发生 POCD 患者的 5 倍[45]。

表 7.2 术后认知功能障碍的风险因素[40,51,55]

不可纠正的因素	可纠正的因素
年龄增加	大手术
较低的教育程度	麻醉时长增加
既往存在认知损伤	血流动力学不稳定
功能状态减弱	代谢紊乱
酒精滥用	术后疼痛控制不佳
虚弱	术后感染
合并症	术后呼吸并发症
既往卒中	术后谵妄
	重复手术
	多药联合
	抑郁
	贫血

危险因素

POCD 的危险因素包括可纠正的（外在）和不可纠正的（内在）因素（表 7.2）[40,58]。筛查内在风险因素是很重要的，即使这些变量很难或不可能纠正，因为这可能会影响单纯择期手术的决定。内在危险因素包括年龄增加、既往存在认知损伤、较低的教育程度和合并症[40,58]。外部因素，如血流动力学不稳定、代谢紊乱或术后疼痛控制不佳，在围手术期可以更容易地解决和优化，以减少 POCD 的发生率[40,58]。

术中低血压和缺氧与 POD 的关系更明确[59]，然而对 POCD 的影响尚不清楚。早期的研究（如 ISPOCD1）发现，轻度、短暂的低氧血症和低血压是发生 POCD 的独立危险因素[51]。新的证据表明，低血压可能加速老年患者的认知能力下降[60]。在围手术期领域还需要开展更多的研究。

筛查工具

尽管人们一致认为应该对术前认知功能障碍进行检查，但在如何进行检查或使用什么检查工具方面却没有一致意见。一个标准的、经过验证的、全面的、实用的工具还没有被开发出来。然而，如果没有术前基线状态的记录，POCD 很难诊断和量化[44]。

2012 年美国外科医生学会国家外科手术质量改

表 7.3　术前认知功能障碍的筛查工具[4,62-64]

工具	优点	缺点
Mini-cog	■ 可以在 2 ～ 3 min 内实施 ■ ACS/AGS 推荐 ■ 在围手术期环境中经过测试	■ 仅仅作为筛查工具，如果异常，需要进一步评估以获得确切诊断
MoCA （Montreal Cognitive Assessment）	■ 广泛使用 ■ 高灵敏性	■ 需要 10 min 的测量时间，特异性低
MMSE （Mini Mental State Examination）	■ 最广泛使用 ■ 高特异性	■ 对微小损伤不敏感 ■ 存在年龄 / 教育程度偏倚 ■ 需要 7 ～ 10 min 测量
SLUMS （Saint Louis University Mental Status Exam）	■ 强调了功能执行和情景记忆，能够更早的识别微小变化 ■ 可以在大约 10 min 内完成测试	■ 需要 7 min 完成 ■ 缺乏在围手术期环境中的研究

进计划 / 美国老年医学会最佳实践指南老年外科手术患者最佳术前评估建议：对所有年龄超过 65 岁的患者进行早期认知测试，其中应包括与配偶或家庭成员的面谈，以补充评估。如果出现认知功能障碍，还建议转诊至老年科进行围手术期管理。这些指南建议使用 Mini-Cog 工具（包括三项回忆测试和时钟绘制操作）；然而，在其他有关 POCD 文献中还存在其他工具（表 7.3）[61]。

病理生理学及其与麻醉的关系

POCD 的潜在发病机制尚不清楚，大多数专家一致认为，认知能力下降的病因可能是多因素的，可能的原因包括全身炎症、手术应激、睡眠障碍、无法控制的疼痛、灌注不足，以及麻醉药物导致的直接神经毒性作用[40,65]。

确实有证据表明，多次手术加上全身麻醉会增加患痴呆的风险。然而，关于多大程度上应归因于麻醉药物和麻醉技术的问题仍然存在。尽管缺乏关于麻醉对成人大脑影响的明确证据，动物研究已经证明了麻醉神经毒性[67-70]。由于这种神经毒性，许多人希望通过避免全身麻醉达到可能的神经保护作用。不幸的是，现有的研究并没有证明区域或椎管内麻醉技术能改善认知结果。2004 年，吴等的系统性综述得出了麻醉方式不影响 POCD 发生率的结论[71]；2011 年的一项比较全身麻醉和区域麻醉的荟萃分析证实了这一观点，研究并没有发现全身麻醉与 POCD 独立相关[72]。术后约 1 周诊断的短期 POCD 可能在全身麻醉后更常见，这可能于临近外科手术有关[54,73]。需要开展更多研究才能清楚地界定麻醉和 POCD 之间的关系。

干预措施

应考虑在术前识别 POCD 高风险的患者，并将其转诊给可以优化和改变风险因素的老年科专家[74]。术前谈话还应包括向患者及其家属告知认知能力下降的风险。只有在对高危患者进行多学科评估后，才应决定进行单纯择期手术。

虽然没有明确的联系，但是减少手术的侵入性、缩短手术时间进而减少麻醉时间，这可能会降低 POCD 的风险。高风险患者应考虑麻醉深度和脑氧合监测[67,65]。

避免血流动力学不稳定也十分重要。鉴于谵妄是发生 POCD 的一个危险因素[76]，因此术后及时识别和治疗谵妄非常重要。细致管理疼痛和并发症也可能有助于改善认知。

执行方案：

1. 识别 POCD 高风险患者，考虑术前认知评估和（或）转诊老年科。
2. 优化可改变的风险因素。
3. 尽量减少手术创伤和麻醉时间。
4. 考虑对高风险患者进行麻醉深度监测和脑氧饱和度测定（所谓的最佳麻醉）。
5. 避免血流动力学不稳定。
6. 确保术后谵妄、疼痛和感染的早期诊断和治疗。
7. 纠正任何可改变的风险因素。

8．尽量缩短手术时间，考虑微创手术方法，尽可能缩短麻醉时间。

9．避免长时间的血流动力学不稳定。

10．如果可能，及时识别和治疗谵妄。

11．进行术后认知测试或咨询老年科专家。

癫痫发作 / 癫痫

既往有癫痫发作 / 癫痫病史的患者在围手术期癫痫发作的风险较高，主要原因如下。

1．停用抗癫痫药物（antiepileptic drug，AED）：药物血清水平浓度的降低可使先前控制的癫痫复发。

2．癫痫是由某些药物引起的，最常见的是赖氨酸类似物，6- 氨基己酸和氨甲环酸。如果可能的话，癫痫患者不应该使用这些药物，或者应该给予其最低的治疗剂量。

执行方案：

1．在整个围手术期继续使用 AED。如果不能通过肠内给药，则制定静脉给药计划；包括使用患者家庭用药以外的药物。

2．尽可能避免服用氨基己酸和氨甲环酸。这些赖氨酸类似物作为 γ- 氨基丁酸 A 型的拮抗剂，会促使中枢神经系统过度兴奋 [77]。

近期脑震荡

脑震荡是创伤性头部损伤后出现的短暂性神经功能障碍（通常是认知功能障碍）；常规神经影像学检查正常。几乎没有证据可以指导这类患者的麻醉 [78]。理论上，在麻醉和手术的情况下，脑震荡的患者可能更容易发生继发性损伤。

执行方案：

1．一种公认的方法是推迟择期手术，直到患者完全恢复正常活动，没有任何活动限制。

卒中风险

卒中风险包括手术因素和患者因素。某些外科手术（开放血管和血管内），包括心血管、主动脉和神经血管手术，具有显著的卒中风险。实施这些手术的医疗中心必须有急性围手术期卒中护理方案，通常包括一个多学科卒中团队。应提供溶栓和血管内取栓治疗。另外，在非心血管手术中，围手术期缺血性卒中并不常见。最近一项纳入马萨诸塞州总医院和两家附属医院 150 198 例病例的分析发现，手术后 30 天内缺血性卒中的发生率为 0.5%[80]。有趣的是，术前诊断为卵圆孔未闭（patent foramen ovale，PFO）的患者风险较高，其中 3.2% 的患者发生围手术期卒中（n=1540）。在调整后的分析中，估计卒中风险为每 1000 名 PFO 患者有 5.9 例发病，而非 2.2/1000。

患者因素包括既往卒中（见下文）、心房颤动、高凝状态、卵圆孔未闭和人工心脏瓣膜。目前不建议对所有患者进行 PFO 的常规筛查，但这需要更多的研究证据支持。用于房颤或人工瓣膜患者卒中预防的抗凝治疗和用于脑血管疾病患者卒中预防的抗血小板药物的全方位管理，需要心脏科和（或）神经科的建议，以确定围手术期停止和重新启动抗凝的时间。

高卒中风险手术或患者的执行方案：

1．每个医疗中心都需要一个急性卒中术后治疗的具体计划，即使这只涉及紧急转移到附近的综合性卒中治疗中心。

2．用于预防卒中的慢性抗凝或抗血小板药物的术前管理计划，通常需要心脏科和（或）神经科的意见。

3．“卒中代码”团队随时待命。

4．进行非增强 CT（即刻实施）与 CT 血管造影术，以排除大血管闭塞。

5．能够静脉注射阿替普酶和进行血管内取栓（介入神经放射科）。

6．神经外科支持（用于出血性并发症）。

既往卒中

既往卒中患者术后发生卒中的风险显著增加，术后出现上述认知综合征的风险也明显增加。目前，围手术期卒中复发风险的最佳证据来自丹麦国家登记处的回顾性分析。Christiansen 等分析了 2005—2011 年丹麦 146 694 例急诊手术患者的数据，其中 7496 例（5%）有卒中病史 [81]。30 天主要心血管不良事件（MACE；包括急性心肌梗死、缺血性卒中和心血管死亡）发生在 2.3% 的无卒中患者中，20.7% 在术前 3 个月内发生卒中的患者，10.3% 在术前 3 ～ 9 个月内发生卒中的患者，8.8% 在急诊手术前 9 个月以上发生卒中的患者。

Jorgensen 及其同事对丹麦国家登记处接受择期手术的患者进行了类似的分析 [82]，将 474 046 例既往无卒中患者与7137例既往有卒中患者进行比较。无卒中病史的患者发生30天MACE的比例为0.4%。择期手术前有卒中< 3月的患者30天MACE发生率为17.7%；术前3 ~ 6个月卒中患者的死亡率为7.2%，术前6 ~ 12个月卒中患者的死亡率为4.1%，术前12个月卒中患者的死亡率为3.4%。作者得出结论，基于三次回归样条，有卒中病史的患者的MACE、全因死亡率和缺血性卒中的比值比在大约9个月时趋于平稳。因此，目前最好的证据表明，在缺血性卒中后，单纯择期手术应该推迟9个月。

对于近期因症状性颈动脉疾病而发生非破坏性卒中或短暂性脑缺血发作（transient ischemic attack，TIA）的患者，应尽早进行矫正手术（颈动脉支架或内膜切除术），通常在卒中或TIA发生后2周内。现有证据表明，在症状出现后的7天内，急性动脉内膜切除术比颈动脉支架置入术更安全。

根据麻醉和重症神经科学学会的建议[74]，术中和术后血压应以维持基线血压水平为目标，避免低血压。在非心脏手术中，术前开始使用β受体阻滞剂可能会增加卒中风险[74]。

必须强调的是，“卒中”是一个广泛的术语，包括大血管和小血管缺血性卒中、出血性卒中以及蛛网膜下腔出血。了解病因是必要的，以便对患者进行适当的风险分层。例如，闭塞性脑血管疾病患者可能非常依赖灌注压，在围手术期需要相对较高的血压，而那些有出血性卒中或蛛网膜下腔出血（以及潜在的无保护动脉瘤）的患者可能需要避免高血压。

执行方案：

1. 缺血性卒中后单纯择期手术推迟9个月。
2. 血压维持在术前水平（维持脑灌注压）。
3. 术前使用受体阻滞剂时要格外小心。
4. 对于近期因症状性颈动脉粥样硬化而发生轻微/非致残性卒中或TIA的患者，应在卒中或TIA发生后的早期进行颈动脉手术。
5. 与神经科卒中专家或神经血管专家一起评估患者低血压vs高血压的个体化风险。
6. PFO患者围手术期发生卒中的风险较高。目前不建议对所有患者进行PFO筛查。

缺氧缺血性损伤的风险

高风险手术包括心脏手术、主动脉手术、经皮冠状动脉介入手术和可能的介入电生理手术。术中心搏骤停时的缺氧脑损伤应采用有针对性的体温管理治疗。快速诱导治疗性低体温或严格控制正常体温是标准的治疗方法[84]。

执行方案：

1. 实施这些外科手术的医疗中心应根据美国心脏协会的指导方案，对缺氧缺血性脑损伤患者的重症治疗（即治疗性低温或有针对性的体温管理）制定具体计划[84]。

植入神经刺激仪和其他设备

这些设备包括用于运动障碍或其他疾病的深部脑刺激器、用于慢性疼痛的脊髓刺激器、用于癫痫的迷走神经刺激器，以及用于疼痛或痉挛的鞘内泵（阿片类或巴氯芬）[85]。使用电灼、电刺激（如脊柱手术中的诱发电位）或磁刺激的手术需要仔细计划，以避免过多的能量损伤大脑、脊髓或神经组织，也要避免损坏设备。

执行方案：

1. 考虑术前关闭和（或）术后询问的需要，通常与神经内科、神经外科或疼痛科一起会诊进行询问。
2. 了解设备和导线的位置。
3. 电刀接地垫应远离设备。
4. 电休克治疗等疗法需要多专科的评估和计划。与此类似，脊柱手术中的运动诱发电位监测可能是禁忌证，这取决于刺激器的位置（如使用脑深部刺激器）。

围手术期中枢神经系统风险评估和改良的执行计划小结见表7.4。

表 7.4 围手术期中枢神经系统风险评估和改良的执行计划小结

病情	关注点	执行计划
谵妄	老年 / 认知损伤的患者术后谵妄风险高	■ 如果可能，用非药物手段进行预防 ■ 避免使用诱发谵妄的药物，运用多模式镇痛方法来控制疼痛 ■ 考虑使用右美托咪定 ■ 合理使用抗精神病药物和右美托咪定 ■ 对于酒精 / 苯二氮䓬戒断的患者，需要恢复苯二氮䓬的使用
POCD	老年和认知功能损伤的患者术后认知功能减退风险高	■ 通过术前筛查和建议识别患者风险 ■ 优化可纠正的因素 ■ 高风险患者考虑麻醉深度监测和脑氧饱和度监测 ■ 避免术后谵妄 ■ 术前存在 / 合并认知功能障碍的患者可能从老年科治疗中受益
卒中病史	有卒中病史的患者围手术期易复发卒中	■ 择期手术推迟 9 个月 ■ 术前维持血压 ■ 因为颈动脉相关疾病，近期微中风 /TIA；早期颈动脉手术（CEA/ 血管支架）
缺氧缺血性损伤的风险	心胸外科手术 / 心脏介入手术	■ 可以实施治疗性低温 /TTM ■ 考虑脑氧监测
缺血性卒中的风险	心胸外科手术 主动脉内操作（心导管插入术） 介入 / 开放的脑血管手术	■ 急诊卒中团队随时待命 ■ CT/CT 血管造影术可以随时进行 ■ 能够静脉注射阿替普酶 ■ 能够进行血管内血栓切除
植入神经刺激装置	深部脑电刺激，脊髓刺激，迷走神经刺激，植入鞘内泵	■ 可能需要术前暂停 / 术后询问 ■ 接地垫放在远离设备的位置 ■ 避免电刀靠近设备 / 导联
癫痫	不规律的 AED 治疗 使用抗纤溶药物	■ 维持抗纤溶药物治疗（必要时 IV 给药） ■ 避免氨甲环酸和氨基己酸的使用
近期脑震荡	延迟康复和脑损伤恶化	■ 推迟择期手术直到脑震荡症状完全缓解和（或）活动限制能力改善

AED，抗癫痫药物；CEA，颈动脉内膜切除术；CT，计算机断层扫描；IV，静脉注射；POCD，术后认知功能障碍；TIA，短暂脑缺血发作；TTM，目标温度管理

参考文献

1. Marcantonio ER. Postoperative delirium: a 76-year-old woman with delirium following surgery. *JAMA*. 2012;308(1):73–81.
2. Inouye SK, Westendorp RG, Saczynski JS. Delirium in elderly people. *Lancet*. 2014;383(9920):911–922.
3. American Psychiatric Association. *DSM-5 Task Force: Diagnostic and Statistical Manual of Mental Disorders: DSM*-5. ed 5. Washington, DC: American Psychiatric Association; 2013.
4. Mohanty S, Rosenthal RA, Russell MM, Neuman MD, Ko CY, Esnaola NF. Optimal perioperative management of the geriatric patient: a best practices guideline from the American College of Surgeons NSQIP and the American Geriatrics Society. *J Am Coll Surg*. 2016;222(5):930–947.
5. Marcantonio ER. In the clinic. Delirium. *Ann Intern Med*. 2011;154(11):ITC6–ITC16.
6. Oh ES, Fong TG, Hshieh TT, Inouye SK. Delirium in older persons: advances in diagnosis and treatment. *JAMA*. 2017;318(12):1161–1174.
7. Inouye SK, van Dyck CH, Alessi CA, Balkin S, Siegal AP, Horwitz RI. Clarifying confusion: the confusion assessment method. A new method for detection of delirium. *Ann Intern Med*. 1990;113(12):941–948.
8. Ely EW, Inouye SK, Bernard GR, et al. Delirium in mechanically ventilated patients: Validity and reliability of the confusion assessment method for the intensive care unit (CAM-ICU). *JAMA*. 2001;286(21):2703–2710.
9. Inouye SK. Delirium in older persons. *N Engl J Med*. 2006;354(11):1157–1165.
10. Marcantonio ER. Delirium in hospitalized older adults. *N Engl J Med*. 2017;377(15):1456–1466.
11. Inouye SK, Charpentier PA. Precipitating factors for delirium in hospitalized elderly persons. Predictive model and interrelationship with baseline vulnerability. *JAMA*. 1996;275(11):852–857.
12. American Geriatrics Society Expert Panel on Postoperative Delirium in Older Adults. American Geriatrics Society abstracted clinical practice guideline for postoperative delirium in older adults. *J Am Geriatr Soc*. 2015;63(1):142–150.
13. Smith PJ, Attix DK, Weldon BC, Monk TG. Depressive symptoms and risk of postoperative delirium. *Am J Geriatr Psychiatry*. 2016;24(3):232–238.
14. Chan MT, Cheng BC, Lee TM, Gin T. BIS-guided anesthesia decreases postoperative delirium and cognitive decline. *J Neurosurg Anesthesiol*. 2013;25(1):33–42.
15. Sieber FE, Zakriya KJ, Gottschalk A, et al. Sedation depth during spinal anesthesia and the development of postoperative delirium in elderly patients undergoing hip fracture repair. *Mayo Clin Proc*. 2010;85(1):18–26.
16. Hesse S, Kreuzer M, Hight D, et al. Association of electroencephalogram trajectories during emergence from anaesthesia with delirium in the postanaesthesia care unit: an early sign of postoperative complications. *Br J Anaesth*. 2019;122(5):622–634.
17. Wildes TS, Mickle AM, Ben Abdallah A, et al. Effect of electroencephalography-guided anesthetic administration on postoperative delirium among older adults undergoing major surgery: the ENGAGES Randomized Clinical Trial. *JAMA*. 2019;321(5):473–483.
18. Cheng H, Li Z, Young N, et al. The effect of dexmedetomidine on outcomes of cardiac surgery in elderly patients. *J Cardiothorac Vasc Anesth*. 2016;30(6):1502–1508.
19. Su X, Meng ZT, Wu XH, et al. Dexmedetomidine for prevention of delirium in elderly patients after non-cardiac surgery: a randomised, double-blind, placebo-controlled trial. *Lancet*. 2016;388(10054):1893–1902.
20. Geng J, Qian J, Cheng H, Ji F, Liu H. The influence of perioperative dexmedetomidine on patients undergoing cardiac surgery: a meta-analysis. *PLoS One*. 2016;11(4):e0152529.
21. Si Y, Zhang Y, Han L, et al. Dexmedetomidine acts via the JAK2/STAT3 pathway to attenuate isoflurane-induced neurocognitive deficits in senile mice. *PLoS One*. 2016;11(10):e0164763.
22. Deiner S, Luo X, Lin HM, et al. Intraoperative infusion of dexmedetomidine for prevention of postoperative delirium and cognitive dysfunction in elderly patients undergoing major elective noncardiac surgery: a randomized clinical trial. *JAMA Surg*. 2017;152(8):e171505.
23. Li X, Yang J, Nie XL, et al. Impact of dexmedetomidine on the incidence of delirium in elderly patients after cardiac surgery: a randomized controlled trial. *PLoS One*. 2017;12(2):e0170757.
24. Skrobik Y, Duprey MS, Hill NS, Devlin JW. Low-dose nocturnal dexmedetomidine prevents ICU delirium. A randomized, placebo-controlled trial. *Am J Respir Crit Care Med*. 2018;197(9):1147–1156.
25. Hudetz JA, Patterson KM, Iqbal Z, et al. Ketamine attenuates delirium after cardiac surgery with cardiopulmonary bypass. *J Cardiothorac Vasc Anesth*. 2009;23(5):651–657.
26. Avidan MS, Maybrier HR, Abdallah AB, et al. Intraoperative ketamine for prevention of postoperative delirium or pain after major surgery in older adults: an international, multicentre, double-blind, randomised clinical trial. *Lancet*. 2017;390(10091):267–275.
27. Chen JY, Jia JE, Liu TJ, Qin MJ, Li WX. Comparison of the effects of dexmedetomidine, ketamine, and placebo on emergence agitation after strabismus surgery in children. *Can J Anaesth*. 2013;60(4):385–392.
28. Dahmani S, Delivet H, Hilly J. Emergence delirium in children: an update. *Curr Opin Anaesthesiol*. 2014;27(3):309–315.
29. van den Boogaard M, Slooter AJC, Brüggemann RJM, et al. Effect of haloperidol on survival among critically ill adults with a high risk of delirium: the REDUCE randomized clinical trial. *JAMA*. 2018;

319(7): 680–690.
30. Munk L, Andersen G, Møller AM. Post-anaesthetic emergence delirium in adults: Incidence, predictors and consequences. *Acta Anaesthesiol Scand.* 2016;60(8):1059–1066.
31. Yu D, Chai W, Sun X, Yao L. Emergence agitation in adults: risk factors in 2,000 patients. *Can J Anaesth.* 2010;57(9):843–848.
32. Lepousé C, Lautner CA, Liu L, Gomis P, Leon A. Emergence delirium in adults in the post-anaesthesia care unit. *Br J Anaesth.* 2006;96(6): 747–753.
33. Kim HJ, Kim DK, Kim HY, Kim JK, Choi SW. Risk factors of emergence agitation in adults undergoing general anesthesia for nasal surgery. *Clin Exp Otorhinolaryngol.* 2015;8(1):46–51.
34. Umholtz M, Cilnyk J, Wang CK, Porhomayon J, Pourafkari L, Nader ND. Postanesthesia emergence in patients with post-traumatic stress disorder. *J Clin Anesth.* 2016;34:3–10.
35. Fujisawa T, Komasawa N, Fujiwara A, Kido H, Minami T. Effective dexmedetomidine administration for the prevention of emergence agitation and postoperative delirium in patients with a history of postoperative delirium in Japanese. *Masui.* 2016;65(4):395–397.
36. Read MD, Maani CV, Blackwell S. Dexmedetomidine as a rescue therapy for emergence delirium in adults: A case series. *A Case Rep.* 2017;9 (1):20–23.
37. Inouye SK, Bogardus ST, Charpentier PA, et al. A multicomponent intervention to prevent delirium in hospitalized older patients. *N Engl J Med.* 1999;340(9):669–676.
38. Marcantonio ER, Flacker JM, Wright RJ, Resnick NM, et al. Reducing delirium after hip fracture: A randomized trial. *J Am Geriatr Soc.* 2001;49(5):516–522.
39. Strøm C, Rasmussen LS, Sieber FE. Should general anaesthesia be avoided in the elderly? *Anaesthesia.* 2014;69(Suppl 1):35–44.
40. O'Brien H, Mohan H, Hare CO, Reynolds JV, Kenny RA. Mind over matter? The hidden epidemic of cognitive dysfunction in the older surgical patient. *Ann Surg.* 2017;265(4):677–691.
41. Petersen RC, Parisi JE, Dickson DW, et al. Neuropathologic features of amnestic mild cognitive impairment. *Arch Neurol.* 2006;63(5): 665–672.
42. Winblad B, Palmer K, Kivipelto M, et al. Mild cognitive impairment—beyond controversies, towards a consensus: report of the International Working Group on Mild Cognitive Impairment. *J Intern Med.* 2004; 256(3):240–246.
43. Greene NH, Attix DK, Weldon BC, Smith PJ, McDonagh DL, Monk TG. Measures of executive function and depression identify patients at risk for postoperative delirium. *Anesthesiology.* 2009;110(4):788–795.
44. Crosby G, Culley DJ, Hyman BT. Preoperative cognitive assessment of the elderly surgical patient: a call for action. *Anesthesiology.* 2011; 114(6):1265–1268.
45. Monk TG, Weldon BC, Garvan CW, et al. Predictors of cognitive dysfunction after major noncardiac surgery. *Anesthesiology.* 2008; 108(1):18–30.
46. Chen CW, Lin CC, Chen KB, Kuo YC, Li CY, Chung CJ. Increased risk of dementia in people with previous exposure to general anesthesia: a nationwide population-based case-control study. *Alzheimers Dement.* 2014;10(2):196–204.
47. Bedford PD. Adverse cerebral effects of anaesthesia on old people. *Lancet.* 1955;269(6884):259–263.
48. Rudolph JL, Schreiber KA, Culley DJ, et al. Measurement of postoperative cognitive dysfunction after cardiac surgery: a systematic review. *Acta Anaesthesiol Scand.* 2010;54(6):663–677.
49. Newman MF, Kirchner JL, Phillips-Bute B, et al. Longitudinal assessment of neurocognitive function after coronary-artery bypass surgery. *N Engl J Med.* 2001;344(6):395–402.
50. Selnes OA, Grega MA, Bailey MM, et al. Do management strategies for coronary artery disease influence 6-year cognitive outcomes? *Ann Thorac Surg.* 2009;88(2):445–454.
51. Moller JT, Cluitmans P, Rasmussen LS, et al. Long-term postoperative cognitive dysfunction in the elderly ISPOCD1 study. *ISPOCD investigators International Study of Post-Operative Cognitive Dysfunction. Lancet.* 1998;351(9106):857–861.
52. Abildstrom H, Rasmussen LS, Rentowl P, et al. Cognitive dysfunction 1-2 years after non-cardiac surgery in the elderly. ISPOCD group. International Study of Post-Operative Cognitive Dysfunction. *Acta Anaesthesiol Scand.* 2000;44(10):1246–1251.
53. Johnson T, Monk T, Rasmussen LS, et al. Postoperative cognitive dysfunction in middle-aged patients. *Anesthesiology.* 2002;96(6): 1351–1357.
54. Rasmussen LS, Johnson T, Kuipers HM, et al. Does anaesthesia cause postoperative cognitive dysfunction? A randomised study of regional versus general anaesthesia in 438 elderly patients. *Acta Anaesthesiol Scand.* 2003;47(3):260–266.
55. Silverstein JH, Steinmetz J, Reichenberg A, Harvey PD, Rasmussen LS. Postoperative cognitive dysfunction in patients with preoperative cognitive impairment: which domains are most vulnerable? *Anesthesiology.* 2007;106(3):431–435.
56. Steinmetz J, Christensen KB, Lund T, Lohse N, Rasmussen LS. Long-term consequences of postoperative cognitive dysfunction. *Anesthesiology.* 2009;110(3):548–555.
57. Steinmetz J, Siersma V, Kessing LV, Rasmussen LS. Is postoperative cognitive dysfunction a risk factor for dementia? A cohort follow-up study. *Br J Anaesth.* 2013;110(Suppl 1):i92–i97.
58. Fu H, Fan L, Wang T. Perioperative neurocognition in elderly patients. *Curr Opin Anaesthesiol.* 2018;31(1):24–29.
59. Jiang X, Chen D, Lou Y, Li Z. Risk factors for postoperative delirium after spine surgery in middle- and old-aged patients. *Aging Clin Exp Res.* 2017;29(5):1039–1044.
60. Mossello E, Pieraccioli M, Nesti N, et al. Effects of low blood pressure in cognitively impaired elderly patients treated with antihypertensive drugs. *JAMA Intern Med.* 2015;175(4):578–585.
61. Chow WB, Rosenthal RA, Merkow RP, et al. Optimal preoperative assessment of the geriatric surgical patient: a best practices guideline from the American College of Surgeons National Surgical Quality Improvement Program and the American Geriatrics Society. *J Am Coll Surg.* 2012;215(4):453–466.
62. Zietlow K, McDonald SR, Sloane R, Browndyke J, Lagoo-Deenadayalan S, Heflin MT. Preoperative cognitive impairment as a predictor of postoperative outcomes in a collaborative care model. *J Am Geriatr Soc.* 2018;66(3):584–589.
63. Vichitvejpaisal P, Preechakoon B, Supaprom W, et al. The Montreal Cognitive Assessment as a screening tool for preoperative cognitive impairment in geriatric patients. *J Med Assoc Thai.* 2015;98(8): 782–789.
64. Long LS, Shapiro WA, Leung JM. A brief review of practical preoperative cognitive screening tools. *Can J Anaesth.* 2012;59(8):798–804.
65. Krenk L, Rasmussen LS, Kehlet H. New insights into the pathophysiology of postoperative cognitive dysfunction. *Acta Anaesthesiol Scand.* 2010;54(8):951–956.
66. Chen PL, Yang CW, Tseng YK, et al. Risk of dementia after anaesthesia and surgery. *Br J Psychiatry.* 2014;204(3):188–193.
67. Ballard C, Jones E, Gauge N, et al. Optimised anaesthesia to reduce post operative cognitive decline (POCD) in older patients undergoing elective surgery, a randomised controlled trial. *PLoS One.* 2012;7(6): e37410.
68. Rasmussen LS, O'Brien JT, Silverstein JH, et al. Is peri-operative cortisol secretion related to post-operative cognitive dysfunction? *Acta Anaesthesiol Scand.* 2005;49(9):1225–1231.
69. Hudson AE, Hemmings Jr HC. Are anaesthetics toxic to the brain? *Br J Anaesth.* 2011;107(1):30–37.
70. Jevtovic-Todorovic V, Beals J, Benshoff N, Olney JW. Prolonged exposure to inhalational anesthetic nitrous oxide kills neurons in adult rat brain. *Neuroscience.* 2003;122(3):609–616.
71. Wu CL, Hsu W, Richman JM, Raja SN. Postoperative cognitive function as an outcome of regional anesthesia and analgesia. *Reg Anesth Pain Med.* 2004;29(3):257–268.
72. Guay J. General anaesthesia does not contribute to long-term postoperative cognitive dysfunction in adults: a meta-analysis. *Indian J Anaesth.* 2011;55(4):358–363.
73. Steinmetz J, Rasmussen LS. Cognitive deterioration after surgery in Danish. *Ugeskr Laeger.* 2008;170(49):4032–4034.
74. Mashour GA, Moore LE, Lele AV, Robicsek SA, Gelb AW. Perioperative care of patients at high risk for stroke during or after non-cardiac, non-neurologic surgery: consensus statement from the Society for Neuroscience in Anesthesiology and Critical Care. *J Neurosurg Anesthesiol.* 2014;26(4):273–285.
75. Zorrilla-Vaca A, Healy R, Grant MC, et al. Intraoperative cerebral oximetry-based management for optimizing perioperative outcomes: a meta-analysis of randomized controlled trials. *Can J Anaesth.* 2018;65(5):529–542.
76. Sprung J, Roberts RO, Weingarten TN, et al. Postoperative delirium in elderly patients is associated with subsequent cognitive impairment. *Br J Anaesth.* 2017;119(2):316–323.
77. Lecker I, Wang DS, Whissell PD, Avramescu S, Mazer CD, Orser BA. Tranexamic acid-associated seizures: causes and treatment. *Ann Neurol.* 2016;79(1):18–26.
78. Vavilala MS, Ferrari LR, Herring SA. Perioperative care of the concussed patient: making the case for defining best anesthesia care. *Anesth Analg.* 2017;125(3):1053–1055.
79. Powers WJ, Rabinstein AA, Ackerson T, et al. 2018 Guidelines for the early management of patients with acute ischemic stroke: a guideline for healthcare professionals from the American Heart Association/ American Stroke Association. *Stroke.* 2018;49(3):e46–e110.
80. Ng PY, Ng AK, Subramaniam B, et al. Association of preoperatively diagnosed patent foramen ovale with perioperative ischemic stroke. *JAMA.* 2018;319(5):452–462.
81. Christiansen MN, Andersson C, Gislason GH, et al. Risks of cardiovascular adverse events and death in patients with previous stroke undergoing emergency noncardiac, nonintracranial surgery: the importance of operative timing. *Anesthesiology.* 2017;127(1):9–19.
82. Jørgensen ME, Torp-Pedersen C, Gislason GH, et al. Time elapsed after ischemic stroke and risk of adverse cardiovascular events and mortality following elective noncardiac surgery. *JAMA.* 2014;312(3):269–277.
83. Rantner B, Kollerits B, Roubin GS, et al. Early endarterectomy carries a lower procedural risk than early stenting in patients with symptomatic stenosis of the internal carotid artery: results from 4 randomized controlled trials. *Stroke.* 2017;48(6):1580–1587.
84. Neumar RW, Shuster M, Callaway CW, et al. Part 1: executive summary: 2015 American Heart Association guidelines update for cardiopulmonary resuscitation and emergency cardiovascular care. *Circulation.* 2015;132(18 Suppl 2):S315–S367.
85. Srejic U, Larson P, Bickler PE. Little black boxes: noncardiac implantable electronic medical devices and their anesthetic and surgical implications. *Anesth Analg.* 2017;125(1):124–138.

8 围手术期肾功能不全及风险评估

ROBERT A.SICKELER, MIKLOS D.KERTAI
王剑辉 译，蓝国儒 审校

从简单到极其复杂的所有外科手术，都会对肾的氧供造成一定程度的干扰。术后急性肾损伤（acute kidney injury，AKI）与总体发病率、死亡率和医疗费用的增加有关。因此，识别术后AKI风险增加的患者群体十分重要。对接受特定手术的特定患者进行术后AKI的预估可以：①协助患者及其家属决定是否接受特定外科操作；②优化术前、术中和术后的肾稳态。多项研究表明，术前预测和及时诊断AKI对术后AKI的有效治疗至关重要，可能可以使临时或长期肾替代治疗的风险降至最低。患者特征［如高龄、糖尿病（diabetes mellitus，DM）、血管疾病］、手术类型（如对比内窥镜胆囊切除术与主动脉弓置换术）和术中事件（如低血压、肾前阻断或停循环持续的时间），以及已知具有肾损伤的药物和（或）干预（氨基糖苷类药物、造影剂）等，都影响术后AKI发生的风险（框8.1）。

本书其他章节强调了手术与术后AKI关系的相关内容，而本章主要是为临床医生提供识别术后AKI高风险患者人群的方法。第一，概述手术和麻醉对肾生理的内在影响，阐述为何所有手术患者都有发生术后AKI的潜在风险。第二，讨论具有术后AKI高风险的患者特征。第三，详细介绍体外循环（cardiopulmonary bypass，CPB）、深低温停循环（deep hypothermic circulatory arrest，DHCA）和肾前动脉阻断三种手术操作，这类手术过程均可严重影响肾灌注，是术后发生AKI的危险因素。选择这三项操作是因为它们被用于多种外科手术过程，不过可能导致肾血流（renal blood flow，RBF）的严重降低的操作并不仅限于此。第四，术前合并肾功能不全与术后AKI风险增加有关，因此我们提出识别术前合并肾病的患者及量化术前慢性肾病严重程度的方法策略。第五，回顾现有的用于量化术后AKI危险因素的评分系统及其应用。

手术和麻醉对肾灌注的影响

肾是维持体液平衡和排除体内代谢物的一套精细系统。肾氧耗占全身总耗氧量的10%，其中肾皮质血流占总RBF的90%，但氧耗占肾氧耗的18%；相比之下，肾髓质血流虽只占总RBF的10%，但却是肾主要的耗氧和耗能的部位，主要负责肾小管钠和水的重吸收。肾髓质血流中79%的氧气被提取，导致肾髓质中的动静脉氧分压差较大。因此肾髓质对RBF的减少尤为敏感。RBF减少40%就有可能引发急性肾小管坏死，尤其是在合并其他肾损伤因素的情况下。改善RBF［增加心输出量（cardiac output，CO）、补液］或减少肾髓质耗氧量都可以提高肾对缺血的耐受性。其他情况，如使用造影剂、胆红素浓度增高或肌红蛋白尿等，则因为增加了肾单位的渗透负荷、进一步增加氧耗从而加剧肾缺氧。

有些药物已被证明可以通过多种机制导致肾毒性。围手术期使用氨基糖苷类或非甾体抗炎药会使肾

框8.1　与术后急性肾损伤风险增加相关的因素

患者特征
- 高龄
- 糖尿病
- 左心功能不全
- 周围血管疾病
- 肾血管疾病
- 脓毒症
- 肝衰竭

手术因素
- 主动脉手术
- 体外循环
- 创伤手术
- 肝移植
- 肾移植
- 肺移植

围手术期影响因素
- 长时间脱水
- 长时间膀胱梗阻
- 低氧血症
- 低血压
- 应用氨基糖苷类药物
- 肌红蛋白或血红蛋白尿
- 静脉注射造影剂

在缺氧的基础上发生 AKI。长期使用血管紧张素转换酶（angiotensin-converting enzyme，ACE）抑制剂可削弱肾在低灌注时的代偿能力。术中用于减少失血的药物抑肽酶，是一种丝氨酸蛋白酶抑制剂，已有研究表明其可在肾形成较高聚集浓度，与术后 AKI 和需要肾替代治疗的肾衰竭有关[1-3]。联合使用 ACE 抑制剂和抑肽酶可对体外循环（CPB）心脏手术患者的肾功能产生协同损害作用[4]。

AKI 的定义是指肾功能的急性丧失，导致代谢物蓄积，液体和电解质失调。目前，“肾功能不全”和“肾衰竭”等术语已经转变为更被广泛接受的“肾损伤”，轻度的肾功能不全不一定会造成完全的肾衰竭，但仍可能产生深远的生理效应并最终导致严重的后果，增加发病率和死亡率。目前临床上有 30 余种 AKI 的定义，缺乏明确且被普遍接受的 AKI 定义是该领域争论和困惑的根源，也阻碍了对 AKI 的研究和认知。

目前最广为接受的三个定义分别是急性透析质量倡议的 RIFLE 标准[5]、急性肾损伤网络（Acute Kidney Injury Network，AKIN）标准[6]、肾病全球结局改善（Acute Kidney Injury Network，KDIGO）标准[7]等，这些定义是多年来随着 AKI 认知水平的提高和发展而制定的。RIFLE 标准应用了肾损伤阶段的概念，由风险（risk）、损伤（injury）、衰竭（failure）、肾功能丧失（loss of kidney function）和终末期肾病（end-stage renal disease）的首字母缩写组成，并使用肌酐（creatinine，Cr）的增加和尿量（urine output，UO）的减少作为指标。之后制定的 AKIN 标准在 RIFLE 标准上进行了修订，删除了肾功能丧失和终末期肾病阶段，并将前 3 个阶段的名称简化为第 1、2、3 阶段，同时修改了时间尺度标准，将 RIFLE 标准最初的 7 天窗口时间缩短至 48 h。最新的则是 KDIGO 标准，其允许在程度分类之前识别 AKI 的容量状态和梗阻原因。KDIGO 对 AKI 的定义为：血清肌酐（serum creatinine，sCr）在 48 h 内增加 0.3 mg/dl 或更多，或在前 7 天内 sCr 增加至基线的 1.5 倍或更多，或 UO 小于 0.5 ml/（kg・h）持续 6 h 等。用更详尽的标准以将 AKI 分期。

全身麻醉、局部麻醉以及手术本身都可独立或协同地损伤手术过程中的肾功能稳态。两种麻醉方式都舒张外周血管，减少循环血容量并降低肾灌注。血管舒张和由此产生的 RBF 降低，在禁食（nil per os，NPO）8 h 或更长时间、长期使用利尿剂或 ACE 抑制剂、近期呕吐或腹泻、正在进行肠道准备以及合并有活动性出血等情况下尤其严重。目前没有研究表明全身麻醉在降低术后 AKI 的可能性方面优于区域麻醉[8]。

已有研究表明，全身麻醉过程中，吸入麻醉剂及其氟离子代谢副产物可能对肾产生不良影响。临床使用的吸入麻醉剂中，七氟醚和安氟醚释放的氟化物最多。然而，这些挥发性药物的药代动力学特点极大地限制了氟暴露继发肾功能障碍的可能性。研究发现，吸入剂的选择与术后 AKI 的发生之间没有相关性，择期心脏手术患者中，反映 AKI 的相关生物标志物的数值并未因使用吸入麻醉剂而升高[9]。七氟烷与钠石灰或羟基二氧化碳钡之间的相互作用也可能产生潜在的肾毒性物质——卤代烯烃，又称为“化合物 A”。然而，这种化合物在人体内的代谢路径限制了其引起肾毒性的可能性。事实上，目前为止还没有手术患者因应用七氟醚而导致 AKI 的公开报道。

患者特征与术后急性肾损伤风险

在可预测到的与术后 AKI 发生相关的术前患者特征通常包括以下三种情况：①患者基线特征提示存在肾功能储备受损；②与肾灌注受损相关的生理改变；③导致肾损伤的病理生理过程。潜在的风险因素包括高龄、sCr 异常、DM 以及任何与 CO 减少的迹象等（图 8.1）。然而，需要肾替代治疗的术后 AKI 发生率较低（即使在高风险人群中也＜2.0%），加之有时 AKI 不会导致 Cr 或血尿素氮（blood urea nitrogen，BUN）增加（缺乏敏感的常规实验研究来确定 AKI），都使得研究人员难以确定与术后 AKI 相关的因素。

肾储备减少相关的患者特征

肾重量和整体功能随着年龄的增长进行性下降。70 岁时功能正常的肾单位数量减少一半。Novis 及其同事[10]对 28 项评估术后 AKI 风险因素的研究进行的回顾性分析表明，最大的 5 项研究中，有 4 个都确定高龄是术后 AKI 发生的风险因素。在一项针对 2400 名接受择期冠状动脉旁路移植术（CABG）患者的研究中，Mangano 及其同事[11]发现，70 ～ 80 岁及 80 岁以上的患者术后发生 AKI 风险分别增加 2 倍和 4 倍。同样，Chertow 及其同事[12]在对美国退伍军人事务部（VA）42 723 名心脏手术患者的研究中发现，70 ～ 80 岁及 80 岁以上的 CABG 手术患者

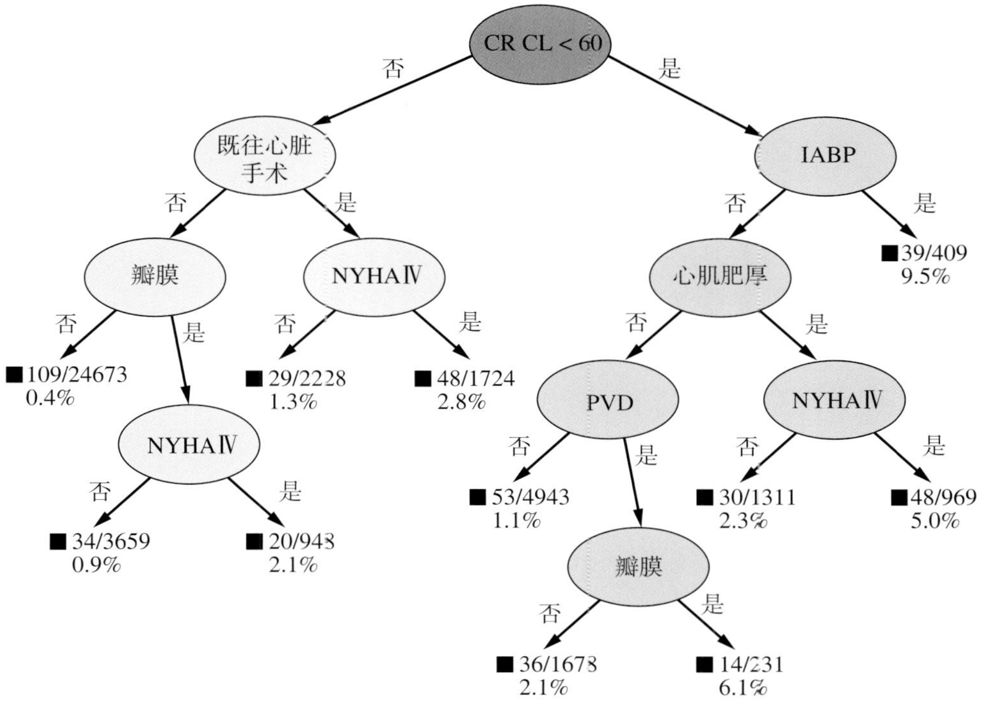

• **图 8.1** 围手术期肾风险评估。基于递归拆分分析的分类树，实心框旁边是风险类别。CR CL，肌酐清除率；IABP，主动脉内球囊反搏；NYHA，纽约心脏协会；PVD，外周血管疾病（Adapted with permission from Chertow GM，Lazarus JM，Christiansen CL，et al 1997.）

需要术后透析的比例分别为 1.5% 和 1.8%。相比之下，50 ～ 59 岁及 60 ～ 69 岁的患者中只有 0.5% 和 0.9% 需要肾替代治疗。但在对外周血管疾病、既往心脏手术和其他相关变量进行调整后，高龄不再是肾替代治疗的重要预测指标。

DM 患者，尤其是长期需要胰岛素治疗的患者，其肾储备功能通常降低。Mangano 及其同事的研究表明，1 型 DM 和术前血糖值大于 300 mg/dl 等因素与术后 AKI 的发生显著且独立相关[11]，1 型 DM 患者和高血糖患者术后发生 AKI 的概率分别是非 1 型 DM 患者的 1.8 倍和 3.7 倍。也有一些研究并未能够证明 DM 与术后 AKI 之间存在独立性关联，不过目前很多研发出的风险预测模型还是将 DM 作为术后 AKI 的重要预测因素之一[13]。

最近一些研究关注了肥胖与术后 AKI 风险增加的关系。几项研究表明，肥胖患者术后 AKI 的发生率增加 2 ～ 3 倍[14]，并且当还存在其他代谢综合征时，风险可能会继续增加。这种肥胖和 AKI 之间的关系在心脏手术和非心脏手术患者中都存在[15]。也有一些研究结果表明肥胖与改善预后之间存在矛盾效应，这可能是一些代谢和病理生理机制共同导致的。不过目前对于这些机制的研究还很少，理解尚不充分[16,17]。通过对肾小球滤过率（glomerular filtration rate，GFR）的测量可以最好地确定肾储备功能。大多数研究中仍以 sCr 作为肾储备功能的替代指标，但由于 Cr 受非肾因素（如年龄、性别、肌肉质量）的影响很大，所以不能将其视为 GFR 的适当指标。有些研究使用 Cockcroft-Gault 方程来估计 GFR[18]。应用 sCr、GFR 估计值或肌酐清除率（creatinine clearance，CrCl）评估的研究均一致确定术前肾储备功能的降低（表现为 Cr 增加或 GFR 减少）是术后 AKI 发生最常见和最重要的因素之一（表 8.1）。

数项研究均强调术前轻度肾病也可能对术后 AKI 产生影响。Weerasinghe 及其同事研究了 1427 名术前无已知肾病的 CABG 为主的择期手术患者[19]，报告显示，术前 Cr 轻微升高（Cr > 130 μmol/L）的患者有较大发生肾衰竭和进行肾替代治疗的风险。

肾血流量减少相关的患者特征

许多接受手术（特别是心脏或大血管手术）的患者可能合并有 CO 降低的体征和症状，RBF 会相应减少。这些体征和症状包括啰音、干啰音、水肿、颈静

表 8.1 依据肾储备评估的肾功能不全风险

肾储备	剩余肾单位（%）	GFR（ml /min）	体征 / 症状	实验室检查异常	功能障碍或衰竭风险
正常	＞ 50	125	无	无	最小
肾储备减少	40	50 ～ 80	无	无	轻度
肾功能不全	20 ～ 40	20 ～ 50	夜尿症	BUN/Cr 中度增加	中度
尿毒症	5 ～ 10	＜ 20	尿毒症综合征	多项	严重

With permission from Prough DS，Foreman AS. Anesthesia and the renal system. In：Barash PG，Stoelting RK，Cullen BF，eds. Clinical Anesthesia. 2nd ed. Philadelphia：Lippincott Williams & Wilkins；1992：1125-1156.

脉扩张、异常心音、需要药物或机械性心室辅助以及超声心动图测得的射血分数显著降低（＜ 35%）等。这类患者即使在术前不存在明显肾功能不全（Cr 正常）的表现，但其维持正常 GFR 和体液稳态的能力也会严重降低，尤其是在手术和其他操作等创伤的情况下。

Chertow 和同事对 43 642 名心脏手术患者进行的研究 [12] 以及 Thakar 和同事对 33 217 名心脏手术患者进行的研究 [20] 都强调了体征、症状、干预和实验室评估的预后价值，这些评估表明左心功能降低可以损害肾灌注。术前存在任何以上因素常预示术后 AKI 的风险增加。

近期有研究进一步探讨了术前血流动力学与术后 AKI 之间的关系。Brienza 及其同事 [21] 进行的一项荟萃分析表明，围手术期血流动力学优化可降低术后 AKI 发生的风险。该荟萃分析包括 20 项（共 4220 名患者）研究。术前充分补液联合应用正性肌力药物可能是降低术后 AKI 风险的有效方法，尤其是对高风险患者。

有数项针对 RBF 影响因素（如肾动脉狭窄）与术后 AKI 之间相关性方面的评估研究 [22,23]。Conlon 及其同事评估了术前合并肾动脉狭窄（＞ 50% 狭窄）与术后 AKI 之间的相关性，结论是术前肾动脉狭窄与术后 AKI 之间并没有显著相关性 [22]。

肾损伤相关的其他术前患者特征

患者术前阶段存在的某些病理过程会使肾暴露于毒性物质中，如代谢废物蓄积或内源性生物活性因子水平的增加，对肾功能造成额外负担，导致肾需氧量增加。例如，肝衰竭或梗阻导致体内胆红素和其他不完全代谢成分的含量增加，随着这些代谢物的积累，肾实质代偿部分肝进行排泄、浓缩或分泌，这通常导致肾需氧量增加，削弱肾储备功能。大面积创伤、大出血或大面积烧伤的患者，肾必须过滤掉急剧增加的血浆肌红蛋白和血红蛋白，也导致肾需氧量增加。脓毒症和肠道缺血释放的内毒素降低肾灌注，更重要的是会加速炎症反应。在急性炎症阶段，肾需要清除过多的炎性激肽，接触活化的白细胞等，这些炎性介质也可能具有肾小管毒性。低血压降低 GFR 时，出球小动脉会进行代偿性收缩。低血压、髓质缺血和活化的嗜中性粒细胞淤积增加中性粒细胞黏附电位，黏附的中性粒细胞释放血管收缩因子和肾小管毒性介质，进一步增加肾氧耗，减少氧输送 [24]。

术后肾功能不全相关的其他术前合并因素

一些其他合并因素也已被确认为是术后 AKI 的潜在风险因素，包括既往心脏手术史、外周血管疾病、高血压和慢性阻塞性肺疾病等。尚未被公认的风险因素将在下文中讨论。

术中肾缺血相关的手术干预

体外循环

心脏手术后 AKI 的发生率为 2% ～ 50%，其中约 0.4% ～ 4.7% 的患者需要透析（表 8.2）。在 Chertow 及其同事对 42 773 名患者进行的一项里程碑式研究中，1.1% 患者发生了透析依赖性的 AKI，相关死亡率高达 63.7%；心脏手术后不需要透析的患者的死亡率为 4.3%[12]。术后 AKI 与不良预后直接相关，增加并发症和死亡率，尤其是术后出现呼吸衰竭、低血压、出血、房颤或其他末梢器官功能障碍的患者 [11,12,25-27]。

这类患者在 ICU 和医院的停留时间长，往往需要特殊的长期护理 [11,12,19,20]。术后需要肾替代治疗的 AKI 患者的总死亡率为 27% ～ 100%。心脏手术患者

表 8.2 体外循环后肾功能不全的相关研究

作者	患者人数	研究设计	肾功能不全的定义	不需要透析		需要透析	
				发病率（%）	死亡率（%）	发病率（%）	死亡率（%）
Yeboah 等 [28]	428	—	—	26	38	4.7	70
Abel 等 [29]	500	前瞻性	Cr ＞ 1.5 mmol/L	21.6	13.8	3	100
Bhat 等 [30]	490	回顾性	Cr ≥ 1.6 mmol/L[a]	28.1	10.9	2.2	45
McLeish 等 [31]	1542	回顾性	—	未报道	未报道	1.3	35
Hilberman 等 [32]	204	病例对照	尿素氮≥ 30 mmol/L[b]	2.5	60	2.5	60[c]
Gailiunas 等 [33]	752	回顾性	Cr ＞ 1.5 mmol/L	17	未报道	1.5	27
Lange 等 [34]	2959	—	—	未报道	未报道	1.2	53
Corwin 等 [35]	572	病例对照	Cr 术后≥ Cr 术前	6.3	未报道	1	33
Slogoff 等 [36]	504	—	Cr ≥ 1.5 mmol/L[d]	2.4	0.2	0.4	0
Zanardo 等 [37]	775	前瞻性	Cr ≥ 1.5 mmol/L	15.1	9.5	0.5	44
Mangano 等 [11]	2417	前瞻性	Cr ≥ 2.0 mmol/L	7.7	19	1.4	40
Abrahamov 等 [38]	2214	回顾性	CrCI ＜ 40 ml/（min· 1.73m^2[e]）	2.1	未报道	1%	30
Grayson 等 [39]	5132	回顾性	Cr ＞ 2.0 mmol/L	2	未报道	0.9	32.9 或 46.2[f]
Antunes 等 [40]	2455	前瞻性	Cr ≥ 2.1 mmol/L[g]	5.6	5.8	0.6	33.3
Oprea 等 [41]	6130	回顾性	Cr ≥ 0.3 mmol/dL	58	30.7	未报道	未报道

[a] 或者 $Cr_{术后}-Cr_{术前}$ ≥ 0.4 mmol/L（mg/dl）
[b] 或菊粉或 CrCl 50 ml/（min· 1.73m^2）
[c] 透析和非透析患者合并死亡率
[d] 钠排泄分数＞ 1% 或总尿钠＞ 20 μg/L 或尿中有管型、上皮细胞或细胞碎片
[e] CrCl 比术前水平至少下降 15 ml/min
[f] 取决于手术类型（CABG 后 32.9%；合并或者不合并 CABG 的瓣膜手术后 46.2%）
[g] 加上术后 Cr 水平比术前最大值增加 0.9 mmol/L

术后 AKI 的经济花费非常高，据估计，在全美国范围内 CPB 后肾衰竭患者的相关住院费用接近 6.45 亿美元 [42]。

高龄患者 CPB 心脏手术后发生的 AKI 可能是急性肾缺血和术前肾储备有限的综合作用结果 [11,43]。提示肾灌注受损的预测风险因素，如高龄（＞ 70 岁）、术前左心功能不全、动脉粥样硬化性血管疾病、肾储备减少、糖尿病、既往心肌血运重建、CPB 时间延长（＞ 3 h）、手术类型（如瓣膜手术）、围手术期使用肾毒性药物（如放射性造影剂）和术后低 CO 等，均与术后 AKI 风险增加有关 [11,28-48]。

既往认为，CPB 与肾生理和功能的多重紊乱有关。CPB 期间，RBF 和 GFR 显著降低（25% ~ 75%），肾血管阻力增加。这些生理紊乱可能与非搏动血流 [49]、循环儿茶酚胺和炎症介质释放增加 [50]、栓子和微栓（有机和无机碎片）[51]、红细胞破坏释放游离血红蛋白 [52] 以及 CPB 期间流速和平均动脉压降低 [28,29] 等相关。此外，严重的血液稀释和 DHCA 与术后 AKI 显著相关 [53]。但也有几项研究发现低温不停搏 [54、55]、搏动灌注 [56]、pH 稳态管理 [56]、膜肺氧合器类型 [57] 等对 CPB 后的肾功能并无影响。Lema 及其同事对 Cr 低于 1.5 mg/dl 接受低温 CPB 的患者进行了研究，结果发现 CPB 并不会对肾功能产生不利影响 [46]。

理论上，非体外循环 CABG 应该能够显著降低体外循环 CABG 患者器官功能障碍（如肾、脑）的发生率。然而，大量回顾性和前瞻性研究对比了两类手术不良事件发生率，都未能证实非体外循环的 CABG 与体外循环 CABG 相比能够明显降低术后并发症的风险。一些有关非体外循环 CABG 的研究结果显示，该类手术中患者的微量白蛋白尿、尿钠排泄分数、游离水清除率、游离血红蛋白和 N- 乙酰 -β-D- 葡糖苷酶等明显减少 [58]，但这与术后 AKI

的显著降低并不直接相关[59-61]。在术前不依赖透析的 AKI 患者中，非体外循环 CABG 似乎可以降低术后肾衰竭的发生率、肾替代治疗概率和死亡率[62-64]。最近的一项荟萃分析表明，非体外循环 CABG 对于降低术后 AKI 的发生率具有潜在的益处，但在需要透析或死亡率方面没有发现差异[65]。Lamy 等则未能在体外循环 CABG 后 30 天、1 年或 5 年内发现需要透析的新发肾衰竭之间使用和不使用 CPB 之间存在差异[66,67]。其他术后 AKI 研究[68-70]的结果也类似。McCreath 及其同事的研究则表明，与标准正中胸骨切开术相比，微创心脏手术（如胸骨小切口行二尖瓣手术）可降低术后 AKI 的发生率[71]。

体外循环后 AKI 的药物应用

近年来，术后 AKI 的药物治疗被广泛研究。大多数该类药物都有在围手术期促进尿量的作用，不过术中尿量与术后肾功能并无明显相关性，尤其是在术中使用过利尿剂的情况下[32]。低剂量多巴胺（dopamine，DA）激活 DA-1 受体，理论上具有扩张肾动脉、排钠和利尿的作用。曾有研究表明 DA 增加肾血浆流量、GFR 和尿钠排泄[72]，但在肾功能受损［GFR $<$ 50 ml/（min· 1.73 m^2）］的患者中未观察到这些多巴胺能效应[73]，这可能是由于相应 DA 作用的肾储备能力不足所致。对心脏手术患者进行的随机对照试验没能观察到预防性低剂量 DA 具有保护肾功能、减少 AKI 的发生[74-76]和降低死亡率的作用。DA 的正性变力和变时效应会增加围手术期心律失常的发生和心肌耗氧量，反而会对心脏手术患者有不利影响[77]。低血容量患者使用 DA 利尿可能会有加剧肾衰竭的风险[78]。现有研究表明，因为缺乏具有确定证据的益处且具有一定潜在危害性，不建议围手术期常规使用 DA 利尿。

甘露醇是一种高渗剂，可在肾灌注不足期间增加 GFR，增加肾皮质和肾髓质血流量和促进清除反应性羟基自由基。它可以减少缺血期间肾的耗氧量，增强管腔内碎片的利尿作用。然而，在 CPB 患者中预防性使用甘露醇并不确定能够改善肾功能和生存结局[79,80]。

呋塞米等髓袢利尿剂与甘露醇的作用机制类似，可以减少物质阻塞性积聚从而减少氧耗、改善尿量。两项独立的前瞻性随机研究发现，在 CPB 期间和之后使用呋塞米没有临床益处，并可能对肾功能造成损害[74,81]。DA、甘露醇和呋塞米可将少尿性肾衰竭转化为非少尿性肾衰竭，有助于体液平衡和电解质的管理，但没有证据表明利尿对生存有益，因此不鼓励常规使用这些药物。

选择性 DA-1 受体激动剂非诺多泮具有降低肾血管阻力、增加 RBF 和 GFR 的药理学作用[82]。Caimmi 等的研究表明，术前 Cr 大于 1.5 mg/dl 的患者，在 CPB 期间和术后早期输注非诺多泮［0.1-0.3 μg/（kg· min）］可以降低术后 Cr 和 CrCl[83]。在一项针对肾衰竭高危心脏手术患者的前瞻性多中心队列研究中，预防性输注非诺多泮可使 AKI 降低 50%，死亡率从 15.7% 降至 6.5%[84]。以上临床益处仅基于非诺多泮的初步经验，在常规使用之前，必须通过更多大规模的前瞻性随机临床试验予以确认。

血管扩张剂，如钙通道阻滞剂（硝苯地平、地尔硫䓬），已被证明可改善 CPB 心脏手术患者的 GFR[85-88]。但缺乏临床上发病率和死亡率显著降低的证据，因此不能将该类药物常规用于预防和治疗术后 AKI。可乐定是一种非选择性 α 肾上腺素激动剂，可通过抑制儿茶酚胺介导的血管收缩来防止肾灌注不足。Kulka 及其同事发现，与安慰剂相比，在术后 AKI 风险未增加的患者中，4 μg/kg 的可乐定可防止心脏手术后 CrCl 的下降[89]。但可乐定降低高危患者死亡率的长期益处尚未得到充分评估。

心房利钠肽（atrial natriuretic peptide，ANP）在血管内液体和循环的调节过程中起重要作用。它促进排水和排钠，增加 GFR，逆转近端肾血管的收缩和远端肾血管的扩张状态，并抑制钠重吸收[90]。术中的容量负荷可调节 ANP 的释放，其浓度可预测 CABG 后的长期预后[91]。术中输注 ANP 能够降低中心静脉压、肺毛细血管楔压、肺血管阻力、外周血管阻力和肾素 - 血管紧张素 - 醛固酮系统的激活，增加 RBF、GFR 和尿量[92-94]。ANP 对 CPB 后肾功能的确切影响和在减少肾衰竭及其相关死亡率方面的潜在作用尚需进一步的临床研究确认[95,96]。

两项关于术后 AKI 患者的早期肾替代治疗（连续静脉 - 静脉血液透析）效果的研究结果显示，早期肾替代治疗能够显著降低总体死亡率[97,98]。目前对于非围手术期危重患者 AKI 肾替代治疗的最佳时机存在争论[99-101]。

总之，CPB 过程对肾功能具有显著影响，进而影响到患者的管理和预后。目前对术后 AKI 发生和预防机制方面已经进行了较为深入的研究，但在制定有效的预防策略方面的进展有限。血管内容量不足和低灌注可导致肾缺血加重，增加术后 AKI 发生的风险，因此避免肾毒性药物并密切关注血管内容量、血压、维持 CO 是减少心脏手术后 AKI 发生的关键措施[102]。识别出携带有特异性炎症标志物（IL-6 基因启动子多态性、载脂蛋白 E）等遗传变异的患者，确定其与术后 AKI 易感性的关系，可能是鉴定术后 AKI 风险患者的另一种手段[103,104]。近年来，围手术期测定新型肾特异性生物标志物与 CPB 时间延长存在相关性的发现可能有助于预测 CPB 后的 AKI[105]。

主动脉手术

无论术中是否伴有 DHCA 过程，主动脉手术的患者都易发生术后 AKI。这些患者通常年龄较大，患有大血管和终末器官血管床（如心脏、大脑和肾）的动脉粥样硬化。大血管手术具备多种可用来辅助预测发生术后 AKI 的患者特征。回顾性研究表明，术前合并 AKI 是大血管手术后 AKI 一致公认的预测因素[106-115]。由于大血管手术的众多操作都会对 RBF 造成严重影响，如主动脉阻断、左心旁路转流、肾动脉再植或手术、伴或不伴 DHCA 的 CPB 等，这些操作及其持续时间是预测术后 AKI 发生的重要因素。

主动脉手术后 AKI 和透析的发生率的相关报道差异性很大（表 8.3）[111-127]，术后 AKI 的发生率分别为 5% ～ 29% 和 1.6% ～ 22.2%。这可能是 AKI 的定义不一致，或患者基线特征和管理策略等方面存在显著性差异造成的。

许多腹主动脉瘤（abdominal aortic aneurysm，AAA）临床专科医生提出主动脉阻断钳夹部位是其

表 8.3 血管手术后肾功能不全的研究

手术	研究作者	术后肾功能障碍（%）	术后透析（%）	肾衰竭的危险因素
肾下	Powell 等[128]	—	8 ～ 9[a]	术前 RD
肾下 vs 肾上	Breckwoldt 等[116]	肾下 13.9	1.80	非单一因素
		肾上 38.5	2.60	—
	Johnston[117]	5.0 ～ 33.0	0.4 ～ 6.0	术前 RD，AX 部位，RV 结扎，RA 旁路
AAA 肾下 + 肾上	Shepard 等[129]	14	1.18	
	Hallett 等[130]	22	9.0 ～ 35.0	—
	Chaikof 等[118]	4.0	18.3	术前 RD
肾受累	Nypaver 等[110]	16.98	5.66	RA 旁路 / 动脉内膜切除术，任何术后并发症
	Allen 等[119]	12.3	3.08	术前 RD
	Cambria 等[120]	9.0	15.0	术前 RD
	AAcher 等[121]	19.0	2.0 ～ 71.0	术前 RD
	Panneton 等[122]	27.7	6.3	术前 RD
	Bauer 等[123]	29.0	—	AX 时间 / 部位，术前 RD，高龄，低血压
主动脉破裂	Hajarizadeh 等[124]	11.43	18.1	—
	Berisa 等[125]	16.0	84.0	术前 RD
	Crawford 等[113]	—	5.0 ～ 17.0	术前肾功能不全
	Schepens 等[111]	—	11.9 ～ 14.1	高龄，术前肌酐，CAD，DM
胸腹部	Svensson 等[112]	15.87	13	内脏动脉修复，术前 RD 和术后并发症
	Godet[131]	17.26	8	年龄 > 50 岁，术前 RD，LRA，缺血时间，输血
	Safi 等[114]	2.5	15	LRA 复位，术前 RD，内脏灌注，简单阻断钳技术
血管内	White 等[126]	14.29	21.43	—
	Sharma 等[127]	3.7[a]	11.1[a]	主髂动脉栓子

AAA，腹主动脉瘤；AX，主动脉阻断钳夹；CAD，冠心病；DM，糖尿病；LRA，左肾动脉；RA，肾动脉；RD，非透析依赖性的肾衰竭；RV，肾静脉

[a] 如果术前 Cr > 1.5 mg%

中的一项关键性决策。心血管麻醉医生也建议外科医生在行 AAA 手术时考虑进行肾下主动脉阻断。Breckwoldt 及其同事 [116]、Johnston 及其同事 [117] 的研究都强调了肾下与肾上阻断钳放置的位置对术后 AKI 影响的重要性（表 8.4）。在一项纳入 205 名 AAA 患者的研究中，Breckwoldt 及其同事发现，阻断肾下主动脉（n=39）与阻断肾上主动脉（n=166）相比，术后 AKI 风险更低 [116]。Johnston 及其同事的多中心研究 [117] 包括 666 名阻断肾下主动脉和肾上主动脉的患者，他们的研究同样表明阻断肾下主动脉与术后较低的 AKI 风险相关（图 8.1）。

胸腹主动脉瘤外科手术患者围手术期肾功能稳态严重受影响。DHCA、左心转流和对肾行保护液灌注等，可以降低肾代谢、减少 RBF 中断，从而缩短肾缺血时间、减少肾损害 [111-116]。很多术中常见情况都可以进一步影响肾代谢，如亚急性失血、消化道系统缺血和内毒素血症、大量输血和肾缺血等，因此大多数患者仍然存在严重 AKI 的风险，预示着术后 AKI 发生。

目前，胸腹主动脉疾病外科治疗的最佳方案存在争议。有些临床医生认为在保护肾功能方面 DHCA 优于左心转流。Soukiasian 及其同事回顾了其所在医院 12 年内接受胸腹动脉瘤修补术的所有病例 [132]，手术治疗策略上经历了从使用左心转流改进到 DHCA 的过程。在一开始的 20 名患者中，肾衰竭的发生率为 15%，而在后来的 39 名 DHCA 患者中则降为 0。但该文章发表后的评论则基本上否定了其发现，而采用了 Crawford、Cosseli 和其他反对该论点等作者的观点 [113]。对这类高风险群体，不同的外科

表 8.4 （译者注：受版权限制，此表仅保留英文）**Comparison[a] of methods for determination of glomerular filtration rate.**

Clearance method	Testing complexity	Accuracy	Clinical usefulness
Classic insulin clearance	++++	++++	+
Radioisotope clearance	+++	+++$^{1}/_{2}$	++
Radioisotope plasma disappearance	+++	+++	++
Creatinine clearance	++	++	+++
Nomogram creatinine clearance	+$^{1}/_{2}$	+$^{1}/_{2}$	+++
Serum creatinine	+	+	++++

[a] Rated from high (+ + + +) to low (+).

With permission from Mehta RL, Chertow GM. Acute renal failure definitions and classification: time for change? *J Am Soc Nephrol* 2003;14(8):2178-2187.

团队及不同的机构进行不同的围手术期管理，这些重要的异质性是术后 AKI 潜在危险因素难以确定的主要原因。目前缺乏该类 AKI 相关风险因素的前瞻性随机研究。大多数研究的结果都提示：术前合并 AKI、主动脉瘤体破裂、肾动脉重建等是术后 AKI 和亚急性肾功能不全风险增加的因素。

大血管腔内支架植入术是主动脉疾病治疗方面最有应用前景的进展之一 [133-137]，临床应用进展迅速。目前已有数种腔内治疗支架系统被批准用于降胸主动脉和腹主动脉的治疗中。有医疗中心使用多分支支架系统重建胸腹主动脉。其中一种技术采用“开放和封闭”相结合的方法，从而保证实现分支血管内的腔内成形（分支血管被封闭通常是大血管支架使用最常见的不良事件之一），并识别出“锚定区”以安全释放支架 [136]。

Black 及其同事连续观察了 29 名行血管内闭塞后行开放腹腔脏器血管重建术的胸腹部动脉瘤患者 [137]，5 例术前合并肾功能不全的患者中，有 4 例出现了术后 AKI，其中 2 例需要临时的透析治疗。他们将打算对所有 Crawford Ⅰ型、Ⅱ型和Ⅲ型胸腹动脉瘤都采用这种治疗方法。与胸腹主动脉疾病的外科治疗一样，在包括 AKI 在内的许多不良结局方面，目前缺乏更多前瞻性随机研究以确定开放式外科手术和腔内技术修复手术之间的风险差异。

总之，血管外科手术患者是多种内在和外在危险因素集一身的 AKI 高风险患者。与该类血管手术相关的外科操作环节（阻断钳的放置、DHCA、左心转流等）可能是肾相关不良事件的重要决定性因素。

围手术期肾功能检查

目前对术后 AKI 风险患者的识别能力在持续改善中，但检查和量化肾功能恶化及改善的指标仍有待完善。

目前可用的肾功能检查方法有许多，能检查肾生理功能的不同方面（框 8.2）[8]，但 GFR 仍然是检查肾功能的最可靠指标。GFR 最常用 CrCl 来估算，后者从 24 h 尿液采集中获得 [138]（表 8.4）。一些作者研究出基于 2 h 尿量标准的 CrCl 估计值，但 GFR 的 24 h CrCl 估计值仍是目前公认的肾功能变化和术后 AKI 的最佳预测指标。

sCr 和 UO 一直是临床实际工作中最常用的评估和追踪肾功能变化的指标。这些指标具有较强的实用性，但其不足之处是变异度较高。正常 sCr 随年龄、

性别、种族、体质和饮食而变化[139]。sCr 的变化也是非特异性的，不能揭示损伤的病因、部位和程度。此外，sCr 对 GFR 的变化不敏感，可能会延迟几天。利尿剂和透析以及其他预防和治疗方式可能会干扰 UO 和 sCr。许多研究的结果显示 sCr 和 UO 与围手术期 AKI 发生风险之间的联系存在不确定性。sCr 的变化与发病率或长期预后之间也没有明确的关联。此外，基于初始和后续 sCr 变化值的 AKI 定义方面也存在较大差异[138]。

最近的许多文献倾向于使用 Cockcroft-Gault 的修正方程来估计 CrCl，这是一种肾功能的替代测量方法，提高了肾储备的准确性和估计值[18]。不同性别的计算出式如下：

CrCl（男性）=［(140- 年龄）× 体重 ×1.2］÷sCr

CrCl（女性）=［(140- 年龄）× 体重］÷sCr

Wijeysundera 及其同事发现，联合 sCr 和 CrCl 有助于识别隐性肾功能不全的患者，即 CrCl 为 60 ml/min 或更低而 sCr 正常的这类患者[140]。他们的研究结果表明，大约 13% 的 sCr 正常的患者存在隐性肾功能不全，且与心脏手术患者术后需要肾替代治疗之间具有独立相关性。

血清胱抑素 C 也是一种最近出现的估算 GFR 的方法。血清胱抑素 C 是一种碱性非糖基化蛋白[140,141]，所有核细胞都可产生血清胱抑素 C，并通过肾小球膜自由过滤。血清胱抑素 C 的参考范围在男性、女性和儿童中是相同的，并且不依赖于肌肉质量或饮食。Dharnidharka 及其同事所做的一项荟萃分析中将血清胱抑素 C 与 CrCl 进行了比较，结果表明，血清胱抑素 C 是 GFR 更好的替代指标，能够更快地反映 GFR 的变化[142]。

AKI 病理生理学方面最新的研究表明，需尽早对肾功能的恶化或改善情况进行检测。目前正在研究的一些新技术能够对肾损伤性质和时间等方面提供更详细的评估，进而早期诊断和确定干预的具体时间点，并对治疗的效果进行量化。

框 8.2 可供临床使用的肾功能测试

- 尿量
- 尿比重
- 尿渗透压
- 血清肌酐和血尿素氮
- 尿 - 血浆肌酐比值
- 尿 - 血浆尿素比值
- 尿钠排泄
- 钠排泄分数
- 自由水清除率
- 肌酐清除率
- 肾血流量

With permission from Sear JW. Kidney dysfunction in the postoperative period. Br J Anaesth 2005；95（1）：20-32.

尿蛋白质组学则是一个新兴领域。临床蛋白组学或尿蛋白分析给肾病相关新型蛋白生物标志物方面带来了新的发现[143]。一种尿蛋白质组学的应用中涉及表面增强激光解吸 / 电离飞行时间质谱分析（surface-enhanced laser desorption/ionization time-of-flight mass spectrometry，SELDI-TOF-MS），这已成为尿蛋白质分析的首选方法之一。SELDI-TOF-MS 能够快速分析多个尿液样本，并检测其他方法忽略掉的低分子量生物标志物[143]。

其他一些新技术仍在研究中并有望应用于临床。肾损伤标志物 1（kidney injury marker 1，KIM-1）可能是肾小管损伤的早期标志物，在缺血再灌注损伤后的尿液中发现了富含半胱氨酸的蛋白（CYP61）。用于核磁共振成像的新型造影剂正在实验性的 AKI 模型中进行测试，可以提供肾内血流动力学、近端小管损伤的水平和程度以及炎性反应方面的数据[138]。为了确定比 UO 或 sCr 更早、更准确的诊断术后 AKI 的方法，大量此类生物标志物仍在开发中，包括中性粒细胞明胶酶相关脂质运载蛋白（neutrophil gelatinase-associated lipocalin，NGAL）、IL-18、肝型脂肪酸结合蛋白、金属蛋白酶组织抑制剂 2（tissue inhibitor of metalloproteinase 2，TIMP2）、胰岛素样生长因子结合蛋白 7（insulin-like growth factor-binding protein 7，IGFBP7）等[144,145]。但成本高昂、仅能针对 AKI 的某些机制以及其他局限性（如对机制的理解不充分或药代动力学数据有限）等限制了这些标志物得到更深入的研究，同时也未被广泛应用于临床。

围手术期肾功能风险评分的算法

目前开发出了众多明确定义风险因素的评分系统，这些评分系统有助于更深入了解围手术期有较大 AKI 风险的患者。大多数该类评分指标都是本章讨论的风险因素。

Chertow 及其同事研发的心脏手术后肾衰竭和透析的预测算法基于 43 642 名 VA 患者的巨大数据库[12]。他们确定了与基线心血管疾病和肾功能相关的 10 个临床变量（框 8.3）。根据这些变量，他们将肾损伤风险分为三类：低风险（< 0.4%）、中风险（0.9% ～ 2.8%）和高风险（> 5.0%）。他们使用递归分类法，根据关键变量之间的相互作用来识别 11

个不同的患者组。例如，术前肾功能基本正常的初次 CABG 患者，其需要术后透析的风险低于 0.4%。相比之下，术前肾功能不全、Ⅳ级心力衰竭和使用 IABP 的瓣膜手术患者，其术后肾衰竭和透析的风险大于 5.0%（图 8.1）。

Thakar 及其同事基于 33 217 名在克利夫兰诊所基金会接受过术后透析的患者创建了一个 AKI 的评分（表 8.5）[20]。该评分包括 13 个术前变量，分值分别为 1 或 2，最终评分最低为 0，最高为 17。四个风险类别的分值区间分别为 0 ～ 2、3 ～ 5、6 ～ 8、9 ～ 13（图 8.2）。透析概率在 0.5% ～ 21.1%。测试和验证数据集的模型一致，两种情况下的曲线下面积均为 0.82。

Mangano 和围手术期缺血的多中心研究（Multicenter Study of Perioperative Ischemia，McSPI）小组 [11] 根据其术前风险因素的多变量逻辑模型制定出术后 AKI 的发生概率表（表 8.6）。例如，70 ～ 79 岁的患者如果术前合并心力衰竭、肾功能不全和既往 CABG，其术后 AKI 的发生率可高达 33.3%。但他们的数据集尚不足以为该研究中 1.7% 需要术后肾替代治疗的患者构建可靠的评分系统。不过，多项有关心脏手术的研究中，术后透析的发生率都相等（约 1.7%）。

新的评分系统在开发、验证和优化中。Mehta 评分 [147] 和 Wijey-sundera 简化肾指数评分 [148] 在预测识别出需要透析风险的患者方面都具有前景。Birnie 及其同事开发出一种可以预测 AKI 所有阶段（Ⅰ期，风险；Ⅱ期，损伤；Ⅲ期，肾衰竭）的评分系统，而

表 8.5　（译者注：受版权限制，此表仅保留英文）**Acute renal failure score.**[a]

Risk factor	Points
Female se	1
Congestive heart failure	1
Left ventricular ejection fraction < 35%	1
Preoperative use of IABP	2
COPD	1
Insulin-dependent diabetes	1
Previous cardiac surgery	1
Emergency surgery	2
Valve surgery only (compared with CABG)	1
CABG + valve surgery (compared with CABG)	2
Other cardiac surgeries	2
Preoperative creatinine 1.2 to < 2.1mg/dL (compared with 1.2)	2
Preoperative creatinine ≥ 1mg/dL (compared with 1.2)	5

CABG, Coronary artery bypass grafting; *COPD*, chronic obstructive pulmonary disease; *IABP*, intra-aortic balloon pump.

[a] Minimum total score, 0; maximum total score, 17.

With permission from Thakar CV, Arrigain S, Worley S, et al. A clinical score to predict acute renal failure after cardiac surgery. *J Am Soc Nephrol* 2005;16 (1):162-168.

框 8.3　影响血清肌酐和血尿素氮水平的非肾部相关变量

- 氮重吸收增加
- 组织分解
- 体重
- 饮食
- 活动
- 肝病
- 糖尿病酮症酸中毒
- 大面积血肿
- 胃肠道出血
- 药物或类固醇的使用

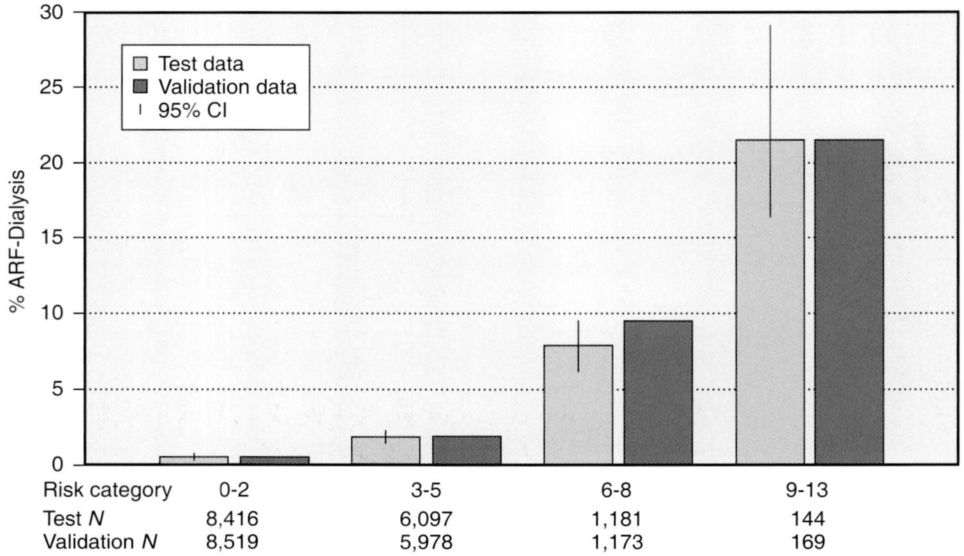

• 图 8.2　（译者注：受版权限制，此图仅保留英文）**The acute kidney injury risk categories. ARF, Acute renal failure; CI, confidence interval.**（Adapted with permission from Thakar CV, Arrigain S, Worley S, et al. A clinical score to predict acute renal failure after cardiac surgery. *J Am Soc Nephrol* 2005;16(1):162-168.）

表 8.6 （译者注：受版权限制，此表仅保留英文）**Preoperative risk factors and predicted probabilities of renal dysfunction.**

Number of risk factors	RISK FACTOR				AGE < 70 YEARS		AGE 70-79 YEARS		AGE 80-95 YEARS	
	Congestive heart failure	Redo CABG	Type 1 diabetes	Preoperative creatinine level > 124mmol/L	Observed	Predicted (95% CI)	Observed	Predicted (95% CI)	Observed	Predicted (95% CI)
					n (%)	%	*n* (%)	%	n (%)	%
0	No	No	No	No	909 (1.9)	3.0 (2.3-4.0)	330 (7.0)	5.3 (3.9-7.2)	68 (11.8)	9.9 (6.1-15.6)
1	No	No	No	有	80 (5.0)	6.7 (4.5-9.8)	76 (18.4)	11.5 (8.0-16.3)	16 (12.5)	20.3 (12.6-31.1)
	No	No	Yes	No	68 (5.9)	6.0 (3.8-9.5)	21 (4.8)	10.5 (6.4-16.8)	1 (0.0)	18.6 (10.1-31.8)
	No	Yes	No	No	130 (6.2)	7.8 (5.4-11.1)	56 (14.3)	13.3 (9.2-18.9)	4 (25.0)	23.1 (13.9-36.0)
	Yes	No	No	No	144 (7.6)	7.3 (5.1-10.2)	73 (12.3)	12.5 (8.8-17.4)	17 (29.4)	21.8 (13.7-32.8)
2	No	No	Yes	Yes	9 (22.2)	13.0 (7.9-20.7)	7 (0.0)	21.4 (13.3-32.6)	0	—
	No	Yes	No	Yes	25 (20.0)	16.4 (10.8-24.1)	13 (30.8)	26.3 (18.3-36.4)	0	—
	No	Yes	Yes	No	8 (37.5)	15.0 (9.0-24.0)	3 (33.3)	24.3 (14.7-37.5)	1 (0.0)	38.6 (21.9-58.4)
	Yes	No	No	Yes	19 (47.4)	15.4 (10.3-22.4)	26 (7.7)	24.9 (17.8-33.7)	9 (44.4)	39.3 (26.5-53.8)
	Yes	No	Yes	No	27 (25.9)	14.1 (9.0-21.3)	11 (18.2)	23.0 (14.7-33.9)	0	—
	Yes	Yes	No	No	19 (31.6)	17.7 (11.9-25.6)	14 (7.1)	28.1 (19.5-38.7)	1 (100.0)	43.3 (28.3-59.7)
3	No	Yes	Yes	Yes	1 (100.0)	29.1 (17.9-43.6)	1 (100.0)	42.8 (28.1-58.8)	0	—
	Yes	No	Yes	Yes	12 (8.3)	27.6 (18.0-39.8)	4 (25.0)	40.9 (28.4-54.8)	1 (0.0)	57.5 (39.9-73.5)
	Yes	Yes	No	Yes	2 (0.0)	33.3 (22.8-45.9)	9 (33.3)	47.6 (35.5-60.1)	2 (0.0)	64.0 (47.4-77.8)
	Yes	Yes	Yes	No	3 (33.3)	31.0 (19.8-45.0)	0	—	0	—
4	Yes	Yes	Yes	Yes	2 (50.0)	51.1 (35.7-66.3)	0	—	0	—

For "Observed" columns, n = observed number of patients with risk factor combinations and % = observed proportion of patients with renal dysfunction among those with the specified risk factor combination.

For the "Predicted" columns, % = predicted probability of renal dysfunction derived from the multivariate logistic regression model of preoperative factors.

CABG, Coronary artery bypass grafting.

With permission from Mangano CM, Diamondstone LS, Ramsay JG, et al. Renal dysfunction after myocardial revascularization: risk factors, adverse outcomes, and hospital resource utilization. *Ann Intern Med* 1998;128 (3):194-203.

不仅是预测严重的AKI。尽管对于最佳肾病风险评分系统还没有达成明确共识，但新进展仍为增强临床决策能力、改善患者预后带来了希望。

考虑到术后AKI的预测风险，评分系统无法提供特定患者是否应接受心脏手术的具体答案。然而，它可以提供一个比较客观发生不良事件风险的评估，这些不良事件会导致患者住院时间延长，并增加患者围手术期死亡的风险。尽管一些术前风险因素（如高龄、既往心脏手术）无法改变，但其他因素可能得到控制或改善。预防或治疗策略可以针对最需要患者人群，如优化心脏功能，增强肾灌注，积极控制过高的血糖，避免或尽量减少肾毒性药物的使用等。对高风险患者群体的识别能够帮助患者及其家人更全面地了解并选择医疗保健替代方案等。此外，有效且经过验证的预测评分系统可以通过预先识别和分层不同AKI风险程度的患者群体，同样有助于术后AKI的研究。

结论

未来十年，术后AKI的发生率及其对主要心血管手术后医疗资源的消耗仍可能会增加。接受手术的患者年龄越来越大，伴有更多合并症，以及术前即合并肾功能不全等，进一步增加了患者术后发生严重肾不良事件的风险。此外，医生更倾向于将治疗重点放在危及生命的疾病上（严重主动脉病变、心肌舒缩功能不良等），而患者则更期待先进和（或）创新的手术方法和治疗选择。尽管术后AKI的大多数预测指标是无法进行干预的，但一些可干预的风险因素，如既往和术后贫血、充足的液体管理[21,150]以及相关围手术期药物的合理应用，可能会减少心脏和非心脏手术后AKI的发生。

参考文献

1. Mangano DT, Tudor IC, Dietzel C. The risk associated with aprotinin in cardiac surgery. *N Engl J Med.* 2006;354(4):353–365.
2. Shaw AD, Stafford-Smith M, White WD, et al. The effect of aprotinin on outcome after coronary-artery bypass grafting. *N Engl J Med.* 2008;358(8):784–793.
3. Fergusson DA, Hébert PC, Mazer CD, et al. A comparison of aprotinin and lysine analogues in high-risk cardiac surgery. *N Engl J Med.* 2008;358(22):2319–2331.
4. Kincaid EH, Ashburn DA, Hoyle JR, et al. Does the combination of aprotinin and angiotensin-converting enzyme inhibitor cause renal failure after cardiac surgery? *Ann Thorac Surg.* 2005;80(4):1388–1393; discussion 1393.
5. Bellomo R, et al. Acute renal failure – definition, outcome measures, animal models, fluid therapy and information technology needs: the Second International Consensus Conference of the Acute Dialysis Quality Initiative (ADQI) Group. *Crit Care.* 2004;8:R204.
6. Mehta RL, Kellum JA, Shah SV, et al. Acute kidney injury network: report of an initiative to improve outcomes in acute kidney injury. *Crit Care.* 2007;11(2):R31.
7. Kidney Disease: Improving Global Outcomes (KDIGO) Acute Kidney Injury Work Group. KDIGO clinical practice guideline for acute kidney injury. *Kidney Int Suppl.* 2012;2(1):1–138.
8. Sear JW. Kidney dysfunction in the postoperative period. *Br J Anaesth.* 2005;95(1):20–32.
9. Story DA, Poustie S, Liu G, et al. Changes in plasma creatinine concentration after cardiac anesthesia with isoflurane, propofol, or sevoflurane: a randomized clinical trial. *Anesthesiology.* 2001;95(4):842–848.
10. Novis BK, Roizen MF, Aronson S, et al. Association of preoperative risk factors with postoperative acute renal failure. *Anesth Analg.* 1994;78(1):143–149.
11. Mangano CM, Diamondstone LS, Ramsay JG, et al. Renal dysfunction after myocardial revascularization: risk factors, adverse outcomes, and hospital resource utilization. *Ann Intern Med.* 1998;128(3):194–203.
12. Chertow GM, Michael Lazarus J, Christiansen CL, et al. Preoperative renal risk stratification. *Circulation.* 1997;95(4):878–884.
13. Kheterpal S, Tremper KK, Heung M, et al. Development and validation of an acute kidney injury risk index for patients undergoing general surgery: results from a national data set. *Anesthesiology.* 2009;110(3):505–515.
14. Glance LG, Wissler R, Mukamel DB, et al. Perioperative outcomes among patients with the modified metabolic syndrome who are undergoing noncardiac surgery. *Anesthesiology.* 2010;113(4):859–872.
15. Kumar AB, Bridget Zimmerman M, Suneja M. Obesity and post-cardiopulmonary bypass-associated acute kidney injury: a single-center retrospective analysis. *J Cardiothorac Vasc Anesth.* 2014;28(3):551–556.
16. Mullen JT, Moorman DW, Davenport DL. The obesity paradox: body mass index and outcomes in patients undergoing nonbariatric general surgery. *Ann Surg.* 2009;250(1):166–172.
17. Suneja M, Kumar AB. Obesity and perioperative acute kidney injury: a focused review. *J Crit Care.* 2014;29(4):694.e1–694.e6.
18. Cockcroft DW, Gault MH. Prediction of creatinine clearance from serum creatinine. *Nephron.* 1976;16(1):31–41.
19. Weerasinghe A, Hornick P, Smith P, et al. Coronary artery bypass grafting in non-dialysis-dependent mild-to-moderate renal dysfunction. *J Thorac Cardiovasc Surg.* 2001;121(6):1083–1089.
20. Thakar CV, Arrigain S, Worley S, et al. A clinical score to predict acute renal failure after cardiac surgery. *J Am Soc Nephrol.* 2005;16(1):162–168.
21. Brienza N, Giglio MT, Marucci M, et al. Does perioperative hemodynamic optimization protect renal function in surgical patients? A meta-analytic study. *Crit Care Med.* 2009;37(6):2079–2090.
22. Conlon PJ, Crowley J, Stack R, et al. Renal artery stenosis is not associated with the development of acute renal failure following coronary artery bypass grafting. *Ren Fail.* 2005;27(1):81–86.
23. Erentug V, Bozbuga N, Polat A, et al. Coronary bypass procedures in patients with renal artery stenosis. *J Card Surg.* 2005;20(4):345–349.
24. Heinzelmann M, Mercer-Jones MA, Passmore JC. Neutrophils and renal failure. *Am J Kidney Dis.* 1999;34(2):384–399.
25. Anderson RJ, O'Brien M, MaWhinney S, et al. VA Cooperative Study #5. Renal failure predisposes patients to adverse outcome after coronary artery bypass surgery. *Kidney Int.* 1999;55(3):1057–1062.
26. Anderson RJ, O'Brien M, MaWhinney S, et al. Mild renal failure is associated with adverse outcome after cardiac valve surgery. *Am J Kidney Dis.* 2000;35(6):1127–1134.
27. Albahrani MJ, Swaminathan M, Phillips-Bute B, et al. Postcardiac surgery complications: association of acute renal dysfunction and atrial fibrillation. *Anesth Analg.* 2003;96(3):637–643.
28. Yeboah ED, Petrie A, Pead JL. Acute renal failure and open heart surgery. *Br Med J.* 1972;1(5797):415–418.
29. Abel RM, Buckley MJ, Austen WG, et al. Etiology, incidence, and prognosis of renal failure following cardiac operations: results of a prospective analysis of 500 consecutive patients. *J Thorac Cardiovasc Surg.* 1976;71(3):323–333.
30. Bhat JG, Gluck MC, Lowenstein J, et al. Renal failure after open heart surgery. *Ann Intern Med.* 1976;84(6):677–682.
31. McLeish KR, Luft FC, Kleit SA. Factors affecting prognosis in acute renal failure following cardiac operations. *Surg Gynecol Obstet.* 1977;145(1):28–32.
32. Hilberman M, Derby GC, Spencer RJ, et al. Sequential pathophysiological changes characterizing the progression from renal dysfunction to acute renal failure following cardiac operation. *J Thorac Cardiovasc Surg.* 1980;79(6):838–844.
33. Gailiunas Jr P, Chawla R, Lazarus JM, et al. Acute renal failure following cardiac operations. *J Thorac Cardiovasc Surg.* 1980;79(2):241–243.
34. Lange HW, Aeppli DM, Brown DC. Survival of patients with acute renal failure requiring dialysis after open heart surgery: early prognostic indicators. *Am Heart J.* 1987;113(5):1138–1143.
35. Corwin HL, Sprague SM, DeLaria GA, et al. Acute renal failure associated with cardiac operations: a case-control study. *J Thorac Cardiovasc Surg.* 1989;98(6):1107–1112.
36. Slogoff S, Reul GJ, Keats AS, et al. Role of perfusion pressure and flow in major organ dysfunction after cardiopulmonary bypass. *Ann Thorac Surg.* 1990;50(6):911–918.
37. Zanardo G, Michielon P, Paccagnella A, et al. Acute renal failure in the patient undergoing cardiac operation: prevalence, mortality rate, and main risk factors. *J Thorac Cardiovasc Surg.* 1994;107(6):1489–1495.
38. Abrahamov D, Tamariz M, Fremes S, et al. Renal dysfunction after cardiac surgery. *Can J Cardiol.* 2001;17(5):565–570.
39. Grayson AD, Khater M, Jackson M, et al. Valvular heart operation is an independent risk factor for acute renal failure. *Ann Thorac Surg.* 2003;75(6):1829–1835.
40. Antunes PE, Prieto D, Ferrão de Oliveira J, et al: Renal dysfunction after myocardial revascularization. *Eur J Cardiothorac Surg.* 2004;25(4):597–604.
41. Oprea AD, Del Rio JM, Cooter M, et al. Pre- and postoperative anemia, acute kidney injury, and mortality after coronary artery bypass grafting surgery: a retrospective observational study. *Can J Anaesth.* 2018;65(1):46–59.
42. Callahan M, Battleman DS, Christos P, et al. Economic consequences of renal dysfunction among cardiopulmonary bypass surgery patients: a hospital-based perspective. *Value Health.* 2003;6(2):137–143.
43. Koning HM, Koning AJ, Defauw JJ. Optimal perfusion during extracorporeal circulation. *Scand J Thorac Cardiovasc Surg.* 1987;21(3):207–213.
44. Swaminathan M, Phillips-Bute BG, Conlon PJ, et al. The association of lowest hematocrit during cardiopulmonary bypass with acute renal injury after coronary artery bypass surgery. *Ann Thorac Surg.* 2003;76(3):784–791; discussion 792.
45. Brosius 3rd FC, Hostetter TH, Kelepouris E, et al. Detection of chronic kidney disease in patients with or at increased risk of cardiovascular disease: a science advisory from the American Heart Association Kidney and Cardiovascular Disease Council; Councils on High Blood Pressure Research, Cardiovascular Disease in the Young, and Epidemiology and Prevention; and the Quality of Care and Outcomes Research Interdisciplinary Working Group: developed in collaboration with the National Kidney Foundation. *Circulation.* 2006;114(10):1083–1087.
46. Lema G, Meneses G, Urzua J, et al. Effects of extracorporeal circulation on renal function in coronary surgical patients. *Anesth Analg.* 1995;81(3):446–451.
47. Davila-Roman VG, Kouchoukos NT, Schechtman KB, et al. Atherosclerosis of the ascending aorta is a predictor of renal dysfunction after cardiac operations. *J Thorac Cardiovasc Surg.* 1999;117(1):111–116.
48. Provenchere S, Plantefève G, Hufnagel G, et al. Renal dysfunction after cardiac surgery with normothermic cardiopulmonary bypass: incidence, risk factors, and effect on clinical outcome. *Anesth Analg.* 2003;96(5):1258–1264.
49. Mori A, Watanabe K, Onoe M, et al. Regional blood flow in the liver, pancreas and kidney during pulsatile and nonpulsatile perfusion under profound hypothermia. *Jpn Circ J.* 1988;52(3):219–227.
50. Reves JG, Karp RB, Buttner EE, et al. Neuronal and adrenomedullary catecholamine release in response to cardiopulmonary bypass in man. *Circulation.* 1982;66(1):49–55.
51. Blauth CI. Macroemboli and microemboli during cardiopulmonary bypass. *Ann Thorac Surg.* 1995;59(5):1300–1303.
52. Donohoe JF, Venkatachalam MA, Bernard DB, et al. Tubular leakage and obstruction after renal ischemia: structural-functional correlations. *Kidney Int.* 1978;13(3):208–222.
53. Mora Mangano CT, Neville MJ, Hsu PH, et al. Aprotinin, blood loss, and renal dysfunction in deep hypothermic circulatory arrest. *Circulation.* 2001;104(12 Suppl 1):I276–I281.
54. Swaminathan M, East C, Phillips-Bute B, et al. Report of a substudy on warm versus cold cardiopulmonary bypass: changes in creatinine clearance. *Ann Thorac Surg.* 2001;72(5):1603–1609.
55. Harrington DK, Lilley JP, Rooney SJ, et al. Nonneurologic morbidity and profound hypothermia in aortic surgery. *Ann Thorac Surg.* 2004;78(2):596–601.
56. Badner NH, Murkin JM, Lok P. Differences in pH management and pulsatile/nonpulsatile perfusion during cardiopulmonary bypass do not influence renal function. *Anesth Analg.* 1992;75(5):696–701.
57. Hessel 2nd EA, Johnson DD, Ivey TD, et al. Membrane versus bubble oxygenator for cardiac operations: a prospective randomized study. *J Thorac Cardiovasc Surg.* 1980;80(1):111–122.
58. Loef BG, Epema AH, Navis G, et al. Off-pump coronary revascularization attenuates transient renal damage compared with on-pump coronary revascularization. *Chest.* 2002;121(4):1190–1194.
59. Jarvinen O, Laurikka J, Tarkka MR. Off-pump versus on-pump coronary bypass: comparison of patient characteristics and early outcomes. *J Cardiovasc Surg (Torino).* 2003;44(2):167–172.
60. Schwann NM, Horrow JC, Strong 3rd MD, et al. Does off-pump coronary artery bypass reduce the incidence of clinically evident renal dysfunction after multivessel myocardial revascularization? *Anesth Analg.* 2004;99(4):959–964.
61. Berson AJ, Smith JM, Woods SE, et al. Off-pump versus on-pump coronary artery bypass surgery: does the pump influence outcome? *J Am Coll Surg.* 2004;199(1):102–108.
62. Ascione R, Nason G, Al-Ruzzeh S, et al. Coronary revascularization with or without cardiopulmonary bypass in patients with preoperative nondialysis-dependent renal insufficiency. *Ann Thorac Surg.* 2001;72(6):2020–2025.
63. Beauford RB, Saunders CR, Niemeier LA, et al. Is off-pump revascularization better for patients with non-dialysis-dependent renal insufficiency? *Heart Surg Forum.* 2004;7(2):E141–E146.
64. Bucerius J, Gummert JF, Walther T, et al. On-pump versus off-pump coronary artery bypass grafting: impact on postoperative renal failure requiring renal replacement therapy. *Ann Thorac Surg.* 2004;77

(4):1250–1256.
65. Cheungpasitporn W, Thongprayoon C, Kittanamongkolchai W, et al. Comparison of renal outcomes in off-pump versus on-pump coronary artery bypass grafting: a systematic review and meta-analysis of randomized controlled trials. *Nephrology (Carlton)*. 2015;20(10):727–735.
66. Lamy A, Devereaux PJ, Yusuf S. Off-pump or on-pump coronary-artery bypass grafting at 30 days. *N Engl J Med*. 2012;366(16):1489–1497.
67. Lamy A, Devereaux PJ, Prabhakaran D, et al. Effects of off-pump and on-pump coronary-artery bypass grafting at 1 year. *N Engl J Med*. 2013;368(13):1179–1188.
68. Deininger S, Hoenicka M, Müller-Eising K, et al. Renal function and urinary biomarkers in cardiac bypass surgery: a prospective randomized trial comparing three surgical techniques. *Thorac Cardiovasc Surg*. 2016;64(07):561–568.
69. Shroyer AL, Grover FL, Hattler B, et al. On-pump versus off-pump coronary-artery bypass surgery. *N Engl J Med*. 2009;361(19):1827–1837.
70. Garg AX, Devereaux PJ, Yusuf S, et al. Kidney function after off-pump or on-pump coronary artery bypass graft surgery: a randomized clinical trial. *JAMA*. 2014;311(21):2191–2198.
71. McCreath BJ, Swaminathan M, Booth JV, et al. Mitral valve surgery and acute renal injury: port access versus median sternotomy. *Ann Thorac Surg*. 2003;75(3):812–819.
72. Horwitz D, Fox Sm D, Goldberg LI. Effects of dopamine in man. *Circ Res*. 1962;10:237–243.
73. ter Wee PM, Smit AJ, Rosman JB, et al. Effect of intravenous infusion of low-dose dopamine on renal function in normal individuals and in patients with renal disease. *Am J Nephrol*. 1986;6(1):42–46.
74. Lassnigg A, Donner E, Grubhofer G, et al. Lack of renoprotective effects of dopamine and furosemide during cardiac surgery. *J Am Soc Nephrol*. 2000;11(1):97–104.
75. Woo EB, Tang AT, el-Gamel A, et al. Dopamine therapy for patients at risk of renal dysfunction following cardiac surgery: science or fiction? *Eur J Cardiothorac Surg*. 2002;22(1):106–111.
76. Carcoana OV, Mathew JP, Davis E, et al. Mannitol and dopamine in patients undergoing cardiopulmonary bypass: a randomized clinical trial. *Anesth Analg*. 2003;97(5):1222–1229.
77. Chiolero R, Borgeat A, Fisher A. Postoperative arrhythmias and risk factors after open heart surgery. *Thorac Cardiovasc Surg*. 1991;39(2):81–84.
78. Tang AT, El-Gamel A, Keevil B, et al. The effect of 'renal-dose' dopamine on renal tubular function following cardiac surgery: assessed by measuring retinol binding protein (RBP). *Eur J Cardiothorac Surg*. 1999;15(5):717–721 discussion 721-722.
79. Better OS, Rubinstein I, Winaver JM, et al. Mannitol therapy revisited (1940-1997). *Kidney Int*. 1997;52(4):886–894.
80. Ip-Yam PC, Murphy S, Baines M, et al. Renal function and proteinuria after cardiopulmonary bypass: the effects of temperature and mannitol. *Anesth Analg*. 1994;78(5):842–847.
81. Lim E, Ali ZA, Attaran R, et al. Evaluating routine diuretics after coronary surgery: a prospective randomized controlled trial. *Ann Thorac Surg*. 2002;73(1):153–155.
82. Singer I, Epstein M. Potential of dopamine A-1 agonists in the management of acute renal failure. *Am J Kidney Dis*. 1998;31(5):743–755.
83. Caimmi PP, Pagani L, Micalizzi E, et al. Fenoldopam for renal protection in patients undergoing cardiopulmonary bypass. *J Cardiothorac Vasc Anesth*. 2003;17(4):491–494.
84. Ranucci M, Soro G, Barzaghi N, et al. Fenoldopam prophylaxis of postoperative acute renal failure in high-risk cardiac surgery patients. *Ann Thorac Surg*. 2004;78(4):1332–1337; discussion 1337–1338.
85. Bertolissi M, Antonucci F, De Monte A, et al. Effects on renal function of a continuous infusion of nifedipine during cardiopulmonary bypass. *J Cardiothorac Vasc Anesth*. 1996;10(2):238–242.
86. Zanardo G, Michielon P, Rosi P, et al. Effects of a continuous diltiazem infusion on renal function during cardiac surgery. *J Cardiothorac Vasc Anesth*. 1993;7(6):711–716.
87. Amano J, Suzuki A, Sunamori M, et al. Effect of calcium antagonist diltiazem on renal function in open heart surgery. *Chest*. 1995;107(5):1260–1265.
88. Bergman AS, Odar-Cederlöf I, Westman L, et al. Diltiazem infusion for renal protection in cardiac surgical patients with preexisting renal dysfunction. *J Cardiothorac Vasc Anesth*. 2002;16(3):294–299.
89. Kulka PJ, Tryba M, Zenz M. Preoperative α_2-adrenergic receptor agonists prevent the deterioration of renal function after cardiac surgery: results of a randomized, controlled trial. *Crit Care Med*. 1996;24(6):947–952.
90. McIntyre RW, Schwinn DA. Atrial natriuretic peptide. *J Cardiothorac Anesth*. 1989;3(1):91–98.
91. Berendes E, Schmidt C, Van Aken H, et al. A-type and B-type natriuretic peptides in cardiac surgical procedures. *Anesth Analg*. 2004;98(1):11–19.
92. Ohki S, Ishikawa S, Ohtaki A, et al. Hemodynamic effects of alpha-human atrial natriuretic polypeptide on patients undergoing open-heart surgery. *J Cardiovasc Surg (Torino)*. 1999;40(6):781–785.
93. Sezai A, Hata M, Wakui S, et al. Low-dose continuous infusion of human atrial natriuretic peptide during and after cardiac surgery. *Ann Thorac Surg*. 2000;69(3):732–738.
94. Sward K, Valson F, Ricksten SE. Long-term infusion of atrial natriuretic peptide (ANP) improves renal blood flow and glomerular filtration rate in clinical acute renal failure. *Acta Anaesthesiol Scand*. 2001;45(5):536–542.
95. Kumar AB, Suneja M. Cardiopulmonary bypass-associated acute kidney injury. *Anesthesiology*. 2011;114(4):964–970.
96. Nigwekar SU, Navaneethan SD, Parikh CR, et al. Atrial natriuretic peptide for management of acute kidney injury a systematic review and meta-analysis. *Clin J Am Soc Nephrol*. 2009;4(2):261–272.
97. Demirkilic U, Kuralay E, Yenicesu M, et al. Timing of replacement therapy for acute renal failure after cardiac surgery. *J Card Surg*. 2004;19(1):17–20.
98. Stevens LM, El-Hamamsy I, Leblanc M, et al. Continuous renal replacement therapy after heart transplantation. *Can J Cardiol*. 2004;20(6):619–623.
99. Zarbock A, Kellum JA, Schmidt C, et al. Effect of early vs delayed initiation of renal replacement therapy on mortality in critically ill patients with acute kidney injury: the ELAIN randomized clinical trial. *JAMA*. 2016;315(20):2190–2199.
100. Bhatt GC, Das RR. Early versus late initiation of renal replacement therapy in patients with acute kidney injury – a systematic review & meta-analysis of randomized controlled trials. *BMC Nephrol*. 2017;18(1):78.
101. Yang XM, Tu GW, Zheng JL, et al. A comparison of early versus late initiation of renal replacement therapy for acute kidney injury in critically ill patients: an updated systematic review and meta-analysis of randomized controlled trials. *BMC Nephrol*. 2017;18(1):264.
102. Ronco C, Bellomo R. Prevention of acute renal failure in the critically ill. *Nephron Clin Pract*. 2003;93(1):C13–C20.
103. Gaudino M, Di Castelnuovo A, Zamparelli R, et al. Genetic control of postoperative systemic inflammatory reaction and pulmonary and renal complications after coronary artery surgery. *J Thorac Cardiovasc Surg*. 2003;126(4):1107–1112.
104. MacKensen GB, Swaminathan M, Ti LK, et al. Preliminary report on the interaction of apolipoprotein E polymorphism with aortic atherosclerosis and acute nephropathy after CABG. *Ann Thorac Surg*. 2004;78(2):520–526.
105. Boldt J, Brenner T, Lehmann A, et al. Is kidney function altered by the duration of cardiopulmonary bypass? *Ann Thorac Surg*. 2003;75(3):906–912.
106. Ellenberger C, Schweizer A, Diaper J, et al. Incidence, risk factors and prognosis of changes in serum creatinine early after aortic abdominal surgery. *Intensive Care Med*. 2006;32(11):1808–1816.
107. Kertai MD, Boersma E, Bax JJ, et al. Comparison between serum creatinine and creatinine clearance for the prediction of postoperative mortality in patients undergoing major vascular surgery. *Clin Nephrol*. 2003;59(1):17–23.
108. Wahlberg E, Dimuzio PJ, Stoney RJ. Aortic clamping during elective operations for infrarenal disease: the influence of clamping time on renal function. *J Vasc Surg*. 2002;36(1):13–18.
109. Kudo FA, Nishibe T, Miyazaki K, et al. Postoperative renal function after elective abdominal aortic aneurysm repair requiring suprarenal aortic cross-clamping. *Surg Today*. 2004;34(12):1010–1013.
110. Nypaver TJ, Shepard AD, Reddy DJ, et al. Repair of pararenal abdominal aortic aneurysms. an analysis of operative management. *Arch Surg*. 1993;128(7):803–811; discussion 811–813.
111. Schepens MA, Defauw JJ, Hamerlijnck RP, et al. Risk assessment of acute renal failure after thoracoabdominal aortic aneurysm surgery. *Ann Surg*. 1994;219(4):400–407.
112. Svensson LG, Crawford ES, Hess KR, et al. Thoracoabdominal aortic aneurysms associated with celiac, superior mesenteric, and renal artery occlusive disease: methods and analysis of results in 271 patients. *J Vasc Surg*. 1992;16(3):378–389; discussion 389–390.
113. Crawford ES, Crawford JL, Safi HJ, et al. Thoracoabdominal aortic aneurysms: preoperative and intraoperative factors determining immediate and long-term results of operations in 605 patients. *J Vasc Surg*. 1986;3(3):389–404.
114. Safi HJ, Harlin SA, Miller CC, et al. Predictive factors for acute renal failure in thoracic and thoracoabdominal aortic aneurysm surgery. *J Vasc Surg*. 1996;24(3):338–344; discussion 344–345.
115. Carrel TP, Berdat PA, Robe J, et al. Outcome of thoracoabdominal aortic operations using deep hypothermia and distal exsanguination. *Ann Thorac Surg*. 2000;69(3):692–695.
116. Breckwoldt WL, Mackey WC, Belkin M, et al. The effect of suprarenal cross-clamping on abdominal aortic aneurysm repair. *Arch Surg*. 1992;127(5):520–524.
117. Johnston KW. Multicenter prospective study of nonruptured abdominal aortic aneurysm: part II. Variables predicting morbidity and mortality. *J Vasc Surg*. 1989;9(3):437–447.
118. Chaikof EL, Smith 3rd RB, Salam AA, et al. Ischemic nephropathy and concomitant aortic disease: a ten-year experience. *J Vasc Surg*. 1994;19(1):135–146; discussion 146–148.
119. Allen BT, Anderson CB, Rubin BG, et al. Preservation of renal function in juxtarenal and suprarenal abdominal aortic aneurysm repair. *J Vasc Surg*. 1993;17(5):948–958; discussion 958–959.
120. Cambria RP, Brewster DC, L'Italien GJ, et al. Renal artery reconstruction for the preservation of renal function. *J Vasc Surg*. 1996;24(3):371–380; discussion 380–382.
121. Acher CW, Belzer FO, Grist TM, et al. Late renal function in patients undergoing renal revascularization for control of hypertension and/or renal preservation. *Cardiovasc Surg*. 1996;4(5):602–606.
122. Panneton JM, Lassonde J, Laurendeau F. Ruptured abdominal aortic aneurysm: impact of comorbidity and postoperative complications on outcome. *Ann Vasc Surg*. 1995;9(6):535–541.
123. Bauer EP, Redaelli C, von Segesser LK, et al. Ruptured abdominal aortic aneurysms: predictors for early complications and death. *Surgery*. 1993;114(1):31–35.
124. Hajarizadeh H, Rohrer MJ, Herrmann JB, et al. Acute peritoneal dialysis following ruptured abdominal aortic aneurysms. *Am J Surg*. 1995;170(2):223–226.
125. Berisa F, Beaman M, Adu D, et al. Prognostic factors in acute renal failure following aortic aneurysm surgery. *Q J Med*. 1990;76(279):689–698.
126. White RA, Donayre CE, Walot I, et al. Preliminary clinical outcome and imaging criterion for endovascular prosthesis development in high-risk patients who have aortoiliac and traumatic arterial lesions. *J Vasc Surg*. 1996;24(4):556–569; discussion 569–571.
127. Sharma PV, Babu SC, Shah PM, et al. Changing patterns of atheroembolism. *Cardiovasc Surg*. 1996;4(5) 573–579.
128. Powell RJ, Roddy SP, Meier GH, et al. Effect of renal insufficiency on outcome following infrarenal aortic surgery. *Am J Surg*. 1997;174(2):126–130.
129. Shepard AD, Tollefson DF, Reddy DJ, et al. Left flank retroperitoneal exposure: a technical aid to complex aortic reconstruction. *J Vasc Surg*. 1991;14(3):283–291.
130. Hallett Jr JW, Textor SC, Kos PB, et al. Advanced renovascular hypertension and renal insufficiency: trends in medical comorbidity and surgical approach from 1970 to 1993. *J Vasc Surg*. 1995;21(5):750–759; discussion 759–760.
131. Godet G, Fléron MH, Vicaut E, et al. Risk factors for acute postoperative renal failure in thoracic or thoracoabdominal aortic surgery: a prospective study. *Anesth Analg*. 1997;85(6):1227–1232.
132. Soukiasian HJ, Raissi SS, Kleisli T, et al. Total circulatory arrest for the replacement of the descending and thoracoabdominal aorta. *Arch Surg*. 2005;140(4):394–398.
133. Leurs LJ, Bell R, Degrieck Y, et al. Endovascular treatment of thoracic aortic diseases: combined experience from the EUROSTAR and United Kingdom thoracic endograft registries. *J Vasc Surg*. 2004;40(4):670–679; discussion 679–680.
134. Makaroun MS, Dillavou ED, Kee ST, et al. Endovascular treatment of thoracic aortic aneurysms: results of the phase II multicenter trial of the GORE TAG thoracic endoprosthesis. *J Vasc Surg*. 2005;41(1):1–9.
135. Ranucci M, Isgrò G, Cotza M, et al. Oxygen delivery during cardiopulmonary bypass and acute renal failure after coronary operations. *Ann Thorac Surg*. 2005;80(6):2213–2220.
136. Resch TA, et al. Combined staged procedures for the treatment of thoracoabdominal aneurysms. *J Endovasc Ther*. 2006;13(4):481–489.
137. Black SA, Wolfe JH, Clark M, et al. Complex thoracoabdominal aortic aneurysms: endovascular exclusion with visceral revascularization. *J Vasc Surg*. 2006;43(6):1081–1089 discussion 1089.
138. Mehta RL, Chertow GM. Acute renal failure definitions and classification: time for change? *J Am Soc Nephrol*. 2003;14(8):2178–2187.
139. Levey AS, Bosch JP, Lewis JB, et al. Modification of Diet in Renal Disease Study Group. A more accurate method to estimate glomerular filtration rate from serum creatinine: a new prediction equation. *Ann Intern Med*. 1999;130(6):461–470.
140. Wijeysundera DN, Karkouti K, Beattie WS, et al. Improving the identification of patients at risk of postoperative renal failure after cardiac surgery. *Anesthesiology*. 2006;104(1):65–672.
141. Finney H, Newman DJ, Gruber W, et al. Initial evaluation of cystatin C measurement by particle-enhanced immunonephelometry on the Behring Nephelometer Systems (BNA, BN II). *Clin Chem*. 1997;43(6 Pt 1):1016–1022.
142. Dharnidharka VR, Kwon C, Stevens G. Serum cystatin C is superior to serum creatinine as a marker of kidney function: a meta-analysis. *Am J Kidney Dis*. 2002;40(2):221–226.
143. Nguyen MT, Ross GF, Dent CL, et al. Early prediction of acute renal injury using urinary proteomics. *Am J Nephrol*. 2005;25(4):318–326.
144. Au V, Feit J, Barasch J, et al. Urinary neutrophil gelatinase-associated lipocalin (NGAL) distinguishes sustained from transient acute kidney injury after general surgery. *Kidney Int Rep*. 2016;1(1):3–9.
145. Alge JL, Arthur JM. Biomarkers of AKI: a review of mechanistic relevance and potential therapeutic implications. Clin J Am Soc Nephrol. 2015;10(1):147–155.
146. Aronson S, Fontes ML, Miao Y, et al. Risk index for perioperative renal dysfunction/failure: critical dependence on pulse pressure hypertension. *Circulation*. 2007;115(6):733–742.
147. Mehta RH, Grab JD, O'Brien SM, et al. Bedside tool for predicting the risk of postoperative dialysis in patients undergoing cardiac surgery. *Circulation*. 2006;114(21):2208–2216.
148. Wijeysundera DN, Karkouti K, Dupuis JY, et al. Derivation and validation of a simplified predictive index for renal replacement therapy after cardiac surgery. *JAMA*. 2007;297(16):1801–1809.
149. Birnie K, Verheyden V, Pagano D, et al. Predictive models for Kidney Disease: Improving Global Outcomes (KDIGO) defined acute kidney injury in UK cardiac surgery. *Crit Care*. 2014;18(6):606.
150. Prowle JR, Chua HR, Bagshaw SM, et al. Clinical review: volume of fluid resuscitation and the incidence of acute kidney injury—a systematic review. *Crit Care*. 2012;16(4):230.

9 肺部风险评估

RAMESH SWAMIAPPAN, MAURIZIO CEREDA
康文英 译，晏馥霞 审校

简介

术后肺部并发症（postoperative pulmonary complication，PPC）在临床上较为常见，且对患者围手术期的发病率和死亡率有较大影响，因而具有重要临床意义。不同研究中 PPC 发生率差异较大，2% ～ 40% 不等，涉及数个相关风险因素（表 9.1）。PPC 的定义较为模糊，且缺乏系统性研究，这给围手术期肺部风险评估带来了很多挑战。然而，在过去十年中，研究者对 PPC 的定义进行了改进，对风险因素进行了全面分析，并将其纳入结局预测模型中 [1-6]。

流行病学

在美国，每年约有 100 万名外科患者出现 PPC[10]。研究表明，PPC 在非胸外科手术中的发生率为 2% ～ 12%，在胸外科手术中则高达 38%[6,10]。在腹部大手术后的患者中，PPC 的发生率约为 6%[2]。

在一项多中心研究中，合并 PPC 患者的 30 天死亡率约为 19.5%，而不合并 PPC 患者的死亡率则为 0.5%[6]。在一项非胸外科手术患者的前瞻性队列研究中，发生 PPC 的患者平均住院时间为 27.9 天，而未发生 PPC 的患者平均住院时间为 4.5 天 [10]。

一项针对美国医疗保险受益人的研究表明，肺炎和呼吸衰竭分别占术后再住院原因的 2.8% 和 1.4%[21]。美国外科医师学会国家外科质量改进计划（American College of Surgeons National Surgical Quality Improvement Program，ACS-NSQIP）分析了美国国家老年人医疗保险制度（Medicare）住院患者的索赔情况，发现预防术后并发症可避免 41 846 次再入院，并可每年节省 6.2 亿美元的公共卫生费用 [22]。

定义

早期研究曾将临床相关性存疑的事件（如术中支气管痉挛或低烧）与更严重的并发症（如肺炎和呼吸衰竭）混为一谈 [23]。更系统的方法应仅评估那些可能影响死亡率、延长住院时间或需要某些特殊治疗的并发症。这些临床事件应通过尽可能严格和单一的标准来定义，如院内获得性肺炎的标准 [24]。然而，即使使用更严格的 PPC 诊断标准，上报的肺部并发症发生率也存在较大差异，这可能是由研究人群和所接受的外科手术的异质性造成的（表 9.2）。此外，由于每种并发症之间相互影响，在研究中难以准确区分，因此不同研究结果也存在巨大差异。

肺炎可能是最重要的 PPC，因其对临床结局有明确的影响。在接受大手术的 140 名患者中，有 18.6% 的患者出现了术后肺炎 [25]，其相关死亡率高达 21%[12]。围手术期支气管痉挛似乎仅发生在一小部分患者中，即使在合并哮喘的患者中也是如此 [26]。然而，在肺功能检测证实有气道阻塞的吸烟患者中，支气管痉挛是最常见的并发症 [27]。最近，欧洲围手术期临床结局对 PPC 进行了通用定义，并列出了其包含的内容（表 9.3）[28]。

病因学和病理生理学

引起 PPC 的机制十分复杂，人们目前尚未能完全了解。患者既往疾病史、手术创伤和麻醉相关的因素相互作用，可能使患者易患 PPC（图 9.1）。围手术期肺容量减少导致肺不张被广泛认为是引起 PPC 的最重要机制之一。肺不张在麻醉和机械通气期间开始，在术中和术后早期引起气体交换不良 [30]。Hedenstierna 等对胸部 CT 进行研究，发现健康受试者全身麻醉诱导后不久即出现小面积肺泡塌陷 [31]，但在接受硬膜外麻醉的患者中并无此现象 [32]。在全身麻醉期间形成肺不张的原因是多方面的。肺组织在机械通气期间具有依赖于重力的肺泡塌陷的自然趋势，这可由肺不张主要发生在低位的情况证实。（图 9.2）[33]。

表 9.1 术后肺部并发症的风险因素

	强证据 [a]	弱证据 [a]	尚不明确
患者相关因素	高龄	吸烟史	最近一个月内呼吸道感染 [6]
	ASA 分级＞2	感觉中枢受损	GERD[7]
	充血性心力衰竭	体重下降	饮酒 [7,8]
	生活不能自理	饮酒	糖尿病 [7,8]
	COPD		体重下降 [8]
			肥胖 [8]
			中 / 重度阻塞性睡眠呼吸暂停 [9]
			高血压 [8]
			肝病 [1,8]
			癌症 [8]
			脓毒症 [5,8]
			哮喘 [10]
			肾衰竭 [11]
			腹水 [2]
			糖尿病 [7,8]
			术前休克 [2]
手术相关因素	主动脉瘤手术	输血	长期住院 [8]
	胸部手术		ALI/ARDS 高风险手术 [7]
	腹部手术		存在 UEPI 风险的手术 [8]
	上腹部手术		围手术期置入鼻胃管 [12,13]
	神经外科手术		使用长效神经肌肉阻滞剂 [14]
	长时间手术（＞3 h）		机械通气策略 [14]
	头颈部手术		开腹手术（相对于腹腔镜手术）[15]
	急诊手术		新斯的明 [16]
	血管手术		未使用周围神经刺激仪 [16]
	全身麻醉		
	输血		
实验室 / 术前检查	低白蛋白	胸片	咳嗽试验阳性 [6,10]
		血尿素	术前低氧饱和度 [6]
			贫血 [6]
			遗传变异 [17]
			肌酐升高 [18]
			肝功能异常 [8]
			预期最大摄氧量 [19]
			$FEV_1/FVC < 0.7$ 且 $FEV_1 < 80\%$ 预期值 [15]

ALI/ARDS，急性肺损伤 / 急性呼吸窘迫综合征；ASA，美国麻醉医师协会；COPD，慢性阻塞性肺疾病；GERD，胃食管反流；UEPI，意料之外的术后早期气管插管

[a]Adapted from Smetana GW，Lawrence VA，Cornell JE. American College of Physicians：Preoperative pulmonary risk stratification for noncardiothoracic surgery：systematic review for the American College of Physicians. Ann Intern Med 2006；144（8）：581.

表 9.2 （译者注：受版权限制，此表仅保留英文）**Reported rates of postoperative pulmonary complications with various procedure-related factors.**

Procedure-related risk factor	Adjusted OR for PPCs (95% CI)	PPC rate[a] (%)
Surgical site		
Aorta	6.90 (2.74-17.36)	–
Vascular (aortic)	2.10 (0.81-5.42)	25.5
Head and neck	2.21 (1.82-2.68)	10.3
Thorax	4.24 (2.89-6.23)	–
Esophagectomy	–	18.9
Upper abdomen	–	19.7
Hip	–	5.1
Lower abdomen	–	7.7
Neurosurgery	2.53 (1.84-3.47)	–
Gynecologic and urologic	–	1.8
Prolonged surgery[b]	2.26 (1.47-3.47)	–
Emergency surgery	2.52 (1.69-3.75)	–
General anesthesia	2.35 (1.77-3.12)	–

CI, Confidence interval; *OR*, odds ratio.
[a] After multivariable adjustment for other patient-related and procedurerelated risk factors.
[b] Most commonly defined as >3 hours.
Adapted with permission from Smetana GW, Lawrence VA, Cornell JE. American College of Physicians: Preoperative pulmonary risk stratification for noncardiothoracic surgery: systematic review for the American College of Physicians. *Ann Intern Med* 2006;144(8):581.

机械通气和肌肉松弛导致膈肌后部向头侧移位且呼吸移动度减低，这一发现解释了肺不张主要发生在在足侧的原因（图 9.3）[34,35]。高吸入氧浓度和较低的肺扩张压容易导致气道闭合和随后的吸收性肺不张。全身麻醉期间肺不张的三种假设机制是肺组织受压、吸收性肺不张和表面活性物质的流失[36]。

功能残气量在手术后会下降，且手术切口位置越靠近膈肌，下降程度越严重[38]。疼痛和手术创伤导致吸气幅度降低是术后肺容量减少的重要因素。由于来自脊髓腹侧角和腹外侧角的感受伤害的信息输入，术后即刻的疼痛会导致膈神经的脊髓反射抑制，从而影响膈肌功能[39]。还有证据表明，上腹部脏器的手术操作会导致与疼痛无关的膈肌反射功能障碍，在腹腔镜胆囊切除术后的患者中可观察到该情况[40]。肺不张本身也被认为是重要并发症，因为它可导致低氧血症和呼吸衰竭，并可能导致患者易并发肺炎。然而，肺不张和肺炎之间的因果关系仍未得到证实。实验数据显示，在肺炎动物模型中，肺泡复张后细菌生长受限，这表明塌陷的肺可能更容易发生感染[41]。

除了肺容量减少，其他因素在 PPC 和术后肺炎

表 9.3 **术后肺部并发症的定义**

	Canet 等 2010 年的定义[6]	其他定义
呼吸衰竭	吸入空气时，术后 PaO_2 < 60 mmHg、PaO_2/FiO_2 < 300，或脉搏氧饱和度< 90% 且需要氧疗	需要有创或无创呼吸机支持
疑似肺部感染	需要抗生素治疗的呼吸道感染，至少加上以下标准之一： 新发痰液增多、或痰液性质改变； 在有临床指征的 CXR 上发现新发或进展的肺部阴影； 体温> 38.3℃ ； 白细胞计数> 12 000/mm^3	院内获得性肺炎临床诊断标准
肺不张	表现为肺部阴影伴纵隔、肺门或膈肌向受影响区域移动，以及邻近非肺不张区域肺组织代偿性过度充气	需要干预（支气管镜检查、体位疗法）
吸入性肺炎	吸入胃内容物后发生的呼吸衰竭	
气胸	胸膜腔内有空气，脏层胸膜周围没有血管床	需要引流
胸腔积液	CXR 显示肋膈角变钝，同侧膈肌轮廓消失	需要引流
支气管痉挛	需要用支气管扩张剂治疗的新发的呼气性喘鸣音	需要支气管扩张剂治疗
ARDS		急性发作< 1 周，CXR 证实的双肺渗出，PaO_2/FiO_2 < 300 证实的低氧血症，左心房液体超负荷的最小证据，PCWP < 18 cmH_2O
气管支气管炎		脓痰，CXR 正常，无需静脉注射抗生素
肺水肿		肺充血 / 肺淤血、肺急性水肿、充血性心力衰竭
先前存在的肺部疾病的恶化		未进一步定义
肺栓塞		未进一步定义

ARDS，急性呼吸窘迫综合征；CXR，胸片；FiO_2，吸入氧浓度；PaO_2，氧分压；PCWP，肺毛细血管楔压
Adapted with permission from Miskovic A，Lumb AB. Postoperative pulmonary complications. Br J Anaesth 2017；118（3）：317-334.

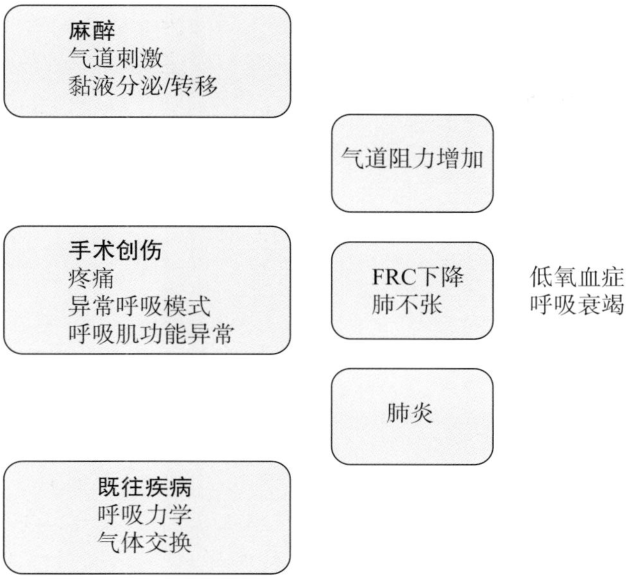

• **图 9.1** 导致手术患者肺部并发症的机制。FRC 功能残气量

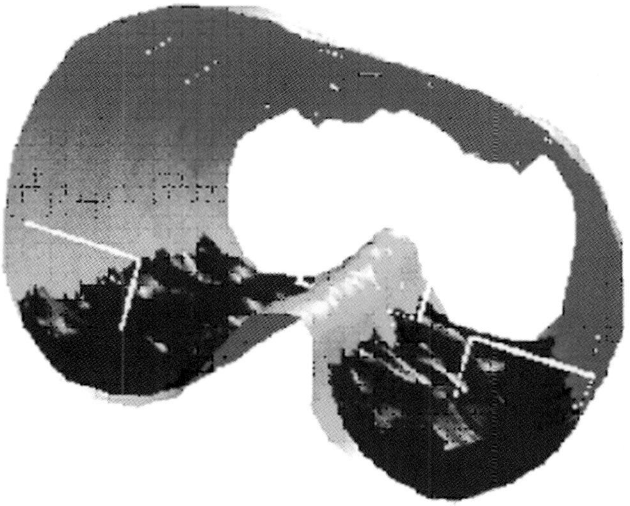

• **图 9.2** 麻醉肌松状态下人体胸部 CT 三维重建 [With permis-sion from Hedenstierna G. Alveolar collapse and closure of airways：regular effects of anaesthesia. Clin Physiol Funct Imaging 2003；23（3）：123-129.]

的发生中也有作用。一个重要因素可能是由于疼痛和药物引起的咳嗽减少以及气道黏膜中的黏液纤毛运输功能障碍引起的黏液潴留。黏液纤毛运输是肺防御的重要机制，其速度会因麻醉和带套囊的气管插管而降低[42,43]。与非吸烟者相比，吸烟者在麻醉期间的黏液纤毛运输速度降低，这一发现可能有助于解释这些患者的高 PPC 发生率。目前尚不清楚在麻醉和拔管后，这种黏液运输功能障碍会持续多久。

吸入受污染的口咽分泌物被认为是导致院内和术后肺炎的重要机制[25]。此外，在使用了长效肌松剂的患者中，可检测到残余的亚临床肌肉松弛，这也与 PPC 发病率增加有关[14]。神经肌肉阻滞剂的残留作用会导致在麻醉恢复室内发生肺不张。肌松剂残余被定义为四个成串刺激比值＜ 0.9，这与肺功能检测（pulmonary function testing，PFT）测量的用力肺活量和呼气峰值流速值降低具有相关性[44]。气道保护不良和分泌物误吸在某些手术后可能更常见，如经膈肌裂孔食管切除术，该手术后观察到的 PPC 发生率达 28.5%[45]。

慢性阻塞性肺疾病（chronic obstructive pulmonary disease，COPD）也会导致气体交换和呼吸力学异常，降低患者对新发的急性肺部疾病的耐受能力，使其更易于出现呼吸衰竭。此外，COPD 患者由于胸壁变形和肌病，还可能出现呼吸肌功能障碍[46]。这些患者可能无法承受术后更大的通气需求和更高的呼吸做功，因此较肌功能正常患者可能需要更早的通气支持。

非胸外科手术的术前肺部评估

术前肺部评估是整体术前风险评估的重要组成部分。评估时应首先收集有关患者整体健康状况的信息，然后重点关注呼吸系统并进行仔细检查。

大多数接受非胸部手术的患者不太可能从仪器检查中受益。他们通常无需仪器检查即可决定是应该正常进行手术、还是推迟手术，抑或是拒绝手术。无论其手术的类型如何，这种方法都应该是相同的；然而这一方式不适用于肺切除候选者的评估，这将在下文讨论。

为了更好地理解，我们将 PPC 的风险因素分为患者因素和外科因素。患者因素包括肺部因素和肺外因素，外科因素包括麻醉因素和手术因素，我们将分别进行讨论。

患者因素

肺部因素

在对整体健康状况进行评估后，应对特定的肺部风险因素进行病史采集，如慢性或急性肺部疾病、吸烟史和睡眠相关的呼吸障碍等。

多项研究表明，合并 COPD 与 PPC 风险增加相关[10,47-49]。在 NSQIP 人群中，既往诊断 COPD 是

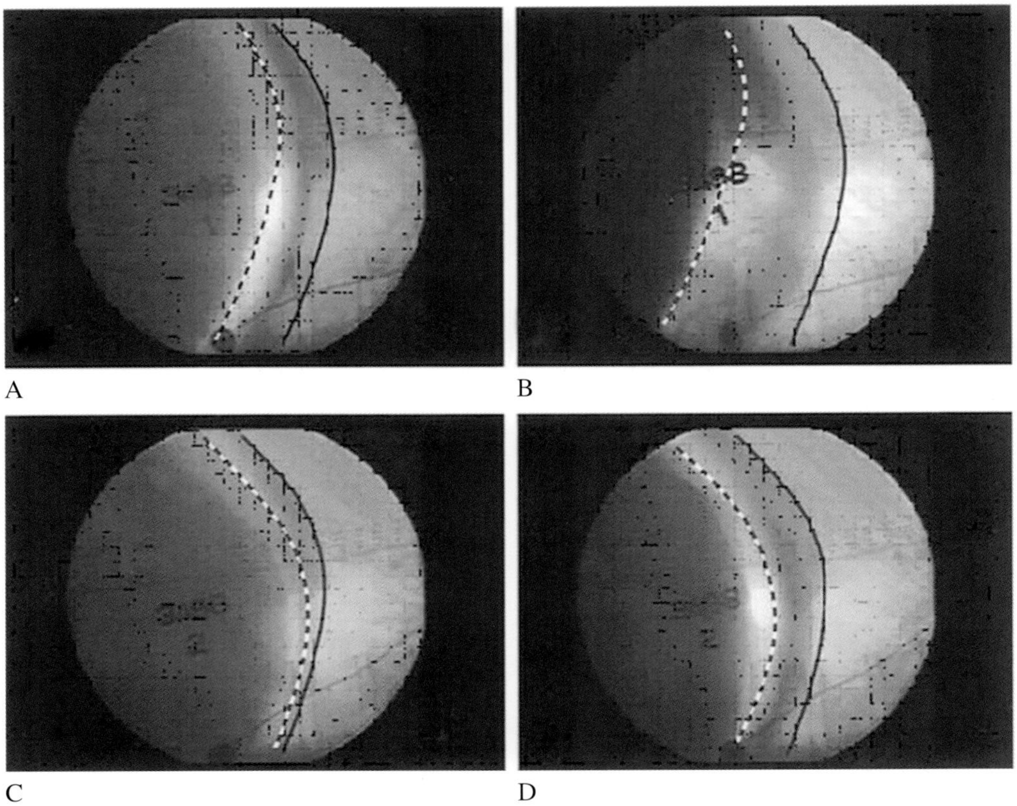

• **图 9.3** 健康受试者在自主呼吸期间（A、B）和机械通气期间（C、D）吸气末（点线）和呼气末（实线）的膈肌侧视图。两条线之间的区域代表膈肌运动幅度，显示了基线潮气量（A、C）和大潮气量（B、D）的不同吸气情况。在机械通气期间，两种潮气量的膈肌运动幅度都减少。膈肌后部（图片的下部）的运动幅度减少最大［With permission from Kleinman BS，Frey K，VanDrunen M，et al. Motion of the diaphragm in patients with chronic obstructive pulmonary disease while spontaneously breathing versus during positive pressure breathing after anesthesia and neuromuscular blockade. Anesthesiology. 2002；97（2）：298-305.］

多种肺部并发症的独立风险因素，包括术后肺炎（OR=1.71）、二次插管（OR=1.54）和不能脱离呼吸机（OR=1.45）[49]。即使没有明确的 COPD 病史记录，也应根据某些病史内容怀疑其存在，如痰量增多。在一项针对 148 名接受非胸外科手术的退伍军人的前瞻性研究中，通过多变量分析，术前痰量升高是 PPC 的独立预测因素 [50]。Smetana 等的系统综述显示，在接受非胸外科手术的 COPD 患者中，归因于 COPD 的 PPC 的 OR 为 2.36[20]。

目前尚不清楚哮喘病史是否与临床上 PPC 发生率增加相关。Warner 等回顾了 706 名合并哮喘的手术患者的病历，发现其手术期间或手术后支气管痉挛的发生率较低（1.7%）。在近期哮喘发作的患者中，该事件的发生率较高 [26]。然而，在这项研究中，更为严重的并发症和术后呼吸衰竭（postoperative respiratory failure，PRF）的发生率非常低。在 McAlister 等的两项前瞻性研究中，哮喘病史与更高的 PPC 风险不相关 [10,47]。

近期急性肺病病史或既往肺部病变急性恶化是重要的预警因素，因为这些患者容易出现气道高反应性和免疫应答异常，这通常与抗生素的使用或感染本身有关。由于该类肺部病史是发生 PPC 的风险因素，因此一般认为该类患者应推迟择期手术。在 NSQIP 研究中，既往肺炎病史与发生 PRF 的 OR 为 1.7[51]。对于近期或持续上呼吸道感染的患者，推迟择期手术可能是合适的，但支持这一决定的证据相对薄弱。既往研究发现该类患者更容易出现氧饱和度下降，但严重的肺部并发症的发病率无明显增加。对于接受心脏手术的儿童，近期上呼吸道感染的患儿术后恢复更为复杂 [52]，但几乎没有证据表明该问题也发生在成人身上。在 Warner 等的研究中，与其他人群相比，近期有上呼吸道感染的哮喘患者发生 PPC 的风险并未增加 [26]。在一项前瞻性研究中，上呼吸道或下呼吸道感染病史与 PPC 的风险增高并不相关 [53]。同样，在 McAlister 等的两项研究中，近期上呼吸道感染与PPC无关[10,47]。然而，在最近Canet等的研究中，纳入患者包括最近有上呼吸道和下呼吸道感染、有发烧史和最近使用抗生素的患者，他们发现17.2%的研究人群（*n*=2464）出现了一种或多种PPC[6]，其中近期呼吸道感染是独立的风险因素。

在术前评估时应询问是否存在呼吸困难和活动耐量下降，因为这些症状与PPC的风险相关。以往的研究并未证实呼吸困难与PPC之间的关联[10]。事实上，该指标并未被纳入Arozullah提出的风险指数模型。然而，Canet等提出的加泰罗尼亚外科患者呼吸系统风险（Assess Respiratory Risk in Surgical Patients in Catalonia，ARISCAT）评分模型中纳入了呼吸困难，该模型的有效性在一项前瞻性多中心观察性队列研究中得到了验证[1]。

吸烟史可能是最可靠的PPC风险因素，因为多项研究已明确吸烟是PPC的独立预测因素[10,12,26,27,31,47,50,51,53]。在目前不吸烟的患者中，PPC的风险随着戒烟时间的延长而降低，但尚不清楚这种风险需要多长时间才能达到最低。根据Warner等的报道，在手术前8周以内戒烟患者的PPC发生率高于更早戒烟的患者[54]。根据Arozullah等的研究，手术前1年内吸烟会增加患肺炎的风险[12]，可见吸烟者可能需要更长的无烟期才能将PPC的风险降低到不吸烟患者的风险水平。根据研究结果，有人提出，未完全戒烟或在手术前戒烟不到8周的吸烟者PPC的风险不仅高于不吸烟者，也高于戒烟较早的吸烟者[54]。McAlister等的研究结果表明，与戒烟时间相比，既往的烟草消耗量可能是PPC的一个更重要的风险因素[10]。Canet等观察到PPC与累计吸烟量有关，该研究通过双变量分析，证实累计吸烟量超过40包年与PPC相关[6]。在最近的一项荟萃分析中，术前吸烟与PPC相关（RR= 1.73；95% CI为1.35 ~ 2.23），但与术后死亡率无关[55]。

阻塞性睡眠呼吸暂停（obstructive sleep apnea，OSA）是一种与睡眠相关的呼吸障碍，在人群中发病率相对较高，对健康有重大影响。据估计，有症状OSA的PPC患病率约为5%，而无症状OSA的PPC患病率可能接近20%[56]。一般需要通过多导睡眠图测量呼吸暂停 - 低通气指数来诊断睡眠相关性呼吸障碍，并对其进行分级。然而，只有少数OSA患者曾进行过该检测。Finkel等通过筛选OSA高风险的手术患者发现，高达81%的患者在手术前不知道他们患有OSA[57]。

OSA可能与围手术期并发症的发生率增加相关。事实上，OSA常伴随着一系列可能影响手术结果的合并症，包括高血压、肺动脉高压（pulmonary hypertension，PH）、右心衰竭、糖尿病、肥胖和卒中[58]。然而，人们普遍认为OSA本身可能也是增加手术和麻醉并发症的独立风险因素。睡眠相关性呼吸障碍患者在睡眠期间对气道肌张力控制能力下降、通气量降低，长效麻醉剂和术后麻醉作用残留会加剧这种情况[59]。对于接受上气道手术的OSA患者，其气道问题、术后低氧血症以及呼吸衰竭的发生率增高，且增高幅度与OSA的严重程度正相关。然而，在其他类型的手术中，OSA与并发症增加相关的证据尚不充分。Memtsoudis等[60]通过对国家数据库进行分析，研究睡眠相关性呼吸障碍对骨科和普通外科患者肺部结局的影响，发现某些肺部并发症的风险增加，包括吸入性肺炎、急性呼吸窘迫综合征（acute respiratory distress syndrome，ARDS）和紧急气管插管，但不包括肺栓塞。

STOP-BANG 问卷

在加拿大一项针对外科患者的研究中，STOP-Bang评分为5 ~ 8分的患者较大概率合并中度/重度OSA，这一指标被证实具有高度特异性（表9.4）[61]。美国麻醉医师协会（ASA）工作小组的建议如下[62]。

- 严重OSA患者术前即应开始维持气道正压。
- 没有足够的文献来明确哪些OSA患者需要住院治疗，哪些门诊治疗即可。因此，对具体患者应进行个体化管理，由外科医生和麻醉医生共同决定治疗方式。
- 不推荐对所有OSA患者进行常规睡眠研究。
- 对于接受过气道矫正手术（如悬雍垂腭咽成形术或下颌前移术）的患者，除非通过睡眠呼吸监测或症状好转证明治疗有效，否则仍应假定他们有发生OSA并发症的风险。

体格检查

体格检查是术前评估患者肺部状况的另一个重要工具，它可以发现之前未被识别的肺部疾病。虽然慢性肺病的诊断通常是通过仪器测试实现的，但结合患者病史和体格检查情况，可以相对准确地评估患者是否合并COPD[63]。Lawrence等证明胸部查体结果异常是PPC的独立预测因素。然而，他们没有具体说

表 9.4　STOP-BANG 评分

1．打鼾	你打鼾的声音是否很大（比说话的声音大或声音大到可以通过关上的门听到）？
2．疲劳	白天你是否经常感到劳累、疲倦或困倦？
3．呼吸暂停	有没有人观察到你在睡眠中停止呼吸？
4．血压	您是否患有高血压或正在接受高血压治疗？
5．BMI	BMI 是否超过 35 kg/m^2？
6．年龄	年龄是否在 50 岁以上？
7．颈围	颈围是否大于 40 cm？
8．性别	性别是否为男性？
每项记 1 分	
OSA 风险：0 ~ 2＝低风险；3 ~ 4＝中风险；5 ~ 8＝高风险	

BMI，体重指数

Adapted with permission from Chung F，Yegneswaran B，Liao P，et al. STOP questionnaire：a tool to screen patients for obstructive sleep apnea. Anesthesiology. 2008；108（5）：812-821.

表 9.5　与术后肺部并发症风险增加相关的体格检查结果

发现	方法	OR（95%CI）	*P*
咳嗽试验阳性	深吸气之后咳嗽一次，可以引发再次咳嗽	4.3（1.5 ~ 12.3）[a] 3.84（1.51 ~ 9.80）[b]	0.01 0.01
喘息试验	5 次深吸气 / 呼气之后有喘息	3.4（1.2 ~ 9.4）[a] 0.94（0.12 ~ 7.08）[b]	0.04 1.00
用力呼气试验 ≥ 9 s	深吸气之后用力呼气时间	5.7（2.3 ~ 14.2）[a] 4.28（1.22 ~ 15.02）[b]	0.000 2 0.04
最大喉部高度 ≤ 4 cm	在呼气末测量胸骨切迹与甲状软骨顶部的距离	6.9（2.7 ~ 17.4）[a] 1.17（0.44 ~ 3.12）[b]	＜0.000 1 0.79
在规范听诊时听到哮鸣音	在规范的胸部听诊中发现哮鸣音	2.39（0.54 ~ 10.51）[b] 3.1（0.9 ~ 10.0）[a]	0.13 0.23

CI，置信区间

[a] McAlister FA，Khan NA，Straus SE，et al. Accuracy of the preoperative assessment in predicting pulmonary risk after nonthoracic surgery. Am J Respir Crit Care Med 2003；167（5）：741-744.

[b] McAlister FA，Bertsch K，Man J，et al. Incidence of and risk factors for pulmonary complications after nonthoracic surgery. Am J Respir Crit Care Med 2005；171（5）：514-517.

明检测到的异常结果是什么，因此降低了其结果的适用性[64]。McAlister 等的研究提供了更多信息，他们严格评估了特定的查体发现，并检验了这些发现与 PPC 风险之间的相关性（表 9.5）[10,47]。在他们的研究中，多项体格检查结果与 PPC 的发生率相关，其中两项是 PPC 的独立预测因素：喉部高度降低和咳嗽试验阳性。在规范听诊时发现哮鸣音通常被认为是重要阳性体征，但在这一研究中，它与 PPC 风险没有显著相关性。这一结果与之前的一项研究一致，在该研究中，喉部高度降低是通过肺功能检查确诊为 COPD 的独立预测因素，而哮鸣音则不是[63]。这些研究表明，通过规范的体格检查获得的简单发现可能有助于预测 PPC。然而，目前的风险预测模型大多来自病历数据，其中并没有添加任何体格检查参数。

肺外因素

回顾患者的整体病史对于提高术前肺部评估的准确性很重要，因为一些肺外因素也与 PPC 相关。高龄可能是一个重要的风险因素。早期研究没有用多因素分析来研究老年患者的并存疾病，因此可能存在缺陷[23]。后来的研究中同时考虑了患者的合并症情况，证实年龄本身和 PPC 之间存在关联。Li 等发现年龄是腹主动脉瘤（AAA）修复患者术后并发症的独立风险因素[13]。两项针对非胸外科手术患者的研究显示了类似的结果[10,47]。Arozullah 等发现高龄与术后呼吸衰竭和术后肺炎独立相关[12,51]。80 岁以上的患者发生 PPC 的概率是 50 岁以下患者的 5.1 倍[6]。这些研究使用了多因素分析，且设计上达到了评估预后变量的高质量设计标准。在老年患者手术不断增加的背景下，这些研究很有意义。

还有一些肺外因素与 PPC 的风险相关。Arozullah 等报道，提示营养状况不佳的指标，如低血清白蛋白浓度和体重减轻史，以及提示血容量状态改变的指标，如血尿素氮浓度异常，都与 PRF 和肺炎相关[12,51]。在这些类似的研究中，还观察到生活不能自理、近期饮酒、糖尿病、充血性心力衰竭和肾衰竭病史的患者发生 PPC 的可能性增加。在多项研究中，术前神经功能障碍和卒中病史也被报道为 PPC 的独立预测因素[12,51]，这可能是由于胃或咽分泌物误吸的发生率增加导致的。有证据表明，充血性心力衰竭是 PPC 的重要风险因素之一（OR，2.93；95%CI，1.02 ~ 8.43）[65]。

ASA 分级是评价患者整体身体状况的合理工具，其评分与术后并发症的发生率相关。多项研究已经证实 ASA 评分与 PPC 相关。ASA 评分高于 2 可预测腹部手术后的 PPC。在一项前瞻性纵向研究中，高龄和 ASA 评分＞ 2 的共存可预测大多数（88%）发生

PPC 的患者[48]。Gupta 等分析了 NSQIP 数据并研究了与 PPC 相关的术前变量。多因素分析后，ASA Ⅳ级患者发生 PPC 的 OR 为 1.28（95%CI，1.04 ~ 1.57）。最近，ASA 分级被纳入了 Gupta 等提出的 PRF 风险指数评分[5]。

其他未特别关注呼吸系统的健康分类系统可能也对肺部评估有用。据报道，Goldman 心脏风险指数和 Charlson 合并症指数都与 PPC 的发生率相关[50]。术前生活不能自理和感觉中枢病变被证明是风险因素[66]。血红蛋白＜ 10 g/L 的术前贫血会使 PPC 的风险增加 3 倍[6]。同时，没有明确的证据表明术前输血可以消除该风险。

还有一些目前证据尚不十分充分的风险因素，包括胃食管反流、酗酒[8]、体重减轻、癌症、脓毒症[8]和咳嗽试验阳性[6,10]。尚无充分证据表明运动能力、糖尿病和人类免疫缺陷病毒感染是 PPC 的独立风险因素。

人们通常认为肥胖患者发生 PPC 的风险很高，但由于部分研究未能证实肥胖与 PPC 之间的相关性，这一观点受到了质疑。例如，一项针对接受开胸手术患者的研究并未发现肥胖患者发生 PPC 的风险更高[67]。然而，这些研究中，手术类型的选择和患者的选择可能解释了这一结果，因为其他研究确实发现了肥胖与 PPC 之间的相关性。事实上，在至少两项研究中，通过多因素分析，体重指数（body mass index，BMI）升高是 PPC 的独立预测因素[48,53]。在 McAlister 等的前瞻性盲法研究中，单因素分析显示 BMI ＞ 30 kg/m^2 与 PPC 风险增加有关，然而多因素分析显示相关性不显著[10]。美国医师学会（American College of Physicians，ACP）的指南指出，肥胖不是 PPC 的重要风险因素，不应影响患者进行高风险手术，即使对于病理性肥胖的患者也是如此[65]。

外科因素

多项研究显示外科因素与 PPC 之间具有相关性（表 9.6），手术类型和切口位置都是导致肺部风险的关键因素。在 Arozullah 等的研究中，腹主动脉、胸腔和上腹部手术是所有 PPC 的独立预测因素中最强的，因为它们在呼吸衰竭和肺炎方面的 OR 最高[12,51]。其他研究显示，腹部手术患者发生 PPC 的风险增加，尤其是上腹部切口的手术[68]。事实上，手术切口越靠近膈肌，PPC 的风险越高[48,53]。McAlister 等报道，PPC 的发生率与腹部手术之间存在相关性，然而单因素分析并未证实这一点[10]。该研究与先前研究结果存在差异，其原因可能是 McAlister 的研究中只有少数患者接受了上腹部手术。急诊手术与更高的 PPC 风险相关[12,51,68]。在 NSQIP 研究中，神经系统手术和颈部手术都与呼吸衰竭和肺炎的风险增加相关，尽管其 OR 比胸腹部手术低，但这一结果表明气道保护不良可能与 PPC 相关[12,51]。

手术入路的选择可能会显著影响 PPC 的风险。有一些证据表明，行腹腔镜手术与 PPC 减少相关，如 Hall 等的研究所示[71]。在一项随机研究中，接受腹腔镜胃底折叠术的患者比接受开放手术的患者具有更好的呼吸功能和更短的住院时间[72]。但尚不清楚肺功能障碍的减少是否可转化为更有临床意义的 PPC 发生率降低[66]。血管内动脉瘤修复术的出现也可能会影响 PPC 发生率。事实上，最近的一项欧洲研究分析了接受开放修复术与血管内腹主动脉瘤修复术的患者，发现接受血管内修复术的患者发生严重 PPC 的风险显著降低（1.0% vs. 6.9%）[73]。与开腹胆囊切除术相比，腹腔镜胆囊切除术恢复时间更短、术

表 9.6　从术中数据获得的术后肺部并发症的独立预测因素

术中风险因素	意义
麻醉或手术持续时间	＞ 2 h：OR（95%CI）为 4.9（2.4 ~ 10.1）；＞ 3 h：OR（95%CI）为 9.7（4.7 ~ 19.9）[6]
麻醉方式	RA 降低 30 天死亡率，OR（95%CI）为 0.71（0.53 ~ 0.94）[69]
手术类型	据报道，腹腔镜手术与开腹手术相比并发症较少（IAP 增加对肺不张的影响）
	急诊手术较择期手术并发症更多
手术部位	GA 期间使用长效 NMB 是风险因素
	颈部、胸部、上腹部、神经外科和腹主动脉瘤手术
	切口到膈肌的距离与并发症发生率成反比
	上腹部手术并发症增加 1.5 倍
输血	大于 4 个单位[12]
机械通气大于 48 h	VALI 的风险预测因素
NGT	其存在与 VAP 和 PP 相关，提倡择性置入 NGT 而不是常规置入[70]

GA，全身麻醉；IAP，腹内压；NGT，鼻胃管；NMB，神经肌肉阻滞剂；PP，术后肺炎；PPC，术后肺部并发症；RA，区域麻醉；VALI，呼吸机相关肺损伤；VAP，呼吸机相关性肺炎

后肺容量减少更少、术后疼痛更少，PPC 的发生率分别约为 2.7% 和 17.2%（$P < 0.05$）[20]。

在术中因素中，麻醉和手术的持续时间可能是 PPC 的可靠预测因素之一，而且不止一项研究已经发现这种关联 [53,58]。McAlister 等报道，麻醉持续时间超过 2.5 h 是 PPC 的独立预测因素，OR 为 3.3[10]。在 Mitchell 等的一项前瞻性研究中，麻醉持续时间也是 PPC 的独立风险因素 [50]。目前尚不清楚，独立于手术复杂程度和手术类型的手术持续时间是否直接与 PPC 相关。在一项基于人群的队列研究中，手术持续时间超过 3 h 的患者 PPC 发生率为 21%，而如果手术持续时间短于 2 h 则为 2.5%[6]。二者在多因素分析中仍然相关。

有关麻醉方式选择重要性的证据尚不明确。在 NSQIP 研究中，全身麻醉与更高的通气失败和肺炎风险相关，OR 分别为 1.91 和 1.56[12,51]。然而，在 McAlister 等的两项研究中，全身麻醉与 PPC 并不相关 [10]。由于麻醉的作用很难与手术部位的作用区分开来，因此通过观察性研究评估麻醉类型对 PPC 风险的影响十分困难。事实上，全身麻醉在 PPC 高风险的手术中更常见，如胸腹手术，而在外周手术中相对较少使用。在对 NSQIP 数据库（2005—2010 年）COPD 患者数据的回顾中，相较于接受全身麻醉的患者，接受局部麻醉的患者术后肺炎的发生率更低（0.3% vs 1.3%；$P = 0.03$），绝对风险降低 1.0%。在此分析中，相较于局部麻醉，全身麻醉患者中长期呼吸机依赖（2.1% vs 0.9%；$P = 0.000\ 8$）和计划外术后插管（2.6% vs 1.8%；$P = 0.04$）更为常见 [74]。通过评估麻醉方式选择，降低 PPC 风险的策略将在第 20 章中讨论。

围手术期置入胃管可能是发生 PPC 的一个风险因素。至少有两项前瞻性研究报道，围手术期使用鼻胃管是 PPC 的独立预测因素 [10,50]。多变量分析证实了这种相关性，这表明胃抽吸本身，而不是其在高风险手术中的使用，会导致 PPC[75]。鼻胃管导致 PPC 的机制可能是由于气道反应减弱和口咽分泌物误吸。

术前检查

术前检查的意义在于提供无法从病史和体格检查中获得的数据，并协助评估已知具有风险因素的患者发生并发症的可能性。通常用于肺部风险评估的术前检查包括 PFT、动脉血气、胸片，以及不太常用的运动试验和超声心动图。然而，尚不清楚哪些为术前评估增加了有用的信息。

人们常假定 PFT 异常的严重程度与 PPC 的概率之间存在关系，因此将 PFT 用于筛查未知的肺部疾病，并对患者进行风险分层。然而，根据目前的证据，PFT 不太可能实现其中任何一个目的。研究表明，病史采集和体格检查在诊断 COPD 方面具有较高的准确性，因此 PFT 对于识别肺病患者可能并非不可或缺 [63]。更严格的研究或是未能证明 PFT 与 PPC 发生率之间的相关性，或是无法通过多因素分析证实 PFT 结果是 PPC 的独立预测因素。在 Lawrence 等的病例对照研究中，合并症指标和胸部检查异常与 PPC 独立相关，而 PFT 结果则不然 [64]。Mitchell 等证实，在接受普通择期手术的患者中，术前咳痰、手术持续时间和鼻胃管的使用与 PPC 相关，但是 PFT 结果与 PPC 没有显著相关性 [50]。对这些结果的一个可能的解释是，其他因素（如整体身体状况和非肺部合并症）可能比气道阻塞程度更重要，更容易诱发 PPC。其他研究还表明，通过临床评估收集的肺部和非肺部数据，已经包含了进行风险预测所需的大部分信息，因此从 PFT 获得的信息变得多余。在 McAlister 等的研究中，PFT 结果与 PPC 的发生率显著相关 [47]。然而，通过多变量分析不能证实 PFT 是 PPC 的独立预测因素，而吸烟史、麻醉持续时间和特定查体结果等变量与 PPC 独立相关。这些结果意味着，在接受非胸外科手术的患者的临床评估中，常规进行 PFT 不会增加任何信息。因此，PFT 仅应用于可疑肺部疾病患者的诊断，或是在已确诊慢性肺部疾病患者症状加重时应用。ACP 的 1990 年共识声明中将 PFT 在非胸外科手术中的使用限制在有吸烟史或呼吸困难史的上腹部手术患者，以及有不明原因肺部症状的外周手术患者。据估计，1995 年 39% 的术前 PFT 检查指征不符合 ACP 的建议。基于这一数据，1997 年进行的一项成本分析显示，不必要 PFT 导致每年数百万美元的超额支出 [76]。在过去几年中，对 ACP 指南的遵守情况可能有所改善，从而节省了大量资金。然而，有人可能会争辩说，对 PFT 的使用应该比 ACP 建议的更严格。没有强有力的证据支持在高风险非胸外科手术和高风险患者中常规使用术前 PFT。在 Warner 等的一项研究中，将 135 名通过 PFT 诊断中度至重度流量受限的患者与一组具有相似特征但没有阻塞性肺病的患者进行了比较 [27]。患有阻塞性肺病的患者支气管痉挛的频率增加，但两组间更严重并发症的发生率相似，且长时间气管插管的发生率没有差异。在 Wong 等的一项研究中，患有严重 COPD 的患者发生任何 PPC 的风险都明显升高（37%）[68]。通过多变量分析可以得知，尽管 1 s 内用力呼气量（forced expiratory volume in 1 second，FEV_1）较低与 PPC 相关，但是麻醉持续时间等肺外因素和 ASA 评分是更好的预测因素。

与 PFT 的情况类似，过去曾使用动脉血气对非胸外科手术患者进行术前评估，但没有强有力的证据表明其价值。二氧化碳分压高于 45 mmHg 的高碳酸血症被认为是 PPC 和死亡率的重要风险因素 [77]。同样，动脉低氧血症被认为是 PPC 的重要风险因素和手术禁忌证。这些血气变化可能有助于评估某种手术的风险与收益，因为它们与 COPD 患者的预期寿命缩短相关。然而，高碳酸血症和低氧血症本身均未被证明是 PPC 的独立预测因素 [10,47]。最近，患者术前吸入空气时存在低氧饱和度被列入 ARIS-CAT 评分，该评分已经在手术患者外部验证中被证实有效 [4]。

老年患者、已知肺部疾病患者和吸烟患者术前仍常规进行胸片检查。尽管这种做法已根深蒂固，但很少或没有证据表明常规胸片会以任何方式影响围手术期管理或其结果 [78]。对于无症状或没有肺部疾病风险因素的患者，胸片不太可能揭示新信息，并且在假阳性结果的情况下可能导致不必要的进一步检测 [79]。具有肺部疾病风险因素的患者更可能有异常发现。然而，尚不清楚胸片是否会为症状稳定或根本没有症状的患者的肺部风险分层增加任何信息 [78]。胸部放射学检查唯一适当的用途可能是出现新的或无法解释的肺部症状的患者，因其可能会发现需进一步检查的肺部疾病，或发现急性病变（如肺炎），对该类情况可能需要推迟择期手术。

通过运动试验评估非胸外科手术患者 PPC 风险的证据尚不充分。Girish 等在高风险手术（包括开胸手术）术前进行运动试验，方法是简单地测量患者爬楼梯的层数。在这个简单的测试中表现不佳是合并心肺并发症的独立风险因素，而 PFT 结果、年龄、体重和既往肺部疾病则不是。不能爬超过两层楼梯对术后心肺并发症的阳性预测值为 0.8，阴性预测值为 0.82。这项研究表明，这种简单的运动耐量测试可用于高风险手术患者的临床评估 [80]。然而，没有足够的证据推荐常规将运动试验用于非胸外科手术的术前评估 [65]。

一种便于在办公室环境中进行的运动试验方法是 6 min 步行试验。在胸部或上腹部手术患者中，6 min 步行距离与术后并发症的发生率和严重程度呈负相关，但不限于 PPC[81]。

PH 在患有 COPD 或其他类型慢性肺病的患者中相对常见。PH 定义为静息时平均肺动脉压≥ 25 mmHg。根据 ACC/AHA 指南，尽管有围手术期意外死亡的报道，但 PH 目前并未被列为接受非心脏手术患者的独立风险因素 [82]。PH 在严重 COPD 患者中的患病率在 5% ～ 10%[83]。在此类人群中检测到 PH 具有重要的预后价值，因为 PH 与 COPD 患者的寿命缩短显著相关，这可能有助于患者选择。在胸外科手术中，PH 被列为某些手术的禁忌证，如肺缩小手术 [84]。PH 和右心室衰竭会使接受高风险手术患者的术中和术后管理变得更为复杂，因为静息时耐受中度肺高压的患者可能会在围手术期出现急性失代偿。在评估患有慢性肺病和需要接受大手术的患者时，至少应该意识到可能存在这些情况。可以根据临床评估疑诊 PH，但单纯通过病史和查体诊断 PH 的准确性很低。超声心动图常用于评估可疑右心功能受损或 PH 的患者。根据美国超声心动图协会的指南，肺动脉收缩压可以通过测量三尖瓣反流速度并使用简化的伯努利方程来合理估算。舒张压可根据舒张末期肺动脉瓣反流速度估算。平均压力可以通过肺动脉加速时间或从收缩压和舒张压中推导估算 [85]。虽然证据并不支持进行常规超声心动图检查，但对那些患有严重肺部疾病，且存在右心功能衰竭的症状、出现严重的活动耐量下降的患者，进行超声心动图检查是合理的。Lai 等研究了 62 名接受非心脏手术的重度 PH 患者，其术后并发症的发病率和死亡率分别为 24% 和 9.7%[86]。主要并发症为拔管延迟（21%）、心力衰竭（9.7%）和严重心律失常（3.2%）。同样，在这项研究中也没有单独分析心脏和肺部因素。在一些欧洲国家，CPET 是较为常见的术前检查。它可以用于预测 PPC 的风险。在美国，CPET 并不常规进行。对于临界 PFT 结果的患者，可以通过 CPET 进一步评估。有一些新的方法，如杜克活动状态指数（Duke Activity Status Index，DASI）问卷，可用于评估功能能力，但尚未在更广泛的手术人群中得到验证。

风险预测评分

有意义的风险预测评分应该能够合理准确地估计并发症的可能性，且可将这些信息应用于指导临床实践。此外，风险预测评分应体现出导致某种结局的最重要风险因素。尽管 Goldman 指数等心脏风险评分已经被临床采纳，但肺部评估一直缺乏有效的风险评分[87]。

在两项伴随队列研究中，Arozullah 等建立并验证了多因素风险评分系统，用于预测术后肺炎[12]和呼吸衰竭[51]。这些研究使用了退伍军人事务部 NSQIP 的数据。纳入的患者接受了多种非心脏手术，包括肺切除术。

Arozullah 呼吸衰竭风险指数（表 9.7）可根据多种因素预测 PRF（机械通气≥ 48 h）的发生率，其涉及因素包括手术类型、实验室结果、功能状态、COPD 病史和年龄。手术类型、年龄和功能状态也是肺炎指数（表 9.8）中最强的预测因素。在最终风险评分的基础上，患者被分配到五个风险类别，对于每个风险类别，该风险预测模型的准确性都在独立患者队列中得到了验证，确认了该模型的有效性（表 9.9）。然而，尽管这些风险评分已应用于科学研究，但是由于评分所需的参数较多，在临床实践中使用起来十分复杂。这些研究的另一个局限性是用于推导模型的 NSQIP 数据库以男性患者为主。此外，由于难以获得血气分析和 PFT 的数据，该模型并未纳入这些参数，这一事实可能被认为是该研究的另一个缺点。

表 9.7 呼吸衰竭风险指数

术前预测因素	分值
手术类型	
腹部	27
胸部	21
神经外科、上腹部、外周血管	14
颈部	11
急诊手术	11
白蛋白＜ 3 g/dl	9
血尿素氮＞ 30 mg/dl	8
完全或部分生活不能自理	7
慢性阻塞性肺疾病病史	6
年龄（岁）	
＞ 70	6
60 ～ 69	4

Modified with permission from Arozullah AM，Daley J，Henderson WG，et al. National Veterans Administration Surgical Quality Improvement Program. Multifactorial risk index for predicting postoperative respiratory failure in men after major noncardiac surgery. Ann Surg 2000；232（2）：242-253.

表 9.8 术后肺炎风险指数

术前风险因素	分值
手术类型	
腹主动脉	15
胸部	14
上腹部	10
颈部	8
神经外科	8
血管	3
年龄（岁）	
＞ 80	17
70 ～ 79	13
60 ～ 69	9
50 ～ 59	4
功能状态	
完全生活不能自理	10
部分生活不能自理	6
最近 6 个月内体重下降＞ 10%	7
慢性阻塞性肺疾病病史	5
全身麻醉	4
感觉中枢受损	4
脑血管意外病史	4
血尿素氮	
＜ 8 mg/dl	4
22 ～ 30 mg/dl	2
＞ 30 mg/dl	3
输血＞ 4 个单位	3
急诊手术	3
因慢性疾病需类固醇治疗	3
最近 1 年内吸烟	3
最近 2 周内饮酒量多于 2 杯 / 天	2

Modified with permission from Arozullah AM，Khuri SF，Henderson WG，et al. Participants in the National Veterans Affairs Surgical Quality Improvement Program. Development and validation of a multifactorial risk index for predicting postoperative pneumonia after major noncardiac surgery. Ann Intern Med 2001；135（10）：847-857.

Canet 等的研究通过前瞻性研究设计避免了患者的抽样偏差，并推导出一种名为“ARISCAT 评分”的新预测模型（表 9.10a 和 9.10b）[6]。该模型包括以

表 9.9 呼吸衰竭和肺炎风险分类

类别	术后呼吸衰竭风险指数（总分值）	呼吸衰竭的概率（%）	术后肺炎风险指数（总分值）	肺炎的概率（%）
1	0 ~ 10	0.5	0 ~ 15	0.2
2	11 ~ 19	2.2	16 ~ 25	1.2
3	20 ~ 27	5.0	26 ~ 40	4.0
4	28 ~ 40	11.6	41 ~ 55	9.4
5	> 40	30.5	> 55	15.3

Modified with permission from Arozullah AM，Khuri SF，Henderson WG，et al. Participants in the National Veterans Affairs Surgical Quality Improvement Program. Development and validation of a multifactorial risk index for predicting postoperative pneumonia after major noncardiac surgery. Ann Intern Med 2001；135（10）：847-857；Arozullah AM，Daley J，Henderson WG，et al. National Veterans Administration Surgical Quality Improvement Program. Multifactorial risk index for predicting postoperative respiratory failure in men after major noncardiac surgery. Ann Surg 2000；232（2）：242-253.

表 9.10a （译者注：受版权限制，此表仅保留英文）Independent predictors of risk for PPCs identified in the logistic regression model.

	Multivariate analysis OR (95% CI) n 5 1,624*	β Coefficient	Risk score†
Age, yr			
≤ 50	1		
51-80	1.4（0.6-3.3）	0.331	3
> 80	5.1（1.9-13.3）	1.619	16
Preoperative Spo^2, %			
≥ 96	1		
91-95	2.2（1.2-4.2）	0.802	8
≤ 90	10.7（4.1-28.1）	2.375	24
Respiratory infection in the last month	5.5（2.6-11.5）	1.698	17
Preoperative anemia（≤ 10 g/dl）	3.0（1.4-6.5）	1.105	11
Surgical incision			
Peripheral	1		
Upper abdominal	4.4（2.3-8.5）	1.480	15
Intrathoracic	11.4（4.9-26.0）	2.431	24
Duration of surgery, h			
≤ 2	1		
2-3	4.9（2.4-10.1）	1.593	16
> 3	9.7（4.7-19.9）	2.268	23
Emergency procedure	2.2（1.0-4.5）	0.768	8

CI, confidence interval; *OR*, odds ratio; *PPC*, postoperative pulmonary complications; *Spo*$_2$, oxyhemoglobin saturation by pulse oximetry breathing air in supine position.

* Because of a missing value for some variables, three patients were excluded. Logistic regression model constructed with the development subsample, c-index = 0.90; Hosmer-Lemeshow chi-square test = 7.862; *P* = 0.447.

† The simplified risk score was the sum of each β logistic regression coefficient multiplied by 10, after rounding off its value.

下因素：

1．高龄；
2．上腹部或胸部手术；
3．手术时间大于 2 h；
4．急诊手术；
5．术前低氧饱和度；
6．最近一个月内呼吸道感染；
7．术前贫血。

最后三个变量未被纳入以往的预测模型或 ACP 指南[65]。患者 PPC 发生的风险根据评分被分为低、中和高风险，其发生率估计值分别为 1.6%、13.3% 和 42.2%。最近，ARISCAT 评分在欧洲术后肺部并发症风险评分的前瞻性评估（Prospective Evaluation of a Risk Score for postoperative pulmonary COmPlications in Europe，PERISCOPE）的人群队列中得到了外部验证，被证实具有良好的区分度 C 统计量为 0.80（95%CI，0.78 ~ 0.82）[4]。

Gupta 等的 PRF 指数（表 9. 11）纳入了多种术前因素，用于预测手术后 48 h 内未能脱离机械通气以及计划外的术后插管和再插管风险。除了前面提到的 Arozullah 指数纳入的因素之外，该模型还纳入了脓毒症和感染性休克等因素。它是通过对 NSQIP 数据库进行逻辑回归得出的[5]。同样，该方法已经在欧洲的 PERISCOPE 人群队列中得到了验证[1]。

Kor 等通过对接受过大手术、且机械通气超过 3 h 的患者进行研究，得到一种外科肺损伤预测模型（表 9.12a 和 9.12b），其中心脏 / 胸部 / 血管手术、COPD、酗酒、糖尿病和胃食管反流病是 PPC 的预测因素[7]。该模型旨在识别急性肺损伤 /ARDS 高风险患者，其受试者操作特征曲线下面积（95% CI）为 0.82

表 9.10b （译者注：受版权限制，此表仅保留英文）PPC Risk score: distribution of patients and rates by intervals.

	Risk score intervals*		
	Low risk < 26 Points	Intermediate risk 26-44 points	High risk ≥ 45 points
Development subsample, No. (%) of patients†	1238（76.2）	288（17.7）	98（6.0）
Validation subsample, No. (%) of patients	645（77.1）	135（16.1）	57（6.8）
PPC rate, development subsample, % (95% CI)	0.7（0.2-1.2）	6.3（3.5-9.1）	44.9（35.1-54.7）
PPC rate, validation subsample, % (95% CI)	1.6（0.6-2.6）	13.3（7.6-19.0）	42.1（29.3-54.9）

CI, confidence interval; *PPC*, postoperative pulmonary complication.

* Risk intervals were based on division of the development subsample into optimal risk intervals, according to the simplified risk score and applying the minimum description length principle.

† Three patients were excluded because of a missing value in some variable.

表 9.11 术后肺炎风险计算器

	项目	分数
手术	肛肠科	1
	主动脉	2
	减肥手术	3
	脑部	4
	乳腺	5
	心脏	6
	ENT（甲状腺 / 甲状旁腺除外）	7
	前肠 / 肝胰胆	8
	胆囊、阑尾、肾上腺、脾	9
	疝气（腹疝、腹股沟疝、股疝）	10
	肠道	11
	颈部（甲状腺和甲状旁腺）	12
	妇产科	13
	骨科和四肢非血管手术	14
	其他腹部手术	15
	外周血管	16
	皮肤	17
	脊柱	18
	胸科非食道手术	19
	静脉	20
	泌尿科	21
ASA 分级	I ~ V	1 ~ 5
年龄	以年为单位	1 ~ 100
COPD	GOLD 2 ~ 4 期	1
	无 GOLD 分期	0
功能状态	生活完全不能自理	2
	生活部分自理	1
	完全生活自理	0
脓毒症	术前存在全身炎症	3
	术前感染性休克	2
	术前脓毒症	1
	无	0
吸烟	近 1 年内吸烟	1
	无吸烟	0

ASA，美国麻醉医师协会；COPD，慢性阻塞性肺疾病；ENT，耳鼻喉科；GOLD，慢性阻塞性肺疾病全球倡议

With permission from Gupta H，Gupta PK，Fang X，et al. Development and validation of a risk calculator predicting postoperative respiratory failure. Chest 2011；140（5）：1207-1215.

表 9.12a （译者注：受版权限制，此表仅保留英文）Parameter estimates for ALI risk predictors in a multivariate logistic regression analysis (n = 4,280).

Risk predictor	Parameter estimate	Odds ratio (95% CI)	*P* Value
Demographics			
Age*	0.010	1.01（0.99-1.03）	0.25
Sex, male	−0.071	0.93（0.61-1.45）	0.75
Procedural factors			
High-risk cardiac	1.854	6.39（3.87-10.87）	< 0.01
High-risk vascular	3.276	26.46（8.52-73.63）	< 0.01
Low-risk vascular	0.542	1.72（0.39-5.23）	0.39
High-risk thoracic	1.486	4.42（1.86-9.67）	< 0.01
Comorbidities			
Diabetes mellitus	0.588	1.80（1.13-2.80）	0.01
COPD	0.761	2.14（1.22-3.63）	< 0.01
Restrictive lung disease	0.510	1.66（0.73-3.40）	0.19
GERD	0.619	1.86（1.23-2.82）	< 0.01
Modifying conditions			
Tobacco use			
Former	0.063	1.07（0.66-1.73）	0.79
Active	0.473	1.60（0.86-2.95）	0.13
Alcohol abuse	1.050	2.86（1.85-4.38）	< 0.01
Recent chemotherapy†	0.667	1.95（0.55-6.25）	0.27
Amiodarone	0.312	1.37（0.73-2.44）	0.31
Statins	0.154	1.17（0.77-1.78）	0.47

ALI, acute lung injury; *COPD*, chronic obstructive pulmonary disease; *GERD*, gastroesophageal reflux disease.

* Age, for each additional year.

† Within 6 months of the surgical procedure; only in patients undergoing esophagectomy or lung resection for cancer.

表 9.12b （译者注：受版权限制，此表仅保留英文）**SLIP scoring criteria (n = 4,328).**

Predictor variables	Parameter estimate	SLIP Points
High-risk surgical procedure		
Cardiac	1.88	19
Vascular	3.21	32
Thoracic	1.60	16
Comorbidities		
Diabetes mellitus	0.62	6
COPD	0.95	10
GERD	0.72	7
Modifying conditions		
Alcohol abuse	1.13	11

COPD, chronic obstructive pulmonary disease; *GERD*, gastro-esophageal reflux disease; *SLIP*, surgical lung injury prediction.

（0.78 ～ 0.86）。但是，该模型尚未经过外部验证。

非胸外科手术的评估

对于非胸外科手术患者，应获得全面的病史和体格检查，并特别注意肺部因素和肺外因素（图 9.4）。对于近期或持续呼吸道感染的患者，如果从外科的角度来看可以接受，则应考虑将手术推迟 2 ～ 3 周。对于患有慢性肺病且症状较为严重的患者，以及既往无呼吸系统疾病但出现新发症状的患者，则应行进一步评估，可考虑肺病专家会诊，也可以考虑行胸片和 PFT 检查。对于肺部症状稳定但拟接受高风险手术（上腹部手术、大血管手术、可能持续时间超过 2.5 h 的手术、可能需抽吸胃液）的患者，可尝试使用 ARISCAT 进行风险分层（表 9.10），或进行 Gupta 评分（表 9.11）。对于得分高且 PPC 风险较高的患者，可考虑降低风险的措施、选择其他手术方式或非手术治疗，具体取决于手术适应证和患者的选择。

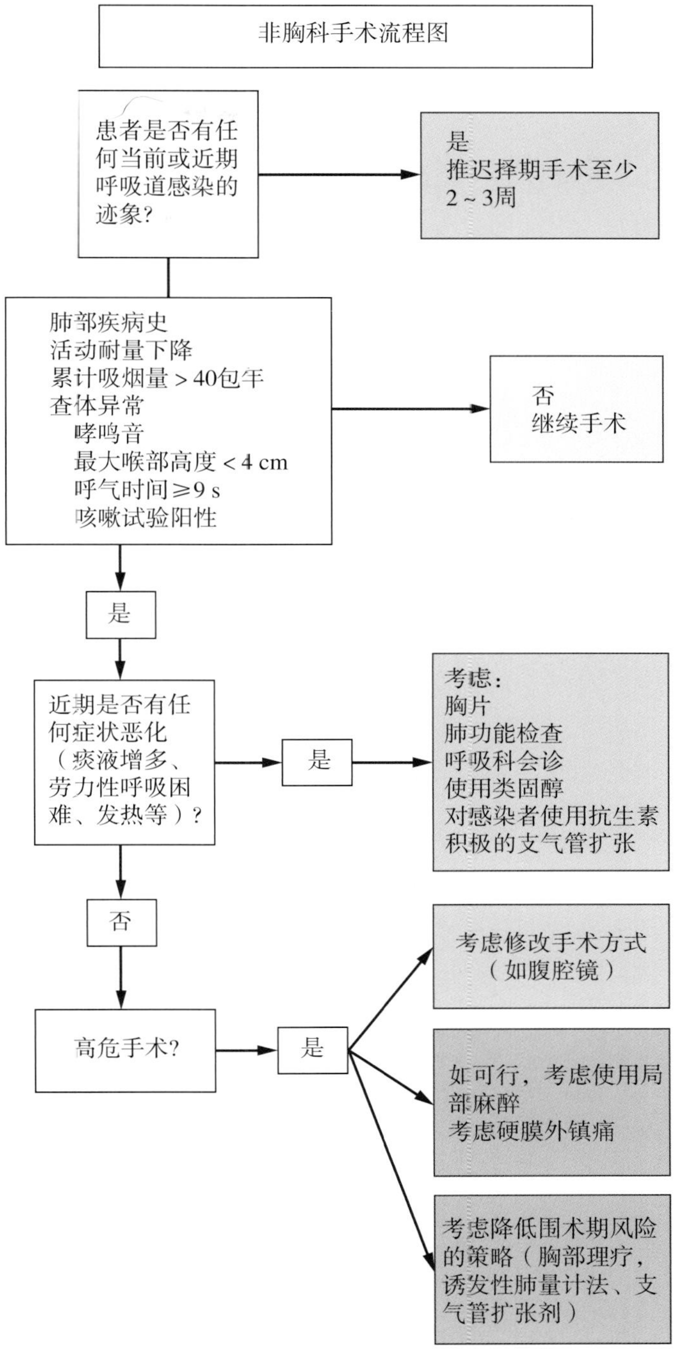

• **图 9.4** 拟行非胸科手术的肺病患者管理方法

肺切除患者的评估

术前评估的目的不仅是评估 PPC 的风险，还要评估患者是否适合手术，并确定在不引起严重功能障碍的情况下可以切除的肺组织量。与非胸外科手术不同，肺切除患者的术前评估依赖于仪器检查。胸外科的规范评估包含有充分临床证据支持的检查，并特别强调术后肺功能的预测和进行运动测试。

普通胸外科数据库报告的肺叶切除术后死亡率为 1.6% ～ 2.3%，在全肺切除术后为 3.7% ～ 6.7%[88]。尽管数字很可观，但近年来这些数据有一定改善。因此，过去的患者选择标准现在受到了质疑。例如，高龄曾被认为是广泛肺切除的主要禁忌证。然而，最近的指南表明，无论年龄大小，都应该对可能适合根治性手术切除的肺癌患者进行评估[89]。

肺切除的术前评估应从体格检查和病史采集开始，因其可确定 PPC 风险的肺部和肺外因素，这与前文所述非胸外科手术的评估相似。现已证实，与胸外科患者 PPC 风险相关的因素包括心血管疾病、吸烟史和 ASA 分级 [90]。影响肺切除患者 PPC 发生率的术中因素包括手术持续时间、失血和静脉输液量 [91]。

所有肺切除候选者都应在初始评估中接受肺活量测定。以前的建议是：$FEV_1 > 2$ L 或 > 80% 预测值的患者可以行肺切除，$FEV_1 > 1.5$ L 的患者可以行肺叶切除，均无需进一步评估 [92]。最近美国胸科医生协会（American College of Chest Physicians，ACCP）对建议进行了更新。

对于考虑手术的肺癌患者，建议计算 FEV_1 和肺一氧化碳弥散量（diffusing capacity of the lung for carbon monoxide，DLCO）的术后预测值（predicted postoperative，PPO）[89]。这些数据是根据术前值和计划切除肺范围估算得到的。后者可以使用放射性核素肺灌注扫描或直接将被切除的肺段简单相加来确定。对于全肺切除，推荐使用灌注扫描来预测术后肺功能，而对于肺叶切除，使用节段计数法可能已经足够准确 [93]。然而，也有报道说，对于肺功能 PPO 较低的患者，其术后死亡率和并发症发生率也是可接受的。此外，有人认为术前 PFT 高估了术后活动能力的下降，尤其是在肺叶切除后 [94]。因此，需要通过运动试验对肺功能 PPO 不佳的患者进行进一步评估。运动试验对此很有价值，因为它可以合理准确地评估患者的心肺功能状态，以及其耐受围手术期应激的能力。

在美国，外科医生对胸外科术前是否行 CPET 的意见存在较大分歧。CPET 中使用的主要变量是无氧阈值（anaerobic threshold，AT）和峰值摄氧量（VO_{2peak}）以及二氧化碳通气当量（VE/VCO_2）。

AT 是次极量运动或持续运动能力的量度，其定义为乳酸生成持续超过静息水平时的摄氧量。它与代谢性酸中毒有关。小于 10 ml/（kg · min）的结果提示存在风险。$VO_{2\ peak}$ 与最大耗氧量（VO_{2max}）不同，前者定义是进行增量运动测试时的峰值摄氧量。

VE/VCO_2 是评价气体交换效率的量度。如果在 AT 时测量，那么它可以预测各种手术患者的发病率和死亡率。

值得注意的是，通常使用被称为九面板图的 3×3 组合图形显示 CPET 结果 [97]。

可以通过计算 $VO_{2\ max}$ 来评估运动能力。运动试验可结合放射性核素肺部扫描获得 PPO VO_{2max}。

ACCP 发布了对拟行开胸肺切除（肺叶切除或更大范围切除）的肺癌患者进行生理学评估的指南 [89]。管理流程如图 9.5 所示。

- 如果 PPO FEV_1 和 PPO DLCO 超过预测值的 60%，则认为患者手术风险低。
- 如果 PPO FEV_1 或 PPO DLCO 小于预测值的 60% 但大于预测值的 30%，则患者应接受爬楼梯测试或步行折返测试。这些方式均为传统的运动测试，而不同于标准的 CPET。
- 如果 PPO FEV_1 小于预测值的 30% 或 PPO DLCO 小于预测值的 30%，则患者应接受 CPET，并计算 VO_{2max}。
- 如进行传统运动测试，则步行折返测试中折返 < 25 次（或 < 400 m），或因症状限制在爬楼梯测试中爬行 < 22 m 的患者应再次进行 CPET 并测量 VO_{2max}。
- 在 CPET 中，应仔细解读 VO_{2max}。如果预测值小于 10 ml/（kg · min）或 < 35% 预测值，则患者被视为高风险人群，应建议他们进行微创手术、亚肺叶切除或非手术治疗。
- 如患者通过 CPET 得到的 VO_{2max} 为 10 ～ 20ml/（kg · min）或 35% ～ 75% 预测值，则被视为中风险人群。
- VO_{2max} 值为 10 ～ 15ml/（kg · min）仍提示患者死亡风险增高，同时还应考虑到其他因素，如 PPO FEV_1、PPODLCO 以及合并症。

不应仅根据某一项标准而排除手术，例如低 PPO FEV_1 或低 PPO DLCO [95]。

最近的一项研究质疑了 VO_{2max} 对 COPD 患者的预测价值 [96]，作者分析了一组经过完整术前功能评估（包括 CPET）后考虑行肺切除的患者，每分通气量与二氧化碳输出量的斜率 > 35 与术后呼吸系统并发症和死亡率增加相关（风险比：5.1）。

结论

近期新出现的 PPC 预测模型较为简单易行，且有多项研究证实了它们在广泛患者群体中应用的有效性。这些风险预测模型可以纳入临床实践，用于大型胸外科手术和非胸外科手术患者的术前评估。PFT 应仅用于拟行肺切除的患者中。全面的肺部风险评估有助于临床医生确定高风险患者，并采取适当措施预防术后并发症。

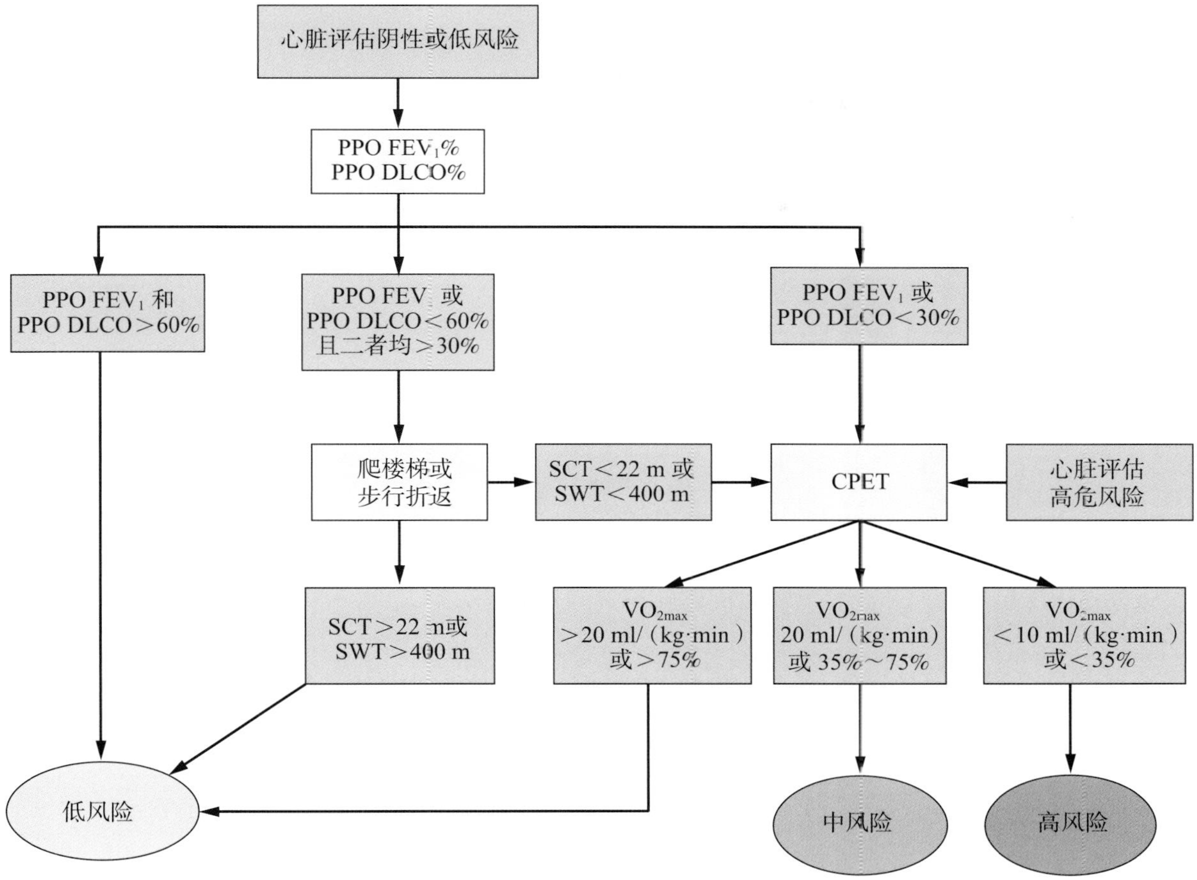

• **图 9.5** 肺叶或更大范围开胸肺切除患者的生理评估。CPET，心肺运动测试；DLCO，一氧化碳弥散量；FEV$_1$，1 s 用力呼气量；PPO，术后预测值；SCT，爬楼梯测试；SWT，步行折返测试；VO$_{2max}$，最大耗氧量［Adapted with permission from Brunelli A，Kim AW，Berger KI，et al.Physiologic evaluation of the patient with lung cancer being considered for resectional surgery：diagnosis and management of lung cancer，3rd ed：American College of Chest Physicians evidence-based clinical practice guidelines.Chest 2013；143（5 Suppl）：e166S-e190S.］

参考文献

1. Canet J, Sabaté S, Mazo V, et al. Development and validation of a score to predict postoperative respiratory failure in a multicentre European cohort: a prospective, observational study. *Eur J Anaesthesiol*. 2015;32(7):458–470.
2. Yang CK, Teng A, Lee DY, et al. Pulmonary complications after major abdominal surgery: National Surgical Quality Improvement Program analysis. *J Surg Res*. 2015;198(2):441–449.
3. Kor DJ, Lingineni RK, Gajic O, et al. Predicting risk of postoperative lung injury in high-risk surgical patients: a multicenter cohort study. *Anesthesiology*. 2014;120(5):1168–1181.
4. Mazo V, Sabaté S, Canet J, et al. Prospective external validation of a predictive score for postoperative pulmonary complications. *Anesthesiology*. 2014;121(2):219–231.
5. Gupta H, Gupta PK, Fang X, et al. Development and validation of a risk calculator predicting postoperative respiratory failure. *Chest*. 2011;140(5):1207–1215.
6. Canet J, Gallart L, Gomar C, et al. Prediction of postoperative pulmonary complications in a population-based surgical cohort. *Anesthesiology*. 2010;113(6):1338–1350.
7. Kor DJ, Warner DO, Alsara A, et al. Derivation and diagnostic accuracy of the surgical lung injury prediction model. *Anesthesiology*. 2011;115(1):117–128.
8. Ramachandran SK, Nafiu OO, Ghaferi A, et al. Independent predictors and outcomes of unanticipated early postoperative tracheal intubation after nonemergent, noncardiac surgery. *Anesthesiology*. 2011;115(1):44–53.
9. Kaw R, Chung F, Pasupuleti V, et al. Meta-analysis of the association between obstructive sleep apnoea and postoperative outcome. *Br J Anaesth*. 2012;109(6):897–906.
10. McAlister FA, Bertsch K, Man J, et al. Incidence of and risk factors for pulmonary complications after nonthoracic surgery. *Am J Respir Crit Care Med*. 2005;171(5):514–517.
11. Blum JM, Stentz MJ, Dechert R, et al. Preoperative and intraoperative predictors of postoperative acute respiratory distress syndrome in a general surgical population. *Anesthesiology*. 2013;118(1):19–29.
12. Arozullah AM, Khuri SF, Henderson WG, et al. Participants in the National Veterans Affairs Surgical Quality Improvement Program. Development and validation of a multifactorial risk index for predicting postoperative pneumonia after major noncardiac surgery. *Ann Intern Med*. 2001;135(10):847–857.
13. Li C, Yang WH, Zhou J, et al. Risk factors for predicting postoperative complications after open infrarenal abdominal aortic aneurysm repair: results from a single vascular center in China. *J Clin Anesth*. 2013;25(5):371–378.
14. Berg H, Roed J, Viby-Mogensen J, et al. Residual neuromuscular block is a risk factor for postoperative pulmonary complications: a prospective, randomised, and blinded study of postoperative pulmonary complications after atracurium, vecuronium and pancuronium. *Acta Anaesthesiol Scand*. 1997;41(9):1095–1103.
15. Jeong BH, Shin B, Eom JS, et al. Development of a prediction rule for estimating postoperative pulmonary complications. *PLoS One*. 2014;9(12):e113656.
16. Sasaki N, Meyer MJ, Malviya SA, et al. Effects of neostigmine reversal of nondepolarizing neuromuscular blocking agents on postoperative respiratory outcomes: a prospective study. *Anesthesiology*. 2014;121(5):959–968.
17. Kim JY, Hildebrandt MAT, Pu X, et al. Variations in the vascular endothelial growth factor pathway predict pulmonary complications. *Ann Thorac Surg*. 2012;94(4):1079–1084. discussion 1084.
18. Johnson RG, Arozullah AM, Neumayer L, et al. Multivariable predictors of postoperative respiratory failure after general and vascular surgery: results from the patient safety in surgery study. *J Am Coll Surg*. 2007;204(6):1188–1198.
19. Scholes RL, Browning L, Sztendur EM, et al. Duration of anaesthesia, type of surgery, respiratory co-morbidity, predicted VO_2max and smoking predict postoperative pulmonary complications after upper abdominal surgery: an observational study. *Aust J Physiother*. 2009;55(3):191–198.
20. Smetana GW, Lawrence VA, Cornell JE. American College of Physicians: Preoperative pulmonary risk stratification for noncardiothoracic surgery: systematic review for the American College of Physicians. *Ann Intern Med*. 2006;144(8):581–595.
21. Kassin MT, Owen RM, Perez SD, et al. Risk factors for 30-day hospital readmission among general surgery patients. *J Am Coll Surg*. 2012;215(3):322–330.
22. Lawson EH, Hall BL, Louie R, et al. Association between occurrence of a postoperative complication and readmission: implications for quality improvement and cost savings. *Ann Surg*. 2013;258(1):10–18.
23. Smetana GW. Preoperative pulmonary evaluation. *N Engl J Med*. 1999;340(12):937–944.
24. American Thoracic Society; Infectious Diseases Society of America. Guidelines for the management of adults with hospital-acquired, ventilator-associated, and healthcare-associated pneumonia. *Am J Respir Crit Care Med*. 2005;171(4):388–416.
25. Ephgrave KS, Kleiman-Wexler R, Pfaller M, et al. Postoperative pneumonia: A prospective study of risk factors and morbidity. *Surgery*. 1993;114(4):815–819. discussion 819.
26. Warner DO, Warner MA, Barnes RD, et al. Perioperative respiratory complications in patients with asthma. *Anesthesiology*. 1996;85(3):460–467.
27. Warner DO, Warner MA, Offord KP, et al. Airway obstruction and perioperative complications in smokers undergoing abdominal surgery. *Anesthesiology*. 1999;90(2):372–379.
28. Jammer I, Wickboldt N, Sander M, et al. Standards for definitions and use of outcome measures for clinical effectiveness research in perioperative medicine: European Perioperative Clinical Outcome (EPCO) definitions. A statement from the ESA-ESICM joint taskforce on perioperative outcome measures. *Eur J Anaesthesiol*. 2015;32(2):88–105.
29. Miskovic A, Lumb AB. Postoperative pulmonary complications. *Br J Anaesth*. 2017;118(3):317–334.
30. Strandberg A, Tokics L, Brismar B, et al. Atelectasis during anaesthesia and in the postoperative period. *Acta Anaesthesiol Scand*. 1986;30(2):154–158.

31. Hedenstierna G, Tokics L, Strandberg A, et al. Correlation of gas exchange impairment to development of atelectasis during anaesthesia and muscle paralysis. *Acta Anaesthesiol Scand*. 1986;30(2):183–191.
32. Reber A, Bein T, Högman M, et al. Lung aeration and pulmonary gas exchange during lumbar epidural anaesthesia and in the lithotomy position in elderly patients. *Anaesthesia*. 1998;53(9):854–861.
33. Hedenstierna G. Alveolar collapse and closure of airways: regular effects of anaesthesia. *Clin Physiol Funct Imaging*. 2003;23(3):123–129.
34. Reber A, Nylund U, Hedenstierna G. Position and shape of the diaphragm: implications for atelectasis formation. *Anaesthesia*. 1998;53(11):1054–1061.
35. Kleinman BS, Frey K, VanDrunen M, et al. Motion of the diaphragm in patients with chronic obstructive pulmonary disease while spontaneously breathing versus during positive pressure breathing after anesthesia and neuromuscular blockade. *Anesthesiology*. 2002;97(2):298–305.
36. Magnusson L, Spahn DR. New concepts of atelectasis during general anaesthesia. *Br J Anaesth*. 2003;91(1):61–72.
37. Kleinman BS, Frey K, VanDrunen M, et al. Motion of the diaphragm in patients with chronic obstructive pulmonary disease while spontaneously breathing versus during positive pressure breathing after anesthesia and neuromuscular blockade. *Anesthesiology*. 2002;97(2):298–305.
38. Latimer RG, Dickman M, Day WC, et al. Ventilatory patterns and pulmonary complications after upper abdominal surgery determined by preoperative and postoperative computerized spirometry and blood gas analysis. *Am J Surg*. 1971;122(5):622–632.
39. Kelkar KV. Post-operative pulmonary complications after non-cardiothoracic surgery. *Indian J Anaesth*. 2015;59(9):599–605.
40. Sharma RR, Axelsson H, Oberg A, et al. Diaphragmatic activity after laparoscopic cholecystectomy. *Anesthesiology*. 1999;91(2):406–413.
41. van Kaam AH, Lachmann RA, Herting E, et al. Reducing atelectasis attenuates bacterial growth and translocation in experimental pneumonia. *Am J Respir Crit Care Med*. 2004;169(9):1046–1053.
42. Trawöger R, Kolobow T, Cereda M, et al. Tracheal mucus velocity remains normal in healthy sheep intubated with a new endotracheal tube with a novel laryngeal seal. *Anesthesiology*. 1997;86(5):1140–1144.
43. Sackner MA, Hirsch J, Epstein S. Effect of cuffed endotracheal tubes on tracheal mucous velocity. *Chest*. 1975;68(6):774–777.
44. Kumar GV, Nair AP, Murthy HS, et al. Residual neuromuscular blockade affects postoperative pulmonary function. *Anesthesiology*. 2012;117(6):1234–1244.
45. Atkins BZ, Shah AS, Hutcheson KA, et al. Reducing hospital morbidity and mortality following esophagectomy. *Ann Thorac Surg*. 2004;78(4):1170–1176. discussion 1170.
46. Skeletal muscle dysfunction in chronic obstructive pulmonary disease: a statement of the American Thoracic Society and European Respiratory Society. *Am J Respir Crit Care Med*. 1999;159:S1–S40 (4 Pt 2).
47. McAlister FA, Khan NA, Straus SE, et al. Accuracy of the preoperative assessment in predicting pulmonary risk after nonthoracic surgery. *Am J Respir Crit Care Med*. 2003;167(5):741–744.
48. Hall JC, Tarala RA, Hall JL, et al. A multivariate analysis of the risk of pulmonary complications after laparotomy. *Chest*. 1991;99(4):923–927.
49. Gupta H, Ramanan B, Gupta PK, et al. Impact of COPD on postoperative outcomes: results from a national database. *Chest*. 2013;143(6):1599–1606.
50. Mitchell CK, Smoger SH, Pfeifer MP, et al. Multivariate analysis of factors associated with postoperative pulmonary complications following general elective surgery. *Arch Surg*. 1998;133(2):194–198.
51. Arozullah AM, Daley J, Henderson WG, et al. National Veterans Administration Surgical Quality Improvement Program. Multifactorial risk index for predicting postoperative respiratory failure in men after major noncardiac surgery. *Ann Surg*. 2000;232(2):242–253.
52. Khongphatthanayothin A, Wong PC, Samara Y, et al. Impact of respiratory syncytial virus infection on surgery for congenital heart disease: postoperative course and outcome. *Crit Care Med*. 1999;27(9):1974–1981.
53. Brooks-Brunn JA. Predictors of postoperative pulmonary complications following abdominal surgery. *Chest*. 1997;111(3):564–571.
54. Warner MA, Offord KP, Warner ME, et al. Role of preoperative cessation of smoking and other factors in postoperative pulmonary complications: a blinded prospective study of coronary artery bypass patients. *Mayo Clin Proc*. 1989;64(6):609–616.
55. Grønkjær M, Eliasen M, Skov-Ettrup LS, et al. Preoperative smoking status and postoperative complications: a systematic review and meta-analysis. *Ann Surg*. 2014;259(1):52–71.
56. Young T, Peppard PE, Gottlieb DJ. Epidemiology of obstructive sleep apnea. *Am J Respir Crit Care Med*. 2002;165(9):1217–1239.
57. Finkel KJ, Searleman AC, Tymkew H, et al. Prevalence of undiagnosed obstructive sleep apnea among adult surgical patients in an academic medical center. *Sleep Med*. 2009;10(7):753–758.
58. Yaggi HK, Concato J, Kernan WN, et al. Obstructive sleep apnea as a risk factor for stroke and death. *N Engl J Med*. 2005;353(19):2034–2041.
59. Loadsman JA. Anaesthesia and sleep apnoea. *Br J Anaesth*. 2001;86(2):254–266.
60. Memtsoudis S, Liu SS, Ma Y, et al. Perioperative pulmonary outcomes in patients with sleep apnea after noncardiac surgery. *Anesth Analg*. 2011;112(1):113–121.
61. Chung F, Subramanyam R, Liao P, et al. High STOP-Bang score indicates a high probability of obstructive sleep apnoea. *Br J Anaesth*. 2012;108(5):768–775.
52. American Society of Anesthesiologists Task Force on Perioperative Management of Patients with Obstructive Sleep Apnea. Practice guidelines for the perioperative management of patients with obstructive sleep apnea: an updated report by the American Society of Anesthesiologists Task Force on Perioperative Management of Patients with Obstructive Sleep Apnea. *Anesthesiology*. 2014;120(2):268–286.
63. Straus SE, McAlister FA, Sackett DL, Deeks JJ. CARE-COAD1 Group. The accuracy of patient history, wheezing, and laryngeal measurements in diagnosing obstructive airway disease. [published correction appears in *JAMA* 2000;284(2):181]. *JAMA*. 2000;283(14):1853–1857.
64. Lawrence VA, Dhanda R, Hilsenbeck SG, et al. Risk of pulmonary complications after elective abdominal surgery. *Chest*. 1996;110(3):744–750.
65. Qaseem A, Snow V, Fitterman N, et al. Risk assessment for and strategies to reduce perioperative pulmonary complications for patients undergoing noncardiothoracic surgery: a guideline from the American College of Physicians. *Ann Intern Med*. 2006;144(8):575–580.
66. Lawrence VA, Cornell JE, Smetana GW. American College of Physicians. Strategies to reduce postoperative pulmonary complications after noncardiothoracic surgery: systematic review for the American College of Physicians. *Ann Intern Med*. 2006;144(8):596–608.
67. Dales RE, Dionne G, Leech JA, et al. Preoperative prediction of pulmonary complications following thoracic surgery. *Chest*. 1993;104(1):155–159.
68. Wong DH, Weber EC, Schell MJ, et al. Factors associated with postoperative pulmonary complications in patients with severe chronic obstructive pulmonary disease. *Anesth Analg*. 1995;80(2):276–284.
69. Guay J, Choi P, Suresh S, et al. Neuraxial blockade for the prevention of postoperative mortality and major morbidity: an overview of Cochrane systematic reviews. *Cochrane Database Syst Rev*. 2014;1 CD010108.
70. Nelson R, Edwards S, Tse B. Prophylactic nasogastric decompression after abdominal surgery. *Cochrane Database Syst Rev*. 2007;3 CD004929.
71. Hall JC, Tarala RA, Hall JL. A case-control study of postoperative pulmonary complications after laparoscopic and open cholecystectomy. *J Laparoendosc Surg*. 1996;6(2):87–92.
72. Nilsson G, Larsson S, Johnsson F. Randomized clinical trial of laparoscopic versus open fundoplication: blind evaluation of recovery and discharge period. *Br J Surg*. 2000;87(7):873–878.
73. Wahlgren CM, Malmstedt J. Swedish Vascular Registry. Outcomes of endovascular abdominal aortic aneurysm repair compared with open surgical repair in high-risk patients: results from the Swedish Vascular Registry. *J Vasc Surg*. 2008;48(6):1382–1388. discussion 1388.
74. Hausman MS, Jewell ES, Engoren M. Regional versus general anesthesia in surgical patients with chronic obstructive pulmonary disease: does avoiding general anesthesia reduce the risk of postoperative complications? *Anesth Analg*. 2015;120(6):1405–1412.
75. Bullock TK, Waltrip TJ, Price SA, et al. A retrospective study of nosocomial pneumonia in postoperative patients shows a higher mortality rate in patients receiving nasogastric tube feeding. *Am Surg*. 2004;70(9):822–826.
76. De Nino LA, Lawrence VA, Averyt EC, et al. Preoperative spirometry and laparotomy: blowing away dollars. *Chest*. 1997;111(6):1536–1541.
77. Tisi GM. Preoperative evaluation of pulmonary function: validity, indications, and benefits. *Am Rev Respir Dis*. 1979;119(2):293–310.
78. Joo HS, Wong J, Naik VN, et al. The value of screening preoperative chest x-rays: a systematic review. *Can J Anaesth*. 2005;52(6):568–574.
79. Rucker L, Frye EB, Staten MA. Usefulness of screening chest roentgenograms in preoperative patients. *JAMA*. 1983;250(23):3209–3211.
80. Girish M, Trayner E, Dammann O, et al. Symptom-limited stair climbing as a predictor of postoperative cardiopulmonary complications after high-risk surgery. *Chest*. 2001;120(4):1147–1151.
81. Awdeh H, Kassak K, Sfeir P, et al. The SF-36 and 6-minute walk test are significant predictors of complications after major surgery. *World J Surg*. 2015;39(6):1406–1412.
82. Fleisher LA, Beckman JA, Brown KA, et al. 2009 ACCF/AHA focused update on perioperative beta blockade incorporated into the ACC/AHA 2007 guidelines on perioperative cardiovascular evaluation and care for noncardiac surgery: a report of the American College of Cardiology Foundation/American Heart Association Task Force on Practice Guidelines. *Circulation*. 2009;120(21):e169–e276.
83. Naeije R. Pulmonary hypertension and right heart failure in chronic obstructive pulmonary disease. *Proc Am Thorac Soc*. 2005;2(1):20–22.
84. National Emphysema Treatment Trial Research Group. Rationale and design of the National Emphysema Treatment Trial: a prospective randomized trial of lung volume reduction surgery. *Chest*. 1999;116(6):1750–1761.
85. Rudski LG, Lai WW, Afilalo J, et al. Guidelines for the echocardiographic assessment of the right heart in adults: a report from the American Society of Echocardiography endorsed by the European Association of Echocardiography, a registered branch of the European Society of Cardiology, and the Canadian Society of Echocardiography. *J Am Soc Echocardiogr*. 2010;23(7):685–713; quiz 786.
86. Lai HC, Lai HC, Wang KY, et al. Severe pulmonary hypertension complicates postoperative outcome of non-cardiac surgery. *Br J Anaesth*. 2007;99(2):184–190.
87. Goldman L, Caldera DL, Nussbaum SR, et al. Multifactorial index of cardiac risk in noncardiac surgical procedures. *N Engl J Med*. 1977;297(16):845–850.
88. Little AG, Rusch VW, Bonner JA, et al. Patterns of surgical care of lung cancer patients. *Ann Thorac Surg*. 2005;80(6):2051–2056. discussion 2056.
89. Brunelli A, Kim AW, Berger KI, et al. Physiologic evaluation of the patient with lung cancer being considered for resectional surgery: diagnosis and management of lung cancer, 3rd ed: American College of Chest Physicians evidence-based clinical practice guidelines. *Chest*. 2013;143(5 Suppl):e166S–e190S.
90. Stéphan F, Boucheseiche S, Hollande J, et al. Pulmonary complications following lung resection: a comprehensive analysis of incidence and possible risk factors. *Chest*. 2000;118(5):1263–1270.
91. Patel RL, Townsend ER, Fountain SW. Elective pneumonectomy: factors associated with morbidity and operative mortality. *Ann Thorac Surg*. 1992;54(1):84–88.
92. British Thoracic Society. Society of Cardiothoracic Surgeons of Great Britain and Ireland Working Party: BTS guidelines: guidelines on the selection of patients with lung cancer for surgery. *Thorax*. 2001;56(2):89–108.
93. Bolliger CT, Gückel C, Engel H, et al. Prediction of functional reserves after lung resection: comparison between quantitative computed tomography, scintigraphy, and anatomy. *Respiration*. 2002;69(6):482–489.
94. Ribas J, Díaz O, Barberà JA, et al. Invasive exercise testing in the evaluation of patients at high-risk for lung resection. *Eur Respir J*. 1998;12(6):1429–1435.
95. Salati M, Brunelli A. Risk stratification in lung resection. *Curr Surg Rep*. 2016;4(11):37.
96. Shafiek H, Valera JL, Togores B, et al. Risk of postoperative complications in chronic obstructive lung diseases patients considered fit for lung cancer surgery: beyond oxygen consumption. *Eur J Cardiothorac Surg*. 2016;50(4):772–779.
97. Levet D, Jack S, Swart M, et al. Perioperative cardiopulmonary exercise testing (CPET): consensus clinical guidelines on indications, organization, conduct, and physiological interpretation. *BJA*. 2018;120(3):484,e500.

10 血液系统风险评估

AUDREY E. SPELDE, DONAT R. SPAHN, PRAKASH A. PATEL
李轶楠 译，纪宏文 审校

血液系统风险评估（hematologic risk assessment，HRA）涉及评估和管理红细胞（red blood cell，RBC）输注需求，以及评估患者凝血能力是否健全，包括内源性出血性疾病或凝血障碍和抗凝或抗血小板药物使用情况。HRA 是几乎所有拟行手术患者术前评估的一个重要组成部分，但对于拒绝接受血液和血液制品输注、备血数量不足、出血性疾病病史、术前凝血功能受损（实验室检查证据），以及使用抗凝或抗血小板药物的患者尤为重要（框 10.1）。HRA 的目标是尽量降低输血需求，防止出血和血栓形成等并发症，外科医生、麻醉医生和其他专家（如血液科医生）之间的有效协作和沟通是高风险患者围手术期管理成功的先决条件。本章讨论以下内容：红细胞输注需求的术前评估、红细胞输注风险的降低、凝血异常的术前评估，以及抗血小板和抗凝药物的围手术期管理。

输注红细胞

红细胞中含有的血红蛋白（Hemoglobin，Hb）是整个循环系统中氧气的主要运输载体，负责维持全身组织氧合。因此，血液中血红蛋白含量的降低被称为贫血，可导致氧输送（oxygen delivery，DO_2）减少和终末器官缺血。DO_2 取决于以下等式：

$$DO_2 = 心输出量（CO）\times 动脉氧含量（CaO_2）$$

$$CaO_2 = [1.34 \times (Hb) \times SaO_2] + (0.003 \times PaO_2)$$

其中 SaO_2 是动脉氧饱和度，PaO_2 是溶解在动脉血液中的氧分压。

DO_2 和随后的氧摄取必须等于或大于耗氧量；否则表明存在缺陷，可能会导致组织缺血。如前式所示，在生理条件下，动脉氧含量主要取决于血红蛋白浓度，只有一小部分取决于溶解氧[1]。因此，红细胞输注的基本原理是为全身 DO_2 维持足够的血红蛋白浓度。在健康、静息状态的志愿者中，急性等容性贫血的耐受血红蛋白为 5 g/dl，这主要通过心率、每搏输出量和心脏指数的增加以及氧摄取增加来补偿[2]。然而，在一项针对 1958 名因宗教原因拒绝输血的患者的研究中，死亡率与术前血红蛋白下降成反比，这表明了围手术期生理应激期间贫血的有害影响，而这在有潜在心血管疾病的患者中尤其明显[3]。在随机临床试验中，外科人群中的适当血红蛋白阈值仍在争论。危重症患者输血需求（Transfusion Requirements in Critical Care，TRICC）试验是一项针对危重症患者的随机临床试验。该试验比较了限制性（血红蛋白 < 7 g/dl）与开放性（血红蛋白 > 10 g/dl）输血触发因素。尽管 TRICC 试验没有发现两组之间的统计学差异，但发现限制性组的 30 天死亡率有降低的趋势，亚组分析发现，病情较轻的患者和 55 岁以上的患者的 30 天死亡率显著降低[4]。然而，合并症不同的患者和手术亚群中，合适的血红蛋白阈值可能不同。在最近的一项荟萃分析中，对危重症患者和外科患者进行了比较，虽然限制性输血策略降低了危重症患者的 30 天死亡率，但在外科患者中发现了相反的效果[5]，美国麻醉医师协会血液成分治疗特别工作小组得出结论，没有一个单一的血红蛋白阈值可以决定是否输血，大多数患者的输血目标可能在 7 ～ 9 g/dl 的血红蛋白范围内，血红蛋白浓度超过 10 g/dl 时很少需要输血，而血红蛋白低于 6 g/dl 时几乎总是需要输血[6]。

红细胞输血并非没有风险。其主要风险包括输血传播性感染（病毒、细菌和朊病毒）、过敏和免疫反应（如热性输血反应、溶血反应、同种免疫和自身免疫）、误输、输血相关急性肺损伤和输血相关循环超负荷[1]。根据 2016 年美国 FDA 关于采血和输血后死亡报道的数据，与输血相关的死亡患者多数是由于输血相关循环超负荷[7]。

除了输血的固有风险外，出于宗教原因或其他原因，并非所有患者都接受红细胞输血，一个常见的例

框 10.1 需要血液系统风险评估的情况

拒绝异体 RBC 输注的患者
异体 RBC 储备不足
存在出血性疾病的患者
PT 延长的患者
APTT 延长的患者
血小板计数降低的患者
血小板功能异常的患者
抗血小板药物治疗的患者
抗凝药物治疗的患者

APTT，活化部分凝血活酶时间；PT，凝血酶原时间；RBC，红细胞

子是耶和华见证者患者。虽然向每位患者澄清他们愿意接受哪些血液制品（如果有的话）很重要，但耶和华见证者通常拒绝输注全血、血细胞和血浆[8]，这是因为他们严格遵守灵魂存在于血液中的信念。拒绝或接受血液中的“次要”成分（如白蛋白和凝血因子）由患者个人决定，基因工程产生的物质通常被接受。此外，血管树的完整性至关重要，因为耶和华见证者相信灵魂不能留在体外。因此，只要保持血液循环的连续性，就可以接受体外循环或等容血液稀释。

曾经接受过输血的患者可能会产生针对相关红细胞表面抗原的抗体，导致与未来的输血不相容。一些患者会产生高水平的临床上重要的同种抗体，该抗体针对非常常见的抗原（如在 90% 以上个体中存在对应抗原）。几乎不可能找到对这些患者没有反应的血液单位，或者不足以进行拟议的手术。

在这些情况下，如果患者拒绝接受红细胞输注或相容的红细胞单位可用性不足，则在进行手术之前，有必要评估患者的最大允许失血量（maximum allowable blood loss，mABL）、围手术期出血风险（表 10.1）以及输血的替代方案（图 10.1）。对于接受出血高风险手术患者，可以使用如下公式计算 mABL，假设维持正常血容量[9]：

$$mABL=[EBV\times(Hb_i-Hb_f)]/Hbf$$

EBV 可以通过如下公式获得：

$$EBV=\text{体重 (kg)}\times\text{平均血容量 (ml/kg)}$$

EBV 为估计血容量，Hb_i 为初始血红蛋白，Hb_f 为最终血红蛋白（输血触发）。成年男性非肥胖患者的血容量计算为 70 ~ 75 ml/kg，成年女性为 60 ~ 65 ml/kg。婴儿的血容量为 80 ml/kg，足月新生儿为 85 ml/kg，早产儿为 95 ml/kg。

下一步是将 mABL 与当地外科团队计划手术的围手术期出血风险和历史围手术期失血量进行比较。

表 10.1 （译者注：受版权限制，此表仅保留英文）Procedural bleeding risk.

High (2-day risk of major bleed 2%-4%)	Low (2-day risk of major bleed 0%-2%)
Heart valve replacement	Cholecystectomy
Coronary artery bypass	Abdominal hysterectomy
Abdominal aortic aneurysm repair	Gastrointestinal endoscopy ± biopsy, enteroscopy, biliary/pancreatic stent without sphincterotomy, endosonography without fineneedle aspiration
Neurosurgical/urologic/head and neck/abdominal/breast cancer surgery	Pacemaker and cardiac defibrillator insertion and electrophysiologic testing
Bilateral knee replacement	Simple dental extractions
Laminectomy	Carpal tunnel repair
Transurethral prostate resection	Knee/hip replacement and shoulder/foot/hand surgery and arthroscopy
Kidney biopsy	Dilation and curettage
Polypectomy, variceal treatment, biliary sphincterectomy, pneumatic dilation	Skin cancer excision
PEG placement	Abdominal hernia repair
Endoscopically guided fine-needle aspiration	Hemorrhoidal surgery
Multiple tooth extractions	Axillary node dissection
Vascular and general surgery	Hydrocele repair
Any major operation (procedure duration >45 minutes)	Cataract and noncataract eye surgery
	Noncoronary angiography
	Bronchoscopy ± biopsy
	Central venous catheter removal
	Cutaneous and bladder/prostate/thyroid/breast/lymph node biopsies

PEG, percutaneous endoscopic gastrostomy.
Adapted with permission from Spyropoulos AC, Douketis JD. How I treat anticoagulated patients undergoing an elective procedure or surgery. *Blood*. 2012;120(15):2954-2962.

这种比较应与围手术期的历史失血量（而非术中失血量）进行比较，因为要考虑到术后可能会发生显著失血[10]。如果 mABL 明显大于历史围手术期失血量，则无需采取进一步措施，即使在没有红细胞的情况下，也可以安全地进行手术。然而，如果 mABL 与预期的围手术期失血量相似或小于预期的围手术期失血量，则需要采取额外措施。

如前所述，血液保护策略可用于包括患者拒绝血液制品或缺乏血液可用性在内的原因，但最终目标是

相同的：避免同种异体红细胞输血。这些患者的术前评估尤其重要，旨在优化手术时血红蛋白浓度，并计划术中采用的血液保护措施。

在理想情况下，除了出血风险较低的小手术外，应在所有择期手术前4周测量血红蛋白基线水平。贫血已被发现是发病率和死亡率增高、住院时间延长以及生活质量降低的独立风险因素，因此应通过治疗改善所有患者的贫血[11]。Shander等提出了一种评估和管理贫血患者的方法（图10.1）[12]，对于贫血患者，如果时间允许，应通过术前铁治疗、维生素 B_{12}、叶酸或促红细胞生成素（erythropoietin，EPO）来提高血红蛋白水平（框10.2），治疗目标是使血红蛋白水平每周至少增加1 g/dl，这可以减少异体输血的需求，同时，患者虽然贫血但是也可以使用术前自体血贮存（preoperative autologous blood donation，PABD）[13]，并增加术中等容血液稀释收集的血液量[14]，促红细胞生成素和铁疗法已成功应用于拒绝输血或无法输血的个别病例。

只有在预计大量失血（> 2000 ml）且输血可能性超过50%时，才应考虑PABD[15]。在大部分情况下，PABD会导致血液稀释，而只有一部分患者术前

框10.2 节约用血策略

术前药物准备

- 促红细胞生成素，150 ~ 300 IU/kg，3周内6次（替代：600 IU/kg，7 ~ 10天内3次）
- 铁，每天100 ~ 300 mg，静脉输注或口服
- 叶酸，每天5mg
- 维生素 B_{12}，每天15 ~ 30 μg

术前自体血贮存

术中替代输血

- 急性等容血液稀释
- 血液回收

麻醉技术

- 维持术中体温正常
- 用晶体 ± 胶体溶液维持正常血容量
- 高氧通气（吸入100%氧气）
- 深度麻醉合并肌肉松弛

麻醉药理学治疗

- 抗纤溶物质（抑肽酶、ε-氨基己酸、氨甲环酸）
- 去氨加压素
- 凝血因子（新鲜冷冻血浆；纤维蛋白原；因子Ⅱ、Ⅶ、Ⅸ和Ⅹ）
- 重组因子Ⅶa

接受的最低血红蛋白值

- 健康人6 g/dl
- 老年或妥协患者8 g/dl

手术适应性

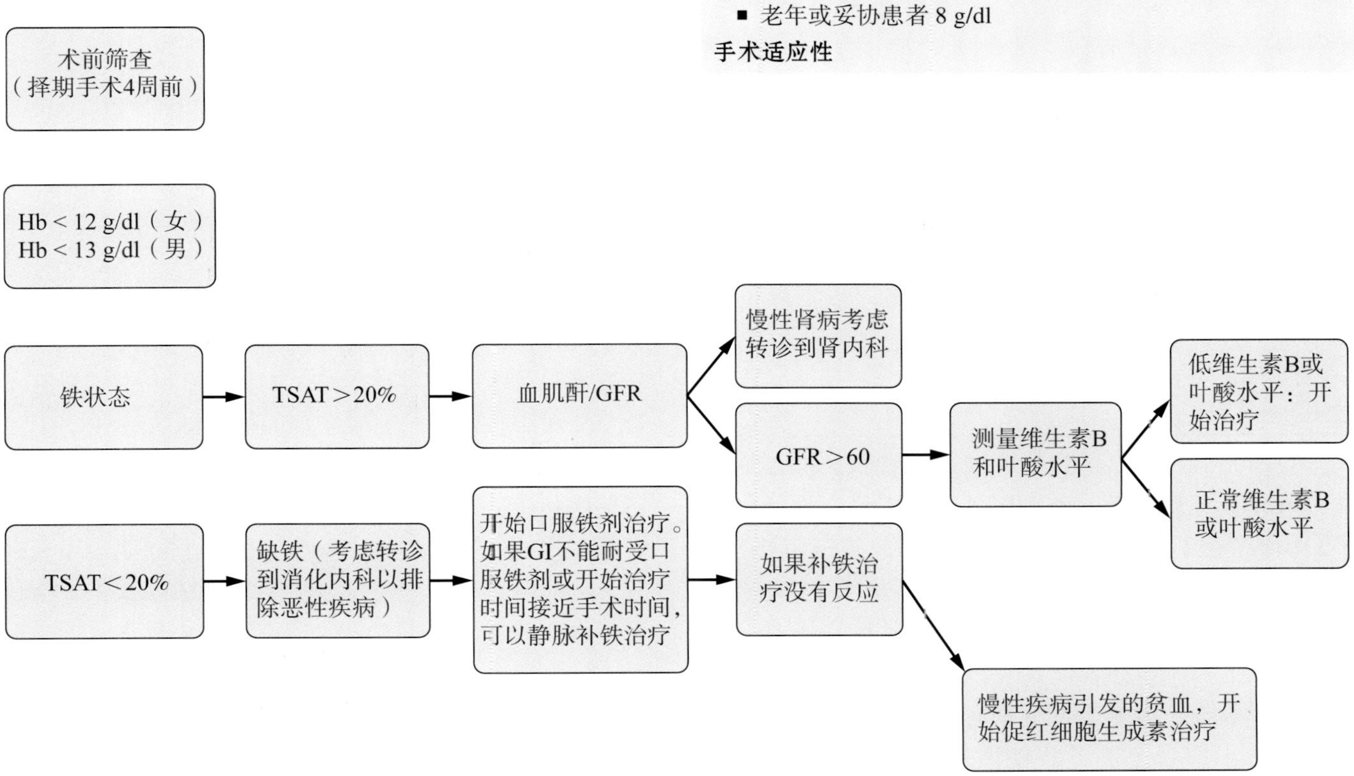

• **图10.1** 贫血的评估和管理流程。GFR，肾小球滤过率；GI，胃肠道；Hb，血红蛋白；IV，静脉输注；TSAT，转铁蛋白饱和度［Adapted with permission from Shander A，Goodnough LT，Javidroozi M，et al.Iron deficiency anemia—bridging the knowledge and practice gap.Transfus Med Rev.2014；28（3）：156-166］

会有红细胞再生[16]，为了最大限度地发挥 PABD 的优势，应在进行 PABD 后稍长一段时间再进行手术或使用促红细胞生成素和铁治疗，以允许再生性红细胞的生成。如果不可以进行 PABD，或者患者对铁剂和（或）红细胞生成素没有反应，则应考虑术前急性等容血液稀释（acute normovolemic hemodilution，ANH）和血液回收（图 10.1）[17,18]。ANH 持续使用直到达到可接受的最低血红蛋白水平，然而，通常情况仅稀释血红蛋白水平至 8 ~ 9 g/dl[19]。与计算 mABL 类似，ANH 期间收获的血红蛋白量（HbM_{ANH}）可通过如下公式进行计算[20]：

$$HbM_{ANH}=[EBV\times(Hb_i/Hb_f)]/Hb_{avg}$$

其中 EBV 是患者的估计血容量，Hb_i 是 ANH 之前的 Hb 浓度，Hb_f 是 ANH 之后的 Hb 浓度（即目标 Hb），Hb_{avg} 是起始和最终 Hb 之间的算术平均值。ANH 后，任何进一步的血液损失都会从较低的 Hbi 开始，因此应重新计算 mABL。

在其他健康人群中接受较低的最低血红蛋白也有助于避免输血，但这种方法应谨慎使用。高氧通气会增加 DO_2，并已证明可减少 ANH 引起的心肌缺血和认知功能障碍[21,22]。然而，血红蛋白越低，维持正常血容量就越重要（框 10.2），只有在正常血容量时，生理补偿机制才最有效[23]。因此，应以 1∶3 的比例进行晶体溶液置换，以 1∶1 的比例进行胶体溶液置换。此外，保持体温正常和避免体温过低对减少总体失血量非常重要[24]。

如果术前治疗不能充分增加红细胞量，或尽管使用了 ANH 和细胞保存技术，但预期失血量也可能大于 mABL，则必须考虑其他治疗策略，包括微创和非手术治疗（框 10.2）。

止血

止血是一种复杂的机制，涉及血管壁、循环细胞成分（尤其是血小板）和循环可溶性因子（如凝血因子），血流的特征（层流与湍流、流速、压力梯度、管壁张力和弹性）决定了血管床的特异性，它描述了止血的不同方面在不同血管床中的相关性。止血一般可分为以下四个阶段。

1. 血管收缩：当血管壁受损时，血管直径减小，从而减小破裂范围，并使循环中的凝血物质更接近血管内皮。
2. 初级止血：循环血小板通过血管性血友病因子（von Willebrand factor，vWF）和血小板受体糖蛋白（glycoprotein，GP）Ⅰb 黏附于内皮下胶原，活化的血小板随后从盘状变为球形，而后形成假豆荚形态，暴露促凝血受体以形成凝血块，并释放其颗粒的内含物，分泌多种因子，进一步增强血小板活化和凝血。血小板的 GP Ⅱb/Ⅲa 受体和带负电的磷脂是血小板相互黏附的位点[25]。
3. 二次止血：各种凝血因子和辅助因子在血小板表面相互作用，形成不溶性纤维蛋白链（图 10.2），这将介导凝血块收缩并形成稳定的血栓。传统上将这种反应分为外源性、内源性和共同途径，是一系列复杂相互作用的简化。该简化有助于说明常见凝血试验的潜在机制，如凝血酶原时间（prothrombin time，PT）和活化部分凝血活酶时间（activated partial thromboplastin time，APTT）。此外，几种酶可以抑制凝血级联反应，包括蛋白酶 C 的激活、组织因子途径抑制剂和抗凝血酶。
4. 血栓再通：内皮连续性重建后，凝血块通过纤溶酶作用被纤溶系统分解，血流通过血管恢复。纤溶酶原是纤溶酶的前体，在血浆中自由循环，由血管细胞分泌的组织型纤溶酶原激活剂和尿激酶型纤溶酶原活化剂激活。

术前风险评估

应充分强调术前风险评估，以确定需要输血或辅助治疗的风险因素。该评估应包括病历回顾、患者或家属面谈、体格检查、评估实验室检查结果，以及在需要时进行额外的实验室检查[26]。多项研究表明，术前常规止血功能检验的临床价值较低，不能预测术后并发症，且成本效益比低[27-29]。此外，手术本身并不是心脏和非心脏手术中凝血功能检测的适应证[30-33]。

相反，实验室检查应充分个体化（参见“病史采集和体格检查”一节），被确定为有风险的患者应接受进一步的实验室检查，包括 PT、APTT、血小板计数（platelet count，PC）、使用血小板功能分析仪进行的血小板功能测试以及功能性 vWF 测定，以标准化治疗方案为基础，对高风险患者采用上述实验室检查策略（图 10.3），可以减少输血需求，这也与美国麻醉医师协会发布的实践指南相符[26]。

病史采集和体格检查

临床评估是识别出血风险患者的最佳工具之一[34]，

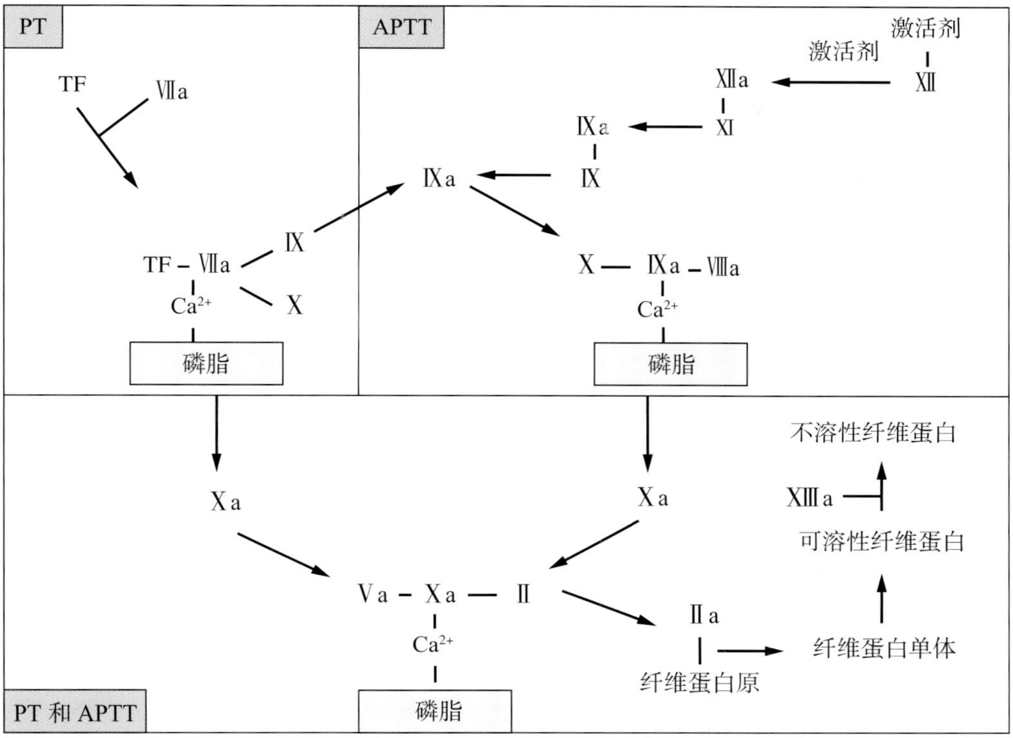

• **图 10.2** 凝血途径和不同凝血功能检测。APTT，活化部分凝血活酶时间；PT，凝血酶原时间；TF，组织因子

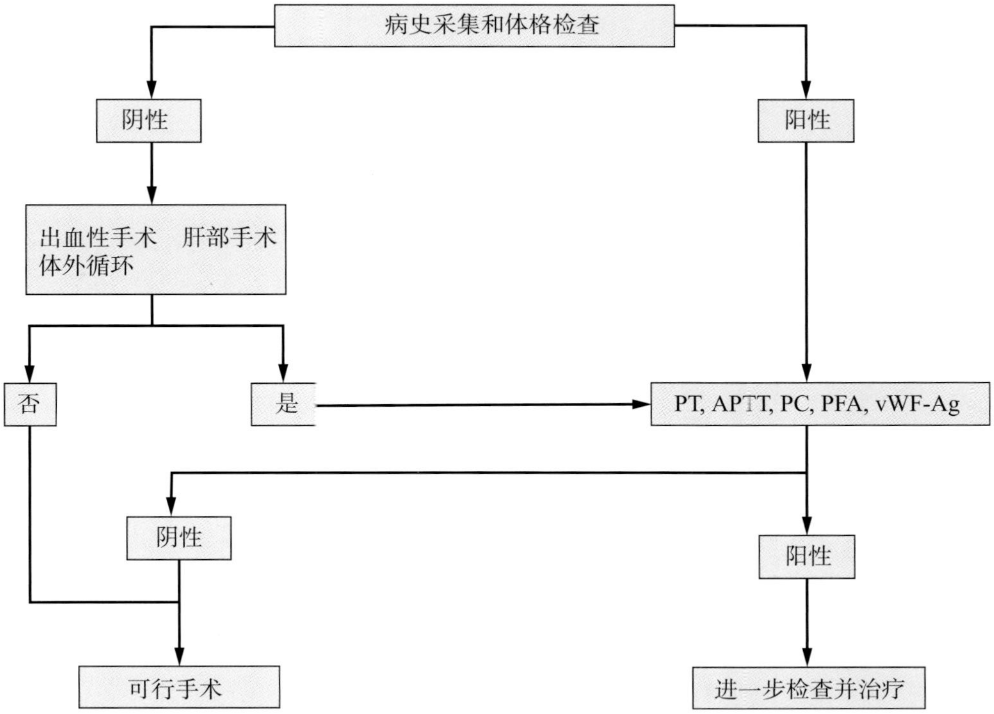

• **图 10.3** 出血性疾病的术前筛查策略。APTT，活化部分凝血活酶时间；PC，血小板计数；PFA，血小板功能分析；PT，凝血酶原时间；vWF-Ag，vWF 抗原

患者的个人史和家族史可以为出血性疾病的存在和类型提供重要线索，已经有几种针对此项评估的调查问卷，Koscielny 问卷（框 10.3）是通过回顾性研究建立的，随后在一项前瞻性研究中进行了验证，每项研究纳入了 5000 多名患者[35,36]。根据该问卷，5649 名患者中有 5021 名（88.8%）被确定为没有出血史，其中 9 名患者（0.2%）因狼疮抗凝剂导致 APTT 延长[36]，没有出血史的患者中没有发现其他实验室检查所提示的出血异常，因此本调查问卷具有可用性。

如果有阳性家族史，应询问患者出血的强度、类型以及遗传模式。如果存在出血倾向，应询问近期可能干扰正常凝血的药物（如非甾体抗炎药、阿司匹林）或可能已采取的止血措施（如填塞鼻腔、使用维生素 K）、近期疾病史和近期输血史。同时，合并肝病或肾病、脾功能亢进、甲状腺功能减退、过度饮酒、结缔组织疾病、恶性肿瘤和血液病也会影响止血，应进行相关方面的病史采集。可能与出血风险增加相关的病理状态的体征包括紫癜、血肿、黄疸、肝大、脾大和腺病。

出血的临床表现各不相同，不同的症状可能与疾病的不同有关，最常见的表现是皮肤和黏膜出血。而排卵期出血、关节出血和肌肉血肿是其他类型的出血，可存在于某些出血性疾病中。表 10.2 列出了主要出血性疾病的临床表现。

框 10.3 用于检测出血风险增高的问卷

1. 你有没有经历过无缘无故的流鼻血？
2. 你是否有过外伤的经历——“蓝点”（血肿）或“小出血”（在躯干或身体的其他异常部位）？
3. 你有没有无缘无故的牙龈出血？
4. 出血或“蓝点”（血肿）的频率：每周超过 1 ～ 2 次，还是每周仅 1 ～ 2 次？
5. 你是否有这样的印象，即你在形成小伤口（如剃刀割伤）后出血时间延长？
6. 你在手术期间或手术后（如扁桃体切除术、阑尾切除术或分娩期间）是否有长期或严重出血？
7. 拔牙后，你有没有长时间或严重出血？
8. 你在手术期间是否接受过血液制品？如果是，请描述。
9. 你的家族是否有出血史？
10. 你服用止痛药物或风湿性疾病药物吗？如果是，请说明。
11. 你服用其他药物吗？如果是，请说明。
12. 你是否觉得月经延长（> 7 天）或更换卫生棉条的频率很高？（仅由女性回答）

With permission from Koscielny J，Ziemer S，Radtke H，et al.A practical concept for preoperative identification of patients with impaired primary hemostasis.Clin Appl Thromb Hemost.2004；10（3）：195-204.

表 10.2 主要出血性疾病的临床表现

临床表现	疾病
结膜瘀斑	高血压
	血小板减少症
	外周抗凝物
瘀点	血小板减少症
黏膜出血	遗传性出血性毛细血管扩张症
	血管性血友病
	血小板异常
血肿	单因子先天性缺乏
	外周抗凝物
	外伤
关节积血	血友病 A 和 B
	因子Ⅱ、Ⅶ、Ⅹ缺乏
易出现伤痕	血小板减少症
	库欣病

With permission from Girolami A，Luzzatto G，Varvarikis C，et al.Main clinical manifestations of a bleeding diathesis：an often disregarded aspect of medical and surgical history taking.Haemophilia.2005；11（3）：193-202.

瘀点直径小于 2 mm，主要由血小板减少引起。紫癜直径为 3 ～ 6 mm，最常见的原因是过敏性紫癜和冷球蛋白血症。瘀斑是一种超过 6 ～ 7 mm 的较大的皮肤血液外渗。最常出现在身体的暴露部位，由血小板减少、可的松治疗或红细胞自身增敏引起。瘀伤是指患者在经常无法回忆的轻微创伤后，容易出现各种皮肤损伤，如瘀斑和血肿，他们通常存在潜在的血小板减少症或凝血障碍。血管壁的老年性改变和库欣综合征也会导致皮肤容易擦伤。渗出是皮肤出血的一个特殊特征，它被定义为穿刺部位或伤口持续失血，潜在的病因可能是低纤维蛋白原血症、纤溶亢进、血小板减少或因子ⅩⅢ缺乏，ⅩⅢ因子缺乏症或无纤维蛋白原血症的新生儿常出现脐残端渗出。

黏膜出血可发生在任何被黏膜覆盖的器官，包括胃肠道、呼吸道、尿道、子宫阴道和眼睛，常见于血小板减少症和血管性血友病（von Willebrand disease，vWD）。黏膜出血也可能由多种非凝血相关疾病引起，如奥斯勒 - 韦伯 - 伦杜综合征、胃肠道溃疡、恶性肿瘤、感染和静脉曲张。在血小板减少症和 vWD 中，月经过多和崩漏比较常见，轻微子宫阴道出血（突破出血）通常是激素失衡的结果，但也可能是由先天性因子缺陷（因子Ⅱ、Ⅴ和Ⅹ）引起的。结膜出血可见于高血压、血小板减少症和应用抗凝剂的患者中，而血尿最常由非凝血相关疾病引起。

血友病患者经常发生肌肉内和关节内出血，因子Ⅱ、Ⅶ和Ⅹ缺陷的患者可能会发生关节血肿，此外这些患者特别容易发生脑出血。

尽管有些患者没有出血史，但以下情况仍然需要进行实验室检查[37]。

- 病史不可靠：患者无法回忆手术或创伤史，或不认为该病史异常。
- 诱因不足：患者未暴露于重大出血风险，如创伤、大手术或拔牙。
- 获得性疾病：该疾病是不可遗传的，在患者暴露于严重出血风险后才会产生临床表现。

实验室检查

如果患者的临床评估表明存在出血性疾病，则应进行实验室筛查，包括 PT、APTT 和 PC；如果出血史异常但不提示存在特定出血性疾病，还应进行额外的检查，包括全血计数、肌酐和肝功能。其他检查，如特异性因子测定、血小板功能检查和 vWF，可根据临床怀疑进行选择；如果初步检测没有发现异常出血史的原因，应请血液科会诊。

初级止血检查：血小板计数和血小板功能检查

术前 PC 绝对值是一种高度可靠和重复性高的测试，但它只提供有关外周血小板数量的信息，而不提供血小板功能的信息，单独使用并不能有效预测围手术期出血，但 PC 可以与其他检查结合，作为止血功能术前筛查方案的一部分[36,38]，应谨慎评估 PC 低于 100 000/ μl 的患者。框 10.4 列出了 PC 降低的主要原因。

假性血小板减少症是血小板在体外凝集的结果，导致 PC 假低而无临床出血倾向，它在普通人群和住院患者中的发生率分别为 0.2% 和 1.9%，占医院实验室检查发现低 PC 的 15%[39-41]。其发生可能与一种和体外血栓细胞抗原具有亲和力的抗体有关，采血试管中使用的抗凝血剂乙二胺四乙酸可以增强其效应。GP Ⅱ b/ Ⅲ a 抑制剂阿昔单抗可诱导抗体介导的具有重要临床意义的血小板减少症，已有研究表明其可在约 2% 接受冠状动脉介入治疗的患者中诱发假性血小板减少症。

真正的血小板减少症可以是先天性的，也可以是获得性的，由血小板生成减少、外周血小板破坏或稀释引起。不同类型血小板减少症的围手术期处理如图 10.4 所示。抗血小板药物的使用是血小板功能障碍的最常见原因，具体内容参见“抗血小板治疗患者的管理”一节。

先天性血小板减少症（congenital thrombocytopenia，CTP）在低 PC 患者中极少。CTP 是一组异质性疾病，不同患者具有不同的出血倾向，管理策略也不明确。可用的治疗手段包括给予去氨加压素（desmopressin，DDAVP）、抗纤溶剂、血小板输注和重组因子Ⅶa[42]。免疫性血小板减少症是由外周血小板抗体引起的，它可能是一种原发性自身免疫性疾病，即特发性血小板减少性紫癜（idiopathic thrombocytopenic purpura，ITP），或继发于感染（如人类免疫缺陷病毒感染）、系统性红斑狼疮、抗磷脂综合征和 B 细胞恶性肿瘤。如果 PC 小于 20 000/μl[43]，则使用类固醇和免疫球蛋白（静脉注射免疫球蛋白、抗 D、抗 CD20）治疗 ITP。

肝素诱导的血小板减少症（heparin-induced thrombocytopenia，HIT）是一种特殊形式的免疫性血小板减少症，与长期（至少 5 天）或既往肝素治疗有关[44]，其发病机制基于肝素分子与外周血小板因子 4（platelet factor 4，PF4）的结合，PF4 是一种储存在血小板 α 颗粒中的蛋白质。这些肝素 -PF4 复合物诱导产生抗体，形成免疫复合物并激活血小板，从而释放额外的 PF4 并增强免疫复合物的形成。HIT 是

框 10.4　血小板计数低的原因

假性血小板减少症

血小板生成异常

- 先天性血小板减少症
- 急性白血病
- 骨髓增生异常
- 骨质疏松症
- 毒素（如化疗、乙醇）
- 感染（如人类免疫缺陷病毒）

血小板消耗增多

- 自身免疫性
  - 原发性（如特发性血小板减少性紫癜）
  - 继发性
- 弥散性血管内凝血
- 血栓性血小板减少性紫癜
- 溶血性尿毒症综合征

再分配和稀释

- 大量输血
- 脾大

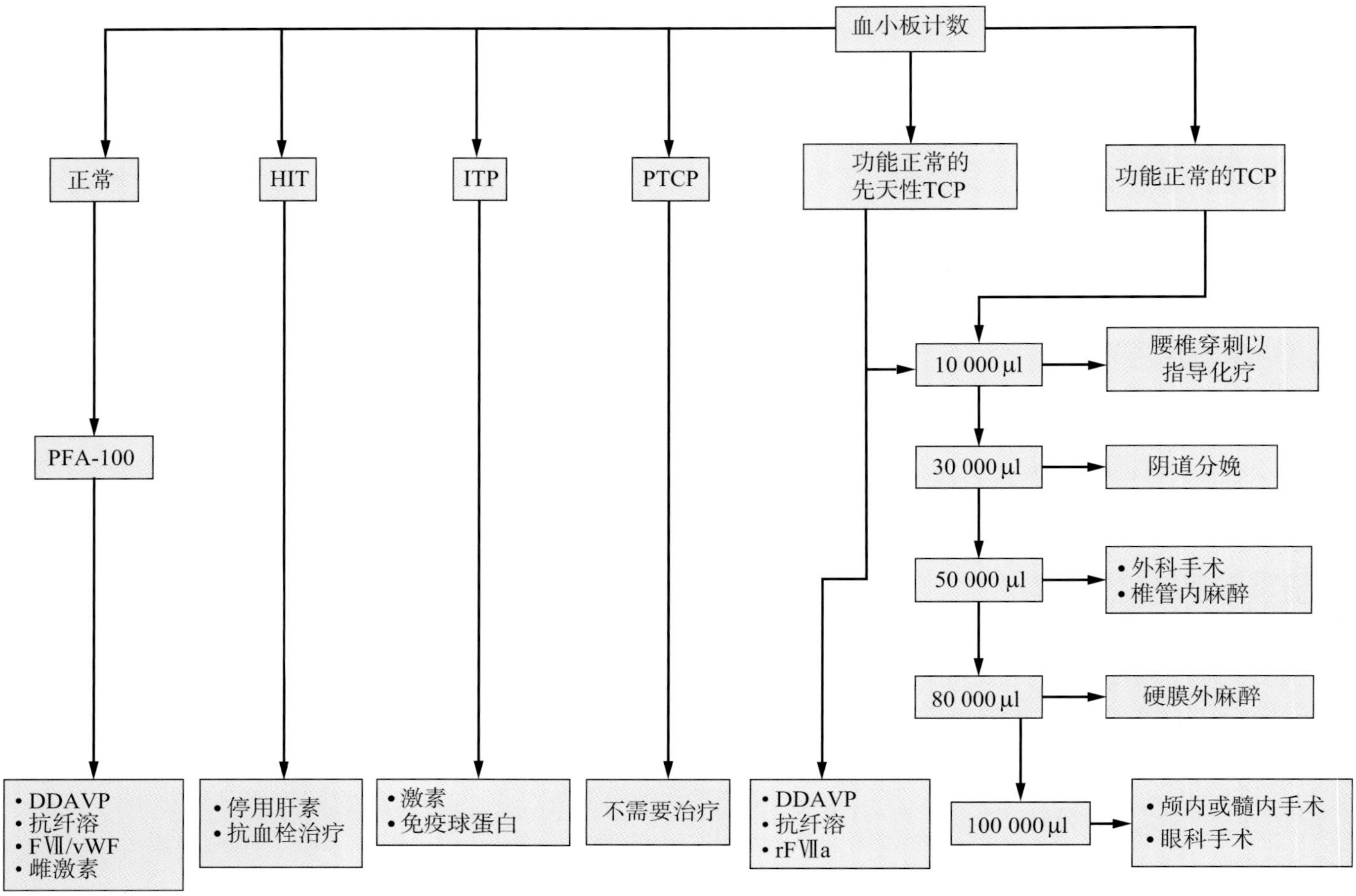

• 图 10.4 血小板减少症的管理策略。这里所涉及的腰椎穿刺仅包括鞘内化疗的儿童患者，因其他原因或脊髓麻醉而进行的腰椎穿刺需要血小板水平至少为 50 000/μl。DDAVP，去氨加压素；HIT，肝素诱导的血小板减少症；ITP，特发性血小板减少性紫癜；PFA，血小板功能分析；PTCP，假性血小板减少症；rF Ⅶ a、重组活化凝血因子Ⅶ；TCP，血小板减少症；vWF，血管性血友病因子

肝素治疗的一种严重并发症，会导致血小板减少和血栓前状态，在使用肝素治疗的血小板下降 50% 的患者中应考虑是否并发 HIT。

PC 在 20 000 ～ 100 000/μl 可能会导致手术或创伤相关出血增加，除非 PC 低于 20 000/μl，低 PC 通常不会导致自发性出血 [25]，如果血小板功能正常，PC 大于 50 000/μl 足以让患者几乎可以耐受任何类型的手术，包括心脏手术，只有在少量出血即可能产生有害后果的手术中（如神经外科和眼科手术），才应遵守 100 000 μl 的下限 [46]。如果 PC 低于 100 000 μl，且术中或术后出现微血管出血，则可进行血小板输注 [17]，在产科，妊娠期血小板减少症是一种良性疾病，不需要输血小板 [47]，然而，与子痫前期和溶血肝功能异常血小板减少（hemolysis elevated liver function and low platelet count，HELLP）综合征相关的血小板减少症需要密切随访，如果阴道分娩时血小板计数降至 30 000/μl 以下，或者剖宫产时降至 50 000/μl 以下，则需进行血小板输注治疗 [46]。对于脊髓麻醉，建议使用 50 000/μl 的下限，而对于硬膜外麻醉，由于脊髓血肿的风险较高，建议使用 80 000/μl 的 PC 下限 [46]。

虽然出血时间在历史上被用于检测血小板功能，但它在预测手术失血方面的分辨力很差 [48,49]，并且与 PC 的相关性很差 [50]。1998 年，美国病理医师学会强调出血时间不能用于预测手术出血，出血时间正常也不能除外患者发生严重出血事件，同时，出血时间不能可靠地区分最近服用阿司匹林和没有服用阿司匹林的患者 [51]，因此出血时间逐渐不再作为术前检查来评估出血倾向或预测手术失血。

光透射聚集测定法（light transmission aggregometry，LTA）于 20 世纪 60 年代发展起来，至今仍是评估各种血小板功能的金标准。LTA 是检测血小板功能紊乱应用最广的方法，包括 vWD 和抗血小板治疗监测；然而它很耗时，需要较高的专业技能操作水平和对结

果进行解读，需要持续的标准化流程，并且通常需要进一步、更具体的验证性检查[52]。备选的筛查策略包括PFA-100，这是一种对血小板功能和vWF活性敏感的床旁检查。其主要方法是使全血通过存在激动剂的胶原涂层膜，以模拟高剪切力状态[53]，测量由于血小板聚集导致的关闭时间或孔径关闭时间，并与对照值进行比较。PFA-100在诊断vWD和血小板功能缺陷方面比出血时间更敏感[52]。

可用于评估血小板功能的其他方法包括阻抗血小板聚集、全身血栓试验、流式细胞仪、免疫测定、血小板工程分析仪（Helena Laboratories，Beaumont，TX）、Impact-R锥板分析仪系统（Matis Medical，Beersel，Belgium）、VerifyNow系统（Accriva，San Diego，CA）、血栓弹力图（thromboelastography，TEG）伴血小板图谱（Haemonetics，Braintree，MA）和旋转血栓弹力图（rotational thromboelastometry，ROTEM）血小板系统（TEM Innovations，Munich，Germany）[52]，见“即刻（床旁）检验”一节，后面几种检验方法还需进行进一步的前瞻性研究。

二级止血检验：PT和APTT

如前所述，并无证据表明常规止血检查可预测出血并发症，同时，也没有证据表明实验室检查结果异常会导致手术或麻醉预后不良[54,55]，这一理论在多种类型外科手术中都得到了验证，包括心脏手术[56]、妇科肿瘤手术[57]、腹部和甲状腺手术[58]、扁桃体切除术[59,60]、前列腺手术[61]、口腔手术[62]、肝活检[63]、胸腔穿刺和穿刺术[64,65]、经支气管肺活检[66]、肾活检[67]、血管造影手术[68]、中心静脉导管插入术[67,69]，常规使用这些测试会导致检验结果混乱、不必要的重复测试和不合理的取消或推迟手术。

然而，在高风险人群中，如Koscielny算法所识别的人群，此类测试可能有助于识别潜在的出血障碍患者。此外，当手术过程本身（主要肝部手术、体外循环、大量失血和输血）导致凝血异常时，应获得术前基线PT和APTT，以便能够更好地解读术中和术后结果。

PT和APTT是体外凝血试验，旨在检测凝血因子的不足。在PT中，将组织因子和钙添加到柠檬酸化血浆中，测量凝血块形成所需的时间，并与对照值进行比较。在APTT中，因子Ⅻ的激活剂被添加到血浆中，凝血块形成的时间以秒表示。因此，PT专门测试外源性凝血途径的完整性（用于监测华法林治疗），APTT测试内源性凝血途径（对除Ⅶ和ⅩⅢ以外的所有因素的变化敏感；用于监测肝素治疗）。如果凝血障碍损害了共同途径，这两项测试都是异常的（图10.2）。在存在弥散性血管内凝血（disseminated intravascular coagulation，DIC）、维生素K拮抗剂治疗、直接凝血酶抑制剂或Ⅹa因子抑制剂治疗、肝素治疗、维生素K缺乏、先天性或获得性（即肝病）凝血因子缺乏、纤维蛋白原异常或低纤维蛋白原血症、vWD继发的因子Ⅷ缺乏、狼疮抗凝剂或抗心磷脂等病理状况时，凝血块形成的时间会延长，这些不同的状态及其对凝血试验结果的影响将在下文讨论。这些患者的围手术期管理策略如图10.5所示。

DIC是一种与脓毒症、烧伤、大量输血和休克等晚期疾病状态相关的严重凝血功能障碍，一般不可能通过长期监测PT或APTT结果而诊断新发的DIC。肝病必须处于晚期和出现明显的症状才能使肝凝血因子的产生减少，导致凝血功能障碍，因子Ⅴ、Ⅶ和Ⅹ必须低于正常值的50%，凝血酶原水平必须低于30%，才会导致PT延长，而直到内源性途径因子的活性低于30%，APTT才可能会异常[25]。

在营养不良或吸收不良的情况下，应考虑是否存在维生素K缺乏，但它可能被病理性PT或APTT延长所发现（如果非常严重）。先天性因子Ⅶ缺乏导致PT延长而不影响APTT，这是一种非常罕见的情况，会导致出血倾向，而严重程度也从轻微到危及生命不等。因子Ⅱ、Ⅴ和Ⅹ的缺陷会导致PT和APTT异常，但这也非常罕见[25,70]。通过对拟行手术患者进行常规检查来发现这些情况的成本效益比是不合适的。

纤维蛋白原异常是由纤维蛋白原分子的各种结构异常引起的[71]，它可以是获得性的也可以是遗传性的。遗传性纤维蛋白原异常的发病率尚未可知，其遗传模式通常为常染色体显性遗传，临床表现为出血或血栓形成倾向，两种表现可以出现在同一患者身上，但是大多数患者都是无症状的。如果出血或血栓形成倾向无法用常见的病因解释，同时合并PT的病理性缩短或延长，则应考虑纤维蛋白原异常疾病，随后应该进行其他实验室检查，包括蛇毒凝血酶时间和纤维蛋白原分析，以便于确诊。获得性纤维蛋白原异常是由肝病或胆道疾病（肝硬化、肝衰竭、对乙酰氨基酚过量、梗阻性黄疸）引起的，在肝癌或肾恶性肿瘤的情况下，它也可能是一种副肿瘤现象，但尚不清楚获得性纤维蛋白原异常是否是出血或血栓形成的独立风险因素。低纤维蛋白原血症可由导致纤维蛋白原水平

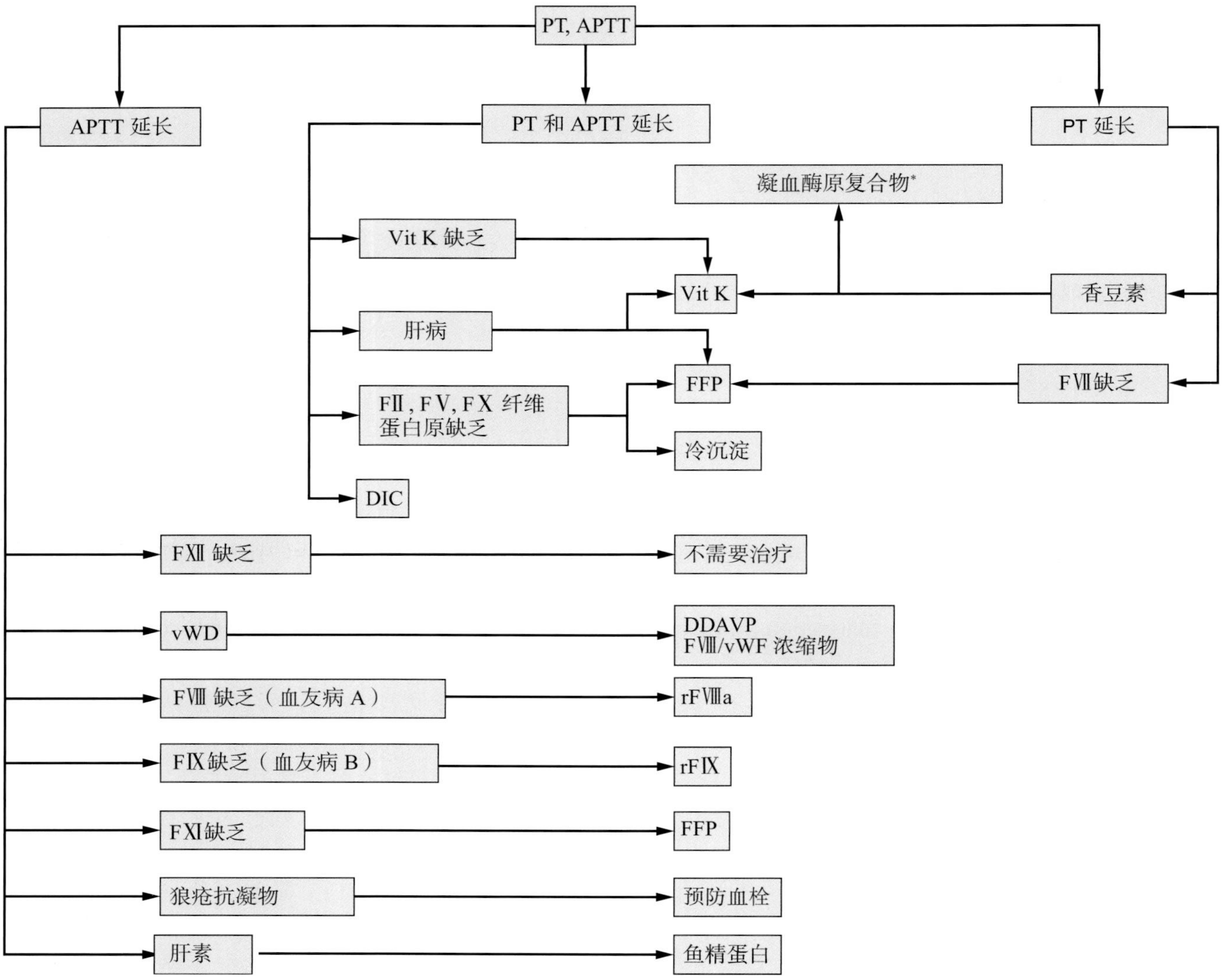

• **图 10.5** 凝血障碍的治疗策略。* 通过服用维生素 K 纠正凝血障碍需要 2 ～ 3 天。如果需要紧急纠正，则需要凝血酶原复合物或新鲜冷冻血浆（fresh frozen plasma，FFP）。APTT，活化部分凝血活酶时间；DDAVP，去氨加压素；DIC，弥散性血管内凝血；F，因子；PT、凝血酶原时间；rF，重组因子；Vit K，维生素 K；vWF，血管性血友病因子

降低的肝病或消耗性疾病（如 DIC 或急性创伤凝血病）引起。

APTT 可因因子Ⅻ、Ⅺ、IX 和Ⅷ的缺陷、狼疮抗凝物以及 vWD 而延长。先天性因子Ⅻ缺乏症在亚洲人中相对常见，但即使完全缺乏该因子，也不会导致出血增加。因子Ⅺ缺乏症则是一种罕见的疾病（每 100 万人中仅有 1 例），但阿什肯纳兹犹太人除外，他们的患病率为 12%[72]。这是一种常染色体隐性遗传出血性疾病，可通过 APTT 延长检测，其典型临床表现为损伤相关出血[73]，这是极少数在手术过程中出现过度出血之前可能被忽视的情况之一，术前输注新鲜冷冻血浆（FFP）可预防出血。因子Ⅷ和Ⅸ的缺乏分别称为血友病 A 和血友病 B，这些患者有长期的出血并发症史，极不可能通过常规的术前筛查才首次确诊。

vWD 可导致因子Ⅷ缺乏，这是因为 vWF 是该因子的载体蛋白，可防止其被循环中抑制剂破坏，vWD 可导致 APTT 延长，出血倾向差异较大，这取决于循环 vWF 的数量和功能[74]。vWD 是最常见的遗传性出血性疾病，根据一些研究，在普通人群中的患病率高达 2%[75]；然而，根据出血患者的调查结果表明，患病率在每 100 万人中有 30 ～ 100 例[74]，在Ⅰ型和Ⅱ型患者中，出血倾向差异很大，甚至有的出血倾向根本不会被发现，在Ⅲ型（完全或接近完全不存在该因子）患者中，一般出血较为严重，并在患病早期即可出现。

狼疮抗凝物可导致 APTT 延长，但通常不会影响 PT[25]，但是这些患者出现血栓并发症的风险增加，而除非出现血小板减少或凝血酶水平降低，出血风险一般不会增加，但在这种情况下，PT 也会延长。

即刻（床旁）检查

标准实验室检查（血红蛋白浓度、PT/APTT、PC、纤维蛋白原浓度）通常需要至少 45 min 的处理和报告时间，限制了其在术中的应用，但有几种即刻（point-of-care，POC）检查可供使用，可使用黏弹性检查快速估计血红蛋白和红细胞压积以及整体止血功能。一般来说，血红蛋白的 POC 检查不如标准实验室检查 [76] 准确，但可作为估计值用于计算术中失血，以指导术中输血决策。

黏弹性 POC 检查包括 TEG（Haemonetics，Braintree，MA）和 ROTEM（TEM Innovations，Munich，Germany）等方法，可快速评估凝血状态和对血液制品输注等干预措施的反应。TEG 和 ROTEM 是从开始到纤溶和凝血块降解的整个凝血过程的全血评估，考虑了血小板、凝血因子和红细胞等大部分血液成分在其中发挥的作用。由于使用的激活剂不同，所以存在不同类型的检查，虽然这些检查的结果不能进行直接比较，但是每个试验都能获得具有不同名称的相似变量（框 10.5）。检查结果中不同组分的异常，提示了不同止血成分的数量或功能异常。

标准 TEG 见图 10.6，标准 TEG 使用高岭土作为凝血激活剂，可以检验主要的内源性和共同凝血途径。反应时间或 R 值表示形成第一个可测量凝血块的时间，这表示酶促凝血激活，在大多数情况下，R 延长可以用 FFP 进行治疗。K 值测量从反应时间到凝血块硬度固定值的时间间隔，在该时间点，振幅达到 20 mm，反映凝血酶将纤维蛋白原裂解为纤维蛋白。α 角测量基线和交联过程开始之间的切线，也取决于纤维蛋白原向纤维蛋白的转化。在大多数情况

框 10.5 通过 TEG 和 ROTEM 获得的测量结果

TEG 指标	ROTEM 指标
R 值（反应时间）	凝血块时间（CT）
K 值和 α 角	α 角和凝血块形成时间（CFT）
最大振幅（MA）	最大凝血块硬度（MCF）
30 min 纤溶程度（LY30）	凝血块溶解（CL）

ROTEM，旋转血栓弹性测量；TEG，血栓弹力图

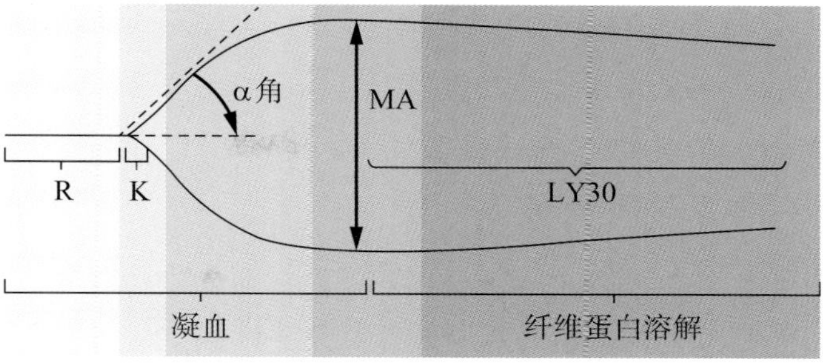

• **图 10.6** 血栓弹力图曲线。K，动力学时间；LY30，MA 30 min 后溶解程度；MA，最大振幅；R，反应时间（With permission from O' Keeffe T，Joseph B.Coagulopathy in the critically ill patient.In：Cameron JL，Cameron AM.Current Surgical Therapy.12th ed.Philadelphia：Elsevier；2017：1459-1466.）

下，低 K 值或 α 角应使用冷沉淀或人纤维蛋白原治疗。最大振幅是血小板和纤维蛋白原最大相互作用产生的整体凝血块强度的指标，如果最大振幅降低，应采用血小板、低纤维蛋白原水平的冷沉淀或两者联合进行治疗。最后，LY30 测量 30 min 凝血块溶解的程度，LY30 高于正常值表明纤维蛋白溶解过度，可使用 ε- 氨基己酸或氨甲环酸治疗 [77]。血小板图谱可以通过测量血小板活化剂与 GP Ⅱ b/ Ⅲ a 和二磷酸腺苷（adenosine diphosphate，ADP）受体的反应性，确定阿司匹林或氯吡格雷对血小板功能的抑制程度。

已经发现 TEG 和 ROTEM 可以减少血液制品的输注，特别是当与标准化输血策略一起使用时可以促进快速决策，减少输血实践的差异性，并最终减少不必要的输血 [78-80]。特别是在心脏手术和肝移植人群中，数据显示使用标准化输血策略时血液制品的使用减少 [81]，尽管死亡率的结果不一致。TEG 也被证明有助于急性创伤中凝血功能不全的治疗 [82]，此外，病例报告表明黏弹性测试在跟踪和纠正硬膜外导管和脊柱引流管放置和移除等操作中的凝血功能障碍方面具有一定的作用，但这尚未成为其应用指征之一 [83-85]。

抗血小板治疗患者的管理

抗血小板药物对心肌梗死、卒中和外周血管闭塞具有高度保护作用。抗血小板药物的中断，特别是在炎症诱导的围手术期，使患者面临血栓事件的高风险，必须权衡手术出血增加的风险。双重抗血小板治疗（dual antiplatelet therapy，DAPT）已成为冠状动脉疾病（coronary artery disease，CAD）治疗的一个关键组成部分，大量患者在不同的抗血小板药物组合中维持不同的持续时间。虽然抗血小板治疗的适应证

和建议不在本章的讨论范围内，但我们讨论了常用药物及其对围手术期影响。

常见的抗血小板药物包括阿司匹林、双嘧达莫、西洛他唑、噻吩并吡啶类药物（如氯吡格雷、普拉格雷和替格瑞洛）、非噻吩并吡啶类 $P2Y_{12}$ 受体拮抗剂（如Ⅳ坎格雷洛），以及Ⅳ GP Ⅱ b/ Ⅲ a 受体拮抗剂（如阿昔单抗、依替非贝特和替罗非班）[37]。

- 阿司匹林不可逆地使血小板环氧酶 -1(cyclooxygenase-1，COX-1）乙酰化，抑制强效血小板聚集剂和血管收缩剂血栓素 A_2 的合成。血小板 COX-1 活性的恢复取决于新血小板的生成，除了输注血小板外，阿司匹林没有拮抗药。然而，由于阿司匹林仅对血小板功能产生微弱的抑制作用，因此很少需要进行血小板替代治疗。
- 双嘧达莫（腺苷脱氨酶和磷酸二酯酶抑制剂）和西洛他唑（磷酸二酯酶Ⅲ抑制剂）均增加细胞内环磷酸腺苷，通过增加蛋白激酶 A 抑制血小板聚集。
- 噻吩并吡啶类药物阻断血小板上 ADP 受体的 $P2Y_{12}$ 成分，防止 GP Ⅱ b/ Ⅲ a 受体复合物的激活以及随后的血小板活化和聚集。与氯吡格雷和普拉格雷引起的不可逆抑制不同，替格瑞洛是 $P2Y_{12}$ 受体的可逆的、非竞争性拮抗剂。
- 坎格雷洛是一种可逆的非噻吩并吡啶类 $P2Y_{12}$ 受体拮抗剂，半衰期很短。停止连续输注后，血小板功能在 1 h 内恢复正常。
- GP Ⅱ b/Ⅲ a 受体拮抗剂的作用靶点是血小板聚集的最终共同途径。这些强效抗血小板药物通常用于接受经皮冠状动脉介入治疗（PCI）的患者静脉注射，以预防早期急性支架内血栓形成。所有 GP Ⅱ b/Ⅲ a 拮抗剂都是可逆的，其半衰期和对 GP Ⅱ b/Ⅲ a 受体的亲和力各不相同。阿昔单抗的半衰期为 23 h；它的分子在外周循环中新形成的以及输注的血小板中重新分布。依替非贝特和替罗非班的受体亲和力显著降低，且血浆快速清除，停药 4 ~ 8 h 后，血小板功能恢复至接近基线水平。

阿司匹林

除非另有禁忌证，否则建议所有 CAD、脑血管病、外周闭塞性疾病或既往静脉血栓栓塞（venous thromboembolism，VTE）患者终身服用阿司匹林 [86,87]，与接受适量阿司匹林治疗的患者相比，稳定型 CAD 患者停药会导致死亡率增加 4 倍 [88]，停药导致的急性冠脉综合征（acute coronary syndrome，ACS）占总量的 10%[89]。在一项纳入 135 000 名高风险患者的荟萃分析中，阿司匹林可使血管性死亡率降低 22%[90]。然而，尚无可靠证据支持阿司匹林用于一级预防，既往研究结果显示虽然其可略降低心肌梗死、卒中和癌症的风险，但会使胃肠道出血和出血性卒中的发生率增加 [91]。

围手术期缺血评估 -2（PeriOperative ISchemic Evaluation-2，POISE-2）试验发现，在随机接受围手术期服用阿司匹林的非心脏手术患者中，大出血率增加，心血管事件发生率或死亡率降低 [92]。然而，由于方法学问题，很难对高风险围手术期心血管事件患者是否停用阿司匹林这一问题给出结论性意见 [87]。2014 年美国心脏病学会 / 美国心脏协会（ACC/AHA）指南建议，对于 CAD 或脑血管病高风险的无症状患者，当潜在心脏事件增加的风险超过出血增加的风险时，继续服用阿司匹林可能是合理的 [93]，对于既往患有急性冠脉综合征或有经皮冠状动脉介入治疗史的患者，在围手术期不应停止阿司匹林单药疗法 [94]。

双重抗血小板治疗

目前有五种药物可用于 DAPT：阿司匹林、氯吡格雷、普拉格雷、替格瑞洛和坎格里洛 [95]。多项研究表明，DAPT 在降低 ACS 和 PCI 后卒中、心肌梗死和死亡率方面优于单独使用阿司匹林 [95]。停止抗血小板治疗是支架血栓的主要独立预测因素，其可能会使死亡率和梗死率增加 2 ~ 5 倍，无涂层支架患者血栓形成的发生率为 20%，药物洗脱支架（drug-eluting stent，DES）患者的死亡率为 20% ~ 45%[96-98]。PCI 后，DAPT 持续时间取决于放置的支架类型：DES 6 ~ 12 个月，裸金属支架至少 1 个月 [99]。然而，对新一代 DES 的研究表明，它们需要的 DAPT 最小持续时间可能更短。

对于择期非心脏手术，已把将手术推迟至 DES 植入术后 1 年的推荐修改为“最好推迟至少 6 个月”，以避免中断 DAPT[99]。同样，DES 治疗患者在 180 天后可考虑择期非心脏手术的建议已修改为“3 个月后”[99]，图 10.7 显示了 DES 患者择期非心脏手术的治疗策略。对于接受 DAPT 的患者，如果需要进行 $P2Y_{12}$ 治疗，应尽可能在整个围手术期继续服用阿司匹林，并在术后尽快重新开始 $P2Y_{12}$ 疗法。没有令人信服的临床证据表明，在必须暂时停用 DAPT

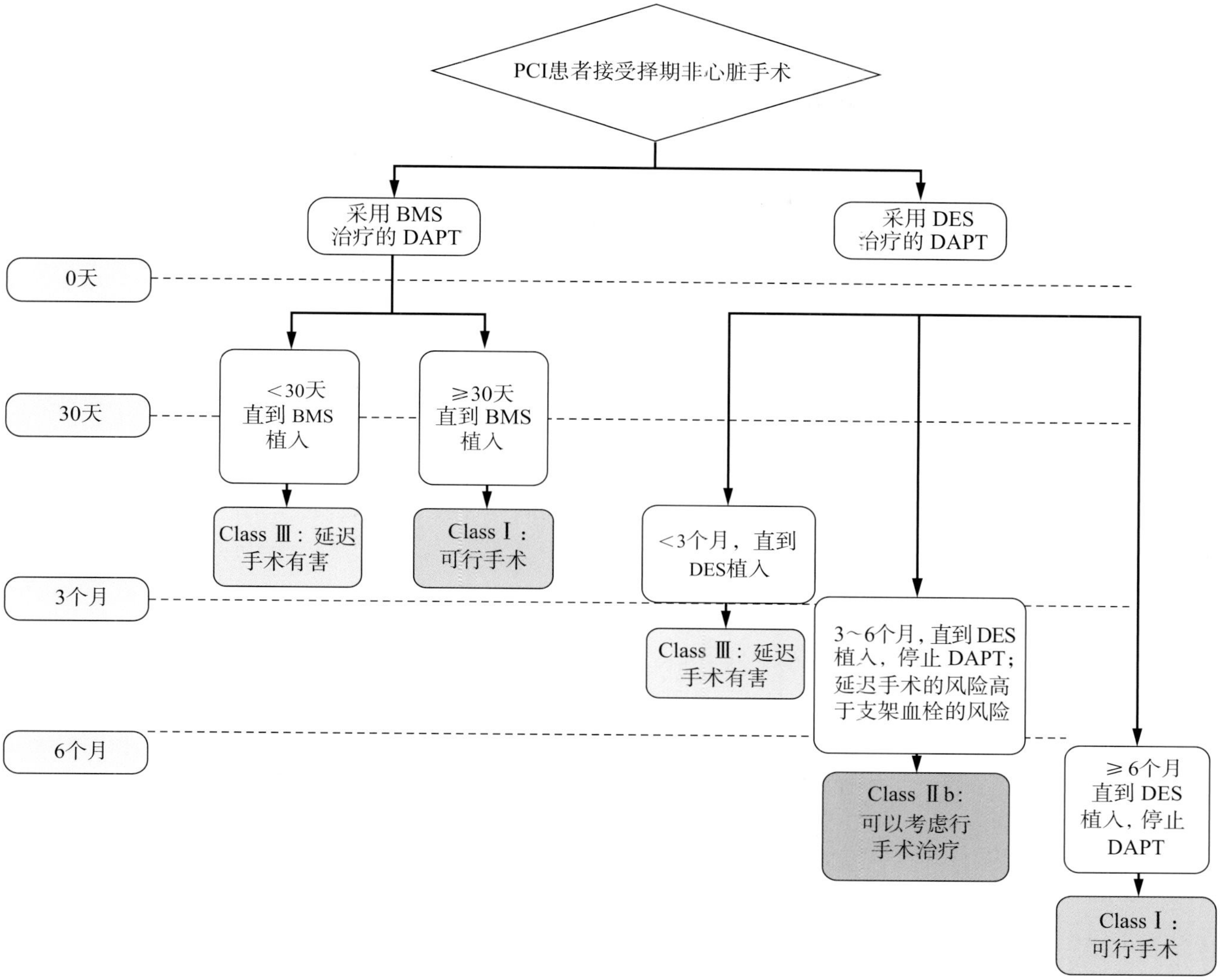

• **图 10.7** 冠状动脉支架管理。BMS，裸金属支架；DAPT，双重抗血小板治疗；DES，药物洗脱支架；PCI，经皮冠状动脉介入治疗［(With permission from Levine GN，Bates ER，Bittl JA，et al.2016 ACC/AHA guideline focused update on duration of dual antiplatelet therapy in patients with coronary artery disease：a report of the American College of Cardiology/American Heart Association Task Force on Clinical Practice Guidelines.J Thorac Cardiovasc Surg.2016；152（5）：1243-1275.］

的情况下，应采用围手术期静脉抗血小板药物“桥接”治疗[99]，标准的停药时间是在手术前 7 ～ 10 天，以允许新血小板再生，并尽量减少围手术期失血[100]。

关于手术时机和 DAPT 终止时间的确定是复杂的，需要权衡手术过程的风险，延迟手术的风险、缺血和支架血栓形成的风险，以及出血的风险和后果，由外科医生、麻醉医生、心脏病专家和患者共同做出个性化决策[99]。

近期 PCI 后尚未结束 DAPT 前，如需进行紧急手术，必须进行多学科讨论，以评估其治疗方案。对于低出血风险手术，可继续进行 DAPT，而对于中至高出血风险手术，应停止 DAPT，同时尽可能继续使用阿司匹林单药治疗[95]。在这种情况下，如果在手术前不能很快停止 DAPT，则可能需要输血小板。

在接受体外循环和全身肝素化心脏手术的患者中，持续 DAPT 可使手术出血、胸腔引流量、输血率和住院时间升高 50%[101]。根据 2011 年 ACC/AHA 冠状动脉旁路移植术（CABG）指南，接受择期 CABG 的 DAPT 患者应在手术前至少 5 天停用氯吡格雷和替格瑞洛，并在手术前最少 7 天停用普拉格雷。对于急诊 CABG，应在手术前至少 24 h 停用氯吡格雷和替格瑞洛，以减少主要出血并发症。对于接受 GP Ⅱb/Ⅲa 抑制剂的介入转 CABG 的患者，应在手术前至少 2 ～ 4 h 停用依替非巴肽和替罗非班，并且应在手术之前至少 12 h 停用阿昔单抗 [102]。

抗凝治疗患者的管理

随着人口老龄化，在美国越来越多的患者接受抗凝治疗。在 65 岁及以上患者中，约 9% 患有心房颤动，需要进行终身抗凝 [103]。其他常见的适应证包括 VTE 和心脏机械瓣膜。除了华法林，一种新的直接口服抗凝药物（direct oral anticoagulant，DOAC）的应用渐渐增多 [104]，与抗血小板药物类似，抗凝药物的围手术期管理通常涉及麻醉医生、外科医生、心脏病专家或血液病专家之间的多学科合作。

常见的抗凝药物包括维生素 K 拮抗剂（华法林）、普通肝素（unfractionated heparin，UFH）、低分子肝素（low-molecular weight heparin，LWMH）（如 达肝素、依诺肝素和磺达肝素）、直接Ⅹa 因子抑制剂（如利伐沙班、阿哌沙班、依多沙班和贝瑞沙班）以及直接凝血酶抑制剂（如乐匹卢定、比伐卢定、阿加曲班和达比加群）。在这些药物中，门诊长期抗凝最常用的口服药物是华法林、达比加群、利伐沙班和阿哌沙班。

UFH 通过增加抗凝血酶的活性起作用，静脉输注 UFH 通常作为桥接疗法用于住院患者，以达到目标 PTT，或皮下给药用于预防 VTE。肝素是一种带负电的分子，很容易被鱼精蛋白（一种带正电的分子）中和，这使得它非常适合治疗可能需要逆转抗凝治疗的住院患者。UFH 通常通过静脉给药，因此不适合用作长期抗凝剂 [104]。皮下注射的 LWMH 可用于门诊治疗，对于长期抗凝并不理想，但可用于癌症相关的血栓形成，因为它已被证明效果优于华法林 [104]。

华法林通过竞争性抑制维生素 K 还原酶而发挥作用，这会导致维生素 K 减少，维生素 K 是合成凝血因子Ⅱ、Ⅶ、Ⅸ和Ⅹ所必需的。华法林疗效可通过国际标准化比值（international normalized ratio，INR）（PT 的标准化）来评估，INR 为 2 ～ 3，相当于凝血因子活性为 10% ～ 20%[104]。由于治疗窗口较窄和饮食等不同因素的影响，研究估计患者在治疗窗口的时间最多约为 60%[104]。虽然华法林的长期出血风险为每年 3%，但其很容易被维生素 K、FFP 和凝血酶原复合物浓缩物（prothrombin complex concentrate，PCC）逆转。

DOAC 通过可逆地结合特定凝血因子（目前为因子Ⅱa 或Ⅹa）的活性位点而起作用。这些试剂的设计目的是降低监测凝血功能的需求，虽然它们会影响 PT 和 APTT 测试，但这种影响是非线性的，这使得传统的凝血监测无法用于评估其治疗效果。

达比加群是第一个用于临床的 DOAC，其靶点为因子Ⅱa，引起剂量依赖性凝血酶抑制。每天给药 2 次，大部分通过肾清除；当肌酐清除率＜ 30 ml/min 时，其半衰期从 12 ～ 15 h 增加到 24 h。虽然常规凝血酶时间不能用于监测治疗效果，但凝血酶时间缩短确实表明达比加群的血清学水平并无临床显著效果 [104]。

利伐沙班通过作用于因子Ⅹa 发挥作用，每天服用 1 次，2/3 由肾排泄和 1/3 由肝胆排泄，利伐沙班校准的抗Ⅹa 活性测定可用于测量利伐沙班浓度 [104]。

阿哌沙班也是Ⅹa 因子抑制剂，但每天服用 2 次。与利伐沙班类似，阿哌沙班校准的抗Ⅹa 测定可用于抗Ⅹa 监测。药物代谢为 25% 经肾和 75% 经肝胆，肾功能受损患者对药物的耐受性更好 [104]。

虽然新的 DOAC 具有某些优点，如起效快（1 ～ 4 h）、易于使用和无需实验室测试，但它们也存在传统凝血测试难以监测、出血管理困难和围手术期管理困难等缺点 [104,105]。

与服用抗血小板药物的患者相似，服用抗凝药物患者的围手术期管理包括在服用抗凝药物与手术出血风险和血栓栓塞风险间权衡利弊。虽然可以在不中断治疗的情况下进行小手术，但继续使用抗凝药物会显著增加大出血的风险，因此需要仔细评估是否需要中断治疗及有效评估中断时间，并确定是否需要桥接治疗。

美国胸科医师学会（ACCP）已发布了抗血栓药物围手术期管理的循证指南 [100]，一般建议中高血栓栓塞风险患者接受桥接治疗，而低风险患者不需要桥接。此外，低出血风险患者应在术后 24 h 恢复抗血栓治疗，而高出血风险患者则应等待 48 ～ 72 h[100]。

ACCP 指南推荐采用基于机械心脏瓣膜、慢性房颤和 VTE 病史患者制定的风险分层表（表 10.3），这些指南将高风险定义为每年血栓栓塞风险＞ 10%，中度风险定义为风险 5% ～ 10%，低风险定义为风险＜ 5%[100]。ACCP 对华法林治疗围手术期管理的建议总结如下 [100]。

- 术前 5 天停用华法林；
- 手术前 1 ～ 2 天评估 INR，如果 INR ＞ 1.5，考虑口服 1 ～ 2 mg 维生素 K。
- 对于高血栓栓塞风险患者，使用治疗性皮下注射 LWMH（首选）或静脉注射 UFH 桥接，最后一剂 LWMH 应在术前 24 h 以每日剂量的一半给药，UFH 应在术前 4 ～ 6 h 停止。

表 10.3 围手术期血栓栓塞风险分层建议

风险分层	应用华法林的指征		
	机械心脏瓣膜	房颤	VTE 病史
高	任何机械瓣膜 任何球笼型瓣膜或倾斜型人工主动脉瓣 近期（6 个月内）卒中或短暂性脑缺血发作	$CHADS_2$ 评分 5 或 6 近期（6 个月内）卒中或短暂性脑缺血发作 风湿性心脏瓣膜病	近期（3 个月内）VTE 严重血栓形成倾向（如蛋白 C、蛋白 S 或抗凝血酶缺乏；抗磷脂抗体；多种异常）
中	双叶型人工主动脉瓣合并以下一个或多个风险因素：房颤、卒中史、短暂性脑缺血发作史、高血压、糖尿病、充血性心力衰竭、年龄＞ 75 岁	$CHADS_2$ 评分 3 或 4	过去 3 ~ 12 个月曾发生 VTE 不严重的血栓形成倾向（如杂合因子 V Leiden 或凝血酶原基因突变） 复发性 VTE 活动性肿瘤（6 个月内接受了治疗或姑息性疗法）
低	双叶型人工主动脉瓣不合并房颤和（或）其他卒中风险因素	- $CHADS_2$ 评分 0 ~ 2（无卒中或短暂性脑缺血发作病史）	12 个月以上发生过 VTE 且无其他风险因素

$CHADS_2$，充血性心力衰竭、高血压、年龄＞ 75 岁、糖尿病、卒中或短暂性脑缺血发作评分系统；VTE，静脉血栓栓塞

With permission from Douketis JD，Spyropoulos AC，Spencer FA，et al.Perioperative management of antithrombotic therapy：Antithrombotic Therapy and Prevention of Thrombosis，9th ed：American College of Chest Physicians Evidence-Based Clinical Practice Guidelines.Chest.2012；141（2 Suppl）：e326S-e350S.

- 对于中度血栓栓塞风险患者，桥接治疗的决定基于对患者个体和手术相关因素的评估。
- 对于低血栓栓塞风险患者，无需桥接。
- 在紧急手术的情况下，考虑 2.5 ~ 5 mg 口服或静脉注射维生素 K。为了立即逆转，应考虑使用 FFP 或 PCC。
- 术后 12 ~ 24 h（手术当天晚上或第二天早上）且止血充分时，恢复华法林治疗。
- 在接受治疗性 LWMH 桥接治疗的高出血风险手术的患者中，在达到充分的止血效果时，术后 48 ~ 72 h 恢复 LWMH 的治疗剂量。
- 在接受 UFH 桥接治疗的高出血风险手术的患者中，在达到充分止血的效果后，应在术后 48 ~ 72 h 恢复静脉注射 UFH，无需以与术前相同的输注率进行推注。

根据出血风险（表 10.1）、药物半衰期和肌酐清除率，Spyropoulos 和 Doukeis 提出了术前停用 DOAC 的策略（表 10.4）[106]，他们的建议基于低出血风险患者在手术时可有轻度至中度残余抗凝（＜ 12% ~ 25%），而高出血风险患者则在手术时应无残余抗凝（＜ 3% ~ 6%）[106]，虽然口服直接凝血酶抑制剂和口服Ⅹa 因子抑制剂都存在特异性拮抗剂，但不推荐用于择期手术的患者，因此这里不讨论。

术后恢复抗凝必须考虑与手术相关的出血风险和血栓形成风险，该决定应与外科团队一起做出。Spyropoulos 和 Douketis 提出的恢复 DOAC 的建议策略见表 10.5[106]，先前的建议主要基于间接证据和临床经验，旨在提供大体指导，而根据患者特征、拟行手术、患者偏好不同，患者管理可能会有所不同。

神经轴阻滞

在计划行神经轴阻滞麻醉时，要事先考虑如何调整抗血小板或抗凝药物。神经轴技术定义为脊髓、硬膜外或脊髓 - 硬膜外联合麻醉，是治疗术后疼痛和慢性疼痛的主要方法。抗血小板和抗凝药物管理不当会增加神经轴阻滞并发症的风险，其中最严重的是硬膜外血肿。硬膜外血肿虽然罕见，但却是一种潜在的灾难性并发症，脊髓或马尾受压和血肿扩大可引起缺血，这可能导致严重的神经损伤和截瘫。为了降低出血风险，神经轴技术实施和（或）导管移除时应适当停药和并使凝血正常化，具体调整方案应包括特定的药物、给药方案和最后一次给药的时间。美国区域麻醉和疼痛医学学会提供的指南见表 10.6[107]。

对于血小板减少症患者，还没有确定可以“安全”进行神经轴技术的 PC 下限[108]。相反，一系列病历报告已经使人们了解了 PC 下降会导致相关的硬膜外血肿风险增加。在对 1525 名患者的回顾分析中，70 000 ~ 100 000/μl PC 的硬膜外出血风险的

表 10.4 （译者注：受版权限制，此表仅保留英文）**Direct oral anticoagulant half-lives and recommendations for preoperative hold.**

Drug (dose)/half-life	Patient renal function	Low bleeding risk	High bleeding risk
DABIGATRAN (150MG TWICE DAILY)			
$T^{1/2}$ = 14-17 hours	Normal or mild impairment (CrCl > 50 mL/min)	Last dose: 2 days preoperatively (skip 2 doses)	Last dose: 3 days preoperatively (skip 4 doses)
$T^{1/2}$ = 16-18 hours	Moderate impairment (CrCl 30-50 mL/min)	Last dose: 3 days preoperatively (skip 4 doses)	Last dose: 4-5days preoperatively (skip 6-8 doses)
RIVAROXABAN (20 MG ONCE DAILY)			
$T^{1/2}$ = 8-9 hours	Normal or mild impairment (CrCl >50 mL/min)	Last dose: 2 days preoperatively (skip 1 dose)	Last dose: 3 days preoperatively (skip 2 doses)
$T^{1/2}$ = 9 hours	Moderate impairment (CrCl 30-50 mL/min)	Last dose: 2 days preoperatively (skip 1 dose)	Last dose: 3 days preoperatively (skip 2 doses)
$T^{1/2}$ = 9-10 hours	Severe impairment (CrCl 15-29.9 mL/min)	Last dose: 3 days preoperatively (skip 2 doses)	Last dose: 4 days preoperatively (skip 3 doses)
APIXABAN (5MG TWICE DAILY)			
$T^{1/2}$ = 7-8 hours	Normal or mild impairment (CrCl >50 mL/min)	Last dose: 2 days preoperatively (skip 2 doses)	Last dose: 3 days preoperatively (skip 4 doses)
$T_{1/2}$ = 17-18 hours	Moderate impairment (CrCl 30-50 mL/min)	Last dose: 3 days preoperatively (skip 4 doses)	Last dose: 4 days preoperatively (skip 6 doses)

CrCl, Creatinine clearance; $T_{1/2}$, half-life.

Adapted with permission from Spyropoulos AC, Douketis JD. How I treat anticoagulated patients undergoing an elective procedure or surgery. *Blood*. 2012;120(15):2954-2962.

表 10.5 （译者注：受版权限制，此表仅保留英文）**Postoperative resumption of direct oral anticoagulants: a suggested approach.**

Drug	Low bleeding risk surgery	High bleeding risk surgery
Dabigatran	Resume on postoperative day 1 (24 hours postoperatively), 150 mg twice daily	Resume on postoperative day 2-3 (48-72 hours postoperatively), 150mg twice daily[a]
Rivaroxaban	Resume on postoperative day 1 (24 hours postoperatively), 20 mg daily	Resume on postoperative days 2-3 (48-72 hours postoperatively), 20mg daily[b]
Apixaban	Resume on postoperative day 1 (24 hours postoperatively), 5 mg twice daily	Resume on postoperative days 2-3 (48-72 hours postoperatively), 5mg twice daily[b]

[a] For patients at high risk of thromboembolism, consider administering a reduced dose of dabigatran (e.g., 110-150mg once/day) on the evening after surgery and on the next day after surgery (first postoperative day).

[b] Consider reduced dose (such as rivaroxaban 10mg once/day or apixaban 2.5mg twice/day) on first 2 days postoperative in patients at high risk for thromboembolism.

Adapted with permission from Spyropoulos AC, Douketis JD. How I treat anticoagulated patients undergoing an elective procedure or surgery. *Blood*. 2012;120(15):2954-2962.

95% CI 上限为 0.2%，50 000 ～ 69 000/μl PC 为 3%，49 000/μl 以下 PC 为 11%，因此表明了较低的 PC 提示着相关风险的增加 [109]。此外，硬膜外技术比椎管内技术具有更高的出血风险。在血小板减少症中使用神经轴技术的决定必须是个性化的，特别是当 PC 降至 70 000/μl 以下且并发症风险增加时，应充分考虑到神经轴技术与替代方案的风险程度。

小结

血液系统风险评估必须以患者个体情况为基础，考虑患者出血和血栓形成的风险、红细胞输注的需求、自身凝血功能以及抗血小板和（或）抗凝药物的管理。HRA 的目标是尽量减少输血需求，预防出血和血栓形成等并发症。术前评估是 HRA 重要组成部分之一，通常涉及与患者以及外科团队、心脏病专家、血液病专家或首诊医生的密切沟通，以进行术前优化和药物调整。幸运的是，目前有指南和推荐可以帮助患者并指导临床医生进行围手术期管理，以使风险降至最低。

表 10.6 （译者注：受版权权限制，此表仅保留英文）**Recommended time intervals and laboratory tests before and after neuraxial puncture or catheter removal.**[a]

	Time to hold medication before puncture/catheter placement	**Time before restarting medication after puncture/catheter placement**	**Time to hold medication before catheter removal**	**Time before restarting medication after catheter removal**	**Laboratory tests**
SC UFH (for prophylaxis, 15,000IU/day) SC UFH (for prophylaxis, >15,000IU/day)	4-6 hours 12 hours (and assess coagulation)	Immediately Unknown risk. Assess risk/benefit.	4-6 hours Unknown risk. Assess risk/benefit	Immediately Immediately	Platelets during treatment for >5 days
UFH (for treatment)	IV 4-6 hours and normal coagulation status SC 24 hours and normal coagulation status	1 hour Not recommended during indwelling catheter	4-6 hours and normal coagulation status Not recommended during indwelling catheter	1 hours Immediately	aPTT, ACT, platelets
Daily LMWH (for prophylaxis)	12 hours	At least 12 hours	12 hours	At least 4 hours, no earlier than 12 hours after needle/catheter placement	Platelets during treatment for >5 days
LMWH twice daily (for prophylaxis)	12 hours	No earlier than 12 hours following needle placement Remove catheter prior to restarting	Remove catheter prior to restarting	At least 4 hours, No earlier than 12 hours after needle/catheter placement	Platelets during treatment for >5 days
LMWH (for treatment)	24 hours	24-72 hours 24 hours for low bleeding risk surgery; 48-72 hours after high bleeding risk surgery Remove catheter prior to restarting	Remove catheter prior to restarting	4 hours	Platelets during treatment for >5 days
Fondaparinux	36-42 hours	6-12 hours Avoid medication with indwelling catheter	Avoid medication with indwelling catheter	6 hours	Anti-factor Xa, standardized for specific agent
Rivaroxaban	72 hours	6 hours Remove indwelling catheters before restarting	22-26 hours or check anti-factor Xa assay (if unanticipated dose given with indwelling catheter)	6 hours	Anti-factor Xa, standardized for specific agent
Apixaban	72 hours	6 hours Remove indwelling catheters before restarting	26-30 hours or check anti-factor Xa assay (if unanticipated dose given with indwelling catheter)	6 hours	Anti-factor Xa, standardized for specific agent
Dabigatran	72 hours (up to 120 hours if CrCl 30-49 mL/min)	6 hours Remove indwelling catheters before restarting	34-36 hours or dTT/ECT testing (if unanticipated dose given with indwelling catheter)	6 hours	Thrombin time or dilute thrombin time
Warfarin	5 days and INR within normal range	No delay For patients on low dose therapy, monitor INR daily Routinely perform neurologic evaluations	INR <1.5: remove 12-24 hours after dose given 1.5 < INR < 3.0: Indwelling catheter may be maintained with caution INR >3.0: hold warfarin or reduce dose	No delay Continue neurologic assessment at least 24 hours following	INR
Hirudins (desirudin/bivalirudin)	Avoid neuraxial techniques				aPTT
Argatroban	Avoid neuraxial techniques				aPTT, ACT
Aspirin	No restriction	No restrictions	No restrictions	No restrictions	

续表

表 10.6 Recommended time intervals and laboratory tests before and after neuraxial puncture or catheter removal.[a]					
	Time to hold medication before puncture/catheter placement	**Time before restarting medication after puncture/catheter placement**	**Time to hold medication before catheter removal**	**Time before restarting medication after catheter removal**	**Laboratory tests**
Clopidogrel	5–7 days	Immediately, if no loading dose and 24 hours postoperatively If loading dose required, wait 6 hours after needle placement	Catheter may be maintained 1–2 days after restarting if no loading dose used	Immediately if no loading dose If loading dose required, wait 6 hours after catheter removal	
Ticlopidine	10 days	Immediately, if no loading dose and 24 hours postop If loading dose required, 6 hours after needle placement	Catheter may be maintained 1–2 days after restarting if no loading dose used	Immediately if no loading dose If loading dose required, wait 6 hours after catheter removal	
Prasugrel	7–10 days	Immediately, if no loading dose and 24 hours postoperatively If loading dose required, 6 hours after catheter removal Remove catheter prior to restarting	Avoid medication while catheter in place	Immediately if no loading dose If loading dose, wait 6 hours after catheter removal	
Ticagrelor	5–7 days	Immediately, if no loading dose and 24 hours postop If loading dose required, 6 hours after catheter removal Remove catheter prior to restarting	Avoid medication while catheter in place	Immediately if no loading dose If loading dose, wait 6 hours after catheter removal	
Cangrelor	At least 3 hours	8 hours Remove catheter prior to restarting	Avoid medication while catheter in place	8 hours	
Abciximab	24–48 hours	Avoid (contraindicated within 4 weeks of surgery)	Avoid	Avoid	
Dipyridamole	24 hours	6 hours Remove catheter prior to restarting	Avoid	6 hours	
Cilostazol	48 hours	6 hours Remove catheter prior to restarting	Avoid medication while catheter in place	6 hours	
NSAIDs	No restrictions	No restrictions	No restrictions	No restrictions	

dTT, Dilute thrombin time; *ECT*, ecarin clotting time; *SC*, subcutaneous. *ACT*: Activated clotting time; *aPTT*: activated partial thromboplastin time; *CrCl*: creatinine clearance; *INR*: international normalized ratio; *IV*, intravenous; *LMWH*: low-molecular-weight heparin; *NSAID*: nonsteroidal antiinflammatory drug; *UFH*: unfractionated heparin.

[a] All time intervals refer to patients with normal renal function. Prolonged time interval in patients with hepatic insufficiency.

Adapted with permission from Horlocker TT, Vandermeulen E, Kopp SL, et al. Regional anesthesia in the patient receiving antithrombotic or thrombolytic therapy: American Society of Regional Anesthesia and Pain Medicine Evidence-Based Guidelines (Fourth Edition). *Reg Anesth Pain Med.* 2018;43(3):263-309.

参考文献

1. Madjdpour C, Spahn DR. Allogeneic red blood cell transfusions: Efficacy, risks, alternatives and indications. *Br J Anaesth.* 2005;95(1):33–42.
2. Weiskopf RB, Viele MK, Feiner J, et al. Human cardiovascular and metabolic response to acute, severe isovolemic anemia. *JAMA.* 1998;279(3):217–221.
3. Carson JL, Duff A, Poses RM, et al. Effect of anaemia and cardiovascular disease on surgical mortality and morbidity. *Lancet.* 1996;348(9034):1055–1060.
4. Hébert PC, Wells G, Blajchman MA, et al. Transfusion Requirements in Critical Care Investigators, Canadian Critical Care Trials Group. A multicenter, randomized, controlled clinical trial of transfusion requirements in critical care. *N Engl J Med.* 1999;340(6):409–417.
5. Chong MA, Krishnan R, Cheng D, et al. Should transfusion trigger thresholds differ for critical care versus perioperative patients? A meta-analysis of randomized trials. *Crit Care Med.* 2018;46(2):252–263.
6. Practice guidelines for blood component therapy: a report by the American Society of Anesthesiologists Task Force on Blood Component Therapy. *Anesthesiology.* 1996;84(3):732–747.
7. US Food and Drug Administration, Center for Biologics Evaluation and Research: Fatalities reported to FDA following blood collection and transfusion: annual summary for fiscal year 2016. https://www.fda.gov/media/111226/download. Accessed June 9, 2019.
8. Singelenberg R. The blood transfusion taboo of Jehovah's Witnesses: origin, development and function of a controversial doctrine. *Soc Sci Med.* 1990;31(4):515–523.

9. Gross JB. Estimating allowable blood loss: corrected for dilution. *Anesthesiology*. 1983;58(3):277–280.
10. Rosencher N, Kerkkamp HE, Macheras G, et al. Orthopedic Surgery Transfusion Hemoglobin European Overview (OSTHEO) study: blood management in elective knee and hip arthroplasty in Europe. *Transfusion*. 2003;43(4):459–469.
11. Shander A, Javidroozi M. Blood conservation strategies and the management of perioperative anaemia. *Curr Opin Anaesthesiol*. 2015;28(3):356–363.
12. Shander A, Goodnough LT, Javidroozi M, et al. Iron deficiency anemia—bridging the knowledge and practice gap. *Transfus Med Rev*. 2014;28(3):156–166.
13. Price TH, Goodnough LT, Vogler WR, et al. The effect of recombinant human erythropoietin on the efficacy of autologous blood donation in patients with low hematocrits: a multicenter, randomized, double-blind, controlled trial. *Transfusion*. 1996;36(1):29–36.
14. Sowade O, Warnke H, Scigalla P, et al. Avoidance of allogeneic blood transfusions by treatment with epoetin beta (recombinant human erythropoietin) in patients undergoing open-heart surgery. *Blood*. 1997;89(2):411–418.
15. Birkmeyer JD, Goodnough LT, AuBuchon JP, et al. The cost-effectiveness of preoperative autologous blood donation for total hip and knee replacement. *Transfusion*. 1993;33(7):544–551.
16. Monk TG, Goodnough LT, Brecher ME, et al. A prospective randomized comparison of three blood conservation strategies for radical prostatectomy. *Anesthesiology*. 1999;91(1):24–33.
17. Spahn DR. Strategies for transfusion therapy. *Best Pract Res Clin Anaesthesiol*. 2004;18(4):661–673.
18. Waters JH, Lee JS, Karafa MT. A mathematical model of cell salvage compared and combined with normovolemic hemodilution. *Transfusion*. 2004;44(10):1412–1416.
19. Matot I, Scheinin O, Jurim O, et al. Effectiveness of acute normovolemic hemodilution to minimize allogeneic blood transfusion in major liver resections. *Anesthesiology*. 2002;97(4):794–800.
20. Torres De Araújo L, Garcia L. Acute normovolemic hemodilution: a practical approach. *Open J Anesthesiol*. 2013;3:38–43.
21. Meier J, Kemming GI, Kisch-Wedel H, et al. Hyperoxic ventilation reduces 6-hour mortality at the critical hemoglobin concentration. *Anesthesiology*. 2004;100(1):70–76.
22. Weiskopf RB, Feiner J, Hopf HW, et al. Oxygen reverses deficits of cognitive function and memory and increased heart rate induced by acute severe isovolemic anemia. *Anesthesiology*. 2002;96(4):871–877.
23. Jamnicki M, Kocian R, van der Linden P, et al. Acute normovolemic hemodilution: physiology, limitations, and clinical use. *J Cardiothorac Vasc Anesth*. 2003;17(6):747–754.
24. Spahn DR, Casutt M. Eliminating blood transfusions: new aspects and perspectives. *Anesthesiology*. 2000;93(1):242–255.
25. Cobas M. Preoperative assessment of coagulation disorders. *Int Anesthesiol Clin*. 2001;39(1):1–15.
26. American Society of Anesthesiologists Task Force on Perioperative Blood Management. Practice guidelines for perioperative blood management: an updated report by the American Society of Anesthesiologists Task Force on Perioperative Blood Management. *Anesthesiology*. 2015;122(2):241–275.
27. Velanovich V. The value of routine preoperative laboratory testing in predicting postoperative complications: a multivariate analysis. *Surgery*. 1991;109(3):236–243. Pt 1.
28. Velanovich V. Preoperative laboratory screening based on age, gender, and concomitant medical diseases. *Surgery*. 1994;115(1):56–61.
29. Rodríguez-Borja E, Corchon-Peyrallo A, Aguilar-Aguilar G, et al. Utility of routine laboratory preoperative tests based on previous results: time to give up. *Biochem Med (Zagreb)*. 2017;27(3):030902.
30. Ng KF, Lai KW, Tsang SF. Value of preoperative coagulation tests: reappraisal of major noncardiac surgery. *World J Surg*. 2002;26(5):515–520.
31. Nieto RM, De León LE, Diaz DT, et al. Routine preoperative laboratory testing in elective pediatric cardiothoracic surgery is largely unnecessary. *J Thorac Cardiovasc Surg*. 2017;153(3):678–685.
32. Akhunzada NZ, Tariq MB, Khan SA, et al. Value of routine preoperative tests for coagulation before elective cranial surgery: results of an institutional audit and a nationwide survey of neurosurgical centers in Pakistan. *World Neurosurg*. 2018;116:e252–e257.
33. Rafiq S, Johansson PI, Kofoed KF, et al. Preoperative hemostatic testing and the risk of postoperative bleeding in coronary artery bypass surgery patients. *J Card Surg*. 2016;31(9):565–571.
34. Girolami A, Luzzatto G, Varvarikis C, et al. Main clinical manifestations of a bleeding diathesis: an often disregarded aspect of medical and surgical history taking. *Haemophilia*. 2005;11(3):193–202.
35. Koscielny J, von Tempelhoff GF, Ziemer S, et al. A practical concept for preoperative management of patients with impaired primary hemostasis. *Clin Appl Thromb Hemost*. 2004;10(2):155–166.
36. Koscielny J, Ziemer S, Radtke H, et al. A practical concept for preoperative identification of patients with impaired primary hemostasis. *Clin Appl Thromb Hemost*. 2004;10(3):195–204.
37. Tassler A, Kaye R. Preoperative assessment of risk factors. *Otolaryngol Clin North Am*. 2016;49(3):517–529.
38. Robinson KL, Marasco SF, Street AM. Practical management of anticoagulation, bleeding and blood product support for cardiac surgery. Part one: bleeding and anticoagulation issues. *Heart Lung Circ*. 2001;10(3):142–153.
39. Sweeney JD, Holme S, Heaton WA, et al. Pseudothrombocytopenia in plateletpheresis donors. *Transfusion*. 1995;35(1):46–49.
40. Vicari A, Banfi G, Bonini PA. EDTA-dependent pseudothrombocytopaenia: a 12-month epidemiological study. *Scand J Clin Lab Invest*. 1988;48(6):537–542.
41. Payne BA, Pierre RV. Pseudothrombocytopenia: a laboratory artifact with potentially serious consequences. *Mayo Clin Proc*. 1984;59(2):123–125.
42. Cines DB, Bussel JB, McMillan RB, et al. Congenital and acquired thrombocytopenia. *Hematology Am Soc Hematol Educ Program*. 2004;390–406.
43. Cines DB, Bussel JB. How I treat idiopathic thrombocytopenic purpura (ITP). *Blood*. 2005;106(7):2244–2251.
44. Davoren A, Aster RH. Heparin-induced thrombocytopenia and thrombosis. *Am J Hematol*. 2006;81(1):36–44.
45. Warkentin TE. Heparin-induced thrombocytopenia: pathogenesis and management. *Br J Haematol*. 2003;121(4):535–555.
46. Samama CM, Djoudi R, Lecompte T, et al. Agence Francaise de Sécurité Sanitaire de Produits de Santé expert group: Perioperative platelet transfusion: recommendations of the Agence Française de Sécurité Sanitaire des Produits de Santé (AFSSaPS) 2003. *Can J Anaesth*. 2005;52(1):30–37.
47. Anteby E, Shalev O. Clinical relevance of gestational thrombocytopenia of < 100,000/microliters. *Am J Hematol*. 1994;47(2):118–122.
48. Barber A, Green D, Galluzzo T, et al. The bleeding time as a preoperative screening test. *Am J Med*. 1985;78(5):761–764.
49. Simon TL, Akl BF, Murphy W. Controlled trial of routine administration of platelet concentrates in cardiopulmonary bypass surgery. *Ann Thorac Surg*. 1984;37(5):359–364.
50. Rodgers RP, Levin J. A critical reappraisal of the bleeding time. *Semin Thromb Hemost*. 1990;16(1):1–20.
51. Peterson P, Hayes TE, Arkin CF, et al. The preoperative bleeding time test lacks clinical benefit: College of American Pathologists' and American Society of Clinical Pathologists' position article. *Arch Surg*. 1998;133(2):134–139.
52. Paniccia R, Priora R, Liotta AA, et al. Platelet function tests: a comparative review. *Vasc Health Risk Manag*. 2015;11:133–148.
53. Harrison P. The role of PFA-100 testing in the investigation and management of haemostatic defects in children and adults. *Br J Haematol*. 2005;130(1):3–10.
54. Kaplan EB, Sheiner LB, Boeckmann AJ, et al. The usefulness of preoperative laboratory screening. *JAMA*. 1985;253(24):3576–3581.
55. Segal JB, Dzik WH. Transfusion Medicine/Hemostasis Clinical Trial Network: Paucity of studies to support that abnormal coagulation test results predict bleeding in the setting of invasive procedures: an evidence-based review. *Transfusion*. 2005;45(9) 1413–1425.
56. Gravlee GP, Arora S, Lavender SW, et al. Predictive value of blood clotting tests in cardiac surgical patients. *Ann Thorac Surg*. 1994;58(1):216–221.
57. Myers ER, Clarke-Pearson DL, Olt GJ, et al. Preoperative coagulation testing on a gynecologic oncology service. *Obstet Gynecol*. 1994;83(3):438–444.
58. Eika C, Havig O, Godal HC. The value of preoperative haemostatic screening. *Scand J Haematol*. 1978;21(4):349–354.
59. Burk CD, Miller L, Handler SD, et al. Preoperative history and coagulation screening in children undergoing tonsillectomy. *Pediatrics*. 1992;89(4):691–695. Pt 2.
60. Close HL, Kryzer TC, Nowlin JH, et al. Hemostatic assessment of patients before tonsillectomy: a prospective study. *Otolaryngol Head Neck Surg*. 1994;111(6):733–738.
61. Rader ES. Hematologic screening tests in patients with operative prostatic disease. *Urology*. 1978;11(3):243–246.
62. Redding SW, Olive JA. Relative value of screening tests of hemostasis prior to dental treatment. *Oral Surg Oral Med Oral Pathol*. 1985;59(1):34–36.
63. Ewe K. Bleeding after liver biopsy does not correlate with indices of peripheral coagulation. *Dig Dis Sci*. 1981;26(5):388–393.
64. McVay PA, Toy PT. Lack of increased bleeding after paracentesis and thoracentesis in patients with mild coagulation abnormalities. *Transfusion*. 1991;31(2):164–171.
65. Webster ST, Brown KL, Lucey MR, et al. Hemorrhagic complications of large volume abdominal paracentesis. *Am J Gastroenterol*. 1996;91(2):366–368.
66. Kozak EA, Brath LK. Do "screening" coagulation tests predict bleeding in patients undergoing fiberoptic bronchoscopy with biopsy? *Chest*. 1994;106(3):703–705.
67. Jouët P, Meyrier A, Mal F, et al. Transjugular renal biopsy in the treatment of patients with cirrhosis and renal abnormalities. *Hepatology*. 1996;24(5):1143–1147.
68. Darcy MD, Kanterman RY, Kleinhoffer MA, et al. Evaluation of coagulation tests as predictors of angiographic bleeding complications. *Radiology*. 1996;198(3):741–744.
69. Mumtaz H, Williams V, Hauer-Jensen M, et al. Central venous catheter placement in patients with disorders of hemostasis. *Am J Surg*. 2000;180(6):503–505. discussion 506.
70. Acharya SS, Coughlin A, Dimichele DM, North American Rare Bleeding Disorder Study Group. Rare bleeding disorder registry: deficiencies of factors II, V, VII, X, XIII, fibrinogen and dysfibrinogenemias. *J Thromb Haemost*. 2004;2(2):248–256.
71. Cunningham MT, Brandt JT, Laposata M, et al. Laboratory diagnosis of dysfibrinogenemia. *Arch Pathol Lab Med*. 2002;126(4):499–505.
72. Fujikawa K. Historical perspective of factor XI. *Thromb Res*. 2005;115(6):441–450.
73. Seligsohn U. Factor XI deficiency. *Thromb Haemost*. 1993;70(1):68–71.
74. Mannucci PM. Treatment of von Willebrand's disease. *N Engl J Med*. 2004;351(7):683–694.
75. Werner EJ, Broxson EH, Tucker EL, et al. Prevalence of von Willebrand disease in children: a multiethnic study. *J Pediatr*. 1993;123(6):893–898.
76. Wittenmeier E, Lesmeister L, Pirlich N, Dette F, Schmidtmann I, Mildenberger E. Assessment of haemoglobin measurement by several methods – blood gas analyser, capillary and venous HemoCue®, non-invasive spectrophotometry and laboratory assay – in term and preterm infants. *Anaesthesia*. 2019;74(2):197–202.
77. O'Keeffe T, Joseph B. Coagulopathy in the critically ill patient. In: Cameron JL, Cameron AM, eds. *Current Surgical Therapy*. 12th ed. 2017:1459–1466.
78. De Pietri L, Bianchini M, Montalti R, et al. Thrombelastography-guided blood product use before invasive procedures in cirrhosis with severe coagulopathy: a randomized, controlled trial. *Hepatology*. 2016;63(2):566–573.
79. Ak K, Isbir CS, Tetik S, et al. Thromboelastography-based transfusion algorithm reduces blood product use after elective CABG: a prospective randomized study. *J Card Surg*. 2009;24(4):404–410.
80. Schaden E, Kimberger O, al Kraincuk Pet. Perioperative treatment algorithm for bleeding burn patients reduces allogeneic blood product requirements. *Br J Anaesth*. 2012;109(3):376–381.
81. Thomas W, Samama CM, Greinacher A, et al. Subcommittee on Perioperative and Critical Care: The utility of viscoelastic methods in the prevention and treatment of bleeding and hospital-associated venous thromboembolism in perioperative care: guidance from the SSC of the ISTH. *J Thromb Haemost*. 2018;16(11):2336–2340.
82. Carroll RC, Craft RM, Langdon RJ, et al. Early evaluation of acute traumatic coagulopathy by thrombelastography. *Transl Res*. 2009;154(1):34–39.
83. Thomas O, Lybeck E, Flisberg P, et al. Pre- to postoperative coagulation profile of 307 patients undergoing oesophageal resection with epidural blockade over a 10-year period in a single hospital: implications for the risk of spinal haematoma. *Perioper Med (Lond)*. 2017;6:14.
84. Bevilacqua S, Casini A, Galeotti I, et al. Rotational thromboelastometry-guided hemostatic therapy for management of cerebrospinal fluid catheter in patients undergoing endovascular aortic repair. *Reg Anesth Pain Med*. 2015;40(5):631–634.
85. Glenn E, Mehl J, Rosinia FA, et al. Safe removal of an epidural catheter 72 hours after clopidogrel and aspirin administrations guided by platelet function analysis and thromboelastography. *J Anaesthesiol Clin Pharmacol*. 2013;29(1):99–101.
86. Fihn SD, Gardin JM, Abrams J, et al. 2012 ACCF/AHA/ACP/AATS/PCNA/SCAI/STS guideline for the diagnosis and management of patients with stable ischemic heart disease: a report of the American College of Cardiology Foundation/American Heart Association Task Force on Practice Guidelines, and the American College of Physicians, American Association for Thoracic Surgery, Preventive Cardiovascular Nurses Association, Society for Cardiovascular Angiography and Interventions, and Society of Thoracic Surgeons. *Circulation*. 2012;126(25):e354–e471.
87. Gerstein NS, Carey MC, Cigarroa JE, et al. Perioperative aspirin management after POISE-2: some answers, but questions remain. *Anesth Analg*. 2015;120(3):570–575.
88. Allen LaPointe NM, Kramer JM, DeLong ER, et al. Patient-reported frequency of taking aspirin in a population with coronary artery disease. *Am J Cardiol*. 2002;89(9):1042–1046.
89. Burger W, Chemnitius JM, Kneissl GD, et al. Low-dose aspirin for secondary cardiovascular prevention - cardiovascular risks after its perioperative withdrawal versus bleeding risks with its continuation — review and meta-analysis. *J Intern Med*. 2005;257(5):399–414.
90. Antithrombotic Trialists' Collaboration. Collaborative meta-analysis of randomised trials of antiplatelet therapy for prevention of death, myocardial infarction, and stroke in high risk patients. *BMJ*. 2002;324(7329):71–86.
91. Richman IB, Owens DK. Aspirin for primary prevention. *Med Clin North Am*. 2017;101(4):713–724.
92. Devereaux PJ, Mrkobrada M, Sessler DI, et al. Aspirin in patients undergoing noncardiac surgery. *N Engl J Med*. 2014;370(16):1494–1503.
93. Fleisher LA, Fleischmann KE, Auerbach AD, et al. 2014 ACC/AHA guideline on perioperative cardiovascular evaluation and management of patients undergoing noncardiac surgery: a report of the American College of Cardiology/American Heart Association Task Force on Practice Guidelines. *J Am Coll Cardiol*. 2014;64(22):e77–e137.
94. Essandoh M, Dalia AA, Albaghdadi M, et al. Perioperative management of dual-antiplatelet therapy in patients with new-generation drug-eluting metallic stents and bioresorbable vascular scaffolds undergoing elective noncardiac surgery. *J Cardiothorac Vasc Anesth*. 2017;31(5):1857–1864.
95. Stawiarski K, Kataria R, Bravo CA, et al. Dual-antiplatelet therapy guidelines and implications for perioperative management. *J Cardiothorac Vasc Anesth*. 2018;32(2):1072–1080.
96. Ferrari E, Benhamou M, Cerboni P, et al. Coronary syndromes following aspirin withdrawal: a special risk for late stent thrombosis. *J Am Coll Cardiol*. 2005;45(3):456–459.
97. Iakovou I, Schmidt T, Bonizzoni E, et al. Incidence, predictors, and outcome of thrombosis after successful implantation of drug-eluting stents. *JAMA*. 2005;293(17):2126–2130.
98. Sharma AK, Ajani AE, Hamwi SM, et al. Major noncardiac surgery following coronary stenting: when is it safe to operate? *Catheter Cardiovasc Interv*. 2004;63(2):141–145.
99. Levine GN, Bates ER, Bittl JA, et al. 2016 ACC/AHA guideline focused update on duration of dual antiplatelet therapy in patients with coronary artery disease: a report of the American College of Cardiology/American Heart Association Task Force on Clinical Practice Guidelines. *J Thorac Cardiovasc Surg*. 2016;152(5):1243–1275.
100. Douketis JD, Spyropoulos AC, Spencer FA, et al. Perioperative management of antithrombotic therapy: Antithrombotic Therapy and Prevention of Thrombosis, 9th ed: American College of Chest Physicians Evidence-Based Clinical Practice Guidelines. *Chest*. 2012;141(2 Suppl):e326S–e350S.
101. Chu MW, Wilson SR, Novick RJ, et al. Does clopidogrel increase blood loss following coronary artery bypass surgery? *Ann Thorac Surg*. 2004;78(5):1536–1541.
102. Hillis LD, Smith PK, Anderson JL, et al. 2011 ACCF/AHA Guideline for coronary artery bypass graft surgery: a report of the American College of Cardiology Foundation/American Heart Association Task Force on Practice Guidelines. *Circulation*. 2011;124(23):e652–e735.
103. January CT, Wann LS, Alpert JS, et al. 2014 AHA/ACC/HRS guideline for the management of patients with atrial fibrillation: a report of the American College of Cardiology/American Heart Association Task Force on Practice Guidelines and the Heart Rhythm Society. *J Am Coll Cardiol*. 2014;64(21):e1–e76.
104. Bracey AW. Perioperative management of antithrombotic and antiplatelet therapy. *Tex Heart Inst J*. 2015;42(3):239–242.
105. Hu TY, Vaidya VR, Asirvatham SJ. Reversing anticoagulant effects of novel oral anticoagulants: role of ciraparantag, andexanet alfa, and idarucizumab. *Vasc Health Risk Manag*. 2016;12:35–44.
106. Spyropoulos AC, Douketis JD. How I treat anticoagulated patients undergoing an elective procedure or surgery. *Blood*. 2012;120(15):2954–2962.
107. Horlocker TT, Vandermeulen E, Kopp SL, et al. Regional anesthesia in the patient receiving antithrombotic or thrombolytic therapy: American Society of Regional Anesthesia and Pain Medicine Evidence-Based Guidelines (Fourth Edition). *Reg Anesth Pain Med*. 2018;43(3):263–309.
108. Estcourt LJ, Malouf R, Hopewell S, et al. Use of platelet transfusions prior to lumbar punctures or epidural anaesthesia for the prevention of complications in people with thrombocytopenia. *Cochrane Database Syst Rev*. 2018;(4):CD011980.
109. Lee LO, Bateman BT, Kheterpal S, et al. Risk of epidural hematoma after neuraxial techniques in thrombocytopenic parturients: a report from the Multicenter Perioperative Outcomes Group. *Anesthesiology*. 2017;126(6):1053–1063.

第 3 部分

器官功能的保护及围手术期器官功能障碍的预防和处理

11 心脏手术中缺血性损伤的预防

CHRISTOPHER R. BURKE, EDWARD D. VERRIER
田鹏声 译，薛庆华 审校

半个多世纪前，John 和 Mary Gibbon 研制的人工心肺机开创了心脏手术的现代纪元。1953 年以前，心脏外科这一新兴领域主要局限于主动脉、大血管、心包、心脏表面的简单手术，且均不中断心脏功能；外科医生经常用手指盲扫的方法进行瓣膜修复。Gibbon 氧合器的引入使心脏停搏成为可能，这是进行复杂手术所必需的，从而不局限于最简单的心脏修复手术[1-3]。在过去的几十年里，天然抗凝剂肝素的商业化生产取得了进展，这使得该药物安全、廉价、效果可逆且易于获得。这两项发展共同为心血管疾病的现代外科治疗奠定了基础[4]。

有趣的是，尽管 Gibbon 的体外氧合手术（修复了一名 18 岁女性的房间隔缺损）最初取得了成功[1]，但接下来的 3 个患者都去世了，他便再也没有使用过这台机器。显然，供氧血液只是难题的一部分，还需要制定策略来保证患者在心肺机上的安全。本文就心肌保护的研究进展进行概述。有些方法，比如低温疗法，可以追溯到该领域的早期。其他的方法，如 del Nido 心脏停搏液，在被成人心脏手术广泛接受之前，可以追溯到先天性心脏手术。还有一些方法，如缺血预处理（ischemic preconditioning，IPC），在很大程度上已经不受欢迎。综上所述，这些策略极大地降低了与心脏手术相关的发病率和死亡率，并使心脏手术，特别是冠状动脉旁路移植术（coronary artery bypass grafting，CABG），成为世界上最广泛和最成功的手术之一。

尽管在预防心脏手术缺血方面取得了诸多进展，但目前还没有确定普遍适用的心肌保护技术[5]，理想的心肌保护方法仍有待建立[6]。在一定程度上，这可能是由于四代心脏外科医生的整体成功，将心脏手术相关的发病率和死亡率降低到较低水平，这使得展示一种技术和另一种技术之间的显著差异更具挑战性。在更大程度上，这一解释源于我们最近才承认的一个事实，即每例接受心脏手术的患者都是独一无二的，因此特定患者对心脏手术，尤其是体外循环（cardiopulmonary bypass，CPB）的反应体现了个体的生物学变异性。因此，任何单独的干预、策略或方案都不能指望对每个患者都取得成功[7]。

对于心肌保护的诸多争议，另一种解释是每个外科医生的独特性。在过去的 20 年里，世界各地的医学学会和机构尝试了一种以循证医学为基础的实践模式转变。这种模式不强调将直觉和非系统的临床经验作为临床决策的充分依据，而是强调从理性、假设驱动的临床和实验研究中获取证据。然而，最近对美国[9]和英国[10]的实践模式进行的调查表明，在很大程度上，心脏外科手术不仅是一门科学，还是一门艺术。事实上，对国际公认的以证据为基础的医疗保健数据库 Cochrane 图书馆的粗略回顾显示，关于 CABG 的信息很少。同样，Bartels 及其同事最近对目前应用于 CABG 实施的 48 项主要原则的科学证据进行了研究，他们的评估发现，这些原则的有效性和安全性数据在数量和质量上都不足以作为实用的循证指南的基础[11]。随着最近胸外科医师协会（Society of Thoracic Surgeons）心血管数据库等更大的数据库的引入，以及最近对人工智能的兴趣，我们期待未来在信息向知识转化方面有更多的明确性以及更严格的指导原则。

尽管不同的国家、不同的机构，甚至机构内的不同个人之间存在着显著的差异，但仍然可以确定一些普遍接受的原则。在适当的情况下对适当的患者实施有效的和技术娴熟的手术可能是最有效的心肌保护。本章我们试图强调这些保护策略，以及支持这些策略的数据（或缺乏数据），努力开发一种循证方法来预防心脏手术中的缺血性损伤。

围手术期缺血预防策略

任何手术的成功都需要完善的治疗计划，该计划在患者进入手术室之前开始，并持续整个术后期间。与任何外科干预一样，稳定型和不稳定型冠心病（CHD）、心力衰竭和急性心肌梗死（MI）的药物治疗以及心脏术后患者的治疗也在不断发展和改进。适当使用药物（如β受体阻滞剂、减轻后负荷药物、他汀类药物和抗血小板药物）至关重要，但药物治疗只是心脏治疗的一个方面。必须对患者可控制的因素（如饮食调整、戒烟、血糖控制和运动）保持高度警惕，因为这些因素可能导致技术完美的手术失败，加速移植物功能衰竭的发生和缺血的复发。内科医生、心脏病专家或重症监护专家主要负责指导在手术室外的治疗工作，许多大型的、实施良好的临床试验可供指导，缺血性心脏病围手术期管理的详细讨论超出了本章的范围。但有一些策略需要外科团队发挥核心作用，因此值得在这里简要讨论。

急性心肌梗死后心脏手术的最佳时机

在急性MI的情况下，血管重建术的合适时机自CABG早期开始就一直是不确定的问题。对于稳定性冠状动脉疾病或不稳定型心绞痛患者，"越快越好"的一般原则适用于他们，而对于MI患者，传统的原则是尽可能推迟手术治疗。对于瓣膜或乳头肌功能障碍，尽管进行了最大限度的药物治疗但仍持续缺血，或心源性休克的患者，不进行手术死亡率极高，要立即进行手术干预，无论是行CABG还是植入心室辅助装置（第14章）。对于近期发生急性MI的相对稳定患者，最佳治疗方案尚不明确。

在过去的半个世纪里，人们多次尝试确定MI后手术干预的适当时机。1974年，Cooley及其同事注意到MI后CABG患者住院死亡率与时间显著相关。在MI后7天内进行CABG，死亡率为38%；当在MI后31 ~ 60天进行手术时，死亡率降至6%[12]。这项研究，连同其他几项在20世纪70年代进行的结果相似的研究[13,14]，导致了一代心脏外科医生推迟了急性MI患者的手术处理。随着急性MI治疗在20世纪80年代和90年代的发展，特别是随着新型溶栓疗法、血小板抑制剂、经皮冠状动脉成形术、冠状动脉支架和主动脉内球囊反搏（IABP）的出现，许多研究者试图重新解决MI后CABG时机的问题。虽然现有数据提示，MI和CABG之间可能无需如此长的延迟时间，但这些研究很少是随机的，结果也各不相同[15-20]。一些大型回顾性分析被用于建立风险模型，表明MI后等待7天可能会改善预后[21-23]。其他研究者认为，在非透壁性（非q波）MI的情况下，患者在任何时间接受CABG都可能相对安全，即使是在透壁性（q波）MI的情况下，仅48 ~ 72 h的延迟可能就足够了[24-26]。跨壁MI伴局部或整体心室功能受损后的早期血运重建均显示出较高的手术死亡率和较差的远期生存获益。因此，在急性MI的情况下，CABG的最佳时机还没有确切结论；现有的证据表明，延迟3 ~ 7天是合适的，特别是对心室功能受损的患者。随着机械辅助装置提高了医师处理MI后遗症（特别是心源性休克）的能力，新的问题出现了，即初始手术干预的目的是明确的血运重建，还是置入临时辅助装置以延长心肌梗死和手术之间的时间窗。

术中缺血预防策略

非手术策略

麻醉的注意事项

自20世纪50年代CPB机问世以来，心脏麻醉的概念一直在发展，现代心脏麻醉医生是心脏外科手术团队中宝贵的一员。因为在手术室里，心脏外科医生的重点必须放在技术精湛的手术上，心脏麻醉医生的任务包括观察处理大量的监测仪和不断进行检测的实验室结果，他们可能处于最好的位置来识别患者状态的细微变化，这些变化可能预示着心肌损伤或其他即将发生的并发症。现在我们将回顾一些可能用于识别缺血的特定工具，以及在心脏手术中用于预防或治疗缺血的一些非手术治疗方法。

监测缺血情况。心脏手术中的常规术中监测包括体温、脉搏血氧饱和度、二氧化碳波形、体表心电图和无创血压监测。心脏手术期间通常采用的侵入性较强的方法包括使用动脉导管连续监测血压和重复采血，使用中心静脉导管测量中心静脉压，以及使用Swan-Ganz肺动脉导管（pulmonary artery catheter，PAC）。经食管超声心动图（transesophageal echocardiography，TEE）在手术室也是一个非常有效的辅助工具，特别是在瓣膜手术中。

PAC提供了关于肺动脉压、肺毛细血管楔压（左侧充盈压的替代指标）、心输出量、混合静脉饱和度以及体循环和肺血管阻力的潜在有价值的信息，所有这些均可用于指导心脏切开术后改善心肌灌注、优化血流动力学指标的管理[27]。然而，自从PAC被引入临床实践以来，它的使用一直是一个争论不休的话题，直到今天，争论还在继续[28]。大约 20 年前，一些已发表的研究未能发现 PAC 对急性心肌缺血 / 梗死的益处[29,30]。同样，1989 年 Tuman 及其同事的研究表明在 CABA 期间使用 PAC 对结果没有影响[31,32]。1996 年，了解预后和治疗结局及风险偏好的研究（Study to Understand Prognoses and Preferences for Outcomes and Risks of Treatments，SUPPORT）报道，PAC 的使用与住院时间和重症监护室（ICU）停留时间延长、费用显著增加和死亡率增加相关，包括术后患者死亡的相对风险增加 1.5 倍[33]。在随后的讨论中，一些人呼吁暂停使用 PAC[34]。然而，大多数医生对 PAC 的依赖性很强，并且有证据表明 PAC 是识别围手术期缺血的有效工具[35,36]，故采用了更慎重的方法。然而，即使是最坚定的支持者也承认，非选择性地常规使用 PAC 是不合理的。目前，术前是否放置 PAC 应由外科和麻醉团队依据手术类型和基础心功能等重要因素共同做出决定。TEE 提供心脏瓣膜和心脏功能的重要数据，是心脏手术室常用的辅助设备。TEE 的支持者指出，TEE 通常是安全的，可以提供几乎与 PAC 相同的所有数据，还可以提供其他任何方法无法确定的室壁运动、射血分数、每搏输出量、容量状态和瓣膜功能的额外信息[37]。CABG 中 TEE 的小型非随机研究表明，在指导包括液体管理、血管活性药物和其他抗缺血治疗在内的干预措施方面，TEE 可能比 PAC 更重要[38]，并且在接受 CABG 的高风险患者中，TEE 提供的数据在 50% 的情况下会影响麻醉或手术管理[39]。

尽管报道了 TEE 的安全性和益处，但围绕 PAC 的类似辩论已经出现。对 TEE 持批评态度的人指出，研究表示，TEE 只在不到 2% 的病例中发现了具有重大意义的检查结果[40]。心脏麻醉医生的术中解读差异很大，并且往往与心脏病专家后来的解读不一致[38,41]。此外，与 PAC 一样，TEE 也未被证明可改善预后。批评者还指出，进行 TEE 可能会分散麻醉医生执行其他关键任务的精力；一项研究表明麻醉医生实施 TEE 时对报警灯的反应时间比监测观察时慢 10 倍[43]。

总之，现代心脏麻醉医生可以使用一系列的方法来检测缺血，它们提供的信息是巨大的。在心脏瓣膜手术中，TEE 的重要性是公认的。然而，在心肌血运重建中，这些设备所提供的信息，以及临床护理在这些信息指导下的方式是否有助于测量重要的结果变量，如发病率、死亡率和费用，仍然是一个悬而未决的严重问题。因此，谨慎而非常规地使用是必要的。

麻醉药。心脏麻醉的目标是维持血流动力学稳定和心肌氧供需平衡，降低缺血发作的发生率和严重程度，促进快速、简单地与 CPB 和辅助通气分离[44]。在心脏外科相对较短的历史中，已经开发了许多麻醉方案，每种方案都有自己的支持者，每种方案都有其优点和缺点。然而，到目前为止，没有证据表明任何一种技术可以声称对心血管疾病患者更优越[45]。

心脏手术早期的麻醉主要由大剂量阿片类药物组成，首先是吗啡，后来是合成阿片类药物。在 20 世纪 70 年代，芬太尼因其改善的血流动力学稳定性被广泛用于麻醉诱导和维持。由于阿片类药物单独麻醉显著增加患者知晓导致的高风险（如高血压、心动过速和伴随的心肌耗氧量增加），所以添加了苯二氮䓬类药物。最近，异丙酚和挥发性麻醉药已成为心脏麻醉诱导和维持的主要药物。尽管一些医疗中心已经采用了全凭静脉麻醉技术，但吸入麻醉药所提供的预处理保护[46,47]使一些人主张继续常规使用。在实践中，麻醉在降低缺血性风险方面的重要性可能在诱导过程中最为明显，此时血压的潜在大范围变化可能会给本来就很紧张的心脏带来巨大的压力。因此，在现代的标准治疗中，除了抗焦虑药外，可能还包括诱导前使用 β 受体阻滞剂。典型的诱导药物包括麻痹、镇痛和麻醉的药物组合。麻醉维持是通过镇痛药和麻醉药的联合使用实现的。

代谢因素

全身温度。2005 年 Wilfred Gordon Bigelow 去世，心脏外科失去了这位“加拿大心脏手术之父”[48]。在约翰・霍普金斯大学毕业后，Bigelow 于 1947 年回到多伦多大学和班廷研究所。在接下来的 20 年里，Bigelow 和他的同事进行了大量的研究，这些研究认为，低温是一种实用的方法，可以在相对简单的心脏修复所需的短暂循环停止期间保护身体。在他的研究之前，心脏手术是在接近正常体温的环境中进行的。早期的 CPB 回路不包括热交换器，并且发生的大部分温度变化是被动的。事实上，如果要试图调节患者的体温，那也是维持体温正常。低温被认为对患者是有害的，因为它对凝血有不利影响。随着体温降低，代谢率会增加，主要是由寒战引起。Bigelow 对体表低温的系统研究（主要使用的是犬模型）首次表明，通过充分麻醉将寒战减少到最低限度后，新陈代谢实际上与核心体温呈线性关系下降，体温每下降 10℃，对应的氧耗量减少约 50%[49-51]。

虽然在足够低的温度下，新陈代谢基本上可以停止，为大脑提供极好的保护，但温度低于 28 ～ 32℃会导致心肺衰竭，限制了早期使用低温保护，只局限用于很短的心脏停搏时间。然而，随着 CPB 的出现，温度可以降低到 10℃，延长了保护窗口期。在这些关于全身低温的早期观察之后，许多人扩展了低温的使用及其在心脏手术中的应用。Shumway 和他的同事很快就证明了使用冷盐水灌洗局部冷却心脏的益处[52,53]。与血管内保护策略能更好地保护心壁较厚的左心室相比，这种局部效应可能对更靠前、更容易在手术灯光和室温下复温的心壁较薄的右心室影响更大。其他的进步，包括在 CPB 回路中引入热交换器，使低温成为心脏手术早期心肌保护的主要手段。

尽管我们对参与组织代谢的分子机制有了更深入的了解，但低温仍然是心肌保护策略的核心组成部分，特别是在移植领域[54,55]。然而，在外科医生和医疗机构之间，低温疗法的使用仍然是相对个体化的。一些医疗中心在 CPB 期间经常主动降温；另一些则只是让患者的体温下降。尽管从 20 世纪 90 年代初开始，一些研究者提倡“暖心手术”，但几乎所有的治疗中心都使用局部心脏降温[56-58]。

虽然仍存在重大争议，但与产生重度低体温或积极维持正常体温不同，体循环的适宜温度可能是轻至中度低体温（28 ～ 34℃）的共识正在形成。许多研究提示，这种温和的策略可提供最佳的心肌保护，不会产生深低温的不良后果[59-69]。

心肌酸碱管理。术中全身 pH 对 CABG 结果的影响主要与其对神经保护的影响有关。大多数心脏外科医生，尤其是心脏麻醉医生，都熟悉 α 稳态和 pH 稳态管理策略的概念，对此的详细讨论超出了本章的范围。缺血、心肌酸碱管理和非神经系统预后之间的关系尚不清楚。

正常心肌 pH（7.2）低于全身 pH[70]，各种研究表明轻度酸中毒（6.8 ～ 7.0）可能通过减少心肌细胞能量需求在心肌缺血时起到保护作用[71,72]。然而，CABG 期间的心肌酸中毒可能更为严重，典型的 pH 为 6.5 或更低，并可能通过凋亡引发细胞死亡[73,74]。心肌 pH 下降是冠状动脉血流不足的结果，这导致氧气输送减少，氢离子洗脱减少，心肌组织二氧化碳分压升高，因此，它可以作为心肌缺血的替代指标。在心脏手术中，由于已经存在的严重的冠状动脉狭窄、体外循环中无效的心脏停搏或血运重建不足，可能会发生冠状动脉血流量不足[75]。心肌酸中毒可能是一个潜在的破坏性循环中的哨兵事件，其中，氧输送不足导致心肌功能下降。反过来，心肌功能下降又需要使用正性肌力药，而正性肌力药本身会导致心肌耗氧量增加[76]。如果不予以逆转，可发生不可逆的心脏损伤。作为潜在的缺血指标，心肌酸中毒的检测是指导心脏手术患者治疗的潜在有价值的监测工具。定期、重复的动脉血气检测是心脏外科手术的常规做法，但它们只代表不断变化的静态图像，可能无法准确反映心肌的状况。目前基于这些间歇性检测的心肌保护策略可能是不够的[77]。因此，人们多次尝试开发实时、连续的心肌 pH 检测装置[78]。例如，连续血气监测仪被认为减少了对术中起搏和电复律的需求，缩短了术后机械通气的时间，缩短了 ICU 停留时间。

在过去 30 年的一系列研究中，Khuri 及其同事增加了我们对心肌内 pH 管理的潜在重要性的认识。这些研究人员开发了一种将电极植入心室壁的系统，可以连续测量 pH，以监测局部心肌缺血和冠状动脉血流的减少。他们的回顾性分析得出结论，低心肌 pH 可预测临床相关结局，范围从正性肌力药物支持需求增加[76]，到 30 天不良事件风险增加[80]，最后到长期生存率降低[75]。根据他们的发现，他们提出了建议：在任何心脏手术过程的各个方面将心肌 pH 保持在安全范围内[70]。虽然令人信服，但这些数据和建议需要进行前瞻性的随机调查，它们也很少被进行外部验证；因此，在临床实践中广泛采用心肌内 pH 监测尚未被普遍接受。

血糖。长期以来，糖尿病一直被认为是心血管疾病发展的一个确定的风险因素[81]，也是心脏手术围手术期发病率和死亡率升高的重要因素[82-86]。许多研究表明，即使校正了其他混杂的风险因素，如年龄、高血压、高胆固醇血症和吸烟，糖尿病仍是 CABG 后短期和长期生存的重要独立预测因素[87-90]。这些数据并不完全一致，因为一些研究并没有将糖尿病确定为死亡的独立预测因素[91]。然而，由于糖尿病影响了近 1/3 的 CABG 患者，最佳的围手术期血糖管理是所有心脏外科医生的首要任务。

虽然糖尿病相关的心脏病理生理机制是多因素的，但更严重的糖尿病患者（如术前需要胰岛素治疗的患者）以及血糖水平较高（控制不良）的患者预后较差[88]。急、慢性高血糖均可通过多种机制增加缺血性心肌损伤的风险，所有这些机制均可能在围手术期发挥作用。其中包括冠状动脉侧支血流减少、内皮功能障碍，以及吸入麻醉药和其他药物预处理的保护作用减弱[92,93]。高血糖与发病率和死亡率增加的关联性已经将该领域研究的重点从糖尿病本身的风险特征转移到高血糖在心脏病理生理中的作用。在缺乏干预的情况下，即使是非糖尿病患者，术中和围手术期的血清葡萄糖浓度常高于正常范围。这种升高的原因与其他形式的手术类似，是对创伤或感染等应激的反应，反映了胰岛素抑制形式的急性葡萄糖不耐受、应激激素诱导的糖异生和肾小管吸收增强导致的葡萄糖排泄受损的综合作用[94]。糖尿病和血糖升高对代谢产生的影响同样广泛，包括左心室功能障碍的发生率较高、弥漫性冠状动脉疾病更严重、内皮功能改变以及纤溶和血小板功能异常[95]。

术中及围手术期维持正常血糖水平是困难的，即使是非糖尿病患者也是如此，并有发生危及生命的医源性低血糖的风险[96]。然而，Furnary 和他的同事进行了一系列的研究，调查围手术期严格控制血糖的可行性及其对胸骨伤口感染和死亡的影响[97]。一项对 1585 例接受心脏手术的糖尿病患者的初步研究表明，术后第 1 天和第 2 天血糖水平升高（$>$ 200 mg/dl）与胸骨深部伤口感染的发生率较高相关，而这两天的平均血糖水平是糖尿病患者胸骨深部伤口感染的最强预测指标。基于这些发现，研究者推测严格的血糖控制可以降低术后胸骨伤口感染的发生率。有学者对 2467 例接受心脏手术的糖尿病患者进行了一项前瞻性研究，目标是将血糖维持在低于 200 mg/dl 的水平。对照组（968 例）采用间断皮下注射胰岛素治疗，给药方式采用滑动量表；研究组（1499 例）接受持续静脉胰岛素输注，将血糖水平维持在 200 mg/dl 以下。与间歇皮下注射胰岛素组相比，持续静脉输注胰岛素组血糖控制效果更好，胸骨深部伤口感染发生率显著降低（2.0% vs 0.8%；$P < 0.01$）[98]。随后对 3554 例接受单纯 CABG 的糖尿病患者的回顾性研究表明，持续胰岛素输注可以更好地控制血糖。严格的血糖控制使死亡率降低了 57%，其中心血管相关死亡减少是主要原因[99]。基于这些结果，作者得出结论，糖尿病本身并不是 CABG 后死亡的真正风险因素，持续胰岛素输注应成为接受 CABG 的糖尿病患者血糖控制的标准治疗。在回顾现有数据后，其他研究人员也得出了类似的结论，即血糖控制不良，而不是糖尿病本身的诊断，会显著增加不良临床结果的风险、延长住院时间、增加心脏手术后的医疗费用[100]。其他证据来自一项纳入 1548 例外科 ICU 危重患者的前瞻性研究，在该研究中，更严格的血糖控制（80 ～ 110 mg/dl vs 180 ～ 200 mg/dl）与死亡率显著改善相关（4.6% vs 8.0%；$P < 0.04$）[101]。基于这些数据，我们有理由相信严格控制血糖可能对所有接受心脏手术的患者都有益，这已成为目前的实践标准。

输血策略。尽管在 20 世纪 80 年代制定了全国输血共识指南[102-104]，但据估计，在 2002 年，美国约 20% 的异体输血与心脏手术相关[105]。尽管已有指南，但许多研究表明，不同机构的输血做法差异很大，一些医疗中心为不到 5% 的患者输血，而另一些医疗中心几乎为所有患者输血[106-109]。即使在同一机构内，不同的输血做法也突显出缺乏普遍接受的输血阈值[110]。此外，最近一项对接受心脏手术患者的分析发现，红细胞输注似乎与发病率和死亡率的关系比与术前贫血的关系更密切。因此，努力减少不必要的输血是合理的[111]。

心肌依靠增加血流量或增加血中氧含量来满足氧需求的增加[112]。因此，在心脏缺血的情况下，输血的主要原因是增加向应激心肌的氧气输送。不幸的是，几乎没有证据支持这一理论。相反，在低温体外循环时，需要一定程度的贫血，以降低血液黏度，使血液充分流动，从而不会使动脉血压过高。此外，许多大型研究得出结论，输血与短期和长期死亡率增加有关[113,114]，包括在 CABG 情况下的输血[115]。

红细胞压积下降是决定输血的主要驱动因素之一，但 CPB 期间红细胞压积的管理存在争议。大量研究表明，心脏病患者对等容性贫血的耐受性良好，即使低至 14%[116]。Spiess 及其同事分析了超过 2200 例 CABG 患者，发现进入 ICU 时高红细胞压积（34% 或以上）的患者心肌梗死的发生率显著高于低红细胞压积（小于 24%）的患者，这使得作者得出结论，低红细胞压积可能对围手术期心肌梗死有保护作用[117]。相反，Klass 及其同事对 500 名 CABG 患者进行了一项研究，发现围手术期心肌梗死发生率与进入 ICU 时的红细胞压积没有相关性[118]。Habib 及其同事对 5000 例使用 CPB 的手术进行了研究，发现如果术中红细胞压积最低低于 22%，包括卒中、心肌梗死、心力衰竭、肾衰竭、肺衰竭和死亡率在内的许多临床结果都有所增加[119]。同样，DeFoe 和他的同事们也证实了 CABG 期间的低红细胞压积与围手术期心力衰竭和住院死亡率增加有关[120]。这些研究都受到其回顾性设计的限制，患者群体和其他关键因素的显著差异使得直接比较变得困难。在进行设计良好的前瞻性研究之前，CPB 的最佳红细胞压积值仍未确定，需要输血的这一关键指标的评估由医生自行决定。

尽管 CABG 手术中最佳的红细胞压积一直是争论的主题，但关于输血有害影响的数据越来越多。一些研究已经证实了输血的促炎特性 [121,122]。此外，输血的免疫调节作用在 20 多年前就已为人所知 [123]，并且输血能增加细菌和病毒感染的风险 [124-127]。为了减少对输血的需求，设计了一些血液保护策略，包括对旁路回路进行技术改造和使用各种细胞回收技术，如自体输血和使用细胞回收器。对于那些无法避免输血的患者，使用去白细胞的血液尽量减少输血的有害影响的做法正受到青睐。加拿大的一项全国范围的白细胞清除计划被认为降低了高风险患者的死亡率和抗生素的使用 [128]。在 CABG 中，输注白细胞减少的血液的作用尚不明确。至少有两项研究表明，白细胞减少与术后感染的减少无关 [129,130]。然而，在一项进行良好的前瞻性试验中，Furnary 和他的同事发现，输注白细胞减少的血液可使患者在 1 个月时获得生存优势，并可持续 1 年 [130]。

总之，尽管心脏手术患者输血时有发生，但这种常见临床做法的适应证、目的、有效性和安全性仍不确定。因此，临床医生的喜好和习惯仍然是许多输血策略的主要决定因素 [131]。关于心脏外科输血实施的数据好坏不一，但正如该领域一位著名专家得出的结论，大多数数据并不支持红细胞输血可改善结局这一假设 [132]。因此，在更好地确定合适的患者和输血环境之前，对于红细胞输注要谨慎。

预防缺血和缺血再灌注损伤的手术策略

对于全世界每年安全实施超过 100 万次的手术来说，CABG 是一个极其复杂的手术。因此，旨在降低与心脏手术相关的发病率和死亡率的策略范围同样广泛。虽然存在重叠，但在概念上可以将这些策略分为两大类：保护心肌本身的策略和防止 CPB 影响的策略。此外，第三类正在出现，其中包括较新的策略，这些策略是前两类策略的组合，因此难以归入前两类中的任何一类。

心肌保护策略

心脏停搏液。人们普遍认为理想的心脏停搏液的特点是：①实现快速和持续的舒张期停搏；②在心脏停搏时尽量减少能量需求；③防止冠状动脉血流减少造成的损害；④当血流恢复时防止缺血 - 再灌注（ischemia-reperfusion，I/R）损伤。最早的心脏停搏液含有高浓度（2.5%）柠檬酸钾 [134,135]。虽然这种溶液在实现化学心脏停搏方面是有效的，但仅仅几年后，当高钾浓度被证明会引起心肌坏死时，它就被放弃了 [136]。在 20 世纪 60 年代中期，几种新的心脏停搏液配方被引入，它们是今天仍在使用的配方的先驱。其中最受欢迎的是 Bretschneider 的细胞内晶体溶液 [137-139]、St.Thomas 医院的细胞外晶体溶液 [140] 和美国研究人员开发的几种溶液 [141-144]。这些新的溶液继续依赖钾来诱导心脏停搏，尽管浓度比以前的溶液低得多。到 20 世纪 70 年代末，使用含钾的冷晶体心脏停搏液在美国已经成为一种普遍的做法。从那时起，改进心脏停搏液的努力集中在溶液的组成、温度、输送途径和特殊添加剂的使用上。

心脏停搏液成分：血液与晶体溶液。含血晶体溶液已被证明可以很好地防止缺血，即使在旁路时间延长的情况下也是如此 [145]。然而，它们较差的携氧能力可能会导致心肌氧债。这个问题可以通过低温、给晶体溶液充氧 [146] 或将血液作为心脏停搏液的载体以减少心肌代谢来部分解决。

20 世纪 70 年代末引入的钾基血液心脏停搏液在实验中显示出比单纯血液或晶体心脏停搏液更好的保护作用 [147]。Buckberg 和他的同事们的研究表明，血液心脏停搏可以在人类身上安全地进行，并且效果良好 [148-149]。Laks 及其同事在 1979 年也得到了类似的阳性结果 [150]。从那时起，许多研究表明，血液心脏停搏液可能导致 CK-MB 酶释放减少，改善术后心室功能 [151,152]，并且可能对不稳定型心绞痛 [153] 或左心室功能降低的患者特别有益 [154,155]。

大量证据表明，使用血液心脏停搏液优于使用晶体溶液；然而，迄今尚无大规模随机试验提供更明确的答案。尽管有这些局限性，但在过去的 20 年里，血液心脏停搏液已成为大多数心脏外科医生首选的心肌保护手段 [156]。

心脏停搏液：单次剂量。del Nido 心脏停搏液是在 20 世纪 90 年代中期开发的，主要用于先天性心脏病患者，以解决未成熟心肌不能耐受高水平的细胞内钙内流的问题。与 Buckberg 心脏停搏液和其他全血（whole-blood，WB）溶液不同，del Nido 溶液不是基于葡萄糖的。相反，它是一种无钙、富钾的溶液，其电解质组成与细胞外液接近。它还含有利多卡因，可以阻断钠通道，维持去极化，限制细胞内钙的流入。

del Nido 心脏停搏液通常以 4∶1 的比例与冷血混合（与 Buckberg 溶液以 1∶4 的比例混合相反）。由于其在 90 min 心肌缺血时间内的安全性已被描述，因此通常以单次剂量用于简单的心脏手术。这可能会提高手术的效率和流程，因为其他基于全血的心脏停搏液通常每 20 min 重新给药一次。

在过去的 10 年中，del Nido 心脏停搏液越来越受到成人心脏外科医生的青睐，在许多机构中已经成为首选的心脏停搏液。潜在的好处包括在许多病例中单剂量使用（典型的重新给药间隔约为 60 min）可降低成本，减少术后血糖波动，并可能改善心肌保护。Mick 及其同事评估了 del Nido 和 Buckberg 在心脏单瓣膜置换术患者中的应用 [157]。他们发现使用 del Nido 可缩短 CPB 时间、主动脉阻断时间和手术总时长；del Nido 组的术后胰岛素需要量也较低。

Ad 及其同事进行了一项比较 del Nido 和 WB 心脏停搏液的前瞻性随机试验 [158]。他们发现，使用 del Nido 与手术后 24 h 较低的肌钙蛋白水平有关。接受 del Nido 的患者恢复自主心律的比例也较高，而且 del Nido 组需要术后正性肌力药物支持的比例较少。这些结果表明，del Nido 与传统 WB 溶液的心肌保护作用至少相当，并可能有更好的心肌保护作用。

一些人质疑 del Nido 心脏停搏液在复杂成人心脏手术中的安全性，包括患有严重多支冠状动脉疾病的患者。理论上，单剂量心脏停搏液的顾虑包括给药分布不均和心肌保护不足。一些研究已经评估了 del Nido 溶液在这些高风险患者群体中的应用。Yerebakan 及其同事评估了在急性心肌梗死期间接受 CABG 的患者使用 del Nido 的效果，发现 del Nido 和 WB 心脏停搏液的结局无差异 [159]。最近的一项倾向匹配研究比较了使用 del Nido 心脏停搏液和 Buckberg[160] 的 CABG 患者，发现 del Nido 提供了相同的心肌保护，并且所需剂量显著减少，主动脉阻断时间减少，术后血糖水平较低。del Nido 在再次心脏手术中也被发现是有效的，包括在左乳内动脉（left internal mammary artery，LIMA）开放的再次冠状动脉旁路移植术中持续逆行给予 del Nido[161-162]。

del Nido 心脏停搏液可能提供的心肌保护至少相当于 WB 溶液，并且在已发表的研究中表明，del Nido 实际上在成人心脏手术中提供了更好的心肌保护。同时其易于使用和提高手术效率，相应缩短了手术时间。以前对患有严重冠状动脉疾病患者的担忧可能被夸大了；然而，del Nido 溶液在这些复杂患者中的安全性仍需进一步研究。

心脏停搏液温度：温与冷。40 年来，低温被认为是心脏手术的基本要求。然而，在 20 世纪 90 年代初，Lichtenstein 及其同事发表了描述逆行持续常温心脏停搏液使用的最早报道 [56,57]。该研究将 121 例使用常温心脏停搏液的连续接受 CABG 患者与 133 例历史对照受试者进行比较，结果显示围手术期心肌梗死发生率显著改善（1.7% vs 6.8%；$P < 0.05$），IABP 使用减少（0.9% vs 9.0%；$P < 0.005$），降低低心排综合征的患病率（3.3% vs 13.5%；$P < 0.005$）。1994 年，"暖心调查试验"报道了一项研究的初步结果，该研究纳入了 1700 余名患者，他们被随机分为连续的温血停搏组（全身温度 33 ~ 37℃）和冷血停搏组（全身温度 25 ~ 30℃）。研究再次证明常温治疗可减少酶促心肌梗死发生率（温热 12.3% vs 冷 17.3%；$P < 0.001$），并降低温疗患者术后低心排综合征的发生率（6.1% vs 9.3%；$P < 0.01$）[58]。随后对该研究进行前瞻性设计的亚组分析表明，温停搏液显著降低了总发病率和死亡率（温停搏液 15.9% vs 冷停搏液 25.2%；$P < 0.01$）；在所有风险群体中都可以看到这种保护作用 [163]。然而，鉴于历史上低温是心肌保护的重要辅助手段，在大规模实践模式形成之前，还需要更大规模的比较常温和低温停搏策略的研究。冷血心脏停搏液仍然是目前心脏停搏期间心肌保护的金标准。

心脏停搏液输送途径：顺行与逆行。顺行给药是最符合生理的给药方法，在大多数情况下是最主要的方法。然而，与顺行灌注相比，逆行灌注有许多潜在的优势，包括能够灌注由于冠状动脉闭塞而无法通过顺行灌注到达的心肌区域 [164-166]，以及能够维持持续的心脏停搏。其缺点包括技术上比主动脉插管困难，逆行血流提供的心脏停搏液分布不均匀 [167]，右心室和后室间隔的保护较差 [168-170]。尽管有这些限制，一些研究者已经证明逆行灌注效果良好 [171-173]。为了确定顺行或逆行灌注是否能提供更好的心肌保护，人们已经进行了许多研究。虽然目前尚未得出明确结论，但许多研究者已经确定，联合治疗可能效果最好，冠状动脉重度闭塞和（或）左心室功能障碍的高风险患者或接受重复冠状动脉血运重建的患者从心脏停搏液逆行灌注中获益最大 [155,174-176]。

非心脏停搏心肌保护策略

低体温。在所有非心脏停搏心肌保护策略中，低温治疗应用最广泛，疗效最稳定。随着我们对低温副作用的了解，以及其他保护策略的发展，全身低温在心肌保护中的作用已经变得不那么重要了。尽管如此，它在心脏外科历史上的重要性怎么强调都不为过，即使在今天，深度全身低温和局部低温（即冰屑）也可能是一种补充策略，或在特殊情况下的首选策略[177]。

停搏的多样性。心脏停搏具有双重作用，一方面可大大减少心肌的代谢需求，另一方面可提供完成许多手术所需的静止状态。如前所述，自20世纪60年代末以来，以钾为基础的去极化化学心脏停搏液一直是心脏停搏策略的主流。然而，现在已经采用了一些替代技术，其中许多可与化学心脏停搏液联合使用。包括低温[49,52]和间歇性主动脉阻断伴电诱发的心室颤动[178]。较新的策略，如极化阻滞和“电停博”[180]，尚未在大型临床研究中进行测试。在已接受的心脏停搏技术中，冷晶体心脏停搏液和间歇性主动脉阻断应用最广泛。间歇性主动脉阻断的支持者认为，与心脏停搏液相比，该策略简单，且累积缺血减少，但直接比较研究未能比较出这两种策略的优越性[181-183]。

低温纤颤停搏。低温纤颤停搏（无主动脉阻断）在替代入路心脏手术中的应用越来越广泛，尤其是在微创瓣膜手术中得到了支持，并取得了良好的效果[184]。该技术通常涉及CPB使全身冷却至26～30℃。一旦患者开始纤颤，应适当放气或直接开放左心房（如二尖瓣手术）。明显的限制是主动脉功能不全，必须使用最佳的手术可视化来处理。手术结束时，细致的排气技术极为重要。其中包括主动脉根部排气孔的使用，以及在关闭左心房的同时直接使用左心室排气孔（在二尖瓣手术的情况下）。对于合适的患者，这是一种强大的方法，应该成为心脏外科医生治疗复杂患者和实施替代入路手术的手段。

插管技术。将患者置于CPB下的现代技术与50年前该领域的先驱们所采用的技术非常相似[185]。静脉系统和动脉系统分别在进入和离开心脏时进行插管。当腔静脉和主动脉被阻断后，血液流向旁路机，有效地隔离了心脏和肺。心脏排气管通常用于清除从非冠状动脉侧支血流（如支气管动脉和心最小静脉）进入心脏的血液。除了提高手术的可见度，有效的引流可以防止心室膨胀。除了最常见的静脉引流（右心房两阶段和双腔插管）和动脉灌注（升主动脉插管）外，还存在其他替代方案，并且在某些情况下可能特别有用，但没有技术被证明对预防缺血性或炎症性损伤有显著影响。

CPB回路的改进。自问世以来，CPB回路经历了许多进展，每项进展都有助于降低心脏手术相关的发病率和死亡率。CPB带来的许多挑战使其成为心血管医学研究最多的领域之一[186]。

肝素结合回路。为了尽量减少对CPB回路的全身炎症反应，现在已经研究了许多策略，试图使回路更具生物相容性。到目前为止，在这些改良回路中研究得最好的分子是肝素。理论上，CPB回路的肝素分子层可以模拟体内覆盖内皮细胞的硫酸肝素，从而减少血细胞与异物表面接触时发生的病理生理反应[187]。Gott和同事在1963年首次报道了肝素与人造表皮的结合[188]。此后，肝素结合回路被广泛研究，大量的实验和临床证据表明，在CPB中，肝素结合回路确实减弱了白细胞[189,190]、血小板[191]和补体[192-194]的激活，减少了炎症细胞因子的释放[195]；并减少了血栓栓塞碎片的形成[196]。虽然有证据表明肝素结合回路实际上可能不会减少血栓形成[197]，但数项对照研究表明，当使用肝素结合回路时，抗凝水平可以安全地降低[198-200]。笔者机构的研究已经证明，将肝素结合回路和低剂量肝素化作为全面血液保护策略的一部分比任何单一措施更能减少炎症反应和输血需求[201]。

心脏切开吸引术。几十年来，人们已经认识到心脏切开吸引血的输注可能产生的不良后果。早在1963年就有研究表明，与CPB相关的神经系统并发症可以通过丢弃血液（而不是将其输回患者体内）来改善[202]，并且在围手术期死于神经系统并发症的患者中观察到弥漫性血管内脂肪栓子[203]。为了最大限度地减少这一潜在的灾难性并发症，在心脏切开术储液器中加入了消泡室，并开发了各种过滤系统。最近的证据表明，使用细胞回收技术可能是一种更有效的回收纵隔血液的方法。细胞保存器已被证明可在流出的血液输回患者体内之前降低其脂质负荷，并减少脂质微栓子的数量[204,205]。细胞保存器的另一个优点是它从流出的血液中去除白细胞，这可能有助于减少炎症反应。

不像栓塞的威胁那么明显，但可能同样有害的是与心脏切开吸引血输注相关的显著代谢和促炎作用。矛盾的是，通过回收纵隔流出的血液来减少输血需求的努力可能会被炎症加剧、血管舒缩功能障碍和凝血功能改变所抵消。在一项涉及12个医疗中心、600多名患者的观察性研究中，Body及其同事得出结论，将纵隔流出的血液自体回输作为血液保护策略无效，并且可能与伤口感染风险增加相关[206]。我们需要进一步改进CPB心脏切开术回路，以减少流出血液再循环过程中的栓塞和促炎成分。

开放与闭合回路。众所周知，与空气和过滤器接触可引发血液活化。传统的CPB回路包括一个开放的静脉储血器（“硬壳”），用于收集静脉回流和心脏切开术后的血液；血液在这个开放的贮存器中暴露在空气中，必须通过一个集成的过滤器。封闭式储液器（“软壳”）是独立于心脏手术储液器的，不暴露在空气中，也不需要过滤器。使用封闭式储液器已被证明可减少纤维蛋白沉积 [207]，并降低多种炎症介质的表达，包括补体水平、促炎细胞因子IL-8、血栓素、弹性蛋白酶和组织型纤溶酶原激活物抗原 [208,209]。更重要的是，已证明封闭式储液器可减少失血，减少输血需求，并缩短住院时间 [208,210]。尽管仅限于少数研究，但这些数据很有前景。由于有确凿证据表明封闭式储液器的有效性，预计未来几年封闭式储液器的使用将会增加。然而，封闭式储液器在真空辅助排水方面的能力略有限制，因此在某些高风险情况下可能不是最佳选择。

泵的类型。目前，有两种类型的泵，滚筒式和离心式，用于绝大多数心脏手术的CPB。多年来，CPB仅使用连续滚筒泵进行。溶血、泵送入大量空气的风险和颗粒剥落（从管道表面释放的颗粒）是滚筒泵的已知不良后果 [185]，然而，其设计和实施的简单性以及相对较低的成本是其继续使用的理由。据报道，离心泵的优点是改善了血液处理，消除了过度增压的风险，减少了破裂 [211,212]。体外分析表明，使用离心泵可减少溶血 [213]；然而，两项小型研究表明，使用离心泵时，终末补体水平、促炎细胞因子IL-6和IL-8、中性粒细胞计数和弹性蛋白酶水平均较高 [214,215]。临床结果，包括胸管引流、输血需求和住院时间，可能通过使用离心泵得到改善，但并非所有研究都显示出临床益处 [217,218]。

滚筒泵和离心泵都能产生连续的、无搏动的血液循环。20世纪50年代，Wesolowski和Welch发表了一系列基于20多年研发人工泵的报告 [219]。他们使用犬类模型进行的研究表明，短时间（6 h）的非搏动血流对肺、心脏、肾或中枢神经系统生理没有明显影响。自那时以来积累的有限证据表明，血流特性确实具有生理影响 [220]，小型研究表明，搏动性CPB可以减少内皮损伤，抑制细胞因子激活，并防止内源性内毒素水平的增加 [221,222]。Taylor及其同事认为搏动血流可以提供显著的临床益处，包括改善术后心室功能和降低死亡率 [223]。然而，这些阳性结果并非普遍存在 [224]。搏动的影响是最近几篇综述的主题 [225-227]。简而言之，无搏动血流的影响尚不完全清楚。此外，从持久的左心室辅助装置的成功推断，使患者长期暴露于非搏动性血流中，可能对手术的影响最小。

血液过滤：白细胞清除。白细胞，特别是中性粒细胞，在CPB和I/R损伤的炎症反应中的核心作用已被证实。像许多其他策略一样，白细胞清除似乎在减少参与CPB反应的炎症细胞和介质方面相当有效 [228-234]，但临床相关数据尚无定论 [235-242]。一些研究人员注意到，白细胞清除可能只对某些人群有益，如儿童 [243,244]、心功能受损患者 [230,233,245-247] 和接受紧急CABG的患者。

药物保护策略。为了应对心脏手术后内源性反应的复杂性，已经设计了许多对CPB回路的修改，同样，人们也研究了许多药物干预措施。纵观与药物抗炎策略相关的数据，我们可以得出两个结论。首先，许多药物的一个共同特征是，尽管在实验中每种药物都可能显著降低感染的生化指标，但它们的临床效用一直受到质疑。大多数药物都没有经过大规模的、前瞻性的、双盲的随机试验，这些试验可以在一定程度上确定它们的疗效。其次，随着对心脏手术引发的炎症机制的了解越来越多，以及每个心脏手术患者对这些机制的独特反应，越来越清楚的是，没有一种单独的治疗方法对所有患者的所有情况都有效或适用。因此，未来的研究必须旨在确定最有益的抗炎策略组合，以便相应地制定治疗方案。

皮质类固醇。实验表明，皮质类固醇可降低多种促炎细胞因子和趋化因子的水平，降低补体水平，防止血栓素和前列腺素的产生，并抑制炎症细胞的激活，包括巨噬细胞和中性粒细胞 [249,250]。许多研究证明了皮质类固醇在CPB中的有效性。普遍认为，在分子水平上，皮质类固醇可以有效减少CPB的炎症反应。多项研究表明，皮质类固醇可以减少促炎细胞因子IL-6和IL-8[251-253]、补体水平 [254,255]、肿瘤坏死因子-α（tumor necrosis factor-α，TNF-α）[253,256-258]、细胞黏附分子 [258,259] 的释放和中性粒细胞的活化 [260-261]。同时，抗炎细胞因子IL-10已被证明随着皮质类固醇的使用而增加 [262-264]。

在临床疗效方面，有关使用皮质类固醇的数据很不一致。Dietzman及其同事报道了一些关于在人类CPB手术中使用皮质类固醇的首次观察性研究。他们确定类固醇可能导致血管收缩减少，从而改善肺和心脏功能[265-267]。这些积极的结果很快被另一项小型研究的发现所质疑，这项小型研究发现类固醇的使用会导致失血增加，心脏功能下降，以及术后机械通气的需求增加[268]。在那之后的30年里，发表了许多小型随机试验，但结果却相互矛盾[269-277]。

这些相互矛盾的临床发现引发了对心脏手术中使用类固醇是否合适的巨大争议[278,279]。支持者指出，有数据表明使用类固醇可以减少心律失常的发生[274]，改善了肺功能[273]。有限的数据表明类固醇也可以直接保护心肌免受缺血性损伤[280]。那些反对使用糖皮质激素的人认为，现有的数据不能充分证明任何临床显著的益处。由于缺乏已证实的益处，并且有证据表明皮质类固醇可能延长机械通气时间[272,281]，抑制T细胞功能[282]，降低葡萄糖耐量[273,275,282,283]，从而增加了伤口破裂和感染的风险[284,285,97]，潜在的风险是不合理的。

在回顾了现有的数据后，美国心脏病学会和美国心脏协会的一个联合工作组发布了指导方针，方针支持在CPB手术中"自由预防性使用"皮质类固醇——值得注意的是，糖尿病患者除外[5]。在缺乏更明确的数据的情况下，笔者得出了一个不同的结论。尽管大量证据强烈支持糖皮质激素在分子和细胞水平上有效改善CPB促炎反应的观点，但糖皮质激素导致临床显著益处的确凿证据不足。与此同时，关于皮质类固醇有害的证据也同样不足。在进行适当设计、大规模随机对照试验之前，扩大使用皮质类固醇似乎是没有必要的。

止血剂。几种药物被用来减少CPB相关的出血，以减轻输血相关的发病率。这些药物包括赖氨酸类似物氨甲环酸和ε-氨基己酸，它们通过抑制纤溶酶原转化为纤溶酶（负责分解纤维蛋白原的丝氨酸蛋白酶）来减少出血；去氨加压素是一种加压素类似物，可诱导内皮细胞相关怀布尔-帕拉德小体（Weibel-Palade body；也称W-P小体）内容物的释放，包括vWF和相关凝血因子Ⅷ，导致原发性止血作用增强[286-291]。多项荟萃分析表明，氨甲环酸和ε-氨基己酸在预防心脏手术患者围手术期出血和输血风险方面可能同样有效；去氨加压素似乎没有提供这些好处[292-294]。有关使用这些药物的临床结果的数据尚不充分，不足以就其使用提出结论性的建议。

重组因子Ⅶa，在没有组织因子的情况下激活血小板，激活因子Ⅸ和Ⅹ，从而增强凝血酶的生成，产生止血作用[295]，或者通过直接与损伤部位的组织因子相互作用来启动凝血酶的生成[296]，最近才被引入心脏外科。目前，这种药物主要被用作治疗无法控制的出血的最后手段，而不是常规治疗[297-302]。在严重凝血障碍的抢救情况下，还有几个其他的浓缩因子可用。

随着心脏手术患者变得越来越复杂和风险越来越高，有多种药物选择以减少出血的需求只会增长[303]。

抗氧化剂。活性氧的产生是心脏手术I/R反应的主要组成部分[304-306]。氧自由基主要由活化的中性粒细胞产生，可通过膜脂质过氧化和保护蛋白氧化发挥其有害作用。人体固有的抗氧化防御系统，包括α-生育酚（维生素E）和抗坏血酸（维生素C），对于防止自由基介导的损伤至关重要。事实上，研究表明，血浆维生素E水平与缺血性心脏病死亡率之间在流行病学上呈负相关关系[307]。CPB同时诱导活性氧和机体自身抗氧化防御机制的增加；然而，这些内源性产生的自由基清除剂可能无法完全补偿，[308]导致随后的组织损伤。因此，许多研究者试图确定外源性抗氧化剂在CPB中是否有益。

在动物模型中，补充维生素E和维生素C已被证明可以减少活性氧引起的分子损伤[309-312]；使用自由基清除剂超氧化物歧化酶（superoxide dismutase，SOD）和过氧化氢酶可明显改善再灌注后左心室功能的恢复；SOD和别嘌呤醇已被证明可显著减少可逆性冠状动脉分支闭塞后心肌坏死的范围[313]。在接受心脏手术的患者中也发现了抗氧化剂提供的同样的生化保护作用[314]；然而，在一些小型试验中，临床相关影响很小[312,315,316]或不存在[311]，甚至可能是有害的[317]。

心肌保护的替代方法

在本章前面，我们讨论了保护策略，这些策略的重点是直接保护心肌或改善CPB引起的炎症反应和I/R损伤。在下文中，我们将研究两种不容易归入这些类别的保护策略。

旁路CPB：非体外循环CABG（off-pump CABG，OPCAB）。不使用CPB的心肌血运重建并不是一个新概念。

事实上，在早期的心胸外科手术中，许多里程碑式的事件，包括第一例CABG，都是在没有辅助的情况下进行的。虽然这项技术在20世纪60年代末随着CPB和心脏停搏技术的兴起而失势，但随着新的稳定装置的发展和左前胸骨切开术（而不是正中胸骨切开术）的使用，使其在90年代初重新进入临床实践[318-320]，在很大程度上是因为 OPCAB 和微创直接 CABG 都提供了完全消除 CPB 相关发病率的理论优势。除了在进行吻合术时产生的局部心肌缺血持续时间较短外，流向搏动心脏的血流是不间断的，从而最大限度地减少了缺血性损伤。除了避免 CPB 的有害影响外，OPCAB 还有其他据称的优点，包括减少手术创伤、更快恢复和更短的住院时间。

许多研究试图比较 OPCAB 与标准 CABG（CABG 联合 CPB）的炎症反应。大多数是小规模和非随机的研究，但大多数研究表明，与标准 CABG 相比，OPCAB 与炎症标志物的降低有关。例如，使用 CPB 时，白细胞、中性粒细胞和单核细胞的活化程度更高[321]；补体水平（C3a 和 C5a）、TNF-α、IL-1、IL-6、IL-8 和 IL-10 均随 CPB 而增加[321-330]。在大多数研究中，一个重要的混淆因素是手术入路（即标准 CABG 的正中胸骨切开术与 OPCAB 的前外侧胸骨切开术）已被证明在细胞因子释放中发挥重要作用[327,328,331]；事实上，一些作者认为，替代手术方法可能比 CPB 对炎症反应有更大的影响[332]。此外，许多比较 OPCAB 和标准 CABG 的早期研究并没有纳入新药物和专门设计用于改善 CPB 效果的技术改进（如前所述）。例如，纳入正常体温、肝素结合回路、补体抑制剂和去除心脏切开术从 CPB 回路抽血的研究方案。产生的结果表明，手术创伤可能比 CPB 更能引起炎症[322,329,330,333]。在低风险患者中，炎症标志物的差异可能难以区分[329]。

关于 OPCAB 在减少炎症作用方面的最后一个考虑是，尽管可以避免整体心肌缺血，但局部心肌缺血仍在发生。当吻合完成并且血流恢复时，I/R 损伤的影响因素都是相同的。冠状动脉分流术保存局部心肌灌注可保留左室功能[334-336]，防止严重的血流动力学后果[337]，但是分流器防止 I/R 损伤的能力还没有得到充分的研究。因此，尽管 OPCAB 可以减轻缺血性心肌损伤[338,339]，但损伤并没有被消除[340]，I/R 损伤也没有被消除。随机开 / 关旁路（Randomized On/Off Bypass，ROOBY）试验是一项随机对照试验，比较了在标准 CABG 和 OPCAB[341]，共 2203 例患者被纳入研究。在早期死亡率方面没有观察到差异。然而，在 1 年时，OPCAB 的移植物通畅程度明显低于标准 CABG（82.5% vs 87.8%；$P < 0.01$）。此外，OPCAB 患者进行的移植手术更少。对这项试验持批评态度的人会指出，这项试验包括了外科住院医生参与的手术，意味着这项试验的学习曲线非常陡峭。无论如何，OPCAB 在有经验的患者和某些临床情况下（如瓷主动脉）仍然是一个可行的选择。然而，相对于标准 CABG 的优势仍有待确定。

心肌调理。随着 I/R 损伤分子机制的研究进入第 4 个十年，我们了解到适应性的、保护性的细胞机制的存在。目前的许多研究都是为了了解相关的关键受体、转导途径和分子介质，以便我们能够开发修改基因表达的方法，从而使细胞机制向保护性表型转变。心肌调理的现象被认为是对缺血性损伤提供最有力的保护。

预处理。1986 年，Murray 和他的同事报道了他们有些自相矛盾的发现：短暂的、非持续性的 I/R 周期实际上可以减少随后长时间 I/R 事件的影响[342]。这种现象被称为缺血预处理，不仅导致更小的梗死面积[342]，也能减少 I/R 诱发的心律失常[343]，改善缺血后收缩功能恢复[344]，减少心室重塑[345]，并提高了生存率。后来的研究表明，预处理提供的保护分为两个阶段：早期保护在预处理事件发生后几分钟内开始并持续数小时（称为经典或早期预处理）[346]；后期保护在预处理方案后约 24 h 开始并持续长达 3 ～ 4 天（延迟预处理）[347,348]。

自从 Murray 最初用犬模型描述后，IPC 的有益作用已经在多个物种的实验中得到证实[349-354]，包括人类试验[355-358]。除了心肌缺血，其他生理和药理学刺激也被证明会触发预处理，包括远端缺血[359]、快速心房起搏[360]、热休克[347]、腺苷[361]、阿片类药物[362]、挥发性麻醉剂[363,364]、内毒素[365]，还有很多其他因素。广泛的研究极大地促进了我们对 IPC 和 I/R 分子机制的理解[366]。

不幸的是，将这些有希望的实验室发现转化为临床治疗的努力被证明是令人失望的，正如美国国家心肺血液研究所的一个工作小组最近强调的那样[367]。将我们对预处理现象的基础科学理解成果转化为临床实践的困难之一是，缺血事件的发生（如在急性冠脉综合征的情况下）往往是不可预测的。尽管某些高风险患者可能有一天会从药物策略中获益，目的是尽早利用延迟预处理的保护能力，但早期以预处理为重点的策略将不太适用于这些不可预见的事件。另一方面，心脏手术和移植是 I/R 事件性质和时间可预测和可控的两个例子，因此外科 I/R 非常适合于利用早期预处理提供的抗损伤策略[355,356,368,369]。

不幸的是，尽管有丰富的实验室数据支持，但在临床环境中对人类的研究结果却喜忧参半[370-372]。事实上，一项大型随机试验比较了心脏手术前的远端缺血预处理（remote ischemic preconditioning，RIPC）[随机开/关旁路（Randomized On/Off Bypass，ROOBY）试验] 和对照组，发现两组之间的结果没有差异[373]。此外，最近对 RIPC 的荟萃分析发现，这种技术对接受心脏手术的患者的发病率或死亡率没有益处[374]。因此，在当代的实践中，这种技术基本上被抛弃了。

后处理。改良再灌注的有益作用已为人所知[375,376]，并在临床环境中得到了证实[377]。2003 年，埃默里大学的 Zhao、Vinten-Johansen 及其同事发表了第 1 篇描述控制性再灌注变化的研究，他们将其命名为后处理[378]。使用开胸犬模型，他们证明在冠状动脉回流开始时，通过重复的方式短暂中断再灌注，心肌梗死面积大大缩小。这些有趣的发现已经在其他动物模型中复现，其保护程度可与预处理相媲美[379,380]。除了减少梗死面积外，对危及生命的心律失常也有保护作用[381]。

尽管后处理保护的机制尚未明确，但可能包括减轻活性氧引起的损伤[378]，预防心肌细胞过度收缩[296]，减少缺血引起的肿胀[382]，以及各种“细胞存活”途径的激活和“串扰”[380,383,384]。一些与预处理有关的关键介质已在后处理协议中进行了研究。除了局部缺血，麻醉剂[385]、腺苷[386,387]、缓激肽[388]、胰岛素[389]在再灌注前或再灌注时立即给予是有保护作用的。重要的效应因子包括线粒体三磷酸腺苷调节钾（K_{ATP}）通道[380]、线粒体通透性转换孔[390]和磷酸肌醇 3- 激酶 -akt[385,387,391]。

尽管仍处于起步阶段，但由于其潜在的治疗效果，后处理这一领域具有巨大的吸引力[378]。如前所述，在临床环境中应用预处理策略的最大困难之一是缺血事件经常是不可预测的。相比之下，在后处理中，任何建议的干预都是在再灌注时进行的，其方式和时间由医生控制。此外，在计划 I/R 的情况下（如 CABG 或器官移植），预处理和后处理策略的组合可能产生优于单独疗法的保护[380]。

参考文献

1. Gibbon JH Jr. Application of a mechanical heart and lung apparatus to cardiac surgery. *Minn Med.* 1954;37:171–185.
2. Gibbon JH Jr. The development of the heart-lung apparatus. *Am J Surg.* 1978;135:608–619.
3. Miller BJ, Gibbon JH, Fineberg C. An improved mechanical heart and lung apparatus: Its use during open cardiotomy in experimental animals. *Med Clin North Am.* 1953;1:1603–1624.
4. Edmunds LH. Cardiopulmonary bypass after 50 years. *N Engl J Med.* 2004;351:1603–1606.
5. Eagle KA, Guyton RA, Davidoff R, et al. ACC/AHA 2004 guideline update for coronary artery bypass graft surgery: A report of the American College of Cardiology/American Heart Association Task Force on Practice Guidelines (Committee to update the 1999 guidelines for coronary artery bypass graft surgery). *Circulation.* 2004;110:e340–e437.
6. Gaillard D, Bical O, Paumier D, et al. A review of myocardial normothermia: Its theoretical basis and the potential clinical benefits in cardiac surgery. *Cardiovasc Surg.* 2000;8:198–203.
7. Aldea GS. Invited commentary. *Ann Thorac Surg.* 2005;79:2038–2039.
8. Evidence-Based Medicine Working Group. Evidence-based medicine: A new approach to teaching the practice of medicine. *JAMA.* 1992;268:2420–2425.
9. Tobler HG, Sethi GK, Grover FL, et al. Variations in processes and structures of cardiac surgery practice. *Med Care.* 1995;33(10 Suppl):OS43–OS58.
10. Karthik S, Grayson AD, Oo AY, et al. A survey of current myocardial protection practices during coronary artery bypass grafting. *Ann R Coll Surg Engl.* 2004;86:413–415.
11. Bartels C, Gerdes A, Babin-Ebell J, et al. Cardiopulmonary bypass: Evidence or experience based? *J Thorac Cardiovasc Surg.* 2002;124:20–27.
12. Dawson JT, Hall RJ, Hallman GL, et al. Mortality in patients undergoing coronary artery bypass surgery after myocardial infarction. *Am J Cardiol.* 1974;33:483–486.
13. Hill JD, Kerth WJ, Kelly JJ, et al. Emergency aortocoronary bypass for impending or extending myocardial infarction. *Circulation.* 1971;43(5):I105–I110. Suppl.
14. Sustaita H, Chatterjee K, Matloff JM, et al. Emergency bypass surgery in impending and complicated acute myocardial infarction. *Arch Surg.* 1972;105:30–35.
15. Every NR, Maynard C, Cochran RP, et al. Characteristics, management, and outcome of patients with acute myocardial infarction treated with bypass surgery. Myocardial infarction triage and intervention investigators. *Circulation.* 1996;94(9):II81–II186. Suppl.
16. Guyton RA, Arcidi JM Jr, Langford DA, et al. Emergency coronary bypass for cardiogenic shock. *Circulation.* 1987;76(5):V22–V27. Pt 2.
17. Gersh BJ, Chesebro JH, Braunwald E, et al. Coronary artery bypass graft surgery after thrombolytic therapy in the Thrombolysis in Myocardial Infarction Trial, Phase II (TIMI II). *J Am Coll Cardiol.* 1995;25:395–402.
18. Magovern JA, Sakert T, Magovern GJ, et al. A model that predicts morbidity and mortality after coronary artery bypass graft surgery. *J Am Coll Cardiol.* 1996;28:1147–1153.
19. Hochman JS, Sleeper LA, Webb JG, et al. Early revascularization in acute myocardial infarction complicated by cardiogenic shock. SHOCK Investigators. Should we emergently revascularize occluded coronaries for cardiogenic shock? *N Engl J Med.* 1999;341:625–634.
20. Kaul TK, Fields BL, Riggins SL, et al. Coronary artery bypass grafting within 30 days of an acute myocardial infarction. *Ann Thorac Surg.* 1995;59:1169–1176.
21. Zaroff JG, diTommaso DG, Barron HV. A risk model derived from the National Registry of Myocardial Infarction 2 database for predicting mortality after coronary artery bypass grafting during acute myocardial infarction. *Am J Cardiol.* 2002;90:1–4.
22. Boden WE, O'Rourke RA, Crawford MH, et al. Outcomes in patients with acute non-Q-wave myocardial infarction randomly assigned to an invasive as compared with a conservative management strategy. Veterans Affairs Non-Q-Wave Infarction Strategies in Hospital (VANQWISH) Trial Investigators. *N Engl J Med.* 1998;338:1785–1792.
23. Tu JV, Sykora K, Naylor CD. Assessing the outcomes of coronary artery bypass graft surgery: How many risk factors are enough? Steering Committee of the Cardiac Care Network of Ontario. *J Am Coll Cardiol.* 1997;30:1317–1323.
24. Braxton JH, Hammond GL, Letsou GV, et al. Optimal timing of coronary artery bypass graft surgery after acute myocardial infarction. *Circulation.* 1995;92(9):II66–II68 Suppl.
25. Lee DC, Oz MC, Weinberg AD, et al. Optimal timing of revascularization: Transmural versus nontransmural acute myocardial infarction. *Ann Thorac Surg.* 2001;71:1197–1202; discussion 1202-1204.
26. Lee DC, Oz MC, Weinberg AD, et al. Appropriate timing of surgical intervention after transmural acute myocardial infarction. *J Thorac Cardiovasc Surg.* 2003;125:115–119. discussion 119-120.
27. Tuman KJ, Roizen MF. Outcome assessment and pulmonary artery catheterization: Why does the debate continue? *Anesth Analg.* 1997;84:1–4.
28. Dalen JE. PA catheter-guided therapy does not benefit critically ill patients. *Am J Med.* 2005;118:449–451.
29. Gore JM, Goldberg RJ, Spodick DH, et al. A community-wide assessment of the use of pulmonary artery catheters in patients with acute myocardial infarction. *Chest.* 1987;92:721–727.
30. Zion MM, Balkin J, Rosenmann D, et al. Use of pulmonary artery catheters in patients with acute myocardial infarction: Analysis of experience in 5,841 patients in the SPRINT Registry. *SPRINT Study Group Chest.* 1990;98:1331–1335.
31. Tuman KJ, McCarthy RJ, Spiess BD, et al. Effect of pulmonary artery catheterization on outcome in patients undergoing coronary artery surgery. *Anesthesiology.* 1989;70:199–206.
32. Pearson KS, Gomez MN, Moyers JR, et al. A cost/benefit analysis of randomized invasive monitoring for patients undergoing cardiac surgery. *Anesth Analg.* 1989;69:336-341.
33. Connors AF Jr, Speroff T, Dawson NV, et al. The effectiveness of right heart catheterization in the initial care of critically ill patients. SUPPORT Investigators. *JAMA.* 1996;276:889–897.
34. Dalen JE, Bone RC. Is it time to pull the pulmonary artery catheter? *JAMA.* 1996;276:916–918.
35. Kaplan JA, Wells PH. Early diagnosis of myocardial ischemia using the pulmonary arterial catheter. *Anesth Analg.* 1981;60:789-793.
36. Sanchez R, Wee M. Perioperative myocardial ischemia: Early diagnosis using the pulmonary artery catheter. *J Cardiothorac Vasc Anesth.* 1991;5:604–607.
37. Chaney MA. PRO: Transesophageal echocardiography should be routinely used in all patients undergoing cardiac surgery. *Society of Cardiovascular Anesthesiologists Newsletter;* 2000.
38. Bergquist BD, Bellows WH, Leung JM. Transesophageal echocardiography in myocardial revascularization: II. Influence on intraoperative decision making. *Anesth Analg.* 1996;82:1139–1145.
39. Savage RM, Lytle BW, Aronson S, et al. Intraoperative echocardiography is indicated in high-risk coronary artery bypass grafting. *Ann Thorac Surg.* 1997;64:368–373. discussion 373-374.
40. Mishra M, Chauhan R, Sharma KK, et al. Real-time intraoperative transesophageal echocardiography: How useful? Experience of 5,016 cases. *J Cardiothorac Vasc Anesth.* 1998;12:625–632.
41. Bergquist BD, Leung JM, Bellows WH. Transesophageal echocardiography in myocardial revascularization: I. Accuracy of intraoperative real-time interpretation. *Anesth Analg.* 1996;82:1132–1138.
42. Fee M. CON: Transesophageal echocardiography should be routinely used in all patients undergoing cardiac surgery. *Society of Cardiovascular Anesthesiologists Newsletter;* 2000.
43. Weinger MB, Herndon OW, Gaba DM. The effect of electronic record keeping and transesophageal echocardiography on task distribution, workload, and vigilance during cardiac anesthesia. *Anesthesiology.* 1997;87:144–155. discussion 29A-30A.
44. Hall RI. Anaesthesia for coronary artery surgery: A plea for a goal-directed approach. *Can J Anaesth.* 1993;40:1178–1194.
45. Kneeshaw JD, Arrowsmith JE. Anesthetic techniques. In: Gardner TJ, Spray TL, eds. *Operative Cardiac Surgery,* ed 5. London: Arnold; 2004:3–14.
46. Riess ML, Stowe DF, Warltier DC. Cardiac pharmacological preconditioning with volatile anesthetics: From bench to bedside? *Am J Physiol Heart Circ Physiol.* 2004;286:H1603–H1607.
47. Weber NC, Preckel B, Schlack W. The effect of anaesthetics on the myocardium: New insights into myocardial protection. *Eur J Anaesthesiol.* 2005;22:647–657.
48. Oransky I. Wilfred Gordon Bigelow. *Lancet.* 2005;365:1616.
49. Bigelow WG, Lindsay WK, Greenwood WF. Hypothermia: Its possible role in cardiac surgery: An investigation of factors governing survival in dogs at low body temperatures *Ann Surg.* 1950;132:849–866.
50. Bigelow WG. Application of hypothermia to cardiac surgery. *Minn Med.* 1954;37:181–185.
51. Bigelow WG, Mustard WT, Evans JG. Some physiologic concepts of hypothermia and their applications to cardiac surgery. *J Thorac Surg.* 1954;28:463–480.
52. Shumway NE, Lower RR, Stofer RC. Selective hypothermia of the heart in anoxic cardiac arrest. *Surg Gynecol Obstet.* 1959;109:750–754.
53. Griepp RB, Stinson EB, Shumway NE. Profound local hypothermia for myocardial protection during open-heart surgery. *J Thorac Cardiovasc Surg.* 1973;66:731–741.
54. Sealy WC. Hypothermia: Its possible role in cardiac surgery. *Ann Thorac Surg.* 1989;47:788–791.
55. Conte JV. Heart preservation. In: Franco KL, Verrier ED, eds. *Advanced Therapy in Cardiac Surgery,* ed 2. BC Decker: Hamilton, ON, Canada; 2003:560–569.
56. Lichtenstein SV, Ashe KA, el Dalati H, et al. Warm heart surgery. *J Thorac Cardiovasc Surg.* 1991;101:269–274.
57. Salerno TA, Houck JP, Barrozo CA, et al. Retrograde continuous warm blood cardioplegia: A new concept in myocardial protection. *Ann Thorac Surg.* 1991;51:245–247.
58. Randomised trial of normothermic versus hypothermic coronary bypass surgery. The Warm Heart Investigators. *Lancet.* 1994;343:559–563.
59. Magovern GJ Jr, Flaherty JT, Gott VL, et al. Failure of blood cardioplegia to protect myocardium at lower temperatures. *Circulation.* 1982;66(2):I60–I67. Pt 2.
60. Bufkin BL, Mellitt RJ, Gott JP, et al. Aerobic blood cardioplegia for revascularization of acute infarct: Effects of delivery temperature. *Ann Thorac Surg.* 1994;58:953–960.
61. Hayashida N, Weisel RD, Shirai T, et al. Tepid antegrade and retrograde cardioplegia. *Ann Thorac Surg.* 1995;59:723–729.
62. Kaukoranta P, Lepojarvi M, Nissinen J, et al. Normothermic versus mild hypothermic retrograde blood cardioplegia: A prospective, randomized study. *Ann Thorac Surg.* 1995;60:1087–1093.
63. Arom KV, Emery RW, Northrup WF 3rd. Warm heart surgery: A prospective comparison between normothermic and tepid temperature. *J Card Surg.* 1995;10:221–226.
64. Fiore AC, Swartz MT, Nevett R, et al. Intermittent antegrade tepid versus cold blood cardioplegia in elective myocardial revascularization. *Ann Thorac Surg.* 1998;65:1559–1564. discussion 1564-1565.

65. Luciani N, Martinelli L, Gaudino M, et al. Tepid systemic perfusion and intermittent isothermic blood cardioplegia in coronary surgery. *J Cardiovasc Surg (Torino)*. 1998;39:599–607.
66. Elwatidy AM, Fadalah MA, Bukhari EA, et al. Antegrade crystalloid cardioplegia vs antegrade/retrograde cold and tepid blood cardioplegia in CABG. *Ann Thorac Surg*. 1999;68:447–453.
67. De Paulis R, Penta De Peppo A, Colagrande L, et al. Troponin I release after CABG surgery using two different strategies of myocardial protection and systemic perfusion. *J Cardiovasc Surg (Torino)*. 2002;43:153–159.
68. Falcoz PE, Kaili D, Chocron S, et al. Warm and tepid cardioplegia: Do they provide equal myocardial protection? *Ann Thorac Surg*. 2002;74:2156–2160. discussion 2160.
69. Tan TE, Ahmed S, Paterson HS. Intermittent tepid blood cardioplegia improves clinical outcome. *Asian Cardiovasc Thorac Ann*. 2003;11:116–121.
70. Khuri SF. *pH-guided Myocardial Management: Evolution and Clinical Application*. Ann Arbor, MI: Terumo Cardiovascular Systems Corporation; 2003.
71. Koop A, Piper HM. Protection of energy status of hypoxic cardiomyocytes by mild acidosis. *J Mol Cell Cardiol*. 1992;24:55–65.
72. Nayler WG, Ferrari R, Poole-Wilson PA, et al. A protective effect of a mild acidosis on hypoxic heart muscle. *J Mol Cell Cardiol*. 1979;11:1053–1071.
73. Webster KA, Discher DJ, Kaiser S, et al. Hypoxia-activated apoptosis of cardiac myocytes requires reoxygenation or a pH shift and is independent of p53. *J Clin Invest*. 1999;104:239–252.
74. Thatte HS, Rhee JH, Zagarins SE, et al. Acidosis-induced apoptosis in human and porcine heart. *Ann Thorac Surg*. 2004;77:1376–1383.
75. Khuri SF, Healey NA, Hossain M, et al. Intraoperative regional myocardial acidosis and reduction in long-term survival after cardiac surgery. *J Thorac Cardiovasc Surg*. 2005;129:372–381.
76. Kumbhani DJ, Healey NA, Birjiniuk V, et al. Intraoperative regional myocardial acidosis predicts the need for inotropic support in cardiac surgery. *Am J Surg*. 2004;188:474–480.
77. Graffigna AC, Nollo G, Pederzolli C, et al. Continuous monitoring of myocardial acid-base status during intermittent warm blood cardioplegia. *Eur J Cardiothorac Surg*. 2002;21:995–1001.
78. Walters FJ, Wilson GJ, Steward DJ, et al. Intramyocardial pH as an index of myocardial metabolism during cardiac surgery. *J Thorac Cardiovasc Surg*. 1979;78:319–330.
79. Trowbridge CC, Vasquez M, Stammers AH, et al. The effects of continuous blood gas monitoring during cardiopulmonary bypass: A prospective, randomized study—Part II. *J Extra Corpor Technol*. 2000;32:129–137.
80. Kumbhani DJ, Healey NA, Biswas KS, et al. Adverse 30-day outcomes after cardiac surgery: Predictive role of intraoperative myocardial acidosis. *Ann Thorac Surg*. 2005;80:1751–1757.
81. Kannel WB, McGee DL. Diabetes and cardiovascular risk factors: The Framingham study. *Circulation*. 1979;59:8–13.
82. Salomon NW, Page US, Okies JE, et al. Diabetes mellitus and coronary artery bypass: Short-term risk and long-term prognosis. *J Thorac Cardiovasc Surg*. 1983;85:264–271.
83. Morris JJ, Smith LR, Jones RH, et al. Influence of diabetes and mammary artery grafting on survival after coronary bypass. *Circulation*. 1991;84(5):III275–III284. Suppl.
84. Weintraub WS, Wenger NK, Jones EL, et al. Changing clinical characteristics of coronary surgery patients: Differences between men and women. *Circulation*. 1993;88(5):II79–II86. Pt 2.
85. Szabo Z, Hakanson E, Svedjeholm R. Early postoperative outcome and medium-term survival in 540 diabetic and 2239 nondiabetic patients undergoing coronary artery bypass grafting. *Ann Thorac Surg*. 2002;74:712–719.
86. Carson JL, Scholz PM, Chen AY, et al. Diabetes mellitus increases short-term mortality and morbidity in patients undergoing coronary artery bypass graft surgery. *J Am Coll Cardiol*. 2002;40:418–423.
87. Garcia MJ, McNamara PM, Gordon T, et al. Morbidity and mortality in diabetics in the Framingham population: Sixteen year follow-up study. *Diabetes*. 1974;23:105–111.
88. Lawrie GM, Morris GC Jr, Glaeser DH. Influence of diabetes mellitus on the results of coronary bypass surgery: Follow-up of 212 diabetic patients ten to 15 years after surgery. *JAMA*. 1986;256:2967–2971.
89. Adler DS, Goldman L, O'Neil A, et al. Long-term survival of more than 2,000 patients after coronary artery bypass grafting. *Am J Cardiol*. 1986;58:195–202.
90. Thourani VH, Weintraub WS, Stein B, et al. Influence of diabetes mellitus on early and late outcome after coronary artery bypass grafting. *Ann Thorac Surg*. 1999;67:1045–1052.
91. Cosgrove DM, Loop FD, Lytle BW, et al. Determinants of 10-year survival after primary myocardial revascularization. *Ann Surg*. 1985;202:480–490.
92. Kersten JR, Montgomery MW, Ghassemi T, et al. Diabetes and hyperglycemia impair activation of mitochondrial KATP channels. *Am J Physiol Heart Circ Physiol*. 2001;280:H1744–H1750.
93. Kehl F, Krolikowski JG, Mraovic B, et al. Hyperglycemia prevents isoflurane-induced preconditioning against myocardial infarction. *Anesthesiology*. 2002;96:183–188.
94. Murkin JM. Pro: Tight intraoperative glucose control improves outcome in cardiovascular surgery. *J Cardiothorac Vasc Anesth*. 2000;14:475–478.
95. Jacoby RM, Nesto RW. Acute myocardial infarction in the diabetic patient: Pathophysiology, clinical course and prognosis. *J Am Coll Cardiol*. 1992;20:736–744.
96. Chaney MA, Nikolov MP, Blakeman BP, et al. Attempting to maintain normoglycemia during cardiopulmonary bypass with insulin may initiate postoperative hypoglycemia. *Anesth Analg*. 1999;89:1091–1095.
97. Zerr KJ, Furnary AP, Grunkemeier GL, et al. Glucose control lowers the risk of wound infection in diabetics after open heart operations. *Ann Thorac Surg*. 1997;63:356–361.
98. Furnary AP, Zerr KJ, Grunkemeier GL, et al. Continuous intravenous insulin infusion reduces the incidence of deep sternal wound infection in diabetic patients after cardiac surgical procedures. *Ann Thorac Surg*. 1999;67:352–360. discussion 360-362.
99. Furnary AP, Gao G, Grunkemeier GL, et al. Continuous insulin infusion reduces mortality in patients with diabetes undergoing coronary artery bypass grafting. *J Thorac Cardiovasc Surg*. 2003;125:1007–1021.
100. Lorenz RA, Lorenz RM, Codd JE. Perioperative blood glucose control during adult coronary artery bypass surgery. *AORN J*. 2005;81:126–144. 147-150. quiz 151-154.
101. van den Berghe G, Wouters P, Weekers F, et al. Intensive insulin therapy in the critically ill patients. *N Engl J Med*. 2001;345:1359–1367.
102. Consensus conference. Fresh frozen plasma: Indications and risks. *JAMA*. 1985;253:551–553.
103. Consensus conference. Platelet transfusion therapy. *JAMA*. 1987;257:1777–1780.
104. Consensus conference. Perioperative red blood cell transfusion. *JAMA*. 1988;260:2700–2703.
105. Spiess BD. Transfusion and outcome in heart surgery. *Ann Thorac Surg*. 2002;74:986–987.
106. Ovrum E, Am Holen E, Tangen G. Consistent non-pharmacologic blood conservation in primary and reoperative coronary artery bypass grafting. *Eur J Cardiothorac Surg*. 1995;9:30–35.
107. Stover EP, Siegel LC, Parks R, et al. Variability in transfusion practice for coronary artery bypass surgery persists despite national consensus guidelines: A 24-institution study. Institutions of the Multicenter Study of Perioperative Ischemia Research Group. *Anesthesiology*. 1998;88:327–333.
108. Stover EP, Siegel LC, Body SC, et al. Institutional variability in red blood cell conservation practices for coronary artery bypass graft surgery. *J Cardiothorac Vasc Anesth*. 2000;14:171–176.
109. Hasley PB, Lave JR, Hanusa BH, et al. Variation in the use of red blood cell transfusions: A study of four common medical and surgical conditions. *Med Care*. 1995;33:1145–1160.
110. Hebert PC, Wells G, Martin C, et al. A Canadian survey of transfusion practices in critically ill patients. Transfusion Requirements in Critical Care Investigators and the Canadian Critical Care Trials Group. *Crit Care Med*. 1998;26:482–487.
111. LaPar DJ, Hawkins RB, McMurry TL, et al. Preoperative anemia versus blood transfusion: Which is the culprit for worse outcomes in cardiac surgery? *J Thorac Cardiovasc Surg*. 2018;156(1) 66. e2-74.e2.
112. Jan KM, Chien S. Effect of hematocrit variations on coronary hemodynamics and oxygen utilization. *Am J Physiol*. 1977;233:H106–H113.
113. Rao SV, Jollis JG, Harrington RA, et al. Relationship of blood transfusion and clinical outcomes in patients with acute coronary syndromes. *JAMA*. 2004;292:1555–1562.
114. Hebert PC, Wells G, Blajchman MA, et al. A multicenter, randomized, controlled clinical trial of transfusion requirements in critical care. Transfusion Requirements in Critical Care Investigators, Canadian Critical Care Trials Group. *N Engl J Med*. 1999;340:409–417.
115. Engoren MC, Habib RH, Zacharias A, et al. Effect of blood transfusion on long-term survival after cardiac operation. *Ann Thorac Surg*. 2002;74:1180–1186.
116. Cosgrove DM, Loop FD, Lytle BW, et al. Determinants of blood utilization during myocardial revascularization. *Ann Thorac Surg*. 1985;40:380–384.
117. Spiess BD, Ley C, Body SC, et al. Hematocrit value on intensive care unit entry influences the frequency of Q-wave myocardial infarction after coronary artery bypass grafting. The Institutions of the Multicenter Study of Perioperative Ischemia (McSPI) Research Group. *J Thorac Cardiovasc Surg*. 1998;116:460–467.
118. Klass O, Mehlhorn U, Zilkens K, et al. Impact of hematocrit value after coronary artery surgery on perioperative myocardial infarction rate. *Thorac Cardiovasc Surg*. 2002;50:259–265.
119. Habib RH, Zacharias A, Schwann TA, et al. Adverse effects of low hematocrit during cardiopulmonary bypass in the adult: Should current practice be changed? *J Thorac Cardiovasc Surg*. 2003;125:1438–1450.
120. DeFoe GR, Ross CS, Olmstead EM, et al. Lowest hematocrit on bypass and adverse outcomes associated with coronary artery bypass grafting. Northern New England Cardiovascular Disease Study Group. *Ann Thorac Surg*. 2001;71:769–776.
121. Fransen E, Maessen J, Dentener M, et al. Impact of blood transfusions on inflammatory mediator release in patients undergoing cardiac surgery. *Chest*. 1999;116:1233–1239.
122. Zallen G, Moore EE, Ciesla DJ, et al. Stored red blood cells selectively activate human neutrophils to release IL-8 and secretory PLA2. *Shock*. 2000;13:29–33.
123. Blumberg N, Triulzi DJ, Heal JM. Transfusion-induced immunomodulation and its clinical consequences. *Transfus Med Rev*. 1990;4(4):24–35. Suppl 1.
124. Triulzi DJ, Vanek K, Ryan DH, Blumberg N. A clinical and immunologic study of blood transfusion and postoperative bacterial infection in spinal surgery. *Transfusion*. 1992;32:517–524.
125. Goodnough LT. Risks of blood transfusion. *Anesthesiol Clin North Am*. 2005;23:241–252.
126. Dellinger EP, Anaya DA. Infectious and immunologic consequences of blood transfusion. *Crit Care*. 2004;8(Suppl 2):S18–S23.
127. Blumberg N: Deleterious clinical effects of transfusion immunomodulation: Proven beyond a reasonable doubt. *Transfusion*. 2005;45(2 Suppl):33S-39S; discussion 39S-40S.
128. Hebert PC, Fergusson D, Blajchman MA, et al. Clinical outcomes following institution of the Canadian universal leukoreduction program for red blood cell transfusions. *JAMA*. 2003;289:1941–1949.
129. Sharma AD, Slaughter TF, Clements FM, et al. Association of leukocyte-depleted blood transfusions with infectious complications after cardiac surgery. *Surg Infect (Larchmt)*. 2002;3:127–133.
130. Furnary AP, YingXing Gately HL, et al. Pre-storage leukoreduction of transfused packed red blood cells improves mid-term survival following cardiac surgery. In: *85th Annual Meeting of the American Association for Thoracic Surgery*: 2005. San Francisco.
131. Nugent W. Collaborative practice: A personal journey. *Ann Thorac Surg*. 2001;71:765.
132. Spiess BD. Blood transfusion for cardiopulmonary bypass: The need to answer a basic question. *J Cardiothorac Vasc Anesth*. 2002;16:535–538.
133. Rosenfeldt FL. Myocardial preservation 1987: What is the state of the art? *Aust N Z J Surg*. 1987;57:349–353.
134. Melrose DG, Dreyer B, Bentall HH, et al. Elective cardiac arrest. *Lancet*. 1955;269:21–22.
135. Baker JB, Bentall HH, Dreyer B, et al. Arrest of isolated heart with potassium citrate. *Lancet*. 1957;273:555–559.
136. Helmsworth JA, Kaplan S, Clark LC Jr, et al. Myocardial injury associated with asystole induced with potassium citrate. *Ann Surg*. 1959;149:200–206.
137. Bretschneider HJ. Survival time and recuperative time of the heart in normothermia and hypothermia [in German]. *Verh Dtsch Ges Kreislaufforsch*. 1964;30:11–34.
138. Reidemeister JC, Heberer G, Bretschneider HJ. Induced cardiac arrest by sodium and calcium depletion and application of procaine. *Int Surg*. 1967;47:535–540.
139. Kirsch U, Rodewald G, Kalmar P. Induced ischemic arrest. *Clinical experience with cardioplegia in open-heart surgery J Thorac Cardiovasc Surg*. 1972;63:121–130.
140. Hearse DJ, Stewart DA, Braimbridge MV. Cellular protection during myocardial ischemia: The development and characterization of a procedure for the induction of reversible ischemic arrest. *Circulation*. 1976;54:193–202.
141. Gay WA Jr, Ebert PA. Functional, metabolic, and morphologic effects of potassium-induced cardioplegia. *Surgery*. 1973;74:284–290.
142. Todd GJ, Tyers GF. Potassium-induced arrest of the heart: Effect of low potassium concentration. *Surg Forum*. 1975;26:255–256.
143. Tyers GF, Manley NJ, Williams EH, et al. Preliminary clinical experience with isotonic hypothermic potassium-induced arrest. *J Thorac Cardiovasc Surg*. 1977;74:674–681.
144. Roe BB, Hutchinson JC, Fishman NH, et al. Myocardial protection with cold, ischemic, potassium-induced cardioplegia. *J Thorac Cardiovasc Surg*. 1977;73:366–374.
145. Bleese N, Doring V, Kalmar P, et al. Clinical application of cardioplegia in aortic cross-clamping periods longer than 150 minutes. *Thorac Cardiovasc Surg*. 1979;27:390–392.
146. Guyton RA, Dorsey LM, Craver JM, et al. Improved myocardial recovery after cardioplegic arrest with an oxygenated crystalloid solution. *J Thorac Cardiovasc Surg*. 1985;89:877–887.
147. Barner HB, Laks H, Codd JE, et al. Cold blood as the vehicle for potassium cardioplegia. *Ann Thorac Surg*. 1979;28:509–521.
148. Follette DM, Fey KH, Steed DL, et al. Reducing reperfusion injury with hypocalcemic, hyperkalemic, alkalotic blood during reoxygenation. *Surg Forum*. 1978;29:284–286.
149. Buckberg GD, Dyson CW, Emerson RC. Techniques for administering blood cardioplegia. In: Engelman RM, Levitsky S, eds. *Textbook of Clinical Cardioplegia*. Mount Kisco, NY: Futura; 1982:305–316.
150. Laks H, Barner HB, Kaiser G. Cold blood cardioplegia. *J Thorac Cardiovasc Surg*. 1979;77:319–322.
151. Fremes SE, Christakis GT, Weisel RD, et al. A clinical trial of blood and crystalloid cardioplegia. *J Thorac Cardiovasc Surg*. 1984;88(5):726–741. Pt 1.
152. Codd JE, Barner HB, Pennington DG, et al. Intraoperative myocardial protection: A comparison of blood and asanguineous cardioplegia. *Ann Thorac Surg*. 1985;39:125–133.
153. Tomasco B, Cappiello A, Fiorilli R, et al. Surgical revascularization for acute coronary insufficiency: Analysis of risk factors for hospital mortality. *Ann Thorac Surg*. 1997;64:678–683.
154. Ibrahim MF, Venn GE, Young CP, et al. A clinical comparative study between crystalloid and blood-based St Thomas' hospital cardioplegic solution. *Eur J Cardiothorac Surg*. 1999;15:75–83.
155. Flack JE 3rd, Cook JR, May SJ, et al. Does cardioplegia type affect outcome and survival in patients with advanced left ventricular dysfunction? Results from the CABG Patch Trial. *Circulation*. 2000;102(19):III84–III89. Suppl 3.
156. Robinson LA, Schwarz GD, Goddard DB, et al. Myocardial protection for acquired heart disease surgery: Results of a national survey. *Ann Thorac Surg*. 1995;59:361–372.
157. Mick SL, Robich MP, Houghtaling PL, et al. del Nido versus Buckberg cardioplegia in adult isolated valve surgery. *J Thorac Cardiovasc Surg*. 2015;149(2):626–634. discussion 634-626.
158. Ad N, Holmes SD, Massimiano PS, et al. The use of del Nido cardioplegia in adult cardiac surgery: A prospective randomized trial. *J Thorac Cardiovasc Surg*. 2018;155(3):1011–1018.
159. Yerebakan H, Sorabella RA, Najjar M, et al. Del Nido cardioplegia can be safely administered in high-risk coronary artery bypass grafting surgery after acute myocardial infarction: A propensity matched comparison. *J Cardiothorac Surg*. 2014;9:141.
160. Timek T, Willekes C, Hulme O, et al. Propensity matched analysis of del Nido cardioplegia in adult coronary artery bypass grafting: Initial experience with 100 consecutive patients. *Ann Thorac Surg*. 2016;101(6):2237–2241.
161. Sorabella RA, Akashi H, Yerebakan H, et al. Myocardial protection using del Nido cardioplegia solution in adult reoperative aortic valve surgery. *J Card Surg*. 2014;29(4):445–449.
162. Najjar M, George I, Akashi H, et al. Feasibility and safety of continuous retrograde administration of del Nido cardioplegia: A case series. *J Cardiothorac Surg*. 2015;10:176.
163. Christakis GT, Lichtenstein SV, Buth KJ, et al. The influence of risk on the results of warm heart surgery: A substudy of a randomized trial. *Eur J Cardiothorac Surg*. 1997;11:515–520.
164. Gundry SR, Kirsh MM. A comparison of retrograde cardioplegia versus antegrade cardioplegia in the presence of coronary artery obstruction. *Ann Thorac Surg*. 1984;38:124–127.
165. Partington MT, Acar C, Buckberg GD, et al. Studies of retrograde cardioplegia: I. Capillary blood flow distribution to myocardium supplied by open and occluded arteries. *J Thorac Cardiovasc Surg*. 1989;97:605–612.
166. Partington MT, Acar C, Buckberg GD, Julia PL. Studies of retrograde cardioplegia. II. Advantages of antegrade/retrograde cardioplegia to optimize distribution in jeopardized myocardium. *J Thorac Cardiovasc Surg*. 1989;97:613–622.
167. Aldea GS, Hou D, Fonger JD, et al. Inhomogeneous and complementary antegrade and retrograde delivery of cardioplegic solution in the absence of coronary artery obstruction. *J Thorac Cardiovasc Surg*. 1994;107:499–504.
168. Aronson S, Lee BK, Liddicoat JR, et al. Assessment of retrograde cardioplegia distribution using contrast echocardiography. *Ann Thorac Surg*. 1991;52:810–814.
169. Caldarone CA, Krukenkamp IB, Misare BD, et al. Perfusion deficits with retrograde warm blood cardioplegia. *Ann Thorac Surg*. 1994;57:403–406.
170. Borger MA, Wei KS, Weisel RD, et al. Myocardial perfusion during warm antegrade and retrograde cardioplegia: A contrast echo study. *Ann Thorac Surg*. 1999;68:955–961.
171. Menasche P, Subayi JB, Piwnica A. Retrograde coronary sinus cardioplegia for aortic valve operations: A clinical report on 500 patients. *Ann Thorac Surg*. 1990;49:556–563. discussion 563-564.
172. Menasche P, Subayi JB, Veyssie L, et al. Efficacy of coronary sinus cardioplegia in patients with complete coronary artery occlusions. *Ann Thorac Surg*. 1991;51:418–423.
173. Hayashida N, Ikonomidis JS, Weisel RD, et al. Adequate distribution of warm cardioplegic solution. *J Thorac Cardiovasc Surg*. 1995;110:800–812.
174. Kaul TK, Agnihotri AK, Fields BL, et al. Coronary artery bypass grafting in patients with an ejection fraction of twenty percent or less. *J Thorac Cardiovasc Surg*. 1996;111:1001–1012.
175. Franke U, Wahlers T, Cohnert TU, et al. Retrograde versus antegrade crystalloid cardioplegia in coronary surgery: Value of troponin-I measurement. *Ann Thorac Surg*. 2001;71:249–253.
176. Borger MA, Rao V, Weisel RD, et al. Reoperative coronary bypass surgery: Effect of patent grafts and retrograde cardioplegia. *J Thorac Cardiovasc Surg*. 2001;121:83–90.
177. Tassani P, Barankay A, Haas F, et al. Cardiac surgery with deep hypothermic circulatory arrest produces less systemic inflammatory response than low-flow cardiopulmonary bypass in newborns. *J Thorac Cardiovasc Surg*. 2002;123:648–654.
178. Korbmacher B, Simic O, Schulte HD, et al. Intermittent aortic cross-clamping for coronary artery bypass grafting: A review of a safe, fast, simple, and successful technique. *J Cardiovasc Surg (Torino)*. 2004;45:535–543.
179. Chambers DJ, Hearse DJ. Developments in cardioprotection: "Polarized" arrest as an alternative to "depolarized" arrest. *Ann Thorac Surg*. 1999;68:1960–1966.
180. Morris CD, Budde JM, Velez DA, et al. Electroplegia: An alternative to blood cardioplegia for arresting the heart during conventional (on-

pump) cardiac operation. *Ann Thorac Surg.* 2001;72:679–687.
181. Bessho R, Chambers DJ. Experimental study of intermittent cross-clamping with fibrillation and myocardial protection: Reduced injury from shorter cumulative ischemia or intrinsic protective effect? *J Thorac Cardiovasc Surg.* 2000;120:528–537.
182. Liu Z, Valencia O, Treasure T, et al. Cold blood cardioplegia or intermittent cross-clamping in coronary artery bypass grafting? *Ann Thorac Surg.* 1998;66:462–465.
183. Alhan HC, Karabulut H, Tosun R, et al. Intermittent aortic cross-clamping and cold crystalloid cardioplegia for low-risk coronary patients. *Ann Thorac Surg.* 1996;61:834–839.
184. Massimiano PS, Yanagawa B, Henry L, et al. Minimally invasive fibrillating heart surgery: A safe and effective approach for mitral valve and surgical ablation for atrial fibrillation. *Ann Thorac Surg.* 2013;96(2):520–527.
185. Rubens FD: Cardiopulmonary bypass: Technique and pathophysiology. In Sellke FW, del Nido PJ, Swanson SJ (eds): *Sabiston & Spencer Surgery of the Chest*, ed 7. Philadelphia, Elsevier, 2005, pp 1061-1080.
186. Wildhirt SM, Tarnok A. Immune consequences, pathophysiology, and current perspectives of the extracorporeal circulation. *Shock.* 2001;16(Suppl 1):1–2.
187. Aldea GS. Use of heparin-bonded cardiopulmonary bypass circuits with alternatives to standard anticoagulation. In: Franco KL, Verrier ED, eds. *Advanced Therapy in Cardiac Surgery*, ed 2, BC Decker: Hamilton, ON, Canada; 2003:46–54.
188. Gott VL, Whiffen JD, Dutton RC. Heparin bonding on colloidal graphite surfaces. *Science.* 1963;142:1297–1298.
189. Fosse E, Moen O, Johnson E, et al. Reduced complement and granulocyte activation with heparin-coated cardiopulmonary bypass. *Ann Thorac Surg.* 1994;58:472–477.
190. Moen O, Hogasen K, Fosse E, et al. Attenuation of changes in leukocyte surface markers and complement activation with heparin-coated cardiopulmonary bypass. *Ann Thorac Surg.* 1997;63:105–111.
191. Wendel HP, Schulze HJ, Heller W, et al. Platelet protection in coronary artery surgery: Benefits of heparin-coated circuits and high-dose aprotinin therapy. *J Cardiothorac Vasc Anesth.* 1999;13:388–392.
192. Pekna M, Hagman L, Halden E, et al. Complement activation during cardiopulmonary bypass: Effects of immobilized heparin. *Ann Thorac Surg.* 1994;58:421–424.
193. Gu YJ, van Oeveren W, Akkerman C, et al. Heparin-coated circuits reduce the inflammatory response to cardiopulmonary bypass. *Ann Thorac Surg.* 1993;55:917–922.
194. Videm V, Mollnes TE, Fosse E, et al. Heparin-coated cardiopulmonary bypass equipment: I. Biocompatibility markers and development of complications in a high-risk population. *J Thorac Cardiovasc Surg.* 1999;117:794–802.
195. Wan S, LeClerc JL, Antoine M, et al. Heparin-coated circuits reduce myocardial injury in heart or heart-lung transplantation: A prospective, randomized study. *Ann Thorac Surg.* 1999;68:1230–1235.
196. Ovrum E, Mollnes TE, Fosse E, et al. High and low heparin dose with heparin-coated cardiopulmonary bypass: Activation of complement and granulocytes. *Ann Thorac Surg.* 1995;60:1755–1761.
197. Gorman RC, Ziats N, Rao AK, et al: Surface-bound heparin fails to reduce thrombin formation during clinical cardiopulmonary bypass. *J Thorac Cardiovasc Surg.* 1996;111:1-11; discussion 11-12.
198. Aldea GS, Lilly K, Gaudiani JM, et al. Heparin-bonded circuits improve clinical outcomes in emergency coronary artery bypass grafting. *J Card Surg.* 1997;12:389–397.
199. Mirow N, Minami K, Kleikamp G, et al. Clinical use of heparin-coated cardiopulmonary bypass in coronary artery bypass grafting. *Thorac Cardiovasc Surg.* 2001;49:131–136.
200. Ovrum E, Tangen G, Tollofsrud S, et al. Heparin-coated circuits and reduced systemic anticoagulation applied to 2500 consecutive first-time coronary artery bypass grafting procedures. *Ann Thorac Surg.* 2003;76:1144–1148; discussion 1148.
201. Aldea GS, Soltow LO, Chandler WL, et al. Limitation of thrombin generation, platelet activation, and inflammation by elimination of cardiotomy suction in patients undergoing coronary artery bypass grafting treated with heparin-bonded circuits. *J Thorac Cardiovasc Surg.* 2002;123:742–755.
202. Caguin F, Carter MG. Fat embolization with cardiotomy with the use of cardiopulmonary bypass. *J Thorac Cardiovasc Surg.* 1963;46:665–672.
203. Ghatak NR, Sinnenberg RJ, deBlois GG. Cerebral fat embolism following cardiac surgery. *Stroke.* 1983;14:619–621.
204. Kincaid EH, Jones TJ, Stump DA, et al. Processing scavenged blood with a cell saver reduces cerebral lipid microembolization. *Ann Thorac Surg.* 2000;70:1296–1300.
205. Jewell AE, Akowuah EF, Suvarna SK, et al. A prospective randomised comparison of cardiotomy suction and cell saver for recycling shed blood during cardiac surgery. *Eur J Cardiothorac Surg.* 2003;23:633–636.
206. Body SC, Birmingham J, Parks R, et al. Safety and efficacy of shed mediastinal blood transfusion after cardiac surgery: A multicenter observational study. Multicenter Study of Perioperative Ischemia Research Group. *J Cardiothorac Vasc Anesth.* 1999;13:410–416.
207. Nishida H, Aomi S, Tomizawa Y, et al. Comparative study of biocompatibility between the open circuit and closed circuit in cardiopulmonary bypass. *Artif Organs.* 1999;23:547–551.
208. Schonberger JP, Everts PA, Hoffmann JJ. Systemic blood activation with open and closed venous reservoirs. *Ann Thorac Surg.* 1995;59:1549–1555.
209. Lindholm L, Westerberg M, Bengtsson A, et al. A closed perfusion system with heparin coating and centrifugal pump improves cardiopulmonary bypass biocompatibility in elderly patients. *Ann Thorac Surg.* 2004;78:2131–2138. discussion 2138.
210. Brown Mahoney C, Donnelly JE. Impact of closed versus open venous reservoirs on patient outcomes in isolated coronary artery bypass graft surgery. *Perfusion.* 2000;15:467–472.
211. Wheeldon DR, Bethune DW, Gill RD. Vortex pumping for routine cardiac surgery: A comparative study. *Perfusion.* 1990;5:135–143.
212. Klein M, Dauben HP, Schulte HD, et al. Centrifugal pumping during routine open heart surgery improves clinical outcome. *Artif Organs.* 1998;22:326–336.
213. Moen O, Fosse E, Braten J, et al. Roller and centrifugal pumps compared in vitro with regard to haemolysis, granulocyte and complement activation. *Perfusion.* 1994;9:109–117.
214. Baufreton C, Intrator L, Jansen PG, et al. Inflammatory response to cardiopulmonary bypass using roller or centrifugal pumps. *Ann Thorac Surg.* 1999;67:972–977.
215. Ashraf S, Butler J, Tian Y, et al. Inflammatory mediators in adults undergoing cardiopulmonary bypass: Comparison of centrifugal and roller pumps. *Ann Thorac Surg.* 1998;65:480–484.
216. Klein M, Mahoney CB, Probst C, et al. Blood product use during routine open heart surgery: The impact of the centrifugal pump. *Artif Organs.* 2001;25:300–305.
217. Jakob HG, Hafner G, Thelemann C, et al. Routine extracorporeal circulation with a centrifugal or roller pump. *ASAIO Trans.* 1991;37:M487–M489.
218. Scott DA, Silbert BS, Blyth C, et al. Blood loss in elective coronary artery surgery: A comparison of centrifugal versus roller pump heads during cardiopulmonary bypass. *J Cardiothorac Vasc Anesth.* 2001;15:322–325.
219. Wesolowski SA, Welch CS. A pump mechanism for artificial maintenance of the circulation. *Surg Forum.* 1950;92:226–233.
220. Son HS, Sun K, Fang YH, et al. The effects of pulsatile versus non-pulsatile extracorporeal circulation on the pattern of coronary artery blood flow during cardiac arrest. *Int J Artif Organs.* 2005;28:609–616.
221. Orime Y, Shiono M, Hata H, et al. Cytokine and endothelial damage in pulsatile and nonpulsatile cardiopulmonary bypass. *Artif Organs.* 1999;23:508–512.
222. Watarida S, Mori A, Onoe M, et al. A clinical study on the effects of pulsatile cardiopulmonary bypass on the blood endotoxin levels. *J Thorac Cardiovasc Surg.* 1994;108:620–625.
223. Taylor KM, Bain WH, Davidson KG, et al. Comparative clinical study of pulsatile and non-pulsatile perfusion in 350 consecutive patients. *Thorax.* 1982;37:324–330.
224. Zumbro GL Jr, Shearer G, Fishback ME, et al. A prospective evaluation of the pulsatile assist device. *Ann Thorac Surg.* 1979;28:269–273.
225. Allen GS, Murray KD, Olsen DB. The importance of pulsatile and non-pulsatile flow in the design of blood pumps. *Artif Organs.* 1997;21:922–928.
226. Song X, Throckmorton AL, Untaroiu A, et al. Axial flow blood pumps. *ASAIO J.* 2003;49:355–364.
227. Thalmann M, Schima H, Wieselthaler G, et al. Physiology of continuous blood flow in recipients of rotary cardiac assist devices. *J Heart Lung Transplant.* 2005;24:237–245.
228. Alexiou C, Tang AT, Sheppard SV, et al. A prospective randomized study to evaluate the effect of leukodepletion on the rate of alveolar production of exhaled nitric oxide during cardiopulmonary bypass. *Ann Thorac Surg.* 2004;78:2139–2145. discussion 2145.
229. Baksaas ST, Flom-Halvorsen HI, Ovrum E, et al. Leucocyte filtration during cardiopulmonary reperfusion in coronary artery bypass surgery. *Perfusion.* 1999;14:107–117.
230. Di Salvo C, Louca LL, Pattichis K, et al. Does activated neutrophil depletion on bypass by leukocyte filtration reduce myocardial damage? A preliminary report. *J Cardiovasc Surg (Torino).* 1996;37(6):93–100. Suppl 1.
231. Chiba Y, Morioka K, Muraoka R, et al. Effects of depletion of leukocytes and platelets on cardiac dysfunction after cardiopulmonary bypass. *Ann Thorac Surg.* 1998;65:107–113; discussion 113-114.
232. Baksaas ST, Videm V, Mollnes TE, et al. Effects on complement, granulocytes and platelets of a leukocyte-depletion filter during in vitro extracorporeal circulation. *Scand Cardiovasc J.* 1997;31:73–77.
233. Pala MG, Paolini G, Paroni R, et al. Myocardial protection with and without leukocyte depletion: A comparative study on the oxidative stress. *Eur J Cardiothorac Surg.* 1995;9:701–706.
234. Gu YJ, de Vries AJ, Boonstra PW, et al. Leukocyte depletion results in improved lung function and reduced inflammatory response after cardiac surgery. *J Thorac Cardiovasc Surg.* 1996;112:494–500.
235. Efstathiou A, Vlachveis M, Tsonis G, et al. Does leukodepletion during elective cardiac surgery really influence the overall clinical outcome? *J Cardiovasc Surg (Torino).* 2003;44:197–204.
236. Grunenfelder J, Zund G, Schoeberlein A, et al. Modified ultrafiltration lowers adhesion molecule and cytokine levels after cardiopulmonary bypass without clinical relevance in adults. *Eur J Cardiothorac Surg.* 2000;17:77–83.
237. Gu YJ, de Vries AJ, Vos P, et al. Leukocyte depletion during cardiac operation: A new approach through the venous bypass circuit. *Ann Thorac Surg.* 1999;67:604–609.
238. Browning PG, Pullan M, Jackson M, et al. Leucocyte-depleted cardioplegia does not reduce reperfusion injury in hypothermic coronary artery bypass surgery. *Perfusion.* 1999;14:371–377.
239. Mair P, Hoermann C, Mair J, et al. Effects of a leucocyte depleting arterial line filter on perioperative proteolytic enzyme and oxygen free radical release in patients undergoing aortocoronary bypass surgery. *Acta Anaesthesiol Scand.* 1999;43:452–457.
240. Johnson D, Thomson D, Mycyk T, et al. Depletion of neutrophils by filter during aortocoronary bypass surgery transiently improves postoperative cardiorespiratory status. *Chest.* 1995;107:1253–1259.
241. Palatianos GM, Balentine G, Papadakis EG, et al. Neutrophil depletion reduces myocardial reperfusion morbidity. *Ann Thorac Surg.* 2004;77:956–961.
242. Olivencia-Yurvati AH, Ferrara CA, Tierney N, et al. Strategic leukocyte depletion reduces pulmonary microvascular pressure and improves pulmonary status post-cardiopulmonary bypass. *Perfusion.* 2003;18(Suppl 1):23–31.
243. Hayashi Y, Sawa Y, Nishimura M, et al. Clinical evaluation of leukocyte-depleted blood cardioplegia for pediatric open heart operation. *Ann Thorac Surg.* 2000;69:1914–1919.
244. Journois D, Pouard P, Greeley WJ, et al. Hemofiltration during cardiopulmonary bypass in pediatric cardiac surgery: Effects on hemostasis, cytokines, and complement components. *Anesthesiology.* 1994;81:1181–1189. discussion 26A-27A.
245. Roth M, Kraus B, Scheffold T, et al. The effect of leukocyte-depleted blood cardioplegia in patients with severe left ventricular dysfunction: A randomized, double-blind study. *J Thorac Cardiovasc Surg.* 2000;120:642–650.
246. Sawa Y, Matsuda H. Myocardial protection with leukocyte depletion in cardiac surgery. *Semin Thorac Cardiovasc Surg.* 2001;13:73–81.
247. Hiramatsu Y, Koishizawa T, Matsuzaki K, et al. Leukocyte-depleted blood cardioplegia reduces cardiac troponin T release in patients undergoing coronary artery bypass grafting. *Jpn J Thorac Cardiovasc Surg.* 2000;48:625–631.
248. Sawa Y, Matsuda H, Shimazaki Y, et al. Evaluation of leukocyte-depleted terminal blood cardioplegic solution in patients undergoing elective and emergency coronary artery bypass grafting. *J Thorac Cardiovasc Surg.* 1994;108:1125–1131.
249. Hall RI, Smith MS, Rocker G. The systemic inflammatory response to cardiopulmonary bypass: Pathophysiological, therapeutic, and pharmacological considerations. *Anesth Analg.* 1997;85:766–782.
250. Chong AJ, Hampton CR, Pohlman TH, et al. Anti-inflammatory strategies in cardiac surgery. In: Franco KL, Verrier ED, eds. *Advanced Therapy in Cardiac Surgery*, ed 2. BC Decker: Hamilton, ON, Canada; 2003:55–73.
251. Diego RP, Mihalakakos PJ, Hexum TD, et al. Methylprednisolone and full-dose aprotinin reduce reperfusion injury after cardiopulmonary bypass. *J Cardiothorac Vasc Anesth.* 1997;11:29–31.
252. Jorens PG, De Jongh R, De Backer W, et al. Interleukin-8 production in patients undergoing cardiopulmonary bypass: The influence of pretreatment with methylprednisolone. *Am Rev Respir Dis.* 1993;148(4):890–895. Pt 1.
253. Teoh KH, Bradley CA, Gauldie J, et al. Steroid inhibition of cytokine-mediated vasodilation after warm heart surgery. *Circulation.* 1995;92(9):II347–II353. Suppl.
254. Engelman RM, Rousou JA, Flack JE 3rd, et al. Influence of steroids on complement and cytokine generation after cardiopulmonary bypass. *Ann Thorac Surg.* 1995;60:801–804.
255. Cavarocchi NC, Pluth JR, Schaff HV, et al. Complement activation during cardiopulmonary bypass. Comparison of bubble and membrane oxygenators. *J Thorac Cardiovasc Surg.* 1986;91:252–258.
256. Jansen NJ, van Oeveren W, van den Broek L, et al. Inhibition by dexamethasone of the reperfusion phenomena in cardiopulmonary bypass. *J Thorac Cardiovasc Surg.* 1991;102:515–525.
257. Wan S, DeSmet JM, Antoine M, et al. Steroid administration in heart and heart-lung transplantation: Is the timing adequate? *Ann Thorac Surg.* 1996;61:674–678.
258. Hill GE, Alonso A, Spurzem JR, et al. Aprotinin and methylprednisolone equally blunt cardiopulmonary bypass-induced inflammation in humans. *J Thorac Cardiovasc Surg.* 1995;110:1658–1662.
259. Hill GE, Alonso A, Thiele GM, et al. Glucocorticoids blunt neutrophil CD11b surface glycoprotein upregulation during cardiopulmonary bypass in humans. *Anesth Analg.* 1994;79:23-27.
260. Jansen NJ, van Oeveren W, van Vliet M, et al. The role of different types of corticosteroids on the inflammatory mediators in cardiopulmonary bypass. *Eur J Cardiothorac Surg.* 1991;5:211–217.
261. Dernek S, Tunerir B, Sevin B, et al. The effects of methylprednisolone on complement, immunoglobulins and pulmonary neutrophil sequestration during cardiopulmonary bypass. *Cardiovasc Surg.* 1999;7:414–418.
262. Kawamura T, Inada K, Nara N, et al. Influence of methylprednisolone on cytokine balance during cardiac surgery. *Crit Care Med.* 1999;27:545–548.
263. Wan S, LeClerc JL, Schmartz D, et al. Hepatic release of interleukin-10 during cardiopulmonary bypass in steroid-pretreated patients. *Am Heart J.* 1997;133:335–339.
264. Tabardel Y, Duchateau J, Schmartz D, et al. Corticosteroids increase blood interleukin-10 levels during cardiopulmonary bypass in men. *Surgery.* 1996;119:76–80.
265. Dietzman RH, Ersek RA, Lillehei CW, et al. Low output syndrome: Recognition and treatment. *J Thorac Cardiovasc Surg.* 1969;57:138–150.
266. Dietzman RH, Casteda AR, Lillehei CW, et al. Corticosteroids as effective vasodilators in the treatment of low output syndrome. *Chest.* 1970;57:440–453.
267. Dietzman RH, Lunseth JB, Goott B, et al. The use of methylprednisolone during cardiopulmonary bypass: A review of 427 cases. *J Thorac Cardiovasc Surg.* 1975;69:870–873.
268. Coffin LH, Shinozaki T, DeMeules JE, et al. Ineffectiveness of methylprednisolone in the treatment of pulmonary dysfunction after cardiopulmonary bypass. *Am J Surg.* 1975;130:555–559.
269. Morton JR, Hiebert CA, Lutes CA, et al. Effect of methylprednisolone on myocardial preservation during coronary artery surgery. *Am J Surg.* 1976;131:419–422.
270. Fecht DC, Magovern GJ, Park SB, et al. Beneficial effects of methylprednisolone in patients on cardiopulmonary bypass. *Circ Shock.* 1978;5:415–422.
271. Toledo-Pereyra LH, Lin CY, Kundler H, et al. Steroids in heart surgery: A clinical double-blind and randomized study. *Am Surg.* 1980;46:155–160.
272. Chaney MA, Nikolov MP, Blakeman B, et al. Pulmonary effects of methylprednisolone in patients undergoing coronary artery bypass grafting and early tracheal extubation. *Anesth Analg.* 1998;87:27–33.
273. Tassani P, Richter JA, Barankay A, et al. Does high-dose methylprednisolone in aprotinin-treated patients attenuate the systemic inflammatory response during coronary artery bypass grafting procedures? *J Cardiothorac Vasc Anesth.* 1999;13:165–172.
274. Yared JP, Starr NJ, Torres FK, et al. Effects of single dose, postinduction dexamethasone on recovery after cardiac surgery. *Ann Thorac Surg.* 2000;69:1420–1424.
275. Chaney MA, Durazo-Arvizu RA, Nikolov MP, et al. Methylprednisolone does not benefit patients undergoing coronary artery bypass grafting and early tracheal extubation. *J Thorac Cardiovasc Surg.* 2001;121:561–569.
276. Fillinger MP, Rassias AJ, Guyre PM, et al. Glucocorticoid effects on the inflammatory and clinical responses to cardiac surgery. *J Cardiothorac Vasc Anesth.* 2002;16:163–169.
277. Kilger E, Weis F, Briegel J, et al. Stress doses of hydrocortisone reduce severe systemic inflammatory response syndrome and improve early outcome in a risk group of patients after cardiac surgery. *Crit Care Med.* 2003;31:1068–1074.
278. Whitlock RP, Rubens FD, Young E, et al. PRO: Steroids should be used for cardiopulmonary bypass. *J Cardiothorac Vasc Anesth.* 2005;19:250–254.
279. Sulzer CF, Mackensen GB, Grocott HP. CON: Methylprednisolone is not indicated for patients during cardiopulmonary bypass. *J Cardiothorac Vasc Anesth.* 2005;19:255–258.
280. Checchia PA, Backer CL, Bronicki RA, et al. Dexamethasone reduces postoperative troponin levels in children undergoing cardiopulmonary bypass. *Crit Care Med.* 2003;31:1742–1745.
281. Chaney MA, Nikolov MP, Blakeman BP, et al. Hemodynamic effects of methylprednisolone in patients undergoing cardiac operation and early extubation. *Ann Thorac Surg.* 1999;67:1006–1011.
282. Mayumi H, Zhang QW, Nakashima A, et al. Synergistic immunosuppression caused by high-dose methylprednisolone and cardiopulmonary bypass. *Ann Thorac Surg.* 1997;63:129–137.
283. London MJ, Grunwald GK, Shroyer AL, et al. Association of fast-track cardiac management and low-dose to moderate-dose glucocorticoid administration with perioperative hyperglycemia. *J Cardiothorac Vasc Anesth.* 2000;14:631–638.
284. Dostal GH, Gamelli RL. The differential effect of corticosteroids on wound disruption strength in mice. *Arch Surg.* 1990;125:636–640.
285. Durmus M, Karaaslan E, Ozturk E, et al. The effects of single-dose dexamethasone on wound healing in rats. *Anesth Analg.* 2003;97:1377–1380.
286. Vander Salm TJ, Kaur S, Lancey RA, et al. Reduction of bleeding after heart operations through the prophylactic use of epsilon-aminocaproic acid. *J Thorac Cardiovasc Surg.* 1996;112:1098–1107.
287. Daily PO, Lamphere JA, Dembitsky WP, et al. Effect of prophylactic epsilon-aminocaproic acid on blood loss and transfusion requirements in patients undergoing first-time coronary artery bypass grafting: A randomized, prospective, double-blind study. *J Thorac Cardiovasc Surg.* 1994;108:99–106. discussion 106-108.
288. Pinosky ML, Kennedy DJ, Fishman RL, et al. Tranexamic acid reduces bleeding after cardiopulmonary bypass when compared to epsilon aminocaproic acid and placebo. *J Card Surg.* 1997;12:330–338.
289. Greilich PE, Brouse CF, Whitten CW, et al. Antifibrinolytic therapy during cardiopulmonary bypass reduces proinflammatory cytokine levels: A randomized, double-blind, placebo-controlled study of epsilon-aminocaproic acid and aprotinin. *J Thorac Cardiovasc Surg.*

2003;126:1498–1503.
290. Hardy JF, Belisle S, Dupont C, et al. Prophylactic tranexamic acid and epsilon-aminocaproic acid for primary myocardial revascularization. *Ann Thorac Surg*. 1998;65:371–376.
291. Ozkisacik E, Islamoglu F, Posacioglu H, et al. Desmopressin usage in elective cardiac surgery. *J Cardiovasc Surg (Torino)*. 2001;42: 741–747.
292. Fremes SE, Wong BI, Lee E, et al. Metaanalysis of prophylactic drug treatment in the prevention of postoperative bleeding. *Ann Thorac Surg*. 1994;58:1580–1588.
293. Laupacis A, Fergusson D. Drugs to minimize perioperative blood loss in cardiac surgery: Meta-analyses using perioperative blood transfusion as the outcome. The International Study of Peri-operative Transfusion (ISPOT) Investigators. *Anesth Analg*. 1997;85:1258–1267.
294. Levi M, Cromheecke ME, de Jonge E, et al. Pharmacological strategies to decrease excessive blood loss in cardiac surgery: A meta-analysis of clinically relevant endpoints. *Lancet*. 1999;354: 1940–1947.
295. Monroe DM, Hoffman M, Allen GA, et al. The factor VII-platelet interplay: Effectiveness of recombinant factor VIIa in the treatment of bleeding in severe thrombocytopathia. *Semin Thromb Hemost*. 2000; 26:373–377.
296. ten Cate H, Bauer KA, Levi M, et al. The activation of factor X and prothrombin by recombinant factor VIIa in vivo is mediated by tissue factor. *J Clin Invest*. 1993;92:1207–1212.
297. Aldouri M. The use of recombinant factor VIIa in controlling surgical bleeding in non-haemophiliac patients. *Pathophysiol Haemost Thromb*. 2002;32(Suppl 1):41–46.
298. Halkos ME, Levy JH, Chen E, et al. Early experience with activated recombinant factor VII for intractable hemorrhage after cardiovascular surgery. *Ann Thorac Surg*. 2005;79:1303–1306.
299. Karkouti K, Beattie WS, Wijeysundera DN, et al. Recombinant factor VIIa for intractable blood loss after cardiac surgery: A propensity score-matched case-control analysis. *Transfusion*. 2005;45:26–34.
300. Raivio P, Suojaranta-Ylinen R, Kuitunen AH. Recombinant factor VIIa in the treatment of postoperative hemorrhage after cardiac surgery. *Ann Thorac Surg*. 2005;80:66–71.
301. von Heymann C, Schoenfeld H, Sander M, et al. Clopidogrel-related refractory bleeding after coronary artery bypass graft surgery: A rationale for the use of coagulation factor concentrates? *Heart Surg Forum*. 2005;8:E39–E41.
302. Vanek T, Straka Z, Hrabak J, et al. Use of recombinant activated factor VII in cardiac surgery for an effective treatment of severe intractable bleeding. *Jpn Heart J*. 2004;45:855–860.
303. Levy JH. Overview of clinical efficacy and safety of pharmacologic strategies for blood conservation. *Am J Health Syst Pharm*. 2005; 62(18):S15–S19. Suppl 4.
304. Granger DN, Hollwarth ME, Parks DA. Ischemia-reperfusion injury: Role of oxygen-derived free radicals. *Acta Physiol Scand Suppl*. 1986;548:47–63.
305. Sussman MS, Bulkley GB. Oxygen-derived free radicals in reperfusion injury. *Methods Enzymol*. 1990;186:711–723.
306. Starkopf J, Zilmer K, Vihalemm T, et al. Time course of oxidative stress during open-heart surgery. *Scand J Thorac Cardiovasc Surg*. 1995;29:181–186.
307. Nagel E, Meyer zu Vilsendorf A, Bartels M, et al. Antioxidative vitamins in prevention of ischemia/reperfusion injury. *Int J Vitam Nutr Res*. 1997;67:298–306.
308. Luyten CR, van Overveld FJ, De Backer LA, et al. Antioxidant defence during cardiopulmonary bypass surgery. *Eur J Cardiothorac Surg*. 2005;27:611–616.
309. Klein HH, Pich S, Lindert S, et al. Combined treatment with vitamins E and C in experimental myocardial infarction in pigs. *Am Heart J*. 1989;118:667–673.
310. Massey KD, Burton KP. Alpha-Tocopherol attenuates myocardial membrane-related alterations resulting from ischemia and reperfusion. *Am J Physiol*. 1989;256(4):H1192–H1199. Pt 2.
311. Westhuyzen J, Cochrane AD, Tesar PJ, et al. Effect of preoperative supplementation with alpha-tocopherol and ascorbic acid on myocardial injury in patients undergoing cardiac operations. *J Thorac Cardiovasc Surg*. 1997;113:942–948.
312. Oktar GL, Sinci V, Kalaycioglu S, et al. Biochemical and hemodynamic effects of ascorbic acid and alpha-tocopherol in coronary artery surgery. *Scand J Clin Lab Invest*. 2001;61:621–629.
313. Gardner TJ, Stewart JR, Casale AS, et al. Reduction of myocardial ischemic injury with oxygen-derived free radical scavengers. *Surgery*. 1983;94:423–427.
314. Sucu N, Cinel I, Unlu A, et al. N-acetylcysteine for preventing pump-induced oxidoinflammatory response during cardiopulmonary bypass. *Surg Today*. 2004;34:237–242.
315. Yau TM, Weisel RD, Mickle DA, et al. Vitamin E for coronary bypass operations: A prospective, double-blind, randomized trial. *J Thorac Cardiovasc Surg*. 1994;108:302–310.
316. Pesonen EJ, Vento AE, Ramo J, et al. Nitecapone reduces cardiac neutrophil accumulation in clinical open heart surgery. *Anesthesiology*. 1999;91:355–361.
317. Butterworth J, Legault C, Stump DA, et al. A randomized, blinded trial of the antioxidant pegorgotein: No reduction in neuropsychological deficits, inotropic drug support, or myocardial ischemia after coronary artery bypass surgery. *J Cardiothorac Vasc Anesth*. 1999; 13:690–694.
318. Stanbridge RD, Symons GV, Banwell PE. Minimal-access surgery for coronary artery revascularisation. *Lancet*. 1995;346:837.
319. Calafiore AM, Giammarco GD, Teodori G, et al. Left anterior descending coronary artery grafting via left anterior small thoracotomy without cardiopulmonary bypass. *Ann Thorac Surg*. 1996;61:1658–1663. discussion 1664-1665.
320. Subramanian VA. Less invasive arterial CABG on a beating heart. *Ann Thorac Surg*. 1997;63(6 Suppl):S68–S71.
321. Ascione R, Lloyd CT, Underwood MJ, et al. Inflammatory response after coronary revascularization with or without cardiopulmonary bypass. *Ann Thorac Surg*. 2000;69:1198–1204.
322. Diegeler A, Tarnok A, Rauch T, et al. Changes of leukocyte subsets in coronary artery bypass surgery: Cardiopulmonary bypass versus "off-pump" techniques. *Thorac Cardiovasc Surg*. 1998;46:327–332.
323. Matata BM, Sosnowski AW, Galinanes M. Off-pump bypass graft operation significantly reduces oxidative stress and inflammation. *Ann Thorac Surg*. 2000;69:785–791.
324. Schulze C, Conrad N, Schutz A, et al. Reduced expression of systemic proinflammatory cytokines after off-pump versus conventional coronary artery bypass grafting. *Thorac Cardiovasc Surg*. 2000;48: 364–369.
325. Chello M, Mastroroberto P, Quirino A, et al. Inhibition of neutrophil apoptosis after coronary bypass operation with cardiopulmonary bypass. *Ann Thorac Surg*. 2002;73:123–129. discussion 129-130.
326. Wan S, Marchant A, DeSmet JM, et al. Human cytokine responses to cardiac transplantation and coronary artery bypass grafting. *J Thorac Cardiovasc Surg*. 1996;111:469–477.
327. Struber M, Cremer JT, Gohrbandt B, et al. Human cytokine responses to coronary artery bypass grafting with and without cardiopulmonary bypass. *Ann Thorac Surg*. 1999;68:1330–1335.
328. Corbi P, Rahmati M, Delwail A, et al. Circulating soluble gp130, soluble IL-6R, and IL-6 in patients undergoing cardiac surgery, with or without extracorporeal circulation. *Eur J Cardiothorac Surg*. 2000; 18:98–103.
329. Czerny M, Baumer H, Kilo J, et al. Inflammatory response and myocardial injury following coronary artery bypass grafting with or without cardiopulmonary bypass. *Eur J Cardiothorac Surg*. 2000; 17:737–742.
330. Gulielmos V, Menschikowski M, Dill H, et al. Interleukin-1, interleukin-6 and myocardial enzyme response after coronary artery bypass grafting: A prospective randomized comparison of the conventional and three minimally invasive surgical techniques. *Eur J Cardiothorac Surg*. 2000;18:594–601.
331. Gu YJ, Mariani MA, Boonstra PW, et al. Complement activation in coronary artery bypass grafting patients without cardiopulmonary bypass: The role of tissue injury by surgical incision. *Chest*. 1999;116:892–898.
332. Biglioli P, Cannata A, Alamanni F, et al. Biological effects of off-pump vs. on-pump coronary artery surgery: Focus on inflammation, hemostasis and oxidative stress. *Eur J Cardiothorac Surg*. 2003;24:260–269.
333. Lazar HL, Bao Y, Rivers S. Does off-pump revascularization reduce coronary endothelial dysfunction? *J Card Surg*. 2004;19:440–443.
334. Dapunt OE, Raji MR, Jeschkeit S, et al. Intracoronary shunt insertion prevents myocardial stunning in a juvenile porcine MIDCAB model absent of coronary artery disease. *Eur J Cardiothorac Surg*. 1999;15:173–178. discussion 178-179.
335. Lucchetti V, Capasso F, Caputo M, et al. Intracoronary shunt prevents left ventricular function impairment during beating heart coronary revascularization. *Eur J Cardiothorac Surg*. 1999;15:255–259.
336. Yeatman M, Caputo M, Narayan P, et al. Intracoronary shunts reduce transient intraoperative myocardial dysfunction during off-pump coronary operations. *Ann Thorac Surg*. 2002;73:1411–1417.
337. Shin H, Koizumi K, Matayoshi T, et al. Active distal coronary perfusion to prevent regional myocardial ischemia in off-pump coronary artery bypass grafting. *Ann Thorac Cardiovasc Surg*. 2004;10: 198–201.
338. Krejca M, Skiba J, Szmagala P, et al. Cardiac troponin T release during coronary surgery using intermittent cross-clamp with fibrillation, on-pump and off-pump beating heart. *Eur J Cardiothorac Surg*. 1999; 16:337–341.
339. Koh TW, Carr-White GS, DeSouza AC, et al. Intraoperative cardiac troponin T release and lactate metabolism during coronary artery surgery: Comparison of beating heart with conventional coronary artery surgery with cardiopulmonary bypass. *Heart*. 1999;81: 495–500.
340. Bonatti J, Hangler H, Hormann C, et al. Myocardial damage after minimally invasive coronary artery bypass grafting on the beating heart. *Ann Thorac Surg*. 1998;66:1093–1096.
341. Shroyer AL, Grover FL, Hattler B, et al. On-pump versus off-pump coronary-artery bypass surgery. *N Engl J Med*. 2009;361(19): 1827–1837.
342. Murry CE, Jennings RB, Reimer KA. Preconditioning with ischemia: A delay of lethal cell injury in ischemic myocardium. *Circulation*. 1986;74:1124–1136.
343. Vegh A, Komori S, Szekeres L, et al. Antiarrhythmic effects of preconditioning in anaesthetised dogs and rats. *Cardiovasc Res*. 1992;26: 487–495.
344. Takano H, Tang XL, Kodani E, et al. Late preconditioning enhances recovery of myocardial function after infarction in conscious rabbits. *Am J Physiol Heart Circ Physiol*. 2000;279:H2372–H2381.
345. Dairaku Y, Miura T, Harada N, et al. Effect of ischemic preconditioning and mitochondrial KATP channel openers on chronic left ventricular remodeling in the ischemic-reperfused rat heart. *Circ J*. 2002;66:411–415.
346. Burckhartt B, Yang XM, Tsuchida A, et al. Acadesine extends the window of protection afforded by ischaemic preconditioning in conscious rabbits. *Cardiovasc Res*. 1995;29:653–657.
347. Marber MS, Latchman DS, Walker JM, et al. Cardiac stress protein elevation 24 hours after brief ischemia or heat stress is associated with resistance to myocardial infarction. *Circulation*. 1993;88:1264–1272.
348. Sun JZ, Tang XL, Knowlton AA, et al. Late preconditioning against myocardial stunning: An endogenous protective mechanism that confers resistance to postischemic dysfunction 24 h after brief ischemia in conscious pigs. *J Clin Invest*. 1995;95:388–403.
349. Guo Y, Wu WJ, Qiu Y, et al. Demonstration of an early and a late phase of ischemic preconditioning in mice. *Am J Physiol*. 1998;275 (4):H1375–H1387. Pt 2.
350. Liu Y, Downey JM. Ischemic preconditioning protects against infarction in rat heart. *Am J Physiol*. 1992;263(4):H1107–H1112 Pt 2.
351. Pan HL, Chen SR, Scicli GM, et al. Cardiac interstitial bradykinin release during ischemia is enhanced by ischemic preconditioning. *Am J Physiol Heart Circ Physiol*. 2000;279:H116–H121.
352. Cohen MV, Liu GS, Downey JM. Preconditioning causes improved wall motion as well as smaller infarcts after transient coronary occlusion in rabbits. *Circulation*. 1991;84:341–349.
353. Schott RJ, Rohmann S, Braun ER, et al. Ischemic preconditioning reduces infarct size in swine myocardium. *Circ Res*. 1990;66: 1133–1142.
354. Uematsu M, Gaudette GR, Laurikka JO, et al. Adenosine-enhanced ischemic preconditioning decreases infarct in the regional ischemic sheep heart. *Ann Thorac Surg*. 1998;66:382–387.
355. Yellon DM, Alkhulaifi AM, Pugsley WB. Preconditioning the human myocardium. *Lancet*. 1993;342:276–277.
356. Jenkins DP, Pugsley WB, Alkhulaifi AM, et al. Ischaemic preconditioning reduces troponin T release in patients undergoing coronary artery bypass surgery. *Heart*. 1997;77:314–318.
357. Arstall MA, Zhao YZ, Hornberger L, et al. Human ventricular myocytes in vitro exhibit both early and delayed preconditioning responses to simulated ischemia. *J Mol Cell Cardiol*. 1998;30: 1019–1025.
358. Wu ZK, Iivainen T, Pehkonen E, et al. Ischemic preconditioning suppresses ventricular tachyarrhythmias after myocardial revascularization. *Circulation*. 2002;106:3091–3096.
359. Birnbaum Y, Hale SL, Kloner RA. Ischemic preconditioning at a distance: Reduction of myocardial infarct size by partial reduction of blood supply combined with rapid stimulation of the gastrocnemius muscle in the rabbit. *Circulation*. 1997;96:1641–1646.
360. Vegh A, Szekeres L, Parratt JR. Transient ischaemia induced by rapid cardiac pacing results in myocardial preconditioning. *Cardiovasc Res*. 1991;25:1051–1053.
361. Liu GS, Thornton J, Van Winkle DM, et al. Protection against infarction afforded by preconditioning is mediated by A1 adenosine receptors in rabbit heart. *Circulation*. 1991;84:350–356.
362. Schultz JE, Rose E, Yao Z, et al. Evidence for involvement of opioid receptors in ischemic preconditioning in rat hearts. *Am J Physiol*. 1995;268(5):H2157–H2161. Pt 2.
363. Kersten JR, Schmeling TJ, Hettrick DA, et al. Mechanism of myocardial protection by isoflurane: Role of adenosine triphosphate-regulated potassium (KATP) channels. *Anesthesiology*. 1996;85:794–807; discussion 27A.
364. Cope DK, Impastato WK, Cohen MV, et al. Volatile anesthetics protect the ischemic rabbit myocardium from infarction. *Anesthesiology*. 1997;86:699–709.
365. Eising GP, Mao L, Schmid-Schonbein GW, et al. Effects of induced tolerance to bacterial lipopolysaccharide on myocardial infarct size in rats. *Cardiovasc Res*. 1996;31:73–81.
366. Yellon DM, Downey JM. Preconditioning the myocardium: From cellular physiology to clinical cardiology. *Physiol Rev*. 2003;83: 1113–1151.
367. Bolli R, Becker L, Gross G, et al. Myocardial protection at a crossroads: The need for translation into clinical therapy. *Circ Res*. 2004; 95:125–134.
368. Illes RW, Swoyer KD. Prospective, randomized clinical study of ischemic preconditioning as an adjunct to intermittent cold blood cardioplegia. *Ann Thorac Surg*. 1998;65:748–752. discussion 752-753.
369. Teoh LK, Grant R, Hulf JA, et al. The effect of preconditioning (ischemic and pharmacological) on myocardial necrosis following coronary artery bypass graft surgery. *Cardiovasc Res*. 2002;53:175–180.
370. Lu EX, Chen SX, Yuan MD, et al. Preconditioning improves myocardial preservation in patients undergoing open heart operations. *Ann Thorac Surg*. 1997;64:1320–1324.
371. Laurikka J, Wu ZK, Iisalo P, et al. Regional ischemic preconditioning enhances myocardial performance in off-pump coronary artery bypass grafting. *Chest*. 2002;121:1183–1189.
372. Penttila HJ, Lepojarvi MV, Kaukoranta PK, et al. Ischemic preconditioning does not improve myocardial preservation during off-pump multivessel coronary operation. *Ann Thorac Surg*. 2003;75: 1246–1252. discussion 1252-1253.
373. Meybohm P, Bein B, Brosteanu O, et al. A multicenter trial of remote ischemic preconditioning for heart surgery. *N Engl J Med*. 2015; 373(15):1397–1407.
374. Pierce B, Bole I, Patel V, et al. Clinical outcomes of remote ischemic preconditioning prior to cardiac surgery: A meta-analysis of randomized controlled trials. *J Am Heart Assoc*. 2017;6(2):e004666.
375. Vinten-Johansen J, Buckberg GD, Okamoto F, et al. Superiority of surgical versus medical reperfusion after regional ischemia. *J Thorac Cardiovasc Surg*. 1986;92(3):525–534. Pt 2.
376. Okamoto F, Allen BS, Buckberg GD, et al. Reperfusion conditions: Importance of ensuring gentle versus sudden reperfusion during relief of coronary occlusion. *J Thorac Cardiovasc Surg*. 1986;92 (3):613–620. Pt 2.
377. Allen BS, Buckberg GD, Fontan FM, et al. Superiority of controlled surgical reperfusion versus percutaneous transluminal coronary angioplasty in acute coronary occlusion. *J Thorac Cardiovasc Surg*. 1993;105:864–879. discussion 879-884.
378. Zhao ZQ, Corvera JS, Halkos ME, et al. Inhibition of myocardial injury by ischemic postconditioning during reperfusion: Comparison with ischemic preconditioning. *Am J Physiol Heart Circ Physiol*. 2003; 285:H579–H588.
379. Kin H, Zhao ZQ, Sun HY, et al. Postconditioning attenuates myocardial ischemia-reperfusion injury by inhibiting events in the early minutes of reperfusion. *Cardiovasc Res*. 2004;62:74–85.
380. Yang XM, Proctor JB, Cui L, et al. Multiple, brief coronary occlusions during early reperfusion protect rabbit hearts by targeting cell signaling pathways. *J Am Coll Cardiol*. 2004;44:1103–1110.
381. Galagudza M, Kurapeev D, Minasian S, et al. Ischemic postconditioning: Brief ischemia during reperfusion converts persistent ventricular fibrillation into regular rhythm. *Eur J Cardiothorac Surg*. 2004;25: 1006–1010.
382. Diaz RJ, Wilson GJ. Modifying the first minute of reperfusion: Potential for myocardial salvage. *Cardiovasc Res*. 2004;62:4–6.
383. Hausenloy DJ, Yellon DM. New directions for protecting the heart against ischaemia-reperfusion injury: Targeting the Reperfusion Injury Salvage Kinase (RISK)-pathway. *Cardiovasc Res*. 2004; 61:448–460.
384. Hausenloy DJ, Mocanu MM, Yellon DM. Cross-talk between the survival kinases during early reperfusion: Its contribution to ischemic preconditioning. *Cardiovasc Res*. 2004;63:305–312.
385. Chiari PC, Bienengraeber MW, Pagel PS, et al. Isoflurane protects against myocardial infarction during early reperfusion by activation of phosphatidylinositol-3-kinase signal transduction: Evidence for anesthetic-induced postconditioning in rabbits. *Anesthesiology*. 2005;102:102–109.
386. Xu Z, Yang XM, Cohen MV, et al. Limitation of infarct size in rabbit hearts by the novel adenosine receptor agonist AMP 579 administered at reperfusion. *J Mol Cell Cardiol*. 2000;32:2339–2347.
387. Yang XM, Philipp S, Downey JM, et al. Postconditioning's protection is not dependent on circulating blood factors or cells but involves adenosine receptors and requires PI3-kinase and guanylyl cyclase activation. *Basic Res Cardiol*. 2005;100:57–63.
388. Bell RM, Yellon DM. Bradykinin limits infarction when administered as an adjunct to reperfusion in mouse heart: The role of PI3K, Akt and eNOS. *J Mol Cell Cardiol*. 2003;35:185–193.
389. Jonassen AK, Sack MN, Mjos OD, et al. Myocardial protection by insulin at reperfusion requires early administration and is mediated via Akt and p70s6 kinase cell-survival signaling. *Circ Res*. 2001;89: 1191–1198.
390. Argaud L, Gateau-Roesch O, Raisky O, et al. Postconditioning inhibits mitochondrial permeability transition. *Circulation*. 2005;111:194–197.
391. Tsang A, Hausenloy DJ, Mocanu MM, et al. Postconditioning: A form of "modified reperfusion" protects the myocardium by activating the phosphatidylinositol 3-kinase-Akt pathway. *Circ Res*. 2004;95: 230–232.

12 非心脏手术中缺血性损伤的预防

ANNEMARIE THOMPSON, STEPHEN HARRISON GREGORY
熊 超 译，薛庆华 审校

简介

围手术期心肌梗死（MI）是术后早期最常见的死亡原因[1]。围手术期缺血可由急性冠状动脉血栓形成或心肌供氧不足引起[1]。虽然手术本身引起的炎症反应可能是导致急性斑块破裂和MI的原因，而血流动力学紊乱，包括高血压/低血压、心动过速、急性失血和贫血也可能导致部分患者出现缺血事件[2,3]。

评估和防治围手术期主要不良心血管事件（major adverse cardiac events，MACE）风险对于优化该人群的预后至关重要。在本章中，我们将讨论MI高风险患者的围手术期管理，包括术前准备的优化、术中管理和麻醉方式的选择。我们还讨论了缺血预防的新进展。本章的重点是介绍当前美国心脏病学会/美国心脏协会（ACC/AHA）围手术期管理指南和欧洲心脏病学会/欧洲麻醉学学会（ESC/ESA）非心脏手术指南方面的内容[4,5]。

围手术期缺血事件的病理生理学和发生发展过程

围手术期MI的病理生理学是复杂的。一般来说，围手术期缺血分两种类型：由冠状动脉血栓闭塞引起的急性冠脉综合征和氧耗增加型缺血。作为围手术期MI的病因，氧耗增加型缺血远比急性冠状动脉综合征更为普遍[1]。围手术期MI通常发生在术后前4天，也可能发生在住院期间的任何时间（图12.1）[6]。

与主要死于血栓性冠状动脉闭塞的MI患者相比，对围手术期致命心肌梗死患者的血管造影研究显示，其斑块破裂率要低得多[6-8]。这表明心肌氧供需不匹配在围手术期MI中起着更突出的作用，术前冠状动脉疾病较为严重的患者发生围手术期MI的风险较高。患者的冠脉病变数量和严重程度与围手术期死亡率相关，而伴侧支循环的冠状动脉慢性完全闭塞在围手术期MI患者中很常见[9]。

围手术期MI的发生率因使用的定义不同而有一定差异，但即使血清肌钙蛋白仅略有增加也与30天死亡率显著增加有关（尽管因果关系尚未确定）[10]。重要的是，研究表明大多数围手术期MI患者不会出现缺血症状，并且应该有一个低阈值来启动术后患者的缺血性检查，这些患者表现出临床失代偿的证据。最终，发生围手术期MI的患者死亡风险显著增加，迄今为止最大的队列研究结果显示围手术期MI患者30天死亡率增加5倍[11]。

术前准备的优化

筛选和风险分层

术前心脏评估的详细内容见第5章。一般来说，非心脏手术的风险分层是通过评估功能状态和导致MACE风险增加的合并症来进行的。功能状态可以通过运动测试或许多现有的经过验证的活动指数来定量评估，也可以通过评估日常生活活动来定性评估。无论是否存在其他合并症，不能进行超过4个代谢当量活动的患者发生MACE的风险增加[12]。同样，由评分系统定义的显著虚弱的老年患者发生围手术期不良事件的风险增加[13]。

评估术前存在的合并症对于定义围手术期风险也很有用，并且有许多工具可用于帮助评估MACE风险。修订后的心脏风险指数是评估MACE风险的简便方法。评估患者是否存在以下六种情况：①缺血性心脏病，②脑血管疾病，③血清肌酐 > 2 mg/dl，④充血性心力衰竭，⑤胰岛素依赖型糖尿病，⑥高风险手术[14]。患者仅满足0/1项时，MACE风险较低，符合2项或2项以上的患者MACE风险增加[4]。虽然该评估方法在2007版AHA/ACC术前评估指南中指导术前心血管风险评估发挥了核心作用，但在

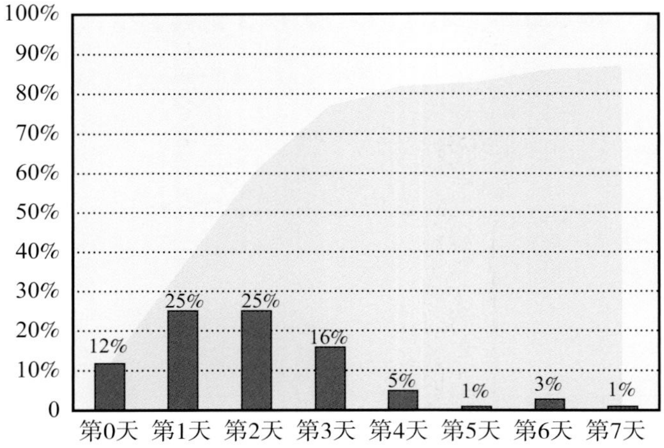

• **图 12.1** 围手术期心肌梗死累计发病率（灰色阴影）和发病比例（黑色柱形）[With permission from Biccard BM, Rodseth RN. The pathophysiology of peri-operative myocardial infarction. Anaesthesia.2010；65（7）：733-741.]

2014 版指南中已不再被认可，转而推荐更复杂的术前风险评估指标，如美国外科医师学会推出的手术风险评分系统 [4,15]。目前 ACC/AHA 术前评估指南中的术前心血管风险评估系统的详细内容见图 12.2。

心肌再血管化

术前心肌血运重建在冠心病患者中的作用仍存在争议，目前的研究结论无法确定其是否存在临床获益 [16]。大多数评估术前血运重建的大型研究均在高风险血管外科患者中进行。2004 年，冠状动脉血运重建预防（Coronary Artery Revascularization Prophylaxis，CARP）试验显示，经皮冠状动脉介入术（PCI）或冠状动脉旁路移植术（CABG）术前血运重建患者的死亡率无显著降低，也不降低术后 30 天心肌梗死率 [17]。

患有冠心病的接受术前评估的患者的管理取决于入：①手术的紧迫性，②其冠状动脉疾病的解剖学分布，③其临床症状的严重程度。目前的指南建议计划进行高风险手术的患者被发现患有需要行 CABG 的严重冠心病时，如果手术不十分紧迫，则应在进行最初预定的手术之前先进行 CABG。PCI 在围手术期的作用尚不清楚，只能在左主干病变患者不适合 CABG 或不稳定型心绞痛或 MI 患者中进行 PCI 治疗 [4]。

重要的是，对于择期手术伴有明显冠状动脉疾病的患者，如果围手术期风险较高，应考虑取消或延迟手术。围手术期管理和关于术前血运重建的决定应该由包括心脏病专家、手术团队和麻醉医生在内的多学科团队提供意见。

优化药物治疗

术前药物治疗的优化仍然是麻醉研究领域中的一个焦点，许多主要的临床试验试图确定各种药物预防围手术期缺血事件的潜力。虽然已经评估了许多药物，但围手术期缺血事件的最佳预防药物仍在探究中。在本章节，我们回顾了目前常见药物的相关内容，以及目前围手术期用药指南。

β 受体阻滞剂

围手术期 β 受体阻滞剂的使用一直是临床研究的热点。一般来说，有关围手术期 β 受体阻滞剂使用的研究主要对已经服用 β 受体阻滞剂的患者探究停药的效果，以及探究术前未服用 β 受体阻滞剂但被认为是围手术期 MACE 高风险的患者是否应该服用。

先前服用 β 受体阻滞剂的患者继续服用 β 受体阻滞剂是手术护理改进项目（Surgical Care Improvement Project）的核心措施，这在 ACC/AHA 指南中是 Ⅰ 类推荐。有趣的是，尽管有大量的前瞻性研究探究在围手术期开始使用 β 受体阻滞剂的效果，但已经使用者是否继续使用 β 受体阻滞剂的证据却较为缺乏。2001 年，对 140 名血管外科手术患者进行的一项研究显示，术后早期停用 β 受体阻滞剂的患者死亡率为 50%，但该组仅有 8 名患者 [18]。Hoeks 及其同事研究了 711 名血管外科手术患者的类似队列，发现围手术期停用 β 受体阻滞剂的患者 1 年死亡率增加 [19]。这两项研究建立了 2007 版 ACC/AHA 指南中最初建议继续使用 β 受体阻滞剂的基础。最近的研究采用了更大的队列，显示出较小的显著差异，但总体上得出的结论是术前接受 β 受体阻滞剂的患者继续使用 β 受体阻滞剂，心血管事件和死亡的总体风险较低 [20,21]。

关于在围手术期启动 β 受体阻滞剂治疗，现有证据表明在手术当天开始可能是有害的。迄今为止评估围手术期 β 受体阻滞剂给药的最大型研究是围手术期缺血评估（PeriOperative ISchemic Evaluation，POISE）试验。该试验前瞻性地将 8000 多名患者随机分为高剂量缓释美托洛尔组和安慰剂组，从手术早晨开始并持续 30 天 [22]。虽然发现美托洛尔的使用与 MI 风险较低有关，但卒中和死亡风险总体增加。2014 年，ACC/AHA 实践指南工作组发布了针对围手术期 β 受体阻滞剂治疗的系统评价 [23]。与 POISE 试验一致，该系统评价分析了超过 12 000 名患者疗效，证明在术后 1 天内开始 β 受体阻滞剂治疗手术与 MI 发

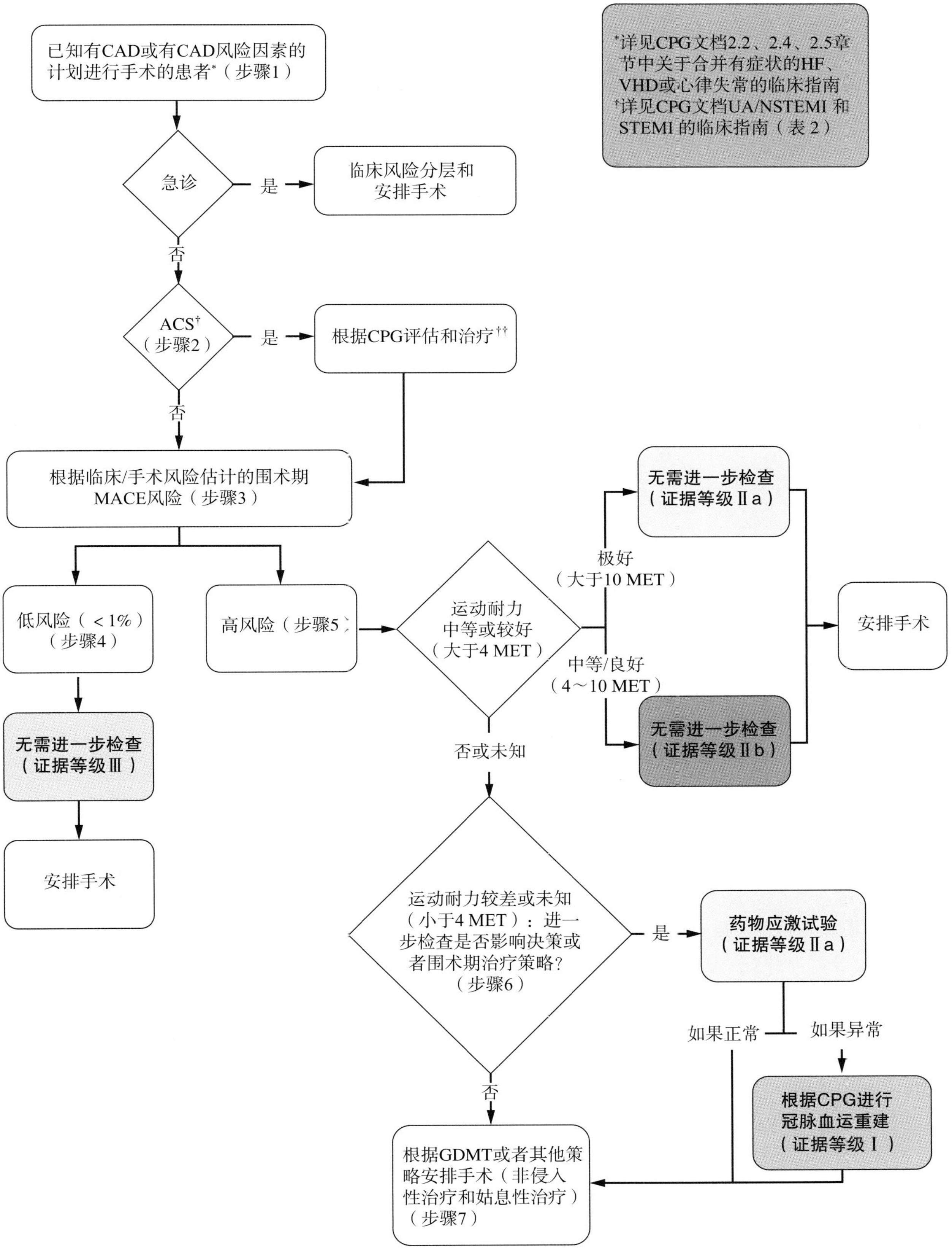

• 图 12.2 围手术期决策、风险分层和术前心血管系统评估的流程图。ACS，急性冠脉综合征；CAD，冠心病；CPG，临床实践指南；GDMT，指南导向的治疗；HF，心力衰竭；MACE，主要心脏不良事件；MET，代谢当量；VHD，心脏瓣膜病［With permission from Fleisher LA，Fleischmann KE，Auerbach AD，et al.2014 ACC/AHA guideline on perioperative cardiovascular evaluation and management of patients undergoing noncardiac surgery：a report of the American College of Cardiology/American Heart Association Task Force on practice guidelines.J Am Coll Cardiol.2014；64（22）：e77-e137.］

病率总体下降有关，也与卒中、低血压和心动过缓风险增加有关。这项研究还表明，这一人群的心脏和全因死亡率可能会增加。迄今为止，尚未严格评估在手术前几天至几周开始使用β受体阻滞剂的效果，这仍然是未来研究的重点。

目前建议

2014 版 ACC/AHA 非心脏手术患者指南建议，术前接受β受体阻滞剂治疗的患者应在围手术期继续使用（Ⅰ类）。被认为围手术期 MACE 高风险的患者可能会在手术前开始使用β受体阻滞剂，但应该有足够的时间来评估安全性和耐受性（Ⅱ B类）。指南警告不要在手术当天开始β受体阻滞剂治疗（Ⅲ类）。

2014 版 ESC/ESA 指南还强调了术前接受β受体阻滞剂治疗的患者在围手术期继续使用的益处（Ⅰ类），并主张至少有 2 种临床危险因素的高风险、ASA 分级＞3 或已知缺血性心脏病而术前未使用的患者在围手术期开始使用β受体阻滞剂治疗（Ⅱ B类）。然而，这些指南主张考虑将阿替洛尔或比索洛尔作为首选β受体阻滞剂（Ⅱ B类）。而 ACC/AHA 指南则未指定应使用哪种特定的β受体阻滞剂。该指南建议不要在围手术期开始使用高剂量β受体阻滞剂或在低风险手术患者中使用（Ⅲ类）[5]。

他汀类药物

直到最近，围手术期使用他汀类药物预防 MACE 的证据仅限于接受血管或心胸外科手术的高风险患者，指南主要强调他汀类药物继续用于术前使用他汀类药物治疗的患者[4,15,24,25]。最近，London 及其同事进行了一项大规模的回顾性研究，观察信息记录在退伍军人事务部（VA）手术质量改进数据库中 18 万名接受非心脏手术的患者。他们发现，在手术当天或手术后一天使用他汀类药物可显著降低 30 天死亡率以及心脏、呼吸、肾部和感染性并发症[25]。

以前没有使用他汀类药物的患者开始他汀类药物治疗的益处尚不明确。2015 年的一项系统评价纳入了 16 项随机对照试验，评估术前开始使用他汀类药物治疗对预后的影响。值得注意的是，16 项试验中有 13 项专门针对 CABG 患者。作者发现了死亡率、心肌梗死发生率、心房颤动发生率和住院时间的减少，建议在接受心脏手术而既往未使用过他汀类药物的患者应考虑开始他汀类药物治疗，对于非心脏手术患者是否应该如此仍需进一步研究[24]。相比之下，2013 年 Cochrane 系统评价得出结论，他汀类药物治疗并不能显著降低死亡率、心血管死亡率或 MI 发生率，但是该研究的总样本量较小[26]。不幸的是，在有 MACE 风险的人群中使用他汀类药物已经非常普遍，这使得大型随机对照试验难以进行。

目前推荐

目前的 ACC/AHA 指南建议在术前已经服用他汀类药物的患者（Ⅰ类）围手术期继续使用他汀类药物。该指南还表明，在接受血管外科手术（Ⅱ A类）和存在围手术期 MACE 风险因素（Ⅱ B类）的其他高风险手术的患者中，术前开始使用他汀类药物是合理的[4]。ESC/ESA 指南和 ACC/AHA 他汀类药物使用指南类似[5]。

血管紧张素转化酶抑制剂和血管紧张素受体拮抗剂

血管紧张素转换酶（angiotensin-converting enzyme，ACE）抑制剂和血管紧张素受体阻滞剂（angiotensin receptor blocker，ARB）通常是用于治疗高血压和心力衰竭的处方药。尽管这些药物无处不在，但它们并不像β肾上腺素能阻断药物有许多大量随机对照试验来探究其疗效。相反，对 ACE/ARB 药物围手术期用药的研究主要通过大型回顾性队列分析进行。目前的研究主要集中在：①围手术期是否继续或停止 ACE 抑制剂和 ARB，②手术后早期恢复 ACE 抑制剂和 ARB 治疗的益处[27-29]。

虽然目前的 ACC/AHA 指南建议在围手术期继续使用 ACE 抑制剂或 ARB，但最近的证据表明，停用这些药物实际上可能与死亡或术后血管并发症的风险较低有关[30]。该研究回顾性分析了 4802 名服用 ACE 抑制剂或 ARB 的非心脏手术患者。在手术前停用 ACE 抑制剂 /ARB 的 1245 例患者死亡、卒中和心肌缺血的发生率较低，术中低血压较少。这项研究结果与 Turan 及其同事 2012 年的一项研究结果相反，该研究表明围手术期服用 ACE 抑制剂和 ARB 的患者围手术期并发症发生率或死亡率没有增加[29]。

在一项对接受非心脏手术的 VA 患者进行的大型回顾性队列研究中，研究了术后早期恢复 ACE 抑制剂治疗的作用。在这项研究中，作者证实，术后 14 天内未能恢复 ACE 抑制剂治疗与术后 30 天死亡率大幅增加有关（风险比为 3.44）。对患者的回顾性分析并未确定术后未能恢复 ACE 抑制剂与最终死亡率之间的因果关系，这项大型研究为当前 ACC/AHA 指南中早期恢复治疗的建议奠定了基础[4,27]。

目前推荐

目前的 ACC/AHA 指南建议在围手术期（Ⅱa类）继续使用 ACE 抑制剂和 ARB。对于停用 ACE 抑制剂 / ARB 药物的患者，指南建议尽早恢复治疗（Ⅱa类）。

ESC/ESA 指南还建议在稳定心力衰竭或左心室功能不全（Ⅱa类）患者中继续使用 ACE 抑制剂和 ARB，但他们认为服用 ACE 抑制剂或 ARB 治疗高血压的患者暂时停药可能是合适的（Ⅱa类）。ESC/ESA 指南还建议在心力衰竭或心室功能不全患者手术前至少 1 周开始使用 ACE 抑制剂或 ARB（Ⅱa类）。然而，如上所述，考虑到新的临床数据，应考虑在围手术期停用 ACE 抑制剂和 ARB。

α2 受体激动剂

α2 受体激动剂广泛用于控制高血压，其抗交感神经特性使其成为预防围手术期 MI 的潜在候选者。早期研究显示 α2 受体激动剂在降低血管外科手术患者的围手术期发病率和心肌缺血方面具有潜在益处，于是就此开始了对其在心肌保护方面的研究[31]。POISE-2 试验探究了阿司匹林和可乐定预防围手术期 MI 的作用。POISE-2 试验将 10 000 多名患者随机分配接受可乐定或安慰剂，用或不用阿司匹林，采用交叉设计。遗憾的是，可乐定和阿司匹林均未在手术后 30 天内降低 MI 或死亡的发生率[32]。随后的分析还发现可乐定和阿司匹林均无法预防非心脏手术后的急性肾损伤。

目前推荐

目前的 ACC/AHA 指南（Ⅲ类）或 ESC/ESA 指南不建议使用 α2 激动剂来预防围手术期 MACE。

阿司匹林和抗血小板药物

大量有围手术期 MI 风险的手术患者服用至少一种抗血小板药物。这些患者可以分为几类，即：①服用阿司匹林预防心血管事件的患者，②患者有冠心病史和既往裸金属支架植入史，③有冠心病史和既往药物洗脱支架植入史的患者，④最近接受过 CABG 的患者。

如前所述，作为 POISE-2 试验的一部分，该试验研究了开始和继续阿司匹林治疗在预防围手术期 MI 中的作用。这项研究显示围手术期缺血事件没有显著减少，但与安慰剂相比，接受阿司匹林治疗的患者大出血风险显著增加[34]。总的来说，这项试验表明，在没有近期冠状动脉支架植入术的患者中继续使用阿司匹林对围手术期 MI 可能无益，甚至可能有害。该试验排除了许多重要的患者群体，特别是近期植入药物洗脱支架或裸金属支架的患者，这些患者抗血小板药物的用法值得特别关注。

近期植入支架的患者形成支架内血栓的风险增加，特别是停用抗血小板治疗时[35,36]。然而，围手术期这些患者双重抗血小板治疗的最佳方法尚不清楚。最近 ACC/AHA 关于双重抗血小板治疗的指南提倡冠状动脉疾病患者采用更细致的抗血小板治疗方法，治疗持续时间基于放置支架类型，无论患者是稳定缺血性心脏病还是急性冠脉综合征，并提倡评估患者的总体出血风险[37]。对于缺血性心脏病稳定且出血风险高的患者，指南建议是在药物洗脱支架植入后 3 个月后停用氯吡格雷。最近，作为美国退伍军人系统患者接受非心脏手术的大型回顾性分析的一部分，有研究对支架适应症和围手术期 MACE 的关系进行了探究[38]。在这项研究中，因为 MI 植入支架的患者围手术期 MACE 风险显著增加，无论植入的支架是何类型。虽然这些数据和建议尚未纳入围手术期管理指南，但似乎未来将采取更有针对性的抗血小板药物停药方法。在这些建议中，接受 CABG 治疗的患者也根据其自身情况提出了不同建议，Ⅰ类推荐在行 CABG 的急性冠脉综合征患者中使用 $P2Y_{12}$ 抑制剂，ⅡB 类推荐患有稳定缺血性心脏病的患者使用 $P2Y_{12}$ 抑制剂治疗 12 个月。

最终，进行抗血小板治疗的非心脏手术的患者应在心脏病专家、麻醉医生和手术团队的参与下进行全面的风险评估，以讨论手术出血和围手术期心血管事件的相对风险。停用抗血小板药物治疗，特别是近期植入心脏支架的患者，可能增加支架内血栓形成 / 狭窄和围手术期 MI 的风险。根据手术的紧迫性，延迟手术可能是合适的，以试图降低停用抗血小板治疗的潜在风险。

目前推荐

目前的 ACC/AHA 指南建议在裸金属支架或药物洗脱支架植入后的前 4 ～ 6 周内对任何接受非心脏手术的患者继续进行双重抗血小板治疗。如果有必要停用患者的 $P2Y_{12}$ 抑制剂，应继续使用阿司匹林，并在手术安全后尽快重新启动 $P2Y_{12}$ 抑制剂治疗（Ⅰ类）。在没有植入冠状动脉支架的患者中，当出血风险超过心血管事件风险时，临床医生可以继续使用阿司匹林（Ⅱ b类），但阿司匹林的开始或继续使用对不涉及颈动脉介入的择期非心脏手术无益（Ⅲ类）(图 12.3）[4]。ESC/ESA 指南还建议在裸金属支架植入后至少 4 周或药物洗脱支架植入后 3 ～ 12 个月继续阿司匹林治疗，除非危及生命的出血风险（Ⅰ类），同时服用 $P2Y_{12}$ 抑制剂的患者也应如此（Ⅱ a类）。超出必须服用的时间段后，是否继续服用阿司匹林或 $P2Y_{12}$ 抑制剂，应考虑出血的潜在风险与患者围手术期 MACE 风险的相对平衡 [5]。关于支架植入后择期手术的时机，ACC/AHA 指南建议在球囊血管成形术后延迟 14 天，裸金属支架植入后 30 天，药物洗脱支架植入后 365 天（Ⅰ类）才能进行择期手术，但是可以在药物洗脱支架植入后 180 天考虑进行择期手术

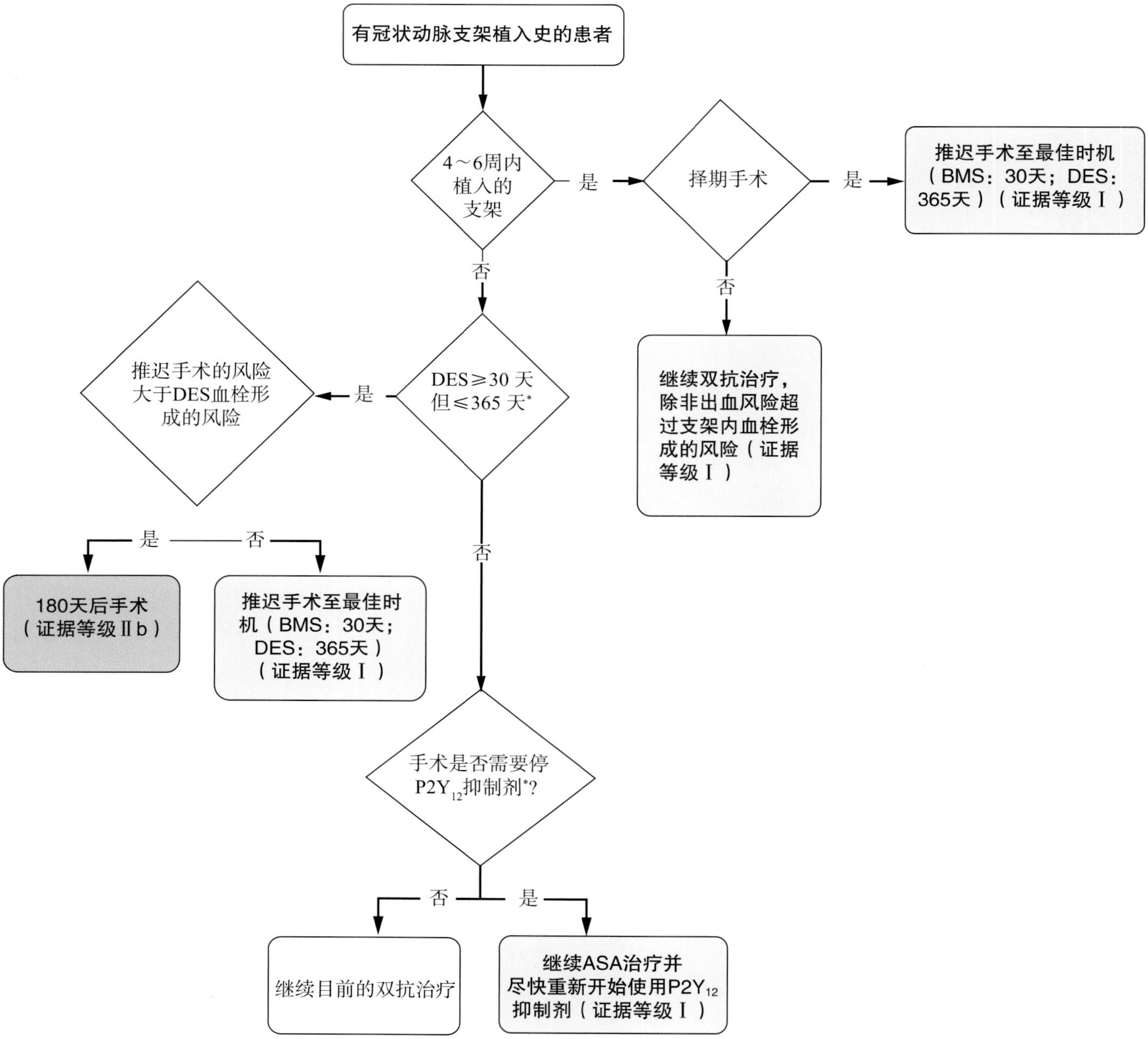

• **图 12.3**　心脏支架植入后接受双重抗血小板治疗的患者的治疗流程。ASA，阿司匹林；BMS，裸金属支架；DES，药物洗脱支架；DAPT，双重抗血小板治疗［With permission from Fleisher LA，Fleischmann KE，Auerbach AD，et al. 2014 ACC/AHA guideline on perioperative cardiovascular evaluation and management of patients undergoing noncardiac surgery：a report of the American College of Cardiology/American Heart Association Task Force on practice guidelines. *J Am Coll Cardiol*. 2014；64（22）：e77-e137.］

（Ⅱ B类）。如果围手术期停用双重抗血小板治疗，择期非心脏手术不应在裸金属支架植入后30天内或药物洗脱支架植入365天内进行[4]。该指南的时间要求与ESC/ESA指南中的描述基本一致。

术中管理

麻醉方式选择

尽管有大量证据探究了椎管内麻醉、区域麻醉和全身麻醉对围手术期并发症高风险患者的相对益处。对于这个患者群体来说，“理想的”麻醉技术仍然是难以确定的[39-44]。大型Cochrane系统评价评估了椎管内麻醉与全身麻醉在改善围手术期结局方面的作用。在这项系统评价中，作者发现椎管内麻醉组的死亡率（7.9% vs 5.2%）和术后肺炎（16.8% vs 7.6%）发生率下降，但围手术期MI无差异。相比之下，在全身麻醉的基础上联合椎管内麻醉似乎并未改善围手术期死亡率或心血管事件发生率，但在预防围手术期肺炎方面仍然有益[43]。

吸入麻醉与静脉麻醉二者孰优孰劣也仍然不确定。根据现有文献，2007版ACC/AHA指南建议考虑对有围手术期心肌缺血风险的患者使用吸入麻醉而不是静脉麻醉，尽管发表时的数据主要限于心脏手术患者，并外推到非心脏手术患者[15]。非心脏手术患者的进一步研究并未显示吸入麻醉优于静脉麻醉[45,46]。根据最近的证据，2014版ACC/AHA指南不再推荐使用挥发性麻醉药作为减轻非心脏手术中心肌缺血的手段[4]。

心肌缺血的监测

心肌缺血的术中评估是麻醉医师在手术室监护患者的重要工作内容之一。到目前为止，围手术期最常见的心肌缺血监测方法是利用常规心电图（electrocardiography，ECG）[47]。心电图监测是美国麻醉医师协会的标准监护，几乎用于美国每一台麻醉手术。通常，使用五导联ECG在麻醉期间监测多导联心电图，从而增加ECG对心肌缺血的敏感性[48]。不幸的是，手术体位限制（改变导联放置）、过滤和干扰信号可能导致ECG信号受影响，降低ECG对MI的敏感度。

肺动脉导管插入术也可以提供心肌缺血的动态监测，尽管其在非心脏外科手术中的使用变得越来越少[49]。心肌缺血可能表现为心指数急剧下降，通常伴随着肺毛细血管楔压增加[47,49]。一项大型Cochrane评价探究了肺动脉导管在重症监护环境中的潜在作用，结果显示其对死亡率、住院时间或费用无显著影响，可以认为使用肺动脉导管作为监护手段不一定会导致临床结果的改善[50]。无论这些考虑如何，除心脏手术和肝移植以外的其他手术中，如果运用肺动脉导管，通常是用于特别高危的患者。

经食管超声心动图（transesophageal echocardiography，TEE）是检测围手术期心肌缺血的另一种有效且敏感的方法，在非心脏手术中使用频率更高[51,52]。TEE上存在新的节段性室壁运动异常通常是最早的心肌缺血征象[52]。有趣的是，TEE和ECG之间缺乏一致性，这表明它们是评估围手术期缺血的互补手段[51]。TEE在心脏手术中的应用已经较为成熟，临床实践指南建议其用于所有接受开胸心脏手术或胸主动脉手术的患者[53]。相比之下，在非心脏手术中使用TEE的指南不太明确。2010年围手术期经食道超声心动图实践指南建议，当计划的手术或患者自身疾病可能导致严重的血流动力学、呼吸或神经功能受损或存在不明原因的血流动力学不稳定时，应该使用TEE[53]。因为无法解释的血流动力学不稳定对一般手术患者进行的364次抢救性TEE检查的分析发现，新的节段性室壁运动异常是围手术期失代偿的第四大常见原因（13.5%），前三名是血容量不足（24.5%）、左心衰（16.5%）和右心衰（16.2%）[54]。如果怀疑术中缺血或持续血流动力学不稳定，TEE是指导治疗的良好监护手段。

术中心肌缺血的管理

一旦怀疑或证实存在术中心肌缺血，麻醉医生必须采取措施尽量减少心肌损伤并开始适当的治疗[52]。术中心肌缺血的应对方法应根据发病时机、外科手术紧急程度、观察到的缺血或心电图改变的类型、血流动力学不稳定的程度而定。如果在手术开始之前观察到心肌缺血的证据，则应延迟手术以允许进一步评估和干预。如果外科手术较为紧急或是急诊手术，或者缺血发生在手术不能中止的时刻，麻醉医生应该试图通过优化患者的心肌氧供需平衡来减轻心肌缺血。这可通过增加舒张压（增加冠状动脉灌注压）、降低心率、增加吸入氧气的浓度以及通过输血增加氧气输送来实现，还要考虑手术失血的程度和持续复苏的必要性[52]。如果患者血流动力学稳定并且手术团队可以接受抗凝治疗，也可以使用硝酸甘油和肝素。

有心肌缺血和血流动力学不稳定迹象的患者需要积极复苏治疗，以防止进一步的代偿失调和心搏骤停。TEE 可以为血流动力学不稳定的原因和心肌功能障碍的程度提供指导 [54]。除了正性肌力支持外，这些患者可能需要血管加压支持，但在进行性缺血患者中使用正性肌力药物时，应注意由于心肌供需不匹配加剧病情以及恶性心律失常的风险 [55]。在难治性心肌缺血和血流动力学失代偿的患者中，使用主动脉内球囊反搏可被视为有效的辅助性治疗措施（图 12.4）。

围手术期心肌缺血患者的术后处理具有挑战性，因为在急性心肌缺血治疗期间常用的抗血小板和抗凝药物可能使手术出血恶化。除抗凝绝对禁忌证患者外，正在发生 ST 段抬高型心肌梗死的患者应进行急诊 PCI。非 ST 段抬高型心肌梗死患者的处理原则存在争议，但应给予治疗，并同时考虑患者风险分层和血流动力学不稳定程度。血流动力学不稳定疑似心肌缺血患者通常需要行 PCI。血流动力学稳定的患者通常最初可以通过给予抗血小板药物、他汀类药物、滴定 β 受体阻滞剂和 ACE 抑制剂等药物治疗。如果患者表现出心肌缺血进展、梗死恶化或死亡的其他高风险特征，则可以转诊进行 PCI。低风险患者可以更保守地治疗，术后需密切随访 [56]。

使用抗凝剂预防围手术期心肌损伤后的不良临床事件是一种新兴治疗策略，可以最大限度地减少这些事件的临床后遗症。2018 年，非心脏手术后心肌损伤的管理（Management of Myocardial Injury After Noncardiac Surgery，MANAGE）试验评估了直接凝

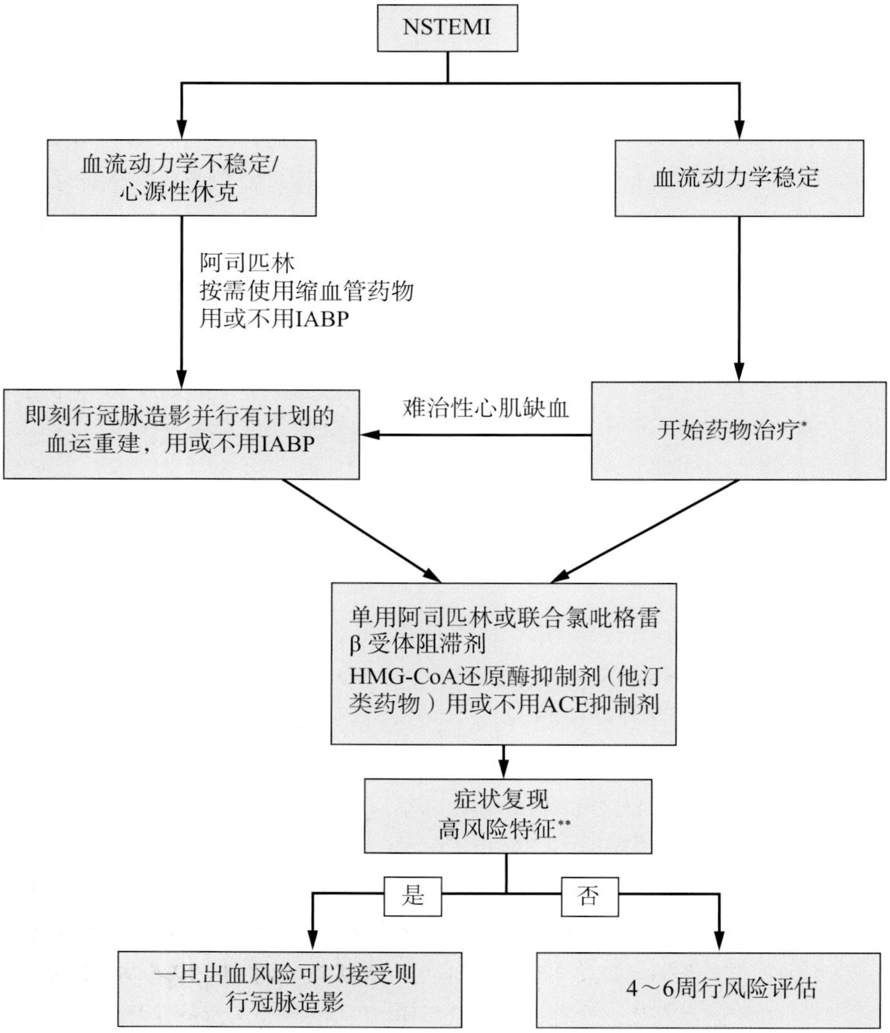

• **图 12.4** 围手术期非 ST 段抬高型心肌梗死的处理流程。ACE，血管紧张素转换酶；IABP，主动脉内球囊反搏；NSTEMI，非 ST 段抬高型心肌梗死［With permission from Adesanya AO，de Lemos JA，Greilich NB，et al.Management of perioperative myocardial infarction in noncardiac surgical patients.Chest.2006；130（2）：584-596.］

血酶抑制剂达比加群在预防心血管并发症或死亡率、MI、非出血性卒中、外周动脉血栓形成、截肢、非心脏手术并发心肌损伤后出现症状性静脉血栓栓塞（通过术后肌钙蛋白水平评估）中的应用[57]。该试验显示，接受每日 2 次达比加群治疗的患者复合终点事件发生率总体下降，而出血并发症不增加。根据这些数据，作者建议在接受非心脏手术的高风险患者中测量肌钙蛋白，并在术后使用达比加群治疗心肌损伤患者。迄今为止，这一治疗方案尚未广泛实施。

心肌缺血预处理

使用短暂的局部缺血试图减轻随后的缺血性损伤被称为缺血预处理[58]。缺血预处理的机制从 20 世纪 80 年代开始受到广泛的研究[59]。早期的研究集中在直接缺血预处理，其中冠状动脉暂时闭塞被用来试图减少随后的缺血性损伤[60]。直接心肌缺血预处理被证明可以减少缺血引起的生化标志物的表达水平，以及减少一些种类的实验动物的心肌梗死面积[60]。有趣的是，缺血预处理似乎存在双时相保护。在最初的缺血性损伤后，有 1 ~ 2 h 的暂时性缺血保护期，然后消失，并在缺血事件后 24 ~ 72 h 再次出现[60]。有荟萃分析研究直接缺血预处理在心脏手术中的应用，显示室性心律失常较少、正性肌力药物需求较低、ICU 停留时间缩短[61,62]。缺血预处理的潜在机制非常复杂，但它们主要涉及激活多种信号转导途径，调节细胞凋亡和细胞内能量代谢[61]。

在缺血预处理的研究早期，发现这些保护性细胞效应可以通过在远离心脏的部位（肢体或其他器官）的暂时缺血期来介导，这被称为“远端缺血预处理”[61]。远端缺血预处理扩大了对非心脏手术患者的潜在适用性，因为不再需要直接操纵主动脉和心脏。初步数据表明，这可能对心脏手术患者具有同样的保护作用，但 2015 年的两项大型临床试验未能显示任何益处[63,64]。鉴于这两项试验的结果，笔者不建议在非心脏手术患者中使用远端缺血预处理。

未来心肌缺血预防 / 治疗的方向

迄今为止，围手术期风险分层主要是通过评估患者合并症及其手术风险来进行的，大致分为低风险、中风险、高风险。最近的证据表明，可能需要采用更细致的方法进行风险分层[65]。未来，鉴于大型围手术期数据集的可用性越来越高，开发越来越复杂的手术风险计算器以实现更精确的术前风险评估是可行的[65,66]。

使用机器学习进行个性化医疗干预在医学界越来越受到关注，尽管其在改变患者转归方面的作用仍存在争论[67]。虽然应用简单的决策支持工具来增强围手术期管理已被证明是有益的，机器学习在改善围手术期结果中的作用仍不太清楚[68-70]。将来，预计应用复杂的数据分析技术开发个性化的围手术期管理方法可能成为麻醉管理的一部分，并可能有助于减少严重缺血事件和改善患者预后。

参考文献

1. Landesberg G, Beattie WS, Mosseri M, et al. Perioperative myocardial infarction. *Circulation*. 2009;119(22):2936–2944.
2. Fuijkschot WW, Morrison MC, van der Linden R, et al. Orthopedic surgery increases atherosclerotic lesions and necrotic core area in ApoE-/- mice. *Atherosclerosis*. 2016;255:164–170.
3. Priebe HJ. Triggers of perioperative myocardial ischaemia and infarction. *Br J Anaesth*. 2004;93(1):9–20.
4. Fleisher LA, Fleischmann KE, Auerbach AD, et al. 2014 ACC/AHA guideline on perioperative cardiovascular evaluation and management of patients undergoing noncardiac surgery: A report of the American College of Cardiology/American Heart Association Task Force on practice guidelines. *J Am Coll Cardiol*. 2014;64(22):e77–e137.
5. Kristensen SD, Knuuti J, Saraste A, et al. 2014 ESC/ESA Guidelines on non-cardiac surgery: Cardiovascular assessment and management: The joint task force on non-cardiac surgery: Cardiovascular assessment and management of the European Society of Cardiology (ESC) and the European Society of Anaesthesiology (ESA). *Eur J Anaesthesiol*. 2014;31(10):517–573.
6. Biccard BM, Rodseth RN. The pathophysiology of peri-operative myocardial infarction. *Anaesthesia*. 2010;65(7):733–741.
7. Naghavi M, Libby P, Falk E, et al. From vulnerable plaque to vulnerable patient: A call for new definitions and risk assessment strategies: Part I. *Circulation*. 2003;108(14):1664–1672.
8. Duvall WL, Sealove B, Pungoti C, et al. Angiographic investigation of the pathophysiology of perioperative myocardial infarction. *Catheter Cardiovasc Interv*. 2012;80(5):768–776.
9. Ellis SG, Hertzer NR, Young JR, et al. Angiographic correlates of cardiac death and myocardial infarction complicating major nonthoracic vascular surgery. *Am J Cardiol*. 1996;77(12):1126–1128.
10. van Waes JA, Nathoe HM, de Graaff JC, et al. Myocardial injury after noncardiac surgery and its association with short-term mortality. *Circulation*. 2013;127(23):2264–2271.
11. Devereaux PJ, Xavier D, Pogue J, et al. Characteristics and short-term prognosis of perioperative myocardial infarction in patients undergoing noncardiac surgery: A cohort study. *Ann Intern Med*. 2011;154(8):523–528.
12. Reilly DF, McNeely MJ, Doerner D, et al. Self-reported exercise tolerance and the risk of serious perioperative complications. *Arch Intern Med*. 1999;159(18):2185–2192.
13. Buigues C, Juarros-Folgado P, Fernandez-Garrido J, et al. Frailty syndrome and pre-operative risk evaluation: A systematic review. *Arch Gerontol Geriatr*. 2015;61(3):309–321.
14. Lee TH, Marcantonio ER, Mangione CM, et al. Derivation and prospective validation of a simple index for prediction of cardiac risk of major noncardiac surgery. *Circulation*. 1999;100(10):1043–1049.
15. Fleisher LA, Beckman JA, Brown KA, et al. ACC/AHA 2007 Guidelines on perioperative cardiovascular evaluation and care for noncardiac surgery: Executive summary: A report of the American College of Cardiology/American Heart Association Task Force on practice guidelines (writing committee to revise the 2002 guidelines on perioperative cardiovascular evaluation for noncardiac surgery) developed in collaboration with the American Society of Echocardiography, American Society of Nuclear Cardiology, Heart Rhythm Society, Society of Cardiovascular Anesthesiologists, Society for Cardiovascular Angiography and Interventions, Society for Vascular Medicine and Biology, and Society for Vascular Surgery. *J Am Coll Cardiol*. 2007;50(17):1707–1732.
16. Priebe HJ. Preoperative cardiac management of the patient for noncardiac surgery: An individualized and evidence-based approach. *Br J Anaesth*. 2011;107(1):83–96.
17. McFalls EO, Ward HB, Moritz TE, et al. Coronary-artery revascularization before elective major vascular surgery. *N Engl J Med*. 2004;351(27):2795–2804.
18. Shammash JB, Trost JC, Gold JM, et al. Perioperative beta-blocker withdrawal and mortality in vascular surgical patients. *Am Heart J*. 2001;141(1):148–153.
19. Hoeks SE, Scholte Op Reimer WJ, van Urk H, et al. Increase of 1-year mortality after perioperative beta-blocker withdrawal in endovascular and vascular surgery patients. *Eur J Vasc Endovasc Surg*. 2007;33(1):13–19.
20. Kwon S, Thompson R, Florence M, et al. Beta-blocker continuation after noncardiac surgery: A report from the surgical care and outcomes assessment program. *Arch Surg*. 2012;147(5):467–473.
21. van Klei WA, Bryson GL, Yang H, et al. Effect of beta-blocker prescription on the incidence of postoperative myocardial infarction after hip and knee arthroplasty. *Anesthesiology*. 2009;111(4):717–724.
22. Group PS, Devereaux PJ, Yang H, et al. Effects of extended-release metoprolol succinate in patients undergoing non-cardiac surgery (POISE trial): A randomised controlled trial. *Lancet*. 2008;371(9627):1839–1847.
23. Wijeysundera DN, Duncan D, Nkonde-Price C, et al. Perioperative beta-blockade in noncardiac surgery: A systematic review for the 2014 ACC/AHA guideline on perioperative cardiovascular evaluation and management of patients undergoing noncardiac surgery: A report of the American College of Cardiology/American Heart Association Task Force on practice guidelines. *J Am Coll Cardiol*. 2014;64(22):2406–2425.
24. de Waal BA, Buise MP, van Zundert AA. Perioperative statin therapy in patients at high risk for cardiovascular morbidity undergoing surgery: A review. *Br J Anaesth*. 2015;114(1):44–52.
25. London MJ, Schwartz GG, Hur K, et al. Association of perioperative statin use with mortality and morbidity after major noncardiac surgery. *JAMA Intern Med*. 2017;177(2):231–242.
26. Sanders RD, Nicholson A, Lewis SR, et al. Perioperative statin therapy for improving outcomes during and after noncardiac vascular surgery. *Cochrane Database Syst Rev*. 2013;7:CD009971.
27. Mudumbai SC, Takemoto S, Cason BA, et al. Thirty-day mortality risk associated with the postoperative nonresumption of angiotensin-converting enzyme inhibitors: A retrospective study of the Veterans Affairs Healthcare System. *J Hosp Med*. 2014;9(5):289–296.
28. Railton CJ, Wolpin J, Lam-McCulloch J, et al. Renin-angiotensin blockade is associated with increased mortality after vascular surgery. *Can J Anaesth*. 2010;57(8):736–744.
29. Turan A, You J, Shiba A, et al. Angiotensin converting enzyme inhibitors are not associated with respiratory complications or mortality after noncardiac surgery. *Anesth Analg*. 2012;114(3):552–560.
30. Roshanov PS, Rochwerg B, Patel A, et al. Withholding versus continuing angiotensin-converting enzyme inhibitors or angiotensin II

receptor blockers before noncardiac surgery: An analysis of the vascular events in noncardiac surgery patients cohort evaluation prospective cohort. *Anesthesiology.* 2017;126(1):16–27.
31. Wijeysundera DN, Naik JS, Beattie WS. Alpha-2 adrenergic agonists to prevent perioperative cardiovascular complications: A meta-analysis. *Am J Med.* 2003;114(9):742–752.
32. Devereaux PJ, Sessler DI, Leslie K, et al. Clonidine in patients undergoing noncardiac surgery. *N Engl J Med.* 2014;370(16):1504–1513.
33. Garg AX, Kurz A, Sessler DI, et al. Perioperative aspirin and clonidine and risk of acute kidney injury: A randomized clinical trial. *JAMA.* 2014;312(21):2254–2264.
34. Devereaux PJ, Mrkobrada M, Sessler DI, et al. Aspirin in patients undergoing noncardiac surgery. *N Engl J Med.* 2014;370(16):1494–1503.
35. Iakovou I, Schmidt T, Bonizzoni E, et al. Incidence, predictors, and outcome of thrombosis after successful implantation of drug-eluting stents. *JAMA.* 2005;293(17):2126–2130.
36. van Werkum JW, Heestermans AA, Zomer AC, et al. Predictors of coronary stent thrombosis. *The dutch stent thrombosis registry J Am Coll Cardiol.* 2009;53(16):1399–1409.
37. Levine GN, Bates ER, Bittl JA, et al. 2016 ACC/AHA Guideline focused update on duration of dual antiplatelet therapy in patients with coronary artery disease: A report of the American College of Cardiology/American Heart Association Task Force on clinical practice guidelines. *J Am Coll Cardiol.* 2016;68(10):1082–1115.
38. Holcomb CN, Hollis RH, Graham LA, et al. Association of coronary stent indication with postoperative outcomes following noncardiac surgery. *JAMA Surg.* 2016;151(5):462–469.
39. Barbosa FT, Castro AA. Neuraxial anesthesia versus general anesthesia for urological surgery: Systematic review. *Sao Paulo Med J.* 2013;131(3):179–186.
40. Barbosa FT, Castro AA, Sousa-Rodrigues CF. Neuraxial anesthesia for orthopedic surgery: Systematic review and meta-analysis of randomized clinical trials. *Sao Paulo Med J.* 2013;131(6):411–421.
41. Barbosa FT, Juca MJ, Castro AA, et al. Neuraxial anaesthesia for lower-limb revascularization. *Cochrane Database Syst Rev.* 2013;7:CD007083.
42. Bode Jr RH, Lewis KP, Zarich SW, et al. Cardiac outcome after peripheral vascular surgery. Comparison of general and regional anesthesia. *Anesthesiology.* 1996;84(1):3–13.
43. Guay J, Choi P, Suresh S, et al. Neuraxial blockade for the prevention of postoperative mortality and major morbidity: An overview of Cochrane systematic reviews. *Cochrane Database Syst Rev.* 2014;1:CD010108.
44. Nash DM, Mustafa RA, McArthur E, et al. Combined general and neuraxial anesthesia versus general anesthesia: A population-based cohort study. *Can J Anaesth.* 2015;62(4):356–368.
45. Landoni G, Fochi O, Bignami E, et al. Cardiac protection by volatile anesthetics in non-cardiac surgery? A meta-analysis of randomized controlled studies on clinically relevant endpoints. *HSR Proc Intensive Care Cardiovasc Anesth.* 2009;1(4):34–43.
46. Lurati Buse GA, Schumacher P, Seeberger E, et al. Randomized comparison of sevoflurane versus propofol to reduce perioperative myocardial ischemia in patients undergoing noncardiac surgery. *Circulation.* 2012;126(23):2696–2704.
47. Mark JB. Multimodal detection of perioperative myocardial ischemia. *Tex Heart Inst J.* 2005;32(4):461–466.
48. London MJ, Hollenberg M, Wong MG, et al. Intraoperative myocardial ischemia: Localization by continuous 12-lead electrocardiography. *Anesthesiology.* 1988;69(2):232–241.
49. Gidwani UK, Mohanty B, Chatterjee K. The pulmonary artery catheter. *A critical reappraisal Cardiol Clin.* 2013;31(4):545–565. viii.
50. Rajaram SS, Desai NK, Kalra A, et al. Pulmonary artery catheters for adult patients in intensive care. *Cochrane Database Syst Rev.* 2013;2:CD003408.
51. Comunale ME, Body SC, Ley C, et al. The concordance of intraoperative left ventricular wall-motion abnormalities and electrocardiographic S-T segment changes: Association with outcome after coronary revascularization. Multicenter Study of Perioperative Ischemia (McSPI) Research Group. *Anesthesiology.* 1998;88(4):945–954.
52. Singh A, Antognini JF. Perioperative hypotension and myocardial ischemia: Diagnostic and therapeutic approaches. *Ann Card Anaesth.* 2011;14(2):127–132.
53. American Society of A. Society of Cardiovascular Anesthesiologists Task Force on Transesophageal E: Practice guidelines for perioperative transesophageal echocardiography. An updated report by the American Society of Anesthesiologists and the Society of Cardiovascular Anesthesiologists Task Force on Transesophageal Echocardiography. *Anesthesiology.* 2010;112(5):1084–1096.
54. Markin NW, Gmelch BS, Griffee MJ, et al. A review of 364 perioperative rescue echocardiograms: Findings of an anesthesiologist-staffed perioperative echocardiography service. *J Cardiothorac Vasc Anesth.* 2015;29(1):82–88.
55. Francis GS, Bartos JA, Adatya S. Inotropes. *J Am Coll Cardiol.* 2014;63(20):2069–2078.
56. Adesanya AO, de Lemos JA, Greilich NB, et al. Management of perioperative myocardial infarction in noncardiac surgical patients. *Chest.* 2006;130(2):584–596.
57. Devereaux PJ, Duceppe E, Guyatt G, et al. Dabigatran in patients with myocardial injury after non-cardiac surgery (MANAGE): An international, randomised, placebo-controlled trial. *Lancet.* 2018;391(10137):2325–2334.
58. Alkhulaifi AM, Jenkins DP, Pugsley WB, et al. Ischaemic preconditioning and cardiac surgery. *Eur J Cardiothorac Surg.* 1996;10(9):792–798.
59. Murry CE, Jennings RB, Reimer KA. Preconditioning with ischemia: A delay of lethal cell injury in ischemic myocardium. *Circulation.* 1986;74(5):1124–1136.
60. Iliodromitis EK, Lazou A, Kremastinos DT. Ischemic preconditioning: Protection against myocardial necrosis and apoptosis. *Vasc Health Risk Manag.* 2007;3(5):629–637.
61. Hausenloy DJ, Yellon DM. The therapeutic potential of ischemic conditioning: An update. *Nat Rev Cardiol.* 2011;8(11):619–629.
62. Walsh SR, Tang TY, Kullar P, et al. Ischaemic preconditioning during cardiac surgery: Systematic review and meta-analysis of perioperative outcomes in randomised clinical trials. *Eur J Cardiothorac Surg.* 2008;34(5):985–994.
63. Hausenloy DJ, Candilio L, Evans R, et al. Remote ischemic preconditioning and outcomes of cardiac surgery. *N Engl J Med.* 2015;373(15):1408–1417.
64. Meybohm P, Bein B, Brosteanu O, et al. A multicenter trial of remote ischemic preconditioning for heart surgery. *N Engl J Med.* 2015;373(15):1397–1407.
65. Liu JB, Liu Y, Cohen ME, et al. Defining the intrinsic cardiac risks of operations to improve preoperative cardiac risk assessments. *Anesthesiology.* 2018;128(2):283–292.
66. Helsten DL, Ben Abdallah A, Avidan MS, et al. Methodologic considerations for collecting patient-reported outcomes from unselected surgical patients. *Anesthesiology.* 2016;125(3):495–504.
67. Chen JH, Asch SM. Machine learning and prediction in medicine - beyond the peak of inflated expectations. *N Engl J Med.* 2017;376(26):2507–2509.
68. Kooij FO, Klok T, Hollmann MW, et al. Decision support increases guideline adherence for prescribing postoperative nausea and vomiting prophylaxis. *Anesth Analg.* 2008;106(3):893–898. table of contents.
69. Nair BG, Grunzweig K, Peterson GN, et al. Intraoperative blood glucose management: Impact of a real-time decision support system on adherence to institutional protocol. *J Clin Monit Comput.* 2016;30(3):301–312.
70. Sathishkumar S, Lai M, Picton P, et al. Behavioral modification of intraoperative hyperglycemia management with a novel real-time audiovisual monitor. *Anesthesiology.* 2015;123(1):29–37.

13 心脏手术围手术期心肌缺血、梗死和心功能衰竭的治疗

MUATH BISHAWI, CARMELO A. MILANO
薛庆华 译，石 佳 审校

围手术期心肌缺血和梗死

定义

围手术期心肌缺血很难定义，因为这是一些与临床不相关的事件和导致最终全心衰竭的心肌梗死（myocardial infarction，MI）组成的一个连续状态。心脏手术围手术期心肌缺血和（或）梗死的诊断具有挑战性，因为即使是简单的手术也会出现心肌酶的升高（图 13.1）[1]。例如，Markman 等[1]证实使用高灵敏度的肌钙蛋白释放测定法，经皮主动脉瓣植入术后肌钙蛋白也会升高。同样，在非手术状态下，代表心肌缺血和梗死的心电图（electrocardiographic，ECG）的变化提示了常规手术操作的术后也会出现心包炎症或亚临床的心肌损伤。因此，准确地确定持续缺血状态需要系统的、全面的方法，包括对心电图变化、生化指标、超声心动图，甚至血管造影的连续评估。重要的是早期发现围手术期心肌缺血有助于及时治疗、缓解缺血状态并减少后续梗死的发生率。

准确诠释心电图变化对明确围手术期心肌缺血具有重要价值。表 13.1 总结了可能导致 ST 段改变的各种情况，包括心肌缺血和梗死[2,3]。心脏手术后，由于要避开手术切口，心电图贴片位置的改变，心脏起搏和传导的异常，因此早期心电图变化常难以解释。例如，右束支传导阻滞和Ⅰ度房室（atrioventricular，AV）传导阻滞发生非常频繁，但通常在术后最初几个小时内会消失[4]。

心脏手术患者的血管搭桥重建术研究（Bypass Angioplasty Revascularization Investigation，BARI）发现其他类型的心电图异常很少见，如出现通常预示着心脏死亡率的增加，特别是术后出现的明尼苏达代码 Q 波异常（表 13.3）[5]。因此，大多数医学中心都会检查术前和术后心电图[6]。但仅有心电图一项检查对于诊断心肌缺血可能缺乏足够的敏感性和特异性。经食管超声心动图（echocardiography，TEE）已是多数中心围手术期的常规监测项目，为心肌缺血和梗死提供了非常有效的辅助依据。在血运重建过程中，正常的室壁运动表明血运重建有效，而新出现的节段性室壁运动异常通常反映有潜在的缺血或梗死。这些节段性室壁运动异常可包括术前运动正常或运动减低的节段出现了运动不能或运动障碍。对 351 例术中监测 TEE 和 ECG 的冠状动脉旁路移植术（coronary artery bypass graft，CABG）患者研究显示，TEE 检测到室壁运动异常比 ST 段变化更多，但两种方式只有 17% 的阳性一致性。此外，在识别最终符合心肌梗死标准的患者时，TEE 的预测性是心电图的 2 倍[7]。这些结果表明，TEE 可能是在围手术期检测心肌缺血的一种更敏感的方法，应尽可能在心脏手术监测中常规使用。应用 TEE 的一个重要发现就是术后新出现的室壁运动异常很多见，但似乎与不可逆的心肌损伤无关[8]。重要的是，围手术期 TEE 技术的发展带来了三维超声心动图、组织多普勒成像（tissue Doppler imaging，TDI）和造影超声心动图的最新进展，所有这些技术都在众多研究中发挥其更好的检测围手术期缺血的功效[9]。

精确定义围手术期心肌缺血的诊断标准没有被统一采用，因此报道的心肌缺血发生率各不相同。最近的一项研究观察到，6.4% 接受 CABG（n=2052）的患者出现围手术期心肌缺血，采用的是以下标准：①肌酸激酶与肌酸激酶 -MB 同工酶比值（creatine kinase-to-creatine kinase-MB isoenzyme，CK/CK-MB）增加大于 10%；②新出现的 ST 段升高持续时间大于 1 min，包括从基线转移至少 0.1 mV 和术后新出现的 Q 波；③反复发作或持续性室性心动过速或室颤；④正性肌力药物支持下的血流动力学恶化[10]。一项荟萃分析对接受心脏手术的患者进行随机对照研究，20 项试验（n=1522）缺血性事件的总发生率为 17%[11]。

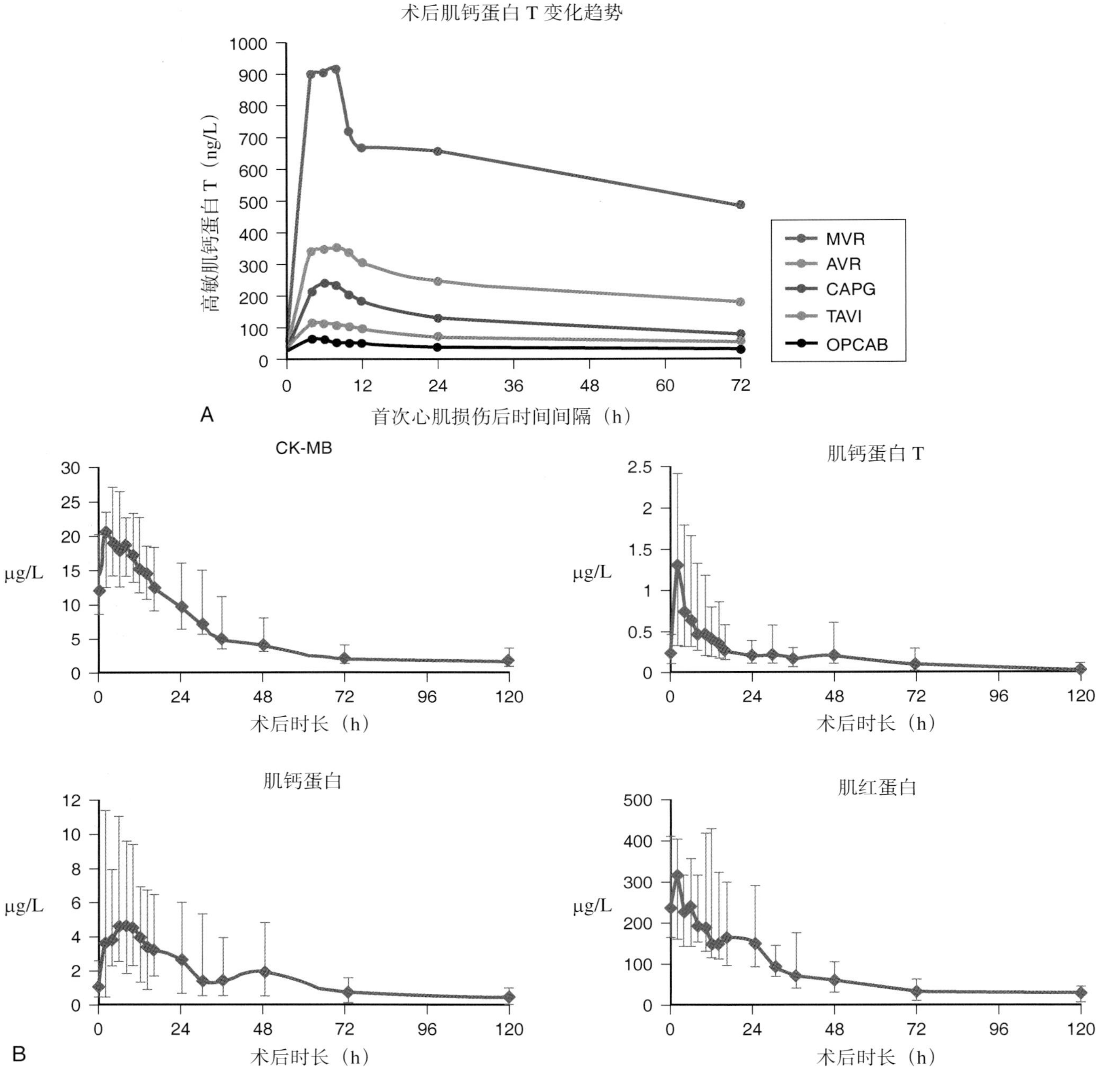

• **图 13.1（也见彩图）** A．普通心脏手术后肌钙蛋白 T 值的变化。B．测量了接受无并发症心脏手术的患者的生化值。AVR，主动脉瓣置换术；CABG，冠状动脉旁路移植术；CK-MB，肌酸激酶 -MB 同工酶；MVR，二尖瓣修复 / 置换术；OPCAB，非泵冠状动脉旁路术；TAVI，经股主动脉瓣植入术［(A) is adapted with permission from Markman PL，Tantiongco JP，Bennetts JS，et al. High-sensitivity troponin release profile after cardiac surgery. Heart Lung Circ. 2017；26：833-839. (B) is redrawn with permission from Holmvang L，Jurlander B，Rasmussen C，et al. Use of biochemical markers of infarction for diagnosing perioperative myocardial infarction and early graft occlusion after coronary artery bypass surgery. *Chest.* 2002；121：103-111.］

缺血的定义是心电图上 ST 段偏移或 TEE 发现新的室壁运动异常。

与心肌缺血一样，定义围手术期心肌梗死（perioperative myocardial infarction，PMI）的诊断标准存在很大分歧，这再次解释了文献报道中其发生率和预后影响的不一致。在之前引用的一项荟萃分析中，纳入 1853 例患者的 22 项试验观察到 PMI 总发生率为 5%[12]。在所有文献中，PMI 的发生率为 5% ~ 15%。尽管心脏手术已有长足进展，但发生率并没有明显下降[13]。PMI 的诊断很大程度上依赖于心电图上新出现的和持续的病理Q波的进展，但这并不总能真实反映有透壁心肌坏死[14,15]。事实上，在一项对术后1个月内死亡的心脏手术患者进行的尸检研究中发现，23%的患者有明显的透壁心肌坏死但无病理Q波，20%无透壁坏死术后出现新的Q波[16]。仅依赖Q波的出现来诊断PMI可能会忽略心肌梗死的存在。一项心脏手术患者的研究中观察到，经胸结合心电图的超声心动图定量分析和放射性核素心室造影显示，无Q波PMI是有Q波PMI的3倍，对左心室（left ventricular，LV）功能也有类似不利的影响[17]。一项评估心脏手术后新出现Q波的临床意义的研究表明，有这种病理性心电图改变的患者，如没有任何心肌酶标志物或其他PMI指标的升高，预后是好的[18]。这些发现强调了结合各种诊断方式定义PMI的重要性。

虽然Q波不一定反映透壁坏死，但不可忽视Q波和其他ECG的变化，及其与不良结局的关联。围手术期出现的ST段改变（> 0.1 mV）已确定为PMI的独立预测因子，占术前CABG死亡的40%[19]。在冠状动脉手术的研究（*n*=1340）中，62例术后出现Q波的患者住院死亡率为9.7%，而其余1278例患者为1.0%[20]。在存活到出院的患者中，术后出现的Q波的存在对3年生存率没有不利影响。在旁路血管再生干预研究（Bypass Angioplasty Revascularization Investigation，BARI）的1427例CABG患者中，5年心源性死亡率随着新出现的Q波的进展而增加（新出现的心电图变化与没出现变化的概率分别为8.2%和3.7%；调整后的相对风险为2.6）（图13.2）[5]。对2918例高风险CABG患者进行的缺血抗坏死保护（GUARD during Ischemia Against Necrosis，GUARDIAN）研究结果进一步强调了Q波的进展对生存率的不良影响（表13.3）[21]。Namay等[22]报道了伴有新出现Q波的CABG患者（*n*=77）的5年生存率为76%，而无新出现Q波的CABG患者的5年生存率为90%（*n*= 1790）。

伴随着术后新出现Q波的进展，酶学标准也被用来定义PMI，便于提高PMI检测的整体敏感性和特异性[23]。在一项对布列根和妇女医院的499名心脏手术患者进行的研究中发现，有5%的患者发生了PMI：CK总峰值大于7000 μg/L，CK-MB大于30 ng/ml，心电图上出现Q波[24]。在GUARDIAN研究观察到2918名CABG患者术后CK-MB峰值高于正常值上限（the upper limit of normal，ULN）的5倍以下、5～10倍、10～20倍、大于20倍的6个月死亡率分别为3.4%、5.8%、7.8%和20.2%（图13.3）[21]。在调整了其他风险因素后，这种高度显著的相关性引起了关注。克利夫兰诊所对3812名CABG患者的研究显示，术后CK-MB水平达到10 ULN是术后3年死亡率增加的独立预测因素（表13.4和图13.4）[25]。动脉血运重建治疗研究（Arterial Revascularization Therapies Study，ARTS）对496例CABG患者进行了前瞻性评估，并表明CK-MB水平的升高（> 5 ULN）可高度预测术后心

表13.1 影响ST段变化的因素

影响因素	心电图特征
左束支传导阻滞	宽QRS波
	ST段变化
急性心包炎	广泛ST段抬高
	aVR的ST段下降，而不是aVL
	抬高很少> 5 mm
	PR段压低
高钾血症	QRS变宽，高、尖，呈帐篷状T波
	P波低振幅或消失
	ST段通常向下倾斜
肺栓塞	类似心肌梗死的改变，常见于下壁和前间隔导联
	典型的右束支传导阻滞和S1Q3T3模式，电轴右偏
心脏复律	ST段显著抬高，通常> 10 mm，直流电电击后仅持续几分钟
心肌缺血	扁平的、向下倾斜的ST段
	T波倒置
心肌梗死	ST段抬高，可有平台期、单峰或弓背抬高
	aVL和Ⅲ导联之间相互关联，进展为Q波

表13.2 1427例CABG后新发心电图异常的发生率

新发心电图异常	发生率
	n（%）
大Q波	65（4.6）
ST段抬高	216（15.1）
ST段压低	220（15.4）
T波异常	557（39.0）
心电图无异常	557（39.0）

表 13.3 CABG 后 6 个月的死亡率：明尼苏达州两步代码加重心电图异常的影响

心电图异常	频率（%）	死亡（n）	存活（n）	总计（n）	疾病概率	疾病概率	95% CI（每 100 人）	发病率风险	相关性 95%CI	比率
无或第一步	54.4	74	1194	1268	0.062	1.00[a]	—	5.84	1.00[a]	—
两步恶化 T 波	23.6	18	532	550	0.034	0.55[b]	0.31 ~ 0.95	3.27	0.56[b]	0.34 ~ 0.93
两步恶化 ST 段抬高	14.2	11	320	331	0.034	0.55	0.27 ~ 1.09	3.32	0.57	0.31 ~ 1.06
两步恶化 ST 段压低	2.7	4	59	63	0.068	1.09	0.33 ~ 3.24	6.35	1.09	0.41 ~ 2.88
两步恶化 ST 段抬高 两步恶化 ST 段压低	0.4	0	10	10	0.000	0.00	—	0.00	0.00	—
两步恶化大 Q 波	4.7	12	98	110	0.122	1.98	0.98 ~ 3.90	10.91	1.87[b]	1.05-3.33

CI，置信区间

[a] 参考类别

[b] $P < 0.05$

With permission from Klatte K，Chaitman BR，Theroux P，et al. Increased mortality after coronary artery bypass graft surgery is associated with increased levels of postoperative creatine kinase-myocardial band isoenzyme release. J Am Coll Cardiol. 2001；38：1070-1077.

表 13.4 CABG 后 3 年死亡率与 CK-MB 升高的相关性

	CABG 患者（n =3812）	
CK-MB 值	**危险人数（%）**	**死亡（%）**
≤ 1 × ULN	386（10）	7.2
1 ~ 3 × ULN	1922（50）	7.7
3 ~ 5 × ULN	853（22）	6.3
5 ~ 10 × ULN	427（11）	7.5
> 10 × ULN	224（6）	20.8
P（趋势）	—	< 0.001

ULN，正常值上限

With permission from Brener SJ，Lytle BW，Schneider JP，et al. Association between CK-MB elevation after percutaneous or surgical revascularization and three-year mortality. J Am Coll Cardiol. 2002；40：1961-1967.

脏性死亡和心肌梗死复发的概率（图 13.5）[26]。

CK 和 CK-MB 作为心肌损伤标志物的特异性有其局限性，因为骨骼肌中也存在这些酶，并可以释放入血。在心脏手术中会出现明显的骨骼肌损伤和 CK-MB 的大量释放 [27]。已有大量的实验证据认为血清肌钙蛋白作为心肌损伤生化指标和不良结局的预测因素，具有高度的敏感性和特异性 [6,8,13,27-36]。心肌肌钙蛋白 I 和 T（cTnI，cTnT）是通过原肌凝蛋白复合物参与调节肌肉收缩的心脏特异性蛋白 [6]，与骨骼肌亚型没有交叉反应，健康受试者即使在剧烈的肌肉活动或非心脏手术后，心肌肌钙蛋白水平也不会增加 [31]。肾功能障碍不影响 cTnI 的水平，其血浆浓度下降非常缓慢，必要时可以回顾性检测心肌损伤 [8,28]。有趣的是，术前测定的肌钙蛋白水平可以将患者进行分层，分到术后心脏并发症风险增加的亚组，特别是术后出现的 PMI（图 13.6）[30]。这些高风险患者可能有未被发现的持续心肌损伤，其预后可以通过围手术期处理得到改善，包括药物支持或主动脉内球囊反搏（IABP）。

一项比较 224 例心脏手术患者 cTnT 和 CK-MB 作用的研究表明，血清 cTnT 浓度大于 1.58 ng/ml（代表上五分位数）是术后 24 h 内死亡或休克的最强独立预测因子 [33]。Greenson 团队证明，将心脏手术患者按 cTnI 峰值水平小于 40 ng/ml 和大于 60 ng/ml 进行分层，可以很好地预测 ICU 住院时间、延长的机械通气时间、新出现的心律失常的进展，尤其是心脏事件（图 13.7）[27]。

在一项对接受常规心脏手术的 502 例患者实施的大型系列研究中获得了类似的结果，证明 cTnI 水平

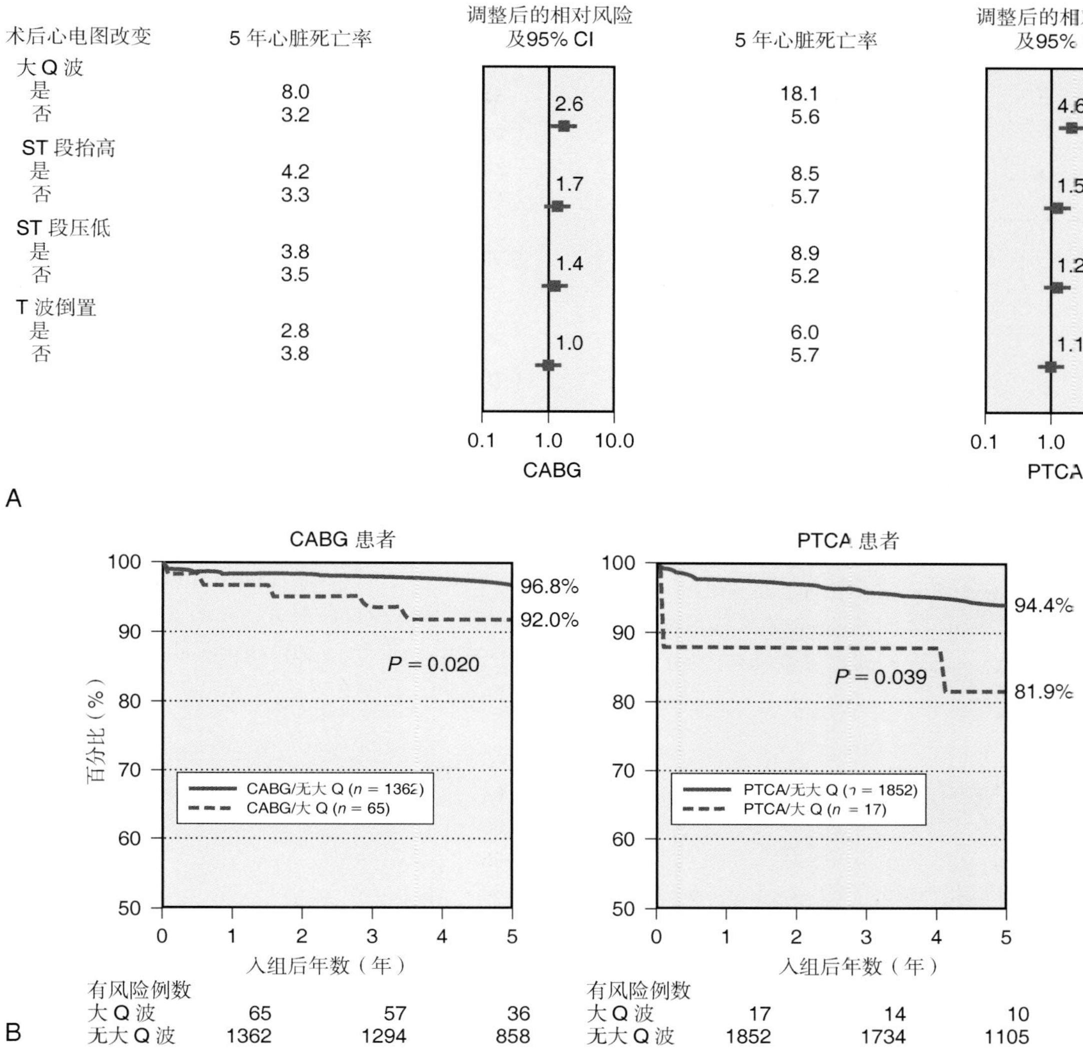

• **图 13.2** A．旁路血管重建研究（BARI）随机登记心脏病死亡患者的累积生存期。研究纳入了接受过冠状动脉旁路移植术（CABG）或经皮冠状动脉腔内成形术（PTCA）的患者。大 Q 波的进展与 CABG 患者心脏死亡的长期风险增加相关（*P*=0.02）。B．5 年 Kaplan-Meier 心脏死亡率和任何术后心电图 (ECG) 变化的心脏死亡率校正相对风险。无论进行何种冠状动脉重建术，新的术后大 Q 波的发展显著增加了心脏死亡率。在这项分析中，根据研究组、糖尿病治疗史、年龄、既往心肌梗死、肾功能不全、充血性心力衰竭、射血分数、体重指数、C 类病变的存在、基线 ST 段抬高和基线 ST 段压低调整了术后 ECG 变量。CI，置信区间（Redrawn with permission from Yokoyama Y，Chaitman BR，Hardison RM，et al. Association between new electrocardiographic abnormalities after coronary revascularization and five-year cardiac mortality in BARI randomized and registry patients. *Am J Cardiol*. 2000；86：819-824.）

是住院死亡率和其他主要术后并发症（如 PMI、室性心律失常、低心输出量、机械通气时间延长和需要透析的急性肾衰竭）的独立预测指标（表 13.5）[35]。cTnI 水平的长期预后价值也已被验证，并且它与 CABG 后 2 年死亡率、心源性死亡和非致死性心脏事件的增加显著相关（图 13.8）[32]。要注意不同研究中关于肌钙蛋白预测值的可变临界值，可能是由于不同供应商提供的肌钙蛋白检测试剂盒缺乏标准化[28]。

病因学

心脏手术前的心肌缺血通常是由高血压、低血压、缺氧、心动过速、出血或手术操作诱发引起的急性冠脉综合征的延续反应。术后心肌缺血损伤的原因包括术中心肌保护不足、CABG 失败、冠状动脉或移植物痉挛、术前梗死的延续[37]、血运重建不够、瓣膜手术继发的冠状动脉损伤[38,39]和远端冠状动脉栓

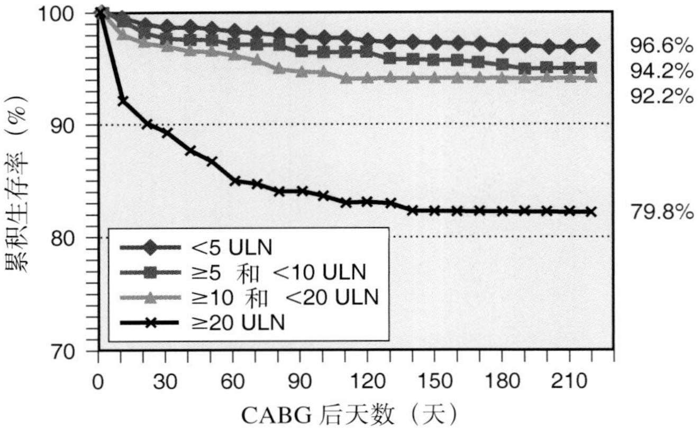

• **图 13.3**　CABG 后生存率与术后 CK-MB 水平之间的相关性。除 ≥ 5 和 < 10 OLN 组与 ≥ 10 和 < 20 ULN 组（*P* =0.26）外，所有组别之间的两两比较结果均显著（Redrawn with permissionfrom Klatte K，Chaitman BR，Theroux P，et al. Increased mortality after coronary artery bypass graft surgery is associated with increased levels of postoperative creatine kinase-myocardial band isoenzyme release. *J Am Coll Cardiol*. 2001；38：1070-1077.）

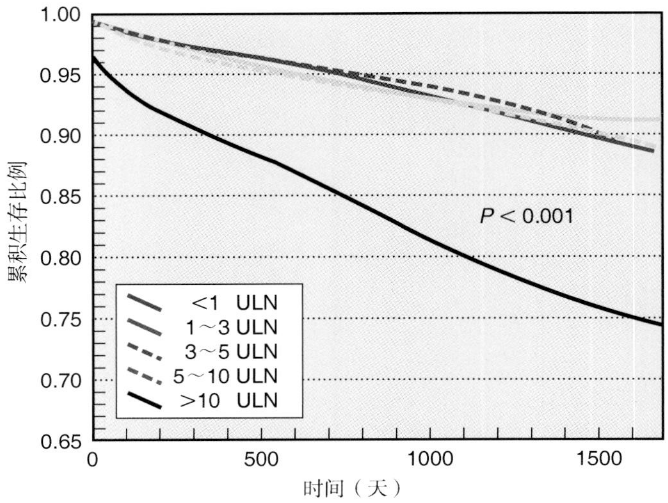

• **图 13.4**　CABG 患者的累积生存比例，按术后 CK-MB 亚型升高的程度进行分层（Redrawn with permission from Brener SJ，Lytle BW，Schneider JP，et al. Association between CK-MB elevation after percutaneous or surgical revascularization and three-year mortality. *J Am Coll Cardiol*. 2002；40：1961-1967.）

表 13.5	502 例患者的心肌肌钙蛋白 I 浓度（ng/ml）[a] 及转归	
并发症	有	无
围手术期 Q 波心肌梗死	56.5（43，175.5）[b] （*n* = 7）	4.2（2.4，7.6） （*n* = 495）
室性心律失常	8.4（4.2，28.2）[b] （*n* = 17）	4.3（2.4，8.0） （*n* = 485）
低心输出量	9.5（4.4，26.78）[b] （*n* = 81）	4.3（2.4，7.7） （*n* = 421）
机械通气时间延长（48 h）	56.5（5.2，22.3）[b] （*n* = 46）	4.5（2.5，8.1） （*n* = 456）
急性肾衰竭	18.2（9.1，33.5）[b] （*n* = 18）	4.6（2.5，8.2） （*n* = 484）

[a]cTnI 浓度被表示为中位数（下四分位数，上四分位数）

[b]*P* <0.0001

From Lasocki S, Provenchère S, Benessiano J, et al: Anesthesiology 2002;97:405–411

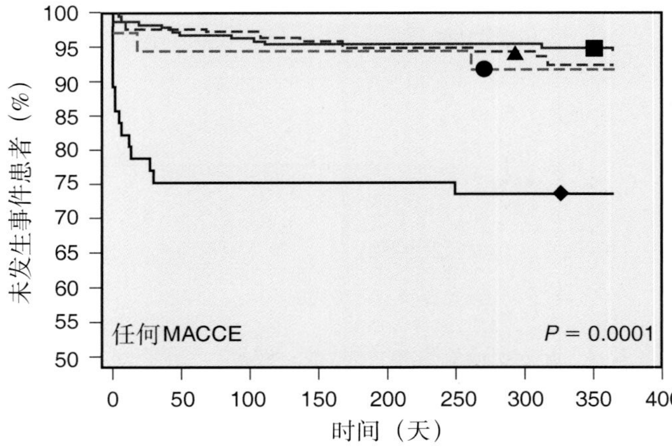

• **图 13.5**　心脏手术后 CK-MB 水平与术后主要并发症的关系。Kaplan-Meier 曲线显示了 CK-MB 水平正常（▲）、升高 1 ～ 3 倍（■）、升高 3 倍或 5 倍以上（●）和 5 倍（◆）的患者 1 年随访中主要不良心脏并发症的发生率。MACCE，合并主要心源性死亡、心肌梗死、血运多次重建术和脑血管事件［Redrawn with permission from Costa MA，Carere RG，Lichtenstein S V，et al. Incidence，predictors，and significance of abnormal cardiac enzyme rise in patients treated with bypass surgery in the arterial revascularization therapies study（ARTS）. *Circulation*. 2001；104：2689-2693.］

塞[40]。这些病因学上的因素是心脏手术中心肌缺血、PMI 和其他不良结局的显著的预测因素。PMI 的预测指标也已确定，包括高龄、急诊手术、既往血运重建术、体外循环（cardiopulmonary bypass，CPB）或主动脉阻断时间较长、需要正性肌力药物支持、需要冠状动脉移植（或再植入）、既往心肌梗死和术前心室功能障碍[24,26,41,42]。识别高风患者后可以增加监测，并可以尽早实施干预措施。

在低钾心脏停搏液的应用普及和其他心肌保存方

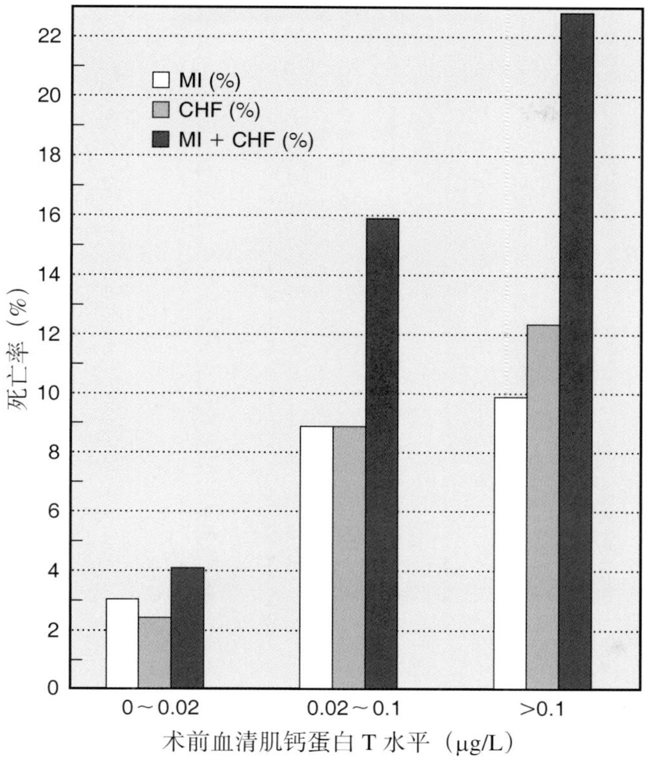

• **图 13.6**　冠状动脉旁路移植术患者术前肌钙蛋白 T 水平对术后心脏事件的预测价值。术前血清肌钙蛋白 T 水平与术后心肌梗死（MI）（P =0.03）、充血性心力衰竭（CHF）（P =0.000 6）和合并心肌事件（MI+CHF）（P =0.000 1）的发生率呈显著正相关。组 2 患者肌钙蛋白 T 值低于 0.02 μg/L。组 1 患者肌钙蛋白 T 值升高，将其分为两个亚组：0.02 ～ 0.1 μg/L 组和＞ 0.1 μg/L 组（Redrawn with permission from Carrier M, Pelletier LC, Martineau R, et al. In elective coronary artery bypass grafting, preoperative troponin T level predicts the risk of myocardial infarction. J *Thorac Cardiovasc Surg*. 1998;115:1328- 1334.）

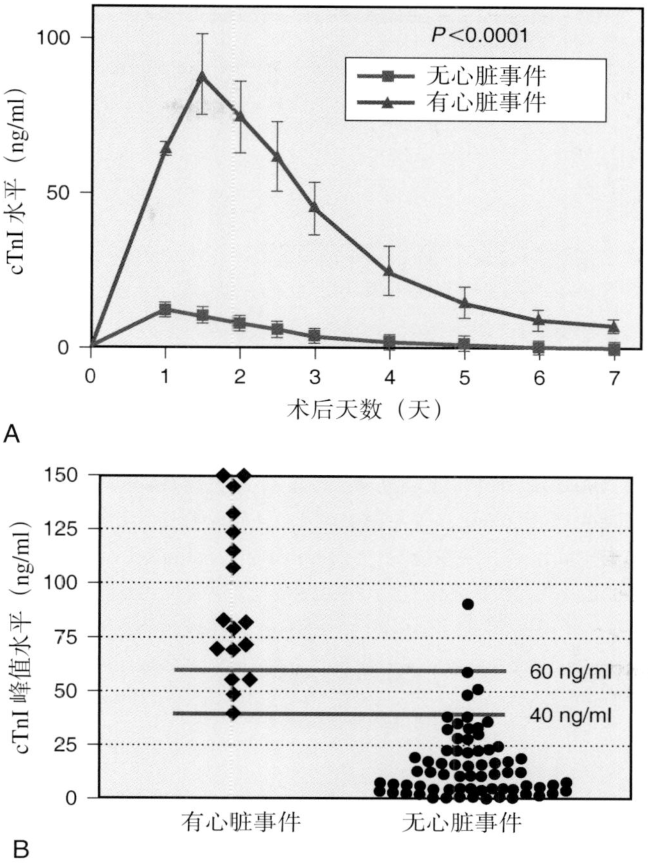

• **图 13.7**　心肌肌钙蛋白 I（cTnI）在心脏手术患者中的有效性。A．心脏手术后 cTnI 水平，在有和无心脏事件的患者中，cTnI 的水平随时间的变化被绘制出来，P < 0.000 1 在组间采用方差分析。B．按 cTnI 峰值水平划分的心脏事件，有和没有心脏事件的患者显示各自的 cTnI 峰值，描记了 60 ng/ml 以上和 40 ng/ml 以下的数值（Redrawn with permission from Greenson N，Macoviak J，Krishnaswamy P，et al. Usefulness of cardiac troponin I in patients undergoing open heart surgery. *Am Heart J*. 2001；141：447-455.）

法优化之前，PMI 往往是由于心肌保护不佳所致 [41]。与这个病因相吻合的是从病理上发现心肌收缩纤维带的坏死，这提示了术中有心肌缺血和随后的再灌注损伤 [16,41]。一些早期研究发现，再血管化部分的心肌梗死发生率很高，再次证实了缺血 - 再灌注现象可介导心肌损伤。心肌保存技术的改进降低了围手术期心肌缺血和 PMI 的发生率 [17,41]。

心肌保存技术在过去的 50 年里经历了长足的发展。冷晶体心脏停搏液改善了整体预后，是早期的一项重要进展。含血停搏液的引入进一步改善了心肌能量储存，减少了乳酸产生 [43]。临床上，含血停搏液的优势在研究中得到了证实，与晶体停搏液相比，PMI 和其他发病率均有降低 [44]。通过冠状静脉窦逆行灌注心脏停搏液是心肌保护的另一个重要进展，其减少了心脏停搏的中断，可灌注狭窄动脉供血的心肌，增加心内膜下心脏停搏液灌注 [45]。

心脏停搏液的一个重要的、最新的进展是将 del Nido 心脏停搏液引入到成人心脏手术中并得到了广泛采用 [46,47]。这种停搏液的晶体成分有 1-L 等离子体溶解碱溶液，其中有甘露醇、硫酸镁、碳酸氢钠、氯化钾和利多卡因。与其他心脏停搏液不同，作为单次给药的 del Nido，不需要频繁追加。即使在低风险、首次行 CABG 的患者中，使用 del Nido 心脏停搏液后，除颤和费用都较低。del Nido 在微创心脏手术中的应用显著增加，主要是减少了追加的需求 [48]。最近 Vistarini 等的一项研究发现，在一组连续接受微创主动脉瓣置换术的患者中应用 del Nido 心脏停搏液

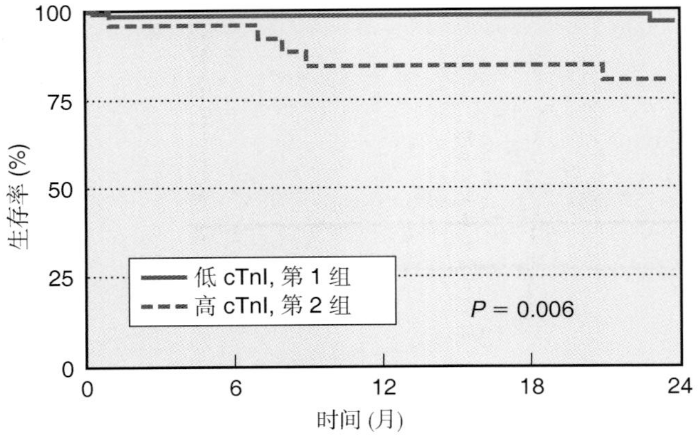

• **图 13.8** 第 1 组（*n* =174；cTnI ＜ 13 ng/ml；实线）和第 2 组（*n* =28；cTnI ≥ 13 ng/ml；虚线），根据 cTnI 升高计算存活患者的累计百分比。仅 1 例患者（第 1 组）在 1 年后失访。*P* 值是指组间比较（秩和检验）（Redrawn with permission from Fellahi JL，Gue X, Richomme X，et al. Short-and long-term prognostic value of postoperative cardiac troponin I concentration in patients undergoing coronary artery bypass grafting. *Anesthesiology*. 2003；99：270-274.）

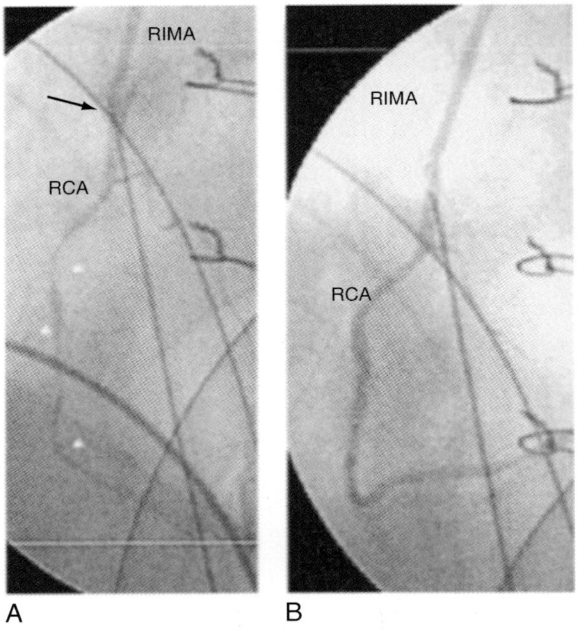

• **图 13.9** 冠状动脉旁路移植术（CABG）后右冠状动脉（RCA）痉挛的治疗。A．冠状动脉造影显示 RCA 的弥漫性痉挛在 RCA 与右乳内动脉（RIMA）的吻合口以远。B．冠状动脉内注入硝酸甘油后 RCA 痉挛缓解（With permission from Trimboli S，Oppido G, Santini F，et al. Coronary artery spasm after off-pump coronary artery by-pass grafting. Eur J Cardiothorac Surg. 2003；24：830-833.）

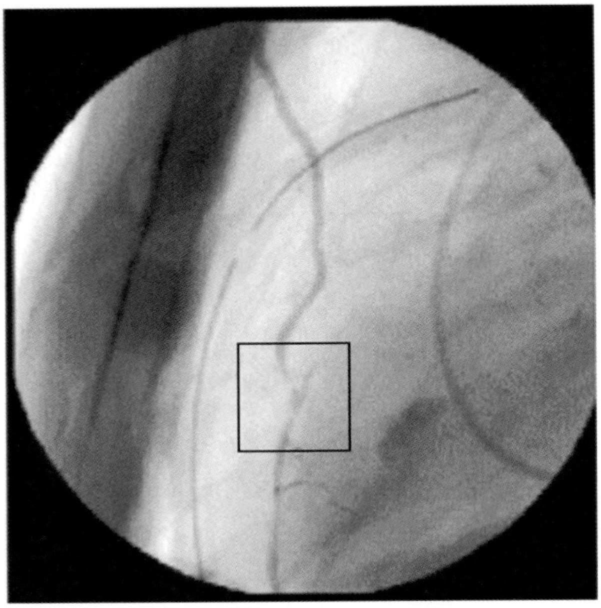

• **图 13.10** 冠状动脉旁路移植术（CABG）血管造影。左乳内动脉至左前降支旁路移植处狭窄（正方形内）。吻合口上方的节段和吻合口趾处都很窄。腔内注射硝酸甘油无反应。重新吻合时发现上段狭窄是痉挛所致，已用纤维蛋白胶固定。趾处狭窄是外科手术技术导致。重新吻合后吻合口开放，血运良好（With permission from Bonatti J Danzmayr M，Schachner Tet al. Intraoperative angiography for quality control in MIDCAB and OPCAB. *Eur J Cardiothoracic Surg*. 2003；24：647-649.）

既安全又简易 [48]。很多 del Nido 在成人心脏手术中应用相关的数据实质上都是回顾性的，缺乏大规模的随机对照试验。

当前缺血性的损伤更多可能是由于技术问题、早期桥血管闭塞、吻合口狭窄 [49]、桥血管或自体冠状动脉痉挛（图 13.9 ～图 13.11）[50-58]、远端血管狭窄、血运重建不完全、窃血 [58] 或栓塞。纵隔胸腔引流管压迫桥血管也是导致心肌缺血损伤的一个原因（图 13.12）。术中也可发生冠状动脉微循环中的斑块栓塞导致 PMI。术前在静脉桥血管中也可见到破碎的粥样斑块 [40]。逆行灌注心脏停搏液可对栓塞的冠状动脉或桥血管有保护作用。

由冠状动脉痉挛引起的 PMI 发生率高达 1%，桥血管和冠状动脉都可能出现痉挛 [51-53]。冠状动脉痉挛可导致血流动力学突然衰竭，常出现急性低血压。围手术期对低血压采用常规治疗方法，如给予升压药，在这种情况下可能会加剧血管痉挛反应 [51]。同样，高动力状态下的 PMI 患者，体内儿茶酚胺浓度的升高更会导致冠状动脉持续痉挛 [59]。在原理上，术前突然停用钙通道阻滞剂可导致冠状动脉反弹性收

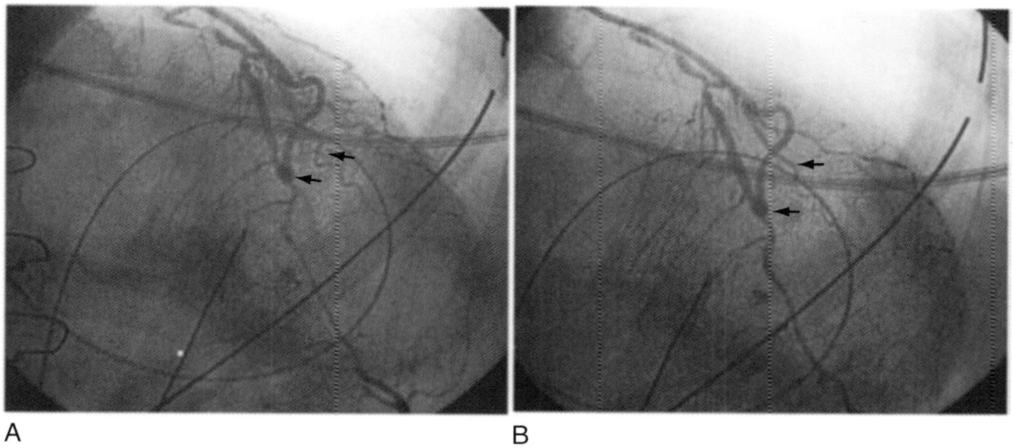

• **图 13.11** 冠状动脉旁路移植术（CABG）后冠状动脉痉挛。A．术后冠状动脉造影显示左前降支（LAD）冠状动脉痉挛，在左乳内动脉（LIMA）和 LAD 吻合口以远，第一对角支冠状动脉痉挛。B．术后血管造影显示冠状动脉内注射维拉帕米和输注硝酸甘油后痉挛得到缓解（With permission from Caputo M，Nicolini F，Franciosi G，et al. Coronary artery spasm after coronary after bypass grafting .*Eur J Cardiothorac Surg*.1999；15：545-548.）

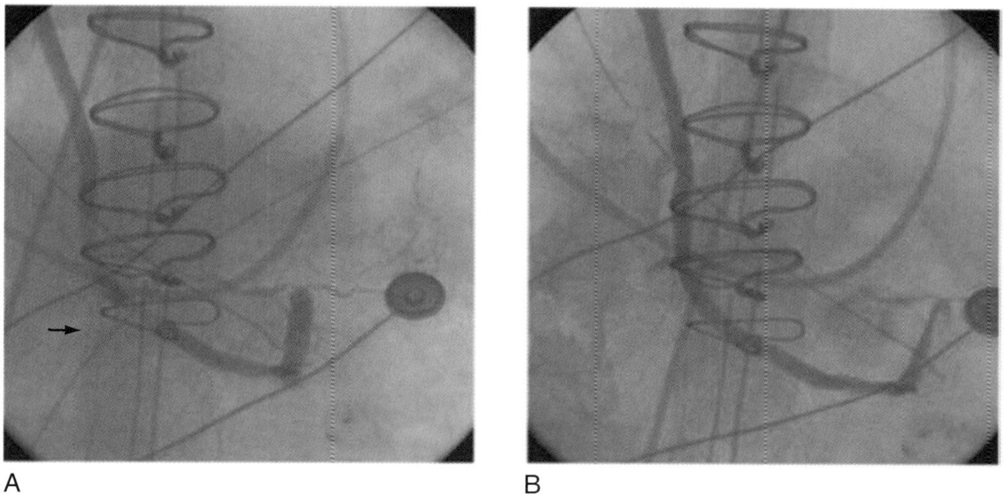

• **图 13.12** 冠状动脉旁路移植术后围手术期心肌梗死的血管造影。A．移植到后降支冠状动脉的大隐静脉被纵隔胸管严重压迫（箭头）。B．移开胸管可缓解梗死

缩，术前用药计划里应考虑到这个继发因素 [57]。其他可导致心脏手术患者发生冠状动脉痉挛的因素有肝素 - 鱼精蛋白相互作用引起的血栓素释放、CPB、血小板活化、过敏反应、给予钙和血管收缩药后肾上腺素能张力增加 [60]。

与围手术期缺血损伤相关的病因还有乳内动脉（internal mammary artery，IMA）灌注不良综合征，这是由 IMA 桥供血的心肌灌注不足引起的 [61]。在一项对 2326 个应用 IMA 桥的 CABG 患者进行的研究中发现，有 45 例（1.9%）患者出现了该综合征 [61]。虽然已证实 IMA 是心肌血管化的首选血管 [62,63]，通过动脉桥的血流通常少于通过大隐静脉桥的血流，存在着不能充分满足心肌需求的可能性 [61]。其他可能导致该综合征的因素有 IMA 痉挛、扭曲或过度拉伸，部分血液流入肋间侧支的窃血现象 [64]，以及与自体冠状动脉的竞争血流 [61]。与桡动脉桥一样，在灌注过程中机械刺激 IMA 可能会产生短暂的内皮功能障碍，并引起血管痉挛反应 [57,60]。

许多大型血管造影研究已经将临床上心肌缺血或 PMI 的疑惑与移植血管失败的血管造影证据相关联 [10,65]。在一项纳入 2003 例 CABG 患者的系列研究中，怀疑 71 例（3.5%）有心肌缺血，如伴有血流动力学不稳定，则行紧急血管造影（n =59）或即刻再手术（n =12）[65]。第一组患者的血管造影发现以下问

题：静脉桥闭塞（32%）、搭桥后的冠状动脉远端血流差（17%）、IMA 狭窄（7%）、IMA 闭塞（5%）、静脉桥狭窄（5%）和 IMA 锁骨下动脉窃血（3%）[65]。在即刻再手术组中，92% 的患者出现桥血管闭塞。最近一项包括 2052 名 CABG 患者的研究发现了类似的现象[10]。这些研究强调，大多数再血管化后出现心肌缺血或 PMI 的患者都有潜在的桥血管问题，需要进行血管造影和经皮或手术再次干预。

瓣膜手术中会因技术问题导致特定区域的心肌缺血。在二尖瓣置换术后，因二尖瓣后叶和回旋支冠状动脉靠近，容易导致回旋支损伤和左室侧壁缺血[38,39]。三尖瓣手术和右冠状动脉也有类似的情况。主动脉瓣手术可能损伤左主冠状动脉开口或右冠状动脉开口，且冠状动脉开口处血栓形成导致严重缺血的病例已有报道。最后，清洗过的瓣膜材料也可能导致严重的冠状动脉栓塞。

治疗

术中搭桥前阶段

搭桥前阶段是做好临床管理、预防心肌缺血和 PMI 的关键时期。目标是维持稳定的血压和正常的窦性心律。心率 - 血压乘积低于 12 000 可减少围手术期心肌缺血[11]。精确和持续测量血流动力学的重要性怎么强调都不为过。监测项目包括持续监测心电图、袖带测压、直接动脉测压、中心静脉压（central venous pressure，CVP）、连续脉搏血氧饱和仪和呼气末 CO_2 监测[66]。对于高风险患者，有必要放置肺动脉（pulmonary artery，PA）导管，如不稳定型心绞痛、心室肥厚、心室功能差、同时伴有瓣膜和冠状动脉疾病的患者[67]。PA 导管能够持续评估和维持心脏充盈压力、心输出量和混合静脉血氧饱和度（mixed venous oxygen saturation，MVO_2），防止心肌缺血。

不稳定型心绞痛患者术前可能需要用血管扩张药，如硝酸甘油（nitroglycerin，NTG）。较少心肌负荷可改善心梗的进展，防止左室功能恶化。在一项 CABG 前瞻性研究中发现，静脉注射 NTG 可以改善诱导后的局部室壁运动异常[68]。基于这些研究结果，诱导后 TEE 引导下应用 NTG 可得到更理想的超声心动图基础数据[68]。其他减少心肌缺血的药物包括静脉注射 β 受体阻滞剂，艾司洛尔是最容易滴定的药物。β 受体阻滞剂可降低心率、收缩力和血压，从而大大降低心肌做功。β 受体阻滞剂还能降低缺血性室性和房性心律失常的发生率。静脉注射 NTG 和 β 受体阻滞剂需要认真监测和滴定，因为这两种药物都可以导致低血压；在冠状动脉狭窄的患者中，灌注压降低可导致缺血的风险和随后的心肌功能障碍。

对于心源性休克或医学上难治性缺血的患者，术前使用 IABP 使循环稳定已被证明可以降低总体手术死亡率，并改善高风险冠心病患者的预后[69,70]。IABP 通过增强舒张压和心肌缺血区域的血流再分配来增强心肌灌注[69]。IABP 提供部分左心室辅助。主动脉瓣关闭和开放后球囊要适时充气和放气（图 13.13）。舒张期球囊充气增加冠状动脉灌注，而收缩期球囊放气可降低后负荷，减少心脏做功（心肌耗氧量），增加每搏量和心输出量。IABP 支持治疗的疗效取决以下几个因素：球囊体积；放于主动脉内的位置；充气和放气频率；最重要的是，与心脏周期相关的时机。中度或重度主动脉反流时用 IABP 效果很差，应避免使用。此外，由于心动过速或心律失常，充气和放气时机难以精准掌控。主动脉或股动脉闭塞性疾病可能使导管放置更加困难，并增加肢体缺血的风险。

马萨诸塞州总医院对 4756 例行 IABP 支持的患者进行回顾性研究，发现对于不稳定或梗死后心绞痛的患者，术前 24 ～ 48 h 的 IABP 支持可使缺血心肌在术前就能得到恢复[70]。该研究中与放置 IABP 相关的死亡率，术前（13.6%）低于术中（35.7%）或术后（35.9%）[70]。对 60 例高风险 CABG 患者进行了一项前瞻性、随机研究，以评估术前放置 IABP 的

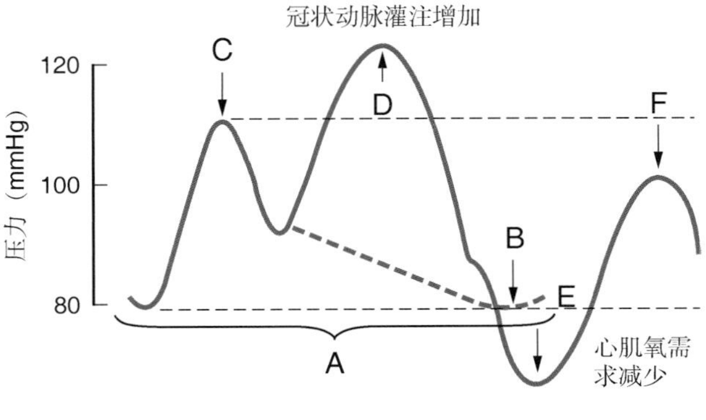

• **图 13.13** 主动脉内球囊反搏（IABP）时相：与心脏周期同步。与 IABP 时相相应的动脉压力波形。A 为一个完整的心脏周期。B 为无辅助主动脉张末期压。C 为无辅助收缩压。D 为舒张增强。E 为主动脉舒张末期压降低。F 为辅助收缩压降低（Redrawn with permission from Helman DN. n Goldstein DJ，Oz MC，eds. Cardiac Assist Devices. Armonk，NY：Futura；2000：298.）

最佳时机[69]。在该研究和其他研究中，术前IABP支持可使CPB时间减少，术后心脏指数升高，术后低心输出量发生率降低，机械通气时间和住院时间减少[69,71]。这些研究表明，术前IABP支持对高风险冠心病患者有益。在这些研究中，确定高风险状态的术前因素包括术前左心室射血分数（left ventricular ejection fraction，LVEF）小于30%、不稳定型心绞痛、左主干冠状动脉狭窄大于70%、弥漫性冠状动脉疾病和再次CABG手术。

最近的一项荟萃分析回顾了1977—2015年关于心脏手术患者应用IABP的研究[72]，共纳入46 067例患者、11项随机对照试验和22项观察性试验研究。所有纳入的随机对照试验结果分析表明，CABG前放置IABP与ICU时间［加权均数差（WMD），−1.47 d；95% CI，−1.82 ～ −1.12 d；$P < 0.000\ 01$］和住院时间缩短相关（WMD，−3.25 d；95% CI，−5.18 ～ −1.33 d；$P = 0.000\ 9$）。重要的是，与术前无IABP相比，使用IABP显著降低了医院死亡率（OR，0.20；95% CI，0.09 ～ 0.44；$P < 0.000\ 1$）和30天死亡率（OR，0.43；95% CI，0.25 ～ 0.76；$P = 0.003$）[72]。

术前有过严重心肌缺血或心肌梗死的患者应尽快建立CPB。目前，许多手术重建血管不需要CPB，此外，一些血管的获取也不需要CPB。对于不稳定心绞痛的患者，立即建立CPB可显著降低心肌负荷和缺血性损伤的风险。血管的获取和下一步的手术操作可以在有CPB心脏保护的状态下进行。在再次心脏手术患者中，劈开胸骨前，切开腹股沟行股动静脉插管是建立CPB最安全、最快速的方法。积极使用CPB减轻心脏负荷可能有助于避免出现缺血性室性心律失常和心室功能障碍，这些情况一旦出现便难以逆转。值得注意的是，CPB并不能直接减少左心负荷，通过增加左心吸引可以进一步降低左室负荷。

术中搭桥后阶段

在术中搭桥后阶段，必须继续严格监测心电图波形、血流动力学参数和TEE检查所见，如前所述，这些都是判断术中心肌缺血和PMI的敏感和特异指标。对于血运重建的病例，术中缺血心电图波形、新的局部室壁运动异常或血流动力学不稳定需要对移植物桥血管进行评估，以排除是桥血管失败所致。使用多普勒血流探头可以很容易地评估桥血管的完整性和通畅性，快速、高敏地检测到桥血管的问题，就如最近一项对非体外CABG患者的研究所示[73]。在本研究中，流量探头测到的结果与术中血管造影结果相关，多普勒分析对确认桥血管的通畅度和准确性为100%[73]。作为通用的多普勒研究，需确定观察到的波形应主要是舒张期波形，且血流速度大于15 cm/s[73]。在评估桥血管完整性时需要考虑的其他流量参数包括：总流量、收缩期流量、舒张期流量与总流量比、收缩期峰值流量、舒张期峰值流量、收缩-舒张期峰值流量指数和脉搏指数（pulsatility index，PI；定义为收缩期峰值流量和舒张期流量之间的差值除以平均流量）[74]。PI值应该在1 ～ 5，数值增高意味着桥血管有问题[75]。当多普勒血流出现异常时，应考虑修复有病变的桥血管。然而，这是难以轻易做的决策，取决于外科医生是否有信心获得更好的效果。小的或弥漫性病变的靶冠状动脉可预测到桥血管的流量有限。在最近的一次大型的多中心CABG试验中发现：接受CABG治疗的患者1年桥血管通畅率和术中返修率基于术中流量的评估。1607名患者（2738根桥血管）有流量数据，根据TTF测量［< 20 ml/min（低流量）和≥ 20 ml/min（正常流量）］和PI值（< 3、3 ～ 5和 > 5），FitzGibbon分级A级的患者桥血管与正常流量（87.2%）相比，低流量（71.3%）且通畅的很少见。可观察到1年通畅率与术中PI值负相关：分别是85.6%与PI < 3，74.7%与PI 3 ～ 5，67.9%与PI > 5（$P < 0.01$）。与预期一样，术中低流量桥血管返修率很高，为7.7%，高于正常流量的返修率（0.4%；$P < 0.01$）。目前尚不清楚的是，与未返修的桥血管相比，返修后流量得到显著改善的百分比[76]。

冠状动脉空气栓塞是术后心肌缺血最常见的原因之一，意识到这一点很重要；右冠状动脉或右冠状动脉的桥血管尤其会受到影响。在桥血管内可以看到空气，用针吸有助于减少空气。而左冠状动脉开口低，很少受累。随后可能会出现严重的右心室（right ventricular，RV）功能障碍。TEE可显示左室下壁心肌内的空气，需要通过心脏、主动脉或桥血管吸引排气。通常用肾上腺素能受体激动剂短暂地提高灌注压力可以缓解，主要是通过迫使冠状动脉分支内的空气排出。因CO_2更容易溶于血液，在CO_2环境下操作可以减少这种并发症，重要的是，在没有持续空气栓塞的情况下，这种缺血状况会很快解决，而持续的缺血迹象需要考虑其他原因。

术后阶段

术后早期应做到细致的血流动力学和临床监测。

必须确保足够的氧气输送和全身血流，MVO_2、心输出量、血压、心率、尿量、酸碱状态和脉搏都应仔细监测。ST 段改变（通过心电图监测）可提示心肌缺血、室性心律失常或血流动力学恶化。在其他情况下，更微妙的血流动力学变化或血管活性药物的增加可能是唯一的线索。许多心脏手术后病房常规监测 12 导联心电图和血清心肌酶。心肌缺血需要用超声心动图来评估左室功能和局部室壁运动。

术后应用钙拮抗剂可降低心肌缺血、PMI 和远期死亡率 [11,12]。这些药物通过介导负性变时性、负性变力性、降低后负荷和舒张冠状动脉促使心肌氧供需之间的平衡 [11]。近来研究证实该方法可预防 CABG 后桥血管痉挛 [57]。术后出现心肌缺血时，应高度重视自体冠状动脉或桥血管痉挛的可能性，并积极使用 NTG 和舌下含服钙通道阻滞剂治疗 [77]。当使用桡动脉桥时，这些药物应常规使用。不幸的是，术后心肌缺血可能继发于低血压或低心输出量，这限制了钙通道阻滞剂和 NTG 的应用。

术后出现心肌缺血或 PMI 伴有血流动力学不稳定时，需要放置 IABP 和紧急再次手术。对于大多数有明显心肌缺血但循环稳定的患者，强烈推荐行冠状动脉造影。早期血管造影可以在永久性心肌损伤发生前鉴别技术问题并指导进一步的治疗 [8,58]。具体来说，可以鉴别出桥血管或自体动脉闭塞或狭窄，并可以安全实施自体血管或桥血管的血管成形术或支架植入术 [42]。同样，血管造影可以鉴别自体冠状动脉或桥血管痉挛，并能够靶向血管内输注 NTG 或钙通道阻滞剂（图 13.9 ～图 13.11）[50-58]。在 IMA 窃血时，血管造影可经动脉导管栓塞侧支血管是另一种有效的治疗方法 [64]。此外，血管造影可能会发现一些特定的问题，需要再次手术。例如，当出现血运重建不完全和 IMA 灌注不良综合征时，再搭一根静脉桥是最佳的治疗方案 [61]。

临床研究已经评估了在心脏手术中预防缺血 - 再灌注损伤和 PMI 的其他替代药物疗法。培塞珠单抗用于降低 CABG 中的梗死率和死亡率（Pexelizumab for Reduction in Infarction and Mortality in Coronary Artery Bypass Graft surgery，PRIMO-CABG）研究是一项随机、双盲、安慰剂对照的前瞻性试验，评估培塞珠单抗（一种 C5 补体抑制剂）是否会降低 CABG 患者的 PMI [78]。在 3099 例接受 CABG 手术合并或不接受瓣膜手术的患中，使用该药物治疗显著降低了术后 30 天死亡或心肌梗死的发生率 [78]。一项针对高风险患者（PRIMO-CABG Ⅱ）的随访试验却未能达到 30 天死亡或心肌梗死的主要终点，或出现新的或恶化的充血性心力衰竭。然而，在两项试验的联合分析中（PRIMO-CABG Ⅰ和Ⅱ；n =7353），风险最大的亚群 30 天死亡率显著降低（n =2156；培塞珠单抗 5.7% vs 安慰剂 8.1%；P = 0.024）[79]。

钠 - 氢交换抑制剂卡罗比特也显示出了良好的效果 [80]。在 GUARDIAN 试验评估 CABG 队列的研究中，卡罗比特治疗使全因死亡率和心肌梗死的风险中度降低，在术后第 1 天很明显，持续到术后 6 个月 [80]。然而，这些治疗方法仍未得到很广泛的临床应用。

围手术期心室功能障碍和衰竭

心脏术后出现低心输出量的心室衰竭是围手术期死亡和猝死的重要预测因子（图 13.14，图 13.15）[81,82]。即使是术前心功能正常的患者，在心脏手术后也表现出短暂的功能障碍。[82] 当围手术期出现心功能不全时，采取的治疗措施要保证足够的氧供预防终末器官损伤，快速鉴别并治疗潜在的病因。此外，根据术前详细记录的风险因素来预判低心排血量综合征的进展趋势，可通过早期干预和优化治疗方案来预防其并发症的出现 [67,82,83]。一项纳入 4558 名 CABG 患者的回顾性研究发现了 8 个术后心功能障碍的独立预测因子，包括：术前 LVEF 小于 20%、二次手术、急诊手术、女性、年龄大于 70 岁、左冠状动脉主干狭窄、近期心肌梗死，以及广泛的三支冠状动脉病变

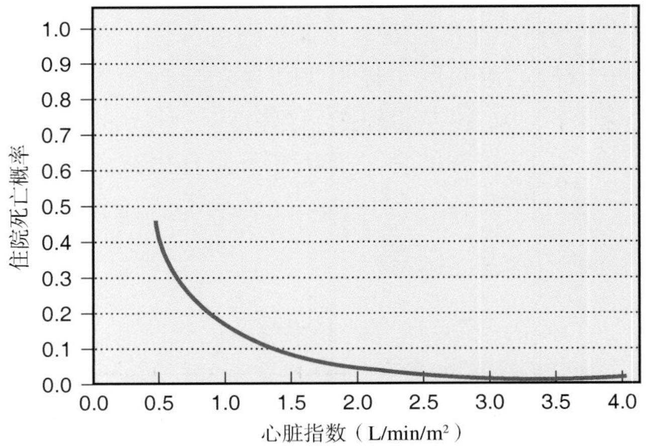

• **图 13.14** 住院死亡与心脏指数的关系。图中显示了成人二尖瓣置换术后心脏指数（L/min/m^2）和死亡概率之间的关系。在心脏指数低于 2.0 的患者中，住院死亡概率急剧上升（Courtesy of Nicholas T. Kouchoukos，MD. In Davila JC，ed. Henry Ford Hospital International Symposium on Cardiac Surgery，2nd ed. New York：Appleton-Century-Crofts；1977.）

[73]。这组人群低心输出量发生率为 9.1%，手术死亡率为 16.9%，与之不同的是心功能正常的患者死亡率则为 0.9%[67]。在另一项对超过 2 万名 CABG 患者的研究观察到术前，LVEF 高于 40% 和低于 20% 的患者，其低心输出量的发生率从 6% ～ 23% 不等[84]。重要的是，这些研究强调了尽管心脏手术患者的风险增加，但治疗管理方案的进展可使死亡率和围手术期低心输出量发生率大大降低。

CPB 脱机困难

未能成功脱离 CPB 是心脏手术中值得关注的事件，应重点讨论。快捷而稳妥的心脏操作是避免这个问题的最佳策略。然而，成功脱离 CPB 的过程是复杂的，而且有许多先决条件，不仅仅取决于心功能。心动过缓和房室传导异常是非常不利的，必须安装临时起搏器（图 13.15，图 13.16）。房颤患者应积极进行心脏复律和药物治疗。胺碘酮或利多卡因可抑制频发的室性期前收缩（premature ventricular contraction，PVC）。应根据术前的充盈压、主动脉

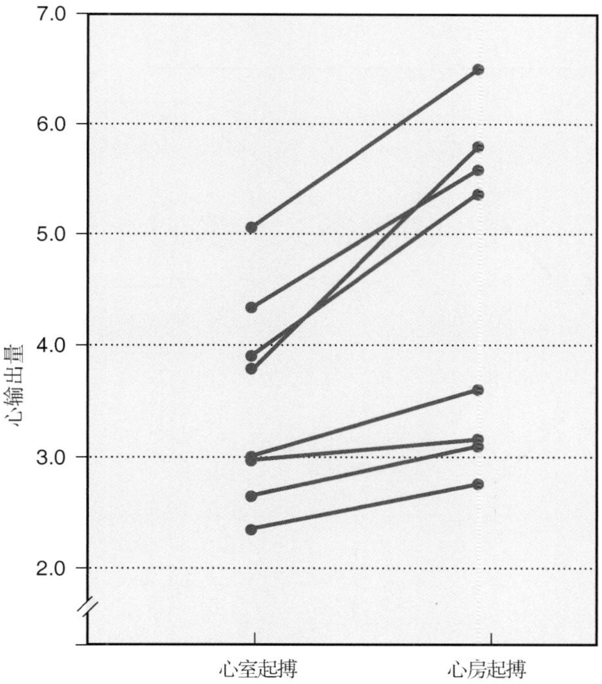

• **图 13.15** 房室（AV）同步起搏对心脏手术后心输出量的影响。将心室起搏的心输出量（未同步心房收缩）与心房起搏的心输出量进行比较。通过心房起搏和房室同步起搏使左心室舒张末期前负荷增强，心输出量总体增加约 26%（Redrawn with per-mission from Hartzler GO，Maloney JD，Curtis JJ，et al. Hemodynamic benefits of atrioventricular sequential pacing after cardiac surgery. *Am J Cardiol*. 1977；40：232-236.）

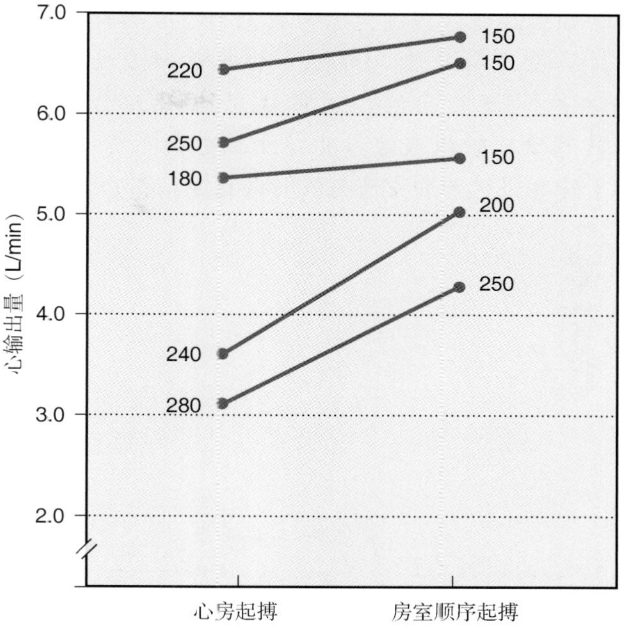

• **图 13.16** 房室（AV）顺序起搏心排血量与心房起搏心输出量比较：PR 间隔持续时间的影响。术后 PR 间隔延长患者房室顺序起搏和心房起搏的比较（以 ms 为单位显示内在的和起搏的 PR 间期，左侧是心房起搏，右侧是房室顺序起搏）。值得注意的是，尽管起搏以及起搏和患者内在的 PR 间隔之间的重叠导致 PR 间期缩短存在绝对差异，但心输出量均增加（Redrawn with permission from Hartzler GO，Maloney JD，Curtis JJ，et al. Hemodynamic benefits of atrioventricular sequential pacing after cardiac surgery. *Am J Cardiol*. 1977；40：232-236.）

阻断时间和心室顺应性来确定合适的前负荷。适当的后负荷可提供合适的冠状动脉灌注压，但可能会受到长时间 CPB 炎症反应的影响。在这种情况下，必须停用血管扩张药（如 NTG 和米力农），应考虑应用血管加压素或 α 肾上腺素能受体激动剂。

为了避免脱离 CPB 困难，在脱机前应该系统、全面地评估各项临床参数。首先，术中应采用 TEE 技术评估修复的瓣膜功能和心室壁运动，并用多普勒血流探头测量桥血管流量。体温、心率和节律、前负荷和灌注压、酸碱状态、电解质和红细胞压积方面的异常都必须加以处理。高钾血症、低钙血症、酸中毒、缺氧和贫血都会严重抑制心功能，必须迅速纠正。为了成功地脱离 CPB，可能需要通过手术来纠正机械性缺陷。考虑到 RV 对 CPB 脱机和整体转归的重要影响，还必须检查其功能状态[75]。应考虑应用一氧化氮和强心扩血管药（如米力农）。在择期高风险患者中，提倡预防性应用正性肌力药物，以成功脱离 CPB[83]。

如果经过这些优化措施后仍不能成功脱离 CPB，可能需要重新开始 CPB 便于心肌顿抑的逐渐恢复。尽管诸多病例已证实让心肌休息是有益的，但延长 CPB 和反复脱机失败可能导致凝血功能恶化，这强调了建立机械辅助支持时机的重要性。在心脏休息期间，有必要考虑放置 IABP[85]。在这种情况下，难治性心室衰竭需要更先进的机械支持，包括体外膜氧合（extracorporeal membrane oxygenation，ECMO）或心室辅助装置（ventricular assist device，VAD）[86]；如果术前存在心功能障碍，则应毫不犹豫地选择这些

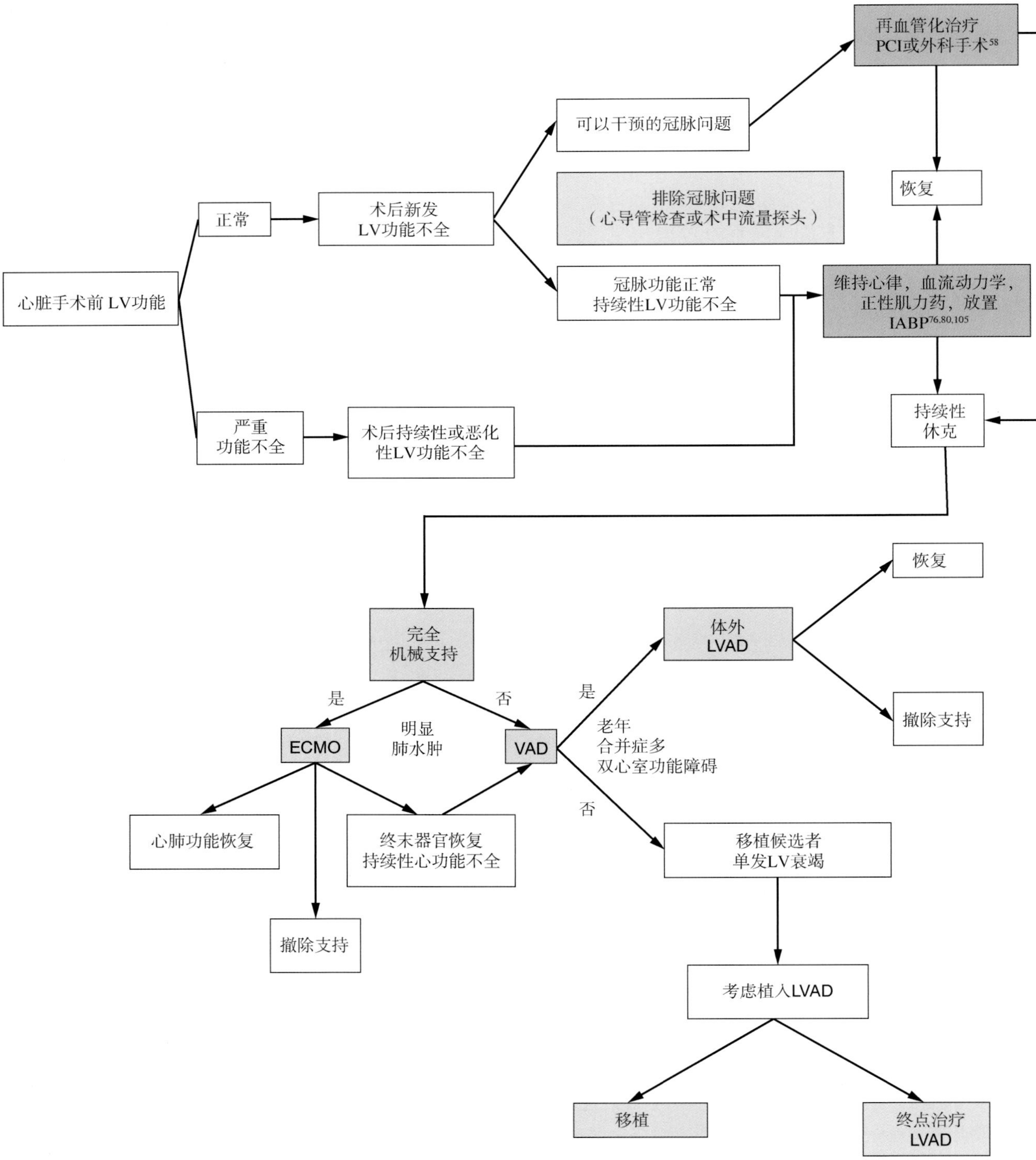

• **图 13.17** 心脏手术后心室衰竭患者的处理流程。ECMO，体外膜氧合；IABP，主动脉内球囊反搏；LV，左心室；LVAD，左心室辅助装置；PCI，经皮冠状动脉介入治疗；VAD，心室辅助装置

机械辅助装置（图 13.17）。完全机械支持可以作为心脏恢复或移植的过渡手段，或作为左心室辅助装置（left ventricular assist device，LVAD）治疗的目的。下文将详细讨论机械辅助支持、各种正性肌力药物和其他治疗策略。

术后低心输出量状态

评估

整体评估。心脏手术患者一到达 ICU，就必须立即对其进行全面的系统评估。评估的内容应包括气道和通气、体温、血清电解质水平、酸碱状态、血流动力学，以及术后早期胸片检查。手术过程、心血管系统对手术的反应、术中出现的并发症、术中和术前药物治疗以及患者的数据应和 ICU 团队沟通交流。充足的氧气输送（心输出量、血红蛋白浓度和动脉血氧饱和度）最重要。

因此早期评估的要素是检查所有影响氧供和全心功能的生理和病生理参数（图 13.18）[87]。充足的氧供和 CO_2 排出可以通过测量脉搏血氧饱和度、混合静脉血氧饱和度和动脉血气分析来确认。

心率和心律是心输出量的关键决定因素，术后早期应尽一切努力建立和维持正常的窦性心律和足够的心率。心律失常需要立即转复，特别是血流动力学变化的患者。电解质和酸碱失衡、低温、促心律失常的正性肌力药物，甚至 PA 导管定位不当刺激右心室流出道都会导致心律失常 [88]。如前所述，心电图的异常变化，如 ST 段偏移或 Q 波变宽，均反映了心肌缺血或 PMI，这也可能导致心律失常。

尽管心脏手术中实施了复温，但术后患者常有残留低温，即核心温度低于 35℃ [54]。CPB 后体温下降可能是由于体内热量的再分布或散失，特别是复温后胸腔长时间保持开放状态 [54]。低温损害心脏功能，引起寒战（显著增加心肌需氧量），加重心律失常，影响凝血和血小板功能，从而可导致术后出血 [87,88]。为了减少这些危害，应积极使用毛毯和其他辅助取暖装置。

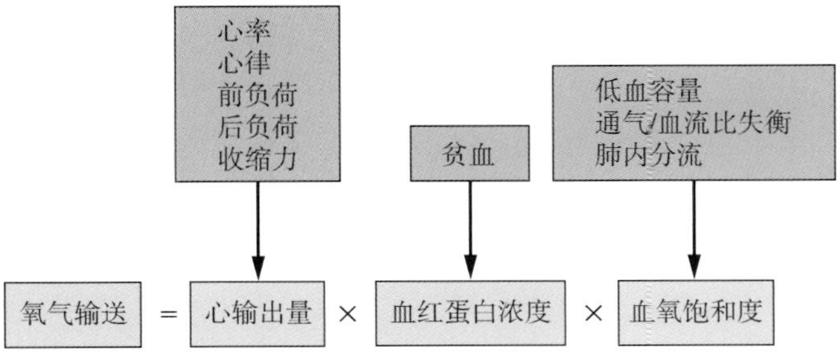

• 图 13.18 氧气输送的成分（Adapted with permssion from Levy JH，Michelsen L，Shanewise J，et al.In Kaplan JA，Reich DL，Konstadt SN，eds.Cardiac Anesthesia，4th ed.Philadelphia：Saunders；1999：1233-1257）

识别电解质和酸碱异常是评估的又一个关键部分。对术后心功能有负性作用的电解质异常包括低钾血症、低镁血症和低钙血症。应积极纠正和监测这些电解质异常。同样，心脏手术后的患者 pH 波动大，应该检查动脉血 pH。无论病因如何，pH 高于或低于正常都会对心功能和正性肌力药物的反应产生不利影响 [89,90]。

到达 ICU 后，应立即用便携式胸片机拍摄胸片。关键内容包括气管导管的位置和排除气胸、血胸或肺叶塌陷（图 13.19）。其他重要的特征包括纵隔轮廓的宽度和有创导管的正确位置、不透 X 线的标志物、胸骨钢丝和引流管位置 [88]。

血流动力学和超声心动图评估。一种血流引导的 PA（Swan-Ganz）导管可以测量心室充盈压力、

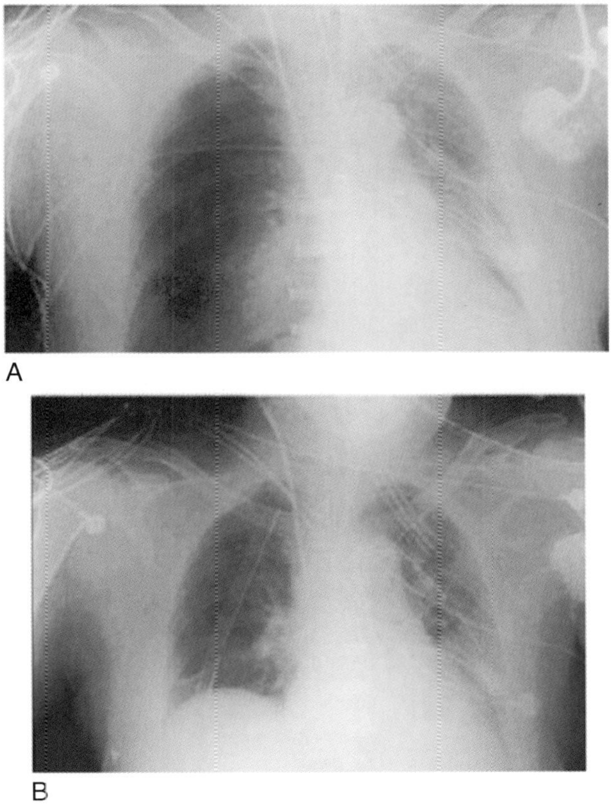

• 图 13.19 术后机械通气患者的早期呼吸困难在没有紧急胸片的情况下往往难以评估。气胸可增加胸腔内张力和血流动力学危害，必须与肺叶塌陷区分。在冠状动脉手术后早期有呼吸窘迫的患者的胸片显示有大的右侧张力性气胸（A），是被胸管插入所致（B），很容易修复

心输出量和 MVO_2。高风险心脏手术患者常需放置 PA。然而，通过 PA 导管获得的血流动力学指标也有明显的局限性[88]。例如，当三尖瓣反流时，通过热稀释获得的心输出量可能不准确。同样，通气管理的一个普遍模式呼气末正压（positive end-expiratory pressure，PEEP）可能会人为地提高充盈压力。严重的二尖瓣功能不全会影响对毛细血管楔压的准确评估。心内分流术可能会削弱 MVO_2 的功效，PA 导管的位置不当或设置不当会导致数据混淆和管理不正确。因此，虽然 PA 导管提供了关键的患者信息，但临床状态应始终是通过综合评估所得，并应考虑到 PA 导管的局限性。

心脏手术后正常康复的必要条件是心指数至少达到 2.2 L/（min・m^2）[90]。对心率和心律的治疗策略对优化心输出量至关重要，通常需要临时心外膜心房和心室起搏[91-93]。术后管理的另一个基本要素是维持足够的前负荷。心脏手术后通常表现为相对低血容量和血管张力不稳定，这是由于自发性利尿、持续出血、毛细血管渗漏和复温后血管舒张所致[94]。这些生理变化的最终结果是前负荷减少，表现为肺毛细血管楔压（pulmonary capillary wedge pressure，PCWP）和 CVP 降低。可输注晶体溶液、胶体溶液或血液制品来补充容量。最佳前负荷应该个性化衡量，但 PCWP 范围为 14 ～ 18 mmHg[95]。术前主动脉瓣狭窄导致左心室明显肥厚和顺应性降低的患者，需要高充盈压以达到足够的心输出量。

心脏手术后的后负荷通常升高，表现为血压升高和全身血管阻力升高［SVR ＞ 1200 dyn/（s・cm^5）］。升高的频次通常随着心脏病理和手术过程而变化，瓣膜置换术后其发生率在 8% ～ 12%[96]，CABG 后在 8% ～ 61%[96-98]。潜在的病因包括压力感受器敏感性降低[94,99]、肾素 - 血管紧张素活性升高[90,91]、儿茶酚胺水平升高[97,100,101]和术后疼痛[102]。尽管有足够的前负荷条件，但心输出量仍然不理想，用药后后负荷降低往往能改善每搏量和心输出量。重要的是，在前负荷不足的情况下，后负荷的减少可能会产生有害的后果，如代偿性心动过速或增加梗死面积[103]。

一些患者在 CPB 后不久表现出血管麻痹综合征，表现为 SVR 和血管反应性降低[104]。该综合征的进一步特征是严重低血压、容量增加和血管加压药需求增加，是 CPB 诱发的全身炎症反应的结果，即使在术前心室功能正常的情况下也可能发生。压力反射介导的精氨酸加压素（arginine vasopressin，AVP）释放不足可能是该综合征的病理基础，需要使用血管收缩药使后负荷恢复正常[105]。已证明亚甲基蓝和羟钴胺素都可以改善心脏手术后血管麻痹综合征[106]。

血流动力学的评估不应在单个时间点进行。心脏手术后早期血流动力学波动很大，治疗效果很少能立竿见影。因此，有必要进行反复多次的血流动力学评估。明确其变化趋势在制定治疗干预措施方面尤为重要。耐心评估变化趋势有助于更好地理解整体病生理变化。

如果术后低心输出量的状态持续存在，对心率、前负荷和后负荷的标准化治疗没有反应，就需要超声心动图提供更多的信息，如心室充盈状态、心功能不全的性质（整体、节段性、右心或左心），以及是否有心脏受压迫的迹象。当心电图参数或心肌酶异常提示有局部缺血或 PMI 时，超声心动图可明确室壁运动异常并指导进一步的治疗。瓣膜手术患者，当出现低心输出量状态或心力衰竭症状时，需要超声心动图检查排除瓣周漏或成形失败，特别是二尖瓣修复，可以出现瓣膜收缩期的前向运动和左室流出道梗阻，最好通过超声心动图进行诊断。超声心动图在评估室间隔缺损修补的完整性方面也有价值。

超声心动图可以提供很多有价值的数据帮助诊断心脏压塞[107]。对于有心包积液的患者，超声心动图常可显示右心室舒张消失、右心房和左心房舒张消失，这是心脏压塞的直接征象[99]。最近的证据表明，左心室游离壁舒张早期内陷和左心室舒张消失可能是一个特有的超声心动图征象，有助于诊断心脏压塞[108]。血肿可压迫上腔静脉、下腔静脉或肺静脉，导致心脏压塞，这常可通过 TTE 或 TEE 进行识别。

心脏压塞是由于纵隔内积液或血液凝结所致，从而限制了心室的舒张期充盈。值得注意的是，在一些情况下，虽然没有任何积液和血凝块，但胸壁和心包水肿也可引起明显的心脏压迫。研究表明，心脏手术后 3% ～ 6% 的患者可出现急性心脏压塞[109-111]。术后急性心脏压塞的体征包括：①血压随着呼吸周期的波动增加（奇脉）[88]；② CVP、肺动脉舒张压、左心房压或 PCWP 的平衡及升高[112]；③尿量减少；④胸管引流过多，或者相反，因大量血块阻塞胸管，使得引流减少或停止；⑤胸片纵隔影增宽；⑥心输出量降低（晚期）；⑦低血压（晚期）。诊断明确的心脏压塞需要紧急手术探查和血肿清除。应急措施包括容积负荷、正性肌力药物支持和降低气道压力（消除呼气末正压、给予麻醉药、增加通气频率、减少潮气量）[3]。

虽然许多检测可以提示有心脏压塞，但还没有一个明确的指南，诊断仍然基于临床判断。因为这种情况很容易治疗，所以应该提倡积极的开胸探查；探查应在手术室进行，当没有压塞时，患者的风险很小。在ICU里，持续的输血或应用正性肌力药物治疗可导致循环衰竭、心搏骤停和伤口裂开。延迟开胸探查表明临床判断失败，可导致患者死亡。

术后低心输出量的管理策略

最佳的心率和心律。治疗术后低心输出量，首先关注的血流动力学参数是心率和心律。维持正常的窦性心律至关重要。大多数窦性心律患者的最佳心率是80 ~ 100次/分[113]。房室同步可增加舒张末期前负荷，并可增加25%的心输出量（图13.15）[114]。心率失常在心脏手术后很常见，包括窦性心动过缓，交界性节律，Ⅰ、Ⅱ或Ⅲ房室传导阻滞。这些失常通常是可逆的，可能继发于围手术期应用的β受体阻滞剂或心脏停搏导致的代谢紊乱[115,116]。其他可能的病因有因心肌保护不好引起的传导系统缺血，或由手术创伤引起的传导系统永久性损伤[116,117]。

心率失常的治疗必须针对每个患者实施个体化方案，通常包括术中放置临时起搏导线。如果没有临时的心外膜起搏，可用经静脉或经胸起搏临时替代，或应用治疗心动过缓的药物（如异丙肾上腺素或阿托品）[118]。对于窦性心动过缓或交界性心律失常，可用简单的心房起搏（频率为90 ~ 110次/分）治疗。相反，房室结阻滞可用AV顺序起搏治疗[119]。在这种策略下，最佳AV间隔取决于所设定的心率（图13.16）。值得注意的是，在既定的前负荷和后负荷下，AV起搏导致心室正常激动顺序丧失，从而导致心室功能下降10% ~ 15%。因此，仔细调整心率必须与心输出量测量相关联，以确定最佳设置。将心率设定得慢些对于左室流出道动力性梗阻很有利。在这些病例中，快速心率可限制心室充盈，加剧流出道的梗阻。

前负荷和后负荷。最佳前负荷的治疗措施在前文已经讨论过。血管舒张性休克是后负荷严重抑制的状态，通常用AVP治疗有效[97]。然而，尽管容量负荷已充足，但心输出量仍不理想时，则应通过药物治疗升高的后负荷。每个患者后负荷减少对每搏量的改善程度取决于收缩压末期压力-容积关系。二尖瓣[120,121]和主动脉瓣关闭不全[122]时，后负荷的减少可能对增强前向血流更重要。

NTG、尼卡地平和硝普钠（sodium nitroprusside，SNP）常用于降低后负荷。SNP可引起明显的冠状动脉内分流，从而加重术后心肌缺血[123]。然而，SNP仍然是治疗术后高血压的首选药物[121,124,125]。CABG术后常规应用NTG，因其具有改善冠状动脉侧支血流和预防冠状动脉痉挛的作用[123,126]。

心肌变力状态。当术后出现心功能障碍，已使用各种措施使心率、心律、血红蛋白浓度、前负荷和后负荷达到最佳状态，此时需要正性肌力药物支持。使用正性肌力药物改善心功能必须仔细调节给药速度，因为该类药可导致心肌耗氧量增加。表13.6总结了目前可用的具有增强心功能的正性肌力药物。正性肌力药物通常通过中心静脉导管持续输注。大多数β肾上腺素能激动剂可使细胞内cAMP和钙离子浓度增加[127]。这些β肾上腺素受体激动剂常可导致心律失常，应谨慎使用。此外，许多正性肌力药物（如多巴胺、肾上腺素 和去甲肾上腺素）也具有显著的α肾上腺素能激动作用，大剂量给药时具有危险的血管收缩作用，可导致肢体、肠系膜或肾缺血性损伤。非肾上腺素能正性肌力药物，如磷酸二酯酶抑 制剂（如氨力农、米力农），在右心功能障碍的治疗中特别有效。米力农与β肾上腺素能激动剂联合应用在改善心肌功能方面具有协同作用。

这种情况下也常用一种钙增敏剂，即左西孟旦，多个小规模研究显示了其可能的益处。然而，一项大规模的多中心试验显示，在30天死亡率方面，左西孟旦组与安慰剂组没有差异，因其无效（506名患者）而及时停药[128]。

主动脉内球囊反搏（IABP）。当常规治疗不能达到满意的血流动力学状态时，应考虑应用机械辅助装置[129-131]。心脏手术后，只有不到5%的患者因明显的心功能障碍需要机械辅助[86]。这些患者中大多数（60% ~ 90%）可以用IABP获得循环稳定，只有一小部分（0.2% ~ 1%）需要更先进的循环辅助设备[86]。术后心脏手术患者应用机械辅助的目的是保证循环稳定，减少心肌工作，有利于顿抑心肌的恢复。

IABP是最常用的左室辅助机械，估计每年有超过10万名患者使用[132]。最常见的设计是导管鞘通过导丝和一套扩张器经皮放置在股总动脉中。现提倡不用导管鞘以减少年轻患者的血管并发症[133]。球囊导管有一个中心管用于监测动脉压力，有一个侧管用于注入氦气；球囊体积通常为40 ml，直径为8 ~ 9.5 F。球囊导管的位置位于胸降主动脉水平，仅在左锁骨

表 13.6 心脏术后治疗心室衰竭的药物

		生理作用							
AR 药物	**剂量［mg/（kg · min）］**	α_1	β_1	β_2	**SVR**	**MAP**	**CO**	**HR**	**PAWP**
多巴胺	＜ 5	—	++	—	←→	↑	↑	↑	←→
	＞ 5	++	++	—	↑↑	↑↑	↑	↑	↑
多巴酚丁胺	2 ～ 20	—	++	+	↓	↑	↑	↑	↓
肾上腺素	＜ 0.05	—	++	+	↓	↑	↑	↑	↓
	＞ 0.05	++	++	+	↑↑	↑↑	↑	↑	↑
去甲肾上腺素	0.03 ～ 1.0	++	+	—	↑↑	↑↑	←→	↑	↑
苯肾上腺素	0.6 ～ 2.0	++	—	—	↑↑	↑↑	↓	←→	↑
异丙肾上腺素	0.03 ～ 0.15	—	++	++	↓	←→	↑	↑↑	↓
米力龙	0.3 ～ 1.5	—	PDEI	—	↓	↑	↑	←→	↓
氨力龙	5 ～ 20	—	PDEI	—	↓	↑	↑	←→	↓
去氨加压素	0.01 ～ 0.1[a]	—	—	—	↑↑	↑↑	↓	←→	↑

α_1，外周血管；β_1，心肌；β_2，外周血管和心肌；AR，肾上腺素能受体激活；CO，心输出量；HR，心率；MAP，平均动脉压；PAWP，肺动脉楔压；PDEI，磷酸二酯酶抑制剂；SVR，全身血管阻力

[a] 剂量单位 U/min

下动脉的远端。必须通过 X 线或超声心动图确定位置 [134]。严重的髂总动脉粥样硬化疾病影响经皮股动脉入路的安全性。主动脉或髂动脉瘤性疾病或主动脉与股动脉之间的人工血管桥增加了经股动脉置入的风险，但在这两种情况下仍然可以成功放置 IABP。如果 IABP 不能经股动脉置入，可以通过升主动脉放置，通常是通过缝合到主动脉上的聚四氟乙烯管道或者静脉放置球囊。这种技术可以防止出血，更好地保护管路。从升主动脉取出 IABP 通常需要患者返回手术室切开取出。最后，中度或重度主动脉关闭不全是相对禁忌，因为主动脉反搏无效 [135]。

一旦 IABP 放置于正确的位置后，操作员必须在控制台上进行一系列操作。可通过三种方式触发球囊充气：动脉压、心电图 R 波或人工起搏器的起搏峰值。一般来说，R 波触发是最有效的。然而，如果患者频发心律失常，如室性早搏或房颤，动脉压就是一个很好的触发器。术者还可以选择是在第一个心脏周期（1∶1）进行气囊充放气，还是第二个或第三个周期（1∶2 或 1∶3）。通常，1∶1 是最常用的，当要撤离 IABP 时，则选用 1∶2 或 1∶3 的模式。如果频发心律失常或心率大于 120 次 / 分，用 1∶2 模式会更有效。然而，最重要的设置是相对于心动周期的气囊充气和放气的时机。气囊充气应在舒张早期，仅在双切迹前（主动脉瓣闭合）。球囊放气应在收缩期前结束，显著降低舒张压。适当的充气有助于增加冠状动脉灌注，在合适的时间放气可降低左室后负荷和氧消耗（图 13.13）。

通常，停止 IABP 支持的过程应谨慎，只有在患者的正性肌力药物开始减量后方可尝试。为了维护血流动力学稳定，常输注较多容量，因此，在撤机前应大量利尿。在 IABP 撤离期间，应仔细监测 MVO_2、心输出量和心室充盈压。血流动力学可能会轻微下降，但心输出量或混合静脉饱和度的显著降低或充盈压力的大幅升高表明心室功能尚未充分恢复。出现室性或房性心律失常时不应停止 IABP 支持。

术后放置 IABP 不需要立即抗凝。术后 IABP 支持超过 48 ～ 72 h 的患者通常使用肝素抗凝，连续输注，不用给予负荷量。比伐卢定可用于肝素诱导的血小板减少症患者的术后早期抗凝治疗。长期 IABP 患者不能抗凝会增加血管并发症的风险。血管并发症是 IABP 最常见的并发症；从血肿或假性动脉瘤到严重的肢体缺血发生率不等。股动脉 IABP 需要评估足背动脉搏动情况。

应每 2 h 监测一次多普勒信号 [136]。如果在同侧肢体中不能识别到足背动脉多普勒信号，将导管退出些可以恢复下肢血流灌注。但如果足背动脉多普勒信号仍然缺失，最安全的方法是撤出 IABP，并在对侧股动脉中放置一个新的装置。如果撤出 IABP 仍然

不能恢复肢体的血流灌注，则需要手术探查股动脉，并采用福格蒂（Fogarty）导管行取栓术和动脉修补。如果动脉血流消失，则需要实施股-股旁路手术。

另一个常见的并发症是球囊破裂，据报道，其发生率为0.5% ～ 6%[135,137]。球囊导管内出现血液提示球囊破裂，带来的严重后果是氦气栓塞、感染和心室辅助功能的丧失，确诊后应立即停止并摘除IABP。

静脉-动脉体外膜氧合（venoarterial extracorporeal membrane oxygenation，VA-ECMO）。决定实施更高端的机械循环支持（mechanical circulatory support，MCS）很重要。例如，在已应用超大剂量的肾上腺素或去甲肾上腺素［> 0.1 mg/（kg · min）］数小时，而血流动力学仍然不稳定的情况下，应考虑应用MCS。这些情况下会发生肾损伤、肠系膜损伤、心搏骤停。因此，为获得良性转归，决定实施MCS的时机很重要。一般来说，应该首先尝试大剂量给予正性肌力药物和采用IABP，大多数患者的血流动力学可趋于稳定或逐渐改善。如果在数小时内患者的病情不能得到稳定或改善，治疗团队应迅速进行MCS。长时间等待将会导致病情严重恶化，出现少尿、酸中毒或心律失常，影响患者的预后。深谙MCS策略的专业人员会建议尽早应用，以改善预后。

静脉-动脉体外膜氧合支持已成为无法脱离CPB患者最常见的循环支持方法。大多数中心首先选用IABP，但如果IABP支持不能维持循环，就会使用ECMO。值得注意的是，与IABP支持不同，VA-ECMO也提供气体交换，不需要左室射血。因此，ECMO是一种可提供心脏和肺支持的临时方法。据报道，最初因经验不足，使用ECMO治疗心脏术后心源性休克的生存率较低（25%）[138]，但随着管道和氧合器设计技术的进步，存活率逐渐提高到40%[139]。

一项对517名接受ECMO支持的心脏术后休克患者的研究观察到，平均支持时间为3.28天，63.3%的患者成功脱离了ECMO。然而，只有24.8%的患者能够出院[140]。

最近的一项系统性综述评估了20项观察性研究（共2877名患者）中ECMO在心脏术后心源性休克中的治疗结果[141]。到出院时的合并生存率为34.0%（30.0% ～ 38.0%），1年生存率为24.0%（19.05% ～ 30.0%）。心源性休克患者ECMO支持后死亡的风险因素有：年龄> 65岁、高血乳酸、肾功能不全、长时间ECMO支持和神经系统并发症[129,141-144]。

经典的ECMO管路包括流出和流入管道、离心旋涡泵、膜氧合器和加热器。分静脉静脉转流（venovenous，VV）和静脉动脉转流（VA）两种装置，前者只提供呼吸支持（气体交换），后者可同时提供心脏和呼吸支持。VA-ECMO可在中心的主动脉和右心房插管，也可通过外周的股动脉和静脉插管。外周ECMO支持的一个重要并发症是导致肢体缺血，发生率在10.0% ～ 20.0%，用远端顺行灌注插管可减少其发生[145]。这通常由一个5 ～ 7 F套管插入股浅动脉，并与插入大动脉的管路相连。ECMO的另一个局限性是不能直接降低左心室负荷，因为这可能使得肺循环压力过高并导致肺损伤[113]。

心室辅助装置（VAD）。为术后心衰患者选择最适合的VAD类型是个很复杂的过程。图13.20为对VAD的总结[146]。

体外装置的优点有：①易于植入；②便于脱机；③易于拆卸；④可选做双心室支持［包括右心室辅助装置（RVAD）和左心室辅助装置（LVAD）］。另外，体内或可植入的LVAD装置（HeartWare和HeartMate Ⅲ；Thoratec，Pleasanton，CA）（图13.21和图13.22）有以下优点：①机动性大，患者可以从ICU或病房直接出院；②持久性强，心脏支持可达数月或数年；③可作为移植或终末期治疗的桥接。因此，体外装置更适合于那些可能只需要短期支持或心室处于恢复状态的患者。它们也更适合于需要双心室支持的患者。如果心室恢复不太可能，但可以心脏移植，最好是选择植入式装置。常规的心脏手术均会对心功能产生影响，术后安装体内LVAD是对术前左室心功能严重降低的补救措施。

另外，术前心功能正常和术后出现的心功能降低恢复的可能性都很大，因此体外VAD支持可能更合适。体外和可植入的VAD具体介绍见图13.23。

有几种常用的离心泵可供选择，泵头速度［每分钟转数（revolutions per minute，RPM）］和流量都可显示。可通过增加转速获得更高的流量。一般来说，转速设置得尽可能低以获得大于2.0 L/（min · m^2）的流量；这种方法减少了RPM较高时可能发生的溶血。最终，该系统状态下的流量取决于导管的大小和位置、前负荷和RPM设置。通过这种形式的心脏支持，可监测心室充盈压，并通过输入晶体液和血制品将其维持在正常生理范围内。

CentriMag。CentriMag（Thoratec，now Abbott，Santa Clara CA）是美国食品和药品管理局（FDA）批准的已广泛使用的体外离心泵，可以提供高达

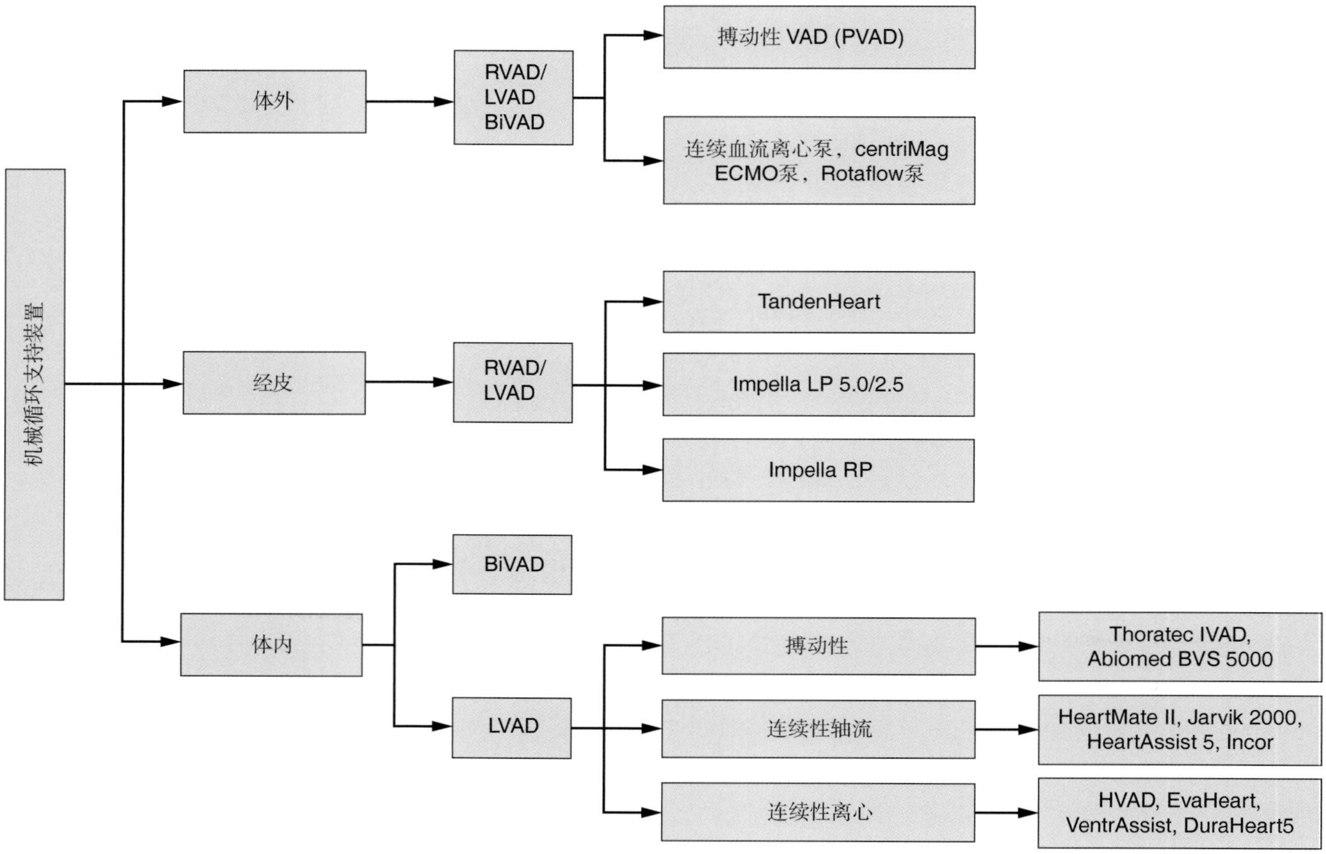

• **图 13.20**　机械循环支持装置的不同选择。基于选择的策略不同，不同装置有很大区别。到 2019 年，植入 HeartMate Ⅱ的中心将会更少，因为大多数中心将会过渡到图中没有显示的 HeartMate Ⅲ。HeartMate Ⅲ是一个离心连续流量泵。BiVAD，双心室辅助装置；IVAD，植入式心室辅助装置；LVAD，左心室辅助装置；RVAD，右心室辅助装置（Adapted with permission from Sen A，Larson JS，Kashani KB et al. Mechanic circulation assist devices：A primer for critical care and emergency physicians. *Crit Care*. 2016；20：153.）

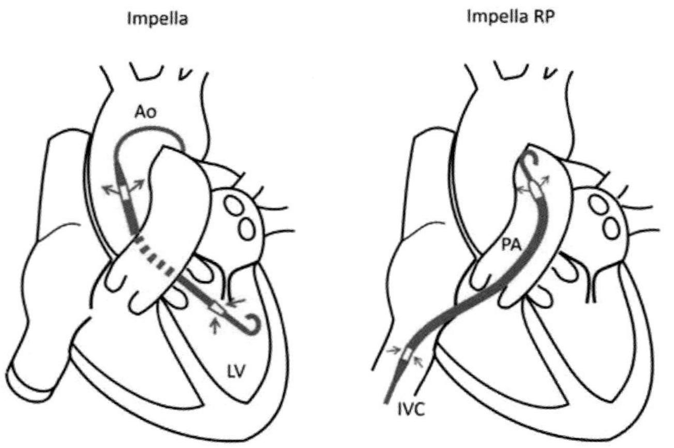

• **图 13.21**　Impella 系统的说明。该系统基于导管安装的轴流泵。左边是 Impella 2.5/5.0 系统，右边是 Impella RP 系统［From Desai，S. and Hwang，N.，2020. Strategies for Left Ventricular Decompression During Venoarterial Extracorporeal Membrane Oxygenation -A Narrative Review. *Journal of Cardiothoracic and Vascular Anesthesia*，34（1），pp. 208-218.］

10 L/min 的血流量。它有一个磁悬浮的转子，可以减少摩擦和溶血。CentriMag 系统可用于 LV 或 RV 支持，以及 ECMO 中。

Impella 系统。在过去的 10 年里，选择经皮行心室支持治疗已得到很大发展，经过了临床测试，并获得了 FDA 的批准。最常见的是叶轮泵（图 13.21）。Impella 2.5 和 5.0 系统（Abiomed Inc）是导管安装的电驱动轴向流量泵，可以通过主动脉瓣放置，用于减轻左室负荷和维持循环血压。血液通过位于左室的一个入口进入设备，然后从主动脉瓣上方泵出。置管途径有经皮和切开股动脉、腋动脉、升主动脉。该设备的主要局限性有放置位置不当或导管迁移位率高 [149]。此外，当使用较高 RPM 时，因为导管尺寸小，对红细胞的剪切力会导致显著的溶血 [150]。插入部位的血管并发症也很多见 [151]。最后，与 ECMO 相比，Impella 系统提供的血流动力学支持较少，且没有气体交换作用。

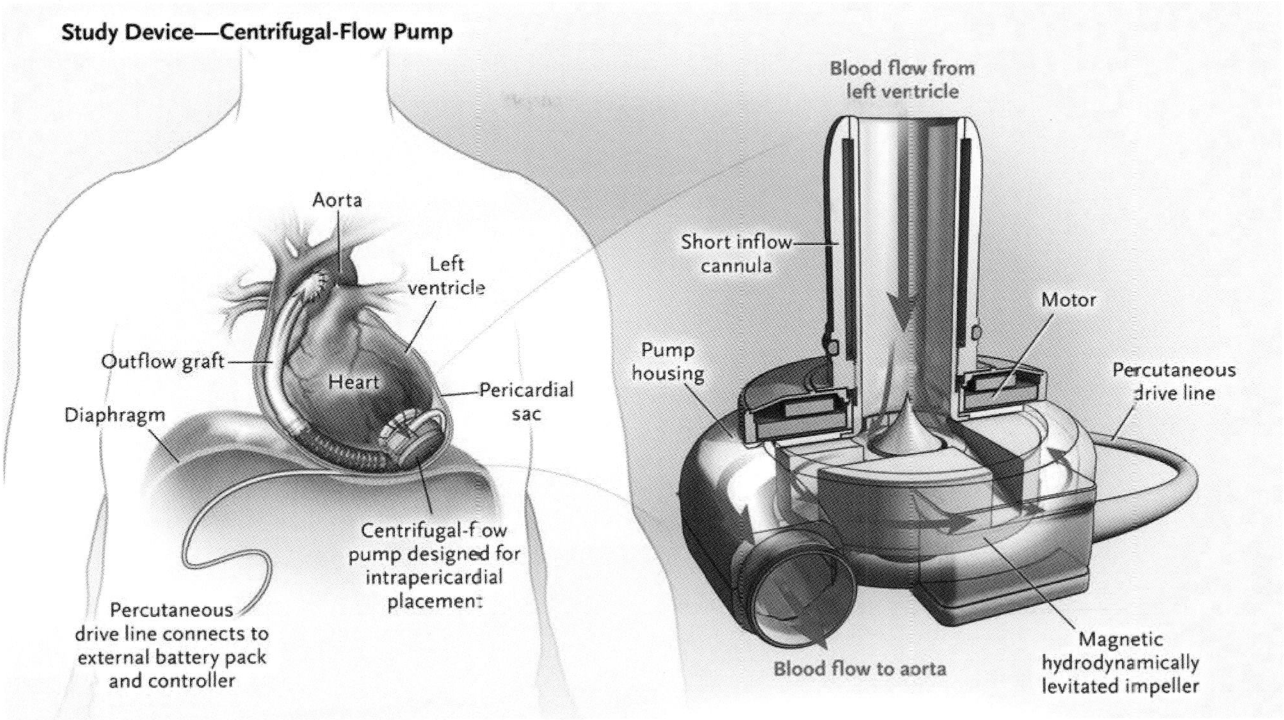

• 图 13.22 （译者注：受版权限制，此图仅保留英文；也见彩图）**The HeartWare Pump demonstrating the positioning of the pump and the outflow graft**.（Adapted with permission from Rogers JG, Pagani FD, Tatooles AJ, et al. Intrapericardial left ventricular assist device for advanced heart failure. *N Engl J Med*. 2017;376:451-460.）

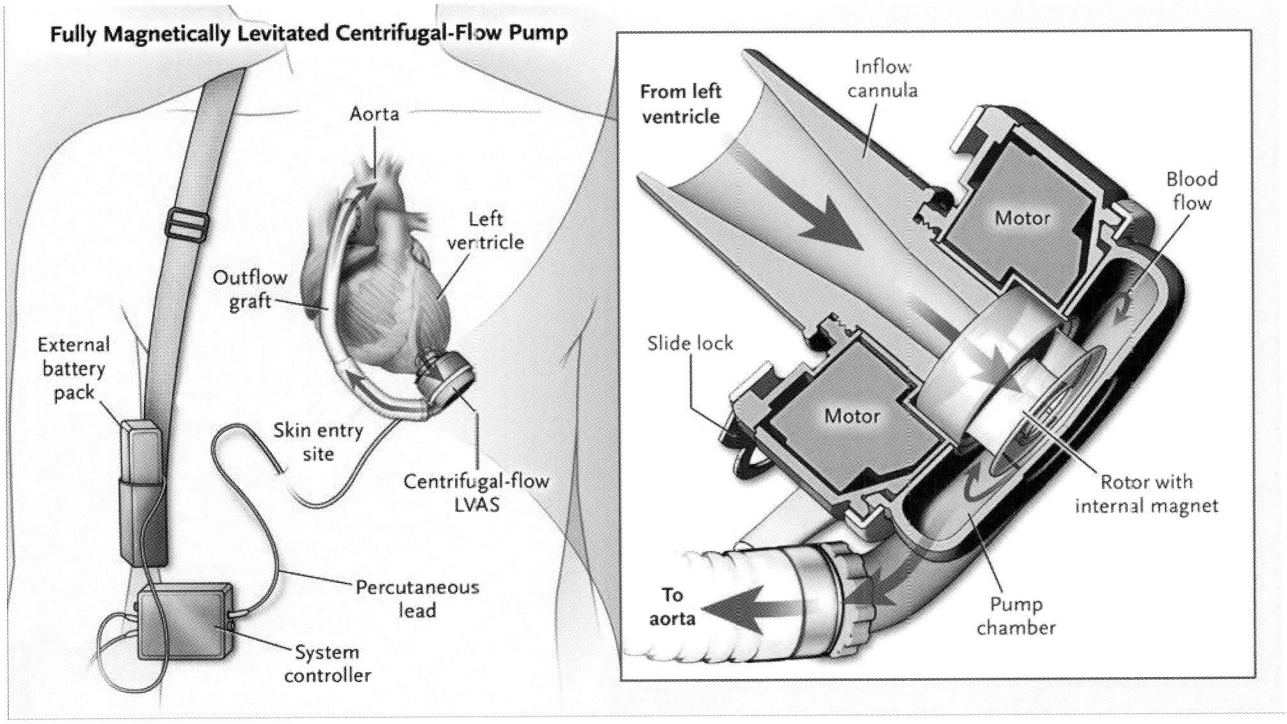

• 图 13.23 （译者注：受版权限制，此图仅保留英文；也见彩图）**The HeartMate III pump demonstrating the positioning of the pump and the outflow graft.**（Adapted with permission from Mehra MR, Uriel N, Naka Y, et al. A fully magnetically levitated left ventricular assist device-final report. *N Engl J Med*. 2019;380:1618-1627.）

许多泵需要早期肝素抗凝以防止泵头血栓形成。应考虑使用阿司匹林进行抗血小板治疗。抗凝治疗的目标通常是激活凝血时间为 180 ～ 200 s，或部分凝血酶原时间约为 60 ～ 80 s。抗凝治疗必须与术后出血和凝血功能障碍相平衡，这是常见问题。大多数外科医生推迟抗凝，直到术后每小时胸管引流降到 100 ml 以下。还应定期检查泵 / 氧合器，并根据需要进行更换。此外，在停机期间，当流量降低时，有必要增加抗凝治疗。

在体外 VAD 植入后，有以下重要管理目标。首先，必须控制出血以便进行抗凝治疗，预防血栓栓塞。术后没有出血和合理抗凝是取得良好预后的关键。早期，左室辅助装置使左心室完全去负荷，应尽量停用正性肌力药物。必须监测和维持器官功能；应积极利尿以减轻肺水肿。如果肾功能严重受损，患者可能需要持续血液透析一段时间。每天评估神经系统功能。植入 3 天后开始超声心动图检查并做好脱机的准备工作，但一些患者可能需要数周的支持，心室才能渐渐恢复功能。

植入式 LVAD（表 13.7）已获得美国 FDA 的批准，可作为移植或目标治疗的桥接。电驱动线从上腹部穿过隧道，是唯一放置在体外的部件。这些装置从放置在左室心尖的套管中接受引流出的血液；流出管道连接在升主动脉上。这些设备的最新进展使得患者的短期和长期预后得到了显著的改善 [147,148,153]。植入式 LVAD 的主要优点是体能可得到完全恢复。使用这些设备的患者可以迅速恢复行走，并能出院回家。一些患者甚至带着这些设备恢复正常工作。

历史上，植入式 LVAD 患者血栓栓塞事件高达 20%。然而，新一代的设备与全磁悬浮转子和脉冲变速算法的引入，显著降低了血栓栓塞事件和卒中的发生率。但仍有一些不良事件限制了 LVAD 在临床上的广泛应用，包括胃肠道出血发生率高、管路相关的感染和右心衰竭。未来的设计应有所改进，如具有经皮动力的完全植入系统可能会减少这些问题 [147,153,15]。

表 13.7 心室衰竭的机械辅助示例

设备	泵的性能	适应证
临时的体外支持		
体外膜氧合	离心的	心肺衰竭，恢复的桥接
BioMedicus	离心的	开胸后心室衰竭，恢复的桥接
Levitronix CentriMag		
常见的可植入的慢性支持		
Thorate HeartMate Ⅲ	离心的	移植的桥接，终末期治疗
HeartWare	离心的	移植的桥接，终末期治疗

围手术期右心室功能障碍

病因学

围手术期低心排血量综合征通常归因于左心室或双心室功能障碍，但有些患者可表现为单一的右心室功能障碍。据报道，急性难治性右心室衰竭的发生率在心脏术后是 0.04% ～ 0.1%，心脏移植术后是 2% ～ 3%，接受 LVAD 后是 20% ～ 30%[155]。即使术前右心室功能正常，术后也可能出现右心室功能障碍 [142,156]。然而，术前有右心室功能损害的可预示术后会出现更严重的右心室功能障碍。围手术期右心室功能异常可能与左心室功能障碍、右心室缺血或梗死、心肌保护不良、肺血管阻力（pulmonary vascular resistance，PVR）增加和心室间的平衡改变有关 [84]。在 LVAD 支持期间，当左心室去负荷时，室间隔发生左移。这种心室间平衡的改变导致右心室收缩力和后负荷显著降低，这可能表现为右心室功能障碍，特别是在先前或围手术期就有右心室缺血的情况下 [157]。

与左心室相比，右心室壁很薄，肌肉储备明显减少，对后负荷（PVR）的增加更加敏感 [87]。上文曾提到，在 CPB 期间和 CPB 后，PVR 均可出现可逆性增加 [158]，可能的因素有肺充血引起的血管外压迫、活化的血小板和白细胞释放的血管活性物质 [159]、白细胞或血小板聚集物阻塞肺血管床 [160]。围手术期右心室功能障碍一旦出现，就会影响全心功能，若未得到及时治疗，将会恶化。总之，右心室搏出量减少会减少左心室充盈，右心室扩张使室间隔左移，从而导致左心室舒张受损。由此导致的左心输出量的减少将进一步使右心室功能障碍加重 [87]。

诊断

精准描述右心室功能是困难的。提示右心室功能障碍的血流动力学参数有左心室充盈不足导致的低心输出量、明显升高的 CVP（> 18 mmHg），以及左心房充盈不良导致的 PCWP 正常或偏低 [155]。在严重右心室功能障碍时，由于右心室收缩能力降低，PA压力也会降低。超声心动图是评估右心室功能状态、确定导致右心室损伤潜在病因的重要诊断工具。右心室功能障碍的典型超声心动图表现是扩张的右心室和小而空且收缩强的左心室。超声心动图可以通过测量右心室射血分数来明确右心室功能，定性评估右心室大小和室间隔结构，并检测右心室游离壁运动不良或运动障碍，这可提示潜在的缺血性损伤或梗死。

治疗

右心室功能障碍的治疗应首先优化心率和心律，以最大限度地提高心房对右心室的充盈。与左心室功能障碍的治疗相同，需要临时心房或房室起搏。反映前负荷的CVP应通过扩容提高，并同步增加心输出量[87,155]。应用常规药物（如肾上腺素、去甲肾上腺素和多巴胺）反而会增加肺血管收缩和PVR，从而加重右心室衰竭。相反，磷酸二酯酶抑制剂（如米力农、氨力农）是更合适的药物治疗方法，因其具有正性肌力作用的同时还可降低肺动脉收缩和PVR。吸入一氧化氮可选择性扩张肺血管，降低后负荷，从而改善右心室功能。可使肺血管扩张的其他有效治疗方法有：口服西地那非[161,162]和吸入前列腺素（如伊洛前列素）[162]。一些可治疗的情况也会增加PVR，包括高碳酸血症、缺氧、胸腔积液和肺炎，应及时发现并处理。最后，难治性右心室功能障碍可能需要植入RVAD。应用RVAD应在外科操作下放置RA和PA管道，并使用体外离心泵。这种支持策略的局限性是需要通过再次胸部大切口手术来撤除RVAD。现经皮植入装置已应用于临床。例如，Impella RP使用导管轴流泵进入股静脉，通过右心定位，在右心房/下腔静脉连接处抽取血，然后泵入主PA（图13.21）[152]。另一个经皮植入装置是Protek Duo系统，这是一个带有两个独立管腔的导管。血液被引到置入RA的导管，然后用体外离心泵通过导管泵入到主PA[163]。在一项对43例需要体外RVAD患者进行的研究中，67%（n =29）同期植入，33%（n =14）在LVAD后分期植入[164]。这种双心室支持模式的发病率和死亡率仍然很高。这些患者中有2/3可以停RVAD，依赖LVAD，该组的30天死亡率为14%[164]。在研究期间，分期植入的总死亡率为71%，而同期植入的总死亡率为45%（P = 0.101）。此外，分期RVAD植入术的术后肾衰竭率明显升高（64% vs 28%；P = 0.044）。这些结果再次强调了在终末器官损伤前早期应用右侧MCS的重要性。

参考文献

1. Markman PL, Tantiongco JP, Bennetts JS, et al. High-sensitivity troponin release profile after cardiac surgery. *Heart Lung Circ.* 2017;26(8):833–839. https://doi.org/10.1016/j.hlc.2016.09.017.
2. Holmvang L, Jurlander B, Rasmussen C, et al. Use of biochemical markers of infarction for diagnosing perioperative myocardial infarction and early graft occlusion after coronary artery bypass surgery. *Chest.* 2002;121(1):103–111. https://doi.org/10.1378/chest.121.1.103.
3. Wang K, Asinger RW, Marriott HJL. ST-segment elevation in conditions other than acute myocardial infarction. *N Engl J Med.* 2003;349(22):2128–2135. https://doi.org/10.1056/NEJMra022580.
4. Raza SS, Li JM, John R, et al. Long-term mortality and pacing outcomes of patients with permanent pacemaker implantation after cardiac surgery. *Pacing Clin Electrophysiol.* 2011;34(3):331–338. https://doi.org/10.1111/j.1540-8159.2010.02972.x.
5. Yokoyama Y, Chaitman BR, Hardison RM, et al. Association between new electrocardiographic abnormalities after coronary revascularization and five-year cardiac mortality in BARI randomized and registry patients. *Am J Cardiol.* 2000;86(8):819–824. https://doi.org/10.1016/S0002-9149(00)01099-7.
6. Califf RM, Abdelmeguid AE, Kuntz RE, et al. Myonecrosis after revascularization procedures. *J Am Coll Cardiol.* 1998;31(2):241–251. https://doi.org/10.1016/S0735-1097(97)00506-8.
7. Comunale ME, Body SC, Ley C, et al. The concordance of intraoperative left ventricular wall-motion abnormalities and electrocardiographic S-T segment changes: Association with outcome after coronary revascularization. Multicenter Study of Perioperative Ischemia (McSPI) Research Group. *Anesthesiology.* 1998;88(4):945–954. https://doi.org/10.1097/00000542-199804000-00014.
8. Barron JT. Cardiac troponin I and non-Q-wave myocardial infarction: How useful is it after coronary artery bypass surgery? *Crit Care Med.* 1998;26(12):1936–1937. https://doi.org/10.1097/00003246-199812000-00005.
9. Leischik R, Dworrak B, Sanchis-Gomar F, et al. Echocardiographic assessment of myocardial ischemia. *Ann Transl Med.* 2016;4(13):259. https://doi.org/10.21037/atm.2016.07.06.
10. Fabricius AM, Gerber W, Hanke M, et al. Early angiographic control of perioperative ischemia after coronary artery bypass grafting. *Eur J Cardiothorac Surg.* 2001;19(6):853–858. https://doi.org/10.1016/s1010-7940(01)00692-3.
11. Wijeysundera DN, Beattie WS, Rao V, et al. Calcium antagonists are associated with reduced mortality after cardiac surgery: A propensity analysis. *J Thorac Cardiovasc Surg.* 2004;127(3):755–762. https://doi.org/10.1016/S0022.
12. Wijeysundera DN, Beattie WS, Rao V, et al. Calcium antagonists reduce cardiovascular complications after cardiac surgery. *J Am Coll Cardiol.* 2003;41(9):1496–1505. https://doi.org/10.1016/S0735-1097(03)00191-8.
13. Newman MF. Troponin I in cardiac surgery: Marking the future. *Am Heart J.* 2001;141(3):325–326. https://doi.org/10.1067/mhj.2001.113072.
14. Gibson RS. Non-Q-wave myocardial infarction: Pathophysiology, prognosis, and therapeutic strategy. *Annu Rev Med.* 1989;40(1):395–410. https://doi.org/10.1146/annurev.me.40.020189.002143.
15. Wu E, Judd RM, Vargas JD, et al. Visualisation of presence, location, and transmural extent of healed Q-wave and non-Q-wave myocardial infarction. *Lancet.* 2001;357(9249):21–28. https://doi.org/10.1016/S0140-6736(00)03567-4.
16. Bulkely BH, Hutchins GM. Myocardial consequences of coronary artery bypass graft surgery: The paradox of necrosis in areas of revascularization. *Circulation.* 1977;56(6):906–913. https://doi.org/10.1161/01.CIR.56.6.906.
17. Force T, Kemper AJ, Bloomfield P, et al. Non-Q wave perioperative myocardial infarction: Assessment of the incidence and severity of regional dysfunction with quantitative two-dimensional echocardiography. *Circulation.* 1985;72(4):781–789. https://doi.org/10.1161/01.CIR.72.4.781.
18. Crescenzi G, Bove T, Pappalardo F, et al. Clinical significance of a new Q wave after cardiac surgery. *Eur J Cardiothorac Surg.* 2004;25(6):1001–1005. https://doi.org/10.1016/j.ejcts.2004.02.030.
19. Slogoff S, Keats AS. Does perioperative myocardial ischemia lead to postoperative myocardial infarction? *Anesthesiology.* 1985;62(2):107–114. https://doi.org/10.1097/00000542-198502000-00002.
20. Chaitman BR, Alderman EL, Sheffield LT, et al. Use of survival analysis to determine the clinical significance of new Q waves after coronary bypass surgery. *Circulation.* 1983;67(2):302–309. https://doi.org/10.1161/01.CIR.67.2.302.
21. Klatte K, Chaitman BR, Theroux P, et al. Increased mortality after coronary artery bypass graft surgery is associated with increased levels of postoperative creatine kinase-myocardial band isoenzyme release. *J Am Coll Cardiol.* 2001;38(4):1070–1077. https://doi.org/10.1016/S0735-1097(01)01481-4.
22. Namay DL, Hammermeister KE, Zia MS, et al. Effect of perioperative myocardial infarction on late survival in patients undergoing coronary artery bypass surgery. *Circulation.* 1982;65(6):1066–1071. https://doi.org/10.1161/01.CIR.65.6.1066.
23. Crescenzi G, Cedrati V, Landoni G, et al. Cardiac biomarker release after CABG with different surgical techniques. *J Cardiothorac Vasc Anesth.* 2004;18(1):34–37. Available at http://www.ncbi.nlm.nih.gov/pubmed/14973796. Accessed July 19, 2019.
24. Greaves SC, Rutherford JD, Aranki SF, et al. Current incidence and determinants of perioperative myocardial infarction in coronary artery surgery. *Am Heart J.* 1996;132(3):572–578. https://doi.org/10.1016/S0002-8703(96)90240-9.
25. Brener SJ, Lytle BW, Schneider JP, et al. Association between CK-MB elevation after percutaneous or surgical revascularization and three-year mortality. *J Am Coll Cardiol.* 2002;40(11) 1961–1967. https://doi.org/10.1016/s0735-1097(02)02538-x.
26. Costa MA, Carere RG, Lichtenstein SV, et al. Incidence, predictors, and significance of abnormal cardiac enzyme rise in patients treated with bypass surgery in the arterial revascularization therapies study (ARTS). *Circulation.* 2001;104(22):2689–2693. https://doi.org/10.1161/hc4701.099789.
27. Greenson N, Macoviak J, Krishnaswamy P, et al. Usefulness of cardiac troponin I in patients undergoing open heart surgery. *Am Heart J.* 2001;141(3):447–455. https://doi.org/10.1067/mhj.2001.113071.
28. Benoit MO, Paris M, Silleran J, et al. Cardiac troponin I: Its contribution to the diagnosis of perioperative myocardial infarction and various complications of cardiac surgery. *Crit Care Med.* 2001;29(10):1880–1886. https://doi.org/10.1097/00003246-200110000-00005.
29. Carrier M, Pellerin M, Perrault LP, et al. Troponin levels in patients with myocardial infarction after coronary artery bypass grafting. *Ann Thorac Surg.* 2000;69(2):435–440. https://doi.org/10.1016/S0003-4975(99)01294-1.
30. Carrier M, Pelletier LC, Martineau R, et al. In elective coronary artery bypass grafting, preoperative troponin T level predicts the risk of myocardial infarction. *J Thorac Cardiovasc Surg.* 1998;115(6):1328–1334. https://doi.org/10.1016/S0022-5223(98)70216-8.
31. Eigel P, van Ingen G, Wagenpfeil S. Predictive value of perioperative cardiac troponin I for adverse outcome in coronary artery bypass surgery. *Eur J Cardiothorac Surg.* 2001;20(3):544–549. https://doi.org/10.1016/S1010-7940(01)00825-9.
32. Fellahi JL, Gué X, Richomme X, et al. Short- and long-term prognostic value of postoperative cardiac troponin I concentration in patients undergoing coronary artery bypass grafting. *Anesthesiology.* 2003;99(2):270–274. https://doi.org/10.1097/00000542-200308000-00007.
33. Januzzi JL, Lewandrowski K, MacGillivray TE, et al. A comparison of cardiac troponin T and creatine kinase-MB for patient evaluation after cardiac surgery. *J Am Coll Cardiol.* 2002;39(9):1518–1523. https://doi.org/10.1016/S0735-1097(02)01789-8.
34. Kathiresan S, Servoss SJ, Newell JB, et al. Cardiac troponin T elevation after coronary artery bypass grafting is associated with increased one-year mortality. *Am J Cardiol.* 2004;94(7):879–881. https://doi.org/10.1016/j.amjcard.2004.06.022.
35. Lasocki S, Provenchère S, Bénessiano J, et al. Cardiac troponin I is an independent predictor of in-hospital death after adult cardiac surgery. *Anesthesiology.* 2002;97(2):405–411. https://doi.org/10.1097/00000542-200208000-00018.
36. Vermes E, Mesguich M, Houel R, et al. Cardiac troponin I release after open heart surgery: A marker of myocardial protection? *Ann Thorac Surg.* 2000;70(6):2087–2090. https://doi.org/10.1016/S0003-4975(00)02152-4.
37. Bassan MM, Oatfield R, Hoffman I, et al. New Q waves after aortocoronary bypass surgery: Unmasking of an old infarction. *N Engl J Med.* 1974;290(7):349–353. https://doi.org/10.1056/NEJM197402142900701.

38. Cornu E, Lacroix PH, Christides C, et al. Coronary artery damage during mitral valve replacement. *J Cardiovasc Surg (Torino)*. 1995;36(3):261–264. Available at http://www.ncbi.nlm.nih.gov/pubmed/7629211. Accessed July 19, 2019.
39. Tavilla G, Pacini D. Damage to the circumflex coronary artery during mitral valve repair with sliding leaflet technique. *Ann Thorac Surg*. 1998;66(6):2091–2093. https://doi.org/10.1016/S0003-4975(98)01071-6.
40. Keon WJ, Heggtveit HA, Leduc J. Perioperative myocardial infarction caused by atheroembolism. *J Thorac Cardiovasc Surg*. 1982;84(6):849–855. Available at http://www.ncbi.nlm.nih.gov/pubmed/6983005. Accessed July 19, 2019.
41. Force T, Hibberd P, Weeks G, et al. Perioperative myocardial infarction after coronary artery bypass surgery: Clinical significance and approach to risk stratification. *Circulation*. 1990;82(3):903–912. https://doi.org/10.1161/01.CIR.82.3.903.
42. Jain U, Laflamme CJ, Aggarwal A, et al. Electrocardiographic and hemodynamic changes and their association with myocardial infarction during coronary artery bypass surgery. A multicenter study. Multicenter Study of Perioperative Ischemia (McSPI) Research Group. *Anesthesiology*. 1997;86(3):576–591. https://doi.org/10.1097/00000542-199703000-00009.
43. Cohen G, Borger MA, Weisel RD, et al. Intraoperative myocardial protection: Current trends and future perspectives. *Ann Thorac Surg*. 1999;68(5):1995–2001. https://doi.org/10.1016/S0003-4975(99)01026-7.
44. Loop FD, Higgins TL, Panda R, et al. Myocardial protection during cardiac operations. Decreased morbidity and lower cost with blood cardioplegia and coronary sinus perfusion. *J Thorac Cardiovasc Surg*. 1992;104(3):608–618. Available at http://www.ncbi.nlm.nih.gov/pubmed/1513150. Accessed July 19, 2019.
45. Nicolini F, Beghi C, Muscari C, et al. Myocardial protection in adult cardiac surgery: Current options and future challenges. *Eur J Cardiothorac Surg*. 2003;24(6):986–993. https://doi.org/10.1016/s1010-7940(03)00475-5.
46. Guajardo Salinas GE, Nutt R, Rodriguez-Araujo G. Del Nido cardioplegia in low risk adults undergoing first time coronary artery bypass surgery. *Perfusion*. 2017;32(1):68–73. https://doi.org/10.1177/0267659116661051.
47. Matte GS, del Nido PJ. History and use of Del Nido cardioplegia solution at Boston Children's Hospital. *J Extra Corpor Technol*. 2012;44(3):98–103. Available at http://www.ncbi.nlm.nih.gov/pubmed/23198389. Accessed July 19, 2019.
48. Vistarini N, Laliberté E, Beauchamp P, et al. Del Nido cardioplegia in the setting of minimally invasive aortic valve surgery. *Perfusion*. 2017;32(2):112–117. https://doi.org/10.1177/0267659116662701.
49. Piana RN, Adams MR, Orford JL, et al. Rescue percutaneous coronary intervention immediately following coronary artery bypass grafting. *Chest*. 2001;120(4):1417–1420. https://doi.org/10.1378/chest.120.4.1417.
50. Buxton AE, Goldberg S, Harken A, et al. Coronary-artery spasm immediately after myocardial revascularization: Recognition and management. *N Engl J Med*. 1981;304(21):1249–1253. https://doi.org/10.1056/NEJM198105213042101.
51. Lemmer JH, Kirsh MM. Coronary artery spasm following coronary artery surgery. *Ann Thorac Surg*. 1988;46(1):108–115. https://doi.org/10.1016/S0003-4975(10)65869-9.
52. Pichard AD, Ambrose J, Mindich B, et al. Coronary artery spasm and perioperative cardiac arrest. *J Thorac Cardiovasc Surg*. 1980;80(2):249–254. Available at http://www.ncbi.nlm.nih.gov/pubmed/7401678. Accessed July 19, 2019.
53. Zeff RH, Iannone LA, Kongtahworn C, et al. Coronary artery spasm following coronary artery revascularization. *Ann Thorac Surg*. 1982;34(2):196–200. https://doi.org/10.1016/s0003-4975(10)60884-3.
54. Bonatti J, Danzmayr M, Schachner T, et al. Intraoperative angiography for quality control in MIDCAB and OPCAB. *Eur J Cardiothoracic Surg*. 2003;24(4):647–649. https://doi.org/10.1016/S1010-7940(03)00441-X.
55. Caputo M, Nicolini F, Franciosi G, et al. Coronary artery spasm after coronary artery bypass grafting. *Eur J Cardiothorac Surg*. 1999;15(4):545–548. https://doi.org/10.1016/s1010-7940(99)00037-8.
56. Trimboli S, Oppido G, Santini F, et al. Coronary artery spasm after off-pump coronary artery by-pass grafting. *Eur J Cardiothorac Surg*. 2003;24(5):830–833. https://doi.org/10.1016/S1010-7940(03)00412-3.
57. Sarabu MR, McClung JA, Fass A, et al. Early postoperative spasm in left internal mammary artery bypass grafts. *Ann Thorac Surg*. 1987;44(2):199–200. https://doi.org/10.1016/S0003-4975(10)62041-3.
58. Stone GW, Hartzler GO. Spontaneous reversible spasm in an internal mammary artery graft causing acute myocardial infarction. *Am J Cardiol*. 1989;64(12):822–823. https://doi.org/10.1016/0002-9149(89)90777-7.
59. Boudoulas H, Lewis RP, Vasko JS, et al. Left ventricular function and adrenergic hyperactivity before and after saphenous vein bypass. *Circulation*. 1976;53(5):802–806. https://doi.org/10.1161/01.CIR.53.5.802.
60. He GW, Taggart DP. Spasm in arterial grafts in coronary artery bypass grafting surgery. *Ann Thorac Surg*. 2016;101(3):1222–1229. https://doi.org/10.1016/J.ATHORACSUR.2015.09.071.
61. Carrel T, Kujawski T, Zund G, et al. The internal mammary artery malperfusion syndrome: Incidence, treatment and angiographic verification. *Eur J Cardiothorac Surg*. 1995;9(4):190–197. https://doi.org/10.1016/S1010-7940(05)80143-5.
62. Cameron A, Davis KB, Green G, et al. Coronary bypass surgery with internal-thoracic-artery grafts – effects on survival over a 15-year period. *N Engl J Med*. 1996;334(4):216–219. https://doi.org/10.1056/NEJM199601253340402.
63. Loop FD, Lytle BW, Cosgrove DM, et al. Influence of the internal-mammary-artery graft on 10-year survival and other cardiac events. *N Engl J Med*. 1986;314(1):1–6. https://doi.org/10.1056/NEJM198601023140101.
64. Schmid C, Heublein B, Reichelt S, et al. Steal phenomenon caused by a parallel branch of the internal mammary artery. *Ann Thorac Surg*. 1990;50(3):463–464. https://doi.org/10.1016/0003-4975(90)90497-T.
65. Rasmussen C. Significance and management of early graft failure after coronary artery bypass grafting feasibility and results of acute angiography and re-re-vascularization. *Eur J Cardiothorac Surg*. 1997;12(6):847–852. https://doi.org/10.1016/S1010-7940(97)00268-6.
66. Pezzella T, Ferraris V, Lancey R. Care of the adult cardiac surgery patient: Part I. *Curr Probl Surg*. 2004;41(5):458–516. https://doi.org/10.1016/j.cpsurg.2004.03.001.
67. Rao V, Ivanov J, Weisel RD, et al. Predictors of low cardiac output syndrome after coronary artery bypass. *J Thorac Cardiovasc Surg*. 1996;112(1):38–51. Available at http://www.ncbi.nlm.nih.gov/pubmed/8691884. Accessed July 19, 2019.
68. Niimi Y, Morita S, Watanabe T, et al. Effects of nitroglycerin infusion on segmental wall motion abnormalities after anesthetic induction. *J Cardiothorac Vasc Anesth*. 1996;10(6):734–740. https://doi.org/10.1016/S1053-0770(96)80198-4.
69. Christenson JT, Simonet F, Badel P, Schmuziger M. Optimal timing of preoperative intraaortic balloon pump support in high-risk coronary patients. *Ann Thorac Surg*. 1999;68(3):934–939. https://doi.org/10.1016/S0003-4975(99)00687-6.
70. Torchiana DF, Hirsch G, Buckley MJ, et al. Intraaortic balloon pumping for cardiac support: Trends in practice and outcome, 1968 to 1995. *J Thorac Cardiovasc Surg*. 1997;113(4):758–764. discussion 764–769 https://doi.org/10.1016/S0022-5223(97)70235-6.
71. Holman WL, Li Q, Kiefe CI, et al. Prophylactic value of preincision intra-aortic balloon pump: Analysis of a statewide experience. *J Thorac Cardiovasc Surg*. 2000;120(6):1112–1119. Available at http://www.ncbi.nlm.nih.gov/pubmed/11088035. Accessed July 19, 2019.
72. Poirier Y, Voisine P, Plourde G, et al. Efficacy and safety of preoperative intra-aortic balloon pump use in patients undergoing cardiac surgery: A systematic review and meta-analysis. *Int J Cardiol*. 2016;207:67–79. https://doi.org/10.1016/j.ijcard.2016.01.045.
73. Lin JC, Fisher DL, Szwerc MF, et al. Evaluation of graft patency during minimally invasive coronary artery bypass grafting with Doppler flow analysis. *Ann Thorac Surg*. 2000;70(4):1350–1354. https://doi.org/10.1016/S0003-4975(00)01720-3.
74. Morota T, Duhaylongsod FG, Burfeind WR, et al. Intraoperative evaluation of coronary anastomosis by transit-time ultrasonic flow measurement. *Ann Thorac Surg*. 2002;73(5):1446–1450. https://doi.org/10.1016/S0003-4975(02)03505-1.
75. Leong DKH, Ashok V, Nishkantha A, et al. Transit-time flow measurement is essential in coronary artery bypass grafting. *Ann Thorac Surg*. 2005;79(3):854–857, discussion 857–858. https://doi.org/10.1016/j.athoracsur.2004.06.010.
76. Quin J, Lucke J, Hattler B, et al. Surgeon judgment and utility of transit time flow probes in coronary artery bypass grafting surgery. *JAMA Surg*. 2014;149(11):1182–1187. https://doi.org/10.1001/jamasurg.2014.1891.
77. Feldman RL. A review of medical therapy for coronary artery spasm. *Circulation*. 1987;75(6 Pt 2):V96–V102. Available at http://www.ncbi.nlm.nih.gov/pubmed/2882876. Accessed July 19, 2019.
78. Verrier ED, Shernan SK, Taylor KM, et al. Terminal complement blockade with pexelizumab during coronary artery bypass graft surgery requiring cardiopulmonary bypass: A randomized trial. *JAMA*. 2004;291(19):2319–2327. https://doi.org/10.1001/jama.291.19.2319.
79. Smith PK, Shernan SK, Chen JC, et al. Effects of C5 complement inhibitor pexelizumab on outcome in high-risk coronary artery bypass grafting: Combined results from the PRIMO-CABG I and II trials. *J Thorac Cardiovasc Surg*. 2011;142(1):89–98. https://doi.org/10.1016/j.jtcvs.2010.08.035.
80. Boyce SW, Bartels C, Bolli R, et al. Impact of sodium-hydrogen exchange inhibition by cariporide on death or myocardial infarction in high-risk CABG surgery patients: Results of the CABG surgery cohort of the GUARDIAN study. *J Thorac Cardiovasc Surg*. 2003;126(2):420–427. Available at http://www.ncbi.nlm.nih.gov/pubmed/12928639. Accessed July 19, 2019.
81. Kouchoukos N. Detection and treatment of impaired cardiac performance following cardiac surgery. In: Davila JC, ed. Henry Ford Hospital International Symposium on Cardiac Surgery. 4th ed. New York: Appleton-Century-Crofts; 1977.
82. Lomivorotov VV, Efremov SM, Kirov MY, et al. Low-cardiac-output syndrome after cardiac surgery. *J Cardiothorac Vasc Anesth*. 2017;31(1):291–308. https://doi.org/10.1053/j.jvca.2016.05.029.
83. McKinlay KH, Schinderle DB, Swaminathan M, et al. Predictors of inotrope use during separation from cardiopulmonary bypass. *J Cardiothorac Vasc Anesth*. 2004;18(4):404–408. Available at http://www.ncbi.nlm.nih.gov/pubmed/15365918. Accessed July 19, 2019.
84. Yau TM, Fedak PW, Weisel RD, et al. Predictors of operative risk for coronary bypass operations in patients with left ventricular dysfunction. *J Thorac Cardiovasc Surg*. 1999;118(6):1006–1013. https://doi.org/10.1016/S0022-5223(99)70094-2.
85. Doyle AR, Dhir AK, Moors AH, et al. Treatment of perioperative low cardiac output syndrome. *Ann Thorac Surg*. 1995;59(2 Suppl):S3–S11. https://doi.org/10.1016/0003-4975(94)00916-u.
86. Smedira NG, Blackstone EH. Postcardiotomy mechanical support: Risk factors and outcomes. *Ann Thorac Surg*. 2001;71(3):S60–S66. https://doi.org/10.1016/S0003-4975(00)02626-6.
87. Levy JH, SJ Michelsen L, Kaplan JA, Reich DI KS, eds. *Cardiac Anesthesia*. 4th ed. Philadelphia: Saunders; 1999.
88. Milano CASP, Sellke FW, Swanson SJ del NP (ed): Critical Care for the Adult Cardiac. *Patient*. 2005;.
89. Cook WA, Webb WR, Unal MO. Myocardial function capacity in response to compensated and uncompensated respiratory alkalosis. *Surg Forum*. 1965;16:186–188. Available at http://www.ncbi.nlm.nih.gov/pubmed/5835141. Accessed July 19, 2019.
90. Kirklin JK, Kirklin JW. Management of the cardiovascular subsystem after cardiac surgery. *Ann Thorac Surg*. 1981;32(3):311–319. https://doi.org/10.1016/S0003-4975(10)61060-0.
91. Harris PD, Malm JR, Bowman FO, et al. Epicardial pacing to control arrhythmias following cardiac surgery. *Circulation*. 1968;37(4 Suppl):II178–II183. https://doi.org/10.1161/01.CIR.37.4S2.II-178.
92. Hodam RP, Starr A. Temporary postoperative epicardial pacing electrodes. *Ann Thorac Surg*. 1969;8(6):506–510. https://doi.org/10.1016/S0003-4975(10)66087-0.
93. Mills NL, Ochsner JL. Experience with atrial pacemaker wires implanted during cardiac operations. *J Thorac Cardiovasc Surg*. 1973;66(6):878–886. Available at http://www.ncbi.nlm.nih.gov/pubmed/4759695. Accessed July 19, 2019.
94. Hanson EL, Kane PB, Askanazi J, et al. Comparison of patients with coronary artery or valve disease. *Ann Thorac Surg*. 1976;22(4):343–346. https://doi.org/10.1016/S0003-4975(10)64965-X.
95. Crexells C, Chatterjee K, Forrester JS, et al. Optimal level of filling pressure in the left side of the heart in acute myocardial infarction. *N Engl J Med*. 1973;289(24):1263–1266. https://doi.org/10.1056/NEJM197312132892401.
96. Estafanous FG, Tarazi RC, Buckley S, et al. Arterial hypertension in immediate postoperative period after valve replacement. *Br Heart J*. 1978;40(7):718–724. https://doi.org/10.1136/hrt.40.7.718.
97. Weinstein GS, Zabetakis PM, Clavel A, et al. The renin-angiotensin system is not responsible for hypertension following coronary artery bypass grafting. *Ann Thorac Surg*. 1987;43(1):74–77. https://doi.org/10.1016/S0003-4975(10)60170-1.
98. Estafanous FG, Tarazi RC. Systemic arterial hypertension associated with cardiac surgery. *Am J Cardiol*. 1980;46(4):685–694. https://doi.org/10.1016/0002-9149(80)90521-4.
99. Fouad FM, Estafanous FG, Bravo EL, et al. Possible role of cardioaortic reflexes in postcoronary bypass hypertension. *Am J Cardiol*. 1979;44(5):866–872. https://doi.org/10.1016/0002-9149(79)90215-7.
100. Packer M. Neurohormonal interactions and adaptations in congestive heart failure. *Circulation*. 1988;77(4):721–730. https://doi.org/10.1161/01.CIR.77.4.721.
101. Whelton PK, Flaherty JT, MacAllister NP, et al. Hypertension following coronary artery bypass surgery: Role of preoperative propranolol therapy. *Hypertension*. 1980;2(3):291–298. Available at http://www.ncbi.nlm.nih.gov/pubmed/6967050. Accessed July 19, 2019.
102. Chen A, Ashburn MA. Cardiac effects of opioid therapy. *Pain Med*. 2015;16(suppl 1):S27–S31. https://doi.org/10.1111/pme.12915.
103. Redwood DR, Smith ER, Epstein SE. Coronary artery occlusion in the conscious dog. *Circulation*. 1972;46(2):323–332. https://doi.org/10.1161/01.CIR.46.2.323.
104. Mekontso-Dessap A, Houël R, Soustelle C, et al. Risk factors for post-cardiopulmonary bypass vasoplegia in patients with preserved left ventricular function. *Ann Thorac Surg*. 2001;71(5):1428–1432. https://doi.org/10.1016/S0003-4975(01)02486-9.
105. Morales DL, Gregg D, Helman DN, et al. Arginine vasopressin in the treatment of 50 patients with postcardiotomy vasodilatory shock. *Ann Thorac Surg*. 2000;69(1):102–106. https://doi.org/10.1016/S0003-4975(99)01197-2.
106. Cai Y, Mack A, Ladlie BL, et al. The use of intravenous hydroxocobalamin as a rescue in methylene blue-resistant vasoplegic syndrome in cardiac surgery. *Ann Card Anaesth*. 2017;20(4):462–464. https://doi.org/10.4103/aca.ACA_88_17.
107. Chuttani K, Tischler MD, Pandian NG, et al. Diagnosis of cardiac tamponade after cardiac surgery: Relative value of clinical, echocardiographic. *and hemodynamic signs Am Heart J*. 1994;127(4 Pt 1):913–918. https://doi.org/10.1016/0002-8703(94)90561-4.
108. Chuttani K, Pandian NG, Mohanty PK, et al. Left ventricular diastolic collapse. An echocardiographic sign of regional cardiac tamponade. *Circulation*. 1991;83(6):1999–2006. https://doi.org/10.1161/01.CIR.83.6.1999.
109. Craddock DR, Logan A, Fadali A. Reoperation for haemorrhage following cardiopulmonary by-pass. *Br J Surg*. 1968;55(1):17–20. https://doi.org/10.1002/bjs.1800550106.
110. Engelman RM, Spencer FC, Reed GE, Tice DA. Cardiac tamponade following open-heart surgery. *Circulation*. 1970;41(5 Suppl):II165–II167. https://doi.org/10.1161/01.CIR.41.5S2.II-165.
111. Nelson RM, Jenson CB, Smoot WM. Pericardial tamponade following open-heart surgery. *J Thorac Cardiovasc Surg*. 1969;58(4):510–516. Available at http://www.ncbi.nlm.nih.gov/pubmed/5348641. Accessed July 19, 2019.
112. Weeks KR, Chatterjee K, Block S, et al. Bedside hemodynamic monitoring. Its value in the diagnosis of tamponade complicating cardiac surgery. *J Thorac Cardiovasc Surg*. 1976;71(2):250–252. Available at http://www.ncbi.nlm.nih.gov/pubmed/1082054. Accessed July 19, 2019.
113. Gorman JH, Gorman RC, Milas BL, et al. Circulatory management of the unstable cardiac patient. *Semin Thorac Cardiovasc Surg*. 2000;12(4):316–325. Available at http://www.ncbi.nlm.nih.gov/pubmed/11154727. Accessed July 19, 2019.
114. Skinner NS, Mitchell JH, Wallace AG, et al. Hemodynamic effects of altering the timing of atrial systole. *Am J Physiol*. 1963;205(3):499–503. https://doi.org/10.1152/ajplegacy.1963.205.3.499.
115. Ellis RJ, Mavroudis C, Gardner C, et al. Relationship between atrioventricular arrhythmias and the concentration of K+ion in cardioplegic solution. *J Thorac Cardiovasc Surg*. 1980;80(4):517–526. Available at http://www.ncbi.nlm.nih.gov/pubmed/7421286. Accessed July 19, 2019.
116. Smith PK, Buhrman WC, Ferguson TB, et al. Conduction block after cardioplegic arrest: Prevention by augmented atrial hypothermia. *Circulation*. 1983;68:II41–II48. (3 Pt 2). Available at http://www.ncbi.nlm.nih.gov/pubmed/6872194. Accessed 19 July 2019.
117. Smith PK, Buhrman WC, Levett JM, et al. Supraventricular conduction abnormalities following cardiac operations. A complication of inadequate atrial preservation. *J Thorac Cardiovasc Surg*. 1983;85(1):105–115. Available at http://www.ncbi.nlm.nih.gov/pubmed/6600279. Accessed July 19, 2019.
118. Zoll PM. Resuscitation of the heart in ventricular standstill by external electric stimulation. *N Engl J Med*. 1952;247(20):768–771. https://doi.org/10.1056/NEJM195211132472005.
119. Hartzler GO, Maloney JD, Curtis JJ, et al. Hemodynamic benefits of atrioventricular sequential pacing after cardiac surgery. *Am J Cardiol*. 1977;40(2):232–236. https://doi.org/10.1016/0002-9149(77)90013-3.
120. Chatterjee K, Parmley WW, Swan HJC, et al. Beneficial effects of vasodilator agents in severe mitral regurgitation due to dysfunction of subvalvar apparatus. *Circulation*. 1973;48(4):684–690. https://doi.org/10.1161/01.CIR.48.4.684.
121. Chatterjee K, Parmley WW. The role of vasodilator therapy in heart failure. *Prog Cardiovasc Dis*. 1977;19(4):301–325. Available at http://www.ncbi.nlm.nih.gov/pubmed/401541. Accessed July 19, 2019.
122. Bolen JL, Alderman EL. Hemodynamic consequences of afterload reduction in patients with chronic aortic regurgitation. *Circulation*. 1976;53(5):879–883. https://doi.org/10.1161/01.CIR.53.5.879.
123. Chiariello M, Gold HK, Leinbach RC, et al. Comparison between the effects of nitroprusside and nitroglycerin on ischemic injury during acute myocardial infarction. *Circulation*. 1976;54(5):766–773. https://doi.org/10.1161/01.CIR.54.5.766.
124. Bixler TJ, Gardner TJ, Donahoo JS, et al. Improved myocardial performance in postoperative cardiac surgical patients with sodium nitroprusside. *Ann Thorac Surg*. 1978;25(5):444–448. https://doi.org/10.1016/S0003-4975(10)63582-5.
125. Franciosa J, Limas C, Guiha N, et al. Improved left ventricular function during nitroprusside infusion in acute myocardial infarction. *Lancet*. 1972;299(7752):650–654. https://doi.org/10.1016/S0140-6736(72)90460-6.
126. Goldstein RE, Stinson EB, Scherer JL, et al. Intraoperative coronary collateral function in patients with coronary occlusive disease. *Circulation*. 1974;49(2):298–308. https://doi.org/10.1161/01.CIR.49.2.298.
127. Erdmann E. The effectiveness of inotropic agents in isolated cardiac preparations from the human heart. *Klin Wochenschr*. 1988;66(1):1–6. https://doi.org/10.1007/bf01735205.
128. Landoni G, Lomivorotov VV, Alvaro G, et al. Levosimendan for hemodynamic support after cardiac surgery. *N Engl J Med*. 2017;376(21):2021–2031. https://doi.org/10.1056/NEJMoa1616325.
129. DiGiorgi P, Kukuy EL, Naka Y OM. Left ventricular assist devices. In: Sellke FW, Swanson SJ, del Nido PJ, eds. *Sabiston and Spencer Surgery of the Chest*. 7th ed. Philadelphia: Elsevier Saunders; 2005: 1613–1629.
130. Emery RW, Joyce LD. Directions in cardiac assistance. *J Card Surg*. 1991;6(3):400–414. Available at http://www.ncbi.nlm.nih.gov/pubmed/1807522 Accessed July 19, 2019.
131. Miller LW. Mechanical assist devices in intensive cardiac care. *Am Heart J*. 1991;121(6):1887–1892. https://doi.org/10.1016/0002-8703(91)90081-R.

132. Ahmad Y, Sen S, Shun-Shin MJ, et al. Intra-aortic balloon pump therapy for acute myocardial infarction. *JAMA Intern Med*. 2015;175(6):931. https://doi.org/10.1001/jamainternmed.2015.0569.
133. Phillips SJ, Tannenbaum M, Zeff RH, et al. Sheathless insertion of the percutaneous intraaortic balloon pump: An alternate method. *Ann Thorac Surg*. 1992;53(1):162. https://doi.org/10.1016/0003-4975(92)90782-Y.
134. Tatar H, Ricek S, Demirkilic U, et al. Exact positioning of intra-aortic balloon catheter. *Eur J Cardiothorac Surg*. 1993;7(1):52–53. https://doi.org/10.1016/1010-7940(93)90150-A.
135. Unverzagt S, Buerke M, de Waha A, et al: Intra-aortic balloon pump counterpulsation (IABP) for myocardial infarction complicated by cardiogenic shock. *Cochrane Database Syst Rev*. 2015;(3):CD007398. https://doi.org/10.1002/14651858.CD007398.pub3.
136. Busch T, Sirbu H, Zenker D, et al. Vascular complications related to intraaortic balloon counterpulsation: An analysis of ten years experience. *Thorac Cardiovasc Surg*. 1997;45(2):55–59. https://doi.org/10.1055/s-2007-1013687.
137. Hooshang Bolooki: Clinical Applications of the Intra-Aortic Balloon Pump. 3rd ed. New York, Futura.
138. Pennock JL, Pierce WS, Wisman CB, Bull AP, Waldhausen JA. Survival and complications following ventricular assist pumping for cardiogenic shock. *Ann Surg*. 1983;198(4):469–478. https://doi.org/10.1097/00000658-198310000-00007.
139. Stolar CJ, Delosh T, Bartlett RH. Extracorporeal life support organization 1993. *ASAIO J*. 1993;39(4):976–979. Available at http://www.ncbi.nlm.nih.gov/pubmed/8123938. Accessed 19 July 2019.
140. Rastan AJ, Dege A, Mohr M, et al. Early and late outcomes of 517 consecutive adult patients treated with extracorporeal membrane oxygenation for refractory postcardiotomy cardiogenic shock. *J Thorac Cardiovasc Surg*. 2010;139(2):302–311, 311.e1. https://doi.org/10.1016/j.jtcvs.2009.10.043.
141. Wang L, Wang H, Hou X. Clinical outcomes of adult patients who receive extracorporeal membrane oxygenation for postcardiotomy cardiogenic shock: A systematic review and meta-analysis. *J Cardiothorac Vasc Anesth*. 2018;32(5):2087–2093. https://doi.org/10.1053/j.jvca.2018.03.016.
142. Wudel JH, Hlozek CC, Smedira NG, et al. Extracorporeal life support as a post left ventricular assist device implant supplement. *ASAIO J*. 1997;43(5):M441–M443. Available at http://www.ncbi.nlm.nih.gov/pubmed/9360079. Accessed July 19, 2019.
143. Pagani FD, Lynch W, Swaniker F, et al. Extracorporeal life support to left ventricular assist device bridge to heart transplant: A strategy to optimize survival and resource utilization. *Circulation*. 1999;100(Suppl 2):II-206–II-210. https://doi.org/10.1161/01.CIR.100.suppl_2.II-206.
144. Kaplan RSN. *Goldstein D OM (ed)*. New York: Extracorporeal Membrane Oxygenation in Adults; 2000.
145. Ranney DN, Benrashid E, Meza JM, et al. Vascular complications and use of a distal perfusion cannula in femorally cannulated patients on extracorporeal membrane oxygenation. *ASAIO J*. 2018;64(3):328–333. https://doi.org/10.1097/MAT.0000000000000656.
146. Sen A, Larson JS, Kashani KB, et al. Mechanical circulatory assist devices: A primer for critical care and emergency physicians. *Crit Care*. 2016;20(1):153. https://doi.org/10.1186/s13054-016-1328-z.
147. Rogers JG, Pagani FD, Tatooles AJ, et al. Intrapericardial left ventricular assist device for advanced heart failure. *N Engl J Med*. 2017;376(5):451–460. https://doi.org/10.1056/NEJMoa1602954.
148. Mehra MR, Uriel N, Naka Y, et al. A fully magnetically levitated left ventricular assist device - final report. *N Engl J Med*. 2019;380(17):1618–1627. https://doi.org/10.1056/NEJMoa1900486.
149. Lemaire A, Anderson MB, Prendergast T, et al. Outcome of the Impella device for acute mechanical circulatory support. *Innovations (Phila)*. 2013;8(1):12–16. https://doi.org/10.1097/IMI.0b013e31828e0a8a.
150. Batsides G, Massaro J, Cheung A, et al. Outcomes of Impella 5.0 in cardiogenic shock. *Innov Technol Tech Cardiothorac Vasc Surg*. 2018;13(4):254–260. https://doi.org/10.1097/IMI.0000000000000535.
151. Jensen PB, Kann SH, Veien KT, et al. Single-centre experience with the Impella CP, 5.0 and RP in 109 consecutive patients with profound cardiogenic shock. *Eur Hear J Acute Cardiovasc Care*. 2018;7(1):53–61. https://doi.org/10.1177/2048872617743194.
152. Shishehbor MH, Moazami N, MZ-Y Tong, et al. Cardiogenic shock: From ECMO to Impella and beyond. *Cleve Clin J Med*. 2017;84(4):287–295. https://doi.org/10.3949/ccjm.84gr.17002.
153. Mehra MR, Goldstein DJ, Uriel N, et al. Two-year outcomes with a magnetically levitated cardiac pump in heart failure. *N Engl J Med*. 2018;378(15):1386–1395. https://doi.org/10.1056/NEJMoa1800866.
154. Bishawi M, Joseph J, Patel C, et al. Risk factors for stroke on left ventricular assist devices. *J Card Surg*. 2018;33(6):348–352. https://doi.org/10.1111/jocs.13718.
155. Kaul TK, Fields BL. Postoperative acute refractory right ventricular failure: Incidence, pathogenesis, management and prognosis. Cardiovasc Surg. 2000;8(1):1–9. Available at http://www.ncbi.nlm.nih.gov/pubmed/10661697. Accessed July 19, 2019.
156. Wranne B, Pinto FJ, Hammarström E, et al. Abnormal right heart filling after cardiac surgery: Time course and mechanisms. *Br Heart J*. 1991;66(6):435–442. https://doi.org/10.1136/hrt.66.6.435.
157. Santamore WP, Austin EH, Gray L. Overcoming right ventricular failure with left ventricular assist devices. *J Heart Lung Transplant*. 1997;16(11):1122–1128. Available at http://www.ncbi.nlm.nih.gov/pubmed/9402511. Accessed July 19, 2019.
158. Heinonen J, Salmenperä M, Takkunen O. Increased pulmonary artery diastolic-pulmonary wedge pressure gradient after cardiopulmonary bypass. *Can Anaesth Soc J*. 1985;32(2):165–170. Available at http://www.ncbi.nlm.nih.gov/pubmed/3872705. Accessed July 19, 2019.
159. Colman RW. Platelet and neutrophil activation in cardiopulmonary bypass. *Ann Thorac Surg*. 1990;49(1):32–34. https://doi.org/10.1016/0003-4975(90)90352-7.
160. Chenoweth DE, Cooper SW, Hugli TE, et al. Complement activation during cardiopulmonary bypass: Evidence for generation of C3a and C5a anaphylatoxins. *N Engl J Med*. 1981;304(9):497–503. https://doi.org/10.1056/NEJM198102263040901.
161. Trachte AL, Lobato EB, Urdaneta F et al. Oral sildenafil reduces pulmonary hypertension after cardiac surgery. *Ann Thorac Surg*. 2005;79(1):194–197. discussion 194–197 https://doi.org/10.1016/j.athoracsur.2004.06.086.
162. Olschewski H, Rohde B, Behr J, et al. Pharmacodynamics and pharmacokinetics of inhaled iloprost, aerosolized by three different devices, in severe pulmonary hypertension. *Chest*. 2003;124(4):1294–1304. https://doi.org/10.1378/chest.124.4.1294.
163. Hill GED, Traudt RJ, Durham LA, et al. Successful treatment of refractory status asthmaticus accompanied by right ventricular dysfunction using a Protek Duo Tandem Heart device. *J Cardiothorac Vasc Anesth*. 2019;33(11):3085–3089 https://doi.org/10.1053/j.jvca.2019.03.031.
164. Khorsandi M, Schroder J, Daneshmand M, et al. Outcomes after extracorporeal right ventricular assist device combined with durable left ventricular assist device support. *Ann Thorac Surg*. 2019;107(6):1768–1774. https://doi.org/10.1016/j.athoracsur.2018.11.051.

14 心脏瓣膜病的围手术期处理

NATHAN H. WALDRON, MARTIN I. SIGURDSSON, JOSEPH P. MATHEW
张 昱 译，薛庆华 审校

术前评估

手术患者常合并心脏瓣膜病（valvular heart disease，VHD）。随着对冠状动脉疾病的内科治疗和微创治疗的增加，未经治疗的晚期瓣膜病患者的数量可能会超过晚期冠状动脉疾病患者的数量。同样，经皮经导管主动脉瓣置换术在高风险和中风险主动脉瓣狭窄（aortic stenosis，AS）患者中的应用迅速推广[1,2]，以及 MitraClip 等技术对高风险缺血性二尖瓣反流（mitral regurgitation，MR）患者对症治疗的发展[3]，可能会增加接受非心脏手术的重度瓣膜疾病患者的数量。VHD 与围手术期心血管风险增加的其他临床预测因素之间的联系至关重要，特别是合并不稳定的冠状动脉综合征、失代偿性心力衰竭伴左心室（left ventricular，LV）功能障碍和严重心律失常时[4]。例如，已有研究发现 VHD 是围手术期心血管风险增加的主要预测因素，包括心肌梗死、心力衰竭和心源性死亡[4]。在年龄大于 65 岁的非心脏手术或冠状动脉手术但同期未接受瓣膜手术的患者中，VHD 病史可预测较低的左心室射血分数（left ventricular ejection fraction，LVEF）[5]，术前有症状性瓣膜疾病的患者在接受择期手术后发生充血性心力衰竭（congestive heart failure，CHF）的风险增加[6]。同样，术前经胸超声心动图诊断的严重的主动脉和二尖瓣功能不全是围手术期心肌梗死的独立风险因素[7]。重度 AS 是接受非心脏手术影响临床预后的一个重要风险因素[7,8]，这会增加心肌梗死和死亡的风险[9]。因此，尽管术前评估 VHD 的诊断、类型和严重程度十分重要，但其自然病史以及合并的其他疾病状态也是决定围手术期临床管理策略的关键因素。

内科医生必须知道患者的术前病史和体格检查结果。如果术前评估患者存在心脏杂音[10]，麻醉医生需要判断是否存在严重的 VHD（见下文）。目前美国心脏协会/美国心脏病学会的指南建议，在接受择期非心脏手术前进行瓣膜干预可以有效降低围手术期风险，因此，如果需要额外的诊断干预和治疗，延迟接受择期非心脏手术是合理的（图 14.1）。此外，虽然可以进行无法推迟的最终治疗手术，但通常可以快速诊断瓣膜病变及其严重程度。这有助于与患者讨论围手术期风险，并指导麻醉团队选择合适的麻醉方式，增加围手术期血流动力学监测（包括有创血流动力学导管监测和超声心动图）以及术后将患者安排到适当的恢复环境（如重症监护室）[4]。与未合并 VHD 的患者相比，合并严重 VHD 的患者在手术过程中可能更容易出现血流动力学不稳定，同时麻醉和手术时间更长[11]。高风险手术（急诊大手术、主动脉和外周血管手术，以及与大量液体转移或失血相关的长时间手术）会增加血流动力学不稳定的可能性，也会增加围手术期不良事件的发生率和死亡率[4,8,12,13]。虽然没有开展随机试验来确定手术干预的最佳时机，但接受择期非心脏手术术前评估和治疗瓣膜病变的适应证与非手术组相同[4,14]。因此，有症状的狭窄病变患者通常需要在进行非心脏手术之前接受瓣膜置换术或经皮经导管瓣膜置换术，以降低心脏方面的风险[15]。而对于无症状的严重狭窄病变或反流性病变患者，接受高风险的择期非心脏手术可能是合理的。然而，与无 VHD 的患者相比，这些患者术后并发症和死亡的风险都较高[9,16,17]。

经胸超声心动图通常对心脏杂音提供最全面的评估，尽管术前心电图和胸部 X 线可以为 VHD 严重程度和相关心脏状况提供线索。超声心动图是通过对心脏结构、功能，以及通过心脏瓣膜和心腔的血流方向和速度进行成像来评估心脏杂音的重要工具[14]。目前的指南建议对临床怀疑有中度或重度瓣膜狭窄或反流的患者进行术前超声心动图检查，前提是在手术前 1 年没有超声心动图检查。此外，对于自上次超声

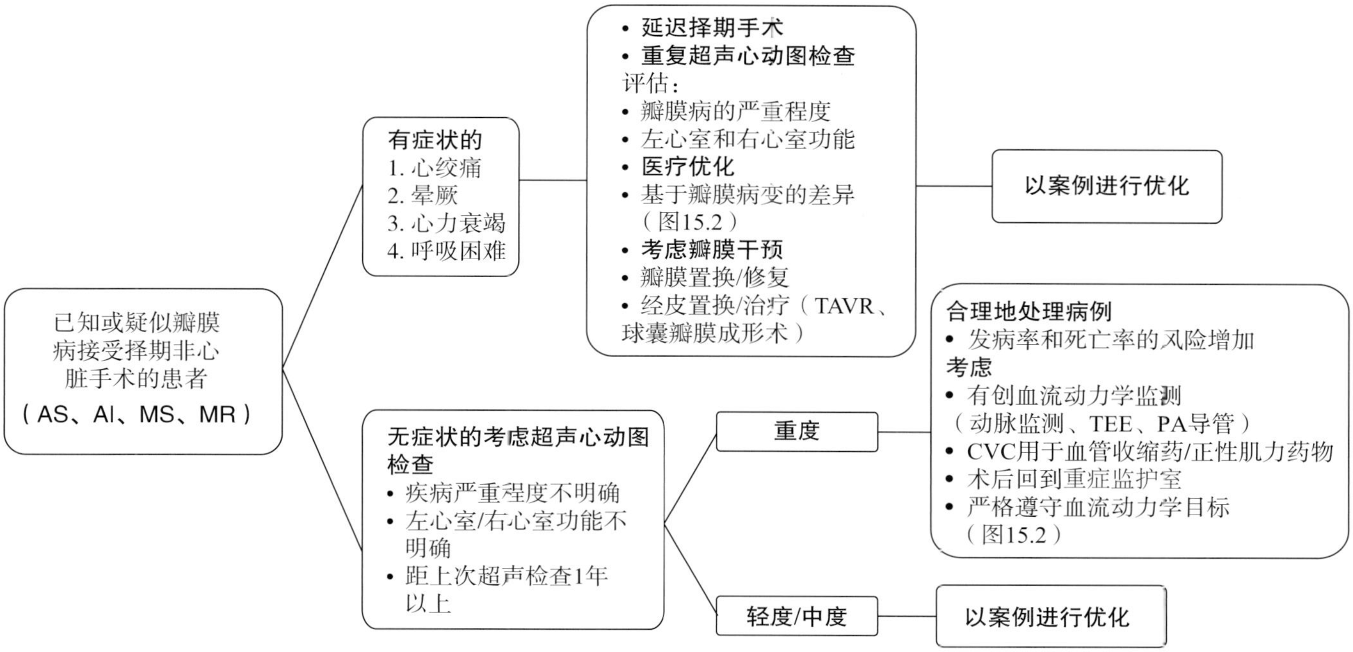

• 图 14.1 瓣膜病患者的围手术期处理方法。AI，主动脉瓣关闭不全；AS，主动脉瓣狭窄；CVC，中心静脉导管；MR，二尖瓣反流；MS，二尖瓣狭窄；PA，肺动脉；TAVR，经导管主动脉瓣置换术；TEE，经食管超声心动图（Based on Fleisher LA，Fleischmann KE，Auerbach AD，et al；American College of Cardiology；American Heart Association. 2014 ACC/AHA guideline on perioperative cardiovascular evaluation and management of patients undergoing noncardiac surgery：a report of the American College of Cardiology/American Heart Association Task Force on practice guidelines. *J Am Coll Cardiol*. 2014；64：e77-e137.）

心动图检查以来临床状态或体格检查有显著变化的患者，建议再次检查[4]。如果经胸超声心动图的结果不能确定诊断时，应考虑其他检查，包括经食管超声心动图（TEE）和心导管检查。超声心动图不仅要检查最显著的瓣膜病变的严重程度，而且还要收集判断心功能的其他指标，包括心房扩张的存在，左、右心室的大小和厚度，右心室压升高的证据，以及舒张期功能障碍的存在和严重程度。术前了解这些参数对VHD患者的围手术期处理非常有帮助。在确定是否存在症状时，运动试验可能会有所帮助，因为许多患者的日常活动受限[14,18-20]。

最后，手术的具体类型和手术的紧急程度是VHD手术患者围手术期风险分层的重要因素。高风险的外科手术，包括紧急大手术、主动脉和外周血管手术，以及与大量液体转移或失血相关的长时间外科手术，可能造成血流动力学的不稳定，预示着围手术期不良事件的发生率和死亡率的增加[4,8,12,13]。

术前准备

抗生素预防

外科手术可能导致菌血症，从而使患者面临感染心内膜炎的风险，如果不积极治疗，这是一种潜在的致命疾病[21]。瓣膜异常，特别是那些导致高速射流的瓣膜异常，会破坏内皮细胞，导致血小板聚集和纤维蛋白沉积在这些部位，并造成更高的细菌定植风险[14]。迄今为止，预防性应用抗生素的疗效是基于实验室动物模型和小规模临床研究，主要使用感染性心内膜炎的替代标记物。目前预防心内膜炎的临床策略是基于2007年美国心脏协会的建议[23]，见图14.1和表14.1。这些建议与1997年的指南有很大不同。目前的指南建议，预防性使用抗生素仅用于预防感染性心内膜炎是合理的，仅适用于一小部分心内膜炎高风险的瓣膜疾病患者。这些患者包括既往有心内膜炎病史、未修复的发绀型先天性心脏病手术患者，或使用异体材料或装置完全修复先天性心脏缺陷的手术后6个月内。此外，继发性瓣膜病变的心脏移植患者发生心内膜炎的风险很高。对接受口腔手术涉及牙龈组织的操作、牙齿的根尖周区域或口腔黏膜穿孔等高风险患者（框14.1）抗生素被认为是合理的。此外，对于涉及呼吸道或受感染皮肤、皮肤结构或肌肉骨骼组织的外科手术，预防性应用抗生素是合理的[23]。相反，在接受泌尿生殖系统或胃肠手术的患者中，不推荐常规应用抗生素预防感染性心内膜炎。在给药方

框 14.1 （译者注：受版权限制，此框仅保留英文）Endocarditis prophylaxis for cardiac conditions.

Endocarditis prophylaxis recommended

- High-risk category
  - Prosthetic cardiac valve or prosthetic material used for cardiac valve repair
  - Previous infective endocarditis
  - Congenital heart disease (CHD)
    - Unrepaired cyanotic CHD, including palliative shunts and conduits
    - Completely repaired congenital heart defect with prosthetic material or device, whether placed by surgery or by catheter intervention, during the first 6 months after the procedure
    - Repaired CHD with residual defects at the site or adjacent to the site of a prosthetic patch or prosthetic device (which inhibit endothelialization)
  - Cardiac transplant recipients who develop cardiac valvulopathies

Reproduced with permission from Wilson W, Taubert KA, Gewitz M, et al. Prevention of infective endocarditis: guidelines from the American Heart Association: a guideline from the American Heart Association Rheumatic Fever, Endocarditis, and Kawasaki Disease Committee, Council on Cardiovascular Disease in the Young, and the Council on Clinical Cardiology, Council on Cardiovascular Surgery and Anesthesia, and the Quality of Care and Outcomes Research Interdisciplinary Working Group. Reprinted with permission *Circulation*. 2007;116:1736–54. © 2007 American Heart Association, Inc.

表 14.1 （译者注：受版权限制，此表仅保留英文）Prophylactic regimens for individuals at high risk for endocarditis.

Situation	Agent	REGIMEN: SINGLE DOSE 30 TO 60 MIN BEFORE PROCEDURE	
		Adults	Children
Oral	Amoxicillin	2 g	50 mg/kg
Unable to take oral medication	Ampicillin	2 g IM or IV	50 mg/kg IM or IV
Allergic to penicillins or ampicillin-oral	**OR**		
Allergic to penicillins or ampicillin and unable	Cefazolin or ceftriaxone	1 g IM or IV	50 mg/kg 1M or IV
to take oral medication	Cephalexin[a,b]	2 g	50 mg/kg
	OR		
	Clindamycin	600 mg	20 mg/kg
	OR		
	Azithromycin or clarithromycin	500 mg	15 mg/kg
	Cefazolin or ceftriaxone[b]		50 mg/kg IM or IV
	OR	1 g IM or IV	
	Clindamycin	600 mg IM or IV	20 mg/kg 1M or IV

[a] Or other first-or second-generation oral cephalosporin in equivalent adult or pediatric dosage.
[b] Cephalosporins should not be used in an individual with a history of anaphylaxis, angioedema, or urticaria with penicillins or ampicillin.
IM, Intramuscular; *IV*, intravenous.
Reproduced with permission from Wilson W, Taubert KA, Gewitz M, et al. Prevention of infective endocarditis: guidelines from the American Heart Association: a guideline from the American Heart Association Rheumatic Fever, Endocarditis, and Kawasaki Disease Committee, Council on Cardiovascular Disease in the Young, and the Council on Clinical Cardiology, Council on Cardiovascular Surgery and Anesthesia, and the Quality of Care and Outcomes Research Interdisciplinary Working Group. Reprinted with permission *Circulation*. 2007;116:1736-54. © 2007 American Heart Association, Inc.

面，抗生素的起始剂量应在手术切皮前 1 h 内开始给予[23,24]。

抗凝

一些 VHD 患者需接受长期抗凝治疗。了解抗凝适应证对确定围手术期维持抗凝的相关风险以及抗凝桥接方案非常重要。一般来说，对于没有出血风险的手术不应进行抗凝治疗。机械瓣置换术后，患者都使用华法林进行长期抗凝，因为新型口服抗凝剂（novel oral anticoagulation agent，NOAC）尚未被测试或发现有过高的风险[25]。根据目前的指南，有二尖瓣机械瓣、球状机械瓣或倾斜状主动脉瓣的患者，或机械瓣置换术后近期有卒中 / 短暂性脑缺血发作的患者被认为是血栓并发症的高风险人群，对于出血风险高的手术建议行围手术期桥接抗凝方案[26]。桥接方案包括：输注普通肝素（UFH）或皮下注射低分子肝素[27]。双叶主动脉机械瓣但无心房颤动和其他卒中风险因素的患者被认为血栓并发症风险较低，因此不建议接受桥接抗凝方案。有双叶主动脉机械瓣和心房颤动或卒中风险因素（既往卒中或短暂性脑缺血发作、高血压、糖尿病、CHF 或 75 岁以上）的患者被认为具有发生血栓并发症的中等风险，因此必须仔细权衡血栓的风险与围手术期出血增加的风险 [26]。未行手术置换但因房颤需要抗凝的 VHD 患者，一般被认为有低或中等血栓并发症的发生风险，但是 3 个月前发生卒中或短暂性脑缺血发作、具有卒中高风险因素（$CHADS_2$ 评分为 5 分或更高）或风湿性心脏病的患者除外。大多数患者因此不需要桥接华法林的抗凝 [26]。此外，与华法林相比，许多患者长期使用 NOAC 进行抗凝治疗，由于这类药物的半衰期较短，患者可以相对快速地停药，从而逆转抗凝作用。

关于妊娠，美国胸科医师学会的结论是，在妊娠期间合理使用以下三种方案中的一种进行抗凝治疗：①在妊娠 6 ~ 12 周和接近足月期间使用低分子肝素或 UFH，其他时间均使用华法林；②妊娠期间积极调节 UFH 剂量；或③整个孕期积极调整低分子肝素剂量 [28,29]。一般来说，从程序性出血的角度来看，术后应尽快恢复抗凝治疗。

慢性治疗药物

重度 VHD 患者通常采用抗心律失常、正性肌力或利尿药物治疗（或一种以上），在围手术期继续使用这些药物也非常重要 [30-32]。未能及时给予心力衰竭患者术后口服药物治疗可能是发生术后慢性心力衰竭的原因之一 [32]。同样，对于重度 AS 患者，心输出量和血流动力学稳定性严重依赖正常的窦性心律，停用抗心律失常药物可能会带来巨大风险 [33]。最后，还必须考虑以最小化围手术期心脏风险为治疗的目标。围手术期 β 受体阻滞剂已被证明可降低有心肌缺血风险的非心脏手术患者发生心脏事件的风险 [4,11,34-36]。停止使用 β 受体阻滞剂已被证明是 CABG 后房颤的一个强大的风险因素 [37]，非心脏手术后继续使用受体阻滞剂与较低的手术死亡率和较低的心肌梗死发生率相关 [38]。然而，在围手术期给予所有患者 β 受体阻滞剂已被证明会增加死亡和卒中风险 [39]。因此，β 受体阻滞剂在接受非心脏手术的心力衰竭患者中的安全性和有效性是不确定的，应该在个案基础上进行评估。对于不稳定的 VHD 患者或收缩储备有限的患者，其益处必须与损害心肌正性肌力功能的风险相平衡。此外，最近的数据对有中度风险因素的围手术期 β 受体阻滞剂治疗的疗效产生了一些怀疑 [40,41]。也有越来越多的证据表明 α_2 受体激动剂和他汀类药物可降低手术患者发生不良心脏事件的风险 [11,42,43]，然而，还需要更多的大规模试验来进一步证明这些药物的作用。最后，尽管活跃的炎症过程有助于钙化 AS 被确认 [10,44]，但一项前瞻性随机临床试验得出结论 [45]，他汀类药物的强化降脂治疗并不能阻止狭窄进展或诱导其消退。

术中管理

疾病的病理生理学和管理的生理学原理

目前 VHD 患者围手术期管理的血流动力学原则（表 14.2）是基于疾病的基本病理生理学和自然病史 [10,31,46-50]。因此，围手术期的处理以基本的生理学和病理生理学原理为指导。

一般来说，通过瓣膜的血流受简单的水力原理控制 [51]，其中瓣口面积、穿过瓣膜的压力梯度的平方根，以及在心脏周期的特定阶段经瓣膜血流的持续时间是其主要决定因素。降低或提高这些决定因素将相应地减少或增加经瓣膜血流量。在狭窄病变中，麻醉的目的是支持经瓣膜血流，这部分是由梗阻性病变“固定”的。在反流病变中，主要目标是尽量减少通过异常瓣膜的反流比例，同时增加正向流动的程度。反流病变需要考虑的另一个问题是，由于不同的负荷条件所产生的瓣环或心室尺寸的变化，反流口的面积可以动态变化 [52]。因此，心率、前负荷、全身和肺血管阻力（PVR）的围手术期管理取决于瓣膜异常的具体类型（表 14.2）。

非药物学治疗

非药物因素 [53,54] 可能促进或干扰 VHD 患者的麻醉。例如，Trendelenburg 体位可能有助于在紧急情况下支持前负荷，但它也可能促进肺动脉压升高（如严重 MS）或右心瓣膜病变患者的肺血管充血和失代偿。同样，在肥厚性心肌病患者中，直立体位会增加静脉容量，降低前负荷、心输出量，并可能加重左室流出道梗阻。正压通气和呼气末正压也可能减少静脉回心血量并增加 PVR[55]。其他增加 PVR 的重要条件包括缺氧、高碳酸血症、酸中毒和低体温。体温过低也会增加交感神经的张力，是引起心血管不良事件的一个风险因素 [56]。另外，保证正常体温 [57] 已被证明可以减少手术感染。

术前用药

术前用药可能有助于预防围手术期焦虑和应激导

致的心动过速。然而，对于某些患者，急速降低交感神经张力可能是不可取的。在重度VHD患者中，术前用药应恰当地保留心功能并且避免显著降低前负荷以及全身血管阻力（systemic vascular resistance，SVR）[48,58]。在肺动脉高压患者中，右心系统瓣膜疾病或严重的二尖瓣疾病，也应该避免低通气导致低氧血症或高碳酸血症。

麻醉类型：全身麻醉、区域麻醉、局部麻醉合并镇静监测

许多麻醉方案被用于接受非心脏手术的VHD患者[48]。目前，没有强有力的证据支持一种特定的麻醉方案可以提供最佳的围手术期结果。与全身麻醉或神经轴索麻醉相比，单独应用镇静监护麻醉可能引起血流动力学的紊乱更少，但仅在有限的外科手术中有效。脊髓或硬膜外麻醉发生深静脉血栓的风险一般低于全身麻醉[59]。然而，神经轴索麻醉可能会降低交感神经张力、SVR和前负荷[60]，潜在地加剧血流动力学不稳定。虽然后负荷的减少可能有助于维持反流性瓣膜病变的前向血流，但SVR的突然和大幅下降可能对狭窄病变的患者有害[48]。不幸的是，关于区域麻醉治疗狭窄瓣膜病变患者的高质量数据有限，但病例报告数据表明这可能是一种安全的方法[61-64]。某些神经轴索技术，如连续脊髓和硬膜外麻醉，可以个体化操作，以最大限度地减少交感神经张力的快速变化[61]。特别是应用低位阻滞避免胸交感神经纤维的阻断，可能有助于减少副作用。通过与硬膜外麻醉和鞘内麻醉联合使用来减少局麻药的剂量也有助于最大限度地减少区域麻醉的交感神经阻滞作用[65]。

对于心功能正常的患者，采用较低浓度的挥发性麻醉药物的平衡全身麻醉通常是一种安全的选择，可以将对心脏收缩和负荷的不良影响降至最低[31,48]。心功能受损的患者可能特别不能耐受挥发性麻醉药物带来的血管扩张。轻度或中度肺动脉高压患者应谨慎使用一氧化二氮，在有严重疾病时应避免使用，因为这种气体可能会增加肺动脉压[31,48,66,67]。麻醉过浅和疼痛控制不佳可能是导致交感神经张力和PVR增加的其他因素。肌松药的选择与其可能引起的特定血流动力学效应有关[68]。无论麻醉类型如何，都必须对血流动力学的突然变化做出迅速反应。术中平均动脉压的波动增加了接受择期手术的高风险患者术后心力衰

表14.2 心脏瓣膜病围手术期管理的血流动力学原则：狭窄病变

VHD	心律	HR	收缩力	前负荷	SVR	PVR	其他
AS	维持NSR；积极治疗AF	避免心动过速、重度心动过缓；维持为HR为60～80次/分	维持；可能不能承受β受体阻断剂	维持正常容量，考虑在麻醉诱导前加强	避免突然降低	维持	考虑诱导前动脉测压监测和备好体外除颤仪；小心地进行神经轴索麻醉
MS	经常AF，心律控制十分重要；如果基础是NSR并转化为AF，促进复律十分有必要	避免心动过速；维持HR为60～80次/分	维持在正常水平	维持正常容量（左房压）；避免快速输注液体；Trendelenburg体位需谨慎采用	避免突然降低	避免增加PVR（避免低氧、高碳酸血症、酸中毒）	避免呼吸抑制（谨慎应用术前用药）；注意左心房血栓；缓慢、轴向给药以避免SVR突然下降；充分镇痛控制交感反应，维持正常状态
TS	经常AF，心律控制十分重要	避免心动过速；维持HR为60～80次/分	维持	维持，不造成静脉淤血	避免突然降低	维持	肝功能障碍常见；肺动脉导管的置入存在挑战
PS	可能存在于AF患者中	维持基本心率	避免心肌抑制	维持正常容量；考虑缓慢增加血容量	维持	避免增加PVR（避免低氧、高碳酸血症、酸中毒）	考虑肝功能障碍；注意相关的先天性病变或伴随的三尖瓣疾病

AF，房颤；AS，主动脉瓣狭窄；HR，心率；MS，二尖瓣狭窄；NSR，正常窦性心律；PA，肺动脉；PS，肺动脉瓣狭窄；PVR，肺血管阻力；SVR，全身血管阻力；TS，三尖瓣狭窄；VHD，心脏瓣膜病

竭的可能性[6]。因此，对于重度 VHD 患者，应该随时使用正性肌力药物和血管收缩药。另外，对于严重瓣膜疾病患者，术前放置除颤电极板和提供除颤仪以促进心脏电复律的成功是合理的。

监测选项

对 VHD 患者使用侵入性监测需要基于疾病的严重程度、相关的心脏和非心脏问题、外科手术的性质和实践设置[31,69,70]。没有并发疾病的无症状患者接受最低风险手术需要标准监测，与没有 VHD 的患者一样。另外，接受大手术的有症状的患者需要有创监测，时时提供血流动力学监测数据。这种密集监测已被证明可以降低某些患者接受非心脏手术的风险，如患有重度 AS 的患者[71]。因此，除了小手术（如白内障摘除）外，大多数有严重狭窄病变（即 AS、MS）的患者应用直接动脉测压，并应考虑将其用于伴有心功能不全或血流动力学不稳定的反流性病变患者。

使用肺动脉导管（pulmonary artery catheter，PAC）进行右心插管是评估循环血容量［右心室（right ventricular，RV）和左室前负荷］、心输出量和混合静脉氧合的一项重要技术。然而，PAC 在围手术期中的使用仍然存在争议[33,70,72,73]。美国麻醉师协会的实践指南[69]强调，除一些特殊情况外，常规的肺动脉导管一般不适合低风险或中等风险的患者。然而，PAC 监测对于正在接受高风险手术的患者是适当或必要的，这些患者有大量液体变化或血流动力学不稳定，或者有很高的不良事件的发生风险和死亡风险，对于因血流动力学不稳定很有可能导致器官功能障碍或死亡的严重心脏病患者亦十分必要[69]。此外，实践环境，特别是导管使用技能和技术支持，在与 PAC 使用相关的决策中发挥着重要作用。对于 VHD 患者，对 PAC 数据的解释包括理解中心静脉波形因三尖瓣严重病变而改变，而肺动脉楔压不能反映严重二尖瓣病变患者的左室舒张末压[70]。

TEE 广泛用于心脏手术和非心脏手术以及术后早期阶段[74]。由于这种技术可以有效地监测整体和局部心功能、负荷状况和瓣膜功能障碍，因此 TEE 监测对于重度 VHD[31] 患者和那些术中有显著血流动力学障碍风险的患者尤为有益[75]。有强大的证据支持围手术期使用 TEE 来评估急性、持续性和危及生命的血流动力学障碍，在这些疾病中，心室功能及其决定因素不确定且对治疗没有反应[75]。在术后护理不需要有创监测的情况下，术中 TEE 可能足够在血流动力学变化期间进行监测。

术后管理

基于特定 VHD 病理生理学的血流动力学优化原则也适用于这些患者的术后管理。术前状态和术中病程[4,32]应作为术后并发症的风险因素加以考虑。严重的 VHD 患者术后容易出现一些问题，包括心肌缺血、心律失常和心力衰竭。在患者术后稳定的情况下，持续的有创监测能够迅速有效地指导治疗。有效的疼痛管理是至关重要的，以防止交感神经活动不受控制的增加。减轻术后疼痛也有助于降低围手术期不良事件的发生率和死亡率[65,76]。术前服用 β 受体阻滞剂的患者术后应继续服用，以减少心肌缺血的风险[77]。手术结束后 24 h 内停用抗生素[23,24]。避免围手术期高血糖可降低外科重症监护室危重患者术后感染的发生率和总体住院死亡率[78-80]。应尽快重新使用口服抗凝剂，如有必要应首先给予肝素治疗[14,28]。患有瓣膜狭窄病变的患者，包括严重的 AS 或 MS，可能需要进入重症监护室进行更密切的监测[81]。

特殊瓣膜病变

瓣膜病变的类型应该在手术前确定，因为狭窄病变的围手术期处理与反流病变的处理有很大不同[33]。每种类型的 VHD 对左、右心室施加独特的压力，导致有针对每种病变特定的血流动力学特征、麻醉方法及治疗重点的建议（表 14.2 和表 14.3）[58]。主动脉和二尖瓣病变是最常见的，本章对此进行了详细讨论。三尖瓣和肺动脉瓣病变较少见，因此相关围手术期处理的研究较少。三尖瓣病变的处理通常被认为类似于左心的匹配病变（即二尖瓣病变），但缺乏高质量的证据。

主动脉瓣狭窄（AS）

正常成人三叶瓣膜 AS 最常见的原因是钙化退行性疾病[10,82,83]。先天性二瓣化畸形患者的狭窄通常发生在生命早期。主动脉瓣二瓣化的患者通常也会有主动脉病变，使他们容易受到主动脉扩张的影响，影响约 50% 的患者[84]。风湿性 AS 在西方国家较少见，总是伴随着某种程度的二尖瓣疾病。AS 的血流动力学指标如表 14.2 所示。在 AS 患者中，肥厚的过程允许左心室适应压力超负荷[85]。然而，伴随着室壁厚度的增加，左心室顺应性降低，导致左心室舒张末压力的增加。因此，心房收缩在心室充盈中起着重要

表 14.3 心脏瓣膜病围手术期管理的血流动力学原则：反流病变

VHD	心律	HR	收缩力	前负荷	SVR	PVR	其他方面
AR	维持 NSR	维持正常偏快的 HR；避免心动过缓	增加心肌收缩力可能有一定益处	维持	避免增加 SVR 从而降低反流分数	维持	IABP 禁忌证
MR	经常 AF；如果基本是 NSR，转化成 AF 可能恶化血流动力学	维持正常偏快的 HR（除了缺血性 MR，增加 HR 可能恶化心肌缺血）	避免心肌抑制	维持；防止肺水肿	降低 SVR 可增加前向血流并降低反流分数	避免增加 PVR	避免呼吸抑制（术前用药需谨慎）；区域麻醉可能有助于防止交感神经放电并降低 SVR
TR	经常 AF；心律控制十分重要	避免心动过缓	避免心肌抑制	增加；同时避免体循环淤血	维持	降低	肝功能障碍常见；肺动脉导管监测的 CO 不准确
PR	维持 NSR	维持正常偏快的 HR	避免心肌抑制	增加	维持	降低 PVR 增加前向血流	RV 明显扩张可增加室性心律失常的风险；考虑 PR 的病因，即长期肺部 HTN

AF，心房颤动；AR，主动脉瓣反流；CO，心输出量；HR，心率；HTN，高血压；IABP，主动脉内球囊反搏；MR，二尖瓣反流；NSR，正常窦性心律；PR，肺动脉瓣反流；PVR，肺血管阻力；RV，右心室；SVR，全身血管阻力；TR，三尖瓣反流；VHD，心脏瓣膜病

作用，并解释了心动过速或丧失心房充盈功能的 AS 患者的显著恶化（如心房颤动）。心肌肥厚也可能减少每克肌肉的冠脉血流量，同时增加对心肌缺血损伤的敏感性 [86-89]，更进一步解释了为什么这种损伤大大增加了非心脏手术患者的心肌缺血风险 [4,8,90,91]。对于有症状的重度 AS 患者，可以考虑在非心脏手术前进行瓣膜交界切开术或主动脉瓣置换术，以缓解受限的心输出量 [4]。

二尖瓣狭窄（MS）

MS 是指在左心室舒张期充盈时，瓣膜正常打开受到了阻碍的左心室流入障碍。风湿热是 MS 最常见的原因，虽然由于风湿性疾病在发达国家的发病率下降，MS 越来越罕见 [92]，但由于相关的围手术期风险，MS 仍然是一个重要的病变 [4]。当瓣口面积缩小时，血液只有在压力梯度的推动下才能流入左心室。这种二尖瓣跨瓣压差的增大是 MS 的特征，导致左房和肺静脉压力升高，显著增加肺水肿的发生率。随着狭窄程度的加重，静息时的心输出量低于正常值，运动时心输出量也不会增加 [93]。在慢性 MS 患者中，肺血管通透性可能显著降低，从而减少肺水肿发生的可能性，但这往往被肺动脉高压的发生所抵消。对于任何给定的瓣口面积，二尖瓣的跨瓣压差是跨瓣血流速度平方的函数，并且取决于舒张充盈期 [51]。因此，交感神经张力增加、感染和心动过速可能会由于舒张充盈期的缩短而使 MS 的血流动力学急剧恶化（表 14.2）。

主动脉瓣关闭不全

主动脉瓣反流病变在脉冲多普勒超声心动图上是非常常见的发现，但在大多数情况下，这些反流是微不足道的，没有临床意义 [94]。主动脉瓣反流（AR）是由影响到主动脉瓣瓣叶或主动脉根部及瓣环的多种异常引起的 [94,95]。主要病因包括先天性二尖瓣缺陷、风湿性心脏病、感染性心内膜炎和主动脉根部疾病。急性 AR 最常见的原因是感染性心内膜炎、主动脉夹层或钝性胸部创伤，导致左心室充盈压灾难性升高，通常需要急诊手术置换瓣膜 [95]。在慢性 AR 中，代偿机制包括离心性和随后的向心性肥厚，以及增加心腔顺应性以适应更大的舒张期容量 [96]。表 14.3 显示了 AR 的血流动力学目标。更大的舒张期容量通过射出更大的每搏输出量来维持前向每搏输出量，心肌肥厚有助于维持正常的射血功能，尽管后负荷会增加 [97,98]。血管扩张疗法通过改善前向每搏输出量和减少反流量来减轻这些患者的血流动力学负荷。同样，心率的增加可以通过减少舒张（反流）时间来维持心

输出量。因此，这些患者通常能很好地耐受与麻醉诱导相关的 SVR 降低和轻度心动过速。

二尖瓣反流（MR）

MR 有多种原因，最常见的是乳头肌功能障碍、二尖瓣脱垂、二尖瓣环和左室腔扩张[99,100]。慢性心肌缺血也可导致继发性 MR，原因是腱索挛缩和二尖瓣关闭受限[52,101]。继发于腱索断裂或乳头肌梗死的急性 MR 会对左心房和左心室施加突然的容量超负荷，导致肺水肿。慢性 MR 也会导致偏心性肥厚和 LV 舒张末容量增加作为代偿机制。舒张末容量的增加恢复了前向心输出量，而左心房和左心室大小的增加允许在较低的充盈压力下调节反流量。后负荷减少对伴有左室扩张和收缩功能障碍的慢性 MR 患者也有益。然而，对于无症状、血压正常、MR 且左心功能保留的患者，尚无血管扩张剂治疗的指征[14,102]。与 AR 一样，心率增加可有益于维持心输出量（表 14.3）。经导管二尖瓣介入治疗领域的快速进展可能在短期内改变严重二尖瓣疾病的治疗现状[100]。

三尖瓣疾病

三尖瓣病变常见先天性畸形，其中最常见的是 Ebstein 畸形，其中瓣叶下移会导致严重的三尖瓣反流（TR）。获得性 TR 最常继发于肺或 RV 高压引起的 RV 扩张和衰竭[94]。三尖瓣狭窄最常见的原因是风湿性疾病引起，通常伴有 MS[58]。

肺动脉瓣疾病

肺动脉瓣是最不可能受到后天心脏病影响的瓣膜，而且几乎所有的肺动脉瓣狭窄都是先天性的。尽管肺动脉瓣反流作为一种孤立的先天性病变很少见，但它几乎是肺动脉狭窄成形术后或法洛四联症修补术后不可避免的结果[14,103]。

混合性瓣膜病变

多瓣膜病发生在风湿性心脏病、黏液瘤瓣膜病和细菌性心内膜炎的情况下。这些病变的相对贡献很难无创地评估，可能需要心导管和心血管造影术[10]。多瓣膜心脏病的围手术期管理基于每个瓣膜病变的严重程度及其对血流动力学的影响程度[58]。在混合性单瓣膜病变（如 AR 合并 AS）中，一个病变通常比另一个占优势，并且病理生理学与主导病变更相似。同样，对于多个瓣膜反流的患者（如 MR 和 AR），最好的策略是确定主要病变并进行相应的治疗。然而，确定哪种病变是主导的并不容易——患有混合性瓣膜病变的患者的病理生理学可能比较复杂。

小结和建议

VHD[14,31,47,49,58] 患者的围手术期管理需要心脏内科、外科和麻醉团队之间的协作，以优化管理并将患者的风险降至最低。图 14.1 说明了最常见的瓣膜病变（AS、AR、MS 和 MR）的循证学围手术期管理方法。然而，当定义 VHD 患者的围手术期处理时，大多数建议缺乏强有力的基于试验的证据，术中管理更是如此。尽管我们的认识正在迅速扩展，但许多临床建议仍然基于经验报道或与这些患者的慢性医疗管理相关的病理生理学原理的推断。因此，临床医生有责任识别特殊的病例，说明具体的实践环境，并制定一种全面的方法，以满足任何特定的 VHD 患者的需求。

参考文献

1. Smith CR, Leon MB, Mack MJ, et al. Transcatheter versus surgical aortic-valve replacement in high-risk patients. *N Engl J Med.* 2011;364:2187–2198.
2. Leon MB, Smith CR, Mack MJ, et al. Transcatheter or surgical aortic-valve replacement in intermediate-risk patients. *N Engl J Med.* 2016;374:1609–1620.
3. Feldman T, Foster E, Glower DD, et al. EVEREST II Investigators. Percutaneous repair or surgery for mitral regurgitation. *N Engl J Med.* 2011;364:1395–1406.
4. Fleisher LA, Fleischmann KE, Auerbach AD, et al. American College of Cardiology; American Heart Association. 2014 ACC/AHA guideline on perioperative cardiovascular evaluation and management of patients undergoing noncardiac surgery: a report of the American College of Cardiology/American Heart Association Task Force on practice guidelines. *J Am Coll Cardiol.* 2014;64:e77–e137.
5. Phillip B, Pastor D, Bellows W, et al. The prevalence of preoperative diastolic filling abnormalities in geriatric surgical patients. *Anesth Analg.* 2003;97:1214–1221.
6. Charlson ME, MacKenzie CR, Gold JP, et al. Risk for postoperative congestive heart failure. *Surg Gynecol Obstet.* 1991;172:95–104.
7. Sprung J, Abdelmalak B, Gottlieb A, et al. Analysis of risk factors for myocardial infarction and cardiac mortality after major vascular surgery. *Anesthesiology.* 2000;93:129–140.
8. Goldman L, Caldera DL, Nussbaum SR, et al. Multifactorial index of cardiac risk in noncardiac surgical procedures. *N Engl J Med.* 1977;297:845–850.
9. Agarwal S, Rajamanickam A, Bajaj NS, et al. Impact of aortic stenosis on postoperative outcomes after noncardiac surgeries. *Circ Cardiovasc Qual Outcomes.* 2013;6:193–200.
10. Otto CM, Bonow RO. Valvular heart disease. In: Mann DL, Zipes DP, Libby P, Bonow RO, eds. *Braunwald's Heart Disease: A Textbook of Cardiovascular Medicine.* 10th ed. Philadelphia Elsevier; 2015: 1446–1523.
11. Kertai MD, Klein J, Bax JJ, et al. Predicting perioperative cardiac risk. *Prog Cardiovasc Dis.* 2005;47:240–257.
12. Detsky AS, Abrams HB, Forbath N, et al. Cardiac assessment for patients undergoing noncardiac surgery. A multifactorial clinical risk index. *Arch Intern Med.* 1986;146:2131–2134.
13. Lee TH, Marcantonio ER, Mangione CM, et al. Derivation and prospective validation of a simple index for prediction of cardiac risk of major noncardiac surgery. *Circulation.* 1999;100:1043–1049.
14. Nishimura RA, Otto CM, Bonow RO, et al. American College of Cardiology/American Heart Association Task Force on Practice Group. 2014 AHA/ACC guideline for the management of patients with valvular heart disease: Executive summary: A report of the American College of Cardiology/American Heart Association Task Force on Practice Guidelines. *J Am Coll Cardiol.* 2014;63: 2438–2488.
15. Torsher LC, Shub C, Rettke SR, et al. Risk of patients with severe aortic stenosis undergoing noncardiac surgery. *Am J Cardiol.* 1998; 81:448–452.
16. Lai HC, Lai HC, Lee WL, et al. Impact of chronic advanced aortic regurgitation on the perioperative outcome of noncardiac surgery. *Acta Anaesthesiol Scand.* 2010;54:580–588.
17. Bajaj NS, Agarwal S, Rajamanickam A, et al. Impact of severe mitral regurgitation on postoperative outcomes after noncardiac surgery. *Am J Med.* 2013;126:529–535.
18. Amato MC, Moffa PJ, Werner KE, et al. Treatment decision in asymptomatic aortic valve stenosis: Role of exercise testing. *Heart.* 2001;86:381–386.
19. Das P, Rimington H, Chambers J. Exercise testing to stratify risk in aortic stenosis. *Eur Heart J.* 2005;26:1309–1313.
20. Botkin NF, Seth PS, Aurigemma GP. Asymptomatic valvular disease: Who benefits from surgery? *Curr Cardiol Rep.* 2005;7:87–93.
21. Moreillon P, Que YA. Infective endocarditis. *Lancet.* 2004; 363:139–149.
22. Cahill TJ, Harrison JL, Jewell P, et al. Antibiotic prophylaxis for infective endocarditis: A systematic review and meta-analysis. *Heart.* 2017;103:937–944.
23. Wilson W, Taubert KA, Gewitz M, et al, American Heart Association Rheumatic Fever, Endocarditis, and Kawasaki Disease Committee; American Heart Association Council on Cardiovascular Disease in the Young; American Heart Association Council on Clinical Cardiology; American Heart Association Council on Cardiovascular Surgery and Anesthesia; Quality of Care and Outcomes Research Interdisciplinary Working Group. Prevention of infective endocarditis: Guidelines from the American Heart Association: A guideline from the American Heart Association Rheumatic Fever, Endocarditis, and

Kawasaki Disease Committee, Council on Cardiovascular Disease in the Young, and the Council on Clinical Cardiology, Council on Cardiovascular Surgery and Anesthesia, and the Quality of Care and Outcomes Research Interdisciplinary Working Group. *Circulation.* 2007;116:1736–1754.
24. Bratzler DW, Houck PM. Surgical Infection Prevention Guideline Writers Workgroup. Antimicrobial prophylaxis for surgery: an advisory statement from the National Surgical Infection Prevention Project. *Am J Surg.* 2005;189:395-404.
25. Eikelboom JW, Connolly SJ, Brueckmann M, et al. Dabigatran versus warfarin in patients with mechanical heart valves. *N Engl J Med.* 2013;369:1206–1214.
26. Douketis JD, Spyropoulos AC, Spencer FA, et al. Perioperative management of antithrombotic therapy: Antithrombotic therapy and prevention of thrombosis, 9th ed: American College of Chest Physicians evidence-based clinical practice guidelines. *Chest.* 2012;141: e326S–e350S.
27. Caldeira D, David C, Santos AT, et al. Efficacy and safety of low molecular weight heparin in patients with mechanical heart valves: Systematic review and meta-analysis. *J Thromb Haemost.* 2014;12:650–659.
28. Salem DN, Stein PD, Al-Ahmad A, et al. Antithrombotic therapy in valvular heart disease–native and prosthetic: The seventh ACCP conference on antithrombotic and thrombolytic therapy. *Chest.* 2004;126:457S–482S.
29. Bates SM, Greer IA, Hirsh J, et al. Use of antithrombotic agents during pregnancy: The seventh ACCP conference on antithrombotic and thrombolytic therapy. *Chest.* 2004;126:627S–644S.
30. Neuman MD, Fleisher LA. Risks of anesthesia. In: Miller RD, ed. *Miller's Anesthesia.* 8th ed. Philadelphia: Elsevier; 2015:1056–1084.
31. Herrera A. Valvular heart disease. In: Hines RL, ed. *Stoelting's Anesthesia and Co-Existing Disease.* 7th ed. Philadelphia: Elsevier; 2018:107–128.
32. Hernandez AF, Newby LK, O'Connor CM. Preoperative evaluation for major noncardiac surgery: Focusing on heart failure. *Arch Intern Med.* 2004;164:1729–1736.
33. Roizen M. Anesthetic implications of concurrent diseases. In: Miller RD, ed. *Miller's Anesthesia.* 6th ed. Philadelphia: Elsevier; 2005:1017–1150.
34. Auerbach AD, Goldman L. Beta-blockers and reduction of cardiac events in noncardiac surgery: Scientific review. *JAMA.* 2002;287: 1435–1444.
35. Cohn SL, Goldman L. Preoperative risk evaluation and perioperative management of patients with coronary artery disease. *Med Clin North Am.* 2003;87:111–136.
36. Fleisher LA. Should beta-adrenergic blocking agents be given routinely in noncardiac surgery? In: Fleisher LA, ed. *Evidence-Based Practice of Anesthesiology.* Philadelphia: Elsevier; 2004:163–167.
37. Mathew JP, Fontes ML, Tudor IC, et al. Investigators of the Ischemia Research and Education Foundation; Multicenter Study of Perioperative Ischemia Research Group. A multicenter risk index for atrial fibrillation after cardiac surgery. JAMA 2004;291:1720–1729.
38. Kwon S, Thompson R, Florence M, et al. Outcomes Assessment Program C: Beta-blocker continuation after noncardiac surgery: A report from the surgical care and outcomes assessment program. *Arch Surg.* 2012;147:467–473.
39. Group PS, Devereaux PJ, Yang H, et al. Effects of extended-release metoprolol succinate in patients undergoing non-cardiac surgery (POISE trial): a randomised controlled trial. *Lancet.* 2008;371: 1839–1847.
40. London MJ, Henderson WG. Perioperative pharmacologic cardioprotection and sodium hydrogen ion exchange inhibitors: one step forward and two steps back? *J Cardiothorac Vasc Anesth.* 2005;19: 565–569.
41. Stevens RD, Burri H, Tramer MR. Pharmacologic myocardial protection in patients undergoing noncardiac surgery: A quantitative systematic review. *Anesth Analg.* 2003;97:623–633.
42. Roberts JD, Ellis JE, Shook DC. Are alpha-2 agonists effective in reducing perioperative cardiac complications in noncardiac surgery? In: Fleisher LA, ed. *Evidence-Based Practice of Anesthesiology.* Philadelphia: Elsevier; 2004:168–171.
43. Beattie WS. Evidence-based perioperative risk reduction. *Can J Anaesth.* 2005;52:R1–R11.
44. Rosenhek R. Statins for aortic stenosis. *N Engl J Med.* 2005;352: 2441–2443.
45. Cowell SJ, Newby DE, Prescott RJ, et al. A randomized trial of intensive lipid-lowering therapy in calcific aortic stenosis. *N Engl J Med.* 2005;352:2389–2397.
46. Chen J, Leung M. Valvular heart disease. In: Leung JM, ed. *Cardiac and Vascular Anesthesia: The Requisites in Anesthesiology.* 1st ed. St. Louis: Mosby; 2004.
47. Skubas NJ, Lichtman AD, Wang CJ, et al. Anesthesia for cardiac surgery. In: Barash PG, Cullen BF, Stoelting RK, et al., eds., *Clinical Anesthesia.* 8th ed. Philadelphia: Lippincott Williams & Wilkins; 2017: 1077–1111.
48. Ghobashy AM, Barash PG. Valvular heart disease. In: Troianos C, ed. *Anesthesia for the Cardiac Patient.* St. Louis: Mosby; 2002:237–269.
49. Jackson JM, Thomas SJ. Valvular heart disease. In: Kaplan JARD, Konstadt SN, eds. *Cardiac Anesthesia.* Philadelphia: WB Saunders; 1999:727–784.
50. Nussmeier NA, Sarwar MF, Searles BE, et al. Anesthesia for cardiac surgery procedures. In: Miller RD, ed. *Miller's Anesthesia.* 8th ed. Philadelphia: Elsevier; 2015:2007–2095.
51. Gorlin R, Gorlin SG. Hydraulic formula for calculation of the area of the stenotic mitral valve, other cardiac valves, and central circulatory shunts. I. *Am Heart J.* 1951;41:1–29.
52. Pierard LA, Lancellotti P. The role of ischemic mitral regurgitation in the pathogenesis of acute pulmonary edema. *N Engl J Med.* 2004;351:1627–1634.
53. Sessler DI, Akca O. Nonpharmacological prevention of surgical wound infections. *Clin Infect Dis.* 2002;35:1397–1404.
54. Buhre W, Rossaint R. Perioperative management and monitoring in anaesthesia. *Lancet.* 2003;362:1839–1846.
55. Brown M. ICU: Critical care. In: Barash PG, Cullen BF, Stoelting RK, eds. *Clinical Anesthesia.* 4th ed. Philadelphia: Lippincott Williams & Wilkinns; 2001:1463–1483.
56. Frank SM, Fleisher LA, Breslow MJ, et al. Perioperative maintenance of normothermia reduces the incidence of morbid cardiac events. A randomized clinical trial. *JAMA.* 1997;277:1127–1134.
57. Kurz A, Sessler DI, Lenhardt R. Perioperative normothermia to reduce the incidence of surgical-wound infection and shorten hospitalization. Study of Wound Infection and Temperature Group. *N Engl J Med.* 1996;334:1209–1215.
58. Moore RA. Anesthetic management of valvular heart disease. In: Hensley FA Jr. ed. *A Practical Approach to Cardiac Anesthesia.* 3rd ed. Philadelphia: Lippincott Williams & Wilkins; 2003:302–335.
59. Geerts WH, Pineo GF, Heit JA, et al. Prevention of venous thromboembolism: The Seventh ACCP Conference on Antithrombotic and Thrombolytic Therapy. *Chest.* 2004;126:338S–400S.
60. Brown DL. Spinal, epidural, and caudal anesthesia. In: Miller RD, ed. *Miller's Anesthesia.* 6th ed. Philadelphia: Elsevier; 2005:1653–1684.
61. McDonald SB. Is neuraxial blockade contraindicated in the patient with aortic stenosis? *Reg Anesth Pain Med.* 2004;29:496–502.
62. Pan PH, D'Angelo R. Anesthetic and analgesic management of mitral stenosis during pregnancy. *Reg Anesth Pain Med.* 2004;29:610–615.
63. Okutomi T, Kikuchi S, Amano K, et al. Continuous spinal analgesia for labor and delivery in a parturient with hypertrophic obstructive cardiomyopathy. *Acta Anaesthesiol Scand.* 2002;46:329–331.
64. Ransom DM, Leicht CH. Continuous spinal analgesia with sufentanil for labor and delivery in a parturient with severe pulmonary stenosis. *Anesth Analg.* 1995;80:418–421.
65. Richman JM, Wu CL. Epidural analgesia for postoperative pain. *Anesthesiol Clin North America.* 2005;23:125–140.
66. Schulte-Sasse U, Hess W, Tarnow J. Pulmonary vascular responses to nitrous oxide in patients with normal and high pulmonary vascular resistance. *Anesthesiology.* 1982;57:9–13.
67. Konstadt SN, Reich DL, Thys DM. Nitrous oxide does not exacerbate pulmonary hypertension or ventricular dysfunction in patients with mitral valvular disease. *Can J Anaesth.* 1990;37:613–617.
68. Larach DR, Hensley Jr FA, Martin DE, et al. Hemodynamic effects of muscle relaxant drugs during anesthetic induction in patients with mitral or aortic valvular heart disease. *J Cardiothorac Vasc Anesth.* 1991;5:126–131.
69. American Society of Anesthesiologists Task Force on Pulmonary Artery Catheterization. Practice guidelines for pulmonary artery catheterization: an updated report by the American Society of Anesthesiologists Task Force on Pulmonary Artery Catheterization. *Anesthesiology.* 2003;99:988–1014.
70. Schroeder R, Barbeito A, Bar-Yosef S, et al. Cardiovascular monitoring. In: Miller RD, ed. *Miller's Anesthesia.* 8th ed. Philadelphia: Elsevier; 2015:1345–1395.
71. Raymer K, Yang H. Patients with aortic stenosis: Cardiac complications in non-cardiac surgery. *Can J Anaesth.* 1998;45:855–859.
72. Cholley BP, Payen D. Pulmonary-artery catheters in high-risk surgical patients. *N Engl J Med.* 2003;348:2035–2037, author reply 2035–2037.
73. Sandham JD, Hull RD, Brant RF, et al. A randomized, controlled trial of the use of pulmonary-artery catheters in high-risk surgical patients. *N Engl J Med.* 2003;348:5–14.
74. Daniel WG, Mugge A. Transesophageal echocardiography. *N Engl J Med.* 1995;332:1268–1279.
75. Cheitlin MD, Armstrong WF, Aurigemma GP, et al. American College of Cardiology, American Heart Association, American Society of Echocardiography. ACC/AHA/ASE 2003 guideline update for the clinical application of echocardiography: Summary article: a report of the American College of Cardiology/American Heart Association Task Force on Practice Guidelines (ACC/AHA/ASE Committee to Update the 1997 Guidelines for the Clinical Application of Echocardiography). *Circulation.* 2003;108:1146–1162.
76. Liu S, Carpenter RL, Neal JM. Epidural anesthesia and analgesia. Their role in postoperative outcome. *Anesthesiology.* 1995;82:1474–1506.
77. Taylor RC, Pagliarello G. Prophylactic beta-blockade to prevent myocardial infarction perioperatively in high-risk patients who undergo general surgical procedures. *Can J Surg.* 2003;46:216–222.
78. Van den Berghe G. Insulin therapy for the critically ill patient. *Clin Cornerstone.* 2003;5:56–63.
79. van den Berghe G, Wouters P, Weekers F, et al. Intensive insulin therapy in critically ill patients. *N Engl J Med.* 2001;345:1359–1367.
80. Lewis KS, Kane-Gill SL, Bobek MB, et al. Intensive insulin therapy for critically ill patients. *Ann Pharmacother.* 2004;38:1243–1251.
81. Frogel J, Galusca D. Anesthetic considerations for patients with advanced valvular heart disease undergoing noncardiac surgery. *Anesthesiol Clin.* 2010;28:67–85.
82. Chambers J. Aortic stenosis. *BMJ.* 2005;330:801–802.
83. Otto CM, Prendergast B. Aortic-valve stenosis–from patients at risk to severe valve obstruction. *N Engl J Med.* 2014;371:744–756.
84. Verma S, Siu SC. Aortic dilatation in patients with bicuspid aortic valve. *N Engl J Med.* 2014;370:1920–1929.
85. Spann JF, Bove AA, Natarajan G, et al. Ventricular performance, pump function and compensatory mechanisms in patients with aortic stenosis. *Circulation.* 1980;62:576–582.
86. Bache RJ, Vrobel TR, Ring WS, et al. Regional myocardial blood flow during exercise in dogs with chronic left ventricular hypertrophy. *Circ Res.* 1981;48:76–87.
87. Gaasch WH, Zile MR, Hoshino PK, et al. Tolerance of the hypertrophic heart to ischemia. Studies in compensated and failing dog hearts with pressure overload hypertrophy. *Circulation.* 1990;81: 1644–1653.
88. Koyanagi S, Eastham CL, Harrison DG, et al. Increased size of myocardial infarction in dogs with chronic hypertension and left ventricular hypertrophy. *Circ Res.* 1982;50:55–62.
89. Marcus ML, Doty DB, Hiratzka LF, et al. Decreased coronary reserve: a mechanism for angina pectoris in patients with aortic stenosis and normal coronary arteries. *N Engl J Med.* 1982;307:1362–1366.
90. O'Keefe JH Jr, Shub C, Rettke SR. Risk of noncardiac surgical procedures in patients with aortic stenosis. *Mayo Clin Proc.* 1989;64: 400–405.
91. Kertai MD, Bountioukos M, Boersma E, et al. Aortic stenosis: An underestimated risk factor for perioperative complications in patients undergoing noncardiac surgery. *Am J Med.* 2004;116:8–13.
92. Carabello BA. Modern management of mitral stenosis. *Circulation.* 2005;112:432–437.
93. Kasalicky J, Hurych J, Widimsky J, et al. Left heart haemodynamics at rest and during exercise in patients with mitral stenosis. *Br Heart J.* 1968;30:188–195.
94. Bonow RO, Cheitlin MD, Crawford MH, et al. Task Force 3: Valvular heart disease. *J Am Coll Cardiol.* 2005;45:1334–1340.
95. Bekeredjian R, Grayburn PA. Valvular heart disease: Aortic regurgitation. *Circulation.* 2005;112:125–134.
96. Carabello BA. Aortic regurgitation: A lesion with similarities to both aortic stenosis and mitral regurgitation. *Circulation.* 1990; 82: 1051–1053.
97. Ricci DR. Afterload mismatch and preload reserve in chronic aortic regurgitation. *Circulation.* 1982;66:826–834.
98. Ross Jr J. Afterload mismatch in aortic and mitral valve disease: Implications for surgical therapy. *J Am Coll Cardiol.* 1985;5:811–826.
99. Otto CM. Clinical practice. Evaluation and management of chronic mitral regurgitation. *N Engl J Med.* 2001;345:740–746.
100. Sorajja P, Leon MB, Adams DH, et al. Transcatheter therapy for mitral regurgitation clinical challenges and potential solutions. *Circulation.* 2017;136:404–417.
101. Agricola E, Oppizzi M, Pisani M, et al. Ischemic mitral regurgitation: Mechanisms and echocardiographic classification. *Eur J Echocardiogr.* 2008;9:207–221.
102. Harris KM, Aeppli DM, Carey CF. Effects of angiotensin-converting enzyme inhibition on mitral regurgitation severity, left ventricular size, and functional capacity. *Am Heart J.* 2005;150:1106.
103. Warnes CA. The adult with congenital heart disease: born to be bad? *J Am Coll Cardiol.* 2005;46:1–8.

15 围手术期心律失常的防治

STEPHEN A. ESPER, AMAN MAHAJAN
丁 洁 译，龚俊松 审校

简介

心律失常在一般人群中很常见。事实上，全世界约有 3300 万人房颤，室性心律失常是猝死的主要原因 [1]。从 2003—2015 年，66 个国家约进行了 3.126 亿次手术 [2]，美国患者一生中平均进行大约 9 次手术 [3]。值得注意的是，近 11% 的全麻患者出现心律失常 [4,5]。这可能会增加患者一生中的手术次数，因为患者越来越多地选择手术而不是药物来治疗心律失常。虽然大多数术中心律失常是暂时性的，临床意义不大，但它们可能提示需要进一步治疗的潜在病理状态（即电解质异常、缺氧和心肌缺血）。此外，这些心律失常可能导致血流动力学不稳定，从而导致术后死亡率和发病率升高。本章的目标是阐述心律失常的发生机制，介绍麻醉下可能发生的心律失常类型，以及在围手术期的预防、可能的治疗和干预方法。

心律失常的发生机制

心律失常可表现为异常缓慢心律（缓慢性心律失常、心动过缓）或快速心律（快速性心律失常、心动过速），如室性心动过速（ventricular tachycardia，VT）和室上性心动过速（supraventricular tachycardia，SVT）。缓慢性心律失常的发生通常有两种主要机制，即脉冲传播失败（即心脏传导阻滞）或脉冲产生失败（即病态窦房结综合征）。心律减慢可能继发于传导系统内在功能障碍或某些外在因素。以下是临床相关快速性心律失常的三种主要机制。

1. 心肌细胞膜在完全复极化前振荡引起的触发活动，如果超过一定阈值，可能会使心肌细胞过早去极化，从而导致心动过速。这类患者最好的例子是长 QT 综合征，即早期后去极化触发多形室性心动过速。
2. 自律性异常，即代谢损伤，如缺血、低氧血症、电解质失衡、酸碱失衡和交感神经张力增加，导致通常在心脏固有起搏功能中不起作用的心房或心室细胞节律点活性提高。
3. 导致快速心律失常最常见的机制是折返。预激综合征（Wolff Parkinson White，WPW）、心房扑动和持续单源 VT 等心律被归为折返性快速心律失常，去极化在心肌内传导，去极化通过解剖或功能途径折返，使起搏起源部位心肌再次去极化。

和心搏骤停一样，应通过高级心血管生命支持（advanced cardiovascular life support，ACLS）流程来管理心动过速和心动过缓（图 15.1 ～图 15.3）。

影响因素

多种因素可能影响麻醉下心律失常的发生。这包括麻醉药物、电解质紊乱、血流动力学或其他生理疾病以及其他原因。

麻醉药物

在麻醉和镇静药物中，许多麻醉药可以延长 QT 间期至 440 ms 以上（图 15.4），包括依托咪酯 [6,7]、氯胺酮 [8] 和挥发性药物，但使用这些药物后恶性心律失常的发生率似乎并没有增加 [9-13]。与其他静脉注射（IV）的镇静药物不同，异丙酚似乎不会延长 QT 间期 [14]。咪达唑仑不会显著延长 QT 间期 [15]。右美托咪定可降低窦房结和房室结功能，导致心动过缓，并可延长 QT 间期 [16]。神经肌肉阻滞剂琥珀酰胆碱、非去极化肌松药或舒更葡糖均不会改变 QT 间期 [17-20]。

大多数阿片类药物不会延长 QT 间期。事实上，有证据表明有些药物可以缩短 QT 间期。芬太尼剂量为 2 μg/kg 时，缩短喉镜相关的 QT 延长时间 [21]；然

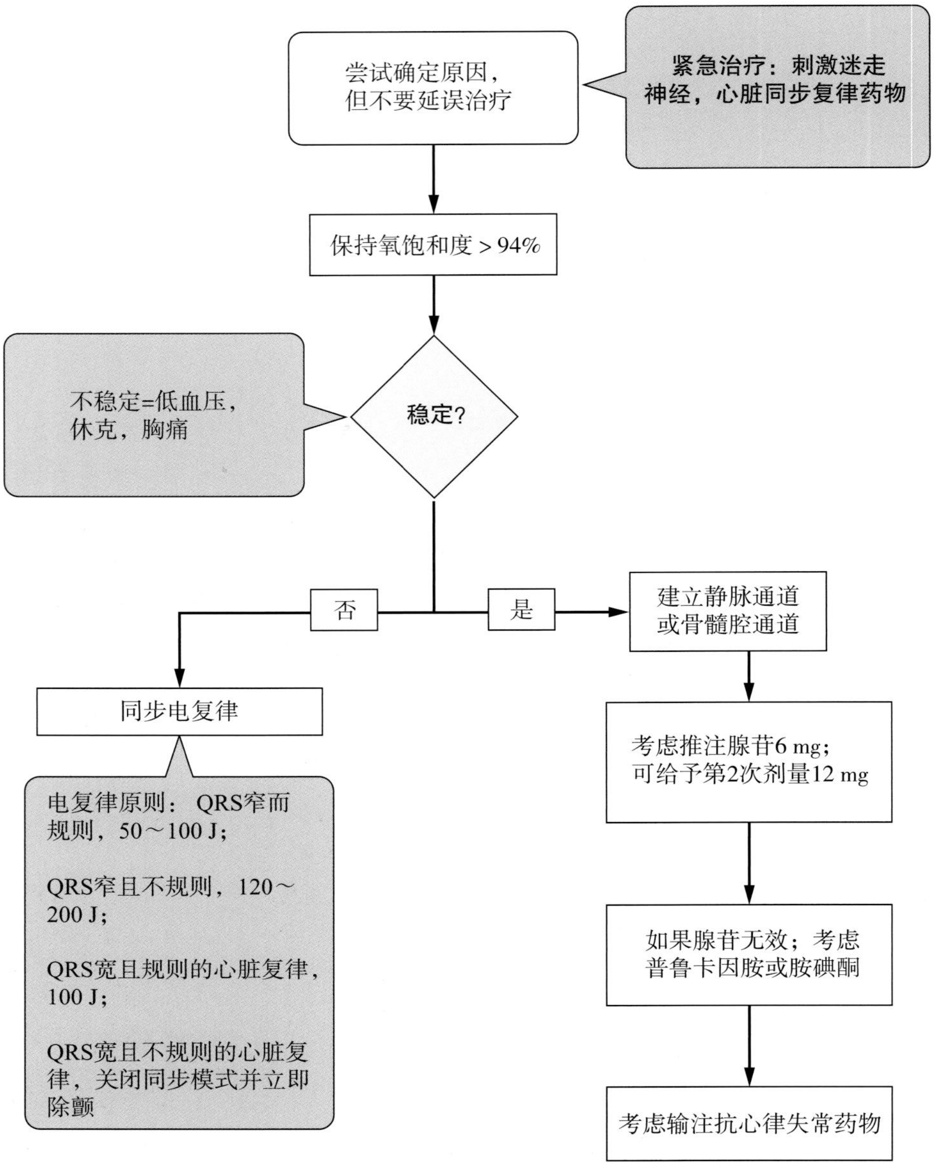

• **图 15.1** 心动过速的高级心血管生命支持流程

而，高剂量可能会减轻这种影响[7]。虽然瑞芬太尼没有延长 QT 间期，但已证明它会导致窦房结抑制和心动过缓[22,23]。通常，舒芬太尼通过延迟心肌细胞动作电位，在动物模型和人类病例报道中都显示出导致 QT 延长[24,25]。在阿片类药物中，美沙酮与 QT 延长最为相关，与尖端扭转型室性心动过速（torsades de pointes，TDP）相关（图 15.5），而且呈剂量依赖性反应[26]。在美国食品和药品管理局（FDA）对 5000 多名住院患者进行的大型研究中，16 名患者（0.78%）出现 TDP[27]。尽管围手术期使用的其他药物与临床上显著的 QT 异常无关，但接受慢性美沙酮治疗的患者可疑 QT 延长和 TDP 高风险，在麻醉前和麻醉期间应进行术前基线心电图（ECG）检查，以及密切的术中和术后监测。

氟哌啶醇是一种具有止吐作用的抗多巴胺药物，由于美国 FDA 的“黑匣子”警告称服用该药时会出现致命性心律失常，近年来该药的使用量有所减少。然而，其最近的替代药物昂丹司琼（作用于 5-HT_3 受体）已被证明像其前身氟哌啶醇一样延长 QT 间期[28,29]。因此，当两种药物同时服用时应谨慎。

局部麻醉药，如利多卡因、丁哌卡因和罗哌卡因，许多采用静脉注射或外周注射，在围手术期对抗疼痛，尚未被证明其延长 QT 间期。然而，事实证明，丁哌卡因可增加 QRS 宽度[30,31]。任何局部麻醉药，因其作用机制，超过一定阈值都会导致剂量依赖性心律失常。

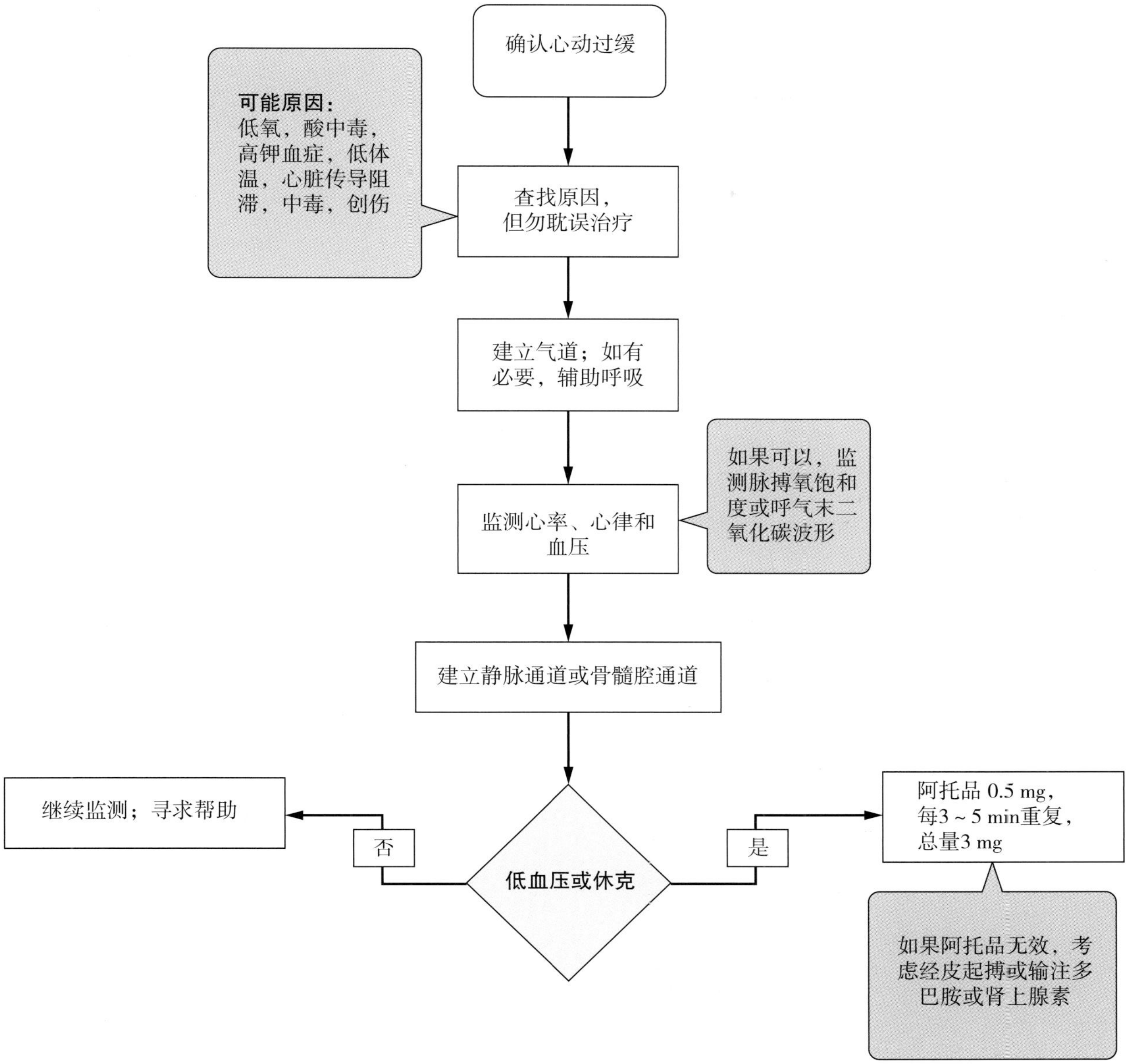

• **图 15.2** 心动过缓的高级心血管生命支持流程

电解质紊乱

低钾血症和高钾血症都可能与多种快速型心律失常相关，包括“简单”异位早搏、非持续性 VT、持续性 VT 或心室颤动（ventricular fibrillation，VF）[32]。高钾血症可导致多种传导异常［如左束支传导阻滞（left bundle branch block，LBBB）、右束支传导阻滞（right bundle branch block，RBBB）、双束支传导阻滞、房室传导阻滞］，以及窦性心动过缓、窦性停搏、VT、VF 和心脏停搏。它与心电图检查结果的进展有关，包括 T 波峰值、PR 间期延长、QRS 波群增宽、P 波消失、正弦波丢失和心脏停搏。任何变化都可以立即发生，不必进展出现。

低镁血症使 QRS 波群增宽，可导致一种独特形式的 TDP。它还与心房颤动[33]和其他室性心律失常有关。高镁血症（通常认为 > 4 mEq/L）可能导致心动过缓，伴有相关传导缺陷和低血压。高镁血症心肌的最终结果是传导缺陷，导致完全无传导或心脏停搏。低钙血症可延长 QT 间期，但与低钾血症或低镁血症相比，触发 TDP 的可能性较低。

由于手术应激、出血和术中用药会严重改变电解质，当发生心律失常时，应尽快检查并纠正电解质紊乱。服用利尿剂等抗高血压药物或其他心律控制药物（如氟卡尼）的患者，应在术前检查电解质并进行治

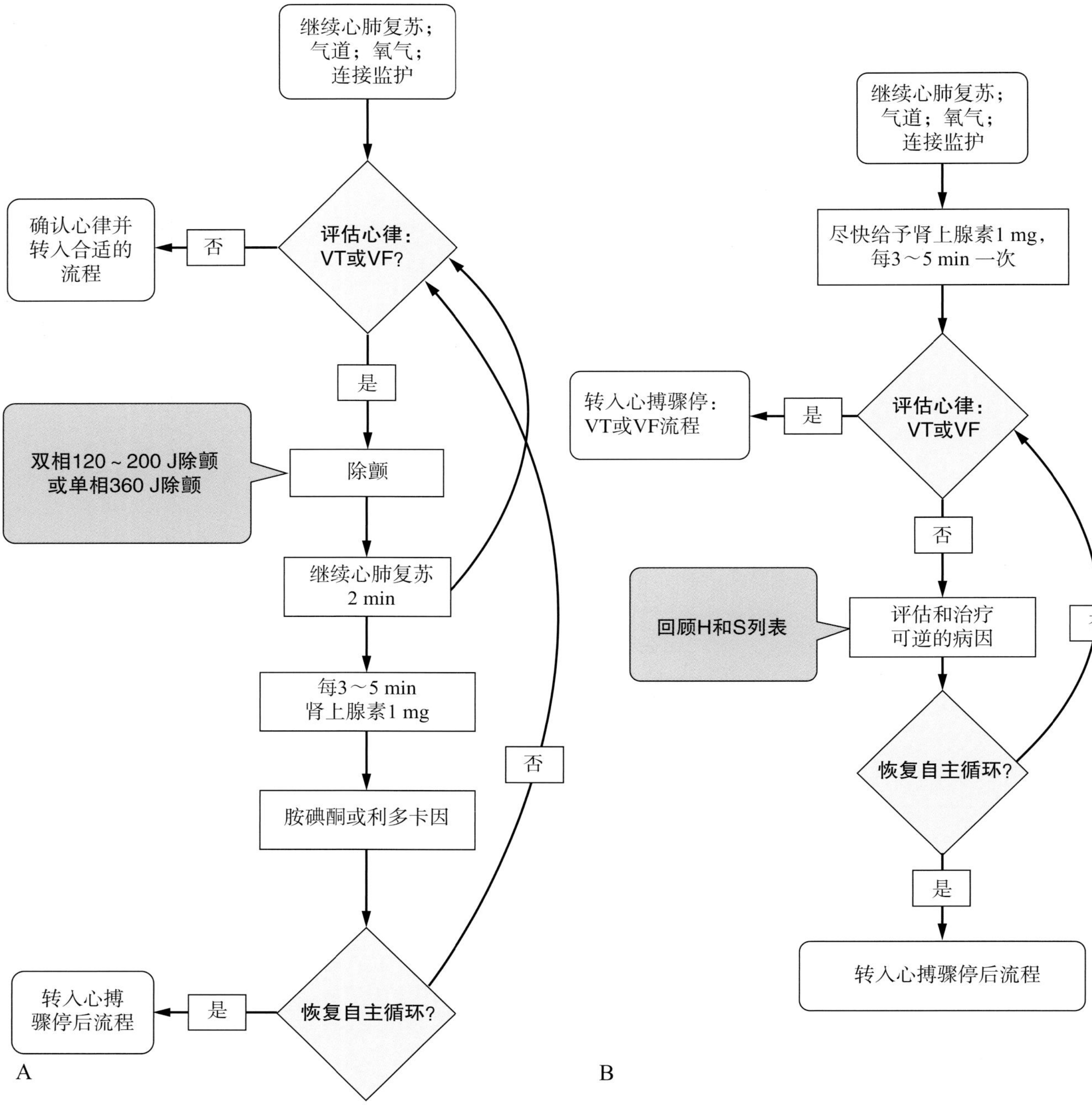

• **图 15.3**　心搏骤停的高级心血管生命支持流程（A）和无脉性电活动和心脏停搏的高级心血管生命支持流程（B）

疗，以降低心律失常的风险。

血流动力学和生理学原因

由于冠状动脉灌注压力取决于主动脉根部压力和左心室舒张末期压力，严重且持续的术中低血压可降低心肌灌注，导致心肌缺血和心脏传导障碍。如果患者出现舒张功能障碍或左心室舒张末期压力升高，通常与左心室肥厚有关（如主动脉狭窄），则低血压的影响可能更为明显。同样，严重高血压可增加左心室壁张力（或后负荷），这将增加心肌氧供需求，容易诱发缺血和心律失常。手术前有血压问题的患者通常应至少通过心电图进行筛查，以便更好地指导手术期间的麻醉方法。

其他原因

中心静脉置管或放置肺动脉导管（pulmonary artery catheter，PAC）最常见的并发症是暂时性心律失常[34]。从腔静脉开始，如果导丝或导管进入右心房，可

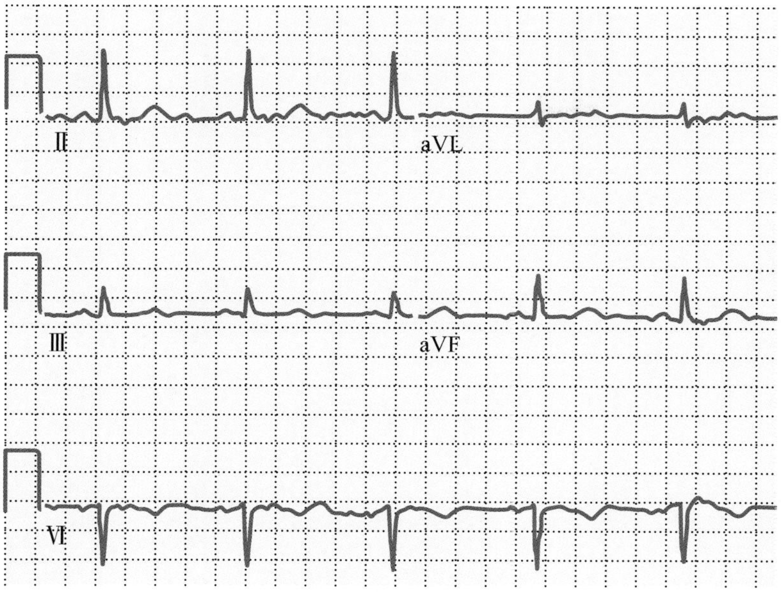

• **图 15.4** QT 间期延长。此病例心率 45 次 / 分。心率校正的 QT（QTc）= QT/$\sqrt{R-R}$，R－R 代表 RR 间期）

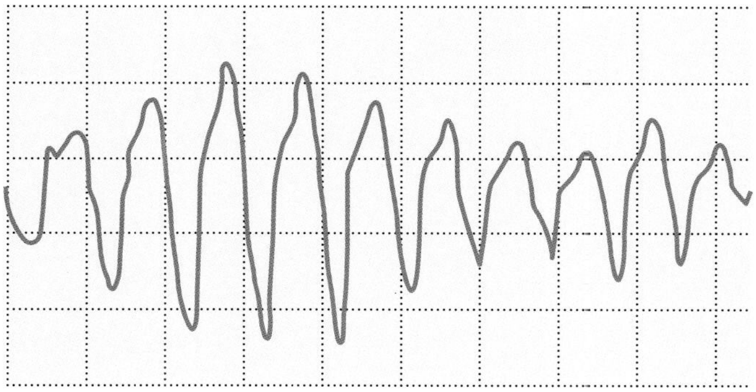

• **图 15.5** 尖端扭转型室性心动过速的单导联心电图，其特征是多态性的 QRS 波群不断围绕基线扭转

在监护仪上看到房性期前收缩（premature atrial contraction，PAC）。如果导丝或导管穿过三尖瓣进入右心室，可能会出现室性期前收缩（premature ventricular contraction，PVC），甚至 VT。此外，PAC 可能会导致 RBBB[35]。在 LBBB 患者体内放置 PAC 时应小心，因为可能会出现完全性心脏传导阻滞。应在患者身上放置经皮起搏电极板，以备起搏使用。在主动脉狭窄患者体内置入 PAC 时也应谨慎，因为任何心律失常都可能导致舒张充盈时间缩短、心输出量减少、严重低血压，甚至死亡。在罕见的室间隔缺损病例中，PAC 可能位于左心室，这也可能导致快速心律失常。

心内手术操作，无论是在心脏外科病例（CPB 或非 CPB）、心导管检查病例、胸外科病例还是肺移植病例中，都可能诱发心律失常。右心房的相关操作，特别是在放置静脉插管进行 CPB 或冠状静脉窦插管进行逆行心脏灌注时，可能会导致心房颤动或 SVT。右心室或左心室的手术操作可能导致 VT。电生理病例中的导管操作也可能导致心房或心室心律失常，尽管在许多病例中心律失常可能是计划中的结果，因为这些手术通常是为了消融恶性心律。在胸外科病例中，意外接触心脏结构或肺静脉结构也可能诱发心律失常。直接在心肌上使用电烙术也可能诱发心律失常。低频（50 ～ 60 Hz）单极电刀也在诱发心律失常（30 ～ 110 Hz）的范围内。[36]

其他器官的手术操作可能会引起反射，导致心动过缓。在眼科手术中，睫状神经节中的牵拉受体激活（从眼外肌操作和牵引）由三叉神经眼支传递到中枢神经系统，引起迷走神经、副交感神经介导的严重心动过缓或停搏。这被称为“眼 - 心反射”或“阿斯克纳反射”。另一种副交感神经介导的反射发生在开腹或腹腔镜手术中，腹膜被牵拉导致心动过缓。在这两种情况下，外科医生都应该停止操作。虽然心率一般会随着牵拉的停止而增加，但如果没有，则应考虑使用抗胆碱能药物，如吡咯糖或阿托品。

最后，电休克疗法应该单独讨论。最初的电刺激会导致副交感神经放电，这可能会导致心动过缓、低血压，甚至心脏停搏。10 ～ 15 s 后，交感神经放电。这种放电不仅会增加心率和血压，还会增加心肌耗氧量。特别是在冠状动脉疾病的易患群体中，所有这些事件都可能导致心律失常，包括 VT。这将启动一个恶性循环，心律失常会增加心肌耗氧量并引起缺血，

进而可能加重心律失常。如有必要，小心使用抗胆碱能药物治疗心动过缓或心脏不适；如有必要，通常使用短效 β 受体阻滞剂降低心率和血压，以降低缺血风险。

心律失常的类型

心动过速是指心率大于 100 次 / 分，分为两种类型：窄 QRS 型心动过速和宽 QRS 型心动过速。其诊断和治疗各不相同（图 15.1）。

窄 QRS 型心动过速

窄 QRS 型心动过速起源于窦房结以上，窄 QRS（QRS 持续时间＜ 120 ms）型心动过速通过完整的希氏束 - 浦肯野纤维系统激活快速心室反应（rapid ventricular response，RVR）。这些室上性心动过速（SVT）包括：窦性心动过速、房室结折返性心动过速（AV nodal reentrant tachycardia，AVNRT）、心房扑动、心房颤动和多源性房性心动过速（multifocal atrial tachycardia，MAT）。

窦性心动过速

窦性心动过速（图 15.6）是一种规则的心律，通过 ECG 上形态正常的 P 波、QRS 波和 T 波，速率大于 100 次 / 分进行诊断。在术中，通常继发于交感神经刺激，如麻醉深度不够、失血。然而，还应考虑许多其他少见但严重的原因，如缺氧、高碳酸血症、发热、脓毒症、气胸、肺栓塞、心肌缺血或梗死、甲状腺危象或恶性高热。需要通过实验室检查和生命体征监测及时诊断，针对心动过速的原因立即开始治疗。治疗方法因病而异，不加选择地治疗所有窦性心动过速是不合适的。例如，对于容量不足的患者，不应使用 β 受体阻滞剂。

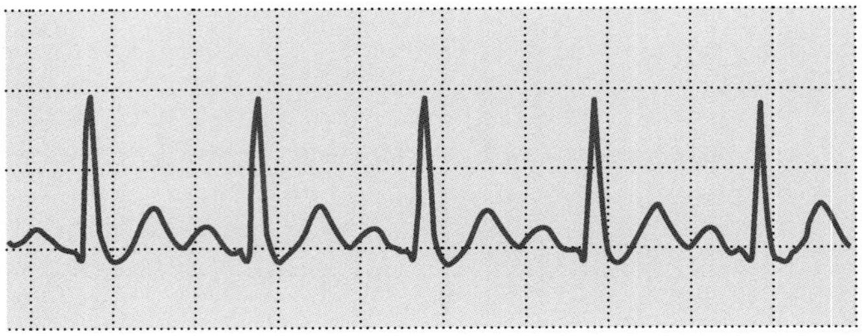

• **图 15.6** 窦性心动过速，心率约为 150 次 / 分

房室结折返性心动过速

房室结折返性心动过速（AVNRT）（图 15.7）是一种规则的、阵发性的 SVT，由于在 AV 节周围形成折返发生。患者心率在 150 ～ 250 次 / 分。对于有 AVNRT 和血流动力学损害（“不稳定 SVT”）或全身麻醉的患者，应尝试心脏复律。对于没有血流动力学损害或精神状态改变的患者，腺苷是一线治疗药物。也可以刺激迷走神经动作和使用钙通道阻滞剂。

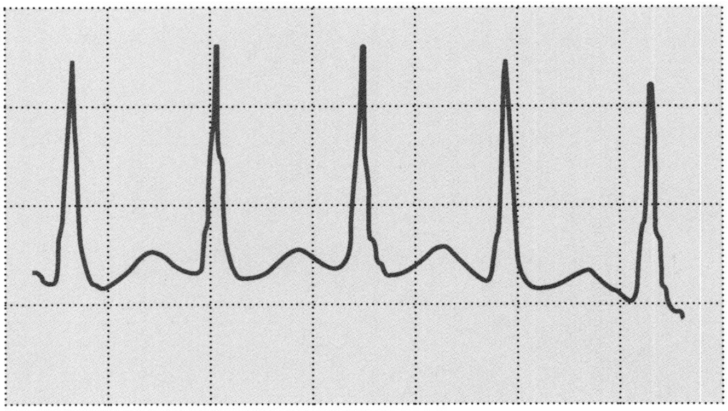

• **图 15.7** 房室结折返性心动过速

心房扑动和心房颤动

心房扑动（图 15.8）是由心房和三尖瓣周围的折返回路引起的，通常表现为规律性心律，心房率高于 300 次 / 分，但心室率为 130 ～ 150 次 / 分，继发于房室结传导阻滞。心房颤动（图 15.9）是一种不规则节律，其特征是心电图上完全没有 P 波。起搏信号从肺静脉或其他心房区域发出，传播到心房的其余部分。心室率＜ 120 次 / 分通常具有良好的血流动力学耐受性，而 RVR 患者心率高于 150 次 / 分通常与急性低血压有关。对于可能出现血流动力学损害的高风险患者，包括 AS 或 MS 患者，或其他左心室舒张末期压力升高的患者（取决于心房收缩对左心室舒张末容积的贡献），应立即同步复律。新发心房颤动伴 RVR 的患者应立即复律。在已知心房颤动和血流动力学稳定的 RVR 患者中，应使用钙通道阻滞剂或 β 受体阻滞剂来控制心率，因为左心耳（left atrial appendage，LAA）可能发生血栓，当窦性心律恢复时可能发生栓塞事件。这些患者应避免使用房室结阻滞剂，因为房室结阻滞可能会增强预激通路，并使心律恶化为室性心动过速或心室颤动。

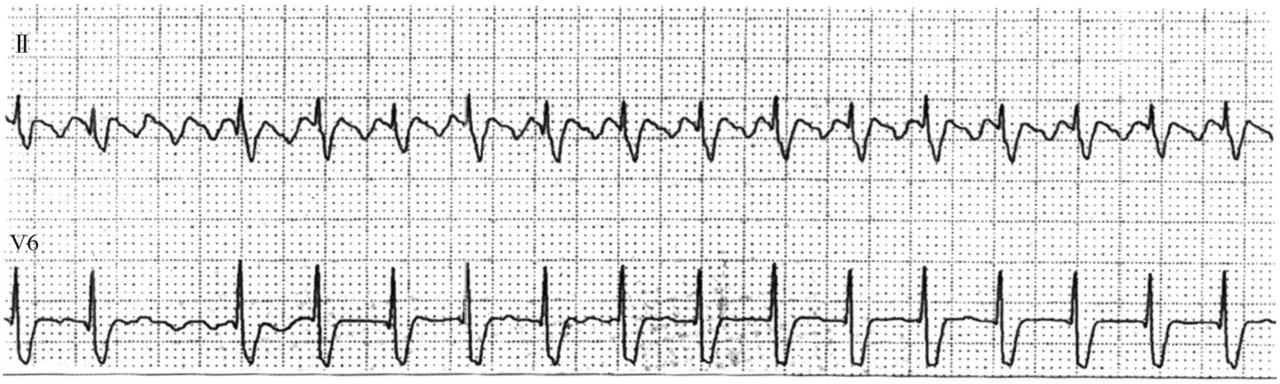

• **图 15.8** 心房扑动，2∶1 传导

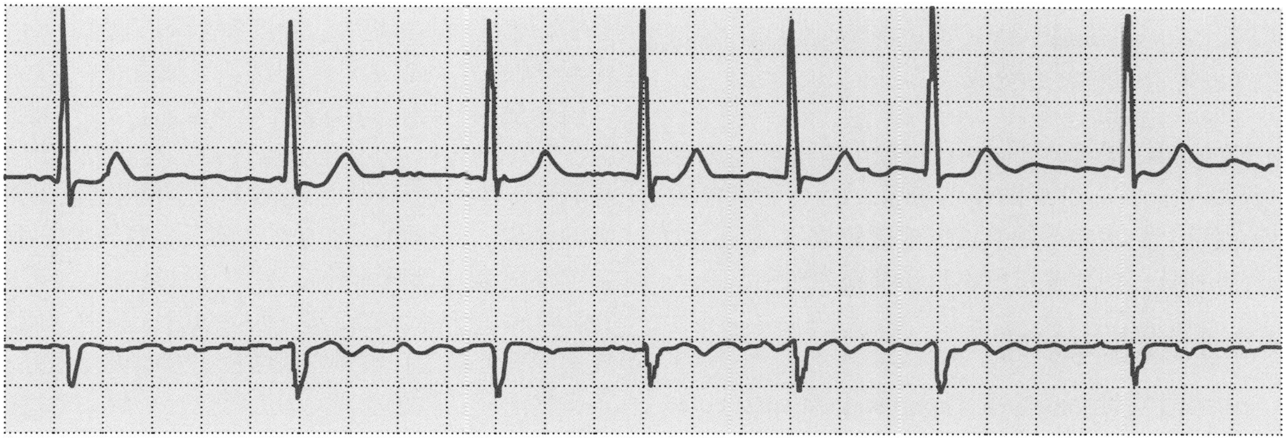

• **图 15.9** 心房颤动

多源性房性心动过速

在 MAT（图 15.10）中，心率超过 100 次 / 分，这通常发生在有肺部基础疾病（如慢性阻塞性肺疾病）的情况下。这种心律失常的特征是心电图显示至少 3 种不同形态的 P 波。出现形态上不同的 P 波和心率低于 100 次 / 分被认为是心房游走性节律。与心房颤动患者相似，这些患者没有血流动力学损害，但合并 RVR 的患者会有低血压。此外，心率过快的患者可能有心肌缺血和心力衰竭的风险，因此应使用钙通道阻滞剂或 β 受体阻滞剂来控制心率。应解决潜在的电解质紊乱，任何异常都应纠正。

宽 QRS 型心动过速

宽 QRS（QRS 持续时间＞ 120 ms）型心动过速是由于希氏束 - 浦肯野纤维异常，通过房室结上方的其他传导通路直接激活心肌或电刺激起源于传导系统外造成的。宽 QRS 型心动过速包括 VT、传导异常的 SVT 或心室起搏节律。

室性期前收缩（PVC）

根据标准心电图，在普通人群中，PVC（图 15.11）的发病率为 1% ～ 4%，在 24 h 连续心电图监测的患者中，发病率为 40% ～ 70%[38,39]。虽然麻醉

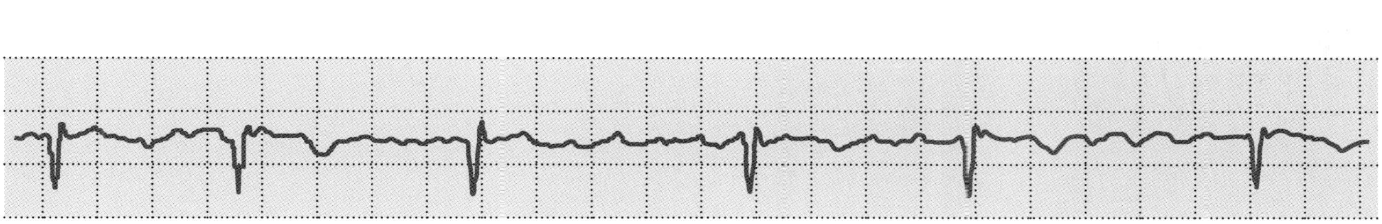

• **图 15.10** 多源性房性心动过速：一种快速性心律失常，在同一导联中至少有 3 种不同形态的非正弦 P 波

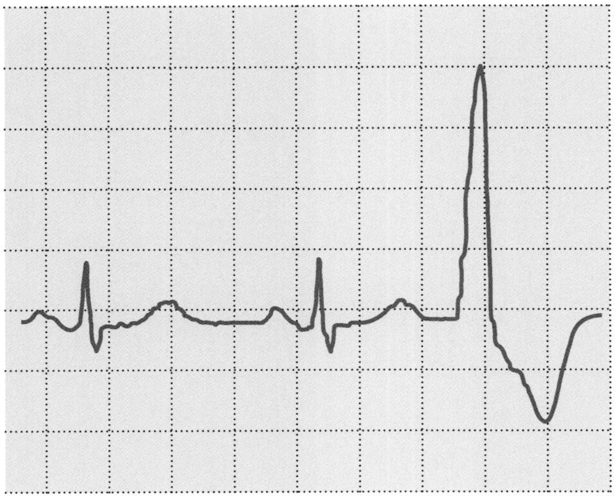

• **图 15.11** 室性期前收缩。第 3 次搏动是室性期前收缩，QRS 波群宽大畸形，持续时间大于 0.16 s

状态下的健康患者偶发的 PVC 可能没有实际临床意义，但对于合并心脏病的住院患者，PVC 可能是结构性心脏病、心内膜下缺血或电解质异常的征兆。如果存在低血压，应优先进行电解质补充和纠正。

非持续性室性心动过速

非持续性室性心动过速（nonsustained ventricular tachycardia，NSVT）（图 15.12）指连续出现 3 个或 3 个以上连续的 PVC 或心率大于 120 次 / 分的异常心室搏动持续时间低于 30 s。与 PVC 患者的情况类似，这种异常传导可能是结构性心脏病（未经麻醉）、心内膜下缺血或电解质异常的症状。电解质补充和纠正低血压（如果存在）应是当务之急。未出现血流动力学损害的 NSVT 在围手术期也应保持警惕，因为它可能恶化为 VT 或 VF。β 受体阻滞剂和钙通道阻滞剂可用于非低血压或心功能未受损的 NSVT 患者。

室性心动过速

VT 的心电图表现为单源性或多源性宽大 QRS 波群（图 15.13）。VT 患者可能出现无脉搏、严重低血压和血流动力学损害。除颤和高级心血管生命支持是无脉性 VT 的首选治疗方法。有脉性 VT 应立即进行同步复律治疗。如果没有同步复律，VT 可能发展为 VF（图 15.14），甚至心脏停搏。应排查和治疗发病原因，特别注意缺氧、低血容量、酸中毒、低钾或高钾血症、低体温、张力性气胸、心脏压塞、中毒、肺栓塞或冠状动脉血栓形成[40]。如果需要，可以通过补液和给予血管收缩药（如去氧肾上腺素、加压素或去甲肾上腺素）增强心肌灌注。应谨慎使用肾上腺素或其他 β 受体激动剂，因为可能会导致心动过速恶化和增加心肌耗氧，使正在发生的 VT 持续高需求进

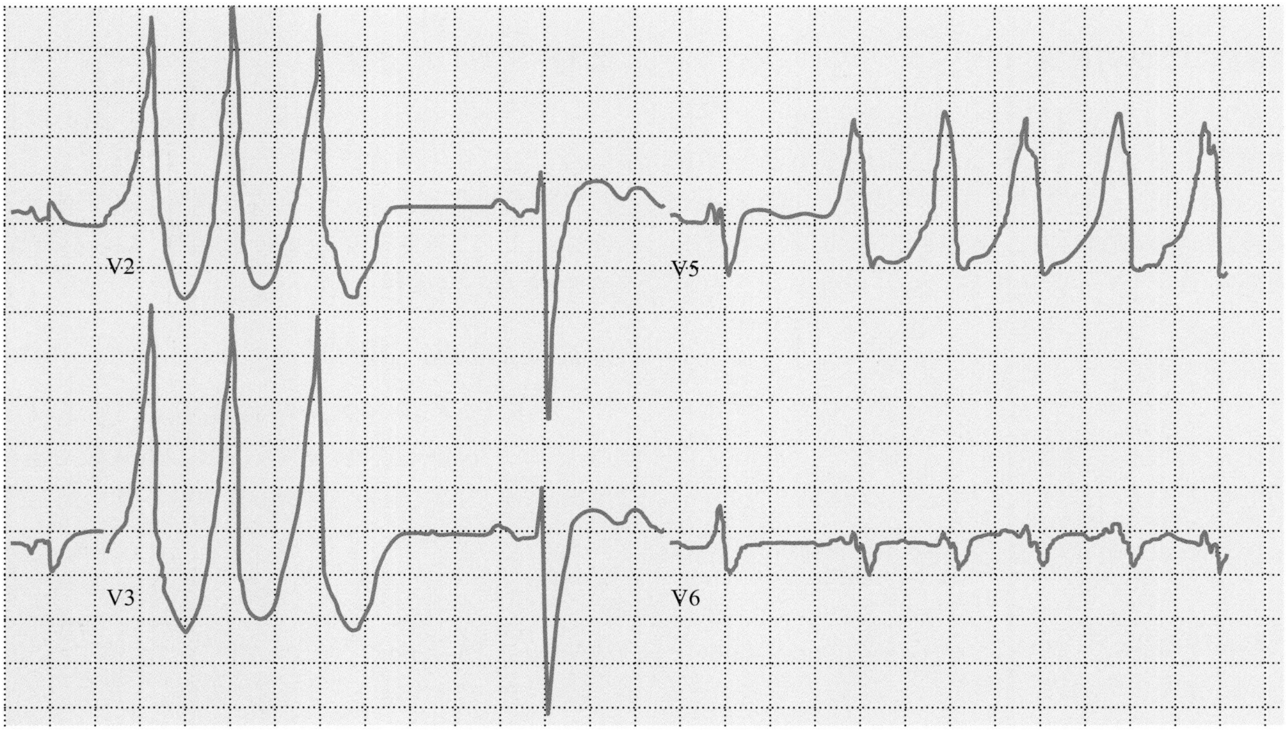

• **图 15.12** 反复单形室性心动过速

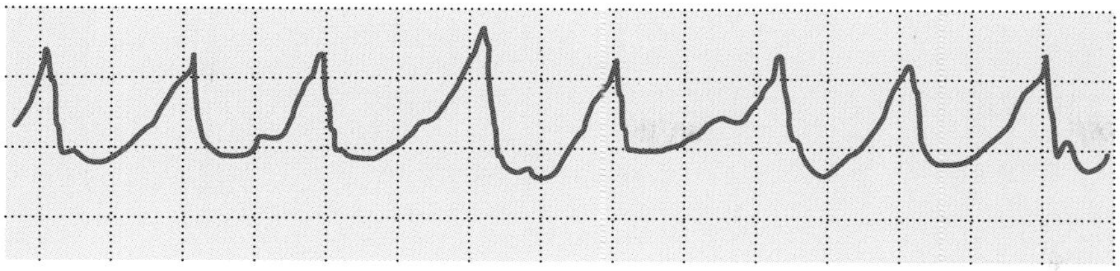

• 图 15.13 单源性持续室性心动过速

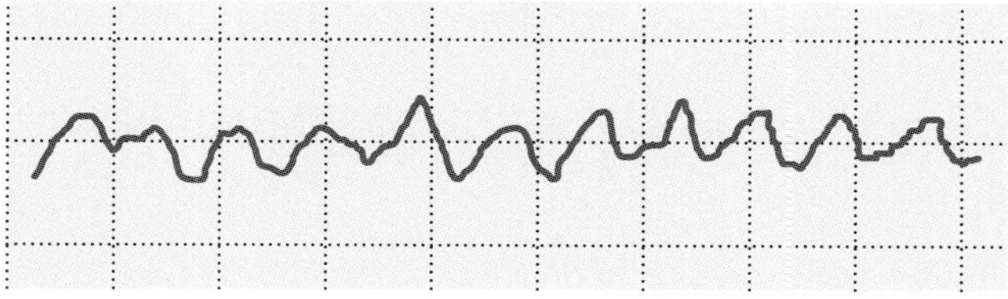

• 图 15.14 心室颤动

一步加重。利多卡因和胺碘酮也可用于控制心率。

室上性心动过速伴传导异常

如果束支传导阻滞或旁路传导异常，则 SVT 可能表现为宽 QRS 波群。其管理类似于窄 QRS 波群的 SVT。

心室起搏节律

起搏器激动心肌可引起宽 QRS 波群（图 15.15）心电图。在 SVT 的设置中，起搏器可能会“跟踪”心房频率，以相同的频率起搏心室，在心电图上可能会出现类似 VT 的表现。起搏器还可能引起逆转（心室到心房再到心室），导致起搏器介导性或无限循环性心动过速。通过磁铁或重新编程将起搏器切换到非同步模式较低频率，应允许恢复到正常心率。

预激综合征

术中出现预激综合征伴心房颤动的患者，如 WPW 综合征（图 15.16），存在诊断难点。药物治疗取决于传导是逆向折返（经旁路向前传导，房室结逆向传导）还是正向折返（经房室结向前传导，经旁路逆向传导）。正向折返的患者可出现窄 QRS 型心动过速或宽 QRS 型心动过速（如果存在束支传导阻滞）。逆向折返的患者表现为宽 QRS 型心动过速[41]。血流动力学不稳定的患者应立即接受同步电复律。正向房室折返性预激综合征或房室结内折返性心动过速的患者可给予腺苷、钙通道阻滞剂或刺激迷走神经。逆向折返的患者应谨慎应对，因为药物阻断房室结可能会导致心房脉冲通过旁路传导至心室的传导增加，从而增加心室率。这可能会由于 RVR 或心律恶化为 VT 或 VF 而导致血流动力学不稳定[42]。控制心率和心律可以选择普鲁卡因胺和伊布利特。

心动过缓

术中可出现缓慢性心律失常，包括窦性心动过缓、交界性心律失常和房室传导阻滞。

窦性心动过缓

窦性心动过缓（图 15.17）定义为心房和心室去极化正常时心率低于 60 次 / 分。这可能是患者本身心动过缓的正常表现。使用 β 受体阻滞剂的患者经常在手术中出现心率减慢，但心率低于 60 次 / 分并不常见。心动过缓和心搏停止最常见的原因是迷走神经反射（即眼 - 心反射或腹膜反射）。停止手术操作应该可以缓解，可使用抗胆碱能药物治疗。还应考虑引起心动过缓的其他原因，包括严重长期缺氧、过量服用阿片类药物或去氧肾上腺素、钙通道阻滞剂或 β 受体阻滞剂过量。对于持续性和潜在的病理性窦性心

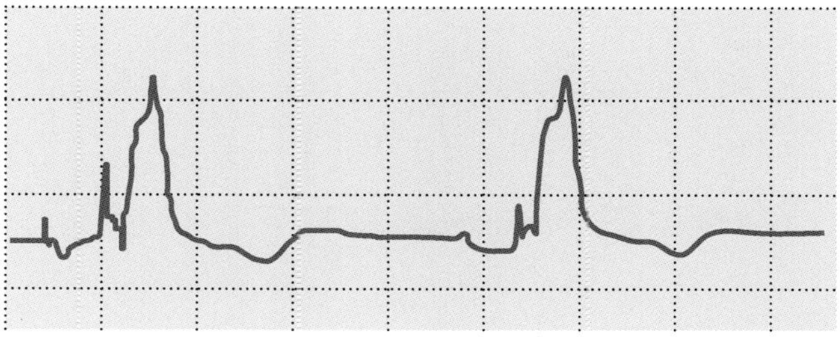

• 图 15.15 双腔起搏

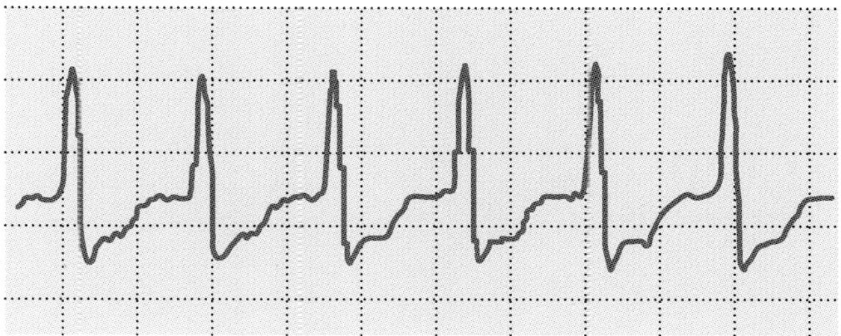

• 图 15.16 预激综合征

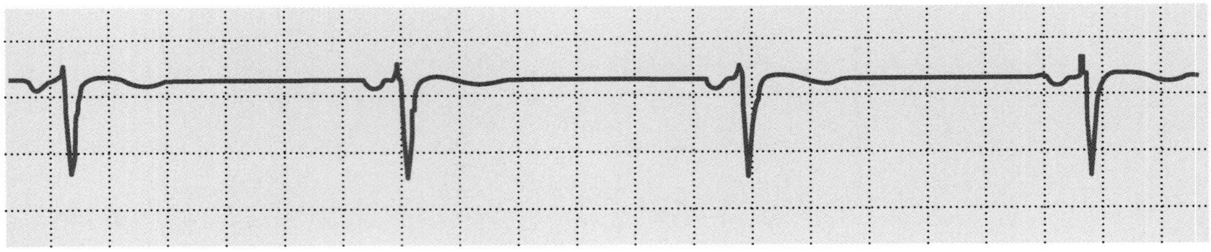

• **图 15.17**　窦性心动过缓

动过缓，患者可能需要使用 β 肾上腺素受体激动剂，如肾上腺素、多巴酚丁胺、异丙肾上腺素，以增加心率；也可能需要经皮起搏。心脏停搏的患者应立即进行心肺复苏和 ACLS。

束支传导阻滞

RBBB 和 LBBB（图 15.18 和图 15.19）都可能在麻醉状态下发生。RBBB 通常由心电图上的宽 QRS 波群伴 R 波和 S 波向量变化和电轴右偏来识别，在健康患者中很少发生。对于患有先天性心脏病、心肌损伤、肺衰竭伴右心室衰竭或急性事件（如肺栓塞）的患者，这一发现更为客观。新发 LBBB 表现为宽 QRS 波群，侧壁导联（Ⅰ、V5、V6）Q 波和高 R 波缺失，右侧心前区导联（V1、V2、V3）S 波较深，通常是心肌梗死或缺血的信号。左束支由浦肯野纤维的左前束和后束形成。任一束的任何损伤或缺血都会导致束支阻滞（图 15.20 和图 15.21），在心电图上表现为持续时间正常但方向性异常的 QRS 波群。如果在围手术期的任何时候出现任何束支阻滞或束状阻滞，应在器官损伤或血流动力学损害发生之前迅速解决诱因，诱因通常是缺血。如果患者患有 LBBB，并且正在放置 PAC，这可能会引发 RBBB 并导致完全性心脏传导阻滞，需要立即起搏。

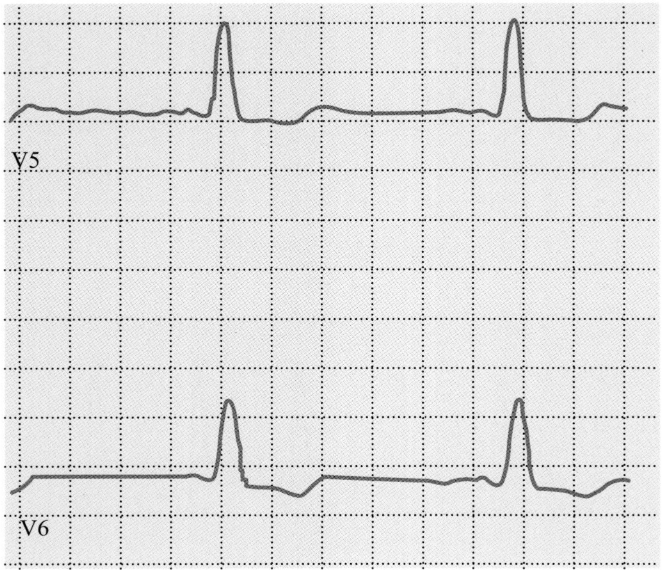

• **图 15.18**　左束支传导阻滞

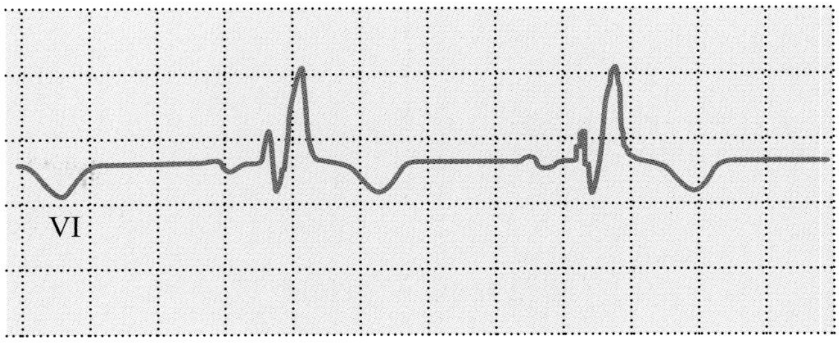

• **图 15.19**　右束支传导阻滞

传导缺陷

房室传导阻滞通常发生在房室结部位，从心房到心室的传导延长，甚至缺失。这发生在结构性或功能性心脏病、缺血、电解质异常或迷走神经过度兴奋等情况下。其他原因可能来自药物 / 外科治疗，如开放式胸骨切开术或经导管微创主动脉瓣置换术。一度房室传导阻滞（图 15.22）的心电图表现为 PR 间期大于 200 ms，心房到心室的传导延迟但完整。二度房室传导阻滞有两种类型，这两种阻滞的特征都是心房到心室的间歇性传导；Ⅰ型定义为 PR 间期进行性延长直到脱落（图 15.23）；Ⅱ型（图 15.24）PR 间期延长，传导突然脱落，而没有 PR 间期的进行性延长，比Ⅰ型严重。三度房室传导阻滞（图 15.25）心房冲动不能传导至心室，导致 P 波和 QRS 波群不一致。也可以通过中心静脉压监测波形中的“A 波”（代表心房收缩）识别出来。严重心动过缓伴血流动力学损害的二度房室传导阻滞患者可能需要起搏。三度房室传导阻滞患者几乎都需要起搏，因为固有的心室节律通常非常缓慢（30 ～ 40 次 / 分）。这些患者依赖起搏器。

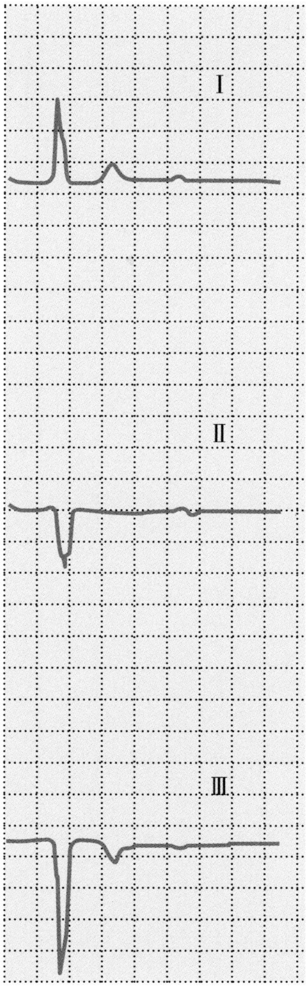

● 图 15.20　左前束支传导阻滞

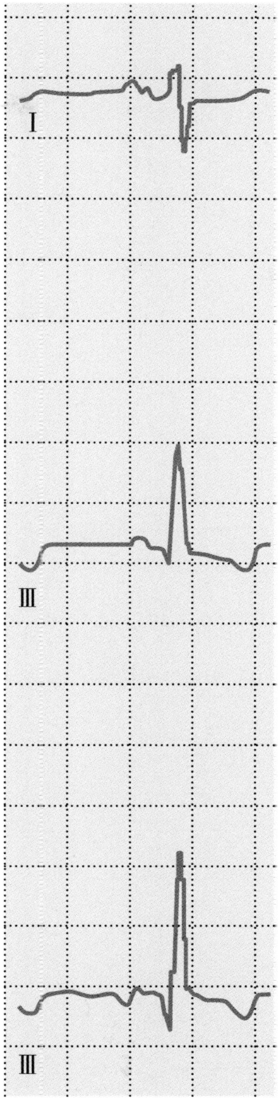

● 图 15.21　左后束支传导阻滞

心律失常的诊断和治疗

标准心电图

任何接受麻醉的患者均需持续监测心电图。有心肌缺血或心律失常风险因素的患者要监测Ⅱ导联和 V5 导联[43]。如果发生快速性心律失常或缓慢性心律失常，监护仪上应显示所有可用的导联，并应尽快获得 12 导联心电图，以做出更准确的诊断。

识别伪差

需要注意的是，电刀或起搏尖峰导致的伪差类似于 VT 或 VF。心室起搏节律也可以类似于 VT。脉搏氧、动脉内导管和（或）中心静脉导管的稳定波形可能有助于区分真正的心律失常和伪差。治疗因心律失常的类型而异。下文简要讨论麻醉注意事项。

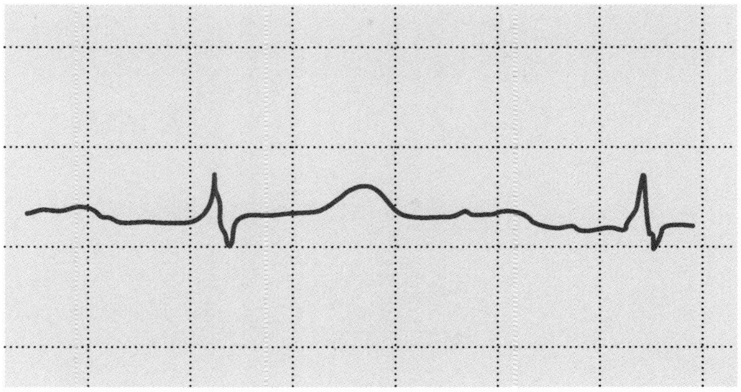

● 图 15.22　一度房室传导阻滞

心房扑动和心房颤动

心房颤动患者可服用抗凝药物，如华法林、达比加群、利伐沙班或阿哌沙班，以预防心内血栓形成[44]。在择期或紧急手术之前，应考虑抗凝的桥接

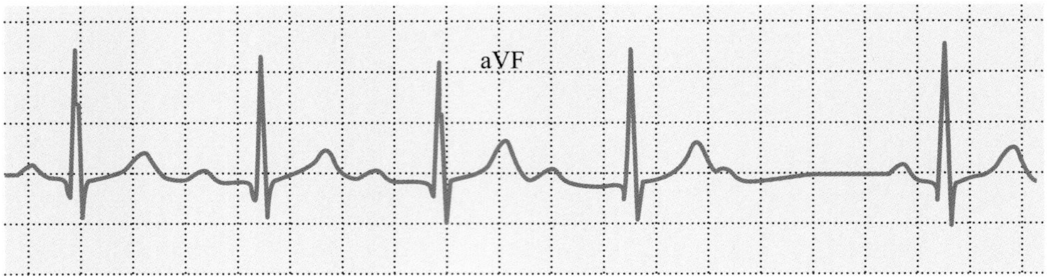

• **图 15.23** 二度莫氏 I 型房室传导阻滞（文氏阻滞）

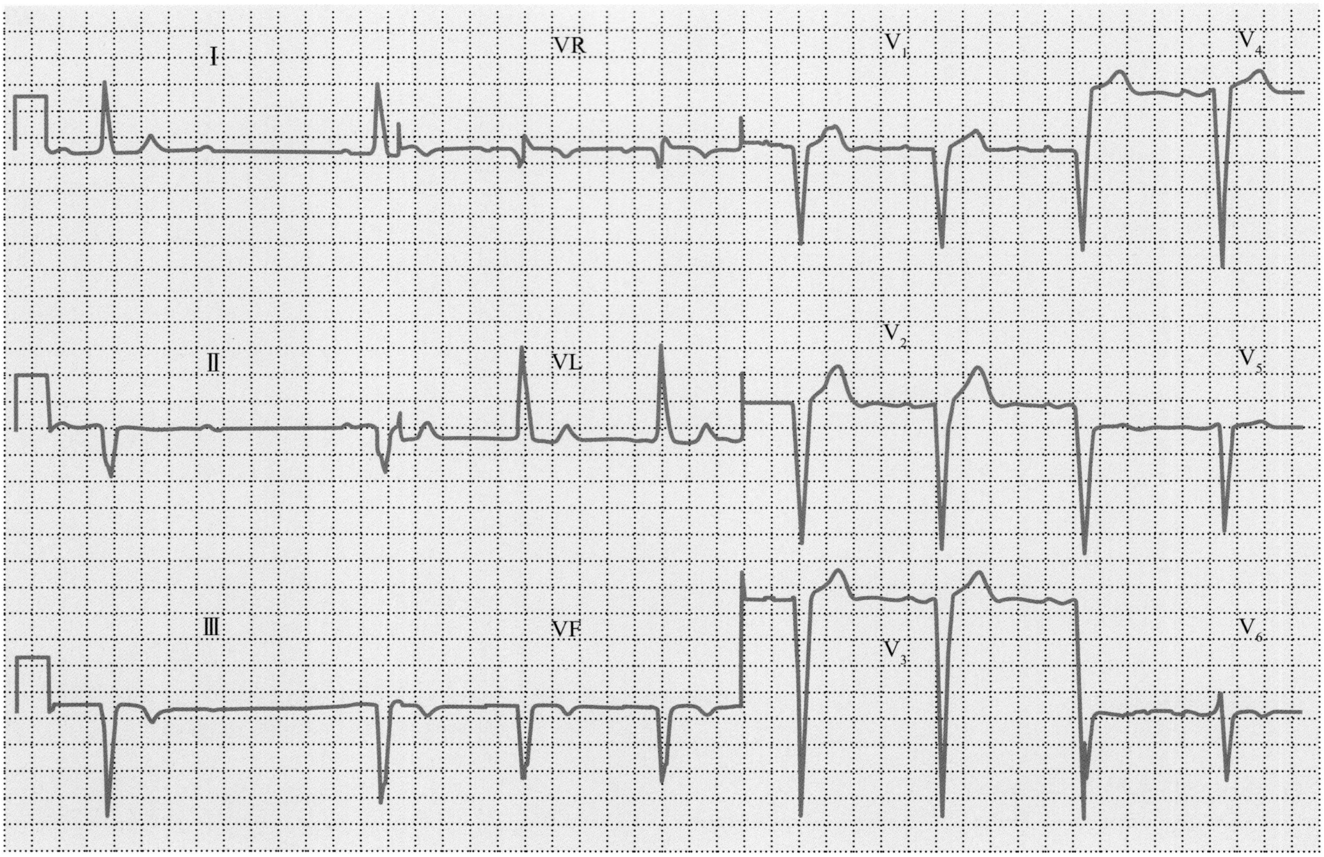

• **图 15.24** 二度莫氏 II 型房室传导阻滞

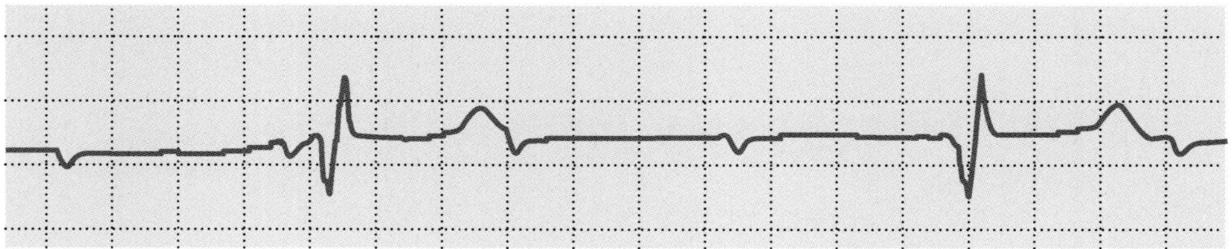

• **图 15.25** 三度完全性房室传导阻滞

（选择性）和逆转（紧急），以确保安全。多项研究比较了不同患者人群的心率和心律控制，但并未一致认为心律控制更好 [45-51]。然而，需要注意的是，在主动脉或二尖瓣狭窄的情况下，或有舒张功能障碍的患者中，急性心房颤动或其他心律失常的发展可能会导致血流动力学损害，因为心房收缩对左心室舒张末期容积的贡献将受到严重影响。可使用 β 受体阻滞剂或非二氢吡啶类钙通道阻滞剂控制心室率，目标心率在 60 ～ 80 次 / 分 [44]。如前所述，预激综合征患者应避免使用 β 受体阻滞剂、钙通道阻滞剂和胺碘酮。氟卡尼、多非替利、普罗帕酮、伊布利特、胺碘酮、决奈达隆或索他洛尔均可用于控制心律并维持窦性心律。

室性心动过速

没有抗心律失常药物能提高室性心动过速患者的生存率。相反，Ⅰ类抗心律失常药会增加缺血性心脏病患者的死亡率 [52]。胺碘酮和索他洛尔已显示可降低复发性室性心动过速的频率 [53-55]，但似乎没有改善生存率。对于室性心动过速患者，导管消融或去交感神经支配可提供更长的无室性心动过速生存期。

心律失常的干预措施

介入或外科手术是治疗术后心律失常的主要方法，围手术期医生必须熟悉这些越来越常用的技术和治疗应用。此外，这些患者也可能由于原发性疾病、干预的后果或并发症出现围手术期心律失常。

导管消融治疗心房颤动

对于心房颤动患者，肺静脉和左房后壁是常见的折返病灶 [56,57]。通过射频或冷冻消融造成瘢痕可以消除折返并完全治愈。射频消融（radiofrequency ablation，RFA）局部释放可控的射频电流，散发热量，导致组织坏死和瘢痕。冷冻消融在心内膜附近输送液态氧化亚氮。在室温下，液态一氧化二氮蒸发，变成气体，冻结周围组织，形成瘢痕 [58]。比较两种技术的研究表明可能冷冻消融更好，因为其手术时间更短，并发症发生率更低 [59]。但是冷冻消融的效用仅限于肺静脉隔离，其他病灶引起的心律失常可能仍需要 RFA。不幸的是，因为心房颤动的晚期复发，高达 25% 的患者需要重复消融 [60,61]。

其他位于左心房的折返通路（称为转子）区域可能会导致心房颤动；对这些区域的消融已被证明可以提高 AF 消融的成功率 [62]。纤颤波或不同小波重叠的持续、复杂的电活动称为心房碎裂电位（complex fractionated atrial electrogram，CFAE），可通过导管标测进行检测，并结合肺静脉隔离进行消融。靶向这些 CFAE 和支配心肌的神经节丛可以提高导管消融的成功率 [63]，也可以有效治疗 AF。

心房颤动的外科消融

接受心脏直视手术的患者可以在前文提到的部位使用射频或冷冻消融心律失常。在随访研究中，高达 85% 的患者在 1 年内没有发生心房颤动 [65]。单独心房颤动外科消融手术通过微创技术或开胸手术进行。一项系统性综述显示，93% 的患者 1 年内未发生心房颤动 [66]。

左心耳（LAA）封堵

对于有抗凝预防卒中禁忌的心房颤动患者，可使用经皮 LAA 封堵装置。Lariat 缝合输送装置（SentreHEART，Inc，Redwood City，CA）由心外膜导引钢丝和跨房间隔心内膜导引钢丝引导，使用缝合环在底部闭合 LAA。Watchman 左心耳闭合装置（Boston Scientific，Marlborough，MA）经皮输送至左心耳，并自行扩张，固定在左心耳口的心肌中。Amplatzer Amulet 左心耳封堵器（St.Jude Medical，St.Paul，MN）同样被输送至左心房，并自行扩张塑形成左心耳壁。迄今为止，使用 Watchman 装置进行了最大的随机临床试验；PROTECT AF 试验和 PREVAIL 试验均表明，与传统的抗凝治疗相比，该装置在预防卒中方面为非劣效性 [67,68]。

导管消融治疗室性心动过速

导管消融治疗室性心动过速似乎比药物治疗更有效。在随机对照试验中，与单纯药物治疗相比，接受导管消融的缺血性心肌病患者在 2 年内无室性心动过速的生存率更高 [69,70]。RFA 治疗是应用的典型 [71]。心内膜入路通常用于 VT 消融。在某些情况下，通过剑突切口进行心外膜消融术用于更靠近心外膜下的病灶。近年来，在荧光镜引导下使用穿刺针的心包穿刺已变得越来越流行 [72]。进而在穿刺针引导下将导丝和导管置入心包。主要急性和延迟性并发症的发生率较低（分别为 5% 和 2%）[73]。在右心室和左心室都使用消融导管可增加形成跨壁消融瘢痕的可能性 [74]。乙醇消融术高度依赖于合适的冠状动脉血管系统，也可用于产生跨壁瘢痕，但瘢痕大小不可预测 [75]。高强度聚焦超声可能是未来 VT 消融的非侵入性技术，研究正在进行中 [76]。

用于室性心动过速的植入式心脏复律除颤器

植入式心脏复律除颤器（implantable cardioverter-defibrillators，ICD）用于 VT 的一级和二级预防 [77]。设备包括波士顿科学、美敦力、圣犹达医疗的产品。

皮下植入式心脏复律除颤器（subcutaneous ICD，SICD）的使用越来越广泛（波士顿科学公司），尤其是在血管通路困难或感染风险高的住院患者中。它被植入在第 5 和第 6 肋间隙的腋中线，在胸骨附近皮下放置一根导线和电击线圈 [78]。

室性心动过速的神经调节疗法

由于自主神经系统在调节室性心律失常中的作用，神经调控已成为 VT 患者的一种新疗法 [79]。在动物研究中，去交感神经已成功降低了 VT/VF 的诱导性 [80]。在一项接受左侧或双侧交感神经切除术患者的大型多中心回顾性研究中，50% 的患者在 1 年内免于 ICD 电击、持续性室性心动过速、死亡和原位心脏移植（orthotopic heart transplantation，OHT）[81]。在电风暴患者中，如果患者太不稳定而无法进行外科手术，胸段硬膜外麻醉可能是一种选择；胸段硬膜外麻醉已用于难治性室性心动过速患者的短期治疗，并与室性心动过速负荷的大幅度降低相关 [82]。

用于缓慢性心律失常的起搏器

对于有症状的心动过缓，三度、进展的、有症状的二度房室传导阻滞以及左心室射血分数低于 35% 的患者，建议使用永久起搏器进行心脏再同步治疗 [83]。也可给出现心室不同步的患者使用。现在有各种各样的设备配置，从单腔到双腔，从单极到双极起搏和感知，许多都有不同类型的感知反应。对每个特定设备的讨论超出了本章的范围。现代设备体积小，具有无线监控功能。最近引入了无导线起搏器，通过经股静脉经皮植入右心室；Micra 经导管起搏系统（Medtronic Inc，Minneapolis，MN）被证实在 12 个月内的主要并发症风险低于传统的经静脉系统 [84]。

结论

心律失常会导致严重的发病率和死亡率。异常心律的潜在机制复杂，但药物和手术治疗的持续进展减少了其并发症的负担。心律失常患者将接受围手术期管理；此外，心律失常也可能在麻醉下自发发生。麻醉医师必须了解心律失常产生的机制，以及潜在的治疗方法，以优化管理。

参考文献

1. Chugh SS, Havmoeller R, Narayanan K, et al. Worldwide epidemiology of atrial fibrillation. *Circulation*. 2014;129(8):837.
2. Weiser TG, Haynes AB, Molina G, et al. Estimate of the global volume of surgery in 2012: An assessment supporting improved health outcomes. *Lancet*. 2015;385(Suppl 2):S11.
3. Lee PRS, Gawande AA. *How many surgical procedures will Americans experience in an average lifetime? Evidence from three states.* Paper presented at Massachusetts Chapter of the American College of Surgeons, Boston, MA; 2008.
4. Forrest JB, Cahalan MK, Rehder K, et al. Multicenter study of general anesthesia. II. Results. *Anesthesiology*. 1990;72(2):262–268.
5. Forrest JB, Rehder K, Cahalan MK, et al. Multicenter study of general anesthesia. III. Predictors of severe perioperative adverse outcomes. *Anesthesiology*. 1992;76(1):3–15.
6. Erdil F, Demirbilek S, Begec Z, et al. Effects of propofol or etomidate on QT interval during electroconvulsive therapy. *J ECT*. 2009;25(3):174–177.
7. Lischke V, Wilke HJ, Probst S, et al. Prolongation of the QT-interval during induction of anesthesia in patients with coronary artery disease. *Acta Anaesthesiol Scand*. 1994;38(2):144–148.
8. Mitchell GF, Jeron A, Koren G. Measurement of heart rate and Q-T interval in the conscious mouse. *Am J Physiol*. 1998;274(3):H747–H751. Pt 2.
9. Aypar E, Karagoz AH, Ozer S, et al. The effects of sevoflurane and desflurane anesthesia on QTc interval and cardiac rhythm in children. *Paediatr Anaesth*. 2007;17(6):563–567.
10. Karagoz AH, Basgul E, Celiker V, et al. The effect of inhalational anaesthetics on QTc interval. *Eur J Anaesthesiol*. 2005;22(3):171–174.
11. Kim SH, Park SY, Chae WS, et al. Effect of desflurane at less than 1 MAC on QT interval prolongation induced by tracheal intubation. *Br J Anaesth*. 2010;104(2):150–157.
12. Riley DC, Schmeling WT, al-Wathiqui MH, et al. Prolongation of the QT interval by volatile anesthetics in chronically instrumented dogs. *Anesth Analg*. 1988;67(8):741–749.
13. Schmeling WT, Warltier DC, McDonald DJ, et al. Prolongation of the QT interval by enflurane, isoflurane, and halothane in humans. *Anesth Analg*. 1991;72(2):137–144.
14. Michaloudis DG, Kanakoudis FS, Petrou AM, et al. The effects of midazolam or propofol followed by suxamethonium on the QT interval in humans. *Eur J Anaesthesiol*. 1996;13(4):364–368.
15. Michaloudis DG, Kanakoudis FS, Xatzikraniotis A, et al. The effects of midazolam followed by administration of either vecuronium or atracurium on the QT interval in humans. *Eur J Anaesthesiol*. 1995;12(6):577–583.
16. Hammer GB, Drover DR, Cao H, et al. The effects of dexmedetomidine on cardiac electrophysiology in children. *Anesth Analg*. 2008;106(1):79–83.
17. Saarnivaara L, Klemola UM, Lindgren L, et al. QT interval of the ECG, heart rate and arterial pressure using propofol, methohexital or midazolam for induction of anaesthesia. *Acta Anaesthesiol Scand*. 1990;34(4):276–281.
18. Saarnivaara L, Klemola UM, Lindgren L. QT interval of the ECG, heart rate and arterial pressure using five non-depolarizing muscle relaxants for intubation. *Acta Anaesthesiol Scand*. 1988;32(8):623–628.
19. de Kam PJ, van Kuijk J, Prohn M, et al. Effects of sugammadex doses up to 32 mg/kg alone or in combination with rocuronium or vecuronium on QTc prolongation: a thorough QTc study. *Clin Drug Investig*. 2010;30(9):599–611.
20. de Kam PJ, van Kuijk J, Smeets J, et al. Sugammadex is not associated with QT/QTc prolongation: methodology aspects of an intravenous moxifloxacin-controlled thorough QT study. *Int J Clin Pharmacol Ther*. 2012;50(8):595–604.
21. Chang DJ, Kweon TD, Nam SB, et al. Effects of fentanyl pretreatment on the QTc interval during propofol induction. *Anaesthesia*. 2008;63(10):1056–1060.
22. Korpinen R, Saarnivaara L, Siren K. QT interval of the ECG, heart rate and arterial pressure during anaesthetic induction: comparative effects of alfentanil and esmolol. *Acta Anaesthesiol SCAND*. 1995;39(6):809–813.
23. Zaballos M, Jimeno C, Almendral J, et al. Cardiac electrophysiological effects of remifentanil: Study in a closed-chest porcine model. *Br J Anaesth*. 2009;103(2):191–198.
24. Blair JR, Pruett JK, Crumrine RS, et al. Prolongation of QT interval in association with the administration of large doses of opiates. *Anesthesiology*. 1987;67(3):442–443.
25. Blair JR, Pruett JK, Introna RP, et al. Cardiac electrophysiologic effects of fentanyl and sufentanil in canine cardiac Purkinje fibers. *Anesthesiology*. 1989;71(4):565–570.
26. Mayet S, Gossop M, Lintzeris N. Methadone maintenance, QTc and torsade de pointes: Who needs an electrocardiogram and what is the prevalence of QTc prolongation? *Drug Alcohol Rev*. 2011;30(4):388–396.
27. Pearson EC, Woosley RL. QT prolongation and torsades de pointes among methadone users: Reports to the FDA spontaneous reporting system. *Pharmacoepidemiol Drug Saf*. 2005;14(11):747–753.
28. Charbit B, Albaladejo P, Funck-Brentano C, et al. Prolongation of QTc interval after postoperative nausea and vomiting treatment by droperidol or ondansetron. *Anesthesiology*. 2005;102(6):1094–1100.
29. Charbit B, Alvarez JC, Dasque E, et al. Droperidol and ondansetron-induced QT interval prolongation: a clinical drug interaction study. *Anesthesiology*. 2008;109(2):206–212.
30. Knudsen K, Beckman Suurkula M, et al. Central nervous and cardiovascular effects of i.v. infusions of ropivacaine, bupivacaine and placebo in volunteers. *Br J Anaesth*. 1997;78(5):507–514.
31. Owczuk R, Wujtewicz MA, Sawicka W, et al. The effect of intravenous lidocaine on QT changes during tracheal intubation. *Anaesthesia*. 2008;63(9):924–931.
32. Mattu A, Brady WJ, Robinson DA. Electrocardiographic manifestations of hyperkalemia. *Am J Emerg Med*. 2000;18(6):721–729.
33. Khan AM, Lubitz SA, Sullivan LM, et al. Low serum magnesium and the development of atrial fibrillation in the community: the Framingham Heart Study. *Circulation*. 2013;127(1):33–38.
34. Hodzic S, Golic D, Smajic J. l: Complications related to insertion and use of central venous catheters (CVC). *Med Arch*. 2014;68(5):300–303.
35. Sprung CL, Elser B, Schein RM, et al. Risk of right bundle-branch block and complete heart block during pulmonary artery catheterization. *Crit Care Med*. 1989;17(1):1–3.
36. Yan CY, Cai XJ, Wang YF, Yu H. Ventricular fibrillation caused by electrocoagulation in monopolar mode during laparoscopic subphrenic mass resection. *Surg Endosc*. 2011;25(1):309–311.
37. Haïssaguerre M, Jaïs P, Shah DC, et al. Spontaneous initiation of atrial fibrillation by ectopic beats originating in the pulmonary veins. *N Engl J Med*. 1998;339(10):659–666.
38. Sobotka PA, Mayer JH, Bauernfeind RA, et al. Arrhythmias documented by 24-hour continuous ambulatory electrocardiographic monitoring in young women without apparent heart disease. *Am Heart J*. 1981;101(6):753–759.
39. Ahn MS. Current concepts of premature ventricular contractions. *J Lifestyle Med*. 2013;3(1):26–33.
40. Link MS, Berkow LC, Kudenchuk PJ, et al. Part 7: Adult advanced cardiovascular life support: 2015 American Heart Association guidelines update for cardiopulmonary resuscitation and emergency cardiovascular care. *Circulation*. 2015;132(18 Suppl 2):S444–S464.
41. Bengali R, Wellens HJ, Jiang Y. Perioperative management of the Wolff-Parkinson-White syndrome. *J Cardiothorac Vasc Anesth*. 2014;28(5):1375–1386.
42. Kim RJ, Gerling BR, Kono AT, et al. Precipitation of ventricular fibrillation by intravenous diltiazem and metoprolol in a young patient with occult Wolff-Parkinson-White syndrome. *Pacing Clin Electrophysiol*. 2008;31(6):776–779.
43. London MJ, Hollenberg M, Wong MG, et al. Intraoperative myocardial ischemia: Localization by continuous 12-lead electrocardiography. *Anesthesiology*. 1988;69(2):232–241.
44. January CT, Wann LS, Alpert JS, et al. 2014 AHA/ACC/HRS guideline for the management of patients with atrial fibrillation: a report of the American College of Cardiology/American Heart Association Task Force on practice guidelines and the Heart Rhythm Society. *Circulation*. 2014;130(23):e199–e267.
45. Brignole M, Menozzi C, Gasparini M, et al. An evaluation of the strategy of maintenance of sinus rhythm by antiarrhythmic drug therapy after ablation and pacing therapy in patients with paroxysmal atrial fibrillation. *Eur Heart J*. 2002;23(11):892–900.
46. Carlsson J, Miketic S, Windeler J, et al. Randomized trial of rate-control

versus rhythm-control in persistent atrial fibrillation: the Strategies of Treatment of Atrial Fibrillation (STAF) study. *J Am Coll Cardiol.* 2003; 41(10):1690–1696.
47. Hohnloser SH, Kuck KH, Lilienthal J. Rhythm or rate control in atrial fibrillation—Pharmacological Intervention in Atrial Fibrillation (PIAF): a randomised trial. *Lancet.* 2000;356(9244):1789–1794.
48. Opolski G, Torbicki A, Kosior DA, et al. Rate control vs rhythm control in patients with nonvalvular persistent atrial fibrillation: the results of the Polish How to Treat Chronic Atrial Fibrillation (HOT CAFE) Study. *Chest.* 2004;126(2):476–486.
49. Roy D, Talajic M, Nattel S, et al. Rhythm control versus rate control for atrial fibrillation and heart failure. *N Engl J Med.* 2008;358(25): 2667–2677.
50. Van Gelder IC, Hagens VE, Bosker HA, et al. A comparison of rate control and rhythm control in patients with recurrent persistent atrial fibrillation. *N Engl J Med.* 2002;347(23):1834–1840.
51. Wyse DG, Waldo AL, DiMarco JP, et al. A comparison of rate control and rhythm control in patients with atrial fibrillation. *N Engl J Med.* 2002;347(23):1825–1833.
52. Echt DS, Liebson PR, Mitchell LB, et al. Mortality and morbidity in patients receiving encainide, flecainide, or placebo. *N Engl J Med.* 1991; 324(12):781–788.
53. Connolly SJ, Dorian P, Roberts RS, et al. Comparison of β-blockers, amiodarone plus β-blockers, or sotalol for prevention of shocks from implantable cardioverter defibrillators: The optic study: a randomized trial. *JAMA.* 2006;295(2):165–171.
54. Ferreira-González I, Dos-Subirá L, Guyatt GH. Adjunctive antiarrhythmic drug therapy in patients with implantable cardioverter defibrillators: A systematic review. *Eur Heart J.* 2007;28(4):469–477.
55. Pacifico A, Hohnloser SH, Williams JH, et al. Prevention of implantable-defibrillator shocks by treatment with sotalol. *N Engl J Med.* 1999;340(24):1855–1862.
56. Hocini M, Ho SY, Kawara T, et al. Electrical conduction in canine pulmonary veins: Electrophysiological and anatomic correlation. *Circulation.* 2002;105(20):2442–2448.
57. Mandapati R, Skanes A, Chen J, et al. Stable microreentrant sources as a mechanism of atrial fibrillation in the isolated sheep heart. *Circulation.* 2000;101(2):194–199.
58. Calkins H, Kuck KH, Cappato R, et al. 2012 HRS/EHRA/ECAS Expert Consensus Statement on Catheter and Surgical Ablation of Atrial Fibrillation: Recommendations for Patient Selection, Procedural Techniques, Patient Management and Follow-up, Definitions, Endpoints, and Research Trial Design. A report of the Heart Rhythm Society (HRS) Task Force on Catheter and Surgical Ablation of Atrial Fibrillation. Developed in partnership with the European Heart Rhythm Association (EHRA), a registered branch of the European Society of Cardiology (ESC) and the European Cardiac Arrhythmia Society (ECAS); and in collaboration with the American College of Cardiology (ACC), American Heart Association (AHA), the Asia Pacific Heart Rhythm Society (APHRS), and the Society of Thoracic Surgeons (STS). Endorsed by the governing bodies of the American College of Cardiology Foundation, the American Heart Association, the European Cardiac Arrhythmia Society, the European Heart Rhythm Association, the Society of Thoracic Surgeons, the Asia Pacific Heart Rhythm Society, and the Heart Rhythm Society. *Heart Rhythm.* 2012;14(4): 528–606.
59. Liu XH, Chen CF, Gao XF, et al. Safety and efficacy of different catheter ablations for atrial fibrillation: A systematic review and meta-analysis. *Pacing Clin Electrophysiol.* 2016;39(8):883–899.
60. Andrade JG, Khairy P, Macle L, et al. Incidence and Significance of early recurrences of atrial fibrillation after cryoballoon ablation. *Circ Arrhythm Electrophysiol.* 2014;7(1):69.
61. Arya A, Hindricks G, Sommer P, et al. Long-term results and the predictors of outcom of catheter ablation of atrial fibrillation using steerable sheath catheter navigation after single procedure in 674 patients. *Europace.* 2010;12(2):173–180.
62. Narayan SM, Krummen DE, Shivkumar K. Treatment of atrial fibrillation by the ablation of localized sources: the conventional ablation for atrial fibrillation with or without focal impulse and rotor modulation (CONFIRM) trial. *J Am Coll Cardiol.* 2012;60(7): 628–636.
63. Kong MH, Piccini JP, Bahnson TD. Efficacy of adjunctive ablation of complex fractionated atrial electrograms and pulmonary vein isolation for the treatment of atrial fibrillation: a meta-analysis of randomized controlled trials. *Europace.* 2011;13(2):193–204.
64. Choi EK, Zhao Y, THt E, Chen PS. Ganglionated plexi as neuromodulation targets for atrial fibrillation. *J Cardiovasc Electrophysiol.* 2017; 28(12):1485–1491.
65. Lawrance CP, Henn MC, Damiano RJ. Surgical ablation for atrial fibrillation: techniques, indications, and results. *Curr Opin Cardiol.* 2015; 30(1):58–64.
66. Je HG, Shuman DJ, Ad N. A systematic review of minimally invasive surgical treatment for atrial fibrillation: a comparison of the cox-maze procedure, beating-heart epicardial ablation, and the hybrid procedure on safety and efficacy. *Eur J Cardiothorac Surg.* 2015;48(4):531–540. discussion 540–541.
67. Holmes Jr DR, Kar S, Price MJ, et al. Prospective randomized evaluation of the watchman left atrial appendage closure device in patients with atrial fibrillation versus long-term warfarin therapy: the PREVAIL trial. *J Am Coll Cardiol.* 2014;64(1):1–12.
68. Holmes DR, Reddy VY, Turi ZG, et al. Percutaneous closure of the left atrial appendage versus warfarin therapy for prevention of stroke in patients with atrial fibrillation: A randomised non-inferiority trial. *Lancet.* 2009;374(9689):534–542.
69. Reddy VY, Reynolds MR, Neuzil P, et al. Prophylactic catheter ablation for the prevention of defibrillator therapy. *N Engl J Med.* 2007;357(26): 2657–2665.
70. Kuck KH, Schaumann A, Eckardt L, et al. Catheter ablation of stable ventricular tachycardia before defibrillator implantation in patients with coronary heart disease (VTACH) A multicentre randomised controlled trial. *Lancet.* 2010;375(9708):31–40.
71. Mittnacht AJ, Dukkipati S, Mahajan A. Ventricular tachycardia ablation: A comprehensive review for anesthesiologists. *Anesth Analg.* 2015;120(4):737–748.
72. Lim HS, Sacher F, Cochet H, et al. Safety and prevention of complications during percutaneous epicardial access for the ablation of cardiac arrhythmias. *Heart Rhythm.* 2014;11(9):1658–1665.
73. Sacher F, Roberts-Thomson K, Maury P, et al. Epicardial ventricular tachycardia ablation. *J Am Coll Cardiol.* 2010;55(21):2366.
74. Koruth JS, Dukkipati S, Miller MA, et al. Bipolar irrigated radiofrequency ablation: A therapeutic option for refractory intramural atrial and ventricular tachycardia circuits. *Heart Rhythm.* 2012;9(12):1932–1941.
75. Sacher F, Sobieszczyk P, Tedrow U, et al. Transcoronary ethanol ventricular tachycardia ablation in the modern electrophysiology era. *Heart Rhythm.* 2008;5(1):62–68.
76. Lu F, Huang W, Benditt DG. A feasibility study of noninvasive ablation of ventricular tachycardia using high-intensity focused ultrasound. *J Cardiovasc Electrophysiol.* 2018;29:788–794.
77. Al-Khatib SM, Stevenson WG, Ackerman MJ, et al. 2017 AHA/ACC/HRS guideline for management of patients with ventricular arrhythmias and the prevention of sudden cardiac death. *J Am Coll Cardiol.* 2017;72:e91–e220.
78. Weiss R, Knight BP, Gold MR, et al. Safety and efficacy of a totally subcutaneous implantable-cardioverter defibrillator. *Circulation.* 2013; 128(9):944–953.
79. Vaseghi M, Shivkumar K. The role of the autonomic nervous system in sudden cardiac death. *Prog Cardiovasc Dis.* 2008;50(6):404–419.
80. Irie T, Yamakawa K, Hamon D, et al. Cardiac sympathetic innervation via middle cervical and stellate ganglia and antiarrhythmic mechanism of bilateral stellectomy. *Am J Physiol Heart Circ Physiol.* 2016; 312(3):H392–H405.
81. Vaseghi M, Barwad P, Malavassi Corrales FJ, et al. Cardiac sympathetic denervation for refractory ventricular arrhythmias. *J Am Coll Cardiol.* 2017;69(25):3070–3080.
82. Do DH, Bradfield J, Ajijola OA, et al. Thoracic epidural anesthesia can be effective for the short-term management of ventricular tachycardia storm. *J Am Heart Assoc.* 2017;6(11).
83. Epstein AE, DiMarco JP, Ellenbogen KA, et al. 2012 ACCF/AHA/HRS focused update incorporated into the ACCF/AHA/HRS 2008 guidelines for device-based therapy of cardiac rhythm abnormalities: a report of the American College of Cardiology Foundation/American Heart Association Task Force on Practice Guidelines and the Heart Rhythm Society. *J Am Coll Cardiol.* 2013;61(3):e6–e75.
84. Duray GZ, Ritter P, El-Chami M, et al. Long-term performance of a transcatheter pacing system: 12-Month results from the Micra Transcatheter Pacing Study. *Heart Rhythm.* 2017;14(5):702–709.

16 围手术期液体管理

MICHAEL J. SCOTT
贾　爱 译，晏馥霞 审校

简介

在过去40年中，围手术期液体管理的方法发生了显著变化。这是继外科医生认识到通过减少手术期间的原发性损伤和失血，减少对患者的生理影响，从而减少并发症并改善预后之后的改变[1,2]。随着欧洲部分地区加速术后康复（enhanced recovery after surgery，ERAS）的引入，微创手术作为一种可复制的复杂结直肠切除方法也得到了发展。这两种技术之间的协同作用使患者快速、无并发症地康复，而20年前，患者平均住院天数为10～14天，死亡率接近4%。这些数字现在接近2～6天，死亡率不到2%，也有超短住院时长的报道[3]。这些指导原则现已超越了所有外科专业，在许多国家的大多数外科专业中，已发布了指导原则，并在全国范围内采用了ERAS路径（参见https：//www.ahrq.gov/hai/tools/enhanced-recovery/index.html；https：//www.gov.uk/government/publications/enhancedrecovery-partnership-programme.）。

当开放手术和高失血率普遍存在时，围绕液体疗法的许多工作都集中在使用生理盐水或胶体溶液维持中心血管内容量。这导致围绕围手术期使用哪种类型的解决方案的风险、获益进行了大量研究和辩论。医学界已经在输注葡萄糖或生理盐水、晶体与胶体溶液、白蛋白的使用以及失血复苏中早期使用凝血因子等方面进行了全面的研究。

现代液体疗法只是血流动力学优化策略的一部分，包括控制每搏量和心输出量、红细胞压积、氧供，维持动脉张力、静脉容量和平均动脉压（mean arterial pressure，MAP）等（图16.1）。

目标导向血流动力学疗法（goal directed hemodynamic therapy，GDHT）的新概念侧重于尽可能多地维持围手术期体内稳态。术前优化血红蛋白，避免术前脱水，在生理紊乱期间使用平衡溶液和低剂量血管收缩药物优化血管内容量、心输出量和MAP，然后快速恢复正常的肠内摄入量，这是现代外科治疗中的关键一环。

静脉和动脉容积的生理应激因素

ERAS路径简化了现代液体疗法，因为患者可以根据手术类型提前恢复肠道液体和食物摄入而减少静脉输液的时间。即使是接受肠切除术的患者，也可在手术后24 h内早期进食蛋白质饮料，这对手术损伤的代谢反应有深远影响[4]。图16.2概述了ERAS路径中的液体疗法原则。关键原则是避免液体转移、个体化液体输注、红细胞压积和MAP，然后在术后迅速恢复肠道正常摄入。患者应在麻醉诱导前补充水分，关键策略是口服补液和避免不必要的肠道准备。图16.3列出了许多改变围手术期液体需求的因素。外科医师在减少损伤和失血方面发挥着重要作用，这直接影响液体转移及炎症反应激活[1]。尽管手术中失血和液体转移是影响血容量的公认因素，但药物、麻醉剂、间歇正压通气、气腹以及患者体位都会影响静脉和动脉张力，从而影响有效血管内容量[1]。当考虑所有这些因素的动态相互作用时，很明显，为了始终保持最佳血管内容量，麻醉医师需要持续保持警惕，以维持最佳的血管内容量、静脉和动脉张力，以维持MAP。术后患者应尽快恢复正常的口服液体摄入，避免医源性静脉输液和钠负荷。对少尿的耐受也很关键，因为这是对手术创伤的正常反应，术后2～4 h内，平均每小时尿量0.3 ml/kg是评估肾功能的良好起点；而对于高风险患者，需采取更多积极措施。

在传统的手术路径中，患者由于长期的禁食禁水而易发生脱水（在某些情况下，肠道准备会加剧这种情况）。因此，患者在麻醉诱导和间歇正压通气开始

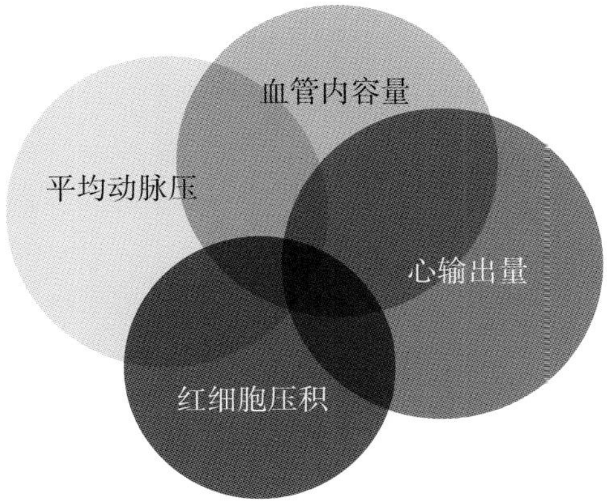

• **图 16.1** 目标导向血流动力学疗法的关键组成部分

后可能出现内脏灌注不足。术后长时间静脉输液可能导致盐和液体超负荷、肺水肿、肠梗阻以及其他并发症。ERAS 路径通过患者水合以及目标导向的血流动力学管理方法保持患者血管内正常容量。一旦患者可以口服补液，就可减少并停止静脉输液，以避免液体和盐超负荷导致水肿、肠梗阻和其他并发症。这两条路径如图 16.4 所示。

自由性与限制性液体疗法

液体超负荷的危害

尽管维持血管内容量很重要，但不加区分地使用静脉输液会导致液体正平衡，这与许多后续并发症有关，如 Malbrain 等[5]总结的图 16.5。Brandstrup 等首次证明了这一关系，并从那时起开始使用“限制性”和“自由性”液体疗法等名词[6]。然而在实践中，这实际上意味着什么还没有严格定义[7]，在现代随机对照试验（randomized controlled trial，RCT）中，如 RELIEF 研究，自由性液体疗法类似于 Brandstrup 的限制性液体疗法。目前，在术后液体平衡中存在公认的“危险区”[8]。RELIEF 研究比较了 POD 1 的液体平衡（3 ml/kg 与 18 ml/kg）结果。两组差异非常小，但 3 ml/kg 组急性肾损伤（acute kidney injury，

避免体液转移
· 避免肠道准备
· 术前2 h口服碳水化合物溶液
· 减少肠道处理和组织损伤——腹腔镜或腹腔镜辅助手术
· 减少失血

个体化导向液体管理的目标
· 维持正常血容量
· 维持红细胞压积
· 优化氧供
· 保持MAP＞65 mmHg

术后
· 维持正常血容量
· 限盐和限制静脉输液
· 早期肠道进食

以下因素会显著影响体液转移/需求：
· 开放性手术/长时间手术
· 失血
· 长期SIRS或脓毒症

• **图 16.2** ERAS 路径中的液体治疗原则。MAP，平均动脉压；SIRS，全身炎症反应综合征

术前脱水
· 禁饮水——碳水化合物负荷
· 肠道准备——仅必须时采用

术中生理改变
· 间歇正压通气——优化前负荷、胸腔内压和后负荷
· 血管活性药物——低剂量血管收缩剂
· 局部麻醉-血管扩张——低剂量血管收缩剂
· SIRS——低剂量血管收缩剂
· 液体转移——维持正常血容量以避免对ECF造成压力
· 失血——良好的手术技术、维持正常血容量和Hb高于个体最低需求
· 气腹和患者体位——降低腹内压至＜10 mmHg

术后
· 液体转移——维持正常血容量并适当调整
· 无法饮水/进食——早期肠内摄入
· SIRS/应激反应——适当减少阿片类药物的镇痛，早期喂养
· 适当的少尿——除非出现问题，否则以4 h内平均尿量0.3 ml/kg为目标进行液体管理
· 盐超负荷——平衡溶液，早期停止
· 失血——外科手术、维持正常血容量和Hb高于个体最低需求

• **图 16.3** 围手术期影响血管内容量和血管张力的生理应激源。ECF，细胞外液；Hb，血红蛋白

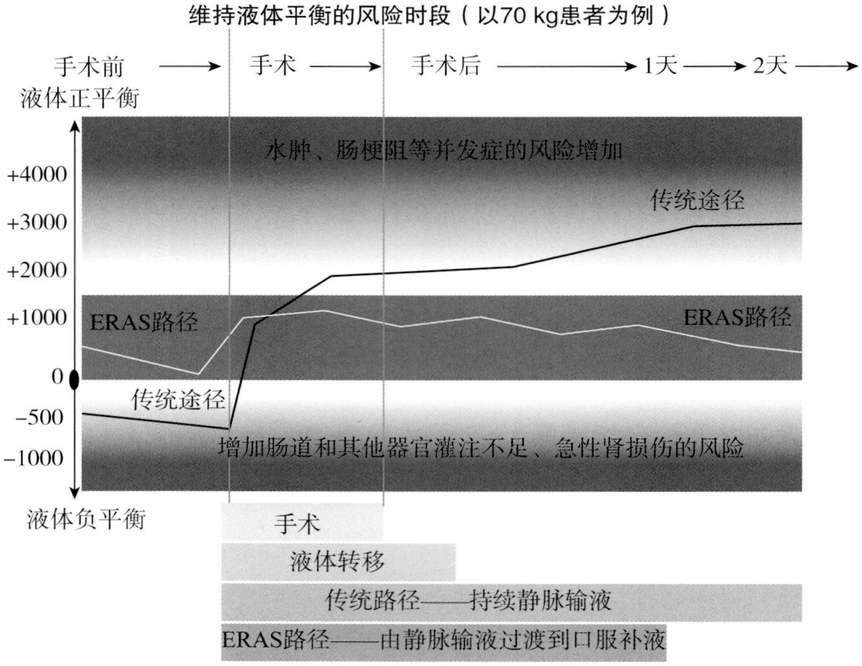

• 图 16.4（也见彩图） 液体疗法概述：传统路径与 ERAS 路径

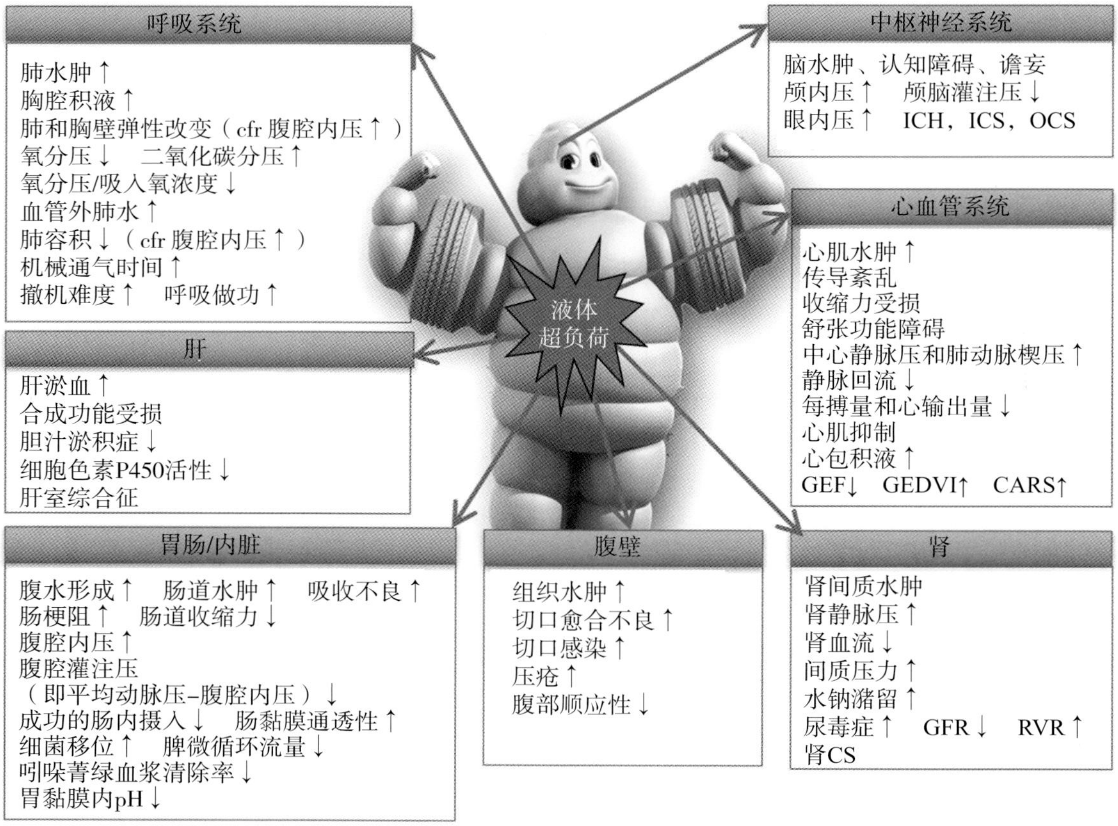

• 图 16.5 液体超负荷的危害 ICH，颅内高压；ICS，颅内室综合征；OCS，眼室综合征；GEF，整体射血分数；GEDVI，全心舒张末期容积指数；CARS，心腹肾综合征；GFR，肾小球滤过率；RVR，肾血管阻力；CS，隔室综合征［From Malbrain MLNG，Manu LN，Van Regenmortel N，et al.Principles of fluid management and stewardship in septic shock：it is time to consider the four Ds and the four phases of fluid therapy.Annals of Intensive Care.2018；8（1）.https：//doi.org/10.1186/s13613-018-0402-x］

AKI）的风险增加。因此，现在人们认为，在择期大型腹部手术中，最佳的液体正平衡为 5 ～ 20 ml/kg（理想体重时为 1 ～ 1.5 L），同时避免超过 30 ～ 40 ml/kg（理想体重时为 2 ～ 3 L）。

术前液体管理

对于接受手术的患者来说，医学界最大的教条之一仍然是从午夜开始的禁食禁水。在 ERAS 路径下接受结直肠手术的患者中误吸碳水化合物液体负荷，表明手术前 2 h 内口服液体是安全的。现在，这一关于术前口服的建议已作为医疗实践中的新标准并被所有国家麻醉学协会接受。由于误吸固体物质存在风险，术前禁食固体食物仍然需 6 h。碳水化合物负荷的概念是在大手术前避免脱水，并给予足够大且接近手术的碳水化合物负荷，以提高胰岛素敏感性，并作为改善手术代谢反应的第一步 [9]。腹部手术患者碳水化合物负荷的效果是术后胰岛素抵抗减少 [10,11]、分解代谢减少 [12]、肌肉质量和力量改善 [13,14]。

口服溶液中使用的碳水化合物为麦芽糊精，它不会导致胃排空延迟。碳水化合物负荷通常在手术前一晚和术晨进行；手术前一晚剂量为 800 ml，含 100 g 碳水化合物 [15]。手术前一晚的剂量可确保患者水分充足，细胞外液量正常。在现代社会中，患者往往由于生活方式、咖啡因摄入以及酒精摄入而经常脱水，因此手术前一晚水合的目的是确保患者在手术前得到适当的水分。术晨剂量为 400 ml，含 50 g 碳水化合物，足以提高胰岛素敏感性。对于肠功能早期恢复的患者（如择期骨科手术），碳水化合物负荷的益处尚缺乏证据。这可能是因为患者没有肠道手术操作，术后早期即可经口进食。因此，在接受非腹部手术的患者中，关键目标是确保患者在麻醉诱导前不会脱水。专有的口服碳水化合物饮料要么是纸盒装，要么是与水混合的粉末。

口服碳水化合物液体的用途：

- 避免手术前脱水，改善患者健康状态。
- 允许安全的全身麻醉，而不会增加吸入胃内容物的风险；这种溶液是由麦芽糊精组成的，很容易从胃中排出。
- 给予足够的碳水化合物负荷（50 g），使患者在手术前处于新陈代谢喂养状态（术前一晚 800 ml，100 g；术晨 400 ml，50 g）。最佳代谢效果是手术前 2 ～ 4 h 给予。
- 通过让患者饮用适量液体，以达到预期的生理效果，进而增加患者依从性。

尽管大多数患者可以毫无问题地饮用碳水化合物液体，但仍有一些患者群体存在吸入性疾病的高风险，或进行过胃部手术，而支持这些患者术前饮用碳水化合物液体的证据很少。根据患者和手术类型，口服碳水化合物液体的流程如图 16.6 所示。

维持围手术期正常的血管内容量

目标导向液体疗法

目标导向液体疗法（GDFT）是一个术语，表明使用某种形式的监测来确定 250 ml 内的液体剂量，以最大限度地增加心脏的每搏量和提高氧供。已经发表了许多不同的研究，这些研究使用不同的监测设备、终点、目标和不同的手术类型。Grocott 等 [16] 进行的荟萃分析显示了 GDFT 的益处，但近期在 ERAS 方案中实施 GDFT 的 RCT 并不总能获益 [17]。这可能是由于外科技术的进步，减少了失血和液体转移，以及 ERAS 方案避免了术前脱水和减少了静脉输液时间。除非患者有严重的共病（如心肺疾病），否则这种获益并不明显。

为了确定患者是否对输液有反应，应迅速给予液体输注（即 10 min 内输入 250 ml）。100 ml 快速微量液体输注也可以预测输液反应性。用于静脉输液的胶体或晶体溶液的选择仍存在争论 [18-20]。重要的是，通过给予小剂量间歇静脉输液来维持最佳的每搏量，与恒定的静脉输液维持量相比，前者减少了总输液量。更现代的 GDFT 方法是使用监测指导液体输注，避免过多，即目标导向液体限制，同时保持最佳血管内容量和器官灌注。

GDFT 的目的是使用少量液体推注，以增加曲线顶部附近的每搏量，并最大限度地提高心肌效率。当达到 Starling 曲线的顶部时，每搏量增益较小（图 16.7）。

GDFT 在临床研究和荟萃分析中始终显示出益处，它可以降低肾和胃肠相关的并发症发病率，减少 AKI，减少手术部位感染和肠梗阻。然而，由于 ERAS 路径已经标准化，现在 GDFT 获益主要来自有大量失血或液体转移的高风险患者或手术中。最近对 95 项随机试验（11 659 名患者）进行的荟萃分析显示，GDFT 与标准液体管理相比，死亡率更低（OR，0.66；95% CI，0.50 ～ 0.87）、AKI 发生率更

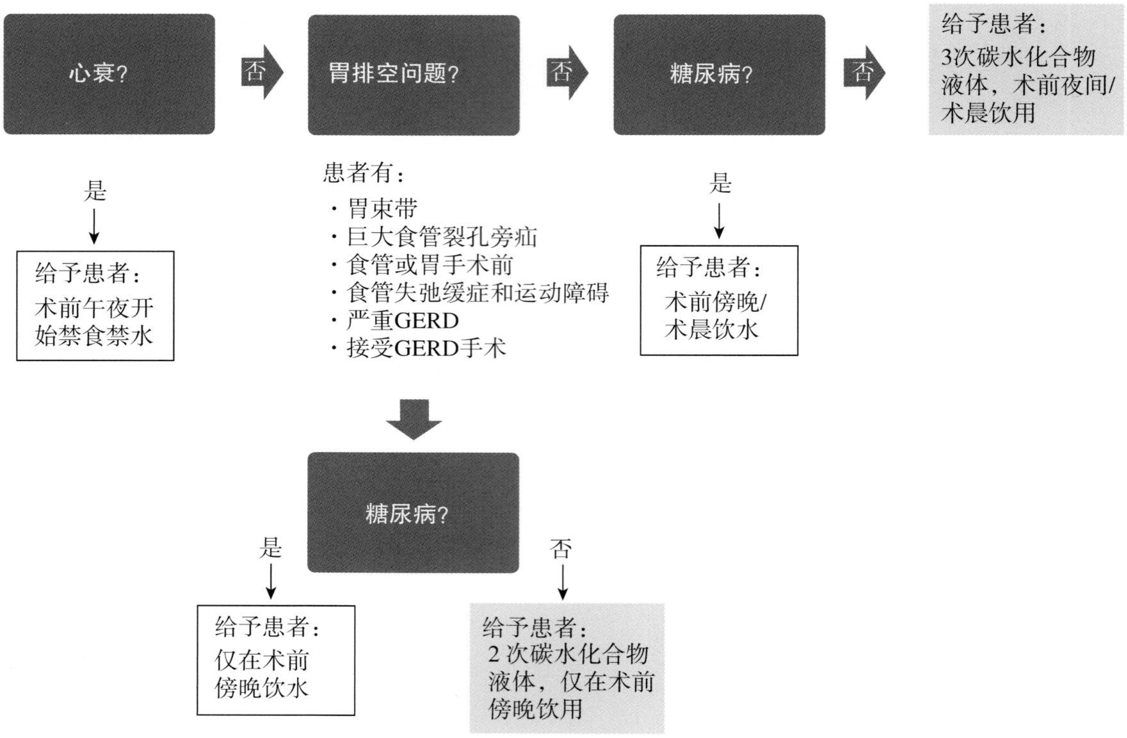

• **图 16.6**　术前给予碳水化合物液体的流程（from VCU Health，USA）

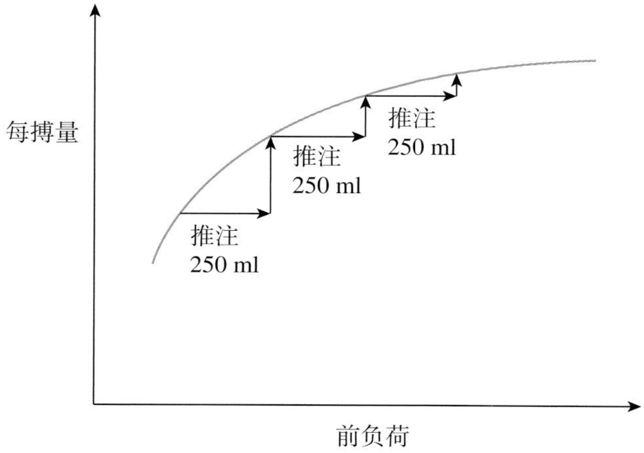

• **图 16.7**　使用液体推注优化每搏量：与 Frank-Starling 曲线的关系。其目的是通过液体推注优化流量，将心脏功能置于 Starling 曲线的顶部

低（OR，0.73；95% CI，0.58 ~ 0.92）、肺炎发生率更低（OR，0.69；95% CI，0.51 ~ 0.92）、住院时长更短（OR，–0.90；95% CI，–1.32 ~ –0.48）[21]。

与之前的综述相比，结果类似：并发症减少。然而，考虑到手术方案、监测设备、复苏策略和样本量的异质性，这些研究的大型荟萃分析具有显著的局限性。

更高水平的心血管系统监测

心血管系统监测的静态参数，如心率和血压，不能反映血管内容量或生理变化，因此不能用于指导液体治疗。尽管尿量可很好反映肾灌注，但由于激素和应激的影响，在手术期间和术后早期，患者往往少尿。动态参数这一术语指更准确反映动脉容积和张力的急性生理变化参数。现在，美国 FDA 已批准临床应用许多不同类型的心血管监测仪。这意味着，这些仪器的测量值与 Swan Ganz 导管和热稀释测量的每搏量和心输出量相差小于 30%。麻醉医师担心得出的数字可能不准确，导致临床实践中未充分使用这些监测仪。实际上，不同的技术各有优缺点，但都会显示每搏量和心输出量的变化。每搏量随着液体快速输注而变化是无创心输出量监测仪获得美国 FDA 批准的关键要求。

在接受大手术的患者中，可以使用动脉波形来计算脉压变异度（pulse pressure variation，PPV）或每搏量变异度（stroke volume variation，SVV）。这些指标可反映对容量的需求，并在潮气量为 8 ml/kg 的正压通气患者中得到了充分验证[22-24]。也可以使用其他非侵入性设备，如生物阻抗。

食管多普勒监测仪是一种柔软而细小的多普勒设备，用于测量降主动脉血流。它能够以连续波形给出血流速度、每搏量和体循环阻力（systemic vascular resistance，SVR）的值。这种装置直接测量血流，已在大多数 GDFT 研究中使用并证实了其应用价值[25]。从有创动脉压力获取的脉搏波形分析是另一种分析方法，用以解释波形中的流量变化。近期美国 FDA 也批准了低血压预测指数（hypotension prediction index，HPI）（Edwards Lifescience，Acumen HPI software）用于临床，HPI 使用电脑算法分析动脉波形，当即将发生 MAP < 65 mmHg 时，它可以分析出低血压是前负荷、心肌收缩力还是后负荷所致[26]。尽管缺乏研究证据，而且资源分配不足且缺乏培训，使用经食管超声（transesophageal echo，TEE）仍然被视为术中最佳监护措施。TEE 可以评估左室、右室容积状态和收缩性问题，对有复杂心脏问题的患者尤为重要。

保持足够的平均动脉压

背景

越来越多的证据显示，MAP 低于 65 mmHg 会导致器官功能障碍，尤其是非心脏手术后 AKI 和非心脏手术后心肌损伤（myocardial injury after noncardiac surgery，MINS）。血压越低、低血压时间越长，危害越大。最近对 2005—2015 年间 57 314 名接受非心脏手术的患者进行的回顾性队列研究表明，MAP 低于 65 mmHg 这一绝对阈值与心肌和肾损伤均相关[27]。MAP 低于 65 mmHg 持续 13 min 与 AKI 和 MINS 风险增加相关（OR 分别为 1.2 和 1.34）。这种风险随着持续时间的延长和血压的进一步降低而增加，例如 MAP 为 50 mmHg 时仅 1 min 也会显著增加 AKI 和 MINS 的风险。MAP 相对于患者的基线血压下降也存在这种关系，如图 16.8 和图 16.9 所示。

这些数据与先前的研究一致，研究显示围手术期低血压后心肌损伤、AKI 和死亡率显著增加。Sun 等对 5127 名非心脏手术患者进行了回顾性研究，结果显示，低血压暴露时间（MAP < 55 mmHg）分别为 11 ～ 20 min 和 20 min 以上的患者发生 AKI 的 OR 分别为 2.34 和 3.53[28]。Monk 等对 18 000 多名 VA 系统患者进行了研究，发现若术中发生 SBP < 67 ～ 70 mmHg 且持续 5 ～ 8 min、MAP < 49 mmHg 且持续 4 ～ 5 min 或 DBP < 30 ～ 33 mmHg 超过 4 ～ 5 min，其 30 天死亡风险增加[29]。其他研究也显示了类似的趋势，强调了避免术中低血压的重要性[27,28]。

固定流量后保持平均动脉压

多项随机试验表明，将 GDFT 与选择性使用缩血管或正性肌力药物支持相结合的围手术期血流动力学管理方案是有益的。这些研究遵循优化血流的原则，然后使用血管活性药物来实现目标血流动力学指标（即 MAP、心脏指数、每搏量指数等）。这里对选定的研究进行了回顾。2014 年发布的 OPTIMISE 试验是一项在英国进行的多中心随机试验，共入组 734 名 50 岁以上的接受大型胃肠手术的患者[21]。他们被随机分为心输出量引导血流动力学管理组（干预组）和标准治疗组（对照组）。干预组方案最大限度地增加了每搏量，并将正性肌力药物多培沙明持续输注［0.5 μg/（kg · min）］。患者根据需要使用血管收缩剂维持 MAP > 60 mmHg（研究中未指定血管收缩剂类型）。尽管试验的主要终点没有统计学意义，但干预组在术后 180 天的并发症及死亡率均减少。Calvo-Vecino 等于 2018 年报道的 FEDORA 试验是一项入组了 420 名手术患者的前瞻性、多中心随机试验，他们被随机分为 GDHT 组与传统治疗组[30]。该研究纳入了接受腹部、泌尿外科、妇科或整形外科大手术（包括腔镜手术和开放手术）的患者。主要结局事件为术后 180 天内出现中重度并发症，包括 AKI、手术部位感染（surgical site infection，SSI）、肺水肿、急性呼吸窘迫综合征（acute respiratory distress syndrome，ARDS）。GDHT 组患者使用食管多普勒监测仪进行血流动力学监测，以指导液体、血管收缩剂和正性肌力药物的使用。给予 250 ml 的液体快速输注以达到最佳每搏量，然后开始使用血管收缩剂或正性肌力药物以维持 MAP > 65 mmHg 和心脏指数 > 2.5 L/（min · m^2）。与传统治疗组相比，GDHT 组的多项结局事件发生率均更低，其中 AKI（1.44% vs 8.53%，P = 0.001）、ARDS（0.48% vs 5.69%，P =0.003）、肺水肿（0% vs 6.16%，P < 0.001）、肺炎（1.91% vs 8.53%，P = 0.003）、浅表性 SSI（0.96% vs 4.74%，P =0.036）和深部 SSI（1.91% vs 8.06%，P =0.006）均低于传统治疗组。次要结局显示，与传统治疗组相比，GDHT 组的平均住院时间更短（5 天 vs 7 天），平均 ICU 停留时间更短（16 h vs 24 h）。INPRESS 试验纳入了 292 名进行 2 h 以上的大手术且

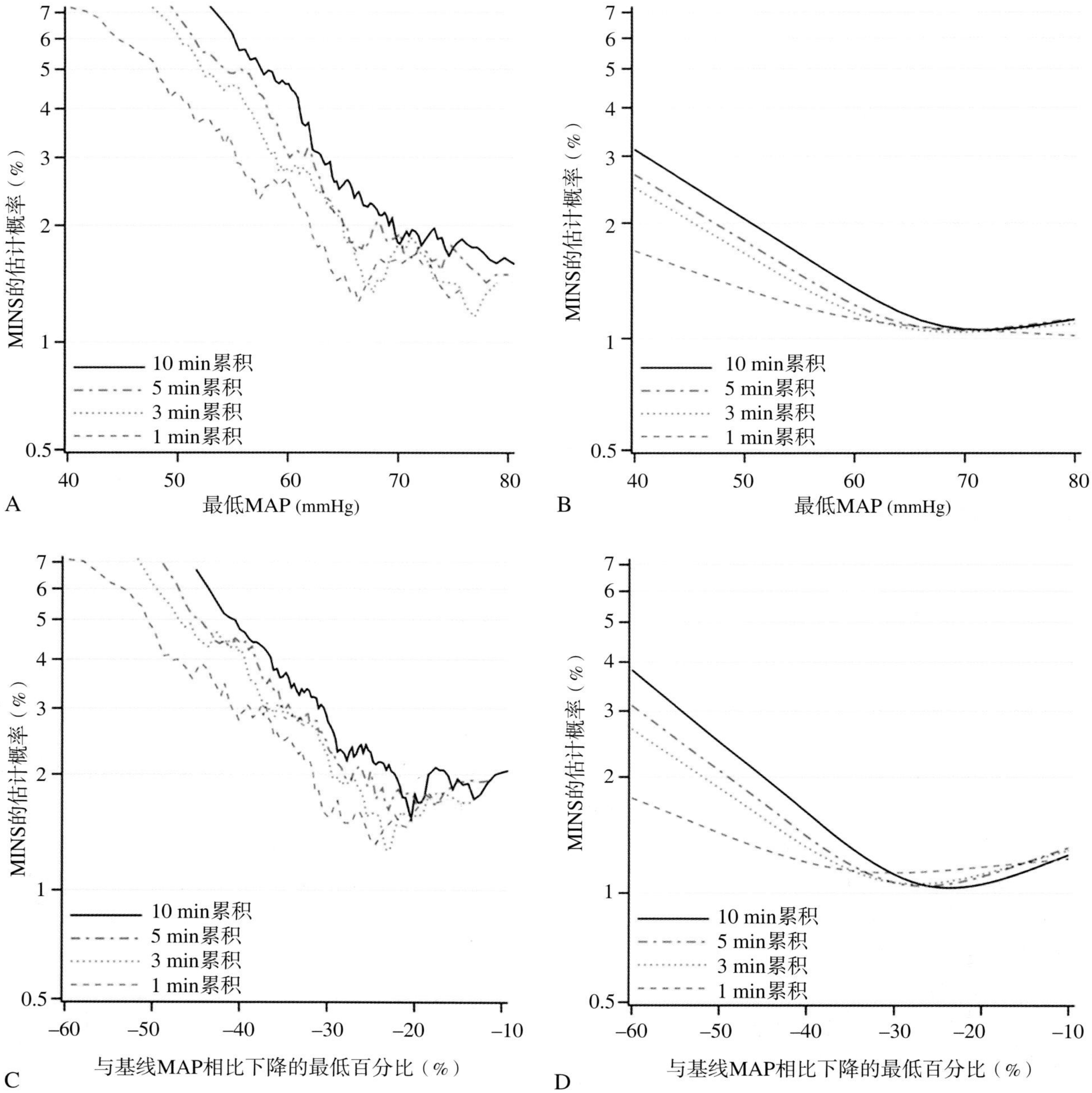

• **图 16.8** 非心脏手术后心肌损伤（MINS）发生的最低平均动脉压（MAP）阈值。MINS 与绝对和相对最低 MAP 阈值之间的单变量和多变量关系。A 和 C 中 MINS 的估计概率来自宽度为 10% 数据的单变量移动窗口；B 和 D 来自多变量逻辑回归，通过在给定暴露变量的第 10、第 50 和第 90 个百分位数处具有三个度和节的限制性三次样条函数平滑曲线。多变量模型根据表 1 中的协变量进行调整。A 和 B 显示，在 65 mmHg 附近存在一个变化点（即急剧下降，然后变平），但 20% 并不是 C 和 D 的变化点（Salmasi，V.，Maheshwari，K.，Yang，D.，Mascha，E.J.，Singh，A.，Sessler，D.I.，Kurz，A.，2017.Relationship between Intraoperative Hypotension，Defined by Either Reduction from Baseline or Absolute Thresholds，and Acute Kidney and Myocardial Injury after Noncardiac Surgery：A Retrospective Cohort Analysis.Anesthesiology 126，47-65.）

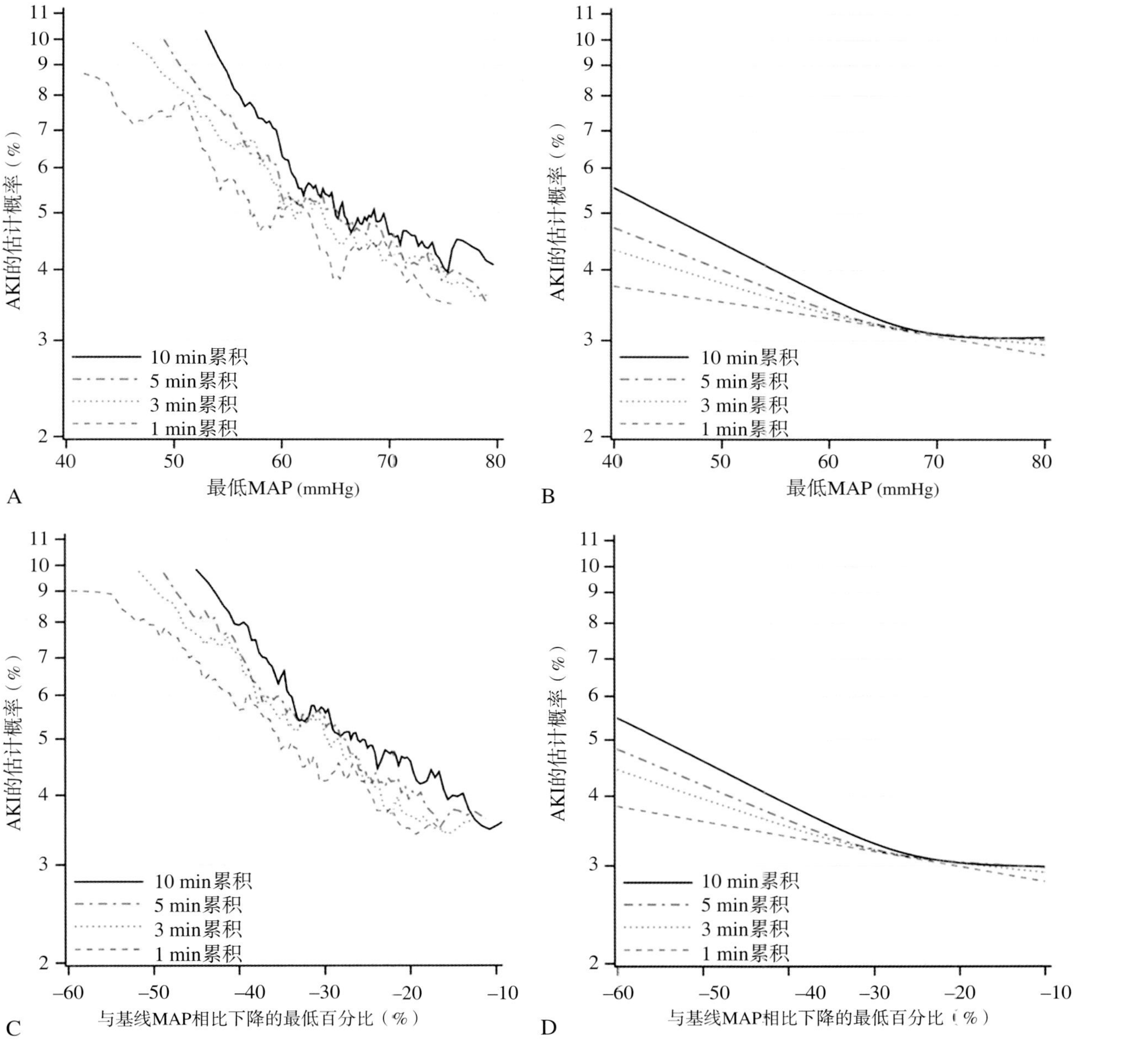

• **图 16.9** 急性肾损伤（AKI）发生的最低平均动脉压（MAP）阈值。AKI 与绝对和相对最低 MAP 阈值之间的单变量和多变量关系。A 和 C 中 AKI 的估计概率来自宽度为 10% 数据的单变量移动窗口；B 和 D 来自多变量逻辑回归，通过在给定暴露变量的第 10、第 50 和第 90 个百分位数处具有三个度和节的限制性三次样条函数生成平滑曲线。多变量模型根据表 1 中的协变量进行调整。A 和 B 显示，在 65 mmHg 附近存在一个变化点（即急剧下降，然后变平），但 20% 并不是 C 和 D 的变化点

术前 AKI 风险指数为Ⅲ级或更高的高风险手术患者，其并发症发生率也有类似的降低[31]。患者被随机分为个体化或标准化治疗组。两组均采用 4 ml/（kg · h）的乳酸林格氏液持续输注。个体化治疗组根据心输出量监测结果，向患者手臂内输注 250 ml 的液体，以维持最大每搏量（即达到 SVI 峰值时）。然后，这些患者开始连续输注低剂量去甲肾上腺素，以维持患者 SBP 在术前基线的 10% 以内。标准化化治疗组在 SBP 低于 80 mmHg 或低于患者基线 40% 的情况下，间断使用 6 mg 麻黄碱升压。结果显示，到术后 30 天，个体化治疗组有 68 名患者（46.3%）而标准化治疗组有 92 名患者（63.4%）出现术后器官功能障碍（调整后 HR，0.66；95% CI，0.52 ~ 0.84；*P*= 0.001）。与标准化治疗相比，个体化治疗组的肾功能

障碍发生率较低（32.7% vs 49%）。在个体化组中，谵妄的发生率较低（5.4% vs 15.9%），脓毒症的发生率较低（15.0% vs 26.2%）。

尽管许多较早的研究表明 GDFT 有好处，但最近一些在 ERAS 路径中使用 GDFT 的研究并没有如此令人信服的证据。在 2012 年发表的一项研究中，"健身"或"不健身"的接受大型开放式或腹腔镜结直肠手术的患者被随机分为 GDHT 组和标准液体治疗组[32]。GDHT 组的方案为患者提供液体以最大限度地提高术中每搏量。与上述研究均不同，GDHT 组的住院时间和达到出院标准时间均有所增加。一种可能的解释是，有氧健身患者对补液的正常反应是增加每搏量，导致在以最大限度地增加每搏量为目标时过度补充液体。此外，Rollins 等在 2016 年进行的荟萃分析汇总了 23 项研究，结果显示 GDHT 治疗患者的死亡率、术后排气时间或肠梗阻发生率均没有差异[33]。此外，鉴于治疗方案、监测设备的异质性，以及关于围手术期和术后护理的信息有限，GDHT 的临床荟萃分析有许多局限性。

围手术期静脉输液的选择和术后静脉输液维持率

静脉输液的选择是过去 30 年来争论的焦点。本章不做全面讨论，仅提供概述。晶体溶液是水和电解质的混合物，价格便宜，容易获得。血管内复苏和维持血管内容量应使用含钠晶体输液溶液，因为仅使用葡萄糖溶液会导致低钠血症。大量使用 0.9% 生理盐水会增加高氯性酸中毒的风险和可能的危害[34-36]。然而，随着 ERAS 路径中总输液量的减少，其重要性显著降低。平衡溶液，如乳酸林格氏液、哈特曼溶液或醋酸林格氏液等可避免此问题[36]。一旦获得血管内容量，应将术后输液量减至与持续损失相匹配的程度。使用葡萄糖溶液会导致低钠血症，因此一个好的替代方法是含或不含葡萄糖的 0.45% 生理盐水。这避免了钠负荷，但增加了低钠血症的风险。维持液应以理想体重 1 ~ 1.2 ml/（kg・h）为目标，如尿量、被动抬腿或心输出量监测有提示，可采用 3 ml/kg 平衡晶体溶液快速输注以评估液体反应性。除非有特殊禁忌证，否则应允许患者术后自由饮水，并定期饮用蛋白质饮料[15]。在术后第 1 天早上，如果患者口服足够的药物，应减少并逐步停止静脉输液。

胶体溶液可以来自血浆（新鲜冰冻血浆、白蛋白），也可以是半合成的（明胶、羟乙基淀粉）。胶体溶液具有更大的分子量，与晶体溶液相比，胶体溶液在血管内的停留时间更长，减少了静脉输液的总量。因此，它们被用于出血（在需要输注血液制品之前）等情况，并试图降低因使用过多晶体溶液导致的后续水肿风险。羟乙基淀粉可以有不同的浓度、分子量和摩尔取代度，用后面的数字表示。例如，Hespan 为 HES 6%（600/0.75）溶液，其体积效应为 100%，摩尔取代度高达 0.75。有报道 HES 溶液可能导致肾损伤、血小板反应性受损、循环血浆凝血因子Ⅷ和血管性血友病因子（vWF）降低，这可能会导致血栓形成能力减弱和出血。在一项纳入 800 多名患者的研究中，采用低摩尔替代度的 HES 130/0.4 溶液快速输注，与 0.9% 生理盐水相比，目标导向的液体方案并没有降低死亡或主要术后并发症的复合结局发生率，反而增加术后 AKI 的相对风险（RR，1.34；95% CI，1.00 ~ 1.80）[37]。由于肾毒性和出血的风险增加，现在 HES 的使用在一些地区受到限制。与所有药物一样，这些副作用似乎是剂量依赖性的，而一些针对手术患者的研究显示，与危重症患者相比，手术患者并没有出现这些副作用。

明胶价格便宜，其体积效应为 70% ~ 80%，对凝血或肾的影响轻微。然而，报道的过敏反应风险相对较高。

自羟乙基淀粉使用逐渐减少以来，人血白蛋白的使用越来越多，但其价格昂贵。目前还没有令人信服的研究证明其优于晶体溶液[38]。

应尽量减少并个性化使用浓缩红细胞（packed red blood cell，PRBC）输注，以使患者的红细胞压积保持在最低可接受水平，而低于该水平将发生器官功能障碍。这将在第 9 部分中介绍。

新鲜冰冻血浆和冷沉淀的使用应以临床失血量、出凝血试验和血栓弹力图（thromboelastogram，TEG）数据为指导，以维持适合手术患者的凝血能力和纤维蛋白原水平。

维持最佳血红蛋白和最低红细胞压积

术前贫血是大手术患者并发症和死亡的全因风险因素[39-41]。输血也有相关的风险，如输血反应、手术部位感染和某些癌症患者的存活率降低。因此，现在最佳的方式是在术前允许的时间范围内尽可能优化术前血红蛋白[42]。新的静脉铁输注是安全有效的，可使一些患者的血红蛋白每周提高 1 g/dl[43,44]。

虽然通常被孤立考虑，但血红蛋白管理在围手术

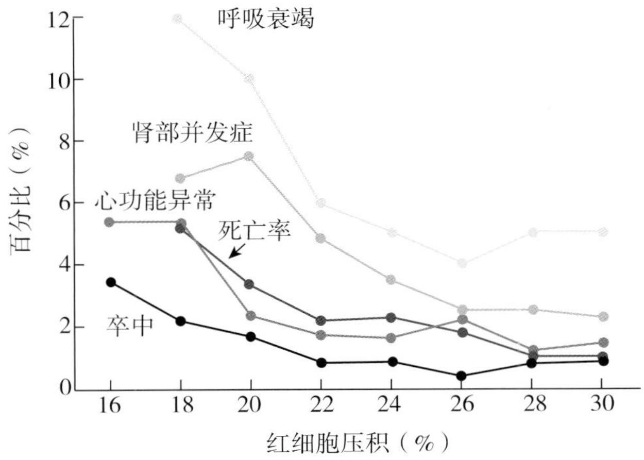

• **图 16.10** 心脏手术中不同合并症的死亡率和器官功能障碍风险［Reprinted with permission from Loor G，Koch CG，Sabik JF，Li L，Blackstone EH.Implications and management of anemia in cardiac surgery：current state of knowledge. J Thorac Cardiovasc Surg.2012；144（3）：538-46.］

期液体管理中发挥着重要作用。最低红细胞压积对应于血红蛋白水平，低于该水平患者将出现某种形式的器官功能障碍或并发症、死亡风险增高。美国麻醉医师协会建议根据潜在或实际存在的持续出血、血管内容量状态、器官缺血迹象和患者的心肺储备，个体化维持术中血红蛋白 6 ～ 10 g/dl[45]。Loor 等在图 16.10 中展示了接受心脏手术患者的最低红细胞压积与预后的关系[46]。输血时应以每一单位为基础，维持血红蛋白高于最低水平，或在大量失血的情况下输血，否则可使用晶体或胶体溶液维持血管内容量。血液回收装置和氨甲环酸被证明是有效减少术中输血的措施[47]。

腹腔镜手术

由于麻醉诱导、建立正压通气、建立气腹等过程中的一系列生理变化，腹腔镜手术和机器人辅助手术给麻醉医师带来特殊的挑战（图 16.3）。Levy 等对接受腹腔镜结直肠手术的液体优化患者进行的研究使用食管多普勒测量主动脉血流速度、每搏量、心输出量和氧供，还可以计算 SVR[48,49]。患者的血流动力学反应模式一致（图 16.11）。由于 SVR 增高和儿茶酚胺增加导致心肌做功增加，以上因素相结合导致收缩压和舒张压均升高。

手术期间患者的体位可能会加剧其他生理变化。头高位导致低血容量，头低位导致静脉回流增加和脑静脉充血，这两种体位对静脉回流的影响显著不同。由于腹内空间减少及胸壁顺应性增加，患者的体型（尤其是肥胖）进一步增加了差异[50]。患者的心肺状态也会加剧这些症状，特别是如果心功能受损，导致对后负荷增加的耐受性较差。

腹腔镜手术的生理效应，加上头高或头低的体位，使得术中每搏量监测有时难以解释。笔者的建

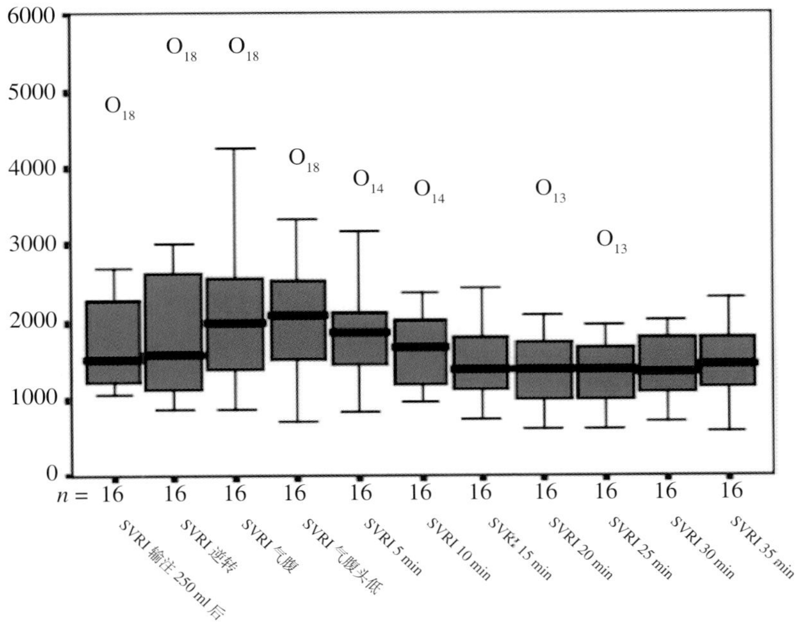

• **图 16.11** 腹腔镜手术中建立气腹对体循环阻力的血流动力学影响

议是，在开始手术和建立气腹之前，使用任何微创设备、SVV 和 PPV 等优化每搏输出量。然后，细致观察变化以解释生理变化，需要谨慎使用液体快速输注来维持心输出量。手术结束时，一旦气腹结束，患者的每搏量应在拔除气管插管前使用相同的指标再优化。

普外科急诊手术

普外科急诊手术患者的并发症发病率和死亡率极高。在许多不同的卫生保健系统中，所有需要紧急剖腹手术的患者的死亡率一直在 14% 左右。这一统计数字在世界各地不同的卫生保健系统中是一致的。

老年人面临的风险尤其大，80 岁以上死亡率超过 25%，90 岁以上术后 1 年人均预期寿命低于 10%。

除死亡率外，老年患者的另一个关键问题是术后功能恢复。不幸的是，住院时间过长会导致功能恢复差。Ogola 等的分析表明，普外科急诊患者将成为美国医疗资源的主要负担，到 2060 年，这部分费用将超过 400 亿美元[51]。

目前，已有一些关于减少普外科急诊手术并发症发病率和死亡率的项目报道。这些项目都面临着在复杂危重人群中提高质量的困境，这些人群通过急诊入院，需行大手术，并伴有多系统功能障碍、低血容量和脓毒症。在英国，有一个试图优化预后的中心化架构项目。该项目通过紧急剖腹手术倡议收集原始数据。在探索性研究表明通过系统化方法解决可改变的风险因素可以改善预后这一初步结果后，进行了一项名为 EPOCH 的阶梯设计整群随机研究[52]。令人失望的是，这项研究没有减少死亡率；然而，人们认为这是质量改进措施的失败，而不是这些干预项目本身的失败。研究采取的干预要点以循证为基础，但事实证明，在整个保健系统中同时实施 38 个干预项目的难度过大。另一项名为 ELPQUIC 的研究纳入更少的患者，采用更为简单的措施，结果表明死亡率和并发症发病率降低。该研究的简单措施集中在尽早进行目标导向液体复苏、使用广谱抗生素治疗脓毒症、紧急腹部 CT 扫描以明确诊断、决定手术 6 h 内实施以及所有术后患者转入 ICU[53]。这一质量改进策略侧重于早期发现、脓毒症和液体治疗、早期手术和术后转入 ICU 并适时降阶梯治疗，这些组合措施降低了死亡率。基于年龄的线性回归模型显示，对于 75 岁以上人群，每治疗 100 人，就可挽救 2 ～ 8.9 条生命。

使用这五步法进行液体治疗的措施改变了持续液体输注的重点，以恢复初始液体复苏的血管内容量，同时早期考虑给予血管收缩剂和有创血流动力学监测，以减少后续液体超负荷的发生率及伴随的肺功能障碍、肠梗阻和所有并发症的增加。这些原则已成功引入美国一家学术医疗中心，并采用了一种在术前使用早期血流动力学监测、必要时使用血管收缩剂的方法来优化循环（图 16.12 和图 16.13）[54]。

总结：围手术期液体和血流动力学管理计划

每名择期手术的患者都应根据其手术类型和手术方法制定液体和血流动力学管理计划，并根据其合并症进行调整（图 16.14）。应优化血管内容量，然后使用低剂量血管收缩剂维持个体化 MAP。除非手术需要，否则 MAP 不应低于 60 ～ 65 mmHg。血红蛋白应保持在高于预计发生器官功能障碍的最低红细胞压积的水平。这一水平也应根据患者的合并症和手术类型进行个体化设定。高风险患者和接受高风险手术的患者受益于更高水平的临床监测，如使用流体反应性动态指数的有创动脉压、微创心输出量监测和其他干预措施（如 TEE 或肺动脉导管）。在 ERAS 方案中，接受特定手术程序的患者的液体疗法可规范化，从而得到一致的结果。需注意，失血、炎症反应、患者的心肺或肾生理可能导致方案偏离。

急诊手术患者需要一种不同的方法，因为之前存在液体转移、低血容量、脓毒症和血管麻痹等。早期液体复苏和进入手术室之前使用去甲肾上腺素等血管收缩剂，是减少该类患者并发症和死亡率的关键点。

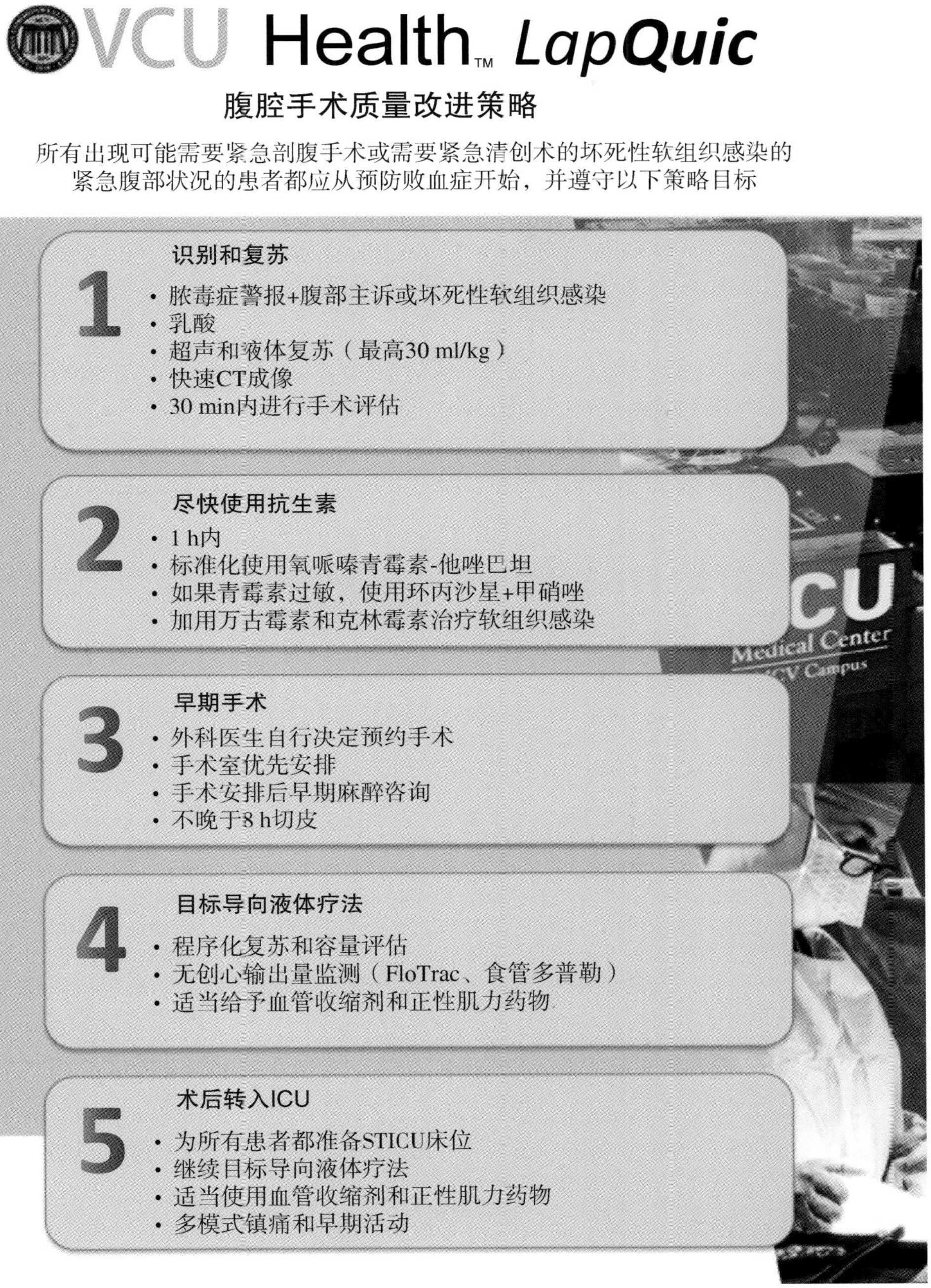

• **图 16.12** ELPQUIC 急诊腹腔手术质量改进策略（Rothstein WB，Navarrete S，Goldberg S，Peden C，Quiney N，Scott M.Adoption of a proven quality improvement bundle for ERAS in emergency general surgery in a US health-care system.Clinical Nutrition ESPEN.2019；31：114.）

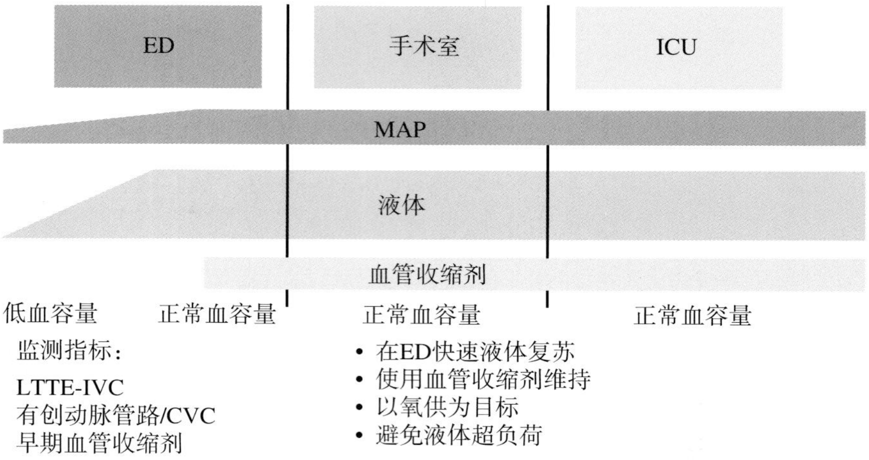

• **图 16.13**　普外科急诊手术液体、血流动力学和血管收缩剂的综合管理路径。CVC，中心静脉导管；ED，急诊科；ICU，重症监护室；IVC，下腔静脉；LTTE，局限性经胸超声心动图；MAP，平均动脉压

体重=理想体重

术前

1. 术前应优化血红蛋白
2. 允许清饮，直至术前2 h
3. 考虑给予碳水化合物液体以提高胰岛素敏感性并确保口服补液的依从性

围手术期

1. 麻醉诱导和正压通气开始后，手术开始前优化血管内容量（5～10 ml/kg推注）
2. 根据手术类型和手术入路使用平衡晶体维持液2～8 ml/（kg · h）（腹腔镜或开放手术）
3. 根据临床反应，使用平衡晶体或胶体的靶向液体快速输注以维持最佳血管内容量
4. 在高风险患者中，使用无创心输出量监测中的每搏量来指导液体输注
5. 一旦血管内容量优化，确保使用低剂量血管收缩剂达到目标MAP（个体化MAP；＞65 mmHg）
6. 根据患者的合并症，保持最低限度的个体化血红蛋白（6～10 g/dl），仅于临床必须时输血
7. 在PACU中，考虑使用超声/经胸超声心动图或更高级别的监测措施，以确保患者在转至普通病房前得到充分的容量复苏

术后12小时内

1. 持续输注晶体溶液1～1.2 ml/（kg · h）以维持患者血容量
2. 根据临床反应，靶向液体推注以维持最佳血容量
3. 一旦血容量已优化，但仍未达到目标MAP，则使用血管收缩剂，特别是高风险患者和复杂手术患者（个体化MAP；＞65 mmHg）——转入ICU
4. 总液体平衡通常以10～20 ml/kg正平衡为目标，以确保上述MAP
5. 如果临床合适，应鼓励早期口服液体和蛋白质饮料
6. 根据患者的合并症，保持最低限度的个体化血红蛋白（6～10 g/dl），仅于临床必须时输血

术后第一天

1. 在有足够口服补液前，持续输注晶体溶液1～1.2 ml/（kg · h）以维持患者血容量
2. 根据患者的合并症，保持最低限度的个体化血红蛋白（6～10 g/dl），仅于临床必须时输血
3. 总液体平衡为10～20 ml/kg，超过入院重量的液体正平衡
4. 避免液体平衡大于40 ml/kg（约3～4 L，因为这增加了所有并发症的风险）
5. 目标应该是限制静脉输液，使患者能够耐受口服饮食和活动

• **图 16.14**　围手术期液体和血流动力学管理计划

参考文献

1. Scott MJ, Miller TE. Pathophysiology of major surgery and the role of enhanced recovery pathways and the anesthesiologist to improve outcomes. *Anesthesiol Clin.* 2015;33(1):79–91.
2. Scott MJ, Urman RD. Concepts in physiology and pathophysiology of enhanced recovery after surgery. *Int Anesthesiol Clin.* 2017;55(4):38–50.
3. Levy BF, et al. 23-hour-stay laparoscopic colectomy. *Diseases of the colon and rectum.* 2009;52(7):1239–1243.
4. Scott MJ, et al. Enhanced Recovery After Surgery (ERAS) for gastrointestinal surgery, part 1: pathophysiological considerations. *Acta anaesthesiologica Scandinavica.* 2015;59(10):1212–1231.
5. Malbrain MLNG, Manu LN, Van Regenmortel N, et al. Principles of fluid management and stewardship in septic shock: it is time to consider the four Ds and the four phases of fluid therapy. *Annals of Intensive Care.* 2018;8(1). https://doi.org/10.1186/s13613-018-0402-x.
6. Brandstrup B, et al. Effects of intravenous fluid restriction on postoperative complications: comparison of two perioperative fluid regimens: a randomized assessor-blinded multicenter trial. *Annals of surgery.* 2003;238(5):641–648.
7. Bundgaard-Nielsen M, Secher NH, Kehlet H. "Liberal" vs. "restrictive" perioperative fluid therapy - a critical assessment of the evidence. *Acta Anaesthesiologica Scandinavica.* 2009:843–851.
8. Myles PS, et al. Restrictive versus liberal fluid therapy for major abdominal surgery. *The New England journal of medicine.* 2018;378(24):2263–2274.
9. Scott MJ, Fawcett WJ. Oral carbohydrate preload drink for major surgery - the first steps from famine to feast. *Anaesthesia.* 2014;69(12):1308–1313.
10. Nygren J, et al. Preoperative oral carbohydrates and postoperative insulin resistance. *Clinical nutrition.* 1999;18(2):117–120.
11. Nygren JO, et al. Perioperative insulin and glucose infusion maintains normal insulin sensitivity after surgery. *The American journal of physiology.* 1998;275(1):E140–E148.
12. Svanfeldt M, et al. Randomized clinical trial of the effect of preoperative oral carbohydrate treatment on postoperative whole-body protein and glucose kinetics. *The British journal of surgery.* 2007;94(11):1342–1350.
13. Yuill KA, et al. The administration of an oral carbohydrate-containing fluid prior to major elective upper-gastrointestinal surgery preserves skeletal muscle mass postoperatively–a randomised clinical trial. *Clinical nutrition.* 2005;24(1):32–37.
14. Noblett SE, et al. Pre-operative oral carbohydrate loading in colorectal surgery: a randomized controlled trial. *Colorectal disease: the official journal of the Association of Coloproctology of Great Britain and Ireland.* 2006;8(7):563–569.
15. Gustafsson UO, Scott MJ, Schwenk W. Guidelines for Perioperative Care in Elective Colonic Surgery: Enhanced Recovery After Surgery (ERAS®) Society Recommendations: 2013. *World journal of.* Springer https://link.springer.com/article/10.1007/s00268-012-1772-0.17.
16. Grocott MPW, et al. Perioperative increase in global blood flow to explicit defined goals and outcomes after surgery: a Cochrane Systematic Review. *British journal of anaesthesia.* 2013;111(4):535–548.
17. Gómez-Izquierdo JC, et al. Goal-directed fluid therapy does not reduce primary postoperative ileus after elective laparoscopic colorectal surgery: a randomized controlled trial. *Anesthesiology.* 2017;127(1):36–49.
18. Feldheiser A, et al. Balanced crystalloid compared with balanced colloid solution using a goal-directed haemodynamic algorithm. *British journal of anaesthesia.* 2013;110(2):231–240.
19. Joosten A, et al. Crystalloid versus colloid for intraoperative goal-directed fluid therapy using a closed-loop system: a randomized, double-blinded, controlled trial in major abdominal surgery. *Anesthesiology.* 2018;128(1):55–66.
20. Yates DRA, et al. Crystalloid or colloid for goal-directed fluid therapy in colorectal surgery. *British journal of anaesthesia.* 2014;112(2):281–289.
21. Pearse RM, et al. Effect of a perioperative, cardiac output-guided hemodynamic therapy algorithm on outcomes following major gastrointestinal surgery: a randomized clinical trial and systematic review. *JAMA: the journal of the American Medical Association.* 2014;311(21):2181–2190.
22. Ganter MT, et al. Prediction of fluid responsiveness in mechanically ventilated cardiac surgical patients: the performance of seven different functional hemodynamic parameters. *BMC anesthesiology.* 2018;18(1):55.
23. Hofer CK, Cannesson M. Monitoring fluid responsiveness. *Acta anaesthesiologica Taiwanica: official journal of the Taiwan Society of Anesthesiologists.* 2011;49(2):59–65.
24. Rathore A, et al. Validity of pulse pressure variation (PPV) compared with stroke volume variation (SVV) in predicting fluid responsiveness. *Turkish journal of anaesthesiology and reanimation.* 2017;45(4):210–217.
25. Monnet X, et al. Esophageal Doppler monitoring predicts fluid responsiveness in critically ill ventilated patients. *Intensive care medicine.* 2005;31(9):1195–1201.
26. Hatib F, et al. Machine-learning algorithm to predict hypotension based on high-fidelity arterial pressure waveform analysis. *Anesthesiology: The Journal of the American Society of Anesthesiologists The American Society of Anesthesiologists.* 2018;129(4):663–674.
27. Salmasi V, et al. Relationship between intraoperative hypotension, defined by either reduction from baseline or absolute thresholds, and acute kidney and myocardial injury after noncardiac surgery: a retrospective cohort analysis. *Anesthesiology.* 2017;126(1):47–65.
28. Sun LY, et al. Association of intraoperative hypotension with acute kidney injury after elective noncardiac surgery. *Anesthesiology.* 2015;123(3):515–523.
29. Monk TG, et al. Anesthetic management and one-year mortality after noncardiac surgery. *Anesthesia and analgesia.* 2005;100(1):4–10.
30. Calvo-Vecino JM, et al. Effect of goal-directed haemodynamic therapy on postoperative complications in low-moderate risk surgical patients: a multicentre randomised controlled trial (FEDORA trial). *British journal of anaesthesia.* 2018;120(4):734–744.
31. Futier E, et al. Effect of individualized vs standard blood pressure management strategies on postoperative organ dysfunction among high-risk patients undergoing major surgery: a randomized clinical trial. *JAMA: the journal of the American Medical Association.* 2017;318(14):1346–1357.
32. Challand C, et al. Randomized controlled trial of intraoperative goal-directed fluid therapy in aerobically fit and unfit patients having major colorectal surgery. *British journal of anaesthesia.* 2012;108(1):53–62.
33. Rollins KE, Mathias NC, Lobo DN. Meta-analysis of goal-directed fluid therapy using transoesophageal Doppler monitoring in patients undergoing elective colorectal surgery. *BJS open.* 2019;3(5):606–616.
34. Kellum JA. Abnormal saline and the history of intravenous fluids. *Nature reviews Nephrology.* 2018;14(6):358–360.
35. Lobo DN, Awad S. Should chloride-rich crystalloids remain the mainstay of fluid resuscitation to prevent "pre-renal" acute kidney injury?: con. *Kidney international.* 2014;86(6):1096–1105.
36. Thiele RH, et al. American Society for Enhanced Recovery (ASER) and Perioperative Quality Initiative (POQI) joint consensus statement on perioperative fluid management within an enhanced recovery pathway for colorectal surgery. *Perioperative medicine (London, England).* 2016;5:24.
37. Futier E, et al. Effect of hydroxyethyl starch vs saline for volume replacement therapy on death or postoperative complications among high-risk patients undergoing major abdominal surgery: the FLASH randomized clinical trial. *JAMA: the journal of the American Medical Association.* 2020;323(3):225–236.
38. Finfer S, et al. A comparison of albumin and saline for fluid resuscitation in the intensive care unit. *The New England journal of medicine.* 2004;350(22):2247–2256.
39. Baron DM, et al. European Surgical Outcomes Study (EuSOS) group for Trials Groups of European Society of Intensive Care Medicine; European Society of Anaesthesiology. Preoperative anaemia is associated with poor clinical outcome in non-cardiac surgery patients. *British journal of anaesthesia.* 2014;113(3):416–423.
40. Schiergens TS, et al. Impact of perioperative allogeneic red blood cell transfusion on recurrence and overall survival after resection of colorectal liver metastases. *Diseases of the colon and rectum.* 2015;58(1):74–82.
41. Smilowitz NR, et al. Association anemia, bleeding, and transfusion with long-term mortality following noncardiac surgery. *The American journal of medicine.* 2016;129(3). 315-23.e2.
42. Muñoz M, et al. International consensus statement on the perioperative management of anaemia and iron deficiency. *Anaesthesia.* 2017;72(2):233–247.
43. Chertow GM, et al. Update on adverse drug events associated with parenteral iron. *Nephrology, dialysis, transplantation: official publication of the European Dialysis and Transplant Association - European Renal Association.* 2006;21(2):378–382.
44. Peters F, Ellermann I, Steinbicker AU. Intravenous iron for treatment of anemia in the 3 perisurgical phases: a review and analysis of the current literature. *Anesthesia & Analgesia.* 2018;126(4):1268.
45. American Society of Anesthesiologists Task Force on Perioperative Blood Management. Practice guidelines for perioperative blood management: an updated report by the American Society of Anesthesiologists Task Force on Perioperative Blood Management*. *Anesthesiology.* 2015;122(2):241–275.
46. Loor G, et al. Implications and management of anemia in cardiac surgery: current state of knowledge. *The Journal of thoracic and cardiovascular surgery.* 2012;144(3):538–546.
47. Ker K, et al. Effect of tranexamic acid on surgical bleeding: systematic review and cumulative meta-analysis. *BMJ.* 2012;344:e3054.
48. Levy B, et al. *The effect of regional anaesthesia on haemodynamic changes occurring during laparoscopic colorectal surgery. Anaesthesia.* 2009;64(7):810.
49. Levy BF, Fawcett WJ, Scott MJP. Intra-operative oxygen delivery in infusion volume-optimized patients undergoing laparoscopic colorectal surgery within an enhanced recovery programme: the effect of different analgesic modalities. *Colorectal disease: the official journal of the Association of Coloproctology of Great Britain and Ireland.* 2012;14(7):887–892.
50. Nguyen NT, Wolfe BM. The physiologic effects of pneumoperitoneum in the morbidly obese. *Annals of surgery.* 2005;241(2):219–226.
51. Ogola GO, et al. The financial burden of emergency general surgery: national estimates 2010 to 2060. *The journal of trauma and acute care surgery.* 2015;79(3):444–448.
52. Peden CJ, et al. Effectiveness of a national quality improvement programme to improve survival after emergency abdominal surgery (EPOCH): a stepped-wedge cluster-randomised trial. *The Lancet.* 2019;393(10187):2213–2221.
53. Huddart S, et al. Use of a pathway quality improvement care bundle to reduce mortality after emergency laparotomy. *The British journal of surgery.* 2015;102(1):57–66.
54. Rothstein WB, et al. Adoption of a proven quality improvement bundle for ERAS in emergency general surgery in a US healthcare system. *Clinical Nutrition ESPEN Elsevier.* 2019;31:114.

17 肾功能的保护

JAMIE R. PRIVRATSKY, ANNE CHERRY, BENJAMIN Y. ANDREW, MARK STAFFORD-SMITH
石　晟 译，王剑辉 审校

简介

急性肾损伤（AKI）是一个常见的重要医疗问题，表现为肾小球滤过率（GFR）快速下降导致的含氮代谢物（血尿素氮和肌酐）堆积，在住院患者中的发生率为 7% ~ 18%，其中包括 50% ~ 60% 的 ICU 患者[1]。AKI 出现在术后早期，在某些手术后特别常见，在心脏、血管、重大创伤和肝胆手术后的发生率可达 20% ~ 70%[2]。术后 AKI 的重要性在于其与不良预后相关，包括较高的住院死亡率、幸存者的延迟恢复和总体成本的增加[3-5]。即使肾功能损害的程度较轻，也伴有重大术后并发症和死亡率的相关风险[6-8]。

修改临床管理方案可以消除或减少患者的肾损伤，并减少术后 AKI 的发生。相反，一旦发生 AKI，除了透析，改善预后的循证干预措施组合几乎为零。这一不幸的观察结果已经引起了美国国立卫生研究院等研究机构[9,10]和科克伦系统评价数据库的关注[11]。在这种背景下，本章的目的是回顾假定的肾保护策略的证据（或缺乏证据），包括那些针对术后危重症患者的策略。

肾重量不到体重的 0.5%，却接受了 25% 的心输出量，使其成为灌注量最高的重要器官。肾的积极作用是调节体液的组成和容积；肾每 3 分钟滤过量相当于一听 12 盎司的苏打水（355 ml），除 1%（约 4 ml 尿液）外全部回到体循环。肾精确控制尿量的功能是全身稳态的基础。正如肾生理学家霍默 · 史密斯所强调的：“毫不夸张地说，血液的组成不是由经口摄入，而是由肾决定的；肾是机体内环境的化学大师，也可以说，肾是反向合成的[12]。”因此，具有全身影响的急性功能紊乱被认为是 AKI 相关不良后果的基础，AKI 与慢性肾脏病（chronic kidney disease，CKD）的显著不同在于，后者是在肾储备有限的情况下维持内环境稳态。

虽然围手术期 AKI 的一部分病理生理学要素在机制上已被很好地理解，并可用于指导临床医生，但仍有许多尚不清楚的因素。尽管如此，已确定的因素通常可分为可能增加肾损伤负担的罪魁祸首和确定肾易损性的因素。引起肾损伤的病理生理学因素将在本书的其他部分讨论，对其在 AKI 中作用机制的理解仍然是最重要的肾保护原则。有时单一因素的 AKI 损伤很明显（如肾动脉粥样硬化），但 AKI 通常是一个多因素问题。对于特定的手术，甚至个别患者，肾损伤可能很明显，有时其影响是可以避免的，或者可以通过全面的临床管理来减轻这些影响。合并症（如糖尿病）等易损因素也在本书的其他章节进行了广泛讨论。然而，除了 CKD 外，这些 AKI 发生前的情况只能谨慎地预测术后肌酐升高的易变性。

肾的生理学

要理解“肾悖论”（这样一个高灌注的器官如此容易受到损伤），就需要了解正常的肾血管系统。心脏手术是研究最多的 AKI 的病理生理学模型，提供了许多肾对应激反应的普遍观点。

髓质缺氧

正常血流在肾内的分布是不均匀的，肾髓质不成比例的灌注不足（占总灌注量的 5%）。值得注意的是，这种不均匀的血流分布促进了肾完成“关键任务”的能力，即尿液浓缩能力，但也使肾髓质处于特别的缺血风险中。除了这种“低流量”的威胁，肾髓质灌注明显低效；进出血管平行排列，允许氧气在到达组织之前“逸出”。这种被称为氧气逆流的奇怪现象是缓慢灌注的副产品，它还可以产生髓质尿素梯度，这是尿液浓缩过程的必要组成。最后，由于髓袢升支粗段（medullary thick ascending limb，mTAL）对溶质的主动运输，外髓质的高氧需求进一步挑战了灌注的充分性。这些挑战导致髓质 pO_2 非常低，在健康人群中也是如此（10 ~ 20 mmHg；图 17.1），而髓质的氧需通过体内最高的摄取水平（79%）来满足。这一重要现象于 20 世纪 60 年代首次被报道，称为髓质缺氧 [30]。局部旁分泌系统（如一氧化氮和肾素 - 血管紧张素系统）介导了髓质氧需求和输送之间的不稳定平衡，以维持局部内稳态 [31]。临床医生还需要重点考虑的是，增加肾血流量并不能提高髓质的氧供，因为肾小球滤过和肾小管主动转运重吸收同样增加，抵消了潜在的获益。

直接测量表明，常见的围手术期因素，如脱水、出血、低心输出量和体外循环，均可加重髓质缺氧。除了这些因素的直接影响，相关的稳态液体潴留反应也可能增加肾风险。有趣的是，尿液 pO_2 测量可作为髓质灌注的敏感监测指标 [32]；一项临床研究发现，心脏手术后尿氧水平下降预示着术后肌酐升高 [33]。

独特的生理学 / 脆弱的群体

未成熟的肾

新生儿出生时即具有成人数量的肾单位，肾单位在婴儿期发育成熟，大约在 2 岁左右达到功能完全。在婴儿早期，由于相对较低的体循环压力和较高的肾血管阻力，肾小球滤过减少，加之肾小管运输机制不完全，减少了毒素清除的储备，增加了液体（钠和水）潴留的风险 [34]。最后，由于早产儿和新生儿的肾小管发育不成熟，通常用于区分肾前性损伤和肾性损伤的指标可能具有误导性（如尿液渗透压、尿钠和钠排泄分数）。

孕期肾

怀孕期间，激素效应导致系统性的血管扩张。肾部变化还包括尿液收集系统的扩张、肾血浆流量的增加和肾小球滤过的增加（超滤），情况可能会因尿蛋白消耗而变得复杂。在 CKD 的情况下，妊娠需求可能会超过肾储备，增加肾功能恶化、孕产妇和胎儿不良结局的风险 [35]。高血压、蛋白尿和肾病综合征的治疗在孕产妇管理中尤为重要。

老年医学与肾功能

50 岁以后，肾皮质的加速丢失和良性囊肿的挤压导致肾实质变小 [36]。在显微镜下，功能性肾单位的减少和肾硬化更为普遍。为维持肾功能，剩余肾单位代偿性肥大，但总体而言，GFR 相应下降，30 岁

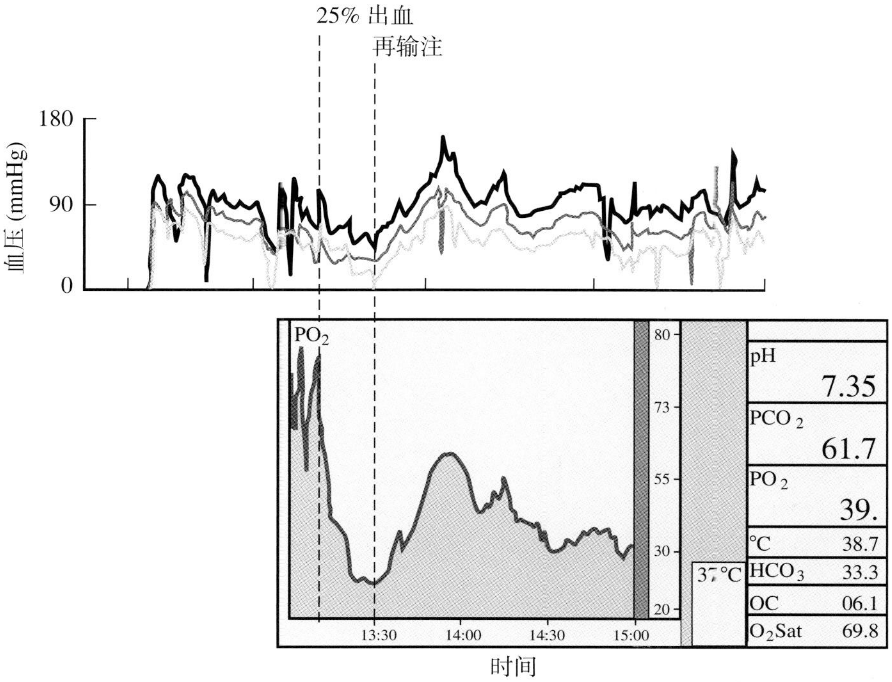

• **图 17.1**（也见彩图） 肾髓质缺氧和低血容量休克对髓质灌注的不良影响的示例。在猪模型中，肾髓质氧传感器显示基线时髓质低氧血症。在实验性出血（25% 血容量）期间表现出了血压变化。在低灌注期出现严重的髓质缺氧。注意灌注压力和肾髓质氧水平之间的密切关系（With permission from Stafford-Smith M，Grocott HP. Renal medullary hypoxia during experimental cardiopulmonary bypass：A pilot study. Perfusion 2005；20：53-58.）

后每年下降约 0.75 ml/min。因此，即使没有肾病，老年患者通常也符合 CKD 的诊断标准，并且由于储备有限，出现需要透析治疗的 AKI 的风险更高 [37]。

心脏手术相关 AKI 作为围手术期 AKI 的通用模型

在美国，心脏手术是术后 AKI 的最常见原因 [38]，发生率高达 30%[39]。心脏手术后 AKI 队列的观察结果通常适用于其他手术类型。因此，心脏手术后 AKI（通常称为 CS-AKI）是一种普遍应用的围手术期 AKI 研究模型，通常是支持或反对推定的肾功能保存策略的证据来源。值得注意的是，尽管心脏手术很好地代表了大型手术的生理性肾损伤，但主动脉阻断和体外循环等因素使心血管手术与大多数其他大型手术不同。尽管主动脉阻断对肾造成的直接缺血后果几乎不需要解释，但体外循环（和其他循环辅助设备）对肾灌注的复杂影响已在其他章节进行了阐述 [40-42]。

急性肾应激 / 损伤的诊断

既往对 AKI 的诊断金标准缺乏共识，阻碍了其研究进展 [43]。20 世纪 90 年代中期一篇纳入了 28 项围手术期研究的综述中，没有研究采用相同的标准 [2]。近期，AKI 的诊断标准已达成共识，能够对结果进行更统一的报道和比较。此外，寻找可靠的早期生物标志物，比单独测量血清肌酐更早诊断 AKI，这是一个需要不断发展的领域。

当前公认的 AKI 诊断标准及相关不良反应

共识的制定促进了 AKI 诊断的发展，其中四个标准值得一提（表 17.1）。胸外科医师学会（Society of Thoracic Surgeons）的术后 AKI 诊断标准仅限于手术人群，包括新的透析需求或血清肌酐较基线至少升高 50%，超过 2 mg/dl（177 μmol/L）[44]。然而，三个最新（相关）发展的定义最常用于对比非手术和手术研究，包括：① RIFLE（风险、损伤、衰竭、损失、终末期肾病）标准，② AKIN（急性肾损伤网络）标准，③ KDIGO（肾病：改善整体预后）标准 [45-48]。其中最新的 KDIGO 将 AKI 定义为：① 48 h 内血清肌酐升高 0.3 mg/dl（26.5 μmol/l）；②前 7 天内血清肌酐升高 50%；③ 6 h 尿量＜ 0.5 ml/（kg・h）[48]。每种定义都采用血清肌酐和尿量标准来定义 AKI。尽管这些共识为 AKI 的定义带来了稳定性，但正如下文所讨论的，它们并非没有问题。

值得注意的是，上述所有共识定义都使用血清肌酐的变化来反映 GFR 和整体肾功能的变化。这种方法的一个不便之处是 GFR 和血清肌酐之间是

表 17.1 急性肾损伤的定义和分类体系 [45-48]

	血清肌酐	尿量
RIFLE 标准		
危险	SCr 升高＞ 1.5 倍或 GFR 降低＞ 25%（7 天内）	＜ 0.5 ml/（kg・h）持续＞ 6 h
损伤	SCr 升高＞ 2 倍或 GFR 降低＞ 50%（7 天内）	＜ 0.5 ml/（kg・h）持续＞ 12 h
衰竭	SCr 升高＞ 3 倍或 GFR 降低＞ 75%（7 天内）或 SCr 升高≥ 4 mg/dl，伴急性升高＞ 0.5 mg/dl	＜ 0.3 ml/（kg・h）持续＞ 24 h，或 无尿持续＞ 12 h
丧失	肾功能完全丧失，透析需求＞ 4 周	
ESRD	肾功能完全丧失，透析需求＞ 3 个月	
AKIN 标准		
1 期	SCr 升高≥ 0.3 mg/dl 或升高＞ 1.5 倍（48 h 内）	＜ 0.5 ml/（kg・h）持续＞ 6 h
2 期	SCr 升高＞ 2 倍（48 h 内）	＜ 0.5 ml/（kg・h）持续＞ 12 h
3 期	SCr 升高＞ 3 倍（48 h 内）或 SCr 升高≥ 4 mg/dl，伴急性升高＞ 0.5 mg/dl（24 h 内） 或开始透析	＜ 0.3 ml/（kg・h）持续＞ 24 h，或 无尿持续＞ 12 h
KDIGO 标准		
1 期	SCr 升高≥ 0.3 mg/dl 或升高＞ 1.5 倍（7 天内）	＜ 0.5 ml/（kg・h）持续＞ 6 h
2 期	SCr 升高＞ 2 倍（7 天内）	＜ 0.5 ml/（kg・h）持续＞ 12 h
3 期	SCr 升高＞ 3 倍（7 天内）或 SCr 升高≥ 4 mg/dl，或开始透析	＜ 0.3 ml/（kg・h）持续＞ 24 h，或 无尿持续＞ 12 h

ESRD，终末期肾病；GFR，肾小球滤过率；SCr，血清肌酐

非线性关系。此外，血清肌酐通常不能可靠地反映CKD，除非GFR降至50 ml/min以下，因此，即使潜在有严重的慢性肾损伤，患者的血清肌酐也可能表现正常。手术后，肌酐积累需要长达48 h才能诊断AKI，而维持在“正常”范围内的肌酐增高（如增加50%），也可能反映严重的肾损伤。这些因素是肾保护策略实施过程中出现重大延误的原因，会混淆研究的有效性。此外，血清肌酐的微小变化即使未达到AKI诊断的阈值，也与死亡率增加有关，也可能预示严重的AKI发作[7,49]。

尿量作为术后AKI诊断标志物是存在争议的（通常也很难在围手术期测量）。这与ICU患者不同，ICU患者的尿量测量为AKI预测结果模型增加了解释效力，包括少尿会增加AKI发病率[50]，而单纯的少尿症（即除外血清肌酐升高标准）与ICU死亡率[50]、1年死亡率、肾脏替代治疗（renal replacement therapy，RRT）的需求相关[51]。此外，同时符合少尿和肌酐标准的危重患者风险最高[51]。然而，在手术人群中，急性围手术期少尿对定义AKI的价值尚不明确。Alpert及其同事观察了137例主动脉术后少尿患者，当尿量低于0.125 ml/(kg · h）时，给予晶体溶液、甘露醇、呋塞米，或不进行干预[52]。这些20世纪80年代的作者发现，术中平均尿量或最低每小时尿量与术后血清肌酐从术前到术后峰值水平的变化没有相关性。这项研究的结果与最近其他几项研究的结果一致，即围手术期的少尿症不如AKI标志物有效。例如，在一项心脏手术患者的回顾性研究中，将尿量加入血清肌酐标准（AKIN）可显著增加AKI发病率，但对住院死亡率或RRT的新需求并无预测价值。[53]相比之下，另一项对心脏手术患者的前瞻性研究发现，与没有AKI的患者相比，仅满足肌酐或仅满足少尿（KDIGO）标准与同样升高的长期死亡率风险相关。此外，在本研究中，同时满足肌酐和少尿标准的患者比仅满足一项标准的患者具有额外的长期死亡率风险[54]。

值得注意的是，围手术期少尿是正常手术过程中的典型症状，仅代表对围手术期禁食的适当稳态反应和对麻醉的正常反应（即急性肾“成功”），而不反映肾损伤的病理反应。[41]在缺乏共识的情况下，相较于非手术和（或）慢性危重症患者群体，建议术后即刻谨慎使用尿量标准诊断AKI。此外，无论手术状态如何，同时符合尿量和血清肌酐标准的患者出现不良预后的风险最高。

长期肾结局很重要，包括持续性CKD、暂时或长期透析需要以及死亡。尽管公认的AKI标准提高了临床医生报告和比较急性肾事件及其短期结局的能力，但这些标准并不能反映重要的长期肾结局[55]。作为对长期肾结局的衡量指标，主要肾不良事件（Major Adverse Kidney Events，MAKE）反映了慢性结果，这些结果可能证明肾保护措施的有效性（例如，在成功的Ⅲ期肾保护临床试验中获益）[55]。MAKE指标包括持续性肾功能不全（eGFR下降25%或以上）、新的血液透析和死亡，以确定AKI的不良预后[55]。通常在AKI诊断的30天（MAKE30）、60天（MAKE60）或90天（MAKE90）报告[55]。MAKE90特别重要，因为该MAKE版本符合其他CKD诊断标准中常用的90天标准。对于临床医生而言，将AKI与慢性合并症相连，以及对AKI干预试验的有意义结果进行评估，MAKE复合指标都至关重要[55]。

未来（早期）AKI生物标志物

在早期检测肾应激和AKI方面，一些假定的生物标志物比血清肌酐具有更好的敏感性和特异性；然而，这些方法尚未在临床上广泛采用。尽管仍需验证，但这些生物标志物在早期检测AKI和区分损伤类型及程度上均有优势，详见下文。AKI生物标志物可能有助于连续监测肾损伤的进展。在这一过程中，急性损伤前肾应激通常先于肾结构损伤，进而发展为明显的功能丧失[56]。

因此，AKI生物标志物可以分为以下检测指标：①肾应激，②无结构损伤的功能受损，③功能完整的结构损伤，④功能丧失的结构损伤[57]。图17.2显示了这些生物标志物如何有效检测肾损伤的阶段，以期指导更具体的干预措施（如预防严重AKI、限制肾损伤等）。此外，研究表明，这些早期AKI生物标志物可能有助于AKI后的长期风险分层。尽管如此，迄今为止，血清肌酐仍然是诊断AKI的可靠且随时可用的金标准。在这种情况下，一些较新的生物标志物（如TIMP-2 × IGFBP7）可能具有预测AKI的潜力，允许临床医生及早干预。这些潜在的临床工具大多需要进一步验证，希望这些潜在的生物标志物图谱未来能够更精确地对AKI患者进行风险分层和早期干预。

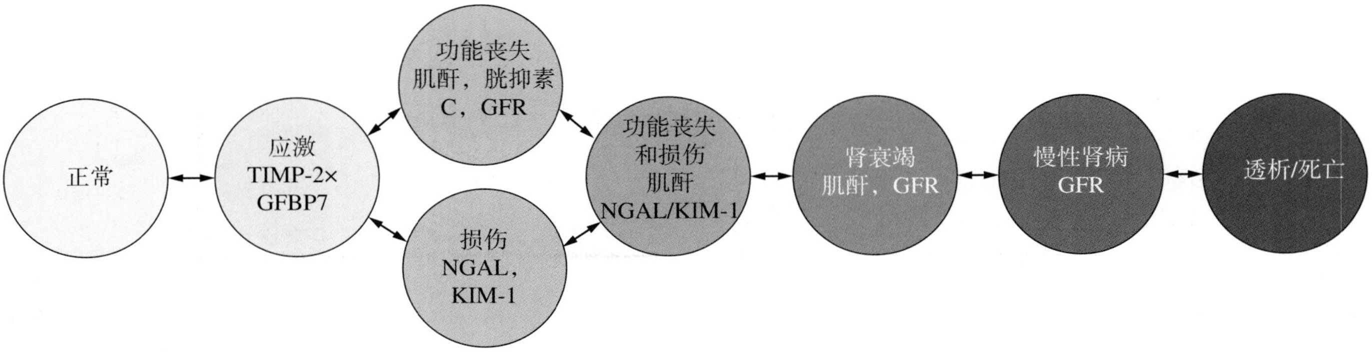

图 17.2　应用生物标志物来诊断肾应激、损伤、衰竭阶段。肾保护策略可用于防止肾衰竭进展到下一阶段。GFR，肾小球滤过率；IGFBP7，胰岛素样生长因子结合蛋白 7；KIM-1，肾损伤分子 1；NGAL，中性粒细胞明胶酶相关脂蛋白；TIMP-2，组织金属蛋白酶抑制剂 2

肾应激的测定

胰岛素样生长因子结合蛋白 7（IGFBP7）和组织金属蛋白酶抑制剂 -2（TIMP-2）是肾应激的生物标志物。这两种物质都能阻止细胞周期的 G1 期，并且可以在尿液中测量每种物质的水平 [56]。在一系列相关生物标志物中，这些肾应激生物标志物被认为是检测各种危重症患者 AKI 的最佳标志物，包括脓毒血症、休克、大手术和创伤患者 [58]。此外，尿液 TIMP-2×IGFBP7 大于 0.3 是危重症患者 AKI 的一个强有力的预测因素 [59]。一些关于心脏手术的前瞻性研究和近期的荟萃分析也支持将心脏手术后 TIMP-2×IGFBP 7 水平作为术后 AKI 的预测指标 [60-64]。最后，相对于长期结果，患者入 ICU 时 TIMP-2×IGFBP7 ＞ 2.0 与 9 个月内的死亡或透析相关（HR，2.16；95% CI，1.32 ～ 3.53）[65]。

肾功能的测定

除了血清肌酐，稳态胱抑素 C 水平是反映肾滤过功能的一个生物标志物。值得注意的是，与血清肌酐相比，使用胱抑素 C 似乎并没有显著增加关于 AKI 的诊断信息。胱抑素 C 是一种由所有有核细胞产生的半胱氨酸蛋白酶抑制剂蛋白 [66]，可被肾小球自由过滤，并在肾小管中完全重吸收。在对 ICU 脓毒血症患者的前瞻性观察研究中，尿胱抑素 C 水平与脓毒血症、AKI 和 30 天内的死亡率独立相关 [67]。然而，在一项大型荟萃分析中，心脏术后尿胱抑素 C 在任何阶段都很难鉴别 AKI［复合 AUC，0.63（0.37 ～ 0.89）；AKIN 标准］，血浆胱抑素 C 则更有用［复合 AUC，0.69（0.63 ～ 0.74）；RIFLE、AKIN、KDIGO 标准］[68]。

肾小管损伤的测定

研究最多的反映肾损伤的三个生物标志物是中性粒细胞明胶酶相关载脂蛋白（NGAL）、肾损伤分子 -1（KIM-1）和白细胞介素 -18（IL-18）。

NGAL 是一种在急性肾小管损伤后表达显著上调的小蛋白 [69]，可以在尿液或血浆中检测到。然而，许多研究指出，与传统诊断方法相比，尿液和血浆 NGAL 的测定对危重症患者 AKI 的预测价值有限。Ho 等的荟萃分析也指出，心脏手术后尿液 NGAL［复合 AUC，0.72（0.66 ～ 0.79）］和血浆 NGAL［复合 AUC，0.71（0.64 ～ 0.77）］识别 AKI 能力有限 [68]。尿液和血浆 NGAL 在预测 AKI 严重程度、肾功能恢复和长期预后方面的能力都很有限 [70-72]。

肾损伤可引起近端小管 KIM-1 的表达和释放 [73]。一项荟萃分析显示，尿 KIM-1 诊断 AKI 的敏感性为 74%，特异性为 86%[74]。各种病因的 AKI 和 CKD 患者血中 KIM-1 水平均升高。尿中 KIM-1 水平在区分 CS-AKI 方面与 NGAL 作用相似［复合 AUC，0.72（0.59 ～ 0.84）］。KIM-1 的测定并未在临床广泛应用。IL-18 是一种参与肾小管缺血改变的促炎细胞因子 [75]。作为检测 CS-AKI 的生物标志物，尿 IL-18 水平与 KIM-1 和 NGAL 相似 [68,76,77]。在 ICU 患者中，尿 IL-18 水平可能有助于 AKI 的早期诊断以及预测急性呼吸窘迫综合征（ARDS）患者的死亡率风险 [78]。在更大样本的 ICU 人群中，尿 IL-18 在预测后续 AKI 方面并不可靠，但与死亡和透析等不良结局相关 [79]。尿 IL-18 尚未广泛应用于临床实践。

手术相关 AKI 的机制

术后肾损伤的原因现已有详细阐述[6]。围手术期 AKI 的两个主要机制是缺血再灌注损伤和肾毒性作用，在大多数出现术后肾功能不全的外科手术中，三个明显的损伤原因是：低灌注、炎症和动脉粥样硬化栓塞。一些不常见的肾损伤原因可能会对特定患者造成损害（如横纹肌溶解症、特殊药物相关等）。

缺血再灌注

超过肾循环自身调节储备的异常肾灌注，如体外循环，是围手术期缺血再灌注损伤的主要原因。其他情况，包括低心输出量状态、低血容量休克（图 17.1）、使用血管收缩剂和停循环状态，都可能导致特定外科手术的肾缺血负担[15,20,24]。如前所述，正常髓质的低 pO_2（10 ~ 20 mmHg）使髓质对低灌注的耐受性很差[80]。旁分泌系统，如肾素 - 血管紧张素系统和一氧化氮合成酶，是调节肾血流、肾髓质微血管功能和氧输送的关键[31]。自主调节也很重要，α1 肾上腺素能受体介导的血管收缩和 α2 肾上腺素能受体介导的血管舒张有助于调节肾灌注。最后，越来越多的人认识到，中心静脉压力升高引起的静脉充血可能会导致术后 AKI 的病理生理学改变[81]。

炎症

不论是全身性，还是肾局部，手术会触发促炎细胞因子［如肿瘤坏死因子 α（TNF-α）和白细胞介素 6（IL-6）］的产生和组织损伤及围手术期潜在的内毒素血症引起的炎症反应[82-85]。术前感染可能更容易引起患者术后肾功能不全[86]。其他术后因素，如感染和脓毒症并发症、输血和体外循环等，都会促进细胞因子的释放，从而影响肾微循环，并可能通过细胞凋亡的共同途径导致肾小管功能障碍[87]。

栓塞

栓塞在某些外科手术过程中很常见。尽管某些类型的栓塞（如空气）对术后 AKI 的影响不大，但其他类型的栓塞对肾损伤却有着重要影响。动脉粥样硬化栓塞在某些外科手术中很常见，尤其是涉及主动脉操作的手术，与 AKI 高度相关[88]。主动脉内球囊反搏与 AKI 高度相关也可能与主动脉斑块脱落有关[89]。心内膜炎引起的血栓栓塞和感染性栓塞也可能导致肾损伤（图 17.3 和图 17.4）。动脉粥样硬化栓塞可导致各种程度的肾损伤，从大斑块引起的主要肾血管栓

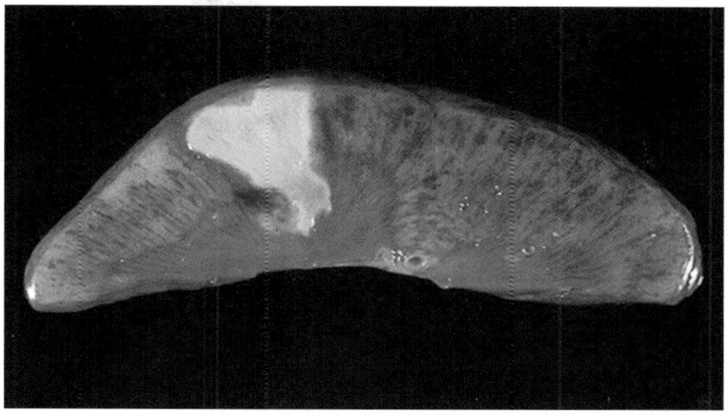

• **图 17.3**（也见彩图） 大体肾标本显示了典型的楔形肾梗死。肾血管系统的构成意味着栓塞性动脉阻塞很难通过侧支循环代偿（from Robbins and Cotran Atlas of Pathology，2014. 3rd edition. 2014. Elsevier.）

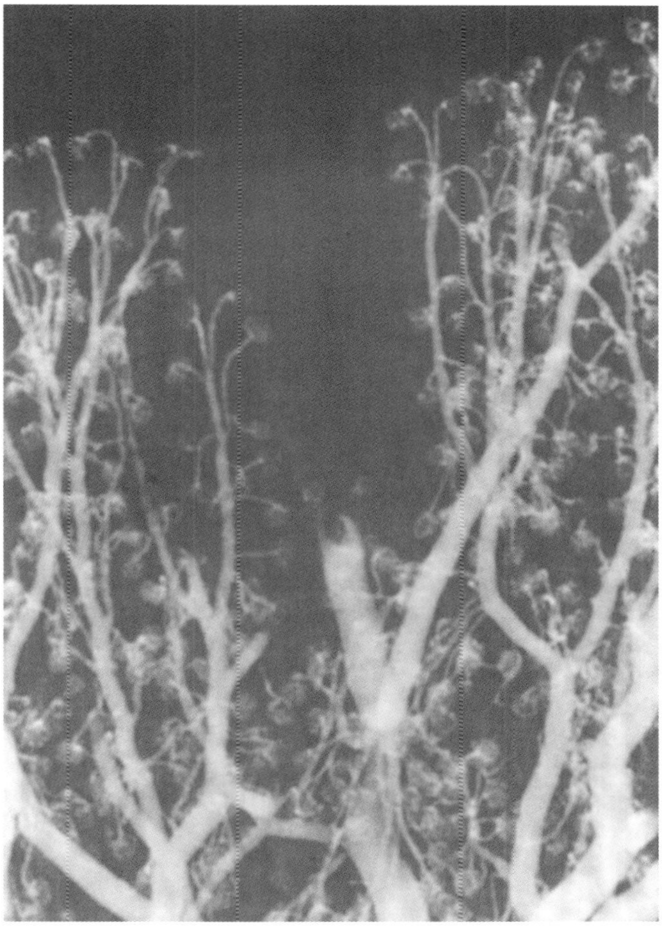

• **图 17.4** 血管造影（30 倍）显示的是一例亚急性感染性心内膜炎患者的小叶间动脉栓塞性闭塞。明确的完全闭塞和完全无侧支循环（With permission from Bookstein JJ，Clark RL. *Renal Microvascular Disease：Angiographic-Microangiographic Correlates.* Boston：Little，Brown；1980.）

塞[90]到胆固醇微晶导致的小肾血管栓塞[91]。

色素（血红蛋白和肌红蛋白）

血管内溶血会导致血红蛋白的释放，当血红蛋白的浓度超过结合珠蛋白的吸附阈值和肾小管再摄取的能力，就会产生血红蛋白尿。循环中的游离血红蛋白仅有 25% 可以经肾滤过。肌红蛋白尿是在肢体缺血再灌注损伤和严重创伤（挤压综合征）等情况下，因肌肉细胞坏死而发生[93]。肌红蛋白和血红蛋白相关 AKI 的机制相似。肾血管收缩、管型阻塞和直接的细胞毒性共同导致了肾功能的恶化[94]。这些色素的一氧化氮清除能力会导致肾血管收缩。

肾毒素

几种已知的肾毒素都与手术相关。氨基糖苷类抗生素具有强烈的肾毒性[95]。非甾体抗炎药（NSAID），如阿司匹林和吲哚美辛，也具有肾毒性，并通过抑制内源性血管扩张剂前列腺素的合成引起肾血管收缩[96]。环孢素作为移植手术围手术期的必要治疗药物，除了已知的长期副作用外，还可能对肾功能产生急性影响[97]。

虽然更具争议性，但静脉造影剂与 AKI 相关。由于使用毒性较小的造影剂和低剂量策略，有证据表明，在诊断成像研究（即 CT 扫描）中使用静脉造影剂与 AKI 无关[98]。然而，高剂量静脉造影剂（如心导管、介入诊疗过程）是否会导致造影剂肾病，目前尚不明确。在这些情况下，特别是术前已经存在肾功能不全的患者，谨慎地使用静脉造影剂仍然是必要的[99]。

肾保护：最佳实践

已有充分证据证明，围手术期临床管理策略能够影响肾预后。大多数的最佳实践以减少或避免肾损伤为目标，涵盖围手术期的各个阶段。值得注意的是，一旦发生 AKI（且无临时 RRT），干预治疗对加速康复没有显著价值；相反，对已确诊肾损伤的患者，治疗的目的是减轻进一步的 AKI，以促进正常恢复。下文根据术前、术中、术后的时间阶段，对潜在干预措施和最佳实践进行了讨论；出于实用目的，按其作用价值分为 3 个表格（表 17.2：推荐避免的方法；表 17.3：获益有限或无益但危害最小的方法；表 17.4：推荐实施的方法）。

针对特定患者的关注点将其个体化，通过肾风险分层来获得“最佳肾保护实践”并应用于临床管理中[3,13-18,20-29,100]。然而，AKI 的预测超出了对特定程序相关风险的了解，众所周知，慢性肾病患者需要透析的可能性更大，尤其是对预先确定的严重 AKI 患者。这种无法预先识别高风险患者的情况进一步凸显了开发安全的“肾保护最佳实践”的重要性，它作为常规患者管理的一部分，能够减少 AKI 的总体负担。

术前管理和计划

肾保护策略应以避免、预防或减轻肾损伤为目

表 17.2 推荐避免的方法

Ⅲ级证据：风险＞收益			
	术前 / 手术计划	术中	术后
A 级（一致证据）		• 抑肽酶用于心脏外科手术	• 羟乙基淀粉溶液用于危重症患者的补液
B 级（部分证据）	• 造影剂暴露前应用碳酸氢钠或口服乙酰半胱氨酸 • CPB 术前 1 天内行冠状动脉造影	• CPB 时间延长 • 甘露醇用于肾保护（肾移植除外） • 碳酸氢钠用于心脏手术 • 限制性输液方案（净零平衡） • 术中低血压（非 CPB） • 非限制性红细胞输注 • 袢利尿剂预防 AKI	• COX-2 抑制剂治疗 • 袢利尿剂治疗心脏手术患者的 AKI • 尼西利肽治疗心力衰竭 • 强化胰岛素控制（＜ 110 mg/dl）
C 级（有限证据）		• 维持 CPB 期间灌注压＞ 60 mmHg • 复温时预防过热	

AKI，急性肾损伤；COX，环氧合酶；CPB，体外循环

表 17.3 获益有限或无益但危害最小的方法

	术前 / 手术计划	术中	术后
A 级（一致证据）	• 非 CPB CABG 用于肾功能正常的患者 • 远端缺血预处理用于所有心脏手术患者 • 他汀治疗 • β 受体阻滞剂	• IGF-1 • 类固醇	• 输注低剂量多巴胺
B 级（部分证据）	• 造影剂暴露后延迟择期手术	• 输注多培沙明 • N- 乙酰半胱氨酸治疗 • 输注贮存时间短的 RBC • ANP • 奈西利肽 • 氨基己酸用于心脏手术	• 血管加压素作为一线血管加压药 • 钙通道阻滞剂治疗 • ANP
C 级（有限证据）	• 胸腔镜下二尖瓣手术 • 支架 AAA 修复术 • 停止 RAS 阻断剂治疗 • 术前停用袢利尿剂 • TEVAR vs 开放性手术	• 血管加压素作为首选的血管收缩剂 • PGE_1、PGI_2 治疗 • CPB 期间的波动性血流	• RAS 阻滞剂应用于 AKI

AAA，腹主动脉瘤；AKI，急性肾损伤；ANP，心房利钠肽；CABG，冠状动脉旁路移植术；CPB，体外循环；IGF，胰岛素样生长因子；PGE_1，前列腺素 E_1；PGI_2，前列腺素 I_2/ 前列环素；RAS，肾素 - 血管紧张素系统；RBC，红细胞；TEVAR，胸主动脉瘤腔内修复术

表 17.4 推荐实施的方法

	Ⅰ级证据：受益 >> 风险		
	术前 / 手术计划	术中	术后
A 级（一致证据）	• 若技术可行，选择经股动脉入路 TAVR（vs 经心尖入路）		• 选择平衡晶体溶液（vs 0.9% 生理盐水） • 去甲肾上腺素作为一线血管加压药
B 级（部分证据）	• 高风险患者于心脏手术前行远隔缺血预处理 • 硬膜外镇痛复合全麻	• 目标导向液体疗法 • 血糖目标 150 ～ 200 mg/dl • α2 肾上腺素能激动剂 • 选择平衡晶体溶液（vs 0.9% 生理盐水） • 肾移植手术中，阻断开放前给予甘露醇 • 瓣膜手术中应用 NO • 输注白细胞滤过的红细胞	• KDIGO 标准肾保护捆绑疗法 • 血糖目标 <180 mg/dl • α2 肾上腺素能激动剂 • 术后 AKI Ⅱ期患者尽早行 RRT
C 级（有限证据）	• 4 期 CKD 行非 CPB CABG • CKD 患者选择胸骨小切口瓣膜置换术	• 4 期 CKD 行非 CPB CABG • CKD 患者选择胸骨小切口瓣膜置换术	• 血管紧张素Ⅱ治疗血管舒张性休克 • CABG 术后 48 h 恢复阿司匹林口服

AKI，急性肾损伤；CABG，冠状动脉旁路移植术；CKD，慢性肾病；RRT，肾脏替代治疗；TAVR，经导管主动脉瓣植入术

标，依据术前风险分层进行术式的选择、术式的修改和慢性药物管理。降低 AKI 风险的术式修改已经成为过渡到常规护理的重要部分，如应用支架植入术替代开放手术治疗主动脉瘤疾病。未来可能的工具还包括术前基因筛查，以确定肾高风险亚组。下文重点介绍术式选择、非药物干预和药物制剂。

术式选择

最近的外科技术创新体现了这样一种理念，即以更小的切口、更少的侵入性操作、更少的生理影响，获得更安全的手术效果，减少术后器官功能障碍，改善整体预后。例如，支架植入技术、视频辅助手术、

避免或改进体外循环技术以及减少主动脉操作。尽管某些技术创新能使肾获益，但并非所有微创手术都是如此。

心脏手术的改变

冠状动脉旁路移植术（CABG）的改良已被广泛研究[101-111]。尽管体外循环的应用已被假定为心脏手术术后 AKI 的主要病理生理驱动因素，但研究表明，非体外循环手术在降低肾风险方面的价值并不一致。其中一个可能的原因是，基线不平衡使非体外循环和体外循环手术的组间比较受到了限制。特别是接受非体外循环手术患者的基线数据通常更健康，术前肾风险较低。因此，在此类研究中，根据术前肾风险对患者进行分层可能会有更好的分析结果。尽管如此，一项纳入了多项随机试验的荟萃分析指出，体外循环与非体外循环 CABG 对术后 RRT 风险不具有保护作用[112]。然而，一些最近的研究指出，非体外手术能够降低 AKI 发生率[113,114]。特别是针对术前 CKD 4 期患者的亚组分析，但不包括 CKD 5 期患者（即终末期肾病患者），非体外循环手术使其在死亡率和术后 RRT 需求方面获益[115,116]。

减少组织创伤。与避免体外循环的潜在作用相似，避免大切口造成的组织损伤被认为是减少术后肾功能障碍的方法之一。因此，使用较小切口的微创外科手术和替代性导管循环支持策略，避免大量组织损伤（如胸骨正中切开术），能够减少炎症性肾损伤和 AKI 的发生。

较小的切口：微创胸部切口 / 微创经胸骨切口。二尖瓣和主动脉瓣手术（瓣膜修复或置换）都可以通过外周置管建立体外循环，采用微创胸部切口或微创经胸骨切口来代替传统的胸骨正中切开术。尽管早期数据表明胸骨小切口手术能改善术后 AKI[117,118]，但一些后续的回顾性研究并未证实这一观点[119,120]。与非体外循环 CABG 类似，微创瓣膜手术可能使术前 CKD 患者获益[121]。

血管内途径。对于大的主动脉手术，相对于外科手术，血管内支架植入术作为一种微创策略，能够减少组织损伤。腹主动脉瘤腔内修复术（endovascular aneurysm repair，EVAR）对肾的潜在优势已经得到了很好的研究，且产生了相互矛盾的结果。许多精心设计的回顾性研究表明，与开放手术相比，EVAR 术后 AKI 的发生率降低[122,123]。然而，在术后 RRT 的需求上并未获益[124]。与非体外循环心脏手术的回顾性研究一样，由于患者基线数据特征，使确定 EVAR 的肾获益变得复杂。因此，尽管使用血管内途径修复主动脉瘤可能对 AKI 有好处，但在高风险主动脉病变患者中选择这种途径不应仅仅基于降低肾风险。

比较开放性手术和胸主动脉瘤腔内修复术（thoracic endovascular aortic aneurysm repair，TEVAR）对术后 AKI 影响的研究较少。在迄今为止最大的回顾性研究中，TEVAR 和开放性手术的肾并发症发生率并无差异[125]。然而，一些小型研究指出，无论是血管内修复[126]还是杂交手术（主动脉去分支和血管内修复），均能降低术后肾损伤的发生率[127]。在主动脉弓动脉瘤患者中，几项研究都未能证实不同术式与 AKI 的发病率或新 RRT 需求间存在差异[128,129]。

对于主动脉瓣狭窄的患者，经导管主动脉瓣植入术（transcatheter aortic valve replacement，TAVR）的应用越来越多。虽然早期研究仅限于外科手术高风险患者，但对于中风险患者而言，TAVR 已成为外科主动脉瓣置换术（surgical aortic valve replacement，SAVR）的替代方案[130]。在一项针对中风险患者的大型随机试验中，研究人员发现，与 SAVR 相比，TAVR 的 AKI 发生率显著降低[131]。其他研究表明，TAVR 患者的肾风险差异与 TAVR 方式和患者术前情况有关。一项关于 TAVR 方式的荟萃分析表明，与最常用的经股动脉入路相比，经心尖 TAVR 的术后 AKI 风险明显增加[132]。这一结果可能是选择偏差的假象：经心尖 TAVR 通常用于严重外周血管疾病和股动脉解剖不良的患者，这些都是增加肾风险的高风险因素。值得注意的是，SAVR（而非 TAVR）的术后死亡率与基线肾功能直接相关[133]。

综上，考虑到肾风险，对于主动脉瓣狭窄的患者，目前的文献认为 TAVR，尤其是经股动脉入路的 TAVR，优于开胸主动脉瓣置换术。对于 CABG，非体外循环不停搏手术可能对 CKD 患者更有益。

硬膜外镇痛

相对于手术计划，硬膜外镇痛和全身麻醉联合应用被认为可以降低术后 AKI 的风险。除了改善镇痛效果外，一个支持理论认为硬膜外镇痛可能阻断了肾自主 α 肾上腺素能神经支配和全身肾上腺素能应激反应。在一项心脏手术患者的随机研究中，胸段硬膜外镇痛（TEA）结合全身麻醉（GA）可降低 AKI 风险（GA 与 GA+TEA 比较：未校正 OR，3.69；95%CI，1.34 ～ 10.2；P =0.016）[134]。其他对开胸手术患者的回顾性研究同样显示，硬膜外镇痛具有肾保护作用。

在考虑硬膜外麻醉的潜在价值时，相对于其他问题（如脊髓血肿风险、术中低血压），肾获益必须进行评估。现有的研究支持硬膜外镇痛在心脏和胸外科手术中的潜在肾益处，但还需要进一步的研究来确定硬膜外麻醉在其他情况下是否有效。

非药物干预

推迟手术与避免应用造影剂。碘造影剂暴露一直是院内肾损伤的主要原因；然而，随着低毒性造影剂和低剂量策略的出现，近期对这一概念进行了更多研究，造影剂是否是 AKI 主要危险因素仍存在争议。在接受诊断性 CT 的急诊患者中，荟萃分析和大型回顾性倾向匹配队列研究发现，造影剂的应用和 AKI 的发生率没有相关性（图 17.5）[135,136]。然而，这些发现可能不适用于接受高剂量造影剂的血管造影术患者，如冠状动脉置管术或血管内手术。

一项关于心脏手术肾损伤风险的荟萃分析中，纳入了 11 500 多例体外循环手术前有造影剂暴露的患者，结果显示，当手术与冠状动脉造影之间的间隔时间超过 1 天时，AKI 发生率较低，但此间隔超过 3 天时，并没有更多的"益处"[137]。最近的一项回顾性研究表明，当手术与冠状动脉造影间隔不到 7 天时，AKI 风险增加 [138]。

综上所述，在诊断性 CT 扫描中使用限制剂量的新型造影剂似乎并不增加 AKI 风险；然而，来自心脏手术患者回顾性研究的证据表明，在血管造影过程中应用大剂量造影剂应谨慎，理想的状况是，手术与造影剂暴露至少间隔 24 h。值得注意的是，文献指出，如果确实存在造影剂暴露，碳酸氢钠和口服乙酰半胱氨酸对预防造影剂肾病无效 [139]。

缺血预处理反射。对于很多器官来说，短暂的缺血暴露能够减轻随后缺血发作造成的损伤；这种被称为缺血预处理的反射现象亦存在于肾部。在大鼠的临床前研究中，Cochrane 及其同事观察到，2 min 的肾缺血，3 min 的再灌注间隔，重复 3 次，可保护肾免受随后的长时间肾缺血（45 min）[140]。远隔缺血预处理（remote ischemic preconditioning，RIPC）的一个实例是短时间阻断手臂的血液供应，实现肾保护。

研究	估计值 (95% C.I)	#AKI/总CECT	#AKI/总非-CECT
Hinson 2017	1.052 (0.938, 1.180)	766/7201	559/5499
Ehrlich 2016	0.587 (0.182, 1.896)	5/157	7/132
Hellar 2016	0.889 (0.702, 1.126)	598/6954	87/132
Gao 2015	1.225 (0.918, 1.634)	70/474	235/1896
Hemment 2015	1.184 (0.695, 2.016)	36/326	26/274
Paliwal 2015	0.236 (0.077, 0.724)	5/203	9/93
Sonhaye 2015	1.928 (0.941, 3.953)	21/620	12/672
Alsafi 2014	2.787 (1.608, 4.830)	62/677	17/487
McDonald 2014	0.944 (0.834, 1.068)	515/10673	544/10673
Davenport 2013	0.960 (0.869, 1.060)	835/10121	867/10121
Kidoh 2013	1.111 (0.556, 2.222)	13/143	27/327
Cely 2012	0.642 (0.280, 1.472)	14/53	19/53
Murakami 2012	0.978 (0.680, 1.407)	57/938	68/1096
Silcock 2012	1.000 (0.445, 2.247)	13/132	13/132
Sinert 2012	0.613 (0.441, 0.852)	44/773	265/2956
Aulicky 2010	0.776 (0.181, 3.332)	5/164	3/77
McGillicuddy 2010	1.209 (0.476, 3.073)	18/822	6/330
Lima 2010	0.450 (0.269, 0.755)	28/575	35/343
Ng 2010	1.000 (0.443, 2.258)	14/81	14/81
Bansal 2009	1.343 (0.459, 3.932)	8/65	7/74
Bruce 2009	0.728 (0.622, 0.854)	252/5790	440/7484
Oleinik 2009	0.581 (0.304, 1.111)	21/348	19/191
Langner 2008	0.552 (0.208, 1.466)	7/100	12/100
Tremblay 2005	0.204 (0.039, 1.069)	2/56	6/39
Heller 1991	1.917 (1.045, 3.516)	35/479	16/405
Cramer 1985	1.623 (0.359, 7.340)	4/193	3/233
总计 (1^2=6513%, P<0.001)	**0.938 (0.825,1.065)**	**3448/48118**	**3316/44677**

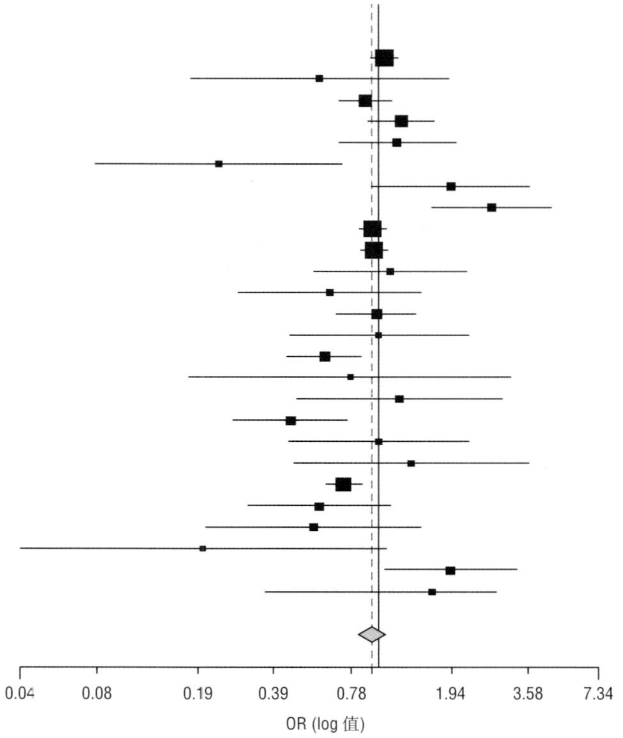

死亡率

• **图 17.5** 荟萃分析的森林图表明，诊断成像的造影剂暴露与急性肾损伤无关。AKI，急性肾损伤；CECT，对比增强计算机断层扫描（With permission from Aycock RD，Westafer LM，Boxen JL，et al. Acute kidney injury after computed tomography：A meta-analysis. *Ann Emerg Med* 2018；71：44-53 e4.）

RIPC 的肾保护机制已经很清楚，并在文献中进行了广泛讨论 [141]。在人类中，RIPC 对肾的影响在心脏手术中的研究最多，包含 12 项心脏手术试验的荟萃分析指出，RIPC 组和对照组之间的 AKI 风险没有差异 [142]。值得注意的是，在麻醉方案不包括异丙酚的三项研究的亚组分析中，RIPC 能够显著降低 AKI 风险，这表明异丙酚可能减弱了 RIPC 的潜在肾获益。此外，在高风险患者中，RIPC 显著降低了 3 个月内发生重大肾不良事件的风险（MAKE；由持续性肾功能不全、新 RRT 和死亡率组成的综合结果）[143]。因此，尽管 RIPC 没有改善早期（90 天内）死亡率和肾结局，但这种做法看来是安全的，并值得对高风险患者进行更多研究。

药物

慢性治疗的术前管理决策可能会增加围手术期肾风险。然而，大多数回顾性研究指出，在决定手术前继续使用或停止使用哪些药物方面，缺乏足够的高质量证据。证据主要来自对心脏手术人群的回顾性评估，这些研究大多集中于有限数量药物的管理，包括肾素 - 血管紧张素系统（RAS）拮抗剂、利尿剂、他汀类药物和 β 受体阻滞剂。

长期 RAS 拮抗剂治疗在围手术期的应用策略尚无定论，继续应用还是停止治疗仍令人困惑。血管紧张素转换酶抑制剂（ACEI）和血管紧张素 Ⅰ 受体阻滞剂的应用源于与肾病相关的各种因素，如延缓慢性肾病的进展 [144]；然而，在血管紧张素对调节肾滤过功能至关重要的情况下（如肾动脉狭窄、容量不足），这些药物会导致急性肾功能恶化 [145,146]。在一项针对回顾性心脏手术研究的大型荟萃分析中，作者发现，长期 RAS 拮抗剂治疗持续至手术当天会增加 CS-AKI 发生率（OR，1.17；95% CI，1.01 ~ 1.36；*P* =0.04）和死亡率（OR 1.20；95% CI，1.06 ~ 1.35；*P* =0.005）[147]。相比之下，一项包含心脏和普通外科患者的荟萃分析发现，两者之间没有关联 [148]。然而，在包含一项 RCT 和若干倾向性匹配的回顾性研究的荟萃分析发现，RAS 拮抗剂具有净保护作用（RR，0.92；95% CI，0.85 ~ 0.99）[148]。尽管没有确凿的结论，但第一项荟萃分析的作者认为，至少在心脏外科患者中，在术前停用 RAS 拮抗剂可能是明智的。

对心脏手术患者的回顾性研究表明，术前应用利尿剂会增加肾损伤风险 [149]。在非心脏手术患者中，术前利尿剂的使用与术后 AKI 独立相关；袢利尿剂与 AKI 的相关性最强 [150]。因此，尽管证据非常有限，手术前最好不要使用利尿剂，尤其是袢利尿剂。

术前他汀类药物和 β 受体阻滞剂的应用已经进行了广泛的研究，同样主要针对心脏手术人群。一项荟萃分析纳入了 9 项术前他汀类药物使用情况的 RCT，结果显示，其对 CS-AKI 或 RRT 均无净益处 [151]。一项大型回顾性研究也发现，术前 β 受体阻滞剂治疗与 CS-AKI 没有相关性 [152]。因此，这些药物可能对围手术期肾功能的保护或损伤影响有限。

术中管理

术中液体选择

液体的选择在危重症患者中已得到了充分研究，将在术后部分详细讨论。然而，也有一系列研究是针对术中液体选择的。一项关于手术患者随机试验的荟萃分析表明，与生理盐水相比，平衡晶体溶液能够改善轻微的代谢紊乱，但不能降低对 RRT 的需求 [153]。胶体溶液包括羟乙基淀粉（HES）和白蛋白制剂。一项应用闭环目标导向液体疗法的试验将患者随机分为术中胶体溶液（HES）组或平衡晶体溶液组，晶体溶液进行背景输注以维持液体治疗。尽管研究结果显示 HES 组患者的主要并发症较少，但肾损伤的发生率并无差异 [154]。在临床试验中，胶体溶液在肾保护方面从未显示出任何优于晶体溶液的益处。因此，对于大多数患者来说，在考虑肾保护时，应使用平衡晶体溶液作为主要的术中用液。

因为一项小型随机试验报道了很有希望的发现，人们一直在研究碳酸氢钠在心脏手术中的肾保护作用 [155]。然而，同一研究组的一项大型试验 [15]，另一项随机试验 [157]，和一项回顾性研究 [158] 均未能证明碳酸氢盐介导的肾保护作用。在心脏手术中，碳酸氢钠不应用于肾保护。

术中容量管理

目标导向液体疗法（GDFT）作为加速术后康复（ERAS）方案的一部分，已成为许多机构的护理标准。通常，GDFT 遵循一种程序，即液体治疗的目标在于获得一种可连续测量的血流动力学变量，如心输出量、每搏输出量、脉压变异率或每搏变异率。GDFT 旨在优化肾等器官的氧供，减少损伤。不幸的是，尽管已经证明它可以改善重大手术术后的整体恢复和减少并发症，但有益的肾保护作用尚未得到证实。在一项对 180 名接受大型腹部手术的患者进行的前瞻性随机对照试验中，GDFT 在降低 AKI 方面并不优于标准护理[159]。大型随机试验 OPTIMISE 也没有证明术后 AKI 有差异，尽管其目的并非如此[160]。可以讨论的是，是否由于 ERAS 方案的广泛应用提高了护理标准，使得 GDFT 很难显示出获益。然而，GDFT 提出的一个有益部分是限制液体摄入量，避免液体超负荷，这些也与肾损伤相关[81]。但是，也要避免过度限制补液，因为 RELIEF 试验显示，与传统的开放性补液方案相比，限制性补液方案的 RRT 比例升高（24 h 液体平衡中位数限制组与开放组对比：+1.38 L vs +3.09 L；RR，3.27；95% CI，1.01 ～ 13.8；P=0.048）[161]。还需要进一步的研究来确定这是因为限制性液体管理（如 RELIEF 试验所述）还是其他因素造成的，如非甾体抗炎药作为多模式镇痛的一部分而用量增加。尽管如此，谨慎的做法还是避免体液严重超负荷，但也不要过度限制液体治疗，尤其是在肾保护和肾损伤高风险患者中。对于围手术期补液，“适度为好”这句古老的格言是正确的。

血压管理

在心脏手术和非心脏手术患者中，术中血压管理与围手术期结局和 AKI 的相关性已受到相当大的关注。许多大型回顾性分析表明，CPB 期间低血压（< 50 ～ 55 mmHg）与 CS-AKI 的发生不相关[13,162,163]。另外，比较两种 CPB 血压策略（目标值 75 ～ 85 mmHg 与 50 ～ 60 mmHg）的随机试验结果也证实了这一点，即两组 CS-AKI 的发生率没有差异[164]。值得注意的是，CPB 血流通常不受血压的影响，这与非心脏手术不同，非心脏手术中血压波动通常反映血流的平行变化。因此，在非心脏手术的回顾性队列研究中（血压可能是灌注的有效替代指标），术中低血压的程度和持续时间都是 AKI 的独立预测因素[165-167]。总之，在手术过程中，当低血压发作不能依靠 CPB 维持灌注时，术中血压维持在基线的 10% ～ 20% 可能是谨慎的。

体外循环管理

尽管 CPB 仅占整个围手术期的一小部分，但研究表明，这一时期与严重的肾风险相关。动物研究表明，CPB 期间氧供需不平衡加剧，髓质缺氧严重；这种影响持续到 CPB 结束之后[30]。在人类中，CPB 开始时已知的变化包括：肾灌注比全身灌注减少更多，肾血流自主调节功能丧失，以及已知对肾有害的应激反应和炎症反应[168-170]。这些影响可以解释为什么 CPB 持续时间能够独立预测 CS-AKI[3,16,24,25,171]。

肾氧供的调节。器官的灌注和氧供是 CPB 的主要目标；然而，标准 CPB 管理指南与肾并发症之间的关系只有部分了解。CPB 期间的肾血流量不是自主调节的，随着泵流量和血压的变化而变化[168]。Fischer 及其同事回顾性比较了三组基线肾功能正常患者的 CPB 流量，即术后需要透析组（n=44）、无需透析而持续肾损伤组（n=51）和无肾损伤组（n=48）[172]。作者指出，平均而言，较大的肾损伤与较长的 CPB 持续时间和较低的流量有关。本研究的一个严重局限性是可能混淆了手术或 CPB 变量和未知或未记录的肾风险因素。

搏动性血流被假定为能通过改善肾微循环和降低血管阻力来介导肾保护。不幸的是，验证 CBP 期间的搏动性与非搏动性血流对术后肾功能的影响的研究结果并不一致。一项倾向匹配研究显示搏动性血流并无益处[173]，但一项小型随机试验表明围手术期 GFR 有所改善[174]。因此，CPB 期间的搏动性血流并不被认为是一种有效的肾保护策略。

肾动脉狭窄会影响肾灌注。在一项回顾性研究中，对 798 例常规行心导管检查的 CABG 患者同期行肾血管造影检查，Conlon 及其同事发现，18.7% 的患者一侧肾动脉狭窄至少 50%（9 例患者双侧肾动脉狭窄 > 95%）[175]。然而，肾动脉狭窄的存在或严重程度与术后 AKI 无关。但是，另一项经倾向性评分调整的回顾性研究发现，与无肾动脉狭窄的患者相比，肾动脉狭窄患者术后 AKI 的发生率升高（OR，2.858；95% CI，1.26 ～ 6.48；P=0.011）[176]。需要进一步的证据来确定肾血管造影是否应该成为一项常规的术前检查。

贫血和血液稀释与 CS-AKI 的关系是一个极具临床意义并重要的领域，尽管大多是回顾性研究。CPB 开始时的血液稀释是由于晶体或胶体溶液的管道预充。因此，CPB 启动与携氧能力的急剧下降相关。动物研究表明，适度的血液稀释可以通过改善局部血流和降低血液黏度来降低 CPB 期间的肾损伤[177,178]。然而，在临床环境中，CPB 期间有可能发生严重的贫血（如红细胞压积 < 20%），血液稀释与不良预后相关[179-181]。多项大型回顾性研究表明，CPB 期间红细胞压积低水平与 CS-AKI 相关[182-185]。然而，除了

CPB 期间贫血外，输血也会增加 AKI 风险 [182,184]。

Kertai 等的一项大型回顾性研究发现，除 CPB 外，其他时期的贫血也与肾风险独立相关，术前贫血（HR，1.23）和术前术后均贫血（HR，1.24）都与 CS-AKI 相关 [186]。如前所述，红细胞输注以及需要再次手术探查的出血也与 CS-AKI 风险独立相关 [187,188]。到目前为止，尚无研究证实治疗术前贫血（如通过补充铁）能够获益。

很多研究验证了贫血程度与 CS-AKI 之间的相关性。CPB 期间的“拐点”出现，即红细胞压积低于最低值 21% 时，AKI 风险加剧（图 17.6）[183,185,187,189,190]。值得注意的是，尽管严重贫血与 CS-AKI 相关，但 CPB 期间的低血压贫血不会增加单纯贫血引起的肾风险 [163,187,188]。尽管人们一致认为，避免贫血、输血和再次手术探查是理想的（即细致止血、限制血液稀释），但关于输血阈值或“触发”的证据刚刚得出。TRICS Ⅲ心脏手术试验比较了输血阈值，证明在所有研究终点中（包括肾衰竭），7.5 g/dl 的输血阈值不劣于 9.5 g/dl 输血阈值 [191]。因此，尽管重度贫血应积极避免，但低输血阈值能够避免输血风险，因此是可以接受的。针对 ICU 患者的研究也报道了类似的发现 [192]。

输注红细胞（RBC）的储存时间被认为是 AKI

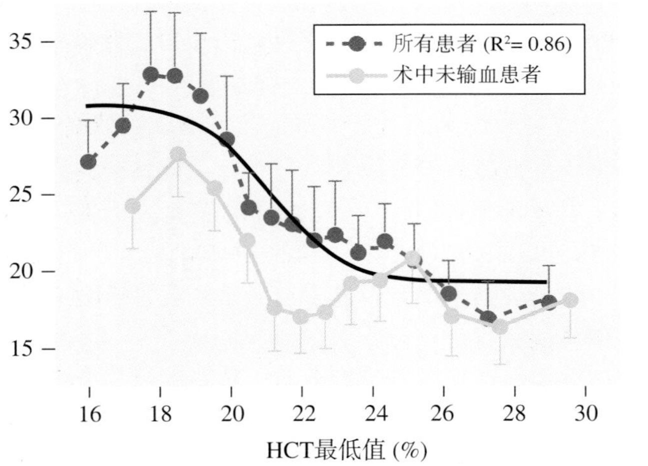

• 图 17.6 本图显示了 CPB 期间红细胞压积（HCT）最低值与肾损伤程度之间的关系，肾损伤程度通过肌酐变化百分比（%ΔCr）测量。请注意，加速急性肾损伤风险的“拐点”位于 CPB 期间最低 HCT 阈值低于 21% 时（XFN：输血）(Used with permission from Habib RH，Zacharias A，Schwann TA，et al. Role of hemodilutional anemia and transfusion during cardiopulmonary bypass in renal injury after coronary revascularization：Implications on operative outcome. *Crit Care Med* 2005；33：1749-1756.)

的风险因素。就目前使用的储存剂，可接受的红细胞储存时间为 42 天。早期回顾性研究表明，心脏手术患者输注储存时间长的红细胞会增加死亡率和术后 AKI 风险 [193,194]。然而，后续多项关于心脏手术和危重症患者的随机研究并未证实红细胞储存时间会影响死亡率及其他次要结果，如肾损伤和肾衰竭 [195-198]。因此，并不认为输注红细胞的储存时间在术后 AKI 风险中起很大作用。

血液回收技术的应用能够减少红细胞输注，尤其在术中。然而，在一项针对心脏手术随机试验的大型荟萃分析中，血液回收技术的应用虽然减少了输血，但并未降低术后 AKI 或死亡的风险 [199]。相比之下，一项小型荟萃分析显示，输血时选择少白红细胞，会显著降低 AKI 风险（5 倍）[200]。由于没有证据表明血液回收技术的应用有害，因此应常规应用以尽量减少异体血输注，同时也建议使用少白红细胞。

总之，CPB 期间的最佳红细胞压积管理仍在确定中，但严重贫血和输血都可能会导致 CS-AKI 的发展，只有在所有导致血液稀释的因素都最小化后才应考虑输血 [201]。

肾氧需的调节剂。低温和器官移植的关系已众所周知，因此，CPB 期间的低温被认为是降低 CS-AKI 的一种策略。然而，与极端寒冷（如 0 ～ 4°C）所提供的保护相反，在多项针对亚低温（如 32 ～ 34°C）的随机试验中，低温并未能显示出保护作用 [202-204]。但是，关于温度的多个回顾性分析表明，CPB 期间的高温（动脉出口端温度 > 37°C）和到达 ICU 时的高温，两者的累计时间是 CS-AKI 的独立风险因素 [205,206]。总的来说，这些数据不建议临床医生通过积极应用 CPB 复温策略和低温目标来降低心脏手术患者的肾风险。

高血糖时，近段小管通过耗能实现葡萄糖的再摄取，因此肾氧需增加 [207]。多项回顾性研究将术前和（或）术中血糖水平升高与心脏手术后死亡率及 AKI 风险增加联系起来 [16,182,208,209]，强化术中血糖管理似乎是降低肾风险的合理方法。然而，这种联系很可能是患者葡萄糖不耐受与 AKI 风险之间相关的结果，因为一项实施良好的随机试验表明，术中和术后严格地控制血糖（即目标 80 ～ 100 mg/dl），在降低 CS-AKI 发生率方面无效 [210,211]。此外，该方案与严重低血糖发作、卒中风险和死亡率增加相关。因此，目前的建议是在围手术期给予胰岛素治疗，血糖控制目标为 150 ～ 200 mg/dl。

避免升主动脉动脉栓塞。鉴于肾血管系统的构成，肾的动脉栓塞很难通过侧支循环代偿[92]。动脉栓塞会使肾皮质和肾髓质出现典型的缺血性楔形梗死。在合并有动脉粥样硬化性疾病的心血管外科手术中，栓塞的发生率高达57% ~ 77%[212,213]。

阻断升主动脉和升主动脉插管时，会破坏动脉粥样硬化斑块而发生栓塞。升主动脉粥样硬化斑块的测量和术中动脉栓子的计数是CS-AKI强有力的独立预测因素[88,214]。减少主动脉操作、捕获栓子等技术已经用于减少栓塞。搭桥手术中，大隐静脉近心端与升主动脉吻合时采用Symmetry主动脉连接器（aortic connector device，ACD）技术，能够减少对主动脉的操作，有可能减少栓塞和器官功能障碍[215,216]。在一项大型回顾性分析中，将使用ACD的非体外循环冠状动脉旁路（off-pump coronary artery bypass，OPCAB）与标准的OPCAB和标准的CABG进行比较，三组患者术后的AKI发生率无差异[104,217]。另一种减少栓子的装置是Embol-X主动脉内滤过系统，在开放主动脉时捕获栓子。在Embol-X的随机研究中，缺血事件的复合结果并无差异；然而，在对高风险患者的事后评估中，Embol-X的使用与肾并发症的减少略有关联（17/124=14% vs 28/117=24%；P=0.04）[218]。总之，尚无强有力的证据表明减少动脉粥样硬化栓塞的装置可以减少AKI。

抗纤溶药物的选择。丝氨酸蛋白酶抑制剂（如抑肽酶）或赖氨酸类似物抗纤溶药（如氨甲环酸、ε-氨基己酸）的应用能够减少心脏、骨科和创伤手术患者的出血和输血[219-221]，但已经有人质疑它们对肾功能的影响[222]。两类药物均经肾过滤，与近端肾小管的低分子蛋白转运系统的刷状边缘结合位点相结合[223,224]。这些结合位点饱和后会阻止转运系统处理其他低分子蛋白，这些低分子蛋白进入尿液，产生良性的管状蛋白尿。这种现象使抗纤溶药物安全性的研究变得复杂，因为在其他情况下，蛋白质再摄取功能受损是轻微肾损伤的证据[224]。

多项研究已发现抗纤溶药物对术后肾结局的临床影响。研究最好的是抑肽酶。早期的临床研究表明，抑肽酶的使用与死亡率的增加相关，因此，抑肽酶在美国禁止应用。在加拿大和欧洲，抑肽酶仅被批准用于CABG[225]。由于抑肽酶与AKI高度相关，在这些国家，抑肽酶要特别注意避免在术前肾功能不全的患者中使用[226-229]。一项单中心回顾性研究指出，ε-氨基己酸的应用与CS-AKI无关[230]。然而，在一项前瞻性随机试验[231]和另一项回顾性研究中，ε-氨基己酸的应用与肾衰竭相关[232]。相比之下，氨甲环酸与肾损伤风险不相关，可能是高风险患者抗纤溶药物的首选。

血管活性药物的选择

除了间接的血流动力学改变、体液和自主神经效应等对术中肾血流有重要影响外[233,234]，血管活性药物的应用可能直接影响肾灌注。本节将介绍术中和术后血管加压药的应用。

肾上腺素能受体介导的药物是麻醉医生和重症监护医生应用的主要药物。儿茶酚胺介导的肾效应包括通过α1肾上腺素能受体引起的血管收缩和通过多巴胺受体、β2和α2肾上腺素能受体引起的血管扩张。在早期动物模型中，短时间内大剂量输注去甲肾上腺素会导致长期严重的肾血管收缩和肾小球滤过减少[235,236]。然而，在随后的脓毒血症动物模型中，去甲肾上腺素能够增加肾（包括肾髓质）血流，因此，去甲肾上腺素诱导的肾损伤受到质疑[237,238]。一些学者认为，在休克患者中，去甲肾上腺素会诱导肾损伤的观点是“有缺陷的，无证据可依的，与现有观察相矛盾的，并且具有误导性的”[239]。一项著名的随机对照研究支持了这一观点，该研究表明，在休克患者中，与多巴胺相比，应用去甲肾上腺素治疗能够减少总体不良事件发生率和肾脏支持治疗天数（P=0.07）[240]。总体证据支持，去甲肾上腺素是AKI高风险患者的一种安全的血管加压药。

精氨酸加压素（也称为抗利尿激素）是垂体后叶分泌的一种肽，用于治疗血管扩张性低血压，并通过V1和V2受体发挥广泛的作用[241,242]。当压力感受器反射受损时，如感染性休克，低剂量的血管加压素能够激活压力感受器反射，使其发挥临床效应。高剂量则会激活血管平滑肌V1a受体，直接收缩血管并增加全身血管阻力。在感染性休克的动物模型中，血管加压素在保持肾血流的同时提高了灌注压[243]。在一项小型双盲试验中，24名感染性休克患者被随机分为两组，4 h输注去甲肾上腺素组与低剂量血管加压素组，为了维持血压，两组均可非盲使用去甲肾上腺素[244]。血管加压素组的尿量显著增加，而去甲肾上腺素组则没有变化。同样，血管加压素组肌酐清除率增加了75%，而去甲肾上腺素组没有变化（$P < 0.05$）。因此，一些人推测，在治疗血管扩张性休克时，血管加压素是一种有用的肾保护剂，而不是

传统的儿茶酚胺类药物。然而，一项著名的大型随机对照研究并没有证实这一点，尽管这项研究的目的并不是检测 AKI 发生率的变化[245]。关于术中血管加压素的应用，一项回顾性研究发现，其应用与 CS-AKI 独立相关（OR，3.60；95% CI，1.22 ～ 10.62；P=0.02）。因此，尽管血管加压素可能是术后和危重症患者的首选血管加压药，但对于肾高风险患者，仍不清楚术中是否应该避免应用血管加压素。

围绕多巴胺输注和肾保护的长期争议凸显了在广泛采用之前对治疗进行细致评估的重要性。以低于 5 μg/（kg・min）的速率输注多巴胺能够选择性刺激肠系膜多巴胺 -1（dopamine-1，DA1）受体，能够增加肾血流量、降低肾血管阻力、钠尿增多和利尿。尽管 40 年前的动物研究提出了多巴胺的肾保护潜力[246]，但随后针对手术和非手术患者的随机研究并未证实这一说法[247]。荟萃分析也并不支持多巴胺具有肾保护作用[248-250]，在死亡率、透析或不良事件方面也无益处[251]。一些措辞偏激的评论文章不鼓励使用多巴胺保护肾；文章标题为“不良药物：ICU 的低剂量多巴胺”[252]和“肾剂量多巴胺：从假设到规范、到教条、到神话，最后是迷信？”[253]这些文章强调了大量的负面研究，并列举了低剂量多巴胺的不良后果，包括内脏氧合恶化、胃肠功能受损、内分泌和免疫系统功能受损、通气动力减弱以及心脏手术后房颤风险增加[252,254]。大量文献强烈反对常规使用多巴胺保护肾，但这种治疗仍然很普遍。

其他血管收缩药物与术后肾损伤的关系研究较少。一项对 20 名术前服用 ACEI 类药物的患者进行的小型研究中，根据围手术期 24 h 内维持体循环血管阻力的用药选择，随机分为去氧肾上腺素组和血管紧张素Ⅱ组，两组均未发生 CS-AKI，因此得出结论，血管紧张素Ⅱ是去氧肾上腺素的安全替代品。一项备受瞩目的随机研究指出，输注血管紧张素Ⅱ可有效提高难治性血管扩张性休克患者的血压[256]。该研究的事后分析还发现，在随机分组时已经需要 RRT 治疗的 AKI 患者中，与安慰剂组相比，接受血管紧张素Ⅱ治疗能够改善患者的 28 天存活率和 RRT 撤除率[257]。尽管需要进一步的研究来支持血管紧张素Ⅱ的常规使用，但这些发现表明，患有严重血管扩张性休克和肾损伤的患者可能从该药物中获益。

磷酸二酯酶Ⅲ抑制剂（米力农、氨力农、依诺酮）具有正性肌力和血管舒张作用。针对其对肾功能影响的研究较少，却得出了相互矛盾的结论。在动物模型中，米力农会加重内毒素诱导的肾衰竭[258]，而人类肾功能障碍和肾衰竭可能与米力农的使用有关[259,260]。在一项纳入了 40 例 CABG 患者的随机研究中，与依诺酮组相比，安慰剂组患者的尿 α1- 微球蛋白显著升高[260]。目前，没有足够的数据来证明磷酸二酯酶Ⅲ抑制剂对肾的作用；然而，由于它们主要通过肾排泄，因此肾衰竭患者应谨慎使用。

药物

非诺多泮。甲磺酸非诺多泮是第一种可用于临床的选择性 DA1 受体激动剂，被批准用于治疗高血压[261,262]。与多巴胺（其低 DA1 选择性的前体）非常相似，非诺多泮显示出作为肾保护剂的临床前景[263,264]。一项随机前瞻性研究纳入了 160 名基线肾功能不全的心脏手术患者，与对照组相比，非诺多泮组术后血清肌酐值较低，肌酐清除率较高[265]。然而，一项纳入了 80 例高风险心脏手术患者的研究没有发现任何益处[266]。同样，一项对 155 名确诊肾损伤的危重症患者（包括心脏手术后患者）进行的前瞻性随机双盲研究发现，非诺多泮并无益处，并且有可能增加糖尿病患者的不良结局[267,268]。在肝移植手术中，来自两项研究的数据表明，术后 3 ～ 5 天，非诺多泮（与多巴胺和安慰剂相比）可改善肾功能[269,270]。同样，在主动脉手术患者中，Halpeny 及其同事发现，与非诺多泮组相比，在安慰剂组患者中，主动脉阻断操作会导致肌酸酐清除率下降和术后第 1 天血清肌酸酐值升高[271]。

随后对评估非诺多泮在大手术后肾保护作用的随机对照研究的荟萃分析指出，需要进行更大规模的试验，因为在大多数可用研究中，虽然确实指出术后 AKI 降低，而 RRT 治疗或住院死亡率无变化，但手术类型、AKI 定义存在异质性，且存在较高的偏倚风险[272]。总体而言，目前研究提供的数据不足以得出非诺多泮具有肾保护作用的最终结论。

多培沙明。盐酸多培沙明是一种 DA1 受体和 β2 肾上腺素受体激动剂，具有扩张肾血管、促进尿钠和利尿的作用，在动物研究中已显示出作为肾保护剂的潜力[273,274]。在一项纳入 44 例 CABG 患者的研究中，随机分为三种不同剂量多培沙明组及安慰剂组，Berendes 及其同事发现，多培沙明能够改善全身氧供，增加术后肌酐清除率，降低围手术期炎症反应标志物水平[275]。相比之下，在一项对基线肾功能正常（n=24）或受损（n=26）的 CABG 患者随机分为多培沙明组或安慰剂组的研究中，Dehne 及其同事并未发现多培沙明具有肾保护作用的证据[276]。格雷及其同事将 24 例肝移植患者随机分为多培沙明组和多巴胺组，研究发现，多培沙明有改善肾功能的趋势，但两组的总体结局没有差异[277]。多培沙明的一个显著特性是，在肝功能受损的情况下，其代谢显著降低[278]。Renton 及其同事的荟萃分析中纳入了 21 项关于多培沙明的随机对照研究，结果指出，推荐多培沙明用于高风险手术或危重症患者的肾保护的证据既不一致也不充分[279]。

甘露醇。甘露醇是一种渗透性利尿剂，在动物模型中具有肾保护潜力[280-283]，其作用包括增加肾血流[284,285]和增加肾小球滤过率[280,282]。由于这些特性且其能够增加尿量，甘露醇通常被用作 CPB 预充液的一部分[286-289]。然而，由于随机研究并未证实甘露醇的肾保护作用，已不再常规应用[202,264]。一项研究甘露醇使用和预防 AKI 之间相关性的荟萃分析共纳入九项研究，结果显示在心脏或重大非心脏手术中，患者应用甘露醇并未获益，甚至可能增加放射性造影剂的风险[290]。也有例外，肾移植患者在移除横断钳之前使用甘露醇可能会降低肾衰竭的发生率[290]。此领域还需要更多的研究。因此，尽管甘露醇在肾移植手术中对肾保护有益，但不应在其他手术中常规用于预防 AKI。

N- 乙酰半胱氨酸。N- 乙酰半胱氨酸具有抗氧化特性，是一种血管扩张药物，可增强内源性谷胱甘肽清除系统，在动物模型中能够对抗肾缺血和缺氧。尽管早期的临床研究将 N- 乙酰半胱氨酸与甘露醇或安慰剂进行比较表明其有益处[291]，但在后续的研究中没有得到证据[292,293]。一项针对心脏手术研究的荟萃分析指出，N- 乙酰半胱氨酸不能降低 CS-AKI 的风险[294]。目前尚无证据支持将其用于减少术后肾功能障碍。

术后管理

许多与术后肾保护相关的问题可借鉴术中讨论部分（如血管活性药物、药物）。本节重点介绍液体管理、血糖管理和其他可选择的药物。

静脉输液的选择

静脉输液的选择与肾损伤之间存在关联，最为熟知的是 HES 制剂。在重症感染患者的随机研究中，HES 的使用与肾衰竭和肾替代治疗的需要密切相关[295-297]。经过这些试验验证，在 2012 年，HES 制剂基本上从市场上退出，在美国禁止应用。

生理盐水（0.9% 氯化钠）或盐基胶体溶液的应用常会导致术后和危重症患者出现酸碱异常：代谢性高氯性酸中毒。高氯性酸中毒会促进 AKI，因为血氯升高和酸中毒会对肾稳态产生不利影响，包括血流量和肾小球滤过率降低、入球小动脉张力增加和肾素释放改变[298,299]。这一领域的研究倾向似乎支持这样一种观点，即含氯溶液（如生理盐水）与 AKI 相关。在一项针对危重症患者的研究中，与非限制相比，限制含氯溶液策略与 AKI 发生率降低相关[300]。有趣的是，比较缓冲晶体溶液和生理盐水的 SPLIT 随机试验并未证实这一发现[301]；然而，有人认为，该试验中给予的液体量不足（2 L）。随后的两项大型实用、组群随机、交叉试验证明，平衡晶体溶液在肾损伤方面比生理盐水更安全。SMART 试验检验了平衡晶体溶液与生理盐水在危重症患者中的作用，并证明平衡晶体溶液与较低的 MAKE30 发生率（OR，0.90；95% CI，0.82 ~ 0.99；P=0.04）和 30 天死亡率的下降趋势（OR，0.90；95% CI，0.90 ~ 1.01，P=0.06）相关[302]。此外，在 SALTED 研究中，与生理盐水相比，平衡晶体溶液还能够降低急诊人群的 MAKE30 发生率[303]。这些发现与那些大型、回顾性、倾向性匹配队列研究的结果一致[304]。因此，除非有明确的临床指征需要应用生理盐水（如严重的低钠血症、脑水肿），在肾保护方面，平衡晶体溶液优于生理盐水。

早期研究表明，GDFT 能使感染性休克、器官功能障碍和死亡率相关患者的结局获益[305]。然而，后续一项高质量的随机研究指出，与常规治疗相比，并未证实 GDFT 有这些益处[306]，尽管一些人认为最初的 Rivers 试验已经提高了脓毒症患者的基线治疗标准。值得注意的是，GDFT 在两项试验中均未被证实减少肾损伤。然而，关于 GDFT 是否应用于感染性休克患者的争论仍在继续；但是，现有数据似乎表明，它不应用于肾保护。

液体排出 / 利尿

液体超负荷一直与危重症患者的不良预后相关[81]。初期液体复苏治疗后，常应用利尿剂促进液体的排出。利尿剂通过减少肾小管内容物的再摄取来增加尿液生成；可通过多种机制实现，包括通过主动转运机制阻断肾小管溶质再摄取（如袢利尿剂），改变肾小管渗透压梯度促使溶质留在肾小管中（如甘露醇），或通过激素作用于肾小管以增加尿液生成［如心房利钠肽（atrial natriuretic peptide，ANP）］。总之，利尿剂的肾保护机制在于通过增加流经受损肾小管的原尿量，降低管型阻塞肾小管的可能性，从而保持肾小管通畅，避免少尿或无尿，以及因液体超负荷而导致的透析治疗。重要的是，尽管临床医生对利尿剂引起的尿量增加感到满意，但这种增加并不能确保肾功能的改善[52]。利尿剂的类别将在下文中讨论。

袢利尿剂。袢利尿剂，包括呋塞米、依他尼酸和布美他尼，因其抑制亨氏袢髓袢升支粗段（mTAL）活性溶质的再吸收，也被称为“袢抑制剂”，使更多溶质留在肾小管中，增加尿液生成。呋塞米还可引起肾皮质血管扩张。在动物模型中，呋塞米可以提高髓质的氧含量[307]，在某些情况下甚至可以保护肾小管免受缺血再灌注或肾毒性损伤[308-310]。

然而，在手术和危重症患者中，大量的回顾性研究表明，袢利尿剂的使用并无任何益处，甚至有害[311-316]。一项对接受大型胸腹或血管手术的患者进行的随机研究发现，与安慰剂相比，术后额外应用呋塞米对肾没有保护作用[311]。一项双盲、随机对照试验比较了心脏手术患者输注低剂量多巴胺、呋塞米和安慰剂的情况，发现呋塞米组术后血清肌酐的升高是多巴胺组和安慰剂组的2倍[317]。此外，针对这一问题进行了多项荟萃分析[318-322]。一些荟萃分析指出，袢利尿剂的应用能够改善尿量[321,322]，缩短RRT持续时间[321]，但没有荟萃分析表明其能够改善AKI。这些证据并不支持将袢利尿剂作为围手术期肾保护剂，它甚至可能具有肾毒性，尤其是在心脏手术患者中[320]。

袢利尿剂对肾的潜在危害可以理解为，由于亨氏袢的溶质转运受到抑制，导致下游远端肾小管的溶质输送和主动转运需求增加，而每单位钠的再吸收需要的氧耗更高[323]。也就是说，袢利尿剂以损害代谢效率较低的远端肾小管为代价，避免对亨氏袢的损伤。长期给予袢利尿剂的大鼠，会出现远端肾小管细胞肥大，线粒体数量增加[324]。因此，袢尿剂可将肾损伤的部位从亨利环转移到更多的远端肾小管。

利钠肽。利钠肽是一类激素，与参与体液稳态调节的特定信号传递系统相互作用。为应对体液增加，心房利钠肽（ANP）、肾利钠肽（尿钠素）和脑利钠肽（brain natriuretic peptide，BNP）等激素的释放与受体介导的血管扩张和钠尿相关。

ANP通常由心房根据心房壁张力生成；阿那立肽是ANP的人重组形式。在AKI的动物模型中，ANP通过同时收缩出球小动脉、扩张传入球小动脉来增加肾小球滤过和尿量，同时减轻肾细胞损伤[325]。不幸的是，ANP作为肾保护剂的人体试验尚无结论。在一项多中心、随机、双盲、安慰剂对照的临床试验中，对确诊急性肾损伤的危重症患者给予ANP治疗，0.2 μg/（kg・min）静脉输注24 h，主要研究终点并未证实，即改善21天后的无透析生存率[326]。二次分析显示，少尿患者的ANP组无透析生存率更高。相反，在非少尿患者中，安慰剂组的无透析生存率更高。有人推测，该研究结果的差异在于ANP的血管扩张特性；低血压在非少尿患者中更常见，可能超过了任何肾保护益处。然而，为重现第一项研究的有利结果而设计的第二项研究显示，对于已确定为少尿性肾功能不全的危重症患者，ANP并无益处[327]。在两项针对心脏手术患者的随机研究中，验证了ANP对围手术期肾功能的影响。两项研究均自CPB开始以小剂量［0.02 μg/（kg・min）］泵注至口服用药12 h后。作者证实术后肌酐水平均有所改善，并可持续至术后1年[328,329]。然而，两项试验都涉及研究方法（随机、盲法等）的问题，因此很难从这些研究中得出确切的结论[11]。需要进一步的试验来确定ANP是否可用于AKI预防或治疗。

尿钠素与ANP的区别仅在于在肽的N末端连接了4个氨基酸，但具有更强的利钠素特性。三项小型随机研究表明，该药物对已证实肾功能不全的患者具有肾保护作用，包括减少心脏移植术后血滤的持续时间和血液透析的频率（n=24），减少心脏移植（n=14）和肝移植（n=9）手术后透析的发生率[330-332]。然而，由于透析率非常高（对照组高达86%），这些数据的解释很复杂。一项更大的随机双盲试验纳入了176名患有急性少尿性肾衰竭的危重症患者，与安慰剂相比，4种不同尿钠素剂量方案均被证实有益[333]。

BNP则因心室扩张由左右心室合成，BNP测定已成为充血性心力衰竭的诊断依据。BNP的人重组形式是奈西利肽。奈西利特具有强大的血管扩张特性，已被美国FDA批准用于治疗急性失代偿性心力衰竭，部分原因是其能够快速降低心室充盈压、缓解呼吸困难和持续利尿。研究表明，BNP治疗可能会使心力衰竭患者的肾功能恶化[334,335]。奈西利特已在左心室功能降低的心脏手术患者中进行了研究；然而结果并不一致，奈西利肽对预防AKI有一定益处，但对死亡或透析无益[336-338]。根据目前的证据，在心脏手术患者中，不鼓励常规使用尼西利肽预防AKI，对于非手术性心力衰竭患者，不鼓励使用尼西利肽。

血糖管理

早期ICU的临床研究表明，改善血糖管理可提高存活率和改善肾结局（如血糖管理目标：ICU为80 ～ 110 mg/dl；ICU后180 ～ 200 mg/dl）[339]。不幸的是，这一点尚未得到证实，在后续众多针对内外科危重症患者的研究中，包括多项心脏手术患者的术中随机研究，过度积极的胰岛素治疗甚至会增加死亡率[210,211,340-342]。因此，尽管强化血糖管理（目标＜110 mg/dl）可能提供一定的肾保护作用，但死亡风险大于益处，应将血糖水平定为＜180 mg/dl。

药物

类固醇。在动物模型中，皮质类固醇能够减弱炎症反应并提供肾保护作用[343]。在一项小型、随机、安慰剂对照、双盲试验中，20名接受体外循环下心脏手术的患者在麻醉诱导前给予1 mg/kg地塞米松，8 h后再给予0.5 mg/kg，证实其无肾保护作用[344]。DECS随机对照试验也发现，与安慰剂相比，大剂量地塞米松（1 mg/kg）对心脏手术患者没有肾保护作用[345]。在DECS试验的事后分析中，Jacob等认为，高剂量地塞米松确实降低了严重AKI的发生率，即需要RRT的AKI，地塞米松组需要RRT的患者占0.4%，安慰剂组为1.0%。获益最大的是CKD患者，尤其是eGFR＜15者[346]。然而，另一项大型随机对照试验（SIRS试验）也未能证实甲泼尼龙对心脏手术患者的肾保护作用。[347]因此，尽管类固醇在这些试验中是安全的，除了高血糖发生率增加，但并未显示出令人信服的有益证据，因此类固醇不应用于肾保护。

非甾体抗炎药（NSAID）：阿司匹林和环氧化酶（COX）-2抑制剂。尽管使用非甾体抗炎药进行肾保护的证据或理由很少，在一项纳入了5065例CABG患者的回顾性研究中，Mangano及其同事发现，术后早期再接受阿司匹林治疗（＜48 h）可使死亡率降低3倍，肾衰竭发生率降低74%[348]。相比之下，POISE-2试验验证了围手术期阿司匹林治疗对血管并发症高风险的重大非心脏手术患者的影响。尽管这是该研究的三级结果，但作者指出，服用阿司匹林的患者在RRT的情况下发生AKI的风险更高[349]。POISE-2试验的肾损伤亚组研究表明，与安慰剂相比，术前及术后30天服用剂阿司匹林并不能降低肾损伤风险[350]。关于其他NSAID，Lee等的一篇综述总结了术后应用NSAID镇痛并记录肾功能的随机对照研究的综合结果，包括1200多名接受酮咯酸、双氯芬酸、吲哚美辛或安慰剂治疗的患者。作者注意到使用NSAID患者术后24 h肌酐清除率下降16 ml/min，钾清除率下降，但无需透析的急性肾衰竭发作[351]。Lee及其同事得出结论，术后NSAID镇痛对基线肾功能正常的成年人只有很小的暂时负面影响，并强调这些发现可能不适用于儿童或肾功能已经受损的成年人。尽管尚未对COX-2选择性非甾体抗炎药进行类似分析，但一项随机、双盲、安慰剂对照的术后镇痛试验显示，462例CABG患者接受伐地昔布/帕拉昔布治疗的严重不良事件发生率更高，包括术后肾功能障碍的趋势增加[352]。该试验的中期发现促使研究人员出于安全原因终止了研究。第二项类似的随机试验纳入了1671名CABG患者，也显示不良预后增加，尤其是接受伐地昔布/帕拉昔布治疗患者的心血管事件增加[353]。在该研究中，伐地昔布/帕拉昔布组患者的肾衰竭或功能障碍发生率明显高于安慰剂组。综上所述，NSAID对围手术期肾功能的效应最多可以忽略不计，但可能与肾损伤风险增加有关，因此不应将其用于肾保护。然而，对于阿司匹林，目前的建议是在心脏手术后48 h内恢复口服阿司匹林，以保持桥血管的通畅性。

α2肾上腺素能激动剂。肾的正常生理包括肾上腺素能受体分别在调节血管收缩（α1）和血管舒张（α2）效应中的作用。血管收缩参与了急性肾损伤的病理生理学改变，一些实验室研究证实可乐定（一种α2肾上腺素能激动剂）能够减轻实验性急性肾损伤[354-358]。一项纳入了48名CABG患者的双盲、随机、对照试验评估了术前应用可乐定对肾的保存作用，发现术后第1天对肾损伤有显著益处，但术后第3天无差异。[359]然而，POISE-2试验的肾损伤亚组研究表明，围手术期服用可乐定对预防AKI并无益处[350]。右美托咪定已显示出一定的肾保护潜力。纳入十项随机对照试验的荟萃分析指出，接受右美托咪定的心脏手术患者AKI得到改善；但是，试验样本量小，而且对AKI没有统一的定义[360]。综上所述，此类药物尚无足够的数据推荐，且目前也并不常用于肾保护。

钙通道阻滞剂。三大类钙阻滞剂具有不同的药理学性质：苯并噻嗪类（如地尔硫䓬）、苯基烷基胺类（如维拉帕米）和二氢吡啶类（如硝苯地平、尼莫地平）。钙通道阻滞剂能够降低肾血管阻力，增加肾小球滤过[361]，并在毒性和缺血性急性肾衰竭的实验模型中发挥有益作用[362,363]。一项荟萃分析表明，在心脏外科手术中，将围手术期使用钙通道拮抗剂与对照组或其他药物（如硝酸甘油、多巴胺）进行比较，并未证实总体获益，但事后分析发现，若术前肌酸酐清除率低于 95 ml/min，则有一定的益处[364]。由于钙通道阻滞剂试验的总体不确定结果，不支持使用这些药物进行围手术期肾保护。

肾素 - 血管紧张素系统（RAS）拮抗剂。RAS 能够介导血管收缩并有助于肾微循环的旁分泌调节。AT1 阻滞剂和 ACE 抑制剂通过降低 RAS 的激活而发挥作用，动物研究表明这些药物在实验性 AKI 中可能具有保护作用[365]。尽管这两类药物都因其减缓慢性肾病进展的能力而被认可[366]，但它们的围手术期使用效果仍存在争议。与这些药物的肾效应相关的是，在 RAS 激活对肾滤过调节至关重要的临床条件下，如肾动脉狭窄或容量耗尽时，这些药物可能导致急性肾恶化[145,146]。心脏手术后即开始使用这些药物，也会导致血流动力学不稳定[367]。两项回顾性研究未发现围手术期 ACE 抑制剂治疗是心脏手术后肾预后的独立预测因素[104,368]。然而，在一项针对主动脉手术患者的前瞻性研究中，Cittanova 及其同事指出，长期接受 ACE 抑制剂治疗的患者的术后肾功能障碍风险增加[369]。在对心脏手术患者的回顾性研究中，Chou 等报道了 RAS 拮抗剂治疗与降低继发 CKD 风险独立相关[370]。需要更多的研究来确定 RAS 拮抗剂在围手术期有害还是有益，如果有益，还需要确定给药时间。

内皮素受体拮抗剂。内皮素是一种有效的血管收缩药物，严重限制肾血流，并可能导致急性肾衰竭的病理生理学改变[371]。已经确定了两种类型的内皮素受体：ETA 受体位于血管平滑肌细胞上，介导内皮素诱导的血管收缩；ETB 受体位于内皮细胞上，介导一氧化氮和前列环素的释放。内皮素受体拮抗剂的发展为评估这类药物的肾保护潜力提供了机会。迄今为止，大多数研究都是临床前的。然而，内皮素受体拮抗剂正用于糖尿病肾病和肾小球疾病的研究中。这些药物有可能从预防 AKI 向预防 CKD 转变，但目前尚无研究支持其临床应用。

促红细胞生成素。重组人促红细胞生成素常用于治疗与癌症化疗或终末期肾衰竭相关的贫血；然而，至少有九项研究表明，在急性缺血、低血容量、内毒素和肾毒性肾损伤的动物模型中，该药物也具有肾保护作用[372]。尽管看起来是安全的，但在一项纳入了 10 项随机对照研究的荟萃分析中，并未表明促红细胞生成素对预防 AKI 有益[373]。

生长因子。动物模型表明，生长因子在急性肾损伤时参与了肾小管的恢复，如胰岛素样生长因子 -1（insulin-like growth factor-1，IGF-1 ）、表皮生长因子（epidermal growth factor，EGF）和肝细胞生长因子（hepatocyte growth factor，HGF）。因此，提供这些物质的外源途径已被确定为潜在的肾保护策略。然而，人体研究并不支持该策略的有效性。在一项多中心随机对照双盲研究中，72 名接受重组人 IGF-1 或安慰剂治疗的危重症透析患者的肾功能恢复率或死亡率没有差异[374]。在第二项研究中，纳入了 44 名肾移植后肾功能不全的患者，IGF-1 组的肾功能恢复或随后的透析需求与安慰剂组并无差异[375]。

肺血管舒张因子（PGE_1、PGI_2、NO）。前列腺素（PG）是微血管血流分布的介质，这是前列腺素 PGE_1 和 PGI_2 具有潜在肾益处的根本原因。验证 PGE_1（也称为前列地尔）的肾保护作用的研究尚未得出结论[376]。一项小型研究将心室功能不良的 CABG 患者随机分为低剂量 PGI_2 组［2 ng/（kg・min）］或安慰剂组，发现对照组术后 24 h 肌酐清除率下降了 32%，但接受 PGI_2 治疗的患者中升高 13%[377]。PGI_2 治疗还与术后 24 h 肌酐清除率显著升高相关（$P < 0.01$）。这些作者得出结论，PGI_2（也称为前列环素、依前列醇、PGX 和 Flolan）可能具有肾保护作用。

一氧化氮（NO）具有血管扩张特性，可能有助于预防 AKI。此外，CPB 期间溶血是常见的，并导致氧合血红蛋白的释放。氧合血红蛋白促进肾的氧化应激，并可通过高铁血红蛋白的形成消耗内源性 NO。因此假设心脏手术期间补充 NO 可以预防术后 AKI。Lei 等将 244 名接受多瓣膜手术（主要由风湿热引起）的患者随机分为吸入 80 ppm 的 NO 组或 N_2 组。他们发现，NO 降低了术后 1 年的 AKI、MAKE30、MAKE90 和 MAKE[378]。这些结果是非常有希望的，并且值得未来的试验来评估 NO 的 AKI 预防作用，包括其他类型的心脏手术、多合并症患者的心脏手术以及溶血升高的其他疾病状态。

肾保护捆绑疗法

因为目前还没有药物被证明可以减弱正在进展中的 AKI，所以设计了 KDIGO 捆绑疗法。KDIGO 捆绑疗法是一组旨在精确血流动力学监测 / 支持和避免肾毒性药物的治疗方法[379]（图 17.7）。Meersch 等将术后 AKI（术后 4 hTIMP-2 × IGFBP7 > 0.3）风险较高的心脏手术患者随机分为常规护理组或 KDIGO 捆绑治疗组。研究证明，KDIGO 捆绑治疗能够改善血流动力学、血糖控制以及 CS-AKI 的发生率和严重程度[379]。目前可用于肾应激的最有效的肾保护策略由一位精明的临床医生提出，该策略能够提供最佳、及时和目标导向的护理，特别注意尽量减少与肾相关的损害。

需要 RRT 的肾衰竭

与 AKI 和 RRT 特别相关的问题是透析开始的时间。许多 RCT 对早期应用和延迟启动进行了比较；然而，在这些试验中，早期与延迟 RRT 的定义和适应证存在异质性，因此很难进行真正的比较。两项针对危重症患者的最大、最有力的研究得出了相互矛盾的结果：AKIKI 研究发现，早期与晚期应用 RRT 的死亡率没有差异[380]；而 ELAIN 研究表明，与晚期 RRT 组相比，早期 RRT 组 90 天死亡率降低，肾功能恢复比例增加，RRT 时间缩短，1 年随访显示 MAKE 和肾功能恢复均获益，住院时间缩短[381,382]。这些相互矛盾的结果可能是源于两个研究的设计不同：ELAIN 是一项单中心研究（与多中心研究相反），主要纳入了 KDIGO 2 期的手术患者（非 3 期、非内科），并根据 KDIGO 分期启动 RRT（与其他临床标准相反）。因为它主要在手术患者中进行，所以 ELAIN 研究的结果可能更适用于围手术期。最后，一项纳入了十项随机对照研究的荟萃分析中，研究对象包含了外科（心脏和非心脏手术）和非外科患者，结果显示，早期实施 RRT 与术后 30 天、60 天、90 天及院内死亡率无关，与术后 90 天的透析依赖性无关[383]。因此，目前尚不清楚早期实施透析能否提供长期的肾保护，尽管手术患者可能受益匪浅，尤其是考虑到围手术期体液的显著波动。

间歇性血液透析（intermittent hemodialysis，IHD）和持续肾脏替代疗法（continuous renal replacement therapy，CRRT）是术后管理最常使用的 RRT 模式，包括了任何后续治疗。与 IHD 相比，CRRT 具有许多潜在益处：增加血流动力学稳定性，增加净排液量，改善某些炎症介质的清除[384,385]。然而，这些因素的临床相关性尚不清楚。许多随机试验和观察性研究已经检验了 CRRT 与 IHD 的临床疗效。一些研究表明 CRRT 可以改善肾恢复；然而，在荟萃分析和前瞻性队列研究中，CRRT 与 IHD 在肾功能恢复方面没有显著差异[387,388]。

肾保护的总结与展望

尽管围手术期肾保护策略的改进和知识拓展仍在进行中，但如本章所述，基于全面肾保护的临床实践已开展了很多。过去 20 ~ 30 年的状况已不可接受；现在，很少有专家质疑低剂量多巴胺、甘露醇和呋塞米等“传统”药物的应用缺乏益处，但这些药物的应用仍然普遍。事实上，继续使用这些药物可能是有害的，并且可能会让医生忽略使用其他有效的治疗方法。虽然目前仍没有肾保护或促进肾恢复的药物，但 KDIGO 肾保护计划的实施有望防止肾应激患者进一

1. 避免使用肾毒性药物
2. 术后48 h停用ACE抑制剂和ARB类药物
3. 密切监测血清肌酐和尿量
4. 术后72 h避免高血糖
5. 考虑应用替代造影剂进行成像
6. 使用PICCO导管进行密切的血流动力学监测，优化容积/血流动力学管理

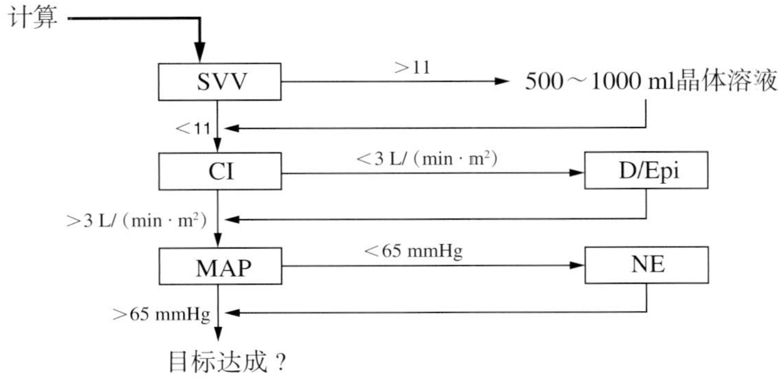

● **图 17.7** 肾保护性 KDIGO 捆绑疗法示意图。ACE，血管紧张素转换酶；ARB，血管紧张素受体阻滞剂；CI，心脏指数；D，多巴胺；Epi，肾上腺素；MAP，平均动脉压；NE，去甲肾上腺素；PICCO，脉搏指示剂连续心输出量监测；SVV，每搏量变异度

步发生 AKI。此外，恰当的治疗方案和良好的临床护理可以显著减少肾损伤。基于围手术期肾保护证据的临床实践程序见图 17.8。未来理想的临床肾保护随机试验应避免通过大量小型研究来评估一种物质，因为这些研究既不能强烈支持也不能否定潜在的益处，应进行大型研究，用“是或否”的方式对肾保护进行有意义的回答。

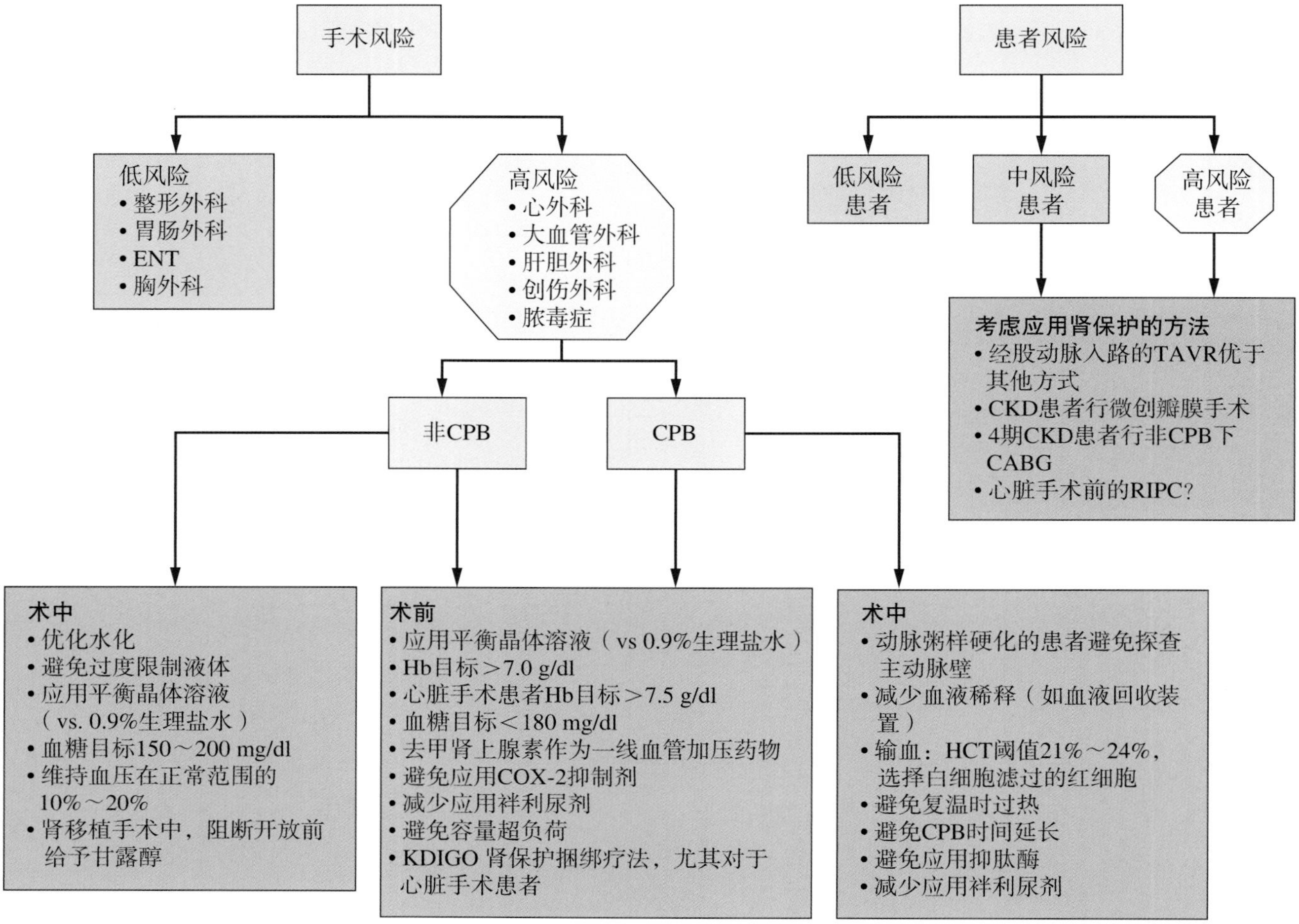

• 图 17.8　基于证据的围手术期肾保护策略。CABG，冠状动脉旁路移植术；CKD，慢性肾病；COX-2、环氧合酶 -2；CPB，体外循环；ENT，耳鼻喉科；HCT，红细胞压积；Hb，血红蛋白；RBC，红细胞；RIPC，远隔缺血预处理；TAVR，经导管主动脉瓣植入术

参考文献

1. Hoste EA, Bagshaw SM, Bellomo R, et al. Epidemiology of acute kidney injury in critically ill patients: The multinational AKI-EPI study. *Intensive Care Med.* 2015;41:1411–1423.
2. Novis BK, Roizen MF, Aronson S, et al. Association of preoperative risk factors with postoperative acute renal failure. *Anesth Analg.* 1994;78:143–149.
3. Conlon PJ, Stafford-Smith M, White WD, et al. Acute renal failure following cardiac surgery. *Nephrol Dial Transplant.* 1999;14:1158–1162.
4. Levy EM, Viscoli CM, Horwitz RI. The effect of acute renal failure on mortality. A cohort analysis. *JAMA.* 1996;275:1489–1494.
5. Chertow GM, Levy EM, Hammermeister KE, et al. Independent association between acute renal failure and mortality following cardiac surgery. *Am J Med.* 1998;104:343–348.
6. Stafford-Smith M. Perioperative renal dysfunction: Implications and strategies for protection, perioperative organ protection. In: Baltimore, Williams Lippincott, Wilkins, eds. *Newman MF*; 2003:89–124.
7. Lassnigg A, Schmidlin D, Mouhieddine M, et al. Minimal changes of serum creatinine predict prognosis in patients after cardiothoracic surgery: A prospective cohort study. *J Am Soc Nephrol.* 2004;15:1597–1605.
8. Doi K, Rabb H. Impact of acute kidney injury on distant organ function: Recent findings and potential therapeutic targets. *Kidney Int.* 2016;89:555–564.
9. Star R: Why clinical trials fail, and what to do about it. Renal Diagnostics and Therapeutics Unit, National Institutes of Health. Available at www.isn-online.org/uploadedfiles/ISN/presentations/arf_satellite/STAR.pps.
10. Okusa MD, Rosner MH, Kellum JA, et al. Therapeutic targets of human AKI: Harmonizing human and animal AKI. *J Am Soc Nephrol.* 2016;27:44–48.
11. Zacharias M, Mugawar M, Herbison PG, et al. Interventions for protecting renal function in the perioperative period. *Cochrane Database Syst Rev.* 2013;9:CD003590.
12. Smith HW. *Lectures on the Kidney.* Lawrence, KS, University Extension Division, University of Kansas; 1943.
13. Abel RM, Buckley MJ, Austen WG, et al. Etiology, incidence, and prognosis of renal failure following cardiac operations. Results of a prospective analysis of 500 consecutive patients. *J Thorac Cardiovasc Surg.* 1976;71:323–333.
14. Corwin HL, Sprague SM, DeLaria GA, et al. Acute renal failure associated with cardiac operations. A case-control study. *J Thorac Cardiovasc Surg.* 1989;98:1107–1112.
15. Andersson LG, Ekroth R, Bratteby LE, et al. Acute renal failure after coronary surgery–a study of incidence and risk factors in 2009 consecutive patients. *Thorac Cardiovasc Surg.* 1993;41:237–241.

16. Mora-Mangano C, Diamondstone LS, Ramsay JG, et al. Renal dysfunction after myocardial revascularization: Risk factors, adverse outcomes, and hospital resource utilization. The multicenter study of Perioperative Ischemia Research Group. *Ann Intern Med*. 1998; 128:194–203.
17. Chertow GM, Lazarus JM, Christiansen CL, et al. Preoperative renal risk stratification. *Circulation*. 1997;95:878–884.
18. Mangos GJ, Brown MA, Chan WY, et al. Acute renal failure following cardiac surgery: Incidence, outcomes and risk factors. *Aust N Z J Med*. 1995;25:284–289.
19. Ostermann ME, Taube D, Morgan CJ, et al. Acute renal failure following cardiopulmonary bypass: A changing picture. *Intensive Care Med*. 2000;26:565–571.
20. Zanardo G, Michielon P, Paccagnella A, et al. Acute renal failure in the patient undergoing cardiac operation. Prevalence, mortality rate, and main risk factors. *J Thorac Cardiovasc Surg*. 1994; 107: 1489–1495.
21. Yeh T, Brackney E, Hall D, et al. Renal complications of open-heart surgery: Predisposing factors, prevention and management. *J Thor Cardiovasc Surg*. 1964;47:79–95.
22. Porter GA, Kloster FE, Herr RJ, et al. Renal complications associated with valve replacement surgery. *J Thorac Cardiovasc Surg*. 1967;53: 145–152.
23. McLeish KR, Luft FC, Kleit SA. Factors affecting prognosis in acute renal failure following cardiac operations. *Surg Gynecol Obstet*. 1977; 145:28–32.
24. Llopart T, Lombardi R, Forselledo M, et al. Acute renal failure in open heart surgery. *Ren Fail*. 1997;19:319–323.
25. Hilberman M, Myers BD, Carrie BJ, et al. Acute renal failure following cardiac surgery. *J Thorac Cardiovasc Surg*. 1979;77:880–888.
26. Heikkinen L, Harjula A, Merikallio E. Acute renal failure related to open-heart surgery. *Ann Chir Gynaecol*. 1985;74:203–209.
27. Gailiunas P Jr, Chawla R, Lazarus JM, et al. Acute renal failure following cardiac operations. *J Thorac Cardiovasc Surg*. 1980;79:241–243.
28. Doberneck R, Reiser M, Lillehei C. Acute renal failure after open-heart surgery utilizing extracorporeal circulation and total body perfusion. *J Thor Cardiovasc Surg*. 1962;43:441–452.
29. Bhat JG, Gluck MC, Lowenstein J, et al. Renal failure after open heart surgery. *Ann Intern Med*. 1976;84:677–682.
30. Stafford-Smith M, Grocott HP. Renal medullary hypoxia during experimental cardiopulmonary bypass: A pilot study. *Perfusion*. 2005; 20:53–58.
31. Navar LG, Inscho EW, Majid SA, et al. Paracrine regulation of the renal microcirculation. *Physiol Rev*. 1996;76:425–536.
32. Kainuma M, Kimura N, Shimada Y. Effect of acute changes in renal arterial blood flow on urine oxygen tension in dogs. *Critical Care Medicine*. 1990;18:309–312.
33. Kainuma M, Yamada M, Miyake T. Continuous urine oxygen tension monitoring in patients undergoing cardiac surgery. *J Cardiothorac Vasc Anesth*. 1996;10:603–608.
34. Saint-Faust M, Boubred F, Simeoni U. Renal development and neonatal adaptation. *Am J Perinatol*. 2014;31:773–780.
35. Hladunewich MA, Bramham K, Jim B, et al. Managing glomerular disease in pregnancy. *Nephrol Dial Transplant*. 2017;32:i48–i56.
36. Denic A, Glassock RJ, Rule AD. Structural and functional changes with the aging kidney. *Adv Chronic Kidney Dis*. 2016;23:19–28.
37. James MT, Hemmelgarn BR, Wiebe N, et al. Glomerular filtration rate, proteinuria, and the incidence and consequences of acute kidney injury: A cohort study. *Lancet*. 2010;376:2096–2103.
38. Uchino S, Kellum JA, Bellomo R, et al. Acute renal failure in critically ill patients: A multinational, multicenter study. *JAMA*. 2005; 294: 813–818.
39. Lagny MG, Jouret F, Koch JN, et al. Incidence and outcomes of acute kidney injury after cardiac surgery using either criteria of the RIFLE classification. *BMC Nephrol*. 2015;16:76.
40. Wang Y, Bellomo R. Cardiac surgery-associated acute kidney injury: Risk factors, pathophysiology and treatment. *Nat Rev Nephrol*. 2017; 13:697–711.
41. O'Neal JB, Shaw AD, Billings FT 4th. Acute kidney injury following cardiac surgery: Current understanding and future directions. *Crit Care*. 2016;20:187.
42. Stafford-Smith M, Shaw A, Swaminathan M. Cardiac surgery and acute kidney injury: Emerging concepts. *Curr Opin Crit Care*. 2009;15:498–502.
43. Stafford-Smith M, Reddan DN, Phillips-Bute B, et al. Association of perioperative creatinine-derived variables with mortality and other outcomes after coronary bypass surgery. *Anesth Analg*. 2001;92:SCA28.
44. Ferguson TB Jr, Dziuban SW Jr, Edwards FH, et al. The STS National Database: Current changes and challenges for the new millennium. Committee to establish a national database in cardiothoracic surgery, the society of thoracic surgeons. *Ann Thorac Surg*. 2000;69:680–691.
45. Bellomo R, Ronco C, Kellum JA, et al. Acute renal failure–definition, outcome measures, animal models, fluid therapy and information technology needs: The Second International Consensus Conference of the Acute Dialysis Quality Initiative (ADQI) Group. *Crit Care*. 2004;8(4):R204–R212.
46. Mehta RL, Kellum JA, Shah SV, et al. Acute kidney injury network: Report of an initiative to improve outcomes in acute kidney injury. *Crit Care*. 2007;11(2):R31.
47. Palevsky PM, Liu KD, Brophy PD, et al. KDOQI US commentary on the 2012 KDIGO Clinical Practice Guideline for Acute Kidney Injury. *Am J Kidney Dis*. 2013;61:649–672.
48. Kidney Disease: Improving Global Outcomes (KDIGO) Acute Kidney Injury Work Group: KDIGO Clinical Practice Guideline for Acute Kidney Injury. *Kidney Inter Suppl*. 2012;2:1-138.
49. Kork F, Balzer F, Spies CD, et al. Minor postoperative increases of creatinine are associated with higher mortality and longer hospital length of stay in surgical patients. *Anesthesiology*. 2015; 123: 1301–1311.
50. Macedo E, Malhotra R, Bouchard J, et al. Oliguria is an early predictor of higher mortality in critically ill patients. *Kidney Int*. 2011;80: 760–767.
51. Kellum JA, Sileanu FE, Murugan R, et al. Classifying AKI by urine output versus serum creatinine level. *J Am Soc Nephrol*. 2015;26: 2231–2238.
52. Alpert RA, Roizen MF, Hamilton WK, et al. Intraoperative urinary output does not predict postoperative renal function in patients undergoing abdominal aortic revascularization. *Surgery*. 1984;95: 707–711.
53. McIlroy DR, Argenziano M, Farkas D, et al. Incorporating oliguria into the diagnostic criteria for acute kidney injury after on-pump cardiac surgery: Impact on incidence and outcomes. *J Cardiothorac Vasc Anesth*. 2013;27:1145–1152.
54. Petaja L, Vaara S, Liuhanen S, et al. Acute kidney injury after cardiac surgery by complete KDIGO criteria predicts increased mortality. *J Cardiothorac Vasc Anesth*. 2017;31:827–836.
55. Billings FT 4th, Shaw AD. Clinical trial endpoints in acute kidney injury. *Nephron Clin Pract*. 2014;127:89–93.
56. Fischer S, Salaunkey K. Cardiac surgery-associated acute kidney injury. *Current Anesthesiology Reports*. 2017;7:247–258.
57. Murray PT, Mehta RL, Shaw A, et al. Potential use of biomarkers in acute kidney injury: report and summary of recommendations from the 10th Acute Dialysis Quality Initiative consensus conference. *Kidney Int*. 2014;85:513–521.
58. Kashani K, Al-Khafaji A, Ardiles T, et al. Discovery and validation of cell cycle arrest biomarkers in human acute kidney injury. *Crit Care*. 2013;17:R25.
59. Bihorac A, Chawla LS, Shaw AD, et al. Validation of cell-cycle arrest biomarkers for acute kidney injury using clinical adjudication. *Am J Respir Crit Care Med*. 2014;189:932–939.
60. Meersch M, Schmidt C, Van Aken H, et al. Urinary TIMP-2 and IGFBP7 as early biomarkers of acute kidney injury and renal recovery following cardiac surgery. *PLoS One*. 2014;9:e93460.
61. Meersch M, Schmidt C, Van Aken H, et al. Validation of cell-cycle arrest biomarkers for acute kidney injury after pediatric cardiac surgery. *PLoS One*. 2014;9:e110865.
62. Dusse F, Edayadiyil-Dudasova M, Thielmann M, et al. Early prediction of acute kidney injury after transapical and transaortic aortic valve implantation with urinary G1 cell cycle arrest biomarkers. *BMC Anesthesiol*. 2016;16:76.
63. Jia HM, Huang LF, Zheng Y, et al. Diagnostic value of urinary tissue inhibitor of metalloproteinase-2 and insulin-like growth factor binding protein 7 for acute kidney injury: A meta-analysis. *Crit Care*. 2017;21:77.
64. Wang Y, Zou Z, Jin J, et al. Urinary TIMP-2 and IGFBP7 for the prediction of acute kidney injury following cardiac surgery. *BMC Nephrol*. 2017;18:177.
65. Koyner JL, Shaw AD, Chawla LS, et al. Tissue Inhibitor Metalloproteinase-2 (TIMP-2)IGF-Binding Protein-7 (IGFBP7) levels are associated with adverse long-term outcomes in patients with AKI. *J Am Soc Nephrol*. 2015;26:1747–1754.
66. Kiessling AH, Dietz J, Reyher C, et al. Early postoperative serum cystatin C predicts severe acute kidney injury following cardiac surgery: A post-hoc analysis of a randomized controlled trial. *J Cardiothorac Surg*. 2014;9:10.
67. Nejat M, Pickering JW, Walker RJ, et al. Urinary cystatin C is diagnostic of acute kidney injury and sepsis, and predicts mortality in the intensive care unit. *Crit Care*. 2010;14:R85.
68. Ho J, Tangri N, Komenda P, et al. Urinary, plasma, and serum biomarkers' utility for predicting acute kidney injury associated with cardiac surgery in adults: A meta-analysis. *Am J Kidney Dis*. 2015;66: 993–1005.
69. de Geus HR, Bakker J, Lesaffre EM, et al. Neutrophil gelatinase-associated lipocalin at ICU admission predicts for acute kidney injury in adult patients. *Am J Respir Crit Care Med*. 2011;183: 907–914.
70. Koyner JL, Garg AX, Coca SG, et al. Biomarkers predict progression of acute kidney injury after cardiac surgery. *J Am Soc Nephrol*. 2012;23: 905–914.
71. Srisawat N, Wen X, Lee M, et al. Urinary biomarkers and renal recovery in critically ill patients with renal support. *Clin J Am Soc Nephrol*. 2011;6:1815–1823.
72. Coca SG, Garg AX, Thiessen-Philbrook H, et al. Urinary biomarkers of AKI and mortality 3 years after cardiac surgery. *J Am Soc Nephrol*. 2014;25:1063–1071.
73. Lim AI, Tang SC, Lai KN, et al. More than just an injury marker of tubular epithelial cells? *J Cell Physiol*. 2013;228:917–924.
74. Shao X, Tian L, Xu W, et al. Diagnostic value of urinary kidney injury molecule 1 for acute kidney injury: A meta-analysis. *PLoS One*. 2014;9:e84131.
75. Nisula S, Yang R, Poukkanen M, et al. Predictive value of urine interleukin-18 in the evolution and outcome of acute kidney injury in critically ill adult patients. *Br J Anaesth*. 2015;114:460–468.
76. Parikh CR, Coca SG, Thiessen-Philbrook H, et al. Postoperative biomarkers predict acute kidney injury and poor outcomes after adult cardiac surgery. *J Am Soc Nephrol*. 2011;22:1748–1757.
77. Parikh CR, Devarajan P, Zappitelli M, et al. Postoperative biomarkers predict acute kidney injury and poor outcomes after pediatric cardiac surgery. *J Am Soc Nephrol*. 2011;22:1737–1747.
78. Parikh CR, Mishra J, Thiessen-Philbrook H, et al. Urinary IL-18 is an early predictive biomarker of acute kidney injury after cardiac surgery. *Kidney Int*. 2006;70:199–203.
79. Siew ED, Ikizler TA, Gebretsadik T, et al. Elevated urinary IL-18 levels at the time of ICU admission predict adverse clinical outcomes. *Clin J Am Soc Nephrol*. 2010;5:1497–1505.
80. Brezis M, Rosen S. Hypoxia of the renal medulla–its implications for disease. *N Engl J Med*. 1995;332:647–655.
81. Malbrain ML, Marik PE, Witters I, et al. Fluid overload, de-resuscitation, and outcomes in critically ill or injured patients: A systematic review with suggestions for clinical practice. *Anaesthesiol Intensive Ther*. 2014;46:361–380.
82. Cunningham PN, Dyanov HM, Park P, et al. Acute renal failure in endotoxemia is caused by TNF acting directly on TNF receptor-1 in kidney. *J Immunol*. 2002;168:5817–5823.
83. Segerer S, Nelson PJ, Schlondorff D. Chemokines, chemokine receptors, and renal disease: From basic science to pathophysiologic and therapeutic studies. *J Am Soc Nephrol*. 2000;11:152–176.
84. de Fontnouvelle CA, Greenberg JH, Thiessen-Philbrook HR, et al. Interleukin-8 and tumor necrosis factor predict acute kidney injury after pediatric cardiac surgery. *Ann Thorac Surg*. 2017;104:2072–2079.
85. Zhang WR, Garg AX, Coca SG, et al. Plasma IL-6 and IL-10 concentrations predict AKI and long-term mortality in adults after cardiac surgery. *J Am Soc Nephrol*. 2015;26:3123–3132.
86. Domart Y, Trouillet JL, Fagon JY, et al. Incidence and morbidity of cytomegaloviral infection in patients with mediastinitis following cardiac surgery. *Chest*. 1990;97:18–22.
87. Heyman SN, Darmon D, Goldfarb M, et al. Endotoxin-induced renal failure. I. A role for altered renal microcirculation. *Exp Nephrol*. 2000; 8 266–274.
88. Davila-Roman VG, Kouchoukos NT, Schechtman KB, et al. Atherosclerosis of the ascending aorta is a predictor of renal dysfunction after cardiac operations. *J Thorac Cardiovasc Surg*. 1999;117:111–216.
89. Tierney G, Parissis H, Baker M, et al. An experimental study of intra aortic balloon pumping within the intact human aorta. *Eur J Cardiothorac Surg*. 1997;12:486–493.
90. Tunick PA, Culliford AT, Lamparello PJ, et al. Atheromatosis of the aortic arch as an occult source of multiple systemic emboli. *Ann Intern Med*. 1991;114:391–392.
91. Smith MC, Ghose MK, Henry AR. The clinical spectrum of renal cholesterol embolization. *Am J Med*. 1981;71:174–180.
92. Bookstein JJ, Clark RL. *Renal Microvascular Disease: Angiographic-Microangiographic Correlates*. Boston: Little, Brown; 1980.
93. Genthon A, Wilcox SR. Crush syndrome: A case report and review of the literature. *J Emerg Med*. 2014;46:313–319.
94. Zimmerman JL, Shen MC. Rhabdomyolysis. *Chest*. 2013;144: 1058–1065.
95. Bennett WM, Luft F, Porter GA. Pathogenesis of renal failure due to aminoglycosides and contrast media used in roentgenography. *Am J Med*. 1980;69:767–774.
96. Baisac J, Henrich W. Nephrotoxicity of nonsteroidal anti-inflammatory drugs. *Miner Electrolyte Metab*. 1994;20:187–192.
97. Olyaei AJ, de Mattos AM, Bennett WM. Immunosuppressant-induced nephropathy: Pathophysiology, incidence and management. *Drug Saf*. 1999;21:471–488.
98. Aycock RD, Westafer LM, Boxen JL, et al. Acute kidney injury after computed tomography: A meta-analysis. *Ann Emerg Med*. 2018;71: 44–53. e4.
99. Porter GA. Contrast-associated nephropathy: Presentation, pathophysiology and management. *Miner Electrolyte Metab*. 1994;20: 232–243.
100. Stafford-Smith M, Phillips-Bute B, Reddan DN, et al. The association of postoperative peak and fractional change in serum creatinine with mortality after coronary bypass surgery. *Anesthesiology*. 2000;93: A240.
101. Ascione R, Nason G, Al-Ruzzeh S, et al. Coronary revascularization with or without cardiopulmonary bypass in patients with preoperative nondialysis-dependent renal insufficiency. *Ann Thorac Surg*. 2001;72:2020–2025.
102. Loef BG, Epema AH, Navis G, et al. Off-pump coronary revascularization attenuates transient renal damage compared with on-pump coronary revascularization. *Chest*. 2002;121:1190–1194.
103. Tang AT, Knott J, Nanson J, et al. A prospective randomized study to evaluate the renoprotective action of beating heart coronary surgery in low risk patients. *Eur J Cardiothorac Surg*. 2002;22:118–123.
104. Schwann NM, Horrow JC, Strong MD, et al. Does off-pump coronary artery bypass reduce the incidence of clinically evident renal dysfunction after multivessel myocardial revascularization? *Anesth Analg*. 2004;99:959–964.
105. Gamoso MG, Phillips-Bute B, Landolfo KP, et al. Off-pump versus on-pump coronary artery bypass surgery and postoperative renal dysfunction. *Anesth Analg*. 2000;91:1080–1084.
106. Hayashida N, Teshima H, Chihara S, et al. Does off-pump coronary artery bypass grafting really preserve renal function? *Circ J*. 2002;66:921–925.
107. Sabik JF, Gillinov AM, Blackstone EH, et al. Does off-pump coronary surgery reduce morbidity and mortality? *J Thorac Cardiovasc Surg*. 2002;124:698–707.
108. Karthik S, Musleh G, Grayson AD, et al. Effect of avoiding cardiopulmonary bypass in non-elective coronary artery bypass surgery: A propensity score analysis. *Eur J Cardiothorac Surg*. 2003;24: 66–71.
109. Reston JT, Tregear SJ, Turkelson CM. Meta-analysis of short-term and mid-term outcomes following off-pump coronary artery bypass grafting. *Ann Thorac Surg*. 2003;76:1510–1515.
110. Al-Ruzzeh S, Ambler G, Asimakopoulos G, et al. Off-Pump Coronary Artery Bypass (OPCAB) surgery reduces risk-stratified morbidity and mortality: A United Kingdom Multi-Center Comparative Analysis of Early Clinical Outcome. *Circulation*. 2003;108(1 Suppl):II1–II8.
111. Cheng DC, Bainbridge D, Martin JE, et al. Does off-pump coronary artery bypass reduce mortality, morbidity, and resource utilization when compared with conventional coronary artery bypass? A meta-analysis of randomized trials. *Anesthesiology*. 2005;102: 188–203.
112. Moller CH, Penninga L, Wetterslev J, et al. Off-pump versus on-pump coronary artery bypass grafting for ischaemic heart disease. *Cochrane Database Syst Rev*. 2012;3:CD007224.
113. Cheungpasitporn W, Thongprayoon C, Kittanamongkolchai W, et al. Comparison of renal outcomes in off-pump versus on-pump coronary artery bypass grafting: A systematic review and meta-analysis of randomized controlled trials. *Nephrology (Carlton)*. 2015;20(10): 727–735.
114. Polomsky M, He X, O'Brien SM, et al. Outcomes of off-pump versus on-pump coronary artery bypass grafting: Impact of preoperative risk. *J Thorac Cardiovasc Surg*. 2013;145:1193–1198.
115. Chawla LS, Zhao Y, Lough FC, et al. Off-pump versus on-pump coronary artery bypass grafting outcomes stratified by preoperative renal function. *J Am Soc Nephrol*. 2012;23:1389–1397.
116. Chen JJ, Lin LY, Yang YH, et al. On pump versus off pump coronary artery bypass grafting in patients with end-stage renal disease and coronary artery disease - A nation-wide, propensity score matched database analyses. *Int J Cardiol*. 2017;227:529–534.
117. McCreath BJ, Swaminathan M, Booth JV, et al. Mitral valve surgery and acute renal injury: Port access versus median sternotomy. *Ann Thorac Surg*. 2003;75:812–819.
118. Antonic M, Gersak B. Renal function after port access and median sternotomy mitral valve surgery. *Heart Surg Forum*. 2007;10: E401–E407.
119. Gilmanov D, Bevilacqua S, Murzi M, et al. Minimally invasive and conventional aortic valve replacement: A propensity score analysis. *Ann Thorac Surg*. 2013;96:837–843.
120. Furukawa N, Kuss O, Aboud A, et al. Ministernotomy versus conventional sternotomy for aortic valve replacement: Matched propensity score analysis of 808 patients. *Eur J Cardiothorac Surg*. 2014;46: 221–226. discussion 226-227.
121. Valdez GD, Mihos CG, Santana O, et al. Incidence of postoperative acute kidney injury in patients with chronic kidney disease undergoing minimally invasive valve surgery. *J Thorac Cardiovasc Surg*. 2013; 146:1488–1493.
122. Edwards ST, Schermerhorn ML, O'Malley AJ, et al. Comparative effectiveness of endovascular versus open repair of ruptured abdominal aortic aneurysm in the Medicare population. *J Vasc Surg*. 2014;59: 575–582.
123. Siracuse JJ, Gill HL, Graham AR, et al. Comparative safety of endovascular and open surgical repair of abdominal aortic aneurysms in low-risk male patients. *J Vasc Surg*. 2014;60:1154–1158.
124. Becquemin JP, Pillet JC, Lescalie F, et al. A randomized controlled trial of endovascular aneurysm repair versus open surgery for abdominal aortic aneurysms in low- to moderate-risk patients. *J Vasc Surg*. 2011; 53:1167–1173. e1.
125. Gopaldas RR, Huh J, Dao TK, et al. Superior nationwide outcomes of endovascular versus open repair for isolated descending thoracic aortic aneurysm in 11,669 patients. *J Thorac Cardiovasc Surg*. 2010;140: 1001–1010.
126. Lee HC, Joo HC, Lee SH, et al. Endovascular repair versus open repair for isolated descending thoracic aortic aneurysm. *Yonsei Med J*. 2015; 56:904–912.
127. Murphy EH, Beck AW, Clagett P, et al. Combined aortic debranching

and Thoracic Endovascular Aneurysm Repair (TEVAR) effective but at a cost. *Archives of Surgery.* 2009;144:222–227.

128. Yoshitake A, Okamoto K, Yamazaki M, et al. Comparison of aortic arch repair using the endovascular technique, total arch replacement and staged surgery. *Eur J Cardiothorac Surg.* 2017;51:1142–1148.
129. Kawatou M, Minakata K, Sakamoto K, et al. Comparison of endovascular repair with branched stent graft and open repair for aortic arch aneurysm. *Interact Cardiovasc Thorac Surg.* 2017;25:246–253.
130. Reardon MJ, Van Mieghem NM, Popma JJ, et al. Surgical or transcatheter aortic-valve replacement in intermediate-risk patients. *N Engl J Med.* 2017;376:1321–1331.
131. Leon MB, Smith CR, Mack MJ, et al. Transcatheter or surgical aortic-valve replacement in intermediate-risk patients. *N Engl J Med.* 2016;374:1609–1620.
132. Wang J, Yu W, Zhou Y, et al. Independent risk factors contributing to acute kidney injury according to updated valve academic research consortium-2 criteria after transcatheter aortic valve implantation: A meta-analysis and meta-regression of 13 studies. *J Cardiothorac Vasc Anesth.* 2017;31:816–826.
133. Nguyen TC, Babaliaros VC, Razavi SA, et al. Impact of varying degrees of renal dysfunction on transcatheter and surgical aortic valve replacement. *J Thorac Cardiovasc Surg.* 2013;146:1399–1406; discussion 13406-13407.
134. Scott NB, Turfrey DJ, Ray DA, et al. A prospective randomized study of the potential benefits of thoracic epidural anesthesia and analgesia in patients undergoing coronary artery bypass grafting. *Anesth Analg.* 2001;93:528–535.
135. Aycock RD, Westafer LM, Boxen JL, et al. Acute kidney injury after computed tomography: A meta-analysis. *Ann Emerg Med.* 2017;71:44–53.
136. Hinson JS, Ehmann MR, Fine DM, et al. Risk of acute kidney injury after intravenous contrast media administration. *Ann Emerg Med.* 2017;69:577–586. e4.
137. Hu Y, Li Z, Chen J, et al. The effect of the time interval between coronary angiography and on-pump cardiac surgery on risk of postoperative acute kidney injury: A meta-analysis. *J Cardiothorac Surg.* 2013; 8:178.
138. Kim K, Joung KW, Ji SM, et al. The effect of coronary angiography timing and use of cardiopulmonary bypass on acute kidney injury after coronary artery bypass graft surgery. *J Thorac Cardiovasc Surg.* 2016;152:254–261. e3.
139. Weisbord SD, Gallagher M, Jneid H, et al. Outcomes after angiography with sodium bicarbonate and acetylcysteine. *N Engl J Med.* 2018;378:603–614.
140. Cochrane J, Williams BT, Banerjee A, et al. Ischemic preconditioning attenuates functional, metabolic, and morphologic injury from ischemic acute renal failure in the rat. *Ren Fail.* 1999;21:135–145.
141. Giannopoulos G, Vrachatis DA, Panagopoulou V, et al. Remote ischemic conditioning and renal protection. *J Cardiovasc Pharmacol Ther.* 2017;22:321–329.
142. Pierce B, Bole I, Patel V, et al. Clinical outcomes of remote ischemic preconditioning prior to cardiac surgery: A meta-analysis of randomized controlled trials. *J Am Heart Assoc.* 2017;6:e004666.
143. Zarbock A, Kellum JA, Van Aken H, et al. Long-term effects of remote ischemic preconditioning on kidney function in high-risk cardiac surgery patients: Follow-up results from the RenalRIP trial. *Anesthesiology.* 2017;126:787–798.
144. Yusuf S, Lonn E, Bosch J, et al. Summary of randomized trials of angiotensin converting enzyme inhibitors. *Clin Exp Hypertens.* 1999;21:835–845.
145. Mimran A, Ribstein J. Angiotensin converting enzyme inhibitors and renal function. *J Hypertens Suppl.* 1989;7:S3–S9.
146. Kamper AL, Nielsen AH, Baekgaard N, et al. Renal graft failure after addition of an angiotensin II receptor antagonist to an angiotensin-converting enzyme inhibitor: Unmasking of an unknown iliac artery stenosis. *J Renin Angiotensin Aldosterone Syst.* 2002;3:135–137.
147. Yacoub R, Patel N, Lohr JW, et al. Acute kidney injury and death associated with renin angiotensin system blockade in cardiothoracic surgery: A meta-analysis of observational studies. *Am J Kidney Dis.* 2013;62:1077–1086.
148. Cheungpasitporn W, Thongprayoon C, Srivali N, et al. Preoperative renin-angiotensin system inhibitors use linked to reduced acute kidney injury: A systematic review and meta-analysis. *Nephrol Dial Transplant.* 2015;30:978–988.
149. Metz LI, LeBeau ME, Zlabek JA, et al. Acute renal failure in patients undergoing cardiothoracic surgery in a community hospital. *WMJ.* 2009;108:109–114.
150. Tagawa M, Ogata A, Hamano T. Pre- and/or intraoperative prescription of diuretics, but not renin-angiotensin-system inhibitors, is significantly associated with acute kidney injury after noncardiac surgery: A retrospective cohort study. *PLOS ONE.* 2015;10:e0132507.
151. Xiong B, Nie D, Cao Y, et al. Preoperative statin treatment for the prevention of acute kidney injury in patients undergoing cardiac surgery: A meta-analysis of randomised controlled trials. *Heart Lung Circ.* 2017;26:1200–1207.
152. O'Neal JB, Billings FT 4th, Liu X, et al. Effect of preoperative beta-blocker use on outcomes following cardiac surgery. *Am J Cardiol.* 2017;120: 1293–1297.
153. Bampoe S, Odor PM, Dushianthan A, et al. Perioperative administration of buffered versus non-buffered crystalloid intravenous fluid to improve outcomes following adult surgical procedures. *Cochrane Database Syst Rev.* 2017;9:CD004089.
154. Joosten A, Delaporte A, Ickx B, et al. Crystalloid versus colloid for intraoperative goal-directed fluid therapy using a closed-loop system: A randomized, double-blinded, controlled trial in major abdominal surgery. *Anesthesiology.* 2018;128:55–66.
155. Haase M, Haase-Fielitz A, Bellomo R, et al. Sodium bicarbonate to prevent increases in serum creatinine after cardiac surgery: A pilot double-blind, randomized controlled trial. *Crit Care Med.* 2009; 37:39–47.
156. Haase M, Haase-Fielitz A, Plass M, et al. Prophylactic perioperative sodium bicarbonate to prevent acute kidney injury following open heart surgery: A multicenter double-blinded randomized controlled trial. *PLoS Med.* 2013;10:e1001426.
157. McGuinness SP, Parke RL, Bellomo R, et al. Sodium bicarbonate infusion to reduce cardiac surgery-associated acute kidney injury: A phase II multicenter double-blind randomized controlled trial. *Crit Care Med.* 2013;41:1599–1607.
158. Heringlake M, Heinze H, Schubert M, et al. A perioperative infusion of sodium bicarbonate does not improve renal function in cardiac surgery patients: A prospective observational cohort study. *Crit Care.* 2012;16:R156.
159. Schmid S, Kapfer B, Heim M, et al. Algorithm-guided goal-directed haemodynamic therapy does not improve renal function after major abdominal surgery compared to good standard clinical care: A prospective randomised trial. *Crit Care.* 2016;20:50.
160. Pearse RM, Harrison DA, MacDonald N, et al. Effect of a perioperative, cardiac output-guided hemodynamic therapy algorithm on outcomes following major gastrointestinal surgery: A randomized clinical trial and systematic review. *JAMA.* 2014;311:2181–2190.
161. Myles PS, Bellomo R, Corcoran T, et al. Restrictive versus liberal fluid therapy for major abdominal surgery. *N Engl J Med.* 2018;378: 2263–2274.
162. Urzua J, Troncoso S, Bugedo G, et al. Renal function and cardiopulmonary bypass: Effect of perfusion pressure. *J Cardiothorac Vasc Anesth.* 1992;6:299–303.
163. Sickeler R, Phillips-Bute B, Kertai MD, et al. The risk of acute kidney injury with co-occurrence of anemia and hypotension during cardiopulmonary bypass relative to anemia alone. *Ann Thorac Surg.* 2014; 97:865–871.
164. Azau A, Markowicz P, Corbeau JJ, et al. Increasing mean arterial pressure during cardiac surgery does not reduce the rate of postoperative acute kidney injury. *Perfusion.* 2014;29:496–504.
165. Salmasi V, Maheshwari K, Yang D, et al. Relationship between intraoperative hypotension, defined by either reduction from baseline or absolute thresholds, and acute kidney and myocardial injury after noncardiac surgery: A retrospective cohort analysis. *Anesthesiology.* 2017;126:47–65.
166. Sun LY, Wijeysundera DN, Tait GA, et al. Association of intraoperative hypotension with acute kidney injury after elective noncardiac surgery. *Anesthesiology.* 2015;123:515–523.
167. Walsh M, Devereaux PJ, Garg AX, et al. Relationship between intraoperative mean arterial pressure and clinical outcomes after noncardiac surgery: Toward an empirical definition of hypotension. *Anesthesiology.* 2013;119:507–515.
168. Andersson LG, Bratteby LE, Ekroth R, et al. Renal function during cardiopulmonary bypass: Influence of pump flow and systemic blood pressure. *Eur J Cardiothorac Surg.* 1994;8:597–602.
169. Reves JG, Karp RB, Buttner EE, et al. Neuronal and adrenomedullary catecholamine release in response to cardiopulmonary bypass in man. *Circulation.* 1982;66:49–55.
170. Laffey J, Boylan J, Cheng D. The systemic inflammatory response to cardiac surgery: Implications for the anesthesiologist. *Anesthesiology.* 2002;97:215–252.
171. Kumar AB, Suneja M, Bayman EO, et al. Association between postoperative acute kidney injury and duration of cardiopulmonary bypass: A meta-analysis. *J Cardiothorac Vasc Anesth.* 2012;26:64–69.
172. Fischer UM, Weissenberger WK, Warters RD, et al. Impact of cardiopulmonary bypass management on postcardiac surgery renal function. *Perfusion.* 2002;17:401–406.
173. Baraki H, Gohrbandt B, Del Bagno B, et al. Does pulsatile perfusion improve outcome after cardiac surgery? A propensity-matched analysis of 1959 patients. *Perfusion.* 2012;27:166–174.
174. Presta P, Onorati F, Fuiano L, et al. Can pulsatile cardiopulmonary bypass prevent perioperative renal dysfunction during myocardial revascularization in elderly patients? *Nephron Clin Pract.* 2009;111: c229–c235.
175. Conlon PJ, Crowley J, Stack R, et al. Renal artery stenosis is not associated with the development of acute renal failure following coronary artery bypass grafting. *Ren Fail.* 2005;27:81–86.
176. Yang J, Lu C, Yan L, et al. The association between atherosclerotic renal artery stenosis and acute kidney injury in patients undergoing cardiac surgery. *PLoS ONE.* 2013;8:e64104.
177. Shah D, Corson J, Karmody A, et al. Effects of isovolemic hemodilution on abdominal aortic aneurysmectomy in high risk patients. *Ann Vasc Surg.* 1986;1:50–54.
178. Messmer K. Hemodilution. *Surg Clin North Am.* 1975;55:659–678.
179. DeFoe G, Ross C, Olmstead E, et al. Lowest hematocrit on bypass and adverse outcomes associated with coronary artery bypass grafting. *Ann Thor Surg.* 2001;71:769–776.
180. Fang WC, Helm RE, Krieger KH, et al. Impact of minimum hematocrit during cardiopulmonary bypass on mortality in patients undergoing coronary artery surgery. *Circulation.* 1997;96. II-194-II-199.
181. Ranucci M, Pavesi M, Mazza E, et al. Risk factors for renal dysfunction after coronary surgery: The role of cardiopulmonary bypass technique. *Perfusion.* 1994;9:319–326.
182. Swaminathan M, Phillips-Bute BG, Conlon PJ, et al. The association of lowest hematocrit during cardiopulmonary bypass with acute renal injury after coronary artery bypass surgery. *Ann Thorac Surg.* 2003;76: 784–791.
183. Karkouti K, Beattie WS, Wijeysundera DN, et al. Hemodilution during cardiopulmonary bypass is an independent risk factor for acute renal failure in adult cardiac surgery. *J Thorac Cardiovasc Surg.* 2005;129: 391–400.
184. Kincaid EH, Ashburn DA, Hoyle JR, et al. Does the combination of aprotinin and angiotensin-converting enzyme inhibitor cause renal failure after cardiac surgery? *Ann Thorac Surg.* 2005;80:1388–1393.
185. Habib RH, Zacharias A, Schwann TA, et al. Role of hemodilutional anemia and transfusion during cardiopulmonary bypass in renal injury after coronary revascularization: Implications on operative outcome. *Crit Care Med.* 2005;33:1749–1756.
186. Oprea AD, Del Rio JM, Cooter M, et al. Pre- and postoperative anemia, acute kidney injury, and mortality after coronary artery bypass grafting surgery: A retrospective observational study. *Can J Anaesth.* 2018; 65:46–59.
187. Haase M, Bellomo R, Story D, et al. Effect of mean arterial pressure, haemoglobin and blood transfusion during cardiopulmonary bypass on postoperative acute kidney injury. *Nephrol Dial Transplant.* 2012; 27:153–160.
188. Karkouti K, Wijeysundera DN, Yau TM, et al. Acute kidney injury after cardiac surgery: Focus on modifiable risk factors. *Circulation.* 2009;119:495–502.
189. Sickeler R, Phillips-Bute B, Kertai MD, et al. The risk of acute kidney injury with co-occurrence of anemia and hypotension during cardiopulmonary bypass relative to anemia alone. *Ann Thorac Surg.* 2014; 97:865–871.
190. Swaminathan M, Phillips-Bute BG, Conlon PJ, et al. The association of lowest hematocrit during cardiopulmonary bypass with acute renal injury after coronary artery bypass surgery. *Ann Thorac Surg.* 2003; 76:784–791; discussion 792.
191. Mazer CD, Whitlock RP, Fergusson DA, et al. Restrictive or liberal red-cell transfusion for cardiac surgery. *N Engl J Med.* 2017;377: 2133–2144.
192. Hebert PC, Wells G, Blajchman MA, et al. A multicenter, randomized, controlled clinical trial of transfusion requirements in critical care. Transfusion Requirements in Critical Care Investigators, Canadian Critical Care Trials Group. *N Engl J Med.* 1999;340:409–417.
193. DeSimone NA, Phillips-Bute B, Hill SE, et al. The association of aging red blood cell and platelet transfusions with mortality after aortocoronary bypass surgery. *Anesth Analg.* 2005;100:SCA7.
194. Koch CG, Li L, Sessler DI, et al. Duration of red-cell storage and complications after cardiac surgery. *N Engl J Med.* 2008;358:1229–1239.
195. Lacroix J, Hebert PC, Fergusson DA, et al. Age of transfused blood in critically ill adults. *N Engl J Med.* 2015;372:1410–1418.
196. Heddle NM, Cook RJ, Arnold DM, et al. Effect of short-term vs. long-term blood storage on mortality after transfusion. *N Engl J Med.* 2016;375:1937–1945.
197. Cooper DJ, McQuilten ZK, Nichol A, et al. Age of red cells for transfusion and outcomes in critically ill adults. *N Engl J Med.* 2017; 377:1858–1867.
198. Steiner ME, Ness PM, Assmann SF, et al. Effects of red-cell storage duration on patients undergoing cardiac surgery. *N Engl J Med.* 2015; 372:1419–1429.
199. Wang G, Bainbridge D, Martin J, et al. The efficacy of an intraoperative cell saver during cardiac surgery: A meta-analysis of randomized trials. *Anesth Analg.* 2009;109:320–330.
200. Scrascia G, Guida P, Rotunno C, et al. Anti-inflammatory strategies to reduce acute kidney injury in cardiac surgery patients: A meta-analysis of randomized controlled trials. *Artif Organs.* 2014;38: 101–112.
201. Stafford-Smith M, Newman MF. What effects do hemodilution and blood transfusion during cardiopulmonary bypass have on renal outcomes? Nature clinical practice. *Nephrology.* 2006;2:188–189.
202. Ip-Yam PC, Murphy S, Baines M, et al. Renal function and proteinuria after cardiopulmonary bypass: The effects of temperature and mannitol. *Anesth Analg.* 1994;78:842–847.
203. Regragui IA, Izzat MB, Birdi I, et al. Cardiopulmonary bypass perfusion temperature does not influence perioperative renal function. *Ann Thorac Surg.* 1995;60:160–164.
204. Swaminathan M, East C, Phillips-Bute B, et al. Report of a substudy on warm versus cold cardiopulmonary bypass: Changes in creatinine clearance. *Ann Thorac Surg.* 2001;72:1603–1609.
205. Newland RF, Tully PJ, Baker RA. Hyperthermic perfusion during cardiopulmonary bypass and postoperative temperature are independent predictors of acute kidney injury following cardiac surgery. *Perfusion.* 2013;28:223–231.
206. Newland RF, Baker RA, Mazzone AL, et al. Rewarming temperature during cardiopulmonary bypass and acute kidney injury: A multicenter analysis. *Ann Thorac Surg.* 2016;101:1655–1662.
207. Korner A, Eklof AC, Celsi G, et al. Increased renal metabolism in diabetes. Mechanism and functional implications. *Diabetes.* 1994:43: 629–633.
208. Anderson RE, Klerdal K, Ivert T, et al. Are even impaired fasting blood glucose levels preoperatively associated with increased mortality after CABG surgery? *Eur Heart J.* 2005;26:1513–1518.
209. Doenst T, Wijeysundera D, Karkouti K, et al. Hyperglycemia during cardiopulmonary bypass is an independent risk factor for mortality in patients undergoing cardiac surgery. *J Thorac Cardiovasc Surg.* 2005; 130:1144.
210. Gandhi GY, Nuttall GA, Abel MD, et al. Intensive intraoperative insulin therapy versus conventional glucose management during cardiac surgery: A randomized trial. *Ann Intern Med.* 2007;146:233–243.
211. Wiener RS, Wiener DC, Larson RJ. Benefits and risks of tight glucose control in critically ill adults: A meta-analysis. *JAMA.* 2008;300: 933–944.
212. Thurlbeck W, Castleman B. Atheromatous emboli to the kidneys after aortic surgery. *New Engl J Med.* 1957;257:442–447.
213. Reichenspurner H, Navia JA, Berry G, et al. Particulate emboli capture by an intra-aortic filter device during cardiac surgery. *J Thorac Cardiovasc Surg.* 2000;119:233–241.
214. Sreeram GM, Grocott HP, White WD, et al. Transcranial Doppler emboli count predicts rise in creatinine after coronary artery bypass graft surgery. *J Cardiothorac Vasc Anesth.* 2004;18:548–551.
215. Scarborough JE, White W, Derilus FE, et al. Combined use of off-pump techniques and a sutureless proximal aortic anastomotic device reduces cerebral microemboli generation during coronary artery bypass grafting. *J Thorac Cardiovasc Surg.* 2003;126:1561–1567.
216. Calafiore AM, Bar-El Y, Vitolla G, et al. Early clinical experience with a new sutureless anastomotic device for proximal anastomosis of the saphenous vein to the aorta. *J Thorac Cardiovasc Surg.* 2001;121: 854–858.
217. Fischer SS, Phillips-Bute B, Swaminathan M, et al. Symmetry aortic connector devices and acute renal injury: A comparison of renal dysfunction after three different aortocoronary bypass surgery techniques. *Anesth Analg.* 2006;102:25–31.
218. Banbury MK, Kouchoukos NT, Allen KB, et al. Emboli capture using the Embol-X intraaortic filter in cardiac surgery: A multicentered randomized trial of 1,289 patients. *Ann Thorac Surg.* 2003;76:508–515.
219. Sedrakyan A, Treasure T, Elefteriades JA. Effect of aprotinin on clinical outcomes in coronary artery bypass graft surgery: A systematic review and meta-analysis of randomized clinical trials. *J Thorac Cardiovasc Surg.* 2004;128:442–448.
220. Fremes SE, Wong BI, Lee E, et al. Metaanalysis of prophylactic drug treatment in the prevention of postoperative bleeding. *Ann Thorac Surg.* 1994;58:1580–1588.
221. CRASH-2 trial collaborators; Shakur H, Roberts I, et al. Effects of tranexamic acid on death, vascular occlusive events, and blood transfusion in trauma patients with significant haemorrhage (CRASH-2): A randomised, placebo-controlled trial. *Lancet.* 2010;376:23–32.
222. Royston D. Aprotinin versus lysine analogues: The debate continues. *Ann Thorac Surg.* 1998;65:S9–S19.
223. Rustom R, Maltby P, Grime JS, et al. Effects of lysine infusion on the renal metabolism of aprotinin (Trasylol) in man. *Clin Sci (Colch).* 1992;83:295–299.
224. Stafford-Smith M. Antifibrinolytic agents make alpha1- and beta2-microglobulinuria poor markers of post cardiac surgery renal dysfunction. *Anesthesiology.* 1999;90:928–929.
225. Koster A, Faraoni D, Levy JH. Antifibrinolytic therapy for cardiac surgery: An update. *Anesthesiology.* 2015;123:214–221.
226. Karkouti K, Wijeysundera DN, Yau TM, et al. The risk-benefit profile of aprotinin versus tranexamic acid in cardiac surgery. *Anesth Analg.* 2010;110:21–29.
227. Mangano DT, Tudor IC, Dietzel C, et al. The risk associated with aprotinin in cardiac surgery. *N Engl J Med.* 2006;354:353–365.
228. Shaw AD, Stafford-Smith M, White WD, et al. The effect of aprotinin on outcome after coronary-artery bypass grafting. *N Engl J Med.* 2008;358:784–793.
229. Society of Thoracic Surgeons Blood Conservation Guideline Task Force; Ferraris VA, Brown JR, et al. 2011 update to the Society of Thoracic Surgeons and the Society of Cardiovascular Anesthesiologists blood conservation clinical practice guidelines. *Ann Thorac Surg.* 2011;91:944–982.
230. Stafford-Smith M, Phillips-Bute B, Reddan DN, et al. The association of epsilon-aminocaproic acid with postoperative decrease in creatinine clearance in 1502 coronary bypass patients. *Anesth Analg.* 2000;91:1085–1090.
231. Makhija N, Sarupria A, Kumar Choudhary S, et al. Comparison of epsilon aminocaproic acid and tranexamic acid in thoracic aortic sur-

gery: Clinical efficacy and safety. *J Cardiothorac Vasc Anesth*. 2013;27: 1201–1207.
232. Martin K, Knorr J, Breuer T, et al. Seizures after open heart surgery: Comparison of epsilon-aminocaproic acid and tranexamic acid. *J Cardiothorac Vasc Anesth*. 2011;25:20–25.
233. Burchardi H, Kaczmarczyk G. The effect of anaesthesia on renal function. *Eur J Anaesthesiol*. 1994;11:163–168.
234. Sladen RN, Landry D. Renal blood flow regulation, autoregulation, and vasomotor nephropathy. *Anesthesiol Clin North Am*. 2000;18: 791–807 ix.
235. Taguma Y, Sasaki Y, Kyogoku Y, et al. Morphological changes in an early phase of norepinephrine-induced acute renal failure in unilaterally nephrectomized dogs. *J Lab Clin Med*. 1980;96:616–632.
236. Baehler RW, Williams RH, Work J, et al. Studies on the natural history of the norepinephrine model of acute renal failure in the dog. *Nephron*. 1980;26:266–273.
237. Di Giantomasso D, Morimatsu H, May CN, et al. Intrarenal blood flow distribution in hyperdynamic septic shock: Effect of norepinephrine. *Crit Care Med*. 2003;31:2509–2513.
238. Bellomo R, Kellum JA, Wisniewski SR, et al. Effects of norepinephrine on the renal vasculature in normal and endotoxemic dogs. *Am J Respir Crit Care Med*. 1999;159:1186–1192.
239. Bellomo R, Wan L, May C. Vasoactive drugs and acute kidney injury. *Crit Care Med*. 2008;36:S179–S186.
240. De Backer D, Biston P, Devriendt J, et al. Comparison of dopamine and norepinephrine in the treatment of shock. *N Engl J Med*. 2010;362: 779–789.
241. Holmes CL, Walley KR, Chittock DR, et al. The effects of vasopressin on hemodynamics and renal function in severe septic shock: A case series. *Intensive Care Med*. 2001;27:1416–1421.
242. Holmes CL. Is low-dose vasopressin the new reno-protective agent? *Crit Care Med*. 2004;32:1972–1974.
243. Albert M, Losser MR, Hayon D, et al. Systemic and renal macro- and microcirculatory responses to arginine vasopressin in endotoxic rabbits. *Crit Care Med*. 2004;32:1891–1898.
244. Patel BM, Chittock DR, Russell JA, et al. Beneficial effects of short-term vasopressin infusion during severe septic shock. *Anesthesiology*. 2002;96:576–582.
245. Russell JA, Walley KR, Singer J, et al. Vasopressin versus norepinephrine infusion in patients with septic shock. *N Engl J Med*. 2008;358: 877–887.
246. McNay JL, McDonald RH Jr, Goldberg LI. Direct renal vasodilatation produced by dopamine in the dog. *Circ Res*. 1965;16:510–517.
247. Bellomo R, Chapman M, Finfer S, et al. Low-dose dopamine in patients with early renal dysfunction: A placebo- controlled randomised trial. Australian and New Zealand Intensive Care Society (ANZICS) clinical trials group. *Lancet*. 2000;356:2139–2143.
248. Marik PE. Low-dose dopamine: A systematic review. *Intensive Care Med*. 2002;28:877–883.
249. Kellum JA, Decker JM. Use of dopamine in acute renal failure: A meta-analysis. *Crit Care Med*. 2001;29:1526–1531.
250. Prins I, Plotz FB, Uiterwaal CS, et al. Low-dose dopamine in neonatal and pediatric intensive care: A systematic review. *Intensive Care Med*. 2001;27:206–210.
251. Friedrich JO, Adhikari N, Herridge MS, et al. Meta-analysis: Low-dose dopamine increases urine output but does not prevent renal dysfunction or death. *Ann Intern Med*. 2005;142:10–524.
252. Holmes CL, Walley KR. Bad medicine: Low-dose dopamine in the ICU. *Chest*. 2003;123:1266–1275.
253. Jones D, Bellomo R. Renal-dose dopamine: From hypothesis to paradigm to dogma to myth and, finally, superstition? *J Intensive Care Med*. 2005;20:199–211.
254. Argalious M, Motta P, Khandwala F, et al. "Renal dose" dopamine is associated with the risk of new-onset atrial fibrillation after cardiac surgery. *Crit Care Med*. 2005;33:1327–1332.
255. Bennett SR, McKeown J, Drew P, et al. Angiotensin in cardiac surgery: Efficacy in patients on angiotensin converting enzyme inhibitors. *Eur J Heart Fail*. 2001;3:587–592.
256. Khanna A, English SW, Wang XS, et al. Angiotensin II for the treatment of vasodilatory shock. *N Engl J Med*. 2017;377:419–430.
257. Tumlin JA, Murugan R, Deane AM, et al. Outcomes in patients with vasodilatory shock and renal replacement therapy treated with intravenous angiotensin II. *Crit Care Med*. 2018;46:949–957.
258. Jonassen TE, Graebe M, Promeneur D, et al. Lipopolysaccharide-induced acute renal failure in conscious rats: Effects of specific phosphodiesterase type 3 and 4 inhibition. *J Pharmacol Exp Ther*. 2002;303:364–374.
259. Saab G, Mindel G, Ewald G, et al. Acute renal failure secondary to milrinone in a patient with cardiac amyloidosis. *Am J Kidney Dis*. 2002;40:E7.
260. Boldt J, Brosch C, Suttner S, et al. Prophylactic use of the phosphodiesterase III inhibitor enoximone in elderly cardiac surgery patients: Effect on hemodynamics, inflammation, and markers of organ function. *Intensive Care Med*. 2002;28:1462–1469.
261. Tumlin JA, Dunbar LM, Oparil S, et al. A multicenter randomized trial. Fenoldopam Study Group. *Acad Emerg Med*. 2000;7:653–662.
262. Panacek EA, Bednarczyk EM, Dunbar LM, et al. Randomized, prospective trial of fenoldopam vs sodium nitroprusside in the treatment of acute severe hypertension. Fenoldopam Study Group. *Acad Emerg Med*. 1995;2:959–965.
263. Shorten GD. Fenoldopam: Potential clinical applications in heart surgery. *Rev Esp Anestesiol Reanim*. 2001;48:487–491.
264. Carcoana OV, Mathew JP, Davis E, et al. Mannitol and dopamine in patients undergoing cardiopulmonary bypass: A randomized clinical trial. *Anesth Analg*. 2003;97:1222–1229.
265. Caimmi PP, Pagani L, Micalizzi E, et al. Fenoldopam for renal protection in patients undergoing cardiopulmonary bypass. *J Cardiothorac Vasc Anesth*. 2003;17:491–494.
266. Bove T, Landoni G, Grazia Calabro M, et al. Renoprotective action of fenoldopam in high-risk patients undergoing cardiac surgery: A prospective, double-blind, randomized clinical trial. *Circulation*. 2005; 111:3230–3235.
267. Tumlin J, Finckle K, Murray P, et al. Dopamine receptor 1 agonists in early acute tubular necrosis: A prospective, randomized, double blind, placebo-controlled trial of fenoldopam mesylate. *J Am Soc Nephrol*. 2003;14:PUB001.
268. Tumlin JA, Finkel KW, Murray PT, et al. Fenoldopam mesylate in early acute tubular necrosis: A randomized, double-blind, placebo-controlled clinical trial. *Am J Kidney Dis*. 2005;46:26–34.
269. Della Rocca G, Pompei L, Costa MG, et al. Fenoldopam mesylate and renal function in patients undergoing liver transplantation: A randomized, controlled pilot trial. *Anesth Analg*. 2004;99:1604–1609.
270. Biancofiore G, Della Rocca G, Bindi L, et al. Use of fenoldopam to control renal dysfunction early after liver transplantation. *Liver Transpl*. 2004;10:986–992.
271. Halpenny M, Rushe C, Breen P, et al. The effects of fenoldopam on renal function in patients undergoing elective aortic surgery. *Eur J Anaesthesiol*. 2002;19:32–39.
272. Gillies MA, Kakar V, Parker RJ, et al. Fenoldopam to prevent acute kidney injury after major surgery-a systematic review and meta-analysis. *Crit Care*. 2015;19:449.
273. Chintala MS, Lokhandwala MF, Jandhyala BS. Protective effects of dopexamine hydrochloride in renal failure after acute haemorrhage in anaesthetized dogs. *J Auton Pharmacol*. 1990;10:S95–S102.
274. Gomez-Garre DN, Lopez-Farre A, Eleno N, et al. Comparative effects of dopexamine and dopamine on glycerol-induced acute renal failure in rats. *Ren Fail*. 1996;18:59–68.
275. Berendes E, Mollhoff T, Van Aken H, et al. Effects of dopexamine on creatinine clearance, systemic inflammation, and splanchnic oxygenation in patients undergoing coronary artery bypass grafting. *Anesth Analg*. 1997;84:950–957.
276. Dehne MG, Klein TF, Muhling J, et al. Impairment of renal function after cardiopulmonary bypass is not influenced by dopexamine. *Ren Fail*. 2001;23:217–230.
277. Gray PA, Bodenham AR, Park GR. A comparison of dopexamine and dopamine to prevent renal impairment in patients undergoing orthotopic liver transplantation [published erratum appears in Anaesthesia 1992 Jan;47(1):92]. *Anaesthesia*. 1991;46:638–641.
278. Burns A, Gray PA, Bodenham AR, et al. Dopexamine: Studies in the general intensive care unit and after liver transplantation. *J Auton Pharmacol*. 1990;10(1 Suppl):S109–S114.
279. Renton MC, Snowden CP. Dopexamine and its role in the protection of hepatosplanchnic and renal perfusion in high-risk surgical and critically ill patients. *Br J Anaesth*. 2005;94:459–467.
280. Johnston PA, Bernard DB, Perrin NS, et al. Prostaglandins mediate the vasodilatory effect of mannitol in the hypoperfused rat kidney. *J Clin Invest*. 1981;68:127–133.
281. Velasquez MT, Notargiacomo AV, Cohn JN. Comparative effects of saline and mannitol on renal cortical blood flow and volume in the dog. *Am J Physiol*. 1973;224:322–327.
282. Morris CR, Alexander EA, Bruns FJ, et al. Restoration and maintenance of glomerular filtration by mannitol during hypoperfusion of the kidney. *J Clin Invest*. 1972;51:1555–1564.
283. Temes SP, Lilien OM, Chamberlain W. A direct vasoconstrictor effect of mannitol on the renal artery. *Surg Gynecol Obstet*. 1975;141: 223–226.
284. Stahl WM. Effect of mannitol on the kidney: Changes in intrarenal hemodynamics. *N Engl J Med*. 1965;272:382–386.
285. Braun WE, Lilienfield LS. Renal hemodynamic effects of hypertonic mannitol infusions. *Proc Soc Exp Biol Med*. 1963;114:1–6.
286. Hott DA, Smith DC. A survey of priming solutions used for cardiopulmonary bypass. *Perfusion*. 1994;9:19–22.
287. Sade RM, Stroud MR, Crawford FA Jr, et al. A prospective randomized study of hydroxyethyl starch, albumin, and lactated ringer's solution as priming fluid for cardiopulmonary bypass. *J Thorac Cardiovasc Surg*. 1985;89:713–722.
288. Fisher AR, Jones P, Barlow P, et al. The influence of mannitol on renal function during and after open-heart surgery. *Perfusion*. 1998;13: 181–186.
289. Nishimura O, Tokutsu S, Sakurai T, et al. Effects of hypertonic mannitol on renal function in open heart surgery. *Jpn Heart J*. 1983;24: 245–257.
290. Yang B, Xu J, Xu F, et al. Intravascular administration of mannitol for acute kidney injury prevention: A systematic review and meta-analysis. *PLoS One*. 2014;9:e85029.
291. Kretzschmar M, Klein U, Palutke M, et al. Reduction of ischemia-reperfusion syndrome after abdominal aortic aneurysmectomy by N-acetylcysteine but not mannitol. *Acta Anaesthesiol Scand*. 1996;40: 657–664.
292. Cote G, Denault A, Belisle S, et al. N-acetylcysteine in the preservation of renal function in patients undergoing cardiac surgery. *ASA Annual Meeting Abstracts*. 2003;99:A420.
293. Burns KE, Chu MW, Novick RJ, et al. Perioperative N-acetylcysteine to prevent renal dysfunction in high-risk patients undergoing CABG surgery: A randomized controlled trial. *Jama*. 2005;294:342–350.
294. Wei M, Zhao HW, Pan QG, et al. Efficacy of N-acetylcysteine in preventing acute kidney injury after cardiac surgery: A meta-analysis study. *J Invest Surg*. 2018;31:14–23.
295. Myburgh JA, Finfer S, Bellomo R, et al. Hydroxyethyl starch or saline for fluid resuscitation in intensive care. *N Engl J Med*. 2012;367: 1901–1911.
296. Perner A, Haase N, Guttormsen AB, et al. Hydroxyethyl starch 130/ 0.42 versus Ringer's acetate in severe sepsis. *N Engl J Med*. 2012;367: 124–134.
297. Schortgen F, Lacherade JC, Bruneel F, et al. Effects of hydroxyethylstarch and gelatin on renal function in severe sepsis: A multicentre randomised study. *Lancet*. 2001;357:911–916.
298. Wilcox C. Regulation of renal blood flow by plasma chloride. *J Clin Invest*. 1983;71:726–735.
299. Hansen PB, Jensen BL, Skott O. Chloride regulates afferent arteriolar contraction in response to depolarization. *Hypertension*. 1998;32: 1066–1070.
300. Yunos NM, Bellomo R, Hegarty C, et al. Association between a chloride-liberal vs chloride-restrictive intravenous fluid administration strategy and kidney injury in critically ill adults. *JAMA*. 2012; 308:1566–1572.
301. Young P, Bailey M, Beasley R, et al. Effect of a buffered crystalloid solution vs saline on acute kidney injury among patients in the intensive care unit: The SPLIT randomized clinical trial. *JAMA*. 2015;314: 1701–1710.
302. Semler MW, Self WH, Wanderer JP, et al. Balanced crystalloids versus saline in critically ill adults. *N Engl J Med*. 2018;378:829–839.
303. Self WH, Semler MW, Wanderer JP, et al. Balanced crystalloids versus saline in noncritically ill adults. *N Engl J Med*. 2018;378: 819–828.
304. Raghunathan K, Bonavia A, Nathanson BH, et al. Association between initial fluid choice and subsequent in-hospital mortality during the resuscitation of adults with septic shock. *Anesthesiology*. 2015;123:1385–1393.
305. Rivers E, Nguyen B, Havstad S, et al. Early goal-directed therapy in the treatment of severe sepsis and septic shock. *N Engl J Med*. 2001; 345:1368–1377.
306. Mouncey PR, Osborn TM, Power GS, et al. Trial of early, goal-directed resuscitation for septic shock. *N Engl J Med*. 2015;372:1301–1311.
307. Brezis M, Agmon Y, Epstein FH. Determinants of intrarenal oxygenation. I. Effects of diuretics. *Am J Physiol*. 1994;267:F1059–F1062.
308. Liss P. Effects of contrast media on renal microcirculation and oxygen tension. An experimental study in the rat. *Acta Radiol Suppl*. 1997; 409:1–29.
309. Lindner A, Cutler R, Goodman W. Synergism of dopamine plus furosemide in preventing acute renal failure in the dog. *Kidney Int*. 1979; 16:158–166.
310. Heyman SN, Rosen S, Epstein FH, et al. Loop diuretics reduce hypoxic damage to proximal tubules of the isolated perfused rat kidney. *Kidney Int*. 1994;45:981–985.
311. Hager B, Betschart M, Krapf R. Effect of postoperative intravenous loop diuretic on renal function after major surgery. *Schweiz Med Wochenschr*. 1996;126:666–673.
312. Shilliday IR, Quinn KJ, Allison ME. Loop diuretics in the management of acute renal failure: A prospective, double-blind, placebo-controlled, randomized study. *Nephrol Dial Transplant*. 1997;12:2592–2596.
313. Nuutinen L, Hollmen A. The effect of prophylactic use of furosemide on renal function during open heart surgery. *Ann Chir Gynaecol*. 1976;65:258–266.
314. Lombardi R, Ferreiro A, Servetto C. Renal function after cardiac surgery: Adverse effect of furosemide. *Ren Fail*. 2003;25:775–786.
315. Mehta R, Pascual M, Soroko S, et al. Diuretics, mortality, and nonrecovery of renal function in acute renal failure. *JAMA*. 2002;288: 2547–2553.
316. Uchino S, Doig GS, Bellomo R, et al. Diuretics and mortality in acute renal failure. *Crit Care Med*. 2004;32:1669–1677.
317. Lassnigg A, Donner E, Grubhofer G, et al. Lack of renoprotective effects of dopamine and furosemide during cardiac surgery. *J Am Soc Nephrol*. 2000;11:97–104.
318. Ho KM, Sheridan DJ. Meta-analysis of frusemide to prevent or treat acute renal failure. *BMJ*. 2006;333:420.
319. Gandhi A, Husain M, Salhiyyah K, et al. Does perioperative furosemide usage reduce the need for renal replacement therapy in cardiac surgery patients? *Interact Cardiovasc Thorac Surg*. 2012;15:750–755.
320. Bove T, Belletti A, Putzu A, et al. Intermittent furosemide administration in patients with or at risk for acute kidney injury: Meta-analysis of randomized trials. *PLoS One*. 2018;13:e0196088.
321. Bagshaw SM, Delaney A, Haase M, et al. Loop diuretics in the management of acute renal failure: A systematic review and meta-analysis. *Crit Care Resusc*. 2007;9:60–68.
322. Sampath S, Moran JL, Graham PL, et al. The efficacy of loop diuretics in acute renal failure: Assessment using Bayesian evidence synthesis techniques. *Crit Care Med*. 2007;35:2516–2524.
323. Blantz RC, Weir MR. Are the oxygen costs of kidney function highly regulated? *Curr Opin Nephrol Hypertens*. 2004;13:67–71.
324. Ellison DH, Velazquez H, Wright FS. Adaptation of the distal convoluted tubule of the rat. Structural and functional effects of dietary salt intake and chronic diuretic infusion. *J Clin Invest*. 1989;83: 113–126.
325. Deegan PM, Ryan MP, Basinger MA, et al. Protection from cisplatin nephrotoxicity by A68828, an atrial natriuretic peptide. *Ren Fail*. 1995;17:117–123.
326. Allgren RL, Marbury TC, Rahman SN, et al. Anaritide in acute tubular necrosis. Auriculin Anaritide Acute Renal Failure Study Group. *N Engl J Med*. 1997;336:828–834.
327. Lewis J, Salem MM, Chertow GM, et al. Atrial natriuretic factor in oliguric acute renal failure. Anaritide Acute Renal Failure Study Group. *Am J Kidney Dis*. 2000;36:767–774.
328. Sezai A, Hata M, Niino T, et al. Influence of continuous infusion of low-dose human atrial natriuretic peptide on renal function during cardiac surgery: A randomized controlled study. *J Am Coll Cardiol*. 2009;54:1058–1064.
329. Sezai A, Hata M, Niino T, et al. Results of low-dose human atrial natriuretic peptide infusion in nondialysis patients with chronic kidney disease undergoing coronary artery bypass grafting: The NU-HIT (Nihon University working group study of low-dose HANP Infusion Therapy during cardiac surgery) trial for CKD. *J Am Coll Cardiol*. 2011;58:897–903.
330. Meyer M, Wiebe K, Wahlers T, et al. Urodilatin (INN: ularitide) as a new drug for the therapy of acute renal failure following cardiac surgery. *Clin Exp Pharmacol Physiol*. 1997;24:374–376.
331. Brenner P, Meyer M, Reichenspurner H, et al. Significance of prophylactic urodilatin (INN: ularitide) infusion for the prevention of acute renal failure in patients after heart transplantation. *Eur J Med Res*. 1995;1:137–143.
332. Kuse ER, Meyer M, Constantin R, et al. Urodilatin (INN: ularitide). A new peptide in the treatment of acute kidney failure following liver transplantation. *Anaesthesist*. 1996;45:351–358.
333. Meyer M, Pfarr E, Schirmer G, et al. Therapeutic use of the natriuretic peptide ularitide in acute renal failure. *Ren Fail*. 1999;21:85–100.
334. Sackner-Bernstein JD, Skopicki HA, Aaronson KD. Risk of worsening renal function with nesiritide in patients with acutely decompensated heart failure. *Circulation*. 2005;111:1487–1491.
335. Teerlink JR, Massie BM. Nesiritide and worsening of renal function: the emperor's new clothes? *Circulation*. 2005;111:1459–1461.
336. Mentzer RM Jr, Oz MC, Sladen RN, et al. Effects of perioperative nesiritide in patients with left ventricular dysfunction undergoing cardiac surgery: The NAPA Trial. *J Am Coll Cardiol*. 2007;49:716–726.
337. Lingegowda V, Van QC, Shimada M, et al. Long-term outcome of patients treated with prophylactic nesiritide for the prevention of acute kidney injury following cardiovascular surgery. *Clin Cardiol*. 2010;33:217–221.
338. Ejaz AA, Martin TD, Johnson RJ, et al. Prophylactic nesiritide does not prevent dialysis or all-cause mortality in patients undergoing high-risk cardiac surgery. *J Thorac Cardiovasc Surg*. 2009;138:959–964.
339. van den Berghe G, Wouters P, Weekers F, et al. Intensive insulin therapy in the critically ill patients. *N Engl J Med*. 2001;345:1359–1367.
340. Desai SP, Henry LL, Holmes SD, et al. Strict versus liberal target range for perioperative glucose in patients undergoing coronary artery bypass grafting: A prospective randomized controlled trial. *J Thorac Cardiovasc Surg*. 2012;143:318–325.
341. The NICE-SUGAR Study Investigators. Intensive versus conventional glucose control in critically ill patients. *N Engl J Med*. 2009;360: 1283–1297.
342. Bhamidipati CM, LaPar DJ, Stukenborg GJ, et al. Superiority of moderate control of hyperglycemia to tight control in patients undergoing coronary artery bypass grafting. *J Thorac Cardiovasc Surg*. 2011; 141:543–551.
343. Tsao CM, Ho ST, Chen A, et al. Low-dose dexamethasone ameliorates circulatory failure and renal dysfunction in conscious rats with endotoxemia. *Shock*. 2004;21:484–491.
344. Loef BG, Henning RH, Epema AH, et al. Effect of dexamethasone on perioperative renal function impairment during cardiac surgery with cardiopulmonary bypass. *Br J Anaesth*. 2004;93:793–798.
345. Dieleman JM, Nierich AP, Rosseel PM, et al. Intraoperative high-dose dexamethasone for cardiac surgery: A randomized controlled trial. *JAMA*. 2012;308:1761–1767.
346. Jacob KA, Leaf DE, Dieleman JM, et al. Intraoperative high-dose dexamethasone and severe aki after cardiac surgery. *J Am Soc Nephrol*. 2015;26:2947–2951.
347. Whitlock RP, Devereaux PJ, Teoh KH, et al. Methylprednisolone in patients undergoing cardiopulmonary bypass (SIRS): A randomised, double-blind, placebo-controlled trial. *Lancet*. 2015;386:1243–1253.

348. Mangano DT. Aspirin and mortality from coronary bypass surgery. *N Engl J Med*. 2002;347:1309–1317.
349. Devereaux PJ, Mrkobrada M, Sessler DI, et al. Aspirin in patients undergoing noncardiac surgery. *N Engl J Med*. 2014;370:1494–1503.
350. Garg AX, Kurz A, Sessler DI, et al. Perioperative aspirin and clonidine and risk of acute kidney injury: A randomized clinical trial. *JAMA*. 2014;312:2254–2264.
351. Lee A, Cooper MC, Craig JC, et al. Effects of nonsteroidal anti-inflammatory drugs on postoperative renal function in adults with normal renal function. *Cochrane Database Syst Rev*. 2004;2:CD002765.
352. Ott E, Nussmeier NA, Duke PC, et al. Efficacy and safety of the cyclooxygenase 2 inhibitors parecoxib and valdecoxib in patients undergoing coronary artery bypass surgery. *J Thorac Cardiovasc Surg*. 2003;125:1481–1492.
353. Nussmeier NA, Whelton AA, Brown MT, et al. Complications of the COX-2 inhibitors parecoxib and valdecoxib after cardiac surgery. *N Engl J Med*. 2005;352:1081–1091.
354. Solez K, Ideura T, Silvia CB, et al. Clonidine after renal ischemia to lessen acute renal failure and microvascular damage. *Kidney Int*. 1980;18:309–322.
355. Ideura T, Solez K, Heptinstall RH. The effect of clonidine on tubular obstruction in postischemic acute renal failure in the rabbit demonstrated by microradiography and microdissection. *Am J Pathol*. 1980;98:123–150.
356. Eknoyan G, Dobyan DC, Senekjian HO, et al. Protective effect of oral clonidine in the prophylaxis and therapy of mercuric chloride-induced acute renal failure in the rat. *J Lab Clin Med*. 1983;102:699–713.
357. Eknoyan G, Bulger RE, Dobyan DC. Mercuric chloride-induced acute renal failure in the rat. I. Correlation of functional and morphologic changes and their modification by clonidine. *Lab Invest*. 1982;46:613–620.
358. Zou AP, Cowley AW Jr. Alpha(2)-adrenergic receptor-mediated increase in NO production buffers renal medullary vasoconstriction. *Am J Physiol Regul Integr Comp Physiol*. 2000;279:R769–R777.
359. Kulka PJ, Tryba M, Zenz M. Preoperative alpha2-adrenergic receptor agonists prevent the deterioration of renal function after cardiac surgery: Results of a randomized, controlled trial. *Crit Care Med*. 1996;24:947–952.
360. Liu Y, Sheng B, Wang S, et al. Dexmedetomidine prevents acute kidney injury after adult cardiac surgery: A meta-analysis of randomized controlled trials. *BMC Anesthesiol*. 2018;18:7.
361. Fisher M, Grotta J. New uses for calcium channel blockers. *Therapeutic implications Drugs*. 1993;46:961–975.
362. Schramm L, Heidbreder E, Kartenbender K, et al. Effects of urodilatin and diltiazem on renal function in ischemic acute renal failure in the rat. *Am J Nephrol*. 1995;15:418–426.
363. Schramm L, Heidbreder E, Lukes M, et al. Endotoxin-induced acute renal failure in the rat: Effects of urodilatin and diltiazem on renal function. *Clin Nephrol*. 1996;46:117–124.
364. Wijeysundera DN, Beattie WS, Rao V, et al. Calcium antagonists reduce cardiovascular complications after cardiac surgery: A meta-analysis. *J Am Coll Cardiol*. 2003;41:1496–1505.
365. Welch WJ, Wilcox CS. AT1 receptor antagonist combats oxidative stress and restores nitric oxide signaling in the SHR. *Kidney Int*. 2001;59:1257–1263.
366. Kitagawa S, Komatsu Y, Futatsuyama M, et al. Renoprotection of ace inhibitor and angiotensin II receptor blocker for the patients with severe renal insufficiency. *Nephrology*. 2003;8:A26–A27 (Suppl.).
367. Manche A, Galea J, Busuttil W. Tolerance to ACE inhibitors after cardiac surgery. *Eur J Cardiothorac Surg*. 1999;15:55–60.
368. Rady MY, Ryan T. The effects of preoperative therapy with angiotensin-converting enzyme inhibitors on clinical outcome after cardiovascular surgery. *Chest*. 1998;114:487–494.
369. Cittanova ML, Zubicki A, Savu C, et al. The chronic inhibition of angiotensin-converting enzyme impairs postoperative renal function. *Anesth Analg*. 2001;93:1111–1115.
370. Chou YH, Huang TM, Pan SY, et al. Renin-angiotensin system inhibitor is associated with lower risk of ensuing chronic kidney disease after functional recovery from acute kidney injury. *Sci Rep*. 2017;7:46518.
371. Benigni A. Defining the role of endothelins in renal pathophysiology on the basis of selective and unselective endothelin receptor antagonist studies. *Curr Opin Nephrol Hypertens*. 1995;4:349–353.
372. Chatterjee PK. Pleiotropic renal actions of erythropoietin. *Lancet*. 2005;365:1890–1892.
373. Zhao C, Lin Z, Luo Q, et al. Efficacy and safety of erythropoietin to prevent acute kidney injury in patients with critical illness or perioperative care: A systematic review and meta-analysis of randomized controlled trials. *J Cardiovasc Pharmacol*. 2015;65:593–600.
374. Hirschberg R, Kopple J, Lipsett P, et al. Multicenter clinical trial of recombinant human insulin-like growth factor I in patients with acute renal failure. *Kidney Int*. 1999;55:2423–2432.
375. Hladunewich MA, Corrigan G, Derby GC, et al. A randomized, placebo-controlled trial of IGF-1 for delayed graft function: A human model to study postischemic ARF. *Kidney Int*. 2003;64:593–602.
376. Abe K, Fujino Y, Sakakibara T. The effect of prostaglandin E1 during cardiopulmonary bypass on renal function after cardiac surgery. *Eur J Clin Pharmacol*. 1993;45:217–220.
377. Morgera S, Woydt R, Kern H, et al. Low-dose prostacyclin preserves renal function in high-risk patients after coronary bypass surgery. *Crit Care Med*. 2002;30:107–112.
378. Lei C, Berra L, Rezoagli E, et al. Nitric oxide decreases acute kidney injury and stage 3 chronic kidney disease after cardiac surgery. *Am J Respir Crit Care Med*. 2018;198(10):1279–1287.
379. Meersch M, Schmidt C, Hoffmeier A, et al. Prevention of cardiac surgery-associated AKI by implementing the KDIGO guidelines in high risk patients identified by biomarkers: The PrevAKI randomized controlled trial. *Intensive Care Med*. 2017;43:1551–1561.
380. Gaudry S, Hajage D, Schortgen F, et al. initiation strategies for renal-replacement therapy in the intensive care unit. *N Engl J Med*. 2016;375:122–133.
381. Zarbock A, Kellum JA, Schmidt C, et al. Effect of early vs. delayed initiation of renal replacement therapy on mortality in critically ill patients with acute kidney injury: The ELAIN randomized clinical trial. *JAMA*. 2016;315:2190–2199.
382. Meersch M, Kullmar M, Schmidt C, et al. Long-term clinical outcomes after early initiation of RRT in critically ill patients with AKI. *J Am Soc Nephrol*. 2017;29:1011–1019.
383. Bhatt GC, Das RR. Early versus late initiation of renal replacement therapy in patients with acute kidney injury-a systematic review & meta-analysis of randomized controlled trials. *BMC Nephrol*. 2017;18:78.
384. Kellum JA, Johnson JP, Kramer D, et al. Diffusive vs. convective therapy: Effects on mediators of inflammation in patient with severe systemic inflammatory response syndrome. *Crit Care Med*. 1998;26:1995–2000.
385. Augustine JJ, Sandy D, Seifert TH, et al. A randomized controlled trial comparing intermittent with continuous dialysis in patients with ARF. *Am J Kidney Dis*. 2004;44:1000–1007.
386. Bell M, Swing Granath F, et al. Continuous renal replacement therapy is associated with less chronic renal failure than intermittent haemodialysis after acute renal failure. *Intensive Care Med*. 2007;33:773–780.
387. Schneider AG, Bellomo R, Bagshaw SM, et al. Choice of renal replacement therapy modality and dialysis dependence after acute kidney injury: A systematic review and meta-analysis. *Intensive Care Med*. 2013;39:987–997.
388. Pannu N, Klarenbach S, Wiebe N, et al. Renal replacement therapy in patients with acute renal failure: a systematic review. *JAMA*. 2008;299:793–805.

18 急性少尿的评估与治疗

RAMESH VENKATARAMAN, JOHN A. KELLUM
别东韵 译，王剑辉 审校

简介

少尿是发生在危重症患者中最常见的临床问题之一。由于文献中对于少尿的定义不尽相同，很难准确地评估其发生率。有研究报道，高达 18% 的肾功能正常的重症监护室（intensive care unit，ICU）患者出现过少尿的症状[1]。此外，在诊断为急性肾损伤（acute kidney injury，AKI）的 ICU 患者中，69% 的患者伴有少尿的症状[2]。随着新 AKI 定义的提出（框 18.1）[3]，在尿量和肌酐诊断标准的比较研究中发现，仅符合尿量诊断标准的 AKI（不符合肌酐诊断标准）也与死亡或永久透析等短期和长期不良临床结局显著相关（框 18.2）[4]。与此同时，有研究报道，在儿童患者中，仅采用血清肌酐诊断标准将漏诊 67.2% 的少尿型 AKI 患者[5]。

在众多少尿定义中，最常采用的定义是 24 h 内尿量小于 200 ~ 500 ml，将 24 h 内尿量少于 50 ~ 100 ml 定义为无尿。为规范在不同研究及人群中少尿定义的使用，急性透析质量倡议组织（Acute Dialysis Quality Initiative，ADQI）提议将少尿定义为尿量小于 0.5 ml/(kg·h）且持续大于等于 6 h，该定义被国际指南采纳[3]（框 18.1）。有充分的研究证据表明，即使在不需要肾脏替代治疗（renal replacement therapy，RRT）的情况下，AKI 也与高死亡率相关，[6,7] 早期识别 AKI 风险因素并及时干预将改变 AKI 的发展进程。因此少尿作为 AKI 发生的早期标志应当被最先准确识别和评估。当尿流速小于 0.5 ml/(kg·h）且持续 2 h 以上时，应对患者进行少尿评估。

然而少尿的发生与具体的临床背景相关，0.5 ml/(kg·h）的特定阈值并不适用于所有临床场景。例如，未摄入营养的卧床患者可能以较低的尿流速排出每日的溶质负荷。ADQI 针对 ICU 成人患者提出 0.5 ml/(kg·h）为少尿阈值，但这些患者往往每日输液总量超过 3 L。因此，在输液总量很少的情况下，该阈值就不具有预测性。Mizota 等的研究表明，仅当术中尿量少于 0.3 ml/(kg·h）时，才与术后不良预后相关[8]。然而笔者建议将尿量小于 0.5 ml/(kg·h）定义为少尿。身体构成也是影响尿量定义的另一因素。与脂肪组织相比，肌肉产生更多的含氮化合物，故每克肌肉组织需要更高的平均尿量来排泄代谢产物。我们建议使用瘦体重（或类似估计值）来计算尿量，以避免对肥胖患者的过度诊断。

少尿症状是 ICU 中触发静脉输液的最常见原因之一。然而在大多数情况下，常规静脉输液并不会增加尿量[9]且可能造成潜在伤害。因此需要对少尿症状的病理生理学机制有更全面系统的了解，以进行适当的干预。本章旨在描述少尿发生的生理学机制，同时提供实用的临床方法来评估和治疗少尿症。

病理生理学

尿量是反映肾小球滤过率（glomerular filtration rate，GFR）、肾小管分泌和重吸收功能的指标。GFR 与肾灌注直接相关。因此少尿的发生常表明 GFR 显著下降或尿路机械性梗阻（框 18.3）。

肾前性少尿

因肾灌注降低导致的少尿常称为肾前性少尿。然而肾灌注受循环容量、心输出量、平均动脉压、肾血管阻力以及静脉压（肾静脉后压力）的共同影响。因此，肾前性少尿可发生于循环容量绝对或相对减少、心输出量降低、平均动脉压降低、血管疾病、腹部或右心压力增加的情况下。简而言之，肾前性少尿这一术语并不是泌尿道梗阻（肾后性少尿）的相反释义，临床更应该关注肾前性少尿发生时的病理生理学改变。

出血以及多种途径的液体流失可造成循环血量的

框 18.1 急性肾损伤诊断标准

分级	血清肌酐（SCr）	尿量
1	基础值的 1.5 ～ 1.9 倍 或 增高≥ 0.3 mg/dl （≥ 26.5 μmol/L）	＜ 0.5 ml/（kg・h）， 持续 6 ～ 12 h
2	基础值的 2.0 ～ 2.9 倍	＜ 0.5 ml/（kg・h）， 持续≥ 12 h
3	基础值的 3.0 倍及以上 或肌酐值增加至≥ 4.0 mg/dl （≥ 353.6 μmol/L） 或开始肾脏替代治疗 或 eGFR ＜ 35 ml/（min・1.73m^2）（＜ 18 岁）	＜ 0.3 ml/（kg・h）， 持续≥ 24 h 或无尿≥ 12 h

绝对减少。术后体液潴留、血管舒张导致的血管容量增加（如脓毒血症）可导致循环血量的相对减少。围手术期心脏缺血或潜在的左心室功能损害可导致心输出量减少和肾灌注损伤。大型腹部手术后并发腹腔间室综合征（abdominal compartment syndrome，ACS）的概率较低，但其可造成心输出量显著下降，术后患者腹腔内压力急速升高，造成静脉回流血量减少和肾静脉充血，显著降低肾灌注。右心衰竭和液体超负荷也常导致静脉压升高而降低肾灌注，这是 AKI 的常见病因。术后肺栓塞和气胸可引起阻塞性休克和心输出量降低。手术、脓毒症或药物（镇静药和镇痛药）引发的炎症反应可能导致全身血管舒张，进而导致平均动脉压（mean arterial pressure，MAP）降低和肾灌注不足。

其他罕见的病因，如主动脉夹层和炎症（血管炎，特别是硬皮病），通过影响肾内或肾外循环导致肾灌注减少和少尿。在患有弥漫性侵蚀性动脉粥样硬化的老年患者中常发生肾动脉粥样硬化栓塞（通常由胆固醇栓塞引起），这种情况最常在动脉造影术、血管成形术或外科手术中对主动脉或其他大动脉进行操作后发生[10]。同时，这种情况也可能自发产生或在使用肝素、华法林或溶栓药物治疗后出现。

极少数情况下，肾灌注减少可能是由于肾静脉血栓形成或 ACS 等流出道梗阻问题。ACS 被定义为由腹内压（intra-abdominal pressure，IAP）增加引起的器官功能障碍。正常的腹内压为 5 ～ 7 mmHg。腹部灌注压（abdominal perfusion pressure，APP）定义为平均动脉压和腹内压之间的压力差值（即 APP = MAP – IAP）。持续性的腹内压＞ 12 mmHg 称为腹内高压，当腹内压持续＞ 20 mmHg 伴或不伴腹灌注压＞ 60 mmHg 时诊断为 ACS[11]。ACS 在多种内科和外科情形下均可发生，最常发生在需要大量输液的大型腹部手术（如腹主动脉瘤破裂修复）、紧急剖腹手术后腹壁紧密闭合、急性重症胰腺炎以及腹壁烧伤伴水肿等情况。ACS 主要通过增加肾外血流压力从而降低肾灌注，导致急性少尿和 AKI。ACS 的其他可能机制包括对肾实质的直接压迫和肾素介导的动脉血管收缩。然而研究表明，肾静脉压力升高是造成肾损伤的主要原因，而不是对肾实质的压迫。这些改变与腹内压的升高直接相关，当腹内压升高大于 15 mmHg 时，出现少尿症状，大于 30 mmHg 时出现无尿。

肾小管损伤导致少尿

AKI 是引起 ICU 患者少尿最常见的原因。多年来使用急性肾小管坏死（acute tubular necrosis，ATN）来描述由缺血和（或）肾毒性损伤引起的 AKI。缺血性 ATN 曾经被认为是由未经治疗的“肾前性因素”造成，抗生素、重金属、溶剂、造影剂和晶体（尿酸或草酸盐）等肾毒性物质直接导致了肾毒性 ATN。现在的观点认为，大多数 AKI 是由影响肾小管和微循环的各种损伤引起的，大多数 AKI 实际上是一种由内源性介质（如细胞因子、血红蛋白）、细菌毒素（如内毒素）或药物引起的“毒性肾病”。少数情况下，药物（如萘夫西林、泮托拉唑、磺胺甲氧恶唑 - 甲氧苄啶、呋塞米）也可引起急性间质性肾炎，最终导致少尿和 AKI。

阻塞性少尿

肾后性少尿常继发于肾远端机械性梗阻。可能的原因是肾小管 - 输尿管梗阻（结石、肾乳头脱落、结晶体或色素引起）、尿道或膀胱颈部梗阻（继发于前列腺肿大），或仅仅是由导尿管异位或堵塞所致。在罕见的情况下，发生不完全梗阻时，由压力介导的尿液浓缩功能受损可导致尿量增加。

少尿患者的评估

诊断少尿需要测量尿量。近年来，对导尿管相关尿路感染的关注使导尿管的使用减少。但在危重症患者中，密切监测尿量已被证实可提高 AKI 诊断率、减少液体超负荷并改善 AKI 患者的生存状况[12]。尽管观察性研究并不能揭示因果关系，但在危重症患者

框 18.2 （译者注：受版权限制，此框仅保留英文）Panel A: AKI based on urine output and serum creatinine. Panel B: Clinical outcomes of AKI based on urine output and serum creatinine.

Panel A

N = 32,045 ICU Pasients

KDIGO Stage		UO Only				
		No AKI	Stage 1	Stage 2	Stage 3	Total
SC Only	**No AKI**	**8,179**	**3,158**	**5,421**	**440**	**17,198**
	Dead	4.3%	5.3%	7.9%	17.7%	5.9%
	RRT	0.0%	0.0%	0.1%	1.1%	0.1%
	Stage 1	**1,889**	**1,262**	**3,485**	**842**	**7,478**
	Dead	8.0%	11.3%	13.0%	32.1%	13.6%
	RRT	0.3%	0.7%	0.6%	10.9%	1.7%
	Stage 2	**618**	**476**	**1,533**	**831**	**3,458**
	Dead	11.3%	23.9%	21.5%	44.2%	25.5%
	RRT	1.0%	1.3%	1.7%	21.7%	6.3%
	Stage 3	**371**	**321**	**1,019**	**2,200**	**3,911**
	Dead	11.6%	38.6%	28.0%	51.1%	40.3%
	RRT	3.2%	17.8%	14.2%	55.3%	36.6%
	Total	**11,057**	**5,217**	**11,458**	**4,313**	**32,045**
	Dead	5.6%	10.5%	13.0%	42.6%	14.0%
	RRT	0.3%	1.4%	1.7%	34.6%	5.6%

Panel B

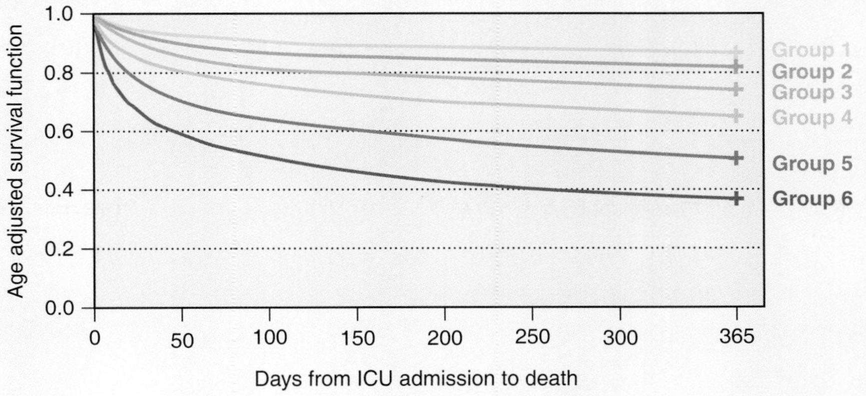

No. at risk

Group 1	8174	7680	7553	7447	7356	7278	7214	7111
Group 2	10465	9405	9101	8905	8744	8605	8473	8335
Group 3	5734	4813	4549	4382	4264	4155	4057	3972
Group 4	2449	1832	1722	1650	1583	1549	1519	1492
Group 5	3013	1910	1698	1592	1533	1489	1465	1436
Group 6	2200	1143	973	899	847	815	793	768

Age-adjusted 1-year survival rates by acute kidney injury (AKI) severity. Groups refer to combinations of urine output (UO) and creatinine (SC) criteria. Group 1 (*green*), no AKI by either criterion; group 2 (*blue*), stages 1-2 by UO criteria but no AKI by SC or stage 1 by SC and no AKI by UO; group 3 (*yellow*), stages 1-2 by UO plus stage 1 by SC or stages 2-3 by SC alone; group 4 (*orange*), stages 1-2 by UO plus stage 2 by SC or stage 3 by UO alone; group 5 (*red*), stage 3 by UO plus stages 1-2 by SC or stage 3 by SC plus stages 1-2 by UO; and group 6 (*dark red*), stage 3 by both criteria.

Figures reused from Kellum JA, Sileanu FE, Murugan R, et al.Classifying AKI by urine output versus serum creatinine level. *J Am Soc Nephrol* 2015; 26 (9): 2231-2238.

及其他高风险 AKI 患者中，密切监测尿量似乎是一种稳健的做法。

少尿是肾灌注减少或肾功能受损的早期表现。若引发少尿的根本原因没有被纠正，将导致 AKI 的发生。然而忽略患者的具体情况，仅通过补液和（或）使用利尿剂以纠正少尿，不能代替诊断和开具特定的治疗方法。因此必须及时确定导致少尿发生的病理机制，并迅速进行针对性治疗。对少尿患者的评估主要包括病史询问、病历回顾和临床检查，尿沉渣和尿电解质化验等辅助尿液检查可能有助于诊断少尿的病因。与此同时，要警惕肾后因素导致的少尿，识别和纠正这一因素可以迅速缓解少尿症状并避免无效的检测和干预。因此，在开始任何详细的检查之前，都应先排除尿路梗阻的原因。

阻塞性少尿

在非 ICU 患者中，既往前列腺肥大病史、近期行脊髓麻醉、膀胱刺激征和肾绞痛均提示可能发生了远端梗阻。外伤史、尿道出血史伴会阴瘀斑和骑跨伤等提示尿道断裂。血清尿素氮（blood urea nitrogen，BUN）和肌酐浓度迅速升高（特别是每 24 h 内增加 1 倍）也提示存在尿路梗阻。肾后性衰竭患者的尿沉渣检查常不含管型或沉淀。肾超声作为一种非侵入性且可床旁操作的检查方式，是排除尿路梗阻的首选检查[13]。此外，超声检查可避免放射造影剂可能引发的过敏和中毒等并发症。然而在一些临床场景下，肾超声检查无法提供十分满意的结果。例如，在梗阻早期或伴有严重脱水的梗阻中，最初的超声检查可能不显示肾积水，尽管在后续的检查中可能会出现。当超声检查结果不明确，或肾不能很好地显示，或不能确定阻塞的原因时，应考虑 CT。在 ICU 患者中，远端发生梗阻时常表现为少尿，导致远端梗阻的原因通常是导尿管梗阻（尤其是男性患者）。因此，对于新发原因不明的少尿患者，必须冲洗或更换导尿管以排除导尿管梗阻。尿路梗阻的早期诊断很重要，因为多数病例可以通过解除梗阻纠正少尿，而梗阻解除延迟则可能导致肾损伤的发生。

功能性少尿与急性肾损伤

病史

翔实且有针对性的病历回顾和临床检查有助于确定少尿的原因。血管内容量减少史，如呕吐和（或）腹泻、持续出血、围手术期液体流失或不足（如胃 / 回肠造口术液体丢失或呕吐）、血管外液体潴留均提示功能性少尿的发生，这一过程可伴或不伴血清肌酐或尿素浓度变化。与容量状态相关的常规临床检查包括皮肤弹性、黏膜干燥度、足部或骶部是否水肿等，有助于诊断，但通常缺乏敏感性和特异性。患者合并症病史包括既往心肌梗死、左心室收缩或舒张功能障碍可提示心输出量受损，心输出量受损是引发少尿发生的原因之一。发热、白细胞计数增加、脉压增宽提示脓毒症引起的血管扩张，导致肾灌注损伤和相对低血容量。在充分液体复苏的患者中，围手术期造影剂的使用、术中低血压以及肾毒性药物是引发少尿的肾内原因。

临床指标

传统体现水合状态和组织灌注的指标，如心率、全身血压、毛细血管再充盈、颈静脉搏动、外周水肿等，虽然可以指导适当的干预措施，但均缺乏敏感性和特异性。在 ICU 患者中，血流动力学监测［测量中心静脉压（central venous pressure，CVP）、肺动脉阻塞压（pulmonary artery occlusion pressure，PAOP），或混合 / 中心静脉氧饱和度］可提示一定的血管内容量状态。然而，许多传统的测量方法在危重症患者中并不可靠。颈静脉搏动不仅与左心功能无关，也无法准确替代正压通气和呼气末正压（positive end-expiratory pressure，PEEP）时的右心室充盈压力。同样，危重症患者常因低白蛋白血症和胶体渗透压降

框 18.3 少尿的病因

肾前性少尿

1. 肾灌注减少
   a. 血管内容量减少
      i. 绝对低血容量：出血、胃肠道丢失
      ii. 相对低血容量：第三间隙、血管舒张
   b. 心输出量减少：心源性休克、心脏压塞
   c. 肾灌注压降低：脓毒症、药品
2. 肾流出道压力增加：腹腔间隔室综合征

肾性少尿

1. 缺血型急性肾小管坏死：低血压、未经治疗的肾前性少尿
2. 肾毒性急性肾小管坏死：药物（万古霉素、氨基糖苷类抗生素）、造影剂、横纹肌溶解
3. 急性间质性肾炎：萘夫西林、呋塞米

肾后性少尿

1. 尿路梗阻：双侧肾结石、前列腺肥大、导尿管梗阻

低发生外周水肿，因而患者可能表现出全身液体超负荷，但血管内容量耗尽。在ICU患者中，其血压和心率受许多生理和治疗因素的影响，不能可靠地反映患者容量状态。高CVP或PAOP值不代表充足的前负荷，降低也并不意味着具有液体反应性。这些指标假定的线性压力-容量关系在患有合并症的患者中并不存在。另有研究表明，这些指标与液体反应性之间的相关性非常低[14]。新的动态液体反应性评估方法有助于更准确地判断患者是否能从输液中获益，如下腔静脉（inferior vena cava，IVC）直径和塌陷程度、被动抬腿动作或由心肺相互作用引起的每搏量变异度（stroke volume variation，SVV）或心输出量变化。以上测量方法需要使用新脉冲轮廓技术对心输出量进行连续监测。在非自主呼吸且行正压通气（≥ 8 ml/kg）的患者中，动脉脉搏压力变异度（arterial pulse pressure variation，PPV）大于13%即高度预测液体反应性（补液时心输出量增加的可能性）。患者自主呼吸或患有心律失常时，被动抬腿后心输出量增加＞10%强烈提示具有液体反应性。尽管每一种动态测量方法都有其缺点，但结合两种或三种方法在床旁使用可为判断输液是否改善心输出量提供重要的参考信息。

床边超声血流动力学检查是目前优化危重症患者血流动力学的一项标准措施，应结合超声与其他指标来共同选择合适的干预措施[15]。评估下腔静脉的大小以及呼吸时直径的变化有助于了解血管内容积。观察左心室和右心室的大小和收缩力有助于决定是否需要正性肌力药物。床边超声还能使临床医生迅速排除由心脏压塞、气胸和大量肺栓塞引起的阻塞性休克。除了评估液体反应性外，评估液体耐受能力也很必要。不断加重的低氧血症或肺啰音可能有助于诊断，但缺乏敏感性和特异性。肺部超声B线征像提示液体超负荷[16]，结合脉搏波形心输出量监测器对血管外肺水进行估计[17]，有助于临床医生判断患者是否可以耐受更大的液体负荷。当患者同时具有液体反应性和耐受性时，还需要注射250 ～ 500 ml等渗晶体溶液来评估患者的临床反应性。

最后，任何出现腹部紧绷、进行性少尿或气道压力升高（通过膈肌传递）的患者都应考虑是否发生ACS。诊断ACS的主要方法是测量腹内压，反映腹内压最常采用的方法是测量膀胱压。研究证实在较大的压力范围内，膀胱压力与腹内压具有良好的相关性。

实验室指标

尿液沉淀物（尿沉渣）检查有助于明确少尿产生的原因。尿沉渣中出现肾小管上皮管型时提示发生AKI的可能性大，但其对于鉴别AKI的能力十分有限。尿沉渣检查的主要用途是检测红细胞管型，红细胞管型的出现常提示肾小球疾病（在ICU患者中罕见）。尿沉渣中嗜酸性粒细胞增多对于诊断急性间质性肾炎缺乏特异性和敏感性，故不应作为诊断标志物。

尿钠和尿素浓度在评估少尿方面具有一定的价值。钠排泄分数（fractional excretion of sodium，FE_{Na}）是更准确的评价指标，其小于1%被视为肾前性少尿的标志，大于1%通常提示肾小管功能丧失，即发生了AKI。重要的是，横纹肌溶解、造影剂肾病和脓毒症等情况都可导致AKI，但这些情况下FE_{Na}可能较低[18]。此外，这些指标容易受利尿剂或利钠类药物（包括多巴胺和甘露醇）以及内源性渗透性物质（如血糖或尿素等）影响。在接受利尿剂治疗的患者中，尿素排泄分数（fractional excretion of urea，FE_{urea}）可能更具有临床意义。FE_{urea}在正常受试者中为50% ～ 65%，在非肾小管损伤引起少尿的情况下通常低于35%。最近一项研究表明，在判断肾小管功能是否正常时，尤其是在已经使用了利尿剂的情况下，低FE_{urea}（≤ 35%）比FE_{Na}更具有特异性和敏感性[19]。

有研究对AKI损伤标志物及其在预测ICU患者AKI进展方面的效用进行了评估。[20]AKI损伤标志物可分为主要与GFR（胱抑素C）相关的生物标志物和反映肾小管损伤［如中性粒细胞明胶酶相关蛋白（Neutrophil gelatinase-associated lipocalcin，NGAL），肾损伤分子-1（kidney injury molecule-1，KIM-1）］或应激的生物标志物［金属蛋白酶组织抑制剂-2（tissue inhibitor of metalloproteinases-2，TIMP-2）、胰岛素样生长因子结合蛋白7（insulin-like growth factor binding protein-7，IGFBP-7）］。NGAL是脂钙蛋白家族中大小为25 kDa的蛋白质，在髓袢升支粗段以及集合管闰细胞产生。肾损伤3 h后NGAL水平即升高，并根据AKI严重程度可持续升高至第5天。多项研究表明，NGAL可在不同人群中预测AKI发生与发展过程[21]。

除了TIMP-2联合IGFBP-7外，很少有损伤标志物对AKI的预测作用是在完整AKI诊断标准（包括尿量诊断标准）下进行验证的。TIMP-2 联合 IGFBP-7 已被证实可预测中度至重度（2 ~ 3 期）AKI（血清肌酐和尿量标准）。[22] 该指标已经通过专家评审 [23] 及美国 FDA 批准。重要的是，生物标志物对少尿评估具有一定的作用。Koyner 等的研究发现，非 AKI 患者在距离进入 ICU 第 9 个月的死亡率和透析滤率最低，但与生物标志物阴性的 AKI 患者相比，生物损伤标志物阳性（TIMP-2 和 IGFBP-7）的 AKI 患者死亡率和透析滤显著升高 [24]。

除生物标志物外，越来越多的研究使用呋塞米来评估少尿。Koyner 等使用呋塞米应激试验（furosemide stress test，FST）来评估肾小管功能完整性及其预测 AKI 进展的能力，并将其与传统生物标志物进行比较 [25]。在该研究中，给予 AKI 1 级或 2 级患者标准静脉剂量的呋塞米（初次使用呋塞米患者 1 mg/kg；再次使用呋塞米患者 1.5 mg/kg），研究者发现 2 h 尿量 < 200 ml 可高度预测 AKI 进展到第 3 期（AUC：0.87）以及 RRT 需求（AUC：0.86）。在最近的一项随机对照试验中，FST 无反应被用作识别可能需要 RRT 患者的策略，将这些患者随机分为早期或标准 RRT 组 [26]。尽管这项小型研究提示治疗组之间无显著差异，但这是首批利用临床适用的 AKI 功能标志物来选择潜在需要并可能受益于 RRT 人群的研究之一。重要的是，研究者认为不应该在低血容量的患者中尝试使用 FST，且使用时应充分注意其并发症。

治疗方式

有时好的原则是“不要急于行动，先冷静观察，仅仅站在那里就行”。在现代 ICU 中，先补液后使用利尿剂，或者补液和使用利尿剂同时进行，都是十分常见但危险的临床做法。少尿是一种临床现象而不是某种疾病诊断。针对少尿的症状并没有单一的治疗策略，只有针对引发少尿的病因治疗。使用强效利尿剂增加尿量会掩盖少尿的病因且加重液体流失。相反，应先证实患者是否具有液体反应性，排除不具有液体反应性的情况，否则将会导致液体超负荷。应首先对少尿的病因进行评估，再针对具体病因进行治疗，而不是直接使用利尿剂或者补液增加尿量。

低血容量和休克

尽管低血容量是导致少尿的常见病因，但补液之前需要仔细评估患者的液体负荷状态、前负荷液体反应性和液体耐受性，经过深思熟虑后再做出补液决策。极力反对在所有少尿阶段进行常规经验性的补液治疗。液体的种类和剂量都具有重要的临床意义。对需要补液治疗的患者，应给予 500 ml 含有生理氯含量的晶体溶液，如乳酸林格氏盐溶液或新型平衡晶体溶液。应避免使用高渗胶体溶液，20% 白蛋白溶液及几种淀粉制剂已被证实可以引发 AKI、增加 RRT 需求和死亡率 [27-29]。尽管 5% 的白蛋白已经被证明相当于生理盐水 [30]，但其较短的血管内半衰期（比晶体溶液稍长）和较高的成本使其在临床中的应用不及晶体溶液广泛。0.9% 的生理盐水可能加重罹患 AKI 的风险，故除外急性低钠血症伴低氯碱中毒等特定临床情况，应谨慎使用生理盐水 [31,32]。

研究表明，反复过量输液引起的液体超负荷会加重 AKI 和增加死亡率 [33,34]。液体超负荷增加肾囊内压和肾静脉压力，进而导致肾低灌注。因此只有当患者出现低血压、低心输出量且具有明显的前负荷液体反应性和液体耐受性时，才应通过补液缓解少尿症状。肾低灌注在危重症患者中十分常见，肾自主调节机制可以在平均动脉压波动的情况下维持肾小球滤过率稳定，但在脓毒症或其他病因所导致的 AKI 患者中，这种自主调节机制被打乱，肾灌注与体循环动脉压直接相关。因此存在输液指征时，通过液体复苏和血管活性药物快速纠正低血压显得十分重要。一旦确保血管内容量充足，应开始使用血管活性药物。当危重症患者出现危及生命的低血压时，血管活性药物应与扩容同时启动。血管活性药物一旦开始使用，应逐渐调整剂量以维持足够的平均动脉压。少尿患者的理想血压必须根据发病前血压或有无血管疾病等因素进行个体化调整，但 MAP 很少低于 65 mmHg。同样，在患有慢性高血压和肾血管疾病的患者中，血压自动调节曲线向右偏移，因而可能需要更高的 MAP 以确保充分的肾灌注 [35]。血流动力学监测设备可以为指导血管内容量状态评估提供重要信息，使得更精简的目标导向型治疗方法成为可能。

心功能障碍和腹膜间室综合征（ACS）

尽管一些患者血管内容量充足，但仍可能存在心肌收缩力（左心或右心）受损。这些患者可能需要使用正性肌力药物来提高肾灌注。若诊断为 ACS，应迅速采取手术等措施进行腹腔减压，并通过临时腹壁闭合技术保持腹部开放，已改善肾灌注。

对于少尿型 AKI 患者，不建议使用低剂量多巴胺［< 5 μg/(kg · min)］来增加肾灌注。多巴胺通

过抑制肾小管上皮细胞的 Na^{+}-K^{+}-ATP 酶促进钠排泄增加尿量，而不增加肾灌注。大量研究证实，低剂量多巴胺对少尿患者的肾没有任何保护作用。一项多中心随机对照试验和两项关于危重症患者使用多巴胺的综合荟萃分析表明，多巴胺不能预防 AKI 发生、不能降低死亡率或减少 RRT 需要 [36-38]。

一项多中心试验对选择性多巴胺 -1 受体激动剂非诺多泮的作用进行了评估，研究者将 315 例基线肌酐清除率低于 60 ml/min 的患者随机分配至非诺多泮组和安慰剂组，结果表明两组患者造影剂肾病的发生率无差异 [39]。此外，有研究表明非诺多泮可引起低血压，可通过降低肾灌注压使患者更易发生急性肾损伤 [40]。基于以上数据，笔者强烈建议不要使用多巴胺或非诺多泮来增加少尿患者的肾灌注。

急性肾损伤继发型少尿

在已经发生 AKI 的患者中，持续维持充足的血管内容量、保持足够的平均动脉压力、避免使用肾毒性药物是唯一能改善患者预后的干预措施。尽管缺乏有力的证据支持，但利尿剂仍在少尿型肾衰竭患者中广泛使用。传统上，在少尿发生的早期，使用利尿剂以试图将少尿型 AKI 转化为非少尿型 AKI。非少尿状态下更容易调节患者的容量状态并预防液体超负荷。许多小型试验评估了袢利尿剂在预防 AKI 方面的疗效，但结论不尽相同。一项系统综述比较了液体和利尿剂在各种原因导致 AKI 高风险人群中的作用，这项研究未能显示利尿剂对 AKI 发生率、RRT 需要或死亡率有任何改善作用 [41]。两项关于在 AKI 患者中使用利尿剂的大样本观察性研究得出了矛盾的结论。第一个是在 ICU AKI 患者中进行的队列研究（PICARD 研究），患者在肾内科会诊当天或之前使用利尿剂 [42]。在这项研究中，对相关协变量和倾向性评分进行调整后，利尿剂使用与死亡或肾功能无法恢复的风险增加显著相关（OR，1.77；95% CI，1.14 ～ 2.76）。虽然该研究不能建立利尿剂使用与少尿型 AKI 之间的因果关系，但研究结果提示利尿剂治疗对肾没有益处。另一项纳入了 1743 例患者的多中心观察性研究评估了袢利尿剂对临床结局的影响 [43]。研究人员创建了 3 个多变量模型来评估利尿剂和死亡率之间的关系，然而在 3 个模型中使用利尿剂与死亡率增加没有显著相关性（3 个模型中死亡事件的 OR 约为 1.2）。使用利尿剂的患者并未获益。基于目前的证据，使用利尿剂不是治疗少尿的方法，但可能是预防和管理危重症患者容量超负荷的必要手段。

最后，当伴有液体超负荷的少尿型患者对利尿剂试验无反应性时，应考虑早期进行 RRT。虽然对利尿剂难治性液体超负荷患者行 RRT 没有争议，但在缺乏这一绝对指征时，关于启动 RRT 的氮质血症严重程度或肾衰竭的持续时间尚未达成共识。在充分优化容量、维持足够的 MAP、改善血流动力学或进行利尿试验后，少尿症状持续存在且 AKI 继续进展时，应尽早考虑 RRT。目前的研究证据不足以推荐 RRT 的最佳开始时间。FST 有助于识别可快速恢复且不需要早期 RRT 的少尿患者。

梗阻型少尿

治疗梗阻型少尿的确定性治疗方法是解除梗阻。部分患者只需要通过冲洗或更换导尿管即可解除梗阻，而其他患者则可能需要更具侵入性的手术，如经皮肾造口术或耻骨上膀胱减压术。及时解除梗阻是避免肾损伤的关键。

结论

少尿是围手术期患者在 ICU 中所面临的最常见的临床问题之一。任何对其识别和治疗的延误都可能导致 AKI 进展，进而导致严重的发病率和死亡率。临床医生应认真寻找并纠正任何可能导致少尿发生的潜在原因（框 18.3）。在避免使用肾毒性药物的同时，优化容量状态、提高心输出量、维持 MAP 以充分保证肾灌注。使用利尿剂可能不会减少 RRT 需要或改善临床结局。利尿剂可用于治疗液体超负荷，但不能用于治疗少尿。急性肾衰竭继发少尿和液体超负荷的患者，应尽早考虑进行 RRT，尤其是在对利尿剂治疗无反应时。

参考文献

1. Zaloga GP, Hughes SS. Oliguria in patients with normal renal function. *Anesthesiology*. 1990;72(4):598–602.
2. Brivet FG, Kleinknecht DJ, Loirat P, et al. Acute renal failure in intensive care units–causes, outcome, and prognostic factors of hospital mortality; A prospective, multicenter study. *French Study Group on Acute Renal Failure Crit Care Med*. 1996;24(2):192–198.
3. Kellum JA, Lameire N, Aspelin P, et al. Kidney disease: improving global outcomes (KDIGO) acute kidney injury work group. KDIGO clinical practice guideline for acute kidney injury. *Kidney Int Suppl*. 2012; 2(1):1.
4. Kellum JA, Sileanu FE, Murugan R, et al. Classifying AKI by urine output versus serum creatinine level. *J Am Soc Nephrol*. 2015;26(9): 2231–2238.
5. Kaddourah A, Basu RK, Bagshaw SM, et al. AWARE Investigators: Epidemiology of acute kidney injury in critically ill children and young adults. *N Engl J Med*. 2017;376(1):11–20.
6. Chertow GM, Levy EM, Hammermeister KE, et al. Independent association between acute renal failure and mortality following cardiac surgery. *Am J Med*. 1998;104(4):343–348.
7. Hoste E, Clermont G, Kersten A, et al. Clinical evaluation of the new RIFLE criteria for acute renal failure. *Crit Care*. 2004;8(Suppl 1):P162.
8. Mizota T, Yamamoto Y, Hamada M, et al. Intraoperative oliguria predicts acute kidney injury after major abdominal surgery. *Br J Anaesth*. 2017;119(6):1127–1134.

9. Lammi MR, Aiello B, Burg GT, et al. Response to fluid boluses in the fluid and catheter treatment trial. *Chest*. 2015;148(4):919–926.
10. Thadhani RI, Camargo CA, Xavier RJ, et al. Atheroembolic renal failure after invasive procedures. Natural history based on 52 histologically proven cases. *Medicine (Baltimore)*. 1995;74(6):350–358.
11. Vidal MG, Weisser JR, Gonzalez F, et al. Incidence and clinical effects of intra-abdominal hypertension in critically ill patients. *Crit Care Med*. 2008;36(6):1823–1831.
12. Jin K, Murugan R, Sileanu FE, et al. Intensive monitoring of urine output is associated with increased detection of acute kidney injury and improved outcomes. *Chest*. 2017;152(5):972–979.
13. Webb JAW. The role of ultrasonography in the diagnosis of intrinsic renal disease. *Clin Radiol*. 1994;49(9):589–591.
14. Bentzer P, Griesdale DE, Boyd J, et al. Will this hemodynamically unstable patient respond to a bolus of intravenous fluids? *JAMA*. 2016; 316(12):1298–1309.
15. Vermeiren GLJ, Malbrain MLNG, Walpot JMJB: Cardiac ultrasonography in the critical care setting: A practical approach to asses cardiac function and preload for the "non-cardiologist." *Anestezjol Intens Ter*. 2015;47(J):89–104.
16. Rudas M, Orde S, Nalos M. Bedside lung ultrasound in the care of the critically ill. *Crit Care Resusc*. 2017;(4):327–336.
17. Jozwiak M, Teboul J-L, Monnet X. Extravascular lung water in critical care: Recent advances and clinical applications. *Ann Intensive Care*. 2015;5.
18. Brosius FC, Lau K. Low fractional excretion of sodium in acute renal failure: Role of timing of the test and ischemia. *Am J Nephrol*. 1986; 6(6):450–457.
19. Carvounis CP, Nisar S, Guro-Razuman S. Significance of the fractional excretion of urea in the differential diagnosis of acute renal failure. *Kidney Int*. 2002;62(6):2223–2229.
20. Lehner GF, Forni LG, Joannidis M. Oliguria and biomarkers of acute kidney injury: Star struck lovers or strangers in the night? *Nephron*. 2016;134(3):183–190.
21. Ronco C. Biomarkers for acute kidney injury: Is NGAL ready for clinical use? *Crit Care*. 2014;18(6):680.
22. Kashani K, Al-Khafaji A, Ardiles T, et al. Discovery and validation of cell cycle arrest biomarkers in human acute kidney injury. *Crit Care*. 2013;17(1):R25.
23. Bihorac A, Chawla LS, Shaw AD, et al. Validation of cell-cycle arrest biomarkers for acute kidney injury using clinical adjudication. *Am J Respir Crit Care Med*. 2014;189(8):932–939.
24. Koyner JL, Shaw AD, Chawla LS, et al. Tissue Inhibitor Metalloproteinase-2 (TIMP-2)·IGF-Binding Protein-7 (IGFBP7) levels are associated with adverse long-term outcomes in patients with AKI. *J Am Soc Nephrol*. 2015;26(7):1747–1754.
25. Koyner JL, Davison DL, Brasha-Mitchell E, et al. Furosemide stress test and biomarkers for the prediction of AKI severity. *J Am Soc Nephrol*. 2015;26(8):2023–2031.
26. Lumlertgul N, Peerapornratana S, Trakarnvanich T, et al. Early versus standard initiation of renal replacement therapy in furosemide stress test non-responsive acute kidney injury patients (the FST trial). *Crit Care*. 2018;22(1):101.
27. Wiedermann CJ, Dunzendorfer S, Gaioni LU, et al. Hyperoncotic colloids and acute kidney injury: A meta-analysis of randomized trials. *Crit Care*. 2010;14(5):R191.
28. Perner A, Haase N, Guttormsen AB, et al. Hydroxyethyl starch 130/ 0.42 versus ringer's acetate in severe sepsis. *N Engl J Med*. 2012; 367(2):124–134.
29. Myburgh JA, Finfer S, Bellomo R, et al. Hydroxyethyl starch or saline for fluid resuscitation in intensive care. *N Engl J Med*. 2012;367(20): 1901–1911.
30. Finfer S, Bellomo R, Boyce N, et al. A comparison of albumin and saline for fluid resuscitation in the intensive care unit. *N Engl J Med*. 2004; 350(22):2247–2256.
31. Young P, Bailey M, Beasley R, et al. Effect of a buffered crystalloid solution vs saline on acute kidney injury among patients in the intensive care unit. *JAMA*. 2015;314(16):1701.
32. Semler MW, Self WH, Wanderer JP, et al. Balanced crystalloids versus saline in critically ill adults. *N Engl J Med*. 2018;378(9): 829–839.
33. Bouchard J, Soroko SB, Chertow GM, et al. Fluid accumulation, survival and recovery of kidney function in critically ill patients with acute kidney injury. *Kidney Int*. 2009;76(4):422–427.
34. Salahuddin N, Sammani M, Hamdan A, et al. Fluid overload is an independent risk factor for acute kidney injury in critically Ill patients: Results of a cohort study. *BMC Nephrol*. 2017;18(1):45.
35. Asfar P, Meziani F, Hamel J-F, et al. High versus low blood-pressure target in patients with septic shock. *N Engl J Med*. 2014;370(17): 1583–1593.
36. Kellum JA, M Decker J. Use of dopamine in acute renal failure: A meta-analysis. *Crit Care Med*. 2001;29(8):1526–1531.
37. Marik P. Low-dose dopamine: A systematic review. *Intensive Care Med*. 2002;28(7):877–883.
38. Bellomo R, Chapman M, Finfer S, et al. Low-dose dopamine in patients with early renal dysfunction: A placebo-controlled randomised trial. Australian and New Zealand Intensive Care Society (ANZICS) Clinical Trials Group. *Lancet*. 2000;356(9248):2139–2143.
39. Stone GW, McCullough PA, Tumlin JA, et al. Fenoldopam mesylate for the prevention of contrast-induced nephropathy. *JAMA*. 2003; 290(17):2284.
40. Mathur VS, Swan SK, Lambrecht LJ, et al. The effects of fenoldopam, A selective dopamine receptor agonist, on systemic and renal hemodynamics in normotensive subjects. *Crit Care Med*. 1999;27(9): 1832–1837.
41. Kellum JA. The use of diuretics and dopamine in acute renal failure: A systematic review of the evidence. *Crit Care*. 1997;1(2):53.
42. Mehta RL, Pascual MT, Soroko S, et al. PICARD Study Group: Diuretics, mortality, and nonrecovery of renal function in acute renal failure. *JAMA*. 2002;288(20):2547–2553.
43. Uchino S, Doig GS, Bellomo R, et al. Diuretics and mortality in acute renal failure. *Crit Care Med*. 2004;32(8):1669–1677.

19 肾功能不全和肾移植手术的围手术期管理

HOLDEN K. GROVES, H.T.LEE
吕焕然 译，贺渝森 审校

简介

帮助肾功能不全患者安全度过围手术期将面临一系列具有挑战性的问题，比如与慢性肾病（chronic kidney disease，CKD）相关的严重并发症、急性肾损伤（acute kidney injury，AKI）的风险、围手术期的透析管理和药物代谢的变化。

出现肾功能不全的患者分为两类，急性肾衰竭或慢性肾衰竭（chronic renal failure，CRF）。即便急、慢性肾衰竭在临床上属于完全分开的范畴，最近的流行病学进展表明在预先存在的肾病、急性肾损伤和慢性肾病的进展之间存在着复杂的相互作用[1]。

急性肾衰竭

患者在接受手术时可能会出现急性肾衰竭。这经常发生在急诊外科的患者或者从ICU转入手术室的重症患者中。传统来讲，急性肾衰竭已根据病因细分，即肾前性氮质血症、肾后性尿路梗阻和原发性肾病。这种细分能帮助提供治疗方案，如可行肾造瘘术治疗尿路梗阻。

流行病学的进展重新定义了急性肾功能不全损伤程度和预期结局的分类系统。这一分类系统在最近的几十年内经历了多个版本的更迭，从RIFLE（risk, injury，failure，loss，end-stage renal disease）、AKIN（Acute Kidney Injury Network）到KDIGO（Kidney Disease：Improving Global Outcomes）。这三个分类系统都持有共同的主旨，即基线肌酐的增加和尿量的减少都与不良预后相关。目前国际公认的AKI分期系统是KDIGO（表19.1）。KDIGO 1期对AKI具有高敏感性，3期可识别需要肾脏替代治疗（RRT）的极高风险患者。虽然KDIGO分期系统主要用于科研，但对于规范围手术期医生对急性肾损伤程度的理解也有帮助。

接受手术的急性肾衰竭患者是一类特殊的存在合并症的群体，值得特别关注。最近一项针对血管手术患者的大型研究表明，AKI是手术患者围手术期出现损伤的重要指标[2,3]。管理AKI患者与管理CKD患者本质上是一样的，目标都是保护肾功能。需要特别注意的方面将在下文进行具体讨论。

慢性肾衰竭

慢性肾衰竭是指CKD从肾功能轻度减退到严重肾衰竭［即终末期肾病（end-stage renal disease，ESRD）］的进展过程。终末期肾衰竭一词常在文献中出现，因为它在美国是透析的重要指征。当患者进展到ESRD时，他们需要肾脏替代治疗或肾移植才能维持生命，否则将会死于肺水肿或高钾血症。

从生理学上讲，肾衰竭是指肾单位数量减少或功能下降，从而导致血液滤过能力降低。美国国家肾脏基金会疾病预后质量倡议（National Kidney Foundation Disease Outcomes Quality Initiative，K/DOQI）在2002年提供了肾衰竭的定义共识[4]。该定义将CKD定义为肾小球滤过率低于60 ml/(min · 1.73m^2)，且持续时间超过3个月。这一程序非常重要，因为它改变了CKD的概念框架，将CKD由一个只累及少数终末期肾病患者的概念转变为一个累及较多人口的进展型疾病[5]。K/DOQI定义将肾衰竭根据肾小球滤过率的水平进一步细分为5个等级，从CKD 1期（肾小球滤过率轻度受损）到CKD 5期（更常见的名称是ESRD），如表19.2所示。2012年，第二个合作项目KDIGO更新了慢性肾病的定义，将原来的定义范围扩大，包括白蛋白尿指标[6]。

现代围手术期医生对优化CKD预后比较感兴趣，他们将CKD视为一个进展型的疾病谱，而非一个二分状态（健康或肾衰竭），原因将在下文进行讨论。

常见的慢性肾病

全球CKD的负担较重，患病率为8% ~ 16%[7]。

表 19.1 急性肾损伤（AKI）KDIGO 诊断标准

KDIGO 分期	血清肌酐浓度	尿量
1	基线值 1.5 ～ 1.9 倍或超过基线值 0.3 mg/dl	＜ 0.5 ml/(kg·h) 持续 6 ～ 12 h
2	基线值 2.0 ～ 2.9 倍	＜ 0.5 ml/(kg·h) 持续＞ 12 h
3	基线值 3.0 倍或开始肾脏替代治疗	＜ 0.3 ml/(kg·h) 持续 24 h 或无尿持续 12 h

表 19.2 慢性肾病（CKD）分期

分期	定义	肾小球滤过率（GFR）ml/(min · 1.73 m²)
1	GFR 正常的肾损伤	≧ 90
2	GFR 轻度下降	60 ～ 89
3A	GFR 中度下降	45 ～ 59
3B	GFR 中重度下降	30 ～ 44
4	GFR 重度下降	15 ～ 29
5	终末期肾病	＜ 15

据报道，全球约有超过 100 万人口死于 CKD，并且 CKD 的负担还在增加。1990 年，CKD 是世界第 27 大死因，但到了 2013 年，它已成为世界第 13 大死因 [8]。CKD 还严重影响患者的生活质量，并与心血管死亡率相关。早期 CKD 的患病率是需要透析或移植的 ESRD 患病率的 100 倍，为 0.1%[9]。CKD 的患病率还呈年龄相关性，在年龄大于 30 岁的人群中，CKD 的中位患病率约为 7%，而在年龄大于 64 岁的人群中，该数字约为 30%[10]。随着接受外科手术的患者增加，围手术期患者 CKD 患病率也将增长。

多种病因可导致 CKD 的发展发生（表 19.3）。在发达国家，CKD 的主要病因有高龄、糖尿病、高血压、肥胖和心血管系统疾病 [11]。潜在的疾病进展过程往往很难被准确发现，但其中两个最主要的进展过程是糖尿病肾小球硬化和高血压肾硬化。

由于其总体患病率较高，很多接受手术的患者合并有 CKD。在接受大手术的患者中，8% 的患者患有 CKD，且 4% 的患者处于终末期肾衰竭 [12]。在接受血管手术的患者中，CKD 患病率更高，一项研究显示，接受颈动脉内膜剥脱术患者的 CKD 患病率约为 30%[13]，大致反映了 CKD 与心血管疾病之间的关系。

表 19.3 慢性肾功能不全患者的临床表现

体液和电解质平衡紊乱
- 血容量过多，血容量不足
- 高钠血症，低钠血症
- 高钾血症，低钾血症
- 高磷血症
- 低钙血症
- 代谢性酸中毒

心血管系统紊乱
- 高血压
- 冠心病
- 全身动脉粥样硬化
- 血管钙化
- 充血性心力衰竭
- 心包炎

血液与免疫系统紊乱
- 贫血
- 出血倾向
- 感染易感性增加

胃肠系统紊乱
- 胃炎
- 消化性溃疡
- 消化道出血
- 恶心和呕吐
- 胃排空延迟

营养和代谢紊乱
- 碳水化合物不耐受
- 高甘油三酯血症
- 蛋白质 - 能量营养不良
- 低白蛋白血症

神经系统紊乱
- 脑病
- 周围神经病
- 自主神经病
- 疲劳
- 嗜睡
- 精神状态不佳
- 神经肌肉应激性增加
  - 呃逆
  - 肌肉痉挛、抽搐

慢性肾病增加心血管系统疾病风险

心血管系统疾病（cardiovascular disease，CVD）死亡率在 CKD 患者中升高 30 倍，且 CKD 患者更可能死于心血管系统疾病，而非进展为 ESRD[14]。心血管系统疾病，表现为高血压、冠心病（coronary artery disease，CAD）和充血性心力衰竭，为 CKD 患者最常见的患病和死亡原因，占该类患者死亡人数的 50% 以上 [15]。

大样本的临床研究表明，即使轻度 CKD 也增加心血管事件、死亡和住院的风险。而中度 CKD［肾小球滤过率 15～29 ml/(min・1.73m²)] 和重度 CKD [未透析时 eGFR < 15 ml/(min・1.73m²)] 几乎与 ESRD 患者一样，与极高的不良事件发生率相关 [14]。

对于接受透析治疗的 ESRD 患者，CVD 的死亡率要比普通人群高 10 ～ 30 倍 [16]。CKD 患者患 CVD 是由多种因素导致的，源于先前存在的疾病（糖尿病、高血压）、尿毒症（有毒物质、高脂血症和高同型半胱氨酸血症）以及 ESRD 患者的透析相关状态，如透析膜反应和出现血流动力学不稳定。高血压是 CRD 患者最常见的心血管问题，它与肾功能的进一步恶化和 CVD 的进展相关。

CKD 患者常合并左心室肥厚，继发于长期的压力和容量超负荷 [17]。多种 CKD 相关因素都造成了左心室肥厚的发展，包括慢性水钠潴留导致的容量过负荷、动静脉瘘导致的心输出量增加、慢性贫血。压力过负荷可能继发于伴随 CKD 进展导致的高血压和动脉硬化引起的后负荷增加。及时发现左心室肥厚很重要，这影响着术中管理。很重要的一点是，心室僵硬和舒张功能受损的心脏对于前负荷很敏感，可能会导致一过性肺水肿。

心肌梗死是 CKD 的一个风险因素。CKD 患者常合并高血压、血脂异常和糖尿病等，导致血管内皮功能障碍，进而加速动脉粥样硬化。CKD 也可产生活性氧，加速动脉粥样硬化的进程。最终，钙沉积导致血管钙化，促进血管损伤 [18]。

CVD 和 CKD 的相关性早已被围手术期专家认识到。目前最常用的风险分层系统，即非心脏手术后心脏并发症的修订心脏风险指数（revised cardiac risk index，RCRI）[19]，认为术前肌酐 > 2.0 mg/dl 是心脏并发症的独立风险预测因素。

长期通过动静脉（arteriovenous，AV）瘘进行血液透析可导致 40% 的患者发展为肺动脉高压。其原因目前尚不清楚，且在接受腹膜透析的患者中并没有相关发现 [20]。肺动脉压在接受肾移植手术后可恢复正常。动静脉瘘同样可导致心输出量的增加，进一步增加了心脏负荷。有动静脉瘘的患者一旦出现肺动脉高压就面临着极高的死亡风险 [21]。在血液透析和腹膜透析的患者中，充血性心力衰竭的患病率约为 40%，同样是死亡的独立风险预测因素 [16]。

慢性肾病是急性肾损伤的风险因素

术前肾功能下降的患者在围手术期存在急性或慢性肾损伤的风险。术前肾衰竭是术后肾衰竭的风险因素 [22]。目前已有研究积极探讨 CKD 与 AKI 风险之间的联系。

急性肾损伤促进慢性肾病的进展

在住院患者中，哪怕是轻微的急性肾损伤都与慢性肾病的后续发展相关 [23～25]。既往存在 CKD 和 AKI 的住院患者进展为 ESRD 的概率是无 CKD 或 AKI 患者的 40 倍 [26]。有关于 AKI 后 CKD 的进展机制，许多研究已提供多种解释，包括适应性修复不良、再生机制受损和持续的器官功能障碍 [1]。

慢性肾衰竭的病理生理学

尿毒症

当 ESRD 患者的肾不能再充分滤过血液，以及有机废物堆积时，就会出现尿毒症 [27]。尿毒症是一系列临床症状的组合，可隐匿地表现为逐渐严重的食欲减退和嗜睡。晚期尿毒症的典型体征和症状包括尿毒症性心包炎、皮肤上的尿毒霜、头痛、恶心、癫痫和睡眠障碍。未经治疗控制的尿毒症可引起昏迷甚至死亡。然而，尿毒症的晚期症状并不多见，因为尿毒症可以通过透析和肾移植而得到逆转。尽管透析可以暂时逆转尿毒症，但长期处于尿毒症状态可与胰岛素抵抗 [28]、氧化应激 [29] 和全身炎症相关，这些因素都能加速心血管系统疾病和肾病。

尿素只是有机废物之一，它的累积与尿毒症的体征和症状并不存在紧密联系。其他的一些有机代谢产物，如胍类物质在脑脊液中的水平显著增加与精神状态改变相关 [30]。其他含氮溶质的累积，包括甲胺、二甲胺和三甲胺，是由人体细胞和肠道微生物产生的 [31]。它们代表了尿毒症的基本病理生理学过程，即细胞膜的离子转运障碍，导致细胞内水钠潴留。唯一的治疗方法是替代肾的功能：透析或移植。尿毒症是透析的指征，也是 ESRD 的先兆。围手术期需要对尿毒症患者进行仔细评估。

体液和电解质平衡

水钠稳态

患有严重肾病的患者，尤其是正在透析的患者，对过量的盐和水的摄入极为敏感，会导致高血容量、高血压和肺水肿。轻度和稳定 CKD 的患者，体内水钠含量均有轻度升高。这种慢性的轻度液体超负荷可刺激产生慢性低水平的炎症，并且加速肾病的进展[32]。一种可能的机制是慢性水肿改变了肠道的通透性，从而释放了炎性介质[33]。肾的一个主要功能是维持钠平衡。肾功能受损的患者不能耐受钠超负荷，包括通过饮食摄入的或医源性摄入的大量生理盐水。大量生理盐水可导致肾功能受损患者出现高氯性代谢性酸中毒。而高氯血症可能会降低肾血流和 GFR[34]。

相反，ESRD 患者的保钠机制受损，可能导致容量消耗，使 ESRD 患者特别容易受到肾外液体丢失的不利影响，如腹泻、呕吐和出汗。最终导致的低血容量会加重肾前性肾病，且会导致急性肾衰竭。对某些患者来说，围手术期可考虑给予少量液体治疗[35]。

K^+ 平衡

高钾血症是 CKD 患者经常出现的安全问题[36]。CKD 患者存在高钾血症风险的原因之一是许多治疗 CKD 的药物可增加高钾血症的发生率（K^+ 浓度 > 5.5 mmol/L）。急性高钾血症可抑制心脏的电传导，从而导致心搏骤停。高血钾型心搏骤停前常伴有 PR 间期延长，QRS 波增宽，T 波高尖，但需要注意的是，有报道高钾性心搏骤停未出现 ECG 的改变。

CKD 5 期患者会由于多种原因，如外源性 K^+ 摄入以及酸中毒，或胰岛素缺乏而导致细胞内钾转移至细胞外，存在发生高钾血症的风险。β 受体阻滞剂可增加高钾血症的风险。其他可能导致 CKD 患者高钾血症的原因包括：大手术或创伤导致的横纹肌溶解症、代谢负平衡状态（如脓毒血症）、非甾体抗炎药（non-steroidal anti-inflammatory drug，NSAID）、血管紧张素转换酶抑制剂、保钾利尿剂、肾毒性药物的使用（如环孢素、氨基糖苷类抗生素），或者造影剂（表 19.4）。

高钾血症是围手术期透析的指征。部分 CRF 患者可耐受血钾浓度稳定在 6 ~ 6.5 mmol/L 而不发生任何心脏传导紊乱。然而，如果血钾高于该水平，这些患者可能会迅速出现高钾血症的表现。

除非危重急诊手术，术前血钾水平达到或高于 6 mmol/L 都需要在麻醉前得到纠正。降低血钾的替代方法包括纠正存在的酸中毒、静脉注射胰岛素或葡萄糖、同时或单独使用 β2 受体激动剂。以上所有方法都是通过将 K^+ 转移至细胞内而降低血钾的。透析、口服或灌肠聚磺苯乙烯都可以去除钾离子[37]。

CKD 患者的低钾血症通常反映了利尿剂的使用。一项针对心脏手术患者的研究表明，术前低钾血症与围手术期严重心律失常有关[38]。也有一些比较罕见的情况，低钾血症可能与原发性肾性失钾有关，如范科尼综合征、巴特综合征和肾小管酸中毒。急性低钾血症可增加心肌兴奋性，降低心律失常阈值，可出现室上性和室性心动过速。这种情况普通抗心律失常治疗常常无效，直到血钾恢复到正常水平。

Mg^{2+} 平衡

CKD 患者的 Mg^{2+} 失衡通常是由透析不充分导致的，可引起多种并发症。高镁血症可导致肌无力并增强非去极化肌松药的药效。低镁血症也可导致室上性和室性心动过速。

钙磷平衡

继发性甲状旁腺功能亢进在 CKD 患者中很常见。钙磷平衡紊乱通常是 CKD 的标志。磷酸盐的代谢通过肾排泄调节。肾小球滤过率的下降会导致磷酸盐的蓄积。蓄积的磷酸盐直接刺激甲状旁腺激素（parathyroid hormone，PTH）的合成，并且通过降低 Ca^{2+} 水平和抑制骨化三醇的产生，间接促进 PTH 的释放。骨化三醇是胃肠（gastrointestinal，GI）吸收钙所必需的物质。如果没有骨化三醇，Ca^{2+} 水平将下降，刺激 PTH 分泌和甲状旁腺细胞的增殖。这一症状称为甲状旁腺功能亢进症。

继发性甲状旁腺功能亢进最终导致骨吸收和骨转化，异常类骨组织的产生和骨质减弱。最终患者骨折的风险增高。

磷酸钙的异常生成可导致一种罕见而有趣的并发症——钙化防御，即骨外钙在软组织和血管的堆积，这可使皮肤出现痛苦的瘙痒皮疹。冠状动脉的加速钙化可能成为 CKD 患者易患不断进展的冠状动脉

表 19.4 慢性肾功能不全患者高钾血症的原因

- 急性酸中毒
- 横纹肌溶解症（创伤、大手术）
- 分解代谢增加，脓毒血症
- 非甾体抗炎药
- 血管紧张素转换酶抑制剂
- 保钾利尿剂
- β 受体阻滞剂
- 肾毒性药物（环孢素、氨基糖苷类抗生素）
- 造影剂

疾病的一个因素。同样，钙质也会在动脉和小动脉中沉寂，造成小动脉和血管僵硬。通常可给予此类患者磷酸盐结合剂，如司维拉姆。有时也可以给予二磷酸盐治疗。

代谢性酸中毒：轻度 CKD 患者通常表现为轻度、慢性阴离子间隙代谢性酸中毒。此类患者由于功能衰竭的肾无法合成氨，所以不能充分将酸类物质排出。因此，血浆碳酸氢盐减少引起代谢性酸中毒。对于这种慢性代谢性酸中毒，通常在门诊给予口服碳酸氢钠治疗。近期一项系统回顾减轻了人们对于静脉推注碳酸氢钠导致的低血压和容量过负荷的担忧。必要时可在围手术期对此类患者给予静脉碳酸氢钠治疗 [39]。

但需要注意的是，碳酸氢盐减少可导致 CKD 患者对酸性环境的缓冲能力降低。因此，术后呼吸性或乳酸酸中毒可迅速加重病情。一个常见的后果是严重的高钾血症 [40]。

血管通路：对于处理 ESRD 患者的围手术期医生来说，建立血管通路是十分棘手的问题。接受透析或即将需要透析的患者需要保留血管通路。可以通过自体动静脉瘘（arteriovenous fistula，AVF）、移植物动静脉瘘（arteriovenous graft，AVG）以及长期或短期置管来保留血管通路。长期置管通常采用隧道式。对于需要长期透析的患者，AVF 相较于隧道式导管更可取，已有研究证明，由于降低了感染风险，从而降低了死亡率。然而，AVF 要通过外科手术来建立，并且需要几个月的时间成形后才能使用。更重要的是，对于可能需要透析的患者，应限制使用头静脉，尽可能保留头静脉通路 [41]。

当 AVF 形成需要的时间过长时，K/DOQI 指南建议使用隧道透析导管进行透析。隧道透析导管可以选择带涤纶套和不带涤纶套的。建议应避免将其用在除透析以外的情况，而仅用于维持生命的透析治疗的患者。放置隧道透析导管时首选颈内静脉，因为经锁骨下静脉放置导管可能会导致锁骨下静脉闭塞，50% 的该类患者出现锁骨下静脉狭窄 [42]，可导致动静脉瘘无法使用。对于可能接受肾移植的患者，应避免通过股静脉建立导管，因为髂外静脉狭窄会影响移植物的血流 [43]。

血液系统异常

贫血。贫血在 CKD 患者中比较常见，尤其是在 ESRD 患者中。贫血的主要原因是肾衰竭抑制了促红细胞生成素（erythropoietinstimulating agent，ESA）的合成。这种情况可因维生素 B_{12}、铁和叶酸的缺乏而加重。此外，慢性失血和透析引起的溶血导致红细胞数量减少。最后，慢性炎症诱发慢性持续性贫血状态。CKD 或 ESRD 患者的典型贫血是正细胞正色素性贫血。1989 年，促红细胞生成素和类似物达依泊汀 α 被引入 ESRD 患者的治疗，改善了患者的生活质量，并且降低了输血的需求 [44]。对于慢性贫血的患者，目前的指南建议维持血红蛋白水平在 9.5 ～ 11 g/dl[45]。血红蛋白水平过低可增加围手术期风险 [46]。

尿毒症出血倾向。CKD 患者往往有出血倾向，甚至可以很严重。这种出血倾向主要与血小板功能障碍有关，尤其是血小板因子Ⅲ活性降低、血小板异常聚集、血小板与血管壁异常作用、vW 因子释放不足 [47]。CRF 患者因此有手术出血、胃肠出血、颅内出血和出血性心包积液的风险。尽管有止血效果，患者还会出现高凝倾向和血栓形成的风险 [48]。透析作为一种主要的治疗手段，可改善这种出血倾向，而输注去氨加压素（desmopressin，DDAVP）、冷沉淀和结合型雌激素可具有暂时的治疗效果 [49]。

胃肠异常

胃炎、消化性溃疡和黏膜溃疡在尿毒症患者中很常见，可发生在胃肠任何部位。症状包括腹痛、呃逆、恶心、呕吐和出血。出血可能因尿毒症凝血障碍以及透析时使用肝素而加重。尿毒症的中枢神经系统影响可加重呃逆、恶心和呕吐。因此，ESRD 患者在麻醉诱导和苏醒时发生反流、误吸的风险增加。

营养和代谢紊乱

由于外周胰岛素抵抗增强和脂蛋白脂肪酶活性降低引起的糖脂代谢受损，CRD 患者易发生高血糖和高甘油三酯血症。这导致 CAD 的发病率在 CRD 患者中较高。此类患者通常通过低蛋白饮食来减轻恶心、呕吐的症状，同时合并热量摄入不足或利用不足，使得该类患者容易营养不良。低白蛋白血症和胶体渗透压降低促进组织间隙液体增加。在肺部，这就可引起功能残气量减少和通气储备能力下降，增加围手术期肺部并发症的风险。

神经系统紊乱

CRD 患者常出现中枢、周围和自主神经系统病变。残留的含氮代谢产物和钙代谢紊乱都会导致各类中枢神经系统的病变。早期症状和体征包括记忆、注意力和睡眠障碍。接下来表现为呃逆、肌痉挛和肌颤的神经肌肉激惹症状变得明显。通常由大手术或胃肠出血引起的以肌阵挛、癫痫和昏迷为表现的脑病也可能出现。尿毒症脑病的脑电图主要显示慢 δ 波，磁共振成像可见枕叶和顶叶典型密度增强[34]。神经系统紊乱的治疗方法为透析。

周围神经病变在 ESRD 患者中十分常见，表现主要包括振动觉的丧失、不对称或对称的感觉缺失。另一种常见的表现是沿神经分布出现"手套、袜套感"，末梢神经可出现痛觉或感觉丧失。

周围神经系统病变的存在提醒我们留意合并自主神经系统病变的可能性。自主神经功能障碍的重要后果包括无症状的心肌缺血、体位性低血压、循环系统对麻醉和手术反应障碍，以及胃排空障碍。其中胃排空延迟会增加反流误吸的风险。

免疫系统紊乱

尿毒症、贫血和营养不良都会造成 ESRD 患者的抗感染能力降低。这主要是由于白细胞功能障碍（趋化、吞噬和杀菌能力被抑制）和免疫抑制（如 IL-2 生成减少和低丙种球蛋白血症），并且与死亡率增加有关。感染十分常见，尤其是在动静脉瘘和腹透管放置的位置，还可扩散为脓毒血症。此类患者伤口愈合障碍可导致额外感染的情况发生，进而导致术后伤口愈合缓慢或不愈合，并有发展成褥疮的趋势。

慢性肾衰竭的药理学

CKD 可能会影响一些药物的药效和药代动力学，通过改变血浆蛋白结合力和肝代谢来改变药物的排出和分布。

水溶性、高离子化药物的消除主要依赖肾排出。因此，根据肾衰竭的不同程度，此类药物的排出会受到不同程度影响。地高辛、一些抗生素以及肌松药就属于这类药物。部分依赖肾排出的药物（如阿托品、格隆溴铵、新斯的明、泮库溴铵和维库溴铵）则表现为作用时间显著延长（表 19.5）。

临床麻醉中常用硫喷妥钠和苯二氮䓬类药物蛋白结合率高，在尿毒症状态下（低蛋白血症和酸血症），其未结合的游离药物分子增加，故而使临床效果显著增强。根据透析的时机和效果，除了血浆以外的药物分布容积可能会增加，所以药物的消除半衰期相应延长，也抵消了药物未结合部分增加的影响。

许多脂溶性药物依赖肝代谢，葡萄糖醛酸化生成的水溶性化合物则依赖肾排出。如果这些代谢物质保持部分或全部的药理活性，其药效可能会延长（表 19.6）。另一个风险是，当这些药物的代谢产物浓度增加时，可能会产生毒性作用（表 19.6）。

CRF 通常使患者呈现虚弱状态。许多患者肌肉含量下降或出现其他表现，这都使药代动力学发生了改变。因此，在临床允许的情况下，应谨慎使用滴定法用药，而不是按照"正常"剂量用药。

麻醉方法的选择

总体考虑

ESRD 患者对于围手术期临床医生是重大挑战。透析不仅增加了并发症的风险，同样增加了术前、术后甚至手术期间的肾脏替代治疗的挑战性。

术前访视采集病史时，应重点关注 ESRD 的病因和全身各系统疾病的症状，牢记糖尿病患者心肌缺血可能是没有症状的。此类患者自主神经病变可能会削弱对麻醉和手术循环反应。此外，需要确认出血、脑病和神经病变等 ESRD 可能出现的重要并发症。患者是否无尿对术中的液体管理有很大的影响。

透析患者处于非稳态。透析的类型、频率和最近的治疗信息十分重要。大多数非紧急手术患者的理想透析时机是手术前 1 天。这避免了透析相关的即刻并发症，如反跳性肝素化、低血容量、低钾血症和透析失衡综合征。理想情况下，患者血容量正常，且血钾水平在手术当日不应高于 6 mmol/L。血清尿素氮（BUN）低于 100 mg/L 通常可使患者的凝血功能障碍和脑病得到控制。然而，BUN 水平并不能保证患者血小板功能正常，也不能使患者免疫功能得到改

表 19.5 依赖肾排出的药物

主要依赖肾排出的药物
- 加拉明，格隆溴铵
- 青霉素类，头孢类，氨基糖苷类，万古霉素
- 地高辛

部分依赖肾排出的药物
- 阿托品，格隆溴铵
- 新斯的明，吡啶斯的明，依酚氯铵
- 泮库溴铵，维库溴铵
- 氨力农，米立农
- 苯巴比妥

善，术后仍然可能发生伤口愈合不良。

既往有围手术期尿毒症出血病史的患者需要在术前接受治疗。除了接受透析之外，还应考虑给予冷沉淀和（或）经静脉或经鼻给予去氨加压素 0.3 μg/kg[50]。

全身麻醉

尽管局部麻醉可以满足许多手术需求（详见后文），全身麻醉仍然是大多数外科手术最常见的选择。在麻醉诱导前，应评估患者的容量状态。如果患者近期曾接受透析（12 h 以内），诱导前可考虑给予 250 ～ 500 ml 的容量负荷。对于存在胃排空延迟的尿毒症患者，总是需要按照饱胃患者来处理。

诱导剂：在 CRD 和低白蛋白血症的患者中，硫喷妥钠游离型药物比例增加，建议应适当减少其诱导剂量 [51]。虽然依托咪酯的游离型同样增加，但并没有显著的临床意义 [51]。丙泊酚在 CRD 患者中的药代动力学和药效学没有变化，据文献报道其在肾衰竭的患者中可安全使用 [51]。氯胺酮与蛋白结合的比例比硫喷妥钠更少，游离部分不受肾衰竭的程度影响。然而，氯胺酮如果用于合并高血压的 CKD 患者可造成血压显著升高 [52]，所以应将其仅限于麻醉诱导时使用。

肌松药：ESRD 患者由于存在尿毒症神经病变和糖尿病而可能导致肠蠕动减慢 [53]。因此，为了减少反流误吸风险，应考虑采用快速顺序诱导。琥珀酰胆碱可安全用于 ESRD 患者。但应先确定血钾浓度低于 5.5 mmol/L 时才能使用 [54]。由于 ESRD 患者已存在心功能抑制，所以琥珀酰胆碱致血钾升高的效果在 ESRD 患者中会更加明显。相应的，罗库溴铵则不会升高血钾水平，但其药效在肾衰竭患者中会延长 [55]。维库溴铵在肾衰竭患者中的药效也会延长 [56]。由于顺式阿曲库铵在血液和组织中经 Hoffman 消除排泄，这一作用与肾功能无关，并且与阿曲库铵不同，不会引起组胺释放，所以是理想的肌松维持剂。当使用罗库溴铵快速顺序诱导，顺式阿曲库铵用于麻醉维持时，应谨慎药物协同作用使得肌力恢复可能延迟 [57]。

在所有情况下都应全程进行神经肌肉监测，并且保证完全逆转肌松作用。需要注意的是，舒更葡糖 - 罗库溴铵复合物是完全经由肾清除的，所以在进一步研究证实其安全性之前，舒更葡糖不应在 ESRD 患者中用于拮抗罗库溴铵 [58,59]。

阿片类药物：吗啡和哌替啶在 CRF 患者中的使用是值得关注的问题。两种药物的代谢产物部分经肾消除（表 19.6）。去甲哌替啶是哌替啶的活性代谢产物，反复给药或持续输注后在肾衰竭患者中会产生蓄积，可能导致癫痫发作 [60]。大约有 10% 的吗啡被分解代谢生成吗啡 -6- 葡萄糖苷酸，具有很强的镇静作用，并依赖肾清除。这种代谢产物可在 CRF 患者的脑脊液中积聚至正常浓度的 10 ～ 15 倍 [61]。芬太尼、瑞芬太尼和舒芬太尼的药代动力学和药效学基本不受肾衰竭程度的影响 [62]，因此在该人群中无需特地调整剂量去使用。

吸入麻醉剂：吸入麻醉剂的消除与肾功能无关。在当代吸入麻醉剂中，地氟烷和异氟烷无肾毒性，但七氟烷则需考虑肾毒性问题。七氟烷在代谢过程中的脱氟过程与恩氟烷大致相同。初步研究指出，七氟烷麻醉后血浆氟化物的浓度与使用恩氟烷后的血浆氟化物水平相当 [63]。由于七氟烷的血气分布系数较低，麻醉过程中储备有限，所以在停药后氟化物水平可迅速下降。在肾功能正常的患者中未见到有肾功能损害的报道。

七氟烷在肾功能受损的患者中的安全性已得到广泛研究。所得出的共识是，七氟烷引起氟相关肾毒性的可能性很小。七氟烷在使用钠石灰或氢氧化钡石灰的二氧化碳吸收剂中可降解。主要降解产物是氟甲基 2,2- 二氟 -1-（三氟甲基）乙烯基醚，也被称为化合物 A[64]。麻醉回路中化合物 A 的浓度与七氟烷浓度和二氧化碳吸收剂的温度直接相关，与新鲜气体流量呈负相关关系 [56]。化合物 A 在大鼠身上的肾毒性阈值约为 180 ppm/h[65]。肾毒性的组织学特征是皮髓质坏死，生化特征是蛋白尿、葡萄糖尿和酶尿［N- 乙酰 -D- 氨基葡萄糖（NAG）和 α- 谷胱甘肽 -S- 转移酶（α-GST）］，当血清肌酐和 BUN 浓度升高时表明肾毒性严重 [66,67]。

在人体中，化合物 A 的暴露程度与尿中生物标志物的出现［如白蛋白、葡萄糖和酶（NAG 和 α-GST）］是呈剂量相关性的。这些生物标志物出现在化合物 A

表 19.6 代谢产物依赖肾排出的药物

药物	代谢产物	药效
吗啡	吗啡 -6- 葡萄糖苷酸	镇痛
哌替啶	去甲哌替啶	中枢兴奋
地西泮	奥沙西泮	镇静
咪达唑仑	1- 羟基咪达唑仑	镇静
潘库溴铵	3- 羟基潘库溴铵	肌松药
普鲁卡因胺	N- 乙酰卡尼	神经毒性

暴露浓度超过 160 ppm/h 的研究中[68,69]，而在化合物 A 暴露浓度较低的研究中则未出现[64～66]。在所有化合物 A 暴露浓度较高的研究中，尿液中出现的生物标志物都是一过性的，约持续 3 ～ 5 天，可在 1 周内完全恢复正常。血清肌酐水平与尿液中生物标志物并无关联。自从 1995 年被引入美国临床实践以来，七氟烷已被用于数千万名患者，而没有任何肾毒性的报道[70]。七氟烷的降解问题可通过使用氢氧化钙基吸收剂（Amsorb）来避免，因为它不会降解七氟烷[68]。

全凭静脉麻醉（total intravenous anesthesia，TIVA）：以丙泊酚和瑞芬太尼为基础的全凭静脉麻醉，使用顺式阿曲库铵作为肌松药，是替代吸入麻醉剂较好的一种方法。因为这些静脉药物的药理特性不受肾衰竭的影响。

区域麻醉

区域麻醉技术目前可以成功应用于 ESRD 患者。普遍的担忧是尿毒症患者可能出现的出血倾向。出血时间延长（> 15 min）是椎管内麻醉的禁忌证。对于此类患者，在实施上臂阻滞时应尽量避免采用腋路阻滞。血小板数量正常和凝血指标正常并不能保证患者不会出血或形成血肿，因为可能存在血小板功能障碍。有报道指出，ESRD 患者区域麻醉后出现了蛛网膜下腔或硬膜外血肿[70]。患有 CRF 和自主神经病变的患者在接受硬膜外或蛛网膜下腔麻醉时可能由于交感神经阻滞而导致血压显著降低。CRF 患者导管部位感染的风险同样增加，所以这是选择麻醉方案时需要考虑的一个因素。

臂丛神经和腋神经阻滞在许多医疗中心被用于动静脉瘘手术的麻醉。对于心理状态正常的患者，这往往是一种适合的麻醉方式。

术中注意事项

术中监护：CRF 患者的术中标准监护应包括 5 导联心电图监测、无创血压监测、脉搏血氧饱和度监测、呼气末 CO_2 及其他气体浓度监测、外周神经刺激器、体温监测，如果可行，也可监测尿量。既往存在的肾功能损害是围手术期肾功能进一步恶化的主要风险因素。维持有效的循环血量和血流动力学稳定对预防肾低灌注非常重要[71]。因此建议在大多数需要接受大手术的晚期肾衰竭的患者中进行中心静脉压监测，并考虑进行有创动脉监测。但应权衡监测有创动脉压的获益和动脉损伤的风险，不应选择未来可能做动静脉瘘手术的部位进行有创血压监测。对于原因不明的难治性低血压患者，应使用经食道超声心动或放置肺动脉导管进行监测，对于区分低血容量和心脏收缩功能下降有帮助。

液体管理

最近的研究提倡采用综合手段来进行监测和液体管理，以防止围手术期肾功能障碍。这种综合手段被称为目标导向的血流动力学治疗。目标导向的血流动力学治疗是通过使用血管加压药、强心药和液体治疗来优化循环。传统使用肺动脉导管直接测量心输出量，但是放置肺动脉导管是一项有创、耗时、存在风险的操作。新的设备创伤更小，如经肺指示剂稀释测量法（transpulmonary indicator dilution，TPID）、动脉波形指示测量、经食管超声、超声心动图、部分二氧化碳重吸收法和生物电阻抗法[72]。一项针对 95 项有关于不同目标导向液体治疗的监测手段的随机对照试验进行的荟萃分析发现，围手术期死亡率和 AKI 发生率都有减少[72]。这一循证医学证据证明目标导向的治疗方法比一刀切的液体管理方法更有利于保护肾功能。一项最近的临床试验（FEDORA）表明，经食管超声指导的目标导向血流动力学治疗相比于常规方法降低了中度到重度术后并发症（包括 AKI）的发生率[73]。

来自国际液体优化治疗小组（international fluid optimization group，IFOG）的专家指南建议使用目标导向的血流动力学治疗，并且特别强调了使用动态参数监测（如脉压的变化），测量动态参数变化带来的液体管理挑战，以及最重要的是为患者制定个性化的液体管理方案[74]。目标导向的血流动力学治疗应该根据患者和手术的情况量身定制，接受不同手术的不同患者应有不同的血流动力学目标；一个有严重容量超负荷、急性心衰和肺水肿的急诊患者，应与一个需接受择期腹腔镜阑尾切除手术的年轻健康的患者有不同的血流动力学管理目标[75]。

选择哪种液体更好？

平衡晶体溶液：输注液体的类型影响着肾。在一系列涉及急诊（SALT-ED）、内科 ICU（SMART-MED）和外科 ICU（SMART-SURG）患者的大样本随机对照试验中，相较于使用生理盐水，使用平衡晶体溶液（如乳酸林格或醋酸林格氏液）进行液体复苏可减少肾不良事件的发生（如持续性肾功能障碍和需要肾脏替代治疗）[76,77]。一项针对六项肾移植手术临床研究的荟萃分析证实生理盐水可增加酸中毒发生率，但无法确定使用生理盐水与使用晶体平衡溶液的预后是否不同[78]。

胶体溶液与晶体溶液的对比：胶体溶液可以有效扩充血容量。在危重症患者的复苏治疗中，胶体溶液相较于晶体溶液对肾的有害性并未增加[81]。然而尚没有足够的证据证明胶体溶液比晶体溶液更能保护肾功能。在美国，羟乙基淀粉对于肾功能的副作用带有黑框警示，尽管最近的一项荟萃分析的确找到了足够的证据证明晶体溶液和羟乙基淀粉间存在差异[79]。但一项比较羟乙基淀粉和晶体溶液的临床研究在长期随访中并未发现显著差异[80]。一项使用羟乙基淀粉与晶体溶液进行目标导向血流动力学治疗的临床研究中也没有发现羟乙基淀粉溶液增加肾损伤[82]。

开放性输液与限制性输液的对比：对比这两种围手术期液体管理策略的临床试验表明，限制性围手术期液体管理可增加肾功能障碍的发生率[84]。另外，开放性液体管理可能延迟胃肠功能恢复的时间，并且延长住院时间[83]。然而，正如上文讨论的那样，目标导向的血流动力学治疗可能比“一刀切”的液体管理方法更具有肾保护作用。

体位选择：由于尿毒症，CRD 患者往往并发神经病变和营养不良。由于他们几乎没有脂肪作为内源性的保护垫，因此他们在手术过程中更容易发生新发神经损伤或者加重现有的神经损伤。除了选择标准的体位，也应尽可能使用额外的缓冲垫来减轻压力。如果动静脉瘘的位置在上肢，一个坚硬的保护垫能起到有效的保护作用。

肾移植

肾移植是 ESRD 患者的首选治疗方案。肾移植比血液透析能提供更好的生存率和生活质量[71,85]。一项研究表明肾移植患者的预期寿命延长了 17 年，而透析患者的预期寿命仅延长 5.8 年[86]。不可否认的是，只有更健康的患者才有资格接受肾移植，所以造成死亡率的结果偏向于肾移植更有利。

为什么肾移植能提高生存率？正如上文讨论的那样，透析加速了心血管系统疾病的发展，因此显著增加了 ESRD 患者发生严重心血管不良事件的风险。肾移植已被证明可以逆转 ESRD 和肾脏替代治疗带来的一些心血管系统并发症[87]。肾移植可以减轻左心室肥厚，可能减轻舒张功能障碍[88]，并且在某些情况下可以治愈肺动脉高压[89]。肾移植后仍持续保留动静脉瘘，即使不用于透析，也会影响心血管疾病的恢复[90]。

2014 年，美国实施了新的肾源分配系统（kidney allocation system，KAS）。以前的分配系统重点放在移植名单的等待时间上。美国器官资源共享网络（United Network for Organ Sharing，UNOS）实施了新的系统以改善获得肾源的公平性，增加对高敏感性患者的优先权，并纳入透析时间作为参考。UNOS 只是开始看到分配制度如何在人群水平上影响肾移植的变化。最近的 UNOS 数据显示，在 2014 年，有 9 万患者被列入肾移植名单，同年有 13 000 名移植供体。随着更多 50 ~ 73 岁的患者被加入到名单中，肾移植名单中的患者平均年龄继续增长。在这些患者中，36% 的患者是因糖尿病肾病而接受肾移植，其他的病因按可能性由高到低依次为高血压、肾小球肾病和 CKD。2016 年，名单中 20% 的患者至少已经接受了 6 年的透析治疗，同年约有 1/4 的患者因死亡或病情加重而从移植名单中被移除，这表明现有的器官供体处于持续短缺的状态[91]。

早期进行可靠的肾移植可避免肾脏替代治疗带来的副作用。2014 年，KAS 系统建立的目的有一部分是为了将患者寿命与供体器官相匹配以更好地解决这一问题。但目前想要看出 KAS 系统是否对肾移植患者寿命有影响，还为时尚早。

肾捐献标准

围手术期医生可能熟悉旧的肾源分配系统和其中所列的一些术语。

标准供体（standard criteria donor，SCD）。最好的器官供体是一个健康的年轻人在脑死亡后捐赠的器官，比如一位在机动车事故中头部受伤的 30 岁患者。

已故标准供体（deceased criteria donor，DCD）。器官捐献不需要必须是脑死亡，心脏死亡后也可以捐献器官，但应对移植物的功能恢复延迟有相应预期。移植物功能延迟恢复意味着患者在移植后 1 周内需要透析。

扩大标准供体（expanded criteria donor，ECD）。在旧的肾源分配系统中，ECD 是指具有以下任意条件的年龄较大捐赠者的肾：高血压、血清肌酐升高或死于脑血管意外。与标准供体（SCD）相比，ECD 肾移植可能会有 70% 的失败率，而受体的预期寿命只增加 5 ~ 10 年[92]。

通过这些术语，根据移植物的预期功能对肾源进行分组。然而这种分组是有争议且复杂的。新的肾源分配系统以一个连续的风险指数取代了之前的字母代号。

肾供体风险指数（kidney donor risk index，KDRI）。KDRI 将器官移植失败率与一个 40 岁健康供体进行比较。纳入计算 KDRI 的 14 个因素包括供体年龄、高血压或糖尿病病史、血清肌酐水平、死因（脑死亡或心脏死亡）、免疫配型、冷缺血时间和移植类型（单供肾移植或双供肾移植）[93]。

将 KDRI 映射到一个累积的百分率量表上就是熟知的 KDPI 值。ECD 肾与 KDPI 值 > 85% 的肾的移植预期失败率基本相同。也就是说，如果一个肾 KDPI 值 > 85% 的话，会比前一年 85% 的肾更容易失败[94]。

活体肾移植

活体肾移植是等待死亡供体器官的首选替代方法。活体肾移植也可在直系亲属之外进行。复杂的交换系统已经问世，当预期供体与受体存在生物不相容性时也可允许匿名器官捐赠[93]。在美国，大约每年有 5000 例活体肾移植。不幸的是，这一数字在过去 10 年中一直保持不变。活体肾移植中 50% 的患者可以存活 12.5 年，而 0 ～ 20% KDPI 可存活 11.4 年，21 ～ 85% KDPI 可存活 8.9 年，> 86% KDPI 能存活 5.6 年[91]。

受体的选择

将患者列入肾移植名单是一个复杂的过程，需要从围手术期前很长一段时间由一个肾移植团队管理。通常情况下，当肾功能下降至 ESRD 时可考虑实现在进行肾脏替代治疗之前进行肾移植的目标。开展肾移植手术的中心通常定义了纳入移植名单的标准操作流程。这些指南应与肾移植团队术前的标准操作流程联合，因为在美国不同中心之间该操作存在很大的差异。

肾移植存在几项绝对禁忌证，如癌症活跃期、正在吸毒人群、未被控制的精神疾病、预期寿命较短，和重要器官合并症。而相对禁忌证包括肥胖、依从性不佳史和系统性自身免疫性疾病[95]。

心脏疾病的评估和处理

美国心脏协会 / 美国心脏病学会（AHA/ACC）对肾移植候选人的心脏疾病评估和管理有明确的指南规定[96]。一般来说，肾移植术前心脏风险评估的目标是将围手术期心血管风险最小化。ESRD 患者往往有较高的心血管疾病发病率，这使此类患者在围手术期面临巨大风险。肾移植手术已被证实可逆转部分心血管疾病。另外，将一个供体器官分配给可能发生严重心血管事件的患者会浪费稀缺器官资源，并相比不接受移植，这可能对患者造成更大的伤害。这些经过谨慎权衡后做出的决定是由多学科团队（包括肾移植医生和心脏科医生）在移植工作中共同讨论得出的。相比于非心脏手术的心血管评估，肾移植手术的心血管评估在诊断上更积极，并认识到患者在心脏评估后短期即将接受肾移植手术。

以下是 2012 年 AHA/ACC 提出的几点关键建议。

- 围手术期需即刻做心电图。
- 如果患者有心血管风险因素，需要做无创应激试验，通常在患者被列入肾移植名单时进行。
- 静息超声心动图，在心脏 / 功能状态改变时需重复检查。
- 当肾移植候选人出现以下情况时需请心内科医生会诊：
  - 左心室射血分数低于 50% 或者出现左心室缺血性扩张。
  - 运动后低血压。
  - 心绞痛。
  - 多支冠状动脉缺血。

对于临床管理有需求和（或）需要血运重建的病例，应积极咨询与移植团队密切合作的心脏科医生。有些患者可能从 CABG 中获益。经皮冠状动脉介入术和支架置入的时机可能会影响患者在移植名单中的激活。一般情况下，建议采用裸金属支架或球囊扩张成形术联合双抗血小板治疗 4 ～ 12 周的策略。抗血小板治疗应与心脏科医生共同商议后决定，因为这往往是一个比较棘手的问题。

- 放置裸金属支架后 3 个月内不建议进行肾移植手术。
- 药物洗脱支架放置 12 个月内不建议进行肾移植手术。
- 冠状动脉球囊扩张术后 4 周内不建议进行肾移植手术。
- 已经服用 β 受体阻滞剂的患者应继续服用。不应从术前 1 天晚上才开始服用 β 受体阻滞剂。
- 术后继续他汀类药物的治疗。

术后管理

肾移植手术术后并发症包括手术相关的出血、感染，以及血管相关的血栓形成或动静脉扭曲，也可发生尿瘘[97]。如果出现肾功能不全，则可发生容量、代谢和电解质紊乱，这便是典型的ESRD。由于是移植器官，也可发生超急性排异反应。移植肾功能延迟恢复也是时有发生的[95]。

移植免疫学

移植免疫抑制治疗的核心目标是抑制同种异体移植的排异反应[98]。免疫抑制治疗有多种方案，每个移植中心都有自己的方案。围手术期医生熟悉本中心的诊疗方案。

钙调磷酸酶抑制剂配合免疫抑制剂是目前临床上的主要治疗方法，因此近几十年来急性排异反应的发生率大大降低。出现排异反应的原因是损伤的移植物增加了HLA抗原的表达，炎症介质增加了宿主免疫反应[99]。受体在接受移植前通常没有针对HLA的抗体，除非他在妊娠、输血或先前移植时暴露过[100]。超急性排异反应可由这一过程引起，可在移植物再灌注后立刻出现。改良的交叉配型策略可以检测出供体的特异性抗体，并减少超急性排异反应的发生[101]。然而，急性抗体介导的排异反应可能在移植后几天内发生，这可导致移植物功能衰竭。这种类型的排异反应可以通过血浆置换、大剂量糖皮质激素或输注免疫球蛋白来治疗。抗增殖药物（如利妥昔单抗）也可用于抗排异治疗。T细胞介导的排异反应也可发生，并且更为常见。免疫系统通过抗原呈递细胞和T细胞参与的复杂过程来对供体和受体间HLA不匹配做出应答。

免疫抑制的诱导治疗通常在手术室进行。常规给予抗CD25抗体或多克隆抗胸腺细胞球蛋白。也可以使用阿仑单抗进行诱导治疗[102]，可选的诱导方案有很多。在围手术期应开始启动维持治疗。维持治疗的常规药物包括钙调磷酸酶抑制剂、麦考酚酸吗乙酯和泼尼松。

与免疫抑制相关的一系列并发症包括肾毒性、高血压、高脂血症、糖尿病和贫血。随着用药时间的延长，钙调磷酸酶抑制剂可能会导致肾衰竭。

麻醉管理

肾移植的麻醉管理与管理CKD或ESRD患者类似。需要认识到肾移植手术属于有可能发生严重出血的血管手术。肾移植手术属于中风险手术[103]。除非术前出现严重的高钾血症或容量超负荷，否则在肾移植前不常规进行透析治疗。透析可能会推迟手术时间。许多患者在术前就存在代谢性酸中毒，通常不需要积极纠正，因为这可能会影响移植肾功能[104]。

肾移植手术推荐采用全身麻醉。尽管采用椎管内阻滞也可成功开展肾移植手术[105]，但很少有中心采用椎管内阻滞的形式。最近有些研究者开展了使用连续腹横肌平面阻滞[106]或单次注射腹横肌平面阻滞[107]为肾移植患者提供平衡的镇痛方案的相关研究。

为了处理可能出现的大出血，需要准备充足的静脉通路，包括较粗的外周通路或中心静脉通路。可建立有创动脉压监测以便于多次进行血气分析和血流动力学监测。不推荐采用单一诱导剂进行麻醉。在检查血钾水平和确认好末次透析时间之前，应谨慎使用琥珀酰胆碱。顺式阿曲库铵是首选的肌松维持剂，应在外周神经刺激仪的指导下用药。需要与外科医生充分沟通，以确保在正确的时机给予合适的免疫抑制诱导治疗和抗生素。利尿剂可以根据相应移植手术操作流程在移植物到位时使用。

移植手术中的肾生存力

活体肾供体

在美国，活体器官捐赠提供了超过25%的肾源。供体肾切除术是一类特殊的手术，因为评估供体手术是否成功需要同时评估供体和受体的预后。理想的供体肾切除术需要满足以下条件：最短的热缺血时间、足够长度的无损伤的肾血管、足够长度并且血管化的输尿管、切除器官无创伤，以及供体、受体的低患病率。腹腔镜供体肾切除术近年来得到广泛普及。手术需在全麻下进行。肾静脉、肾动脉和输尿管被充分显露后切断。切口需选在下腹中线以方便操作。全身肝素化后，输尿管、肾动脉和静脉就可被切断，连同肾一起借助塑料标本回收袋被取出。取出后应立即将肾浸于冰水中带出手术室并灌注保存液。

与开放式肾切除术相比，腹腔镜手术可缩短住院时间、减少术后疼痛、改善捐献者伤口恢复情况，以及能够更早恢复工作。其缺点包括手术时间和热缺血时间延长，导致移植肾术后肌酐下降时间较长。然而，长期来看腹腔镜供体肾切除术并没有什么负面影响[108]。

死亡供体肾

大多数等待肾移植的患者缺乏合适或自愿的亲属作为供体，而需要死亡供体肾（deseased donor kidney，DDK）。影响肾存活率的因素包括供体患有原发性肾病、器官获取前有心搏骤停或长时间低血压史、高龄（> 60岁）、使用过血管收缩药物、器官获取前存在少尿，以及冷、热缺血时间。

从供体肾血管被阻断钳夹闭即开始计算缺血时间，至供体肾与受体血管吻合完成时为止。尽可能缩短缺血时间，尤其是热缺血时间十分重要，因为热缺血时间的延长可能会增加急性肾小管坏死的发生率。

当供体肾血管被阻断后即开始计算热缺血时间，至灌注冷保存液时为止。在肾放置于受体内时再次启动计算热缺血时间，至再血管化及血流灌注开始时为止。在冷缺血期间，肾通常被储存在4℃环境中。理想状态下，冷缺血时间不应超过24 h。

供体肾保存

低温可显著降低获取的肾细胞对能量的需求。这是通过表面降温实现的，再给予冰溶液进行搏动性灌注或冲洗[109]。然后便将肾冷藏。冲洗液由略微高渗的甘露醇、乳糖醛酸盐、棉子糖或羟乙基淀粉等非常存溶质制成，可防止内皮细胞肿胀和复流。一项关于35 057例DDK肾移植的回顾研究发现，搏动机械式灌注与单纯低温保存移植肾在3年生存率方面无显著差异[110]。

1969年开发的两种Euro-Collins液和20世纪80年代末[111]开发的威斯康星大学（University of Wisconsin，UW）液目前被广泛用于肾保护。UW液还可以用于保存其他实质器官，与Euro-Collins液相比能提供更多益处。一项有关于695例DDK的前瞻性随机对照研究表明，使用UW液或Euro-Collins液冷藏肾长达24 h，UW液组术后肌酐下降速度明显更快，术后透析率明显降低，术后1年移植物存活率比Euro-Collins液组高6%[112]。然而，UW液也有其局限性，无论使用哪种保存液，一旦肾冷藏超过24 h，移植失败率都会很高[113]。

有关DDK获取和保存的不可避免的不良影响，尤其是冷缺血造成的影响，表现为活体非亲缘供体肾1年的存活率比死亡供体肾的存活率高6%[114]。

提高存活率的实验技术

缺血预处理：缺血预处理（ischemic preconditioning，IPC）现象是指短暂的缺血后暂时再灌注，可暂时增加器官对未来缺血损伤的抵抗能力，这个现象在犬心脏实验中首次被描述[111]，随后在肾实验中被再次记录[115]。关于IPC能否保护移植肾在受体的肾循环恢复后免受冷保存和再灌注损伤，在最近一些动物研究中均有讨论。Torras和同事使用啮齿类动物模型，发现IPC对经5 h冷藏的肾具有积极作用[116]。Kosieradzki和同事在犬模型中未观察到IPC对冷藏保存24 h后的肾有任何保护作用[117]。他们的结论是，IPC在大动物中并不能对低温缺血再灌注损伤的器官有任何显著可见的保护作用。IPC在人类肾缺血时的临床应用价值尚未确定。

低温保存：最近的试验研究表明有两种策略——使用去铁胺强化冷保存液和使用血红素加氧酶1（hemeoxygenase-1，HO-1）对肾进行预处理，在临床上可能减少冷缺血损伤。

去铁胺是一种抗氧化剂。其肾保护作用在大鼠肾移植模型中得到了证实，该模型在移植和再灌注前经历18 h的冷藏保存。根据血清肌酐水平来判断，经去铁胺处理过的肾比未经处理的肾功能高75%。去铁胺治疗也与肾坏死和细胞凋亡损伤的显著减少有关[118]。

应激蛋白HO-1是降解血红素蛋白的微粒体酶。无论是通过基因转移还是使用血红素诱导，HO-1在肾小管细胞中过表达，都可以保护这些细胞对抗冷藏损伤[119]。HO-1的肾保护作用在肝、肾移植的体内模型中都得到了证实[120]。HO-1同工酶的可诱导性受HO-1基因启动子区域（GT）n二核苷酸多态性的调节[121]。短（S类）GT重复序列被证实与HO-1表达显著上调有关系[122]。在最近一项关于101例DDK受体的研究中，50名患者接受的肾来自至少有1个S类等位基因的供体。这50名患者与另外51名患者相比，在接受移植的1年后，血清肌酐水平明显更低[123]。

肾移植受体的术中管理

DDK受体术后第5天的血清肌酐（creatinine，Cr）水平低于3 mg/dl表示该移植肾具有较好的即时移植物功能（immediate graft function，IGF），也就具有良好的长期预后。当受体术后第5天的血清肌酐水平超过 3 mg/dl 但不需要透析时，称为移植肾功能恢复缓慢（slow graft function，SGF）。这具有较高的发生急性排异反应（acute rejection，AR）的风险。在无 AR 的情况下，SFG 受体的 5 年移植物存活率与 IGF 受体无显著差异 [124]。移植物功能恢复延迟（delayed graft function，DGF）指患者在移植后 1 周内需要透析的情况，其影响仍存在争议。AR 的发生率在 DGF 中比 IGF 或 SGF 更高 [125]。关于无 AR 的 DGF 受体的结局，报道显示 DGF 并没有明显的影响。一些研究者认为与 IGF 受体相比，DGF 受体远期生存率降低 [114]，但其他研究者尚未发现这一结果 [126,127]。

我们对相关的支持证据进行调查，以了解一些目前被认为可以提高 IGF 可能性的术中干预措施。

血流动力学和血容量

最近的一篇文章将肾移植围手术期液体管理称为“黑匣子” [128]。优化围手术期血流动力学管理可有效降低 DGF 的发生率 [129]。然而，精准的血流动力学管理目标仍困扰着研究者们。这可能是由于移植物生理学、宿主生理学和手术方式的多样性造就了独特的组合。理论上，肾供体是一位患慢性高血压的患者，就会从较高的术中平均动脉压（mean arterial pressure，MAP）中获益。曾经，临床医生通过放置中心静脉导管测量中心静脉压（central venous pressure，CVP）来达到有目的的输注容量 [130]。该方法已变为通过容量反应性来指导液体输注 [131]。然而容量反应性仍可能造成容量过负荷和 DGF。关于测量心输出量是否可降低死亡率和术后并发症，各方数据仍存在差异 [132]。最近一项使用经食道超声指导目标导向血流动力学治疗的试验指出，该方法可能减少 AKI 的发生率和缩短住院时间，但术后 180 天死亡率并没有显著改善。有趣的是，对照组和实验组都接受了相似的容量，这表明液体输注的时机也许是一个关键因素 [73]。

尽管目前没有一种单一的液体管理策略被广泛用于肾移植手术，但存在一些普遍的共识。例如，肾移植手术术中通常需要输注 2 ~ 3 L 的液体 [133]；如果放置了中心静脉导管，维持 8 ~ 12 mmHg 中心静脉压较为合理；如果使用了每搏变异度监测，则需要维持 SVV 在 6% 较为合理 [135]；一般情况下应维持足够的 MAP；在一些研究中，较高的 MAP（MAP > 70 mmHg[136] 到 MAP > 95 mmHg[134]）可减少 DGF 的发生率。

复苏液体的选择

一项有关于乳酸林格氏（LR，lactated Ringer）液和 0.9% 生理盐水的双盲对照试验表明，在肾移植期间，LR 液的高钾血症和酸中毒发生率更低 [137]。进一步的临床研究也证实了这一结果 [138]。每个移植中心可能有自己的液体类型的选择流程。

白蛋白：90% 接受活体肾移植的患者体内的血浆胶体容量扩张可促使肾立即产生尿液 [139]，术中使用白蛋白进行扩容也可改善 DDK 受体的预后 [140,141]。

利尿剂

呋塞米：可阻断肾小管髓袢升支氯离子泵的功能。肾小管工作负荷减少可降低肾小管的氧耗，这可增加肾小管对缺血损伤的耐受能力。基于这方面的考虑，肾移植受体患者在术中常应用呋塞米。但尚无相关文献报道该措施下肾移植预后是否能得到改善 [142]。

甘露醇：甘露醇是一种渗透性利尿剂。推测甘露醇治疗的有益作用包括：增加血管内容量，改善前负荷和心输出量，心房利钠肽和肾内前列腺素类血管扩张剂的释放可改善肾灌注，增加尿量，促进杂质从肾小管排出，减少内皮细胞水肿，并且可促进肾内血流量的增加。甘露醇是一种已知的自由基清除剂，具有减轻再灌注损伤的作用 [143]。在死亡供体肾的肾移植手术中，在肾血管开放前给予甘露醇可有效减少移植后急性肾衰竭的发生 [144]。

钙离子通道阻滞剂

钙离子通道阻滞剂被认为可用于减少移植肾的缺血再灌注损伤 [145]。缺血再灌注损伤的某些方面是通过钙离子介导的。细胞内钙离子水平升高所引起的不利影响包括：通过线粒体氧化磷酸化的解偶联作用减少 ATP 产生、激活磷脂酶（引起膜酶功能障碍和细胞膜损伤）和自由基的产生。一项有关肾移植手术围手术期对受体使用钙离子通道阻滞剂的 Cochrane 数据库系统回顾指出，钙离子通道阻滞剂可能减少 DGF 的发生率，但对此结果应谨慎理解 [146]。

多巴胺

小剂量的多巴胺曾被广泛用于增加肾血流量和肾小球滤过率。然而后来的大样本随机对照研究表明，在心脏、血管和肝移植或胆道手术中并没有得出多巴胺在预防急性肾衰竭或改善预后方面有任何效果[147]。

在移植期间，可在 DDK 获取前给予多巴胺，也可在受体接受移植期间给予。如前文所述，与未接受多巴胺治疗的肾相比，多巴胺在供体患者中应用可显著降低术后第 1 天的血清肌酐水平，并且可增加移植肾的远期存活率[148]。在 DDK 移植围手术期使用 2 ~ 3 μg/(kg・min) 的相关研究并未得出多巴胺对肾有任何保护作用的结果[149,150]。

小结

与肾移植相关的器官存活能力是一个非常复杂的问题。成功的肾移植包括供体、移植肾和受体的管理。患者的短期和长期预后均受围手术期液体管理、血流动力学和用药的影响。麻醉科医生在围手术期发挥着重要的作用，通过严密监测血流动力学、优化血管内容量，使肾灌注最大化，从而有助于肾移植手术的总体成功（图 19.1）。

肾衰竭的定义在过去的 20 年间发展为不仅仅包括 ESRD，还包括进展性 CKD。围手术期医生对于这个扩大定义的理解非常重要。众所周知，ESRD 患者比普通人群发生围手术期并发症的风险更高。新的认知显示，中度慢性肾病也可能会带来同样的高

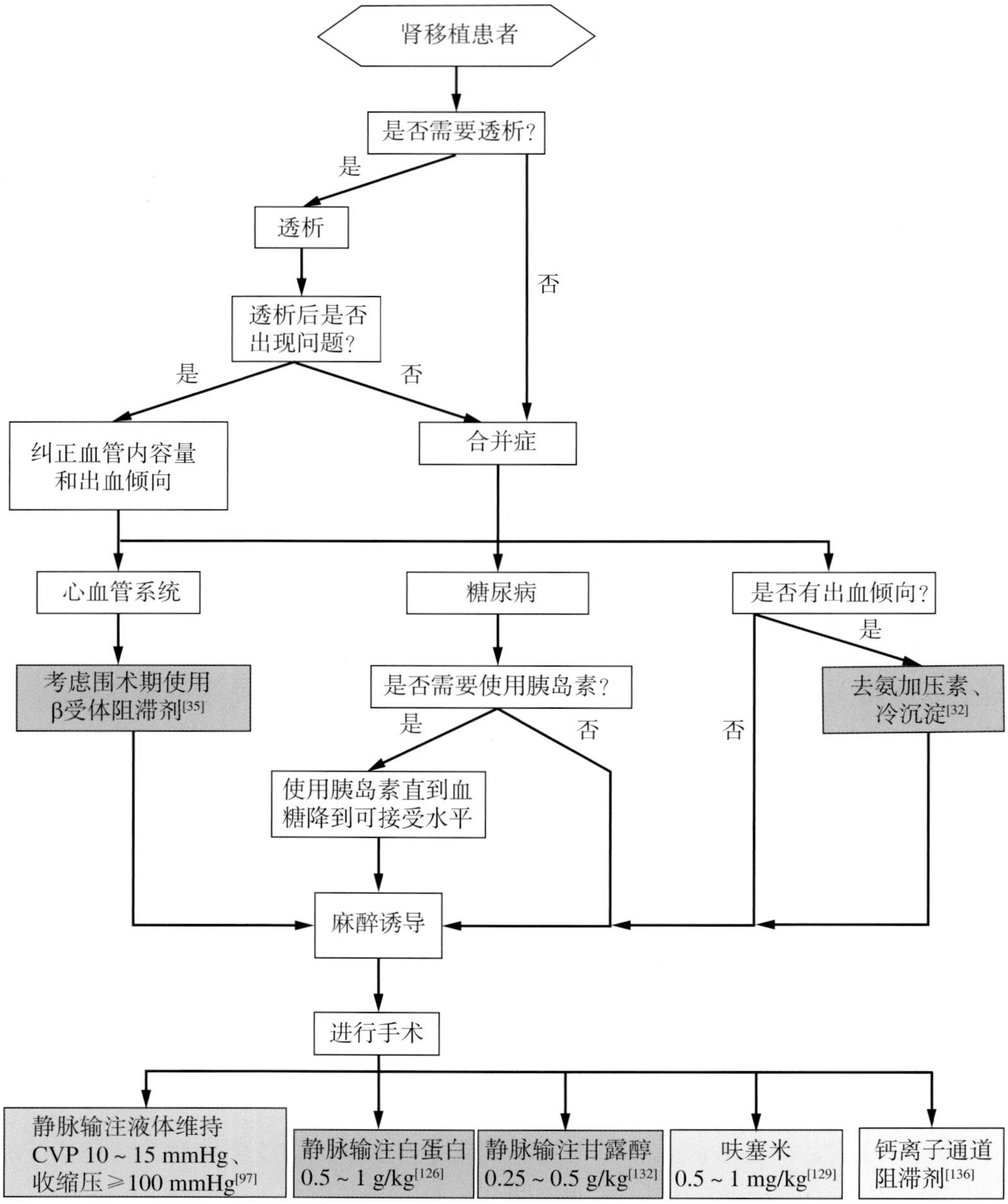

• **图 19.1** 肾移植受体术前和术中处理流程图。BP，血压；CVP，中心静脉压

风险。最近的研究已经得出了 CKD（特别是 ESRD）与心血管系统疾病之间的关系，这是围手术期严重并发症的一个主要促发因素。如果将肾衰竭作为一个连续过程来理解，就能明白 CKD 与 AKI 之间存在着本质的联系。CKD 会增加 AKI 的潜在风险，而 AKI 又会增加 CKD 的风险。敏锐的临床医生会注意到由 CKD、心血管系统风险和 AKI 组合而成的患者围手术期管理（即使是早期肾衰竭的患者）会成为一个改善患者预后的机会。

参考文献

1. Chawla LS, Eggers PW, Star RA, et al. Acute kidney injury and chronic kidney disease as interconnected syndromes. *N Engl J Med.* 2014;371(1):58–66.
2. Huber M, Ozrazgat-Baslanti T, Thottakkara P. Cardiovascular-specific mortality and kidney disease in patients undergoing vascular surgery. *J Vasc Surg.* 2016;64(2):534.
3. Ympa YP, Sakr Y, Reinhart K, et al. Has mortality from acute renal failure decreased? A systematic review of the literature. *Am J Med.* 2005;118(8):827–832.
4. Levey AS, Coresh J, Bolton K, et al. K/DOQI clinical practice guidelines for chronic kidney disease: evaluation, classification, and stratification. Am J Kidney Dis. 2002;39(2 Suppl 1):S1–266.
5. Levey AS, Coresh J. Chronic kidney disease. *Lancet.* 2012;379(9811):165–180.
6. Ognibene A, Grandi G, Lorubbio M, et al. KDIGO 2012 Clinical Practice Guideline CKD classification rules out creatinine clearance 24 hour urine collection? *Clin Biochem.* 2016;49(1-2):85–89.
7. Jha V, Garcia-Garcia G, Iseki K, et al. Chronic kidney disease: global dimension and perspectives. *Lancet.* 2013;382(9888):260–272.
8. Global Burden of Disease Study 2013 Collaborators. Global, regional, and national incidence, prevalence, and years lived with disability for 301 acute and chronic diseases and injuries in 188 countries, 1990-2013: A systematic analysis for the Global Burden of Disease Study 2013. *Lancet.* 2015;386(9995):743–800.
9. Coresh J, Selvin E, Stevens LA, et al. Prevalence of chronic kidney disease in the United States. *JAMA.* 2007;298(17):2038–2047.
10. Zhang QL, Rothenbacher D. Prevalence of chronic kidney disease in population-based studies: Systematic review. *BMC Public Health.* 2008;8:117.
11. Saran R, Robinson B, Abbott KC, et al. US Renal Data System 2017 Annual Data Report: Epidemiology of kidney disease in the United States. *Am J Kidney Dis.* 2018;71(3S1):A7.
12. Ozrazgat-Baslanti T, Thottakkara P, Huber M, et al. Acute and chronic kidney disease and cardiovascular mortality after major surgery. *Ann Surg.* 2016;264(6):987–996.
13. Sidawy AN, Aidinian G, Johnson ON 3rd, et al. Effect of chronic renal insufficiency on outcomes of carotid endarterectomy. *J Vasc Surg.* 2008;48(6):1423–1430.
14. Go AS, Chertow GM, Fan D, et al. Chronic kidney disease and the risks of death, cardiovascular events, and hospitalization. *N Engl J Med.* 2004;351(13):1296–1305.
15. Sarnak MJ, Levey AS, Schoolwerth AC, et al. Kidney disease as a risk factor for development of cardiovascular disease: A statement from the American Heart Association Councils on Kidney in Cardiovascular Disease, High Blood Pressure Research, Clinical Cardiology, and Epidemiology and Prevention. *Hypertension.* 2003;42(5):1050–1065.
16. Foley RN, Parfrey PS, Sarnak MJ. Clinical epidemiology of cardiovascular disease in chronic renal disease. *Am J Kidney Dis.* 1998;32(5):S112–S119. Suppl 3.
17. Rutherford E, Mark PB. What happens to the heart in chronic kidney disease. *J R Coll Physicians Edinb.* 2017;47(1):76–82.
18. Schiffrin EL, Lipman ML, Mann JF. Chronic kidney disease: Effects on the cardiovascular system. *Circulation.* 2007;116(1):85–97.
19. Lee TH, Marcantonio ER, Mangione CM, et al. Derivation and prospective validation of a simple index for prediction of cardiac risk of major noncardiac surgery. *Circulation.* 1999;100(10):1043–1049.
20. Yigla M, Abassi Z, Reisner SA, et al. Pulmonary hypertension in hemodialysis patients: An unrecognized threat. *Semin Dial.* 2006;19(5):353–357.
21. Yigla M, Fruchter O, Aharonson D, et al. Pulmonary hypertension is an independent predictor of mortality in hemodialysis patients. *Kidney Int.* 2009;75(9):969–975.
22. Novis BK, Roizen MF, Aronson S, et al. Association of preoperative risk factors with postoperative acute renal failure. *Anesth Analg.* 1994;78(1):143–149.
23. Hsu CY, Ordoñez JD, Chertow GM, et al. The risk of acute renal failure in patients with chronic kidney disease. *Kidney Int.* 2008;74(1):101–107.
24. Chawla LS, Kimmel PL. Acute kidney injury and chronic kidney disease: An integrated clinical syndrome. *Kidney Int.* 2012;82(5):516–524.
25. Amdur RL, Chawla LS, Amodeo S, et al. Outcomes following diagnosis of acute renal failure in U.S. veterans: Focus on acute tubular necrosis. *Kidney Int.* 2009;76(10):1089–1097.
26. Ishani A, Guo H, Arneson TJ, et al. Possible effects of the new Medicare reimbursement policy on African Americans with ESRD. *J Am Soc Nephrol.* 2009;20(7):1607–1613.
27. Meyer TW, Hostetter TH. Uremia. *N Engl J Med.* 2007;357(13):1316–1325.
28. Shinohara K, Shoji T, Emoto M, et al. Insulin resistance as an independent predictor of cardiovascular mortality in patients with end-stage renal disease. *J Am Soc Nephrol.* 2002;13(7):1894–1900.
29. Himmelfarb J, Stenvinkel P, Ikizler TA, et al. The elephant in uremia: Oxidant stress as a unifying concept of cardiovascular disease in uremia. *Kidney Int.* 2002;62(5):1524–1538.
30. De Deyn PP, D'Hooge R, Van Bogaert PP, et al. Endogenous guanidino compounds as uremic neurotoxins. *Kidney Int Suppl.* 2001;78:S77–S83.
31. Simenhoff ML, Saukkonen JJ, Burke JF, et al. Importance of aliphatic amines in uremia. *Kidney Int Suppl.* 1978;(8):S16–S19.
32. Pecoits-Filho R, Gonçalves S, Barberato SH, et al. Impact of residual renal function on volume status in chronic renal failure. *Blood Purif.* 2004;22(3):285–292.
33. Mafra D, Fouque D. Gut microbiota and inflammation in chronic kidney disease patients. *Clin Kidney J.* 2015;8(3):332–334.
34. Wilcox CS. Regulation of renal blood flow by plasma chloride. *J Clin Invest.* 1983;71(3):726–735.
35. Yee J, Parasuraman R, Narins RG. Selective review of key perioperative renal-electrolyte disturbances in chronic renal failure patients. *Chest.* 1999;115(5 Suppl):149S–157S.
36. Einhorn LM, Zhan M, Hsu VD, et al. The frequency of hyperkalemia and its significance in chronic kidney disease. *Arch Intern Med.* 2009;169(12):1156–1162.
37. Kovesdy CP. Management of hyperkalaemia in chronic kidney disease. *Nat Rev Nephrol.* 2014;10(11):653–662.
38. Wahr JA, Parks R, Boisvert D, et al. Preoperative serum potassium levels and perioperative outcomes in cardiac surgery patients. Multicenter Study of Perioperative Ischemia Research Group. *JAMA.* 1999;281(23):2203–2210.
39. Roderick P, Willis NS, Blakeley S, et al. Correction of chronic metabolic acidosis for chronic kidney disease patients. *Cochrane Database Syst Rev.* 2007;1. CD001890.
40. Kraut JA, Madias NE. Metabolic acidosis of CKD: an update. *Am J Kidney Dis.* 2016;67(2):307–317.
41. Craig RG, Hunter JM. Recent developments in the perioperative management of adult patients with chronic kidney disease. *Br J Anaesth.* 2008;101(3):296–310.
42. Schwab SJ, Quarles LD, Middleton JP, et al. Hemodialysis-associated subclavian vein stenosis. *Kidney Int.* 1988;33(6):1156–1159.
43. Schwab SJ, Beathard G. The hemodialysis catheter conundrum: hate living with them, but can't live without them. *Kidney Int.* 1999;56(1):1–17.
44. Eknoyan G. The importance of early treatment of the anaemia of chronic kidney disease. *Nephrol Dial Transplant.* 2001;16(5 Suppl):45–49.
45. Coyne DW. Anemia in chronic kidney disease treating the numbers, not the patients. *JAMA Intern Med.* 2014;174(5):708–709.
46. Wu WC, Schifftner TL, Henderson WG, et al. Preoperative hematocrit levels and postoperative outcomes in older patients undergoing noncardiac surgery. *JAMA.* 2007;297(22):2481–2488.
47. Boccardo P, Remuzzi G, Galbusera M. Platelet dysfunction in renal failure. *Semin Thromb Hemost.* 2004;30(5):579–589.
48. Pivalizza EG, Abramson DC, Harvey A. Perioperative hypercoagulability in uremic patients: A viscoelastic study. *J Clin Anesth.* 1997;9(6):442–445.
49. Hedges SJ, Dehoney SB, Hooper JS, et al. Evidence-based treatment recommendations for uremic bleeding. *Nat Clin Pract Nephrol.* 2007;3(3):138–153.
50. Mannucci PM, Remuzzi G, Pusineri F, et al. Deamino-8-D-arginine vasopressin shortens the bleeding time in uremia. *N Engl J Med.* 1983;308(1):8–12.
51. Burch PG, Stanski DR. Decreased protein binding and thiopental kinetics. *Clin Pharmacol Ther.* 1982;32(2):212–217.
52. Kirvela M, Olkkola KT, Rosenberg PH, et al. Pharmacokinetics of propofol and haemodynamic changes during induction of anaesthesia in uraemic patients. *Br J Anaesth.* 1992;68(2):178–182.
53. Folwaczny C, Hundegger K, Volger C, et al. Measurement of transit disorders in different gastrointestinal segments of patients with diabetes mellitus in relation to duration and severity of the disease by use of the metal-detector test. *Z Gastroenterol.* 1995;33(9):517–526.
54. Thapa S, Brull SJ. Succinylcholine-induced hyperkalemia in patients with renal failure: An old question revisited. *Anesth Analg.* 2000;91(1):237–241.
55. Cooper RA, Maddineni VR, Mirakhur RK, et al. Time course of neuromuscular effects and pharmacokinetics of rocuronium bromide (Org 9426) during isoflurane anaesthesia in patients with and without renal failure. *Br J Anaesth.* 1993;71(2):222–226.
56. Bevan DR, Donati F, Gyasi H, et al. Vecuronium in renal failure. *Can Anaesth Soc J.* 1984;31(5):491–496.
57. Breslin DS, Jiao K, Habib AS, et al. Pharmacodynamic interactions between cisatracurium and rocuronium. *Anesth Analg.* 2004;98(1):107–110. table of contents.
58. Staals LM, Snoeck MM, Driessen JJ, et al. Multicentre, parallel-group, comparative trial evaluating the efficacy and safety of sugammadex in patients with end-stage renal failure or normal renal function. *Br J Anaesth.* 2008;101(4):492–497.
59. Staals LM, Snoeck MM, Driessen JJ, et al. Reduced clearance of rocuronium and sugammadex in patients with severe to end-stage renal failure: a pharmacokinetic study. *Br J Anaesth.* 2010;104(1):31–39.
60. Szeto HH, Inturrisi CE, Houde R, et al. Accumulation of normeperidine, an active metabolite of meperidine, in patients with renal failure of cancer. *Ann Intern Med.* 1977;86(6):738–741.
61. D'Honneur G, Gilton A, Sandouk P, et al. Plasma and cerebrospinal fluid concentrations of morphine and morphine glucuronides after oral morphine. The influence of renal failure. *Anesthesiology.* 1994;81(1):87–93.
62. Hoke JF, Shlugman D, Dershwitz M, et al. Pharmacokinetics and pharmacodynamics of remifentanil in persons with renal failure compared with healthy volunteers. *Anesthesiology.* 1997;87(3):533–541.
63. Fujii K, Morio M, Kikuchi H, et al. Pharmacokinetic study on excretion of inorganic fluoride ion, a metabolite of sevoflurane. *Hiroshima J Med Sci.* 1987;36(1):89–92.
64. Fang ZX, Eger EI 2nd. Factors affecting the concentration of compound a resulting from the degradation of sevoflurane by soda lime and Baralyme in a standard anesthetic circuit. *Anesth Analg.* 1995;81(3):564–568.
65. Gonsowski CT, Laster MJ, Eger EI 2nd, et al. Toxicity of compound A in rats. Effect of a 3-hour administration. *Anesthesiology.* 1994;80(3):556–565.
66. Kharasch ED, Frink EJ Jr, Zager R, et al. Assessment of low-flow sevoflurane and isoflurane effects on renal function using sensitive markers of tubular toxicity. *Anesthesiology.* 1997;86(6):1238–1253.
67. Goldberg ME, Cantillo J, Gratz I, et al. Dose of compound A, not sevoflurane, determines changes in the biochemical markers of renal injury in healthy volunteers. *Anesth Analg.* 1999;88(2):437–445.
68. Eger EI 2nd, Gong D, Koblin DD, et al. Dose-related biochemical markers of renal injury after sevoflurane versus desflurane anesthesia in volunteers. *Anesth Analg.* 1997;85(5):1154–1163.
69. Boger RH. Association of asymmetric dimethylarginine and endothelial dysfunction. *Clin Chem Lab Med.* 2003;41(11):1467–1472.
70. Bedford RF, Ives HE. The renal safety of sevoflurane. *Anesth Analg.* 2000;90(3):505–508.
71. Tonelli M, Wiebe N, Knoll G, et al. Systematic review: kidney transplantation compared with dialysis in clinically relevant outcomes. *Am J Transplant.* 2011;11(10):2093–2109.
72. Chong MA, Wang Y, Berbenetz NM, McConachie I. Does goal-directed haemodynamic and fluid therapy improve peri-operative outcomes?: a systematic review and meta-analysis. *European Journal of Anaesthesiology (EJA).* 2018;*35*(7):469–483.
73. Calvo-Vecino JM, Ripolles-Melchor J, Mythen MG, Casans-Frances R, Balik A, Artacho JP, … & Errazquin AT. Effect of goal-directed haemodynamic therapy on postoperative complications in low–moderate risk surgical patients: a multicentre randomised controlled trial (FEDORA trial). *British Journal of Anaesthesia.* 2018;*120*(4):734–744.
74. Navarro LHC, Bloomstone JA, Auler JOC, Cannesson M, Della Rocca G, Gan TJ, … Perel A. Perioperative fluid therapy: a statement from the international Fluid Optimization Group. *Perioperative medicine.* 2015;4(1):3.
75. Saugel, B., & Vincent, J. L. (2019). Protocolised personalised perioperative haemodynamic management.
76. Self WH, Semler MW, Wanderer JP, Wang L, Byrne DW, Collins SP, Shaw AD. Balanced crystalloids versus saline in noncritically ill adults. *New England Journal of Medicine.* 2018;*378*(9):819–828.
77. Semler MW, Self WH, Wanderer JP, Ehrenfeld JM, Wang L, Byrne DW, … & Guillamondegui OD. Balanced crystalloids versus saline in critically ill adults. *New England Journal of Medicine.* 2018;*378*(9):829–839.
78. Wan S, Roberts MA, Mount P. Normal saline versus lower-chloride solutions for kidney transplantation. *Cochrane Database of Systematic Reviews*: 2016 (8).
79. Raiman M, Mitchell CG, Biccard BM, Rodseth RN. Comparison of hydroxyethyl starch colloids with crystalloids for surgical patients: a systematic review and meta-analysis. *European Journal of Anaesthesiology (EJA).* 2016;*33*(1):42–48.
80. Joosten A, Delaporte A, Mortier J, Ickx B, Van Obbergh L, Vincent JL, … & Van der Linden P. Long-term impact of crystalloid versus colloid solutions on renal function and disability-free survival after major abdominal surgery. *Anesthesiology: The Journal of the American Society of Anesthesiologists.* 2019;*130*(2):227–236.
81. Annane D, Siami S, Jaber S, Martin C, Elatrous S, Declère AD, … & Trouillet JL. Effects of fluid resuscitation with colloids vs crystalloids on mortality in critically ill patients presenting with hypovolemic shock: the CRISTAL randomized trial. *Jama.* 2013;*310*(17):1809–1817.
82. Kabon B, Sessler DI, Kurz A. Effect of Intraoperative Goal-directed Balanced Crystalloid versus Colloid Administration on Major Postoperative MorbidityA Randomized Trial. *Anesthesiology: The Journal of the American Society of Anesthesiologists.* 2019;*130*(5):728–744.
83. Nisanevich V, Felsenstein I, Almogy G, Weissman C, Einav S, Matot I. Effect of intraoperative fluid management on outcome after intraabdominal surgery. *Anesthesiology: The Journal of the American Society of Anesthesiologists.* 2005;*103*(1):25–32.
84. Myles PS, Bellomo R, Corcoran T, Forbes A, Peyton P, Story D, … & Serpell J. Restrictive versus liberal fluid therapy for major abdominal surgery. *New England Journal of Medicine.* 2018;*378*(24):2263–2274.
85. Schnuelle P, Lorenz D, Trede M, et al. Impact of renal cadaveric transplantation on survival in end-stage renal failure: Evidence for reduced mortality risk compared with hemodialysis during long-term follow-up. *J Am Soc Nephrol.* 1998;9(11):2135–2141.
86. Oniscu GC, Brown H, Forsythe JL. Impact of cadaveric renal transplantation on survival in patients listed for transplantation. *J Am Soc Nephrol.* 2005;16(6):1859–1865.
87. Ferreira SR, Moisés VA, Tavares A, et al. Cardiovascular effects of successful renal transplantation: A 1-year sequential study of left ventricular morphology and function, and 24-hour blood pressure profile. *Transplantation.* 2002;74(11):1580–1587.
88. Zolty R, Hynes PJ, Vittorio TJ. Severe left ventricular systolic dysfunction may reverse with renal transplantation: Uremic cardiomyopathy and cardiorenal syndrome. *Am J Transplant.* 2008;8(11):2219–2224.
89. Casas-Aparicio G, Castillo-Martínez L, Orea-Tejeda A, et al. The effect of successful kidney transplantation on ventricular dysfunction and pulmonary hypertension. *Transplant Proc.* 2010;42(9):3524–3528.
90. Cridlig J, Selton-Suty C, Alla F, et al. Cardiac impact of the arteriove-

nous fistula after kidney transplantation: A case-controlled, match-paired study. *Transpl Int*. 2008;21(10):948–954.
91. Hart A, Smith JM, Skeans MA, et al. OPTN/SRTR 2016 Annual Data Report: Kidney. *Am J Transplant*. 2018;18(1 Suppl):18–113.
92. Rao PS, Ojo A. The alphabet soup of kidney transplantation: SCD, DCD, ECD–fundamentals for the practicing nephrologist. *Clin J Am Soc Nephrol*. 2009;4(11):1827–1831.
93. Rao PS, Schaubel DE, Guidinger MK, et al. A comprehensive risk quantification score for deceased donor kidneys: The kidney donor risk index. *Transplantation*. 2009;88(2):231–236.
94. Gupta A, Chen G, Kaplan B. KDPI and donor selection. *Am J Transplant*. 2014;14(11):2444–2445.
95. Nieto T, Inston N, Cockwell P. Renal transplantation in adults. *BMJ*. 2016;355:i6158.
96. Lentine KL, Costa SP, Weir MR, et al. Cardiac disease evaluation and management among kidney and liver transplantation candidates: a scientific statement from the American Heart Association and the American College of Cardiology Foundation. *J Am Coll Cardiol*. 2012;60(5):434–480.
97. Humar A, Matas AJ. Surgical complications after kidney transplantation. *Semin Dial*. 2005;18(6):505–510.
98. Halloran PF. Immunosuppressive drugs for kidney transplantation. *N Engl J Med*. 2004;351(26):2715–2729.
99. Briscoe DM, Alexander SI, Lichtman AH. Interactions between T lymphocytes and endothelial cells in allograft rejection. *Curr Opin Immunol*. 1998;10(5):525–531.
100. Nankivell BJ, Alexander SI. Rejection of the kidney allograft. *N Engl J Med*. 2010;363(15):1451–1462.
101. Terasaki PI. Humoral theory of transplantation. *Am J Transplant*. 2003;3(6):665–673.
102. Calne R, Friend P, Moffatt S, et al. Prope tolerance, perioperative campath 1H, and low-dose cyclosporin monotherapy in renal allograft recipients. *Lancet*. 1998;351(9117):1701–1702.
103. Hoeks SE, Poldermans D. European Society of Cardiology 2009 guidelines for preoperative cardiac risk assessment and perioperative cardiac management in noncardiac surgery: Key messages for clinical practice. *Pol Arch Med Wewn*. 2010;120(7-8):294–299.
104. Chawla LS, Eggers PW, Star RA, et al. Influence of perioperational acid-base balance disorders on early graft function in kidney transplantation. *Transplant Proc*. 2007;39(4):848–851.
105. Bhosale G, Shah V. Combined spinal-epidural anesthesia for renal transplantation. *Transplant Proc*. 2008;40(4):1122–1124.
106. Jankovic ZB, Pollard SG, Nachiappan MM. Continuous transversus abdominis plane block for renal transplant recipients. *Anesth Analg*. 2009;109(5):1710–1711.
107. Mukhtar K, Khattak I. Transversus abdominis plane block for renal transplant recipients. *Br J Anaesth*. 2010;104(5):663–664.
108. Buzdon MM, Cho E, Jacobs SC, et al. Warm ischemia time does not correlate with recipient graft function in laparoscopic donor nephrectomy. *Surg Endosc*. 2003;17(5):746–749.
109. Collins GM, Bravo-Shugarman M, Terasaki PI. Kidney preservation for transportation. Initial perfusion and 30 hours' ice storage. *Lancet*. 1969;2(7632):1219–1222.
110. Gjertson DW. Multifactorial analysis of renal transplants reported to the United Network for Organ Sharing Registry: a 1994 update. *Clin Transpl*. 1994;519–539.
111. Murry CE, Jennings RB, Reimer KA. Preconditioning with ischemia: a delay of lethal cell injury in ischemic myocardium. *Circulation*. 1986;74(5):1124–1136.
112. Ploeg RJ, van Bockel JH, Langendijk PT, et al. Effect of preservation solution on results of cadaveric kidney transplantation. The European Multicentre Study Group. *Lancet*. 1992;340(8812):129–137.
113. Salahudeen AK, Haider N, May W. Cold ischemia and the reduced long-term survival of cadaveric renal allografts. *Kidney Int*. 2004;65(2):713–718.
114. Cecka JM. The UNOS Scientific Renal Transplant Registry–2000. *Clin Transpl*. 2000;1–18.
115. Hawaleshka A, Jacobsohn E. Ischaemic preconditioning: mechanisms and potential clinical applications. *Can J Anaesth*. 1998;45(7):670–682.
116. Torras J, Herrero-Fresneda I, Lloberas N, et al. Promising effects of ischemic preconditioning in renal transplantation. *Kidney Int*. 2002;61(6):2218–2227.
117. Lloberas N, Torras J, Herrero-Fresneda I, et al. Postischemic renal oxidative stress induces inflammatory response through PAF and oxidized phospholipids. Prevention by antioxidant treatment. *FASEB J*. 2002;16(8):908–910.
118. Huang H, He Z, Roberts LJ 2nd, et al. Deferoxamine reduces cold-ischemic renal injury in a syngeneic kidney transplant model. *Am J Transplant*. 2003;3(12):1531–1537.
119. Salahudeen AA, Jenkins JK, Huang H, et al. Overexpression of heme oxygenase protects renal tubular cells against cold storage injury: studies using hemin induction and HO-1 gene transfer. *Transplantation*. 2001;72(9):1498–1504.
120. Katori M, Busuttil RW, Kupiec-Weglinski JW. Heme oxygenase-1 system in organ transplantation. *Transplantation*. 2002;74(7):905–912.
121. Yamada N, Yamaya M, Okinaga S, et al. Microsatellite polymorphism in the heme oxygenase-1 gene promoter is associated with susceptibility to emphysema. *Am J Hum Genet*. 2000;66(1):187–195.
122. Exner M, Böhmig GA, Schillinger M, et al. Donor heme oxygenase-1 genotype is associated with renal allograft function. *Transplantation*. 2004;77(4):538–542.
123. Exner D, Yee R, Jones DL, et al. Combination biphasic waveform plus sequential pulse defibrillation improves defibrillation efficacy of a non-thoracotomy lead system. *J Am Coll Cardiol*. 1994;23(2):317–322.
124. Ferguson CJ, Hillis AN, Williams JD, et al. Calcium-channel blockers and other factors influencing delayed function in renal allografts. *Nephrol Dial Transplant*. 1990;5(9):816–820.
125. Humar A, Johnson EM, Payne WD, et al. Effect of initial slow graft function on renal allograft rejection and survival. *Clin Transplant*. 1997;11(6):623–627.
126. Troppmann C, Gillingham KJ, Gruessner RW, et al. Delayed graft function in the absence of rejection has no long-term impact. A study of cadaver kidney recipients with good graft function at 1 year after transplantation. *Transplantation*. 1996;61(9):1331–1337.
127. Boom H, Mallat MJ, de Fijter JW, et al. Delayed graft function influences renal function, but not survival. *Kidney Int*. 2000;58(2):859–866.
128. Calixto Fernandes MH, Schricker T, Magder S, et al. Perioperative fluid management in kidney transplantation: A black box. *Crit Care*. 2018;22(1):14.
129. Campos L, Parada B, Furriel F, et al. Do intraoperative hemodynamic factors of the recipient influence renal graft function? *Transplant Proc*. 2012;44(6):1800–1803.
130. Othman MM, Ismael AZ, Hammouda GE. The impact of timing of maximal crystalloid hydration on early graft function during kidney transplantation. *Anesth Analg*. 2010;110(5):1440–1446.
131. Toth M, Reti V, Gondos T. Effect of recipients' peri-operative parameters on the outcome of kidney transplantation. *Clin Transplant*. 1998;12(6):511–517.
132. Gurgel ST, do Nascimento P Jr. Maintaining tissue perfusion in high-risk surgical patients: A systematic review of randomized clinical trials. *Anesth Analg*. 2011;112(6):1384–1391.
133. Bacchi G, Buscaroli A, Fusari M, et al. The influence of intraoperative central venous pressure on delayed graft function in renal transplantation: a single-center experience. *Transplant Proc*. 2010;42(9): 3387–3391.
134. Aulakh NK, Garg K, Bose A, et al. Influence of hemodynamics and intra-operative hydration on biochemical outcome of renal transplant recipients. *J Anaesthesiol Clin Pharmacol*. 2015;31(2):174–179.
135. Chin JH, Jun IG, Lee J, et al. Can stroke volume variation be an alternative to central venous pressure in patients undergoing kidney transplantation? *Transplant Proc*. 2014;46(10):3363–3366.
136. Gingell-Littlejohn M, Koh H, Aitken E, Shiels PG, et al. Below-target postoperative arterial blood pressure but not central venous pressure is associated with delayed graft function. *Transplant Proc*. 2013;45(1):46–50.
137. O'Malley CM, Frumento RJ, Hardy MA, et al. A randomized, double-blind comparison of lactated Ringer's solution and 0.9% NaCl during renal transplantation. *Anesth Analg*. 2005;100(5):1518–1524.
138. Khajavi MR, Etezadi F, Moharari RS, et al. Effects of normal saline vs. lactated Ringer's during renal transplantation. *Ren Fail*. 2008;30(5):535–539.
139. Dawidson I, Berglin E, Brynger H, et al. Intravascular volumes and colloid dynamics in relation to fluid management in living related kidney donors and recipients. *Crit Care Med*. 1987;15(7):631–636.
140. Willms CD, Dawidson IJ, Dickerman R, et al. Intraoperative blood volume expansion induces primary function after renal transplantation: a study of 96 paired cadaver kidneys. *Transplant Proc*. 1991;23(1 Pt 2):1338–1339.
141. Dawidson IJ, Sandor ZF, Coorpender L, et al. Intraoperative albumin administration affects the outcome of cadaver renal transplantation. *Transplantation*. 1992;53(4):774–782.
142. Lachance SL, Barry JM. Effect of furosemide on dialysis requirement following cadaveric kidney transplantation. *J Urol*. 1985;133(6):950–951.
143. Magovern GJ Jr, Bolling SF, Casale AS, et al. The mechanism of mannitol in reducing ischemic injury: Hyperosmolarity or hydroxyl scavenger? *Circulation*. 1984;70(3 Pt 2):I91–I95.
144. van Valenberg PL, Hoitsma AJ, Tiggeler RG, et al. Mannitol as an indispensable constituent of an intraoperative hydration protocol for the prevention of acute renal failure after renal cadaveric transplantation. *Transplantation*. 1987;44(6):784–788.
145. Schrier RW, Arnold PE, Van Putten VJ, et al. Cellular calcium in ischemic acute renal failure: role of calcium entry blockers. *Kidney Int*. 1987;32(3):313–321.
146. Shilliday IR, Sherif M. Calcium channel blockers for preventing acute tubular necrosis in kidney transplant recipients. *Cochrane Database Syst Rev*. 2007;4. CD003421.
147. Weldon BC, Monk TG. The patient at risk for acute renal failure. Recognition, prevention, and preoperative optimization. *Anesthesiol Clin North America*. 2000;18(4):705–717.
148. Schnuelle P, Yard BA, Braun C, et al. Impact of donor dopamine on immediate graft function after kidney transplantation. *Am J Transplant*. 2004;4(3):419–426.
149. Kadieva VS, Friedman L, Margolius LP, et al. The effect of dopamine on graft function in patients undergoing renal transplantation. *Anesth Analg*. 1993;76(2):362–365.
150. Sandberg J, Tyden G, Groth CG. Low-dose dopamine infusion following cadaveric renal transplantation: No effect on the incidence of ATN. *Transplant Proc*. 1992;24(1):357.

20 术后肺部并发症的预防和治疗

BENEDICT CHARLES CREAGH-BROWN
武 勰 译，晏馥霞 审校

简介

什么是术后肺部并发症?

术后肺部并发症（postoperative pulmonary complication，PPC）的定义有很多种，目前仍缺乏共识[1]。广义来说，PPC可以指手术后几乎所有的肺部（呼吸系统）并发症，术中和术后即刻发生的呼吸系统相关并发症（如喉痉挛）往往不包括在内。但将很多不同的并发症概括成PPC这个单一的复合结局存在很多的局限性。

肺炎、有创机械通气和严重低氧性呼吸衰竭都可以被认为是PPC，但实际上它们描述的并不是同一类病征，而是分别从诊断、治疗以及严重程度等不同的维度来描述的。此外，将具有完全不同病理生理机制的疾病合并为同一个复合结局（如气胸和支气管痉挛）也同样令人难以信服。这一点在想要评估降低PPC的某一干预措施是否有效时更是如此，比如改善支气管痉挛的干预措施不太可能改善气胸。心脏手术后，无症状胸腔积液和急性呼吸窘迫综合征（ARDS）都属于PPC，但二者却截然不同，前者无需治疗而后者却需要数天的有创机械通气，因此将这两种疾病等同起来也并不合理。

认识到临床试验的结局指标必须是可靠、明确、并与患者密切相关的，因此欧洲麻醉学会和欧洲重症监护医学会（European Society for Anaesthesiology and European Society of Intensive Care Medicine，ESA-ESICM）围手术期结局评定联合工作组公布了一组明确定义的临床结局指标的标准化清单，其中就包括PPC[2]。这项工作作为围手术期和麻醉恢复室核心结局指标（Core Outcomes Measures in Perioperative and Anaesthetic Care，COMPAC）的一部分得到了进一步的完善。围手术期医学标准化结局小组召开会议，旨在为围手术期研究确定一套核心结局指标[3]。这项工作的成果之一是认识到现有的PPC定义都不适用于临床实践或作为临床试验的结局指标。因此我们提出了一个新的定义（框20.1），该定义包括了四种可能有共同病理生理机制的诊断，并将疾病与病情的严重程度分开。要将疾病的严重程度与接受治疗的情况区分开来并不容易，因为这两者必然是密切相关的。这些新提出的定义也需要在未来的研究中加以验证。

术后肺部并发症有多常见?

与所有关于发病率的问题一样，PPC发病率的估计值取决于其所使用的定义、所考虑的人群以及数据的收集方法。自本书上一版出版以来的10年中，电子病历中“大数据”分析的可用性大幅增长，为我们提供了更好的评估结局指标（如PPC）的能力。

回顾性分析数据库的局限性在最近的一篇社论中得到了很好的认识[4]。它的一个主要局限性在于其依赖于编码数据，这就导致回顾性研究得到的诊断可能与介入研究或前瞻性观察研究中的临床诊断不一致。例如，根据疾病控制和预防中心（Centers for Disease Control and Prevention，CDC）分类（可能在试验中使用），对肺炎的诊断有一些超出常规临床实践的特定要求。一位术后出现咳嗽、发热和轻度氧合受损的患者可能会被诊断为肺炎并由临床医生进行治疗（并编码），但如果没有胸部X线片上的特征性变化，他们将无法满足CDC标准。

一项对美国600多家医院的45 969名肠道手术患者的心脏和肺部并发症的分析中[5]使用了复合PPC诊断标准，包括肺炎、气管支气管炎、肺衰竭和术后机械通气超过48 h。使用该定义的PPC发病率为19%，最常见的编码为肺衰竭（占PPC的60%）。这一结果应该考虑到肺衰竭的编码很容易被

框 20.1 术后肺部并发症的推荐定义

机制

具有共同病理生理机制的呼吸系统诊断集合（包括肺塌陷和气道污染）：

（1）肺不张（CT或胸部X线检查发现），

（2）肺炎（美国疾控中心标准），

（3）急性呼吸窘迫综合征（柏林定义），

（4）肺吸入（明确的临床病史和放射学证据）。

严重程度

无：作为常规护理的一部分，有计划地辅助供氧或机械呼吸支持，而不是对并发症或恶化的病情做出的治疗。

单纯预防性治疗，如高流量鼻导管吸氧或持续气道正压通气（CPAP），应记录为无治疗。

轻度：治疗性辅助供氧 < 0.6 FiO_2。

中度：治疗性辅助供氧 $\geqslant 0.6$ FiO_2，高流量鼻导管吸氧，或两者兼而有之。

严重：无计划的无创机械通气、CPAP或需要气管插管的有创机械通气。

排除：

其他不具有共同生物学机制的诊断最好分别进行评估，并且只有在与研究中的治疗明确相关时才能进行评估：

（1）肺栓塞，

（2）胸腔积液，

（3）心源性肺水肿，

（4）气胸，

（5）支气管痉挛。

From Abbott T，Fowler A，Gama de Abreu M.A systematic review and consensus definitions for standardised end-points in perioperative medicine：pulmonary complication.Br J Anaesth.2018；120（5）：1066-1079.

识别是因为其定义不够明确，并且有不同的报道[6]。尽管如此，该研究的一个有趣发现是，PPC比术后心脏并发症更为常见。

一项基于EPR编码数据的分析包括了109 000多名异质患者，他们在马萨诸塞州的三家医院接受了多种类型的手术[7]。他们主要研究术中通气类型的潜在作用（下文讨论），但他们也报告了PPC的发生率；当使用不同的定义时，只有9.4%的患者在术后7天内被编码为PPC（包括再插管、肺水肿、肺衰竭以及肺炎的复合指标）。

一项在七家美国学术机构进行的前瞻性多中心观察性研究中探索了PPC的预测因素以及PPC发病率与临床预后之间的关系，该研究特意在1202名ASA 3级（即术前存在严重全身性疾病）接受非心脏手术的高风险患者中开展。该研究避免了依赖编码数据的问题，并制定了精确和详细的复合PPC新定义，明确包括诊断（临床症状和放射学证据）和接受治疗，包括辅助供氧。在这样一个高风险人群中使用广义的PPC开展的研究中，PPC的发病率为33.4%就不足为奇了[8]。英国的一项规模较小的前瞻性多中心研究在286名接受重大择期腹部手术的患者中寻找PPC（使用来自试验的标准定义），报道的PPC发生率为11.9%[9]。

一项极具影响力的前瞻性研究（ARISCAT[10]）在59家西班牙医院进行，并得出了ARISCAT评分（下文讨论），随后在欧洲63家医院进行的第二项研究（PERISCOPE[11]）中验证了该评分。ARISCAT广泛招募患者（包括心脏病患者），采用ESICM-ESA发布的复合PPC定义，结果表明2464名患者中有5%发生了PPC。PERISCOPE招募了5099名患者，其中7.9%的患者出现了PPC。

从这些不同的报道中可以得出如下结论：PPC的发生率（无论定义如何）与研究人群密切相关，包括手术类型、相关麻醉技术以及患者的风险特征。研究者在预测PPC风险方面也已经做了大量工作（本章后面将介绍）。

这有多重要？

PPC发生率与住院时间延长和相关医疗费用增加密切相关。此外，PPC发生率越高，对住院时间和早期死亡率的影响越大[8,11]。PPC的严重程度和对后果影响各不相同[8]。发生肺炎导致呼吸衰竭的患者需要有创机械通气，这对手术后恢复的影响要远远大于仅发生单纯肺炎的患者。

出现PPC的患者的长期预后也更差。Khuri等于2005年发表的一篇具有里程碑意义的文章证实了这一点[12]。这项研究联合分析了美国国家手术质量改善计划（NSQIP）的数据和包含10万多名接受过8类手术患者的主要结局指标的数据。术后30天内并发症的发生率与中位生存率的降低独立相关，即使校正了所有已知的混杂因素，这种影响仍然存在。值得注意的是，PPC（定义为肺炎、再插管和脱机失败）发生率与存活率的大幅降低（心搏骤停除外）尤为相关，PPC患者的中位存活时间为2.2年，而无PPC的患者为17.3年。这些患者的手术是在1991—1999年进行的，自那时起，医疗保健布局发生了显著变化。因此作者得出结论，就重大手术术后存活率而言，术后并发症比术前风险因素更为重要。

术后肺部并发症的预测

多种工具可以用来对患者进行风险分层。风险预测工具不能准确确定患病个体的风险，只能针对类似患者群体提供风险提示，认识到这一点非常重要。

美国外科医师学会国家手术质量改进计划

一个流行的工具是美国外科医师学会国家手术质量改进计划（ACS NSQIP）的手术风险计算器，这是一个在线工具（网址 https：//riskcalculator.facs.org/riskcalculator/），通过获取每个患者的术前信息，然后提供该患者术后并发症的风险估计。其目的是作为辅助工具协助共同决策，并已在大规模研究中证实其具有良好的校准和辨别能力[13]。在线输入 20 个患者特征（如手术类型、年龄、性别、健康信息），然后将这些因素放入统计模型中来预测患者预后。该模型使用 ACS NSQIP 数据库中超过 430 万患者的数据构建，可以预测患者术后 30 天内 18 种不同并发症的发生风险。它只能预测与 PPC 相关的两个指标：肺炎（根据 CDC 指南定义）和静脉血栓栓塞。

还有大量其他专门用来针对不同的手术类型（如心脏手术）和特定的结局指标（如再插管）的工具，其中一部分来自管理/编码/保险数据库（NSQIP、Gupta[14]、Arozullah[15]），另一部分来自前瞻性队列研究。虽然这些工具很少在临床中常规应用，但那些被广泛用于介入性临床试验来筛查高风险人群并旨在降低他们 PPC 发生率的工具值得介绍。

ARISCAT

ARISCAT 评分利用西班牙 2464 名手术患者信息构建[10]，随后在欧洲的 5099 名患者中被验证[11]，共包含 7 个独立变量。除了手术时长以外，其他指标都可以在术前确定，手术时长可以在术前进行估计或者在术后明确后再计算评分。对 7 个变量中的每 1 个进行评分并将得分相加，然后根据分数将患者分为三组：低、中等、高风险 PPC（框 20.2）。在 PERISCOPE 验证研究中[11]，实际观察到的 PPC 发生率与预测率相似，在高风险组的校准度更高。

框 20.2 ARISCAT 评分

	β 回归	
	系数	评分[a]
年龄（岁）		
≤ 50	0	0
51 ~ 80	0.331	3
> 80 16	1.619	16
术前 SpO_2		
≥ 96%	0	24
90% ~ 95%	0.802	0
≤ 90%	2.375	8
1 个月内呼吸道感染		
否	0	0
是	1.698	17
术前贫血（Hb ≤ 10 g/dl）		
否	0	0
是	1.105	11
手术切口		
体表	0	0
上腹	1.480	15
胸腔	2.431	24
手术时长（h）		
< 2	0	0
2 ~ 3	1.593	16
> 3	2.268	23
急诊手术		
否	0	0
是	0.768	8

Hb，血红蛋白；SpO_2，脉搏血氧饱和度

[a] 三个风险等级：< 26 分，低风险；26 ~ 44 分，中等风险；≥ 45 分，高风险

From Mazo V，Sabate S，Canet J，et al.Prospective external validation of a predictive score for postoperative pulmonary complications. Anesthesiology.2014；121（2）：219-231.

病理生理学

近期麻醉和手术与新的肺部疾病之间的关系反映了麻醉和手术对呼吸系统的不良影响。这些不良影响得到了很好的描述[1]，并且只在病理生理方面和部分肺部并发症直接相关。有合并症的患者患 PPC 的风险增加，而 PPC 导致的疾病严重程度也受其术前状态的影响。

吸入性肺炎

吸入性肺炎是指上呼吸消化道的液体污染气道。这可能是呕吐物从胃进入上呼吸道进而进入气管和远端，这通常比较明显，但也可能不易发现。例如，在患者准备移除声门上气道时注意到存在误吸，但除非

进入肺部的液体量很大，否则 X 线很难发现[16,17]。

在 ICU 患者中，呼吸机相关肺炎通常由患者口腔中的微生物引起[18,19]。尽管设计了带套囊的气管插管将肺与上呼吸消化道隔离，但效果不尽如人意[20]。分泌物还是可以少量多次的通过套囊[21]，并且误吸风险与带管时间成正比。尽管暴露时间较短，但这很可能与患者是在麻醉状态下使用的气管插管进行手术有关。

麻醉结束后，一旦移除气道管理装置，患者就会依靠内在防御机制来防止误吸。此时出现的误吸可能是由于麻醉和镇痛药物对咳嗽和呕吐反射的抑制所致，也没有明显的临床症状。手术后持续存在的神经肌肉阻滞剂（neuromuscular blocking agent，NMBA）残余效应普遍存在，并且可能是导致内在防御功能受损的主要原因。NMBA 的使用与 PPC 的风险增加相关[22]，并且有一项研究指出这种关联是剂量依赖性的[23]。

肺不张、痰液潴留和气道梗阻

肺不张是用于描述肺部某一区域通气功能丧失的一个术语，它可能在全麻术后普遍存在[24,25]。肺不张通常没有临床症状，健康人仅轻微影响肺功能；但如果肺不张范围较广或存在肺功能异常，则可能会导致呼吸衰竭。存在血液灌注但无肺通气的区域可能会出现 V/Q 不匹配，表现为氧合受损。塌陷肺的顺应性低于通气肺，顺应性降低导致呼吸做功增加，这可能主观上表现为呼吸困难，或者客观上表现为呼吸急促。轻度肺不张可在胸部横断面成像（CT 扫描）或肺部超声[26]中检测到，而胸部 X 线片可能难以检测到。肺不张是由麻醉和手术等一系列导致肺换气不足的原因引起的，尤其是手术切口疼痛导致的呼吸幅度受限。痰液潴留是咳痰这一生理反应受限的最终结果。正常情况下，气道分泌物（痰液）会通过咳嗽从呼吸道排出，如果因手术切口导致咳嗽时疼痛，那么咳嗽的效果就会降低。麻醉药物的残留和术后镇痛的持续作用也会进一步加重痰液潴留，并逐渐导致气道通畅性丧失。如果肺不张持续进展，且痰液清除功能受损，就可能导致整个肺叶无法通气[27]。这通常被称为肺叶“塌陷”，但由于气胸通常也俗称为肺塌陷，这可能导致混淆，因此最好避免。肺不张生理性的风险因素包括患者习惯及其术中体位，向心性肥胖和仰卧位是不利因素。

肺不张是肺炎的前兆，这是一个常见的没有争议的结论。然而最近使用肺部超声的研究表明，肺不张可以迅速发展和消退[28]。因此既往关于术后肺不张会导致发热（肺炎的一个主要特征）的说法也许经不起推敲[29]。

肺炎

术后肺炎的微生物学病因与社区获得性肺炎不同，与吸入性肺炎（如前所述）和医院内肺炎有很多重叠[30]。在接受胃肠癌手术的患者中，存在牙周病是导致术后感染的独立风险因素[31]，并且重大癌症手术前接受牙科护理可以降低患者术后肺炎的发生风险[32]。

除了呼吸道污染、肺不张和缺乏有效的痰液清除外，还有可能存在血源性传播，通常是由外周感染或肠易位引起的菌血症导致的[33,34]。术后肺炎患者往往存在多种合并症和功能障碍[35-37]。

肺部炎症

当肺部受到直接损伤或出现严重全身性疾病时，肺部可能会出现炎性反应，从而导致肺泡毛细血管内膜的完整性受损，富含蛋白质的液体进入肺泡腔。这是 ARDS 病理生理学的一部分，2012 年对其定义进行了完善[38]。在 ICU 接受有创机械通气的无 ARDS 的患者中，通气参数被普遍认为可以通过呼吸机相关性肺损伤（ventilator induced lung injury，VILI）影响 ARDS[39] 的进展。同样，这也是很多探讨术中通气参数对 PPC 发病率影响的研究重点（下文讨论）。ARDS 的间接原因是当原发病为非肺源性疾病（即胰腺炎）时，可以通过作用于肺部的全身炎症介质而导致 ARDS[40]。在围手术期患者中，通过释放损伤相关分子模式激活固有免疫系统，同样会导致肺部炎症和“渗漏”。

其他围手术期 PPC

- 气道操作可能会引起喉痉挛或支气管痉挛，但如果处理得当，这些很少会导致并发症。
- 气胸可以发生在术中或术后，但很少见，与长期不良预后的相关性尚不确定。超声引导下中心静脉置管（＜ 1%[41]）和有创机械通气（invasive mechanical ventilation，IMV）损伤胸膜导致的气胸很少见。术中 IMV 一般不需要较高的气道压（改进试验中“非保护性”的平均气道峰压为 20 cmH_2O[42]）因而气压伤的风险很低，除非患者存在肺部病变（如大泡性肺气肿）。

- 肺水肿最常见由肺静脉高压引起的心源性肺水肿，既往有左心疾病（如二尖瓣反流或左心室收缩功能受损）的患者风险更高。这可能是由于静脉输液过快或过多所致。
- 静脉血栓栓塞（venous thromboembolism，VTE）表现为深静脉血栓形成（deep venous thrombosis，DVT）和肺栓塞（pulmonary embolism，PE），是公认的风险因素，患者经常需要通过各种措施进行预防[43]。手术过程中存在多种促进 VTE 形成的因素，包括血液淤积、高凝状态，以及血管受损导致内皮细胞损伤。手术时间也是导致 VTE[44,45] 的一个独立风险因素，输血单位数和 VTE 风险之间也存在量效关系[46]。

预防

手术是最好的选择吗？预防 PPC 的唯一确切的方法是避免手术。许多出现严重并发症的 PPC 患者术前是可以预测到的。在共同决策（shared decision making，SDM）之前，很有必要通过收集信息（可能包括心肺运动试验结果）来评估不良事件的发生风险。SDM 探讨了手术的风险和益处，以及其他选择。在极少数情况下，即使手术是必要的（通常为肿瘤手术），也应该在征得患者同意之前告知其手术风险和获益[47]。SDM 必然是一项多学科的工作，需要许多专科之间的密切合作。例如，患有舌鳞癌和严重 COPD 的患者不仅需要外科、肿瘤科和麻醉科医师的评估，还需要呼吸科和 ICU 医师共同参与探讨。手术 ICU 环境中长时间机械通气可能会导致死亡或严重的功能依赖。一份完善的知情决定甚至可能需要探访类似手术后接受气管切开的患者。

循证依据。减少 PPC 的临床试验通常旨在减少复合定义的 PPC 的发生率、特定疾病的发生率、治疗 PPC 可能需要的特定干预的发生率，或者减少 PPC 的替代指标，如住院时间。2006 年[48]发表了一篇开创性系统综述的作者，最近又发表了另一篇文献提供了很好的概述（网址 https：//www.bmj.com/content/368/bmj.m540.full 或 https：//doi.org/10.1136/bmj.m540）。

术前

呼吸肌。有几种干预措施可以提高呼吸肌的力量和（或）耐力。术前采取这些措施主要是希望可以提高患者对呼吸肌无力的抵抗，避免发生肺不张、痰液潴留、肺炎和终末期呼吸衰竭。

吸气肌训练（inspiratory muscle training，IMT）包括通过手持设备在吸气和呼气时施加阻力，使呼吸比正常情况下更费力。该训练是安全的，它类似举重，应用了肌肉阻力训练的原则。需要每天做 2 次，每次 15 min，可以在家里坐着进行。它可以保持吸气肌力量并降低 PPC 发生率，但对于肺炎影响的研究总体质量一般，而对于所有预后的研究总体质量很低（或非常低）[49-52]。一项旨在明确评估术前 IMT 有效性的大型研究目前正在英国进行[53]。

激励性肺活量测定（incentive spirometry，IS）是通过提供视觉反馈设备进行的一种深呼吸练习，激励包括流量和（或）容量，可以提高技巧和动力。一般由物理治疗师提供，可以使塌陷的肺复张并促进分泌。它可以在术前和（或）术后进行。一项包括了 12 项腹部手术研究的 Cochrane 综述[54]中没有发现 IS 预防 PPC 的有效证据。另一项对心胸外科手术的研究[55]也是如此。

监督呼吸理疗旨在达到相同的结局，并已在一系列试验中进行了评估。一个主要局限性是难以通过描述干预措施来重复结果，难以引入临床实践，也难以确定将几项研究的数据合并用于荟萃分析是否合理。一些研究或荟萃分析包括了 IS 以及通气支持模式，如呼吸物理治疗中的持续气道正压通气（continuous positive airway pressure，CPAP）[56]。一项接受上腹部手术的干预性随机对照试验（RCT）取得了惊人的结果，它对比了提供资料手册及 30 min 理疗教育（对照组）和呼吸运动训练（干预组）两组的疗效[57]。结果表明，与对照组相比，干预组术后 14 天内 PPC 的发生率降低了一半。

戒烟疗法

吸烟的患者更有可能经历一系列并发症，包括 PPC[58]。戒烟已被广泛研究，两项系统评价和荟萃分析都得出结论，术前戒烟可降低总体并发症的发生率，其中一项研究特别指出戒烟可降低 PPC 发生率[59,60]。针对“手术前戒烟时间短可能反而会增加 PPC 风险”这一个毫无根据的担忧进行了一项系统的审查，结果发现并没有证据支持这一猜想[61]。

口腔消毒

术后肺炎是否可以通过应用杀菌剂（氯己定或聚

维酮碘）对口腔（包括牙齿、舌头和口咽部）进行消毒来避免？有四项针对心脏手术患者的 RCT、一项系统回顾和一项荟萃分析都在对这一问题进行探索 [62]。荟萃分析结果显示口腔消毒可以使 PPC 减少，但对死亡率没有影响。随后在胸科手术患者中进行的 RCT 结果表明口腔消毒对 PPC 没有任何改善 [31]。作为一种具有生物学可信度的廉价和低风险的干预措施，有必要在 PPC 高风险的非心脏手术患者中进行明确的 RCT。

减少肺部炎症的特殊治疗方法

研究者已经通过随机对照试验对几种旨在减少 ARDS 中不常见的 PPC 的药物进行了评估。ARDS 发生率较高的手术类型包括食管、胸部和心脏手术。一项关于 β 受体激动剂的初步研究 [63] 提示其存在潜在的益处，但最终的Ⅲ期随机对照试验（预防 BALTI[64]）并没有证实这一点。一项探讨维生素 D 对 ARDS 高风险患者肺通透性影响的Ⅱ期随机对照试验表明，如果维生素 D 缺乏的患者可以被快速识别将非常有益 [65]。在撰写本文时，一项验证辛伐他汀效果的Ⅲ期随机对照试验 [66]（预防 HARP2）正在英国招募胸科手术患者 [67]。目前临床上尚无用于改善术后肺部炎症的药物。

术中

通气

受重症监护领域最有影响力的论文之一，（K）ARMA 研究 [68] 的启发，许多研究者已经开展了许多确定术中最佳通气参数的试验。生物学理论基础是通过减少 VILI 来降低 PPC。然而，在手术期间接受 IMV 的患者与在 ICU 接受 IMV 的 ARDS 患者不同，因为前者的肺通常没有损伤，并且机械通气时间（几小时 vs. 几天）也要短得多。

保护性肺通气（lung protective ventilation，LPV）没有统一的定义，泛指限制潮气量（目标是 6 ~ 8 ml/kg 理想体重），将气道平台压保持在 30 cmH_2O 以下，并使用 PEEP。在一个干预方案中使用多种不同的肺保护策略会使解释变得具有挑战性：即使看到了效果，也不清楚是哪种策略起到的作用。（表 20.1）。

在腹部外科患者中开展的具有里程碑意义的 LPV 研究（IMPROVE[42]）于 2013 年发表，结果表

表 20.1　关键参数和定义

关键参数		
潮气量	每次呼吸的容量	每千克理想体重的气体毫升数（ml/kg IBW）
气道平台压	指吸气过程中气流短暂停顿达到平衡时的最高压力	cmH_2O
呼气末正压（PEEP）	指呼气期间对抗肺排空的压力。无对抗压力，即 PEEP 为 0，也被称为 ZEEP	cmH_2O
其他术语		
肺复张	肺复张是一种通过短暂使用高气道压力来限制肺不张的干预手段。肺复张后可能会出现急性血流动力学损害	
驱动压	驱动压是指气道平台压和 PEEP 之间的差值，反映了肺的顺应性	

减量 PEEP 试验是通过修改呼吸参数来寻找可以同时满足最佳氧合及肺顺应性（单位压力变化的肺容量变化）的 PEEP 值

明接受 LPV 的患者预后较好，其中就包括 PPC 发病率降低。为了了解 PEEP 对改善预后的贡献程度，PROVHILO[69] 试验对比了高 PEEP（12 cmH_2O）和低 PEEP（2 cmH_2O）的两组基线相似的队列。所有患者均接受 8 ml/kg IBW 的潮气量。高 PEEP 组也接受了肺复张（recruitment maneuvers，RMS）。高 PEEP 组患者的临床预后没有改善，但却使心血管系统的不良预后风险增加。来自同一组的非常类似的一项研究（PROBESE[70]）观察了高 PEEP 和低 PEEP 对肥胖患者 PPC 的影响，也认为高 PEEP 没有好处。

有批评者认为，比较过低和过高的 PEEP 水平对我们理解术中 PEEP 帮助不大，某种程度上为了回应这一观点，西班牙进行了一项大规模多中心的个性化通气的 RCT（IPROVE[71]）。然而令人失望的是，优化术中通气在临床上并没有展现出益处。

一项包括 15 个 RCT 的患者数据荟萃分析发现，PPC 的发生率和潮气量大小之间存在量效关系，但 PPC 发生率和 PEEP 水平 [72] 之间则不存在这样的关系（图 20.1）。

一项系统性回顾研究和一项荟萃分析包含八项着眼于不同手术类型中术中通气量与临床结局关系的 RCT[73]，这些作者都建议采用低潮气量通气策略并谨慎使用低 PEEP。最近，专家们一致提出了关注术中通气量以减少 PPC 的建议 [74]。他们建议采用低潮气

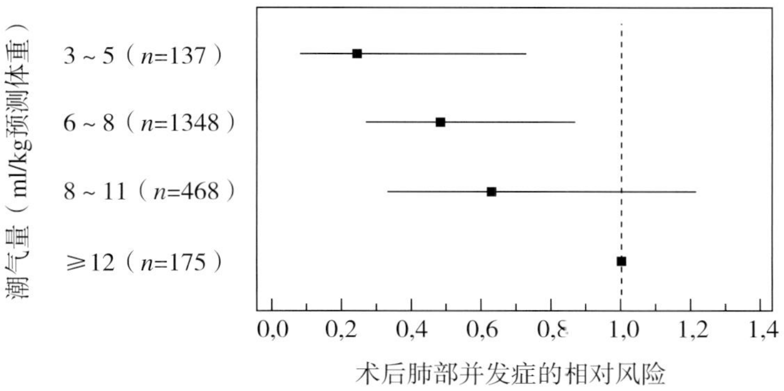

• **图 20.1** 不同潮气量下术后肺部并发症的相对风险（以潮气量≥ 12 ml/kg 预测体重时的 PPC 发生风险为参照）（From Serpa Neto A，Hemmes SN，Barbas CS，et al.Protective versus conventional ventilation for surgery：a systematic review and individual patient data meta-analysis. Anesthesiology.2015；123：66-78.）

量通气（6 ～ 8 ml/kg IBW），并将初始 PEEP 设定为 5 cmH_2O。尽管有证据表明 LPV 在某些方面是安全、有效且免费的，但也有证据表明许多麻醉医生更倾向于使用一刀切的处方：在 LAS VEGAS 术中通气的国际观察性研究中发现，大多数患者为潮气量 500 ml，每 min 12 次，使用 ZEEP 或 PEEP 为 5 cmH_2O[75]。

神经肌肉阻滞剂的残留效应

神经肌肉阻滞剂（neuromuscular blocking agent，NMBA）通常在全麻手术中使用，但越来越多的证据表明，它们的使用会促使 PPC 的发生 [22,23]。为了降低这些风险，现已提出了各种干预措施：使用改进的神经肌肉功能监测，优化使用 NMBA 拮抗剂，或完全避免使用 NMBA。这些措施已经成功降低了术后即刻不良事件的发生率，但没有证据表明它们可以降低 PPC。一项大型的国际观察性研究（POPULAR[22]）没有发现使用神经肌肉监测或者应用 NMBA 拮抗剂可以使 PPC 降低。无论使用 NMBA 拮抗剂（舒马多 vs. 新斯的明），还是在 4 个成串刺激比超过 0.9 时拔管都无法降低 PPC 发生率。使用 NMBA 会使 PCC 风险增高 1.86 倍，其 95%CI 为 1.53 ～ 2.26，但在高风险手术患者中避免使用 NMBA 是非常罕见的（2.3%）。其他结果表明，使用新斯的明以及神经肌肉监测对 PPC 的影响不大，新斯的明的应用甚至可能增加术后低氧的风险 [76]。

术后

呼吸支持

标准术后护理通常包括通过面罩输送未加湿的氧气。可以选择性地给予有低氧血症风险的患者［可能是接受阿片类药物自控镇痛的患者（patient controlled analgesia，PCA）］，或者需要额外的氧气支持来维持氧饱和度的患者，或者不那么有区别的患者。这种性质的呼吸支持主要目的是改善氧合，而不是通气支持（表 20.2）。

CPAP 和 NIV

患者可以通过密闭的面罩连接呼吸机来改善呼吸。呼吸机产生恒定压力的气体，称为持续气道正压通气（continuous positive airway pressure，CPAP）。当设置呼吸机使其可以检测到患者吸气并在吸气过程中提供额外的帮助，使吸气时可以提供更高的吸气压力，呼气时也提供一定的呼气压力，这就是双水平气道正压通气，通常被称为无创通气（noninvasive ventilation，NIV）。然而这个术语的使用仍未统一，有些人认为 CPAP 是 NIV 的一种形式。气道回路和患者接触面通常是紧密覆盖在鼻子和嘴巴的面罩（口鼻面罩）。也有一些研究人员使用鼻腔 CPAP，即面罩只覆盖鼻子，但现在这种情况很少见。

手术结束拔管后无论使用 CPAP 还是 NIV，其目的都是为了降低 PPC 的发生风险，这和它在医疗保健中的常见用法有很大的不同。然而，它有与其他用法一样的缺点 [77]，主要是患者耐受性差，因为它可能会让患者觉得不舒服或出现幽闭恐惧症。术后预防性使用的理论优势是：如果使用正确，它可以减少肺不张，改善肺顺应性、呼吸做功和氧合。此外，在部分上呼吸道阻塞（如阻塞性睡眠呼吸暂停）或呼气性动态气道塌陷（气管软化或支气管软化）的患者中，使用 CPAP 可以通过防止气道塌陷来改善通气。

术后预防性使用 CPAP 是很多小型 RCT 的关注重点，三项荟萃分析也得出了一致的结论，即 CPAP 可以降低 PPC 发生率 [78-80]。一项大型、实用性国际 RCT 目前正在招募腹部外科患者，其中一半患者将接受 4 h 的 CPAP，以期明确 CPAP 是否可以有效降

表 20.2 呼吸支持的特点总结[a,b]

	简易面罩[a]	高流量鼻氧[b]	CPAP[c]	NIV[c]
接触面	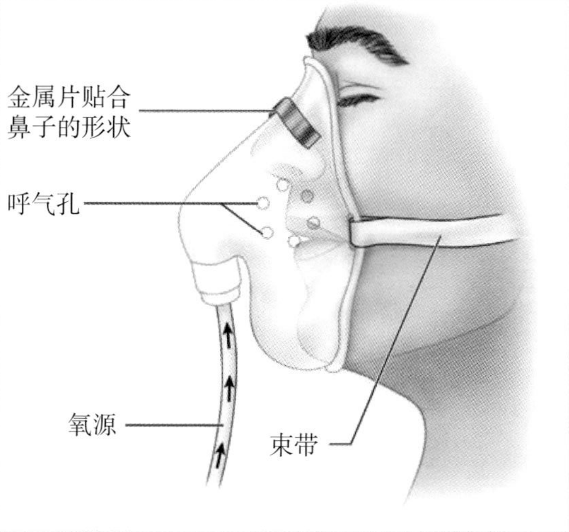	高流量鼻氧的鼻导管 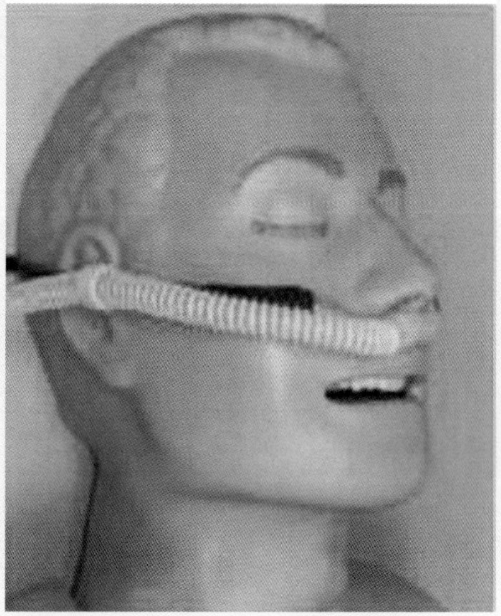	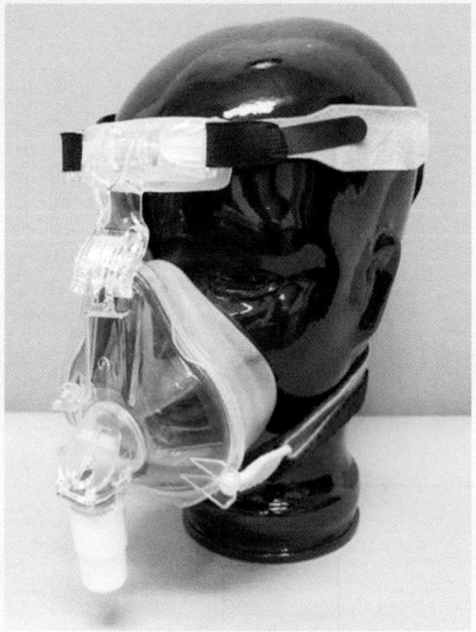	
压力	没有压力支持	持续的上呼吸道气流提供少量的压力支持。流量高达 40 ~ 60 L/min	持续正压通气，通常在 5 ~ 12 cmH_2O	无创通气通常提供 14 ~ 20 cmH_2O 的吸气压力和 5 ~ 10 cmH_2O 的呼气压力
通气支持	–	+	+	++
加湿和增温	否	是	可选	可选
输送氧浓度	满流量（15 L/min）并带储气袋的情况下，最高可达约 80%	可以输送 100% 氧气，但如果用嘴呼吸将会减少	高达 100%	高达 100%
花费	最小	$	$$	$$
专业需求	最小	+	++	+++

[a] From Silvestri LA，Silvestri AE，eds.Saunders Comprehensive Review for the NCLEX-RN Examination.8th ed.Elsevier；2020［Fig.69.22］.

[b] From Allardet-Servent J，Chiche L，Metz V，et al.Benefits and risks of oxygen therapy during acute medical illness：just a matter of dose! Rev Med Interne.2019；40（10）：670-676［Fig.1］.

[c] From Rand S，Main E，Shannon H，et al.Physiotherapy Interventions.In：Deheny L，Main E（eds）.Cardiorespiratory Physiotherapy：Adults and Paediatrics，5th ed.Elsevier；2016［Fig.7.43］

低 PPC 发生率以及 30 天死亡率[81]。

预防性使用 NIV（与 CPAP 相反）并不常见，除非患者已经出现一定程度的呼吸衰竭（在这种情况下不是预防性使用），或者患者发生呼吸衰竭的风险极高。一项在 2012[82] 年进行的荟萃分析确定了五项潜在的相关研究，这些研究在术后使用了 NIV，但经过仔细观察发现有两项研究是在治疗术后呼吸衰竭。剩下的三项都是随机对照试验，观察了标准护理下高风险患者鼻腔 CPAP 的疗效：一项试验显示只有氧合得到了改善[83]，另两项表明 PPC 发生率也有所减少[84,85]。此外还有一篇综述阐述了其他几项小型的不同研究。

高流量鼻氧

高流量鼻氧（high-flow nasal oxygen，$HFNO_2$）在成人围手术期、急诊和危重症患者护理中越来越受欢迎。空气和氧气在一个混合装置中混合，然后通过加热和加湿器，最后通过一个大口径的吸气回路和鼻导管输送给患者。流量最高可达 60 L/min，吸入氧浓度（FiO_2）在 0.21 ~ 1.0。理论上的优点包括：① CPAP 的程度取决于氧流量，也取决于患者是张嘴还是闭嘴呼吸[87]；②输送高流量恒定的 FiO_2；③由于高流量加快了上呼吸道二氧化碳的呼出，从而减少解剖无效腔；④维持正常的黏液纤毛清除，因为吸入的气体经过了加热和湿化，所以可以避免黏液纤毛干燥；⑤呼吸做功减少[88,89]。$HFNO_2$ 舒适性较高（它比 CPAP 或 NIV 耐受性好得多），主要缺点是不能及早识别需要明确治疗（如 IMV）的并发症风险。

评估 $HFNO_2$ 有效性的 RCT 大多是治疗性的，而不是预防性的，但最近有几项研究报道了 $HFNO_2$ 可能会减少 PPC 的发生率，另有一些研究结果正在撰写中。

OPERA 研究[93] 招募了 220 名腹部外科患者，从术后拔管开始给予 $HFNO_2$ 或标准治疗，维持到第 2 天早上。主要结局为避免低氧血症，次要结局包括 PPC。令人非常惊讶的是，没有一个结局指标提示 $HFNO_2$ 是有益的。几项针对心胸患者[91-96] 的小型研究并未得出一致结果，但荟萃分析发现，有强烈的迹象表明 $HFNO_2$ 可能会改善患者临床结局，包括 PPC 发生率降低[97]。

组合式护理措施和加速术后康复

加速术后康复（Enhanced Recovery After Surgery，ERAS）是一种多模式、多学科的手术患者护理措施，它结合了一系列贯穿整个围手术期的循证干预措施（通常取代传统做法）[98]。ERAS 协会是一个国际性的非营利专业协会，致力于促进、发展和实施适用于各种专科的 ERAS 计划（网址 https：//erassociety.org）。

ERAS 途径通常包括 20 多种不同的要素，这些要素在减少 PPC 发生率方面的有效性尚未明确，然而大多数 ERAS 途径共有的要素可能是有益的，表 20.3 对此进行了总结。

组合式护理措施是一系列（通常为 3 ~ 5 个）有循证基础的干预措施的合集，已有研究证明，当这一系列护理措施都被可靠地执行时，患者的预后有所改善。它们经常作为一项质量改进计划被引入。重症监护领域的一个很好的例子是用于预防呼吸机相关性肺炎（ventilator associated pneumonia，VAP）的一个组合式护理措施，它的大规模实施极大减少了 VAP 的发生率[99]。

当同时采用多种干预措施时，尤其是当对质量改

表 20.3 ERAS 中降低 PPC 的潜在要素

	入院前	术前	术中	术后
内科 / 麻醉	■ 改善术前基础状态	■ 预防恶心和呕吐	■ 术中液体优化（目标导向） ■ 神经阻滞	■ 多模式镇痛 ■ 预防 VTE ■ 早拔管
外科 / 技术			■ 微创技术	■ 尽早拔除引流管
护士 / 理疗师 / 卫生技术人员	■ 戒烟 ■ 减少饮酒 ■ 康复 ■ 营养支持			■ 尽早活动

进的总体投资的一部分，或者对支持某些组成部分的一些证据不确定时，结果的改善在多大程度上与该组合的各个方面有关是不确定的。再次以 VAP 组合式护理措施为例，一项回顾性队列研究结果显示，组合式护理措施中不同干预措施的潜在风险和获益差异很大（6 项干预措施中有 4 项可以改善预后，2 项则可能与不良预后有关），甚至可能增加 VAP 的发生风险 [100]。

一种名为 I COUGH 的 PPC 专用组合式护理措施已经在几种情况中被评估，其中包括激励性肺活量测定、咳嗽和深呼吸、口腔卫生、理解（患者教育）、鼓励活动和床头抬高。在两项前后对照研究中，所有患者在实施 ERAS 之前按照 I COUGH 被护理（不仅是 PPC 高风险患者），结果表明 I COUGH 可以降低 PPC 发生率 [101,102]，并且在实施 ERAS 之后 PPC 发生率持续降低 [103]。将 I COUGH 纳入 ERAS 的质量改进计划使 PPC 发生率逐渐降低 [104]。

PPC 的治疗

对因治疗

PPC 的治疗措施通常是针对术后 PPC 的具体诊断的。这方面有一个例外是 PE。术后 PE 需要抗凝治疗，但有可能会使手术部位出血的风险增加。尤其是当 PE 严重需要进行溶栓治疗时矛盾更加突出。如果 PE 导致了严重的血流动力学不稳定，那么 PE 的血流动力学效应引发的死亡风险可能会超过全身性血栓溶解导致的出血风险。此时一个很好的选择是导管定向溶栓，因为它在溶栓的同时也降低了并发症的风险。但目前指导决策的证据非常少。

呼吸衰竭中的通气支持

先前提出的通气支持和改善氧合方案也同样适用于治疗术后呼吸衰竭。第 39 章将详细介绍这一点。

重新建立 IMV 通常出现在呼吸衰竭很严重时或者在拔管后即刻。如果呼吸衰竭发生较晚，通常应避免 IMV，如果呼吸衰竭很严重或有进一步恶化的风险，则通常应用 CPAP 或 NIV[105]。在需要 IMV 时，推迟建立 IMV 将大大增加镇静和气管插管的风险，因此希望有经验的决策者及早参与。

结论

PPC 是常见且严重的，而且往往可以预防。功能评估和对 PPC 风险因素认识的提高将为共同决策提供更多信息，进而提高患者的满意度和预后。预防 PPC 被认为是围手术期研究的重点 [106]，尽管一些干预措施已经有了很好的研究，但仍有许多工作要做。

尽管将干预措施结合到围手术期组合式护理措施中，并将其应用于所有患者似乎是可取的，但结合 ERAS 后不同患者的风险 - 获益比可能会有所不同，因此最好仅在 PPC 高风险人群中应用组合式护理措施。

参考文献

1. Miskovic A, Lumb AB. Postoperative pulmonary complications. *Br J Anaesth.* 2017;118:317–334.
2. Jammer I, Wickboldt N, Sander M, et al. Standards for definitions and use of outcome measures for clinical effectiveness research in perioperative medicine: European Perioperative Clinical Outcome (EPCO) definitions: a statement from the ESA-ESICM joint taskforce on perioperative outcome measures. *Eur J Anaesthesiol.* 2015;32:88–105.
3. Abbott TEF, Fowler AJ, Pelosi P, et al. A systematic review and consensus definitions for standardised end-points in perioperative medicine: pulmonary complications. *Br J Anaesth.* 2018;120:1066–1079.
4. Charlesworth M, Glossop AJ. Strategies for the prevention of postoperative pulmonary complications. *Anaesthesia.* 2018;73:923–927.
5. Fleisher LA, Linde-Zwirble WT. Incidence, outcome, and attributable resource use associated with pulmonary and cardiac complications after major small and large bowel procedures. *Perioper Med.* 2014;3:7.
6. Utter GH, Cuny J, Strater A, Silver MR, Hossli S, Romano PS. Variation in academic Medical Centers' Coding practices for postoperative respiratory complications: Implications for the AHRQ postoperative respiratory failure patient safety indicator. *Med Care.* 2012;50:792–800.
7. Bagchi A, Rudolph MI, Ng PY, et al. The association of postoperative pulmonary complications in 109,360 patients with pressure-controlled or volume-controlled ventilation. *Anaesthesia.* 2017;72: 1334–1343.
8. Fernandez-Bustamante A, Frendl G, Sprung J, et al. Postoperative pulmonary complications, early mortality, and hospital stay following noncardiothoracic surgery: A multicenter study by the perioperative Research Network Investigators. *JAMA Surg.* 2017;152:157–166.
9. Patel K, Hadian F, Ali A, et al. Postoperative pulmonary complications following major elective abdominal surgery: a cohort study. *Perioper Med.* 2016;5:10.
10. Canet J, Gallart L, Gomar C, et al. Prediction of postoperative pulmonary complications in a population-based surgical cohort. *Anesthesiol J Am Soc Anesthesiol.* 2010;113:1338–1350.
11. Mazo V, Sabaté S, Canet J, et al. Prospective external validation of a predictive score for postoperative pulmonary complications. *Anesthesiology.* 2014;121:219–231.
12. Khuri SF, Henderson WG, DePalma RG, et al. Determinants of long-term survival after major surgery and the adverse effect of postoperative complications. *Ann Surg.* 2005;242:326–343.
13. Cohen ME, Liu Y, Ko CY, Hall BL. An examination of American College of Surgeons NSQIP surgical risk calculator accuracy. *J Am Coll Surg.* 2017;224:787–795.e1.
14. Gupta H, Gupta PK, Fang X, et al. Development and validation of a risk calculator predicting postoperative respiratory failure. *Chest.* 2011;140: 1207–1215.
15. Arozullah AM, Daley J, Henderson WG, Khuri SF. Multifactorial risk index for predicting postoperative respiratory failure in men after major noncardiac surgery. *Ann Surg.* 2000;232:242–253.
16. Warner M, Warner M, Weber J. Clinical significance of pulmonary aspiration during the perioperative period. *Anesthesiology.* 1993;78: 56–62.
17. Kluger MT, Short TG. Aspiration during anaesthesia: a review of 133 cases from the Australian Anaesthetic Incident Monitoring Study (AIMS). *Anaesthesia.* 1999;54:19–26.
18. Heo SM, Haase EM, Lesse AJ, Gill SR, Scannapieco FA. Genetic relationships between Respiratory Pathogens Isolated from dental plaque and bronchoalveolar lavage fluid from patients in the intensive care unit undergoing mechanical ventilation. *Clin Infect Dis.* 2008;47: 1562–1570.
19. El-Solh AA, Pietrantoni C, Bhat A, et al. Colonization of dental plaques: a reservoir of respiratory pathogens for hospital-acquired pneumonia in institutionalized elders. *Chest.* 2004;126:1575–1582.
20. Soussan R, Schimpf C, Pilmis B, et al. Ventilator-associated pneumonia: The central role of transcolonization. *J Crit Care.* 2019;50: 155–161.
21. Hamilton VA, Grap MJ. The role of the endotracheal tube cuff in microaspiration. *Heart Lung.* 2012;41:167–172.
22. Kirmeier E, Eriksson LI, Lewald H, et al. Post-anaesthesia pulmonary complications after use of muscle relaxants (POPULAR): a multi-centre, prospective observational study. *Lancet Respir Med.* 2019;7: 129–140.
23. McLean DJ, Diaz-Gil D, Farhan HN, Ladha KS, Kurth T, Eikermann M. Dose-dependent association between Intermediate-acting neuromuscular-blocking agents and postoperative respiratory complications. *Anesthesiology.* 2015;122:1201–1213.
24. Östberg E, Thorisson A, Enlund M, Zetterström H, Hedenstierna G, Edmark L. Positive end-expiratory pressure and postoperative atelectasis a randomized controlled trial. *Anesthesiology.* 2019;131: 809–817.
25. Duggan M, Kavanagh BP. Pulmonary atelectasis a pathogenic perioperative entity. *Anesthesiology.* 2005;102:838–854.
26. Touw HR, Parlevliet KL, Beerepoot M, et al. Lung ultrasound compared with chest X-ray in diagnosing postoperative pulmonary complications following cardiothoracic surgery: a prospective observational study. *Anaesthesia.* 2018;73:946–954.
27. Marini JJ. Acute lobar atelectasis. *Chest.* 2019;155:1049–1058.
28. Généreux V, Chassé M, Girard F, et al. Effects of positive end-expiratory pressure/recruitment manoeuvres compared with zero end-expiratory pressure on atelectasis during open gynaecological surgery as assessed by ultrasonography: a randomised controlled trial. *Br J Anaesth.* 2020;124(1):101–109.
29. Crompton JG, Crompton PD, Matzinger P, et al. Does atelectasis cause fever after surgery? putting a damper on dogma. *JAMA Surg.* 2019; 154:375–376.
30. Montravers P, Veber B, Auboyer C, et al. Diagnostic and therapeutic management of nosocomial pneumonia in surgical patients: Results of the Eole study. *Crit Care Med.* 2002;30:368.
31. D'Journo XB, Falcoz PE, Alifano M, et al. Oropharyngeal and nasopharyngeal decontamination with chlorhexidine gluconate in lung cancer surgery: a randomized clinical trial. *Intensive Care Med.* 2018;44:578–587.
32. Ishimaru M, Matsui H, Ono S, Hagiwara Y, Morita K, Yasunaga H. Preoperative oral care and effect on postoperative complications after major cancer surgery. *Br J Surg.* 2018;105:1688–1696.
33. Balzan S, de Almeida Quadros C, Cleva RD, Zilberstein B, Cecconello I. Bacterial translocation: Overview of mechanisms and clinical impact. *J Gastroenterol Hepatol.* 2007;22:464–471.
34. Mason CM. Bacterial translocation in the pathogenesis of pneumonia. *Clin Pulm Med.* 1994;1:215.
35. Bohl DD, BM1 S, RA1 S, B1 D, KT1 O, Della Valle CJ. Incidence, risk factors, and clinical implications of pneumonia following total hip and knee arthroplasty. *J Arthroplasty.* 2017;32:1991–1995.e1.
36. Bohl DD, Ahn J, Rossi VJ, Tabaraee E, Grauer JN, Singh K. Incidence and risk factors for pneumonia following anterior cervical decompres-

sion and fusion procedures: an ACS-NSQIP study. *Spine J*. 2016;16: 335–342.
37. Allou N, Bronchard R, Guglielminotti J, et al. Risk factors for postoperative pneumonia after cardiac surgery and development of a preoperative risk score*. *Crit Care Med*. 2014;42:1150.
38. Ranieri VM, Rubenfeld GD, Thompson BT, et al. Acute respiratory distress syndrome: the Berlin definition. *JAMA*. 2012;307:2526–2533.
39. Neto AS, Simonis FD, Barbas CS, et al. Lung-Protective ventilation with low tidal volumes and the occurrence of pulmonary complications in patients without acute respiratory distress syndrome: a systematic review and individual patient data analysis*. *Crit Care Med*. 2015;43:2155.
40. Calfee CS, Janz DR, Bernard GR, et al. Distinct molecular phenotypes of direct vs indirect ARDS in single-center and multicenter studies. *Chest*. 2015;147:1539–1548.
41. Shin H, Na H, Koh W, et al. Complications in internal jugular vs subclavian ultrasound-guided central venous catheterization: a comparative randomized trial. *Intensive Care Med*. 2019;45:968–976. https://doi.org/10.1007/s00134-019-05651-9.
42. Futier E, Constantin JM, Paugam-Burtz C, et al. A trial of intraoperative low-tidal-volume ventilation in abdominal surgery. *N Engl J Med*. 2013;369:428–437.
43. Kearon C, Aki EA, Comerota AJ, et al. Antithrombotic therapy for VTE disease: Antithrombotic therapy and prevention of thrombosis, 9th ed: American College of Chest Physicians Evidence-Based Clinical Practice Guidelines. *Chest*. 2012;141:e419S–e496S.
44. Kim JYS, Khavanin N, Rambachan A, et al. Surgical duration and risk of venous thromboembolism. *JAMA Surg*. 2015;150:110–117.
45. Cheng H, Clymer JW, Po-Han Chen B, et al. Prolonged operative duration is associated with complications: a systematic review and meta-analysis. *J Surg Res*. 2018;229:134–144.
46. Goel R, Patel EU, Cushing MM, et al. Association of perioperative red blood cell transfusions with venous thromboembolism in a North American Registry. *JAMA Surg*. 2018;153:826–833.
47. Santhirapala R, Fleisher LA, Grocott MPW. Choosing Wisely: just because we can, does it mean we should? *Br J Anaesth*. 2019;122: 306–310.
48. Qaseem A, Snow V, Fitterman N, et al. Risk assessment for and strategies to reduce perioperative pulmonary complications for patients undergoing noncardiothoracic surgery: a guideline from the American College of Physicians. *Ann Intern Med*. 2006;144:575–580.
49. Kulkarni SR, Fletcher E, McConnell A, Poskitt K, Whyman M. Preoperative inspiratory muscle training preserves postoperative inspiratory muscle strength following major abdominal surgery – a randomised pilot study. *Ann R Coll Surg Engl*. 2010;92:700–705.
50. Soares SM, Nucci LB, da Silva MM, Campacci TC. Pulmonary function and physical performance outcomes with preoperative physical therapy in upper abdominal surgery: a randomized controlled trial. *Clin Rehabil*. 2013;27:616–627.
51. Dronkers J, Veldman A, Hoberg E, van der Waal C, van Meeteren N. Prevention of pulmonary complications after upper abdominal surgery by preoperative intensive inspiratory muscle training: a randomized controlled pilot study. *Clin Rehabil*. 2008;22:134–142.
52. Katsura M, Kuriyama A, Takeshima T, Fukuhara S, Furukawa TA. Preoperative inspiratory muscle training for postoperative pulmonary complications in adults undergoing cardiac and major abdominal surgery. *Cochrane Database Syst Rev*. 2015:CD010356.
53. INSPIRE - Clinical Trials Network. Available at: https://www.pomctn.org.uk/INSPIRE.
54. do Nascimento Jr P, Módolo NS, Andrade S, et al. Incentive spirometry for prevention of postoperative pulmonary complications in upper abdominal surgery. *Cochrane Database Syst Rev*. 2014:CD006058.
55. Carvalho CRF, Paisani DM, Lunardi AC. Incentive spirometry in major surgeries: a systematic review. *Braz J Phys Ther*. 2011;15: 343–350.
56. Pasquina P, Walder B. Prophylactic respiratory physiotherapy after cardiac surgery: systematic review. *BMJ*. 2003;327:1379.
57. Boden I, Skinner EH, Browning L, et al. Preoperative physiotherapy for the prevention of respiratory complications after upper abdominal surgery: pragmatic, double blinded, multicentre randomised controlled trial. *BMJ*. 2018;360:j5916.
58. Grønkjær M, Eliasen M, Skov-Ettrup LS, et al. Preoperative smoking status and postoperative complications: A systematic review and meta-analysis. *Ann Surg*. 2014;259:52–71.
59. Mills E, Eyawo O, Lockhart I, Kelly S, Wu P, Ebbert JO. Smoking Cessation Reduces Postoperative Complications: A systematic review and meta-analysis. *Am J Med*. 2011;124:144–154.e8.
60. Theadom A, Cropley M. Effects of preoperative smoking cessation on the incidence and risk of intraoperative and postoperative complications in adult smokers: a systematic review. *Tob Control*. 2006; 15:352–358.
61. Myers K, Hajek P, Hinds C, McRobbie H. Stopping smoking shortly before surgery and postoperative complications: A systematic review and meta-analysis. *Arch Intern Med*. 2011;171:983–989.
62. Spreadborough P, Lort S, Pasquali S, et al. A systematic review and meta-analysis of perioperative oral decontamination in patients undergoing major elective surgery. *Perioper Med*. 2016;5:6.
63. Licker M, Tschopp JM, Robert J, Frey JG, Diaper J, Ellenberger C. Aerosolized salbutamol accelerates the resolution of pulmonary edema after lung resection. *Chest*. 2008;133:845–852.
64. Perkins GD, Gates S, Park D, et al. The Beta Agonist Lung Injury Trial Prevention. A Randomized Controlled Trial. *Am J Respir Crit Care Med*. 2014;189:674–683.
65. Parekh D, Dancer RCA, Scott A, et al. Vitamin D to Prevent Lung Injury Following Esophagectomy—A Randomized, Placebo-Controlled Trial*. *Crit Care Med*. 2018;46:e1128–e1135.
66. Shyamsundar M, McAuley DF, Shields MO, et al. Effect of simvastatin on physiological and biological outcomes in patients undergoing esophagectomy: A randomized placebo-controlled trial. *Ann Surg*. 2014;259:26.
67. Shyamsundar M, O'Kane C, Perkins GD, et al. Prevention of postoperative complications by using a HMG-CoA reductase inhibitor in patients undergoing one-lung ventilation for non-cardiac surgery: study protocol for a randomised controlled trial. *Trials*. 2018;19:690.
68. Brower RG, Lanken PN, MacIntyre N. Higher versus Lower Positive End-Expiratory Pressures in Patients with the Acute Respiratory Distress Syndrome. *N Engl J Med*. 2004;351:327–336.
69. Hemmes SN, Gama de Abreu M, Pelosi P, Schultz MJ. High versus low positive end-expiratory pressure during general anaesthesia for open abdominal surgery (PROVHILO trial): a multicentre randomised controlled trial. *The Lancet*. 2014;384:495–503.
70. Bluth T, Serpa Neto A, Schultz MJ, et al. Effect of intraoperative high positive end-expiratory pressure (PEEP) with recruitment maneuvers vs low PEEP on postoperative pulmonary complications in obese patients: A randomized clinical trial. *JAMA*. 2019;321:2292–2305.
71. Ferrando C, Soro M, Unzueta C, et al. Individualised perioperative open-lung approach versus standard protective ventilation in abdominal surgery (iPROVE): a randomised controlled trial. *Lancet Respir Med*. 2018;6:193–203.
72. Serpa Neto A, Hemmes SN, Barbas CS, et al. Protective versus conventional ventilation for surgeryA systematic review and Individual patient data meta-analysis. *Anesthesiol J Am Soc Anesthesiol*. 2015: 123:66–78.
73. Güldner A, Kiss T, Serpa Neto A, et al. Intraoperative protective mechanical ventilation for prevention of postoperative pulmonary complications. A comprehensive review of the role of tidal volume, positive end-expiratory pressure, and lung recruitment maneuvers. *Anesthesiol J Am Soc Anesthesiol*. 2015;123:692–713.
74. Young CC, Harris EM, Vacchiano C, et al. Lung-protective ventilation for the surgical patient: international expert panel-based consensus recommendations. *Br J Anaesth*. 2019;123:898–913.
75. investigators LASVEGAS. Epidemiology, practice of ventilation and outcome for patients at increased risk of postoperative pulmonary complications. *Eur J Anaesthesiol*. 2017;34:492–507.
76. Meyer MJ, Bateman BT, Kurth T, Eikermann M. Neostigmine reversal doesn't improve postoperative respiratory safety. *BMJ*. 2013;346: f1460.
77. Carron M, Freo U, BaHammam AS, et al. Complications of non-invasive ventilation techniques: a comprehensive qualitative review of randomized trials. *Br J Anaesth*. 2013;110:896–914.
78. Singh PM, Borle A, Shah D, et al. Optimizing prophylactic CPAP in patients without obstructive sleep apnoea for high-risk abdominal surgeries: A meta-regression analysis. *Lung*. 2016;194:201–217.
79. Ferreyra GP, Baussano I, Squadrone V, et al. Continuous positive airway pressure for treatment of respiratory complications after abdominal surgery: A systematic review and meta-analysis. *Ann Surg*. 2018;247:617.
80. Ireland CJ, Chapman TM, Mathew SF, Herbison GP, Zacharias M. Continuous positive airway pressure (CPAP) during the postoperative period for prevention of postoperative morbidity and mortality following major abdominal surgery. *Cochrane Database Syst Rev*. 2014; https://doi.org/10.1002/14651858.CD008930 pub2.
81. Pearse RM, Abbott TE, Haslop R, et al. The prevention of respiratory insufficiency after surgical management (PRISM) trial. Report of the protocol for a pragmatic randomized controlled trial of CPAP to prevent respiratory complications and improve survival following major abdominal surgery. *Minerva Anestesiol*. 2017;83:175–182.
82. Glossop AJ, Shepherd N, Bryden DC, Mills GH. Non-invasive ventilation for weaning, avoiding reintubation after extubation and in the postoperative period: a meta-analysis. *Br J Anaesth*. 2012;109: 305–314.
83. Böhner H, Kindgen-Milles D, Grust A, et al. Prophylactic nasal continuous positive airway pressure after major vascular surgery: results of a prospective randomized trial. *Langenbecks Arch Surg*. 2002;387: 21–26.
84. Kindgen-Milles D, Müller E, Buhl R, et al. Nasal-continuous positive airway pressure reduces pulmonary morbidity and length of hospital stay following thoracoabdominal Aortic surgery. *Chest*. 2005;128: 821–828.
85. Zarbock A, Mueller E, Netzer S, Gabriel A, Feindt P, Kindgen-Milles D. Prophylactic nasal continuous positive airway pressure following cardiac surgery protects from postoperative pulmonary complications: a prospective, randomized, controlled trial in 500 patients. *Chest*. 2009;135:1252–1259.
86. Chiumello D, Chevallard G, Gregoretti C. Non-invasive ventilation in postoperative patients: a systematic review. *Intensive Care Med*. 2011;37:918–929.
87. Groves N, Tobin A. High flow nasal oxygen generates positive airway pressure in adult volunteers. *Aust Crit Care*. 2007;20:126–131.
88. Corley A, Caruana LR, Barnett AG, Tronstad O, Fraser JF. Oxygen delivery through high-flow nasal cannulae increase end-expiratory lung volume and reduce respiratory rate in post-cardiac surgical patients. *Br J Anaesth*. 2011;107:998–1004.
89. Itagaki T, Okuda N, Tsunano Y, et al. Effect of high-flow nasal cannula on thoraco-abdominal synchrony in adult critically Ill patients. *Respir Care*. 2014;59:70–74.
90. Futier E, Paugam-Burtz C, Godet T, et al. Effect of early postextubation high-flow nasal cannula vs conventional oxygen therapy on hypoxaemia in patients after major abdominal surgery: a French multicentre randomized controlled trial (OPERA). *Intensive Care Med*. 2016;42:1888–1898.
91. Parke R, McGuinness S, Dixon R, Jull A. Open-label, phase II study of routine high-flow nasal oxygen therapy in cardiac surgical patients. *Br J Anaesth*. 2013;111:925–931.
92. Corley A, Bull T, Spooner AJ, Barnett AG, Fraser JF. Direct extubation onto high-flow nasal cannulae post-cardiac surgery versus standard treatment in patients with a BMI ≥30: a randomised controlled trial. *Intensive Care Med*. 2015;41:887–894.
93. Yu Y, Qian X, Liu C, Zhu C. Effect of high-flow nasal cannula versus conventional oxygen therapy for patients with thoracoscopic lobectomy after extubation. *Can Respir J*. 2017;2017:7894631. https://doi.org/10.1155/2017/7894631.
94. Ansari BM, Hogan MP, Collier TJ, et al. A randomized controlled trial of high-flow nasal oxygen (Optiflow) as part of an enhanced recovery program after lung resection surgery. *Ann Thorac Surg*. 2016;101: 459–464.
95. Brainard J, Scott BK, Sullivan BL, et al. Heated humidified high-flow nasal cannula oxygen after thoracic surgery — A randomized prospective clinical pilot trial. *J Crit Care*. 2017;40:225–228.
96. Zochios V, Collier T, Blaudszun G, et al. The effect of high-flow nasal oxygen on hospital length of stay in cardiac surgical patients at high risk for respiratory complications: a randomised controlled trial. *Anaesthesia*. 2018;73:1478–1488.
97. Wu X, Cao W, Zhang B, Wang S. Effect of high-flow nasal cannula oxygen therapy vs conventional oxygen therapy on adult postcardiothoracic operation. *Medicine (Baltimore)*. 2018;97.
98. Ljungqvist O, Scott M, Fearon KC. Enhanced recovery after surgery: A review. *JAMA Surg*. 2017;152:292–298.
99. Rawat N, Yang T, Ali KJ, et al. Two-state collaborative study of a multifaceted intervention to decrease ventilator-associated events. *Crit Care Med*. 2017;45:1208–1215.
100. Klompas M, Li L, Kleinman K, Szumita PM, Massaro AF. Associations Between Ventilator Bundle Components and Outcomes. *JAMA Intern Med*. 2016;176:1277–1283.
101. Cassidy MR, Rosenkranz P, McCabe K, Rosen JE, McAneny D. I COUGH: Reducing Postoperative Pulmonary Complications With a Multidisciplinary Patient Care Program. *JAMA Surg*. 2013;148: 740–745.
102. Wren SM, Martin M, Yoon JK, Bech F. Postoperative Pneumonia-Prevention Program for the Inpatient Surgical Ward. *J Am Coll Surg*. 2010;210:491–495.
103. Kazaure HS, Martin M, Yoon JK, Wren SM. Long-term Results of a Postoperative Pneumonia Prevention Program for the Inpatient Surgical Ward. *JAMA Surg*. 2014;149 914–918.
104. *Impact of a peri-operative quality improvement programme on postoperative pulmonary complications - Moore - 2017 - Anaesthesia - Wiley Online Library*. https://onlinelibrary.wiley.com/doi/full/10.1111/anae.13763.
105. Jaber S, Chanques G, Jung B. Postoperative noninvasive ventilation. *Anesthesiol J Am Soc Anesthesiol*. 2010;112:453–461.
106. Gillies MA, Sander M, Shaw A, et al. Current research priorities in perioperative intensive care medicine. *Intensive Care Med*. 2017;43: 1173–1186.

21 颈动脉和颅内手术

VIJAY K. RAMAIAH, MICHAEL L. JAMES, DHANESH K. GUPTA
田丽娟 译，石 佳 审校

颈动脉手术麻醉

在美国，每年大约有79.5万人首发或复发卒中。其中约61万为首次发生，18.5万为复发。2016年，卒中作为潜在死亡因素经过年龄调整的死亡率为37.3人/10万人。

50%～99%颈动脉狭窄的患者发生TIA后超急性期发生卒中的风险为：48 h 5%～8%，72 h 17%，7天8%～22%，14天11%～25%[1]。50%～99%颈动脉狭窄患者发生晚期卒中增加的临床风险因素为：男性、年龄＞75岁、大脑半球事件、多种合并疾病[1]。与卒中风险较低的相关临床/影像学参数为：特别是有50%～99%颈动脉狭窄的女性，眼部症状/腔隙性脑梗、颈动脉管腔平滑、慢性闭塞的女性。与50%～99%颈动脉狭窄患者晚期卒中增加相关的影像学特征包括：颈动脉管腔不规则狭窄、对侧闭塞、狭窄严重程度增加（但不是慢性闭塞）、颅内血管串联疾病、未建立颅内侧支循环、颈动脉斑块灰阶中位数（grayscale median，GSM）测量、斑块内出血MRI诊断、自发性栓塞的经颅多普勒（transcranial doppler，TCD）诊断、正电子发射断层扫描（positron emission tomography，PET）上颈动脉斑块中氟脱氧葡萄糖（fluorodeoxyglucose，FDG）的摄取增加[1]。

众多干预措施可以预防卒中复发。颈动脉手术作为一种干预手段，为预防脑卒中而进行的颈动脉手术有颈动脉内膜切除术（carotid endarterectomy，CEA）、颈动脉成形术/支架置入术和颈动脉血管重建术。在美国，CEA是最常用于预防脑卒中的手术。2014年，美国估计有86 000名住院患者接受了CEA[2]。

颈动脉内膜切除手术（CEA）

对于有70%～99%颈动脉狭窄的有症状的患者如在既往6个月内有同侧短暂性脑缺血发作（Transient ischemic attack，TIA）或无进展、非致残性卒中，推荐行CEA手术[3,4]。

对于有50%～69%颈动脉狭窄的有症状的男性，尤其是75岁以上的男性，可以考虑行CEA手术，但应参考其他临床和血管造影技术带来的风险收益。对于有症状的患者，预期寿命至少5年，围手术期脑卒中或死亡率小于6%。颈动脉狭窄程度小于50%的有症状患者不应考虑CEA。血管造影显示颈动脉接近闭塞的有症状的患者行CEA没有任何远期获益。年龄在40～75岁，颈动脉狭窄程度在60%～99%的无症状患者可考虑行CEA手术。预期寿命至少5年，围手术期脑卒中或死亡率小于3%。值得注意的是，在任何大型试验结果中，颈动脉狭窄程度在50%～69%有症状的女性都未显示明显的效果[5]。与发生脑半球事件的患者相比，患有视网膜缺血（间歇性黑矇或视网膜动脉梗死）的患者再次卒中的风险均较低。然而，当其他卒中的风险因素存在时，行CEA可能获益[6]。

术前评估

心血管系统

高达28%的CEA患者同时患有严重的冠状动脉疾病[7]，心肌梗死是CEA术后死亡的主要原因。然而，围手术期心肌梗死的总发病率较低［北美症状性颈动脉内膜剥脱临床试验（NASCET）数据为0.3%］[8]。CEA术后30天内，有临床症状的颈动脉狭窄（30%～99%）患者出现并发症的概率为8.1%：发生心肌梗死1%，其他心血管疾病（心律失常、充血性心力衰竭、心绞痛、高血压、低血压、猝死）为7.1%，呼吸系统并发症0.8%，短暂意识障碍0.4%，其他并发症0.7%。既往心肌梗死、心绞痛和高血压病史的患者，CEA 术后引发临床并发症的风险升高 1.5 倍[9]。在 50% ~ 99% 颈动脉狭窄程度的患者中，出现临床症状的患者有 11% ~ 25% 在 14 天内发生卒中。基于此结果，不建议符合诊断标准的患者推迟 CEA[5]。应根据非心脏手术围手术期评估指南，识别和优化可改变的风险因素，如高血压、冠心病、糖尿病和肾功能不全[10]。具有主要临床预测因素的患者，对疑似不稳定冠状动脉综合征，行 CEA 前可能需要进行心导管检查。在少数进行冠状动脉旁路移植术的患者中，根据冠状动脉和颈动脉疾病的严重程度可能需要分期或联合手术。

围手术期卒中的术前风险因素

CEA 导致脑卒中的风险因素可分为术前临床症状、神经和影像学因素。基于这些因素，有研究者提出了一种风险分层系统，并已被证实是预测 CEA 术后神经功能不良预后的一种有价值的工具[11]。风险分层见框 21.1。

麻醉管理

生理学

作为术前评估的一部分，应进行血压和心率测量，以确定患者围手术期临床管理特定的可接受范围。在整个过程中，特别是在颈动脉夹闭期间，血压应维持在正常范围高值，以增加侧支流量，防止脑缺血。

CEA 期间血流动力学波动很常见。低血压在全身麻醉下常见，通常在麻醉诱导后或颈动脉开放和脑血管再灌注后发生[18]。当不使用神经生理监测时，在单侧颈内动脉闭塞或严重狭窄的患者中，阻断颈动脉血流期间，提升血压，较原基线水平升高 10% ~ 20% 可能有帮助。通过适当的血管内水化治疗，避免过深的全身麻醉，以及血管收缩药物（去甲肾上腺素和麻黄碱等）可以稳定血压。在不存在严重左心室收缩功能障碍的情况下，去甲肾上腺素作用可能优于麻黄碱，因为与麻黄碱相关的收缩力和心率增加以增加心肌耗氧量的程度超过去甲肾上腺素引起的心肌室壁应力增加。

由于术中高血压和心动过速会增加心肌耗氧量，应避免血压升高超过基线的 20%，同时避免心动过速。此外，血压升高可能会使新发脑卒中患者面临梗死脑组织发生出血的风险。考虑到手术阶段、麻醉程度和患者心率应适当控制高血压。常用的治疗方法有加深麻醉、β 受体阻滞剂、尼卡地平和氯维地平等药物治疗。首选半衰期短的药物。

手术操作颈动脉窦或解剖时直接刺激迷走神经可能会出现心动过缓。在操纵颈内动脉和颈外动脉前，在颈内动脉与颈外动脉之间预防性注射局部麻醉剂，可以缓解心动过缓。然而，局部麻醉浸润可能会增加术中和术后高血压风险。服用抗胆碱能药物会导致心动过速、血压升高和心肌耗氧量增加，因此应避免使用这些药物。

严重的颈动脉狭窄，尤其是阻断期间，表现为总体区域血流不均和侧支循环代偿状态。供应缺血区域的血管通过扩张，血流可以从这些血管床转移到使用了脑血管扩张剂（如二氧化碳、吸入麻醉剂和硝酸

框 21.1　围手术期脑卒中的术前风险因素

临床风险因素
- 女性[5,12,13]
- 慢性肾功能不全（肌酐＞ 1.5 mg/dl）[14,15]
- 有症状的冠状动脉疾病（不稳定型心绞痛或在过去 12 个月内活动极小的心绞痛）[16]
- 糖尿病，胰岛素[15]
- 充血性心力衰竭
- 严重高血压
- 高龄（＞ 70 岁）合并疾病
- 肥胖
- 慢性阻塞性肺疾病

神经系统风险因素[1]
- 短暂性脑缺血发作（即每日发作 1 次以上）
- 使用肝素抗凝的短暂性脑缺血发作
- 多次脑卒中
- 手术前 24 h 内出现的缺血症状
- 患者症状情况：无症状患者及仅有眼部缺血事件的患者＜ TIA 患者＜脑卒中患者

放射学风险因素[1]
- 对侧颈内动脉闭塞
- 手术侧接近闭塞
- 术侧侧支循环血流量不足
- 同侧颅内狭窄
- 斑块延伸超过颈内动脉起始部 3 cm 或颈总动脉近端 5 cm
- 颈动脉高分叉部
- 血栓从手术病灶延伸

围手术期卒中风险分层[17]
- 第 1 组：无术前风险
- 第 2 组：仅有血管造影风险
- 第 3 组：有或无血管造影风险
- 第 4 组：神经系统风险伴或不伴药物血管造影风险

盐）的血管床（即脑窃血）。低碳酸血症或静脉麻醉剂（如硫喷妥钠和异丙酚）可能会使患者出现相反的情况（即反窃血）。总的来说，建议维持正常血碳酸浓度和低浓度吸入麻醉剂。

有足够的证据表明，非糖尿病患者出现高血糖预示预后不佳。将脑卒中 6 h 内和 24 h 内的高血糖定义为持续性高血糖，持续性高血糖不能改善神经系统功能，并与 30 天和 90 天的预后结果呈负相关。

全身麻醉

颈动脉手术行全身麻醉和局部麻醉的预后无差异。麻醉的选择应取决于患者和手术团队以及具有合并症和风险因素的特殊患者[20]。全身麻醉可提供理想的手术支持。需要密切关注血流动力学变量以确保快速和可控的苏醒，目前没有试验结果证据支持某种麻醉药物更有优势。然而异氟醚或巴比妥类药物预处理可以在颈动脉阻断期间提供脑保护是合乎逻辑的，但仍无数据表明可降低 CEA 术中脑卒中发生率或减轻其严重程度。

给予瑞芬太尼［0.05 ～ 0.2 μg/(kg・min)］治疗可减低术后交感反射，去甲肾上腺素可维持灌注压力。对于患者镇静深度，使用低剂量吸入麻醉剂［异氟烷或七氟醚，通常在最低肺泡浓度（minimum alveolar concentration，MAC）的 0.3 ～ 0.5］或者输注低于常规剂量异丙酚，可使用基于脑电图（EEG）的镇静深度监测［如脑电双频指数（bispectral index，BIS）］。可使用非去极化剂肌松药物。这种方法为脑电监测提供了血流动力学稳定性和稳定基础。在 CEA 期间，氧化亚氮可以使用。一氧化二氮可降低吸入麻醉剂的 MAC，并降低血管收缩药物的使用。一项关于全身麻醉与局部麻醉颈动脉手术（general anesthesia versus local anesthesia for carotid surgery，GALA）试验的二次分析发现，接受氧化亚氮治疗的患者更多患有冠状动脉疾病、外周血管疾病和心房颤动，然而术中使用氧化亚氮与围手术期脑卒中、心肌梗死和死亡风险增加无关。

缝合深筋膜层后，可以停止使用挥发性麻醉剂，同时给予肌松拮抗剂。在缝皮时，将瑞芬太尼的输注速度降低至 0.02 ～ 0.05 μg/(kg・min)，患者可苏醒。这种方法可在患者带管状态下进行神经系统评估。当血压升高时，可以给予拉贝洛尔以获得良好疗效，可根据情况输注尼卡地平、氯维地平和硝普钠。

区域麻醉

颈浅丛神经阻滞加上外科医生进行的局部麻醉药浸润，可以实现 C2 ～ C4 皮肤感觉阻滞。颈深丛神经阻滞也可安全实施，但会增加风险，如血管内或鞘内注射、同侧膈肌麻痹和局部麻醉药物毒性，而不会减少术中局部麻醉药追加的需要[21]。镇静深度要适度，尤其是在颈动脉阻断期间进行连续神经评估。在整个手术过程中，对意识、语言和对侧握力水平进行评估。患者拒绝、语言障碍和手术解剖复杂（如颈动脉分叉高）是区域麻醉禁忌证。

神经系统监测检测 CEA 期间脑缺血

CEA 期间的颈动脉阻断和颈动脉血管成形术/支架置入期间的球囊充气可导致狭窄颈动脉无血流通过。同侧大脑向闭塞侧血流灌注取决于侧支循环灌注。手术侧大脑有因侧支循环不良而发生缺血的风险，以及因动脉粥样硬化斑块破裂和（或）斑块碎片而发生血栓栓塞性卒中的风险。支架组患者围手术期脑卒中的发生率为 4.1%，CEA 组为 2.3%[22]。因此，在颈动脉手术期间监测缺血情况很重要。框 21.2 列出了常用监测指标。

在区域或局部麻醉下进行 CEA 时，监测清醒患者的神经和认知功能对于检测脑缺血非常重要。在一项对 314 名在区域麻醉下接受 CEA 的清醒患者的研究中，EEG 和颈动脉压力测量相比，清醒患者的神经监测在鉴别患者需要分流时更为敏感和特异[24]。区域麻醉唤醒监测需要患者合作，这可能很难实现。GALA 试验表明颈动脉手术进行全身麻醉和局部麻

框 21.2　神经系统监测以检测 CEA 术中缺血[23]

脑功能
- 清醒患者临床神经功能监测
- 脑电图（EEG）
- 体感诱发电位（SSEP）
- 运动诱发电位（MEP）

脑血流量
- 经颅多普勒超声
- 残端压力
- 氙 -133 冲洗

脑代谢
- 近红外光谱仪（NIRS）
- 颈静脉氧饱和度
- 结膜氧分压

醉的患者预后没有显著差异[25]。

术中EEG和体感诱发电位（somatosensory evoked potential，SSEP）监测对接受CEA的患者行选择性颈动脉分流术的脑卒中发生率低于常规分流术组[26]。研究发现颈动脉阻断期间，颈动脉压力测量25 mmHg、经颅多普勒（TCD）或EEG对监测脑缺血的效果最好[27]。EEG的敏感性为70%，特异性为96%，随着通道数的增加，诊断优势比增加。在64名接受异氟烷或氟烷-氧化亚氮麻醉的CEA患者中，SSEP（振幅降低超过50%）检测术后神经功能障碍的敏感性和特异性分别为100%和94%，而EEG分别为50%和92%[28]。SSEP是一项高特异性测试，患者围手术期神经功能障碍在手术中发生SSEP变化是正常患者的14倍[28]。经颅运动诱发电位（motor evoked potential，MEP）可以作为SSEP的辅助手段，避免SSEP的1.5%假阴性率[29]。

在CEA期间，大脑中动脉速度（middle cerebral artery velocity，MCAV）或脑微栓塞信号的TCD变化对预测围手术期脑卒中的特异性为72.7%，敏感性为56.1%。术中MCAV对预测围手术期卒中的特异性为84.1%，敏感性为49.7%[29]。

颈动脉残端压力是颈动脉阻断后颈内动脉远端侧的压力测量值。残端压力反映侧支循环的代偿性，并用于CEA期间确定进行选择性分流的位置。颈动脉残端压力＜50 mmHg和脑电图异常是患者在全身麻醉下接受CEA选择性分流的指征。在一项纳入474例颈丛阻滞下CEA患者的研究发现，7.2%患者出现神经病变，需行选择性分流；0.9%患者的收缩期残端压力≥50 mmHg，1.0%患者收缩期残端压力≥40 mmHg。如果在全身麻醉（general anesthesia，GA）下行CEA，收缩期残端压力阈值为40 mmHg有15%患者行分流手术，假阴性率为1.0%[30]。该结果与具有脑电图监测的GA下进行的CEA相似。

近红外光谱仪（near infrared spectroscopy，NIRS）是一种无创性连续脑血氧饱和度测定仪器，通过近红外光原理测量大脑额叶区域的血红蛋白氧饱和度。脑血氧测定显示，在颈动脉阻断或球囊闭塞期间，由于脑血流灌注和氧输送减少，同侧局部脑组织氧合（regional cerebral tissue oxygenation，$rSCO_2$）减少。在区域麻醉下接受CEA的患者中，$rSCO_2$较阻断前基线降低20%，作为神经系统损害的预测指标，其敏感性为80%，特异性为82.2%；假阳性率为66.7%，假阴性率为2.6%，阳性预测值为33.3%，阴性预测值为97.4%。在全身麻醉接受CEA的患者中，$rSCO_2$较基线水平降低25%以上，敏感性为100%，特异性为90.6%；阳性预测值为9%，阴性预测值为100%。当$rSCO_2$下降20%持续4 min以上，敏感性为100%，特异性为82.83%，阳性预测值为2.26%，阴性预测值为100%[31]。

术后管理

术后几天内血压可能持续不稳定，可给予血管活性药物进行治疗。术后高血压可导致脑过度灌注综合征、心肌缺血和颈部血肿。如果高血压患者给予拉贝洛尔无效，则可给予尼卡地平。

严重颈动脉狭窄患者，局部脑血管循环可能无法自动调节血流，术后造成血管扩张。突然增加的脑灌注压（cerebral perfusion pressure，CPP）和血流可导致脑水肿，称为灌注压突破综合征。通常发生在术后最初几个小时内，可表现为严重头痛、癫痫，甚至颅内出血。CEA后脑出血死亡率高，因此应谨慎控制血压。

伤口血肿是较常见的早期术后并发症之一，约占4%[32]。由于气道阻塞的风险因素增加，此类患者需气管插管行急诊手术探查。血肿引起的气管偏移、静脉和淋巴阻塞引起的咽部水肿可加重面罩通气和插管困难。此外，咽部水肿可能不在血肿清除后立即消失，如果插管时出现咽部水肿，应小心拔管。

颈动脉狭窄的颈动脉血管成形术和支架置入术治疗

颈动脉血管成形术和支架置入术（carotid artery angioplasty and stenting，CAS）越来越流行。CAS的优点是侵入性伤害最小，手术时间相对短，MAC麻醉，可避免具有合并症患者行CEA风险的增加。CEA技术上或解剖学上存在困难（包括颈部解剖困难、颈部颈动脉狭窄过高或过低、CEA后再狭窄或颈部放射治疗）无法开展时，也可以进行CAS治疗[33]。

与70岁以上患者的颈动脉内膜切除术相比，颈动脉狭窄的血管内治疗会增加围手术期卒中或死亡风险，然而与CEA相比，心肌梗死、颅神经麻痹和切口血肿的风险均较低。

颅内手术麻醉

制定颅内手术的麻醉计划需要麻醉师、外科医生和护理人员根据患者体位，术中使用类固醇、利尿剂和抗惊厥药物情况，预期失血量，术中血压，$PaCO_2$和体温等方面进行详细讨论。应特别考虑颅内压和容量的管理，气管插管和放置梅菲尔德固定器时保持血流动力学稳定，以及患者的顺利苏醒。大脑被坚硬的头骨包裹，不能耐受体积的增加，血供丰富可能引发脑出血。大脑不能耐受缺氧，因此大脑具有高度调节能力，能够自动调节区域血流。麻醉医师通过调节麻醉药物和生理因素，可以影响大脑代谢，因此麻醉医师应关注接受开颅手术的患者的病理生理学变化。

在颅内手术过程中，使用了越来越多的术中神经生理学监测技术，如MEP、SSEP、大脑 - 大脑皮层听觉诱发电位（brain stein auditory evoked potential，BAEP）、颅神经监测和肌电图（electromyogram，EMG）。依据术中神经生理学监测，与外科医生详细讨论颅内手术麻醉药物的选择。

神经外科患者的术前注意事项与其他外科手术类似，但有一些重要的影响因素。最重要的是术前基础神经评估。麻醉苏醒时，由于急诊手术严重程度或麻醉相关因素，神经系统功能不能恢复至术前状态。首先，麻醉医师必须认识到神经系统功能基线情况，并参与治疗过程。其次，麻醉医师必须认识到术前颅内压（intracranial pressure，ICP）和脑组织顺应性的大小，术中颅内高压发生的可能性。再次，麻醉医师应熟悉病灶解剖位置和大小、手术入路和患者体位、术中出血、脑水肿、术后神经功能障碍，还有气道保护和苏醒困难。最后，术前药物的使用也很重要。在手术过程中，可能会遗漏抗癫痫药、类固醇和抗生素的治疗，这可能会导致术后并发症。高剂量类固醇需求可能需要强化胰岛素治疗以维持正常血糖，需要高血压药物治疗的患者可对麻醉药物表现出过度的血流动力学反应[34]。麻醉医师进行神经外科手术前做好充分准备，包括重点病史和体检。

除术前评估外，麻醉医师还应考虑必要的术前用药。一般来说，应尽量减少或避免可导致术后神经系统功能改变的长效术前药物。鉴于其发生率，预防术后恶心、呕吐的药物提前给予是合理的。

麻醉诱导

开颅术麻醉诱导的特殊注意事项：维持脑灌注压和预防颅内高压。在自身调节受损的情况下维持脑灌注，必须避免低血压或颅内高压。早期研究发现，开颅手术麻醉诱导与ICP[35]显著增加相关，采用各种方法将其降至最低。适当的麻醉深度可以有效地减弱由有害刺激引起的交感神经反应和相关的颅内压升高，如气管插管、体位摆放和手术刺激。应保持完全的肌松状态，以避免咳嗽和肌紧张，通常在插管前使用阿片类药物和静脉注射利多卡因。除了减弱插管反应外，静脉麻醉剂还可以降低脑代谢率、脑血流量（cerebral blood flow，CBF）、颅内容积和颅内压。吸入性麻醉剂是有效的脑血管扩张剂，可代偿代谢抑制引起的血流量减少，致CBF、血容量和ICP依赖性增加。适度通气可以减缓ICP的增加[36]。对颅内压管理中使用的特定麻醉药物对开颅术后的预后影响尚不清楚，在麻醉诱导期尝试某种麻醉药物或技术来管理颅内压是困难的。

麻醉维持

与其他手术一样，神经外科麻醉维持通常并不复杂。然而，有两个特殊的考虑因素：注意颅内容积和紧急情况的出现。通常通过精细的头部定位、颅内压和颅内容积，避免颈静脉受压，维持正常通气和血压，避免高剂量的吸入性麻醉剂（大于1 MAC），并使用常规渗透性利尿剂，如甘露醇。特殊情况下，特别是当打开硬脑膜或后颅窝手术时，“肿胀”的脑组织可能通过硬脑膜缺损疝出，从而影响硬脑膜切开或手术视野。急性颅内高压的处理稍后讨论。

快速急救是为了快速全面地评估患者术后与可干预因素（如血肿或脑水肿）相关的神经功能障碍的需要。如果患者神经功能没有恢复至术前状况，可能需要进行脑部成像和常规经验性治疗。因此，无麻醉药物残留导致意识水平改变或术后神经功能障碍作用是至关重要的。麻醉后患者完全清醒、合作的方法包括低剂量的吸入性药物（0.5 ~ 0.7 MAC），辅以瑞芬太尼输注[36]。该技术通过手术刺激操作滴定瑞芬太尼，在手术结束时快速苏醒，从而达到良好的血流动力学平稳状态。除氧化亚氮外，所有吸入性麻醉剂均以剂量依赖性方式抑制脑氧代谢率（cerebral metabolic rate for oxygen，$CMRO_2$）。所有吸入性麻醉剂也是脑血管扩张剂。血管扩张效力的顺序大致为氟烷＞安氟醚＞地氟醚＞异氟醚＞七氟醚[37-40]。吸入性药物（氧化亚氮除外）的剂量为0.5 MAC，可使$CMRO_2$显著减少，CBF减少。在1.0 MAC时，CBF不变，由于$CMRO_2$降低导致的CBF减少与吸入性麻醉剂的血管舒张作用（CBF增加）相平衡。

在1.0 MAC以上，随着吸入性药物的血管扩张活性和随后的CBF增加，发生血流 - 代谢解偶联。

对于使用神经生理监测技术的外科手术，可用异丙酚替代吸入性麻醉剂。使用瑞芬太尼时监测 MEP 和 EMG 可以避免神经肌肉阻滞情况。

动脉血压的管理

一般来说，开颅手术患者血压需保持正常。然而，有时低血压或高血压更适合开颅手术。血压通常可以通过调整麻醉深度来处理。基于大剂量瑞芬太尼输注的麻醉技术可能造成明显的血管扩张和低血压，通过去氧肾上腺素等 α 激动剂药物可纠正麻醉药引起的低血压。当需要动脉血压升高时（如对于具有缺血性风险的患者），推荐使用去氧肾上腺素。然而，低心输出量患者可通过适当血管内容量治疗和 α-β 受体激动剂正性肌力药物的支持（即去甲肾上腺素）达到目的。当须严格维持血压以避免高血压降低时（如动脉瘤阻断期间的诱导和苏醒期），给予钙通道阻滞剂、尼卡地平[41]或氯维地平。这两种药物都能快速有效地治疗血压升高，并使血压严格保持在目标范围内。药物的选择主要取决于使用者的选择，由于起效快且易于滴定，氯维地平的药代动力学可能更有利。硝普钠的可干扰大脑对血流的自动调节，通过增加动脉血管的血容量使颅内压升高；尼卡地平则不存在这种情况[42]。当不需要精准调控维持血压时，可使用长效药物，如拉贝洛尔或可乐定。

通气管理

$PaCO_2$ 在 20 ~ 80 mmHg，其变化会引起 CBF 的平行变化，CBF 是脑血容量（cerebral blood volume，CBV）的替代指标。由于头骨结构和血管相对不变的容积，CBV 是 ICP 的直接决定因素。虽然 CBF 很容易测量，但 CBV 不容易测量（尤其人类）。恒定平均动脉压（mean arterial pressure，MAP），$PaCO_2$ 引起的 CBF 变化与 CBV 变化相关。事实上，ICP 监测患者的大量临床证据表明，$PaCO_2$ 的减少会导致 ICP 的短暂降低，反之亦然[22]。理论上造成二氧化碳蓄积是常见的做法。然而，创伤性头部外伤患者颈静脉逆行血红蛋白氧饱和度表明，$PaCO_2$ 的降低可能会加剧大脑低灌注，这可能是脑血管收缩的结果[43]。因此，对因占位性病变而接受开颅手术的患者不支持大幅降低 $PaCO_2$。然而，适当降低 $PaCO_2$ 可减低吸入性麻醉剂的血管扩张作用[43]。最后，因为生理性无效腔变异性不可预测，神经外科手术患者的动脉呼气末 CO_2 更重要。

术中液体管理

开颅手术患者术中液体管理的目标：维持正常血容量，避免血浆渗透压下降。渗透性利尿治疗通过利尿缓解脑水肿。尽管如此，也需要维持正常血容量，因为高血容量和低血容量对某些形式的脑损伤都是有害的[44]。正常血容量促进改善渗透性利尿，低血容量导致低灌注，尤其是术中突发大量失血。因此，术前应补充体液不足，一旦开始高渗治疗，应通过利尿来维持正常血容量。尽管没有结果数据支持任何特定的液体选择，由于尿液渗透压接近 310 mmol/L，因此应选用生理盐水（渗透压 308 mmol/L），比低渗性乳酸林格氏溶液更适宜。在严重失血的情况下，容量管理更具挑战性。由于渗透性利尿，尿量不能作为血管容量的测量指标，在密切观察患者低血容量症状时，应仔细预估手术液体损失量。相关凝血研究旨在及早预测并给予适当药物治疗凝血功能障碍。

由于存在潜在的出血因素，使用合成胶体溶液治疗手术失血存在争议[44]。越来越多的证据表明，合成含淀粉类的胶体溶液与危重症患者的出血、输血需求和肾脏替代治疗（RRT）发生增加相关。与晶体溶液相比，人血白蛋白和新鲜冰冻血浆与 RRT 需求增加无关[44]。尽管人血白蛋白对凝血功能和 RRT 几乎没有影响，但在创伤性脑损伤（traumatic brain injury，TBI）的危重症患者中，用人血白蛋白进行液体复苏的死亡率高于用生理盐水进行复苏的死亡率[44]。严重 TBI 患者复苏时使用人血白蛋白与 ICP 升高相关，这可能是此类患者死亡率增加的原因。

肌松剂

在开颅手术中应用琥珀酰胆碱需要特别注意。在动物和人类研究中，当颅内顺应性较差时，琥珀酰胆碱会增加颅内压，尽管颅内压增加通常很小且短暂。动物证据表明，束状作用于琥珀酰胆碱导致颅内压升高效应的机制为肌颤，且有数据表明，非去极化肌松剂预处理可以减少肌颤发生，可防止药物引起的 ICP 变化[45]。另一种可能的机制是，由肌梭阻断大脑大量放电，导致代谢率短暂增加和 CBF 相应增加[46]。与其他决策一样，在选择琥珀酰胆碱时，必须权衡风险与收益。在非紧急开颅手术时，琥珀胆碱导致的 ICP 升高可以通过使用非去极化肌松剂改变。同时，需要建立紧急气道管理，以及低颅内顺应性患者需要缓解高碳酸血症和低氧血症时，琥珀胆碱可以作为气管插管的可选药物。

大多数接受开颅手术的患者近期都服用过抗惊厥药物。有明确证据表明，抗惊厥药物可以缩短非去极化肌松药的作用时间[46]，即使是小剂量也会缩短其作用时间。其机制尚不清楚，但通过霍夫曼消除代谢的非去极化药物（如阿曲库铵和顺阿曲库溴铵）对服用过抗惊厥药物的患者有效。

应急管理

涉及开颅手术的神经外科手术中，麻醉苏醒方案应从诱导开始。在血流动力学和气道稳定的情况下，目标计划是达到预计恢复水平以评测神经系统功能。失败可能归因于麻醉或手术，这会明显改变后续治疗。如果失败的原因是手术，通常会进行 CT 扫描，以排除血肿形成或严重脑水肿。如果存在麻醉问题，则可能需要使用阿片类药物拮抗剂或肌松药拮抗剂。因此，在计划麻醉剂时，可选择可监测药物浓度的麻醉药，或药效学机制明确可清除或逆转的药物。最好选择单一麻醉药，这样可独立排除药物作用。

尽管硬脑膜开放手术刺激的程度微乎其微，但接受开颅术后患者疼痛明显。由于阿片类镇痛药的延迟作用和镇静作用，常导致出现高血压、心动过速、咳嗽、紧张和术后疼痛控制不足[47]。唯一的超短效阿片类镇痛药瑞芬太尼，可以提供稳定的血流动力学和快速平稳的苏醒，但缺乏术后镇痛效果。与芬太尼相比，在开颅手术中接受瑞芬太尼输注的患者术后收缩压更高和镇痛需求更早[49]。右美托咪定作为一种有益的辅助药物，已被证明可以减少麻醉需求和延缓术后镇痛。

一个实用的方法是假设麻醉医师需要在头部敷料完成后 5 ~ 10 min，控制麻醉苏醒。因此，神经肌肉阻滞维持到完成头部包扎，同时停止吸入性麻醉药，不再给予阿片类药物（如芬太尼或舒芬太尼），然而瑞芬太尼继续输注维持麻醉。此外，氧化亚氮可用于替代其他吸入性麻醉药。与静脉麻醉药物比，氧化亚氮的浓度可以通过呼气末气体来确定，这有助于分析原因。然而，氧化亚氮通常耐受性良好，但麻醉医师在临床上发现明显扩张的脑血管造成气脑时，应谨慎。此外，快速清除的静脉药物，如利多卡因，可以在接近结束几分钟内维持麻醉。最后，如果使用瑞芬太尼，在敷料完成之前，输液速度可以保持不变[51]。然而，在停用瑞芬太尼之前，提供过渡性镇痛（成人通常为 50 ~ 100 μg/kg 吗啡或 1 ~ 2 μg/kg 芬太尼）很重要。

除可预测的突发事件以外，第二个担忧是高血压。由于目前尚不清楚的机制，接受开颅手术的患者在苏醒期往往表现出极度的高血压，并持续到康复的早期阶段。由于可能出现颅内出血，必须在高血压出现之前制定治疗计划。除了确保足够的镇痛外，预防剂量的拉贝洛尔可能是有益的（通常为 40 ~ 60 mg）。此外，尼卡地平或氯维地平可快速、容易滴定，不会导致 ICP 增加（见“动脉血压的管理”一节）。虽然术后血肿的患者在早期恢复期间会出现高血压，但出血的来源几乎总是外科因素，因此止血无疑是重要的。然而，由于需要紧急清除血肿形成相关的死亡率很高，因此建议在紧急情况下治疗高血压。

最后，开颅手术术后恶心呕吐（postoperative nausea and vomiting，PONV）是常见的问题。除了不舒服，它还可导致术后高血压。研究表明，超过 50% 的患者患有这种并发症。其发生率与麻醉方式（清醒或全身麻醉）和阿片类药物剂量无关，这表明是手术本身引起的。女性、年轻患者和接受幕下开颅手术的患者的风险更大[52]，但预防性给予止吐治疗可以显著降低术后重度恶心呕吐的发生率。氟哌啶（0.625 mg）与 4 mg 昂丹司琼具有相同效果，且不会引起明显的镇静作用[53]。许多患者需要多种药物来控制恶心和呕吐。在预防术后呕吐方面，40 mg 阿哌替酮和 10 mg 地塞米松的联合使用比 4 mg 昂丹司琼和 10 mg 地塞米松联合使用更有效，但不影响恶心的发生率或严重程度，也不影响止吐药物的需求[54]。总之，接受开颅手术的患者通常需要采取某种形式的预防措施。

过程 - 具体问题

开颅术中唤醒

尽管大脑扫描技术（MRI 和 PET）可以无创识别主导言语的大脑半球，但当言语中心靠近手术视野时，术中定位功能区皮质仍然是保证言语功能保存最可靠的方法[55]。定位言语皮质，最初是为了最大限度地切除主导半球的癫痫灶而开展的，为安全地、最大限度地切除言语皮质附近的其他皮质组织，特别是切除低分化程度的胶质瘤和血管畸形同样有用[56]。神经安定镇痛术和间断全身镇痛是过去最常用的技术。短效可滴定麻醉药物和麻醉药物的发展催生一种“睡眠 - 唤醒 - 睡眠麻醉”技术（例如术中唤醒的自主通气的全身麻醉），用于风险高的言语皮质开颅手术。镇痛药物和静脉麻醉剂的联合使用会导致呼吸肌动力下降、高碳酸血症和颅内压升高。有反流风险、肥胖、慢性阻塞性气道疾病或有气道阻塞倾向的患者面临着特别的挑战，这些风险因素甚至可能会限制该项技术的使用。

Wada 测试：确定是否需要语言测试

由于语言皮质是单侧结构，术前需要对包含语言皮质的半球进行 Wada 测试[57]。Wada 测试是左利手和双利手患者在 Sylvan 区附近进行操作的初步试验，如果右利手患者对哪个大脑半球在语言中占优势存在疑问，也可在右利手患者中进行。该试验通过颈动脉内注射异戊巴比妥来进行。当注射的颈动脉供应语言优势半球时，将导致即刻语言中断、对侧偏瘫和意识维持。通过颈动脉注射异戊巴比妥后的语言保留和对侧偏瘫来识别非优势半球[57]。

术中电生理和解剖学的语言测试成分

通过大脑皮质的电刺激可映射语言功能[56]。患者的语言功能可通过普通名称物体图片测试。当患者说出图片名称时，皮质部位受到刺激。可确定三组位点。在第一组位点上，会导致重复错误；第二组在多个测试中仅显示单一错误；第三组则完全没有刺激效果。出现重复错误的区域似乎对特定的语言功能至关重要，因为当皮质切除侵犯这些部位时，通常会发生失语症。然而，刺激仅产生偶尔错误的区域对该特定语言功能看似并不重要，至少其中一些区域可以切除而不会导致失语症。过小的电流可能无法充分阻断局部皮质功能，而过大的电流则可能诱发癫痫发作。

因此，确定皮质脑电图的残余流量阈值，并使用低于该阈值的电流来识别刺激映射的语言皮质，减少诱发全面性癫痫发作是非常必要的。药物对惊厥阈值的影响应该是最小的，一般情况下，惊厥阈值在测试期间应该是恒定的。术中癫痫发作可以通过用冰水冲洗受刺激的皮质来中止，或者可能需要小剂量的短效镇静剂（如巴比妥、苯二氮䓬或异丙酚）。

比较神经安定镇痛术和全身麻醉用于定位清醒皮质的效果

神经安定镇痛术也称为清醒镇静镇痛，依赖于芬太尼和氟哌啶滴定至特定浓度，而不根据体重给药[58]。神经安定镇痛术的目标是使患者能够长时间不动并忍受手术不适，同时保持语言反应。通过增加芬太尼的剂量保持短时间的无意识状态以完成不能耐受疼痛的手术部分。因此，神经安定镇痛术被更准确地描述为全身麻醉间歇期的神经减压镇痛。意识丧失可伴有通气不足或气道阻塞，导致缺氧、高碳酸血症和 ICP 升高。这些并发症有时需要转为气管插管全身麻醉并控制通气。

尽管大多数接受清醒皮质定位的患者可以通过神经安定镇痛术成功进行手术，但仍有一小部分患者（2% ~ 16%）无法忍受手术，需要转为全身麻醉。在这些患者中，气道控制可能是一项挑战。直接喉镜插管需要迅速揭开治疗巾，并在需要时将患者头部固定架取下。紧急盲探经鼻插管可能是一种选择，虽然这种方法一定能成功。替代方案包括使用纤维支气管镜或插管型喉罩（LMA），也可以结合使用。

在使用 LMA（经典、Proseal 或 Igel）的 140 名患者中，所有患者均置于侧卧位，通过压力控制通气。麻醉维持方式包括靶控输注异丙酚和瑞芬太尼。所有患者在放置 Mayfield 头部固定器和切皮之前都接受了利多卡因头皮浸润麻醉。所有患者顺利清醒，进行清醒检测和神经测试。在第二睡眠阶段，54 名植入 LMA 的患者中，46 名患者没有失败或困难，8 名患者放置困难。91 名患者尝试使用视频喉镜或 Fastrach 喉罩进行气管插管，其中 5 名插管失败，未出现 LMA 通气失败。1 名患者出现与胃内容物吸入相关的严重肺部并发症[59]。

紧急情况下，为了尽量减少发生咳嗽与气道插管相关的 Valsalva 动作，采取自主通气支持的方式。在睡眠 - 唤醒 - 睡眠技术中，滴定瑞芬太尼和异丙酚的输注产生了良好的结果，只有 2% 的患者在皮质定位时转换为全身麻醉[60]。气道支持取决于患者是否保持气道通畅和足够的呼吸动力，必要时，通过鼻吸或 LMA 建立正压通气。使用神经安定镇痛术不良反应的发生率与既往发生率相当。一定程度的高碳酸血症（$PaCO_2$ 中位数为 50 mmHg，范围为 47 ~ 55 mmHg），呼吸暂停的发生率很高，强调了使用正压通气方式的有效性。

表 21.1 总结了开颅手术中清醒语言测试的麻醉技术，说明开颅手术期间唤醒测试的麻醉管理没有任何一种是完美的。麻醉方式选择和术中并发症的处理取决于患者和手术要求（患者体位、手术持续时间、清醒持续时间和清醒期时段）。外科医生、患者、麻醉医师和电生理学家之间的密切沟通（术前和术中）至关重要。关注患者舒适度的细节、患者监测的细节

表 21.1 清醒开颅手术研究汇总

作者	年份	*n*	监护	药物	研究技术	副作用和预后
Trop 等 [58]	1986	2000（描述性综述）	无创 未导尿	氟哌利多 0.15 mg/kg 芬太尼 0.5 ～ 0.75 μg/kg 巴比妥 局部麻醉：局麻浸润，但未说明类型、数量和位置	神经安定镇痛术 给予芬太尼和氟哌利多维持镇痛和充分通气 巴比妥用于术中短暂意识丧失	70% 神经阻滞技术 25% 追加美索比妥 5% 需要改为 GA 恶心和呕吐，12% 癫痫，发生率未说明
Archer 等 [61]	1988	354	无创 未导尿 转为 GA 患者行动脉测压	芬太尼 6（1 ～ 24）μg/kg 氟哌利多 10（0 ～ 40）mg 美索比妥 150（0 ～ 890）mg 局部麻醉：0.67% 丁哌卡因与 0.25% 肾上腺素按 50∶50 混合 头皮浸润，如果需要再沿着中脑膜动脉和硬脑膜打开骨瓣	神经安定镇痛术 追加芬太尼，以维持正常呼吸，保持气道反应，并为神经测试提供基础 给予美索比妥刺激皮质活动 也用于镇静或控制癫痫发作	癫痫，16% 恶心和呕吐，8% 过度镇静，3% 改变为 GA[a]，2% “痉挛”脑，1.4% 局麻药毒性，2%
Sartorius 等 [62]	1997	未说明	动脉测压 导尿	—	神经安定镇痛术 目标是测试患者对口头指令的反应性，并有足够的镇痛以耐受局部麻醉药物的浸润和长时间的相对不动	—
Silbergeld 等 [63]	1992	9	未说明	氟哌利多，1.25 ～ 2.5 mg 芬太尼，50 ～ 150 μg 丙泊酚，单次，1 ～ 2 mg/kg	间断的 GA 镇静技术 术前用药氟哌利多，1.25 ～ 2.5 mg 芬太尼，50 ～ 150 μg 丙泊酚滴定用于无呼吸暂停的镇静 “在开始任何可能引起疼痛的操作之前，应给予充分的麻醉”	丙泊酚给药过程中，33% 患者可回忆部分术中事件 苏醒时间和苏醒情况不因异丙酚剂量或持续时间而改变 异丙酚不改变 ECoG
Herrick 等 [64]	1997	37	无创	丙泊酚 PCS：丙泊酚 0.5 mg/kg 单次推注，锁定 3 min，基础输注 0.5 mg/(kg·h) 抗精神病药：初始静脉推注氟哌利多 0.04 mg/kg，芬太尼 0.7 μ g/kg，输注芬太尼 0.7 μg/(kg·h) 所有患者均接受头皮和脑膜局部麻醉，根据需要注射芬太尼（25 μg）和茶苯海明	镇静技术 vs . 神经安定镇痛术 异丙酚与精神安定镇静技术行 PCS 的前瞻性试验	异丙酚组镇静评分明显高于对照组 两组术中事件的回忆均无抑制 所有患者在整个手术过程中易激惹 呼吸频率 < 8 次多见于芬太尼 / 丙泊酚组 与心动过速相关的疼痛在神经安定镇痛术组中更常见 术中癫痫发作多见于神经安定镇痛术组
Welling 和 Donegan[65]	1989	4	1 例患者动脉测压	氟哌利多，2.5 mg 阿芬太尼推注，5 ～ 7.5 μg/kg，持续输注 0.25 ～ 2.0 μg/(kg · min)	神经安定镇痛术 患者镇静、自主呼吸、舒适 试验期间阿芬太尼输注量维持在较低水平	依托咪酯在 1 个“痉挛”脑患者中引起癫痫发作，1 例患者对减少阿芬太尼输注和自动过度通气没有反应 甘露醇取得了良好效果

续表

表 21.1 清醒开颅手术研究汇总

作者	年份	*n*	监护	药物	研究技术	副作用和预后
Gignac 等[66]	1993	30	无创血压监测 经鼻测 CO_2	氟哌利多，0.014 mg/kg 二甲苯肼，0.25 mg/kg 阿片类药物注射和输注： 芬太尼 0.75 μg/kg + 0.01 μg/(kg · min) 舒芬太尼 0.075 μg/kg 和 0.0015 μg/(kg · min) 阿芬太尼 7.5 μg/kg 和 0.5 μg/(kg · min)	神经安定镇痛术[e]	患者鼻导管 CO_2 > 45 mmHg，33% 恶心，50% 转为 GA，2/30 过度镇静，2/30 低血氧饱和度，3/30 癫痫，5/30
Huncke[67]	1998	10	GA 后动脉测压 导尿	诱导：戊巴比妥或异丙酚 维持：N_2O 和地氟烷、异氟烷或七氟烷 丙泊酚 切口浸润 0.5% 丁哌卡因	GA 术中唤醒，“睡眠 - 唤醒 - 睡眠” 患者自我定位 经鼻或经口插管唤醒 过度换气 术中拔管前利多卡因局部浸润 经支气管镜或换管器行皮质监测后再插管	鼻出血，2 个患者 再插管患者 > 50%
Taylor[68]	1999	200	不经常使用动脉导管、中心静脉测压或导尿	局部麻醉药物切口浸润 短效镇静剂丙泊酚、咪达唑仑和芬太尼（未指定剂量），以保持患者舒适	—	明确指出排除标准（因语言障碍、严重语言障碍、精神发育迟滞、情绪不稳、意识水平下降等不能合作），剔除比例 105/305 5 例定位阴性患者出现新的永久性神经障碍 2 例定位阳性患者出现新的永久性神经障碍 术前精神状态好的患者比术前存在神经障碍的患者有更低的并发症发生率 67% 未入住 ICU
Keifer 等[60]	2005	98	动脉测压 导尿	瑞芬太尼，0.05 μg/(kg · min) 丙泊酚，115 μg/(kg · min)	睡眠 - 唤醒 - 睡眠麻醉 带有自然或“支架”气道的自发性通气 正压通气时，呼吸暂停	测试成功，98% 急诊遗漏，5% 转为 GA，2% 呼吸暂停，66% Mayfield 头架放置时出现高碳酸血症和高血压 头痛，16% 恶心，8%

续表

表 21.1 清醒开颅手术研究汇总

作者	年份	*n*	监护	药物	研究技术	副作用和预后
Deras[59]	2012	140	无创 导尿	TIVA 丙泊酚和瑞芬太尼 TCI 头皮浸润 20 ml 2% 利多卡因和肾上腺素 硬脑膜浸润采用利多卡因	睡眠 - 唤醒 - 睡眠麻醉 第一睡眠阶段：TIVA 与 LMA 应用于所有患者 三种不同的 LMA：经典、Proseal 和 I-gel 侧卧位压力控制通气，压力 < 15 cm H_2O 清醒期：侧卧位 TIVA 停止，LMA 拔除 第二睡眠阶段：LMA 或侧卧位经口气管插管 采用 Fastrach 喉罩或视频喉镜插管	所有患者（95% 容易，5% 困难）均可在诱导期第二个睡眠阶段使用面罩通气 Fastrach 喉罩用于插管：无失败。85.2% 插管容易，14.2% 插管困难 视频喉镜插管失败：5.6% 插管失败：用 Fastrach 喉罩实现气道控制，氧饱和度降低 气管插管时呛咳（10 例），导致软膜下出血，2% 肺误吸，0.7%

BP，血压；ECoG，皮质脑电图；GA，全身麻醉；LMA，喉罩通气；PCS，患者自控镇静；TCI，靶控输注；TIVA，全凭静脉麻醉

[a] 气管插管，侧卧位

以及对患者清醒的要求是提高手术成功率的必要条件。

脑动脉瘤夹闭术和栓塞术

颅内动脉瘤破裂是蛛网膜下腔出血（subarachnoid hemorrhage，SAH）的最常见原因，在大多数人群中发生率为每10万人中6～8人[69]。SAH与32%～67%的病死率相关，10%～20%的幸存者因脑损伤而长期需要支持治疗[70]。为了治疗动脉瘤并防止再出血，动脉瘤性蛛网膜下腔出血患者通常进行动脉瘤夹闭术或血管内栓塞术。此外，颅内动脉瘤破裂后会发生特定的病理生理变化，需要特殊的麻醉和重症监护管理。

高血压常见于急性蛛网膜下腔出血，可能是由脑缺血或大脑自主神经调控的创伤引起自主神经功能亢进。MAP突然或持续升高或ICP降低往往会使动脉瘤体扩张，并可能导致动脉瘤破裂和再出血，这是SAH后最常见的早期并发症。另一方面，持续降低CPP（MAP－ICP）可能会在灌注不良且自身调节受损的区域发生神经缺血，并通过缺血破坏血脑屏障而导致ICP升高[71]。

术前管理

SAH在出血时损伤大脑，而且数周内发生进一步的神经损伤。此外，并发症并不局限于中枢神经系统，心肺功能也经常受损。最后，神经系统和相关临床并发症之间存在相互作用。

在神经学方面，头痛是SAH最常见的临床症状，85%～95%的患者出现头痛[72]。许多患者出现短暂的意识丧失，随后出现不同程度的神经敏锐度下降。SAH的其他症状包括恶心、呕吐和畏光。神经系统受累的其他症状包括运动或感觉障碍、视野障碍、运动姿势异常或各种脑干反射丧失。

SAH后通常使用两种分级量表评估神经功能状态：改良的Hunt和Hess分级[73]（表21.2）和世界神经外科医生联合会分级量表[74]（表21.3）。量表有助于确定基线神经状态，从中可以评估任何急性变化。此外，量表与生理状态相关。Hunt和Hess Ⅰ级和Ⅱ级患者的大脑自动调节和ICP接近正常。如果存在严重的全身性疾病或血管痉挛，将Hunt和Hess的1级提高到下一个更严重的等级。

心肺功能

心电图异常与心肌损伤。SAH后心功能障碍的分层包括心电图（ECG）异常、心肌酶升高、肺水肿和心源性休克。下丘脑后部损伤可能刺激肾上腺髓质和交感神经心脏传出神经释放去甲肾上腺素[75]。去甲肾上腺素通过直接毒性或心肌后负荷显著增加，在心内膜下产生缺血性改变[76]。SAH后的心肌病理检查可能显示心内膜下出血和心肌细胞溶解[77]。通过ECG分析、心肌酶和血浆儿茶酚胺测量，SAH急性期交感神经和迷走神经活动增强，从而导致ECG异常和心肌损伤的发生。

SAH发生伴随50%～80% ECG变化，发生在最初的48 h内，并在6周内恢复正常。大多数ECG异常多是神经性的，而不是心源性的[79,80]。此外，SAH和ECG、心肌缺血或心肌梗死一致，患者死于心脏原因的风险较低。ECG异常与严重的神经损伤相关，但不是独立预测死亡的风险因素。

表21.2 改良的Hunt和Hess分级

等级[a]	标准
0级	动脉瘤未破裂（0～2%）
Ⅰ级	无症状或轻微头痛，轻度颈强直（0～2%）
Ⅱ级	中重度头痛，颈强直，但除脑神经外无其他神经功能缺损（2%～10%）
Ⅲ级	嗜睡、意识不清或轻度功能障碍（10%～15%）
Ⅳ级	痴呆，轻至重度偏瘫，可能早期去脑强直和生存障碍（60%～70%）
Ⅴ级	深昏迷，去脑强直，濒死状态

[a] 严重的全身疾病，如高血压、糖尿病、严重的动脉粥样硬化、慢性肺病和动脉造影中严重的血管痉挛，患者据此分级

Hunt WE，Hess RM.Surgical risk as related to time of intervention in the repair of intracranial aneurysms.J Neurosurg 1968；28：14-20.

表21.3 蛛网膜下腔出血患者的世界神经外科医生联合会（WFNS）分级量表

格拉斯哥昏迷评分	WFNS等级（总分）	运动缺陷
Ⅰ	15	无
Ⅱ	14～13，无局灶性缺损[a]	无
Ⅲ	14～13，伴局灶性缺损	有
Ⅳ	12～7	有或无
Ⅴ	6～3	有或无

[a] 脑神经麻痹不被认为是局灶性缺损

Report of World Federation of Neurological Surgeons Committee on a Universal Subarachnoid Hemorrhage Grading Scale.J Neurosurg 1988；68：985-986.

SAH后ECG异常与心肌缺血的相关性不高。然而，心肌肌钙蛋白I（cardiac troponin I，cTnI）似乎是动脉瘤性SAH后心肌功能障碍和心肌损伤的高敏感性和特异性指标[80]。心脏功能障碍通常是可逆的，并不一定排除这些患者需要接受手术干预[81]。然而，为了确定心肌损伤程度，需要一步监测相关心肌酶、评估心室功能或进行心导管检查。

SAH后48 h内，可能出现危及生命的心律失常[82]。心律失常包括窦性心动过速、窦性心动过缓、室上性期前收缩、室上性心动过速、心房颤动、室性期前收缩、室性心动过速、心室颤动、尖端扭转性室上性心动过速和QT延长。室颤的发展往往先于尖端扭转型室颤。在尖端扭转型室性心动过速后伴有危及生命的室性心律失常的病例中，QT间期明显延长。女性和低钾血症是SAH后QT间期延长的独立风险因素[83]。研究表明血清儿茶酚胺和血钾水平负相关，SAH后儿茶酚胺激增在SAH急性期低钾血症的发病机制中起重要作用，可能诱发心律失常。

高血压。高血压的管理可能是困难的，特别是当血压升高超过200/110 mmHg时。治疗高血压的主要原因是降低动脉瘤的跨壁压力以防止破裂。然而，SAH后，CBF自动调节曲线的上限和下限变窄，这使得脑灌注更依赖MAP[84]。事实上，术中低血压会对SAH的预后产生不利影响[85]。此外，低血压还与反复发作和严重的血管痉挛表现有关。因此，抗高血压药物可能最适合于恶性高血压且发展迅速的进行性器官衰竭的患者，该类患者可以通过临床症状（如新发视网膜病变、心力衰竭）或实验室证据（如胸片示左心室衰竭、蛋白尿或少尿伴肌酐水平迅速升高）进行诊断。

钙通道阻滞剂对治疗急性高血压有效，可能对脑血管痉挛有额外的有益作用。笔者建议给予尼卡地平、1～15 mg/h，拉贝洛尔50～100 mg/h可作为辅助药物。肾上腺素能阻滞剂的优点是不直接影响CBF[86]，具有自身调节曲线左移的优势[87]。

动脉瘤夹闭的麻醉处理

脑动脉瘤手术术中管理的目标包括防止术中动脉瘤破裂，最大限度地减少潜在的神经损伤，促进手术暴露，并为顺利出院和稳定恢复提供最佳条件

术前用药。在接受动脉瘤手术的患者中，意识水平下降（WFNS Ⅳ和Ⅴ），不太可能出现明显的焦虑。这些患者通常不需要服用镇静药。WFNS等级为Ⅰ～Ⅲ级的患者可能仅需要术前访视。重度镇静会影响术前神经功能评估并抑制呼吸功能。通气障碍可能产生高碳酸血症和相应的CBF和ICP增加。如果需要术前镇静以防止与焦虑相关的血流动力学紊乱，小剂量苯二氮䓬类药物通常就能达到效果。如果患者因意识水平下降而增加误吸的风险，应在诱导前预防性给予降低胃酸和胃容量的药物。

监测。在改变CBF、ICP和动脉瘤压力的操作之前应建立充分的监测。麻醉诱导和喉镜操作是直接影响颅内生理的关键事件。动脉内血压监测作为血流动力学改变的早期监测手段特别重要。许多临床医生倾向于在局部麻醉下放置动脉导管，以便在诱导前和诱导后连续监测血压。中心静脉通路有助于评估动脉瘤夹闭前的容量管理需求，并有助于管理血管痉挛患者的容量和高渗治疗。使用中心静脉导管可以最快实现血管活性药物的快速给药。SAH患者中心静脉压和左室舒张末压之间的相关性较差。因此，与中心静脉导管相比，放置肺动脉导管可能更有助于评估围手术期容量状态和心功能障碍。或者通过多种无创手段（包括超声监测）来评估容积状态。

术中神经监测可能对动脉瘤手术患者有益。由于SSEP无法检测到运动皮质、皮质下结构和感觉区域的缺血，因此在暂时性血管闭塞期间对脑缺血的监测有限，而这些区域并非由受刺激的周围神经代表。然而，SSEP在暂时性血管闭塞期间可以检测到可逆性缺血[87]。研究表明较高的假阳性（38%～60%）和假阴性（5%～34%）检出率[88,89]。后循环动脉瘤似乎最适合脑干听觉诱发电位监测[89]，但SSEP监测也有一定益处。在动脉瘤手术期间，术中脑电图监测也可能有助于检测脑缺血[90]。

在WFNS Ⅲ～Ⅴ级患者中，SAH后24～48 h内ICP升高的概率较高。有些研究用脑室内导管监测ICP。这样可以在术中引流脑脊液（CSF），以改善手术条件和方便ICP升高的处理。

当术中或围手术期出现局灶性神经功能缺损时，血管造影是一种有效的诊断测试。术中脑血管造影可确保动脉瘤颈的完全闭塞，并帮助外科医生识别动脉瘤主干或贯穿动脉分支夹闭[90]。在苏醒之前重新定位钳夹可降低缺血性并发症的发生率，并减少再次手术的需要。

诱导。动脉瘤在诱导过程中破裂与近75%的死亡率相关[91]。尽管在诱导过程中维持较低的血压以防止跨壁压的突然升高是恰当的，但在动物模型中，

脑灌注压的显著降低会导致局灶性和全身性的神经功能缺损[92]。诱导期间短暂的脑灌注压下降可能比跨壁压突然升高的危害小。

为了避免血压增加，必须减弱对喉镜检查和插管的交感神经反射，同时防止呛咳和紧张。麻醉可按常规方式诱导。巴比妥类药物和异丙酚在降低血压和脑代谢方面的能力相似。麻醉药物通常会在诱导中使用，以减弱对喉镜和插管时的血流动力学反应。芬太尼 5 ～ 8 μg/kg 用于抑制插管时的血流动力学反应，在喉镜检查前 3 min 给予药物[93,94]。在喉镜检查前 3 ～ 5 min 内输注瑞芬太尼［0.3 ～ 0.5 μg/(kg・min)］，以加深麻醉，对减弱交感神经反应有效。喉镜检查前 90 s 追加异丙酚（20 ～ 50 mg）、静脉注射利多卡因（1.5 ～ 2.0 mg/kg）、艾司洛尔（0.5 mg/kg）或拉贝洛尔（10 ～ 20 mg），可以进一步减弱插管期间血压的升高。

对于未夹闭的脑动脉瘤患者，快速诱导的方式存在争议。在全身麻醉期间，具有临床意义的误吸发生率为 0.05%[95]。诱导期间动脉瘤破裂的发生率在 1% ～ 2%[91]。因此，在选择经典快速诱导麻醉之前，应仔细考虑风险和受益。

维持。维持期间的血流动力学目标与诱导期的目标相似。理想情况下，维持药物可快速、可逆地控制血压，防止脑缺血，最大限度地减少脑水肿的形成，控制 ICP，并可迅速实现。通常，麻醉维持采用氧气、阿片类药物、异氟烷或七氟烷和非去极化肌松药的组合。当使用神经电生理监测时，建议使用丙泊酚和瑞芬太尼的全凭静脉麻醉。与诱导相同，选择特定的药物不如麻醉深度与手术刺激水平相匹配重要。维持不同程度刺激水平的稳定血流动力学反应对预防动脉瘤破裂特别重要。应预期疼痛刺激（如缝皮），并通过追加麻醉药物和（或）交感神经阻断预防严重的血流动力学反应。Mayfield 定位前的局部麻醉药物浸润可降低血流动力学反应。

如果已建立中心静脉通路，术中的液体管理取决于患者的维持需求、尿量、失血量和心脏充盈状态。SAH 患者应避免低血容量，因为它可能与脑缺血和围手术期神经功能障碍有关，尤其是存在血管痉挛时[92]。应避免使用含有葡萄糖的溶液，因为在实验模型中，神经功能缺损的发生率增加与高血糖和局灶性脑缺血有关[96]。

术中需维持足够的 CPP。虽然 CPP 升高会增加跨壁压，并可导致动脉瘤破裂，但在动脉瘤切除后，这一问题就不重要了。动脉瘤夹闭术后可接受的安全血压上限尚未得到评估。对于容量充足的患者，当夹闭后麻醉水平降低时，动脉压往往会自发升高。这种压力的增加可能使患者受益，特别是有潜在血管痉挛风险的患者，因为增加了 CPP 和 CBF。麻醉诱导时收缩压增加，术中使用控制性低血压（MAP ＜ 60 mmHg，持续 15 min 或以上）是破裂颅内动脉瘤夹闭术后神经功能缺损率增加的独立相关因素。一旦动脉瘤被切除，如果怀疑血管痉挛，MAP 可以增加 20% 的基线水平。

急救。急救期间的主要目标是避免呛咳、紧张、高碳酸血症和血压大幅波动。应停止使用所有麻醉药物，患者应充分氧合，并逆转残余的肌松剂作用。拔管前几分钟静脉注射 1.5 mg/kg 利多卡因可减少咳嗽。如果有心肌缺血、肺水肿或血压持续升高的迹象，应通过药物降低血压。对于多发或无法夹闭的动脉瘤患者，血压应保持在正常值的 20% 以内（120 ～ 160 mmHg）。

WFNS Ⅰ ～ Ⅱ 患者通常不需要术后通气或气道支持。WFNS ≥ Ⅲ级患者术后可能无法拔管，这取决于他们的意识水平和术前通气状况。手术夹闭椎 - 基底动脉瘤的患者可能因为损伤吞咽功能或气道保护性脑干反射而需要术后气道支持。

如果患者没有恢复到术前的神经状态，麻醉药物的任何残留效应都应被逆转，包括神经肌肉阻滞剂、阿片类药物和镇静剂。在消除麻醉剂作为不良急诊效果的原因后，应进行彻底的诊断评估。代谢原因包括缺氧、高碳酸血症、低血糖和低钠血症。虽然癫痫发作通常从临床检查中明显可见，但亚临床发作是延迟出现的可能原因，应通过诊断性脑电图进行评估。为了排除硬膜下血肿、脑积水、气肿和颅内出血，可能需要进行急诊脑成像。脑血管造影可能有助于排除血管阻塞的可能性。

特殊情况

暂时性血管闭塞。通过临时夹闭动脉瘤的供血血管可以实现局部跨壁压的降低。其优点包括有效降低跨壁压、减少术中破裂、减少控制性降压的需要，同时操作更容易实现[97]。关于临时动脉阻断和持续时间存在很大争议。暂时性脑缺血转化为永久性局灶性脑梗死的临界阈值尚不清楚，可能因患者和个体情况而异。例如，Samson 等研究认为，暂时阻断 15 ～ 20 min 是术后脑梗死发生的临界阈值[98]。而其他研究报道的安全时限高达120 min[99]。如果暂时性阻断涉及主要基底核团或脑干的缺血，临时夹闭时间少于10 min可能更合适[100]。

有些风险因素使患者暂时性阻断血管后容易出现新发的神经功能障碍。这些因素包括年龄大于61岁、术前神经功能状态差（Hunt和Hess分级Ⅲ～Ⅳ级）、基底动脉远端和大脑中动脉水平段分支动脉的分布[98]。临时阻断至少20 min是破裂颅内动脉瘤手术后神经功能下降率增加的独立风险因素[101]。

腺苷诱导循环阻断。腺苷诱导的短暂性循环血流阻断已成功在因技术或解剖问题而无法应用暂时阻断夹的情况下夹闭复杂颅内动脉瘤[102-104]。静脉注射腺苷止血的常见适应证包括动脉瘤软化和动脉瘤瘤突旁位置，其次是宽瘤颈和术中动脉瘤破裂。静脉注射高剂量的腺苷可提供短暂的心脏停搏和低血压，从而软化复杂的动脉瘤，有助于夹闭或切除手术。合适的腺苷剂量为0.3～0.4 mg/kg，在瑞芬太尼、低剂量吸入性麻醉剂以及异丙酚诱导的爆发抑制麻醉期间提供了约45 s的控制性重度低血压[102]。在一项研究中，腺苷导致心动过缓大于30 s的中位剂量为30 mg，导致低血压大于30 s的中位剂量为15 mg，导致低血压大于60 s的中位剂量为30 mg[102]。

术中脑保护。国际低温动脉瘤试验（International Hypothermia Aneurysm Trial，IHAST）是唯一一项针对动脉瘤夹闭期间脑保护的随机前瞻性试验[105]。IHAST显示术中轻度低温（33℃）没有任何益处。前瞻性随机试验没有证明其他的保护策略。

尽管如此，一些研究中心使用了多种麻醉技术。最常见的药物是巴比妥类药物或异丙酚，以实现爆发性抑制[106]。巴比妥类药物可降低CBF、ICP和脑代谢率。尽管动物研究表明巴比妥类药物可以预防局部缺血，但在少量未控制混杂因素的动脉瘤临床研究中，并未观察到死亡率或发病率减少[107]。此外，抑制脑电活动和显著降低脑代谢率所需的剂量可能会导致严重的心血管抑制[108]。异丙酚的脑血流动力学特征与巴比妥类药物相似，同样可以引起爆发性抑制。动物研究在证明脑保护作用方面一直没有确定答案[109]。

术中破裂。动脉瘤破裂可能发生在麻醉诱导或手术过程中。术中动脉瘤破裂的发生率为2%～19%。回顾性分析1269例囊性动脉瘤患者，术中破裂的发生率为7.9%的手术、6.7%的动脉瘤、8.9%的患者[93,110]。术中动脉瘤破裂对患者预后严重性有影响。血压突然持续升高伴或不伴心动过缓提示动脉瘤破裂的可能性。当患者麻醉时，血流动力学参数的变化可能很微妙。一项研究在诱导后立即使用经颅多普勒超声监测动脉瘤[111]；数据被临床用于治疗颅内高压。如果发生破裂，应进行治疗以控制ICP并维持CPP。有些研究中心已经证明了在诱导时破裂的动脉瘤的“拯救性阻断”有良好效果[91]。

动脉瘤夹层破裂通常比诱导期间发生的破裂死亡率低。破裂后即刻麻醉的目标是维持足够的灌注压，通过手术及时控制出血。如果迅速止血，动脉瘤修复期间的出血不会改变发病率[112]。然而，如果大量血液进入蛛网膜下腔，术中破裂会导致明显脑水肿，对类固醇和利尿剂无反应。快速诱导低血压，使MAP达到40～50 mmHg，可减少出血，足以夹闭动脉瘤。如果这种方法不能减少出血，可以考虑短暂人工压迫同侧颈动脉，治疗前循环动脉瘤。与维持CPP或放置临时阻断夹子控制出血相比，诱导低血压控制出血可能会导致神经系统预后恶化[113]。

动脉瘤栓塞的麻醉管理

20世纪70年代初，Fedor Serbinenko首次提出了颅内动脉瘤的血管内治疗[114]。1990年，Guido Guglielmi首次提出了使用电解可脱性铂金弹簧圈（Guglielmi detachable coil，GDC）[115]。随着临床经验的增加和弹簧圈设计的改进，弹簧圈栓塞在破裂的颅内动脉瘤中的应用越来越多，即使对于破裂的颅内动脉瘤可以通过常规手术治疗的患者[116,117]。

麻醉和手术的风险评估来自脑动脉瘤手术的经验，而不是动脉瘤血管内栓塞。血管内动脉瘤栓塞术比开颅手术和动脉瘤夹闭术对心血管的影响小。血管内动脉瘤弹簧圈栓塞的时机必须根据病情来确定，特别是考虑到再出血和血管痉挛的风险。严重的心肺水肿、恶性心律失常、严重的心力衰竭可能需要推迟手术，先进行适当的临床治疗。

在一项纳入2143例急性破裂颅内动脉瘤患者的随机试验中，国际蛛网膜下腔动脉瘤试验（International Subarachnoid Aneurysm Trial，ISAT）显示，与神经外科手术相比，随访1年时，血管内栓塞治疗降低了患者死亡的相对和绝对风险[118]。

麻醉医师为接受神经介入治疗（interventional neuroradiology，INR）的患者提供护理时，有几个重要关注点：①维持患者的静止状态和生理稳定性；②控制全身或局部血流；③抗凝药物管理；④治疗和管理手术过程中突发并发症；⑤指导危重患者在放射科期间的医疗管理；⑥确保在手术期间和术后患者立即从麻醉和镇静状态中恢复，以便于神经系统检查和监测。

麻醉诱导和维持。血管内动脉瘤消融术麻醉管理的目标是保持不动、心肺循环稳定和麻醉后快速苏醒。血管造影和实时荧光透视两种同步的放射学技术可以精确定位动脉瘤，并辅助放置血管内弹簧圈和支架。这两种方法得到的图像叠加在一起，生成大脑血管系统的“交互式路线图”。如果在获得图像后患者的头部有任何移动，透视图上记录的血管内导管的位置是不准确的，可能会产生危险的误导。因此，在整个手术过程中，固定是必不可少的，以确保血管造影和透视图像精确定位。

为了维持足够的 CPP，维持正常的血压和正常的呼吸状态。目前确定脑灌注的方法包括血管造影、经颅多普勒、脑电图和神经功能临床测试。其中许多测试需要接近患者头部，在术中不实用。清醒患者的神经功能测试是评估脑灌注的标准。然而，在镇静的患者中，这一检查的价值可能降低。因此，如果使用全身麻醉，快速苏醒并进行及时准确的神经功能测试对评估结果至关重要 [119]。

全身麻醉与镇静。在选择静脉镇静的麻醉药物时，主要目标是减轻疼痛、焦虑和不适，并使患者保持不动。在局部麻醉药物充分浸润的情况下，手术本身一般不痛苦。然而，长时间的伏卧会引起明显的疼痛和不适。有多种镇静方案可供选择，决策不仅基于首要目标，还取决于医生的经验。上呼吸道阻塞的可能性在所有静脉镇静技术中都很常见。鼻咽气道支持可能会导致抗凝患者出现出血，通常应避免。当困难气道患者出现神经系统危象时，LMA 可能有助于处理紧急情况。

使用全身麻醉的主要目的是减少运动伪影和提高图像质量，尤其是对于儿童和难以合作的成人患者。当没有清除方法时，瑞芬太尼和异丙酚全凭静脉麻醉是合适的。另一种技术是氧化亚氮与低剂量吸入剂相结合。这两种方案均可快速唤醒患者进行神经评估。尽管没有证据支持这一观点，但仍有一些人担心应避免 N_2O，因为可能会将空气栓子引入脑循环。

没有数据显示镇静优于全身麻醉。在很大程度上，麻醉技术的选择取决于医疗中心的偏好。

手术并发症的管理

尽管在 ISAT 中动脉瘤栓塞并发症低于手术 [118]，但 INR 治疗脑动脉瘤期间，并发症危及生命时需要多学科协作。在这些手术中，麻醉医师必须意识到动脉瘤破裂和血栓这两种非常严重的并发症的可能性 [117]。

动脉瘤破裂。动脉瘤破裂可通过微导管或微丝穿孔，或在 GDC 输送弹簧圈过程中发生。MAP 持续升高，伴或不伴心动过缓，提示动脉瘤破裂的可能性。保持血流动力学稳定性（血压正常或轻度高血压）、适当的负荷和充盈，以及血液稀释必不可少。在有持续颅内高压症状（库欣反应）的患者中，瑞芬太尼和尼卡地平加或不加 β 受体阻滞剂是首选。同时，也可使用大剂量巴比妥类药物或异丙酚推注加深麻醉水平，随后进行输注治疗。如果怀疑颅内出血，可给予患者静脉注射鱼精蛋白以中和肝素。通过脑室造瘘紧急安置一个连续颅内压监测仪可能是必要的 [120]。然而，对于少量出血，甘露醇和过度通气管理可能有效。必须决定是否继续弹簧圈栓塞动脉瘤还是进行急诊显微外科动脉瘤夹闭术。

血栓并发症。血栓栓塞性和缺血性并发症的发生率为 1% ～ 5%，取决于手术期间和术后血管内动脉瘤的复杂程度。动脉导管、造影剂和植入装置（如弹簧圈和支架）的血栓形成特性被认为与动脉损伤有关。

麻醉医师全面参与凝血参数的精心管理，以预防和治疗手术过程中和术后的血栓并发症。监测激活凝血时间通常用于介入治疗，同时监测肝素治疗。在接受复杂动脉瘤栓塞治疗（如支架手术）的患者中，应在手术前考虑有效的抗血小板治疗，如氯吡格雷治疗。在手术过程中，血管造影上通常可以看到异常血栓形成；然而，有些患者出现麻醉后新发神经功能障碍。可使用组织纤溶酶原激活剂和尿激酶进行动脉内溶栓治疗 [121]。

然而，如果肝素治疗后仍有异常血栓形成，可以使用血小板糖蛋白Ⅱb/Ⅲa 受体拮抗剂阿昔单抗，它能够有效溶解血栓。然而，使用阿昔单抗联合阿司匹林、氯吡格雷和肝素作为 INR 手术的辅助药物，可导致快速进展性脑出血 [122]。需要进一步研究以制定预防和治疗策略，减少与 INR 手术相关的血栓并发症的发生率，从而提高其成功率。

颅内血压的治疗

ICP（目标＜ 20 mmHg）的管理是麻醉医师的必备技能。当存在脑外伤时，围手术期 ICP 管理是必要的。在这种情况下，可能需要在临床神经学检查的基础上进行经验性的尝试ICP控制，而不需要实际测量ICP。若患者进行了ICP监测，可以滴定到目标ICP。在其他情况下，围手术期ICP管理也是一个问题。自发性颅内出血、动脉瘤性SAH、缺血性卒中或占位性病变的患者，在进入手术室进行神经外科或非神经外科干预时，可能需要进行ICP管理。最后，任何脑外科手术中，需要通过开颅术来预防脑疝。控制ICP的干预措施也可用于控制脑体积、移位和疝出。

控制ICP的措施分为两大类。首先是主要干预措施降低颅内脑组织体积来改善颅内压。其次是旨在降低脑代谢率（$CMRO_2$）的干预措施，继而降低CBF、CBV和ICP。

减少颅内内容物

去除占位病变。在神经恶化的颅内高压患者的术前护理中，目标治疗都集中在安全、迅速的神经外科干预上[123,124]。颅内占位病变的切除对控制ICP最确切。

头部位置。患者头部位置应避免颈静脉受压，并便于头静脉引流。同样，头部应保持非依赖性体位（通常升高约20°），以避免头部静脉淤血。

脑脊液引流。通过脑室造瘘引流脑脊液是治疗脑积水导致颅内高压的有效方法，也是许多非脑积水患者降低ICP的有效方法。围手术期必须注意保持引流管在适当的高度，密切关注开放和关闭。这些措施对于避免过度引流和意外夹闭引起ICP突然升高是必要的。腰大池脑脊液引流必须极其谨慎，对于颅内占位病变的患者通常禁用。

过度换气。随着$PaCO_2$的下降，过度通气使CBV和ICP逐渐降低[125,126]。一旦麻醉医师控制气道（目标$PaCO_2$为25～30 mmHg）[127]，就可以迅速实施过度通气。可能导致CBF严重降低，因此须谨慎使用该疗法[128]。它最好作为控制ICP或减少大脑体积的临时措施。应谨慎的尽快恢复正常呼吸状态。

脑灌注压。对于ICP升高的患者，维持脑灌注压（CPP=MAP−ICP）至关重要。脑损伤指南推荐CPP大于60～70 mmHg。常规使用血管升压药和扩容以维持CPP大于70 mmHg是不推荐的，因为会导致呼吸系统并发症和不良预后。颅内高压患者中，CPP下降会导致代偿性脑血管扩张维持CBF，进而导致ICP升高。低脑灌注也具有明显的损伤性。一般来说，全身性（动脉性）高血压比低血压更安全[129]。血压超过大脑自动调节的范围而导致损害，并导致持续颅内出血或出血性疾病。目前的建议是保持SBP低于180 mmHg（术后SBP＜180 mmHg）[130]。动脉内血压监测在管理ICP时非常有益。

高渗治疗。高渗疗法主要通过清除脑血管外水分来减少颅内内容物。甘露醇和高渗盐水是目前常用的高渗制剂。使用其他溶质（如尿素或甘油）的旧方法已经不再受欢迎。高渗治疗的目标是维持CPP和CBF的高渗性极低血容量。甘露醇（20%；1160 mOsm/L）通常以0.25～1 g/kg的剂量给予，直至达到目标ICP。与甘露醇单独给药相比，在1 mg/kg甘露醇中添加低剂量0.1～0.3 mg/kg呋塞米不会产生明显的电解质紊乱、低血容量或低灌注[131]。出于肾毒性考虑，超过320 mOsm/L血清渗透压的剂量通常是禁用的[132]。比较甘露醇和高渗盐水的临床试验数据显示二者在降低ICP和作用时间方面相似[133,134]，并且没有良好的证据支持使用高渗盐水（2%～30%）。笔者首选23.4% NaCl（23%；8008 mOsm/L）[135]。笔者的做法是通过中心静脉导管给予30 ml剂量甘露醇，用于难治性ICP。这种疗法的公认极限是血清渗透压达到320 mOsm/L。

降低脑代谢率

麻醉深度。足够的麻醉深度通常需要给予术中神经肌肉阻滞剂，避免喉镜检查、膀胱插管、导管放置或手术刺激而增加ICP至关重要。此外，可以通过增加麻醉深度来减少$CMRO_2$以降低ICP。正如EEG监测所确定的那样，爆发抑制与$CMRO_2$减少50%有关[136]。因此，增加麻醉深度可以降低有害刺激和ICP（后者通过减少$CMRO_2$实现）。麻醉医师必须谨慎选择麻醉药物，因为强效吸入麻醉药，如异氟醚和七氟醚，随着最小肺泡浓度（minimum alveolar concentration，MAC）的增加会增加CBF[136]。这可能抵消$CMRO_2$降低而导致的ICP减少。0.5 MAC的吸入性麻醉剂（volatile anesthetic agent，VIA）降低$CMRO_2$，从而降低CBF。大于1 MAC的VIA是主要的血管扩张剂，导致血流-代谢解偶联。异丙酚和巴比妥类药物在不引起脑血管扩张的情况下降低ICP，但与VIA一样，它们仍会降低MAP和$CMRO_2$[137-139]。在使用麻醉剂降低ICP时，注意CPP非常重要。神经保护问题单独讨论。

低温。低温导致$CMRO_2$每摄氏度降低约5%，可用于围手术期控制ICP[140]。降低体温最快、最实用的方法是静脉注射冷盐水（4°C，0.9% NaCl）[141]。

然而，这是心搏骤停研究中推断出来的，尚未在围手术期中进行实践研究。神经肌肉阻滞剂对预防寒战是必要的。保持低体温可以通过表面（液体或空气毯）或血管内治疗（如果可行）来完成[141]。

总结

麻醉医师通常选择多模式方法来控制围手术期颅内高压。理想情况下，治疗由 ICP 监测进行指导，但对于快速失代偿的患者，通常需要根据经验进行治疗。应避免颈静脉受压，并应抬高床头，以促进头部静脉引流。进行高渗治疗时，可以快速实施过度通气。麻醉深度增加，同时给予神经肌肉阻滞剂，同时维持 CPP 不变（> 60 mmHg）。如果需要，可以用冷的静脉输液开始全身低温治疗，并用表面降温维持。在管理 ICP 时，必须注意恢复正常通气。

参考文献

1. Naylor AR, Sillesen H, Schroeder TV. Clinical and imaging features associated with an increased risk of early and late stroke in patients with symptomatic carotid disease. *Eur J Vasc Endovasc Surg*. 2015;49(5):513–523.
2. Benjamin EJ, Muntner P, Alonso A, et al. Heart disease and stroke statistics—2019 update: a report from the American Heart Association. *Circulation*. 2019;139(10):e56–e528.
3. Biller J, Feinberg WM, Castaldo JE, et al. Guidelines for carotid endarterectomy: a statement for healthcare professionals from a special writing group of the Stroke Council, American Heart Association. *Stroke*. 1998;29(2):554–562.
4. Chaturvedi S, Bruno A, Feasby T, et al. Carotid endarterectomy—an evidence-based review: report of the Therapeutics and Technology Assessment Subcommittee of the American Academy of Neurology. *Neurology*. 2005;65(6):794–801.
5. Rothwell PM, Eliasziw M, Gutnikov SA, Warlow CP, Barnett HJ, Carotid Endarterectomy Trialists Collaboration. Endarterectomy for symptomatic carotid stenosis in relation to clinical subgroups and timing of surgery. *Lancet*. 2004;363(9413):915–924.
6. Benavente O, Eliasziw M, Streifler JY, et al. Prognosis after transient monocular blindness associated with carotid-artery stenosis. *N Engl J Med*. 2001;345(15):1084–1090.
7. Hertzer NR, Young JR, Beven EG, et al. Coronary angiography in 506 patients with extracranial cerebrovascular disease. *Arch Intern Med*. 1985;145(5):849–852.
8. North American Symptomatic Carotid Endarterectomy Trial Collaborators, HJM Barnett, Taylor DW, et al. Beneficial effect of carotid endarterectomy in symptomatic patients with high-grade carotid stenosis. *N Engl J Med*. 1991;325(7):445–453.
9. Paciaroni M, Eliasziw M, Kappelle LJ, Finan JW, Ferguson GG, Barnett HJ. Medical complications associated with carotid endarterectomy. North American Symptomatic Carotid Endarterectomy Trial (NASCET). *Stroke*. 1999;30(9):1759–1763.
10. Fleisher LA, Fleischmann KE, Auerbach AD, et al. 2014 ACC/AHA guideline on perioperative cardiovascular evaluation and management of patients undergoing noncardiac surgery: executive summary: a report of the American College of Cardiology/American Heart Association Task Force on practice guidelines. Developed in collaboration with the American College of Surgeons, American Society of Anesthesiologists, American Society of Echocardiography, American Society of Nuclear Cardiology, Heart Rhythm Society, Society for Cardiovascular Angiography and Interventions, Society of Cardiovascular Anesthesiologists, and Society of Vascular Medicine. Endorsed by the Society of Hospital Medicine. *J Nucl Cardiol*. 2015;22(1):162–215.
11. Sieber FE, Toung TJ, Diringer MN, Wang H, Long DM. Preoperative risks predict neurological outcome of carotid endarterectomy related stroke. *Neurosurgery*. 1992;30(6):847–854.
12. Rothwell PM, Warlow CP. Prediction of benefit from carotid endarterectomy in individual patients: a risk-modelling study. European Carotid Surgery Trialists' Collaborative Group. *Lancet*. 1999;353(9170):2105–2110.
13. Barnett HJ, Meldrum HE, Eliasziw M, et al. The appropriate use of carotid endarterectomy. *CMAJ*. 2002;166(9):1169–1179.
14. Rigdon EE, Monajjem N, Rhodes RS. Is carotid endarterectomy justified in patients with severe chronic renal insufficiency? *Ann Vasc Surg*. 1997;11(2):115–119.
15. Stoner MC, Abbott WM, Wong DR, et al. Defining the high-risk patient for carotid endarterectomy: an analysis of the prospective National Surgical Quality Improvement Program database. *J Vasc Surg*. 2006;43(2):285–295. discussion 295–286.
16. Halm EA, Hannan EL, Rojas M, et al. Clinical and operative predictors of outcomes of carotid endarterectomy. *J Vasc Surg*. 2005;42(3):420–428.
17. Sundt TM, Sandok BA, Whisnant JP. Carotid endareterectomy: complications and preoperative assessment of risk. *Mayo Clin Proc*. 1975;50:301–306.
18. Gibbs BF. Temporary hypotension following endarterectomy for severe carotid stenosis: should we treat it? *Vasc Endovascular Surg*. 2003;37(1):33–38.
19. Yong M, Kaste M. Dynamic of hyperglycemia as a predictor of stroke outcome in the ECASS-II trial. *Stroke*. 2008;39(10):2749–2755.
20. Group GTC, Lewis SC, Warlow CP, et al. General anaesthesia versus local anaesthesia for carotid surgery (GALA): a multicentre, randomised controlled trial. *Lancet*. 2008;372(9656):2132–2142.
21. Stoneham MD, Doyle AR, Knighton JD, Dorje P, Stanley JC. Prospective, randomized comparison of deep or superficial cervical plexus block for carotid endarterectomy surgery. *Anesthesiology*. 1998;89(4):907–912.
22. Brott TG, Hobson RW II, Howard G, et al. Stenting versus endarterectomy for treatment of carotid-artery stenosis. *N Engl J Med*. 2010;363(1):11–23.
23. Lam AM, Kianpour D. Monitoring for carotid endarterectomy: more or less? *Anesth Analg*. 2015;120(6):1186–1188.
24. Hans SS, Jareunpoon O. Prospective evaluation of electroencephalography, carotid artery stump pressure, and neurologic changes during 314 consecutive carotid endarterectomies performed in awake patients. *J Vasc Surg*. 2007;45(3):511–515.
25. Sanders RD, Graham C, Lewis SC, et al. Nitrous oxide exposure does not seem to be associated with increased mortality, stroke, and myocardial infarction: a non-randomized subgroup analysis of the General Anaesthesia compared with Local Anaesthesia for carotid surgery (GALA) trial. *Br J Anaesth*. 2012;109(3):361–367.
26. Woodworth GF, McGirt MJ, Than KD, Huang J, Perler BA, Tamargo RJ. Selective versus routine intraoperative shunting during carotid endarterectomy: a multivariate outcome analysis. *Neurosurgery*. 2007;61(6):1170–1176. discussion 1176–1177.
27. Guay J, Kopp S. Cerebral monitors versus regional anesthesia to detect cerebral ischemia in patients undergoing carotid endarterectomy: a meta-analysis. *Can J Anaesth*. 2013;60(3):266–279.
28. Lam AM, Manninen PH, Ferguson GG, Nantau W. Monitoring electrophysiologic function during carotid endarterectomy: a comparison of somatosensory evoked potentials and conventional electroencephalogram. *Anesthesiology*. 1991;75(1):15–21.
29. Malcharek MJ, Ulkatan S, Marino V, et al. Intraoperative monitoring of carotid endarterectomy by transcranial motor evoked potential: a multicenter study of 600 patients. *Clin Neurophysiol*. 2013;124(5):1025–1030.
30. Calligaro KD, Dougherty MJ. Correlation of carotid artery stump pressure and neurologic changes during 474 carotid endarterectomies performed in awake patients. *J Vasc Surg*. 2005;42(4):684–689.
31. Pedrini L, Magnoni F, Sensi L, et al. Is near-infrared spectroscopy a reliable method to evaluate clamping ischemia during carotid surgery? *Stroke Res Treat*. 2012;2012:156975.
32. Munro FJ, Makin AP, Reid J. Airway problems after carotid endarterectomy. *Br J Anaesth*. 1996;76(1):156–159.
33. Naylor AR. Endarterectomy versus stenting for stroke prevention. *Stroke Vasc Neurol*. 2018;3(2):101–106.
34. Felding M, Jakobsen CJ, Cold GE, Davidsen B, Jensen K. The effect of metoprolol upon blood pressure, cerebral blood flow and oxygen consumption in patients subjected to craniotomy for cerebral tumours. *Acta Anaesthesiol Scand*. 1994;38(3):271–275.
35. Jennett WB, McDowall DG, Barker J. The effect of halothane on intracranial pressure in cerebral tumors. Report of two cases. *J Neurosurg*. 1967;26(2):270–274.
36. Adams RW, Cucchiara RF, Gronert GA, Messick JM, Michenfelder JD. Isoflurane and cerebrospinal fluid pressure in neurosurgical patients. *Anesthesiology*. 1981;54(2):97–99.
37. Todd MM, Drummond JC. A comparison of the cerebrovascular and metabolic effects of halothane and isoflurane in the cat. *Anesthesiology*. 1984;60(4):276–282.
38. Lutz LJ, Milde JH, Milde LN. The cerebral functional, metabolic, and hemodynamic effects of desflurane in dogs. *Anesthesiology*. 1990;73(1):125–131.
39. Scheller MS, Tateishi A, Drummond JC, Zornow MH. The effects of sevoflurane on cerebral blood flow, cerebral metabolic rate for oxygen, intracranial pressure, and the electroencephalogram are similar to those of isoflurane in the rabbit. *Anesthesiology*. 1988;68(4): 548–551.
40. Lenz C, Rebel A, van Ackern K, Kuschinsky W, Waschke KF. Local cerebral blood flow, local cerebral glucose utilization, and flow-metabolism coupling during sevoflurane versus isoflurane anesthesia in rats. *Anesthesiology*. 1998;89(6):1480–1488.
41. Abe K, Iwanaga H, Shimada Y, Yoshiya I. The effect of nicardipine on carotid blood flow velocity, local cerebral blood flow, and carbon dioxide reactivity during cerebral aneurysm surgery. *Anesth Analg*. 1993;76(6):1227–1233.
42. Combes P, Durand M. Combined effects of nicardipine and hypocapnic alkalosis on cerebral vasomotor activity and intracranial pressure in man. *Eur J Clin Pharmacol*. 1991;41(3):207–210.
43. Gopinath SP, Valadka AB, Uzura M, Robertson CS. Comparison of jugular venous oxygen saturation and brain tissue Po2 as monitors of cerebral ischemia after head injury. *Crit Care Med*. 1999;27(11):2337–2345.
44. Paczynski RP, Venkatesan R, Diringer MN, He YY, Hsu CY, Lin W. Effects of fluid management on edema volume and midline shift in a rat model of ischemic stroke. *Stroke*. 2000;31(7):1702–1708.
45. Minton MD, Grosslight K, Stirt JA, Bedford RF. Increases in intracranial pressure from succinylcholine: prevention by prior nondepolarizing blockade. *Anesthesiology*. 1986;65(2):165–169.
46. Lanier WL, Iaizzo PA, Milde JH. The effects of intravenous succinylcholine on cerebral function and muscle afferent activity following complete ischemia in halothane-anesthetized dogs. *Anesthesiology*. 1990;73(3):485–490.
47. Nemergut EC, Durieux ME, Missaghi NB, Himmelseher S. Pain management after craniotomy. *Best Pract Res Clin Anaesthesiol*. 2007;21(4):557–573.
48. Balakrishnan G, Raudzens P, Samra SK, et al. A comparison of remifentanil and fentanyl in patients undergoing surgery for intracranial mass lesions. *Anesth Analg*. 2000;91(1):163–169.
49. Guy J, Hindman BJ, Baker KZ, et al. Comparison of remifentanil and fentanyl in patients undergoing craniotomy for supratentorial space-occupying lesions. *Anesthesiology*. 1997;86(3):514–524.
50. Le Guen M, Liu N, Tounou F, et al. Dexmedetomidine reduces propofol and remifentanil requirements during bispectral index-guided closed-loop anesthesia: a double-blind, placebo-controlled trial. *Anesth Analg*. 2014;118(5):946–955.
51. Basali A, Mascha EJ, Kalfas I, Schubert A. Relation between perioperative hypertension and intracranial hemorrhage after craniotomy. *Anesthesiology*. 2000;93(1):48–54.
52. Fabling JM, Gan TJ, Guy J, Borel CO, el-Moalem HE, Warner DS. Postoperative nausea and vomiting. A retrospective analysis in patients undergoing elective craniotomy. *J Neurosurg Anesthesiol*. 1997;9(4):308–312.
53. Fabling JM, Gan TJ, El-Moalem HE, Warner DS, Borel CO. A randomized, double-blinded comparison of ondansetron, droperidol, and placebo for prevention of postoperative nausea and vomiting after supratentorial craniotomy. *Anesth Analg*. 2000;91(2):358–361.
54. Habib AS, Keifer JC, Borel CO, White WD, Gan TJ. A comparison of the combination of aprepitant and dexamethasone versus the combination of ondansetron and dexamethasone for the prevention of postoperative nausea and vomiting in patients undergoing craniotomy. *Anesth Analg*. 2011;112(4):813–818.
55. Vinas FC, Zamorano L, Mueller RA, et al. [15O]-water PET and intraoperative brain mapping: a comparison in the localization of eloquent cortex. *Neurol Res*. 1997;19(6):601–608.
56. Ojemann G, Ojemann J, Lettich E, Berger M. Cortical language localization in left, dominant hemisphere. An electrical stimulation mapping investigation in 117 patients. 1989. *J Neurosurg*. 2008;108(2):411–421.
57. Wada J, Rasmussen T. Intracarotid injection of sodium amytal for the lateralization of cerebral speech dominance. 1960. *J Neurosurg*. 2007;106(6):1117–1133.
58. Trop D. Conscious-sedation analgesia during the neurosurgical treatment of epilepsies—practice at the Montreal Neurological Institute. *Int Anesthesiol Clin*. 1986;24(3):175–184.
59. Deras P, Moulinie G, Maldonado IL, Moritz-Gasser S, Duffau H, Bertram L. Intermittent general anesthesia with controlled ventilation for asleep-awake-asleep brain surgery: a prospective series of 140 gliomas in eloquent areas. *Neurosurgery*. 2012;71(4):764–771.
60. Keifer JC, Dentchev D, Little K, Warner DS, Friedman AH, Borel CO. A retrospective analysis of a remifentanil/propofol general anesthetic for craniotomy before awake functional brain mapping. *Anesth Analg*. 2005;101(2):502–508.
61. Archer DP, McKenna JM, Morin L, Ravussin P. Conscious-sedation analgesia during craniotomy for intractable epilepsy: a review of 354 consecutive cases. *Can J Anaesth*. 1988;35(4):338–344.
62. Sartorius CJ, Wright G. Intraoperative brain mapping in a community setting—technical considerations. *Surg Neurol*. 1997;47(4):380–388.
63. Silbergeld DL, Mueller WM, Colley PS, Ojemann GA, Lettich E. Use of propofol (Diprivan) for awake craniotomies: technical note. *Surg Neurol*. 1992;38(4):271–272.
64. Herrick IA, Craen RA, Gelb AW, et al. Propofol sedation during awake craniotomy for seizures: electrocorticographic and epileptogenic effects. *Anesth Analg*. 1997;84(6):1280–1284.
65. Welling EC, Donegan J. Neuroleptanalgesia using alfentanil for awake craniotomy. *Anesth Analg*. 1989;68(1):57–60.
66. Gignac E, Manninen PH, Gelb AW. Comparison of fentanyl, sufentanil and alfentanil during awake craniotomy for epilepsy. *Can J Anaesth*. 1993;40(5 Pt 1):421–424.
67. Huncke K, Van de Wiele B, Fried I, Rubinstein EH. The asleep-awake-asleep anesthetic technique for intraoperative language mapping. *Neurosurgery*. 1998;42(6):1312–1316. discussion 1316–1317.
68. Taylor MD, Bernstein M. Awake craniotomy with brain mapping as the routine surgical approach to treating patients with supratentorial intraaxial tumors: a prospective trial of 200 cases. *J Neurosurg*. 1999;90(1):35–41.
69. Linn FH, Rinkel GJ, Algra A, van Gijn J. Incidence of subarachnoid hemorrhage: role of region, year, and rate of computed tomography: a meta-analysis. *Stroke*. 1996;27(4):625–629.
70. Hop JW, Rinkel GJ, Algra A, van Gijn J. Case-fatality rates and functional outcome after subarachnoid hemorrhage: a systematic review. *Stroke*. 1997;28(3):660–664.
71. Richardson AE, Jane JA, Payne PM. The prediction of morbidity and mortality in anterior communicating aneurysms treated by proximal anterior cerebral ligation. *J Neurosurg*. 1966;25(3):280–283.
72. Linn FH, Rinkel GJ, Algra A, van Gijn J. Headache characteristics in subarachnoid haemorrhage and benign thunderclap headache. *J Neurol Neurosurg Psychiatry*. 1998;65(5):791–793.
73. Hunt WE, Hess RM. Surgical risk as related to time of intervention in the repair of intracranial aneurysms. *J Neurosurg*. 1968;28(1):14–20.
74. Report of World Federation of Neurological Surgeons Committee on a Universal Subarachnoid Hemorrhage Grading Scale. *J Neurosurg*. 1988;68(6):985–986.
75. Cruickshank JM, Neil-Dwyer G, Stott AW. Possible role of catecholamines, corticosteroids, and potassium in production of electrocardiographic abnormalities associated with subarachnoid haemorrhage. *Br Heart J*. 1974;36(7):697–706.
76. Marion DW, Segal R, Thompson ME. Subarachnoid hemorrhage and

the heart. *Neurosurgery*. 1986;18(1):101–106.
77. Doshi R, Neil-Dwyer G. A clinicopathological study of patients following a subarachnoid hemorrhage. *J Neurosurg*. 1980;52(3):295–301.
78. Kawahara E, Ikeda S, Miyahara Y, Kohno S. Role of autonomic nervous dysfunction in electrocardiographic abnormalities and cardiac injury in patients with acute subarachnoid hemorrhage. *Circ J*. 2003;67(9):753–756.
79. Rudehill A, Gordon E, Sundqvist K, Sylven C, Wahlgren NG. A study of ECG abnormalities and myocardial specific enzymes in patients with subarachnoid haemorrhage. *Acta Anaesthesiol Scand*. 1982; 26(4):344–350.
80. Samra SK, Kroll DA. Subarachnoid hemorrhage and intraoperative electrocardiographic changes simulating myocardial ischemia—anesthesiologist's dilemma. *Anesth Analg*. 1985;64(1):86–89.
81. Deibert E, Barzilai B, Braverman AC, et al. Clinical significance of elevated troponin I levels in patients with nontraumatic subarachnoid hemorrhage. *J Neurosurg*. 2003;98(4):741–746.
82. Andreoli A, di Pasquale G, Pinelli G, Grazi P, Tognetti F, Testa C. Subarachnoid hemorrhage: frequency and severity of cardiac arrhythmias. A survey of 70 cases studied in the acute phase. *Stroke*. 1987;18(3):558–564.
83. Fukui S, Katoh H, Tsuzuki N, et al. Multivariate analysis of risk factors for QT prolongation following subarachnoid hemorrhage. *Crit Care*. 2003;7(3):R7–R12.
84. Otite F, Mink S, Tan CO, et al. Impaired cerebral autoregulation is associated with vasospasm and delayed cerebral ischemia in subarachnoid hemorrhage. *Stroke*. 2014;45(3):677–682.
85. Chang CC, Kuwana N, Ito S, Yokoyama T, Kanno H, Yamamoto I. Cerebral haemodynamics in patients with hydrocephalus after subarachnoid haemorrhage due to ruptured aneurysm. *Eur J Nucl Med Mol Imaging*. 2003;30(1):123–126.
86. Schroeder T, Schierbeck J, Howardy P, Knudsen L, Skafte-Holm P, Gefke K. Effect of labetalol on cerebral blood flow and middle cerebral arterial flow velocity in healthy volunteers. *Neurol Res*. 1991; 13(1):10–12.
87. Fitch W, Ferguson GG, Sengupta D, Garibi J, Harper AM. Autoregulation of cerebral blood flow during controlled hypotension in baboons. *J Neurol Neurosurg Psychiatry*. 1976;39(10):1014–1022.
88. Little JR, Lesser RP, Luders H. Electrophysiological monitoring during basilar aneurysm operation. *Neurosurgery*. 1987;20(3):421–427.
89. Lam AM, Keane JF, Manninen PH. Monitoring of brainstem auditory evoked potentials during basilar artery occlusion in man. *Br J Anaesth*. 1985;57(9):924–928.
90. Parenti G, Marconi F, Fiori L. Electrophysiological (EEG-SSEP) monitoring during middle cerebral aneurysm surgery. *J Neurosurg Sci*. 1996;40(3-4):195–205.
91. Tsementzis SA, Hitchcock ER. Outcome from "rescue clipping" of ruptured intracranial aneurysms during induction anaesthesia and endotracheal intubation. *J Neurol Neurosurg Psychiatry*. 1985; 48(2):160–163.
92. Farrar JK, Gamache FW Jr, Ferguson GG, Barker J, Varkey GP, Drake CG. Effects of profound hypotension on cerebral blood flow during surgery for intracranial aneurysms. *J Neurosurg*. 1981; 55(6):857–864.
93. Dahlgren N, Messeter K. Treatment of stress response to laryngoscopy and intubation with fentanyl. *Anaesthesia*. 1981;36(11):1022–1026.
94. Martin DE, Rosenberg H, Aukburg SJ, et al. Low-dose fentanyl blunts circulatory responses to tracheal intubation. *Anesth Analg*. 1982; 61(8):680–684.
95. Olsson GL, Hallen B, Hambraeus-Jonzon K. Aspiration during anaesthesia: a computer-aided study of 185,358 anaesthetics. *Acta Anaesthesiol Scand*. 1986;30(1):84–92.
96. Sieber FE, Smith DS, Traystman RJ, Wollman H. Glucose: a reevaluation of its intraoperative use. *Anesthesiology*. 1987;67(1):72–81.
97. Charbel FT, Ausman JI, Diaz FG, Malik GM, Dujovny M, Sanders J. Temporary clipping in aneurysm surgery: technique and results. *Surg Neurol*. 1991;36(2):83–90.
98. Samson D, Batjer HH, Bowman G, et al. A clinical study of the parameters and effects of temporary arterial occlusion in the management of intracranial aneurysms. *Neurosurgery*. 1994;34(1):22–28. discussion 28–29.
99. Jabre A, Symon L. Temporary vascular occlusion during aneurysm surgery. *Surg Neurol*. 1987;27(1):47–63.
100. Rosenorn J, Diemer N. The risk of cerebral damage during graded brain retractor pressure in the rat. *J Neurosurg*. 1985;63(4):608–611.
101. Mahaney KB, Todd MM, Bayman EO, Torner JC, Investigators I. Acute postoperative neurological deterioration associated with surgery for ruptured intracranial aneurysm: incidence, predictors, and outcomes. *J Neurosurg*. 2012;116(6):1267–1278.
102. Bebawy JF, Zeeni C, Sharma S, et al. Adenosine-induced flow arrest to facilitate intracranial aneurysm clip ligation does not worsen neurologic outcome. *Anesth Analg*. 2013;117(5):1205–1210.
103. Bendok BR, Gupta DK, Rahme RJ, et al. Adenosine for temporary flow arrest during intracranial aneurysm surgery: a single-center retrospective review. *Neurosurgery*. 2011;69(4):815–820. discussion 820–811.
104. Guinn NR, McDonagh DL, Borel CO, et al. Adenosine-induced transient asystole for intracranial aneurysm surgery: a retrospective review. *J Neurosurg Anesthesiol*. 2011;23(1):35–40.
105. Todd MM, Hindman BJ, Clarke WR, Torner JC. Intraoperative Hypothermia for Aneurysm Surgery Trial I: Mild intraoperative hypothermia during surgery for intracranial aneurysm. *N Engl J Med*. 2005;352(2):135–145.
106. Spetzler RF, Hadley MN. Protection against cerebral ischemia: the role of barbiturates. *Cerebrovasc Brain Metab Rev*. 1989;1(3):212–229.
107. Hoff JT, Pitts LH, Spetzler R, Wilson CB. Barbiturates for protection from cerebral ischemia in aneurysm surgery. *Acta Neurol Scand Suppl*. 1977;64:158–159.
108. Todd MM, Drummond JC, Hoi SU. Hemodynamic effects of high dose pentobarbital: studies in elective neurosurgical patients. *Neurosurgery*. 1987;20(4):559–563.
109. Ridenour TR, Warner DS, Todd MM, Gionet TX. Comparative effects of propofol and halothane on outcome from temporary middle cerebral artery occlusion in the rat. *Anesthesiology*. 1992;76(5):807–812.
110. Leipzig TJ, Morgan J, Horner TG, Payner T, Redelman K, Johnson CS. Analysis of intraoperative rupture in the surgical treatment of 1694 saccular aneurysms. *Neurosurgery*. 2005;56(3):455–468. discussion 455–468.
111. Eng CC, Lam AM, Byrd S, Newell DW. The diagnosis and management of a perianesthetic cerebral aneurysmal rupture aided with transcranial Doppler ultrasonography. *Anesthesiology*. 1993;78(1):191–194.
112. Sundt TM Jr, Kobayashi S, Fode NC, Whisnant JP. Results and complications of surgical management of 809 intracranial aneurysms in 722 cases. Related and unrelated to grade of patient, type of aneurysm, and timing of surgery. *J Neurosurg*. 1982;56(6):753–765.
113. Giannotta SL, Oppenheimer JH, Levy ML, Zelman V. Management of intraoperative rupture of aneurysm without hypotension. *Neurosurgery*. 1991;28(4):531–535. discussion 535–536.
114. Serbinenko FA. Balloon catheterization and occlusion of major cerebral vessels. *J Neurosurg*. 1974;41(2):125–145.
115. Guglielmi G, Vinuela F, Dion J, Duckwiler G. Electrothrombosis of saccular aneurysms via endovascular approach. Part 2: Preliminary clinical experience. *J Neurosurg*. 1991;75(1):8–14.
116. Johnston SC, Wilson CB, Halbach VV, et al. Endovascular and surgical treatment of unruptured cerebral aneurysms: comparison of risks. *Ann Neurol*. 2000;48(1):11–19.
117. Johnston SC, Zhao S, Dudley RA, Berman MF, Gress DR. Treatment of unruptured cerebral aneurysms in California. *Stroke*. 2001;32(3): 597–605.
118. Molyneux AJ, Kerr RS, Yu LM, et al. International subarachnoid aneurysm trial (ISAT) of neurosurgical clipping versus endovascular coiling in 2143 patients with ruptured intracranial aneurysms: a randomised comparison of effects on survival, dependency, seizures, rebleeding, subgroups, and aneurysm occlusion. *Lancet*. 2005; 366(9488):809–817.
119. Hashimoto T, Gupta DK, Young WL. Interventional neuroradiology—anesthetic considerations. *Anesthesiol Clin North Am*. 2002;20(2): 347–359. vi.
120. Gorji R, Willoughby PH, Cozza C, Thomas PS. Guglielmi detachable coil: report of intraoperative complications. *J Neurosurg Anesthesiol*. 2001;13(1):40–42.
121. Hahnel S, Schellinger PD, Gutschalk A, et al. Local intra-arterial fibrinolysis of thromboemboli occurring during neuroendovascular procedures with recombinant tissue plasminogen activator. *Stroke*. 2003;34(7):1723–1728.
122. Qureshi AI, Saad M, Zaidat OO, et al. Intracerebral hemorrhages associated with neurointerventional procedures using a combination of antithrombotic agents including abciximab. *Stroke*. 2002;33(7): 1916–1919.
123. Bullock MR, Chesnut R, Ghajar J, et al. Surgical management of acute epidural hematomas. *Neurosurgery*. 58(3 Suppl) S7–15; [discussion Si–iv].
124. Bullock MR, Chesnut R, Ghajar J, et al. Surgical management of traumatic parenchymal lesions. *Neurosurgery*. 2006;58(3 Suppl): S25–S46; discussion Si–iv.
125. Raichle ME, Plum F. Hyperventilation and cerebral blood flow. *Stroke*. 1972;3(5):566–575.
126. Fortune JB, Feustel PJ, de Luna C, Graca L, Hasselbarth J, Kupinski AM. Cerebral blood flow and blood volume in response to O2 and CO2 changes in normal humans. *J Trauma*. 1995;39(3): 463–471. discussion 471–462.
127. The Brain Trauma Foundation. The American Association of Neurological Surgeons. The Joint Section on Neurotrauma and Critical Care. Guidelines for cerebral perfusion pressure. *J Neurotrauma*. 2000;17(6-7):507–511.
128. Muizelaar JP, Marmarou A, Ward JD, et al. Adverse effects of prolonged hyperventilation in patients with severe head injury: a randomized clinical trial. *J Neurosurg*. 1991;75(5):731–739.
129. Bouma GJ, Muizelaar JP. Relationship between cardiac output and cerebral blood flow in patients with intact and with impaired autoregulation. *J Neurosurg*. 1990;73(3):368–374.
130. Qureshi AI, Palesch YY, Barsan WG, et al. Intensive blood-pressure lowering in patients with acute cerebral hemorrhage. *N Engl J Med*. 2016;375(11):1033–1043.
131. Bebawy JF, Ramaiah VK, Zeeni C, Hemmer LB, Koht A, Gupta DK. The effect of furosemide on intravascular volume status and electrolytes in patients receiving mannitol: an intraoperative safety analysis. *J Neurosurg Anesthesiol*. 2013;25(1):51–54.
132. Mendelow AD, Teasdale GM, Russell T, Flood J, Patterson J, Murray GD. Effect of mannitol on cerebral blood flow and cerebral perfusion pressure in human head injury. *J Neurosurg*. 1985;63(1): 43–48.
133. Sakellaridis N, Pavlou E, Karatzas S, et al. Comparison of mannitol and hypertonic saline in the treatment of severe brain injuries. *J Neurosurg*. 2011;114(2):545–548.
134. White H, Cook D, Venkatesh B. The use of hypertonic saline for treating intracranial hypertension after traumatic brain injury. *Anesth Analg*. 2006;102(6):1836–1846.
135. Suarez JI, Qureshi AI, Bhardwaj A, et al. Treatment of refractory intracranial hypertension with 23.4% saline. *Crit Care Med*. 1998;26(6):1118–1122.
136. Newman MF, Murkin JM, Roach G, et al. Cerebral physiologic effects of burst suppression doses of propofol during nonpulsatile cardiopulmonary bypass. CNS Subgroup of McSPI. *Anesth Analg*. 1995;81(3): 452–457.
137. Pierce EC Jr, Lambertsen CJ, Deutsch S, et al. Cerebral circulation and metabolism during thiopental anesthesia and hyper-ventilation in man. *J Clin Invest*. 1962;41:1664–1671.
138. Nimkoff L, Quinn C, Silver P, Sagy M. The effects of intravenous anesthetics on intracranial pressure and cerebral perfusion pressure in two feline models of brain edema. *J Crit Care*. 1997;12(3): 132–136.
139. Eisenberg HM, Frankowski RF, Contant CF, Marshall LF, Walker MD. High-dose barbiturate control of elevated intracranial pressure in patients with severe head injury. *J Neurosurg*. 1988;69(1):15–23.
140. Yager JY, Asselin J. Effect of mild hypothermia on cerebral energy metabolism during the evolution of hypoxic-ischemic brain damage in the immature rat. *Stroke*. 1996;27(5):919–925. discussion 926.
141. Bernard S, Buist M, Monteiro O, Smith K. Induced hypothermia using large volume, ice-cold intravenous fluid in comatose survivors of out-of-hospital cardiac arrest: a preliminary report. *Resuscitation*. 2003; 56(1):9–13.

22 心脏手术术中的中枢神经系统保护

JOHN G. AUGOUSTIDES
吕　红 译，袁　素 审校

简介

伴随着围手术期管理技术的发展，尤其是体外循环技术的成熟，心脏手术得以迅速发展[1-4]。尽管这些发展使得当代心脏外科能够解决各种心脏病理生理问题，但从谵妄到卒中，不同程度的神经损伤一直是心脏手术后相当常见和重要的并发症[1-4]。因此，大量研究针对可能导致心脏手术后神经损伤的病因进行了探索，以明确能够降低神经损伤发生率的干预措施[1-6]。尽管不同类型心脏手术的神经保护策略存在一定的相似之处，但由于神经损伤的原因不同，具体的保护策略仍存在许多差异。为阐明这些因素，本章将按照以下四种类型心脏手术分别讨论神经损伤和神经保护策略：体外循环心脏手术、非体外循环冠状动脉旁路移植术、经导管主动脉瓣置换术以及胸主动脉手术。

体外循环心脏手术后神经损伤

发生率和重要性

多项临床试验表明，磁共振扩散加权成像提示体外循环（CPB）心脏手术后新发梗死的发生率为25% ～ 40%[1-3]。尽管这些病变绝大多数没有临床意义，但根据诊断方法的不同，体外循环心脏手术后具备临床意义的卒中的发生率始终维持在5% ～ 10%。由于其显著增加了围手术期的死亡率和发病率，这种情况下的卒中仍然是一种重要的并发症[1-12]。体外循环心脏手术的术后认知功能障碍（包括谵妄）甚至比卒中更常见[7,8,12,13]。此类神经系统并发症与独立性和生活质量的显著降低有关[7,8,12-14]。

风险因素

多项临床试验报道了导致体外循环心脏手术后发生神经损伤发展的患者和手术特定的风险因素[7,8]。这些风险因素包括：高龄、糖尿病、既往脑血管疾病、严重动脉粥样硬化性血管病、既往接受心脏手术、延长的CPB时间和围手术期低血压[1-8]。在各类体外循环心脏复合手术中，发生卒中的风险通常也显著增加，其风险大小如下：冠状动脉旁路移植术（CABG）＜瓣膜修复/瓣膜置换＜CABG+瓣膜修复/瓣膜置换＜多个瓣膜干预手术[1-12]。这种情况下的神经损伤风险因素见表22.1。

致病因素

栓塞事件

脑栓塞是体外循环心脏手术后神经损伤的常见原因[7,8,15-18]。在一项围绕在体外循环心脏手术中安装了主动脉内滤器开展的临床研究中（*n*=2297），对组织病理学进行详细分析，证实98%的受试者滤器中捕获到碎屑[19]。这些碎屑的组成成分中，纤维动脉粥

表22.1 体外循环心脏手术后神经损伤的风险因素
高龄
糖尿病
既往脑血管疾病
既往肺动脉病
房颤
高血压病史
动脉粥样硬化性血管病
升主动脉操作程度
延长的体外循环时间
围手术期低心排血量综合征/低血压
直视下心脏手术，如瓣膜修复/瓣膜置换
多种心脏手术
体外循环过程中严重的空气栓子
左侧瓣膜置换过程中出现大量钙化碎屑
大量出血/大量输血

样硬化蛋白占79%、血小板和纤维蛋白占44%、红细胞血栓占8%、外膜组织占3%、其他碎屑组织占2%[19]。体外循环心脏手术后有神经损伤的患者往往会有多发脑病变的证据，这与脑血栓栓塞现象是一致的[10,12,16-19]。

栓子质地可分为三大类：大栓子、微栓子和气体栓子（表22.2）[7,8,11,12]。大栓子通常来源于动脉粥样硬化斑块、瓣膜钙化或血栓，在手术操作过程中，大栓子移位导致有临床意义的局灶性卒中[7,8,19]。微栓子通常来源于小脂质颗粒和血小板-纤维蛋白聚集物，可能是造成体外循环心脏手术后谵妄的部分原因[7,8,13,14]。在血管插管和连接、负压吸引静脉引流的过程中，以及在心内直视手术中，气体栓子可能会进入体外循环管路中[6,7,12]。气态栓子的栓塞量很可能与随后的神经损伤程度相关，包括谵妄和卒中。较大的气态栓子可能导致离散卒中[7,8,15]。

低血压、低灌注和脑血管自动调节

与其他外科手术相比，持续的低血压时段在心脏外科手术中相对常见。大多数患者具有完整的脑血管自动调节功能，可耐受平均动脉压的适度波动，并维持足够的脑血流[20,21]。尽管存在这种代偿，但脑血管自动调节在许多情况下可能被损害，包括高龄、脑血管疾病、体外循环、脓毒症和体温等[20-24]。因此，在低血压期间，脑血管自动调节受损的患者发生脑低灌注和脑缺血的风险更大[21,22]。低灌注损伤在体外循环心脏手术后发生卒中的患者中相对常见，据报道，由CT确诊的发生率为20% ~ 40%，由MRI确诊的发生率为40% ~ 60%[25]。新近的试验表明，体外循环心脏手术期间低血压的持续时间和程度在预测卒中风险（$P < 0.05$）和主要发病率及死亡率（$P < 0.05$）方面效果显著[25,27]。最近的一项研究（n=197）将成年心脏手术患者随机分为两组，较高血压组将术中平均动脉压维持在70 ~ 80 mmHg，较低血压组将术中平均动脉压维持在40 ~ 50 mmHg[28]。主要终点为术后第1周扩散加权MRI检测到的新发脑组织病变的总体积。两组之间的主要终点相似（中位差值估计为0；95% CI，–25 ~ 0.028；P=0.99）[28]。每组均有超过50%的患者出现新发脑组织病变，这一结果与现有文献一致[11,12,28]。综上所述，这些临床试验表明，除了最佳血压管理和考虑到个体的脑血管自动调节的储备外，仍需进一步的多模式试验阐明在体外循环心脏手术中保护神经的最佳实施方案[29]。

表22.2 体外循环心脏手术后神经损伤的致病因素

脑栓塞
- 大栓子，如动脉粥样硬化斑块、大血栓、钙化碎屑
- 微栓子，如血小板纤维蛋白聚集物、红细胞血栓
- 气体栓子

低血压伴脑灌注不良
- 缺血性神经损伤
- 脑血流自动调节受损

炎症反应
- 全身炎症反应
- 血脑屏障功能障碍
- 脑水肿

基因因素
- 神经损伤倾向
- 寻找治疗靶点

温度
- 保护性低温
- 危险的高热

炎症反应

由于血液与体外循环管路的非生理材料的相互作用，体外循环的实施触发了广泛的全身炎症反应[30]。这类炎症反应包括凝血系统、纤溶系统、补体系统、白细胞、内皮细胞和血小板的激活[30]。急性期反应可能导致组织损伤，这取决于患者年龄、基因和功能储备等[31-34]。同时全身炎症反应还可能通过引发神经胶质细胞损伤、脑水肿和改变血脑屏障的完整性等对神经系统产生影响[30-34]。临床研究表明，全身炎症反应对体外循环心脏手术后神经系统损伤有影响[8,12,30,35]。未来的试验将研究此临床情景下采用多模式方法调节全身炎症反应，以达到神经保护作用[34]。

基因因素

神经元坏死可由细胞损伤引起，包括细胞凋亡[34]。神经元凋亡是通过相关基因激活介导的，这些基因激活导致的蛋白质级联反应是细胞凋亡的机制。这些神经通路依赖于个体基因组对脑损伤的易感性[34-38]。多个基因参与影响心脏手术后神经损伤的风险，包括载脂蛋白、白介素多态性和血小板糖蛋白等位基因[12,34-38]。毫无疑问，未来的研究将进一步探讨体外循环心脏手术中神经系统并发症风险与基因型的关系，以确定围手术期及后续神经元保护的治疗靶点[34]。

温度

接受体外循环心脏手术的患者通常会根据手术方式、外科医生习惯、机构规范和患者风险因素等降温至低温水平 [12]。随着大脑温度的降低，大脑代谢率降低，随着温度下降缺血耐受性增加 [39]。低温可改变多种炎症通路的基因调控，抑制细胞凋亡和炎症反应，还可抑制自由基的形成 [12,40,41]。

相比之下，围手术期体温过高已被明确证实对成人体外循环心脏手术后神经系统并发症的预后不利 [40-43]。此变量将在下文详细讨论。

神经保护策略（表 22.3）

体外循环管路的改进

鉴于整个管路的非生理材料是微泡形成和栓塞的主要来源，现代的体外循环管路的设计已逐渐改进，以降低血栓生成和后续脑血管栓塞的风险 [40,44]。微泡形成的风险因素包括：负压辅助静脉引流、滚轴泵或离心泵的暴露、鼓泡式或膜式氧合器的应用、硬壳或软壳静脉回流室以及低静脉回流室水平 [44-47]。此外，顺序连接的动脉过滤器和静脉回流室过滤器也被整合在现代灌注实践中，以去除体外循环管路中的微泡和其他微栓子颗粒 [47-50]。尽管卓有成效，但这些过滤器并不能去除所有的栓子，即使是减小了孔径 [47-50]。同时，减小孔径的获益必须与增加溶血的风险和对其他血液成分的损害进行权衡 [47-50]。除空气过滤器外，动脉过滤器和主动脉插管之间的动态气泡捕抓器的存在已被证明可减少微气泡进入动脉循环的发生率 [47,51]。

除外微气泡和大栓子，已知通过心脏切开术直接从术野被吸走的血液中含有大量的脂质颗粒。脂肪栓子与毛细血管闭塞和脑缺血有关 [52-53]。专家们一致认为，应在血液回流到体外循环回路之前使用血液回收装置对血液进行处理，以减少术野吸走的血液引起的脂质栓塞现象 [54-56]。有两项随机对照试验探索了此方法，其结果相互矛盾，尽管两项试验都显示血液回收组的输血增加 [54-55]。最近的一项随机试验（n=30）研究了将脂质微栓子过滤器整合到体外循环管路中的效果，结果是干预组的脂质微栓子和血清神经损伤标志物显著减少 [56]。未来的试验将针对通过多模式过滤策略不断改善临床结果，以最小化血栓负荷并防止神经损伤 [56,57]。

主动脉插管策略

除外体外循环的组成部分，研究人员还对体外循环的主动脉插管方式进行了研究，以进一步降低脑栓塞的风险 [58,59]。多项临床试验已对主动脉插管设计的影响进行测试，涉及其长度和尖端设计，以减少主动脉的剪切力和最小化脑动脉粥样硬化栓塞 [58-64]。这种设计的目标是降低主动脉射血的速度，控制射血方向和减少湍流，伴有诸如漏斗状和弧形尖端的特征，包括用于血流分散的侧孔 [58-66]。此外，远端主动脉弓插管也被认为是一种减少大脑栓子量的插管策略 [67,68]。

减少血栓的另一个新方向是在动脉插管的自身设计中增加血栓保护措施 [69-74]。目前有两款主动脉插管在设计中嵌入了血栓保护装置，即 CardioGard 向后吸引插管和 Embol-X 主动脉内滤过装置 [69-74]。CardioGard 插管（图 22.1）是一种弧形尖端、24F 的双腔主动脉插管 [69,70]。第一个腔是用于体外循环动脉端血流的标准前向血流管腔，第二个腔用于吸引并引导到体外循环回路的静脉回流室。然后回流的血液被静脉回流室过滤器和动脉过滤器过滤 [69,70]。体外和动物研究表明，与标准的主动脉插管相比，CardioGard 插管可减少大脑栓子量 [69]。一项包含 66 名患者的多中心随机对照研究显示，经扩散加权 MRI 诊断的新病变在 CardioGard 组显著减少 [70]。

Embol-X 主动脉内滤过装置（图 22.2）是一种内置侧孔的 24 F 主动脉插管，通过被放置在侧孔的

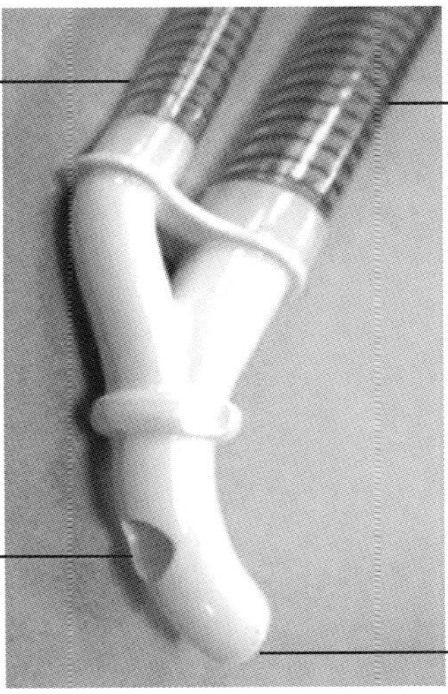

● **图 22.1** CardioGard 向后吸引插管（Reprinted from：Bolotin G，Huber CH，Shari L，et al.Ann Thorac Surg 2014；98：1627-1634.）

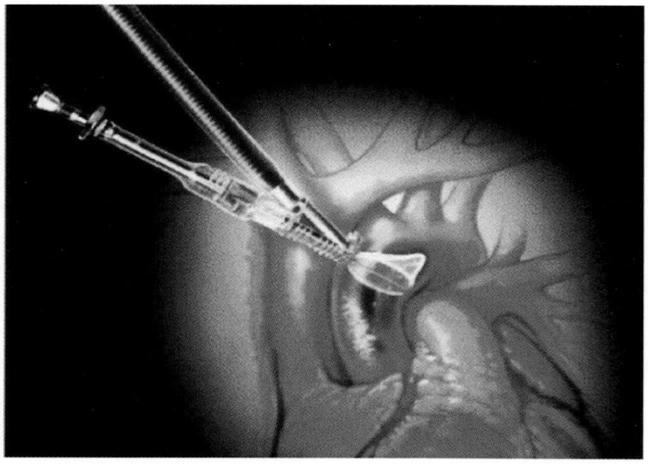

• **图 22.2（也见彩图）** Embol-X 主动脉内滤过装置（Reprinted from：Banbury MK，Kouchoukos NT，Allen KB，et al.Ann Thorac Surg 2003；76：508-515.）

滤过装置可再捕获栓子 [73,74]。在早期的研究中，该装置于开放升主动脉前放置，直至患者脱离体外循环 [71,72]。先前的试验结果证实了该方法的安全性和便利性，以及该装置捕获栓子碎屑的有效性 [71,72]。有几项研究已证实 Embol-X 装置在心内直视手术的标准插管中存在一些矛盾的结果 [73-75]。一项试验提示，在阻断主动脉之前（而非在开放主动脉之后）使用该装置可能会有利于捕获栓子 [76]。

最近的一项多中心随机对照研究将 383 名行主动脉瓣膜手术的患者随机分配到 Embol-X 装置组（n=133），CardioGard 插管组（n=118）或标准主动脉插管组（n=132）。在这项具有里程碑式的试验中，回收后 99% 的 Embol-X 滤过器和 75% 的 CardioGard 吸引管中存在明显的血栓碎屑 [77]。研究人员发现，在临床终点方面，如临床明显卒中和经扩散加权 MRI 量化的卒中量方面 [77]；两组之间没有显著差异 [77]；在死亡率、住院时间和再入院率方面也没有差异。对次要终点进行分析，采用栓子保护措施与围手术期谵妄和急性肾损伤风险显著降低有关 [77]。总之，这项重要的试验没有发现栓子保护措施对神经保护有重大效果 [77]。未来充分的试验可能将聚焦于高风险患者，从主动脉插管设计的改良中寻找更进一步的神经保护效果。

使用二氧化碳减少气体栓子

心脏手术患者在体外循环期间，由于心内直视手术、血管插管和负压辅助静脉引流等因素，产生气体栓子的风险很高 [7,12]。一旦气体栓子到达脑血管系统，它们可能阻塞小的血管造成缺血或激活炎症级联反应，从而加剧损伤 [7,12,78]。有一种假设认为，用高血溶性二氧化碳灌注术野，进入患者体内的大部分气体会溶解，从而降低栓塞的风险 [79,80]。尽管多项试验通过证明心内气体减少从而验证了该假设，但总体上没有证明这种干预有神经保护作用 [79-81]。最近一项高质量的荟萃分析表明，尽管经食管超声心动图检测到使用二氧化碳后气态微栓子减少，但在临床卒中的发生率（1.0% vs. 1.2%，P=0.62）或神经认知功能下降（12% vs. 21%，P=0.35）方面没有显著差异 [81]。虽然有证据表明，采用二氧化碳灌注术野可减少气体栓塞负荷，但这并不能减少卒中或神经认知功能障碍。目前正在进行一项大型随机对照试验，其目的是检测 CABG 术中应用二氧化碳的影响 [82]。该试验的结果可能决定这种干预在体外循环和非体外循环心脏手术中的未来定位。

主动脉粥样硬化的评估

升主动脉伴有动脉粥样硬化是心脏手术神经系统损伤的重要风险因素，也是脑血栓的主要来源 [15-18]。主动脉事件（如插管、阻断、移植物吻合和手术操作等）可能会造成动脉粥样硬化碎屑脱落，并导致显著的脑动脉粥样硬化栓塞 [7,8]。此外，如前所述，通过主动脉插管的血流的“喷砂”效应可以使动脉粥样硬化斑块成为栓子 [58-66]。

传统上，外科医生通过直接指诊指导主动脉插管位置的最终选择 [83,84]。在当今的手术中，已证实主动脉成像在评估升主动脉粥样硬化方面优于指诊。评价动脉粥样硬化的两种影像学方法包括经食管超声心动图和主动脉壁超声 [83-85]。由于气管支气管分支位于纵隔水平，经食管成像的主要局限性在于不能很好地显示升主动脉远端和主动脉弓近端 [84-86]。此经食管超声成像的“盲点”已经被 A-view 技术所克服 [86,87]。该项改进的技术是将球囊导管插入左主支气管，然后注入无菌生理盐水，使升主动脉远端经食管可见（图 22.3）[86,87]。

当主动脉壁成像被用于识别动脉粥样硬化时，与单独触诊相比，其更有可能提示主动脉插管位置或策略的改变 [88,89]。大量试验表明，在成人体外循环心脏手术后，主动脉壁成像与降低卒中风险显著相关 [89,90]。累积的证据表明，主动脉壁扫描是对升主动脉粥样硬化性疾病进行分级以指导主动脉插管和降低随后的卒中风险的最佳方法 [85]。

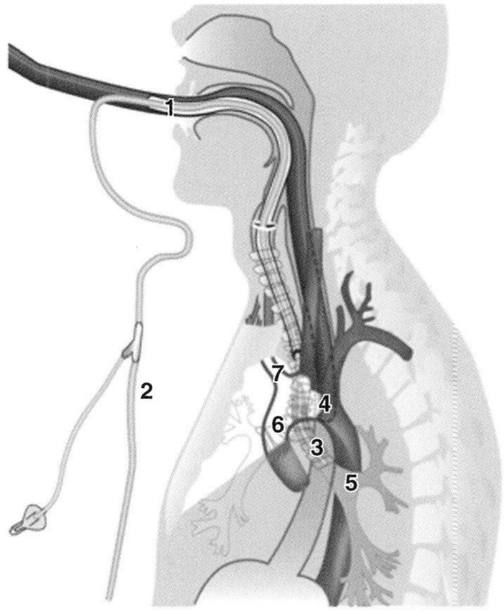

• **图 22.3(也见彩图)** A-view 气囊导管。1. 气管内插管；2.A-view 导管；3.A-view 导管的气囊；4. 经食管探头；5. 左主支气管；6. 升主动脉；7. 无名动脉（Reprinted from：B.van Zaane B，Nierich AP，Buhre WF，et al.Resolving the blind spot of transesophageal echocardiography：a new diagnostic device for visualizing the ascending aorta in cardiac surgery.Br J Anaesth 2007；98：434-441.）

体外循环期间的血气管理

关于体外循环期间的最佳 pH 管理方式一直存在很大的争议 [91]。在成年患者中，最常使用的是 α 稳态管理 [91,92]。在 α 稳态管理中，低温造成的低碳酸血症和碱中毒没有得到纠正，血液中的 pH 值和二氧化碳是在 37℃的温度下检测的。α 稳态保持电化学中性并维持脑代谢率和脑血流之间的匹配（两者都随降温而降低）。在 pH 稳态管理中，二氧化碳被添加到体外循环回路以解释伴随着温度的降低、溶解度增加，从而试图维持正常的 pH 值和 $PaCO_2$。二氧化碳浓度的增加引起脑血流和氧供的增加，同时也增加了脑栓塞的风险 [91-93]。一项具有里程碑意义的随机对照试验（*n*=316）显示，在接受体外循环超过 90 min 的成年患者中，α 稳态管理具有显著的认知获益 [91]。目前的证据表明，在深低温停循环心脏手术中，α 稳态管理对成人心脏手术可能是有利的 [92]。在体外循环小儿心脏手术中，pH 稳态管理可能是首选方法，以起到更有效的脑部降温和神经保护作用 [92]。

体温管理：体温过低和体温过高

在体外循环心脏手术中，如前所述，通常患者需降温至一定的低温水平 [39-41]。低温体外循环的效益并没有在多项研究中得到一致证实 [12,94]。尽管有大量的荟萃分析（累积 *n* > 10 000：常温和低温体外循环对比），但在成人和小儿手术中，神经系统转归没有显著差异 [95,96]。由于临床研究存在过多的异质性，目前的证据仍难以排除低温体外循环是有效的。

相比之下，在体外循环心脏手术中明确证实围手术期体温过高对神经系统预后不利 [40-43]。在一项评估体外循环和心脏停搏期间体温管理的临床效果试验中，研究人员发现在温心脏停搏液的温体外循环状态下，卒中风险增加 [97]。围手术期体温过高与体外循环心脏手术后认知功能障碍的风险增加显著相关 [43]。多项临床试验表明，在体外循环期间采用缓慢的复温策略可减少体外循环后神经损伤 [98-100]。在体外循环心脏外科手术术中和术后实施综合体温管理是围手术期重要的神经保护策略 [41,47,101]。

体外循环期间的血压管理

脑缺血不仅是由于栓塞事件引发血流阻塞，也可以是由于灌注压力不足造成的，尽管大脑具有自动调节机制 [20-22]。在慢性高血压和脑血管疾病的情况下，可能需要更高的目标血压以确保在体外循环期间有足够的脑灌注压 [24-26]。在一项单中心随机试验（*n*=248）中，体外循环期间高平均动脉压（80 ~ 110 mmHg）与低平均动脉压（50 ~ 60 mmHg）相比显著降低心血管和神经系统并发症的发生率（4.8% vs. 12.9%，*P*=0.026）[102]。另一项单中心随机试验（*n*=92）显示，在常温体外循环期间，较低的平均动脉压（60 ~ 70 mmHg）相对于较高的平均动脉压（80 ~ 90 mmHg）术后谵妄（*P*=0.017）和认知功能障碍（*P*=0.012）的风险显著增加 [103]。然而，最近的一项大型多中心试验（*n*=197）发现，无论体外循环期间平均动脉压是高（70 ~ 80 mmHg）还是低（40 ~ 50 mmHg），有关临床或影像学卒中方面的神经损伤没有显著差异 [28]。这些相互矛盾的试验结果表明，在体外循环期间标准化目标平均动脉压可能是不合适的，应考虑患者个体的脑自动调节阈值 [29]。这一考虑将有助于在体外循环期间维持高于脑自动调节下限的个体化灌注压，以确保充足的脑灌注和最佳神经保护 [104,105]。

近红外光谱脑氧饱和度监测在评估脑自动调节和灌注方面具有重要的应用前景 [20,104,107]。临床试验已证实，低脑氧饱和度能显著预测体外循环后谵妄的风险 [108,109]。最近的一项荟萃分析（*n*=2057，15 项随机对照试验）发现，脑氧饱和度指导的血压管理与认知功能障碍的显著减少有关（RR，0.54；95% CI，0.33 ～ 0.90；P=0.02）[110]。尽管该荟萃分析表明脑氧饱和度监测有神经保护的作用，但考虑到纳入试验的高度异质性，其结果应被认为主要是假设产生的。未来采用标准化监测和管理方案的大型随机试验可能会评估脑氧饱和度监测在成人体外循环心脏手术中脑自动调节和灌注管理中的价值。

体外循环期间的搏动性灌注

最近的临床试验表明，与典型的非搏动性灌注相比，在体外循环期间搏动性灌注更具生理性，能更好地保护微循环和减轻全身炎症反应[111,112]。到目前为止，临床试验尚未证实体外循环期间搏动性灌注具有神经保护作用[113,114]。由于这些相互矛盾的数据，体外循环期间搏动性血流没有明显的神经保护作用，建议未来的试验解决这一问题[115,116]。

药物治疗方法

由于体外循环产生的全身炎症反应和其在脑损伤中可能的作用，皮质类固醇的应用已被证实具有神经保护作用[30]。多个临床试验给出了相互矛盾的证据[117]。在高质量荟萃分析中，类固醇治疗没有明显的神经保护益处[117,118]。最近的两项大型、多中心、随机对照、双盲试验，分别是心脏外科地塞米松（Dexamethasone for Cardiac Surgery，DECS）试验和心脏外科类固醇（Steroids in Cardiac Surgery，SIRS）试验，验证类固醇在体外循环心脏手术中的神经保护作用[119,120]。DECS 试验随机分配 4494 名患者接受 1 mg/kg 地塞米松或安慰剂治疗。研究发现，包括卒中在内的复合主要研究终点没有差异，两组卒中风险亦相同[119]。SIRS 试验随机分配 7507 名患者，在麻醉诱导时注射甲泼尼龙 250 mg，在体外循环开始时再给予甲泼尼龙 250 mg。研究发现，两组的卒中发生率没有显著差异[120]。DECS 试验的一项亚组分析也表明，成人体外循环心脏手术后第 1 年的神经认知功能障碍没有差异，第 1 个月（RR，1.87；95% CI，0.90 ～ 3.88；P=0.09）和 12 个月（RR，1.98；95% CI，0.61 ～ 6.40；P=0.24）亦无显著差异[121]。最近的一项大型荟萃分析（n > 7000，56 项随机临床试验）也未能证实体外循环心脏手术期间使用类固醇对神经保护有任何益处[122]。

除了类固醇，利多卡因也被用于神经保护，因为其钠通道阻断和潜在抗炎的特性[122-125]。最初的临床试验显示利多卡因的神经保护作用不一致[122-125]。随后的荟萃分析提示利多卡因对体外循环心脏手术后认知功能障碍具有剂量依赖性的保护作用，尽管所有纳入的试验存在显著的异质性[126,127]。

镁离子的神经保护作用也被研究过，包括镁离子的抗兴奋性毒性和抗炎特性[128,129]。虽然镁离子是安全的，但最近的临床试验显示其似乎并不具有神经保护作用[128,129]。尽管氯胺酮可以减少心脏手术后谵妄，但这个结果在临床试验中并未得到一致的证据[130,131]。

已经对多种药物进行神经保护试验，包括丙泊酚、钙通道阻滞剂、β 受体阻滞剂、抗氧化剂、促红细胞生成素、吡拉西坦、补体抑制剂培赛珠单抗、丝氨酸蛋白酶抑制剂抑肽酶和右美托咪定[112]。尽管进行了所有药物的研究，但显著的神经保护效果尚未得到证实[112]。

非体外循环冠状动脉旁路移植术后神经损伤

发生率和重要性

非体外循环 CABG 术后卒中的发生率通常为 1% ～ 2%[7]。由于心脏手术中神经损伤的多种因素与体外循环有关，非体外循环 CABG 提供了一种心脏手术选择，其无需体外循环，包括主动脉插管、主动脉阻断和其他的主动脉操作[5-7]。尽管如此，非体外循环 CABG 仍然是一种重大的外科手术，伴随着组织损伤、血流动力学波动、炎症和为完成近端移植物吻合进行的升主动脉操作，因此仍然存在神经损伤的风险[5-7]。

多项高质量的多中心随机试验比较了体外循环和非体外循环 CABG 的神经损伤风险[132-137]。尽管已经实施了许多高质量的试验，但它们总体上未能证实非体外循环 CABG 有明显的神经保护作用[132-137]。最近的一项荟萃分析（n > 16 900）报道了体外循环 CABG 组的卒中发生率增加，然而一项仅对高质量的随机对照试验进行的亚组分析显示无明显差异[138]。新近的一项观察研究 5 年随访结果的荟萃分析发现，体外循环和非体外循环 CABG 的卒中发生率没有显著差异[139]。相反，另一项单独的大型荟萃分析（n=123 137）显示，非体外循环 CABG 可显著减少卒中[140]。可能是某些高风险人群从非体外循环 CABG 中获益更大。最近的荟萃分析提示高风险患者卒中风险降低是因为接受了高风险的非体外循环 CABG[141,142]。

表 22.3 体外循环心脏手术中神经保护策略

体外循环管路的改进
- 周到的回路设计可以增强神经保护
  - 滴定法测量的负压辅助引流
  - 软壳静脉回流室
  - 离心泵
  - 膜式氧合器
  - 动力型微泡清除器
  - 栓子过滤器

主动脉插管策略
- 首选定制化插管设计
- 栓子保护具有临床潜力
- 远端主动脉弓插管可能降低卒中风险

利用二氧化碳
- 减少气体栓子
- 安全，可能具有神经保护作用

主动脉粥样硬化的评估
- 首选主动脉壁成像
- 经食管超声有盲点
- 改进的 A-view 成像减少盲点的尺寸

血气管理
- 在成人体外循环心脏手术中优先选择 α 稳态管理
- 在小儿体外循环心脏手术中优先选择 pH 稳态管理
- 需要高质量临床试验进一步评估

体温管理
- 相对于常温，低温没有提供明确的神经保护优势
- 应避免温度过高

血压管理
- 应考虑大脑自动调节曲线
- 理想的体循环平均动脉压范围仍有待确定
- 个性化的方法需要高质量的临床试验进一步评价
- 脑氧饱和度在这种情况下具有潜在的应用价值

搏动性灌注
- 可能更符合生理性
- 需要高质量临床试验进一步评估

药物治疗
- 广泛的候选药物名单与详细的证据基础
- 不推荐任何药物常规应用

致病因素

非体外循环 CABG 术中的神经损伤很可能是由全身炎症反应、脑栓子和（或）心脏操作引起，心脏操作可引起血流动力学不稳定 [7,15,116]。

炎症反应：尽管非体外循环 CABG 避免了体外循环，但多项试验表明，其仍可引起显著的全身炎症反应 [143-147]。这种明显的炎症反应可能在术后器官功能障碍中发挥作用，包括谵妄和卒中。非体外循环 CABG 的神经保护作用随着转换为体外循环 CABG 而消失，且无论原因是什么 [148]。在这种情况下，神经功能障碍的风险增加可能是由于全身炎症反应的增强。由于转换率大约是 5%，神经保护药理学的作用尚未在这方面得到充分的研究。

心脏和主动脉的操作

心脏和主动脉的操作，尤其是心尖的抬高，导致前负荷和每搏量急剧下降，其结果是脑灌注受损，从而可能紧急转为体外循环 CABG[148]。多项试验报道，在对心脏操作过程中，颈静脉球血氧饱和度明显下降，可能与非体外循环 CBAG 中出现的神经损伤有关 [149,150]。如前所述，鉴于脑血流灌注不足的诊断能力，脑氧饱和度在这种情况下可能会发挥更大的作用。

脑栓子

通过避免主动脉插管和阻断，非体外循环 CABG 中脑血栓的风险可能会降低 [151,152]。然而，临床试验充分证实，在非体外循环 CABG 中仍会发生脑栓子阻塞，从而增加卒中的风险 [5,7,151,152]。尽量减少主动脉操作作为降低卒中风险的一种策略将在下一节讨论。

神经保护策略

尽管非体外循环技术可以避免体外循环引起的全身炎症反应，但仍会产生一定程度的炎症反应。此外，移动心脏进行远端血管吻合也是不可避免的。无论如何，外科手术可以通过减少对升主动脉的操作，从而减少血流动力学波动和脑血栓。

非体外循环 CABG 中行近端吻合术的外科技术包括使用侧壁钳、使用稳定装置的无钳技术或仅使用乳内动脉与冠状动脉进行 Y 型吻合的无接触技术 [151-154]。一项大型荟萃分析（n=25 163）对比了完全主动脉“无接触”技术与使用或不使用侧壁钳的近端吻合设备，发现“无接触”组发生脑血管事件的风险明显降低 [154]。最近发表的一项纳入 37 720 名患者的大型荟萃分析再次证实了这一观点，该分析比较了没有主动脉操作的非体外循环 CABG（“无接触”）和其他 CABG 技术的非体外循环 CABG[5]。这项高质量的分析发现，没有主动脉操作组在降低术后 30 天卒中方面最有效 [5]。

经导管主动脉瓣置换术后神经损伤

发生率和重要性

自 2002 年第 1 例经导管主动脉瓣置换术（TAVR）

实施以来，该手术已经发展成为治疗严重主动脉瓣狭窄的主流方法[155]。TAVR的适应证从手术风险极高的严重主动脉瓣狭窄患者扩展到高风险患者，再到中风险患者[155,156]。目前由于TAVR的适应证正逐步扩展到严重主动脉瓣狭窄的低风险患者，因此仍需优先考虑评估TAVR与外科AVR的临床结果，这是目前判断该人群是否应当行TAVR手术的金标准[155]。

尽管临床上进展迅速，但TAVR术后神经损伤仍是TAVR的严重并发症[157]。在可扩张球囊TAVR的标志性试验中，术后30天报道的卒中发生率在无法手术组、高风险组和中风险组分别为6.7%、5.5%和6.4%[157,158]。然而近年来，卒中风险稳步下降到5%以下[157-159]。卒中风险稳步下降的原因可能有多种因素，包括新一代设备的技术进步、术者经验的增加以及低风险患者的纳入等[155-157]。

TAVR术后神经损伤的致病因素

在TAVR术后脑血管事件的研究中，已建立了一个时序模式，大约一半的事件发生在TAVR术后48 h内（早期），30天内（延迟期）发病率增加，1年后（晚期）发病率又增加[157,160]。这一时序分布提示卒中病因的多样化，包括早期的手术因素和晚期的患者相关及术后治疗相关因素。TAVR术后卒中的病因包括手术因素和非手术因素（表22.4）。

表22.4　经导管主动脉瓣置换术后卒中的致病因素

手术因素： 动脉粥样硬化和钙化栓子	导管在动脉粥样硬化的胸主动脉内操作
	对钙化的主动脉瓣硬件操作
	球囊扩张事件
	瓣膜释放
手术因素：非主流栓子	气体栓塞
	血栓栓塞
手术因素：灌注的改变	低灌注引起的脑分水岭区缺血
	瓣膜释放后急性高血压
非手术因素	女性
	房颤
	既往卒中
	糖尿病
	慢性肾病
	动脉粥样硬化性动脉疾病
	慢性高血压

栓子损伤

由于主动脉瓣钙化狭窄的性质和并存的近端胸主动脉粥样硬化性疾病，TAVR期间导丝、输送导管和球囊瓣膜成形术等的硬件操作几乎会在所有出现缺血性卒中风险的病例中导致脑栓塞[161,162]。栓塞物类型包括血栓、钙化组织、组织碎片和异物[161,162]。多项临床试验也通过术中经颅多普勒超声证实，微栓塞在整个手术过程中都会发生，最常见的是在瓣膜定位、释放、重新定位和球囊瓣膜成形手术过程中[163,164]。这些数据表明，限制栓塞事件可能会降低TAVR术后卒中风险。

房颤，尤其是新发房颤，亦会增加TAVR相关卒中风险[157]。一项荟萃分析（n=14 078，26项临床试验）报道，TAVR人群中慢性房颤和新发房颤的发生率分别为33.4%和17.5%[165]。此外，多项试验也表明，房颤显著增加了TAVR后脑栓塞引起的卒中风险[165,166]。

非栓塞性致病因素

TAVR过程中脑损伤的非栓塞性因素主要是由低血压引起脑灌注下降引起[157,167]。在瓣膜介入治疗过程中，全麻诱导、出血、瓣膜定位和快速心室起搏均可导致严重低血压[157]。在TAVR中，心血管衰竭还可能伴随着罕见但严重的并发症，如瓣膜释放后的急性主动脉瓣反流、冠状动脉阻塞、主动脉破裂和急性主动脉夹层[168]。脑灌注压的波动可能会严重减少易受影响的脑分水岭区的血流，从而引起缺血性损伤，同时也会减少对栓塞物质的冲刷并加剧其影响[169]。在一项对214例TAVR术后卒中的研究中，CT提示了栓塞与灌注相关损伤模型并存[170]。与脑低灌注不同，TAVR瓣膜释放后，随着主动脉瓣狭窄的急性缓解而出现的急性高血压可导致脑充血和出血性卒中[171]。

既往存在的因素，如慢性高血压、卒中病史、颈动脉血管疾病、糖尿病、慢性房颤和吸烟等可能会加剧TAVR术后卒中风险[157,158]。此外，一项大型系统性综述（n=72 318）确定了下列TAVR术后卒中的重要预测因素：女性、慢性肾病、新发房颤[172]。另一项试验强调了下列导致TAVR术后卒中的手术相关重要预测因素：总手术时间、输送导管在体内的总时间、快速心室起搏和瓣膜重新定位[173]。这一证据强调了患者和手术特殊因素在TAVR术后卒中的发病机制中的重要性（表22.4）。这些TAVR术后卒中的共同风险因素可通过围手术期系统管理来最大限度降低卒中风险，如下文所述（表 22.5）。

神经保护策略

术前神经保护

考虑到高血压、高脂血症、糖尿病、吸烟和房颤在卒中风险中的作用，术前神经保护策略以缓解、改善基础合并症为核心[170-173]。此外，详细的术前评估通常包括高质量的影像学检查，有助于评估卒中风险因素，如主动脉粥样硬化、主动脉瓣钙化严重程度、左心房大小（房颤风险）、颈动脉血管疾病和基础脑血管疾病[157,158]。

术中神经保护

心脏团队经验：降低 TAVR 术中卒中风险的一个重要因素是执行该手术的心脏团队的经验。多项临床试验已经证明，卒中风险随着术者经验的增加而降低，这是因为主动脉内的硬件操作减少和手术时间的缩短等因素[171-173]。TAVR 替代通路的成熟为心脏团队提供了可行的选择，以避开严重病变的主动脉节段，最大限度地降低脑动脉粥样硬化性血栓和随后的卒中风险[174,175]。

在实施 TAVR 的第一个十年里，全麻是首选的麻醉方式[176]。随着 TAVR 的成熟和心脏团队获得了相当多的经验，监护性麻醉管理（monitored anesthesia care，MAC）已成为一种常用的麻醉方式[176-178]。全麻的优点包括气道安全、患者不会动、可快速转换为开胸手术以及易于经食管超声心动图检查[178]。MAC 的优点包括了缩短手术时间、减少术中强心药物和血管加压药的需求、减少住院费用、缩短 ICU 停留时间和住院时间[176-178]。此外，还能更早、更准确地启动神经系统检查和围手术期监护[176-178]。鉴于瓣膜设计和心脏团队经验的稳步提升，MAC 很可能会发展为经股动脉 TAVR 的首选麻醉方法[178,179]。

表 22.5　经导管主动脉瓣置换术的神经保护策略

术前策略
■ 优化可缓和的危险因素：高血压、高脂血症、吸烟、糖尿病和房颤
■ 详细的影像学研究：粥样硬化的严重程度、主动脉瓣膜钙化
■ 由心脏外科小组选择合适的患者
术中策略
■ 有经验的心脏外科团队：良好的手术技能和效率
■ 最佳的麻醉管理
■ 栓子保护装置
■ 充足的围手术期抗凝
■ 维持脑灌注
术后策略
■ 积极治疗房颤
■ 优化抗血栓和（或）抗凝
■ 卒中的快速诊断
■ 及时转诊内科治疗和（或）介入卒中治疗

栓子保护装置：TAVR 期间令人信服的脑血栓证据促进了设备的发展，以便在碎屑到达大脑循环之前将其捕获[157]。到目前为止，已有三种此类设备进入临床试验（图 22.4）。Embrella 栓子导向装置由两个可渗透聚氨酯板组成，外周是镍钛合金框架，在 TAVR 瓣膜释放时覆盖在右侧头臂干和左侧颈总动脉（图 22.4）[180]。该设备经右侧桡动脉放置，过滤器允许血液流过，而大于 100 μm 的颗粒则偏离受保护的血管[180]。两项临床试验已证实，经颅多普勒显示的栓塞事件和 MRI 显示的新发栓塞灶体积均有所减少[180,181]。尽管 Embrella 设备提供了栓子保护作用，但在最初的临床试验中，临床卒中发生率并没有降低[180,181]。

Sentinel 大脑保护系统是第二代设备，之前被称作 Claret Montage 双过滤系统[157]。改进的设计包括 1 个改良的输送系统和 2 个独立的过滤器，覆盖右侧头臂干和左侧颈总动脉（图 22.4）[157]。一项小规模随机临床试验（*n*=63）证实了该装置的安全性和可行性，其显著减少新发大脑病变和新发神经认知功能障碍[182]。最近，一项更大的随机对照试验（*n*=363）表明，使用该装置在预防临床卒中和神经认知功能障碍方面都有良好的疗效[183]。

最近一项前瞻性倾向性评分匹配临床试验（*n*=802 280，使用 Sentinel 设备）表明，Sentinel 装置对栓子的保护显著降低了临床卒中的发生率（OR，0.29；95% CI，0.1 ～ 0.93；*P*=0.03）[184]。栓子保护组的全因卒中和死亡率的复合终点也显著降低（OR，0.30；95% CI，0.12 ～ 0.77；*P*=0.01）[184]。该临床试验的主要局限性是缺乏随机性，尽管倾向性评分匹配在一定程度上解释了可能的混杂因素[184]。

TriGuard 栓子偏移系统经股动脉置入，由覆盖 3 个主要的主动脉弓部血管的网状过滤器组成（图 22.4）[157,185]。类似 Embrella 装置，TriGuard 将碎屑转移到降主动脉从而远离脑循环。与前两种栓子保护

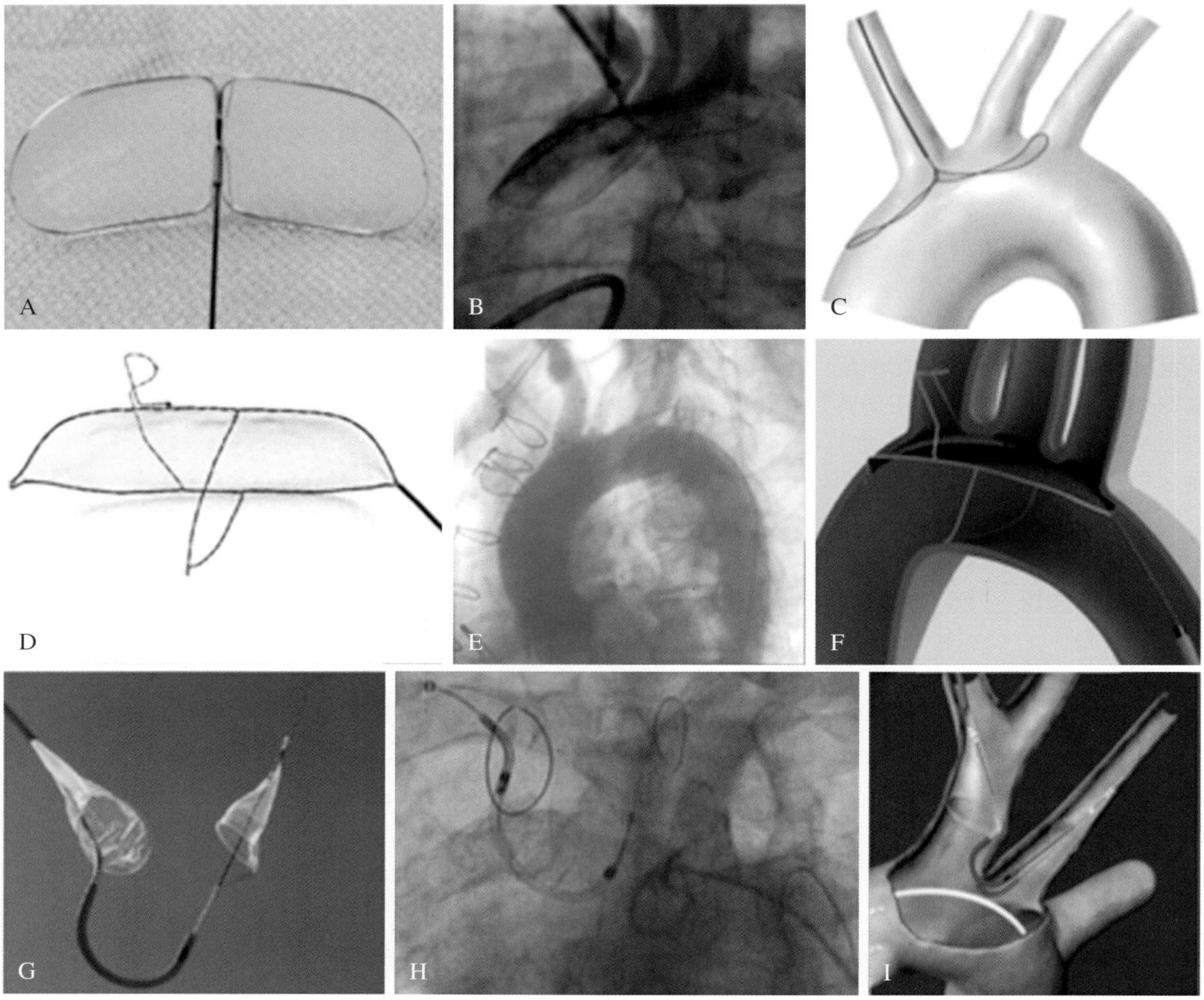

● **图 22.4（也见彩图）** 栓子保护装置。A．位于释放部位的 Embrella 装置；B、C．术中 Embrella 装置在主动脉弓程序上的位置；D．位于释放部位的 TriGuard 装置；E、F．TriGuard 在主动脉弓的正确位置；G．位于释放部位的 Sentinel 装置；H、I．Sentinel 装置在头臂动脉和左颈总动脉内的位置（Reprinted from：Patel PA，Patel S，Feinman JW，et al.Stroke after transcatheter aortic valve replacement：incidence，definitions，etiologies and management options.J Cardiothorac Vasc Anesth 2018；32：968-981.）

装置不同，TriGuard 保护大脑的所有区域 [157]。一项随机临床试验证明了该装置的安全性，并显示与对照组相比，新发脑病变和神经功能障碍没有显著减少 [185]。虽然不显著，但这种有利趋势为目前正在进行的更大规模的临床试验奠定了基础 [185]。

一些荟萃分析的目的是提高这些小型设备的能力，以发现栓子保护是否存在明显益处。最近的一项荟萃分析（n =1225）显示，TAVR 后第 1 周卒中风险显著降低（RR，0.56；95% CI，0.33 ~ 0.96；$P < 0.05$）[186]。第二项荟萃分析显示，新发缺血性脑病变数量显著减少 [187]。第三项荟萃分析还显示了由于 TAVR 期间的栓子保护，30 天内临床卒中的发生率显著降低（OR，0.55；95% CI，0.31 ~ 0.98；P=0.04）[188]。由于这些荟萃分析综合了不同栓子保护装置的小型研究数据，数据中存在相当大的异质性。未来仍需大型、有充足说服力的随机对照试验详细探讨这些装置在 TAVR 中的神经保护作用。

尽管栓子保护装置尚未证明其具有明确的神经保护优势，但鉴于其良好的安全性和有效性，正在临床实践中被应用 [189]。因此，尽管这些设备的应用还不是 TAVR 的医疗标准，但它们的使用是安全和合理的 [189]。

术后神经保护

由于新发房颤增加 TAVR 术后卒中风险，因此早期发现和方案驱动的处理至关重要。由于TAVR和人工瓣膜的血栓形成性质，最佳的围手术期抗凝是预防血栓栓塞的必要条件（表22.5）。虽然静脉注射肝素是术中充分抗凝的首选，但由于大出血的风险高，术后无法接受这样的抗凝水平。推荐使用阿司匹林和氯吡格雷的双重抗血小板治疗，以将TAVR后瓣膜血栓形成的风险降至最低[190,191]。最近的荟萃分析对此做法提出质疑，因存在出血过多的风险（RR, 2.52；95% CI，1.62 ~ 3.92；$P < 0.0001$）且卒中风险没有差异，提示单一药物治疗可能是足够的[192]。对于服用香豆素的TAVR房颤患者，由于出血风险过高，亦不推荐双重抗血小板治疗[193]。未来的试验将确定TAVR后的下一个抗血栓形成策略，检验血小板阻滞剂和新型口服抗凝剂的选择[194,195]。

胸主动脉手术后神经损伤

简介

胸主动脉疾病是发病和死亡的主要原因，其中主动脉瘤和夹层是最常见的病症[196-198]。从起点主动脉瓣到终点腹部髂动脉分叉处，主动脉分5段（图22.5）[196-198]。主动脉瘤的定义是：主动脉直径大于正常直径的150%，且所有三层主动脉壁仍完整。主动脉瘤根据其大小、形状和范围进行分类。在胸主动脉近端，动脉瘤可累及主动脉根部、升主动脉和（或）主动脉弓（图22.5）[197-198]。主动脉瘤的远端到达主动脉弓部者可累及胸降主动脉和（或）腹主动脉（图22.6）[196-198]。对指定的动脉瘤进行干预的时机取决于临床表现、位置、大小和合并症等因素[196-198]。主动脉夹层是由内膜撕裂引起，内膜撕裂可累及不同程度的大动脉，包括真腔和假腔[196-198]。根据DeBakey或Stanford系统的夹层范围对这种具有挑战性的疾病进程进行分类（图22.7）[196-199]。对某一主动脉夹层进行干预的时机取决于临床表现、部位和范围等因素[196-200]。胸主动脉疾病可表现为脑和（或）脊髓卒中，其原因是主动脉破裂引起的低血压、动脉瘤形成的栓子和（或）夹层引起的主动脉重要分支严重灌注不良[196-200]。

胸主动脉疾病的直视下手术治疗需要切除病变的主动脉节段，然后用人工血管替代[196,197]。如果病变仅发生在升主动脉，可使用传统的体外循环进行手术，其神经损伤风险与上文的“体外循环心脏手术后神经损伤”部分相似[196,197]。然而，若主动脉病变累及到主动脉弓和（或）胸降主动脉，手术修复将对中枢神经系统造成独特的威胁[196,197]。

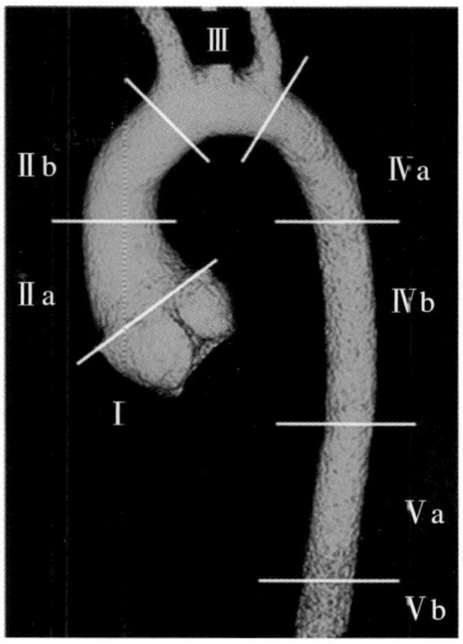

• **图 22.5** 主动脉的分段。节段Ⅰ是主动脉根部，包含了主动脉瓣和Valsava窦，这段在窦管交界处连接升主动脉。节段Ⅱ是管状升主动脉，此段又分成两个节段：Ⅱa，从窦管交界到肺动脉水平；Ⅱb，从肺动脉水平到头臂动脉。节段Ⅲ是主动脉弓。节段Ⅳ是降主动脉，其被分为两个节段：Ⅳa，从左锁骨下动脉到肺动脉水平；Ⅳb，从肺动脉水平到膈肌。节段Ⅴ是腹主动脉，被分成两个节段：Ⅴa，从膈肌到肾动脉；Ⅴb从肾动脉到髂动脉分叉（Reprinted from：Goldstein SA，Evangelista A，Abbara S，et al.Multimodality imaging of diseases of the thoracic aorta in adults：from the American Society of Echocardiography and the European Association of Cardiovascular Imaging.J Am Soc Echocardiogr 2015；28：119-182.）

由于大脑动脉血管从弓部发出，当主动脉瘤或夹层影响到主动脉弓时，手术修复需要暂停供应大脑的血流[196,197,201]。循环暂停可获得更好的术野从而便于实施主动脉弓的重建。为减轻循环暂停阶段对脑缺血的影响，通常是在一定程度的低温下进行手术，有或无选择性脑灌注[201]。尽管取得了一定的进展，但主动脉弓部手术的卒中发病率仍保持在4% ~ 10%，在紧急情况下（如急性A型夹层）卒中风险更高[196-203]。

类似主动脉弓手术为了保护大脑需特殊操作一样，手术修复胸腹主动脉也需针对性管理以保护脊髓，这是因为脊髓动脉网接受来自胸主动脉的多个水平的有效输入（图22.8）[196,197,204]。在此类手术中，表现为截瘫或麻痹的脊髓缺血仍然是胸腹主动脉干预治疗后的严重并发症，这些并发症显著增加了发病率和死亡率[196,197,205,205]。尽管随着开放式和血管内胸主动脉修复术的多模式进展，脊髓缺血的风险已稳步下降，但脊髓缺血的发生率仍保持在2% ~ 8%，这一数值取决于手术风险的水平[205,206]。

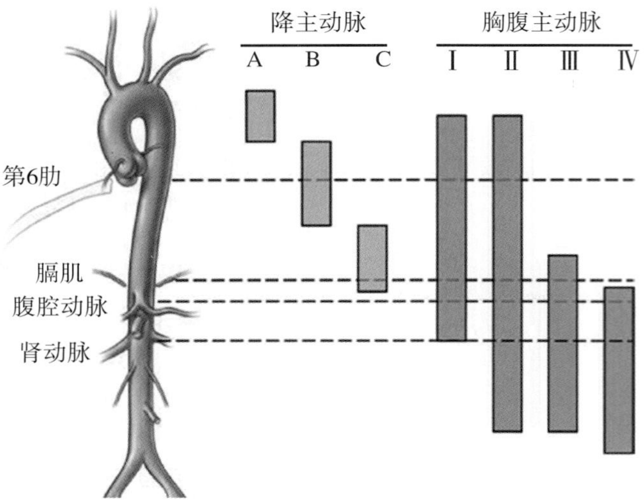

• **图 22.6**　降主动脉瘤的分级。降主动脉：范围 A，动脉瘤累及胸降主动脉近段 1/3；范围 B，动脉瘤累及胸降主动脉中段 1/3；范围 C，动脉瘤累及胸降主动脉远段 1/3。胸腹主动脉（Crawford 分级）。Ⅰ型：动脉瘤从第 6 根肋骨上方延伸至肾动脉；Ⅱ型：动脉瘤从第 6 根肋骨上方延伸至肾动脉下方，Ⅲ型：动脉瘤从胸腔第 6 肋下方至腹主动脉；Ⅳ型：动脉瘤从膈肌下延伸至整个内脏主动脉段和大部分腹主动脉（Reprinted from：Hiratzka LF，Bakris GL，Beckman JA，et al.2010 ACCF/AHA/AATS/ACR/ASA/SCA/SCA/SIR/STS/SVM guidelines for the diagnosis and management of patients with thoracic aortic disease.J Am Coll Card 2010；55：e27-e129）

神经系统损伤的病理机制

主动脉弓修复

20 世纪 70 年代，低温停循环（hypothermic circulatory arrest，HCA）作为一种主动脉弓修复技术被率先提出[196,197]。HCA 的概念是将患者全身降温至低温水平，从而显著降低脑代谢率和耗氧量，在停循环主动脉弓修复过程中显著降低消耗以最大限度地减少脑缺血[39]。这项技术考虑到体温每下降 1℃大脑代谢率下降 5% ～ 7%[39,207]。在主动脉弓修复手术中，专家一致认为可将低温分为四个级别（表 22.6）[39]。

尽管低温可诱使与低温水平相一致的大脑缺血耐受，然而基于全脑缺血和栓子物质的现实，卒中风险仍存在[196,197]。主动脉弓修复术后神经损伤的其他风险因素包括高龄、既往脑血管疾病、体外循环时间和 HCA 时间[207-209]。临床试验已证实，HCA 可安全耐受 30 ～ 40 min，但仍存在显著增加卒中风险的威胁[203,207-209]。

胸腹主动脉修复术

当考虑主动脉远端重建过程中脊髓缺血的致病因素时，有必要了解脊髓的血液供应，即脊髓动脉网，它是沿整个脊髓表面的动脉丛（图 22.8）[196,197,205,206]。这个动脉网络接受来自脊髓前动脉和脊髓后动脉的有效头端输入，这些动脉源自椎动脉（图 22.8）[205,206]。此外，脊髓动脉网络的胸部输入来自肋间动脉，腹部

表 22.6　主动脉弓手术中低温水平的分级

低温水平	患者体温
轻度低温	28.1 ～ 34.0℃
中度低温	20.0 ～ 28.0℃
深低温	14.1 ～ 20.0℃
深度低温	14.0℃或更低

From Gutsche JT，Ghadimi K，Patel PA，et al. New frontiers in aortic therapy：focus on deep hypothermic circulatory arrest. J Cardiothorac Vasc Anesth 2014；28：1159-1163.

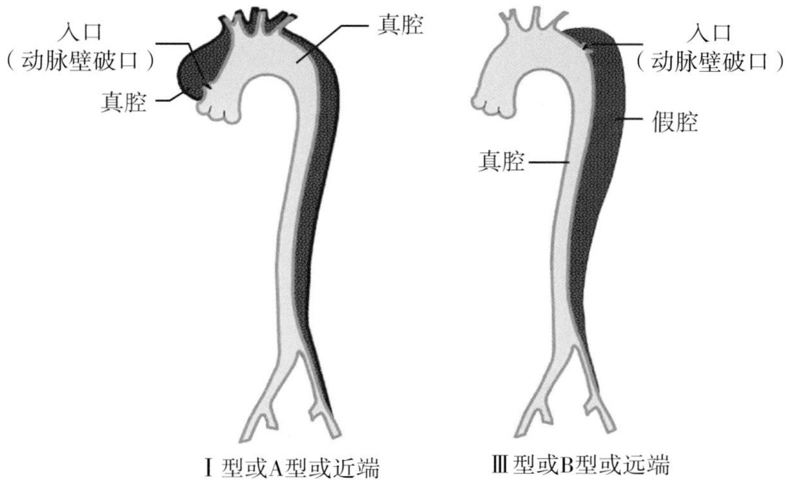

• **图 22.7**　主动脉夹层的分级。Stanford 系统：A 型夹层，升主动脉夹层远端累及范围不同；B 型夹层，胸降主动脉夹层远端累及范围不同。DeBakey 系统：Ⅰ型夹层，升主动脉夹层累及主动脉弓以远到胸降主动脉，甚至更远；Ⅱ型夹层，仅限制在升主动脉夹层（没有显现出来，因为这是最不常见的一型夹层）；Ⅲ型夹层，降主动脉夹层。范围 A，局限于胸降主动脉；范围 B，也累及到腹主动脉（Reprinted from：Hiratzka LF，Bakris GL，Beckman JA，et al.2010 ACCF/AHA/AATS/ACR/ASA/SCA/SCA/SIR/STS/SVM guidelines for the diagnosis and management of patients with thoracic aortic disease.J Am Coll Card 2010；55：e27-e129）

输入来自腰动脉，盆腔输入来自髂内动脉（图 22.8）[205,206]。Adamkiewicz 动脉为脊髓提供较大的胸腰动脉输入，如图 22.8 所示[205,206]。

胸腹主动脉联合手术中，脊髓缺血是由多种围手术期因素引起经广泛动脉网络的脊髓灌注中断所致（表 22.7）[196,197,205,206]。这些因素破坏了脊髓净灌注压，脊髓净灌注压等于体循环平均动脉压和脑脊液压之差，从而导致脊髓缺血[205,206]。主动脉病变的范围是脊髓缺血的主要风险因素，因为它决定了需要干预的主动脉长度，因此也决定了脊髓动脉牺牲

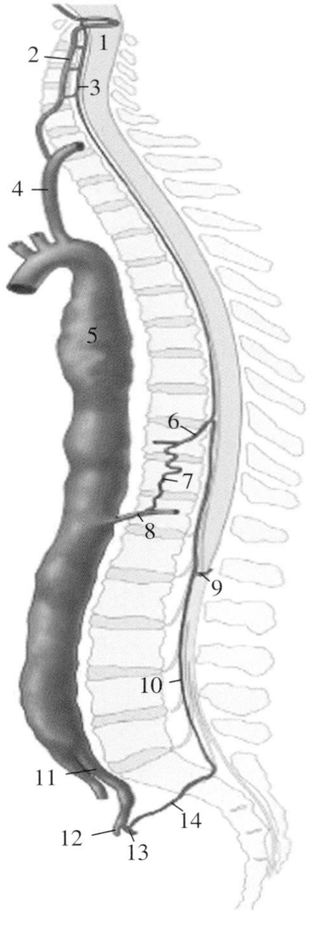

• **图 22.8** 脊髓的节段性血液供应。与脊髓并行的动脉网络是支配整个脊髓的动脉丛。这个动脉网络有广泛的来自椎动脉、肋间动脉、腰椎动脉和髂腰动脉的分段供血。1. 脊髓；2. 椎动脉；3. 前脊髓动脉；4. 左锁骨下动脉；5. 胸降主动脉瘤；6.Adamkiewicz 动脉；7. 段间侧支动脉；8. 节段动脉（包括肋间动脉和腰动脉）；9. 与脊髓后动脉相连的动脉袢；10. 终端纤维动脉；11. 髂总动脉；12. 髂外动脉；13. 髂内动脉；14. 髂腰动脉（Reprinted from：Backes WH，Nijenhuis RJ，Mess WH，et al.Magnetic resonance angiography of collateral blood supply to spinal cord in thoracic and thoracoabdominal aortic aneurysm patients.J Vasc Surg 2008；48：261-271.）

表 22.7 主动脉手术和支架手术的脊髓缺血危险因素

危险因素	影响
主动脉夹层	分支血管严重缺血
既往主动脉手术	脊髓动脉网的血管储备丢失引起的损害
严重的主动脉周围血管疾病	远端流入到脊髓动脉网的血流慢性减少
	脊髓灌注的急性丧失
低血压	脊髓灌注压急性下降
脑脊液压力升高	脊髓灌注压下降（筋膜室综合征）
脊髓节段动脉的丧失	脊髓动脉网络的急性丧失（外科阻塞）
脊髓节段动脉的覆盖不足	脊髓动脉网络的急性丧失（支架覆盖）
远端灌注	流入脊髓动脉网络远端部分的血流不充足（体外循环 / 无搏动灌注）
动脉窃血	进行主动脉部分置换术中，在切开主动脉段（如动脉瘤囊）后由于通畅的脊髓节段动脉出血引起的脊髓灌注压不足
再灌注损伤	缺血和再灌注引起的脊髓水肿
脊髓节段动脉的血栓形成	术后脊髓动脉网络的减少

From Etz CD，Weigang E，Hartert M，et al：Contemporary spinal cord protection during thoracic and thoracoabdominal aortic surgery and endovascular aortic repair：A position paper of the vascular domain of the European Association for Cardio-Thoracic Surgery. Eur. J. Cardiothorac Surg 2015；47：943-957.

的节段范围和随后的脊髓动脉网络损害（图 22.6 和图 22.8）[205,206,209,210]。例如，Ⅱ型胸腹主动脉通常具有最高的脊髓缺血风险，因为此型具有最长的主动脉病变范围，可能会导致严重的脊髓动脉网络后果（图 22.6 和图 22.8）[196,197,205,206]。

神经保护策略：主动脉弓修复

主动脉弓修复过程中的神经保护策略是一个包括整个心脏团队在内的多模式策略（表 22.8）。在这些复杂的手术中，心脏团队的经验和技术对实现出色的神经保护发挥着重要作用[209]。此外，多学科心脏团队方案还可以提高接受主动脉弓修复手术患者的整体质量，并在重要的临床结果（包括神经保护）方面获得更多的收益[203,209]。在“体外循环心脏手术后神经损伤”一节中提到的神经保护策略也适用于此手术。

表 22.8 主动脉弓修复术中多模式神经保护策略

神经保护策略	注释
心脏团队的经验	团队培训；围手术期方案
腋动脉插管	多种优势（表 22.9）
体外循环期间低温	护理标准
HCA 期间的顺行性脑灌注	减少对深低温的依赖
	监测右上肢动脉压力
HCA 期间的逆行性脑灌注	栓子被冲刷
	右侧颈内静脉监测中心静脉压
监测脑电图	指导低温
	检测缺血
监测脑氧饱和度	检测缺血
监测颈动脉成像	检测主动脉主要分支的严重缺血
血气管理	证据有限
	维持生理状态
	α 稳态管理
体外循环期间的温度管理	避免体温过高
	避免过高的温度梯度
	遵循指南（表 22.10）
药物因素	证据有限

HCA，低温循环暂停

表 22.9 腋动脉插管在主动脉弓修复动脉瘤或夹层术中的优势

临床优势	注释
降低脑部动脉粥样硬化性血栓	腋动脉通常没有动脉粥样硬化病变；避免在动脉硬化的升主动脉部位插管
降低逆行性主动脉夹层的风险：股动脉插管在 A 型夹层修复术中不是必需的	腋动脉插管的血流是顺行性的
消除逆行性脑栓塞的风险：股动脉插管在 A 型夹层修复术中不是必需的	腋动脉插管的血流是顺行性的
通常允许顺行性血流在真腔内以使假腔减压	小心无名动脉夹层
可降低主动脉重要分支的严重缺血和随后的局部灌注压不足的风险	小心无名动脉夹层
为后续单侧顺行性脑灌注提供通道	监测对侧脑灌注充分性

Erbel R，Aboyans V，Boileau C，et al：2014 ESC guidelines on the diagnosis and treatment of aortic diseases.Eur Heart J 2014；35：2873-2926.Hiratzka LF，Bakris GL，Beckman JA，et al：2010 ACCF/AHA/AATS/ACR/ASA/SCA/SCA/SIR/STS/SVM guidelines for the diagnosis and management of patients with thoracic aortic disease.J Am Coll Card 2010；55：e27-e129.

腋动脉插管

腋动脉插管对拟行的体外循环主动脉弓修复术提供了良好的动脉插管通路（表 22.9）[39]。这样可避免对有病变的升主动脉的操作和插管，从而降低了（当存在动脉粥样硬化性动脉瘤时）发生脑动脉粥样硬化性栓塞的风险，以及对患有急性夹层者降低主动脉破裂和脑严重缺血的风险[39,196,197]。此外，当存在急性升主动脉夹层时，腋动脉插管避免了股动脉插管的需求，且避免了由于股动脉插管而出现的逆行性脑动脉粥样硬化性血栓形成和灌注不良的风险[39,209]。在 HCA 中，可通过腋动脉途径做到顺行性脑灌注。这一模式将在下文更详细地讨论。

在主动脉弓修复手术中，无名动脉为腋动脉提供了另一个可替代的插管位置[211,212]。其不仅具有已经讨论过的腋动脉插管的所有优点，而且不需要额外切口，因为通过胸骨正中切口可轻松暴露无名动脉。

低温和选择性脑灌注

如前所述，在循环停止期间，采取一定程度的低温是主动脉弓修复术的主要神经保护策略[209]。传统的 HCA 需要在体外循环期间将患者降温到深低温（14 ~ 20℃）以便在 30 ~ 40 min 内安全地修复主动脉弓[39,209]。HCA 的安全持续时间对于特别复杂的全弓修复术可能不够充足。为了减轻与 HCA 相关的神经系统损伤并延长循环停搏的安全期，人们寻找了一些技术，这些技术推动了选择性脑灌注技术的发展[196,197]。

选择性脑灌注目前是主动脉弓修复术中常见的 HCA 辅助手段，最近的欧洲调查显示超过 90% 的主动脉弓修复术使用了这些灌注辅助手段[201,213]。选择性脑灌注有逆行性和顺行性两种类型，后者可单侧或双侧灌注。逆行性脑灌注包括通过体外循环回路的上腔静脉插管沿右侧颈内静脉逆行输送冷血，压力为 15 ~ 20 mmHg[203]。这种逆行性灌注为大脑提供的可用氧很少，但确实有助于维持低体温，并辅助从大脑中冲刷掉栓子[214]。尽管由于栓子被冲刷和适度延长的 HCA 安全持续时间对卒中提供了保护，但它已逐渐被顺行性脑灌注所取代[196,201,203]。

顺行性脑灌注的优点是其维持了血流的生理方向并为大脑提供了足够满足代谢的灌注量[217]。如前所述，它可通过腋动脉或无名动脉单侧灌注（表22.9）。也可通过左侧颈动脉沿右侧向两侧输送[217]。顺行性脑灌注过程中的目标流量通常在8～10 ml/(kg・min)(800～1000 ml/min）范围内，即右侧桡动脉测量的目标血压是50～60 mmHg[196,197,218,219]。尽管单侧和双侧顺行性脑灌注都可行，但在多项临床试验中并未发现神经学结果的显著差异[196,197,202]。

HCA期间顺行性脑灌注提供了良好的神经保护作用，有助于减轻HCA期间神经保护对深低温的依赖[220,221]。多项临床试验证实了轻度至中度低温下HCA的临床安全性和有效性（表22.6)，包括与深低温HCA相比，可能降低卒中风险[220,221]。此外，在较温热的温度下进行HCA可减少深低温HCA引起的凝血功能障碍、炎症反应和终末器官功能障碍[221,222]。

神经损伤的监测

脑电图在主动脉弓修复术中的应用：术中脑电图（EEG）监测可作为辅助手段对HCA患者实施个体化降温，目标是确定导致等电位EEG的温度水平和可持续时间[223,224]。这种方法主要归因于低温带来的最大限度地抑制大脑代谢率。因此，在这种情况下麻醉方案必须量身定做，不能混淆温度的影响。

尽管术中持续EEG监测不是HCA主动脉弓修复术的标准方案，但它不仅可指导低温管理，还可监测神经损伤和评估选择性脑灌注辅助措施的充分性，特别是在轻中度低温时[207]。EEG信号模式和波幅的变化可提示脑缺血，从而指导相关血流和压力来恢复脑灌注[223-226]。

在降温过程中，神经示踪描记的显示最初保持与基线相似，直到30℃左右（+/－3℃)，超过60%的病例出现周期性复合物[225]。这种周期性复合物可能与大脑灰质和白质功能障碍有关[225]。随着大脑持续降温，这些周期性复合物消失，当鼻咽温大约是24℃（+/－4℃）时，达到爆发性抑制[223-226]。如果继续降温，在平均鼻咽温为17.8℃（+/－4℃）时，将实现等电位示踪描记[225,226]。然而，在发生等电位模式的温度间存在显著的可变性，因此降温到等电位EEG的生理终点（与固定温度相反）可能会有一些益处[223-225]。平均而言，爆发性抑制在恢复顺行性脑血流19 min（+/－9 min）后恢复，持续性活动在47 min（+/－27 min）后恢复[224,225]。在体外循环复温期间持续活动恢复延迟可能是神经损伤的信号[224-225]。

脑氧饱和度：如前所述，近红外光谱脑氧饱和度测量是无创的，其通过粘贴在患者额头上的电极片监测脑组织的氧含量[20]。该技术在顺行性脑灌注HCA过程中的脑监测作用已被证明是可行、安全和有效的。在这种情况下，它可以检测到单侧或双侧脑缺血并提示术中干预以恢复充分脑灌注[20,221,227]。

颈动脉超声

在此情境下，检测脑灌注不良的另一种监测方法是颈动脉超声。在A型主动脉夹层修复术中，考虑到内膜片移动可能加剧脑灌注不良，行双侧颈动脉扫描可监测术中关键阶段的脑灌注充分性，包括体外循环开始、阻断升主动脉和顺行性脑灌注等阶段[228,229]。详细的颈动脉超声成像可以通过将食管超声探头拉回到咽部或通过手持探头经皮扫描来实现[228-230]。在这些阶段若发现脑灌注不良可通过调整动脉插管位置（如腋动脉，而不是股动脉)、手术内膜片开窗以恢复真腔和假腔灌注、动脉插管的调整、颈外动脉压迫和（或）启动双侧顺行性脑灌注等操作来纠正[228-232]。手术过程中这些关键阶段的团队动态管理对发现和纠正这些并发症是非常重要的[228-232]。

血气管理

如前所述，α稳态血气管理是体外循环和HCA主动脉弓修复术的首选方法[91-93]。在儿科体外循环和HCA中，pH稳态管理可能是首选方法，因为相对的高碳酸血症导致脑血管扩张引起快速对称性的脑部降温[93]。在成年患者中，有人担心这种管理方式由于增加的脑血栓负荷可能增加卒中风险，但支持这些实践偏好的证据是有限的。

体外循环过程中的温度管理

体外循环期间采用过高温度的快速复温可引起神经系统损伤[99-101]。最近一些高质量的多学科指南已解决了体外循环期间的温度管理问题[233]。该指南为体外循环过程中基于证据的降温和复温安全行为提供了模版：表22.10对它们进行了详细的介绍[233]。虽然这些指南在常规成人体外循环心脏手术中对获得最佳的神经保护是重要的，考虑到较高的卒中风险，其在体外循环和HCA主动脉弓修复术中更加重要[233]。未来需更多的试验探索体外循环管理领域里明显存在的证据不足。

表 22.10 体外循环心脏手术期间温度管理指南

I 类推荐

- 氧合器动脉出口处血液温度反映体外循环期间大脑血液温度（C 级证据）
- 应该假设这个替代温度低估了大脑灌注温度（C 级证据）
- 心脏团队应将动脉出口血液温度控制在 37℃以下，以降低脑部温度过高的风险（C 级证据）
- 体外循环回路中氧合器的温度梯度应低于 10℃，以尽量减少降温过程中的气体栓子形成（C 级证据）
- 体外循环回路中氧合器的温度梯度应低于 10℃，以减少复温过程中气体释放（C 级证据）

Ⅱa 类推荐

- 肺动脉和（或）鼻咽温是体外循环停机时的合理指导（C 级证据）
- 当动脉血出口处温度低于 30℃时，氧合器的最大温度梯度不应超过 10℃（C 级证据）
- 当动脉血出口处温度高于 30℃时，氧合器的温度梯度不应超过 4℃（C 级证据）且复温速率不应超过 0.5 ℃ /min（B 级证据）

不推荐

- 没有足够的证据推荐一个体外循环停机时的最佳标准温度

Engelman R，Baker RA，Likosky DS，et al：The Society of Thoracic Surgeons，the Society of Cardiovascular Anesthesiologists，and the American Society of Extracorporeal Technology：Clinical practice guidelines for cardiopulmonary bypass-temperature management during cardiopulmonary bypass.J Cardiothorac Vasc Anesth 2015；29：1104-1113.

药物干预

已测试许多药物在 HCA 中的辅助作用，以发掘是否可以改善神经系统结果 [234]。硫喷妥钠和异丙酚通常是可以考虑的，因为它们在 HCA 期间进一步抑制了大脑代谢率 [213,234]。不幸的是，数据并没有显示这些药物有任何临床益处 [234,235]。皮质类固醇被普遍用于 HCA 主动脉弓修复术。最近的一项临床登记显示，在急性 A 型主动脉夹层中，类固醇的应用可能与卒中风险的降低有关（调整后的 OR，0.5%；95% CI，0.24 ~ 0.96；P=0.049）[236]。需更进一步的试验来证实在成人体外循环和 HCA 主动脉弓修复术中应用类固醇对神经保护的益处。

神经保护策略：胸腹主动脉修复术

胸腹主动脉修复术中对脊髓缺血的保护基于多模式神经保护策略（表 22.11）[205,206]。四个重要策略是早期临床识别、尽可能增加脊髓灌注压、将脊髓缺血时间降到最低、延长脊髓对缺血的耐受性 [196,197]。每一个重要策略都将被更详细讨论。

表 22.11 胸腹主动脉修复术中的多模式神经保护策略

脊髓缺血的早期识别

- 术中神经功能监测
- 快通道概念的显现
- 按方案实施的系列神经系统评估

最大化脊髓灌注压

- 允许性体循环高血压
- 脑脊液引流
- 节段性脊髓动脉保留

最小化脊髓缺血时间

- 按顺序阻断主动脉
- 阶段式主动脉重建
- 使用左心转流保留近端 / 远端主动脉血流

提高脊髓缺血耐受能力

- 仔细考虑轻度低温
- 可选择深低温停循环
- 脊髓降温
- 药物因素

脊髓缺血的早期识别

术中神经监测：鉴于对主动脉远端干预治疗时脊髓缺血的高风险性和预后的重要性，术中脊髓功能的神经生理监测对促进早期识别和及时干预极其重要。目前广泛使用的监测技术有两种：体感诱发电位和运动诱发电位 [205,206]。前者涉及电刺激周围神经，并通过头皮电极测量体感皮质内的电活动，后者由测量经颅刺激运动皮质引起的肌肉活动组成 [225]。麻醉技术必须适应这种神经监测方式，尽可能减少麻醉干扰 [205,206,225]。尽管脊髓缺血降低了这两种模式的电信号波幅，但它们的敏感性和特异性可能互补 [237,238]，也可能不互补 [237,238]。决定使用哪种类型的神经监测在高手术量的机构间是不同的 [205,206]。尽管运动诱发电位对脊髓灰质损伤更敏感，但其应用并未明显改善胸腹主动脉干预后的神经预后 [196,197,205,206,237,238]。

术后神经监测：术中脊髓缺血的检测依赖于高质量的诱发电位监测，而术后的检测依赖于全麻苏醒后患者的连续评估 [196,197]。因此在胸腹主动脉手术中也提倡快通道的概念，以促进全麻迅速苏醒，使用连续和标准化的方式进行详细的神经系统评估 [205,206]。此外，这种术后神经监测也已被纳入护理方案中，将脊髓缺血的高质量识别与本节下文介绍的脊髓干预和抢救联系起来 [205,206,239]。

最大化脊髓灌注压

除了详细的神经监测以早期识别脊髓缺血外，

还有几种围手术期干预措施通过最大化脊髓灌注压力帮助减少胸腹主动脉修复术中脊髓缺血的发生率[205,206]。由于脊髓灌注压等于平均动脉压和脑脊液压力之差，干预措施既可以是提高体循环压力，也可以是降低脑脊液压力。

允许性体循环高血压：如脊髓灌注压公式所示，改善脊髓血供的一个迅速干预措施是通过滴定扩容和输注血管加压药物将体循环平均动脉压提高到80～100 mmHg。这一围手术期目标可通过早期识别脊髓缺血来实现，如前所述，作为挽救脊髓的多模式干预的一部分[205,206,239]。

脑脊液引流：除增加平均动脉压外，还可通过滴定引流降低脑脊液压力以增加脊髓灌注压。引流通常是在低位腰椎（通常是L4～L5）间隙内放置专门的导管主动清除脑脊液，实现将围手术期的脑脊液压力控制在10～15 mmHg[205,206,239]。这种干预措施经多项试验证实可显著减少脊髓缺血的发生[240,241]。因此，对于接受开放式胸腹主动脉修复术的患者，脑脊液引流是Ⅰ级推荐策略[196,197,205,206]。

该方法的并发症发生率约为1%，包括颅内压力过低、硬脑膜下或脑内血肿、脊髓性头疼、持续脑脊液漏、椎管内血肿、脑膜炎和导管断裂[205,206]。可以通过围手术期治疗方案最小化这些风险，这些方案包括监测脑脊液压力、间断（而非连续）的脑脊液引流、引流量限制在25 ml/h以及引流管置入和取出时常规监测凝血功能[205,206,239]。

节段性脊髓动脉保护：最大限度地增加脊髓动脉网络灌注压的外科技术是在开放式手术中对肋间动脉和（或）腰椎动脉的再植[196,197]。最终确定术中保留节段脊髓动脉供应的范围取决于多种因素，包括出血程度、血管质量和手术经验[205,206]。在接近25%的患者中，由于之前存在的血管疾病，大部分节段脊髓动脉闭塞[196,197,205,206]。最近的一项大型临床试验（n=1096，2001—2004）表明，在开放性胸腹主动脉手术中结扎第8～12肋间动脉与脊髓缺血独立相关（OR，1.3/肋间动脉；$P<0.41$）[242]。节段性动脉极其重要，可能是由于它们通常生成Adamkiewicz动脉，而Adamkiewicz动脉是供应脊髓动脉网络的最大胸腰段动脉（图22.8）[196,197,205,206]。

最小化脊髓缺血时间

主动脉远端节段性重建的方法有多种优点，包括使脊髓分级暴露于完全缺血损伤中[205,206]。在既定的开放式胸腹主动脉修复术中可通过依次阻断主动脉来实现，以便于分段切除，并在该主动脉水平上进行重建和再灌注[205,206]。此外，尽管担心会对脊髓动脉网络造成更大的损害，但主动脉远端重建过程之间的间歇性延迟似乎不会对脊髓造成额外的风险[196,197,243]，表明这个动态的动脉网络可以随时间的推移恢复和发展灌注储备。

还有一种减少脊髓缺血时间的主要手术方法是开放式胸腹主动脉重建术中左心转流的成熟度[205,206]。这种灌注技术可以在阻断的主动脉近端和远端提供充足的动脉灌注压，以保持在主动脉远端重建过程中头动脉和尾动脉对脊髓动脉网络的供应（图22.8）[196,197,205,206]。这些优势使这种灌注方法在世界各地手术量较大的治疗中心成为围手术期保护脊髓的多模式方法的一部分（表22.11）[205,206,224]。

提高脊髓缺血耐受能力

诱导脊髓缺血耐受的主要机制是主动脉修复过程中故意实施某种程度的低温[205,206]。虽然常使用轻度低温，但在有经验的中心，深低温已被确定为一种安全的主动脉远端重建外科技术[245,246]。

硬膜外降温亦被认为通过减少脊髓需氧量从而提高脊髓缺血耐受性，来减少胸腹主动脉联合术中的脊髓缺血[247]。可以在低位胸椎硬膜外置入导管并经导管注入冰盐水，使术中脊髓温度达到25～28℃来实现硬膜外降温[247]。虽然与历史对照相比，该技术与脊髓损伤减少有关，但其应用引起了对感染和脊髓水肿的关注[247]。尽管该技术已进行了进一步的研究，但未在手术量较大的胸主动脉治疗中心被广泛采用[197,198,205,206,247]。

多年来，多种药物干预在胸腹主动脉术中被评估以尽力减少脊髓缺血[205,206]。虽然许多药物的证据不足，但在这种复杂的手术环境下，类固醇的使用通常被考虑[205,206]。最近的一项观察性试验还表明鞘内注射罂粟碱具有神经保护作用[248]。

胸主动脉血管内修复术

使用支架的胸主动脉血管内修复术（thoracic endovascular aortic repair，TEVAR）已成为一种成熟的技术，用于治疗降主动脉和胸腹主动脉的夹层和动脉瘤[196,197]。虽然TEVAR牺牲了被覆盖的主动脉节段中的脊髓动脉，但它避免了阻断主动脉时引起的暂时性血流减少，以及伴随开放式修复术而出现的严重低血压、失血和液体转移 [197,198,205,206]。其结果是术后脊髓缺血的风险明显低于同等范围的开放式重建术 [205,206,249]。此外，尽管脑脊液引流是开放式修复术的主要方法，但在 TEVAR 中应用时通常只适用于高风险患者，包括术后出现迟发性截瘫 [250,251]。

TEVAR 后脊髓缺血的一个重要风险因素是左锁骨下动脉被支架覆盖，导致脊髓动脉网络的源头输入丧失 [205,206,252,253]。TEVAR 之前行左颈动脉至锁骨下动脉搭桥术可明显降低这种风险，因此保留左锁骨下动脉的血流已成为首选的管理策略 [252,253]。

结论

神经损伤仍然是成人体外循环心脏手术后一个重要的并发症。如表 22.1 和表 22.2 所示，其风险因素和致病因素已被广泛了解，且神经保护策略也是多模式的，如表 22.3 所示。未来的试验需对药物和机械干预进行持续评估，以推进此种情况下对中枢神经系统的保护。

在非体外循环 CABG 中，很显然栓子仍然会迁移到脑循环中，全身炎症反应也会发生。心脏固定器和近端吻合设备的技术进步使无主动脉阻断方式具有一定的神经学益处。此外，完全主动脉无接触技术的发展在减少围手术期神经损伤方面显示出良好的效果。最后，在决策制定过程中必须考虑到实施非体外循环 CABG 心脏团队的技能，尤其是在手术量大的中心会有更好的结果。术中由于多种因素，非体外循环 CABG 被迫转为体外循环 CABG，术后发生神经损伤的风险明显增加，这些因素包括血流动力学不稳定和体外循环的加入。

在不久的将来，TAVR 可能会囊括低风险患者，因此神经保护的重要性增加。随着新一代经导管主动脉瓣膜的问世和术者经验的增加，神经损伤的风险稳步下降。TAVR 术后卒中的多方面因素可能与患者和（或）手术有关。在术前、术中和术后管理阶段，应将神经保护策略整合到方案驱动的围手术期手术指导中。栓子保护装置无疑是进一步加强 TAVR 的神经保护方法，尤其是该装置在未来几年将逐渐成熟。

如前面所强调的，在升主动脉术中，神经损伤的一个重要风险因素是脑动脉粥样硬化性栓塞。主动脉壁扫描在评估术中动脉粥样硬化的严重程度以指导主动脉操作方面是安全、有效以及可靠的。在这种情况下使用主动脉壁超声是合理的，特别是临床评估提示有明显动脉粥样硬化的高风险患者。虽然设计独特的主动脉插管的栓子保护作用似乎有效，但还需更大规模的临床试验来进一步评估其好处。

因为主动脉弓和胸腹主动脉修复术具有独特的神经损伤机制，必须在麻醉和手术计划时得到解决。主动脉弓修复通常采用 HCA 加 / 不加选择性脑灌注，以支持（锚定）多模式神经保护策略。腋动脉插管策略为复杂的主动脉手术提供了重要的神经保护，包括使用 HCA 的主动脉弓修复。

由于证据的持续空白，主动脉弓修复时采用 HCA，包括脑灌注的辅助治疗，始终存在差异。出现的新方式是 HCA 伴中度低温和顺行性脑灌注，作为一种辅助手段也被嵌入到基于多模式的团队策略中以最大限度地实现神经保护。

脊髓缺血是主动脉弓远端修复术的重要并发症。因此，手术过程应详细计划将这种风险降到最低，关注当前的脊髓动脉网络和脊髓灌注压的概念。围手术期脊髓保护的策略是多模式的，包括早期识别、最大化灌注压、最小化缺血时间和诱导缺血耐受的策略。在采用多模式神经保护策略的所有手术中，胸腹主动脉疾病治疗模式向 TEVAR 方式的转变逐渐降低了脊髓缺血的风险。虽然脑脊液引流是开放性主动脉远端修复术的标准措施，但在实施 TEVAR 过程中，脑脊液引流是为高风险患者保留的。考虑到与 TEVAR 相关的优势，这种外科干预方式很可能将继续影响围手术期主动脉的实际操作，尤其是主动脉弓和升主动脉支架设计的逐渐进步。

尽管不断的创新将继续推进主动脉手术和支架置入的实践操作，但脑和脊髓保护仍是临床上优先考虑的问题，未来需要更多高质量的随机对照试验来提供神经保护策略的信息。神经学学术研究联盟为将来的试验提出了一整套临床终点（图 22.9）。这个神经学模型无疑将有助于推动心脏手术中实现对中枢神经系统的最佳保护。

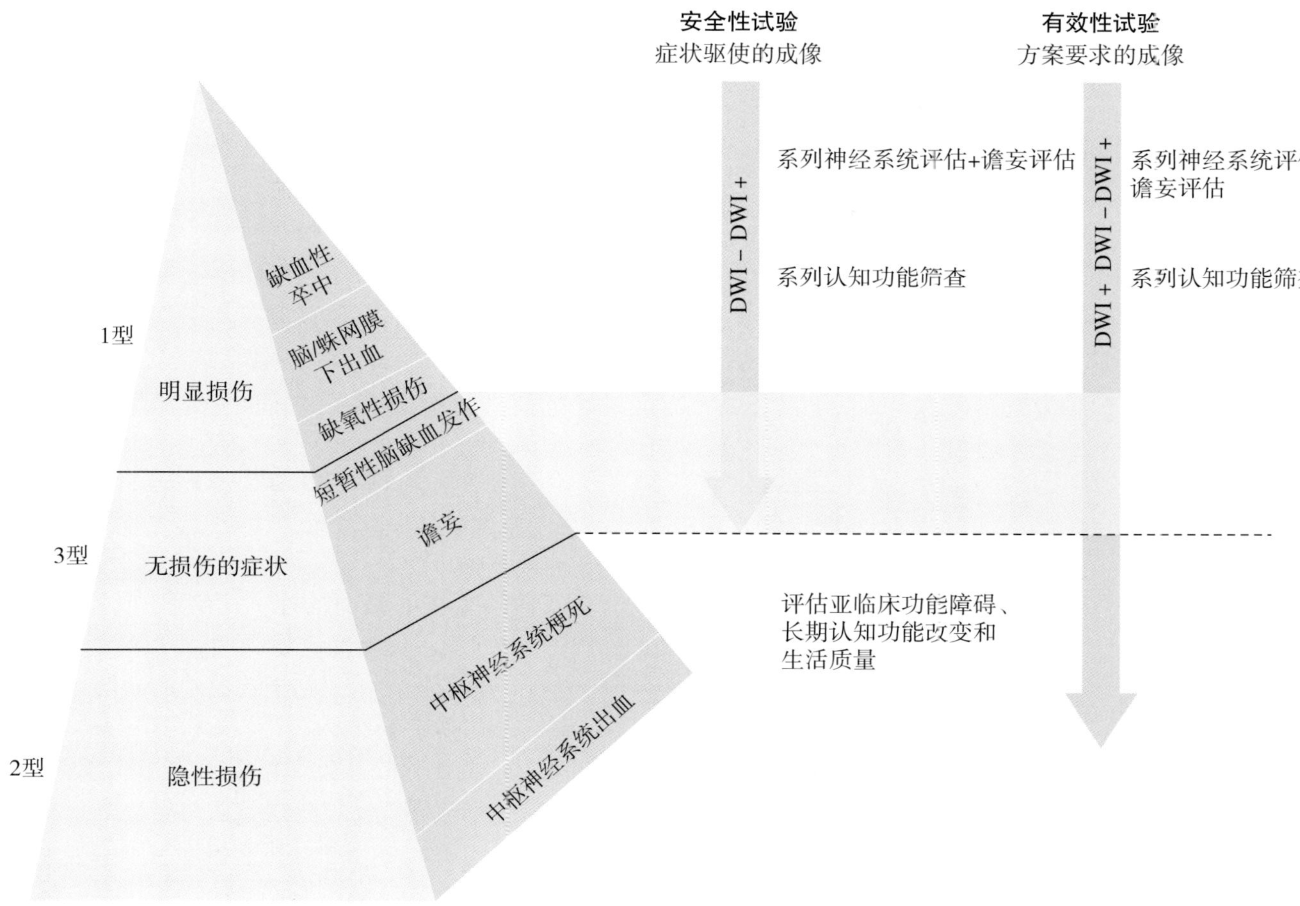

• **图 22.9** 心血管临床试验中的神经系统事件。DWI，扩散加权成像（Lansky AI，Messe SR，Brickman AM，et al.Proposed standardized neurological endpoints for cardiovascular clinical trials：an academic research consortium initiative.J Am Coll Cardiol 2017；69：679-691.）

参考文献

1. Nah HW, Lee JW, Chung CH, et al. New brain infarcts on magnetic resonance imaging after coronary artery bypass graft surgery: Lesion patterns, mechanism, and predictors. *Ann Neurol*. 2014;76:347–355.
2. Patel N, Horsfield MA, Banahan C, et al. Impact of perioperative infarcts after cardiac surgery. *Stroke*. 2015;46:680–686.
3. Floyd TF, Shah PN, Price CC, et al. Clinically silent cerebral ischemic events after cardiac surgery: Their incidence, regional vascular occurrence, and procedural dependence. *Ann Thorac Surg*. 2006;81: 2160–2166.
4. LaPar DJ, Quader M, Rich JB, et al. Institutional variation in mortality after stroke after cardiac surgery: An opportunity for improvement. *Ann Thorac Surg*. 2015;100:1276–1283.
5. Zhao DF, Edelam JJ, Seco M, et al. Coronary artery bypass grafting with and without manipulation of the ascending aorta: A network meta-analysis. *J Am Coll Cardiol*. 2017;69:924–936.
6. Bucerius J, Gummert JF, Borger MA, et al. Stroke after cardiac surgery: A risk factor analysis of 16,184 consecutive adult patients. *Ann Thorac Surg*. 2003;75:472–478.
7. Devgun KJ, Gul S, Mohananey D, et al. Cerebrovascular events after cardiovascular procedures: Risk factors, recognition, and prevention strategies. *J Am Coll Cardiol*. 2018;71:910–920.
8. Lansky AI, Messe SR, Brickman AM, et al. Proposed standardized neurological endpoints for cardiovascular clinical trials: An academic research consortium initiative. *J Am Coll Cardiol*. 2017;69:679–691.
9. Anyanwu AC, Filsoufi F, Salzberg SP, et al. Epidemiology of stroke after cardiac surgery in the current era. *J Thorac Cardiovasc Surg*. 2007;134:1121–1127.
10. D'Agostino RS, Jacobs JP, Badhwar V, et al. The Society of Thoracic Surgeons Adult Cardiac Surgery Database: 2016 update on outcomes and quality. *Ann Thorac Surg*. 2016;101:24–32.
11. Messé SR, Acker MA, Kasner SE, et al. Stroke after aortic valve surgery: Results from a prospective cohort. *Circulation*. 2014;129: 2253–2261.
12. Seco M, Edelman JJ, Van Boxtel B, et al. Neurologic injury and protection in adult cardiac and aortic surgery. *J Cardiothorac Vasc Anesth*. 2015;29:185–195.
13. Newman MF, Kirchner JL, Phillips-Bute B, et al. Longitudinal assessment of neurocognitive function after coronary-artery bypass surgery. *N Engl J Med*. 2001;344:395–402.
14. Newman MF, Grocott HP, Mathew JP, et al. Report of the substudy assessing the impact of neurocognitive function on quality of life 5 years after cardiac surgery. *Stroke*. 2001;32:2874–2881.
15. Borgemann J, Hakim K, Renner A, et al. Clampless off-pump versus conventional coronary artery revascularization: A propensity score analysis of 788 patients. *Circulation*. 2012;126:S176–S182.
16. Barbut D, Grassineau D, Lis E, et al. Posterior distribution of infarcts in strokes related to cardiac operations. *Ann Thorac Surg*. 1998; 65:1656–1659.
17. McKhann GM, Grega MA, Borowicz Jr LM, et al. Stroke and encephalopathy after cardiac surgery: An update. *Stroke*. 2006;37:562–571.
18. Hogue CW, Gottesman RF, Stearns J. Mechanisms of cerebral injury from cardiac surgery. *Crit Care Clin*. 2008;24(1):83–98 viii-ix.
19. Horvath KA, Berry GJ. ICEM Investigators: The incidence of emboli during cardiac surgery: A histopathologic analysis of 2297 patients. *Heart Surg Forum*. 2005;8:E161–E166.
20. Lewis C, Parulkar SD, Bebawy J, et al. Cerebral neuromonitoring during cardiac surgery: A critical appraisal with an emphasis on near-infrared spectroscopy. *J Cardiothorac Vasc Anesth*. 2018;32(5): 2313–2322.
21. Ono M, Joshi B, Brady K, et al. Risks for impaired cerebral autoregulation during cardiopulmonary bypass and postoperative stroke. *Br J Anaesth*. 2012;109:391–398.
22. Hori D, Nomura Y, Ono M, et al. Optimal blood pressure during cardiopulmonary bypass defined by cerebral autoregulation monitoring. *J Thorac Cardiovasc Surg*. 2017;154:1590–1598.
23. Goodson CM, Rosenblatt K, Rivera-Lara L, et al. Cerebral blood flow autoregulation in sepsis for the intensivist: Why its monitoring may be the future of individualized care. *J Intensive Care Med*. 2018;33:63–73.
24. Nomura Y, Faegle R, Hori D, et al. Cerebral small vessel, but not large vessel disease, is associated with impaired cerebral autoregulation during cardiopulmonary bypass: A retrospective cohort study. *Anesth Analg*. 2018;127(6):1314–1322.
25. Gottesman RF, Sherman PM, Grega MA, et al. Watershed strokes after cardiac surgery: Diagnosis, etiology, and outcome. *Stroke*. 2006;37:2306–2311.
26. Ono M, Brady K, Easley RB, et al. Duration and magnitude of blood pressure below cerebral autoregulation threshold during cardiopulmonary bypass is associated with major morbidity and operative mortality. *J Thorac Cardiovasc Surg*. 2014;147: 483–489.
27. Sun LY, Chung AM, Farkouh ME, et al. Defining an intraoperative hypotension threshold in association with stroke in cardiac surgery. *Anesthesiology*. 2018;129:441–447.
28. Vedel AG, Holmgaard F, Rasmussen LS, et al. High-target versus low-target blood pressure management during cardiopulmonary bypass to prevent cerebral injury in cardiac surgery patients: A randomized controlled trial. *Circulation*. 2018;137:1770–1780.
29. Cheung AT, Messe SR. Preventing brain injury after cardiopulmonary bypass will require more than just dialing up the pressure. *Circulation*. 2018;137:1781–1783.
30. Augoustides JG. The inflammatory response to cardiac surgery with cardiopulmonary bypass: Should steroid prophylaxis be routine? *J Cardiothorac Vasc Anesth*. 2012;26:952–958.
31. Bronicki RA, Hall M. Cardiopulmonary bypass-induced inflammatory response: Pathophysiology and treatment. *Ped Crit Care Med*. 2016;17:S272–S278.
32. Kraft F, Schmidt C, Van Aken H, et al. Inflammatory response and extracorporeal circulation. *Best Pract Res Clin Anaesthesiol*. 2015;29: 113–123.
33. Reinsfelt B, Ricksten SE, Zetterberg H, et al. Cerebrospinal fluid markers of brain injury, inflammation, and blood-brain barrier dysfunction in cardiac surgery. *Ann Thorac Surg*. 2012;94: 549–555.
34. Kofke WA, Ren Y, Augoustides JG, et al. Reframing the biological basis of neuroprotection using functional genomics: Differentially weighted, time-dependent multifactor pathogenesis of human ischemic brain damage. *Front Neurol*. 2018;9:497.
35. Hollinger A, Siegemund M, Goettel N, et al. Postoperative delirium in cardiac surgery: An unavoidable menace. *J Cardiothorac Vasc Anesth*. 2015;29:1677–1687.
36. Bartels K, Li YJ, Li YW, et al. Apolipoprotein epsilon 4 genotype is associated with less improvement in cognitive function five years after cardiac surgery: A retrospective cohort study. *Can J Anesth*. 2015;62:618–626.
37. Cao L, Wang K, Gu T, et al. Association between APOE epsilon 4 allele and postoperative cognitive dysfunction: A meta-analysis. *Int J Neurosci*. 2014;124:478–485.
38. Stewart A, Katznelson R, Kraeva NJ, et al. Genetic variation and cognitive dysfunction one year after cardiac surgery. *Anaesthesia*. 2013;68:571–575.
39. Gutsche JT, Ghadimi K, Patel PA, et al. New frontiers in aortic therapy: focus on deep hypothermic circulatory arrest. *J Cardiothorac Vasc Anesth*. 2014;28:1159–1163.
40. Conlon N, Grocott HP, Mackensen GB. Neuroprotection during cardiac surgery. *Exp Rev Cardiovasc Ther*. 2008;6:03–520.

41. Saad H, Aladawy M. Temperature management in cardiac surgery. Glob Cardiol Sci Pract. 2013;1:44–62.
42. Grigore AM, Grocott HP, Mathew JP, et al. The rewarming rate and increased peak temperature alter neurocognitive outcome after cardiac surgery. Anesth Analg. 2002;94:4–10.
43. Grocott HP, Mackensen GB, Grigore AM, et al. Postoperative hyperthermia is associated with cognitive dysfunction after coronary artery bypass graft surgery. Stroke. 2002;33:537–541.
44. Groom RC, Quinn RD, Lennon P, et al. Detection and elimination of microemboli related to cardiopulmonary bypass. Circ Cardiovasc Qual Out. 2009;2:191–198.
45. Lou S, Ji B, Liu J, et al. Generation, detection and prevention of gaseous microemboli during cardiopulmonary bypass procedure. Int J Artif Org. 2011;34:1039–1051.
46. Potger KC, McMillan D, Ambrose M, et al. Microbubble transmission during cardiotomy infusion of a hardshell venous reservoir with integrated cardiotomy versus a softshell venous reservoir with separated cardiotomy: An in vitro comparison. J Extra Corpor Technol. 2013;45:77–85.
47. Murphy GS, Hessel EA 2nd, Groom RC. Optimal perfusion during cardiopulmonary bypass: An evidence-based approach. Anesth Analg. 2009;108:1394–1417.
48. Riley JB. Arterial line filters ranked for gaseous micro-emboli separation performance: An in vitro study. J Extra Corpor Technol. 2008;40:21–26.
49. Jabur G, Willcox T, Zahidani S, et al. Reduced embolic load during clinical cardiopulmonary bypass using a 20 micron arterial filter. Perfusion. 2014;29:219–225.
50. Jabur GN, Sidhu K, Willcox TW, et al. Clinical evaluation of emboli removal by integrated versus non-integrated arterial filters in new generation oxygenators. Perfusion. 2016;31:409–417.
51. Schoenburg M, Kraus B, Muehling A, et al. The dynamic air bubble trap reduces cerebral microembolism during cardiopulmonary bypass. J Thorac Cardiovasc Surg. 2003;126:1455–1460.
52. Kincaid EH, Jones TJ, Stump DA, et al. Processing scavenged blood with a cell saver reduces cerebral lipid microembolization. Ann Thorac Surg. 2000;70:1296–1300.
53. Brooker RF, Brown WR, Moody DM, et al. Cardiotomy suction: A major source of brain lipid emboli during cardiopulmonary bypass. Ann Thorac Surg. 1998;65:1651–1655.
54. Rubens FD, Boodhwani M, Mesana T, et al. The cardiotomy trial: A randomized, double-blind study to assess the effect of processing of shed blood during cardiopulmonary bypass on transfusion and neurocognitive function. Circulation. 2007;116:I89–I97.
55. Djaiani G, Fedorko L, Borger MA, et al. Continuous-flow cell saver reduces cognitive decline in elderly patients after coronary bypass surgery. Circulation. 2007;116:1888–1895.
56. Issitt RW, Harvey I, Walsh B, et al. Quantification of lipid filtration and the effects on cerebral injury during cardiopulmonary bypass. Ann Thorac Surg. 2017;104:884–890.
57. Herbst DP. Application of micropore filter technology: Exploring the blood flow path in arterial-line filters and its effect on bubble trapping functions. J Extra Corpor Technol. 2017;49:44–48.
58. Fukuda I, Minakawa M, Fukui K, et al. Breakdown of atheromatous plaque due to shear force from arterial perfusion cannula. Ann Thorac Surg. 2007;84:e17–e18.
59. Swaminathan M, Grocott HP, Mackensen GB, et al. The "sandblasting" effect of aortic cannula on arch atheroma during cardiopulmonary bypass. Anesth Analg. 2007;104:1350–1351.
60. Lata AL, Hammon JW, Deal DD, et al. Cannula design reduces particulate and gaseous emboli during cardiopulmonary bypass for coronary revascularization. Perfusion. 2011;26:239–244.
61. White JK, Jagannath A, Titus J, et al. Funnel-tipped aortic cannula for reduction of atheroemboli. Ann Thorac Surg. 2009;88:551–557.
62. Minakawa M, Fukuda I, Yamazaki J, et al. Effect of cannula shape on aortic wall and flow turbulence: Hydrodynamic study during extracorporeal circulation in mock thoracic aorta. Artif Org. 2007;31:880–886.
63. Fukuda I, Fujimori S, Daitoku K, et al. Flow velocity and turbulence in the transverse aorta of a proximally directed aortic cannula: Hydrodynamic study in a transparent model. Ann Thorac Surg. 2009;87:1866–1871.
64. Minakawa M, Fukuda I, Igarashi T, et al. Hydrodynamics of aortic cannulae during extracorporeal circulation in a mock aortic arch aneurysm model. Artif Org. 2010;34:105–112.
65. Avrahami I, Dilmoney B, Azuri A, et al. Investigation of risks for cerebral embolism associated with the hemodynamics of cardiopulmonary bypass cannula: A numerical model: Risk for cerebral embolism due to CPB. Artif Org. 2013;37:857–865.
66. Shani L, Cohen O, Beckerman Z, et al. A novel emboli protection cannula during cardiac surgery: In vitro results. J Thorac Cardiovasc Surg. 2014;148:668–675.
67. Borger MA, Feindel CM. Cerebral emboli during cardiopulmonary bypass: Effect of perfusionist interventions and aortic cannulas. J Extra Corpor Technol. 2002;34:29–33.
68. Borger MA, Taylor RL, Weisel RD, et al. Decreased cerebral emboli during distal aortic arch cannulation: A randomized clinical trial. J Thorac Cardiovasc Surg. 1999;118:740–745.
69. Shani L, Cohen O, Beckerman Z, et al. Novel emboli protection cannula during cardiac surgery: First animal study. Asian Cardiovasc Thorac Ann. 2014;22:25–30.
70. Bolotin G, Huber CH, Shani L, et al. Novel emboli protection system during cardiac surgery: A multi-center, randomized, clinical trial. Ann Thorac Surg. 2014;98:1627–1634.
71. Reichenspurner H, Navia JA, Berry G, et al. Particulate emboli capture by an intra-aortic filter device during cardiac surgery. J Thorac Cardiovasc Surg. 2000;119:233–241.
72. Harringer W. Capture of particulate emboli during cardiac procedures in which an aortic cross-clamp is used. Ann Thorac Surg. 2000;70:1119–1123.
73. Wimmer-Greinecker G. Reduction of neurologic complications by intra-aortic filtration in patients undergoing combined intracardiac and CABG procedures. Eur J Cardiothorac Surg. 2003;23:159–164.
74. Banbury MK, Kouchoukos NT, Allen KB, et al. Emboli capture using the Embol-X intraaortic filter in cardiac surgery: A multicentered randomized trial of 1,289 patients. Ann Thorac Surg. 2003;76:508–515.
75. Gerriets T, Schwarz N, Sammer G, et al. Protecting the brain from gaseous and solid micro-emboli during coronary artery bypass grafting: A randomized controlled trial. Eur Heart J. 2010;31:360–368.
76. Christenson JT, Vala DL, Licker M, et al. Intra-aortic filtration: Capturing particulate emboli during aortic cross-clamping. Tex Heart Inst J. 2005;32:515–521.
77. Mack MJ, Acker MA, Gelijns AC, et al. Effect of cerebral embolic protection devices on CNS infarction in surgical aortic valve replacement: A randomized clinical trial. JAMA. 2017;318:536–547.
78. Augoustides J, Mancini DJ, Marchilinski F. An unusual cause of confusion in the electrophysiology laboratory. J Cardiothorac Vasc Anesth. 2002;16:351–353.
79. Martens S, Neumann K, Sodemann C, et al. Carbon dioxide field flooding reduces neurologic impairment after open heart surgery. Ann Thorac Surg. 2008;85:543–547.
80. Chaudhuri K, Storey E, Lee GA, et al. Carbon dioxide insufflation in open-chamber cardiac surgery: A double-blind, randomized clinical trial of neurocognitive effects. J Thorac Cardiovasc Surg. 2012;144:646–653.
81. Benedetto U, Caputo M, Guida G, et al. Carbon dioxide insufflation during cardiac surgery: A meta-analysis of randomized controlled trials. Semin Thorac Cardiovasc Surg. 2017;29:301–310.
82. Krzysztof S, Wojciech P, Zbigniew S, et al. CArbon dioxide surgical field flooding and aortic NO-touch off-pump coronary artery bypass grafting to reduce Neurological injuries after surgical coronary revascularisation (CANON): Protocol for a randomised, controlled, investigator and patient blinded single-centre superiority trial with three parallel arms. BMJ Open. 2017;7:e016785.
83. Suvarna S, Smith A, Stygall J, et al. An intraoperative assessment of the ascending aorta: A comparison of digital palpation, transesophageal echocardiography, and epiaortic ultrasonography. J Cardiothorac Vasc Anesth. 2007;21:805–809.
84. Ibrahim KS, Vitale N, Tromsdal A, et al. Enhanced intra-operative grading of ascending aorta atheroma by epiaortic ultrasound vs echocardiography. Int J Cardiol. 2008;128:218–223.
85. Ikram A, Mohiuddin H, Zia A, et al. Does epiaortic ultrasound screening reduce perioperative stroke in patients undergoing coronary surgery? A topical review. J Clin Neurosci. 2018;50:30–34.
86. van Zaane B, Nierich AP, Buhre WF, et al. Resolving the blind spot of transoesophageal echocardiography: A new diagnostic device for visualizing the ascending aorta in cardiac surgery. Br J Anaesth. 2007;98:434–441.
87. van Zaane B, Nierich AP, Bruinsma GJ, et al. Diagnostic accuracy of modified transoesophageal echocardiography for pre-incision assessment of aortic atherosclerosis in cardiac surgery patients. Br J Anaesth. 2010;105:131–138.
88. Djaiani G, Ali M, Borger MA, et al. Epiaortic scanning modifies planned intraoperative surgical management but not cerebral embolic load during coronary artery bypass surgery. Anesth Analg. 2008;106:1611–1618.
89. Zingone B, Rauber E, Gatti G, et al. The impact of epiaortic ultrasonographic scanning on the risk of perioperative stroke. Eur J Cardiothorac Surg. 2006;29:720–728.
90. Rosenberger P, Shernan SK, Löffler M, et al. The influence of epiaortic ultrasonography on intraoperative surgical management in 6051 cardiac surgical patients. Ann Thorac Surg. 2008;85:548–553.
91. Murkin JM, Martzke JS, Buchan AM, et al. A randomized study of the influence of perfusion technique and pH management strategy in 316 patients undergoing coronary artery bypass surgery: II - neurologic and cognitive outcomes. J Thorac Cardiovasc Surg. 1995;110:349–362.
92. Patel RL, Turtle MR, Chambers DJ, et al. Alpha-stat acid-base regulation during cardiopulmonary bypass improves neuropsychologic outcome in patients undergoing coronary artery bypass grafting. J Thorac Cardiovasc Surg. 1996;111:1267–1279.
93. Abdul Aziz KA, Meduove A. Is pH-stat or alpha-stat the best technique to follow in patients undergoing deep hypothermic circulatory arrest? Interact Cardiovasc Thoracic Surg. 2010;10:271–282.
94. Engelman RM, Engelman DT. Strategies and devices to minimize stroke in adult cardiac surgery. Sem Thorac Cardiovac Surg. 2015;27:24–29.
95. Ho KM, Tan JA. Benefits and risks of maintaining normothermia during cardiopulmonary bypass in adult cardiac surgery: A systematic review: Cardiopulmonary bypass temperature and outcomes. Cardiovasc Ther. 2011;29:260–279.
96. Xiong Y, Sun Y, Ji B, et al. Systematic review and meta-analysis of benefits and risks between normothermia and hypothermia during cardiopulmonary bypass in pediatric cardiac surgery. Paediatr Anaesth. 2015;25:135–142.
97. Martin TD, Craver JM, Gott JP, et al. Prospective, randomized trial of retrograde warm blood cardioplegia: Myocardial benefit and neurologic threat. Ann Thorac Surg. 1994;57:298–302.
98. Nathan HJ, Wells GA, Munson JL, et al. Neuroprotective effect of mild hypothermia in patients undergoing coronary artery surgery with cardiopulmonary bypass: A randomized trial. Circulation. 2001;104:I85–I91.
99. Kawahara F, Kadoi Y, Saito S, et al. Slow rewarming improves jugular venous oxygen saturation during rewarming. Acta Anaesthesiol Scand. 2003;47:419–424.
100. Sahu B, Chauhan S, Kiran U, et al. Neurocognitive function in patients undergoing coronary artery bypass graft surgery with cardiopulmonary bypass: The effect of two different rewarming strategies. J Cardiothorac Vasc Anesth. 2009;23:14–21.
101. Warran CS, DeFoe GR, Groom RC, et al. Variation in arterial inflow temperature: A regional quality improvement project. J Extra Corpor Technol. 2011;43:58–63.
102. Gold JP, Charlson ME, Williams-Russo P, et al. Improvement of outcomes after coronary artery bypass: A randomized trial comparing intraoperative high versus low mean arterial pressure. J Thorac Cardiovasc Surg. 1995;110:1302–1311.
103. Siepe M, Pfeiffer T, Gieringer A, et al. Increased systemic perfusion pressure during cardiopulmonary bypass is associated with less early postoperative cognitive dysfunction and delirium. Eur J Cardiothorac Surg. 2011;40:200–207.
104. Joshi B, Ono M, Brown C, et al. Predicting the limits of cerebral autoregulation during cardiopulmonary bypass. Anesth Analg. 2012;114:503–510.
105. Brady K, Joshi B, Zweifel C, et al. Real time continuous monitoring of cerebral blood flow autoregulation using near-infrared spectroscopy in patients undergoing cardiopulmonary bypass. Stroke. 2010;41:1951–1956.
106. Ono M, Zheng Y, Joshi B, et al. Validation of a stand-alone near infrared spectroscopy system for monitoring cerebral autoregulation during cardiac surgery. Anesth Analg. 2013;116:198–204.
107. Hori D, Hogue CW, Shah A, et al. Cerebral autoregulation monitoring with ultrasound-tagged near-infrared spectroscopy in cardiac surgery patients. Anesth Analg. 2015;121:1187–1193.
108. Lei L, Katznelson R, Fedorko L, et al. Cerebral oximetry and postoperative delirium after cardiac surgery: A randomised, controlled trial. Anaesthesia. 2017;72:1456–1466.
109. Schoen J, Meyerrose J, Paarmann H, et al. Preoperative regional cerebral oxygen saturation is a predictor of postoperative delirium in on-pump cardiac surgery patients: A prospective observational trial. Crit Care. 2011;15:R218.
110. Zorrilla-Vaca A, Healy R, Grant MC, et al. Intraoperative cerebral oximetry-based management for optimizing perioperative outcomes: A meta-analysis of randomized controlled trials. Can J Anaesth. 2018;65:529–542.
111. O'Neil MP, Fleming JC, Badhwar A, et al. Pulsatile versus nonpulsatile flow during cardiopulmonary bypass: Microcirculatory and systemic effects. Ann Thorac Surg. 2012;94:2046–2053.
112. MP O/Neill, Alie R, Guo LR, et al. Microvascular responsiveness to pulsatile and non-pulsatile flow during cardiopulmonary bypass. Ann Thorac Surg. 2018;105:1745–1753.
113. Grubhofer C, Mares P, Rajek A, et al. Pulsatility does not change cerebral oxygenation during cardiopulmonary bypass. Acta Anaesthesiol Scand. 2000;44:586–591.
114. Gu YJ, van Oeveren W, Mungroop HE, et al. Clinical effectiveness of centrifugal pump to produce pulsatile flow during cardiopulmonary bypass in patients undergoing cardiac surgery. Artif Org. 2011;35:E18–E26.
115. Sunagawa G, Koprivanac M, Karimov JH, et al. Is a pulse absolutely necessary during cardiopulmonary bypass? Expert Rev Med Devices. 2017;14:27–35.
116. Salameh A, Dhein S, Dahmert I, et al. Neuroprotective strategies during cardiac surgery with cardiopulmonary bypass. Int J Mol Sci. 2016;17:E1945.
117. Whitlock RP, Chan S, Devereaux PJ, et al. Clinical benefit of steroid use in patients undergoing cardiopulmonary bypass: A meta-analysis of randomized trials. Eur Heart J. 2008;29:2592–2600.
118. Dieleman JM, van Paassen J, van Dijk D, et al. Prophylactic corticosteroids for cardiopulmonary bypass in adults. Cochrane Database Syst Rev. 2011;(5):CD005566.
119. Dieleman JM, Nierich AP, Rosseel PM, et al. Intraoperative high-dose dexamethasone for cardiac surgery: A randomized controlled trial. JAMA. 2012;308:1761–1767.
120. Whitlock RP, Devereaux PJ, Teoh KH, et al. Methylprednisolone in patients undergoing cardiopulmonary bypass (SIRS): A randomised, double-blind, placebo-controlled trial. Lancet. 2015;386:1243–1253.
121. Ottens TH, Dieleman JM, Sauer AM, et al. Effects of dexamethasone on cognitive decline after cardiac surgery: A randomized clinical trial. Anesthesiology. 2014;121:492–500.
122. Dvirnik N, Belley-Cote EP, Hanif H, et al. Steroids in cardiac surgery: A systematic review and meta-analysis. Br J Anaesth. 2018;120:657–667.
123. Mitchell SJ, Merry AF, Frampton C, et al. Cerebral protection by lidocaine during cardiac operations: A follow-up study. Ann Thorac Surg. 2009;87:820–825.
124. Wang D, Wu X, Li J, et al. The effect of lidocaine on early postoperative cognitive dysfunction after coronary artery bypass surgery. Anesth Analg. 2002;95:1134–1141.
125. Mathew JP, Mackensen GB, Phillips-Bute B, et al. Randomized, double-blinded, placebo controlled study of neuroprotection with lidocaine in cardiac surgery. Stroke. 2009;40:880–887.
126. Habibi MR, Habibi V, Habibi A, et al. Lidocaine dose-response effect on postoperative cognitive deficit: Meta-analysis and meta-regression. Expert Rev Clin Pharmacol. 2018;11:361–371.
127. Baradari Gholipour, Habibi AM, V. Habibi V, et al. Administration of lidocaine to prevent cognitive deficit in patients undergoing coronary artery bypass grafting and valve plasty: A systematic review and meta-analysis. Expert Rev Clin Pharmacol. 2017;10:179–185.
128. Bhudia SK, Cosgrove DM, Naugle RI, et al. Magnesium as a neuroprotectant in cardiac surgery: A randomized clinical trial. J Thorac Cardiovasc Surg. 2006;131:853–861.
129. Mathew JP, White WD, Schinderle DB, et al. Intraoperative magnesium administration does not improve neurocognitive function after cardiac surgery. Stroke. 2013;44:3407–3413.
130. Hudetz JA, Patterson KM, Iqbal Z, et al. Ketamine attenuates delirium after cardiac surgery with cardiopulmonary bypass. J Cardiothorac Vasc Anesth. 2009;23:651–657.
131. Avidan MS, Maybrier HR, Abdallah AB, et al. Intraoperative ketamine for prevention of postoperative delirium or pain after major surgery in older adults: An international, multicentre, double-blind, randomised clinical trial. Lancet. 2017;390:267–275.
132. Lamy A, Devereaux PJ, Prabhakaran D, et al. Off-pump or on-pump coronary-artery bypass grafting at 30 days. N Engl J Med. 2012;366:1489–1497.
133. Diegeler A, Börgermann J, Kappert U, et al. Off-pump versus on-pump coronary-artery bypass grafting in elderly patients. N Engl J Med. 2013;368:1189–1198.
134. Shroyer AL, Grover FL, Hattler B, et al. On-pump versus off-pump coronary-artery bypass surgery. N Engl J Med. 2009;361:1827–1837.
135. Houlind K, Kjeldsen BJ, Madsen SN, et al. On-pump versus off-pump coronary artery bypass surgery in elderly patients: Results from the Danish on-pump versus off-pump randomization study. Circulation. 2012;125:2431–2439.
136. Lamy A, Devereaux PJ, Prabhakaran D, et al. Effects of off-pump and on-pump coronary-artery bypass grafting at 1 year. N Engl J Med. 2013;368:1179–1188.
137. Lamy A, Devereaux PJ, Prabhakaran D, et al. Five-year outcomes after off-pump or on-pump coronary-artery bypass grafting. N Engl J Med. 2016;375:2359–2368.
138. Deppe AC, Arbash W, Kuhn EW, et al. Current evidence of coronary artery bypass grafting off-pump versus on-pump: A systematic review with meta-analysis of over 16,900 patients investigated in randomized controlled trials. Eur J Cardiothorac Surg. 2016;49:1031–1041.
139. Smart NA, Dieberg G, King N, et al. Long-term outcomes of on-versus off-pump coronary artery bypass grafting. J Am Coll Cardiol. 2018;71:983–991.
140. Kuss O, von Salviati B, Börgermann J. Off-pump versus on-pump coronary artery bypass grafting: A systematic review and meta-analysis of propensity score analyses. J Thorac Cardiovasc Surg. 2010;140:829–835.
141. Kowalewski M, Pawliszak W, Malvindi PG, et al. Off-pump coronary artery bypass grafting improves short-term outcomes in high-risk patients compared with on-pump coronary artery bypass grafting: Meta-analysis. J Thorac Cardiovasc Surg. 2016;151:60–77.
142. Khan H, Uzzaman M, Benedetto U, et al. On- or off-pump coronary artery bypass grafting for octogenarians: A meta-analysis of comparative studies involving 27,623 patients. Int J Surg. 2017;47:42–51.
143. Dogan A, Turker FS. The effect of on-pump and off-pump bypass operations on oxidative damage and antioxidant parameters. Oxid Med Cell Longev. 2017;2017:8271376.
144. Jongman RM, Zijlstra JG, Kok WF, et al. Off-pump CABG surgery reduces systemic inflammation compared with on-pump surgery but does not change systemic endothelial responses: A prospective randomized study. Shock. 2014;42:121–128.
145. Onorati F, Rubino AS, Nucera S, et al. Off-pump coronary artery bypass surgery versus standard linear or pulsatile cardiopulmonary

bypass: Endothelial activation and inflammatory response. *Eur J Cardiothorac Surg.* 2010;37:897–904.
146. Rimmelé T, Venkataraman R, Madden NJ, et al. Comparison of inflammatory response during on-pump and off-pump coronary artery bypass surgery. *Int J Artif Org.* 2010;33:131–138.
147. Orhan G, Sargin M, Senay S, et al. Systemic and myocardial inflammation in traditional and off-pump cardiac surgery. *Tex Heart Inst J.* 2007;34:160–165.
148. Keeling B, Thourani V, Aliawadi G, et al. Conversion from off-pump coronary artery bypass grafting to on-pump coronary artery bypass grafting. *Ann Thorac Surg.* 2017;104:1267–1274.
149. Diephuis JC, Moons KG, Nierich AN, et al. Jugular bulb desaturation during coronary artery surgery: A comparison of off-pump and on-pump procedures. *Br J Anaesth.* 2005;94:715–720.
150. Tsaousi GG, Pitsis AA, Deliaslani DV, et al. Cerebral oxygenation impairment and S-100β protein release during off-pump coronary artery revascularization. *J Cardiothorac Vasc Anesth.* 2013;27: 245–252.
151. El Zayat H, Puskas JD, Hwang S, et al. Avoiding the clamp during off-pump coronary artery bypass reduces cerebral embolic events: Results of a prospective randomized trial. *Interact Cardiovasc Thorac Surg.* 2012;14:12–16.
152. Halkos ME, Anderson A, Binongo JN, et al. Operative strategies to reduce cerebral embolic events during on- and off-pump coronary artery bypass surgery: A stratified, prospective randomized trial. *J Thorac Cardiovasc Surg.* 2017;154:1278–1285.
153. Scarborough JE, White W, Derilus FE, et al. Combined use of off-pump techniques and a sutureless proximal aortic anastomotic device reduces cerebral microemboli generation during coronary artery bypass grafting. *J Thorac Cardiovasc Surg.* 2003;126:1561–1567.
154. Pawliszak W, Kowalewski M, Raffa GM, et al. Cerebrovascular events after no-touch off-pump coronary artery bypass grafting, conventional side-clamp off-pump coronary artery bypass, and proximal anastomotic devices: A meta-analysis. *J Am Heart Assoc.* 2006;5: e002802.
155. Evans AS, Weiner M, Patel PA, et al. The year in cardiothoracic and vascular anesthesia: Selected highlights from 2017. *J Cardiothoracic Vasc Anesth.* 2018;32:1–13.
156. Reardon MJ, van Mieghem NM, Popma JJ, et al. Surgical or transcatheter aortic-valve replacement in intermediate-risk patients. *N Engl J Med.* 2017;376:1321–1331.
157. Patel PA, Patel S, Feinman JW, et al. Stroke after transcatheter aortic valve replacement: Incidence, definitions, etiologies and management options. *J Cardiothorac Vasc Anesth.* 2018;32:968–981.
158. Reidy C, Sophocles A, Ramakrishna H, et al. Challenges after the first decade of transcatheter aortic valve replacement: Focus on vascular complications, stroke and paravalvular leak. *J Cardiothorac Vasc Anesth.* 2013;184–189.
159. Grover FL, Vemulapalli S, Carroll JD, et al. 2016 Annual report of the Society of Thoracic Surgeons/American College of Cardiology Transcatheter Valve Therapy Registry. *J Am Coll Cardiol.* 2017;69: 1215–1230.
160. Nombela-Franco L, Webb JG, de Jaegere PP, et al. Timing, predictive factors, and prognostic value of cerebrovascular events in a large cohort of patients undergoing transcatheter aortic valve implantation. *Circulation.* 2012;126:3041–3053.
161. van Mieghem NM, El Faquir N, Rahhab Z, et al. Incidence and predictors of debris embolizing to the brain during transcatheter aortic valve implantation. *JACC Cardiovasc Interv.* 2015;8:718–724.
162. Kapadia SR, Kodali S, Makkar R, et al. Protection against cerebral embolism during transcatheter aortic valve replacement. *J Am Coll Cardiol.* 2017;69:367–377.
163. Szeto WY, Augoustides JG, Desai ND, et al. Cerebral embolic exposure during transfemoral and transapical transcatheter aortic valve replacement. *J Card Surg.* 2011;26:348–354.
164. Kahlert P, Al-Rashid F, Döttger P, et al. Cerebral embolization during transcatheter aortic valve implantation: A transcranial Doppler study. *Circulation.* 2012;126:1245–1255.
165. Sannino A, Gargiulo G, Schiattarella GG, et al. A meta-analysis of the impact of pre-existing and new-onset atrial fibrillation on clinical outcomes in patients undergoing transcatheter aortic valve implantation. *EuroIntervent.* 2016;12:e1047–e1056.
166. Tarantini G, Mojoli M, Windecker S, et al. Prevalence and impact of atrial fibrillation in patients with severe aortic stenosis undergoing transcatheter aortic valve replacement: An analysis from the SOURCE XT Prospective Multicenter Registry. *JACC Cardiovasc Interv.* 2016;9:937–946.
167. Freeman M, Barbanti M, Wood DA, et al. Cerebral events and protection during transcatheter aortic valve replacement. *Catheter Cardiovasc Interv.* 2014;84:885–896.
168. Patel PA, Fassl J, Thompson A, et al. Transcatheter aortic valve replacement - part 3: The central role of perioperative transesophageal echocardiography. *J Cardiothorac Vasc Anesth.* 2012;26: 698–710.
169. Hecker F, Arsalan M, Walther T. Managing stroke during transcatheter aortic valve replacement. *Interv Cardiol Rev.* 2017;12:25–30.
170. Nuis RJ, van Mieghem NM, Schultz CJ, et al. Frequency and causes of stroke during or after transcatheter aortic valve implantation. *Am J Cardiol.* 2012;109:1637–1643.
171. Bosmans J, Bleiziffer S, Gerckens U, et al. The incidence and predictors of early- and mid-term clinically relevant neurological events after transcatheter aortic valve replacement in real-world patients. *J Am Coll Cardiol.* 2015;66:209–217.
172. Auffret V, Regueiro A, Del Trigo M, et al. Predictors of early cerebrovascular events in patients with aortic stenosis undergoing transcatheter aortic valve replacement. *J Am Coll Cardiol.* 2016;68: 673–684.
173. Ramakrishna H, Patel PA, Gutsche JT, et al. Transcatheter aortic valve replacement: Clinical update on access approaches in the contemporary era. *J Cardiothorac Vasc Anesth.* 2016;30:1425–1429.
174. Neuberger PL, Luria BJ, Rong LQ, et al. Operational and institutional recommendations and requirements for TAVR: A review of expert consensus and the impact on health care policy. *J Cardiothorac Vasc Anesth.* 2019;33:1731–1741.
175. Cobey FC, Fereira RG, Naseem TM, et al. Anesthetic and perioperative considerations for transapical transcatheter aortic valve replacement. *J Cardiothorac Vasc Anesth.* 2014;28:1075–1087.
176. Hyman MC, Vemulapalli S, Szeto WY, et al. Conscious sedation versus general anesthesia for transcatheter aortic valve replacement: Insights from the NCDR® STS/ACC TVT Registry. *Circulation.* 2017;136:2132–2140.
177. Villablanca PA, Mohananey D, Nikolic K, et al. Comparison of local versus general anesthesia in patients undergoing transcatheter aortic valve replacement: A meta-analysis. *Catheter Cardiovasc Interv.* 2018;91:330–342.
178. Patel PA, Ackermann AM, Augoustides JG, et al. Anesthetic evolution in transcatheter aortic valve replacement: Expert perspectives from high-volume academic centers in Europe and the United States. *J Cardiothorac Vasc Anesth.* 2017;31:777–790.
179. Kiker M, Augoustides JG. The evolution of transcatheter aortic valve replacement: A perspective from a high-volume private practice. *J Cardiothorac Vasc Anesth.* 2018;32(5):e8–e9.
180. Rodés-Cabau J, Kahlert P, Neumann FJ, et al. Feasibility and exploratory efficacy evaluation of the Embrella Embolic Deflector system for the prevention of cerebral emboli in patients undergoing transcatheter aortic valve replacement: The PROTAVI-C pilot study. *JACC Cardiovasc Interv.* 2014;7:1146–1155.
181. Samim M, Agostoni P, Hendrikse J, et al. Embrella embolic deflection device for cerebral protection during transcatheter aortic valve replacement. *J Thorac Cardiovasc Surg.* 2015;149:799–805.
182. van Mieghem NM, van Gils L, Ahmad H, et al. Filter-based cerebral embolic protection with transcatheter aortic valve implantation: The randomised MISTRAL-C trial. *EuroIntervent.* 2016;12: 499–507.
183. Kapadia SR, Kodali S, Makkar R, et al. Protection against cerebral embolism during transcatheter aortic valve replacement. *J Am Coll Cardiol.* 2017;69:367–377.
184. Seeger J, Gonska B, Otto M, et al. Cerebral embolic protection during transcatheter aortic valve replacement significantly reduces death and stroke compared with unprotected procedures. *JACC Cardiovasc Interv.* 2017;10:2297–2303.
185. Lansky AJ, Schofer J, Tchetche D, et al. A prospective randomized evaluation of the TriGuard^{TM} HDH embolic DEFLECTion device during transcatheter aortic valve implantation: Results from the DEFLECT III trial. *Eur Heart J.* 2015;36:2070–2078.
186. Mohananey D, Sankaramangalam K, Kumar A, et al. Safety and efficacy of cerebral protection devices in transcatheter aortic valve replacement: A clinical end-points meta-analysis. *Cardiovasc Revasc Med.* 2018;19(7 Pt A):785–791.
187. Bagur R, Solo K, Alghofaili S, et al. Cerebral embolic protection devices during transcatheter aortic valve implantation: Systematic review and meta-analysis. *Stroke.* 2017;48:1306–1315.
188. Testa L, Latib A, Casenghi M, et al. Cerebral protection during transcatheter aortic valve implantation: An updated systematic review. *J Am Heart Assoc.* 2018;7:e008463.
189. Tchetche D, de Biase C. Embolic events post-transcatheter aortic valve replacement: Time to protect the brain. *JACC Cardiovascular Interv.* 2018;11(17):1694–1695.
190. Holmes DR, Mack MJ, Kaul S, et al. 2012 ACCF/AATS/SCAI/STS expert consensus document on transcatheter aortic valve replacement. *Ann Thorac Surg.* 2012;93:1340–1395.
191. Hansson NC, Grove EL, Andersen HR, et al. Transcatheter aortic valve thrombosis: Incidence, predisposing factors and clinical implications. *J Am Coll Cardiol.* 2016;68:2059–2069.
192. Raheja H, Garg A, Goel S, et al. Comparison of single versus dual antiplatelet therapy after TAVR: A systematic review and meta-analysis. *Catheter Cardiovasc Interv.* 2018;92(4):783–791.
193. Abdul-Jawad ALisent O, Durand E, Munoz-Garcia AJ, et al. Warfarin and antiplatelet therapy versus warfarin alone for treating patients with atrial fibrillation undergoing transcatheter aortic valve replacement. *JACC Cardiovasc Interv.* 2016;9:1706–1717.
194. Overtchouk P, Guedeney P, Rouanet S, et al. Long-term mortality and early valve dysfunction according to anticoagulation use: The France-TAVI registry. *J Am Coll Cardiol.* 2019;73(1):13–21.
195. Windecker S, Tijssen J, Giustino G, et al. Trial design: Rivaroxaban for the prevention of major cardiovascular events after transcatheter aortic valve replacement: Rationale and design of the GALILEO study. *Am Heart J.* 2017;184:81–87.
196. Erbel R, Aboyans V, Boileau C, et al. 2014 ESC guidelines on the diagnosis and treatment of aortic diseases. *Eur Heart J.* 2014;35: 2873–2926.
197. Hiratzka LF, Bakris GL, Beckman JA, et al. 2010 ACCF/AHA/AATS/ACR/ASA/SCA/SCA/SIR/STS/SVM guidelines for the diagnosis and management of patients with thoracic aortic disease. *J Am Coll Card.* 2010;55:e27–e129.
198. Goldstein SA, Evangelista A, Abbara S, et al. Multimodality imaging of diseases of the thoracic aorta in adults: From the American Society of Echocardiography and the European Association of Cardiovascular Imaging. *J Am Soc Echocardiogr.* 2015;28:119–182.
199. Pate PA, Fernando RJ, MacKay EJ, et al. Acute type A aortic dissection in pregnancy: Diagnostic and therapeutic challenges in a multidisciplinary setting. *J Cardiothorac Vasc Anesth.* 2018;32:1991–1997.
200. Augoustides JG, Szeto WY, Desai ND, et al. Classification of acute type A dissection: Focus on clinical presentation and extent. *Eur J Cardiothorac Surg.* 2011;39:519–522.
201. De Paulis R, Czerny M, Weltert L, et al. Current trends in cannulation and neuroprotection during surgery of the aortic arch in Europe. *Eur J Cardiothorac Surg.* 2015;47:917–923.
202. Angeloni A, Benedetto U, Takkenberg JJ, et al. Unilateral versus bilateral antegrade cerebral protection during circulatory arrest in aortic surgery: A meta-analysis of 5100 patients. *J Thorac Cardiovas Surg.* 2014;147:60–67.
203. Appoo JJ, Augoustides JG, Pochettino A, et al. Perioperative outcome in adults undergoing elective deep hypothermic circulatory arrest with retrograde cerebral perfusion in proximal aortic arch repair: Evaluation of protocol-based care. *J Cardiothorac Vasc Anesth.* 2006;20:3–7.
204. Backes WH, Nijenhuis RJ, Mess WH, et al. Magnetic resonance angiography of collateral blood supply to spinal cord in thoracic and thoracoabdominal aortic aneurysm patients. *J Vasc Surg.* 2008;48: 261–271.
205. Etz CD, Weigang E, Hartert M, et al. Contemporary spinal cord protection during thoracic and thoracoabdominal aortic surgery and endovascular aortic repair: A position paper of the vascular domain of the European Association for Cardio-Thoracic Surgery. *Eur J Cardiothorac Surg.* 2015;47:943–957.
206. Augoustides JG, Stone ME, Drenger B. Novel approaches to spinal cord protection during thoracoabdominal aortic interventions. *Curr Opin Anaesthesiol.* 2014;27:98–105.
207. Svyatets M, Tolani K, Zhang M, et al. Perioperative management of deep hypothermic circulatory arrest. *J Cardiothorac Vasc Anesth.* 2010 24:644–655.
208. Svensson LG, Crawford ES, Hess KR, et al. Deep hypothermia with circulatory arrest: Determinants of stroke and early mortality in 656 patients. *J Thorac Cardiovasc Surg.* 1993;106:19–28.
209. Svensson LG. Protecting the brain and spinal cord in aortic arch surgery. *Ann Cardiothorac Surg.* 2018;7:345–350.
210. Cosell JS, Bozinovski J, LeMaire SA, et al. Open surgical repair of 2286 thoracoabdominal aortic aneurysms. *Ann Thorac Surg.* 2007;83: S862–S864.
211. Augoustides JG, Harris H, Pochettino A. Direct innominate artery cannulation in type A dissection and severe aortic atheroma. *J Cardiothor Vasc Anesth.* 2007;21:727–728.
212. Augoustides JG, Desai ND, Szeto WY, et al. Innominate artery cannulation: The Toronto technique for antegrade cerebral perfusion in aortic arch reconstruction – a clinical trial opportunity for the International Aortic Arch Surgery Study Group. *J Thorac Cardiovasc Surg.* 2014;148:2924–2926.
213. Gutsche JT, Feinamn J, Silvay G, et al. Practice variations in the conduct of hypothermic circulatory arrest for adult aortic arch repair: Focus on an emerging European paradigm. *Heart Lung Vessel.* 2014;6:43–51.
214. Okita Y, Miyata H, Motomura N, et al. A study of brain protection during total arch replacement comparing antegrade cerebral perfusion versus hypothermic circulatory arrest, with or without retrograde cerebral perfusion: Analysis based on the Japan Adult Cardiovascular Surgery Database. *J Thorac Cardiovasc Surg.* 2015;149:S65–S73.
215. Safi HJ, Miller CC, Lee TY, et al. Repair of ascending and transverse aortic arch. *J Thorac Cardiovasc Surg.* 2011;142:630–633.
216. Geube M, Sale S, Svensson L. Con: Routine use of brain perfusion techniques is not supported in deep hypothermic circulatory arrest. *J Cardiothorac Vasc Anesth.* 2017;31:1905–1909.
217. Stoicea N, Bergese SD, Joseph N, et al. Pro: Antegrade/Retrograde cerebral perfusion should be used during major aortic surgery with deep hypothermic circulatory arrest. *J Cardiothorac Vasc Anesth.* 2017;21: 1902–1904.
218. Immer FF, Moser B, Krähenbühl ES, et al. Arterial access through the right subclavian artery in surgery of the aortic arch improves neurologic outcome and mid-term quality of life. *Ann Thorac Surg.* 2008;85:1614–1618.
219. Halkos ME, Kerendi F, Myung R, et al. Selective antegrade cerebral perfusion via right axillary artery cannulation reduces morbidity and mortality after proximal aortic surgery. *J Thorac Cardiovasc Surg.* 2009;138:1081–1089.
220. Tian DH, Wan B, Bannon PG, et al. A meta-analysis of deep hypothermic circulatory arrest versus moderate hypothermic circulatory arrest with selective antegrade cerebral perfusion. *Ann Cardiothorac Surg.* 2013;2:148–158.
221. Okita Y. Neuroprotection in open arch surgery. *Ann Cardiothorac Surg.* 2018;7:389–396.
222. Luehr M, Bachet J, Mohr FW, et al. Modern temperature management in aortic arch surgery: The dilemma of moderate hypothermia. *Eur J Cardiothorac Surg.* 2014;45:27–39.
223. Stecker MM, Cheung AT, Pochettino A, et al. Deep hypothermic circulatory arrest: I. Effects of cooling on electroencephalogram and evoked potentials. *Ann Thorac Surg.* 2001;71:14–21.
224. Stecker MM, Cheung AT, Pochettino A, et al. Deep hypothermic circulatory arrest: II. Changes in electroencephalogram and evoked potentials during rewarming. *Ann Thorac Surg.* 2001;71:22–28.
225. Sloan TB, Edmonds HL, Koht A. Intraoperative electrophysiologic monitoring in aortic surgery. *J Cardiothorac Vasc Anesth.* 2013;27: 1364–1373.
226. James ML, Andersen ND, Swaminathan M, et al. Predictors of electrocerebral inactivity with deep hypothermia. *J Thorac Cardiovasc Surg.* 2014;147:1002–1007.
227. Urbanski PP, Lenos A, Kolowca M, et al. Near-infrared spectroscopy for neuromonitoring of unilateral cerebral perfusion. *Eur J Cardiothorac Surg.* 2013;43:1140–1144.
228. Augoustides JG, Kohl BA, Harris H, et al. Color-flow Doppler recognition of intraoperative brachiocephalic malperfusion during operative repair of acute type A aortic dissection: Utility of transcutaneous carotid artery ultrasound scanning. *J Cardiothorac Vasc Anesth.* 2007;21:81–84.
229. Pulido JN, Pallohusky BS, Park SJ, et al. Transcutaneous ultrasound measurements of carotid flow to monitor for cerebral malperfusion during type A aortic dissection repair. *J Cardiothoracic Vasc Anesth.* 2013;27:728–730.
230. Furukawa T, Uchida N, Takahashi S, et al. Management of cerebral malperfusion in surgical repair of acute type A aortic dissection. *Eur J Cardiothorac Surg.* 2017;52:327–332.
231. Chan SK, Underwood MJ, Am Ho, et al. Cannula malposition during antegrade cerebral perfusion for aortic surgery: Role of cerebral oximetry. *Can J Anesth.* 2014;61:736–740.
232. Grocott HP, Ambrose E, Moon W. External carotid compression: A novel technique to improve cerebral perfusion during selective antegrade cerebral perfusion for aortic arch surgery. *Can J Anesth.* 2016;63:1179–1183.
233. Engelman R, Baker RA, Likosky DS, et al. The Society of Thoracic Surgeons, the Society of Extracorporeal Anesthesiologists, and the American Society of Extracorporeal Technology: Clinical practice guidelines for cardiopulmonary bypass - temperature management during cardiopulmonary bypass. *J Cardiothorac Vasc Anesth.* 2015;29: 1104–1113.
234. Dewhurst AT, Moore SJ, Liban JB. Pharmacological agents as cerebral protectants during deep hypothermic circulatory arrest in adult thoracic aortic surgery. *Anaesthesia.* 2002;57:1016–1021.
235. Al-Hashimi S, Zaman M, Waterworth P, et al. Does the use of thiopental provide added cerebral protection during deep hypothermic circulatory arrest? *Interact Cardiovasc Thorac Surg.* 2013;17:392–397.
236. Krüger T, Hoffmann I, Blettner M, et al. Intraoperative neuroprotective drugs without beneficial effects? Results of the German Registry for Acute Aortic Dissection Type A (GERAADA). *Eur J Cardiothorac Surg.* 2013;44:939–946.
237. Yoshitani K, Masui K, Kawaguchi M, et al. Clinical utility of intraoperative motor-evoked potential monitoring to prevent postoperative spinal cord injury in thoracic and thoracoabdominal aneurysm repair: An audit of the Japanese Association of Spinal Cord Protection in Aortic Surgery database. *Anesth Analg.* 2018;126:763–768.
238. Keyhani K, Miller CC 3rd, Estrera AL, et al. Analysis of motor and somatosensory evoked potentials during thoracic and thoracoabdominal aortic aneurysm repair. *J Vasc Surg.* 2009;49:36–41.
239. Hobbs RD, Ullery BW, Mentzer AR, et al. Protocol for prevention of spinal cord ischemia after thoracoabdominal aortic surgery. *Vascular.* 2016;24:430–434.
240. Khan SN, Stansby G. Cerebrospinal fluid drainage for thoracic and thoracoabdominal aortic aneurysm surgery. *Cochrane Database Syst Rev.* 2012;(10):CD003635.
241. Fiial H, O'Neill B, Mahmood S, et al. Is cerebrospinal fluid drainage of benefit to neuroprotection in patients undergoing surgery on the descending thoracic aorta or thoracoabdominal aorta? *Interact Cardiovas Thora Surg.* 2012;15:702–708.
242. Afifi RO, Sandhu HK, Zaidi ST, et al. Intercostal artery management in thoracoabdominal aortic surgery: To reattach or not to reattach? *J Thorac Cardiovasc Surg.* 2017;155:1372–1378.
243. Ullery BW, Wand GJ, Woo EY, et al. No increased risk of spinal cord ischemia in delayed AAA repair following thoracic aortic surgery. *Vasc Endovasc Surg.* 2013;47:85–91.

244. Schepens MA. Left heart bypass for thoracoabdominal aortic aneurysm repair: Technical aspects. *Multimed Man Cardiothorac Surg.* 2016;2016:mmv039.
245. Fabbro M, Gregory A, Gutsche JT, et al. Case 11-2014: Successful open repair of an extensive descending thracic aortic aneurysm in a complex patient. *J Cardiothorac Vasc Anesth.* 2014;28:1397–1402.
246. Kouchoukos NT, Kulik A, Castner CF. Outcomes of thoracocabdominal aortic aneurysm repair using hypothermic circulatory arrest. *J Thorac Cardiovasc Surg.* 2013;145:S139–S141.
247. Cambria RP, Davison JK, Carter C, et al. Epidural cooling for spinal cord protection during thoracoabdominal aneurysm repair: A five-year experience. *J Vasc Surg.* 2000;31:1093–1102.
248. Lima B, Nowicki ER, Blackstone EH, et al. Spinal cord protective strategies during descending and thoracoabdominal aortic aneurysm repair in the modern era: The role of intrathecal papaverine. *J Thorac Cardiovasc Surg.* 2012;143:945–952.
249. Zipfel B, Buz S, Redlin M, et al. Spinal cord ischemia after thoracic stent-grafting: Causes apart from intercostal artery coverage. *Ann Thorac Surg.* 2013;96:31–38.
250. Wong CS, Healy D, Canning C, et al. A systematic review of spinal cord injury and cerebrospinal fluid drainage after thoracic aortic endografting. *J Vasc Surg.* 2012;56:1438–1447.
251. Ullery BW, Cheung AT, Fairman RM, et al. Risk factors, outcomes, and clinical manifestations of spinal cord ischemia following thoracic endovascular repair. *J Vasc Surg.* 2011;54:677–684.
252. Rizvi AZ, Murad MH, Fairman RM, et al. The effect of left subclavian artery coverage on morbidity and mortality in patients undergoing endovascular thoracic aortic interventions: A systematic review and meta-analysis. *J Vasc Surg.* 2009;50:1159–1169.
253. Patterson BO, Holt PJ, Nienaber C, et al. Management of the left subclavian artery and neurologic complications after thoracic endovascular aortic repair. *J Vasc Surg.* 2014;60:1491–1497.

23 脊髓功能的保护

Kirsten R. Steffner, Albert T. Cheung
刘广宇 译，龚俊松 审校

简介

急性脊髓损伤（spinal cord injury，SCI）是一种毁灭性的医疗状况，因为截瘫或四肢瘫痪可能导致终身残疾。初次受损的治疗和受伤患者重新融入社会给医疗保健系统和整个社会带来了巨大的负担。此外，急性脊髓损伤从情感的角度来说是特别沉重的，因为患者经常充分意识到自己的残疾，而医疗团队也认识到大多数损伤是永久性的，难以治疗。因此，保护脊髓功能的努力主要集中在预防损伤上。一旦受伤，治疗主要是支持性的。

脊髓损伤根据病因可分为缺血性、毒性和机械性。根据发病机制可进一步分为原发性和继发性脊髓损伤。损伤的原发性机制包括由梗死、暴露于有毒物质或直接机械力（如挫伤、剪切、撕裂、牵拉或压缩）引起的神经元细胞直接死亡。损伤的原发性机制也可能是血管、神经胶质细胞或脊髓功能所需的椎体直接损伤的结果。损伤的继发性机制更为复杂，是生化、细胞和对原发损伤的病理生理反应的结果。继发性机制通过炎症、细胞凋亡、细胞内蛋白质合成抑制、谷氨酰胺能功能障碍、电解质转移、神经递质紊乱、血管改变、水肿和能量代谢损失等方式加剧初始损伤[1]。继发性机制可导致在原发性损伤中最初存活下来的神经元或神经胶质细胞最终死亡（在几天到几周的过程中）。最后，根据损伤水平以下神经功能的完全缺失或部分存在，脊髓损伤可以进一步被定性为完全性或不完全性损伤。

根据潜在的病因和机制对脊髓损伤进行分类很重要，因为它突出了医疗干预的潜在目标。缺血性损伤可以通过改善脊髓灌注的策略来预防、限制或治疗。机械性损伤的严重程度可通过外科手术稳定或减压来缓解。医学治疗旨在限制继发性损伤机制，通常被称为神经保护策略，可在原发性损伤发生后实施，目的是防止进一步的细胞死亡和功能缺陷。理论上，即使保留少量的功能神经元结构也会导致康复潜力的显著差异。然而，支持神经保护策略有效性的现有证据仍存在争议。

创伤性脊髓损伤

2007 年，全球创伤性脊髓损伤发生率约为每百万人 23 例（每年 179 312 例）[2]。仅在美国，2010 年报道的创伤性脊髓损伤发生率就在每百万人 25 ~ 59 例（每年 12 400 例）[3]。受伤时的平均年龄为 37.1 岁。大多数新的创伤性脊髓损伤病例是由跌倒、机动车辆事故和继发于枪支的伤害造成的[4]。2010—2012 年间，住院患者的创伤性脊髓损伤后急性死亡率为 7.5%。生存率可由患者的年龄、脊髓损伤程度和脊髓综合征的严重程度或分级来预测。与 T1 ~ S5 节段脊髓损伤患者相比，C1 ~ C4 节段损伤患者的第 1 年死亡率是前者的 3.27 倍，C5 ~ C8 节段损伤患者的第 1 年死亡率是前者的 2.30 倍[5]。受伤后 1 年内发生的死亡绝大多数是心血管或呼吸道并发症的结果。在一个脊髓损伤患者的一生中，直接医疗护理的累计费用在 50 万～ 200 万美元。

脊髓损伤的原发性损伤是后续神经功能障碍的主要原因。然而，继发性损伤引起的功能障碍也可能具有临床意义，预防继发性损伤可能对长期预后至关重要。[6] 预防外伤性脊髓损伤后继发性损伤的方法包括稳定心血管和肺功能、固定脊柱、确定损伤水平和范围、开始药物神经保护策略和通过手术稳定脊柱。

创伤性脊髓损伤的首先处理是心肺复苏和维持患者生命体征稳定，因为维持足够的灌注压和把氧气输送到损伤脊髓可能是防止继发性缺血损伤的关键。损伤后的即刻管理目标是确保气道通畅、通气充足、氧合和血压稳定，而不加重脊髓损伤。应补充氧气，建立气道，头部和颈部固定在中立位。在疑似外伤性脊髓损伤患者中，气道损伤的治疗具有挑战性，因为以紧急手法建立通畅的气道时，很难避免移动颈椎[7,8]。所有的气道动作都会引起一定程度的颈椎活动。然而，活动的程度往往很小，这些活动对继发性损伤的影响还不清楚。对于有气道阻塞和通气不足迹象的患者，应首先尝试提下颌手法。这种手法的操作方法是将双手的手掌放在患者头部的两侧，以保持颈部的直线稳定，并用每只手的前 2 ～ 3 个手指向前和向外抬起下颌骨，但不拉伸颈椎。提下颌手法可与使用口咽通气管、鼻咽导气管或使用面罩通气相结合（图 23.1）。

如果通气不足，应采用双人技术行经口或经鼻气管插管。双人技术需要一名救援人员用手线性固定头部和颈部，另一名救援人员进行气管插管[9]。手动线性固定的方法是将枕部放在手掌中，轻轻地施加与使用喉镜和气管插管时相等且相反的力，目的是保持头部和颈部处于中立位置。重要的是要避免在手动线性固定过程中移动颈部，因为它可能导致损伤部位的脊柱牵拉。如果时间允许且设备可用，可以使用纤维支气管镜技术代替直接喉镜进行气管插管，以减少脊柱移动的风险。然而，如果在纤维支气管镜检查时气道没有被充分局麻，随后的咳嗽可能导致脊柱活动增加。此外，在有分泌物、血液或呕吐物的情况下，纤维支气管镜的可视化具有挑战性。最终，目前缺乏能够证明某种特定气管插管技术优势的结局数据[9]。如果经口或经鼻气管插管不能建立气道，应考虑紧急环甲膜切开术。

在创伤后的第 1 周内，应测量血压并进行治疗，以维持平均动脉压（MAP）在 85 ～ 90 mmHg[10,11]。与创伤性脊髓损伤相关的低血压可能是由低血容量或神经源性休克伴交感神经失能引起的。应该确定低血压的病因，并扩展血管内容量、给予血管加压药物或正性肌力药物进行治疗。专家意见、观察研究和目前发表的临床指南支持治疗缺氧和低血压，以减少继发性缺血损伤和改善急性创伤性脊髓损伤的预后[6,12,13]。

对疑似急性创伤性脊髓损伤的患者进行初步复苏后，下一个重点是固定头部、颈部和身体，直到可以进行脊柱骨折的放射检查。最佳情况下，固定应与复苏同时进行，但如果固定干扰心肺功能重建或其他危及生命的损伤的治疗，则可能需要妥协。如果损伤部位不清楚，应将包括颈椎在内的整个脊柱固定。脊柱固定的临床指征包括机动车辆事故、潜水事故或加速 - 减速损伤造成的创伤，这些损伤有较高的脊髓相关损伤风险。固定的指征还包括沿脊柱后侧的压痛、颈椎活动范围缩小、运动时疼痛、神经功能缺损、畸形或意识水平降低而无法进行神经检查[9]。

固定的第一步是在用手稳定头部，而不牵拉头部，直至使用适当大小的刚性或半刚性颈托。然后将患者的脊柱保持中间位置移到坚硬的脊柱板上。身体放在板上，手臂伸直，手掌贴在身体上，双腿伸直，脚踝相互固定，中间有衬垫。绑带被绑在下肢、骨盆、躯干，按这个顺序，以确保身体紧贴板。然后在额头和颈托上粘上胶带，以防止头部和颈部的移动。楔形或轻头部方块可以提供额外的稳定性，以防止头部和颈部的横向移动。如果脊柱有明显畸形，应进行固定术以保持畸形的中立位。

固定的目的是保持脊柱在中立位置。中立位可以定义为站立直视前方时头部和躯干的正常解剖位

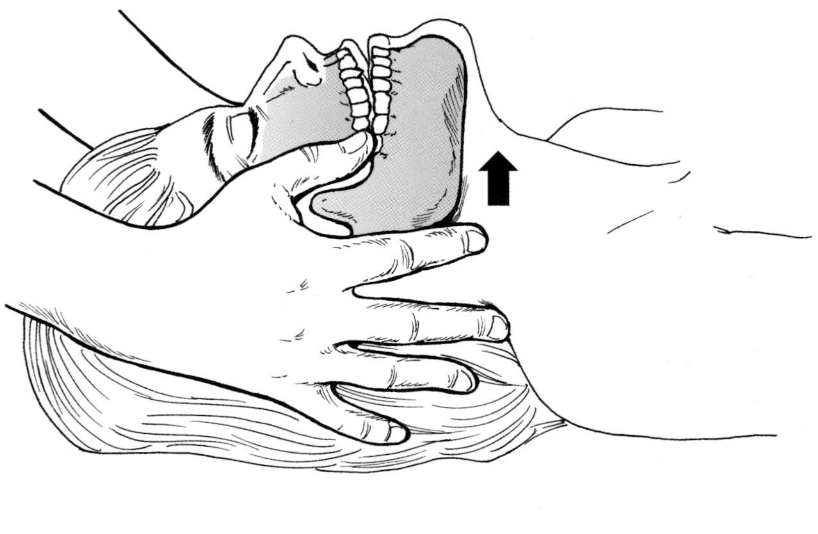

• **图 23.1** 用每只手的前 2 ～ 3 个手指将下颌骨向前和向外提起（箭头所指），以建立气道。头部和颈部固定在中立位，以防止疑似颈椎损伤的患者脊髓损伤

置 [14]。成人要达到颈椎中立位，需要将枕骨抬高至脊柱板以上约 2 cm[15]。对于躯干肥胖的患者，枕部抬高距离可能需要大于 2 cm。相反，在脊柱板上实现儿童颈椎的中立位置可能需要抬高背部和肩膀以适应相对较大的头部 [16]。

对疑似脊髓损伤患者的正确影像学评估取决于影像类型的可用性、意识水平以及神经系统缺陷的存在。最保守的方法是保持固定直到完成患者的放射学评估。然而，现已制定了两套标准来识别不需要 X 线检查的低风险患者。美国国家急诊 X 线利用研究（National Emergency X-Radiography Utilization Study，NEXUS）确定了允许患者不进行放射学评估必须满足的 5 个标准：无颈椎中线压痛、无神经系统障碍、意识正常、无中毒以及没有影响充分检查患者状态的严重全身损伤（表 23.1）。该决策工具对颈椎损伤的阴性预测值为 99.8%（99% 的敏感性，12.9% 的特异性）[17]。加拿大颈椎创伤后放射检查规则（Canadian C-Spine Rule for Radiography，CCSRR）只检查有警报的和病情稳定的患者。颈椎成像的决定基于患者是否有损伤的高风险因素（年龄大于 65 岁、感觉异常、损伤机制）或低风险因素（简单的机动车追尾碰撞、急诊科的坐姿、受伤后随时走动、颈痛延迟发作、颈椎中线无压痛），其次是头部能主动向左右旋转 45°（图 23.2）。这项研究显示在 8924 名患者中，识别临床严重脊髓损伤有 100% 的敏感性和 42.5% 的特异性 [18]。潜在颈椎损伤患者如果符合 NEXUS 和 CCSRR 两项标准，无需放射学评估即可停止脊柱预防措施并排除颈椎损伤。

根据 NEXUS 和 CCSRR 标准疑似颈椎损伤的患者，影像学评估从颈椎三视角（侧位、前后位和斜位）检查开始。当使用了适当的技术时，三视角颈椎 X 线片检测损伤的敏感度接近 90%[9]。由于颅颈和颈胸交界部被遮挡，很大比例的颈椎 X 线片显示不充分。颈椎 X 线片和辅助计算机断层扫描（CT）的

表 23.1 美国国家急诊 X 线利用研究定义的创伤患者颈椎损伤的低风险标准

创伤患者应用颈椎 X 线检查，除非满足以下所有条件：
1. 颈椎后中线无压痛
2. 没有中毒的迹象
3. 正常水平的警觉性
4. 没有局灶性神经功能障碍
5. 没有痛苦的、分散注意力的损伤

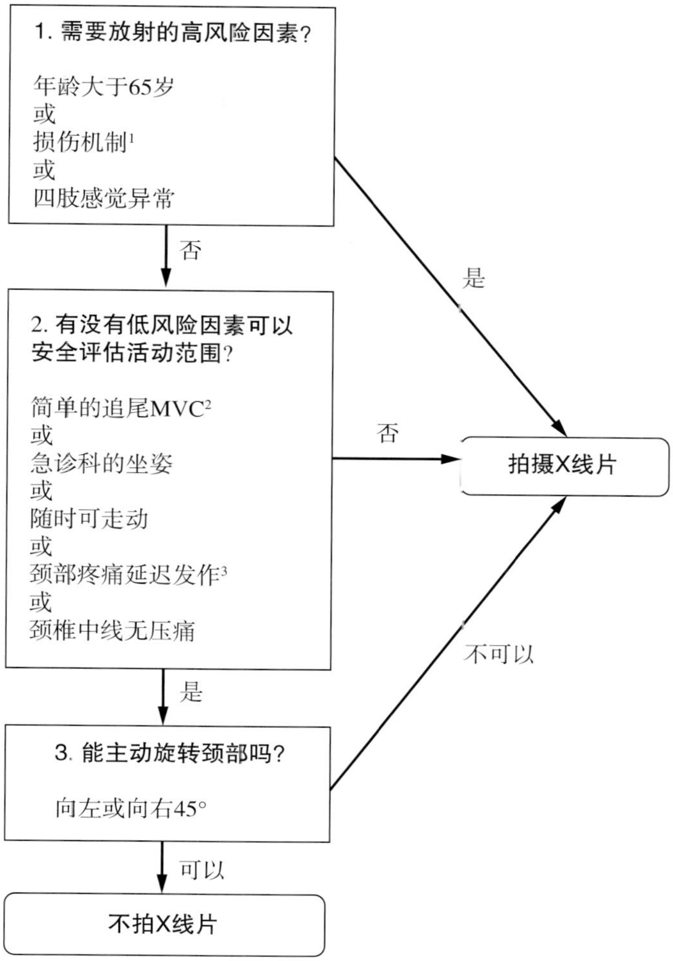

¹损伤机制包括：①从≥1 m或5级楼梯上坠落，②头部轴向载荷（如驾驶），③高速（＞100 kg/h）时的MVC、翻车、弹射，或机动娱乐车辆，④自行车碰撞
²简单的追尾MVC不包括：①被迎面车辆推到，②被大型公交车或卡车撞到，③侧翻，④被高速车辆撞到
³延迟性：颈部疼痛不是立即发作
MVC，机动车碰撞

• 图 23.2 加拿大颈椎创伤后放射检查规则（CCSRR）是一个临床指南，在警报和病情稳定的创伤患者中识别临床显著颈椎损伤时，具有 100% 的敏感性和 42.5% 的特异性 [Hoffman JR，Mower WR，Wolfson AB，et al：Validity of a set of clinical criteria to rule out injury to the cervical spine in patients with blunt trauma.National Emergency X-Radiography Utilization Study Group.N Engl J Med 2000；343（2）：94-99.]

结合使阴性预测值增加到 99%（图 23.3）。清醒和神经功能正常的患者通过积极活动颈部和评估疼痛来完成排除。对于无法进行临床评估但存在颈椎骨折高风险的患者，颈椎三视角检查辅以高分辨率 CT 成像，可将遗漏骨折的风险降至 1% 以下 [9]。对于 X 线片和颈椎 CT 成像正常，但怀疑脊髓损伤（如存在神

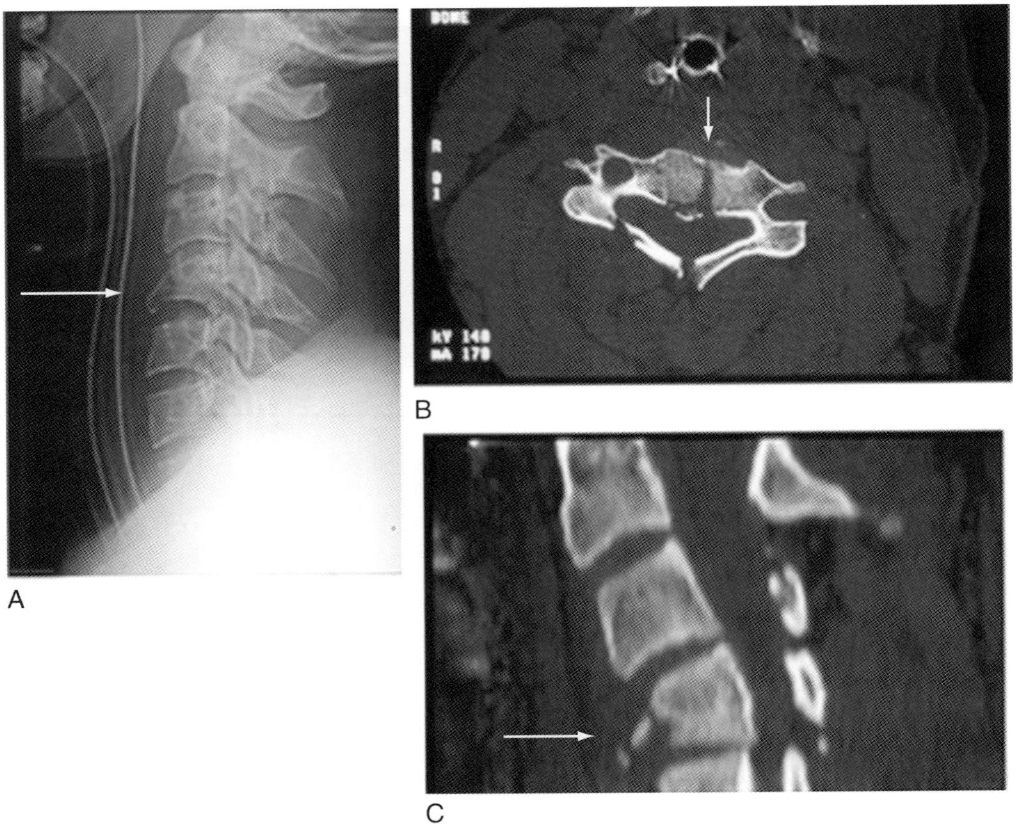

• **图 23.3**　创伤性 C4 椎体骨折，显示骨折贯穿椎体（箭头）。A．侧位 X 线片，B．轴向 CT，C．矢状位 CT

经功能缺损或颈椎疼痛）的患者，应考虑磁共振成像（magnetic resonance imaging，MRI）进行排除 [19,20]。MRI 在评估创伤性脊髓损伤方面的益处尚未明确，但它可能有助于识别隐匿性韧带损伤、椎间盘突出或硬膜外血肿。

美国脊髓损伤协会（American Spinal Injury Association，ASIA）制定了对脊髓损伤进行详细神经系统评估的指南 [21]。在身体左右两侧的 28 个皮节（C2 ～ S5）上进行针刺和轻触的感觉测试。与患者脸颊感觉作为正常参照系比较，轻触和针刺感觉评分为 2（正常）、1（改变）或 0（缺失）。感觉水平由感觉正常的最尾侧皮肤区定义。通过 10 个对称肌组（C5 ～ T1 和 L2 ～ S1）的对应关键肌肉功能进行监测来检查运动功能。肌力从 0 ～ 5 分，0 分表示完全瘫痪，5 分表示肌力正常可以抵抗阻力。运动水平由最低的肌力至少为 3 分（反重力功能）的关键肌肉定义。这种标准化神经系统检查和 ASIA 量表已被证明与临床结果相关，因此可用于根据神经损伤的严重程度对患者进行分层（图 23.4）[22]。肛门深度压力感觉（由 S4 ～ S5 阴部神经的躯体感觉部分支配）通过对肛肠壁施加温和的压力来评估。肛门外括约肌（由 S2 ～ S4 阴部神经的躯体运动部分支配）通过检查者手指周围有无可重复的自发性收缩来评估。

急性脊髓损伤的药物治疗收效甚微 [23]。皮质类固醇甲泼尼龙是脊髓损伤研究最广泛的药物。它的作用机制包括脊髓水肿的减少、能量代谢的提供、抗炎作用、隔膜的稳定、抗氧化作用和自由基清除作用 [24,25]。有争议的 Ⅰ 类临床证据支持其在急性脊髓损伤中的使用 [6]。这一争议已在几项大型临床试验中出现。1984 年的美国国家急性脊髓损伤研究（National Acute Spinal Cord Injury Studies，NASCIS）将 330 名患者随机分为高剂量或低剂量甲泼尼龙组，每 6 h 服用 1 次，持续 10 天。NASCIS Ⅰ 中没有设安慰剂组。该试验显示伤口感染概率在统计学上有显著差异，但两个治疗组之间的运动或感觉的临床结果无差异 [26]。

1990 年的 NASCIS Ⅱ 研究是一项具有里程碑意义的双盲、对照、多中心试验，487 名患者被随机分至三个治疗组：①甲泼尼龙 30 mg/kg 推注，然后以 5.4 mg/(kg · h) 速度持续输注 23 h；②纳洛酮 5.4 mg/kg 静推，然后以 0.5 mg/(kg · h) 速度输注 23 h；

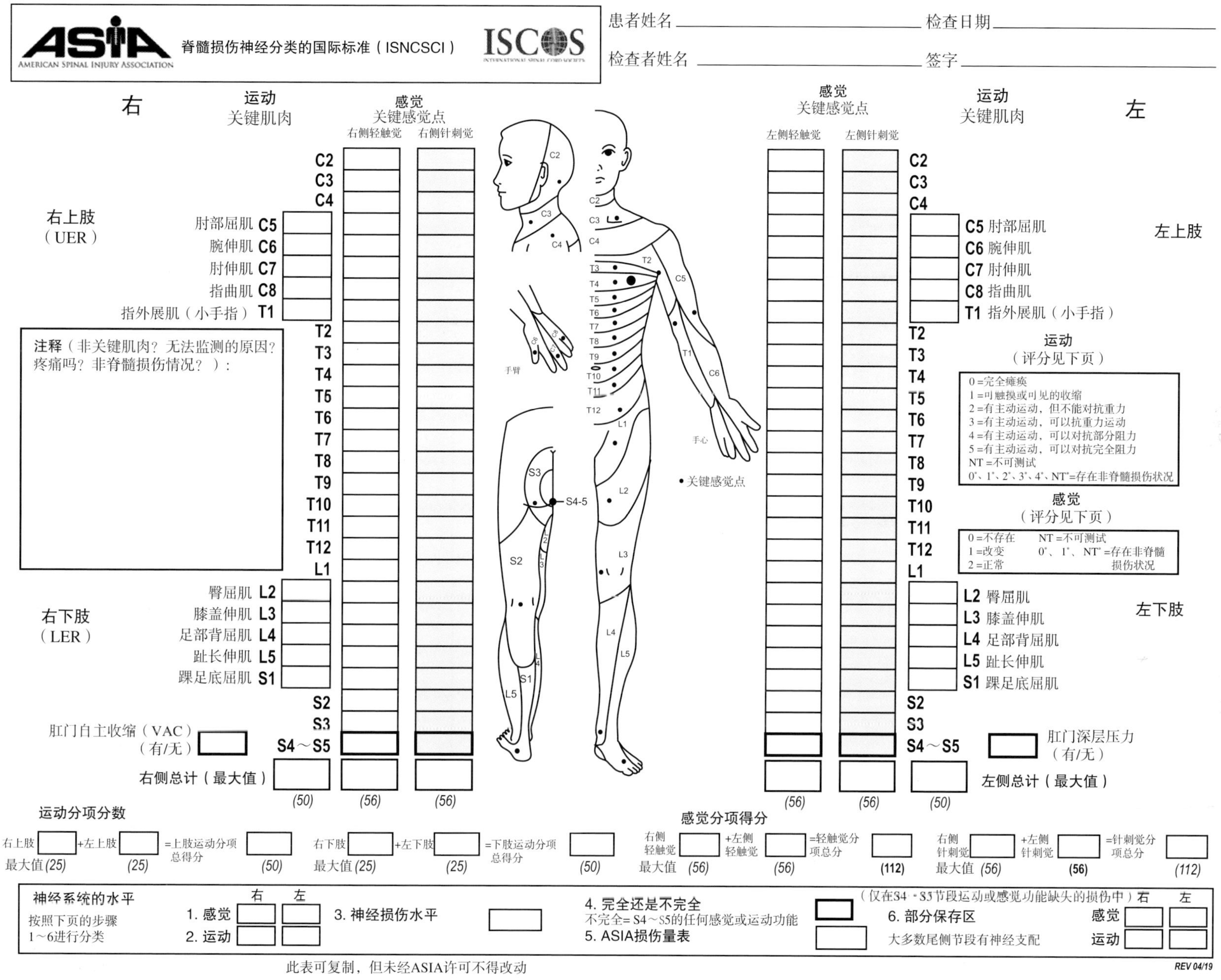

• **图 23.4** 美国脊柱损伤协会对脊髓损伤后运动和感觉功能障碍的严重程度和程度进行评分的综合系统（Reproduced with permission from American Spinal Injury Association, 2011, with permission.Available at www.asia-spinalinjury.org/home/index.html.# 2020 American Spinal Injury Association.Reprinted with permission.）

肌肉功能分级

0 =完全瘫痪
1 =可触摸或可见的收缩
2 =有主动运动，有重力限制的完全范围运动（ROM）
3 =有主动运动，对抗重力的完全ROM
4 =有主动运动，在肌肉特定的位置上，对抗重力和适度的阻力的完全ROM
5 =（正常）有主动运动，在一个正常人的功能肌肉位置上，对抗重力和充分的阻力的完全ROM
NT =不可测试（由于固定，剧烈的疼痛使患者无法分级，截肢，或50%的正常ROM挛缩）
0*、1*、2*、3*、4*、NT* =存在非脊髓损伤状况

感觉分级

0 =不存在　1 =改变，感觉下降/受损或过敏
2 =正常　NT =不可测试
0*，1*，NT* =存在非脊髓损伤状况
注意：异常的运动和感觉评分应标记为“*”，表示非脊髓损伤引起的损伤。非SCI状况应该在注释框中记录，并记录评分如何被分级的信息（至少是正常或不正常的分级）

何时测试非关键肌肉

对于明显属于AIS B级的患者，应检测每侧低于运动水平3个级别以上的非关键肌肉功能，以最准确地对损伤进行分类（区分B级和C级）

运动	神经根水平
肩膀：屈曲，伸展，内收，内收，内外旋转 肘部：旋后	C5
肘部：内翻 手腕：弯曲	C6
手指：关节近端屈曲，伸展 拇指：拇指屈、伸和平面内外展	C7
手指：MCP关节屈曲 拇指：对位、内收和外展垂直于手掌	C8
手指：食指外展	T1
臀部：内收	L2
髋关节：外旋	L3
髋关节：伸展，外展，内旋 膝盖：弯曲 脚踝：内翻和外翻 足趾：MP和IP扩展	L4
拇趾和足趾：DIP和PIP屈曲和外展	L5
拇趾：内收	S1

ASIA损伤量表

A =完全的。骶节段S4～S5没有感觉或运动功能。

B =感觉缺失。感觉而非运动功能保存在神经层以下，包括骶节段S4～S5（在S4～S5处轻触或针刺或肛门深部压力）且在身体两侧运动层以下超过3个节段，无任何运动功能保留。

C =运动缺失。运动功能保留在骶尾部节段，用于自主肛门收缩（VAC）或患者符合感觉功能不全的标准（通过 LT、PP 或 DAP 保留骶尾部节段S4～S5的感觉功能），并且在身体两侧同侧运动水平以下有部分运动功能保留超过3个水平（这包括关键或非关键肌肉功能，以确定运动功能不全状态）。对于AIS C级，在单个NLI以下的关键肌肉功能中，只有不到一半的肌肉等级≥3。

D =运动缺失。如上定义的运动缺失状态，单个NLI以下至少一半(一半或更多)的关键肌肉功能的肌肉等级≥3。

E =正常。如果ISNCSCI测试的感觉和运动功能在所有节段的评分均为正常，且患者之前有缺陷，则AIS等级为E。没有原始脊髓损伤者不属于AIS等级。

使用ND：当依据检查结果无法确定损伤程度时，应当直接记录感觉、运动、NLI水平、亚洲损伤量表等级以及功能保留区域（ZPP）。

ASIA
美 国 脊 髓 损 伤 协 会

脊髓损伤神经分类的国际标准

ISCOS
国 际 脊 髓 学 会

分类步骤

建议按照以下顺序确定脊髓损伤患者的分类。

1. 确定左右两侧的感觉水平。
无论是针刺感还是轻触感，感觉水平都是最尾部的完整皮肤区域。

2. 确定左右两侧的运动水平。
定义为最低的功能至少有3级的关键肌肉（仰卧位测试），前提是该水平以上的节段所代表的关键肌肉功能被判断为完整（分级为5级）。
注：在没有肌组可测的区域，如果可测的运动功能高于该水平也正常，则推定运动水平与感觉水平相同。

3. 确定神经损伤水平（NLI）。
这是指感觉和反重力（3级或更高）肌肉功能力量完整的脊髓最尾侧的部分，前提是分别有正常（完整）的感觉和运动功能。
NLI是在第1步和第2步中确定的感觉和运动水平中更接近头部的水平。

4. 确定损伤是完全的还是不完全的。
（有无骶尾段功能保留）
如果自主肛门收缩=无、且、所有S4～S5感觉评分均为0，且，肛门深部压力=无，则为完全损伤。
否则，损伤为不完全的。

5. 确定ASIA缺损量表（AIS）等级。
受伤是完全的吗？如果是，AIS=A

否 ↓

运动损伤是否完全？如果是，AIS=B

否 ↓（否=自发性肛门收缩或运动功能低于某一侧运动水平3个节段以上，如果患者感觉不完全）

至少一半（或更多）神经损伤水平以下的关键肌肉是3级或以上的吗？

否 ↓ AIS=C　　是 ↓ AIS=D

如果感觉和运动功能在所有节段正常，AIS=E
注：AIS E用于后续测试，当一个有记录的SCI患者已经恢复正常功能。如果在最初的测试中没有发现缺陷，那么个体的神经系统是完整的，ASIA缺陷量表不适用。

6. 确定部分保存区（ZPP）。
ZPP仅用于骶节段S4～S5处运动功能缺失（无肛门自发收缩）或感觉功能缺失（无肛门深部压力、无轻触觉和无针刺感觉）的损伤，指的是感觉和运动水平尾部的皮节和肌节，但仍部分受神经支配。由于骶骨保留了感觉功能，感觉 ZPP不适用，因此在工作表中记录为“NA”。因此，如果肛门自发收缩存在，运动ZPP不适用，并记录为“NA”。

• 图 23.4（续）

③安慰剂。NASCIS Ⅱ试验显示1年的临床预后没有差异，尽管二次分析表明，与在受伤8 h后接受甲泼尼龙的研究患者相比，在受伤8 h内给予甲泼尼龙的患者在运动评分上有显著改善。[27]

1997年的NASCIS Ⅲ试验是一项多中心研究，在该研究中，急性创伤性脊髓损伤后8 h内接受大剂量甲泼尼龙（30 mg/kg），然后随机分至三个治疗组：①甲泼尼龙5.4 mg/(kg・h)，持续24 h；②甲泼尼龙5.4 mg/(kg・h)，持续48 h；③甲磺酸替拉扎特（脂质过氧化抑制剂）每6 h 2.5 mg/kg，持续48 h。试验显示，在1年时，任何主要结局指标均无显著改善。然而，二次分析表明，在损伤后3 h以上开始治疗的患者中，与24 h甲泼尼龙治疗相比，48 h甲泼尼龙治疗后6周和6个月的运动功能均有改善[28]。

在NASCIS的所有试验中，尽管所有治疗组的死亡率相似，甲泼尼龙与较高的并发症发生率相关。并发症包括伤口感染、肺炎和脓毒症。尽管NASCIS的试验是精心设计的随机对照试验，但显示出益处的数据的有效性受到了质疑。三项试验的初步分析均未能显示甲泼尼龙治疗急性脊髓损伤的显著改善效果。改善的结果仅见于二次分析（可能是事后分析）。一些专家认为，这些发现虽然有趣，但不足以支持急性脊髓损伤患者的治疗标准[29,30]。脊髓医学协会得出结论，由于临床有益的证据不足，不推荐在急性脊髓损伤中常规使用甲泼尼龙[30]。在这种背景下，如果使用，甲泼尼龙不应在损伤8 h以后开始使用。甲泼尼龙在急性脊髓损伤和并发创伤性脑损伤（traumatic brain injury，TBI）患者中是禁忌用药，因为皮质类固醇治疗已被证明与中重度创伤性脑损伤患者的死亡率增加相关[31]。

在脊髓损伤随机临床试验中研究的其他药物（如GM-1神经节苷脂、甲磺酸替拉扎特、纳洛酮）没有显示出任何益处。急性脊髓损伤的新兴治疗方法包括治疗性低温、祖细胞或干细胞移植到受伤的脊髓、神经保护剂（如利鲁唑、米诺环素、碱性成纤维细胞生长因子）和神经再生剂（如Cethrin、anti-Nogo）[32]。

对于遭受创伤性脊髓损伤的患者，可以考虑手术使不稳定的脊柱稳定，减少畸形，或给神经组织减压。[12] 通过手术使不稳定的脊柱稳定可以预防原发性神经损伤。不完全损伤或进行性神经损伤更有可能从压迫脊髓病变的减压手术中获益。不需要通过手术来缓解完全的神经损伤，因为原发细胞死亡已经发生，而这一问题不会发生逆转。尽管有些颈椎损伤只需要前路椎间盘切除和融合，或仅需要后路固定，大多数不稳定的损伤需要前路和后路固定。可能受益于使用矫形器的保守治疗，椎体骨折的治疗是有争议的。虽然它们不会导致脊柱不稳定，但椎体爆裂骨折可能需要手术，因为病变可能随着时间的推移导致椎体塌陷，导致前侧高度丧失或后凸[12]。关于减压手术的时机（早或晚）没有明确的指南推荐。现有证据支持颈椎损伤患者早期进行手术。然而，关于脊髓其他部位损伤的证据是有限的[33]。

胸或胸腹主动脉瘤修复后截瘫

尽管在手术、麻醉和围手术期护理方面有所改进，脊髓缺血导致的术后截瘫或瘫痪仍然是降胸和胸腹主动脉瘤（thoracoabdominal aortic aneurysms，TAAA）开放手术和血管内修复术后发病和死亡的主要原因（图23.5）。脊髓缺血是由于来自降胸或胸腹主动脉病变段内肋间动脉和节段动脉的血流暂时或永久中断的结果。开放手术修复包括用介入移植物替换病变的主动脉段，这需要暂时中断通过主动脉的血流，并牺牲肋间动脉和节段动脉，这些动脉没有在替换后的主动脉段内重新植入。血管内修复不需要中断流经主动脉的血流，而是排除位于主动脉覆盖段内的肋间动脉和节段动脉。在胸或胸腹主动脉开放手术或血管内修复术后，脊髓灌注变得更加依赖于剩余的肋间动脉和节段动脉、椎动脉和胃下血管网络的侧支供应。

了解脊髓的血管解剖结构对预防、检测和治疗脊髓缺血至关重要。脊髓的血液供应由一个复杂的侧支网络组成（图23.6）。脊髓前部主要由脊髓前动脉供血，脊柱前动脉由椎动脉构成，椎动脉是锁骨下动脉分离后形成的[34,35]。脊髓后部主要由脊髓后动脉供血，脊髓后动脉由椎体动脉或小脑后下动脉形成。随着脊髓动脉向尾部移动到胸部和腰部区域，它们对脊髓灌注的贡献减少，而侧支血管的血流变得越来越重要[36]。侧支血流来自于胸主动脉的分支动脉。更具体地说，后肋间动脉的背侧分支形成髓质节段动脉，进而形成前根动脉和后根动脉。这些神经根动脉随后与脊髓前动脉和脊髓后动脉形成一个吻合网络。神经根前动脉和骶段动脉也为脊髓前动脉提供侧支。其中一个大节段动脉——大根动脉——也被称为Adamkiewicz动脉，被认为是下2/3胸腰椎脊髓的主要供血源[37,38]。

胸或胸腹主动脉瘤修复术后脊髓缺血的发生率

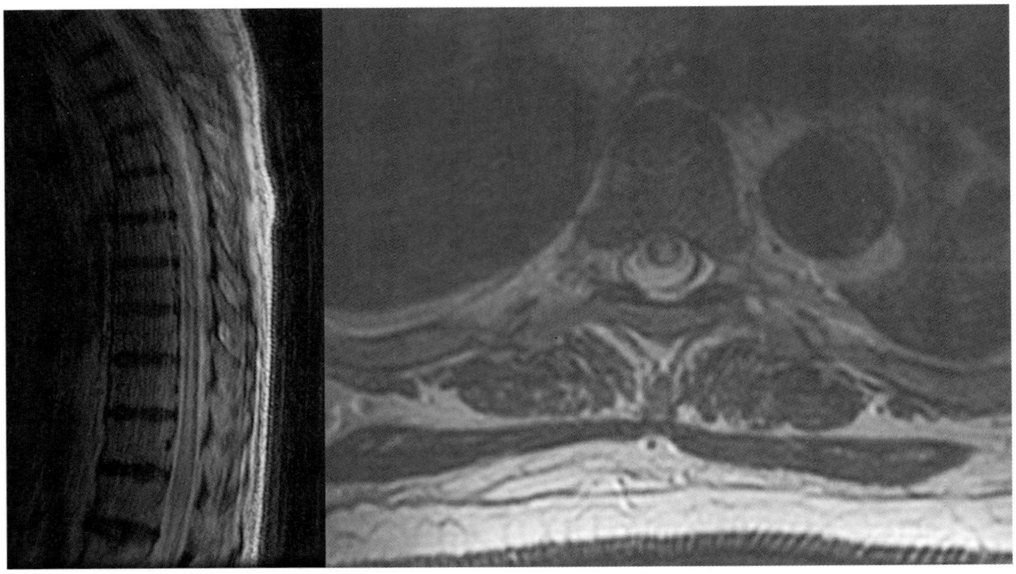

• **图 23.5**　胸腹主动脉瘤修复术后截瘫患者的胸腰椎 MRI 显示脊髓梗死。穿过脊髓中心的 T2 加权矢状位成像（左）显示中央梗死从高胸节段延伸到腰椎节段。胸椎段脊髓 T2 加权轴位像（右）显示中央梗死

在 2.1% ～ 37.5%[39-46]。缺血最重要的风险因素是病变主动脉的范围或置入物或血管内支架的长度（图 23.7）[39-44,47,48]。血管内修复最初被认为与降低脊髓缺血风险有关[47,49]。然而，随后的分析表明，在接受孤立性降主动脉瘤血管内修复的患者中，脊髓缺血的发生率更低。当接受血管内修复的患者按动脉瘤的程度分层时，脊髓缺血的发生率与开放手术修复的患者相当[41]。与脊髓缺血相关的其他风险因素包括动脉瘤靠近 Adamkiewicz 动脉、开放手术修补时主动脉

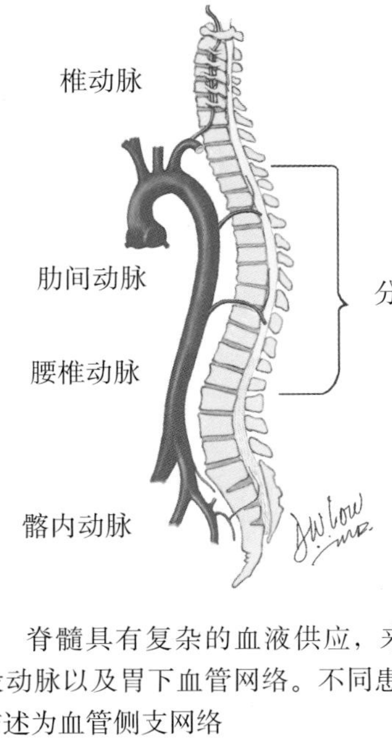

• **图 23.6**　脊髓具有复杂的血液供应，来自椎动脉、肋间动脉、节段动脉以及胃下血管网络。不同患者的脊髓血供不同，通常被描述为血管侧支网络

阻断时间长、开放手术修补时牺牲的节段动脉或肋间动脉的数量多、围手术期低血压或急诊手术[39,50]。与血管内修复后脊髓缺血相关的风险因素包括血管内支架移植的长度、左锁骨下动脉覆盖、同时存在的肾功能障碍、髂动脉损伤或既往的远端腹主动脉手术[44,47,51-53]。

预防、检测和治疗脊髓缺血的术中策略包括：通过手术技术保存血管侧支并在术中维持脊髓灌注，通过麻醉措施减少脊髓代谢的需求，利用药物制剂增加脊髓对暂时性缺血的耐受性、增强脊髓灌注，以及对脊髓功能的监测以获得早期干预的机会（表 23.2）[37]。TAAA 修复最初的开放手术方法包括“夹缝”技术，即在动脉瘤近端颈部放置夹钳，暂时中断血流至降主动脉，这时将中间移植物缝入原位。在“夹缝”技术中，脊髓缺血的风险与主动脉夹闭阻断的时间有关。主动脉阻断时间小于 30 min 的脊髓缺血风险为 8%，主动脉阻断时间大于 60 min 的脊髓缺血风险高达 27%[39,54,55]。

部分左心转流是一种可用于缩短开放手术中脊髓缺血时间的技术。部分左心转流是在动脉瘤的近端和远端都被夹住的情况下，通过体外循环将左心房的血液部分引流至远端降主动脉或股动脉。因此，至少在动脉瘤段的近端和远端保持灌注。随着动脉瘤近端部分的修复，远端主动脉阻断钳可以逐渐向远端吻合口移动。这种序贯推进远端主动脉交叉夹闭的方法可以最大限度地缩短降主动脉被排除在血液循环之外的长

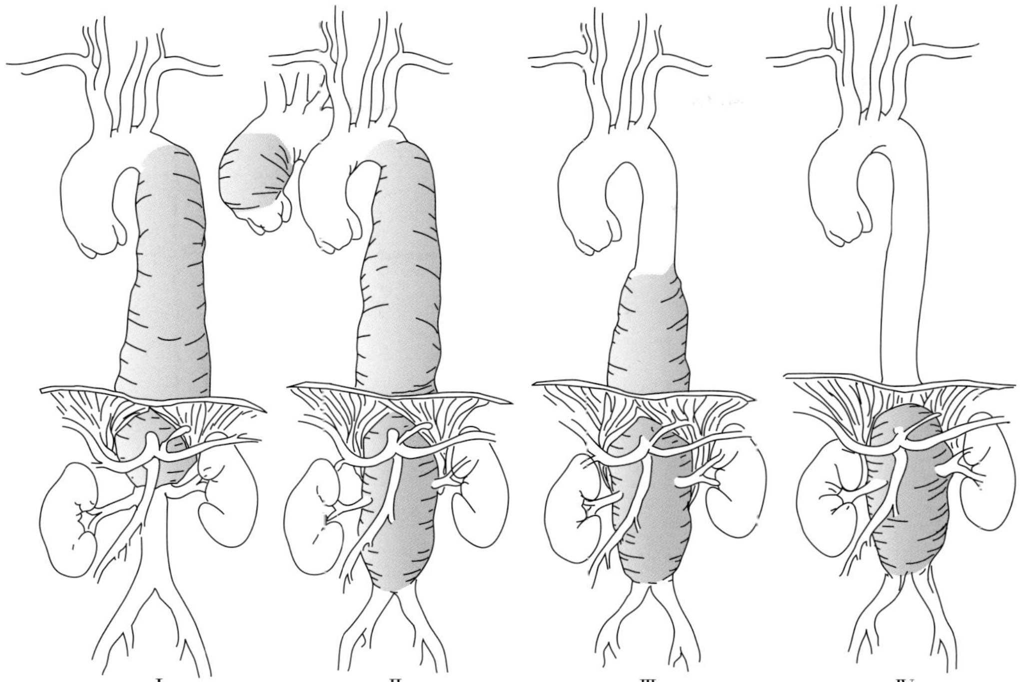

• **图 23.7** 胸腹主动脉瘤的Crawford分级。术后发生截瘫的风险与疾病的程度有关（Modified with permission from Coselli JS.Descending thoracoabdominal aortic aneurysms.In：Edmunds LH ed.Cardiac Surgery in the Adult.New York：McGraw Hill；1997：1232.）

表 23.2 防治胸腹主动脉瘤修复术后脊髓缺血的管理策略

降低脊髓缺血的易感性
- 轻度至中度的全身低温
- 深低温停循环
- 选择性硬膜外低温
- 避免高温
- 药物神经保护

缩短脊髓缺血的时间
- 部分左心转流
- 序贯性主动脉夹闭和修复
- 分段修复

增强脊髓灌注和血液流动
- 腰椎脑脊液引流
- 动脉血压升高
- 缝合反向出血的节段动脉
- 左侧锁骨下动脉血管重建术
- 避免动脉性低血压
- 避免静脉性高血压
- 避免贫血

脊髓缺血的早期发现
- 术中体感诱发电位（SEP）监测
- 术中运动诱发电位（MEP）监测
- 术后早期神经系统检查
- 避免神经轴麻醉

度，从而缩短终末器官缺血的持续时间。闭塞或缝合反向出血至开放的主动脉的节段动脉，可以减少窃血的发生，因为反向出血说明节段动脉有侧支供血[50]。

肠系膜分支血管的选择性灌注可以通过带有单个球囊导管的灌注回路来完成。此外，在修复过程中将肋间动脉或节段动脉重新附着到移植物中间可以降低脊髓缺血的风险。然而，重新连接这些血管所需的时间可能最终会延长脊髓缺血的持续时间。此外，额外的血管吻合到假体移植物可能损害最终修复的完整性。在血管内TAAA修复术中，不可能进行肋间动脉或节段动脉的手术再植。在需要通过血管内支架置入封闭左锁骨下动脉的胸主动脉血管内修复术（thoracic endovascular aortic repairs，TEVAR）中，可通过手术将锁骨下动脉转位至颈动脉或构建左锁骨下至颈动脉旁路移植来保持左锁骨下动脉的血流[56]。左锁骨下动脉的保存对脊髓灌注很重要，因为它的分支包括供应脊髓前动脉的椎动脉。

支持药物神经保护策略预防和治疗脊髓缺血的疗效的临床证据有限，不能仅依赖于脊髓保护。尽管缺乏明确的证据，静脉注射（IV）甲泼尼龙 1 g，IV 甘露醇 12.5 ～ 25 g，IV 镁 1 ～ 2 g，IV 利多卡因

100 ~ 200 mg，IV 硫喷妥钠 0.5 ~ 1.5 g，每分钟 IV 异丙酚 25 ~ 75 μg/kg 体重，单独或联合使用，已被认为是临床方案中常用的脊髓保护辅助药物。在一些临床研究中，每小时静脉注射 1 μg/kg 体重的纳洛酮和鞘内注射 30 mg 的木瓜碱也被报道为脊髓整体保护策略的一部分 [57,58]。

脊髓灌注压可估计为全身 MAP 与腰椎脑脊液（CSF）压力之差。如果无法测量脑脊液压力，可以通过 MAP 和中心静脉压力（CVP）的差来估计脊髓灌注压力。可通过脑脊液引流术降低腰椎脑脊液压力或使用血管活性药物提高 MAP 来增加脊髓灌注压。同时维持或增加心输出量，提高 MAP，使 CVP 维持在较低或正常范围内。脑脊液的引流可以通过经皮放置硅橡胶导管进入腰椎突之间的蛛网膜下腔来实现。蛛网膜下腔内的脑脊液压力通过腰椎脑脊液导管传导，当腰椎脑脊液压力超过 10 mmHg 时，脑脊液被引流到密封的储液池中 [59,60]。可在开放手术或血管内修复术前预防性放置或在迟发性术后脊髓缺血修复后放置腰椎脑脊液引流管。

已有两篇荟萃分析评估腰椎脑脊液引流的疗效。这些荟萃分析基于 372 项已发表的研究，包括 3 个随机对照试验，共涉及 289 名患者 [61,62]。Cina 等进行的荟萃分析发现优势比（OR）为 0.35（P=0.05），表明腰椎脑脊液引流对降低截瘫的风险有效。[61]Cochrane 协作网进行的荟萃分析中，共包含三项随机对照试验，结果支持腰脑脊液引流在降低截瘫风险方面的疗效，合并的 OR 为 0.48（95% CI，0.25 ~ 0.92）。然而，当三项随机试验中的一项因为是鞘内罂粟碱联合腰椎脑脊液引流被排除（使用仅腰椎脑脊液引流试验的数据）时，没有达到统计学差异，合并 OR 为 0.57（95% CI，0.28 ~ 1.17）。Cochrane 协作组的最终结论是，没有足够的证据支持腰椎脑脊液引流的单独疗效，但建议临床将腰椎脑脊液引流作为预防神经损伤的多模式方法的组成部分 [62]。

自从这两篇荟萃分析发表以来，越来越多的证据表明，在接受开放手术和血管内修复术的患者中，腰椎脑脊液引流可预防和治疗脊髓缺血。腰椎脑脊液引流作为预防脊髓缺血和神经损伤的多模式方法的组成部分，已在美国心脏病学会基金会和美国心脏协会 2010 年胸主动脉疾病患者管理指南、2014 年欧洲心脏病学会主动脉疾病诊断和治疗指南，以及欧洲心胸外科协会关于胸、胸腹主动脉手术和血管内主动脉修复过程中脊髓保护的立场文件中，作为 I 级推荐 [50,63]。腰椎脑脊液引流的安全性似乎是可以接受的，即使是暴露于充分抗凝的体外循环患者。与该技术相关的并发症包括硬膜下血肿 [65]、椎管内血肿 [66]、远端小脑出血 [67]、感染和导管断裂 [64]。最严重的并发症似乎与脑脊液过度或快速引流引起的颅内低压有关 [65]。

通过增加 MAP 增加动脉压，单独或联合腰椎脑脊液引流，增加脊髓灌注压预防和治疗脊髓缺血的方法尚未得到随机对照试验的检验，但根据来自病例分析、专家意见和生理性的临床经验，已获得 Ⅱ a 级推荐（效益＞＞风险：实施是合理的）[51,59,68]。一般来说，去甲肾上腺素、去氧肾上腺素和加压素等抗利尿药物在静脉输注时进行滴定，以达到并维持至少 80 mmHg 的平均血压，确保脊髓灌注压为 70 mmHg[51,59,69]。在动脉压升高的同时，可能需要进行血管内容量补充、输血或正性肌力药物支持，以确保心输出量足以进行灌注，CVP 不升高。在临床实践中，基于神经生理学证据或体检的神经学发现，MAP 增加 5 mmHg 提示脊髓缺血的存在。手术出血或其他原因引起的围手术期低血压可触发 TAAA 修复后脊髓缺血的发生，但临床观察表明，原因不明的低血压也可能是脊髓缺血的早期临床征象 [45,51,59,69,70]。在这种情况下，低血压是脊髓缺血引起的神经源性休克导致的自主神经功能障碍的结果。在这两种情况下，早期和立即治疗与脊髓缺血相关的低血压以防止脊髓梗死是非常必要的（图 23.8 和图 23.9）。在治疗过程中，在围手术期对有大血管疾病的患者实施该技术时，不断重新评估提高动脉压对出血风险是否获益很重要。

另一项重要的脊髓保护策略包括术中通过运动诱发电位（motor evoked potential，MEP）和体感诱发电位（somatosensory evoked potential，SSEP）监测脊髓功能，其中，充分的诱发电位传导可作为充分脊髓灌注的征象（图 23.10）[51,59,68]。在胸降主动脉手术中，由于主动脉阻断、血管夹层、血栓形成、栓塞或手术结扎，脊髓缺血可能是由于流经关键根动脉、肋间动脉或腰动脉的侧支血流灌注不足或损失造成的。术中神经监测的目的是在全麻状态下发现脊髓缺血，以指导脊髓缺血的干预措施，并确定用于再植入的关键血管，以防止脊髓梗死。术中监测 MEP 和 SSEP，结合缺血预防和治疗的多模式方法，已被证明可降低术后即刻截瘫的发生率 [71-73]，尽管术后脊髓缺血延迟发作的风险尚未被排除 [59]。

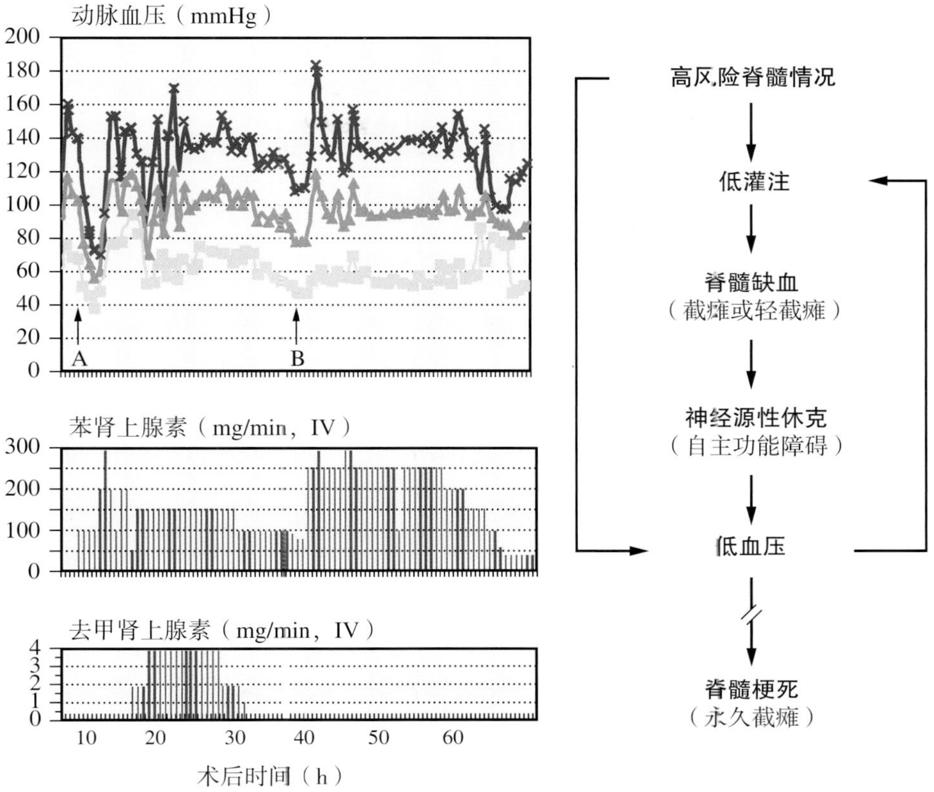

• **图 23.8**　血管内支架植入术修复降胸主动脉瘤后，两例（A 和 B）迟发性脊髓缺血伴截瘫患者出现低血压（左）。引起自主神经功能障碍的神经源性休克可能解释了脊髓缺血相关低血压的原因。有必要对脊髓缺血患者立即用血管加压药物治疗低血压，以防止脊髓梗死（右）（Adapted from Cheung AT，Pochettino A，McGarvey ML，et al. Strategies to manage paraplegia risk after endovascular stent repair of descending thoracic aortic aneurysms.Ann Thorac Surg 2005；80：1280-1288.）

术中 MEP 监测是通过向相应运动皮质的头皮区域予以多脉冲电刺激来实现的。这种刺激引起的诱发电位从运动皮质穿过皮质脊髓束、前角细胞、周围神经，最后到达受神经支配的肌肉群。这一途径的中断将导致 MEP 的丢失。因此，MEP 信号的变化可以检测脊髓前路缺血（图 23.11）。术中 SSEP 监测是通过在手臂或腿部邻近周围神经的皮肤上放置刺激电极来完成的。对四肢周围神经的电刺激产生动作电位，随后通过在腰丛、臂丛、脊柱、脑干、丘脑和大脑皮质电极的记录来监测动作电位。SSEP 信号的变化可检测脊髓后段缺血。

根据现有证据，监测 MEP 在检测接受胸、胸腹主动脉修复术患者的脊髓缺血时比 SSEP 更加敏感和特异。一项纳入 56 名同时使用 MEP 和 SSEP 患者的小型研究表明，MEP 监测比 SSEP 监测能够检测到更多与脊髓缺血一致的短暂和持久的变化[71]。此外，MEP 监测已被用于识别在 TAAA 修复过程中下肢 MEP 信号急性丧失后的关键肋间动脉再植[72]。虽然无 SSEP 变化的阴性预测值＞99%，但 SSEP 的阳性预测值可能低至 60%[74]。单独的 SSEP 监测也可能无法检测局限于前段的脊髓缺血，这种情况导致选择性运动障碍，但感觉完好。然而，临床经验表明孤立的运动功能障碍并不常见。在一项研究中，90% 的 TAAA 修复后的脊髓缺血患者有感觉缺失[59]。SSEP 监测的优点是相对可靠，易于解释。目前已经开发了一个特定的分类系统来描述在胸腹主动脉瘤修复过程中 SSEP 监测的结果（表 23.3）[75]。

MEP 和 SSEP 监测都需要对麻醉管理进行调整。挥发性麻醉剂会引起 MEP 和 SSEP 信号的剂量依赖性衰减。虽然 MEP 比 SSEP 对挥发性麻醉剂的作用更敏感，但使用 0.5 最小肺泡浓度（minimum alveolar concentration，MAC）或更低的吸入麻醉剂通常可以获得足够的 MEP 和 SSEP 信号。一般来说，吸入麻醉剂比静脉麻醉剂对神经监测信号有更大的影响。因此，小剂量吸入麻醉剂可辅以静脉麻醉剂输注，如异丙酚、瑞芬太尼或氯胺酮。MEP 还要求限

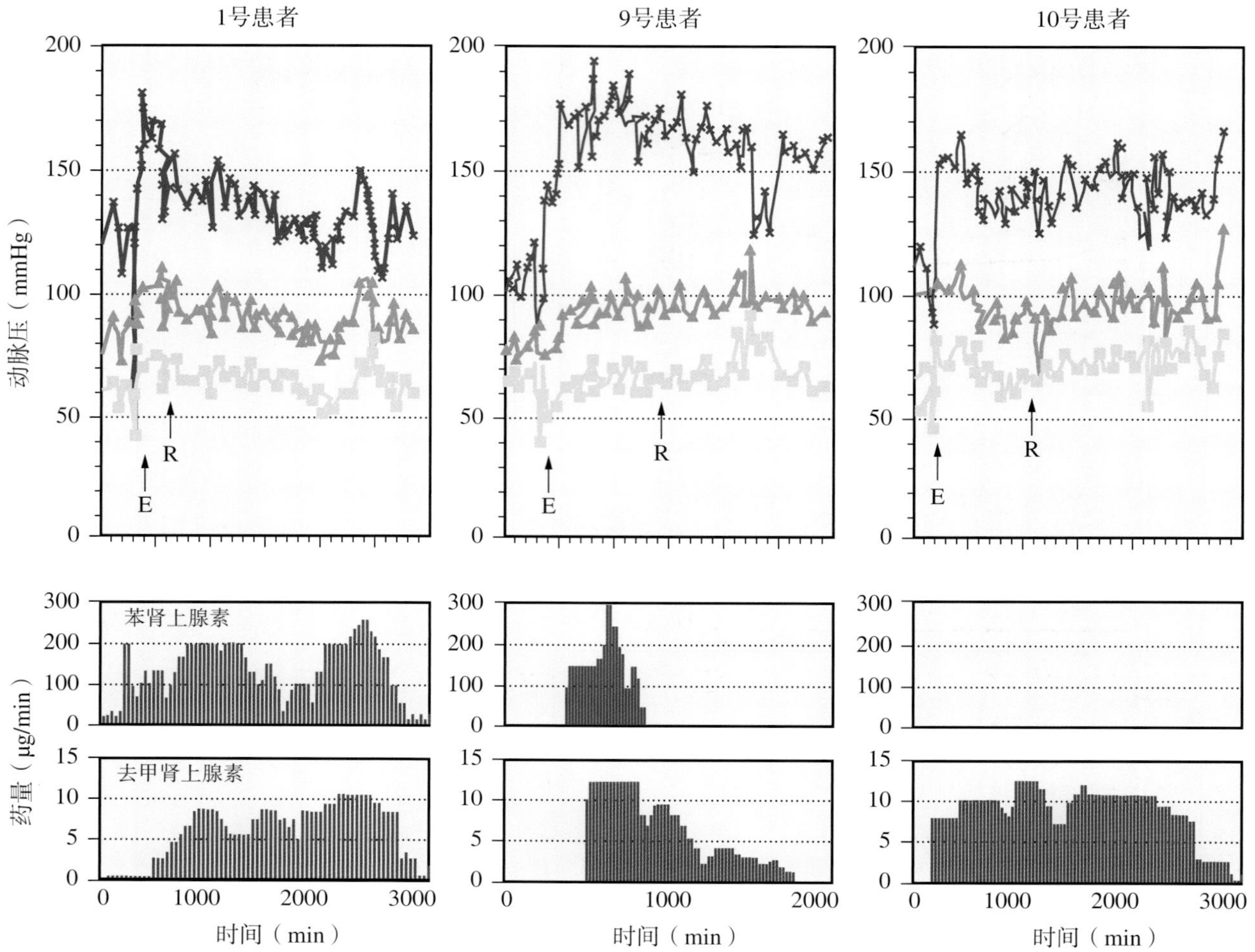

• **图 23.9** 三例开放性胸腹主动脉瘤修复术后脊髓缺血致迟发性截瘫患者动脉压随时间的变化。在每个患者中，截瘫（E）发生前均伴有低血压。所有患者在血管加压药物联合腰椎脑脊液引流后均恢复正常（R）。运动功能恢复与动脉压恢复一致，表明自主神经功能恢复（Reproduced from Cheung AT，Weiss SJ，McGarvey ML，et al：Interventions for reversing delayed-onset postoperative paraplegia after thoracic aortic reconstruction.Ann Thorac Surg 2002；74：413-419；discussion 420-421.）

表 23.3 胸腹主动脉瘤修复术中体感诱发电位改变的分类

分类	病因
1 型	主动脉夹闭阻断致远端脊髓缺血
2 型	股动脉闭塞致周围神经缺血
3 型	血管供血不全致脊髓节段性缺血
4 型	左颈动脉闭塞致左半球缺血
5 型	低血压或卒中导致的全身性皮质缺血

Modified with permission from Guerit JM，Witdoeckt C，Verhelst R，et al.Ann Thorac Surg 1999；67：1943-1946；discussion 1953-1958.

制或完全避免使用神经肌肉阻滞剂。体温过低也会增加 SSEP 的潜伏期。区分脊髓缺血和麻醉引起的诱发电位变化的常用技术是比较从上肢获得的信号和从下肢获得的信号。

需要注意的是，术中 MEP 或 SSEP 信号的改变或丢失并不总是由脊髓缺血引起的。诱发电位的传导需要正常的外周神经，任何原因引起的外周神经损伤都会影响相关的 MEP 和 SSEP 信号。在无脊髓缺血的情况下，如果流向肢体的血流明显受损，下肢血管灌注不良可导致外周 MEP 和 SSEP 信号的丢失。下肢灌注不良可由主动脉夹层、动脉粥样硬化栓塞或最常见的由股动脉体外循环的动脉插管引起。同样，在没有主动脉远端灌注的情况下进行阻断主动脉的手术，在应用主动脉阻断钳后，下肢的 SSEP 和 MEP 信号会随着时间的推移而衰减。主动脉阻断后神经监测信号的减少或丢失不是脊髓缺血所特有的，也可能是周围神经缺血的表现。急性术中卒中也会改变

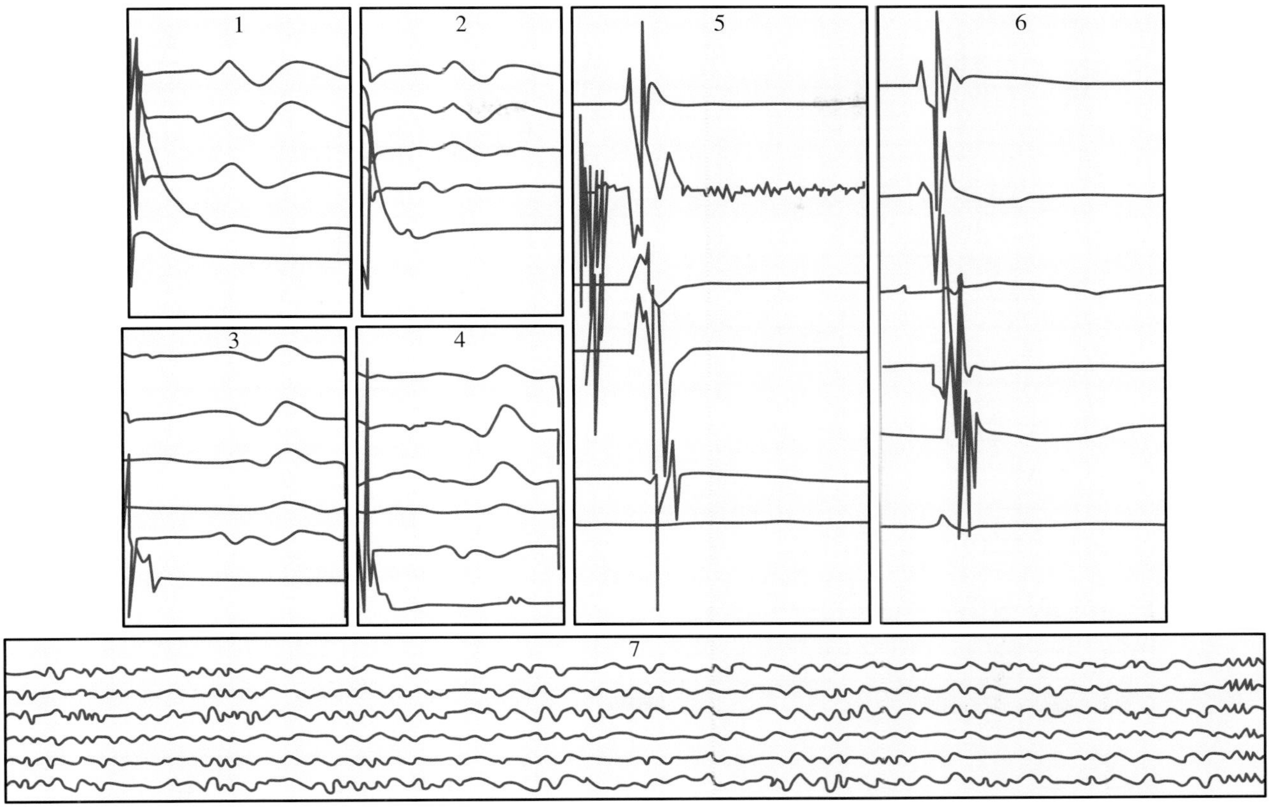

• **图 23.10** 多模式术中神经生理监测（intraoperative neurophysiologic monitoring，IONM）实例。图 1 和图 2 分别显示了左侧和右侧正中神经刺激后的体感诱发电位（SSEP）。从上到下的前三条轨迹是皮质生成的 SSEP；第四个轨迹来自颈段脊髓；第五个轨迹来自于臂丛。图 3 和图 4 分别显示左、右下肢胫后神经 SSEP。从上到下的前四条轨迹是皮质生成的 SSEP；第五个轨迹来自颈部脊髓；第六个轨迹来自腘窝处的胫周围神经。图 5 和图 6 分别显示从左侧和右侧记录的经颅运动诱发电位（transcranial motor evoked potential，TcMEP）。从上到下的记录来自以下肌肉：手内在肌、腰肌、股外侧肌、胫骨前肌、外展肌和肛门括约肌。图 7 显示六通道脑电图波形。上面的三个轨迹来自左脑，下面的三个轨迹来自右脑。记录的拼接图如下：F3、C3、P3、F4、C4、P4、均参照 Fz

MEP 或 SSEP，这种改变只有通过比较神经传导通路不同部位记录的信号才能与脊髓缺血引起的信号改变进行区分。卒中与皮质信号的选择性丢失有关，通常影响上肢和下肢的诱发电位。

人工低体温已被证明是在缺血情况下能够持续保护中枢神经系统的唯一干预措施[76]。低温被认为是通过降低脊髓的代谢需求，稳定细胞膜，减弱缺血再灌注时的炎症和兴奋毒性反应来发挥其保护作用。全身麻醉诱导后，通常可通过被动冷却实现轻度全身低体温（32 ~ 34℃）。在灌注回路中增加一个热交换器也有助于降低体温和恢复体温。重要的是，专家共识建议在复温过程中避免热疗，因为热疗可能加剧再灌注损伤[63]。

目前，TAAA 修复中及修复后脊髓缺血的预防和治疗需要多模式的方法，重点是保留侧支血流流向脊髓，优化脊髓灌注与腰椎脑脊液引流，提高 MAP，避免围手术期低血压，早期发现和治疗脊髓缺血（图 23.12）[51,59]。

中枢神经轴麻醉与镇痛引起的脊髓损伤

中枢神经轴麻醉后的脊髓损伤是一种罕见但具有毁灭性的并发症。硬膜外麻醉或脊髓麻醉的损伤机制可能包括脊髓血肿引起的压迫性脊髓病变，器械对脊髓或神经根的机械性损伤，药物直接注射到脊髓或血管引起的毒性神经松解症，以及感染[77]。

与神经轴麻醉相关的最常见的神经损伤是脊髓血肿，这是由椎管内麻醉后脊髓内或硬膜外出血引起的[78]。硬膜外和脊髓阻滞后，脊髓神经轴内出血导致脊髓功能障碍的真实发生率尚不清楚，但据估计，其发生率在硬膜外麻醉中低于 1/15 万，在脊髓麻醉

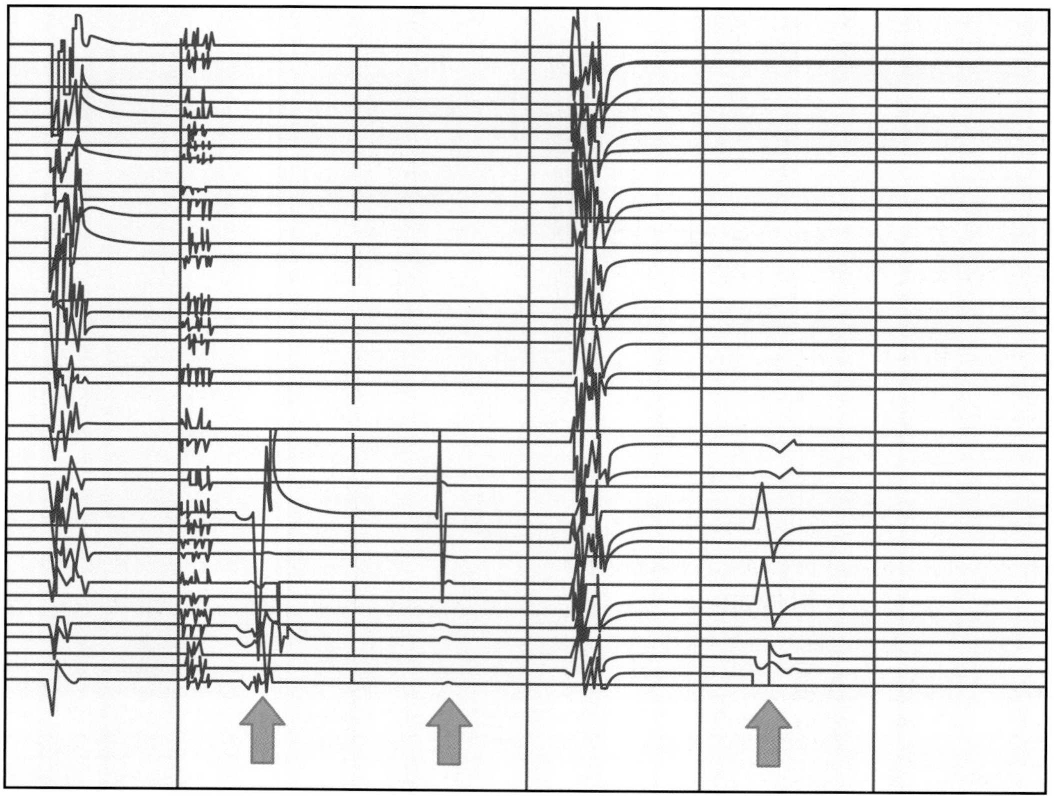

• **图 23.11**　从左（L）手和右（R）手、胫骨前肌（tibialis anterior，TA）和拇趾外展（abductor halluces，AH）的连续经颅运动诱发电位（transcranial motor evoked potential，TcMEP）记录显示术中脊髓缺血（从上到下）。脊髓缺血表现为主动脉钳夹阻断后双侧 TA 和 AH 的下肢 TcMEP 缺失。在对术中脊髓缺血（箭头）给予治疗后，平均动脉压增加，在 30 min 内，下肢 TcMEP 逐渐恢复。在脊髓缺血期间，来自右手（RHand）和左手（LHand）的 TcMEP 不受影响

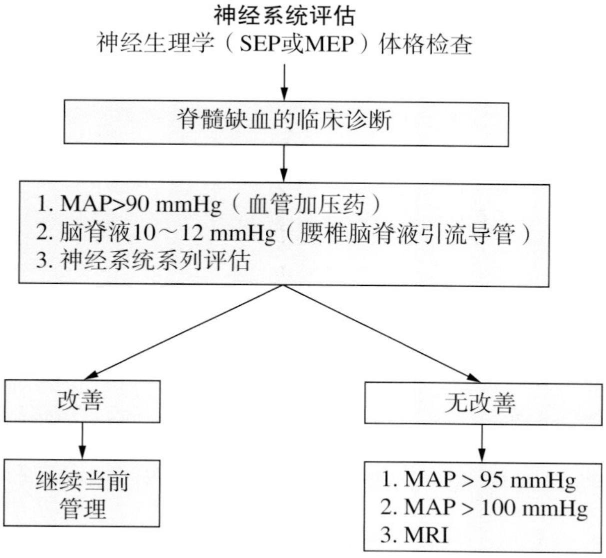

• **图 23.12**　胸腹主动脉手术后脊髓缺血的监测和处理程序。通过术中体感诱发电位或运动诱发电位监测发现的神经功能损伤或通过神经检查发现的术后神经功能损伤，可通过加压治疗增加动脉压力和通过腰椎脑脊液引流降低脑脊液（CSF）压力来治疗。MAP，平均动脉压；MEP，运动诱发电位；MRI，磁共振成像；SSEP，体感诱发电位

中低于 1/22 万 [79]。值得注意的是，这些估计是基于患者的，包括没有接受预防静脉血栓栓塞的患者。然而，众所周知，与凝血功能障碍相关的神经轴性血肿仍然是严重损伤的重要来源 [80]。基于与硬膜外或脊髓麻醉相关的脊髓血肿的一系列病例分析显示，临床显著出血的风险与止血异常、年龄增加、脊髓或脊柱异常、置针困难以及抗凝治疗期间存在留置神经轴导管有关 [81,82]。围手术期抗凝和抗血小板治疗的增加可能导致与神经轴麻醉技术相关的出血性并发症的风险和发生率的增加。此外，如果没有强制报告系统或集中登记，脊髓血肿的发生率可能比文献中报道的估计值要高 [81]。

脊髓血肿呈现的症状包括感觉、运动或肠、膀胱功能的进行性丧失（图 23.13）。[82] 背痛只发生在少数患者中。MRI 显示硬膜外或椎旁血红素聚集导致脊髓受压或移位可诊断为脊髓硬膜外血肿。脊髓硬膜外血肿在不进行治疗的情况下自动消退已有报道 [83]，但两个病例分析表明，如果患者在症状出现后

8 ～ 12 h 内进行手术减压，神经系统恢复的可能性更大 [82,84]。不幸的是，术后的麻木或无力可能被错误地归因于局部麻醉作用（而不是脊髓缺血），这可能延误治疗 [80]。术后神经功能的恢复也与术前症状的严重程度相关。

美国区域麻醉协会（American Society of Regional Anesthesia，ASRA）最近发布了一份更新的共识声明，为接受抗凝和抗血小板治疗的患者使用神经轴麻醉技术的安全实践提供了建议。[81] 根据 ASRA 指南，非甾体抗炎药（NSAID），包括阿司匹林，不会显著增加接受硬膜外或脊髓麻醉的患者发生脊髓血肿的风险。因此，ASRA 没有确定与非甾体抗炎药剂量、术后监测或神经轴麻醉导管拔除时间相关的单次注射或导管技术相关的任何具体问题。然而，如果非甾体抗炎药与其他影响正常凝血的药物同时使用 [如非 NSAID 抗血小板药、口服抗凝剂、普通肝素、低分子肝素（LMWH）]，则建议谨慎使用。建议停用噻吩吡啶类药物治疗和神经轴阻滞的时间间隔为：噻氯匹定 10 天，氯吡格雷 5 ～ 7 天，普拉格雷 7 ～ 10 天 [81]。

在使用低剂量皮下普通肝素（unfractionated heparin，UFH）预防血栓的患者中，给药方案为 5000 单位每天 2 次（BID）或每天 3 次（TID）的，肝素给药后 4 ～ 6 h 内不应进行神经轴阻滞。在低剂量 UFH 存在时，保留神经轴麻醉导管没有禁忌证。在接受预防性 LMWH 的患者中，在 LMWH 给药后应至少推迟 12 h 进行神经轴麻醉。对于接受高剂量（治疗性）LMWH 的患者（如依诺肝素 1 mg/kg 每 12 h，依诺肝素 1.5 mg/kg 每天，达肝素 120 单位 / 千克每 12 h，达肝素 200 单位 / 千克每天，或亭扎肝素 175 单位 / 千克每天），ASRA 建议穿刺或导管放置至少推迟 24 h。在 LMWH 治疗中检查抗 Xa 因子活性水平可能是值得的，特别是在老年患者和肾功能不全患者中，但可以安全地进行神经轴阻滞的残余抗 Xa 因子活性水平尚未明确。在接受每日单次预防性剂量 LMWH 的患者中，可维持留置神经轴导管。然而，不应使用其他可能改变正常凝血的药物。如果患者正在接受每日 2 次的预防性 LMWH 或治疗性 LMWH 给药，则禁忌留置神经轴导管 [81]。

慢性华法林抗凝患者应停止抗凝治疗 5 天，INR 恢复正常后再进行神经轴阻滞。ASRA 共识声明还讨论了在使用新型口服抗凝剂和新型抗血小板药物的情况下如何安全实施神经轴技术，以及留置导管拔除的时间、各种抗凝剂和抗血小板药物后续重新给药的具体指南 [81]。

ASRA 指南关于在接受抗凝和抗血小板治疗的患

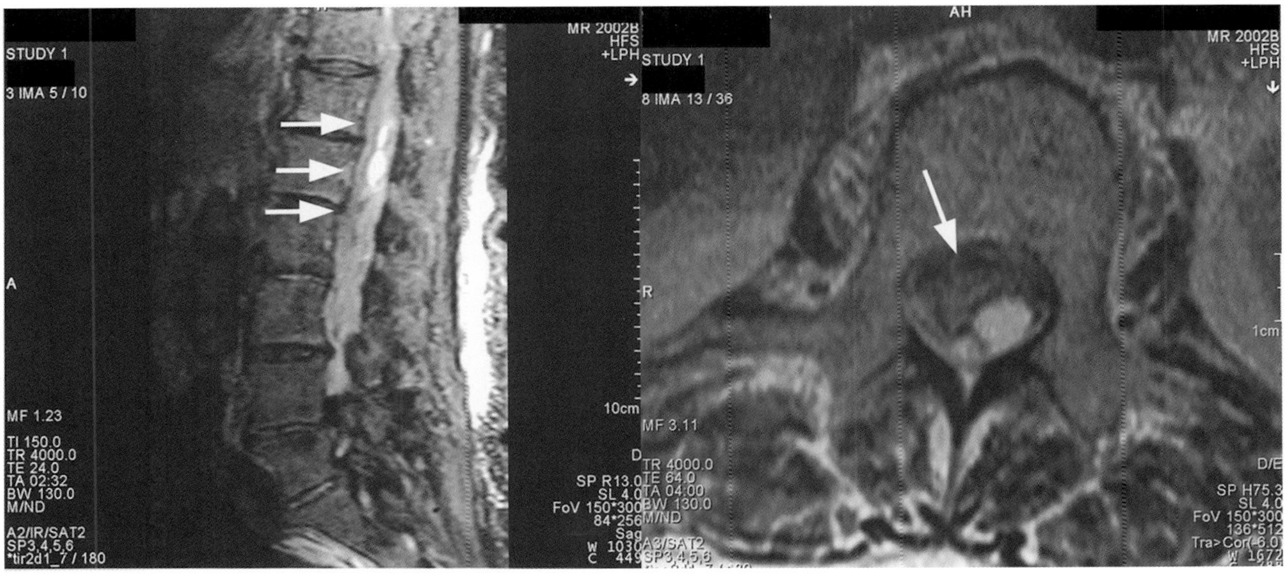

• **图 23.13** 胸腰脊柱 MRI，显示脊髓麻醉后患者硬膜外血肿。T2 加权矢状位成像显示硬膜外血肿从 T12 扩展至 L3（箭头，左）。L2 水平 T2 加权轴向成像显示硬膜外血肿压迫脊髓前路（箭头，右）（Adapted with permission from Litz RJ，Gottschlich B，Stehr SN：Spinal epidural hematoma after spinal anesthesia in a patient treated with clopidogrel and enoxaparin.Anesthesiology 2004；101：1467-1470.）

者中使用神经轴麻醉技术的安全实践建议，对于接受联合治疗的患者、肾功能不全、肝功能障碍或潜在的凝血功能障碍可能增加出血性并发症风险的患者，必须谨慎解读。与神经轴麻醉或镇痛相关的出血性或脊髓损伤风险患者，应使用局麻药或不完全阻断感觉和运动功能的麻醉性镇痛药，以便进行连续神经检查。

感染合并神经轴阻滞并引起脑膜炎、蛛网膜炎或脊髓硬膜外脓肿一直是值得关注的问题，特别是在脓毒症、局部感染、细菌定植或免疫抑制的患者中。然而临床经验表明，与神经轴麻醉相关的感染是罕见的，发病率在 1/1000 ～ 1/10 000[85]。在报道的病例中，感染性并发症被归因于在脓毒症患者中进行手术、感染靠近穿刺位置、创伤性导管插入、长时间留置导管 [64,85]。神经轴技术引起的脊髓或中枢神经系统感染的体征和症状包括背痛、神经根病、感觉异常、截瘫、直肠或膀胱功能障碍、发热和心理状态改变。根据临床经验，建议有全身感染或有菌血症风险的患者在手术前进行适当的抗生素治疗，以安全进行神经轴麻醉 [85]。当穿刺或导管放置位置是细菌污染的高风险区域时，应避免神经轴麻醉。

伴有永久性神经损伤的马尾综合征是一种公认的脊髓麻醉持续性并发症，被认为是由于局麻药的潜在神经毒性造成的。该并发症的报道提示，损伤机制与在蛛网膜下腔内的有限区域施用高浓度局麻药有关。这种情况可能由于通过小口径（< 24 G）的脊柱导管进行持续的局部麻醉，向蛛网膜下腔反复注射局麻药，或无意中将原本用于硬膜外给药的大剂量局麻药用于蛛网膜下腔注射而出现。马尾综合征最常与利多卡因相关，但氯普鲁卡因也有报道。这与利多卡因在实验室环境下比其他局麻药更具有神经毒性的发现是一致的 [87,88]。因此，建议在用于蛛网膜下腔注射时，利多卡因的剂量不应超过 60 mg 或浓度不应超过 2.5%。联合使用血管收缩剂（如肾上腺素）延长利多卡因蛛网膜下腔阻滞持续时间的安全性也受到质疑，因为血管收缩剂有可能通过促进局部缺血或限制局麻药的分布和吸收而增加局麻药毒性 [86]。

脊髓损伤和脊柱手术

脊柱畸形的外科治疗在过去的 20 年中有了显著的发展。越来越多的椎弓根螺钉固定、结合后路和三柱截骨技术的进步，支持更积极的畸形矫正 [89]。然而，包括完全性或不完全性截瘫在内的医源性神经系统并发症与更复杂的矫正、分期治疗和大量的围手术期失血量有关。虽然脊柱畸形术后截瘫的确切发生率尚不清楚，但一项回顾性分析提示，脊柱侧弯的深度矫治手术处理与 0.5% 的神经并发症风险相关 [90]。

可能的脊髓损伤机制包括缺血性损伤、机械性损伤，或更有可能是两者的结合。缺血性损伤可发生于手术损伤或将为脊髓前动脉提供侧支循环的神经根动脉结扎。低血压、低心输出量、中心静脉压升高，或脊柱矫治后供血脊髓的动脉“扭结”，都可能导致缺血性损伤。脊髓机械性损伤可能是由于复位时对脊髓的牵引力或横向力、植入物错位或手术暴露时对脊髓的直接损伤造成的。硬膜外血肿、骨碎片、瘢痕形成或骨骼对脊髓的压迫可能导致血管功能不全和机械性损伤。脊柱手术后脊髓损伤的风险因素包括短弯曲脊柱后凸（相对于长弯曲脊柱侧凸）、先天性脊髓畸形、术前神经功能缺损和凝血功能障碍 [90]。在一项研究中，脊柱术后硬膜外血肿的发生率估计为 0.2%。脊柱手术后硬膜外血肿的风险因素包括年龄大于 60 岁、术前使用非甾体抗炎药、Rh 阳性血型、手术涉及 5 个以上脊椎节段、血红蛋白浓度小于 10 g/dl、估计失血量大于 1 L 或术后 48 h 内 INR 大于 2.0[91]。

在脊柱手术中预防和发现脊髓损伤的临床策略包括术中唤醒试验、SSEP 监测、MEP 监测或综合以上技术。在使用术中诱发电位监测之前，Stagnara 唤醒试验是评估脊髓功能的唯一可用技术 [89]。虽然唤醒试验仍然是金标准，但它有很大的局限性。唤醒试验通常是在手术矫正之后进行的，因此神经损伤的精确时刻仍然是未知的。此外，术中叫醒患者可能是危险的，一些患者由于年龄或精神状态受损而不能配合检查 [92]。尽管单独的神经监测方式（如 SSEP）可能导致术后假阴性和意想不到的神经缺损，但大量研究表明，将 SSEP 与经颅运动诱发电位（transcranial motor evoked potential，TcMEP）和降神经源性诱发电位（descending neurogenic-evoked potential，DNEP）结合起来的术中神经评估的多模式方法可以迅速发现和逆转潜在的脊髓损伤 [93]。2009 年，脊柱侧凸研究协会（Scoliosis Research Society，SRS）发布了一份声明，建议使用术中多模式神经监测来检测和预防神经并发症。2014 年发布了一份基于共识的最佳实践指南，该指南定义了神经状态显著恶化的警告标准，即 SSEP 信号振幅较基线下降 50%，TcMEP 信号振幅持续下降，或 DNEP 信号下降 > 60%。该最佳实践指南还提供了针对神经监测信号变化的术中建议清单 [94]。首先，在警告标准发生之前进行的手术操作应当逆转。如果逆转了最近的手术步骤后，信号仍未恢复到基线，则可以使用术中成像来评估与植入物放置相关的并发症。同时，应增加 MAP 和红细胞压积，以优化向脊髓的氧气输送；使血 pH、$PaCO_2$ 正常，维持正常体温；评估患者的体位是否正确。神经监测信号改变的所有麻醉相关和技术原因也应进行排除 [89,94]。最后，外科医生、麻醉医生和进行神经生理学监测的神经科医生之间的沟通和合作是绝对必要的，确保早期发现和快速干预以防止永久性损伤。

存在或既往脊髓损伤患者的麻醉和医疗管理

急性或已确定的脊髓损伤患者需要麻醉和手术护理的情况并不少见。即使神经损伤可能已经确定，而且无法采取任何措施来减轻损伤的严重程度，脊髓损伤也可能随后导致严重的生理改变，需要持续关注。自主神经系统功能障碍可引起神经源性休克、心动过缓、体位性低血压或自主反射障碍。自主神经系统功能的改变损害了血管对外界温度变化和血管内体积变化的自动调节能力，使患者更容易因裸露而发生体温过低，以及因手术相关的血液和液体流失而导致血容量过低。此外，在自主神经功能改变的情况下，肾素 - 血管紧张素 - 醛固酮系统可能在血压调节中发挥更突出的作用，使脊髓损伤患者更容易接受血管紧张素转换酶（angiotensin converting enzyme，ACE）抑制剂或血管紧张素受体阻断（angiotensin receptor blocking，ARB）药物的降压作用。脊髓损伤导致的尿潴留和神经源性膀胱功能障碍易使患者发生尿路感染和肾功能不全。与脊髓损伤相关的便秘可能导致肠梗阻、营养不良或吸入性肺炎的风险增加。影响呼吸副肌和腹肌的运动麻痹与肺储备减少和咳嗽受损有关，使患者容易发生呼吸衰竭或呼吸道感染。最后，脊髓损伤导致四肢瘫痪、截瘫或下肢轻瘫是一种慢性疾病状态，与贫血、营养不良、皮肤破损、褥疮、深静脉血栓形成和感染风险相关。

神经源性休克是胸椎 T6 水平以上急性完全性脊髓损伤的并发症。神经源性休克引起的低血压也被观察到是 TAAA 术后脊髓缺血和梗死的结果。[59] 神经源性休克是由脊髓胸腰椎节段支配的交感椎旁神经节功能障碍引起的，该神经节在维持周围血管张力方面起着重要作用。在经典的描述中，神经源性休克的特征是低血压状态、全身血管阻力低、心输出量正常或增加。神经源性休克引起的低血压通常发生在脊髓损伤后的 24 h 内 [95]。神经源性休克一般会在损伤后持续 1 ~ 3 周。神经源性休克的发生率和严重程度似乎与损伤的水平和损伤的程度有关 [96]。截瘫患者可出现代偿性心动过速，而四肢瘫痪患者可出现由无反向调节性的迷走神经张力引起的心动过缓。

神经源性休克的治疗是针对血压和循环功能的药物支持，直到自主神经系统功能恢复或代偿性生理机制能够将血压维持在生理范围内。对于治疗低血压和维持动脉压，使用去甲肾上腺素、去氧肾上腺素、多巴胺、肾上腺素或加压素进行静脉加压治疗，通常是大剂量的、必要的。在血管加压治疗期间，评估血管内液体状态和治疗血容量不足是非常重要的。

应将神经源性休克与脊髓休克区分开来，脊髓休克是一种神经现象，描述急性损伤期脊髓在损伤水平以下的短暂不兴奋性。脊髓休克的特征是丧失深肌腱反射，而神经源性休克可能影响或不影响病变水平以下的运动和感觉功能。

自主反射障碍或高反射是发生在脊髓损伤患者的一种并发症，被认为是一种医疗紧急情况。[97] 自主神经反射障碍表现为对脊髓病变水平以下的刺激（通常是外科刺激）的反应引发的交感神经活动过度。由于脊髓损伤阻止了脑干和更高皮质对自主神经张力的调节，肾上腺素能递质的“质量反射”和放电发生。也有可能外周血管对肾上腺素能激动剂的敏感性随着时间的推移而增加。在脊髓损伤患者中，自主神经反射障碍的发生率在 19% ~ 70%[98]。这在胸椎 T6 水平以上完全病变而且病变水平以下脊髓存活的患者中更常见。自主反射障碍可在脊髓损伤后不久发生，也可在损伤后多年不表现出来。

自主神经反射障碍的主要临床症状是严重的高血压，收缩压高达 200 ~ 300 mmHg。严重的血管收缩甚至可能使无创血压监测仪和脉搏血氧仪失去功能。肾上腺素能放电可产生轻微的体征和症状，如头痛、耳鸣、恶心、鼻塞、皮肤潮红、焦虑、视物模糊、竖毛、发热或心室异位活动。严重反应可引起呼吸窘迫、意识丧失、肺水肿、心力衰竭、心律失常、卒中、脑病、颅内出血或视网膜出血。高血压发作也可能与反射性心动过缓伴随低血压有关。自主反射障碍的已知诱因包括疼痛刺激、创伤、泌尿生殖道插管、膀胱膨胀、膀胱输尿管反流、便秘、肠梗阻、胆道绞痛或暴露在热 / 冷环境中。

自主反射障碍可以通过在刺激前进行表面、局部、区域或全身麻醉来预防。硝苯地平或 α 肾上腺素能拮抗剂特拉唑嗪或哌唑嗪的预处理也有报道[99,100]。紧急治疗是去除刺激，并用降压药控制血压。目前还没有一种单一的治疗药物被系统地评估用于治疗自主反射障碍引起的高血压，但常用的药物包括硝普钠、硝酸甘油、曲美芬、肼屈嗪、硝苯地平、尼卡地平和拉贝洛尔。

参考文献

1. Sekhon LH, Fehlings MG. Epidemiology, demographics, and pathophysiology of acute spinal cord injury. *Spine (Phila Pa 1976)*. 2001;26(24 Suppl):S2–S12.
2. Fitzharris M, Cripps RA, Lee BB. Estimating the global incidence of traumatic spinal cord injury. *Spinal cord*. 2014;52(2):117–122.
3. Devivo MJ. Epidemiology of traumatic spinal cord injury: Trends and future implications. *Spinal cord*. 2012;50(5):365–372.
4. Jain NB, Ayers GD, Peterson EN, et al. Traumatic spinal cord injury in the United States, 1993-2012. *JAMA*. 2015;313(22):2236–2243.
5. DeVivo MJ, Krause JS, Lammertse DP. Recent trends in mortality and causes of death among persons with spinal cord injury. *Arch Phys Med Rehabil*. 1999;80(11):1411–1419.
6. Hurlbert RJ. Strategies of medical intervention in the management of acute spinal cord injury. *Spine (Phila Pa 1976)*. 2006;31(11 Suppl): S16–S21; discussion S36.
7. Donaldson 3rd WF, Heil BV, Donaldson VP, et al. The effect of airway maneuvers on the unstable C1-C2 segment. *A cadaver study Spine (Phila Pa 1976)*. 1997;22(11):1215–1218.
8. Brimacombe J, Keller C, Kunzel KH, et al. Cervical spine motion during airway management: A cinefluoroscopic study of the posteriorly destabilized third cervical vertebrae in human cadavers. *Anesth Analg*. 2000;91(5):1274–1278.
9. Crosby ET. Airway management in adults after cervical spine trauma. *Anesthesiology*. 2006;104(6):1293–1318.
10. Hadley MN, Walters BC, Grabb PA, et al. Blood pressure management after acute spinal cord injury. *Neurosurgery*. 2002;50(3):S58–S62 suppl.
11. Jia X, Kowalski RG, Sciubba DM, et al. Critical care of traumatic spinal cord injury. *J Intensive Care Med*. 2013;28(1):12–23.
12. Licina P, Nowitzke AM. Approach and considerations regarding the patient with spinal injury. *Injury*. 2005;36(2 Suppl):B2–B12.
13. Vale FL, Burns J, Jackson AB, et al. Combined medical and surgical treatment after acute spinal cord injury: Results of a prospective pilot study to assess the merits of aggressive medical resuscitation and blood pressure management. *J Neurosurg*. 1997;87(2): 239–246.
14. Schriger DL, Larmon B, LeGassick T, et al. Spinal immobilization on a flat backboard: Does it result in neutral position of the cervical spine? *Ann Emerg Med*. 1991;20(8):878–881.
15. Schriger DL. Immobilizing the cervical spine in trauma: Should we seek an optimal position or an adequate one? *Ann Emerg Med*. 1996;28(3):351–353.
16. Curran C, Dietrich AM, Bowman MJ, et al. Pediatric cervical-spine immobilization: Achieving neutral position? *J Trauma*. 1995;39(4): 729–732.
17. Hoffman JR, Mower WR, Wolfson AB, et al. Validity of a set of clinical criteria to rule out injury to the cervical spine in patients with blunt trauma. National Emergency X-Radiography Utilization Study Group. *N Engl J Med*. 2000;343(2):94–99.
18. Stiell IG, Wells GA, Vandemheen KL, et al. The Canadian C-spine rule for radiography in alert and stable trauma patients. *JAMA*. 2001;286 (15):1841–1848.
19. Hadley MN, Walters BC, Grabb PA, et al. Spinal cord injury without radiographic abnormality. *Neurosurgery*. 2002;50(3 Suppl): S100–S104.
20. Schoenfeld AJ, Bono CM, McGuire KJ, et al. Computed tomography alone versus computed tomography and magnetic resonance imaging in the identification of occult injuries to the cervical spine: A meta-analysis. *J Trauma*. 2010;68(1):109–113; discussion 113-104.
21. Kirshblum SC, Burns SP, Biering-Sorensen F, et al. International standards for neurological classification of spinal cord injury (revised 2011). *J Spinal Cord Med*. 2011;34(6):535–546.
22. Harrop JS, Naroji S, Maltenfort MG, et al. Neurologic improvement after thoracic, thoracolumbar, and lumbar spinal cord (conus medullaris) injuries. *Spine (Phila Pa 1976)*. 2011;36(1):21–25.
23. Hadley MN, Walters BC, Grabb PA, et al. Pharmacological therapy after acute cervical spinal cord injury. *Neurosurgery*. 2002;50(3 Suppl):S63–S72.
24. Bracken MB, Shepard MJ, Collins WF, et al. A randomized, controlled trial of methylprednisolone or naloxone in the treatment of acute spinal-cord injury. Results of the Second National Acute Spinal Cord Injury Study. *N Engl J Med*. 1990;322(20):1405–1411.
25. Dumont RJ, Verma S, Okonkwo DO, et al. Acute spinal cord injury, part II: Contemporary pharmacotherapy. *Clin Neuropharmacol*. 2001;24(5):265–279.
26. Bracken MB, Collins WF, Freeman DF, et al. Efficacy of methylprednisolone in acute spinal cord injury. *JAMA*. 1984;251(1):45–52.
27. Bracken MB, Shepard MJ, Collins Jr WF, et al. Methylprednisolone or naloxone treatment after acute spinal cord injury: 1-year follow-up data. Results of the second National Acute Spinal Cord Injury Study. *J Neurosurg*. 1992;76(1):23–31.
28. Bracken MB, Shepard MJ, Holford TR, et al. Administration of methylprednisolone for 24 or 48 hours or tirilazad mesylate for 48 hours in the treatment of acute spinal cord injury. Results of the Third National Acute Spinal Cord Injury Randomized Controlled Trial. National Acute Spinal Cord Injury Study. *JAMA*. 1997;277 (20):1597–1604.
29. Hurlbert RJ. Methylprednisolone for acute spinal cord injury: An inappropriate standard of care. *J Neurosurg*. 2000;93(1 Suppl):1–7.
30. Consortium for Spinal Cord Medicine. Early acute management in adults with spinal cord injury: A clinical practice guideline for health-care professionals. *J Spinal Cord Med*. 2008;31(4):403–479.
31. Edwards P, Arango M, Balica L, et al. Final results of MRC CRASH, a randomised placebo-controlled trial of intravenous corticosteroid in adults with head injury-outcomes at 6 months. *Lancet*. 2005;365 (9475):1957–1959.
32. Wilson JR, Forgione N, Fehlings MG. Emerging therapies for acute traumatic spinal cord injury. *CMAJ*. 2013;185(6):485–492.
33. Wilson JR, Tetreault LA, Kwon BK, et al. Timing of Decompression in Patients With Acute Spinal Cord Injury: A Systematic Review. *Global Spine J*. 2017;7(3 Suppl):95s–115s.
34. Svensson LG, Klepp P, Hinder RA. Spinal cord anatomy of the baboon–comparison with man and implications for spinal cord blood flow during thoracic aortic cross-clamping. *S Afr J Surg*. 1986;24 (1):32–34.
35. Sliwa JA, Maclean IC. Ischemic myelopathy: A review of spinal vasculature and related clinical syndromes. *Arch Phys Med Rehabil*. 1992;73(4):365–372.
36. Shamji MF, Maziak DE, Shamji FM, et al. Circulation of the spinal cord: An important consideration for thoracic surgeons. *Ann Thorac Surg*. 2003;76(1):315–321.
37. Gharagozloo F, Larson J, Dausmann MJ, et al. Spinal cord protection during surgical procedures on the descending thoracic and thoracoabdominal aorta: Review of current techniques. *Chest*. 1996;109 (3):799–809.
38. Dommisse GF. The blood supply of the spinal cord. A critical vascular zone in spinal surgery. *J Bone Joint Surg Br*. 1974;56 (2):225–235.
39. Svensson LG, Crawford ES, Hess KR, et al. Experience with 1509 patients undergoing thoracoabdominal aortic operations. *J Vasc Surg*. 1993;17(2):357–368; discussion 368-370.
40. Coselli JS, Bozinovski J, LeMaire SA. Open surgical repair of 2286 thoracoabdominal aortic aneurysms. *Ann Thorac Surg*. 2007;83(2): S862–S864; discussion S890-S892.
41. Greenberg RK, Lu Q, Roselli EE, et al. Contemporary analysis of descending thoracic and thoracoabdominal aneurysm repair: A comparison of endovascular and open techniques. *Circulation*. 2008;118(8): 808–817.
42. Bisdas T, Panuccio G, Sugimoto M, et al. Risk factors for spinal cord ischemia after endovascular repair of thoracoabdominal aortic aneurysms. *J Vasc Surg*. 2015;61(6):1408–1416.
43. Dias NV, Sonesson B, Kristmundsson T, et al. Short-term outcome of spinal cord ischemia after endovascular repair of thoracoabdominal aortic aneurysms. *Eur J Vasc Endovasc Surg*. 2015;49(4):403–409.
44. Scali ST, Wang SK, Feezor RJ, et al. Preoperative prediction of spinal cord ischemia after thoracic endovascular aortic repair. *J Vasc Surg*. 2014;60(6):1481–1490.e1481.
45. Maurel B, Delclaux N, Sobocinski J, et al. The impact of early pelvic and lower limb reperfusion and attentive peri-operative management on the incidence of spinal cord ischemia during thoracoabdominal aortic aneurysm endovascular repair. *Eur J Vasc Endovasc Surg*. 2015;49(3):248–254.
46. O'Callaghan A, Mastracci TM, Eagleton MJ. Staged endovascular repair of thoracoabdominal aortic aneurysms limits incidence and severity of spinal cord ischemia. *J Vasc Surg*. 2015;61(2):347–354 e341.
47. Buth J, Harris PL, Hobo R, et al. Neurologic complications associated with endovascular repair of thoracic aortic pathology: Incidence and risk factors. a study from the European Collaborators on Stent/Graft Techniques for Aortic Aneurysm Repair (EUROSTAR) registry. *J Vasc Surg*. 2007;46(6):1103–1110; discussion 1110-1101.
48. Feezor RJ, Martin TD, Hess Jr PJ, et al. Extent of aortic coverage and incidence of spinal cord ischemia after thoracic endovascular aneurysm repair. *Ann Thorac Surg*. 2008;86(6):1809–1814; discussion 1814.
49. Bavaria JE, Appoo JJ, Makaroun MS, et al. Endovascular stent grafting versus open surgical repair of descending thoracic aortic aneurysms in low-risk patients: A multicenter comparative trial. *J Thorac Cardiovasc Surg*. 2007;133(2):369–377.
50. Etz CD, Weigang E, Hartert M, et al. Contemporary spinal cord protection during thoracic and thoracoabdominal aortic surgery and endovascular aortic repair: A position paper of the vascular domain of the European Association for Cardio-Thoracic Surgerydagger. *Eur J Cardiothorac Surg*. 2015;47(6):943–957.
51. Cheung AT, Pochettino A, McGarvey ML, et al. Strategies to manage paraplegia risk after endovascular stent repair of descending thoracic aortic aneurysms. *Ann Thorac Surg*. 2005;80(4):1280–1288; discussion 1288–1289.
52. Ullery BW, Cheung AT, Fairman RM, et al. Risk factors, outcomes, and clinical manifestations of spinal cord ischemia following thoracic endovascular aortic repair. *J Vasc Surg*. 2011;54(3):677–684.
53. Schlosser FJ, Verhagen HJ, Lin PH, et al. TEVAR following prior abdominal aortic aneurysm surgery: Increased risk of neurological deficit. *J Vasc Surg*. 2009;49(2):308–314; discussion 314.
54. Kasirajan K, Dolmatch B, Ouriel K, et al. Delayed onset of ascending paralysis after thoracic aortic stent graft deployment. *J Vasc Surg*. 2000;31(1):196–199 Pt 1.
55. Crawford ES. Thoraco-abdominal and abdominal aortic aneurysms involving renal, superior mesenteric, celiac arteries. *Ann Surg*. 1974;179(5):763–772.
56. Woo EY, Bavaria JE, Pochettino A, et al. Techniques for preserving vertebral artery perfusion during thoracic aortic stent grafting requiring aortic arch landing. *Vasc Endovascular Surg*. 2006;40(5): 367–373.
57. Acher CW, Wynn MM, Hoch JR, et al. Combined use of cerebral spinal fluid drainage and naloxone reduces the risk of paraplegia in thoracoabdominal aneurysm repair. *J Vasc Surg*. 1994;19(2):236–246; discussion 247-238.
58. Svensson LG, Hess KR, D'Agostino RS, et al. Reduction of neurologic injury after high-risk thoracoabdominal aortic operation. *Ann Thorac Surg*. 1998;66(1):132–138.
59. Cheung AT, Weiss SJ, McGarvey ML, et al. Interventions for reversing delayed-onset postoperative paraplegia after thoracic aortic reconstruction. *Ann Thorac Surg*. 2002;74(2):413–419; discussion 420–411.
60. Coselli JS, LeMaire SA, Koksoy C, et al. Cerebrospinal fluid drainage reduces paraplegia after thoracoabdominal aortic aneurysm repair: Results of a randomized clinical trial. *J Vasc Surg*. 2002;35(4): 631–639.
61. Cina CS, Abouzahr L, Arena GO, et al. Cerebrospinal fluid drainage to prevent paraplegia during thoracic and thoracoabdominal aortic aneurysm surgery: A systematic review and meta-analysis. *J Vasc Surg*. 2004;40(1):36–44.
62. Khan SN, Stansby G. Cerebrospinal fluid drainage for thoracic and thoracoabdominal aortic aneurysm surgery. *Cochrane Database Syst Rev*. 2012;(10):Cd003635.
63. Hiratzka LF, Bakris GL, Beckman JA, et al: 2010 ACCF/AHA/AATS/ACR/ASA/SCA/SCAI/SIR/STS/SVM guidelines for the diagnosis and management of patients with Thoracic Aortic Disease: A report of the American College of Cardiology Foundation/American Heart Association Task Force on Practice Guidelines, American Association for Thoracic Surgery, American College of Radiology, American Stroke Association, Society of Cardiovascular Anesthesiologists, Society for Cardiovascular Angiography and Interventions, Society of Interventional Radiology, Society of Thoracic Surgeons, and Society for Vascular Medicine. Circulation 2010;121(13):e266-e369.
64. Cheung AT, Pochettino A, Guvakov DV, et al. Safety of lumbar drains in thoracic aortic operations performed with extracorporeal circulation. *Ann Thorac Surg*. 2003;76(4):1190–1196; discussion 1196-1197.
65. Dardik A, Perler BA, Roseborough GS, et al. Subdural hematoma after thoracoabdominal aortic aneurysm repair: An underreported complication of spinal fluid drainage? *J Vasc Surg*. 2002;36(1):47–50.
66. Weaver KD, Wiseman DB, Farber M, et al. Complications of lumbar drainage after thoracoabdominal aortic aneurysm repair. *J Vasc Surg*. 2001;34(4):623–627.
67. Leyvi G, Ramachandran S, Wasnick JD, et al. Case 3–2005 risk and benefits of cerebrospinal fluid drainage during thoracoabdominal aortic aneurysm surgery. *J Cardiothorac Vasc Anesth*. 2005;19(3): 392–399.
68. Ackerman LL, Traynelis VC. Treatment of delayed-onset neurological deficit after aortic surgery with lumbar cerebrospinal fluid drainage. *Neurosurgery*. 2002;51(6):1414–1421; discussion 1421-1412.
69. Kawanishi Y, Okada K, Matsumori M, et al. Influence of perioperative hemodynamics on spinal cord ischemia in thoracoabdominal aortic repair. *Ann Thorac Surg*. 2007;84(2):488–492.
70. Chiesa R, Melissano G, Marrocco-Trischitta MM, et al. Spinal cord ischemia after elective stent-graft repair of the thoracic aorta. *J Vasc Surg*. 2005;42(1):11–17.
71. Dong CC, MacDonald DB, Janusz MT. Intraoperative spinal cord monitoring during descending thoracic and thoracoabdominal aneurysm surgery. *Ann Thorac Surg*. 2002;74(5):S1873–S1876 discussion S1892-S1878.
72. Jacobs MJ, Mess W, Mochtar B, et al. The value of motor evoked potentials in reducing paraplegia during thoracoabdominal aneurysm repair. *J Vasc Surg*. 2006;43(2):239–246.
73. Nuwer MR, Emerson RG, Galloway G, et al. Evidence-based guideline update: Intraoperative spinal monitoring with somatosensory and transcranial electrical motor evoked potentials: Report of the Therapeutics and Technology Assessment Subcommittee of the American Academy of Neurology and the American Clinical Neurophysiology Society. *Neurology*. 2012;78(8):585–589.
74. Sinha AC, Cheung AT. Spinal cord protection and thoracic aortic surgery. *Curr Opin Anaesthesiol*. 2010;23(1):95–102.
75. Guerit JM, Witdoeckt C, Verhelst R, et al. Sensitivity, specificity, and surgical impact of somatosensory evoked potentials in descending aorta surgery. *Ann Thorac Surg*. 1999;67(6):1943–1946; discussion 1953-1948.
76. Griepp RB, Stinson EB, Hollingsworth JF, et al. Prosthetic replacement of the aortic arch. *J Thorac Cardiovasc Surg*. 1975;70(6): 1051–1063.
77. Jacob AK, Borowiec JC, Long TR, et al. Transient profound neurologic deficit associated with thoracic epidural analgesia in an elderly patient. *Anesthesiology*. 2004;101(6):1470–1471.
78. Cheney FW, Domino KB, Caplan RA, et al. Nerve injury associated with anesthesia: A closed claims analysis. *Anesthesiology*. 1999;90 (4):1062–1069.
79. Horlocker TT, Wedel DJ. Anticoagulation and neuraxial block: Historical perspective, anesthetic implications, and risk management. *Reg Anesth Pain Med*. 1998;23(6 Suppl 2):129–134.
80. Lee LA, Posner KL, Domino KB, et al. Injuries associated with regional anesthesia in the 1980s and 1990s: A closed claims analysis. *Anesthesiology*. 2004;101(1):143–152.
81. Horlocker TT, Vandermeuelen E, Kopp SL, et al. Regional anesthesia in the patient receiving antithrombotic or thrombolytic therapy: American Society of Regional Anesthesia and Pain Medicine Evidence-Based Guidelines (Fourth Edition). *Reg Anesth Pain Med*. 2018;43(3):263–309.
82. Vandermeulen EP, Van Aken H, Vermylen J. Anticoagulants and spinal-epidural anesthesia. *Anesth Analg*. 1994;79(6):1165-1177.
83. SreeHarsha CK, Rajasekaran S, Dhanasekararaja P. Spontaneous complete recovery of paraplegia caused by epidural hematoma complicating epidural anesthesia: A case report and review of literature. *Spinal Cord*. 2006;44(8):514–517.

84. Lawton MT, Porter RW, Heiserman JE, et al. Surgical management of spinal epidural hematoma: Relationship between surgical timing and neurological outcome. *J Neurosurg*. 1995;83(1):1–7.
85. Wedel DJ, Horlocker TT. Regional anesthesia in the febrile or infected patient. *Reg Anesth Pain Med*. 2006;31(4):324–333.
86. Drasner K. Local anesthetic neurotoxicity: Clinical injury and strategies that may minimize risk. *Reg Anesth Pain Med*. 2002;27(6):576–580.
87. Bainton CR, Strichartz GR. Concentration dependence of lidocaine-induced irreversible conduction loss in frog nerve. *Anesthesiology*. 1994;81(3):657–667.
88. Lambert LA, Lambert DH, Strichartz GR. Irreversible conduction block in isolated nerve by high concentrations of local anesthetics. *Anesthesiology*. 1994;80(5):1082–1093.
89. Laratta JL, Ha A, Shillingford JN, et al. Neuromonitoring in spinal deformity surgery: A multimodality approach. *Global Spine J*. 2018;8(1):68–77.
90. Delank KS, Delank HW, Konig DP, et al. Iatrogenic paraplegia in spinal surgery. *Arch Orthop Trauma Surg*. 2005;125(1):33–41.
91. Awad JN, Kebaish KM, Donigan J, et al. Analysis of the risk factors for the development of post-operative spinal epidural haematoma. *J Bone Joint Surg Br*. 2005;87(9):1248–1252.
92. Mostegl A, Bauer R, Eichenauer M. Intraoperative somatosensory potential monitoring. A clinical analysis of 127 surgical procedures. *Spine (Phila Pa 1976)*. 1988;13(4):396–400.
93. Schwartz DM, Auerbach JD, Dormans JP, et al. Neurophysiological detection of impending spinal cord injury during scoliosis surgery. *J Bone Joint Surg Am*. 2007;89(11):2440–2449.
94. Vitale MG, Skaggs DL, Pace GI, et al. Best practices in intraoperative neuromonitoring in spine deformity surgery: Development of an intraoperative checklist to optimize response. *Spine Deform*. 2014;2(5):333–339.
95. Lehmann KG, Lane JG, Piepmeier JM, et al. Cardiovascular abnormalities accompanying acute spinal cord injury in humans: Incidence, time course and severity. *J Am Coll Cardiol*. 1987;10(1):46–52.
96. Bilello JF, Davis JW, Cunningham MA, et al. Cervical spinal cord injury and the need for cardiovascular intervention. *Arch Surg*. 2003;138(10):1127–1129.
97. Hambly PR, Martin B. Anaesthesia for chronic spinal cord lesions. *Anaesthesia*. 1998;53(3):273–289.
98. Lindan R, Joiner E, Freehafer AA, et al. Incidence and clinical features of autonomic dysreflexia in patients with spinal cord injury. *Paraplegia*. 1980;18(5):285–292.
99. Krum H, Louis WJ, Brown DJ, et al. A study of the alpha-1 adrenoceptor blocker prazosin in the prophylactic management of autonomic dysreflexia in high spinal cord injury patients. *Clin Auton Res*. 1992;2(2):83–88.
100. Vaidyanathan S, Soni BM, Sett P, et al. Pathophysiology of autonomic dysreflexia: Long-term treatment with terazosin in adult and paediatric spinal cord injury patients manifesting recurrent dysreflexic episodes. *Spinal Cord*. 1998;36(11):761–770.

24 急性中枢神经系统损伤的围手术期管理

JOVANY CRUZ NAVARRO, W. ANDREW KOFKE
张玉林 译，余佳文 审校

简介

中枢神经活动是人体必备的功能。重症病程中出现的任何神经功能缺失对个体来说都提示存在重大损伤。神经元及其支持成分难以注意的微小损伤可表现为意识或行为的缺陷，或是广泛的选择性的神经元丢失或组织梗死引起更显著的功能障碍。由于神经功能是影响重症患者生存质量的重要因素，在围手术期管理中同时考虑神经存活、原发疾病和治疗对神经系统的影响及相互作用也是十分重要的。

围手术期患者神经功能障碍在临床中十分常见。整体而言，这些情况通常与缺血、创伤、或者神经兴奋有关。这些情况的恶化通常导致颅内压升高，从而引起脑灌注压（cerebral perfusion pressure，CPP）降低，最终脑血流灌注不足引起神经元永久丢失、脑梗死，并可能出现脑死亡。多种生化通路起到重要作用。本章回顾了目前中枢神经系统（central nervous system，CNS）损伤患者围手术期治疗相关的主要生理因素、颅内压（intracranial pressure，ICP）管理及治疗方法。

神经功能监测

急性神经系统异常患者的神经系统体格检查需要内科医生具备神经系统解剖学和生理学知识，麻醉医生则应当熟悉最基本的神经系统查体内容以及识别有即刻生命危险需要紧急处理的情况。通过仔细的病史询问和体格检查能够获取定位神经系统疾病的大部分信息。虽然本章不涉及详细的体格检查内容，但是 5 min 快速评估可能就足以了解神经系统的基线情况，有助于监测后续的神经功能状态改变。因此，下文涉及的神经系统查体内容对于非神经专科医生来说是重点。

神志状态、脑神经、运动和感觉功能、反射

神志状态

神志状态的评估依赖于患者的日常生活功能。神志状态的评估始于患者的觉醒水平，然后是语言功能和记忆水平。神志状态的其他内容可以任何顺序评估，评估内容包括注意力和集中力、记忆力、视空间识别能力、实践能力、计算能力等。神志状态依据人物、地点、时间定向力进行评估。一般神志状态由基本信息测试确定（如总统的姓名、时事描述、简单单词拼写、连续加 3 加 7 或者减 3 减 7 计算）。另外，可以让患者复述检查者数分钟前提及的 3 个物品。注意力则通过让患者重复一系列数字或者倒序拼写单词评估。

脑神经（cranial nerve，CN）可通过以下方式评估。

CN Ⅰ（嗅神经）：两侧鼻腔分别识别温和的气味（如肥皂味、烟草味）。

CN Ⅱ（视神经）：远近视力测试、视野检查、眼底镜检查。

CN Ⅲ、Ⅳ、Ⅵ（动眼神经、滑车神经、展神经）：瞳孔对光反射、水平和垂直凝视评估。

CN Ⅴ（三叉神经）：检查两侧面颊三叉神经分支支配区域的触觉。此外还可测试角膜反射。

CN Ⅶ（面神经）：评估微笑动作时鼻唇沟是否对称，结合额纹判断是中枢性面神经损伤还是外周性面神经损伤。

CN Ⅷ（前庭蜗神经）：通过声音辨别指尖运动。可通过音叉试验定位听力缺陷。

CN Ⅸ、Ⅹ（舌咽神经、迷走神经）：用压舌板或者扁桃体刺激引发咽反射。

CN Ⅺ（副神经）：评估双侧耸肩（斜方肌）和

转动头部（胸锁乳突肌）的肌力。

CN Ⅻ（舌下神经）：嘱患者伸舌，若舌头一侧无力则会偏向患侧。

运动功能检查由上肢手旋前试验确定。单侧手旋前试验阳性提示支配该侧的上肢运动神经元病变。评估抓握力、足趾背屈及上下肢主要肌群的屈伸运动。此外，各个肌肉均可进行评估分级（表 24.1）。

感觉功能评估包括测试初级传入感觉通路，如触觉、疼痛和温度、振动和关节位置觉。进一步测试用于解析感觉传入的感觉联络皮质相关区域，这些区域测试包括立体感觉、图形感觉、点定位等感觉功能。一项简单的感觉测试通过针刺激手或足以分辨患者敏锐或钝的感觉。这项检查必须重复数次，因为患者可能起初会认为两侧感觉都是锐觉，10 s 后又感觉只有一侧是锐觉，这提示钝侧微弱的感觉缺失。相似方法也可以用于检测三叉神经支配的脸颊感觉以及足背感觉。需要注意这些检查可能会传播疾病[1]，因此，用于检查的针尖及其类似的器械只能一次性使用，并且轻柔操作避免出血。轻触觉检测是用手指触摸针尖这一相似的方法。

协调性评估指鼻试验、跟膝胫试验以及评估手足的快速交替动作。这些试验主要评估小脑支配肢体协调性和基底神经节的功能。深反射通过肱二头肌、肱三头肌、髌骨和跟腱反射评估（表 24.1）。巴宾斯基反射通过划过足底外侧缘实现。脑膜刺激征通过直腿抬高试验的克氏征和屈曲患者头部的布氏征测试。

昏迷患者神经系统检查具有不同的挑战。昏迷患者的神经系统评估包含生命体征，当怀疑患者存在非生理性昏迷时可采用抬手试验。评估瞳孔大小和瞳孔对光反射。针尖样瞳孔提示脑桥病变或药物效应，而瞳孔散大则提示器质性病变、缺氧或药物效应。沟回疝可导致动眼神经压迫而出现单侧瞳孔散大，伴有上睑下垂、外下侧斜视。眼球运动可首先通过眼位进行判断。脑部有病变时，眼球偏向病变一侧偏斜。头眼反射（玩偶眼反射）的评估是通过突然将头部转向一侧而形成的（译者注：用于对 CN Ⅲ、Ⅵ和Ⅷ的神经学检查，反射弧包括脑干核和整个大脑干功能。它常用于神经危重症护理环境中的患者检查，也可用于评估新生儿、麻醉患者或眩晕患者）。昏睡或浅昏迷患者的眼球运动滞后，但在清醒状态或脑干中枢损伤的情况下眼球运动与头部运动保持一致。角膜反射和咽反射消失、肢体姿势过伸或屈曲进一步提示脑干损伤。通过刺激胸骨、甲床或者进行压眶试验评估对有害刺激的反应。通过巴宾斯基反射评估。

每小时进行神志状态和神经功能的检查是神经监测的重要流程之一。尽可能随时记录每名患者神经功能的变化趋势，包含锥体和锥体外系功能、CN、小脑及脊髓功能等。但对处于镇静状态或者插管进行机械通气支持的患者进行这些完整的神经评估是不可靠或不现实的。除神经系统检查之外，生命体征变化、重要的实验室检查也应当全程监测。格拉斯哥昏迷评分（Glasgow Coma Scale，GCS）是 ICU 用于记录神经功能状态的标准量表（表 24.2），作为神经重症监护标准的结局评价工具已使用多年。与金标准相比，较新的评估工具，如脑外伤神经结局量表（Neurological Outcome Scale for TBI，NOS-TBI），

表 24.1 肌肉力量和腱反射分级量表

肌肉力量	腱反射
0 = 无收缩	0 = 消失
1 = 肌肉抽搐但无关节活动	1 = 减弱 （反射减弱）
2 = 收缩不足以对抗重力	2 = 正常
3 = 可以对抗重力但不能抵抗进一步的阻力	3 = 增强（亢进）
4 = 能对抗部分阻力	4 = 阵挛
5 = 正常	

表 24.2 格拉斯哥昏迷评分（GCS）

反应类型	评分
■ 遵嘱动作	6
■ 疼痛定位	5
■ 疼痛逃避	4
■ 疼痛屈曲	3
■ 疼痛伸展	2
■ 无反应	1
言语反应	
■ 对答准确	5
■ 对答模糊	4
■ 胡言乱语	3
■ 无意义发声	2
■ 无声	1
眼部运动	
■ 自主睁眼	4
■ 遵嘱睁眼	3
■ 刺激睁眼	2
■ 无反应	1

具有良好的一致性、预测效度和敏感性。NOS-TBI 可能改善临床诊疗中对患者结局的预测以及优化脑外伤研究对结局的测量 [2]。

瞳孔评估对于确定患者是否存在需要紧急干预的神经重症至关重要。然而，受观察者的主观因素影响，人为误差是存在的。手持式瞳孔计是一种检查瞳孔时可减少观察者主观因素影响的新技术。红外瞳孔定量测量法可以精确地、可重复地进行瞳孔测量，这明显优于由有经验的护士或医生在患者床边手动测量瞳孔的结果 [3]。近期一项研究显示，在神经外科手术患者中，该测量方法所测量的瞳孔收缩速度与颅内压升高相关 [4]，提示该方法具有良好的可靠性。因为自动化瞳孔计具备高度可靠性 [5]，神经监护室很快启用了这项监测技术。红外瞳孔定量测量法的一个重要限制是在意识状态改变、眶周或巩膜水肿或不合作的患者中评估具有挑战性。生理因素和环境中存在光也可能影响测量 [6]。

颅内高压

生理学

大脑、脊髓、脑脊液（CSF）和血液被包裹在颅骨和椎管内，构成了一个几乎不可压缩的系统（图 24.1）。在一个完全不可压缩系统内，压力的上升与体积的增加呈线性相关。然而，在该系统中可能由椎间隙和脉管系统提供了缓冲空间。而一旦缓冲空间耗尽，ICP 随着颅内容积的增加而急剧上升（图 24.2）。

公式：CBF=（MAP–ICP）/CVR

CBF 表示脑血流量，MAP 表示平均动脉压，CVR 表示脑血管阻力。

值得关注的是，ICP 的上升必然伴随着脑血流量（CBF）的减少。然而颅内压升高对脑血流量的影响并不是线性关系，这归因于平均动脉压（MAP）在颅内压上升时可能代偿性升高 [7]。另外，随着脑灌注压（CPP）因脑血容量升高而降低，脑血管阻力（CVR）发挥自动调节功能以维持脑血流量直到脑血管舒张达到极限状态 [8-11]。通常认为在 CPP ≤ 50 mmHg 时存在这种脑血管自动调节，尽管这个临界值在个体间存在相当大的异质性 [12]。Drummond 曾提出更低的阈值并做出了相关讨论 [13]。因此，颅内压升高通常与脑血管舒张和（或）反射性平均动脉压升高有关，以维持脑血流量的灌注。

正常 ICP ＜ 10 mmHg。当 ICP ＞ 20 mmHg 时通

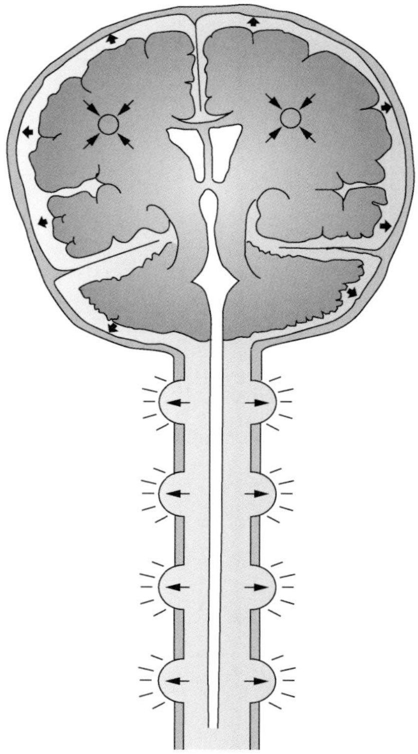

• **图 24.1** 大脑、脊髓和血液被包裹在颅骨及椎管内，组成一个几乎不可压缩的压缩系统。系统的缓冲空间由椎间隙提供（Reprinted with permission of Kofke，WA. Neurologic Intensive Care.In：Albin MS，ed.Textbook of Neuroanesthesia with Neurosurgical and Neuroscience Perspectives.1247-1347.）

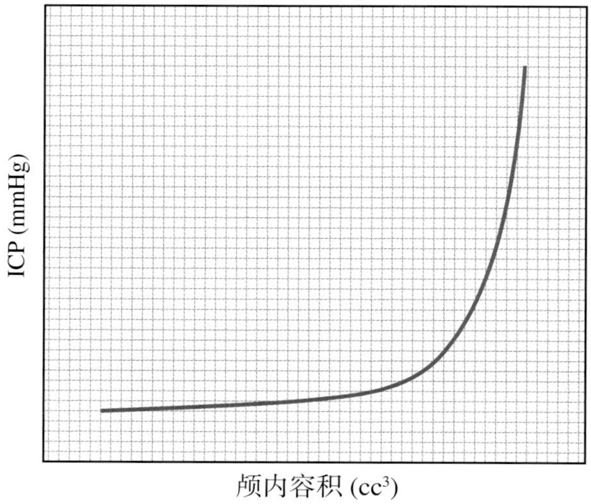

• **图 24.2** 颅内压（ICP）和颅内容积的非线性关系。在 ICP 正常时，颅内容积的微小改变可导致 ICP 轻度增加。但是当 ICP 持续升高，单位容积的升高导致的 ICP 呈急剧显著升高

常需要进一步降 ICP 治疗 [14,15]，但这只是流行病学得出的数字。脑外伤研究提示患者 ICP > 20 mmHg 时预后欠佳。然而，由于存在上文提到的代偿机制，生理性的单纯 ICP 上升超过 20 mmHg 并不一定导致脑血流量下降 [6]。最新指南推荐当 ICP > 22 mmHg 时死亡风险增加，应积极干预以减少死亡率 [17]。

尽管如此，占位病变或脑脊液循环通路梗阻导致的 ICP 增高会耗尽这种代偿机制。最初，末端脑血流循环会出现异常。随着病程进展，舒张期的灌注出现失代偿。最终脑血流量会减少。因此，正常连续的（收缩期和舒张期）脑灌注变得不连续（图 24.3）。脑灌注压进一步下降导致无氧代谢、脑水肿加重，最终颅内循环停止 [18,19]。因此，当 ICP 升高时，需要及时发现并判断后续是否可能发生致死性的一系列恶性事件。

颅内高压的恶化因素

通常情况下，颅内容物由脑实质（80%）、脑脊液（10%）和血液（10%）组成。病理状态下，血肿、肿瘤、脓肿等也可占据颅内空间。由于颅内容积是相对固定的，任意一种或多种颅内容物增加到一定程度会耗竭代偿机制，ICP 则会升高。颅内容物的任一成分进一步增加均会导致上文所述的 ICP 增加而引起的一系列事件 [21]。

颅内高压的两种类型

一般来说，根据脑血流量情况将颅内高压分为充血性和缺血性两种类型（图 24.4）。尽管这一概念将颅内高压分成两种类型，但实际上这两种类型的生理过程是连续的。

在正常状态下，脑血流量增加并不会引起 ICP 升高，因为颅内血容量的增加可以通过正常的吸收机制代偿。但在颅内顺应性紊乱的情况下，脑血流量增加引起颅内容物的微小增加就可导致 ICP 的升高。在非顺应性系统中，脑血容量（CBV）增加、颅内容物增加时可导致 ICP 升高 [10,22]。

然而这引发了一个重要问题。传统观点认为 ICP 的升高可能会危及脑血流灌注。尚需关注的是当颅内充血导致颅内高压时是否也应当关注颅内高压导致颅内缺血的情况。虽然一些研究合理推测了充血性颅内高压的重要意义，但仍缺乏这一方面的详细研究。

一直以来人们认为在颅内顺应性下降的情况下，一点轻微有害的刺激就会升高 ICP。相关报道显示这与充血有关，并且强调充血性颅内高压并不是危急情况 [23]。而在理论上应当合理关注这种充血情况，有以下三种原因。第一，脑组织局部充血导致的 ICP 升高可导致局部脑血流量（rCBF）处于边缘状态的区域出现脑血流量减少。第二，脑组织局部压力上升可能导致压力梯度而引起脑疝。第三，理论上异常充血可能使脑组织局部水肿加剧、出血或出现其他高灌注综合征 [22,24]。因此，充血性颅内高压理论上会有潜在的有害风险，但仍没有结论性证明。在短暂的时间内，如插管过程中或其他短期有限的伤害性刺激下，可能并不会造成严重问题 [25]。

反之，缺血性颅内高压与脑血流灌注受限相关 [26]。

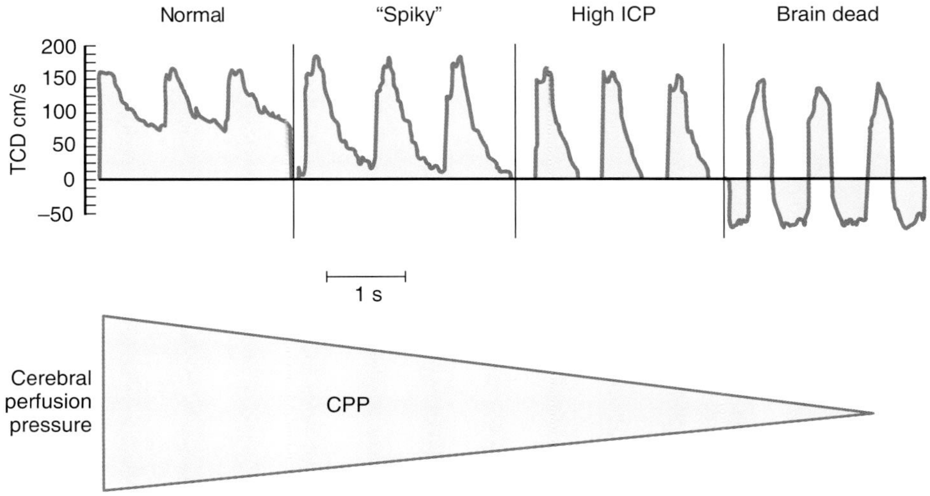

• **图 24.3** （译者注：受版权限制，此图仅保留英文）Progression of transcranial Doppler (*TCD*) waveforms after head injury from intact cerebral blood flow (CBF) and normal appearing TCD waveform to intracranial hypertension sufficient to induce intracerebral circulatory arrest. Schematic of decreasing cerebral perfusion pressure (*CPP*) indicated in the lower panel. *ICP*, intracranial pressure.（Reproduced by permission from Hassler W, Steinmetz H, Gawlowski J. Transcranial Doppler ultrasonography in raised intracranial pressure and in intracranial circulatory arrest. *J Neurosurg* 1988;68:745-751.）

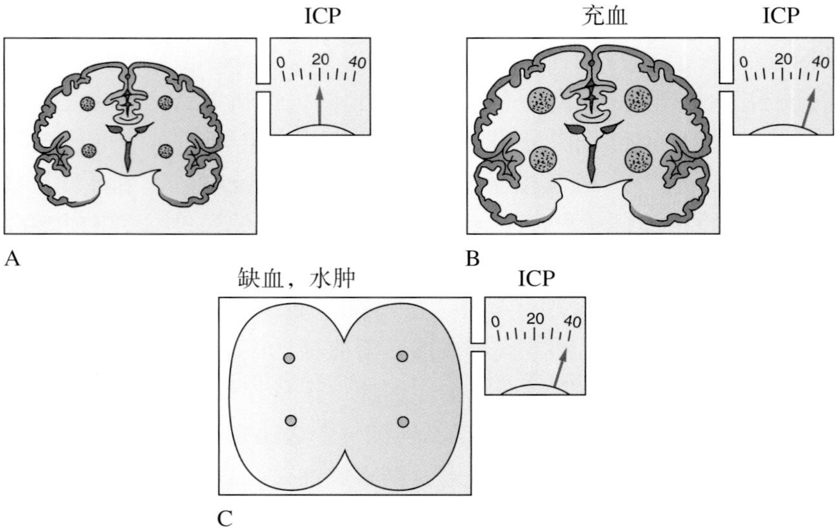

• **图 24.4**　颅内高压的两种类型。从基线水平（A）到颅内压（ICP）升高有两种途径。一种是由中度血压下降引起的反射性血管扩张，导致脑血容量增加或充血（B）。另一种是由于恶性脑水肿或其他占位扩张挤压脑血管床导致颅内缺血（Reprinted with permission of Kofke，WA. Neurologic Intensive Care.In：Albin MS，ed.Textbook of Neuroanesthesia with Neurosurgical and Neuroscience Perspectives.1247-1347）

脑外伤患者死亡率升高与脑血流量减少、发生脑水肿导致的颅内压升高有关[15,27]。经颅多普勒（TCD）和脑血流量研究显示这些患者的脑血流量降低，且在每个心动周期中是不连续的[18,27]（图 24.3）。另外，颈静脉球数据提示氧摄取显著增加[28]，提示存在无氧代谢[27]。在这种情况下，有害刺激可进一步增加ICP，从而导致充血性或者缺血性颅内高压。推测充血性颅内高压这种情形下脑水肿区域的局部脑血流量进一步受限。

临床表现

尽管颅内高压和脑疝通常存在关联，但不是同义词。这些事件可能独立发生也可能相互关联。目前颅内高压的定义是 ICP ＞ 22 mmHg 持续超过 5 min[17]。其准确测量需要置入有创监测。但脑外伤急性期一般未行颅内监测，因此，麻醉医生应熟知 ICP 升高的临床症状和体征。常见症状和体征包括头痛、恶心、呕吐、神志改变和库欣三联征（心动过缓、高血压、不规则呼吸或者呼吸停止）。

另外，脑疝综合征是颅内腔室压力梯度的改变结果，最终导致重要神经和血管结构的受压移位。常见的脑疝部位有内侧颞叶（钩回疝）、扣带回（大脑镰下疝）和小脑下部（小脑扁桃体疝）。典型颞叶疝症状包括意识丧失伴有同侧瞳孔散大和对侧偏瘫，这是由上行觉醒通路、动眼神经（CN Ⅲ）和皮质脊髓束受压引起的（表 24.3）。

表 24.3　常见的脑疝综合征

临床综合征	症状和体征	病生理机制
颞叶钩回疝	▪ 意识丧失 ▪ 精神症状改变 ▪ 瞳孔不等大 ▪ 单侧瞳孔扩张 ▪ 对侧偏瘫	▪ 内侧颞叶（钩回）移位进入中脑区域
中心性小脑幕切迹疝	▪ 双眼向下凝视（落日征） ▪ 扩张、无反应瞳孔 ▪ 精神症状改变 ▪ 异常呼吸 ▪ 强迫体位	▪ 间脑和内侧颞叶向下移位进入和（或）穿过小脑幕
小脑扁桃体疝	▪ 呼吸停止 ▪ 库欣三联征 ▪ 昏迷 ▪ 上肢感觉障碍	▪ 小脑扁桃体通过枕骨大孔向下移位，导致脑干受压
大脑镰下疝	▪ 精神症状改变 ▪ 昏睡 ▪ 头痛 ▪ 对侧下肢轻瘫 ▪ 瞳孔光反应减弱	▪ 幕上组织疝至大脑镰下
上行性小脑幕切迹疝	▪ 恶心、呕吐 ▪ 迅速丧失意识	▪ 小脑幕下占位效应引起的中脑上移

ICP 监测

ICP 监测指标是维持足够的脑灌注压和脑组织氧合的可靠指标。脑灌注压唯一可靠的监测手段即持续监测 ICP 和平均动脉压。这种联合应用方法与改善闭合性脑损伤患者的预后有关[29]。

尽管 ICP 监测在临床应用广泛，但仍缺乏有力的随机对照试验证据支持其应用，尤其是在脑外伤以外的患者中。2012年，Chestnut等开展了一项多中心对照研究，纳入了324例严重脑外伤（TBI）患者。这些患者随机纳入不同治疗方案组：一组是基于指南使用脑实质监测的ICP管理方案，而另一组则是基于临床和影像学表现给予临床决策。主要研究终点是生存时间、创伤后3个月和6个月的意识水平和功能状态。结果显示，ICP的监测并不优于基于临床和影像学的治疗措施[30]。但仍有大量Ⅱ类水平的证据推荐TBI患者进行ICP监测。严重TBI患者基于ICP监测的重症管理可减少院内及创伤后2周的死亡率[17]。因此，目前推荐在可抢救的TBI患者（复苏后GCS评分3-8）和CT扫描提示存在血肿、挫伤、脑水肿、脑疝或基底池压迫征象的患者中监测ICP。CT影像学正常的严重TBI患者若入院时伴有两个以上下列因素推荐行ICP监测：年龄＞40岁，单侧或者双侧的强迫体位，收缩压＜90 mmHg[17]。

目前ICP监测的金标准是脑室置管或者脑室外引流（external ventricular drain，EVD），通常通过右侧额叶钻孔将导管置入任一侧脑室。导管通过充满液体的管道连接标准换能器（图24.5）。换能器的位置必须放置在特定水平以保证适当的脑灌注压。ICP的标准零点为Monro孔水平，但在实际操作中常将外耳道水平作为参考零点（图24.6）。EVD可使临床医生获得整体ICP指标，较其他ICP测量手段有一些独特优势，如可定期进行体外校准、治疗性脑脊液引流及标本获取。该装置最大的缺陷是脑室内置管有潜在感染风险和脑脊液过度引流的风险。EVD置入时间越长，感染风险越高，预防性更换导管并不能降低感染风险[31]。EVD的另一潜在风险是置入操作的血肿风险，在抗凝、抗血小板治疗患者中或者导管位置不良时，血肿风险增加（图24.7）。当因颅内占位或者脑组织水肿致脑室消失时，即使对最有经验的神经外科医生来说，EVD也是有难度的操作。

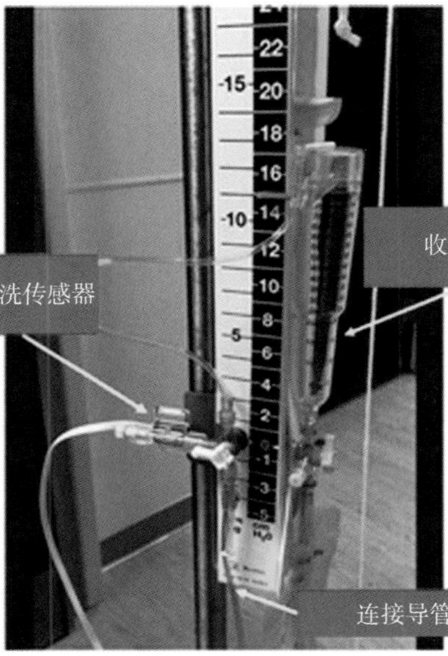

• **图24.5** 标准的颅内压（ICP）传感器包含：①紧邻三通旋塞阀的无冲洗传感器（允许间歇或连续的ICP监测和脑脊液引流），②收集室（可准确量化脑脊液引流量）

除了脑室内置管，也可进行脑实质、蛛网膜下腔和硬膜外置管监测ICP。脑实质导管由一根细导线组成，尖端有一个光纤传感器，通过颅骨小钻孔插入脑实质。这种管道的感染和血肿风险低于EVD[32]。不足之处是不能将脑脊液引流用于治疗和诊断，以及可能丢失测量精度或随后可能发生“零点漂移”（相对于大气零点）。

无创ICP监测装置可减少有创监测的并发症。鼓膜位移、TCD搏动指数[34]、眼压[35]、视神经鞘直径[36,37]、视神经鞘磁共振可用于无创ICP估测。至今还没有一种无创方法能代替有创ICP监测。

波形分析

正常的ICP波形包括3个随呼吸节律变化的成分。第1个波是冲击波（P1），它由心脏射血通过脑室脉络膜丛形成。第2个波是潮汐波（P2），反映大脑的顺应性。第3个波是重搏波（P3），反映主动脉瓣关闭。在生理条件下，冲击波振幅最高，潮汐波和重搏波的振幅逐渐变小。当出现颅内高压时，大脑顺应性降低，这反映在潮汐波和重搏波峰值超过了冲击波的峰值（图24.8）。

病理性波形包括A波、B波和C波，由Lundberg在20世纪60年代发现。病理性的A波或平台波表现为ICP急剧升高50～100 mmHg，通常持续5～20 min，说明颅内顺应性和脑血管自动调节机制的丧失。此外，这可造成正反馈循环的发展，最终导致脑灌注压持续降低，随后出现脑缺血[38,39]。因此，A波的出现提示需要紧急干预以控制ICP。B波表现为以0.5～2波/分钟的频率出现、升高20～30 mmHg的波形，反映了脑灌注压处于正常自动调节下限时的血管张力。C波出现的频率为4～8次/分钟，反映了全身血管舒缩张力的变化，几乎没有病理意义。

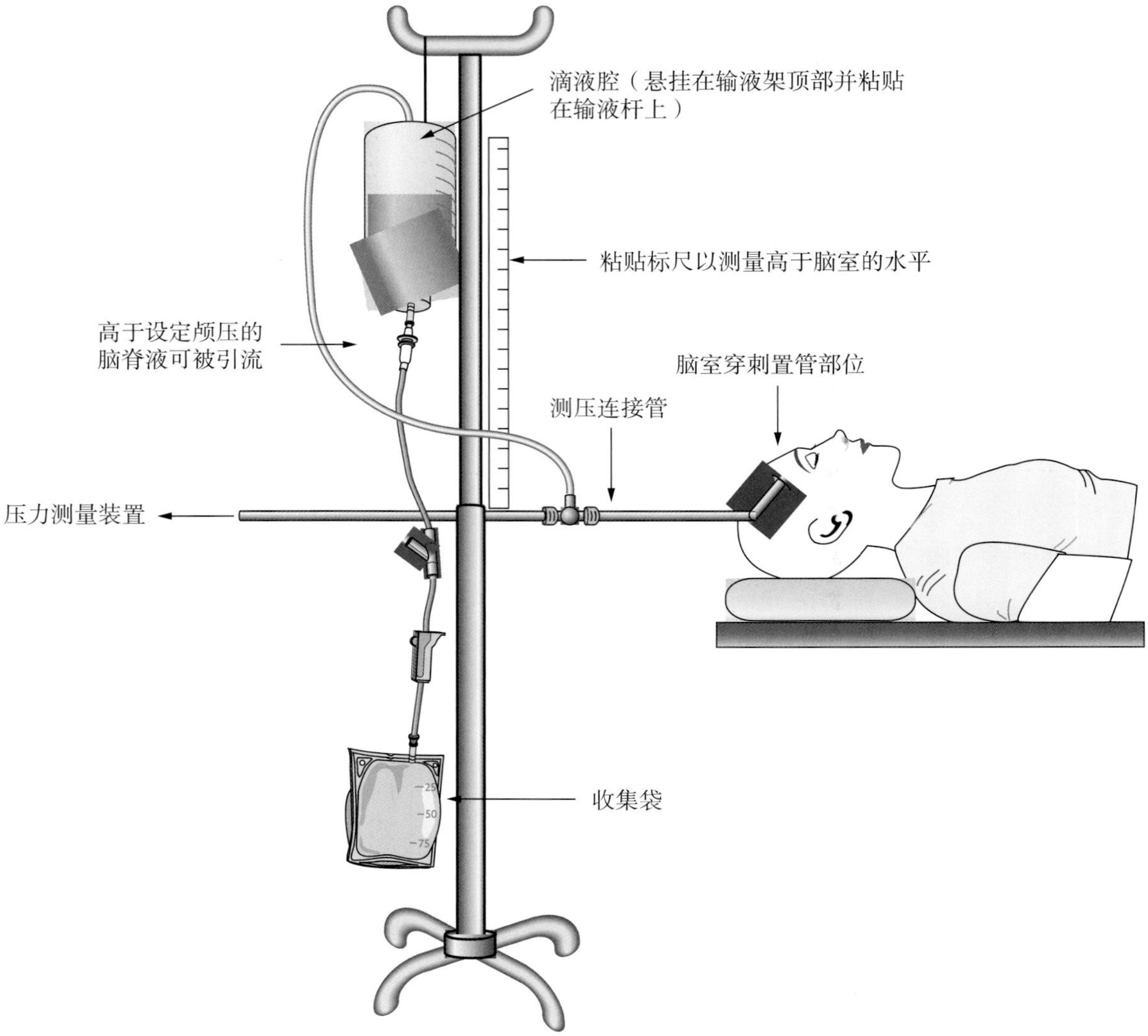

• **图 24.6** 脑室外引流（EVD）装置（Reprinted with permission from Kofke WA et al.Neurologic Intensive Care.In：Albin MS，ed. Textbook of Neuroanesthesia with Neurosurgical and Neuroscience Perspectives.New York：McGraw-Hill；1997.）

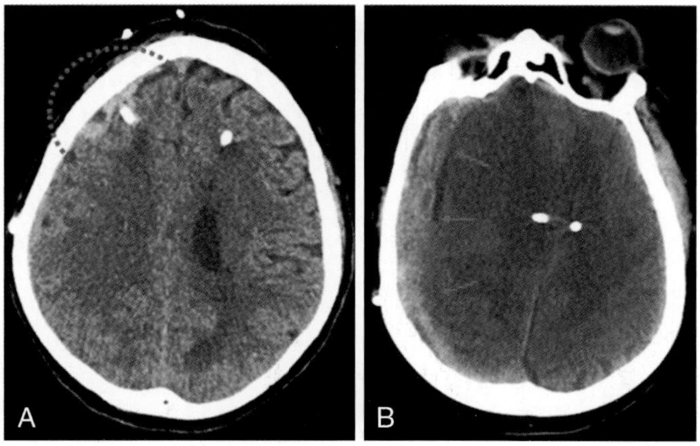

• **图 24.7** 口服抗凝药患者脑室外引流（EVD）后出现硬膜下血肿（SDH）。A．EVD 置管后初始 CT 显示小的硬膜下 SDH；B．EVD 置管后 6 h 复查头部 CT，显示显著扩大的血肿，需要进一步减压手术

颅内高压的治疗

治疗颅内高压的主要目标是通过维持适当的 CPP、氧合和葡萄糖（非高血糖）提供充足的氧气和营养成分，防止继发性损伤的发生。最好的临床策略是诊断并治疗潜在病因，避免恶化因素，降低 ICP（表 24.4）。当前，急性脑损伤的治疗目标是维持 ICP < 22 mmHg，CPP 在 60 ~ 70 mmHg，收缩压目标为 100 mmHg（50 ~ 69 岁）或 110 mmHg（15 ~ 49 岁或年龄大于 70 岁）[17]。CPP 自动调节导致的高灌注压可能增加全身并发症的风险，包括急性呼吸窘迫综合征（ARDS）的发展[40,41]。但最近的证据没有显示出这样的关联[42,43]。这可归因于治疗 ARDS 时肺保护策略的发展。此外，正如 Lund 等认为，高血压

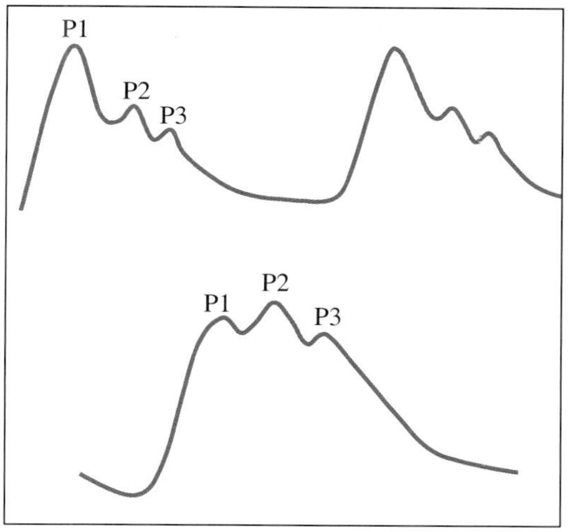

• **图 24.8** 颅内压（ICP）波形。上图为正常 ICP 波形：P1，冲击波；P2，潮汐波；P3，重搏波。下图：颅内高压时典型的无顺应性 ICP 波形。当 ICP 增加时，一个明显的 P2 高于 P1

导致的脑水肿进展可进一步增加 ICP。ICP 升高导致静脉回流减少，静脉压增加，脑水肿恶化加重，构成一个始于血压升高的正反馈循环。

治疗颅内高压的首要目标是消除一切可能的病因。这并不总能实现，在这种情况下，治疗目标是控制 ICP，以期导致颅内高压的原发病因能够缓解。控制 ICP 是一种支持策略，目的在于 ICP 得到控制之前保护存活的神经组织。通常降 ICP 采用以下 6 种治疗措施：①降低脑血容量；②降低 CSF 量；③增加血浆渗透压；④切除坏死或损伤脑组织，或切除非必要的存活脑组织（如前颞叶组织）；⑤清除非神经组织肿块或血肿；⑥切除部分颅骨，使肿胀脑组织膨出不受限（颅骨减压术）。本章中，我们将基于目前现有的治疗原则对干预措施进行分类（图 24.9）。脑组织氧合监测的发展有时会影响这些治疗手段的应用以确保持续优化脑氧分压（$PbrO_2$）。然而，因为术中操作的有创性及对手术视野的影响，脑组织氧合监测在术中应用受限。

表 24.4	颅内压增高的可能原因
局部占位	
■ 脑肿瘤	
■ 脑脓肿	
■ 脑梗或者脑出血	
■ 脑积水	
轴索外液体堆积	
■ 硬膜外血肿	
■ 硬膜下血肿	
■ 硬膜下积液	
■ 积脓	
■ 颅腔积气	
弥漫性病变	
■ 毒性代谢性脑病导致的脑水肿	
■ 脑外伤	
■ 蛛网膜下腔出血	
■ 脑膜脑炎	
■ 肝性脑病（高氨血症）	

颅内高压 / 脑疝的治疗方案

分级为 0：L0 级

- 气道、呼吸和循环（airway，breathing and circulation，ABC）
- 头高位
- 退热和抗寒战药物
- 激素
- 影像学

气道、呼吸和循环（ABC）

紧急评估 TBI 患者气道通畅性、氧合、通气和稳定的循环可最大限度减少如低血压、低氧导致的二次伤害。对于需要行紧急气管插管的患者，在操作时

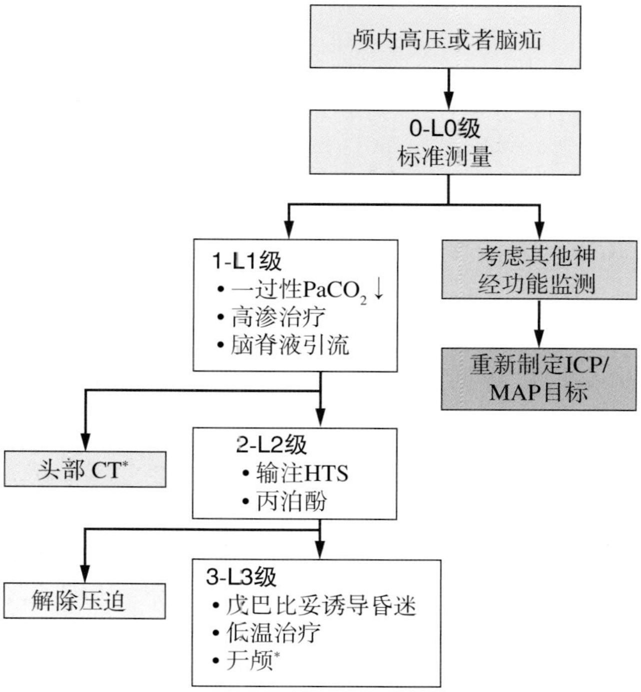

*如果没有脑部影像，在患者安全转运的前提下行非增强头部CT检查

• **图 24.9** ICP 增加时的分级诊疗流程

则需要最大限度减少ICP的升高。可通过小心摆放体位、合适的肌松药（如果需要）和适当的镇静（但不是药物诱导昏迷）达到目的。利多卡因预处理是一种实用的降低喉镜暴露引起ICP急性升高的干预方法，但支持这一方法的临床证据有限[46]。

头高位

现有临床试验对于抬高床头（head of bed elevation，HBE）能否获益尚无一致的结论[47]，在条件允许时将床头抬高30°并保持中立位以促进脑静脉血的回流[48,49]。在手术室中如果无法实现头高位，也可采用反向Trendelenburg体位[50]。抬高床头带来的潜在好处包括静脉回流的改善和CSF的重新分布。脑静脉引流的主要途径有深、浅静脉窦系统和颈内、外静脉。[51]如果有颈托，请确保它不会太紧，避免限制了静脉血的回流。医护人员应尽量减少ICP升高的操作（吸痰、咳嗽、疼痛）。推算CPP时应考虑到抬高床头的影响[52,53]。

退热和抗寒战药物

发热增加脑代谢，因此增加代谢需求和脑血流量，最终导致颅内压升高。试验性研究显示发热与脑损伤增加有关。[54]最近一项纳入了355例TBI患者的研究显示，发热是TBI预后的独立预测因素。早期发热可能是TBI不良预后的独立风险因素。

激素

不推荐为了改善结局或降低ICP而给予TBI患者激素。大剂量甲泼尼龙可能与死亡风险增加有关，TBI患者禁用[56,57]。此外，糖皮质激素在治疗脑梗死或者继发于颅内出血的脑水肿中并没有用。

如果担心存在脑瘤、脑膜脑炎或脓肿继发的血管源性水肿，可启动大剂量糖皮质激素（地塞米松）治疗。给予激素数小时内即可出现ICP降低和症状改善，48 ~ 72 h内MRI显示水肿减轻[58]。地塞米松加强肿瘤周围水肿的清除，上调血管生成素-1这一血脑屏障（BBB）的强稳定因子，并下调星形细胞中的血管内皮生长因子[59]。地塞米松的初始剂量为10 mg，此后每6 h予4 mg维持。激素抵抗性颅内高压患者使用碳酸酐酶抑制剂可能获益[60]。

影像学

出现神经系统急症时，应尽快进行头部CT扫描用于判断是否需要紧急内科或手术治疗。在转运至CT室前，应进行复苏和稳定患者的治疗。因为CT扫描更快速且易于实施，往往优先进行CT检查，后续治疗过程中可酌情考虑MRI。

分级为1：L1减少脑血容量

- 甘露醇和高渗盐水脱水治疗
- 短暂过度通气
- 脑室外引流
- 注意：如果1级干预未能控制ICP或者有脑疝的征象，需考虑立即进行减压手术

过度通气

在急诊的情况下，过度通气是快速降颅压的有效措施。正常成人每100 g脑组织含3 ~ 4 ml的脑血容量（CBV），其中70%的血在静脉中。静脉和毛细血管对$PaCO_2$的波动无反应；因此，过度通气改变CBV是通过动脉对$PaCO_2$的反应实现的。过度通气已应用近百年，[61]最早由Lundberg在1959年报道。因为脑血流量（CBF）很大程度上依赖于$PaCO_2$，过度通气时$PaCO_2$下降，引起脑血管收缩进而减少CBV和ICP。$PaCO_2$每降低1 mmHg，CBF降低3%，这是通过细胞外液的pH变化介导的[63-68]。因此，$PaCO_2$水平在20 ~ 25 mmHg时，CBF降低可达40% ~ 50%[69]。然而，CBF会在6 ~ 24 h后回到开始水平，因为细胞外液的碳酸氢盐缓冲使pH到正常状态。在近端肾小管水平，碳酸氢根的重吸收受到抑制，同时刺激分泌H^+。在碱中毒时，这种代偿反应在数分钟后被触发，持续数小时至数天以维持CSF和血管周围pH的稳态[70,71]。值得注意的是，突然停止过度通气会导致CBF反弹而引起颅内高压危象，因此过度通气应逐渐减停。

插管患者的过度通气可通过增加潮气量或通气频率实现，也常被用于“松脑”以改善神经外科手术的视野暴露。一项多中心随机研究显示，在开颅手术中应用过度通气将$PaCO_2$维持在25±2 mmHg可有效降低ICP并改善手术视野。[72]然而，目前的共识是在颅内手术中保持正常$PaCO_2$，并考虑在“紧脑”对其他治疗方法无效时，短暂过度通气作为一种临时措施。

过度通气时脑和全身系统反应

过度通气不仅作用于脑血管，还会引起全身多器

官系统的反应。过度通气可降低肾、胃肠、皮肤、肌肉组织的灌注[28,70]。对呼吸系统的影响包括低碳酸血症诱导的支气管收缩、减少低氧肺血管收缩、增加肺泡血管膜通透性[70,74]。此外，呼吸性碱中毒导致氧解离曲线左移，加重组织缺氧，并减少冠状动脉血流，从而增加了冠状动脉痉挛的风险[28,70]。过度通气增加细胞外乳酸和谷氨酸水平，这可能导致继发性脑损伤[75]。

过度通气可导致CBF降低至风险水平[76]（图24.10）。一项研究显示常规应用过度通气的创伤患者3～6个月后的神经系统结局更差（图24.11）。其原因尚不明确，因为没有研究证明过度通气时发生了无氧代谢。可能的原因包括：①过度通气导致碱中毒以及氧和血红蛋白的结合力增加；②降低癫痫阈值[78]；③过度通气可能只产生短暂效应，或产生反常性ICP升高（图24.12）；④在过度通气停止后，可能发生反常性脑脊液酸中毒[65,66]。

TBI相关的多项临床研究证实过度通气可导致

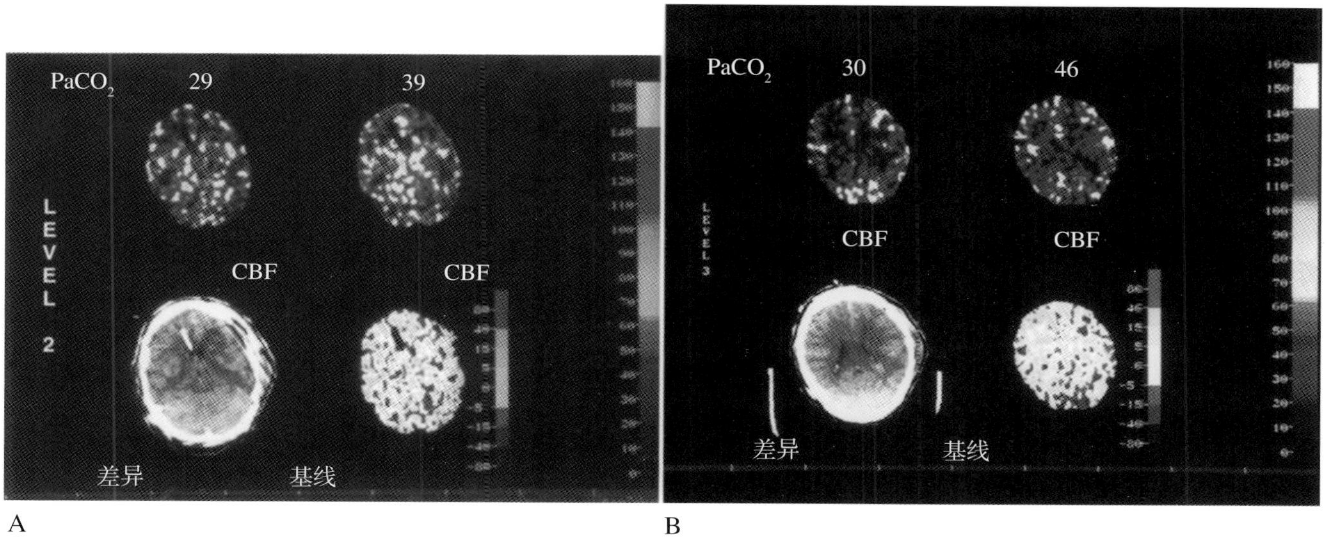

• **图 24.10（也见彩图）** 过度通气对脑血流量（CBF）的影响。过度通气对CBF不同影响的两个例子：两张图显示了在有过度通气和无过度通气的头部创伤患者中的氙气增强脑血流成像。右侧显示的CBF标尺单位为ml/(100 g・min)，并显示在每个研究的上方。CT图像显示在下，CBF图显示在上。A．$PaCO_2$从39 mmHg降至29 mmHg。基线扫描显示充血（右），过度通气扫描显示CBF约为30 ml/(100 g・min)（左），是可接受的流量。B．$PaCO_2$从46 mmHg降至30 mmHg。基线CBF（右）只有勉强可以接受的CBF。过度通气（左）的影响是导致广泛区域的CBF小于20 ml/(100 g・min)，这是不可接受的血流量（Reprinted with permission from Kofke WA et al.Neurologic intensive care.In Albin MS，ed.Textbook of Neuroanesthesia with Neurosurgical and Neuroscience Perspectives.New York：McGraw-Hill；1997.）

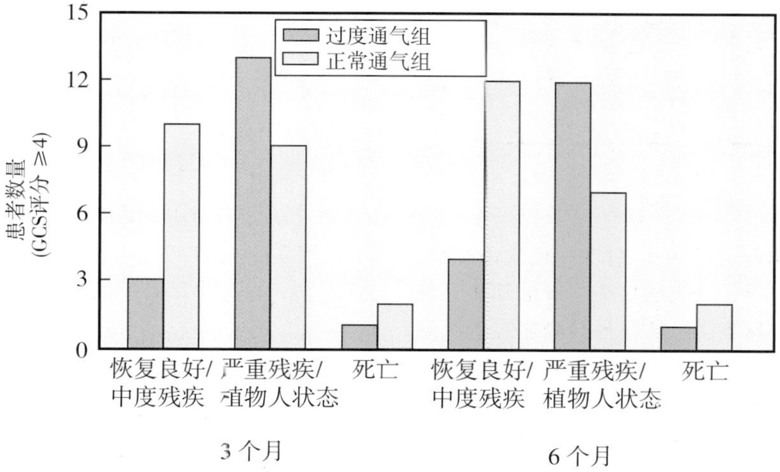

• **图 24.11** 脑外伤患者随机分为过度通气组和正常通气组，结果显示过度通气组预后更差

CBF 的显著减少。持续的过度通气使颈静脉球氧饱和度（$SjvO_2$）和脑组织局部氧分压（$PbtO_2$）显著降低 [79]。当使用 $PbtO_2$ 监测仪时，可检测到低碳酸血症增加脑组织缺氧的可能性 [80]。这种影响在 TBI 后的最初几天更明显，与预后不良有关 [81]。Coles 等通过改良 PET 扫描评估伤后 10 天内患者 CBF、CBV 和氧摄取分数（oxygen extraction factor，OEF），发现低碳酸血症可导致 CBF 减少，缺血区容积和 OEF 增加 [82]。

可通过直接测定 OBF 或颈静脉球血氧饱和度判断是否存在充血 [83]。脑组织 $PbrO_2$ 可能有助于这一判断，但该观点有待证实。颅内高压与跨脑组织（3 ～ 4 vol%）低 A-VDO_2 相关，这时过度通气是安全的。在紧急情况下，即使不知道颅内高压的性质（缺血性或充血性），也可实施紧急过度通气来降低 ICP、逆转脑疝综合征或平台波，直到可以进行更明确的诊断或治疗。

TBI 的过度通气

创伤后脑组织对缺血损伤非常敏感 [28,84]。TBI 急性期压力自动调节和 CO_2 反应机制通常会加剧，特别是在邻近脑挫伤或血肿的半暗带 [85,86]。压力自动调节和 CO_2 反应性的丧失通常与 TBI 较差的预后相关 [87]。

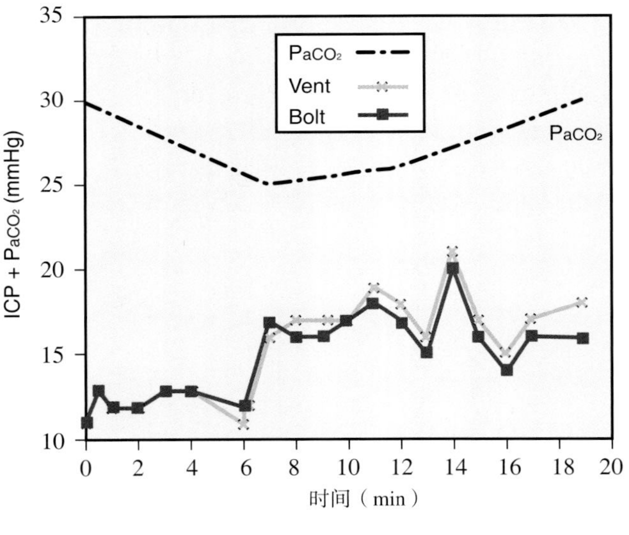

• **图 24.12**　机械过度通气引起的颅内压（ICP）反常性升高，推测是由于机械压力效应主导了低碳酸血症引起的脑血管收缩。可能是过度换气引起血压下降，从而导致脑血容量反射性增加。“Bolt”指蛛网膜下腔的导管，“Vent”指脑室内的导管（Reproduced with permission from Ropper A，Kennedy S：Postoperative neurosurgical care.In：Ropper A，ed.Neurological and Neurosurgical Intensive Care.New York：Raven Press；1993：185-191.）

因此，维持脑灌注压、避免低血压和低碳酸血症引起的脑血管收缩是至关重要的 [17,84,88]。

TBI 过度通气与临床结局的相关性缺乏新的研究证据。1971 年，Gordon 对接受长时间过度通气治疗的 251 名患者进行了回顾性研究，其中 51 人过度通气至 $PaCO_2$ 在 25 ～ 30 mmHg，过度通气时间从 6 h 到 41 天不等（平均 10 天）。过度通气组死亡率较低（9.8% vs 32.8%）；然而，幸存者出现更多的严重神经系统后遗症。两组完全康复的患者之间没有区别 [89]。另一项前瞻性随机研究通过评估接受或未实施 5 天过度通气治疗的 TBI 患者预后，发现过度通气组在 3 个月和 6 个月时有更好的临床结果；然而，1 年后的差异不再显著。

TBI 患者 $PaCO_2$ 的目标值

- 尽管没有充足的证据表明 TBI 后过度通气有利还是有害，目前的指南不建议将其用于预防性治疗。
- 在紧急情况下，推荐在急性颅内高压患者中应用短时间（10 ～ 15 min）过度通气维持 $PaCO_2$ 在 30 ～ 35 mmHg。
- 正常通气状态下目标 $PaCO_2$ 为 35 ～ 40 mmHg、脉搏氧饱和度为 95% 和（或）PaO_2 为 80 mmHg。
- 创伤后 24 h 内应避免过度通气，该阶段常存在 CBF 急剧减少和缺血风险增加。
- 过度通气时，推荐使用 $SjvO_2$ 或 $PbtO_2$ 用于监测氧输送。
- 禁止突然终止过度通气，因可导致 ICP 反跳。
- 如果测得 CBF 并明确颅内高压是充血引起的，理论上支持个体化的过度通气，但需要持续监测 CBF。目前这种监测并没有广泛使用，但未来可能成为常规监测手段之一。

以下这种情况推荐使用过度通气作为临时降低 ICP 的措施 [17,73]：

- 脑疝
- 危及生命的 ICP 升高。例如出现 A 型平台波，同时查明诱因，等待脱水疗效
- 难治性脑出血（intracerebral hemorrhage，ICH）。过度通气与其他三级治疗措施联合使用，如去骨瓣减压术、低体温疗法或给予大剂量巴比妥酸盐。
- 只有在其他措施无效的情况下，才考虑在神经外科干预中辅助大脑放松（处理脑膨出）。

高渗疗法

通过静脉补充甘露醇、高渗盐水（hypertonic saline，HTS）等高渗物质，产生易于水通过血脑屏障进入循环的渗透压梯度，然后通过肾排除。其净作用是减少组织间液并降低ICP。甘露醇或HTS的任一治疗在急性ICP升高中具有类似的降压作用[90-92]。

甘露醇目前仍是常用的高渗性药物。甘露醇是一种渗透性利尿剂，可通过肾小球自由滤过但不会被肾小管重吸收。它通过两个主要作用降低ICP：首先，通过低黏度介导的自动调节血管收缩，也称为“流变效应”[93]；其次，通过血脑屏障完好的区域脱水进一步降低ICP[94-96]。然而，这可能受限于细胞内特有渗透机制平衡跨膜渗透梯度[97,98]。

通过外周或者中心静脉通路输注0.5 ~ 1 g/kg负荷剂量的甘露醇，此后可每4 ~ 6 h重复一次[90]。降颅压数分钟起效，1 h达峰，持续4 ~ 6 h[99]。同时应该监测液体出入量、肾功能及血浆渗透压，当血浆渗透压大于> 320 mOsm/kg时，高渗治疗没有效果。当血浆渗透压> 320 mOsm/kg时，计算渗透压间隙（渗透压测量值 - 渗透压计算值）。若渗透压间隙小于20 mOsm/kg，补充甘露醇；若大于20 mOsm/kg，由于此时肾功能障碍风险增高，应考虑给予HTS[100]。肾病患者应谨慎使用渗透性利尿剂。甘露醇的另一个常见并发症是利尿效应导致的低血压。快速输注甘露醇常可导致血压下降，可以通过减慢输注速度（15 ~ 30 min）减少低血压的发生[101]。

不幸的是，甘露醇有迟发性升高ICP的作用，这可通过四种机制发生。第一，作为一种强效渗透利尿剂，甘露醇有降低全身血容量的继发效应，从而降低心输出量和血压，引起CBV增加的自动反射调节导致ICP升高[10]。第二，排尿量增加，如果静脉不补充等量液体可导致红细胞压积升高，拮抗此前甘露醇引起的黏度下降[102,103]。第三，甘露醇与尿素相似，可通过不可预知的方式穿透血脑屏障，导致ICP反弹性升高[102,103]。其反射系数为0.9，提示它甚至可以缓慢地扩散到正常的脑组织中。第四，理论上通过特发性渗透物，细胞内渗透压也可增加，导致停止甘露醇输注后更易发生脑容量反弹增加[97,98]。输注晶体平衡液补充丢失的尿量可能减少甘露醇相关并发症的发生，一旦血浆渗透压升高，则不能迅速降低到先前的水平，除非临床改善表明脱水降低ICP治疗是合适的。任何患者颅内压周期性突然反弹都应当考虑这一点。

HTS在很多中心作为替代甘露醇的一线药物，其越来越多地用于急性ICP升高的治疗。HTS的反射系数为1.0104，无潜在恶性利尿和过度降低血容量的作用，这个特点使其成为最受欢迎的高渗性药物。

McKesson于1919年最早提出HTS用于降低ICP[105]，其使用浓度为2% ~ 23.4%[106]。HTS可单独使用或与甘露醇联合使用。2% ~ 3%的HTS可通过外周单次给药，浓度> 5%的HTS因其高渗性需经过中心静脉导管输注（表24.5）。然而，在紧急情况下，无论是否存在中心静脉通路，都应给予3% ~ 7.5%的HTS治疗。两项院前治疗试验通过外周静脉输注3%和7.5%的HTS发现并未显示任何副作用[107,108]。通过骨髓通路给予HTS应小心，输注浓度应小于7%，否则有肌肉坏死的潜在风险[109]。

HTS的作用机制涉及很多理论，最常见的就是促使液体从细胞内转移至血管内和细胞外间质。另外，HTS缩红细胞，使其更易于变形和提高其透过毛细血管的能力[110]。最近的一项研究显示，HTS通过舒张血管、线粒体效应、消水肿作用改善脑组织氧合和代谢障碍[111]。这些综合效应通过改善流变性，以及作用于血脑屏障水通道蛋白的渗透活性，产生双相降ICP效果[112]。水通道蛋白负责脑脊液的产生和水的重新分布；TBI后水通道蛋白活性下调可能与脑水肿的发生有关。另外，先前的证据提示HTS通过减少中性粒细胞和内皮细胞的激活调节内在的免疫反应、降低血管损伤和通透性[113]。

在颅内高压、蛛网膜下腔出血（subarachnoid hemorrhage，SAH）和脑出血的动物模型中曾开展过HTS研究。既往一项著名的犬类脑出血相关研究显示，HTS与包括血肿周围区域在内的整个大脑实

表24.5 常用的高渗溶液治疗

液体	Na浓度	Cl浓度	渗透压（mOsm/L）	剂量
20%甘露醇	N/A	1098	0.5 ~ 1.0 g/kg	
25%甘露醇	N/A	1375	0.5 ~ 1.0 g/kg	
3%HTS	513	513	1027	150 ml
5%HTS	856	856	1711	150 ml
23.4%HTS	4004	8008	30 ml	
生理盐水	154	154	308	N/A

Cl，氯；HTS，高渗盐水；Na，钠（From Hinson HE，Stein D，Sheth KN. Hypertonic saline and mannitol therapy in critical care neurology. J Intensive Care Med. 2013；28（1）：3-11.doi：10. 1177/0885066611400688.）

质的压力降低有关 [114]。最近，Schreibman 等描述了一个实验性脑出血模型，在该模型中，高渗疗法通过降低血肿周围组织中的小胶质细胞 / 巨噬细胞的激活来减少神经炎症 [115]。Yin 等在 TBI 大鼠模型中发现，HTS 能够通过下调水通道蛋白 4 抑制脑组织水肿、促炎细胞因子表达和细胞凋亡，改善 TBI 引起的脑水肿 [116]。在用甘露醇或 HTS 治疗脑出血的犬类中，两种药物都有效降低了 ICP，但 HTS 的持续时间更长 [114]。

临床研究报道了 HTS 在缺血性脑卒中、脑出血、SAH、TBI 和肝性脑病中的应用。所有研究均显示 HTS 能够有效、可重复地降低 ICP 同时改善脑灌注压。事实上，Suarez 等在 8 名患者中发现当其他药物治疗都不起作用时，23.4% 的 HTS 能够有效降低 ICP（图 24.13）[117]。

Tseng 等报道了 10 例重度 SAH 患者，在脑血管阻力降低的情况下，ICP 降低约 75%，而脑血流量增加，提示 23.4% HTS 潜在的流变学和脑血管舒张功能 [118]。Al-Rawi 等证实在重度 SAH 患者中使用 23.4%HTS，随着组织氧合和代谢的改善，CBF 增加 [119]。更重要的是，这种组织氧合的增加被发现与神经功能改善相关 [120]。

Ware 等评估 23.4% HTS 在甘露醇耐受 TBI 患者中的作用，发现 HTS 降低 ICP 的时间较甘露醇更长，且当 Na > 150 mEq/L 时，HTS 仍有效。[121]Paredes-Andrade 等研究 23.4% HTS 在不同血清和脑脊液渗透压下对 ICP 的作用。发现 HTS 降低 ICP 与血清或脑脊液渗透压无关，其可能存在非渗透性的作用机制 [122]。最近，30% HTS 应用于 TBI 患者的研究中没有观察到有害作用或血液异常 [123]。在 2013 年，Eskandari 等

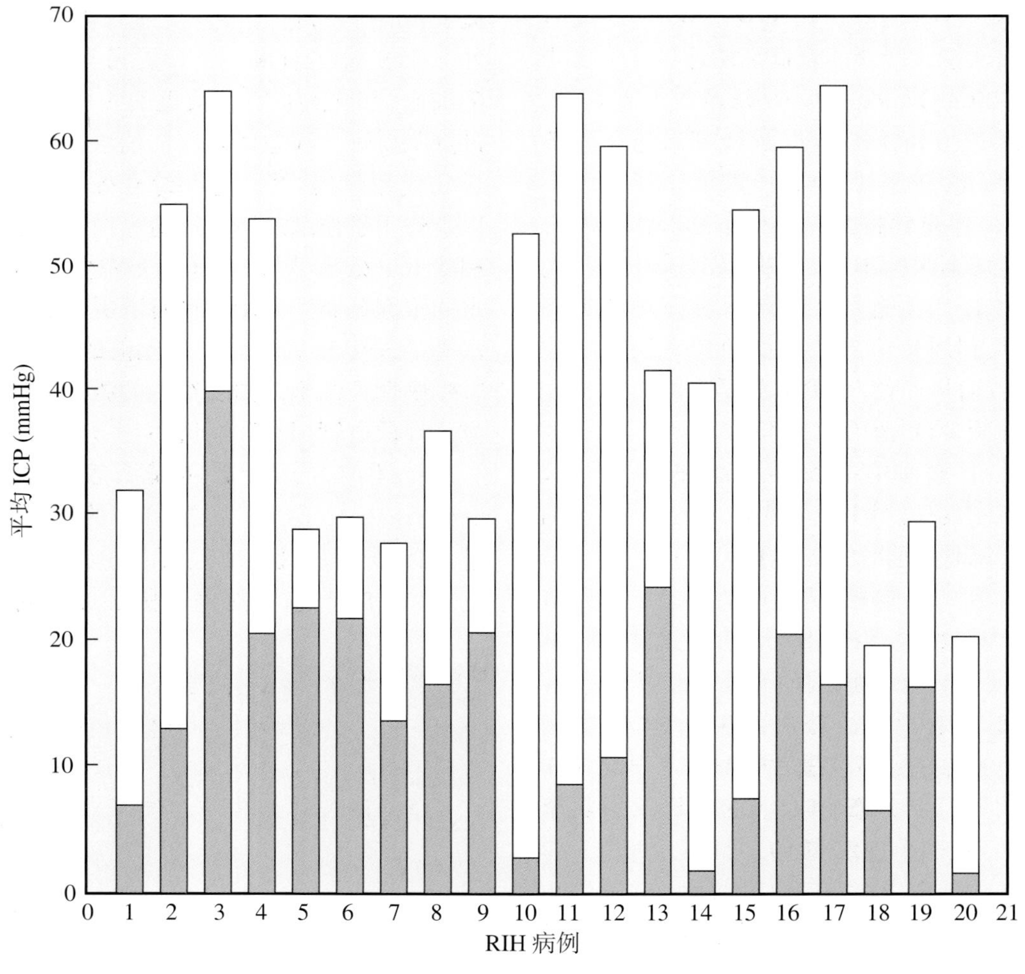

• **图 24.13** 此堆积柱状图显示了难治性颅内高压（RIH）的治疗前平均颅内压（ICP）和 23.4% 生理盐水治疗后 1 h 的平均 ICP。患者分布如下：1，自发性基底节区出血；2，蛛网膜下腔出血；3，蛛网膜下腔出血；4 ～ 6，颅脑外伤；7 ～ 8，蛛网膜下腔出血；9，蛛网膜下腔出血；10 ～ 12，蛛网膜下腔出血；13 ～ 20，脑肿瘤（Reproduced with permission of Suarez JI，Qureshi AI，Bhardwaj A，et al：Crit Care Med 1998；26：1118-1122.）

用 14.6% HTS 治疗 TBI 患者，结果显示其对难治性颅内高压（refractory intracranial hypertension，RIH）患者仍然安全有效，重复给予 14.6% HTS 治疗的 TBI 患者未出现肾功能或血流动力学的显著改变 [124]。氧化应激过程在继发性脑损伤中起重要作用。在一项对 33 名 TBI 成人患者的研究中发现 HTS 可通过降低血清总抗氧化能力、活性氧和一氧化氮的数量，从而发挥抗氧化作用 [125]。Diringer 等在 9 名脑缺血性卒中出现脑水肿加重至中线偏移的患者中研究了 23.4% HTS 和 20% 甘露醇对 CBF、CBV、OEF 和脑氧代谢率的影响。他们发现对侧未受影响的脑半球 CBF 的增加依赖于平均动脉压，而 CBV 并未受到影响，驳斥了先前认为的代偿性脑血管收缩是降低 ICP 的一种机制 [126]。

HTS 降 ICP 的作用

儿项小规模临床研究评估了 HTS 降 ICP 的作用。Qureshi 等通过回顾性研究发现 HTS 能够降脑损伤术后脑水肿的 ICP，但对非创伤性脑出血或缺血性脑卒中患者没有作用 [127]。Schatzman 等开展了前瞻性非随机试验评估 HTS 在重度脑损伤中的治疗效果，发现 HTS 降 ICP 作用明显 [128]。Vialet 等在后续前瞻性随机试验中发现 HTS 在 TBI 患者中控制 ICP 的效果较甘露醇更好 [129]。另一项前瞻性随机研究则没有显示 HTS 较常规治疗有更佳的 ICP 控制效果，但该研究样本量偏小，并且进入该研究的患者病情更重 [130]。有三项研究支持 HTS 可安全、有效地用于 TBI 儿童患者的降 ICP 治疗。[131-133]Suarez 等发现在重度 SAH 患者中 HTS 可有效在降低 ICP 的同时增加 CBF（图 24.13）[117]。Schwartz 等比较了 HTS/羟乙基淀粉和甘露醇在缺血性卒中颅内高压患者中的治疗效果。两种治疗均能够降低 ICP，但 HTS 组控制较好 [128]。

Murphy 等证实在肝性脑病颅内高压患者中使用 HTS 可维持 ICP 下降 [134]。另外，HTS 和甘露醇也可作为合并脑水肿的等待肝移植患者的桥接治疗 [135]。

尽管很多研究证实 HTS 具有改善 ICP 及其他作用，但其对于长期临床的结局仍不清楚。1991 年，Vassar 等证实接受 HTS 治疗的患者可能有更好的结局 [136]。一项随机对照试验将 226 名接受院前复苏治疗的 TBI 患者随机分配至 250 ml 7.5% HTS 组或等量乳酸林格液组。出院生存率、6 个月生存率、创伤后 6 个月神经功能在两组之间没有差异 [137]。这项研究没有评估整个住院期间的 HTS 使用情况。Koenig 等在 68 例因各种颅内病变导致小脑幕切迹疝的患者中评估了 23.4% HTS 的作用，发现 HTS 能够迅速降低 ICP 并逆转小脑幕切迹疝，但临床结局仍欠佳 [138]。

整体而言，一些随机试验对比了甘露醇和 HTS 在各种原因（脑外伤、脑卒中、肿瘤）导致的颅内高压中的作用 [90,91,129,139,140]。这些研究的荟萃分析发现 HTS 似乎对 ICP 升高的控制更有效，但临床结局尚未得到系统性评估 [141,142]。尚需更多临床试验明确 HTS 和甘露醇在治疗急性颅内高压中的确切作用。

HTS 很可能在颅内高压的治疗中有积极作用。但是其潜在副作用也需要关注，或许最重要的顾虑就是肾衰竭。Peterson 报道了 10 名儿童中有 2 名儿童出现了不可逆的肾损伤，但可能也与多器官衰竭和脓毒症有关 [131]。Valadka 等 [143] 和 Dominquez 等 [144] 则在述评中进一步强调了这一问题，而 Bratton 等 [145] 则不同意这类治疗存在高风险。Suarez[146] 总结了其他的潜在副作用，见下文。

颅内并发症

- 反弹性水肿。
- 损害血脑屏障（“渗透性开放”）。
- 过度神经元死亡。短暂性脑缺血大鼠模型显示在持续输注 7.5% 盐水后临床结局更差。[147] 但尚无相关临床证据。
- 高钠血症相关的意识水平改变 [148]。
- 脑桥中央髓鞘溶解症，一般与低钠血症（通常为慢性）的过快纠正有关 [149]。在正常血钠浓度的患者中使用 HTS 则与之无关。

全身并发症

- 充血性心衰 [146]。
- 短暂低血压。在动物模型中发现快速静脉输注高渗性液体可以导致低血压 [150,151]。
- HTS 可导致血小板凝聚减少和凝血因子异常 [152]。但是最近用旋转血栓弹力图（ROTEM）评估发现对凝血和血小板功能并无影响。用 HTS 或者甘露醇控制 ICP 并不损害凝血功能 [153]。
- 大量 HTS 导致低钾血症和高氯代谢性酸中毒 [154]。
- 静脉炎。应通过中心静脉导管输注 [146]。
- 肾衰竭 [132,143-145]。正如上文讨论的，HTS 与肾衰竭的相关性并不明确。在动物模型或者无常见 ICU 肾衰竭病因（如脓毒症和器官衰竭）的患者中，无肾衰竭的报道。

脑脊液引流

通过脑室引流减少脑脊液的量（图24.5和图24.6）。通过将引流装置置于中脑以上的预定水平或规定在ICP超过20 ~ 25 mmHg时打开引流管可调控引流量。当患者咳嗽或在常规护理过程中进行引流管操作时，保持引流管打开有过度引流脑脊液的风险，并可能导致脑室塌陷或硬膜下出血。引流管周围局部压力突然过度降低可能会产生ICP梯度，导致脑疝综合征。但是保持引流管夹闭状态并检测ICP，则存在颅内高压未得到治疗的风险。

分级为2：L2

- 高渗性盐水输注：如果启动了HTS治疗，应当设定血钠目标。通常，血钠> 160 mEq/L时将无任何获益。为了维持HTS有效控制ICP的作用，维持完整的血脑屏障和钠浓度梯度（血清钠 - 脑钠）才能够促进脑组织中的水向外转移。当输注HTS已达到ICP目标时，应维持此时的血钠浓度水平直到脑水肿消退。
- 减少脑血容量的药物：丙泊酚、依托咪酯、利多卡因。

降低脑血容量的药物

降低CBF（从而降低脑血容量）以降低颅内压的药物包括巴比妥类[155,156,157]、苯二氮䓬类[158]、依托咪酯[159,160]和丙泊酚[155,161]。值得注意的是，这些都是中枢神经系统抑制剂，一旦脑电图呈等电位，这些药物就会失效。因此，它们的使用意味着临床医生无法行任何可靠的神经系统检查。与过度通气不同，这些药物降低CBF的同时也降低脑代谢率，因此，CBF的降低不应提供无氧代谢的环境。利多卡因也能降低CBF和脑代谢率以降低ICP，尽管神经功能无明显受损[162,163]。甘露醇的即刻作用也是通过减少脑血容量介导的，尽管这无疑是轻微和暂时的效果。巴比妥类药物作为3级疗法将在下文中讨论。

丙泊酚

丙泊酚通过降低脑氧代谢率和CBF来降低ICP[164]。在紧急情况下，可在机械通气患者中给予1 ~ 3 mg/kg负荷量并持续输注。尽管丙泊酚能够降低ICP，但同时也显著降低血压，特别是单次推注时，为了维持CPP需要补液或给予缩血管药物[165]。在使用丙泊酚时需监测脑电双频指数（bispectral index，BIS）或者利用其他的脑电监测手段。最近的研究证据表明BIS相比Richmond躁动 - 镇静评分（Richmond Agitation and Sedation Scale，RASS）是更可靠的维持稳定镇静状态和ICP的工具。更深的镇静水平（BIS 40 ~ 50）与更快的颅内压降低相关[166]。部分接受丙泊酚治疗的患者可能会出现丙泊酚输注综合征（propofol infusion syndrome，PRIS）。PRIS是丙泊酚输注后出现的一系列临床和实验室检查异常，其特征为代谢性酸中毒、肌酸激酶（CK）升高、高钾血症、肝酶升高、横纹肌溶解、甘油三酯升高和急性肾衰竭[167]。PRIS更常见于长期（> 48 h）或大剂量［> 4 mg/(kg・h) 或67 μg/(kg・min)］输注后。治疗包括立即停止输注丙泊酚。丙泊酚的使用应限制在48 h以内。心功能不全和心律失常是死亡的主要原因。在严重病例中，需要使用正性肌力药物、机械装置以及体外支持来治疗心源性休克[168,169]。如果以极端速度［200 μg/（kg・min）］输注丙泊酚，则只能在其他治疗措施失效时短暂应用。患有严重TBI的儿童似乎对PRIS特别敏感，因此经常避免使用这种策略来降低ICP。

依托咪酯

依托咪酯通过降低CBF和脑代谢率来降低ICP[159,160]。其血流动力学作用不如巴比妥类药物有效，因此可以像硫喷妥类药物那样降低ICP而不降低CPP。由于抑制肾上腺皮质激素合成，除非同时给予激素补充，依托咪酯不适合长期输注以控制ICP[170]，且丙二醇毒性可能导致肾损害[171]。尽管如此，它可以在麻醉诱导期间作为控制ICP的辅助手段，特别是在担心血流动力学不稳定的情况下可在短时间内使用[172]。静脉注射剂量为0.1 ~ 0.3 mg/kg。

利多卡因

利多卡因通过降低CBF和脑代谢率来降低ICP，但没有像巴比妥类药物的CNS抑制作用[162,163]。虽然利多卡因降低ICP的作用不如巴比妥类有效和可靠，但对血流动力学不稳定或者巴比妥类可能会导致血流动力学波动时可考虑使用。在气道操作前使用利多可因有效[163]，但通常不长期用于颅内高压的治疗。当静脉注射0.5 ~ 1.5 mg/kg或气管内给药时，对于颅内高压的急性治疗最为有效，尤其是与气道操作相关的急性期治疗。

分级为 3：L3

L3 的治疗包括更积极的颅内高压治疗，因此副作用最严重。干预措施如下。

- 巴比妥类药物
- 低温治疗
- 短时间过度通气至 $PaCO_2$ 为 25 ～ 35 mmHg

巴比妥类药物

巴比妥类药物降 ICP 的机制包括减少 CBF、CBV、脑代谢率和癫痫活动[155-157]。戊巴比妥通常以 5 ～ 20 mg/kg 的负荷剂量推注，然后以 1～4 mg/(kg · h) 维持输注，滴定至 ICP/CPP 目标或连续脑电图（EEG）出现 5 ～ 20 s 的暴发抑制。脑电图暴发抑制提示达到了最大剂量。将巴比妥盐剂量增加至超过产生暴发抑制所需的剂量则不太可能进一步降低 ICP，因为脑代谢率不会进一步下降[173]。监测血清戊巴比妥水平，目标是 30 ～ 50 μg/ml。戊巴比妥治疗进展性 ICP 应当持续输注 24 ～ 96 h[174]。停止戊巴比妥治疗的指征包括：①负荷量戊巴比妥不再使 ICP 降低；②无论初始剂量反应如何好，给予最大剂量的戊巴比妥后仍出现颅内高压反弹；③ ICP 持续 24 ～ 48 h 低于 15 mmHg。在最后一种情况下，巴比妥类药物应在持续 ICP 监测中逐渐减停。

"巴比妥类药物昏迷"的治疗效果仍不明确。在 73 例对标准疗法无效的难治性颅内高压患者中进行的一项随机对照试验发现，使用戊巴比妥控制 ICP 的成功率升高了 50%。然而，这些组间的临床结局并没有差别[175]。另外两项随机对照试验发现巴比妥类药物并不能显著影响 TBI 患者的死亡率[176,177]。Ward 等将 53 例患者分配到预防性戊巴比妥治疗组与非巴比妥治疗组，发现两组无生存差异。此外，在戊巴比妥组中观察到低血压发生率更高[177]。Schwartz 等研究了甘露醇和戊巴比妥对 TBI 后伴或不伴血肿患者 ICP 控制的影响，在两组中均发现戊巴比妥治疗对 ICP 的控制更差[176]。通常，使用巴比妥类药物是"最后手段"，因为一些研究表明尽管巴比妥类药物能够降低 ICP，但似乎并不影响结局。最新的脑外伤基金会指南不推荐用巴比妥类药物来诱导脑电图下的暴发抑制预防颅内高压的发展。此外，在最大限度进行药物和手术治疗后仍存在难治性颅内高压时，推荐给予大剂量巴比妥类药物治疗。在开始治疗之前，血流动力学稳定至关重要。[17]

长期应用巴比妥类药物治疗颅内高压有几种不良反应。巴比妥类药物可导致神经系统检查不敏感。因此，颅内占位增大或其他神经疾病恶化可能并不明显，直到出现 ICP 升高或需要更大剂量的巴比妥类药物以维持正常的 ICP。患者可能发生低血压和呼吸抑制，可能需要药物以维持血压，并且必须进行气管插管和机械通气。患者可能发生消化道功能障碍，使其难以接受肠内营养。体温调节紊乱，可能无意间即出现低体温，并且可能因无发热症状而忽略了感染。最后，长期使用可能会出现生理成瘾和耐受，使得难以在癫痫不发作的情况下停止巴比妥类药物治疗。

可根据需要重复给予 1 ～ 4 mg/kg 的硫喷妥钠控制 ICP。随后可根据需要输注硫喷妥钠以控制 ICP。有报道指出在这种情况下，硫喷妥钠可在诱导时引起低钾血症，并在停药后出现反弹性高钾血症。

低温治疗

见体温管理部分。

外科减压

有证据表明，对于部分局灶性占位病变导致神经功能快速恶化的患者或药物治疗失败的患者可能获益于手术减压治疗，即使未曾尝试药物治疗。以下是不同急症情形下的处理策略。

- 排空积液（即硬膜下或硬膜外血肿）。
- 切除由脓肿或脑叶出血引起的脑内病变[178]。有时，脑叶切除术可以作为挽救生命的手术。
- 当肿瘤、缺血性或出血性卒中引起的血管源性水肿引起梗阻性脑积水时可行后颅窝减压术。
- TBI 或者严重缺血性脑卒中可行单侧或双侧去骨瓣减压术。
- 注意：当常规治疗改善 ICP 失败或者有脑疝征象时，神经重症监护医生和神经外科医生应当在病程的任何节点随时考虑当即进行外科减压手术。

颅骨去骨瓣减压术

去骨瓣减压术（decompressive craniectomy，DC）最初由 Thomas Kocher 于 1901 年报道，随后 Cushing 在 1908 年也报道了这种将单侧或双侧颅骨的一部分进行切除并打开下方硬脑膜的外科手术[179]。DC 通过去除颅骨的硬性限制，允许颅内容物进一步扩张，进而降低 ICP 和脑疝风险[180]。虽然颅内动脉血占颅内血容量的大部分，静脉对 ICP 的影响常被忽视。

弥漫性脑水肿可导致静脉回流障碍和静脉循环高压。在最近的一项TBI研究中发现解除静脉窦压迫可能是DC起到降低ICP作用的原因之一。

尽管DC已在许多神经系统疾病中进行了研究，但仅在TBI和卒中患者中进行过随机对照试验。DC可以是原发性（预防性）或继发性（治疗性）手段。一项针对创伤性硬膜下血肿（subdural hematoma，SDH）患者的队列研究表明，与常规开颅骨瓣替换手术相比，接受DC患者的死亡率较低。然而，尚无高质量证据支持这种方法。RESCUE-ASDH试验是一项多中心随机试验，旨在比较成人脑外伤患者急性硬膜下血肿清除术后接受预防性DC与骨瓣置换术的有效性（http：//www.rescueasdh.org/）；受试者招募已于2019年完成，其试验结果仍待揭晓。治疗性DC最常作为难治性重度颅内高压患者的最后一级（挽救生命）干预措施，这些患者通过前序的分层治疗难以控制ICP[180]。DC有三种主要术式，双额、单侧或双侧大骨瓣切除术、枕下切除术。颅骨切除术必须切除足够的大小方能有效地控制ICP。

DC和TBI

非随机试验研究显示，严重TBI后进行DC能够有效控制颅内高压和改善生存。但是，这似乎以牺牲长期功能为代价，造成不同程度的严重残疾[181-183]。最近的两项随机临床试验——DECRA研究[184]和RESCUEicp研究[185]探索了DC在严重TBI患者中控制颅内高压的效果。DECRA研究将155名成人患者随机分为双额去骨瓣组和颅内高压常规治疗组。与药物治疗相比，DC降低ICP更明显，但长期结局不佳（植物人状态或者严重残疾）。RESCUEicp研究将双额颅骨切除术或单侧大骨瓣切除术作为难治性颅内高压的最后治疗手段，408名受试者在药物治疗耐受后ICP > 25 mmHg持续1 h后被随机分到继续药物治疗组或者DC组。与药物治疗组相比，DC组6个月死亡率更低（48.9% vs 26.9%；$P < 0.01$）；但植物人状态和严重残疾率更高。

DC与卒中

几项试验调查了DC对恶性大脑中动脉（middle cerebral artery，MCA）梗死的影响，包括DECIMAL试验[186]、DESTINY试验[187]和HAMLET试验[188]。这三项试验证实DC能够降低60岁以下恶性MCA梗死患者的死亡率，但功能结局没有任何改善。DESTINY Ⅱ试验[189]则研究了60岁以上恶性MCA梗死患者。与药物治疗相比，61 ~ 82岁患者大面积脑半球梗死48 h内行半侧颅骨切除术可有效降低死亡率（33% vs 70%；$P < 0.01$），但有较高比例的严重残疾生存者（mRS 4 ~ 5）。两项系统综述总结了卒中患者行DC的临床结局，发现与年龄无关，在成人中DC可显著降低恶性MCA梗死患者的死亡率并改善功能结局，但可能增加生存者重度残疾的风险，尽管差异并不显著[190,191]。

DC属于大手术，其潜在并发症包括硬膜下囊肿、感染、脑积水、颅骨缺损处脑疝、脑脊液漏以及同侧或对侧硬膜外血肿或硬膜下血肿[192,193]。Grant和Norcross在1939年描述了环锯综合征，其与DC治疗颅内高压后的复发密切相关。它通常发生在恢复一段时间后，临床表现包括癫痫发作、虚弱或瘫痪、感觉变化、精神状态改变和头痛[194,195]。其治疗方法是颅骨成形术。

一种少见但可能致命的并发症是在半侧颅骨切除术（大面积颅骨缺损）后发生的反常性小脑幕切迹疝。DC术后任何时候都可能发生，甚至可能在几个月后出现[196]。DC术后容易导致小脑幕上脑组织受到大气压的影响，必须在潜在的脑疝发生部位（即枕骨大孔或颅骨缺损处）通过脑脊液压力缓冲。当这些缓冲功能因为脑脊液漏、腰穿、脑室引流而受损时，可能诱发脑疝。常见症状包括急性ICP升高表现，如意识水平下降、瞳孔大小不等、双侧瞳孔散大或反应丧失、自主神经功能不稳定等。然而，任何控制ICP的治疗都无效甚至可能加重。相反，患者应处于平卧或Trendelenburg体位（头低脚高位），夹闭脑脊液引流管，静脉补充晶体溶液，对于硬膜脑脊液漏患者应予硬膜外血块贴片治疗。

DC在治疗重度TBI和大面积脑卒中的顽固性颅内高压中起重要作用，但其真正获益尚不清楚。尽管DC是一种控制ICP的方法，但不应当常规用于治疗颅内高压。DC的决策不仅是急性状况，更应考虑长期结局。在术前应对患者家属进行充分告知。

生理学

令人满意的围手术期神经系统管理的本质是提供一个理想的生理和生化内环境以促进良好的恢复。

脑血管储备

处理急性脑损伤时，生理学考虑的宗旨是与脑血管储备相关的问题。简单地说，指大脑代偿生理应激的能力，如低血糖、低氧血症、低血压和贫血。在这些情况下，血管舒张以代偿性增加 CBF。

动物实验表明，脑血管储备功能受损时脑梗死倾向增加[197]。例如，一侧颈动脉闭塞或中度低氧血症不会引发症状，因为脑血管扩张能够代偿。的确有些观点认为，在正常的脑血管代偿机制下发生的动脉低氧血症不会造成脑损伤。当然，该观念的一个影响因素是缺氧性心肌功能障碍导致机体死亡，使得孤立的神经元损伤不会发生。然而，颈动脉闭塞合并低氧，反之亦然，或在代偿机制已经到极限时，不能适应进一步的氧供下降，脑卒中便会发生[197]。类似情况在临床上比比皆是[198-201]。这种脑血管储备能力减弱的例子包括脑水肿、低氧血症、贫血、颈动脉狭窄、梗死周围半暗带等。虽然不容易定量，但很明显在这些情况中氧供受限增加了大脑神经元损伤的风险[201]。

气道的评估和管理

注意事项

中枢神经系统损伤患者的气道管理有以下几点注意事项。首先，如果存在颅内病理生理改变，与气道操作相关的血流动力学或呼吸系统改变可导致 ICP 升高、脑水肿加重或颅内出血恶化。虽然许多患者到达手术室时已经插管，但有些患者，特别是那些硬膜外血肿的患者，可能是清醒的，可以自主呼吸。TBI 的气道管理可能因为一些因素而变得复杂，包括病情的紧急程度、难以判断颈椎状态、气道梗阻情况不确定（可能因存在血液、呕吐物、口腔内残渣、喉咽损伤或颅底骨折引起）、饱胃、颅内高压及不确定的容量状态。必须将所有需要急诊手术的 TBI 患者视为饱胃状态。如果脊髓损伤（最初临床上可能不明显），则颈椎操作有产生或恶化急性瘫痪的风险。除非明确排除，否则应假定绝大多数头部受伤的患者均存在颈椎不稳定。

评估

气道评估与大多数麻醉前评估一致。然而，需要特殊关注以下病史和体格检查。

1. NPO（禁食水）状态。这是很有用的病史信息，但因为大多数急诊脑外伤患者均被视为饱胃状态，很少改变麻醉计划。
2. ICP 增加的证据。这会影响插管药物的选择（见上文颅内高压临床体征和症状）。
3. 相关事件发生的病史。这有助于了解损伤为直接损伤还是继发性损伤。
4. 其他可获取的病史。
5. 是否存在神经功能缺损，尤其是截瘫或四肢瘫痪。这可能会影响支持插管药物的选择和插管的方法，或提示可能的自主神经功能障碍。四肢瘫痪患者对插管的儿茶酚胺反应显著减弱[202]。
6. 气道损伤的证据。
7. 误吸或其他妨碍气体充分交换的证据。与精神状态改变相关的肺损伤或误吸将导致插管期间饱和度更快下降，并可能恶化神经功能结局。

治疗方法

气道管理中要考虑选择是否要抑制中枢神经系统及抑制深度，以及使用哪些工具进行有效的气管插管。每种方法都有其优点和缺点，需基于疾病过程中的获益和风险进行临床判断。

清醒 vs 睡眠

麻醉方法选择可从清醒和无镇静到使用神经肌肉阻滞的完全麻醉。在可能存在颅内高压或脑出血的情况下，麻醉药物的副作用可用于控制全身性高血压和颅内高压。本章并不涉及麻醉药物作用的详细内容。但是，简而言之，硫喷妥钠、丙泊酚和依托咪酯具有直接降 ICP 的特性，可在插管期间使用，而众所周知气管插管是一种可导致 ICP 升高的操作[203,204]。联合使用芬太尼等阿片类药物会增强降血压药物（如硫喷妥或丙泊酚）的降压作用。神经肌肉阻滞可以用维库溴铵或罗库溴铵来实现，这两种药物都没有任何脑血管效应的报道[205]。琥珀酰胆碱也可以使用，尽管人们仍然担心它会导致 ICP 升高，这可能与 CBF 增加引起传入神经纺锤体刺激有关[206]。然而，在大量推注上述常用诱导药物后，琥珀酰胆碱似乎并不会引起显著问题。此外，对于超急性发作的截瘫或四肢瘫痪（即在烟碱受体上调之前），使用琥珀酰胆碱在理论上是安全的。但 Cruz 和 Kofke 认为在任何时候都应该避免在脊髓损伤患者中使用琥珀酰胆碱，考虑到受体上调的速度或不准确的病史，使用琥珀酰胆碱可能会导致致命性的高钾血症[207]。

对于急性脊髓损伤（SCI）的清醒合作患者，清醒气管插管也是选择之一。但清醒气管插管既有优点也有缺点（表 24.6）。回顾性研究显示，急性 SCI 后

表 24.6 清醒纤支镜插管

优点	缺点
■ 神经评估可以在气道管理后进行 ■ 在整个过程中保持自主通气 ■ 头和颈部保持在中立位置，气道是安全的 ■ 通常需要镇静状态，可能影响临床评估	■ 耗时 ■ 即使有足够的表面麻醉，咳嗽和呕吐仍可能发生，并可能导致颈椎活动移位 ■ 可能由于分泌物过多、存在血液和呕吐物导致视野不佳 ■ 需要技术专家 ■ 局麻药具有全身毒性的风险

在清醒或者睡眠状态下行纤支镜引导的气管插管神经功能结局没有差别。因此，选择插管方法必须基于临床场景、患者合作度和临床经验[208]。

是否进行环状软骨压迫？推测在实施环状软骨压迫时，任一单向压力作用于颈椎都可能导致颈部过度活动并恶化先前存在的病变[209]。研究显示，环状软骨压迫（在后颈部无支撑的情况下）导致颈椎不同程度的移位[210-212]。回顾性研究发现，出现移位的颈椎损伤患者并未出现神经功能受损[213]。虽然如此，避免导致潜在颈椎骨折的活动仍是有意义的。在外伤患者中常采用双手操作以提供后颈部支撑和稳定颈椎后部，相比于单手操作是更安全的选择[214]。在完成气管插管之前，助手应专门进行双手操作的通气而不要分配其他任务。如果双手技术阻碍了声门暴露，则可能需要将其切换回单手操作，以改善喉镜视野[215]。环状软骨压迫在脊髓损伤时的应用是有争议的，因在颈椎骨折处加压可能导致移位。甚至连环状软骨压迫是否能预防反流也是有争议的。这些作者们在对急性颈部脊髓损伤患者进行快速诱导时并不常规行环状软骨压迫；轻柔的“BURP”手法可用于改善声门暴露。

建立人工气道时颈椎的移位

操作工具。基于回顾性证据和专家意见，虽然气道操作期间的神经系统损伤非常罕见，但所有气道操作手法都可能引起一定程度的颈椎活动[208,216,217]。对于颈髓损伤患者，除根据需要进行安全清醒镇静外，一般最好少用或不用麻醉药物，然后在良好的表面麻醉下进行纤支镜插管。清醒插管需要患者配合，当不可能合作进行清醒插管或者必须紧急插管时，都需要在保持颈部直线不活动时用直接喉镜插管，这并不会出现明显的神经并发症[218]，尽管其解剖有效性被质疑。值得注意的是，Lennarsen 等[219]报道在新鲜尸体中进行了 Macintosh 喉镜检查试验，发现不论是牵引和轴线固定都不能阻止 C4 ~ C5 受伤颈椎的移位或成角。虽然对这种方法产生或加重颈椎损伤的担忧持续存在，在这些患者中，全身麻醉后喉镜快速插管是唯一可行的选择，因此它仍然用于急诊或不合作的患者。事实上，高级创伤生命支持指南建议直接喉镜检查和用手固定是急性颈部 SCI 患者行急诊气管插管最常用的技术。对 122 名麻醉医师的调查结果显示，间接插管技术是颈椎损伤（cervical spine injury，CSI）患者择期插管的首选技术，而直接喉镜插管技术是紧急插管的首选方法[220]。

有许多关于各种气管插管方法的报道，这些报道终点各有不同。有些是简单的病例报告，表明特定的技术在颈椎不稳定的特定患者中有效。然而，一项前瞻性随机研究提供了有利于特定方法的结论性结局数据，该研究仍未发表。尽管如此，仍有一些研究使用了其他合理的替代终点，可以为某些方法提供证据支持。

进行基本气道操作时，即使在有颈托的情况下，如面罩通气、提颏和托下颌均可能导致颈椎移位[221,222]。嗅花位需将下颈部屈曲和上颈部头部伸展。在普通麻醉状态患者中，用经典 Macintosh 喉镜暴露时，活动部位主要为寰枕关节和寰枢关节（C1 ~ C2）。通过直接喉镜检查，下颈段仅微小移位[223,224]。在颈椎不稳定的尸体研究中，发现与经口腔或经鼻腔插管相比，提颏和托下颌导致更多的颈椎移位和椎间盘间隙增加，但在不提颏或颈部伸展的情况下托下颌导致的移位显著减少[225]。

Turkstra 等[226]开展了一项研究，通过透视评估普通麻醉患者进行球囊面罩通气（bag-valve-mask ventilation，BVM）、Macintosh 喉镜暴露、光棒和 GlideScope 可视喉镜操作中的颈部活动。研究发现，BVM 颈部活动最小，Macintosh 喉镜暴露颈部伸展度最大。使用光棒和 GlideScope 可视喉镜较 Macintosh 喉镜暴露的颈部活动更小，插管时间与光棒相等，而可视喉镜插管需更长时间。

Rudolph 等[227]比较 Macintosh 喉镜和 Bonvil 硬质纤维喉镜，后者颈部活动小，但不能绝对避免。Hastings 等[224]评估了没有透视的情况下的外部伸展幅度，Bullard 喉镜比 Miller 和 Macintosh 喉镜的颈部活动微小。

Robitaille 等[228]报道在用肌松药全麻插管及用手轴向固定的患者中，GlideScope 可视喉镜可更好地暴露声门，但同直接喉镜比较并不能显著降低无颈部病变患者的活动。

Brimacombe 等 [229] 在存在 C3 颈椎不稳定的尸体中比较了面罩通气、食管 / 气管联合管、喉镜引导插管、可弯纤维支气管镜引导插管、可插管喉罩（laryngeal mask airway，LMA）和最大头颈部屈伸的影响。纤维镜造成的位移可以忽略不计，LMA 和面罩 / 提颏引起的位移也可忽略，喉镜检查时位移更明显，联合管则是位移最明显的。图 24.14 显示颈部伸展最大值的百分比。

Gerling 等 [230] 在另一项颈椎损伤尸体的造影研究中比较了喉镜联合轴线固定的影响，发现 Miller 喉镜引起的颈部位移较 Macintosh 喉镜小，且插管时手动固定优于颈托固定。

GlideScope、C-MAC、McGrath、Airtraq 等可视喉镜能够在手动轴线固定时实现较好的声门暴露，并且可能减少颈椎移位 [228,231-233]。但对于没有经验的医生来说可能需要更长的操作时间。Ruetzler 等报道在困难插管的模拟情景下，GlideScope 和 C-MAC 优于传统直接喉镜 [234]。Suppan 等发表的一篇系统评价和荟萃分析总结了比较 Macintosh 喉镜和其他插管工具在颈椎固定患者中应用的随机对照试验，发现 Airtraq 与首次尝试插管失败的显著减少、较高的 Cormack-Lehane 1 级比例、操作时间缩短和口咽并发症降低有关 [235]。Bruck 等在比较了 C-MAC 和 Glide-Scope 在颈椎病患者中的应用，发现二者均能够实现良好的声门暴露，但使用 GlideScope 的首次气管插管成功率更高。[236]Yumul 等 [237] 比较了

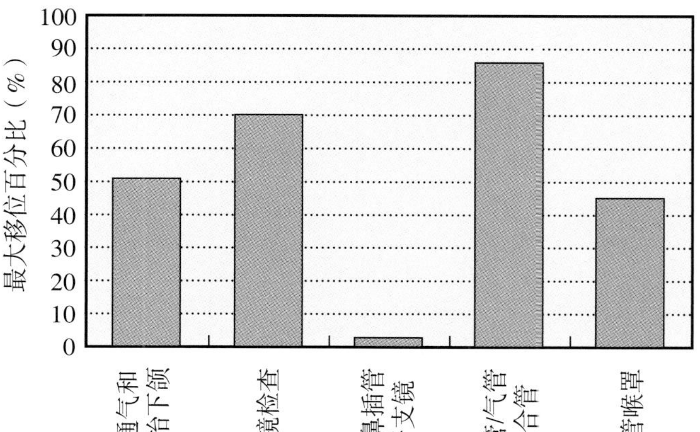

• **图 24.14** 总结各种气道操作对颈椎不稳定的新鲜尸体的影响。LMA：喉罩（From data of Brimacombe J，Keller C，Kunzel K，et al：Anesth Analg 2000；91：1274-1278.）

C-MAC 可视喉镜与普通目镜纤支镜引导气管插管在颈椎固定患者中的应用，发现两者在插管时的声门暴露无显著区别，但 C-MAC 可视喉镜辅助的插管速度更快，且反射性心动过速更少。Holmes 等 [238] 报道在大规模教学医院创伤中心处理急性脊椎损伤患者时，可视喉镜是最常用的首选插管技术。清醒纤维支气管镜检查（fiberoptic bronchoscopy，FOB）和直接喉镜检查很少进行，无论选择何种方法均未发生继发于气道操作的神经功能恶化事件。

无论是镇静还是清醒纤支镜插管均很少引起颈椎的活动 [239]。然而在清醒插管期间，如果未充分局部麻醉，则可能引起咳嗽和（或）呕吐导致损失脊柱活动。事实上，在紧急情况下由缺乏经验的操作者行纤支镜插管失败率较高，如果患者不合作或气道内有较多血液或分泌物则操作可能更具有挑战性 [240]。

总的来说，急性颈椎损伤患者的气道管理可能是麻醉医生面临的最有挑战性的场景之一。传统观点推荐用纤支镜清醒插管以减少颈椎活动，同时也不影响插管后进行神经系统检查。然而在现实中，脑损伤患者通常无法配合，以至于尝试纤支镜插管时伴随的患者躁动会导致颈部活动引起难以接受的后果，导致在患者饱胃的情况下不得不增加镇静的深度。镇静深度可能充足也可能不足，这可能会将患者置于药理学感觉抑制和持续躁动及气道未受保护的中间状态。在出现低氧、饱胃、可能的气道损伤和相关分泌物的情况下，可能发展成为紧急情况，使用纤支镜插管技术意味着有计划的非快速插管伴随着不可预测和难以接受的低氧血症和（或）误吸风险。由于这些原因，在这种情况下，许多临床医生主张使用适量的中枢神经系统抑制剂和神经肌肉阻滞剂，同时进行颈部固定或轴线牵引，在直接喉镜下插管。在存在困难气道的情况下，应避免可能引起四肢瘫痪的喉镜下插管的极端尝试操作。应该迅速决策转移置入 LMA 以先建立氧合，然后通过 LMA 保护气道，再通过插管或气管切开术保护气道。

目前，随着可视喉镜的广泛应用，纤支镜的应用迅速减少。假设已经限制了颈部活动，操作者应该选择自己最有经验和擅长的方法。将这些数据应用于个体患者需要进行大量评估。通常证据支持的方法并不适合具体情况。不管怎样，视频喉镜插管建立气道已成为新的金标准，并且导致脊髓损伤恶化的风险几乎为零。

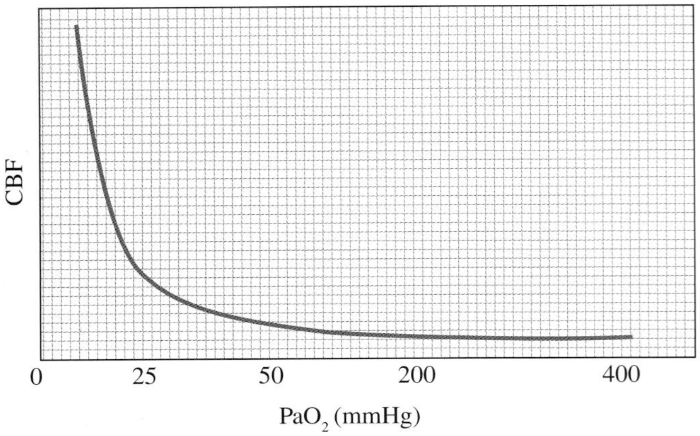

• **图 24.15**　高氧大脑血管收缩，低氧血症产生显著的血管舒张。CBF，脑血流量

氧合

PaO_2 生理学

图 24.15 描述了 CBF 和 PaO_2 的关系。低氧时 $PaO_2 < 50 \sim 60$ mmHg 且伴随血管扩张 [241]。相反，Floyd 等 [242] 在健康志愿者中阐述了高氧的缩血管效应和伴随的低碳酸血症（图 24.16）。Nakajima 等 [243] 评估了脑血管疾病患者是否存在这种现象，发现脑血管储备受损的区域脑血流不受高氧的影响。

结局

脑损伤患者的最佳 PaO_2 尚不清楚。有数据支持高氧治疗，也有数据表明这种方法是有害的。此外，关于 PaO_2 管理的床旁决策与前面讨论的脑血管储备问题进一步相关。因此低 PaO_2 时可通过血管舒张耐受，但当血管舒张储备受到损害时，则不能很好地耐受，如伴有颈动脉闭塞、脑水肿或贫血。

Fiskum 等在实验室的研究结果显示高氧治疗促进自由基的产生，而这种氧化应激可引起线粒体损伤，从而影响神经功能恢复 [244]。这种来自体外试验的概念在啮齿动物和犬类的体内研究中得到了支持。这些研究表明，在缺血性损伤之前或之后使用高氧治疗的神经系统预后更差 [245-247]。

反之，随着可靠和可行的脑组织 PO_2 监测手段出现 [248]，数据表明增加脑组织氧监测时，在脑缺氧的情况下维持正常氧合水平可能增加缺血损伤。确实，

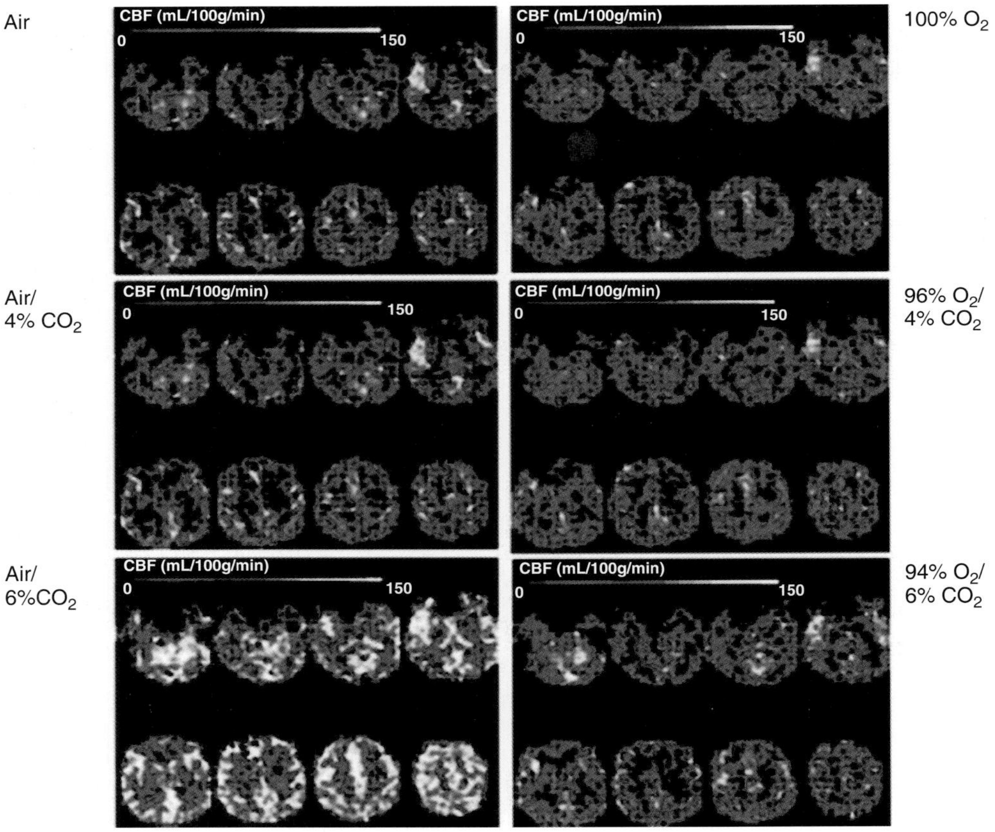

• **图 24.16**　（译者注：受版权限制，此图仅保留英文；也见彩图）Colorized continuous arterial spin labeled (CASL)-perfusion MRI images with scale depicting cerebral blood flow (*CBF*) changes in response to air: air 4% CO_2, air 6% CO_2, 100% O_2, 96% O_2/4% CO_2, and 94% O_2/6% CO_2.（Reproduced from Floyd T, Clark J, Gelfand R, et al: J App Physiol 2003;95:2453-2461 with permission.）

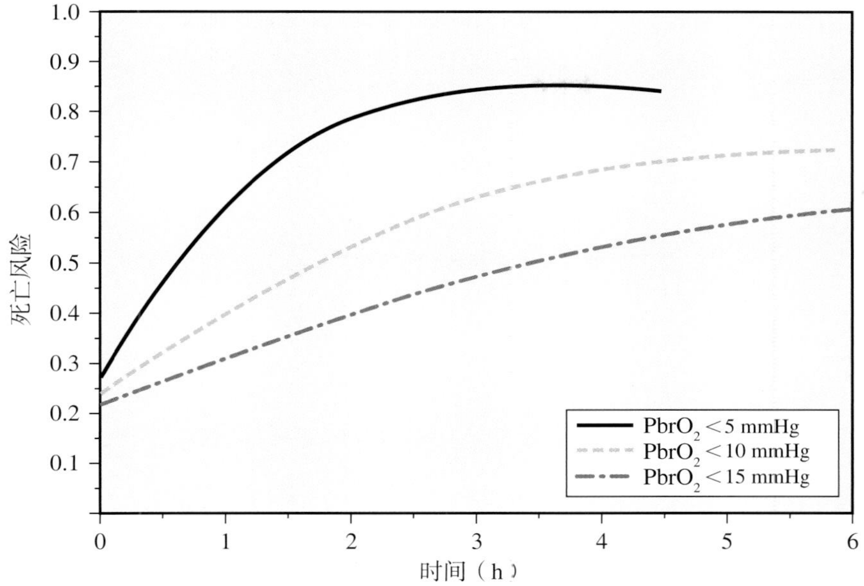

● **图 24.17** 将与初始低值相关的相对死亡风险函数分为 < 5 mmHg、 < 10 mmHg 和 < 15 mmHg。有序特征从曲线的分层开始， < 5 mmHg 比 < 10 mmHg 差， < 10 mmHg 比 < 15 mmHg 差。值得注意的是，曲线在长时间缺氧时趋于稳定（Redrawn from van den Brink W，van Santbrink H，Steyerberg E，et al：Neurosurgery 2000；46：876-878.）

近期许多报道创伤和 SAH 患者的非随机回顾性和前瞻性系列研究发现脑组织 PO_2 小于 20 ～ 30 mmHg 与神经系统结局恶化有关 [248-253]（图 24.17）。然而，值得注意的是，这些研究没有研究高氧的影响，这是 Fiskum 等证实的负面情况。这些研究指出了避免组织缺氧的价值，或许可能是以全身性高氧（而不是颅内高氧）为代价。然而，这些研究得出的一个侧面结果是避免高氧产生的影响，因为脑组织氧监测允许提供最小的 FiO_2，允许优化脑组织氧水平（即不高也不低）。

鉴于这些潜在存有争议的治疗措施，目前最明智的方法似乎是：在有脑组织 PO_2 监测条件下，调整生理参数以保持 $PbrO_2$ > 20 mmHg。这可能需要使用 FiO_2 > 60%，并伴有肺型氧中毒的风险 [254]。这种风险似乎能够耐受 1 ～ 2 天，但随时间延长，持续依赖于存在肺毒性的氧浓度会给医护人员带来更多压力去降低吸入氧浓度，即使这意味着需要使用更高的气道压力或允许 $PbrO_2$ 在几天后降低。

在无 $PbrO_2$ 监测时，临床医生只能根据脑氧合进行经验性治疗。如果认为许多大脑区域灌注良好且有高氧风险，肺部管理目标应为 PaO_2 刚好维持 SaO_2 > 95%。反之，如果有 ICP 升高和（或）脑低灌注区，合理的经验性治疗是将 FiO_2 维持在 0.6。这能显著避免急性肺损伤的风险且维持最大限度的 PaO_2 和 $PbrO_2$。

PEEP 和颅内高压

呼气末正压通气（PEEP）会使 ICP 增加 [255]（图 24.18）。这也是近几十年来临床研究关注的主题。这可能存在两种机制。一是通过减少脑静脉回流来增加脑静脉压和 ICP。二是通过降低血压和反射性增加脑血容量增加 ICP。Huseby 的研究数据显示只有非常高的 PEEP 才会产生脑静脉效应 [256]。

Frost 证实用 PEEP 5 ～ 12 cmH_2O（甚至瞬时可达 40 cmH_2O）可改善动脉氧合而不增加 ICP[257]。Shapiro 等 [255] 证实在脑损伤颅内高压患者中应用 PEEP（图 24.18）时可导致 ICP 升高。他们的数据显示，当 PEEP 引起平均动脉压下降时，CPP 下降最显著。这一发现与 Rosner[10] 提出的血压降低可导致脑血容量增加而升高 ICP 的观点一致。Aidinis 等 [258] 对猫的研究在更可控的环境下验证了这种观点。另外，他们评估了肺顺应性的作用，发现用油酸降低肺顺应性导致 PEEP 时增加 ICP 的效应减小。这些观点支持：当需要 PEEP 时，通常伴随肺顺应性的降低，此时 ICP 增加的效应并不显著。这可能与 PEEP 的血流动力学效应在无顺应性的肺中不明显有关 [259]，此时低血压引起的 CBV 增加也不会发生。

人们曾经认为高 PEEP 可能与 ICP 升高有关，然而，PEEP 导致脑静脉压增加从而使 ICP 升高的直觉想法可能并不直接简单。对于能够引起脑静脉压增加从而引起 ICP 升高的 PEEP 水平，脑静脉压必须和 ICP 水平一样。因此，ICP 越高，PEEP 也需要更高才能达到直接作用于 ICP 的静脉压。Huseby 等 [256] 在犬类的研究中证明了这个概念，在这个实验中 PEEP 随着不同起始水平的 ICP 增加而逐渐增加（图

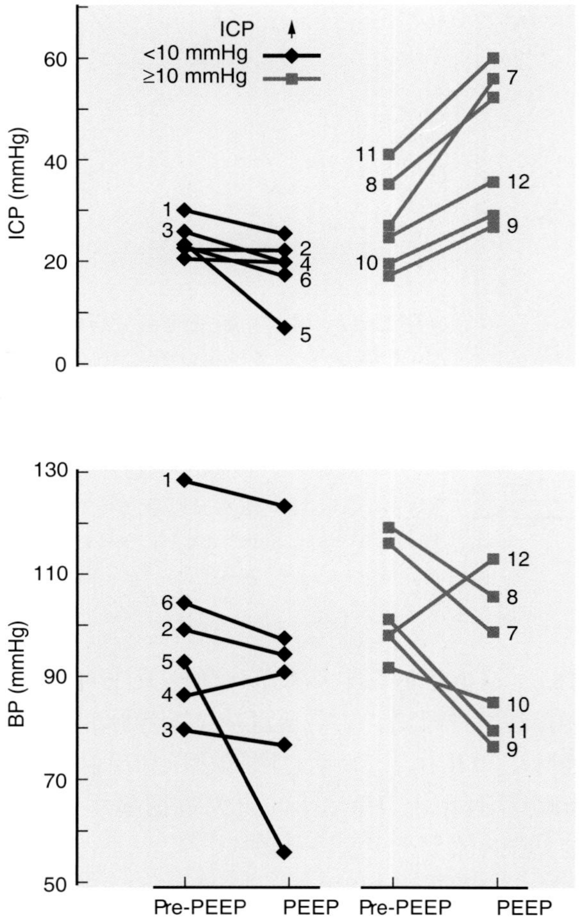

• **图 24.18** （译者注：受版权限制，此图仅保留英文）Intracranial pressure (*ICP*) and arterial blood pressure (*BP*) before and with the application of positive end-expiratory pressure (*PEEP*) (4 to 8 cmH_2O) in severely head-injured patients. The patients are arbitrarily divided into two groups: those with an ICP increase equal to or above 10 mmHg and those with ICP gains below 10 mmHg. Note that PEEP-induced blood pressure decreased appear to be more marked in patients sustaining larger ICP increases. (Reproduced by permission from Battison C, Andrews PJ, Graham C, et al: Randomized, controlled trial on the effect of a 20% mannitol solution and a 7.5% saline/6% dextran solution on increased intracranial pressure after brain injury.（Redrawn from Shapiro H, Marshall L: J Trauma 1978;18:254-256.）

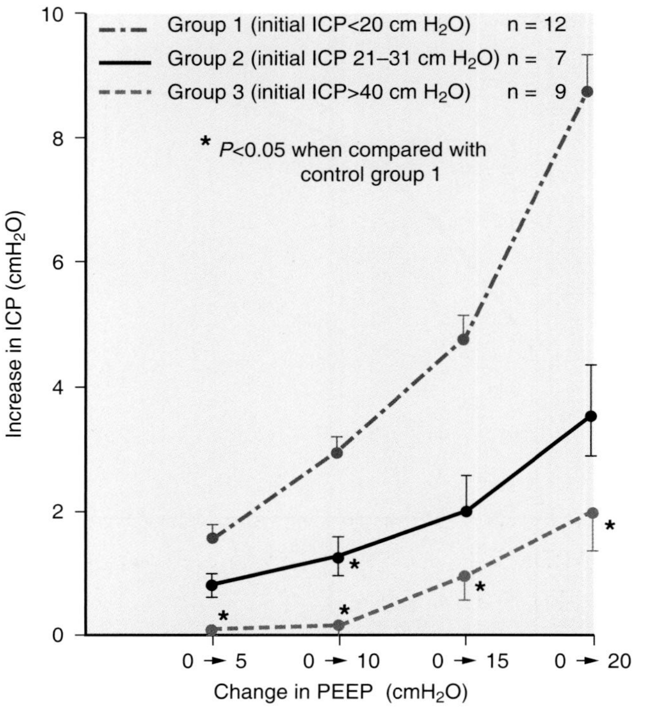

• **图 24.19** （译者注：受版权限制，此图仅保留英文）Increases in intracranial pressure (ICP) with positive endexpiratory pressure (PEEP) in dogs. Values are mean ± standard error of the mean. Group 1 included 12 animals with initial ICP less than 20 cmH_2O; group 2 included 7 animals with initial ICP of 21 to 39 cmH_2O; group 3 included 9 animals with initial ICP greater than 40 cmH_2O. Blood pressure was maintained constant in all animals. Note that with blood pressure maintained constant that the most significant increases in PEP occur in the animals with the lowest starting PEEP level.（Reproduced by permission from Huseby J, Luce J, Cary J, et al: J Neurosurg 1981;55:704-707.）

24.19）。值得注意的是，研究纠正了 PEEP 引起的血压下降以避免反射性脑血容量增加。他们提出了一个水力模型来更好地概念化这一点（图 24.20）。因此，例如，假设 10 cmH_2O 的 PEEP 压力能够全都传递到脑血管系统（尽管这不太可能，鉴于需要这种 PEEP 的肺顺应性可能下降），那么只有在 ICP ≤ 10 cmH_2O（7.7 mmHg）的情况下 ICP 才会受到影响，随着它增加到不高于所应用的 PEEP 水平。这种观察结果与存在 Starling 阻力器调节脑静脉流出的概念是一致的[260]。

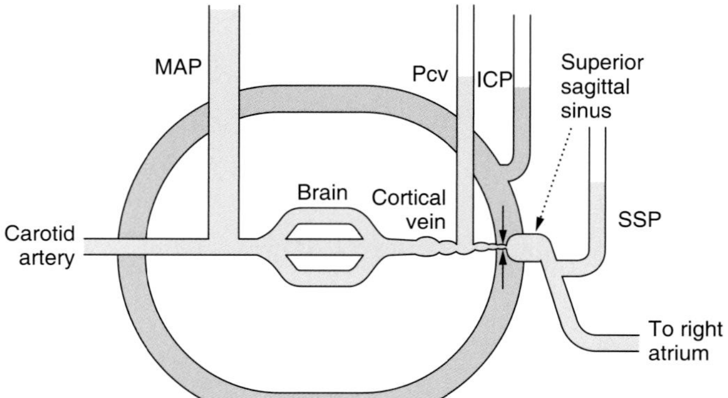

• **图 24.20** （译者注：受版权限制，此图仅保留英文）Schematic illustration of the intracranial space during raised intracranial pressure (*ICP*). The arrows indicate the position of the hypothesized Starling resistor. Here, the mean arterial pressure (*MAP*) is greater than ICP, which is greater than sagittal sinus pressure (*SSP*). Cortical vein pressure (*Pcv*) cannot fall below ICP, and thus flow is dependent on MAP-ICP and independent of small changes in SSP.（Reproduced by permission from Huseby J, Luce J, Cary J, et al: J Neurosurg 1981;55:704-707.）

最近的研究发现，PEEP 与 ICP 升高的相关性极小或为零。Georgiadis 等报道，在 AIS 患者中 PEEP 对 ICP 几乎没有影响[261]。在 SAH 和 TBI 患者中也有类似发现[262,263]。Boone 等在最近一项回顾性研究中发现，在无 ARDS 的重症 TBI 患者中，PEEP 的应用既不作用于 ICP，对 CPP 也无影响。但是，在合并严重 ARDS 的患者中，PEEP 对 ICP 和 CPP 的作用有微小的统计学差异。他们发现 PEEP 增加 5 cmH_2O 可使 ICP 升高 1.6 mmHg、CPP 降低 4.3 mmHg。这些研究表明 PEEP 可安全用于大多数严重脑损伤需要机械通气的患者。

考虑到以上研究通常样本量较小，因此很难从中得出结论。综上所述，机械通气与脑血流动力学之间的复杂关联似乎受多种患者特定因素影响。

ARDS 是极具研究兴趣的特殊领域，高 PEEP 和低潮气量的肺保护性治疗具有潜在的益处[265]。ARDS 在急性脑损伤患者中非常常见[266]，虽然发病率高，但最适合的通气策略仍不清楚。最近的证据建议在不同程度的急性肺损伤合并严重急性大脑损伤的患者中使用 PEEP 并不会对 ICP 或 CPP 产生有临床意义的影响[264]。

通气

$PaCO_2$ 生理学

$PaCO_2$ 取决于 CO_2 产生与排除的平衡。CO_2 的产生取决于代谢率与呼吸熵（CO_2 产量 /O_2 消耗，其正常值为 0.8）。影响 CO_2 产生增加的因素有甲亢、发热、儿茶酚胺升高、锻炼、脓毒症以及一些药物刺激。呼吸熵受能量代谢的影响，如过度摄入能量超过所需导致脂肪生成，这种 CO_2 产生过程寻致 CO_2 的生成大于 O_2 的消耗[267]。

CO_2 排出受分钟通气量和无效腔的影响。分钟通气量与 $PaCO_2$ 之间存在线性关系，因此可以使用一个简单的比例来预测分钟通气量变化后的 $PaCO_2$。无效腔效应更为复杂。无效腔可分为两种：解剖无效腔和生理无效腔。解剖无效腔是气道中不参与气体交换的部分，因为它不靠近肺毛细血管。这些结构包括口腔、气管、支气管和其他大气道。值得注意的是，气管插管可使解剖无效腔大致减半，经咽插管转为气管切开术后再次减半。生理性无效腔是不参与气体交换通气的部分肺泡，其灌注程度低于最佳区域。因此，当肺泡中气体量增加而肺泡灌注却没有相应增加时，将增加生理无效腔，或任何可能减少肺泡灌注而不相应减少通气量的措施都会增加生理无效腔。与生理无效腔增多相关的生理情况包括在顺应性肺中应用 PEEP、肺栓塞或休克。这种生理学的详细概述可以在 West 的研究中找到[267]。

在健康大脑中，当 $PaCO_2$ 在 20 ～ 60 mmHg 时，CBF 与 $PaCO_2$ 直接呈线性关系[268]。这种作用机制与 $PaCO_2$ 对脑脊液 pH 值的影响有关[269]。因此，慢性高碳酸血症及持续脑脊液 pH 调节的患者可能无法出现充血状态。当然，这些患者在 $PaCO_2$ 下降到相应水平时，CBF 的下降更为显著。

过度通气

$PaCO_2$ 介导的 CBF 改变通常不会产生对健康有影响的神经效应。但是，对脑损伤或者其他原因导致的 ICP 上升，这种效应可能十分显著，就像 CBF 的改变能够引起 CBV 的改变一样。在颅内容物几乎没有缓冲的大脑中，$PaCO_2$ 的变化会对 ICP 产生重大影响。

因此，近年来过度通气是治疗颅内高压的主流手段。[270] 但是，这种治疗在降低 ICP 的同时可导致显著的脑血流减少，[271] 通常由基线低 CBF 发展而来。相反，有时脑损伤患者 $PaCO_2$ 升高会引起高 ICP 和高 CBF，从而产生治疗矛盾。此外，基础研究显示高碳酸血症性脑酸中毒相关的一些神经保护副作用的观察结果也加剧了这一困境（详见“ICP 管理中过度通气”部分）[272]。

优化 $PaCO_2$

多项研究推翻了先前的认识，即过度通气是治疗头部损伤的自主调节因素。Muizelaar 等[77] 进行了一项前瞻随机研究探索过度通气在 TBI 患者中的作用（图 24.11）。他们的结局数据显示过度通气具有负面影响，因此已不再作为 TBI 的常规治疗，但在某些情况下仍被采用。一些作者建议可使用脑氧监测（如颈静脉氧监测或组织 $PbrO_2$）用于指导过度通气的应用[81]。直接 CBF 测量技术也可用于监测过度通气。尤其是这些信息可以帮助临床医生确定患者是否存在充血性因素导致 ICP 升高，这种情况在逻辑上似乎适合过度通气治疗，尽管这一观点尚未经过严格验证。尽管如此，Coles 等[271] 证实了低碳酸血症可导致损伤大脑缺血（图 24.21 和图 24.22）。

温度

温度对于大脑影响显著。发热状态下神经毒性氨

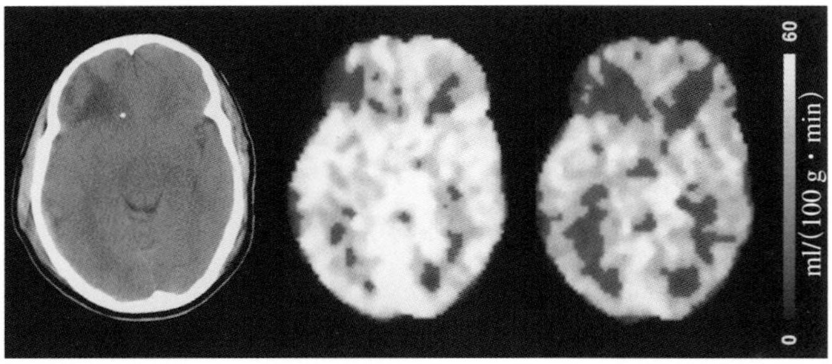

• **图 24.21** （译者注：受版权限制，此图仅保留英文）Effect of hyperventilation on the burden of hypoperfusion. Radiographic computed tomography (*left*) and grayscale positron emission tomographic imaging of cerebral blood flow obtained from a 31-year-old man 7 days after injury at relative normocapnia (*middle*), $PaCO_2$ 35 torr (4.7 kPa), and hypocapnia (*right*), 26 torr (3.5 kPa). Voxels with a cerebral blood flow of <10 mL100gmin are shaded in black. Note the right frontal contusion and small parietal subdural hematoma. Baseline intracranial pressure (ICP) was 21 mmHg and baseline CPP was 74 mmHg. Baseline $Sjvo_2$ values of 70% and $AVDO_2$ of 3.7 mL/dL are consistent with hyperemia and support the use of hyperventilation for ICP control. Hyperventilation resulted in a reduction in ICP to 17 mmHg and an increase in CPP to 76 mmHg, with maintenance of $Sjvo_2$ and $AVDO_2$ within desirable ranges (58% and 5.5 mL/mL respectively). However, despite these $Sjvo_2$ and $AVDO_2$ figures, baseline HypoBV was 141 mL and increased to 428 mL with hyperventilation. These increases were observed in both perilesional and normal regions of brain tissue.（From: Coles JP, Minhas PS, Fryer TD, et al: Effect of hyperventilation on cerebral blood flow in traumatic head injury: Clinical relevance and monitoring correlates. *Crit Care Clin* 2002;30(9):1950-1959.）

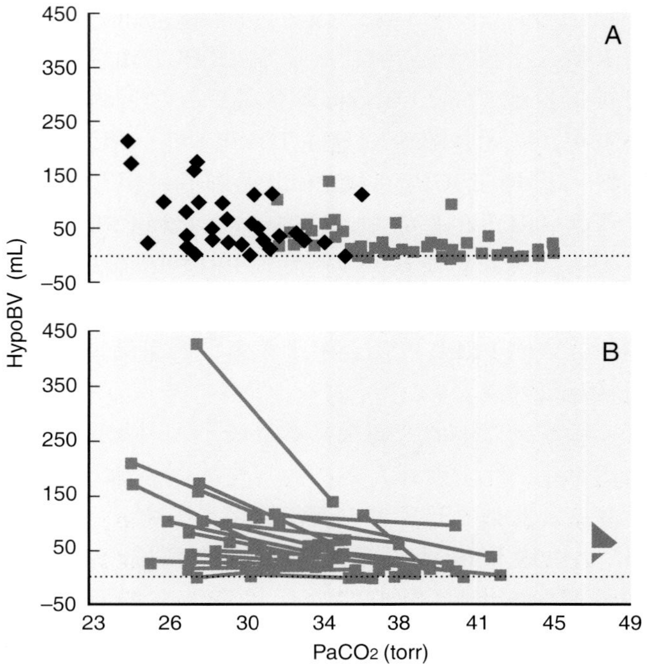

• **图 24.22** （译者注：受版权限制，此图仅保留英文）$PaCO_2$ thresholds for cerebral hypoperfusion. (A) Plot of hypoperfused brain volume (*HypoBV*) versus $PaCO_2$ in healthy volunteers (*blue squares*) and post hyperventilation (*black diamonds*). (B) Relationship of HypoBV to $PaCO_2$ in patients imaged at baseline (*blue squares*) and after hyperventilation (*blue diamonds*). (From: Coles JP, Minhas PS, Fryer TD, et al: Effect of hyperventilation on cerebral blood flow in traumatic head injury: Clinical relevance and monitoring correlates. *Crit Care Clin* 2002;30(9):1950-1959

基酸释放增加、脑血流与代谢不匹配、氧化应激以及一些未知的过程与不良结局有关 [273,274]。在正常大脑中，脑组织温度每降低 1℃，脑氧代谢率降低 7%[275]，因此降低能量代谢的消耗、延长缺氧导致的高能磷酸耗竭时间可增加对缺氧的耐受时间 [276]。这种脑氧代谢率的降低不能完全解释轻度低温的潜在神经保护作用，这必须是许多物理化学机制协同作用的结果。比较低体温和麻醉药物的作用时，在使脑代谢率降低相同水平的情况下，低温的神经保护作用更强。这提示低温和麻醉药物对大脑能量代谢的影响存在差异。

麻醉药物减少与神经元工作相关的代谢过程（即神经递质合成和代谢），而低温也会影响负责细胞活动（膜完整性、离子浓度稳态等）的区域。另外，也有其他生化过程与低温脑保护有关。如浅低温导致神经毒性二羧酸（如谷氨酸盐和天冬氨酸盐）的释放减少 [278]。在正常的生理条件下，大脑不同区域的温度略微不同，这种热力学差异可能会在损伤期间加剧 [279]。其他导致持续继发性脑损伤的过程包括线粒体功能障碍、自由基产生、血脑屏障破坏、促炎细胞因子释放等。低温也被认为通过降低过度兴奋性和最小温度差异以及改变炎症反应来发挥脑保护作用 [279]。

为什么低温有神经保护作用？

这源于描述在寒冷环境中从溺水和其他脑缺血情况中奇迹般恢复的轶事。在 20 世纪的大部分时间里，人们对低温进行了研究和临床使用。20 世纪 40 年代，Fay 等将 TBI 患者降温 7 天，是最早将低温作为脑损伤治疗的报道 [280]。20 世纪 80 年代，人们对低温治疗的研究兴趣大增，因为很多实验性研究显示在诱发性脑损伤后将体温降低至 32 ～ 34 ℃有更好的临床结局 [281]。

多年来，深低温被用于心脏手术神经保护和各种治疗操作中，通过深低温治疗性诱导心脏停搏 [282,283]。

低温和 TBI

控制性低温是重度 TBI 的治疗措施之一，鉴于其可能有控制 ICP 和神经保护功能的作用 [284-287]。在脑外伤治疗中有关低温脑保护的研究和随机对照试验结果不一。既往试验证实早期预防性控制性低温是有益的，然而，由于随机方法、结局终点和数据完整性问题，这些结论存在较高偏倚。[285] 近期的高质量试验研究显示低温的一些不良结局倾向 [288,289]，或者因为无效而停止 [284,290]。最近一项多中心试验招募了 387 名患者评估使用低温疗法控制颅内高压的益处。该研究发现，在严重 TBI 后继发 ICP ＞ 20 mmHg 的患者中，相较单纯标准疗法，标准疗法联合低温并没有改善患者结局。这项研究因为患者安全问题而停止 [291]。一篇纳入了 22 篇 RCT 的系统综述总结了 1300 余例接受浅低温治疗（32 ~ 35℃）的 TBI 患者，结果显示死亡风险显著降低，但差异较小（RR，0.69；95% CI，0.55 ~ 0.86）；但是这些阳性结果仅见于低质量试验 [287]。一项 2016 年的荟萃分析显示低体温不能改善生存，并且治疗性低温可能增加新发肺炎甚至心血管并发症的风险 [292]。其他试验发现控制性低温对于特定的 TBI 亚组患者并无益处。Clifton 等认为在年轻患者（年龄 16 ~ 45 岁）中 TBI 后 2 ~ 5 h 内启动的低温治疗并无益处 [288]。最近，预防性低温减轻创伤性脑损伤 - 随机临床试验（POLAR-RCT）评估了严重 TBI 后早期低温与正常温度下的作用，发现早期低温并没有改善 TBI 后 6 个月的神经功能结局 [293]。

总之，既往低体温研究的低温深度、持续时间和复温速度存在很大差异，导致这些研究得出的结论有限。考虑到低温治疗恰当使用和适应证的不确定，低温治疗应仅用于临床试验或对其他治疗耐受的难治性颅内高压患者。由于尚无足够的证据，目前脑外伤基金指南不推荐进行早期（2.5 h）和短期（伤后 48 h）预防性低温治疗 [17]。

急救性颅内压治疗的低温

历史上颅内高压一直采用分级疗法进行治疗，从侵入性较小的治疗转向侵入性更强的治疗。一些研究发现，即使在急性 TBI 的晚期，低温也可有效控制颅内高压。一篇纳入了 8 项 RCT 的荟萃分析发现，在重度 TBI 患者中进行低温治疗能降低 ICP，即使是对一线治疗抵抗的患者 [294]。然而，其神经功能结局的益处仍不清楚。

Eurotherm3235 随机对照研究将重度 TBI 合并难治性颅内高压（＞ 20 mmHg，持续＞ 5 min）的患者随机分为接受二级治疗或二级治疗联合治疗性低温（32 ~ 35℃）两组。在低温组，核心温度降低至维持 ICP 20 mmHg 的最高温度。低温至少持续 48 h，而且必要时持续低温以保持 ICP 在控制目标内。主要结局是 6 个月 GOS 扩展评分。考虑到低温组患者的安全，这项研究提前终止。与对照组相比，低温组中需要升级治疗措施（去骨瓣减压术或戊巴比妥诱导昏迷）控制 ICP 的患者更少 [29]。

如果决定诱导低温作为控制原有难治性颅内高压的手段，则可以使用全身降温（包括灌洗和降温毯）实现中度低温，目标核心温度为 32 ~ 34℃ [295,296]。最佳降温方式（局部与全身）、最佳目标核心温度和适当的治疗持续时间尚不完全清楚，但复温过程应在 24 h 内完成 [286]。治疗可能与寒战、脓毒症、心律失常、凝血功能障碍和电解质紊乱有关。

低温和心搏骤停后的缺氧缺血性脑病

神经系统损伤是院外心搏骤停患者最常见的死亡原因 [297]。一项纳入了 1381 名患者的系统综述和荟萃分析总结了心搏骤停后复苏成功患者接受治疗性低温（therapeutic hypothermia，TH）的益处。研究发现，接受目标体温治疗的心搏骤停患者死亡率更低，神经系统结局良好率更高 [298]。TH 患者较之非 TH 患者生存率更高；但是不同目标温度水平之间并未发现结局差异。另一项研究发现，与标准心搏骤停后治疗相比，在心搏骤停后的最初几个小时内降温至 32 ~ 34℃可改善神经系统结局 [299]。一项大型随机对照试验显示，当目标温度为 33℃而不是 36℃时，无额外降低死亡率获益 [300]。一项高质量跨国多中心 RCT 纳入了 939 名院外心搏骤停无意识幸存者，发现不同 TH 目标温度的结局无任何差异。在这项 RCT 中，33℃亚组 54% 的患者发生死亡或者不良神经预后，而 36℃亚组 52% 的患者发生死亡或者不良神经预后。当使用改良的 Rankin 量表报道结局时，有类似的发现，并且对幸存者 6 个月时的随访发现两个治疗组之间的认知功能没有显著差异 [301]。

无论是将 33℃还是 36℃作为治疗目标，证据显示心搏骤停后必须避免出现高热，因为核心温度控制失败与发热和更差的神经系统结局有关 [302-304]。一项观察性研究报告显示，在心搏骤停后的前 48 h 内，当体温超过 37℃时，体温每升高 1℃，死亡风险都会增加 [305]。在一项对 336 名患者的回顾中发现，早期发热与较差的预后有关，而延迟发热并未显示出相同的有害影响 [303]。

该证据表明，心搏骤停后进行 32 ~ 36℃的低温治疗并积极预防发热是患者生存的最佳策略。

目标体温治疗的时机和持续时间

心搏骤停后应尽快实现患者核心体温的积极控制，并至少维持至心搏骤停后 48 h。应在心搏骤停后最初 48 h 内避免发热。即使患者到达时处于目标温度，也应积极控制并维持体温。一项研究纳入了 355 名院外心搏骤停患者并将患者随机分配至 24 h 或者 48 h 的 33℃低温治疗组。在 48 h 治疗组中，患者 6 个月后功能结局良好的发生率比 24 h 治疗组高出 4.9%。然而，48 h 治疗组的不良事件发生率以及 ICU 住院时间（151 h vs 117 h）更高 [306]。几项研究评估院前使用静脉输注低温液体进行控制性低温的方法未能显示结局改善。事实上，它还导致在心搏骤停后的前 24 h 内利尿剂给药和肺水肿增加 [307-310]。因此根据这些数据，使用低温液体静脉输注进行院前低温治疗没有益处。

目标温度。临床试验中的治疗性低温方案包括设定目标温度为 32 ~ 34℃，持续 12 h 或 24 h，然后以 0.25℃ /h 的速度逐渐复温 [299]，或维持 24 h 体温 36℃，然后以 0.25℃ /h 复温 [300]。虽然较低的体温可降低脑水肿、癫痫发作活动和代谢需求，但目前的证据并不支持任何一种方案的优越性。脑水肿是心搏骤停后的常见并发症，多达 50% 的患者可发生颅内高压 [311]。将核心体温降低到 33 ~ 34℃已被证明可以降低各种病因导致的颅内高压，如蛛网膜下腔出血 [312]、TBI[313]、肝性脑病引起的脑水肿 [314] 和缺血性脑卒中。因此，当存在对 ICP 升高的担忧时，使用较低的目标温度似乎是合理的。

具体的维持体温和实施治疗性降温的方法超出了本章讨论范围，但简而言之，临床医生可以使用血管内或体表降温方法来控制体温。每小时静脉输注 30 ml/kg 低温等渗盐水可降低核心体温＞ 2℃ [307]。静脉输液降温速率同血管内导管相当或更快，但可能导致容量超负荷、肺水肿和利尿剂使用增加 [310]。对于既往有心力衰竭、肾衰竭病史或有急性肺水肿证据的患者，不应使用此方法。应改用体表降温措施，如冰袋和降温毯，或静脉输液冷却装置。体表降温方法每小时可以将核心体温降低 0.5 ~ 1℃。

寒战是低温治疗常见且可预见的不良反应。寒战可导致体温升高，这对于积极降温的患者是必须处理的 [310,315]。可通过镇静和肌松剂控制寒战。使用异丙酚、苯二氮䓬类等不同药物达到镇静效果，并用阿片类药物控制疼痛，但必须根据患者的血流动力学特征制定具体用药方案。苯二氮䓬类药物可能是不耐受丙泊酚的血流动力学不稳定患者的一种选择；然而，咪达唑仑的蓄积可影响复温后的神经系统检查 [316]。右美托咪啶是抑制寒战的一种可选药物，但由于引起低血压和心动过缓的副作用，限制其应用 [317]。哌替啶是治疗寒战的有效治疗方法之一；然而，由于其代谢物去甲哌替啶的促惊厥作用且需要经肾清除，其临床应用逐渐减少。如果需要肌松剂来治疗寒战，则需要连续脑电图监测来监测癫痫样活动的存在，因为心搏骤停后高达 40% 的患者可能出现癫痫发作 [318]。

体温监测和复温。低温治疗中需持续监测核心体温和进行目标体温管理（targeted temperature management，TTM）。如果难以获取中心静脉温度，也可监测食管、膀胱或直肠温度作为替代方法。食管温度测量可能是在低温治疗过程中用于监测核心体温的最准确的替代方法。在复温过程中，温度应逐渐升高（每小时 0.2 ~ 0.25℃），注意不要超过每小时 0.5℃ [319]。快速复温可导致电解质紊乱、脑水肿反弹和癫痫发作。通过使用体表或血管内的自动温度控制装置，在 TH 的诱导、维持和复温时可以避免快速升温 [320]。

通过增加室温也能加快复温的速度。应用对流加热装置，使用加热灯，或通过加湿器上的呼吸机回路增温吸入的空气。

低温治疗有关并发症。低温治疗最明显的不良反应是损伤凝血功能和增加感染风险。低温低于 35℃时，凝血酶活力减弱，血小板功能降低 [321]。体温过低会损害白细胞功能，低温治疗时间超过 24 h 感染风险升高 [322,323]。此外，TH 可能减慢心脏传导并导致心律失常，包括心动过缓和 QT 间期延长 [324]。一些研究发现，在低温治疗期间由于胰岛素抵抗会引起高血糖，需要持续输注胰岛素以控制血糖 [324]。体温过低可导致“冷利尿”，进而导致低血容量和电解质紊乱，包括低钾血症、低镁血症和低磷血症 [325]。另外，在复温过程中，温度波动导致钾在细胞外和细胞内之间移动。因此，建议在低温治疗 / 复温期间谨慎监测容量状态和电解质。Nielsen 等报道低钾血症在降温至 33℃的患者中更常见 [300]。最后，TH 减慢了许多药物的代谢和排除速率，包括神经肌肉阻滞剂，因此作用的持续时间可能会延长 [326]。临床医生进行神经系统检查时应考虑到这一影响。

发热

在动物和临床研究中，发热与脑损伤神经系统结局恶化有关[327,328]。许多神经重症患者在没有明确脓毒症的情况下，会反复出现超过 39℃的发热。事实上，在对连续入院的 428 名神经血管或神经创伤重症患者进行的前瞻性定量分析中发现，46.7% 的患者至少有 1 次发热[329]。一些作者认为发热很可能是神经病变后遗症，有时也反映了神经损伤引起的自主神经功能障碍[330]。在排除其他原因后，蛛网膜下腔出血是发热的独立风险因素[331]。发热导致神经元死亡的观点正在获得广泛接受，许多临床研究显示预防发热能够改善神经系统预后。

在脑卒中后最初 72 h 内出现高热的患者死亡率为 15.8%，而在此期间体温正常患者的死亡率为 1%。不论是感染性或非感染性起源，卒中后的前 24 h 内发生的高热与较大的梗死面积独立相关，损伤后 3 个月神经功能缺损和依赖性加重。Azzimondi 和 Bassein 等[332]报道 37.9℃或以上的发热是不良结局的独立风险因素，高热患者在前 10 天内死亡的可能性远远高于体温较低的患者。Reith 等[323]在一项前瞻性研究中将 390 名连续入组的急性卒中患者根据入院体温分为三组：低温（36.5℃及以下）、正常体温（36.6 ～ 37.5℃）和高热（高于 37.5℃）。研究发现入院体温与初始卒中严重程度、梗死大小、死亡率和不良结局高度相关。体温相差 1℃，不良结局的相对风险增加了 1 倍以上。Ginsberg 和 Busto 等的研究[334]支持此结论，卒中患者在卒中发生后不久的发热与预后不良关系最为密切。与研究中的其他人群相比，入院后 3 天内死亡患者的体温显著较高。在入院后的前 72 h 内存活的脑出血患者中，发热持续时间与不良结局相关，发热可能是影响这些患者预后的因素。Dietrich 等报道，发热导致受损脑组织发生缺血性损伤和梗死增加，但同样的发热在未受损的脑组织中并不会对神经元组织的完整性造成任何影响[335]。这种神经组织损伤的根本原因可能与核心体温每升高 1℃，大脑代谢增加 7% ～ 13% 有关[328]。在蛛网膜下腔出血中，发热与血管痉挛和不良结局相关，不论出血严重程度或是否存在感染。在 TBI 患者中，早期发热可能提示即将发生的交感神经兴奋，其特征是生命体征呈阵发性高肾上腺素能改变，如心动过速、呼吸急促、高血压、发热、肌张力障碍或强迫姿势，以及出汗[336]。绝大多数研究都认为避免发热是有价值的，可能会减少 ICU 的住院时间、死亡率、高血压、ICP 升高和心动过速的发生率[327,337,338]。然而，这些发现在各项研究中并不一致[327,339]。需要考虑的一个关键因素可能是发热的时间。Geffroy 等发现与没有早期发热的患者相比，早期发热的患者生存率更有可能减低[340]。

药物方法可用于控制发热，包括对乙酰氨基酚[341]和布洛芬[342]，尽管有证据表明布洛芬在缺血性卒中中的情况下无效[343]。对乙酰氨基酚的应用可能受到肝毒性的限制，此外，理论上由于它是一种氧化剂，即使在亚肝毒性水平下也可能降低谷胱甘肽，从而减少潜在有益的自由基清除过程[344]。布洛芬有胃溃疡和出血风险[345]。

还有一种方法是使用降温毯或留置低温导管[346]。两种技术都基于自动调节控制系统，当患者的体温开始升高时，冷却槽温度降低。在笔者所在医院神经科 ICU 中，监测的温度曲线表明实际上可以消除重度脑损伤后病理生理进程中的发热。值得注意的是，通过温度曲线图可以得到一个新的生命体征，$T_{bathmin}$，即在特定患者中实现预防发热效果的最低水槽温度。$T_{bathmin}$ 水平与感染的相关性有待进一步研究。

血糖控制

葡萄糖是大脑能量的主要来源[347]，它依靠转运蛋白 GLUT-1 和 GLUT-3 转运到星形胶质细胞、小胶质细胞和神经元中[348]；然而几十年来，神经元和星形细胞葡萄糖利用之间的潜在关系一直存在争议。神经元和星形胶质细胞对能量有大量的需求，并且在很大程度上不能耐受能量供应不足。因此，葡萄糖穿梭和代谢异常可能导致中枢神经系统病变。

脑外伤和脑缺血后的高血糖与脑损伤急性加重有关[349-352]。然而，这不是一个简单的问题。显然，全脑缺血后的神经元损伤在高血糖时加重[352-356]。脑损伤后血糖升高的原因包括应激以及炎症反应、垂体和下丘脑功能障碍、糖尿病病史以及医源性因素。Bosarge 等在一项纳入了 626 名重度 TBI 患者的研究中发现，与非糖尿病性高血糖患者相比，应激诱导的高血糖患者死亡率增加了 50%，而糖尿病患者死亡率没有显著增加，这可能表明应激诱导的高血糖在脑损伤的急性期更重要[357]。脑损伤后会发生全身炎症反应，释放 IL-6 和 TNF-α 等促炎细胞因子[358]。TNF-α 水平升高与胰岛素抵抗和高血糖有关[359]。此外，炎症反应增加促肾上腺皮质激素释放激素（corticotrophin-releasing hormone，CRH）的水平，其刺激 ACTH 的释放导致高血糖。在严重 TBI 的情况下，既往患糖尿病患者死亡率更高，胰岛素依赖型糖尿病与更高的死亡率相关[360,361]。与围手术期高血糖相关的其他因素包括手术应激、麻醉、静脉输液选择和可能的心理因素[362,363]。最后，还有一种可能的解释是大脑自身调节的损害。最近一项纳入了 44 名患者的回顾性研究发现，在儿童严重 TBI 患者中存在脑自调节受损［压力反应指数（pressure-reactivity index，PRx）为 0.22 a.u.］和血糖水平升高[364]。

创伤后高血糖患者的 ICU 停留时间、死亡率和感染率增加。[365] 一项回顾性队列研究纳入了 77 名重症 TBI 患者，发现入 ICU 时血糖 170 mg/dl（9.4 mmol/L）是转入 5 天后 GCS 评分不佳的独立预测因素[366]。在另一项纳入创伤患者的前瞻性队列研究中，发现入院血糖 > 200 mg/dl 的患者死亡率显著升高[367]。缺血性卒中患者血糖 > 140 mg/dl 与不良临床结局相关[368-374]。

对于局灶性脑缺血，高血糖的影响尚不清楚。既往动物实验和人类研究发现高血糖可能会导致脑损伤恶化、不受影响或减轻[375-388,350,389-392]。Prado 等[388]在大鼠中发现，是否存在侧支血流是高血糖能否使脑损伤恶化的鉴别因素。存有细小侧支的大脑区域不受高血糖影响或因高血糖而改善。有持续涓涓细流的脑部区域会发生脑损伤恶化。据推测，在少血（非缺血）区域的持续底物供应使细胞中大量积累有机酸导致脑损伤加重[351,389]。不幸的是，在局灶性缺血的患者中很难进行相关的临床观察研究。

即使低水平的高血糖是有害的，也不能进行简单的直接治疗。高血糖的激进治疗会带来低血糖的风险并产生有害影响。[393] 最近 NICE-SUGAR 试验的数据表明，在所有存在脑缺血风险的急性高血糖患者中维持血糖水平为 140 ～ 180 mg/dl 是合理的。该范围避免了明显的高血糖，同时最大限度地降低了医源性低血糖和与降低血糖目标相关的其他并发症的风险。必须严密监测血糖以维持目标范围并避免低血糖。一旦超急性疾病缓解，在 ICU 中过渡到长效胰岛素已被证明对接受肠内营养的患者是安全的[394]。一旦超急性期消退，葡萄糖监测的强度可以降低以匹配降低的敏锐度，以便可以使用浮动刻度胰岛素注射法（sliding scale insulin，SSI），并在患者准备转出 ICU 时实现不太严格的血糖监测目标。

在两种癫痫持续状态（status epilepticus，SE）动物模型中，高血糖尚未显示出有害或保护作用[395,396]。Swan[396] 使用的模型存在边缘系统损伤，而 Kofke[395] 使用的模型存在黑质损伤。这个模型的黑质损伤与高代谢性乳酸酸中毒有关[397]，其损伤应当因高血糖而加剧。然而高血糖并未加剧黑质损伤的事实表明，代谢性酸中毒可能不是癫痫发作后脑损伤进展的重要因素。一项针对大鼠的实验表明，SE 高血糖动物在海马区 CA3 的神经元丢失最严重[398]。尽管证据存在争议，但这些研究仍然表明强化治疗 SE 患者高血糖的重要性。一般而言，目标血糖应与一般重症监护人群的目标相似。

心血管系统

血压对颅内压 - 平台波的影响和最适血压的确定

1960 年，Lundberg[62] 监测了数百名患者的 ICP 并识别特征性压力波形。其中一种类型为平台波，其与脑血容量（CBV）增加有关[9]（图 24.23）。当 ICP 突然升高到接近体循环血压水平 15 ～ 30 min 时即会出现这种波形，偶尔会伴有神经功能恶化。Rosner[10] 提供的数据和综合数据表明 CBV 自动调节障碍是出现平台波的原因。他在猫模型中诱发轻微的头部创伤，随后进行了密切监测。随着血压在正常范围内波动，他观察到轻度血压下降（到 70 ～ 80 mmHg）先于平台波的出现（图 24.24）。正常自动调节脑组织在血压降低时通过血管舒张来增加脑组织中的 CBV，且 CBV 的增加是非线性的。当血压降至 80 mmHg 以下时，CBV 呈指数级增长（图 24.25）[399]。在 ICP 顺应性异常的情况下，即使血压在正常范围内，血压的小幅下降也可引起 CBV 的指数级增加，即处于颅内压 - 颅内容积关系曲线的升支部分（图 24.2）。因此，血压的小幅下降会在指数 ICP 关系上引入指数 CBV 变化，使得 ICP 突然显著增加。平台波在血压升高、过度通气或其他血管收缩治疗抵消了 CBV 增加后自发消退。显然，平台波的出现是因为在具有正常反应性血管的大脑区域具有占位效应和 ICP 升高，这是异质性自我调节的情况（图 24.26）。这些数据表明，除了预防和治疗平台波外，将 MAP 维持在 80 ～ 100 mmHg 对颅内高压患者可能很重要。

相反，高血压同样会使 ICP 升高。通常在正常自我调节范围和 ICP 正常时，血压的变化对 ICP 没有影响。但是当存在脑损伤和相关血管麻痹时，血压升高可机械性地引起脑血管扩张从而使 ICP 升高（图 24.26）[400]。

值得注意的是，Lund 研究组认为高血压加剧脑

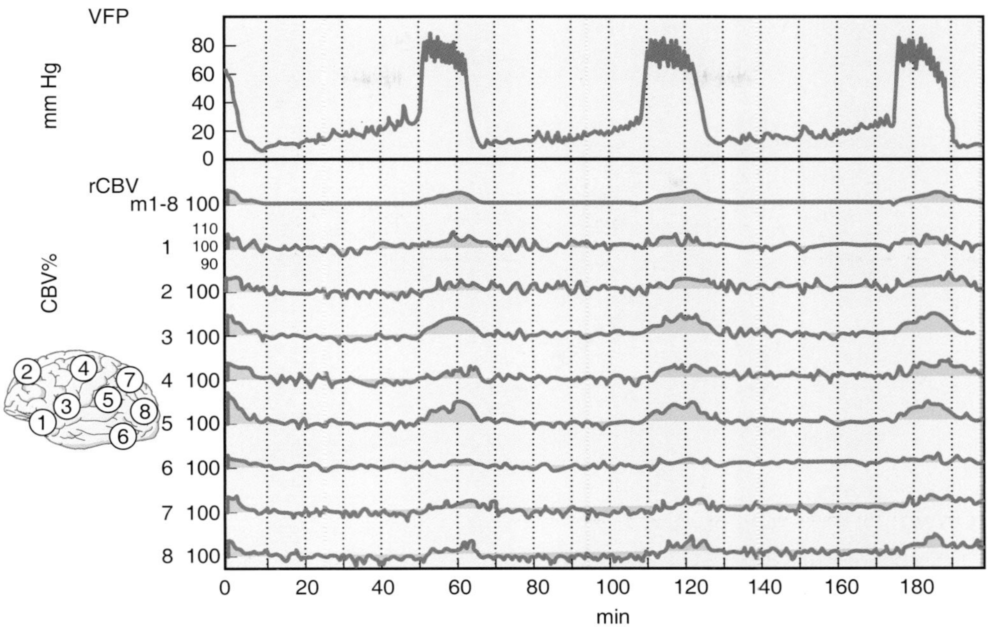

• **图 24.23** （译者注：受版权限制，此图仅保留英文）Simultaneous recordings of regional cerebral blood volume (*rCBV*) and ventricular fluid pressure (*VFP*) during three consecutive plateau waves. The rCBV was measured in eight regions over the left hemisphere. The mean changes in the eight regions are shown in the uppermost curve of the rCBV diagram. Note that the rCBV and VFP curves show a very similar course during the three waves.（Reproduced by permission from Risberg J, Lundberg N, Ingvar D. *J Neurosurg* 1969;31:303-310.）

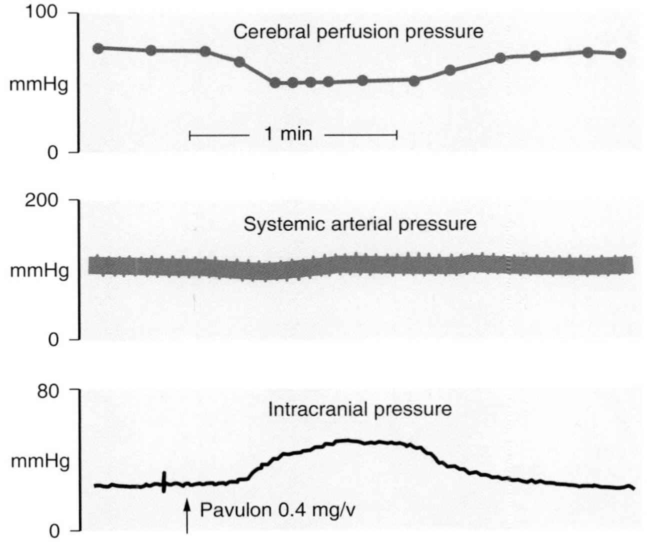

• **图 24.24** （译者注：受版权限制，此图仅保留英文）In an animal head trauma model, a seemingly trivial and transient decrease in systemic arterial blood pressure in the setting of borderline cerebral perfusion pressure (CPP) precipitates sufficient cerebral vasodilation to increase the ICP markedly. Restoration of CPP is associated with abolition of the plateau wave.（Reproduced by permission from Rosner M, Becker D. *J Neurosurg* 1984;60: 312-324 ）

水肿可使 ICP 升高。ICP 的增加导致静脉回流受阻，从而增加静脉压，进一步恶化脑水肿，形成一个始于动脉血压增高的正反馈循环[44]。

因此，高血压或者低血压均可能增加 ICP，这表明存在 ICP 的最佳 CPP。虽然没有明确的试验依据，在缺乏患者个体生理信息时，最佳 CPP 为 80 ~ 100 mmHg（图 24.26 和图 24.27）。

目前关于 ICP 升高时的血压管理存在争议。一种观点认为，应保持高血压以确保足够的 CBF 并尽量减少平台波的可能性。相反的论点是维持充足的液体和低血压以保障 CBF（而不是压力）。笔者认为，首选方法是测量出能够提供足够 CBF 的最低血压，重复监测 CBF（最好是床边）。然而由于目前尚无床旁持续监测 CBF 的手段，因此经验性维持 CPP ＞ 80 mmHg。

血压管理

血压在绝大多数神经重症监护室里是最重要的问题。全身性高血压可能加重脑水肿、颅内出血或产生有害的心肺作用，如肺水肿或心肌缺血。相反，血压降低可引发灌注不足，即使在正常自动调节范围内的压力下也是如此。此外，轻度血压下降与平台波的发生有关。几个重要的原则适用于神经重症监护室患者的血压管理，下文将对此进行介绍。

高血压

当血压升高时，最初必须回答的一个核心问题

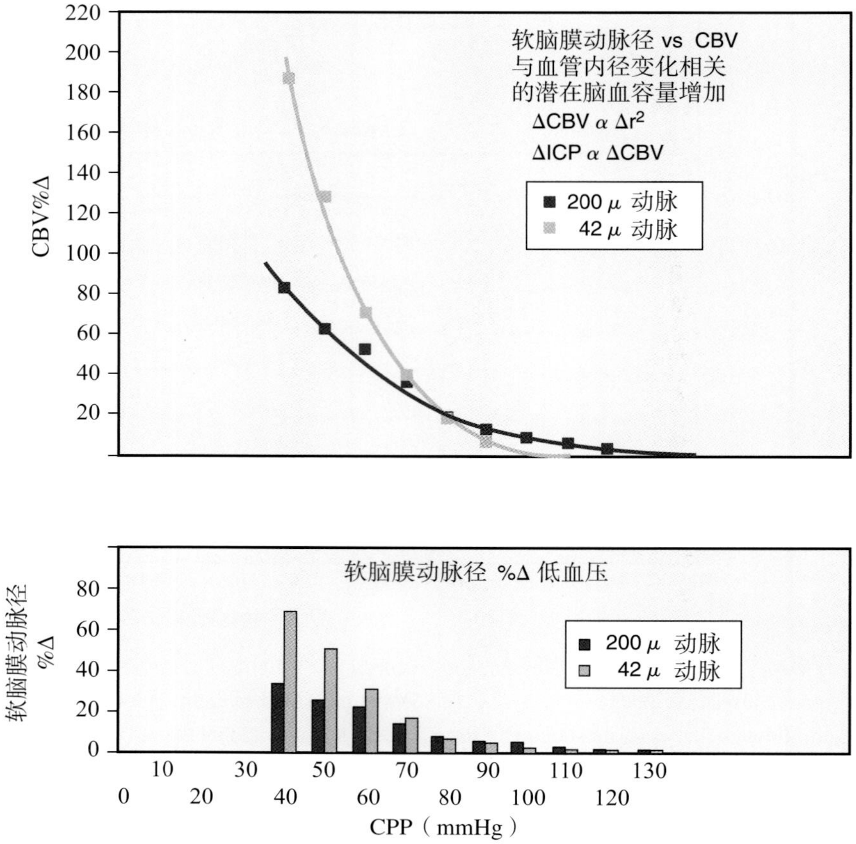

• **图 24.25** 随着脑灌注压（CPP）的降低，血管舒张以对数速率发生。颅内压（ICP）在每个压力范围内都会成比例增加，其中在 CPP 低于 80 mmHg 时增加最快。CBV，脑血容量［Rosner MJ，Becker DP：The etiology of plateau waves：A theoretical model and experimental observations.In：Ishii S，Nagai H，Brock M.（eds）Intracranial Pressure V.Springer，Berlin，Heidelberg；1983：301. https：//doi.org/10.1007/978-3-642-69204-8_49.］

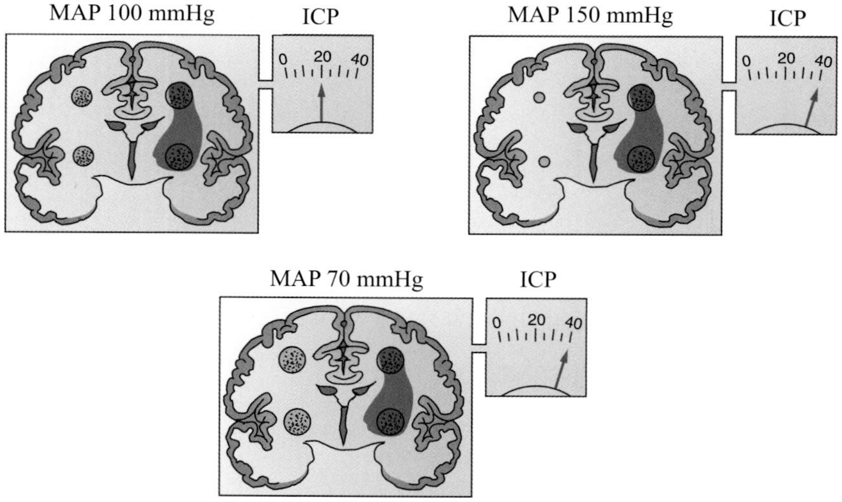

• **图 24.26** 在脑内异源性自我调节的情况下，脑血容量（CBV）介导的颅内压（ICP）升高可能是血压升高和降低的先决条件。MAP，平均动脉压

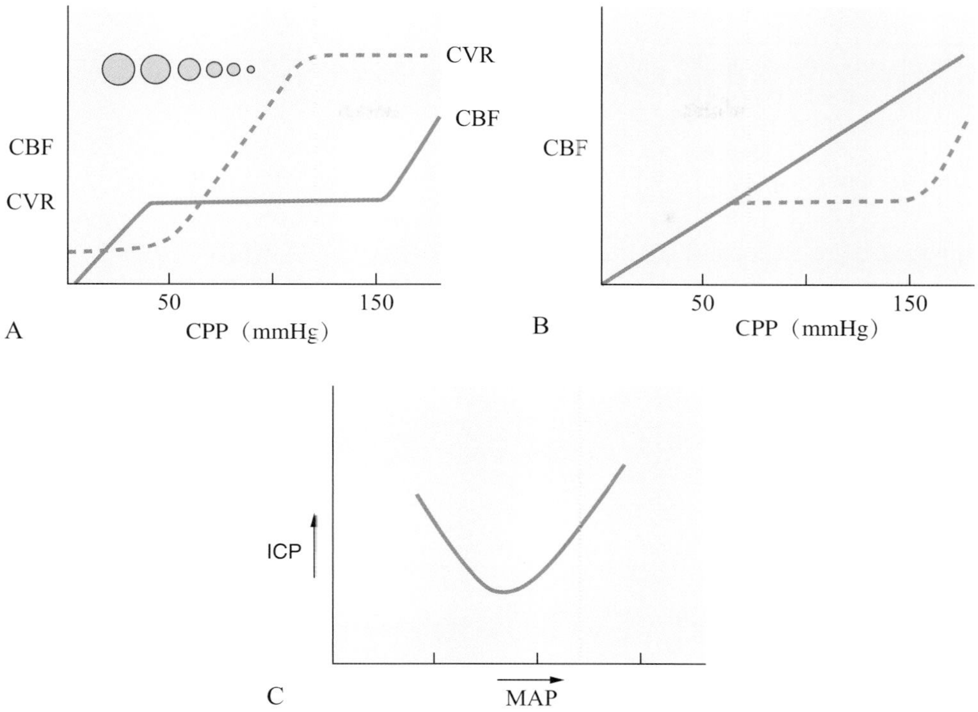

• **图 24.27** 脑灌注压（CPP）与脑血流量（CBF）、脑血管阻力（CVR）的关系。A．血流量通常通过 CVR 的变化保持恒定，图中显示为血管直径的变化，因此是脑血容量（CBV）的变化。CBV 与 CPP 成反比。B．由损伤引起的血管麻痹，CVR 不随 CPP 变化而变化，因此 CBF 和 CBV 直接随 CPP 变化而变化。C．在颅内顺应性降低的情况下，A 和 B 中的这两个因素可能相互作用，使 ICP 升高。正常的自我调节组织如 A，随着血压的降低倾向于 CBV 介导的 ICP 升高，而血管麻痹组织如 B，随着血压升高倾向于 CBV 介导的 ICP 升高，在 CPP 变化时维持 ICP 最佳（大概 80 ～ 100 mmHg）

是：压力是否因正常稳态机制（为了维持充分灌注）而升高。例如，在脑干灌注不足的情况下，可能发生代偿性高肾上腺素能状态，导致血压升高，从而维持足够的灌注以供脑干有氧代谢。如果此时决定降低血压，则脑干衰竭和死亡可能会随之而来。

脑缺血动物模型数据为以下观点提供了强有力的支持，如果存在脑缺血的可能，应当使用交感神经阻滞药物降低血压。与失血性低血压相比，使用六甲铵 [401] 阻滞神经节，α2 受体激动剂阻滞中枢肾上腺素能系统 [402]，以及血管紧张素转换酶抑制 [403] 能够降低缺血性损伤的风险。研究注意到出血对照组的外源性儿茶酚胺浓度增加，为了验证这些儿茶酚胺导致脑损伤的假设，一些用六甲铵治疗的动物也接受了静脉注射儿茶酚胺。在这些动物中观察到六甲铵大脑保护作用的逆转（图 24.28）[401]。同样，在实验室研究中观察到在缺血 [404] 和癫痫 [405] 前予以利舍平治疗具有脑保护作用。利舍平能够消耗突触前储存的儿茶酚胺。Neil-Dwyer 等 [406] 对蛛网膜下腔出血患者接受酚妥拉明 / 普萘洛尔治疗同无交感阻滞治疗进行比较（图 24.29）。接受交感阻滞治疗的患者神经结局显著更好。另外，β 受体阻滞剂并没有引起脑血管扩张或者增加 ICP[407-409]。

钙通道阻滞剂可能有脑保护作用，也可用于抗高血压的治疗。尼莫地平和尼卡地平是专为脑保护目的而开发的，许多研究显示它们对迟发性缺血性脑损伤具有保护作用 [410-416]。因此单凭这些观察，钙通道阻滞剂即可成为抗高血压药物的合理选择。钙通道阻滞剂能够扩张血管和适当增加 ICP[417,418]。血管扩张可能引发代偿性儿茶酚胺释放 [419]，基于前述讨论，这可能会消除他们的一些保护作用。静脉输注尼莫地平还观察到导致脑血流自动调节异常（PRx 指数升高），当维持 CPP 时增加脑组织 PO_2[420]，也有报道发现有短暂的 $PbtO_2$ 下降 [421]。这些措施能否改善临床结局尚需探讨。

外周血管扩张剂硝普钠、硝酸甘油和肼屈嗪也有潜在诱导脑血管扩张的作用，因而导致充血性颅内高压 [422-425]。另外，这些药物与代偿性增加外周儿茶酚胺和肾素有关 [419]，理论上可导致缺血性脑损伤恶化 [401,404]。但是这些药物不会引起心动过缓和支气管收缩，使它们成为了患有这些疾病患者的最佳选择。

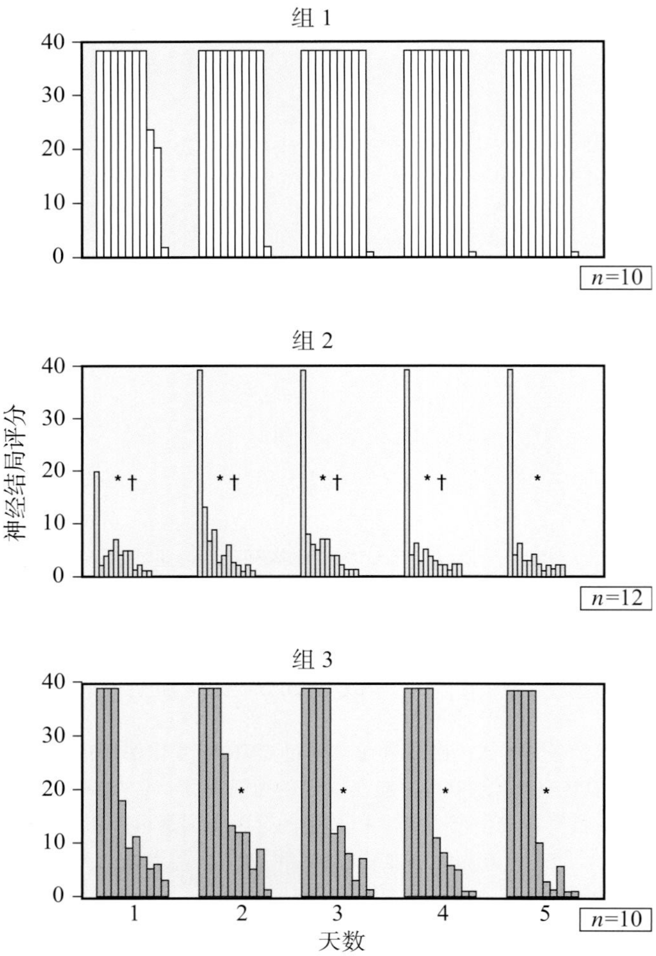

• **图 24.28** 不完全局灶性脑缺血大鼠 5 天检查期内神经功能缺损评分。每个条代表每个速率的神经评分（*$P<0.05$，与组 1 比较；†$P<0.05$，与组 3 比较）。根据总结局得分由高到低排序（0 = 正常）。用一侧颈动脉闭塞合并出血性低血压诱导脑缺血。第 1 组大鼠不接受血管活性药物；第 2 组大鼠缺血前注射六甲铵，第 3 组大鼠接受六甲铵加静脉注射肾上腺素和去甲肾上腺素。六甲铵以儿茶酚胺可逆的方式提供保护（Reproduced by permission from Werner C，Hoffman W，Thomas C，et al：Anesthesiology 1990；73：923-929.）

如果选择这种药物，患者有因缺血或颅内高压而出现神经系统恶化的风险，需要密切的临床观察。任何恶化都会迫使停药。这种担忧对于这三种药物的用药决定很重要。虽然肼屈嗪使用方便，但其作用不能及时逆转，作用可以持续数小时。因此，在这种情况下可使用硝普钠，只需停止输注即可快速处理不良反应。

应该明确的是，在有脑缺血风险的患者中选择抗高血压药物并不简单。治疗紧迫性、交感神经抑制和脑保护副作用以及增加 ICP 的可能性都是选择抗高血压药物的重要考虑因素（表 24.7）。

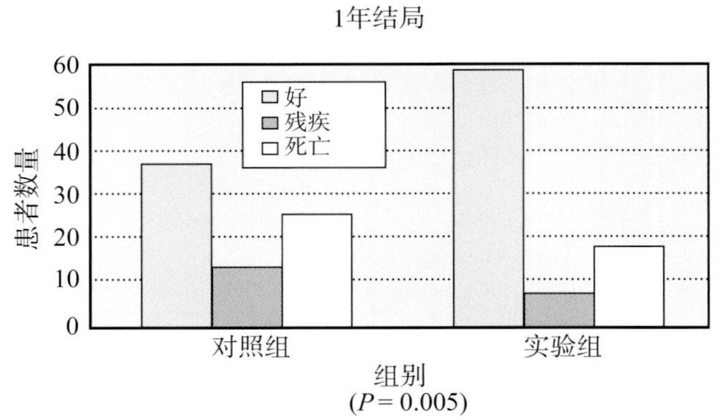

• **图 24.29** 蛛网膜下腔出血患者随机接受普萘洛尔或安慰剂治疗。接受 β 受体阻滞剂治疗的患者神经功能预后较好（Graph made from data provided by Neil-Dwyer G，Walter P，Cruickshank J.Beta-blockade benefits patients following a subarachnoid hemorrhage.Eur J Clin Pharmacol.1985；28：25.）

表 24.7 控制高血压的药物

药物	升 ICP 作用	脑保护作用	抗交感活性
硝普钠	+++	0	0
硝酸甘油	++	0	0
肼屈嗪	+++	0	0
依那普利	+	+	+
甲氧苄啶	0	+++	+++
拉贝洛尔	0	+	+++
普萘洛尔	0	+	+++
艾司洛尔	0	+	+++
硝苯地平	++	+	0
尼卡地平	++	+++	0
可乐定		+++	+++

注：从无（0）到显著（+++）

如果血压必须非常快速地降低，例如在几分钟内，尼卡地平 100 ～ 500 μg 推注是非常有效和安全可滴定的。一旦血压降低，就可以开始尼卡地平或其他药物的维持方案。另外，尽管硝普钠存在上文描述的各种副作用而不作为神经系统患者中抗高血压药物的首选，但它可能是最有效和最可靠的抗高血压药物。

平台波由 Lundberg[62] 首次报道，与神经功能恶化有关，后来 Risberg 阐明其与脑血管扩张有关[9]。Rosner 等报道轻度血压降至 60 ～ 80 mmHg 与平台波有关[10]。据推测，血压下降促使正常自身调节组织中血管舒张。CBV 的增加与 CPP 呈指数关系[10]，叠加在 ICP 与颅内血容量的指数关系上，与 ICP 平台波急剧充血增加有关（图 23.24）。因此在使用任何降压药物时，除了考虑特定的直接脑血管效应外，还要考虑在 CPP 降至约 80 mmHg 或更低时，脑血流正常自身调节也可增加 ICP。

显然，无论何时在颅内顺应性改变、脑水肿或缺血的患者中进行降压治疗，都需要非常密切和反复的观察。如病情有恶化倾向，应立即考虑上述治疗过程并及时纠正治疗策略和重新考虑是否需要降压治疗。

低血压治疗和诱发高血压

当患者发生低血压时，除了处理低血压，还应明确低血压的原因。脑外伤患者需要考虑颅内血肿或者脊髓休克。脑干血流减少与低血压有关，可能成为很难处理的情况。此外，其他非神经系统原因（如气胸、脓毒症和心源性损伤）的低血压也是需要考虑的。

当考虑升血压治疗时，就像处理血管痉挛一样，必须认真考虑治疗的必要性。血压过度升高会加重脑水肿 [425-429]。这可能会发生在自主调节功能障碍和血脑屏障破坏的大脑区域，血压升高不引起血管收缩和 rCBF 稳定，而是导致血管扩张、rCBF 增加，液体通过受损血脑屏障渗出。另外，血压升高有产生或者恶化颅内血肿的风险。

用于升高血压的儿茶酚胺是神经递质，或者说是化学性质上与神经递质相似的药物。因此可以预见到的是，如果儿茶酚胺类药物穿过血脑屏障，将发挥神经效应。通常，外源性给予的儿茶酚胺不会穿过血脑屏障并且对 CBF 和代谢没有影响 [430]。但是，在血脑屏障受损时，儿茶酚胺的输注会增加脑血流和脑代谢 [431]。在蛛网膜下腔出血（SAH）患者中，儿茶酚胺输注对脑血流可产生各种不同和不可预测的影响 [432]，而肾上腺素能阻滞剂可产生神经系统保护作用 [406]。最后，儿茶酚胺具有潜在的直接神经毒性作用，数据显示直接用于体内皮质具有神经毒性 [433]。不幸的是，儿茶酚胺是唯一临床接受的可在神经重症监护室患者中使用的常规升压药物。

增加心脏前负荷是提升血压的非药物方法。当输入晶体溶液或者胶体溶液时，通常会发生血液稀释。在应用此方法时，应考虑对患者整体状态的影响。血液稀释可以改善微循环受损区域的血流。然而，如果红细胞压积过度减少、代偿性血管舒张，则可能与 CBV 增加充血性颅内高压有关。

使用晶体溶液还是胶体溶液增加心脏前负荷仍然存在争议。血脑屏障在功能上相当于渗透压力计 [434-439]。因此，增加胶体渗透压并不是使用胶体溶液的充分理由，除非血脑屏障对电解质的渗透性增加而对胶体的渗透较少。因此使用等渗或者轻度高渗液体能够降低输液继发脑水肿的风险，这也得到了动物实验的支持。

一些观点主张在颅内高压时诱发高血压来预防平台波。随着血压升高，正常反应性组织中发生连续血管收缩，从而 CBV 和 ICP 下降。然而，这种疗法的优势可能因受损大脑组织水肿加重而被抵消 [44]。

SAH 是儿茶酚胺效应特别显著的疾病（下文描述），但儿茶酚胺效应也发生在其他颅内过程，包括 ICP 增高、卒中、头部创伤或任何中脑 - 后脑氧输送受损的情况。SAH 后血清儿茶酚胺水平显著升高，与 SAH 后血管痉挛同时达到峰值，症状发展与血清儿茶酚胺水平相对应 [440-443]。这也可以解释下丘脑损伤后过多的儿茶酚胺释放是 SAH 后脑血管痉挛和卒中的重要因素 [442]，可能与先前阐述的其他颅内过程有关。以下的证据进一步支持这一假设。

1. 脑血管系统在一定程度上受肾上腺素能神经支配。SAH 患者脑血管中的肾上腺素能受体数量减少 [403,444]。这提示去神经支配超敏反应可能是由于 SAH 后血液儿茶酚胺增加导致过度的血管痉挛。
2. SAH 后儿茶酚胺的释放足够产生心电图改变 [404,440] 伴心室壁运动异常 [405,433] 和心肌损伤 [445,446]。
3. SAH 患者用 β 和 α 受体阻滞剂与神经功能结局改善 [447] 和心电图异常 [448] 相关。
4. 动物模型中，通过选择性破坏后脑肾上腺素能神经核可预防脑血管痉挛 [445]。此外，实验室研究表明，血管加压素在血管痉挛中起重要作用，因为血管加压素缺乏的大鼠不能发生血管痉挛 [445]。
5. 脑缺血实验动物数据强烈支持儿茶酚胺可加剧脑缺血。与出血导致的低血压相比，通过使用六甲铵 [450] 阻滞神经节，α2 激动剂 [451] 抑制中枢肾上腺素能和血管紧张转换酶抑制诱导的低血压，缺血性损伤风险降低 [452]。出血对照组外源性儿茶酚胺浓度持续增加。为了验证这些儿茶酚胺导致脑损伤的假设，一些用六甲铵治疗的动物也接受了静脉输注儿茶酚胺，在这些动物中观察到六甲铵的大脑保护作用被逆转（图 24.28）[450]。
6. 在实验室研究中观察到利舍平，一种消耗突触前儿茶酚胺储存的药物，在预防缺血[452]和预防癫痫[453]处理中有大脑保护作用。

7. 用儿茶酚胺直接作用于非缺血的皮质组织有潜在的神经毒性[454]。另外，静脉输液可加剧脑外伤后的脑水肿，尽管其最可能的机制是血压对自动调节功能受损的脑组织产生的直接作用（图 24.27）而非生化神经毒性的表现[455]。

最佳血红蛋白水平

神经系统对于贫血通常耐受良好，除非极端降低。这表明脑血管储备巨大，在健康状态下，能够代偿贫血和类似的生理过程。Borgstrom 等[456]在啮齿动物中的观察表明，降低血色素水平会导致 CBF 增加，这最初主要是血液黏度降低的结果，但随着血红蛋白水平继续降低至低于 10 g/dl 时引发血管舒张反应（图 24.30）。当因为其他应激因素，如低氧血症或低脑灌注压，导致脑血管扩张至极限状态，则贫血应激可能无法很好地耐受并产生缺氧 / 缺血性脑损伤。

对于急性神经损伤患者，贫血已被确定为继发性损伤的潜在病因，并且与较差的神经系统结局和住院死亡率增加相关。急性贫血通过多种可能的机制引起继发性损伤，包括但不限于组织缺氧、炎症、自由基增多、血脑屏障功能破坏、血管血栓形成、脑充血和脑自动调节受损。然而，目前大多数证据并不支持输

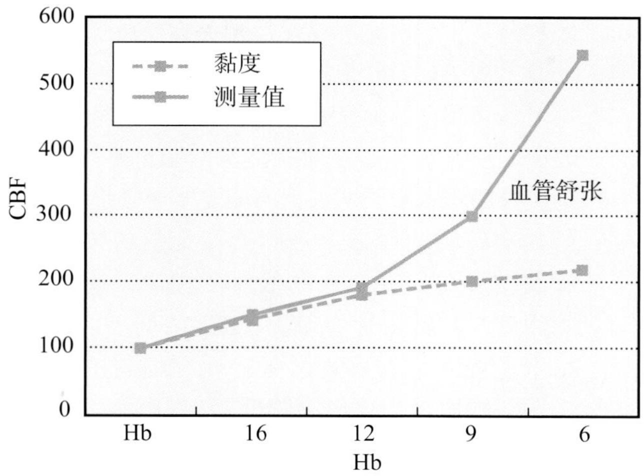

• 图 24.30 大鼠进行等容性稀释贫血，测量全脑血流量（CBF）的变化。仅由黏度变化引起的理论 CBF 由黏度曲线表示。CBF 测量值与黏度曲线一致，直到 Hb 降至 10 以下可观察到明显的血管舒张（Adapted from Borgstrom L，Johannsson H，Siesjo B：Acta Physiol Scand 1975；93：505-514.）

注红细胞来纠正脑损伤后的贫血。

贫血的神经生理效应

不同程度的急性脑损伤患者中，多达一半患者因为急性贫血需要在入院后的最初几个小时内输注血液制品[457-459]。这种贫血可能是由活动性出血、反复失血、血液稀释、造血减少或者系统性炎症等原因造成的[460]。

血红蛋白在脑供氧过程中氧气输送（DO_2）等于大脑的动脉氧含量乘以脑血流量（$DO_2 = CaO_2 \times CBF$），其中 $CaO_2 = (Hb \times SatO_2 \times 1.39) + (0.003 \times PaO_2)$，CBF 取决于心输出量和脑血管容量。

在急性贫血期间氧浓度降低的情况下，不同机制的激活代偿了血红蛋白的减少。这种效应是通过主动脉化学感受器激活交感神经介导的心输出量、心率和每搏输出量增加引起的[461,462]。此外，还有全身血管阻力和血液黏度降低、氧气提取能力增强[463]。此外，脑血管舒张是由于内皮细胞、星形胶质细胞和神经元产生一氧化氮（NO）改善了 CBF[464]。在急性脑损伤的情况下，这些正常的代偿反应可能由于脑自动调节的丧失而受损[465]，最终导致大脑在急性贫血和 CaO_2 降低发作期间无法代偿性扩张血管。

贫血与脑损伤后不良的神经系统结局之间的关联并不一致。一些观察性研究显示，贫血和 TBI[459,466,467]患者结局较差相关，而其他研究则未能显示这种关联[458,468-470]。输注 PRBC 具有恢复红细胞压积和增加血液携氧能力的潜在益处，但它与多器官衰竭的风险增加有关，包括呼吸衰竭、感染、血栓栓塞事件和死亡[459,471-475]。此外，输注红细胞与神经功能结局下降、脑自动调节功能受损和 ICU 住院时间增加有关[468,471,476,477]。研究表明，对于大多数危重症患者，维持较高的血红蛋白浓度并没有益处[478-480]。

贫血对脑损伤的总体影响取决于多种因素，包括输血的有害或保护因素之间的平衡。虽然 TBI 患者的最佳血红蛋白水平尚不清楚，但在中重度 TBI 患者中自由输血策略（Hb < 10 g/dl 时输注）并未显示出益处，因此并不推荐[459]。一项采用了析因设计的随机对照试验比较了促红细胞生成素和两种输血阈值（Hb，7 g/dl vs 10 g/dl）对 TBI 后神经功能的影响。输血阈值为 Hb 7g/dl 时良好神经功能结局患者比例为 43%，阈值为 10 g/dl 时则是 33%（P=0.28）。基于特定患者血管储备进行输血以适应贫血的个体化治疗策略尚无报道。

大多数现行指南推荐限制性输血策略。临床共识明确血红蛋白＜7 g/dl 应通过 PRBC 输血治疗[482-485]。创伤和重症监护专科的临床实践指南推荐目标血红蛋白为 7 ～ 9 g/dl[483,485]。美国麻醉医师协会[486]和美国血库协会[482]建议使用限制性输血阈值方法。尽管有这些证据，但临床前研究和人类的生理学数据仍强烈支持在制定输血策略时考虑到患者的脑血管储备。因此尽管有这些建议，理想情况下医生应基于每位患者的血流动力学情况制定个性化的输血决策。

成年急性脊髓损伤患者的围手术期管理

急性脊髓损伤患者的麻醉可能极具挑战性，这不仅是因为损伤的神经系统表现，还因为可能存在心肺并发症和自主神经不稳定。运动、感觉和自主神经功能的突然丧失使患者易发生剧烈的血流动力学、呼吸和血管舒缩性变化。因此，及时评估和管理这些变化对于改善短期和长期结局至关重要。与颅内损伤一样，脊髓可能遭受自身调节功能受损，使其容易发生继发性损伤。由于潜在的分水岭灌注区域沿其前部和后部血液供应分布区存在，因此必须及时识别和治疗由低灌注和缺氧引起的继发性损伤。

脊髓休克

脊髓休克是脊髓损伤发生后即刻出现的异常病理状态，以损伤部位以下水平丧失脊髓功能为表现，伴有膀胱和肠道控制缺失、反射消失、弛缓性瘫痪和感觉缺失[487]。伤后即刻出现强烈的交感神经反应可导致一过性高血压。此后出现神经源性休克，这是脊髓休克综合征的一部分，表现为血流动力学不稳定和交感神经张力丧失，与胸腰椎病变相比更常见于完全性颈椎损伤[488]。神经源性休克包括四个阶段，其病程在数周至数月内发展（表 24.8）。

心血管并发症

脊髓损伤的心血管系统表现多样，包括低血压、心动过缓和低体温。这些表现都是因为副交感活动的显著增强。交感张力下降导致全身血管阻力（SVR）降低、静脉回心血流减少和随之而来的低血压。T6 以下的脊髓损伤可能导致严重的体位性低血压。避免低血压至关重要，因为它可能导致脊髓灌注不足。心动过缓是脊髓损伤后最常见的心律失常，继发于 T1 ～ T4 水平的心源性加速器神经纤维丢失，可能需要阿托品和（或）起搏器治疗[488]。几乎所有脊髓损伤患者静息心率＜60 次 / 分，接近 75% 的患者静息心率小于 45 次 / 分。颈髓损伤患者心动过缓发生率更高，常见于创伤后第 4 天，到 4 ～ 6 周后心电异常完全恢复[489]。

脊髓损伤位于 T5 ～ T7 以上的患者，内脏神经支配完好无损。因此，腹腔空腔脏器膨胀可引起交感神经过度兴奋。这种现象称为自主神经反射障碍，最常见于慢性脊髓损伤患者，但最早可见于脊髓损伤 2 周后[490]。其特征为病变下方血管反射性收缩和上方血管舒张，随后是压力感受器反射性心动过缓。症状包括收缩压升高超过 20% 的阵发性高血压、心动过缓、潮红、视力模糊、头痛和发汗[491]。它可能相当严重，导致心肌梗死、癫痫发作和脑出血。出现自主神经反射障碍应立即停止触发刺激进行治疗，高血压应使用快速起效的静脉注射药物（如拉贝洛尔、硝酸盐）或钙通道阻滞剂（如尼卡地平）进行治疗。

表 24.8　脊髓休克的四个阶段

Ⅰ期	第 1 天	反射消失，由兴奋性输入丧失造成
Ⅱ期	第 1 ～ 3 天	当神经末梢出现超敏性反应时，脊髓反射恢复
Ⅲ期	第 3 天到 1 个月	反射亢进
Ⅳ期	1 个月到 1 年	进行性痉挛，此阶段出现典型的自主神经反射障碍

呼吸系统并发症

脊髓损伤患者发生呼吸系统并发症的风险很高，包括呼吸衰竭、黏液栓、肺炎、肺不张、肺水肿和栓塞。脊髓损伤后的呼吸系统并发症取决于损伤的水平和类型，以及先前存在的呼吸系统状态。高位颈椎损伤影响膈肌和附属肌肉，以及高达 80% 的 C4 以上病变患者伴有呼吸系统并发症。完全性损伤的患者常出现胸壁松弛、缺氧和通气不足引起的高碳酸血症，通常需要气道保护。下段颈椎病变患者通常在 3 ～ 5 天内进展为呼吸衰竭[492]。

其他注意事项

脊髓损伤患者麻醉诱导时误吸胃内容物的风险升高。此外，胃排空延迟、肠梗阻和非结石性胆囊炎可作为脊髓休克发生的一部分。[493-495] 低钠血症是通常由于调节肾素 - 血管紧张素系统的交感神经通路受损而出现。[496] 尿潴留是导致膀胱扩张自主神经反射亢进的常见刺激因素。术中应监测 Foley 尿管情况，避免导管扭转打结。交感神经切除术引起的体温失调可导致体温过低 [497]。因此，麻醉时应密切监测核心温度，并根据需要使用液体加热器和鼓风加热毯。

麻醉管理及注意事项

麻醉医师参与脊髓损伤患者各阶段治疗的围手术期管理，包括初始气道管理、ICU 和外科管理。任何头部和面部遭受严重创伤性损伤、脊髓附近穿透伤、挤压伤、钝性创伤和减速 / 加速损伤的患者，除非排除颈椎损伤，否则应视其颈椎不稳定。初始麻醉治疗包括限制对脊柱和脊髓的任何进一步损伤。应迅速识别呼吸衰竭，任何有明显呼吸窘迫（如发绀、呼吸暂停、严重矛盾呼吸模式或气道阻塞）的患者应立即插管。这应该通过经口气管插管或经鼻气管插管方法以及两人配合来完成手动固定。脑内和脑外损伤很常见，且可改变麻醉管理 [498]。颈椎治疗前应解决危及生命的颅内高压或胸腹创伤伴血流动力学不稳定的问题。

术前评估应在时间和紧迫性允许的范围内尽可能完整。对于择期手术，必须事先制定涉及外科医生和麻醉医生的全面和协调的麻醉计划，以满足神经生理学监测需求、确保气道安全的最佳方法、体位要求、唤醒试验和液体管理的需求。不论何时，在可能的情况下，应评估患者既往是否存在神经功能缺损。该评估需要明确记录以便与术后神经功能评估比较。

气道评估

进行脊柱手术的患者需要细致的气道评估，包括张口度、牙列、是否存在其他面部损伤、头部创伤、气道中的血液以及患者的合作水平。患者可能使用颈椎固定的头环、软 / 硬颈托或其他可能影响面罩通气或气管插管的固定装置。胡须可能会使面罩通气更加困难。应记录 Mallampati 分级。在存在困难气道的情况下，应提前计划有几种可供选择的气管插管方法。如果不采取控制方法，患有全身性疾病（如类风湿性关节炎或颈椎病）的患者进一步受伤的风险增加。

监测

美国麻醉学会（ASA）标准监护（5 导联心电图、脉搏血氧仪、呼气末 CO_2、体温、无创血压）适用于所有接受脊柱手术的患者。对于颈椎或胸部高位损伤患者，应在诱导前置入动脉导管，因为通常会发生血流动力学不稳定。此外，动脉置管可用于液体反应性的动态监测（如脉搏压力变化和每搏量变化）来指导液体管理 [499]。关于监测静脉空气栓塞存在争议，在手术切口高于心脏水平＞ 5 cm 的手术、大范围脊柱外科固定手术和骨切除术中静脉栓塞风险升高。因此，对于手术视野升高到心脏水平以上的手术，以及当手术与大量失血和需要血管活性药支持的血流动力学不稳定相关时，应考虑留置中心静脉导管 [500,501]。在最终体位确定之前应开通足够的静脉输液通路，包括用于多级手术和操作的至少 2 条大孔径输液通路。

对于急性脊髓损伤患者应谨慎给予术前药物，因为任何镇静剂都可能使原本已经脆弱的呼吸系统状态恶化。一般来说，术前用药是可选的，应由麻醉医师自行决定。如果患者出现明显的焦虑，可以考虑小剂量的咪达唑仑。使用短效阿片类药物可用于疼痛管理。

麻醉诱导。胸部和高位颈椎损伤的患者由于诱导药物、低血容量和交感神经去神经支配而有术中低血压的风险。迄今为止，在脊髓损伤患者中，没有明确的证据支持一种麻醉方法优于另一种麻醉方法。然而，谨慎的血压和氧合监测对于预防脊髓继发性损伤至关重要。对于心动过缓患者，可给予小剂量推注麻黄碱或格隆溴铵以预防低血压 / 心动过缓。可以安全使用非去极化神经肌肉阻滞剂，除非计划进行术中神经监测。通常避免使用琥珀酰胆碱，因为脊髓损伤患者在 48 h 后 ACh 受体上调，存在出现危及生命的高钾血症风险 [502]。

气道管理。颈椎疾病患者的喉镜置入困难发生率增加约 20% [503]。特别是枕 - 寰枢轴疾病患者的喉镜置入困难发生率高于下颈椎疾病患者。困难气道的最佳影像学预测因素是侧位片 C1 ～ C2 后部结构分离减少，而 Mallampati 分级则是最准确的临床预测因素 [503]。迄今为止，在预防颈椎不稳定患者神经系统恶化方面，还没有一种气道管理技术优于其他技术。然而，具体技术方法的选择根据临床情况、患者因素和麻醉医师的专业知识决定。脊髓损伤患者的气道问题可能有多种因素，如脑外伤后伴 / 不伴有神志状态改变、面部创伤、咽后血肿等。有经验的医生和困难的气道推车应即刻到场。如果遇到问题，应遵循脊髓损伤患者的困难气道流程（图 24.31）。

手法固定能减少但并不能消除气道操作中颈椎的移位 [504]。然而，手法固定应用于所有急性颈椎或高位胸椎脊髓损伤患者，除非患者带着固定装置（即 Halo 系统）到手术室。在这种操作过程中，助手应施加足够的力来抵消喉镜检查期间施加的力，以保持

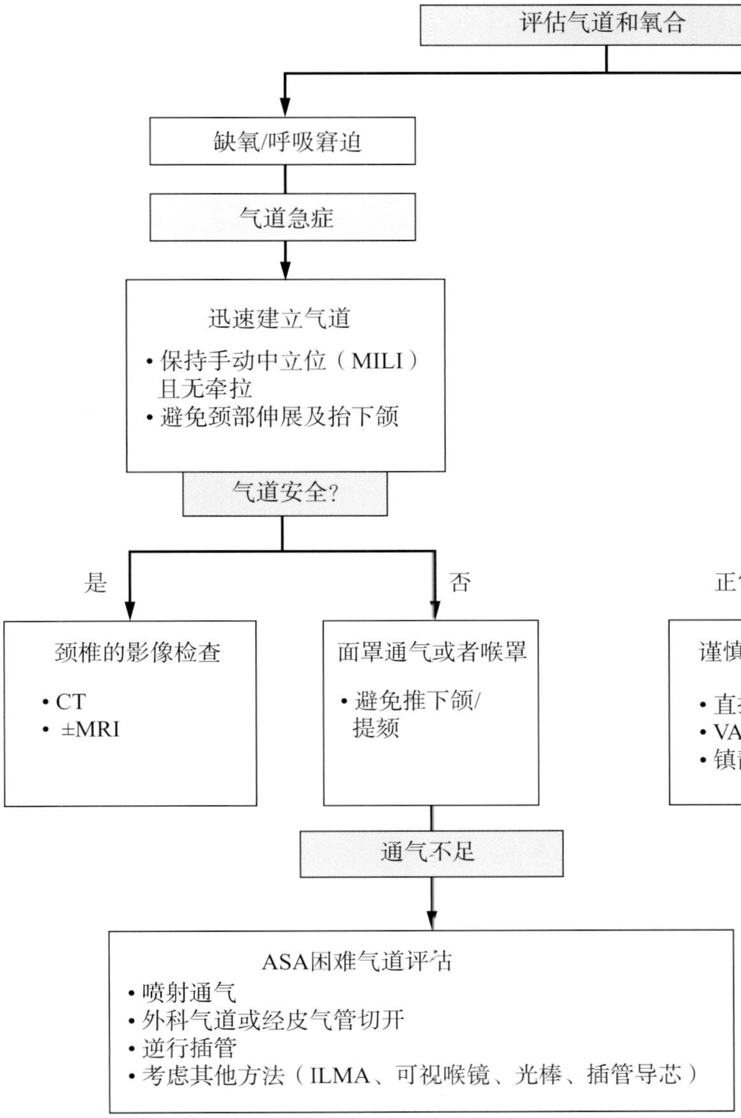

• **图 24.31**　脊髓损伤患者困难气道评估

脊柱中立，而不施加牵引力。无对抗的牵引有过度分散牵引脊柱的风险，应避免[504]。如果患者有颈托，应进行手法稳定。只有在达到稳定目的后，另一名术者才能移除颈托的前部，以允许在张口期间有额外的操作范围。气道固定后，应重新整理颈托。虽然建议进行手法固定，但先前的一项研究发现，当进行手法稳定时，插管失败的概率更高。它增加了 30 s 插管失败的发生率（手法稳定时为 50%，而没有手法固定时为 5.7%）。当解除手法固定时，所有插管失败的患者均已成功插管[505]。因此，手法固定的应用应基于情况的紧迫性，以避免延迟插管，确保气道安全。

血流动力学管理。应密切监测血压以防止任何低血压发生。低血压可使已经受伤的脊髓更容易发生继发性损伤。如前所述，脊髓自动调节功能在脊髓损伤后受损。因此，脊髓灌注依赖于 MAP，并且血压自动调节的波动范围很宽。目前，脊髓损伤后应达到的最佳血压水平尚未确定。美国神经外科医生协会的血压管理指南包括：在急性脊髓损伤后 5 ～ 7 天内维持 85 ～ 90 mmHg 的 MAP，并避免收缩压（SBP）低于 90 mmHg，这两者均为 3 级（可选）推荐[506]。

交感神经切除术导致血管过度舒张，急性脊髓损伤后的血管内血容量不足以维持足够的血压。因此，必须提前静脉输注晶体溶液、胶体溶液和血液制品进行积极复苏。虽然等渗晶体溶液是 SCI 复苏期间的首选初始液体，但临床前研究表明，高渗盐水有助于减少脊髓水肿和炎症[507]。在怀疑有严重肺水肿和血流动力学损害的情况下，应通过有创监测（如动脉置管）和可能的肺动脉导管来指导液体复苏。脉压变异度（PPV）和每搏量变异度（SVV）通过连接动脉通路获取，能在正压机械通气时评估患者的容量状态、指导液体的输注[499]。在仰卧位，PPV ＞ 11% ～ 13% 预测患者能对液体输注有反应，可增加心输出量。然而，在俯卧位，胸内和腹内压的变异会改变静脉回流，从而限制对 PPV 的准确评估。因此，用 PPV 动态变化趋势（而不是绝对值）来指导液体输注[508]。建议谨慎补液，以避免因初始交感神经分泌物和（或）心肌功能障碍而导致的神经源性肺水肿患者进一步心肺损伤。此外，酸碱状态、乳酸水平、估计失血量和尿量被用于指导液体复苏[509]。

如果静脉输液无法维持目标血压，则可以使用血管活性药物。应通过有创血流动力学监测（包括动脉置管和中心静脉通路）来指导其使用。首选的血管加压药物应为强效 α 激动剂，如去氧肾上腺素或去甲肾上腺素。然而，必须根据患者的整体血流动力学特征和先前存在的心脏功能选择和调整理想的血管加压药物（根据需要），因为 SVR 和后负荷的突然增加可诱发左心室衰竭。最近的证据表明，脊髓损伤患者在心肌纤维收缩增强的基础上，去甲肾上腺素可能是首选药物，因为可以略微改善脊髓灌注。在 11 名颈胸段脊髓损伤患者中的前瞻性研究表明，与多巴胺相比，去甲肾上腺素能够以较低的鞘内压（17 mmHg vs 20 mmHg）和略高的脊髓灌注压力（67 mmHg vs 65 mmHg）维持 MAP[510]。在低位脊髓损伤患者中，去氧肾上腺素可能是首选药物，因为外周交感神经切除术和血管舒张通常需要纯血管收缩剂。如果目标是快速达到一定的 MAP 水平，去甲肾上腺素可能是首选药物，因为它具有轻度或无 β2 受体激动活性，从而降低了外周血管舒张的可能性（表 24.9）。如果决定使用纯 α 激动剂，如去氧肾上腺素，麻醉医师应意识到反射性心动过缓的风险，这会进一步加重恶化高位颈段脊髓损伤患者先前存在的心动过缓。肾上腺素具有一定的致心律失常作用，应避免使用，除非生理学和超声心动图证据表明患者将受益于肾上腺素的正性肌力药物支持。

急性缺血性卒中血管内介入治疗的麻醉

卒中是全世界死亡和发病的主要原因之一。大量证据证实，急性缺血性卒中（acute ischemic stroke，AIS）管理的最重要因素是通过溶栓治疗和（或）血管内治疗及时恢复血流。从麻醉医生的角度来看，AIS 管理中最重要的作用是通过与神经介入医生和卒中专家的持续沟通和协调护理，允许迅速启动手术。许多研究已经证明了血管内介入治疗（endovascular therapy，EVT）对 AIS 的益处（MR CLEAN[511,512]，SWIFT PRIME[513]，EXTENDIA[514]，REVASCAT[515]，ESCAPE[516]，DAWN 试验[517]）。在本章中，我们将重点介绍血管内治疗期间的麻醉管理。

主要初始目标是进行初步 ABC 评估，并确定是否需要紧急干预，确保医学稳定性，并迅速逆转任何可能导致神经功能缺损的疾病。急性卒中评估和管理的重要方面包括以下内容。

- 评估生命体征，确保气道通畅，呼吸循环稳定。
- 在急性卒中的鉴别诊断中获得快速而准确的病史和检查，以帮助区分卒中模拟病（stroke mimics）和其他疾病。
- 快速进行头部影像检查（CT/CTA 或 MRI）和其他重要的实验室检查，包括缺血性卒中后 24 h 心电监护。
- 处理容量缺失和电解质紊乱。
- 监测血糖。低血糖需要迅速纠正。如果血糖水平＞ 180 mg/dl，则治疗高血糖是合理的，目标是将血糖水平保持在 140 ～ 180 mg/dl。
- 评估吞咽功能和防止误吸。
- 优化头部体位。对于有 ICP 升高、误吸、心肺失代偿或氧饱和度下降风险的脑出血、SAH 或缺血性卒中患者，建议将头部与身体保持中立对齐，并将床头抬高至 30°（1C 级证据）。对于这些并发症风险不高的卒中患者，建议将床头保持在最舒适的位置。
- 评估发热原因并治疗（如果存在）；对于急性卒中患者，建议至少在急性卒中后的前几天内维持正常体温（2C 级证据）。

麻醉计划

除了详尽的术前评估，建议麻醉医生同介入治疗医师保持沟通、避免任何治疗的延迟。术前评估应重点突出、简明扼要。一般来说，卒中专科医生可以提供一些基本的临床信息来指导麻醉计划。麻醉医生的神经系统检查应至少包括 GCS 评估，以确定是否需要气道保护。此外，神经功能缺失可能会改变麻醉计划。重要的是要认识到患者是否有跌倒 / 创伤史，以便在需要气管插管时采取颈髓保护措施。应与卒中专

表 24.9 神经重症监护室常用血管收缩药物和正性肌力药物

药物	受体	适应证	特点	起始剂量
正性肌力药物				
多巴酚丁胺	α，β1，β2	急性失代偿性心力衰竭、心源性休克、脓毒性休克导致的心功能降低	降低 SVR 导致低血压；长期输注耐药	2.5 ～ 10 μg/(kg · min)
米力农	磷酸二酯酶Ⅲ抑制剂	增加失代偿心衰的心输出量	如果低 CrCl 需减少剂量；副反应：低血压、心律失常、血小板减少	0.25 ～ 0.75 μg/(kg · min)
血管收缩药物				
肾上腺素	α，β1，β2	脓毒性休克的一线治疗；过敏性休克	心率失常和心肌缺血风险；副作用：心动过速、高血糖、乳酸中毒、低钾血症	2 ～ 5 μg/min 儿童：0.03 ～ 2 μg/(kg · min)
去甲肾上腺素	α，β1	脓毒性休克 SVR 降低患者的一线治疗	可能增加氧耗；心律失常和心肌缺血风险；可能降低肠道灌注、乳酸水平升高	2 ～ 5 μg/min 或 0.02 ～ 0.06 μg/(kg · min)
去氧肾上腺素	α	快速升高 MAP；肥厚型梗阻性心肌病患者流出道压力梯度下降	可能导致心输出量降低；可能引起反射性心动过缓；不适用于脓毒性休克；无 β 效应，因此致心律失常风险较低	10 ～ 100 μg/min 0.1 ～ 1 μg/(kg · min) 儿童：0.03 ～ 0.1 μg/(kg · min)
麻黄碱	α，β1，β2	静注：麻醉后低血压	诱导内源性去甲肾上腺素释放	5 ～ 25 μg 缓慢静脉推注，5 ～ 10 min 后可重复给药
血管加压素	V1	脓毒性休克的难治性低血压；尿崩症	休克治疗的非一线用药；可能引起内脏灌注减少、肠道缺血风险增加	0.04 U/min 儿童：0.3 ～ 2 mU/(kg · min)
多巴胺	多巴，α，β1			多巴：1 ～ 3 μg/(kg · min) α：3 ～ 10 μg/(kg · min) β：10 ～ 20 μg/(kg · min)

CO，心输出量；CrCl，肌酐清除率；ICU，重症监护室；SVR，外周血管阻力

科医生讨论神经影像学检查结果，以确定患者是否有可能需要立即治疗的危及生命的疾病。AIS 患者通常有心肺合并症，这些合并症可能会改变初始麻醉计划，如充血性心力衰竭，这限制了患者在 EVT 期间保持平卧的能力。如果既往有经胸超声心动图，应复查该检查以指导液体和麻醉管理。没有这些检查结果也不应延迟治疗。应尽可能纠正电解质和内分泌异常。必须纠正低血糖和高血糖，以维持血糖 < 180 mg/dl。应明确使用抗凝剂、tPA 和（或）凝血异常的实验室证据。虽然是很少见的情况，但麻醉医师必须警惕 tPA 诱导的过敏反应 [518]。

麻醉方式。EVT 已成为目前累及前循环的 AIS 的治疗金标准，其优势已在多项随机对照试验和荟萃分析中得到证明 [515,519,520]。然而在血管内实践中，一些问题仍未得到解答，包括临床结局最佳的麻醉方式。绝大多数回顾性研究显示，与气管插管全身麻醉（general endotracheal anesthesia，GETA）相比，监护性麻醉管理（monitored anesthesia care，MAC）的神经功能结果更佳 [512,521-543]。然而，大多数回顾性研究都存在选择偏倚，GETA 组一直显示更高的美国国家卫生研究院卒中量表（National Institutes of Health Stroke Scale，NIHSS）入院率和更多的后循环卒中，麻醉医师很少参与到这些研究中。此外在一些试验中，采用全身麻醉的决策完全由治疗小组自行决定，并且没有正式麻醉方案的报道。最近研究设计更好（但仍不是最理想）的前瞻性随机对照试验（如 GOLIATH[534]、SIESTA[535] 和 ANSTROKE[536]）更加关注麻醉方案、血流动力学变化以及预防低碳酸血症

或高碳酸血症的特定标准。

目前的大多数文献都表明，GETA 的神经系统结局趋于最差，该结论基于以下情况：① GETA 需要气管插管可能延迟治疗；②全麻药物引起短暂低血压和血流动力学的不稳定；③全麻药的神经保护、神经毒性作用；④通气模式导致高 / 低碳酸血症。值得注意的是，当麻醉医师在不稳定患者的急症麻醉方面拥有丰富经验时，最重要的是了解 EVT 的紧迫性，许多问题都很容易被解决。

尽管有非常高质量的试验证明了 EVT 的有益效果，但关于 EVT 期间应使用的麻醉类型，许多问题仍未得到解答。更重要的是，在一种麻醉方式相对于另一种麻醉方式的优势方面，已经产生了非常不一致的结果（表 24.10）。根据目前的文献，根据患者的整体医疗状况，选择 GETA 或 MAC 的决定应高度个体化，因为尚未证明这两种方法的明显优势。根据笔者的经验，即将发生呼吸衰竭和（或）无法保护气道、胃内容物误吸、入院 GCS 的神经系统检查不佳、无法仰卧位和（或）癫痫发作高风险的患者应接受 GETA 治疗。另外，在不合作、易激惹或者存在血流动力学不稳定的患者中更倾向于进行 GETA。

表 24.10　AIS 患者不同麻醉方式的优点

GETA	MAC
■ 减少 EVT 关键操作时患者活动的风险，从而降低穿孔或夹层等血管损伤的风险，提高患者安全性 ■ 通过改善手术路径和装置放置的稳定性，实现更快速、更有效的干预措施 ■ 充足的氧合和通气，降低误吸风险 ■ 改善患者和神经介入医生的舒适度	■ 缩短起始治疗的时间 ■ 降低术中低血压风险 ■ 降低术后呼吸并发症风险 ■ EVT 术中、术后快速、间断评估神经功能

AIS，急性缺血性卒中；EVT，血管内介入治疗；GETA，气管插管全身麻醉；MAC，监护性麻醉管理

血压目标。最佳血压目标尚未确定。一般来说，无论先前是否给予 tPA 治疗，建议在术中维持 SBP 140 ～ 180 mmHg，DBP ＜ 105 mmHg[537]。在不延误治疗的前提下，建议动脉置管连续血压监测。如果需要使用血管活性药物维持目标血压，麻醉医师应根据整体血流动力学特征，并确定最佳药物。

血管再通后，麻醉医师应与神经介入医生一起确定血压目标，因为一些证据表明脑组织可能存在过度灌注和（或）出血的风险 [538,539]。

氧合和通气。如前所述，应避免在急性脑损伤（如缺氧和低碳酸血症或高碳酸血症）中出现继发性损伤。低碳酸血症诱发脑血管收缩，这可能导致流向已经受损的缺血半暗带组织的血流减少，[540] 高碳酸血症则可促进脑血管舒张伴颅内高压。麻醉学和重症监护神经科学学会建议维持 SpO_2 ＞ 92% 和 PaO_2 ＞ 60 mmHg，并应调整分钟通气量以将 $PaCO_2$ 保持在 35 ～ 45 mmHg。此外，应避免使用高氧（PaO_2 ＞ 300 mmHg），因为先前的研究显示其发展与住院死亡率增加和氧化应激增加有关 [242,541]。

液体和血糖管理。AIS 患者的血管内容量丢失非常常见，特别是老年患者。一般来说，应使用等渗晶体溶液来复苏 AIS 患者 [542]。通常最好避免使用低渗液体，因为它们可能会加重急性卒中的脑水肿，并且在替代血管内容量方面不如等渗溶液。此外，最好避免含有葡萄糖的液体，这可能会加剧高血糖。然而，必须根据心血管状态、电解质紊乱和其他可能改变体液平衡的疾病进行个体化的液体管理。低血糖可引起局灶性神经功能障碍，可与卒中症状相似，必须立即纠正至＞ 70 mg/dl 的目标 [543]。在患有 AIS 的患者中糖尿病极为常见。血糖＞ 140 mg/dl 与 AIS 的更差临床结局相关 [368-374]。建议术中连续监测血糖并保持在 140 ～ 200 mg/dl[537]。

参考文献

1. Scott M. Infectious hazards of neurologic tests. *N Engl J Med*. 1969;280(16):904. https://doi.org/10.1056/nejm196904172801623.
2. McCauley SR, Wilde EA, Moretti P, et al. Neurological outcome scale for traumatic brain injury: III. Criterion-related validity and sensitivity to change in the NABIS hypothermia-II clinical trial. *J Neurotrauma*. 2013;30(17):1506–1511. https://doi.org/10.1089/neu.2013.2925.
3. Kerr RG, Bacon AM, Baker LL, et al. Underestimation of pupil size by critical care and neurosurgical nurses. *Am J Crit Care*. 2016;25(3):213–219. https://doi.org/10.4037/ajcc2016554.
4. McNett M, Moran C, Janki C, et al. Correlations between hourly pupillometer readings and intracranial pressure values. *J Neurosci Nurs*. 2017;49(4):229–234. https://doi.org/10.1097/jnn.0000000000000290.
5. Zhao W, Stutzman S, DaiWai O, et al. Inter-device reliability of the NPi-100 pupillometer. *J Clin Neurosci*. 2016;33:79–82. https://doi.org/10.1016/j.jocn.2016.01.039.
6. Schallenberg M, Bangre V, Steuhl KP, et al. Comparison of the Colvard, Procyon, and Neuroptics pupillometers for measuring pupil diameter under low ambient illumination. *J Refract Surg*. 2010;26(2):134–143. https://doi.org/10.3928/1081597x-20100121-09.
7. Cushing H. Concerning a definite regulatory mechanism of the vasomotor entre which controls blood pressure during cerebral compression. *Johns Hopkins Hospital Bulletin No*. 1900;126:290.
8. Greenberg JH, Alavi A, Reivich M, et al. Local cerebral blood volume response to carbon dioxide in man. *Circ Res*. 1978;43:324.
9. Risberg J, Lundberg N, Ingvar D. Regional cerebral blood volume during acute rises in the intracranial pressure(plateau waves). *J Neurosurg*. 1969;31:303.
10. Rosner MJ, Becker DP. Origin and evolution of plateau waves. Experimental observations and a theoretical model. *J Neurosurg*. 1984;50:312.
11. Sakai F, Nakazawa K, Tazaki Y, et al. Regional cerebral blood volume and hematocrit measured in normal human volunteers by single photon emission computed tomography. *J Cereb Blood Flow Metab*. 1985;5:207.
12. Strandgaard S, Olesen J, Skinhoj E, et al. Autoregulation of brain circulation in severe arterial hypertension. *Br Med J*. 1973;3:507.
13. Drummond JC. The lower limit of autoregulation: time to revise our thinking? *Anesthesiology*. 1997;86(6):1431–1433.
14. Lundberg N, Troupp H, Lorin H. Continuous recording of ventricular fluid pressure in patients with severe acute traumatic brain injury.

A preliminary report J Neurosurg. 1965;22:581.
15. Miller JD, Becker DP, Ward JD, et al. Significance of intracranial hypertension in severe head injury. *J Neurosurg*. 1977;47:503.
16. Giulioni M, Ursino M, Alvisi C. Correlations among intracranial pulsatility, intracranial hemodynamics, and transcranial doppler wave form: Literature review and hypothesis for future studies. *Neurosurgery*. 1988;22:807.
17. Carney N, Totten AM, O'Reilly C, et al. Guidelines for the management of severe traumatic brain injury, fourth edition. *Neurosurgery*. 2017;80(1):6–15. https://doi.org/10.1227/neu.0000000000001432.
18. Hassler W, Steinmetz H, Gawlowski J. Transcranial Doppler ultrasonography in raised intracranial pressure and in intracranial circulatory arrest. *J Neurosurg*. 1988;68:745.
19. Greitz T, Gordon E, Kolmodin G, et al. Aortocranial and carotid angiography in determination of brain death. *Neuroradiology*. 1973;5:13.
20. Langfitt T, Weinstein J, Kassel N, et al. Transmission of increased intracranial pressure. *I Within the craniospinal axis J Neurosurg*. 1964;21:989.
21. Langfitt T, Weinstein J, Kassell N. Cerebral vasomotor paralysis produced by intracranial hypertension. *Neurology*. 1965;15:622.
22. Jalan R, Olde Damink SW, Deutz NE, et al. Moderate hypothermia prevents cerebral hyperemia and increase in intracranial pressure in patients undergoing liver transplantation for acute liver failure. *Transplantation*. 2003;75(12):2034–2039.
23. Kofke WA, Dong ML, Bloom M, et al. Transcranial Doppler ultrasonography with induction of anesthesia for neurosurgery. *J Neurosurg Anesthesiol*. 1994;6:89.
24. Aggarwal S, Kramer D, Yonas H, et al. Cerebral hemodynamic and metabolic changes in fulminant hepatic failure: A retrospective study. *Hepatology*. 1994;19:80.
25. Michenfelder J. The 27th Rovenstine Lecture: Neuroanesthesia and the achievement of professional respect. *Anesthesiology*. 1989;70(4):695.
26. Wilkins R. Cerebral vasospasm. *Crit Rev Neurobiol*. 1990;6:51.
27. Jaggi JL, Obrist WD, Gennarelli TA, et al. Relationship of early CBF and metabolism to outcome in acute head injury. *J Neurosurg*. 1990;72:176.
28. Stocchetti N, Zanier ER, Nicolini R, et al. Oxygen and carbon dioxide in the cerebral circulation during progression to brain death. *Anesthesiology*. 2005;103:957–961.
29. Mauritz W, Steltzer H, Bauer P, et al. Monitoring of intracranial pressure in patients with severe traumatic brain injury: An Austrian prospective multicenter study. *Intensive Care Med*. 2008;34(7):1208–1215. https://doi.org/10.1007/s00134-008-1079-7.
30. Chesnut RM, Temkin N, Carney N, et al. A trial of intracranial-pressure monitoring in traumatic brain injury. *N Engl J Med*. 2012;367(26):2471–2481. https://doi.org/10.1056/NEJMoa1207363.
31. Holloway KL, Barnes T, Choi S, et al. Ventriculostomy infections: the effect of monitoring duration and catheter exchange in 584 patients. *J Neurosurg*. 1996;85(3):419–424. https://doi.org/10.3171/jns.1996.85.3.0419.
32. Bochicchio M, Latronico N, Zappa S, et al. Bedside burr hole for intracranial pressure monitoring performed by intensive care physicians. A 5-year experience. *Intensive Care Med*. 1996;22(10):1070–1074.
33. Bratton SL, Chestnut RM, Ghajar J, et al. Guidelines for the management of severe traumatic brain injury. VII. Intracranial pressure monitoring technology. *J Neurotrauma*. 2007;24(Suppl 1):S45–S54. https://doi.org/10.1089/neu.2007.9989.
34. Edouard AR, Vanhille E, Le Moigno S, et al. Non-invasive assessment of cerebral perfusion pressure in brain injured patients with moderate intracranial hypertension. *Br J Anaesth*. 2005;94(2):216–221. https://doi.org/10.1093/bja/aei034.
35. Kirk T, Jones K, Miller S, Corbett J. Measurement of intraocular and intracranial pressure: Is there a relationship? *Ann Neurol*. 2011;70(2):323–326. https://doi.org/10.1002/ana.22414.
36. Dubourg J, Javouhey E, Geeraerts T, et al. Ultrasonography of optic nerve sheath diameter for detection of raised intracranial pressure: A systematic review and meta-analysis. *Intensive Care Med*. 2011;37(7):1059–1068. https://doi.org/10.1007/s00134-011-2224-2.
37. Kim SE, Hong EP, Kim HC, et al. Ultrasonographic optic nerve sheath diameter to detect increased intracranial pressure in adults: A meta-analysis. *Acta Radiol*. 2018;60(2):221–229. https://doi.org/10.1177/0284185118776501.
38. Czosnyka M, Smielewski P, Piechnik S, et al. Hemodynamic characterization of intracranial pressure plateau waves in head-injury patients. *J Neurosurg*. 1999;91(1):11–19. https://doi.org/10.3171/jns.1999.91.1.0011.
39. Smith M. Monitoring intracranial pressure in traumatic brain injury. *Anesth Analg*. 2008;106(1):240–248. https://doi.org/10.1213/01.ane.0000297296.52006.8e.
40. Contant CF, Valadka AB, Gopinath SP, et al. Adult respiratory distress syndrome: A complication of induced hypertension after severe head injury. *J Neurosurg*. 2001;95(4):560–568. https://doi.org/10.3171/jns.2001.95.4.0560.
41. Prabhakar H, Sandhu K, Bhagat H, et al. Current concepts of optimal cerebral perfusion pressure in traumatic brain injury. *J Anaesthesiol Clin Pharmacol*. 2014;30(3):318–327. https://doi.org/10.4103/0970-9185.137260.
42. Moreira M, Fernandes D, Pereira E, et al. Is there a relationship between optimal cerebral perfusion pressure-guided management and PaO2/FiO2 ratio after severe traumatic brain injury? *Acta Neurochir Suppl*. 2018;126:59–62. https://doi.org/10.1007/978-3-319-65798-1_13.
43. Thiara S, Griesdale DE, Henderson WR, et al. Effect of cerebral perfusion pressure on acute respiratory distress syndrome. *Can J Neurol Sci*. 2018;45(3):313–319. https://doi.org/10.1017/cjn.2017.292.
44. Grande P, Asgeirsson B, Nordstrom C. Volume-targeted therapy of increased intracranial pressure: The Lund concept unifies surgical and non-surgical treatments. *Acta Anaesth Scand*. 2002;46(8):929–941.
45. Stevens RD, Shoykhet M, Cadena R. Emergency neurological life support: Intracranial hypertension and herniation. *Neurocrit Care*. 2015;23(Suppl 2):S76–S82. https://doi.org/10.1007/s12028-015-0168-z.
46. Robinson N, Clancy M. In patients with head injury undergoing rapid sequence intubation, does pretreatment with intravenous lignocaine/lidocaine lead to an improved neurological outcome? A review of the literature. *Emerg Med J*. 2001;18(6):453–457.
47. Alarcon JD, Rubiano AM, Okonkwo DO, et al. Elevation of the head during intensive care management in people with severe traumatic brain injury. *Cochrane Database Syst Rev*. 2017;(12):Cd009986. https://doi.org/10.1002/14651858.CD009986.pub2.
48. Feldman Z, Kanter MJ, Robertson CS, et al. Effect of head elevation on intracranial pressure, cerebral perfusion pressure, and cerebral blood flow in head-injured patients. *J Neurosurg*. 1992;76(2):207–211. https://doi.org/10.3171/jns.1992.76.2.0207.
49. Ng I, Lim J, Wong HB. Effects of head posture on cerebral hemodynamics: Its influences on intracranial pressure, cerebral perfusion pressure, and cerebral oxygenation. *Neurosurgery*. 2004;54(3):593–597. discussion 598.
50. Tankisi A, Rolighed Larsen J, et al. The effects of 10 degrees reverse trendelenburg position on ICP and CPP in prone positioned patients subjected to craniotomy for occipital or cerebellar tumours. *Acta Neurochir (Wien)*. 2002;144(7):665–670. https://doi.org/10.1007/s00701-002-0957-y.
51. Kenning JA, Toutant SM, Saunders RL. Upright patient positioning in the management of intracranial hypertension. *Surg Neurol*. 1981;15(2):148–152.
52. Kosty JA, Leroux PD, Levine J, et al. Brief report: A comparison of clinical and research practices in measuring cerebral perfusion pressure: A literature review and practitioner survey. *Anesth Analg*. 2013;117(3):694–698. https://doi.org/10.1213/ANE.0b013e31829cc765.
53. Rosner MJ, Coley IB. Cerebral perfusion pressure, intracranial pressure, and head elevation. *J Neurosurg*. 1986;65(5):636–641. https://doi.org/10.3171/jns.1986.65.5.0636.
54. Busija DW, Leffler CW, Pourcyrous M. Hyperthermia increases cerebral metabolic rate and blood flow in neonatal pigs. *Am J Physiol*. 1988;255(2):H343–H346. https://doi.org/10.1152/ajpheart.1988.255.2.H343. Pt 2.
55. Bao L, Chen D, Ding L, et al. Fever burden is an independent predictor for prognosis of traumatic brain injury. *PLoS One*. 2014;9(3):e90956. https://doi.org/10.1371/journal.pone.0090956.
56. Edwards P, Arango M, Balica L, et al. Final results of MRC CRASH, a randomised placebo-controlled trial of intravenous corticosteroid in adults with head injury-outcomes at 6 months. *Lancet*. 2005;365(9475):1957–1959. https://doi.org/10.1016/s0140-6736(05)66552-x.
57. Roberts I, Yates D, Sandercock P, et al. Effect of intravenous corticosteroids on death within 14 days in 10008 adults with clinically significant head injury (MRC CRASH trial): randomised placebo-controlled trial. *Lancet*. 2004;364(9442):1321–1328. https://doi.org/10.1016/s0140-6736(04)17188-2.
58. Sinha S, Bastin ME, Wardlaw JM, et al. Effects of dexamethasone on peritumoural oedematous brain: A DT-MRI study. *J Neurol Neurosurg Psychiatry*. 2004;75(11):1632–1635. https://doi.org/10.1136/jnnp.2003.028647.
59. Kim H, Lee JM, Park JS, et al. Dexamethasone coordinately regulates angiopoietin-1 and VEGF: A mechanism of glucocorticoid-induced stabilization of blood-brain barrier. *Biochem Biophys Res Commun*. 2008;372(1):243–248. https://doi.org/10.1016/j.bbrc.2008.05.025.
60. Watling CJ, Cairncross JG. Acetazolamide therapy for symptomatic plateau waves in patients with brain tumors. *Report of three cases J Neurosurg*. 2002;97(1):224–226. https://doi.org/10.3171/jns.2002.97.1.0224.
61. Diringer M. Hyperventilation in head injury: What have we learned in 43 years? *Crit Care Med*. 2002;30(9):2142–2143. https://doi.org/10.1097/01.Ccm.0000026332.16327.45.
62. Lundberg N. Continuous recording and control of ventricular fluid pressure in neurosurgical practice. *Acta Psychiatr Neurol Scand*. 1960;36(Suppl 149):1–193.
63. Brian Jr JE. Carbon dioxide and the cerebral circulation. *Anesthesiology* 1998;88(5):1365–1386. https://doi.org/10.1007/sl2028-013-9921-3.
64. Lassen NA. Control of cerebral circulation in health and disease. *Circ Res* 1974;34:749.
65. Raichle M, Plum F. Hyperventilation and CBF. [Review]. *Stroke*. 1972;3(5):566.
66. Raichle M, Posner J, Plum F. CBF during and after hyperventilation. *Arch Neuro*. 1970;(3).
67. Shapiro HM. Intracranial hypertension: Therapeutic and anesthetic considerations. *Anesthesiology*. 1975;43:445.
68. Shenkin HA, Bouzarth WF. Clinical methods of reducing intracranial pressure. *N Engl J Med*. 1970;282:1465.
69. Cold GE. Cerebral blood flow in acute head injury. The regulation of cerebral blood flow and metabolism during the acute phase of head injury, and its significance for therapy. *Acta Neurochir Suppl (Wien)*. 1990;49:1–64.
70. Curley G, Kavanagh BP, Laffey JG. Hypocapnia and the injured brain: More harm than benefit. *Crit Care Med*. 2010;38(5):1348–1359. https://doi.org/10.1097/CCM.0b013e3181d8cf2b.
71. Stocchetti N, Maas AI, Chieregato A, et al. Hyperventilation in head injury: A review. *Chest*. 2005;127(5):1812–1827. https://doi.org/10.1378/chest.127.5.1812.
72. Gelb AW, Craen RA, Rao GS, et al. Does hyperventilation improve operating condition during supratentorial craniotomy? A multicenter randomized crossover trial. *Anesth Analg*. 2008;106(2):585–594. table of contents. https://doi.org/10.1213/01.ane.0000295804.41688.8a.
73. Talke PO, Sharma D, Heyer EJ, et al. Society for Neuroscience in Anesthesiology and Critical Care Expert consensus statement: Anesthetic management of endovascular treatment for acute ischemic stroke*: Endorsed by the Society of NeuroInterventional Surgery and the Neurocritical Care Society. *J Neurosurg Anesthesiol*. 2014;26(2):95–108. https://doi.org/10.1097/ana.0000000000000042.
74. Laffey JG, Kavanagh BP. Hypocapnia. *N Engl J Med*. 2002;347(1):43–53. https://doi.org/10.1056/NEJMra012457.
75. Marion DW, Puccio A, Wisniewski SR, et al. Effect of hyperventilation on extracellular concentrations of glutamate, lactate, pyruvate, and local cerebral blood flow in patients with severe traumatic brain injury. *Crit Care Med*. 2002;30(12):2619–2625. https://doi.org/10.1097/01.Ccm.0000038877.40844.0f.
76. Stringer WA, Hasso AN, Thompson JR, et al. Hyperventilation-induced cerebral ischemia in patients with acute brain lesions: Demonstration by xenon-enhanced CT. *Am J Neuroradiol*. 1993;14(2):475–484.
77. Muizelaar JP, Marmarou A, Ward JD, et al. Adverse effects of prolonged hyperventilation in patients with severe head injury: A randomized clinical trial. *J Neurosurg*. 1991;75(5):731–739. https://doi.org/10.3171/jns.1991.75.5.0731.
78. Chater S, Simpson K. Effect of passive hyperventilation on seizure threshold in patients undergoing electroconvulsive therapy. *Br J Anaesth*. 1988;60:70–73.
79. Rangel-Castilla L, Lara LR, Gopinath S, et al. Cerebral hemodynamic effects of acute hyperoxia and hyperventilation after severe traumatic brain injury. *J Neurotrauma*. 2010;27(10):1853–1863. https://doi.org/10.1089/neu.2010.1339.
80. Carrera E, Schmidt JM, Fernandez L, et al. Spontaneous hyperventilation and brain tissue hypoxia in patients with severe brain injury. *J Neurol Neurosurg Psychiatry*. 2010;81(7):793–797. https://doi.org/10.1136/jnnp.2009.174425.
81. Gopinath SP, Valadka AB, Uzura M, et al. Comparison of jugular venous oxygen saturation and brain tissue Po2 as monitors of cerebral ischemia after head injury. *Crit Care Clin*. 1999;27(11):2337–2345.
82. Coles JP, Fryer TD, Coleman MR, et al. Hyperventilation following head injury: effect on ischemic burden and cerebral oxidative metabolism. *Crit Care Med*. 2007;35(2):568–578. https://doi.org/10.1097/01.Ccm.0000254066.37187.88.
83. Cruz J, Miner ME, Allen SJ, et al. Continuous monitoring of cerebral oxygenation in acute brain injury: Injection of mannitol during hyperventilation. *J Neurosurg*. 1990;73:725.
84. Kirkman MA, Smith M. Intracranial pressure monitoring, cerebral perfusion pressure estimation, and ICP/CPP-guided therapy: A standard of care or optional extra after brain injury? *Br J Anaesth*. 2014;112(1):35–46. https://doi.org/10.1093/bja/aet418.
85. Ito H, Ibaraki M, Kanno I, et al. Changes in the arterial fraction of human cerebral blood volume during hypercapnia and hypocapnia measured by positron emission tomography. *J Cereb Blood Flow Metab*. 2005;25(7):852–857. https://doi.org/10.1038/sj.jcbfm.9600076.
86. McLaughlin MR, Marion DW. Cerebral blood flow and vasoresponsivity within and around cerebral contusions. *J Neurosurg*. 1996;85(5):871–876. https://doi.org/10.3171/jns.1996.85.5.0871.
87. Paolin A, Rodriguez G, Betetto M, et al. Cerebral hemodynamic response to CO2 after severe head injury: Clinical and prognostic implications. *J Trauma*. 1998;44(3):495–500.
88. Chesnut RM. Care of central nervous system injuries. *Surg Clin North Am*. 2007;87(1):119–156. vii. https://doi.org/10.1016/j.suc.2006.09.018.
89. Gordon E. Controlled respiration in the management of patients with traumatic brain injuries. *Acta Anaesthesiol Scand*. 1971;15(3):193–208.
90. Francony G, Fauvage B, Falcon D, et al. Equimolar doses of mannitol and hypertonic saline in the treatment of increased intracranial pressure. *Crit Care Med*. 2008;36(3):795–800. https://doi.org/10.1097/ccm.0b013e3181643b41.
91. Ichai C, Armando G, Orban JC, et al. Sodium lactate versus mannitol in the treatment of intracranial hypertensive episodes in severe traumatic brain-injured patients. *Intensive Care Med*. 2009;35(3):471–479. https://doi.org/10.1007/s00134-008-1283-5.
92. Qureshi AI, Wilson DA, Traystman RJ. Treatment of elevated intracranial pressure in experimental intracerebral hemorrhage: Comparison between mannitol and hypertonic saline. *Neurosurgery*. 1999;44(5):1055–1063. discussion 1063–1054.
93. Smith QR, Rapoport SI. Cerebrovascular permeability coefficients to sodium, potassium, and chloride. *J Neurochem*. 1986;46(6):1732–1742.
94. Bell B, Smith M, Kean D, et al. Brain water measured by magnetic resonance imaging. *Correlation with direct estimation and changes after mannitol and dexamethasone Lancet*. 1987;1:66.
95. Reichenthal E, Kaspi T, Cohen ML, et al. The ambivalent effects of early and late administration of mannitol in cold-induced brain oedema. *Acta Neurochir*. 1990;51:110. Suppl.
96. Rosenberg GA, Barrett J, Estrada E, et al. Selective effect of mannitol-induced hyperosmolality on brain interstitial fluid and water content in white matter. *Metab Brain Dis*. 1988;3:217.
97. Chan P, Fishman R. Elevation of rat brain amino acids, ammonia and idiogenic osmoles induced by hyperosmolality. *Brain Res*. 1979;161:293.
98. Pollock AS, Arieff AI. Abnormalities of cell volume regulation and their functional consequences. *Am J Physiol*. 1980;239(3):F195–F205.
99. Jafar JJ, Johns LM, Mullan SF. The effect of mannitol on cerebral blood flow. *J Neurosurg*. 1986;64(5):754–759. https://doi.org/10.3171/jns.1986.64.5.0754.
100. Garcia-Morales EJ, Cariappa R, Parvin CA, et al. Osmole gap in neurologic-neurosurgical intensive care unit: Its normal value, calculation, and relationship with mannitol serum concentrations. *Crit Care Med*. 2004;32(4):986–991.
101. Rosner MJ, Coley I. Cerebral perfusion pressure: A hemodynamic mechanism of mannitol and the postmannitol hemogram. *Neurosurgery*. 1987;21(2):147–156.
102. Kofke W. Mannitol: Potential for rebound intracranial hypertension? [editorial; comment]. *J Neurosurg Anesth*. 1993;5(1):1–3.
103. Rudehill A, Gordon E, Ohman G, et al. Pharmacokinetics and effects of mannitol on hemodynamics, blood and cerebrospinal fluid electrolytes, and osmolality during intracranial surgery. *J Neurosurg Anesth*. 1993;5(1):4–12.
104. Zornow M. Hypertonic saline as a safe and efficacious treatment of intracranial hypertension. *J Neurosurg Anesth*. 1996;8:175–177.
105. Weed L, McKibben P. Pressure changes in the cerebro-spinal fluid following intravenous injection of solutions of various concentrations. *Amer J Physiol*. 1919;48:512–530.
106. Lazaridis C, Neyens R, Bodle J, et al. High-osmolarity saline in neurocritical care: Systematic review and meta-analysis. *Crit Care Med*. 2013;41(5):1353–1360. https://doi.org/10.1097/CCM.0b013e31827ca4b3.
107. Bulger EM, May S, Brasel KJ, et al. Out-of-hospital hypertonic resuscitation following severe traumatic brain injury: A randomized controlled trial. *JAMA*. 2010;304(13):1455–1464. https://doi.org/10.1001/jama.2010.1405.
108. Dubick MA, Wade CE. A review of the efficacy and safety of 7.5% NaCl/6% dextran 70 in experimental animals and in humans. *J Trauma*. 1994;36(3):323–330.
109. Alam HB, Punzalan CM, Koustova E, et al. Hypertonic saline: Intraosseous infusion causes myonecrosis in a dehydrated swine model of uncontrolled hemorrhagic shock. *J Trauma*. 2002;52(1):18–25.
110. Hijiya N, Horiuchi K, Asakura T. Morphology of sickle cells produced in solutions of varying osmolarities. *J Lab Clin Med*. 1991;117(1):60–66.
111. Millet A, Cuisinier A, Bouzat P, et al. Hypertonic sodium lactate reverses brain oxygenation and metabolism dysfunction after traumatic brain injury. *Br J Anaesth*. 2018;120(6):1295–1303. https://doi.org/10.1016/j.bja.2018.01.025.
112. Badaut J, Ashwal S, Obenaus A. Aquaporins in cerebrovascular disease: A target for treatment of brain edema. *Cerebrovasc Dis*. 2011;31(6):521–531. https://doi.org/10.1159/000324328.
113. Pascual JL, Ferri LE, Seely AJ, et al. Hypertonic saline resuscitation of hemorrhagic shock diminishes neutrophil rolling and adherence to endothelium and reduces in vivo vascular leakage. *Ann Surg*. 2002;236(5):634–642. https://doi.org/10.1097/01.Sla.0000032941.57077.A2.
114. Qureshi AI, Wilson DA, Traystman RJ. Treatment of elevated intracranial pressure in experimental intracerebral hemorrhage: Comparison between mannitol and hypertonic saline. *Neurosurgery*. 1999;44(5):

1055–1063.
115. Schreibman DL, Hong CM, Keledjian K, et al. Mannitol and hypertonic saline reduce swelling and modulate inflammatory markers in a rat model of intracerebral hemorrhage. *Neurocrit Care*. 2018;29(2): 253–263. https://doi.org/10.1007/s12028-018-0535-7.
116. Yin J, Zhang H, Chen H, et al. Hypertonic saline alleviates brain edema after traumatic brain injury via downregulation of aquaporin 4 in rats. *Med Sci Monit*. 2018;24:1863–1870.
117. Suarez JI, Qureshi AI, Bhardwaj A, et al. Treatment of refractory intracranial hypertension with 23.4% saline. *Crit Care Med*. 1998; 26(6):1118–1122.
118. Tseng MY, Al-Rawi PG, Pickard JD, et al. Effect of hypertonic saline on cerebral blood flow in poor-grade patients with subarachnoid hemorrhage. *Stroke*. 2003;34(6):1389–1396. https://doi.org/10.1161/01.Str.0000071526.45277.44.
119. Al-Rawi PG, Zygun D, Tseng MY, et al. Cerebral blood flow augmentation in patients with severe subarachnoid haemorrhage. *Acta Neurochir Suppl*. 2005;95:123–127.
120. Al-Rawi PG, Tseng MY, Richards HK, et al. Hypertonic saline in patients with poor-grade subarachnoid hemorrhage improves cerebral blood flow, brain tissue oxygen, and pH. *Stroke*. 2010;41(1): 122–128. https://doi.org/10.1161/strokeaha.109.560698.
121. Ware ML, Nemani VM, Meeker M, et al. Effects of 23.4% sodium chloride solution in reducing intracranial pressure in patients with traumatic brain injury: A preliminary study. *Neurosurgery*. 2005;57(4): 727–736. discussion 727–736.
122. Paredes-Andrade E, Solid CA, Rockswold SB, et al. Hypertonic saline reduces intracranial hypertension in the presence of high serum and cerebrospinal fluid osmolalities. *Neurocrit Care*. 2012;17(2): 204–210. https://doi.org/10.1007/s12028-011-9574-z.
123. Major EH, O'Connor P, Mullan B. Single bolus 30% hypertonic saline for refractory intracranial hypertension. *Ir J Med Sci*. 2015;184(1): 159–165. https://doi.org/10.1007/s11845-014-1080-9.
124. Eskandari R, Filtz MR, Davis GE, et al. Effective treatment of refractory intracranial hypertension after traumatic brain injury with repeated boluses of 14.6% hypertonic saline. *J Neurosurg*. 2013;119(2): 338–346. https://doi.org/10.3171/2013.4.Jns121541.
125. Mojtahedzadeh M, Ahmadi A, Mahmoodpoor A, et al. Hypertonic saline solution reduces the oxidative stress responses in traumatic brain injury patients. *J Res Med Sci*. 2014;19(9):867–874.
126. Diringer MN, Scalfani MT, Zazulia AR, et al. Cerebral hemodynamic and metabolic effects of equi-osmolar doses mannitol and 23.4% saline in patients with edema following large ischemic stroke. *Neurocrit Care*. 2011;14(1):11–17. https://doi.org/10.1007/s12028-010-9465-8.
127. Qureshi AI, Suarez JI, Bhardwaj A, et al. Use of hypertonic (3%) saline/acetate infusion in the treatment of cerebral edema: Effect on intracranial pressure and lateral displacement of the brain. *Crit Care Med*. 1998;26(3):440–446.
128. Schatzmann C, Heissler HE, Konig K, et al. Treatment of elevated intracranial pressure by infusions of 10% saline in severely head injured patients. *Acta Neurochir*. 1998;71:31–33.
129. Vialet R, Albanese J, Thomachot L, et al. Isovolume hypertonic solutes (sodium chloride or mannitol) in the treatment of refractory posttraumatic intracranial hypertension: 2 mL/kg 7.5% saline is more effective than 2 mL/kg 20% mannitol. *Crit Care Med*. 2003;31(6):1683–1687. https://doi.org/10.1097/01.Ccm.0000063268.91710.Df.
130. Shackford SR, Bourguignon PR, Wald SL, et al. Hypertonic saline resuscitation of patients with head injury: A prospective, randomized clinical trial. *J Trauma*. 1998;44(1):50–58.
131. Khanna S, Davis D, Peterson B, et al. Use of hypertonic saline in the treatment of severe refractory posttraumatic intracranial hypertension in pediatric traumatic brain injury. *Crit Care Med*. 2000; 28(4):1144–1151.
132. Peterson B, Khanna S, Fisher B, et al. Prolonged hypernatremia controls elevated intracranial pressure in head-injured pediatric patients. *Crit Care Med*. 2000;28(4):1136–1143.
133. Simma B, Burger R, Falk M, et al. A prospective, randomized, and controlled study of fluid management in children with severe head injury: Lactated Ringer's solution versus hypertonic saline. *Crit Care Med*. 1998;26(7):1265–1270.
134. Murphy N, Auzinger G, Bernel W, et al. The effect of hypertonic sodium chloride on intracranial pressure in patients with acute liver failure. *Hepatology*. 2004;39:464–470.
135. Kodali S, McGuire BM. Diagnosis and management of hepatic encephalopathy in fulminant hepatic failure. *Clin Liver Dis*. 2015; 19(3):565–576. https://doi.org/10.1016/j.cld.2015.04.006.
136. Vassar MJ, Perry CA, Gannaway WL, et al. 7.5% sodium chloride/dextran for resuscitation of trauma patients undergoing helicopter transpor. *Arch Surg*. 1991;126(9):1065–1072.
137. Cooper J, Myles P, McDermott F, et al. Prehospital hypertonic saline resuscitation of patients with hypotension and severe traumatic brain injury a randomized controlled trial D. *JAMA*. 2004;291: 1350–1357.
138. Koenig MA, Bryan M, Lewin 3rd JL, et al. Reversal of transtentorial herniation with hypertonic saline. *Neurology*. 2008;70(13): 1023–1029. https://doi.org/10.1212/01.wnl.0000304042.05557.60.
139. Battison C, Andrews PJ, Graham C, et al. Randomized, controlled trial on the effect of a 20% mannitol solution and a 7.5% saline/6% dextran solution on increased intracranial pressure after brain injury. *Crit Care Med*. 2005;33(1):196–202. discussion 257–198.
140. Schwarz S, Schwab S, Bertram M, et al. Effects of hypertonic saline hydroxyethyl starch solution and mannitol in patients with increased intracranial pressure after stroke. *Stroke*. 1998;29(8):1550–1555.
141. Kamel H, Navi BB, Nakagawa K, et al. Hypertonic saline versus mannitol for the treatment of elevated intracranial pressure: A meta-analysis of randomized clinical trials. *Crit Care Med*. 2011;39(3): 554–559. https://doi.org/10.1097/CCM.0b013e318206b9be.
142. Mortazavi MM, Romeo AK, Deep A, et al. Hypertonic saline for treating raised intracranial pressure: Literature review with meta-analysis. *J Neurosurg*. 2012;116(1):210–221. https://doi.org/10.3171/2011.7.Jns102142.
143. Valadka AB, Robertson CS. Should we be using hypertonic saline to treat intracranial hypertension? *Crit Care Med*. 2000;28(4): 1245–1246.
144. Dominguez TE, Priestley MA, Huh JW. Caution should be exercised when maintaining a serum sodium level >160 meq/L. *Crit Care Clin*. 2004;32:1438–1439.
145. Bratton S, Kochanek P, Chesnut R, et al. Caution should be exercised when maintaining a serum sodium level >160 meq/L. *Crit Care Med*. 2004;32:1439–1440.
146. Suarez JI. Hypertonic saline for cerebral edema and elevated intracranial pressure. *Cleve Clin J Med*. 2004;71(Suppl 1):S9–S13.
147. Bhardwaj A, Harukuni I, Murphy S. Hypertonic saline worsens infarct volume after transient focal ischemia in rats. *Stroke*. 2000; 31:1694–1701.
148. Swanson P. Neurological manifestations of hypernatremia. In: Vinken P, Bruyn G, eds. *Handbook of Clinical Neurology (Vol. 28, Metabolic and Deficiency Diseases of the Nervous System, Part II.,)*. Amsterdam: North-Holland Publishing Company; 1976:443–461.
149. Sterns RH, Riggs JE, Schochet Jr SS. Osmotic demyelination syndrome following correction of hyponatremia. *N Engl J Med*. 1986; 314:1535–1542.
150. Cote CJ, Greenhow DE, Marshall BE. The hypotensive response to rapid intravenous administration of hypertonic solutions in man and in the rabbit. *Anesthesiology*. 1979;50(1):30–35.
151. Kien ND, Kramer GC, White DA. Acute hypotension caused by rapid hypertonic saline infusion in anesthetized dogs. *Anesth Analg*. 1991; 73:597–602.
152. Reed 2nd RL, Johnston TD, Chen Y, et al. Hypertonic saline alters plasma clotting times and platelet aggregation. *J Trauma*. 1991;31:8–14.
153. Wang H, Cao H, Zhang X, et al. The effect of hypertonic saline and mannitol on coagulation in moderate traumatic brain injury patients. *Am J Emerg Med*. 2017;35(10):1404–1407. https://doi.org/10.1016/j.ajem.2017.04.020.
154. Kolsen-Petersen JA, Nielsen JO, Tonnesen E. Acid base and electrolyte changes after hypertonic saline (7.5%) infusion: A randomized controlled clinical trial. *Scand J Clin Lab Invest*. 2005;65(1):13–22.
155. Hartung H. Intracranial pressure after propofol and thiopental administration in patients with severe head trauma. *Anaesthetist*. 1987;36:285–287.
156. Marshall LF, Shapiro HM, Rauscher A, et al. Pentobarbital therapy for intracranial hypertension in metabolic coma. Reye's syndrome. *Crit Care Med*. 1978;6:105.
157. Pierce E, Lambertsen C, Deutsch S. Cerebral circulation and metabolism during thiopental anesthesia and hyperventilation in man. *J Clin Invest*. 1962;41:1664–1671.
158. Larsen R, Hilfiker O, Radle J, et al. The effects of midazolam on the general circulation, the CBF and cerebral oxygen consumption in man. *Anaesthetist*. 1981;30:18–21.
159. Prior JG, Hinds CJ, Williams J, et al. The use of etomidate in the management of severe head injury. *Int Care Med*. 1983;9:313–320.
160. Renou A, Vernhiet J, Macrez P, et al. CBF and metabolism during etomidate anaesthesia in man. *Br J Anaesth*. 1978;50:1047–1051.
161. Vandesteene A, Trempont V, Engelman E, et al. Effect of propofol on CBF and metabolism in man. *Anaesthesia*. 1988;45:42–43. Suppl.
162. Sakabe T, Maekawa T, Ishikawa T, et al. The effects of lidocaine on canine metabolism and circulation related to the electroencephalogram. *Anesthesiology*. 1974;40:433–441.
163. Yano M, Nishiyama H, Yokota H, et al. Effect of lidocaine on ICP response to endotracheal suctioning. *Anesthesiology*. 1986;64: 651–653.
164. Kelly DF, Goodale DB, Williams J, et al. Propofol in the treatment of moderate and severe head injury: A randomized, prospective double-blinded pilot trial. *J Neurosurg*. 1999;90(6):1042–1052. https://doi.org/10.3171/jns.1999.90.6.1042.
165. Skues MA, Prys-Roberts C. The pharmacology of propofol. [Review]. *J Clin Anesth*. 1989;1:387.
166. Yan K, Pang L, Gao H, et al. The influence of sedation level guided by bispectral index on therapeutic effects for patients with severe traumatic brain injury. *World Neurosurg*. 2018;110:e671–e683. https://doi.org/10.1016/j.wneu.2017.11.079.
167. Otterspoor LC, Kalkman CJ, Cremer OL. Update on the propofol infusion syndrome in ICU management of patients with head injury. *Curr Opin Anaesthesiol*. 2008;21(5):544–551. https://doi.org/10.1097/ACO.0b013e32830f44fb.
168. Cooper HA, Panza JA. Cardiogenic shock. *Cardiol Clin*. 2013;31(4): 567–580. viiihttps://doi.org/10.1016/j.ccl.2013.07.009.
169. Khan MH, Corbett BJ, Hollenberg SM. Mechanical circulatory support in acute cardiogenic shock. *F1000Prime Rep*. 2014;6:91. https://doi.org/10.12703/p6-91.
170. Preziosi P, Vacca M. Adrenocortical suppression and other endocrine effects of etomidate. *Life Sci*. 1988;42(5):477–489.
171. Levy ML, Aranda M, Zelman V, et al. Propylene glycol toxicity following continuous etomidate infusion for the control of refractory cerebral edema. *Neurosurgery*. 1995;37(2):363–369. discussion 369–371.
172. Audibert G, Steinmann G, Charpentier C, et al. Anaesthetic management of the patient with acute intracranial hypertension. *Ann Fr Anesth Reanim*. 2005;24(5):492–501. https://doi.org/10.1016/j.annfar.2005.03.006.
173. Michenfelder J. The interdependency of cerebral functional and metabolic effects following massive doses of thiopental in the dog. *Anesthesiology*. 1974;41:231–236.
174. Perez-Barcena J, Llompart-Pou JA, Homar J, et al. Pentobarbital versus thiopental in the treatment of refractory intracranial hypertension in patients with traumatic brain injury: A randomized controlled trial. *Crit Care*. 2008;12(4):R112. https://doi.org/10.1186/cc6999.
175. Eisenberg HM, Frankowski RF, Contant CF, et al. High-dose barbiturate control of elevated intracranial pressure in patients with severe head injury. *J Neurosurg*. 1988;69(1):15–23. https://doi.org/10.3171/jns.1988.69.1.0015.
176. Schwartz ML, Tator CH, Rowed DW, et al. The University of Toronto head injury treatment study: A prospective, randomized comparison of pentobarbital and mannitol. *Can J Neurol Sci*. 1984;11(4):434–440.
177. Ward JD, Becker DP, Miller JD, et al. Failure of prophylactic barbiturate coma in the treatment of severe head injury. *J Neurosurg*. 1985;62(3):383–388. https://doi.org/10.3171/jns.1985.62.3.0383.
178. Mendelow AD, Gregson BA, Fernandes HM, et al. Early surgery versus initial conservative treatment in patients with spontaneous supratentorial intracerebral haematomas in the International Surgical Trial in Intracerebral Haemorrhage (STICH): A randomised trial. *Lancet*. 2005;365(9457):387–397. https://doi.org/10.1016/s0140-6736(05)17826-x.
179. Cushing H. Subtemporal decompressive operations for the intracranial complications associated with bursting fractures of the skull. *Ann Surg*. 1908;47:641–644.
180. Kolias AG, Kirkpatrick PJ, Hutchinson PJ. Decompressive craniectomy: Past, present and future. *Nat Rev Neurol*. 2013;9(7): 405–415. https://doi.org/10.1038/nrneurol.2013.106.
181. Aarabi B, Hesdorffer DC, Ahn ES, et al. Outcome following decompressive craniectomy for malignant swelling due to severe head injury. *J Neurosurg*. 2006;104(4):469–479. https://doi.org/10.3171/jns.2006.104.4.469.
182. Cooper PR, Rovit RL, Ransohoff J. Hemicraniectomy in the treatment of acute subdural hematoma: A re-appraisal. *Surg Neurol*. 1976;5(1): 25–28.
183. Whitfield PC, Patel H, Hutchinson PJ, et al. Bifrontal decompressive craniectomy in the management of posttraumatic intracranial hypertension. *Br J Neurosurg*. 2001;15(6):500–507.
184. Cooper DJ, Rosenfeld JV, Murray L, et al. Decompressive craniectomy in diffuse traumatic brain injury. *N Engl J Med*. 2011;364(16): 1493–1502. https://doi.org/10.1056/NEJMoa1102077.
185. Hutchinson PJ, Kolias AG, Timofeev IS, et al. Trial of decompressive craniectomy for traumatic intracranial hypertension. *N Engl J Med*. 2016;375(12):1119–1130. https://doi.org/10.1056/NEJMoa1605215.
186. Vahedi K, Vicaut E, Mateo J, et al. Sequential-design, multicenter, randomized, controlled trial of early decompressive craniectomy in malignant middle cerebral artery infarction (DECIMAL Trial). *Stroke*. 2007;38(9):2506–2517. https://doi.org/10.1161/strokeaha.107.485235.
187. Juttler E, Schwab S, Schmiedek P, et al. Decompressive Surgery for the Treatment of Malignant Infarction of the Middle Cerebral Artery (DESTINY): A randomized, controlled trial. *Stroke*. 2007;38(9): 2518–2525. https://doi.org/10.1161/strokeaha.107.485649.
188. Hofmeijer J, Kappelle LJ, Algra A, et al. Surgical decompression for space-occupying cerebral infarction (the Hemicraniectomy After Middle Cerebral Artery infarction with Life-threatening Edema Trial [HAMLET]): a multicentre, open, randomised trial. *Lancet Neurol*. 2009;8(4):326–333. https://doi.org/10.1016/s1474-4422(09)70047-x.
189. Juttler E, Unterberg A, Woitzik J, et al. Hemicraniectomy in older patients with extensive middle-cerebral-artery stroke. *N Engl J Med*. 2014;370(12):1091–1100. https://doi.org/10.1056/NEJMoa1311367.
190. Lu X, Huang B, Zheng J, et al. Decompressive craniectomy for the treatment of malignant infarction of the middle cerebral artery. *Sci Rep*. 2014;4:7070. https://doi.org/10.1038/srep07070.
191. Yang MH, Lin HY, Fu J, et al. Decompressive hemicraniectomy in patients with malignant middle cerebral artery infarction: A systematic review and meta-analysis. *Surgeon*. 2015;13(4):230–240. https://doi.org/10.1016/j.surge.2014.12.002.
192. Diedler J, Sykora M, Blatow M, et al. Decompressive surgery for severe brain edema. *J Intensive Care Med*. 2009;24(3):168–178. https://doi.org/10.1177/0885066609332808.
193. Kurland DB, Khaladj-Ghom A, Stokum JA, et al. Complications associated with decompressive craniectomy: A systematic review. *Neurocrit Care*. 2015;23(2):292–304. https://doi.org/10.1007/s12028-015-0144-7.
194. Honeybul S, Ho KM. Long-term complications of decompressive craniectomy for head injury. *J Neurotrauma*. 2011;28(6):929–935. https://doi.org/10.1089/neu.2010.1612.
195. Joseph V, Reilly P. Syndrome of the trephined. *J Neurosurg*. 2009; 111(4):650–652. https://doi.org/10.3171/2009.3.Jns0984.
196. Sarov M, Guichard JP, Chibarro S, et al. Sinking skin flap syndrome and paradoxical herniation after hemicraniectomy for malignant hemispheric infarction. *Stroke*. 2010;41(3):560–562. https://doi.org/10.1161/strokeaha.109.568543.
197. Levine S. Anoxic-ischemic encephalopathy in rats. *Am J Pathol*. 1960;36:1.
198. Hojer-Pedersen E. Effect of acetazolamide on CBF in subacute and chronic cerebrovascular disease. *Stroke*. 1987;18(5):887.
199. Nemoto EM, Yonas H, Kuwabara H, et al. Identification of hemodynamic compromise by cerebrovascular reserve and oxygen extraction fraction in occlusive vascular disease. *J Cereb Blood Flow Metab*. 2004;24(10):1081–1089.
200. Schroeder T. Cerebrovascular reactivity to acetazolamide in carotid artery disease. Enhancement of side-to-side CBF asymmetry indicates critically reduced perfusion pressure. *Neurol Res*. 1986;8(4):231.
201. Yonas H, Pindzola RR. Clinical application of cerebrovascular reserve assessment as a strategy for stroke prevention. *Keio J of Med*. 2000; 49(1):A4–A10.
202. Yoo KY, Lee JU, Kim HS, et al. Hemodynamic and catecholamine responses to laryngoscopy and tracheal intubation in patients with complete spinal cord injuries. *Anesthesiology*. 2001;95(3):647–651.
203. Hamill JF, Bedford RF, Weaver DC, et al. Lidocaine before endotracheal intubation: intavenous or laryngotracheal? *Anesthesiology*. 1981;55:578–581.
204. Moss E, Powell D, Gibson RM, et al. Effects of tracheal intubation on intracranial pressure following induction of anaesthesia with thiopentone or althesin in patients undergoing neurosurgery. *Br J Anaesth*. 1978;50:353–360.
205. Kofke WA, Shaheen N, McWhorter J, et al. Transcranial Doppler ultrasonography with induction of anesthesia and neuromuscular blockade in surgical patients. *J Clin Anesth*. 2001;13:335–338.
206. Lanier WL, Milde JH, Michenfelder JD. Cerebral stimulation following succinylcholine in dogs. *Anesthesiology*. 1986;64(5):551–559.
207. Greenawalt 3rd JW. Succinylcholine-induced hyperkalemia 8 weeks after a brief paraplegic episode. *Anesth Analg*. 1992;75(2):294–295.
208. McCrory C, Blunnie WP, Moriarty DC. Elective tracheal intubation in cervical spine injuries. *Ir Med J*. 1997;90(6):234–235.
209. Gabbott DA. The effect of single-handed cricoid pressure on neck movement after applying manual in-line stabilisation. *Anaesthesia*. 1997;52(6):586–588.
210. Ellis DY, Harris T, Zideman D. Cricoid pressure in emergency department rapid sequence tracheal intubations: A risk-benefit analysis. *Ann Emerg Med*. 2007;50(6):653–665. https://doi.org/10.1016/j.annemergmed.2007.05.006.
211. Helliwell V, Gabbott DA. The effect of single-handed cricoid pressure on cervical spine movement after applying manual in-line stabilisation – a cadaver study. *Resuscitation*. 2001;49(1):53–57.
212. Prasarn ML, Horodyski M, Schneider P, et al. The effect of cricoid pressure on the unstable cervical spine. *J Emerg Med*. 2016;50 (3):427–432. https://doi.org/10.1016/j.jemermed.2015.09.009.
213. Donaldson 3rd WF, Towers JD, Doctor A, et al. A methodology to evaluate motion of the unstable spine during intubation techniques. *Spine (Phila Pa 1976)*. 1993;18(14):2020–2023.
214. Hartley M. Cricoid pressure and potential spine injuries. *Anaesthesia*. 1993;48(12):1113.
215. Cook TM. Cricoid pressure: Are two hands better than one? *Anaesthesia*. 1996;51(4):365–368.
216. Holley J, Jorden R. Airway management in patients with unstable cervical spine fractures. *Ann Emerg Med*. 1989;18(11):1237–1239.
217. Shatney CH, Brunner RD, Nguyen TQ. The safety of orotracheal intubation in patients with unstable cervical spine fracture or high spinal cord injury. *Am J Surg*. 1995;170(6):676–679. discussion 679–680.
218. Hastings RH, Wood PR. Head extension and laryngeal view during laryngoscopy with cervical spine stabilization maneuvers. *Anesthesiology*. 1994;80:825–831.
219. Lennarson PJ, Smith DW, Sawin PD, et al. Cervical spinal motion during intubation: Efficacy of stabilization maneuvers in the setting of complete segmental instability. *J Neurosurg*. 2001;94(Suppl 2): 265–270.

220. Sriganesh K, Busse JW, Shanthanna H, et al. Airway management in the presence of cervical spine instability: A cross-sectional survey of the members of the Indian Society of Neuroanaesthesiology and Critical Care. *Indian J Anaesth*. 2018;62(2):115–120. https://doi.org/10.4103/ija.IJA_671_17.
221. Majernick TG, Bieniek R, Houston JB, et al. Cervical spine movement during orotracheal intubation. *Ann Emerg Med*. 1986;15(4):417–420.
222. Sawin PD, Todd MM, Traynelis VC, et al. Cervical spine motion with direct laryngoscopy and orotracheal intubation. An in vivo cinefluoroscopic study of subjects without cervical abnormality. *Anesthesiology*. 1996;85(1):26–36.
223. Bivins HG, Ford S, Bezmalinovic Z, et al. The effect of axial traction during orotracheal intubation of the trauma victim with an unstable cervical spine. *Ann Emerg Med*. 1988;17(1):25–29.
224. Hastings RH, Vigil AC, Hanna R, et al. Cervical spine movement during laryngoscopy with the Bullard, Macintosh, and Miller laryngoscopes. *Anesthesiology*. 1995;82(4):859–869.
225. Prasarn ML, Horodyski M, Scott NE, et al. Motion generated in the unstable upper cervical spine during head tilt-chin lift and jaw thrust maneuvers. *Spine J*. 2014;14(4):609–614. https://doi.org/10.1016/j.spinee.2013.06.080.
226. Turkstra TP, Craen RA, Pelz DM, et al. Cervical spine motion: a fluoroscopic comparison during intubation with lighted stylet, GlideScope, and Macintosh laryngoscope. *Anesth Analg*. 2005;101(4):1011.
227. Rudolph C, Schneider JP, Wallenborn J, et al. Movement of the upper cervical spine during laryngoscopy: A comparison of the Bonfils intubation fibrescope and the Macintosh laryngoscope. *Anaesthesia*. 2005;60(7):668–672.
228. Robitaille A, Williams SR, Tremblay MH, et al. Cervical spine motion during tracheal intubation with manual in-line stabilization: Direct laryngoscopy versus GlideScope videolaryngoscopy. *Anesth Analg*. 2008;106(3):935–941. table of contents. https://doi.org/10.1213/ane.0b013e318161769e.
229. Brimacombe J, Keller C, Kunzel K, et al. Cervical spine motion during airway management: A cinefluoroscopic study of the posteriorly destabilized third cervical vertebrae in human cadavers. *Anesth Analg*. 2000;91(5):1274–1278.
230. Gerling MC, Davis DP, Hamilton RS, et al. Effects of cervical spine immobilization technique and laryngoscope blade selection on an unstable cervical spine in a cadaver model of intubation. *Ann Emerg Med*. 2000;36(4):293–300.
231. Laosuwan P, Earsakul A, Numkarunarunrote N, et al. Randomized cinefluoroscopic comparison of cervical spine motion using McGrath series 5 and Macintosh laryngoscope for intubation with manual in-line stabilization. *J Med Assoc Thai*. 2015;98(Suppl 1):S63–S69.
232. Malik MA, Maharaj CH, Harte BH, et al. Comparison of Macintosh, Truview EVO2, Glidescope, and Airwayscope laryngoscope use in patients with cervical spine immobilization. *Br J Anaesth*. 2008;101(5):723–730. https://doi.org/10.1093/bja/aen231.
233. Maruyama K, Yamada T, Kawakami R, et al. Randomized cross-over comparison of cervical-spine motion with the AirWay Scope or Macintosh laryngoscope with in-line stabilization: A video-fluoroscopic study. *Br J Anaesth*. 2008;101(4):563–567. https://doi.org/10.1093/bja/aen207.
234. Ruetzler K, Imach S, Weiss M, et al. Comparison of five video laryngoscopes and conventional direct laryngoscopy: Investigations on simple and simulated difficult airways on the intubation trainer. *Anaesthesist*. 2015;64(7):513–519. https://doi.org/10.1007/s00101-015-0051-5.
235. Suppan L, Tramer MR, Niquille M, et al. Alternative intubation techniques vs Macintosh laryngoscopy in patients with cervical spine immobilization: Systematic review and meta-analysis of randomized controlled trials. *Br J Anaesth*. 2016;116(1):27–36. https://doi.org/10.1093/bja/aev205.
236. Bruck S, Trautner H, Wolff A, et al. Comparison of the C-MAC((R)) and GlideScope((R)) videolaryngoscopes in patients with cervical spine disorders and immobilisation. *Anaesthesia*. 2015;70(2):160–165. https://doi.org/10.1111/anae.12858.
237. Yumul R, Elvir-Lazo OL, White PF, et al. Comparison of the C-MAC video laryngoscope to a flexible fiberoptic scope for intubation with cervical spine immobilization. *J Clin Anesth*. 2016;31:46–52. https://doi.org/10.1016/j.jclinane.2015.12.045.
238. Holmes MG, Dagal A, Feinstein BA, et al. Airway management practice in adults with an unstable cervical spine: The harborview medical center experience. *Anesth Analg*. 2018;127(2):450–454. https://doi.org/10.1213/ane.0000000000003374.
239. Houde BJ, Williams SR, Cadrin-Chenevert A, et al. A comparison of cervical spine motion during orotracheal intubation with the trachlight(r) or the flexible fiberoptic bronchoscope. *Anesth Analg*. 2009;108(5):1638–1643. https://doi.org/10.1213/ane.0b013e31819c60a1.
240. Afilalo M, Guttman A, Stern E, et al. Fiberoptic intubation in the emergency department: A case series. *J Emerg Med*. 1993;11(4):387–391.
241. Brown M, Wade J, Marshall J: Fundamental importance of arterial oxygen content in the regulation of cerebral blood flow in man. Brain 1985;108(Pt 1):81-93.
242. Floyd TF, Clark JM, Gelfand R, et al. Independent cerebral vasoconstrictive effects of hyperoxia and accompanying arterial hypocapnia at 1 ATA. *J Appl Physiol (1985)*. 2003;95(6):2453–2461.
243. Nakajima S, Meyer JS, Amano T, et al. Cerebral vasomotor responsiveness during 100% oxygen inhalation in cerebral ischemia. *Arch Neurol*. 1983;40(5):271–276.
244. Fiskum G, Rosenthal RE, Vereczki V, et al. Protection against ischemic brain injury by inhibition of mitochondrial oxidative stress. *J Bioenerg Biomembr*. 2004;36(4):347–352.
245. Halsey Jr JH, Conger KA, Garcia JH, et al. The contribution of reoxygenation to ischemic brain damage. *J Cereb Blood Flow Metab*. 1991;11:994–1000.
246. Marsala J, Marsala M, Vanicky I, et al. Post cardiac arrest hyperoxic resuscitation enhances neuronal vulnerability of the respiratory rhythm generator and some brainstem and spinal cord neuronal pools in the dog. *Neurosci Lett*. 1992;146:121–124.
247. Mickel HS, Kempski O, Feuerstein G, et al. Prominent white matter lesions develop in Mongolian gerbils treated with 100% normobaric oxygen after global brain ischemia. *Acta Neuropathol*. 1990;79:465–472.
248. Dings J, Meixensberger J, Jager A, et al. Clinical experience with 118 brain tissue oxygen partial pressure catheter probes. *Neurosurgery*. 1998;43(5):1982–1995.
249. Meixensberger J, Vath A, Jaeger M, et al. Monitoring of brain tissue oxygenation following severe subarachnoid hemorrhage. *Neurol Res*. 2003;25(5):445–450.
250. Stiefel MF, Spiotta A, Gracias VH, et al. Reduced mortality rate in patients with severe traumatic brain injury treated with brain tissue oxygen monitoring. *J Neurosurg*. 2005;103(5):805–811.
251. Valadka AB, Gopinath SP, Contant CF, et al. Relationship of brain tissue PO2 to outcome after severe head injury. *Crit Care Clin*. 1998;26(9):1576–1581.
252. van den Brink WA, van Santbrink H, Steyerberg EW, et al. Brain oxygen tension in severe head injury. *Neurosurgery*. 2000; 46(4):876–878.
253. van Santbrink H, vd Brink WA, Steyerberg EW et al. Brain tissue oxygen response in severe traumatic brain injury. *Acta Neruochir*. 2003;145(6):429–438.
254. Klein J. Normobaric pulmonary oxygen toxicity. *Anesth Analg*. 1990;70(2):195–207.
255. Shapiro HM, Marshall LF. Intracranial pressure responses to PEEP in head-injured patients. *J Trauma*. 1978;18:254.
256. Huseby JS, Luce JM, Cary JM, et al. Effects of positive end-expiratory pressure on intracranial pressure in dogs with intracranial hypertension. *J Neurosurg*. 1981;55(5):704.
257. Frost EA. Effects of positive end-expiratory pressure on intracranial pressure and compliance in brain-injured patients. *J Neurosurg*. 1977;47(2):195–200. https://doi.org/10.3171/jns.1977.47.2.0195.
258. Aidinis SJ, Lafferty J, Shapiro H. Intracranial responses to PEEP. *Anesthesiology*. 1976;45(3):275–286.
259. Harken AH, Brennan MF, Smith B, et al. The hemodynamic response to positive end-expiratory ventilation in hypovolemic patients. *Surgery*. 1974;76:786–793.
260. Luce JM, Huseby JS, Kirk W, et al. A Starling resistor regulates cerebral venous outflow in dogs. *J Appl Physiol Respir Environ Exerc Physiol*. 1982;53:1496.
261. Georgiadis D, Schwarz S, Baumgartner RW, et al. Influence of positive end-expiratory pressure on intracranial pressure and cerebral perfusion pressure in patients with acute stroke. *Stroke*. 2001;32(9):2088–2092.
262. Huynh T, Messer M, Sing RF, et al. Positive end-expiratory pressure alters intracranial and cerebral perfusion pressure in severe traumatic brain injury. *J Trauma*. 2002;53(3):488–492. discussion 492-483https://doi.org/10.1097/01.Ta.0000025657.37314.2f.
263. Muench E, Bauhuf C, Roth H, et al. Effects of positive end-expiratory pressure on regional cerebral blood flow, intracranial pressure, and brain tissue oxygenation. *Crit Care Med*. 2005;33(10):2367–2372.
264. Boone MD, Jinadasa SP, Mueller A, et al. The effect of positive end-expiratory pressure on intracranial pressure and cerebral hemodynamics. *Neurocrit Care*. 2017;26(2):174–181. https://doi.org/10.1007/s12028-016-0328-9.
265. Briel M, Meade M, Mercat A, et al. Higher vs lower positive end-expiratory pressure in patients with acute lung injury and acute respiratory distress syndrome: Systematic review and meta-analysis. *JAMA*. 2010;303(9):865–873. https://doi.org/10.1001/jama.2010.218.
266. Asiku IP, Yamal JM, Doshi P, et al. The incidence of ARDS and associated mortality in severe TBI using the Berlin definition. *J Trauma Acute Care Surg*. 2016;80(2):308–312. https://doi.org/10.1097/ta.0000000000000903.
267. West J. *Respiratory Physiology - The essentials*. Baltimore: Williams and Wilkins; 1974.
268. Harper AM, Glass HI. Effect of alterations in the arterial carbon dioxide tension on the blood flow through the cerebral cortex at normal and low arterial blood pressures. *J Neurol Neurosurg Psychiatry*. 1965;28(5):449–452.
269. Koehler RC, Traystman RJ. Bicarbonate ion modulation of cerebral blood flow during hypoxia and hypercapnia *Am J Phys*. 1982;243(1):H33–H40.
270. Haffner JE, Sahn SA. Controlled hyperventilation in patients with intracranial hypertension. Application and management. *Arch Int Med*. 1983;143(4):765–769.
271. Coles JP, Minhas PS, Fryer TD, et al. Effect of hyperventilation on cerebral blood flow in traumatic head injury: Clinical relevance and monitoring correlates. *Crit Care Clin*. 2002;30(9):1950–1959.
272. Simon RP, Niro M, Gwinn R. Brain acidosis induced by hypercarbic ventilation attenuates focal ischemic injury. *J Pharm & Exper Therap*. 1993;267(3):1428–1431.
273. Suehiro E, Fujisawa H, Ito H, et al. Brain temperature modifies glutamate neurotoxicity in vivo. *J Neurotrauma*. 1999;16(4):285–297.
274. Thompson HJ, Tkacs NC, Saatman KE, et al. Hyperthermia following traumatic brain injury: A critical evaluation. *Neurobiol Dis*. 2003;12(3):163–173.
275. Rosomoff H, Holaday D. Cerebral blood flow and cerebral oxygen consumption during hypothermia. *Am J Physiol*. 1954;179:85–88.
276. Michenfelder J, Theye R. The effects of anesthesia and hypothermia on canine cerebral ATP and lactate during anoxia produced by decapitation. *Anesthesiology*. 1970:33(4):430–439.
277. Nemoto EM, Klementavicius R, Melick JA, et al. Suppression of cerebral metabolic rate for oxygen (CMRO2) by mild hypothermia compared with thiopental. *J Neurosurg Anesth*. 1996;8(1):52–59.
278. Busto R, Globus M, Dietrich W, et al. Effect of mild hypothermia on ischemia-induced release of neurotransmitters and free fatty acids in rat brain. *Stroke*. 1989;20(7):904–910.
279. Polderman KH. Induced hypothermia and fever control for prevention and treatment of neurological injuries. *Lancet*. 2008;371(9628):1955–1969. https://doi.org/10.1016/s0140-6736(08)60837-5.
280. Observations on generalized refrigeration in cases of severe cerebral trauma. *Assoc Res Nerv Ment Dis*. 1943;24:611–619.
281. Bernard SA, Mac CJB, Buist M. Experience with prolonged induced hypothermia in severe head injury. *Crit Care*. 1999;3(6):167–172. https://doi.org/10.1186/cc371.
282. Haverich A, Hagl C. Organ protection during hypothermic circulatory arrest. *J Thorac Cardiovasc Surg*. 2003;125(3):460–462.
283. Wypij D, Newburger J, Rappaport L, et al. The effect of duration of deep hypothermic circulatory arrest in infant heart surgery on late neurodevelopment: The Boston Circulatory Arrest Trial. *J Thorac Cardiovasc Surg*. 2003;126(5):1397–1403.
284. Clifton GL, Miller ER, Choi SC, et al. Lack of effect of induction of hypothermia after acute brain injury. *N Engl J Med*. 2001;344(8):556–563. https://doi.org/10.1056/nejm200102223440803.
285. Crossley S, Reid J, McLatchie R, et al. A systematic review of therapeutic hypothermia for adult patients following traumatic brain injury. *Crit Care*. 2014;18(2):R75. https://doi.org/10.1186/cc13835.
286. McIntyre LA, Fergusson DA, Hebert PC, et al. Prolonged therapeutic hypothermia after traumatic brain injury in adults: A systematic review. *JAMA*. 2003;289(22):2992–2999. https://doi.org/10.1001/jama.289.22.2992.
287. Sydenham E, Roberts I, Alderson P. Hypothermia for traumatic head injury. *Cochrane Database Syst Rev*. 2009;(2):Cd001048. https://doi.org/10.1002/14651858.CD001048.pub4.
288. Clifton GL, Valadka A, Zygun D, et al. Very early hypothermia induction in patients with severe brain injury (the National Acute Brain Injury Study: Hypothermia II): A randomised trial. *Lancet Neurol*. 2011;10(2):131–139. https://doi.org/10.1016/s1474-4422(10)70300-8.
289. Hutchison JS, Ward RE, Lacroix J, et al. Hypothermia therapy after traumatic brain injury in children. *N Engl J Med*. 2008;358(23):2447–2456. https://doi.org/10.1056/NEJMoa0706930.
290. Maekawa T, Yamashita S, Nagao S, et al. Prolonged mild therapeutic hypothermia versus fever control with tight hemodynamic monitoring and slow rewarming in patients with severe traumatic brain injury: A randomized controlled trial. *J Neurotrauma*. 2015;32(7):422–429. https://doi.org/10.1089/neu.2013.3197.
291. Andrews PJ, Sinclair HL, Rodriguez A, et al. Hypothermia for intracranial hypertension after traumatic brain injury. *N Engl J Med*. 2015;373(25):2403–2412. https://doi.org/10.1056/NEJMoa1507581.
292. Zhu Y, Yin H, Zhang R, et al. Therapeutic hypothermia versus normothermia in adult patients with traumatic brain injury: A meta-analysis. *Springerplus*. 2016;5(1):801. https://doi.org/10.1186/s40064-016-2391-2.
293. Cooper DJ, Nichol AD, Bailey M, et al. Effect of early sustained prophylactic hypothermia on neurologic outcomes among patients with severe traumatic brain injury: the POLAR randomized clinical trial. *JAMA*. 2018;320(21):2211–2220. https://doi.org/10.1001/jama.2018.17075.
294. Henderson WR, Dhingra VK, Chittock DR, et al. Hypothermia in the management of traumatic brain injury. *A systematic review and meta-analysis*. *Intensive Care Med*. 2003;29(10):1637–1644. https://doi.org/10.1007/s00134-003-1848-2.
295. Liu WG, Qiu WS, Zhang Y, et al. Effects of selective brain cooling in patients with severe traumatic brain injury: A preliminary study. *J Int Med Res*. 2006;34(1):58–64. https://doi.org/10.1177/147323000603400107.
296. Qiu W, Zhang Y, Sheng H, et al. Effects of therapeutic mild hypothermia on patients with severe traumatic brain injury after craniotomy. *J Crit Care*. 2007;22(3):229–235. https://doi.org/10.1016/j.jcrc.2006.06.011.
297. Laver S, Farrow C, Turner D, et al. Mode of death after admission to an intensive care unit following cardiac arrest. *Intensive Care Med*. 2004;30(11):2126–2128. https://doi.org/10.1007/s00134-004-2425-z.
298. Vargas M, Servillo G, Sutherasan Y, et al. Effects of in-hospital low targeted temperature after out of hospital cardiac arrest: A systematic review with meta-analysis of randomized clinical trials. *Resuscitation*. 2015;91:8–18. https://doi.org/10.1016/j.resuscitation.2015.02.038.
299. Arrich J, Holzer M, Havel C, et al. Hypothermia for neuroprotection in adults after cardiopulmonary resuscitation. *Cochrane Database Syst Rev 2016*. 2016;2:Cd004128https://doi.org/10.1002/14651858.CD004128.pub4.
300. Nielsen N, Wetterslev J, Cronberg T, et al. Targeted temperature management at 33 degrees C versus 36 degrees C after cardiac arrest. *N Engl J Med*. 2013;369(23):2197–2206. https://doi.org/10.1056/NEJMoa1310519.
301. Cronberg T, Lilja G, Horn J, et al. Neurologic Function and Health-Related Quality of Life in Patients Following Targeted Temperature Management at 33 degrees C vs 36 degrees C After Out-of-Hospital Cardiac Arrest: A Randomized Clinical Trial. *JAMA Neurol*. 2015;72(6):634–641. https://doi.org/10.1001/jamaneurol.2015.0169.
302. Bernard SA, Gray TW, Buist MD, et al. Treatment of comatose survivors of out-of-hospital cardiac arrest with induced hypothermia. *N Engl J Med*. 2002;346(8):557–563. https://doi.org/10.1056/NEJMoa003289.
303. Gebhardt K, Guyette FX, Doshi AA, et al. Prevalence and effect of fever on outcome following resuscitation from cardiac arrest. *Resuscitation*. 2013;84(8):1062–1067. https://doi.org/10.1016/j.resuscitation.2013.03.038.
304. Hypothermia after Cardiac Arrest Study Group. Mild therapeutic hypothermia to improve the neurologic outcome after cardiac arrest. *N Engl J Med*. 2002;346(8):549–556. https://doi.org/10.1056/NEJMoa012689.
305. Zeiner A, Holzer M, Sterz F, et al. Hyperthermia after cardiac arrest is associated with an unfavorable neurologic outcome. *Arch Intern Med*. 2001;161(16):2007–2012.
306. Kirkegaard H, Soreide E, de Haas I, et al. Targeted temperature management for 48 vs 24 hours and neurologic outcome after out-of-hospital cardiac arrest: A randomized clinical trial. *JAMA*. 2017;318(4):341–350. https://doi.org/10.1001/jama.2017.8978.
307. Bernard SA, Smith K, Cameron P, et al. Induction of therapeutic hypothermia by paramedics after resuscitation from out-of-hospital ventricular fibrillation cardiac arrest: A randomized controlled trial. *Circulation*. 2010;122(7):737–742. https://doi.org/10.1161/circulationaha.109.906859.
308. Bernard SA, Smith K, Finn J, et al. Induction of therapeutic hypothermia during out-of-hospital cardiac arrest using a rapid infusion of cold saline: The RINSE trial (Rapid Infusion of Cold Normal Saline). *Circulation*. 2016;134(11):797–805. https://doi.org/10.1161/circulationaha.116.021989.
309. Bucher J, Koyfman A. Does Initiation of therapeutic hypothermia in the out-of-hospital environment improve neurologic outcomes? *Ann Emerg Med*. 2015;66(4):379–380. https://doi.org/10.1016/j.annemergmed.2014.10.012.
310. Kim F, Nichol G, Maynard C, et al. Effect of prehospital induction of mild hypothermia on survival and neurological status among adults with cardiac arrest: a randomized clinical trial. *JAMA*. 2014;311(1):45–52. https://doi.org/10.1001/jama.2013.282173.
311. Metter RB, Rittenberger JC, Guyette FX, et al. Association between a quantitative CT scan measure of brain edema and outcome after cardiac arrest. *Resuscitation*. 2011;82(9):1180–1185. https://doi.org/10.1016/j.resuscitation.2011.04.001.
312. Seule MA, Muroi C, Mink S, et al. Therapeutic hypothermia in patients with aneurysmal subarachnoid hemorrhage, refractory intracranial hypertension, or cerebral vasospasm. *Neurosurgery*. 2009;64(1):86–92. discussion 92–83. https://doi.org/10.1227/01.Neu.0000336312.32773.A0.
313. Sadaka F, Veremakis C. Therapeutic hypothermia for the management of intracranial hypertension in severe traumatic brain injury: A systematic review. *Brain Inj*. 2012;26(7-8):899–908. https://doi.org/10.3109/02699052.2012.661120.
314. Stravitz RT, Larsen FS. Therapeutic hypothermia for acute liver failure. *Crit Care Med*. 2009;37(7 Suppl):S258–S264. https://doi.org/10.1097/CCM.0b013e3181aa5fb8.
315. Moore TM, Callaway CW, Hostler D. Core temperature cooling in healthy volunteers after rapid intravenous infusion of cold and room temperature saline solution. *Ann Emerg Med*. 2008;51(2):153–159. https://doi.org/10.1016/j.annemergmed.2007.07.012.
316. Chamorro C, Borrallo JM, Romera MA, et al. Anesthesia and analge-

sia protocol during therapeutic hypothermia after cardiac arrest: A systematic review. *Anesth Analg.* 2010;110(5):1328–1335. https://doi.org/10.1213/ANE.0b013e3181d8cacf.
317. Callaway CW, Elmer J, Guyette FX, et al. Dexmedetomidine reduces shivering during mild hypothermia in waking subjects. *PLoS One.* 2015;10(8):e0129709. https://doi.org/10.1371/journal.pone.0129709.
318. Abend NS, Topjian A, Ichord R, et al. Electroencephalographic monitoring during hypothermia after pediatric cardiac arrest. *Neurology.* 2009;72(22):1931–1940. https://doi.org/10.1212/WNL.0b013e3181a82687.
319. Rittenberger JC, Guyette FX, Tisherman SA, et al. Outcomes of a hospital-wide plan to improve care of comatose survivors of cardiac arrest. *Resuscitation.* 2008;79(2):198–204. https://doi.org/10.1016/j.resuscitation.2008.08.014.
320. Heard KJ, Peberdy MA, Sayre MR, et al. A randomized controlled trial comparing the Arctic Sun to standard cooling for induction of hypothermia after cardiac arrest. *Resuscitation.* 2010;81(1):9–14. https://doi.org/10.1016/j.resuscitation.2009.09.015.
321. Jeppesen AN, Hvas AM, Duez CHV, et al. Prolonged targeted temperature management compromises thrombin generation: A randomised clinical trial. *Resuscitation.* 2017;118:126–132. https://doi.org/10.1016/j.resuscitation.2017.06.004.
322. Nielsen N, Hovdenes J, Nilsson F, et al. Outcome, timing and adverse events in therapeutic hypothermia after out-of-hospital cardiac arrest. *Acta Anaesthesiol Scand.* 2009;53(7):926–934. https://doi.org/10.1111/j.1399-6576.2009.02021.x.
323. Perbet S, Mongardon N, Dumas F, et al. Early-onset pneumonia after cardiac arrest: Characteristics, risk factors and influence on prognosis. *Am J Respir Crit Care Med.* 2011;184(9):1048–1054. https://doi.org/10.1164/rccm.201102-0331OC.
324. Polderman KH, Herold I. Therapeutic hypothermia and controlled normothermia in the intensive care unit: Practical considerations, side effects, and cooling methods. *Crit Care Med.* 2009;37(3):1101–1120. https://doi.org/10.1097/CCM.0b013e3181962ad5.
325. Polderman KH, Peerdeman SM, Girbes AR. Hypophosphatemia and hypomagnesemia induced by cooling in patients with severe head injury. *J Neurosurg.* 2001;94(5):697–705. https://doi.org/10.3171/jns.2001.94.5.0697.
326. van den Broek MP, Groenendaal F, Egberts AC, et al. Effects of hypothermia on pharmacokinetics and pharmacodynamics: A systematic review of preclinical and clinical studies. *Clin Pharmacokinet.* 2010;49(5):277–294. https://doi.org/10.2165/11319360-000000000-00000.
327. Childs C, Vail A, Leach P, et al. Brain temperature and outcome after severe traumatic brain injury. *Neurocrit Care.* 2006;5(1):10–14. https://doi.org/10.1385/ncc:5:1:10.
328. Thompson HJ, Pinto-Martin J, Bullock MR. Neurogenic fever after traumatic brain injury: An epidemiological study. *J Neurol Neurosurg Psychiatry.* 2003;74(5):614–619.
329. Marion DW, Penrod LE, Kelsey SF, et al. Treatment of traumatic brain injury with moderate hypothermia. *N Engl J Med.* 1997;336(8):540–546.
330. Rossitch Jr E, Bullard DE. The autonomic dysfunction syndrome: Aetiology and treatment. *Brit J Neurosurgery.* 1988;2(4):471–478.
331. Commichau C, Scarmeas N, Mayer SA. Risk factors for fever in the neurologic intensive care unit. *Neurology.* 2003;60(5):837–841.
332. Azzimondi G, Bassein L, Nonino F, et al. Fever in acute stroke worsens prognosis: A prospective study. *Stroke.* 1995;26:2043–2050.
333. Reith J, Jorgensen H, Pedersen P, et al. Body temperature in acute stroke: Relation to stroke severity, infarct size, mortality, and outcome. *Lancet.* 1996;347:422–425.
334. Ginsberg M, Busto R. Combating hypothermia in acute stroke: A significant clinical concern. *Stroke.* 1998;29:529–534.
335. Dietrich WD. The importance of brain temperature in cerebral injury. *J Neurotrauma.* 1992;9(Suppl 2):S475–S485.
336. Hinson HE, Schreiber MA, Laurie AL, et al. Early fever as a predictor of paroxysmal sympathetic hyperactivity in traumatic brain injury. *J Head Trauma Rehabil.* 2017;32(5):E50–E54. https://doi.org/10.1097/htr.0000000000000271.
337. Elf K, Nilsson P, Ronne-Engstrom E, et al. Temperature disturbances in traumatic brain injury: Relationship to secondary insults, barbiturate treatment and outcome. *Neurol Res.* 2008;30(10):1097–1105. https://doi.org/10/1179/174313208x319125.
338. Sacho RH, Vail A, Rainey T, et al. The effect of spontaneous alterations in brain temperature on outcome: A prospective observational cohort study in patients with severe traumatic brain injury. *J Neurotrauma.* 2010;27(12):2157–2164. https://doi.org/10.1089/neu.2010.1384.
339. Spiotta AM, Stiefel MF, Heuer GG, et al. Brain hyperthermia after traumatic brain injury does not reduce brain oxygen. *Neurosurgery.* 2008;62(4):864–872. discussion 872. https://doi.org/10.1227/01.neu.0000316900.63124.ce.
340. Geffroy A, Bronchard R, Merckx P, et al. Severe traumatic head injury in adults: Which patients are at risk of early hyperthermia? *Intensive Care Med.* 2004;30(5):785–790. https://doi.org/10.1007/s00134-004-2280-y.
341. Bachert C, Chuchalin A, Eisebitt R, et al. Aspirin compared with acetaminophen in the treatment of fever and other symptoms of upper respiratory tract infection in adults: A multicenter, randomized, double-blind, double-dummy, placebo-controlled, parallel-group, single-dose, 6-hour dose-ranging study. *Clin Ther.* 2005;27(7):993–1003.
342. Grebe W, Ionescu E, Gold MS, et al. A multicenter, randomized, double-blind, double-dummy, placebo- and active-controlled, parallel-group comparison of diclofenac-K and ibuprofen for the treatment of adults with influenza-like symptoms. *Clin Therapeutics.* 2003;25(2):444–458.
343. Dippel DW, van Breda EJ, van der Worp HB, et al. PISA-Investigators: Effect of paracetamol (acetaminophen) and ibuprofen on body temperature in acute ischemic stroke PISA, a phase II double-blind, randomized, placebo-controlled trial [ISRCTN98608690]. *BMC Cardiovas Disorders.* 2003;3:2.
344. Johnston S, Pelletier L. Enhanced hepatotoxicity of acetaminophen in the alcoholic patient: Two case reports and a review of the literature. *Medicine.* 1997;75:185–191.
345. Lewis SC, Langman MJ, Laporte JR, et al. Dose-response relationships between individual nonaspirin nonsteroidal anti-inflammatory drugs (NANSAIDs) and serious upper gastrointestinal bleeding a meta-analysis based on individual patient data. *Br J Clin Pharmacol.* 2002;54:320–326.
346. Diringer MN. Neurocritical Care Fever Reduction Trial Group: Treatment of fever in the neurologic intensive care unit with a catheter-based heat exchange system. *Crit Care Clin.* 2004;32(2):559–564.
347. Falkowska A, Gutowska I, Goschorska M, et al. Energy Metabolism of the brain, including the cooperation between astrocytes and neurons, especially in the context of glycogen metabolism. *Int J Mol Sci.* 2015;16(11):25959–25981. https://doi.org/10.3390/ijms161125939.
348. Simpson IA, Carruthers A, Vannucci SJ. Supply and demand in cerebral energy metabolism: The role of nutrient transporters. *J Cereb Blood Flow Metab.* 2007;27(11):1766–1791. https://doi.org/10.1038/sj.jcbfm.9600521.
349. De Salles AA, Muizelaar JP, Young HF. Hyperglycemia, cerebrospinal fluid lactic acidosis, and CBF in severely head-injured patients. *Neurosurgery.* 1987;21:45.
350. Pulsinelli WA, Levy DE, Sigsbee B, et al. Increased damage after ischemic stroke in patients with hyperglycemia with or without established diabetes mellitus. *Am J Med.* 1983;74:540.
351. Rehncrona S, Rosen I, Siesjo B. Brain lactic acidosis and ischemic cell damage: 1. Biochemistry and neurophysiology. *J Cereb Blood Flow Metab.* 1981;1:297.
352. Siemkowicz E. Hyperglycemia in the reperfusion period hampers recovery from cerebral ischemia. *Acta Neurolog Scand.* 1981;64:207.
353. Lanier WL, Stangland KJ, Scheithauer BW, et al. The effects of dextrose infusion and head position on neurologic outcome after complete cerebral ischemia in primates: Examination of a model. *Anesthesiology.* 1987;66(1):39.
354. Li PA, Shamloo M, Smith ML, et al. The influence of plasma glucose concentrations on ischemic brain damage is a threshold function. *Neurosci Lett.* 1994;177:63.
355. Siemkowicz E, Gjedde A. Post-ischemic coma in rat: Effect of different pre-ischemic blood glucose levels on cerebral metabolic recovery after ischemia. *Acta Physiol Scand.* 1980;110:225.
356. Warner DS, Gionet TX, Todd MM, et al. Insulin-induced normoglycemia improves ischemic outcome in hyperglycemic rats. *Stroke.* 1992;23:1775.
357. Bosarge PL, Shoultz TH, Griffin RL, et al. Stress-induced hyperglycemia is associated with higher mortality in severe traumatic brain injury. *J Trauma Acute Care Surg.* 2015;79(2):289–294. https://doi.org/10.1097/ta.0000000000000716.
358. Weaver LC, Bao F, Dekaban GA, et al. CD11d integrin blockade reduces the systemic inflammatory response syndrome after traumatic brain injury in rats. *Exp Neurol.* 2015;271:409–422. https://doi.org/10.1016/j.expneurol.2015.07.003.
359. Ruan H, Hacohen N, Golub TR, et al. Tumor necrosis factor-alpha suppresses adipocyte-specific genes and activates expression of preadipocyte genes in 3T3-L1 adipocytes: Nuclear factor-kappaB activation by TNF-alpha is obligatory. *Diabetes.* 2002;51(5):1319–1336.
360. Ley EJ, Srour MK, Clond MA, et al. Diabetic patients with traumatic brain injury: Insulin deficiency is associated with increased mortality. *J Trauma.* 2011;70(5):1141–1144. https://doi.org/10.1097/TA.0b013e3182146d66.
361. Liou DZ, Singer MB, Barmparas G, et al. Insulin-dependent diabetes and serious trauma. *Eur J Trauma Emerg Surg.* 2016;42(4):491–496. https://doi.org/10.1007/s00068-015-0561-5.
362. Broshek DK, De Marco AP, Freeman JR. A review of post-concussion syndrome and psychological factors associated with concussion. *Brain Inj.* 2015;29(2):228–237. https://doi.org/10.3109/02699052.2014.974674.
363. Howe LL. Giving context to post-deployment post-concussive-like symptoms: Blast-related potential mild traumatic brain injury and comorbidities. *Clin Neuropsychol.* 2009;23(8):1315–1337. https://doi.org/10.1080/13854040903266928.
364. Young AMH, Adams H, Donnelly J, et al. Glycemia is related to impaired cerebrovascular autoregulation after severe pediatric traumatic brain injury: A retrospective observational study. *Front Pediatr.* 2017;5:205. https://doi.org/10.3389/fped.2017.00205.
365. Bochicchio GV, Sung J, Joshi M, et al. Persistent hyperglycemia is predictive of outcome in critically ill trauma patients. *J Trauma.* 2005;58(5):921–924.
366. Jeremitsky E, Omert LA, Dunham CM, et al. The impact of hyperglycemia on patients with severe brain injury. *J Trauma.* 2005;58(1):47–50.
367. Sung J, Bochicchio GV, Joshi M, et al. Admission hyperglycemia is predictive of outcome in critically ill trauma patients. *J Trauma.* 2005;59(1):80–83.
368. Candelise L, Landi G, Orazio EN, et al. Prognostic significance of hyperglycemia in acute stroke. *Arch Neurol.* 1985;42(7):661–663.
369. Capes SE, Hunt D, Malmberg K, et al. Stress hyperglycemia and prognosis of stroke in nondiabetic and diabetic patients: A systematic overview. *Stroke.* 2001;32(10):2426–2432.
370. McCall SJ, Alanazi TA, Clark AB, et al. Hyperglycaemia and the SOAR stroke score in predicting mortality. *Diab Vasc Dis Res.* 2018;15(2):114–121. https://doi.org/10.1177/1479164117743034.
371. Mi D, Wang P, Yang B, et al. Correlation of hyperglycemia with mortality after acute ischemic stroke. *Ther Adv Neurol Disord.* 2018;-11:1756285617731686https://doi.org/10.1177/1756285617731686.
372. Pan Y, Cai X, Jing J, et al. Stress hyperglycemia and prognosis of minor ischemic stroke and transient ischemic attack: The CHANCE study (Clopidogrel in High-Risk Patients With Acute Nondisabling Cerebrovascular Events). *Stroke.* 2017;48(11):3006–3011. https://doi.org/10.1161/STROKEAHA.117.019081.
373. Saposnik G, Young B, Silver B, et al. Lack of improvement in patients with acute stroke after treatment with thrombolytic therapy: Predictors and association with outcome. *JAMA.* 2004;292(15):1839–1844. https://doi.org/10.1001/jama.292.15.1839.
374. Yong M, Kaste M. Dynamic of hyperglycemia as a predictor of stroke outcome in the ECASS-II trial. *Stroke.* 2008;39(10):2749–2755. https://doi.org/10.1161/STROKEAHA.108.514307.
375. Broderick J, Hagen T, Brott T, et al. Hyperglycemia and hemorrhagic transformation of cerebral infarcts. *Stroke.* 1995;26:484.
376. de Courten-Myers GM, Kleinholz M, Holm P, et al. Hemorrhagic infarct conversion in experimental stroke. *Ann Emerg Med.* 1992;21:120.
377. de Courten-Myers G, Myers RE, Schoolfield L. Hyperglycemia enlarges infarct size in cerebrovascular occlusion in cats. *Stroke.* 1988;19:623.
378. Duverger D, MacKenzie ET. The quantification of cerebral infarction following focal ischemia in the rat: influence of strain, arterial pressure, blood glucose concentration, and age. [Review]. *J Cereb Blood Flow Metab.* 1988;8:449.
379. Ginsberg MD, Prado R, Dietrich WD, et al. Hyperglycemia reduces the extent of cerebral infarction in rats. *Stroke.* 1987;18:570.
380. Kraft S, Larson CJ, Shuer L, et al. Effect of hyperglycemia on neuronal changes in a rabbit model of focal cerebral ischemia. *Stroke.* 1990;21:447.
381. Kushner M, Nencini P, Reivich M, et al. Relation of hyperglycemia early in ischemic brain infarction to cerebral anatomy, metabolism, and clinical outcome. *Ann Neurol.* 1990;28:129.
382. Matchar DB, Divine GW, Heyman A, et al. The influence of hyperglycemia on outcome of cerebral infarction. *Ann Int Med.* 1992;117:449.
383. Murros K, Fogelholm R, Kettunen S, et al. Serum cortisol and outcome of ischemic brain infarction. *J Neuro Sci.* 1993;116:12.
384. Murros K, Fogelholm R, Kettunen S, et al. Blood glucose, glycosylated haemoglobin, and outcome of ischemic brain infarction. *J Neuro Sci.* 1992;111:59.
385. Nedergaard M. Transient focal ischemia in hyperglycemic rats is associated with increased cerebral infarction. *Brain Res.* 1987;408:79.
386. Nedergaard M. Mechanisms of brain damage in focal cerebral ischemia. [Review]. *Acta Neurol Scand.* 1988;77:81.
387. Nedergaard M, Astrup J. Infarct rim: Effect of hyperglycemia on direct current potential and 14C]2-deoxyglucose phosphorylation. *J Cereb Blood Flow Metab.* 1986;6:607.
388. Prado R, Ginsberg M, Dietrich W, et al. Hyperglycemia increases infarct size in collaterally perfused but not end-arterial vascular territories. *J Cereb Blood Flow Metab.* 1988;8(2):186–192.
389. Sieber F, Traystman R. Special issues: Glucose and the brain. [Review]. *Crit Care Med.* 1992;20:104.
390. Vazquez-Cruz J, Marti-Vilalta J, Ferrer I, et al. Progressing cerebral infarction in relation to plasma glucose in gerbils. *Stroke.* 1990;21:1621.
391. Yip PK, He YY, Hsu CY, et al. Effect of plasma glucose on infarct size in focal cerebral ischemia-reperfusion. *Neurology.* 1991;41:899.
392. Zasslow MA, Pearl RG, Shuer LM, et al. Hyperglycemia decreases acute neuronal ischemic changes after middle cerebral artery occlusion in cats. *Stroke.* 1989;20:519.
393. Bhatia A, Cadman B, Mackenzie I. Hypoglycemia and cardiac arrest in a critically ill patient on strict glycemic control. *Anesth Analg.* 2006;102(2):549–551.
394. Dickerson RN, Wilson VC, Maish 3rd GO, et al. Transitional NPH insulin therapy for critically ill patients receiving continuous enteral nutrition and intravenous regular human insulin. *JPEN J Parenter Enteral Nutr.* 2013;37(4):506–516. https://doi.org/10.1177/0148607112458526.
395. Kofke W, Ahdab-Barmada M, Rose M, et al. Substantia nigra damage after flurothyl-induced seizures in rats worsens after post seizure recovery: No exacerbation with hyperglycemia. *Neurol Res.* 1993;15:333.
396. Swan J, Meldrum B, Simon R. Hyperglycemia does not augment neuronal damage in experimental status epilepticus. *Neurology.* 1986;36(10):1351.
397. Ingvar M, Folbegrova J, Siesjo B. Metabolic alterations underlying the development of hypermetabolic necrosis in the substantia nigra in status epilepticus. *J Cereb Blood Flow Metab.* 1987;7(1):103.
398. Huang CW, Cheng JT, Tsai JJ, et al. Diabetic hyperglycemia aggravates seizures and status epilepticus-induced hippocampal damage. *Neurotox Res.* 2009;15(1):71–81. https://doi.org/10.1007/s12640-009-9008-2.
399. Rosner M, Becker D. The etiology of plateau waves: A theoretical model and experimental observations. In: Nagai ISH, Brock M, eds. *Intracranial Pressure.* New York: Springer-Verlag; 1983:301.
400. Matakas F, Von Waechter R, Knupling R, et al. Increase in cerebral perfusion pressure by arterial hypertension in brain swelling. *A mathematical model of the volume-pressure relationship J Neurosurg.* 1975;42:282.
401. Werner C, Hoffman WE, Thomas C, et al. Ganglionic blockade improves neurologic outcome from incomplete ischemia in rats: partial reversal by exogenous catecholamines. *Anesthesiology.* 1990;73:923.
402. Hoffman WE, Kochs E, Werner C, et al. Dexmedetomidine improves neurologic outcome from incomplete ischemia in the rat. Reversal by the alpha 2-adrenergic antagonist atipamezole. *Anesthesiology.* 1991;75(2):328.
403. Werner C, Hoffman WE, Kochs E, et al. Captopril improves neurologic outcome from incomplete cerebral ischemia in rats. *Stroke.* 1991;22:910.
404. Busto R, Harik S, Yoshida S, et al. Cerebral norepinephrine depletion enhances recovery after brain ischemia. *Ann Neurol.* 1985;18:329.
405. Kofke W, Garman R, Garman R, et al. Opioid neurotoxicity: Role of neurotransmitter systems[Abstract]. *J Neurosurg Anesthesiol.* 1995;7:321.
406. Neil-Dwyer G, Walter P, Cruickshank J. Beta-blockade benefits patients following a subarachnoid hemorrhage. *Eur J Clin Pharmacol.* 1985;28:25.
407. Orlowski JP, Shiesley D, Vidt DG, et al. Labetalol to control blood pressure after cerebrovascular surgery. *Crit Care Med.* 1988;16(8):765–768.
408. Schroeder T, Schierbeck J, Howardy P, et al. Effect of labetalol on CBF and middle cerebral arterial flow velocity in healthy volunteers. *Neurol Res.* 1991;13:10.
409. Van Aken H, Puchstein C, Schweppe ML, et al. Effect of labetalol on intracranial pressure in dogs with and without intracranial hypertension. *Acta Anaesth Scand.* 1982;26:615.
410. Alps B, Calder C, Hass W, et al. Comparative protective effects of nicardipine, flunarizine, lidoflazine and nimodipine against ischaemic injury in the hippocampus of the Mongolian gerbil. *Br J Pharmacol.* 1988;93(4):877–883.
411. Anonymous. A multicenter trial of the efficacy of nimodipine on outcome after severe head injury. *The European study group on nimodipine in severe head injury J Neurosurg.* 1994;80(5):797–804.
412. Grotta J, Spydell J, Pettigrew C, et al. The effect of nicardipine on neuronal function following ischemia. *Stroke.* 1986;17(2):213.
413. Kakarieka A, Schakel EH, Fritze J. Clinical experiences with nimodipine in cerebral ischemia. [Review]. *J Neural Trans Suppl.* 1994;43:13.
414. Kucharczyk J, Chew W, Derugin N, et al. Nicardipine reduces ischemic brain injury. Magnetic resonance imaging/spectroscopy study in cats. *Stroke.* 1989;20(2):268.
415. Pickard JD, Murray GD, Illingworth R, et al. Effect of oral nimodipine on cerebral infarction and outcome after subarachnoid haemorrhage: British aneurysm nimodipine trial. *BMJ.* 1989;298(6674):636–642.
416. Rosenbaum D, Zabramski J, Frey J, et al. Early treatment of ischemic stroke with a calcium antagonis. *Stroke.* 1991;22:437.
417. Bedford R, Dacey R, Winn H, et al. Adverse impact of a calcium entry-blocker (verapamil) on intracranial pressure in patients with brain tumors. *J Neurosurg.* 1983;59(5):800.
418. Hayashi M, Kobayashi H, Kawano H, et al. Treatment of systemic hypertension and intracranial hypertension and intracranial hypertension in cases of brain hemorrhage. *Stroke.* 1988;19:314.
419. Stanek B, Zimpfer M, Fitzal S, et al. Plasma catecholamines, plasma renin activity and haemodynamics during sodium nitroprusside-induced hypotension and additional beta-blockage with bunitrolol. *Eur J Clin Pharmacol.* 1981;19:317.

420. Hockel K, Diedler J, Steiner J, et al. Effect of intra-arterial and intravenous nimodipine therapy of cerebral vasospasm after subarachnoid hemorrhage on cerebrovascular reactivity and oxygenation. *World Neurosurg*. 2017;101:372–378. https://doi.org/10.1016/j.wneu.2017.02.014.
421. Stiefel MF, Heuer GG, Abrahams JM, et al. The effect of nimodipine on cerebral oxygenation in patients with poor-grade subarachnoid hemorrhage. *J Neurosurg*. 2004;101(4):594–599. https://doi.org/10.3171/jns.2004.101.4.0594.
422. Dohi S, Matsumoto M, Takahashi T. The effects of nitroglycerin on cerebrospinal fluid pressure in awake and anesthetized humans. *Anesthesiology*. 1981;54:511.
423. Griswold W, Roznik V, Mendoza S. Nitroprusside induced intracranial hypertension. *JAMA*. 1981;246:2679.
424. Marsh ML, Shapiro HM, Smith RW, et al. Changes in neurologic status and intracranial pressure associated with sodium nitroprusside administration. *Anesthesiology*. 1979;51:336.
425. Langfitt TW, Marshall WJ, Kassell NF, et al. The pathophysiology of brain swelling produced by mechanical trauma and hypertension. *Surg Forum*. 1968;19:431.
426. Marshall WJ, Jackson JL, Langfitt TW. Brain swelling caused by trauma and arterial hypertension. Hemodynamic aspects. *Arch Neuro*. 1969;21:545.
427. Marshall WJ, Weinstein JD, Langfitt TW. The pathophysiology of brain swelling produced by mechanical trauma and hypertension. *Surg Forum*. 1968;19:431–432.
428. Meinig G, Reulen HJ, Hadjidimos A, et al. Induction of filtration edema by extreme reduction of cerebrovascular resistance associated with hypertension. *Eur Neuro*. 1972;8:97.
429. Schutta HS, Kassell NF, Langfitt TW. Brain swelling produced by injury and aggravated by arterial hypertension. A light and electron microscopic study. *Brain*. 1968;91:281.
430. Olesen J. The effect of intracarotid epinephrine, norepinephrine, and angiotensin on the regional CBF in man. *Neurology*. 1972;22(9):978–987.
431. MacKenzie E, McCulloch J, Harper A. Influence of endogenous norepinephrine on CBF and metabolism. *Am J Physiol*. 1976;231:489.
432. Darby JM, Yonas H, Marks EC, et al. Acute CBF response to dopamine-induced hypertension after subarachnoid hemorrhage. *J Neurosurg*. 1994;80:857.
433. Stein SC, Cracco RQ. Cortical injury without ischemia produced by topical monoamines. *Stroke*. 1982;13:74.
434. Hindman BJ, Funatsu N, Cheng DC, et al. Differential effect of oncotic pressure on cerebral and extracerebral water content during cardiopulmonary bypass in rabbits. *Anesthesiology*. 1990;73:951.
435. Kaieda R, Todd MM, Cook LN, et al. Acute effects of changing plasma osmolality and colloid oncotic pressure on the formation of brain edema after cryogenic injury. *Neurosurgery*. 1989;24:671.
436. Kaieda R, Todd M, Warner D. Prolonged reduction in colloid oncotic pressure does not increase brain edema following cryogenic injury in rabbits. *Anesthesiology*. 1989;71(4):554.
437. Tommasino C, Moore S, Todd MM. Cerebral effects of isovolemic hemodilution with crystalloid or colloid solutions. *Crit Care Med*. 1988;16:862.
438. Zornow MH, Scheller MS, Todd MM, et al. Acute cerebral effects of isotonic crystalloid and colloid solutions following cryogenic brain injury in the rabbit. *Anesthesiology*. 1988;69:180.
439. Zornow MH, Todd MM, Moore SS. The acute cerebral effects of changes in plasma osmolality and oncotic pressure. *Anesthesiology*. 1987;67:936.
440. Cruickshank JM, Neil-Dwyer G, Lane J. The effect of oral propranolol upon the ECG changes occurring in subarachnoid hemorrhage. *Cardiovasc Res*. 1975;9:236.
441. Kolin A, Norris JW. Myocardial damage from acute cerebral lesions. *Stroke*. 1984;15:990.
442. Kono T, Morita H, Kuroiwa T, et al. Left ventricular wall motion abnormalities in patients with subarachnoid hemorrhage: Neurogenic stunned myocardium. *J Am Coll Cardiol*. 1994;24:636.
443. Svengaard N, Brismar J, Delgado T, et al. Subarachnoid haemorrhage in the rat: Effect on the development of vasospasm of selective lesions of the catecholamine systems in the lower brain stem. *Stroke*. 1985;16:602.
444. Svengaard N, Delgado T, Arbab M. Catecholaminergic and peptidergic systems underlying cerebral vasospasm: CBF and CMRgl changes following an experimental subarachnoid hemorrhage in the rat. Proceedings fo the Charlottesville Conference Held April29-May 1. In: Wilkins R, ed. *Cerebral Vasospasm*. New York: Raven Press: 1987:1751987.
445. Karpman H, Sheppard J. Effect of papaverine hydrochloride on CBF as measured by forehead thermograms. *Angiology*. 1975;26(8):592.
446. Oldendorf WH, Kitano M. Radioisotope measurement of brain blood turnover time as a clinical index of brain circulation. *J Nucl Med*. 1967;8(8):570.
447. Griffith D, James I, Newbury P, et al. The effect of beta-adrenergic receptor blocking drugs on CBF. *Br J Clin Pharmacol*. 1979;7(5):491.
448. Schmidt J. Changes in human CBF estimated by the (A-V) O2 difference method. *Dan Med Bull*. 1992;39(4):335.
449. Dickman CA, Carter LP, Baldwin HZ, et al. Continuous regional cerebral blood flow monitoring in acute craniocerebral trauma. *Neurosurgery*. 1991;28(3):467–472.
450. Pearson R, Griffity D, Woollard M, et al. Comparisons of effects on CBF of rapid reduction in systemic arterial pressure by diazoxide and labetalol in hypertensive patients: Preliminary findings. *Br J Clin Pharmacol*. 1979;8(Suppl 2):195S.
451. Olesen J, Hougard K, Hertz M. Isoproterenol and propranolol: Ability to cross the blood-brain barrier and effects on cerebral circulation in man. *Stroke*. 1978;9(4):344.
452. Merrick MV, Ferrington CM, Cowen SJ. Parametric imaging of cerebral vascular reserves. 1. Theory, validation and normal values. *Eur J Nucl Med*. 1991;18(3):171.
453. Gould R. Perfusion quantitation by ultrafast computed tomography. *Invest Radiol*. 1992;27(Suppl 2):S18.
454. Hartmann A, Dettmers C, Schuler F, et al. Effect of stable xenon on regional CBF and the electroencephalogram in normal volunteers. *Stroke*. 1991;22(2):181.
455. Burcar P, Norenberg M, Yarnell P. Hyponatremia and central pontine myelinolysis. *Neurology*. 1977;27:223.
456. Borgstrom L, Johannsson H, Siesjo B. The influence of acute normovolemic anemia on cerebral blood flow and oxygen consumption of anesthetized rats. *Acta Physiol Scand*. 1975;93(40):505–514.
457. Griesdale DE, Sekhon MS, Menon DK, et al. Hemoglobin area and time index above 90 g/L are associated with improved 6-month functional outcomes in patients with severe traumatic brain injury. *Neurocrit Care*. 2015;23(1):78–84. https://doi.org/10.1007/s12028-014-0096-3.
458. Oddo M, Levine JM, Kumar M, et al. Anemia and brain oxygen after severe traumatic brain injury. *Intensive Care Med*. 2012;38(9):1497–1504. https://doi.org/10.1007/s00134-012-2593-1.
459. Salim A, Hadjizacharia P, DuBose J, et al. Role of anemia in traumatic brain injury. *J Am Coll Surg*. 2008;207(3):398–406. https://doi.org/10.1016/j.jamcollsurg.2008.03.013.
460. Walsh TS, Saleh EE. Anaemia during critical illness. *Br J Anaesth*. 2006;97(3):278–291. https://doi.org/10.1093/bja/ael189.
461. Sharma D, Vavilala MS. Perioperative management of adult traumatic brain injury. *Anesthesiol Clin*. 2012;30(2):333–346. https://doi.org/10.1016/j.anclin.2012.04.003.
462. Weiskopf RB, Feiner J, Hopf H, et al. Heart rate increases linearly in response to acute isovolemic anemia. *Transfusion*. 2003;43(2):235–240.
463. Spahn DR, Leone BJ, Reves JG, et al. Cardiovascular and coronary physiology of acute isovolemic hemodilution: A review of nonoxygen-carrying and oxygen-carrying solutions. *Anesth Analg*. 1994;78(5):1000–1021.
464. McLaren AT, Mazer CD, Zhang H, et al. A potential role for inducible nitric oxide synthase in the cerebral response to acute hemodilution. *Can J Anaesth*. 2009;56(7):502–509. https://doi.org/10.1007/s12630-009-9104-z.
465. Rangel-Castilla L, Gasco J, Nauta HJ, et al. Cerebral pressure autoregulation in traumatic brain injury. *Neurosurg Focus*. 2008;25(4):E7. https://doi.org/10.3171/foc.2008.25.10.E7.
466. Duane TM, Mayglothling J, Grandhi R, et al. The effect of anemia and blood transfusions on mortality in closed head injury patients. *J Surg Res*. 2008;147(2):163–167. https://doi.org/10.1016/j.jss.2008.02.044.
467. Van Beek JG, Mushkudiani NA, Steyerberg EW, et al. Prognostic value of admission laboratory parameters in traumatic brain injury: Results from the IMPACT study. *J Neurotrauma*. 2007;24(2):315–328. https://doi.org/10.1089/neu.2006.0034.
468. Carlson AP, Schermer CR, Lu SW. Retrospective evaluation of anemia and transfusion in traumatic brain injury. *J Trauma*. 2006;61(3):567–571. https://doi.org/10.1097/01.ta.0000231768.44727.a2.
469. McIntyre LA, Fergusson DA, Hutchison JS, et al. Effect of a liberal versus restrictive transfusion strategy on mortality in patients with moderate to severe head injury. *Neurocrit Care*. 2006;5(1):4–9.
470. Schirmer-Mikalsen K, Vik A, Gisvold SE, et al. Severe head injury: Control of physiological variables, organ failure and complications in the intensive care unit. *Acta Anaesthesiol Scand*. 2007;51(9):1194–1201. https://doi.org/10.1111/j.1399-6576.2007.01372.x.
471. Acker SN, Partrick DA, Ross JT, et al. Blood component transfusion increases the risk of death in children with traumatic brain injury. *J Trauma Acute Care Surg*. 2014;76(4):1082–1087. discussion 1087-1088https://doi.org/10.1097/ta.0000000000000095.
472. Almeida KJ, Rodrigues AB, Lemos LE, et al. Hemotransfusion and mechanical ventilation time are associated with intra-hospital mortality in patients with traumatic brain injury admitted to intensive care unit. *Arq Neuropsiquiatr*. 2016;74(8):644–649. https://doi.org/10.1590/0004-282x20160093.
473. Boutin A, Moore L, Lauzier F, et al. Transfusion of red blood cells in patients with traumatic brain injuries admitted to Canadian trauma health centres: A multicentre cohort study. *BMJ Open*. 2017;7(3):e014472. https://doi.org/10.1136/bmjopen-2016-014472.
474. Elterman J, Brasel K, Brown S, et al. Transfusion of red blood cells in patients with a prehospital Glasgow Coma Scale score of 8 or less and no evidence of shock is associated with worse outcomes. *J Trauma Acute Care Surg*. 2013;75(1):8–14. discussion 14https://doi.org/10.1097/TA.0b013e318298492e.
475. George ME, Skarda DE, Watts CR, et al. Aggressive red blood cell transfusion: no association with improved outcomes for victims of isolated traumatic brain injury. *Neurocrit Care*. 2008;8(3):337–343. https://doi.org/10.1007/s12028-008-9066-y
476. Leal-Noval SR, Munoz-Serrano A, Arellano-Orden V, et al. Effects of red blood cell transfusion on long-term disability of patients with traumatic brain injury. *Neurocrit Care*. 2016;24(3):371–380. https://doi.org/10.1007/s12028-015-0220-z.
477. Warner MA, O'Keeffe T, Bhavsar P, et al. Transfusions and long-term functional outcomes in traumatic brain injury. *J Neurosurg*. 2010;113(3):539–546. https://doi.org/10.3171/2009.12.Jns091337.
478. Hajjar LA, Vincent JL, Galas FR, et al. Transfusion requirements after cardiac surgery: The TRACS randomized controlled trial. *JAMA*. 2010;304(14):1559–1567. https://doi.org/10.1001/jama.2010.1446.
479. Hebert PC, Wells G, Blajchman MA, et al. A multicenter, randomized, controlled clinical trial of transfusion requirements in critical care. Transfusion Requirements in Critical Care Investigators, Canadian Critical Care Trials Group. *N Engl J Med*. 1999;340(6):409–417. https://doi.org/10.1056/nejm199902113400601.
480. Lacroix J, Hebert PC, Hutchison JS, et al. Transfusion strategies for patients in pediatric intensive care units. *N Engl J Med*. 2007;356(16):1609–1619. https://doi.org/10.1056/NEJMoa066240.
481. Robertson CS, Hannay HJ, Yamal JM, et al. Effect of erythropoietin and transfusion threshold on neurological recovery after traumatic brain injury: A randomized clinical trial. *JAMA*. 2014;312(1):36–47. https://doi.org/10.1001/jama.2014.6490.
482. Carson JL, Guyatt G, Heddle NM, et al. Clinical practice guidelines from the AABB: Red blood cell transfusion thresholds and storage. *JAMA*. 2016;316(19):2025–2035. https://doi.org/10.1001/jama.2016.9185.
483. Napolitano LM, Kurek S, Luchette FA, et al. Clinical practice guideline: red blood cell transfusion in adult trauma and critical care. *Crit Care Med*. 2009;37(12):3124–3157. https://doi.org/10.1097/CCM.0b013e3181b39f1b.
484. Retter A, Wyncoll D, Pearse R, et al. Guidelines on the management of anaemia and red cell transfusion in adult critically ill patients. *Br J Haematol*. 2013;160(4):445–464. https://doi.org/10.1111/bjh.12143.
485. Rossaint R, Bouillon B, Cerny V, et al. The European guideline on management of major bleeding and coagulopathy following trauma: fourth edition. *Crit Care*. 2016;20:100. https://doi.org/10.1186/s13054-016-1265-x.
486. American Society of Anesthesiologists Task Force on Perioperative Blood Management. Practice guidelines for perioperative blood management: An updated report by the American Society of Anesthesiologists Task Force on Perioperative Blood Management*. *Anesthesiology*. 2015;122(2):241–275. https://doi.org/10.1097/aln.0000000000000463.
487. Ditunno JF, Little JW, Tessler A, et al. Spinal shock revisited: a four-phase model. *Spinal Cord*. 2004;42(7):383–395. https://doi.org/10.1038/sj.sc.3101603.
488. Furlan JC, Fehlings MG. Cardiovascular complications after acute spinal cord injury: Pathophysiology, diagnosis, and management. *Neurosurg Focus*. 2008;25(5):E13. https://doi.org/10.3171/foc.2008.25.11.E13.
489. Lehmann KG, Lane JG, Piepmeier JM, et al. Cardiovascular abnormalities accompanying acute spinal cord injury in humans: Incidence, time course and severity. *J Am Coll Cardiol*. 1987;10(1):46–52.
490. Silver JR. Early autonomic dysreflexia. *Spinal Cord*. 2000;38(4):229–233.
491. Krassioukov AV, Furlan JC, Fehlings MG. Autonomic dysreflexia in acute spinal cord injury: An under-recognized clinical entity. *J Neurotrauma*. 2003;20(8):707–716. https://doi.org/10.1089/089771503767869944.
492. Berlly M, Shem K. Respiratory management during the first five days after spinal cord injury. *J Spinal Cord Med*. 2007;30(4):309–318.
493. Kao CH, Ho YJ, Changlai SP, et al. Gastric emptying in spinal cord injury patients. *Dig Dis Sci*. 1999;44(8):1512–1515.
494. Karlsson AK. Autonomic dysfunction in spinal cord injury: clinical presentation of symptoms and signs. *Prog Brain Res*. 2006;152:1–8. https://doi.org/10.1016/s0079-6123(05)52034-x.
495. Romero Ganuza FJ, La Banda G, Montalvo R, et al. Acute acalculous cholecystitis in patients with acute traumatic spinal cord injury. *Spinal Cord*. 1997;35(2):124–128.
496. Furlan JC, Fehlings MG. Hyponatremia in the acute stage after traumatic cervical spinal cord injury: Clinical and neuroanatomic evidence for autonomic dysfunction. *Spine (Phila Pa 1976)*. 2009;34(5):501–511. https://doi.org/10.1097/BRS.0b013e31819712f5.
497. Krassioukov AV, Karlsson AK, Wecht JM, et al. Assessment of autonomic dysfunction following spinal cord injury: Rationale for additions to International Standards for Neurological Assessment. *J Rehabil Res Dev*. 2007;44(1):103–112.
498. Hasler RM, Exadaktylos AK, Bouamra O, et al. Epidemiology and predictors of cervical spine injury in adult major trauma patients: A multicenter cohort study. *J Trauma Acute Care Surg*. 2012;72(4):975–981. https://doi.org/10.1097/TA.0b013e31823f5e8e.
499. Marik PE, Cavallazzi R, Vasu T, et al. Dynamic changes in arterial waveform derived variables and fluid responsiveness in mechanically ventilated patients: A systematic review of the literature. *Crit Care Med*. 2009;37(9):2642–2647. https://doi.org/10.1097/CCM.0b013e3181a590da.
500. Horlocker TT, Wedel DJ, Cucchiara RF. Venous air embolism during spinal instrumentation and fusion in the prone position. *Anesth Analg*. 1992;75(1):152. author reply 153.
501. McDouall SF, Shlugman D. Fatal venous air embolism during lumbar surgery: The tip of an iceberg? *Eur J Anaesthesiol*. 2007;24(9):803–805.
502. Martyn JA, Richtsfeld M. Succinylcholine-induced hyperkalemia in acquired pathologic states: Etiologic factors and molecular mechanisms. *Anesthesiology*. 2006;104(1):158–169.
503. Calder I, Calder J, Crockard HA. Difficult direct laryngoscopy in patients with cervical spine disease. *Anaesthesia*. 1995;50(9):756–763.
504. Lennarson PJ, Smith D, Todd MM, et al. Segmental cervical spine motion during orotracheal intubation of the intact and injured spine with and without external stabilization. *J Neurosurg*. 2000;92(2 Suppl):201–206.
505. Thiboutot F, Nicole PC, Trepanier CA, et al. Effect of manual in-line stabilization of the cervical spine in adults on the rate of difficult orotracheal intubation by direct laryngoscopy: A randomized controlled trial. *Can J Anaesth*. 2009;56(6):412–418. https://doi.org/10.1007/s12630-009-9089-7.
506. Walters BC, Hadley MN, Hurlbert RJ, et al. Guidelines for the management of acute cervical spine and spinal cord injuries: 2013 update. *Neurosurgery*. 2013;60(Suppl 1):82–91. https://doi.org/10.1227/01.neu.0000430319.32247.7f.
507. Nout YS, Mihai G, Tovar CA, et al. Hypertonic saline attenuates cord swelling and edema in experimental spinal cord injury: A study utilizing magnetic resonance imaging. *Crit Care Med*. 2009;37(7):2160–2166. https://doi.org/10.1097/CCM.0b013e3181a05d41.
508. Biais M, Bernard O, Ha JC, et al. Abilities of pulse pressure variations and stroke volume variations to predict fluid responsiveness in prone position during scoliosis surgery. *Br J Anaesth*. 2010;104(4):407–413. https://doi.org/10.1093/bja/aeq031.
509. Consortium for Spinal Cord Medicine. Early acute management in adults with spinal cord injury: a clinical practice guideline for health-care professionals. *J Spinal Cord Med*. 2008;31(4):403–479.
510. Altaf F, Griesdale DE, Belanger L, et al. The differential effects of norepinephrine and dopamine on cerebrospinal fluid pressure and spinal cord perfusion pressure after acute human spinal cord injury. *Spinal Cord*. 2017;55(1):33–38. https://doi.org/10.1038/sc.2016.79.
511. Berkhemer OA, Fransen PS, Beumer D, et al. A randomized trial of intraarterial treatment for acute ischemic stroke. *N Engl J Med*. 2015;372(1):11–20. https://doi.org/10.1056/NEJMoa1411587.
512. Berkhemer OA, van den Berg LA, Fransen PS, et al. The effect of anesthetic management during intra-arterial therapy for acute stroke in MR CLEAN. *Neurology*. 2016;87(7):656–664. https://doi.org/10.1212/WNL.0000000000002976.
513. Saver JL, Goyal M, Bonafe A, et al. SWIFT PRIME Investigators: Stent-retriever thrombectomy after intravenous t-PA vs. t-PA alone in stroke. *N Engl J Med*. 2015;372(24):2285–2295. https://doi.org/10.1056/NEJMoa1415061.
514. Campbell BC, Mitchell PJ, Investigators E-I. Endovascular therapy for ischemic stroke. *N Engl J Med*. 2015;372(24):2365–2366. https://doi.org/10.1056/NEJMc1504715.
515. Jovin TG, Chamorro A, Cobo E, et al. REVASCAT Trial Investigators: Thrombectomy within 8 hours after symptom onset in ischemic stroke. *N Engl J Med*. 2015;372(24):2296–2306. https://doi.org/10.1056/NEJMoa1503780.
515. Goyal M, Demchuk AM, Menon BK, et al. ESCAPE Trial Investigators: Randomized assessment of rapid endovascular treatment of ischemic stroke. *N Engl J Med*. 2015;372(11):1019–1030. https://doi.org/10.1056/NEJMoa1414905.
517. Nogueira RG, Jadhav AP, Haussen DC, et al. Thrombectomy 6 to 24 hours after stroke with a mismatch between deficit and infarct. *N Engl J Med*. 2018;378(1):11–21. https://doi.org/10.1056/NEJMoa1706442.
518. Zarar A, Khan AA, Adil MM, et al. Anaphylactic shock associated with intravenous thrombolytics. *Am J Emerg Med*. 2014;32(1) https://doi.org/10.1016/j.ajem.2013.08.046. 113 e113-115.
519. Chen CJ, Ding D, Starke RM, et al. Endovascular vs medical management of acute ischemic stroke. *Neurology*. 2015;85(22):1980–1990. https://doi.org/10.1212/WNL.0000000000002176.
520. Goyal M, Menon BK, van Zwam WH, et al. HERMES collaborators: Endovascular thrombectomy after large-vessel ischaemic stroke: A meta-analysis of individual patient data from five randomised trials. *Lancet*. 2016;387(10029):1723–1731. https://doi.org/10.1016/

S0140-6736(16)00163-X.
521. Abou-Chebl A, Lin R, Hussain MS, et al. Conscious sedation versus general anesthesia during endovascular therapy for acute anterior circulation stroke: Preliminary results from a retrospective, multicenter study. *Stroke.* 2010;41(6):1175–1179. https://doi.org/10.1161/STROKEAHA.109.574129.
522. Abou-Chebl A, Zaidat OO, Castonguay AC, et al. North American SOLITAIRE Stent-Retriever Acute Stroke Registry: Choice of anesthesia and outcomes. *Stroke.* 2014;45(5):1396–1401. https://doi.org/10.1161/STROKEAHA.113.003698.
523. Davis MJ, Menon BK, Baghirzada LB, et al. Anesthetic management and outcome in patients during endovascular therapy for acute stroke. *Anesthesiology.* 2012;116(2):396–405. https://doi.org/10.1097/ALN.0b013e318242a5d2.
524. Hassan AE, Chaudhry SA, Zacharatos H, et al. Increased rate of aspiration pneumonia and poor discharge outcome among acute ischemic stroke patients following intubation for endovascular treatment. *Neurocrit Care.* 2012;16(2):246–250. https://doi.org/10.1007/s12028-011-9638-0.
525. Jagani M, Brinjikji W, Rabinstein AA, et al. Hemodynamics during anesthesia for intra-arterial therapy of acute ischemic stroke. *J Neurointerv Surg.* 2016;8(9):883–888. https://doi.org/10.1136/neurintsurg-2015-011867.
526. John S, Thebo U, Gomes J, et al. Intra-arterial therapy for acute ischemic stroke under general anesthesia versus monitored anesthesia care. *Cerebrovasc Dis.* 2014;38(4):262–267. https://doi.org/10.1159/000368216.
527. Jumaa MA, Zhang F, Ruiz-Ares G, et al. Comparison of safety and clinical and radiographic outcomes in endovascular acute stroke therapy for proximal middle cerebral artery occlusion with intubation and general anesthesia versus the nonintubated state. *Stroke.* 2010;41(6):1180–1184. https://doi.org/10.1161/STROKEAHA.109.574194.
528. Just C, Rizek P, Tryphonopoulos P, et al. Outcomes of general anesthesia and conscious sedation in endovascular treatment for stroke. *Can J Neurol Sci.* 2016;43(5):655–658. https://doi.org/10.1017/cjn.2016.256.
529. Langner S, Khaw AV, Fretwurst T, et al. Endovascular treatment of acute ischemic stroke under conscious sedation compared to general anesthesia - safety, feasibility and clinical and radiological outcome. *Rofo.* 2013;185(4):320–327. https://doi.org/10.1055/s-0032-1330361.
530. Li F, Deshaies EM, Singla A, et al. Impact of anesthesia on mortality during endovascular clot removal for acute ischemic stroke. *J Neurosurg Anesthesiol.* 2014;26(4):286–290. https://doi.org/10.1097/ANA.0000000000000031.
531. McDonald JS, Brinjikji W, Rabinstein AA, et al. Conscious sedation versus general anaesthesia during mechanical thrombectomy for stroke: A propensity score analysis. *J Neurointerv Surg.* 2015;7(11):789–794. https://doi.org/10.1136/neurintsurg-2014-011373.
532. Nichols C, Carrozzella J, Yeatts S, et al. Is periprocedural sedation during acute stroke therapy associated with poorer functional outcomes? *J Neurointerv Surg.* 2010;2(1):67–70. https://doi.org/10.1136/jnis.2009.001768.
533. Sugg RM, Jackson AS, Holloway W, et al. Is mechanical embolectomy performed in nonanesthetized patients effective? *AJNR Am J Neuroradiol.* 2010;31(8):1533–1535. https://doi.org/10.3174/ajnr.A2091.
534. Simonsen CZ, Yoo AJ, Sorensen LH, et al. Effect of general anesthesia and conscious sedation during endovascular therapy on infarct growth and clinical outcomes in acute ischemic stroke: A randomized clinical trial. *JAMA Neurol.* 2018;75(4):470–477. https://doi.org/10.1001/jamaneurol.2017.4474.
535. Schonenberger S, Uhlmann L, Hacke W, et al. Effect of conscious sedation vs general anesthesia on early neurological improvement among patients with ischemic stroke undergoing endovascular thrombectomy: A randomized clinical trial. *JAMA.* 2016;316(19):1986–1996. https://doi.org/10.1001/jama.2016.16623.
536. Lowhagen Henden P, Rentzos A, Karlsson JE, et al. General Anesthesia Versus Conscious Sedation for Endovascular Treatment of Acute Ischemic Stroke: The AnStroke Trial (Anesthesia During Stroke). *Stroke.* 2017;48(6):1601–1607. https://doi.org/10.1161/STROKEAHA.117.016554.
537. Talke PO, Sharma D, Heyer EJ, et al. Society for neuroscience in anesthesiology and critical care expert consensus statement: Anesthetic management of endovascular treatment for acute ischemic stroke: Endorsed by the society of NeuroInterventional surgery and the neurocritical care society. *J Neurosurg Anesthesiol.* 2014;26(2):95–108. https://doi.org/10.1097/ANA.0000000000000042.
538. Bouri S, Thapar A, Shalhoub J, et al. Hypertension and the post-carotid endarterectomy cerebral hyperperfusion syndrome. *Eur J Vasc Endovasc Surg.* 2011;41(2):229–237. https://doi.org/10.1016/j.ejvs.2010.10.016.
539. van Mook WN, Rennenberg RJ, Schurink GW, et al. Cerebral hyperperfusion syndrome. *Lancet Neurol.* 2005;4(12):877–888. https://doi.org/10.1016/S1474-4422(05)70251-9.
540. Takahashi C, Liang CW, Liebeskind DS, et al. To tube or not to tube? The role of intubation during stroke thrombectomy. *Front Neurol.* 2014;5:170. https://doi.org/10.3389/fneur.2014.00170.
541. Rincon F, Kang J, Maltenfort M, et al. Association between hyperoxia and mortality after stroke: A multicenter cohort study. *Crit Care Med.* 2014;42(2):387–396. https://doi.org/10.1097/CCM.0b013e3182a27732.
542. Burns JD, Green DM, Metivier K, et al. Intensive care management of acute ischemic stroke. *Emerg Med Clin North Am.* 2012;30(3):713–744. https://doi.org/10.1016/j.emc.2012.05.002.
543. European Stroke Organisation (ESO) Executive Committee; ESO Writing Committee. Guidelines for management of ischaemic stroke and transient ischaemic attack 2008. *Cerebrovasc Dis.* 2008;25(5):457–507. https://doi.org/10.1159/000131083.
544. Sioutos PJ, Orozco JA, Carter LP, et al. Continuous regional cerebral blood low monitoring in acute craniocerebral trauma. *Neurosurgery.* 1991;28(3):467.
545. Langfitt TW, Marshall WJ, Kassell NF, et al. The pathophysiology of brain swelling produced by mechanical trauma and hypertension. *Scand J Clin Lab Invest Suppl.* 1968;102(XIV) B.
546. Lees KR. Time to treatment with intravenous alteplase and outcome in stroke: An updated pooled analysis of ECASS, ATLANTIS, NINDS, and EPITHET trials. *Lancet.* 2010;375:1695–1703.
547. Khatri P. Good clinical outcome after ischemic stroke with successful revascularization is time-dependent. *Neurology.* 2009;73:1066–1072.
548. Lansberg MG, Schrooten M, Bluhmki E, et al. Treatment timespecific number needed to treat estimates for tissue plasminogen activator therapy in acute stroke based on shifts over the entire range of the modified Rankin Scale. *Stroke.* 2009;40:2079–2084.
549. Khatri P. Time to angiographic reperfusion and clinical outcome after acute ischaemic stroke: An analysis of data from the Interventional Management of Stroke (IMS III) phase 3 trial. *Lancet Neurol.* 2014;13:567–574.
550. Menon BK. Optimal workflow and process-based performance measures for endovascular therapy in acute ischemic stroke: Analysis of the solitaire FR thrombectomy for acute revascularization study. *Stroke.* 2014;45:2024–2029.
551. Mazighi M. Comparison of intravenous alteplase with a combined intravenousendovascular approach in patients with stroke and confirmed arterial occlusion (RECANALISE study): A prospective cohort study. *Lancet Neurol.* 2009;8:802–809.
552. Herrmann O. Fast-track intubation for accelerated interventional stroke treatment. *Neurocrit Care.* 2012;17:354–360.
553. Abou-Chebl A. North American SOLITAIRE stent-retriever acute stroke registry: Choice of anesthesia and outcomes. *Stroke.* 2014;45:1396–1401.
554. Hubert GJ, Miiller-Barna P, Haberl RL. Unsolved issues in the management of high blood pressure in acute ischemic stroke. *Int J Hypertens.* 2013;2013:1–5.
555. Leonardi-Bee J, Bath PMW, Phillips SJ, et al. Blood pressure and clinical outcomes in the International Stroke Trial. *Stroke.* 2002;33:1315–1320.
556. Potter J, Mistri A, Brodie F. Controlling hypertension and hypotension immediately post stroke (CHHIPS)-a randomised controlled trial. *Health Technol Assess.* 2009;13:1–73. iii, ix-xi.
557. Robinson TG. Effects of antihypertensive treatment after acute stroke in the Continue or Stop Post-Stroke Antihypertensives Collaborative Study (COSSACS): A prospective, randomised, open, blinded-endpoint trial. *Lancet Neurol.* 2010;9:767–775.
558. Qureshi AI. Acute hypertensive response in patients with stroke: Pathophysiology and management. *Circulation.* 2008;118:176–187.
559. Komatsu R, You J, Mascha EJ. Anesthetic induction with etomidate, rather than propofol, is associated with increased 30-day mortality and cardiovascular morbidity after noncardiac surgery. *Anesth Analg.* 2013;117:1329–1337.
560. Nogueira RG. Predictors of Good Clinical Outcomes, Mortality, and Successful Revascularization in Patients With Acute Ischemic Stroke Undergoing Thrombectomy: Pooled Analysis of the Mechanical Embolus Removal in Cerebral Ischemia (MERCI) and Multi MERCI Trials. *Stroke.* 2009;40:3777–3783.
560. Davis MJ. Anesthetic management and outcome in patients during endovascular therapy for acute stroke. *Anesthesiology.* 2012;116:396–405.
562. Jauch EC. Guidelines for the early management of patients with acute ischemic stroke: A guideline for healthcare professionals from the American Heart Association/American Stroke Association. *Stroke.* 2013;44:870–947.
563. Young WL. Anesthesia for endovascular neurosurgery and interventional neuroradiology. *Anesthesiol Clin.* 2007;25:391–412. vii.
564. Lee CZ, Litt L, Hashimoto T, et al. Physiologic monitoring and anesthesia considerations in acute ischemic stroke. *Vasc IntervRadiol.* 2004;15:S13–S19.
565. Reich DL. Predictors of hypotension after induction of general anesthesia. *Anesth Analg.* 2005;101:622–628. table of contents.
566. Wityk RJ. Blood pressure augmentation in acute ischemic stroke. *J Neurol Sci.* 2007;261:63–73.
567. Davis DP. The impact of prehospital endotracheal intubation on outcome in moderate to severe traumatic brain injury. *J Trauma.* 2005;58:933–939.
568. Davis DP. The effect of paramedic rapid sequence intubation on outcome in patients with severe traumatic brain injury. *J Trauma.* 2003;54:444–453.
569. Mirro R. Cerebral vasoconstriction in response to hypocapnia is maintained after ischemia/reperfusion injury in newborn pigs. *Stroke.* 1992;23:1613–1616.
570. Miyamoto E. Caudoputamen is damaged by hypocapnia during mechanical ventilation in a rat model of chronic cerebral hypoperfusion. *Stroke.* 2001;32:2920–2925.
571. Paulson OB. Cerebral apoplexy (stroke): Pathogenesis, pathophysiology and therapy as illustrated by regional blood flow measurements in the brain. *Stroke.* 1971;2:327–360.
572. Waltz AG, Sundt Jr TM, Owen Jr CA. Effect of middle cerebral artery occlusion on cortical blood flow in animals. *Neurology.* 1966;16:1185–1190.
573. Melamed E, Lavy S, Portnoy Z. Regional cerebral blood flow response to hypocapnia in the contralateral hemisphere of patients with acute cerebral infarction. *Stroke.* 1975;6:503–508.
574. Lavy S, Melamed E, Portnoy Z. The effect of cerebral infarction on the regional cerebral blood flow of the contralateral hemisphere. *Stroke.* 1975;6:160–163.
575. Zhao P. Vasoreactivity and peri-infarct hyperintensities in stroke. *Neurology.* 2009;72:643–649.
576. Wiedemann HP, Mc Carthy K. Noninvasive monitoring of oxygen and carbon dioxide. *Clin Chest Med.* 1989;10:239–254.
557. Talke PO. Republished: Society for neuroscience in anesthesiology and critical care expert consensus statement: Anesthetic management of endovascular treatment for acute ischemic stroke. *Stroke.* 2014;45:el38–el50.
578. Broderick JP. Finding the most powerful measures of the effectiveness of tissue plasminogen activator in the NINDS tPA stroke trial. *Stroke.* 2000;31:2335–2341.
579. Hassan AE. Increased rate of aspiration pneumonia and poor discharge outcome among acute ischemic stroke patients following intubation for endovascular treatment. *Neurocrit Care.* 2012;16:246–250.
580. van den Berg LA, Koelman DL, Berkhemer OA, et al. Type of anesthesia and differences in clinical outcome after intra-arterial treatment for ischemic stroke. *Stroke.* 2015;46(5):1257–1262. https://doi.org/10.1161/STROKEAHA.115.008699.

25 胃肠道并发症的预防和治疗

ANDREW ISKANDER, EHAB AL-BIZRI, ROTEM NAFTALOVICH, TONG J. GAN
安 然 译，王若曦 审校

目前为择期手术进行全身麻醉已经非常安全，麻醉相关死亡事件很少发生。随着围手术期筛查的提高、风险因素的降低和术中管理的改进，我们现在可以聚焦于术后恢复质量的提升，如择期手术后胃肠道并发症较为常见。在过去的10年里，人们对术后恶心呕吐和术后肠梗阻相关的风险因素和治疗方式的认识有了很大的提高。进一步的研究则针对特定的患者群体进行干预，以降低这些并发症的风险。本章将重点介绍胃肠道并发症的几种常见原因，并提供降低胃肠道不良后果风险的策略。这些信息将有助于临床医生提高患者术后恢复质量和患者满意度，缩短患者住院时间。

胃内容物的吸入

发生率、病因和发病机制

虽然麻醉下吸入胃内容物是相对罕见的，但其可能与严重并发症的发生（甚至死亡）相关。尽管我们对误吸相关风险因素、预防和管理有了越来越深入的了解，但其发病率并没有明显下降[1]。误吸的后果包括支气管痉挛、喉痉挛、吸入性肺炎和急性呼吸窘迫综合征（ARDS）。

Mendelson于1946年首次在一组接受全身麻醉的产科患者中描述了吸入性肺炎综合征[2]。他也是第一个描述酸性胃内容物在该综合征发病机制中的作用的人。胃内容物被吸入肺部与0.1 N盐酸进入肺部的影响从病理学角度无法区分[2]。后来发现，预先中和胃酸可以减少吸入的胃内容物对肺部的损伤。实验研究发现，误吸的胃内容物pH的降低和体积的增加会显著增加肺损伤的程度[3]。

在吸入性肺炎发生机制方面所引用的胃内容物为0.3～0.4 ml/kg、pH＜2.5的数据来自一项将酸性物质导入恒河猴肺部的动物实验[4,5]。然而，胃内容物并非纯液体，即使其pH＞2.5，其中颗粒物的存在也可能导致肺部炎症和损伤[6,7]。胃液的量似乎与误吸风险或误吸入肺部的量无关，许多适当禁食的患者胃容量超过0.4 ml/kg，也没有出现误吸[8,9]。因此，根据胃容量估计误吸的量仅仅是一种推测，而且由于很难准确测量胃容量，这种推测将变得更加复杂。Cochrane数据库关于围手术期禁食的综述发现，一些研究表明，摄入清液体可以促进胃排空[10]。

防止反流的解剖结构和生理机制包括食管上括约肌（upper esophageal sphincter，UES）、食管下括约肌（lower esophageal sphincter，LES）和喉反射。这其中任何一部分的改变都会增加误吸的风险。LES在胃和食管之间形成一道屏障以防止误吸。当胃内压力超过LES屏障压力时，可能发生误吸[11]。在麻醉期间发生误吸的患者和患有胃食管反流病（gastroesophageal reflux disease，GERD）的患者中，LES压力降低是最显著的生理紊乱。麻醉期间使用的许多药物都可以改变LES的压力，从而影响误吸风险。一般来说，阿片类药物、麻醉诱导剂、挥发性麻醉剂和抗胆碱能药物都会导致LES压力降低，而胆碱能药物、促动力药物和α受体激动剂都会增加LES的压力（表25.1）[11]。

UES通常被认为是下咽区蠕动波中压力增加的区域[12]。通常认为环咽肌在UES中发挥最重要的作用，实际上甲咽管（咽下缩肌的一部分）和近端食管也同样重要。当发生误吸时，参与气道控制和吞咽的器官之间的相互作用将会发生改变。

关于术前预防误吸的讨论往往围绕环咽肌展开。环咽肌延伸至咽部周围，在清醒的健康成年人中，它阻止胃内容物从食管进入下咽。和LES一样，UES的张力受许多麻醉诱导剂、神经肌肉阻滞剂和睡眠影响。这些因素可叠加并进一步增加误吸的风险[13]。残余神经肌肉阻滞效应对UES的影响至关重要。在

表 25.1 降低食管下括约肌张力的围手术期药物

药物类别	举例
抗胆碱类	格隆溴铵，阿托品
儿茶酚胺类	多巴胺
挥发性麻醉剂	异氟烷，地氟烷，七氟烷
阿片类	吗啡，芬太尼，舒芬太尼
麻醉诱导类	异丙酚，硫喷妥钠

一项使用荧光透视和测压法的研究中，研究者发现当4个成串刺激（train-of-four，TOF）比例为0.8时，静息UES和咽部肌肉张力显著降低[14]。这些研究人员还发现了吞咽时的变化，以及咽肌与UES的不协调运动。这些变化可能具有临床意义，并且可能导致术后误吸的风险增加。

风险因素

误吸最明确的风险因素为急诊手术，对此有以下几种解释。首先，进行急诊的手术没有适当禁食，胃内容物较多，且交感神经对疼痛的反应也会降低胃动力[15]。其次，该类患者术前任何阿片类药物的使用都会减缓胃排空[16]。最后，脑外伤或脊髓损伤可能导致胃轻瘫。

晚期妊娠时会发生胃形态的改变、腹内压和黄体酮水平的增加，患者有发生被动反流的倾向。然而，孕产妇胃排空是否有延迟尚存在争议[17]。产科分娩产妇往往存在胃排空延迟，这可能是由于疼痛和使用中枢性阿片类药物造成的，这两种因素都能减缓胃排空时间[18]。除了上述生理和解剖因素外，由于产妇可能存在上呼吸道水肿和组织增生，在插入喉镜时可能需要更多的次数和较长的时间，这种情况将使孕产妇的呼吸道无保护时间比非孕产妇患者长。

肥胖患者也更易发生误吸。虽然肥胖患者的胃排空速率没有下降，但与孕产妇类似，他们也存在上气道的水肿和组织肥大，因而误吸风险增加[19]。

硬皮病、Ⅰ型糖尿病和帕金森病等其他系统性疾病都会导致胃排空延迟或LES改变，从而增加误吸的风险（框25.1）。

风险降低策略

最近的研究数据开始关注手术室内预防发生误吸的风险因素，并聚焦于临床实践者[20]。目前人们正在研究人为失误这一最可预防的风险因素。相关理论

框 25.1 增加误吸的风险因素

- 疼痛
- 妊娠
- 创伤
- 糖尿病
- 脑损伤或神志状态改变
- 脊髓损伤
- 硬皮病（或CREST综合征，即钙质沉着症、雷诺现象、食管活动障碍、指端硬化和毛细血管扩张症）
- 帕金森病
- 肥胖
- 肌萎缩性侧索硬化
- Zenker 憩室
- 幽门狭窄

知识的缺乏，尤其是由于经验或培训不足而导致的不恰当的决策，是人为失误的最主要的风险原因。

了解误吸相关风险因素可以使临床医生改变麻醉计划，以降低围手术期误吸风险。有四类措施，具体如下。第一，减少胃内容物进入下咽部的机会。第二，抑制胃内容物从咽和食管进入气管和肺部。第三，改变胃液的pH（通过使用H_2受体阻滞剂、质子泵抑制剂（proton pump inhibitor，PPI）和非颗粒抗酸剂。第四，减少胃液的量。

最常见的防止胃内容物进入下咽、气管和肺的方法是压迫环状软骨，Sellick于1961年首次描述了该方法。其解剖学理论基础为，压迫环状软骨可挤压食管紧贴第5颈椎，从而抑制胃内容物进入气管支气管树[21]。尽管这项技术在理论上很有吸引力，但其应用存在许多缺陷。有证据表明，对环状软骨的压迫可能通过机械感受器介导的反射机制使LES张力降低[22]。内镜相关研究表明，使用所推荐的压力44 N来压迫环状软骨会导致环状软骨变形、气道关闭和通气困难增加[23]。此外，大多数麻醉助手对环状软骨施加的压力错误（作用力变化在10～90 N），这可能导致声门暴露困难[24]。该操作本身也并非没有风险，已有研究表明对呕吐患者施加环状软骨压力会出现食管破裂。

如果发生误吸，改变胃液pH是降低误吸相关并发症发病率的最常见的药理学方法。有三类药物可供使用，分别为H_2受体阻滞剂、PPI和非颗粒抗酸剂，但这些药物都没有严格的临床试验证据。由于误吸的发生率较低，因此使用了胃液量等替代指标进行评估，但此指标是否可作为有临床意义的结局指标存

在争议[26]。

H_2 受体拮抗剂是提高胃液 pH 的常用药物，它通过结合胃壁细胞上的组胺 2 型受体抑制胃酸的分泌。然而，在药理学特征上，这类药物血浆峰值浓度与抑酸效果之间缺乏相关性，抑酸程度存在个体间异质性，以及可能产生耐药性。

PPI 是一类较新的药物，它可以与壁细胞的 H^+、K^+-ATP 酶形成共价键。为了在术前有效提高胃液 pH，这类药物必须在手术前 1 晚和手术当日早晨服用[27]。

许多关于 H_2 受体拮抗剂和 PPI 的比较研究表明，二者都可以有效提高胃液 pH，减少胃容量[28]。但是这些替代终点与临床的相关性引发了很多争论。即使证明二者可以有效降低相关发病率或死亡率，但需要治疗的患者太多（见下文），也不建议所有患者都使用这种方案。事实上，美国麻醉医师协会（ASA）2017 年工作组尚未支持无误吸风险的患者使用 H_2 受体拮抗剂[29]。

已有研究表明，非颗粒抗酸剂（如枸橼酸钠、碳酸氢钠）可增加胃液 pH，但对胃容量没有影响。由于这类药物可以快速增加胃液 pH，它们在急诊手术患者的应用中比 PPI 或 H_2 受体阻滞剂更有优势。然而，这类药物只能应用于误吸风险较高的患者。ASA 在其 2017 年指南中指出，在全身麻醉、区域麻醉或手术镇静之前，不应常规使用这些药物。

禁食指南

全身麻醉、区域麻醉和监护性麻醉管理（MAC）中使用的麻醉和镇静药物可降低气道保护机制。降低误吸风险首先要遵循禁食指南。该指南基于胃生理学制定，适用于所有进行择期手术的患者。如前所述，研究表明，颗粒物、pH 低于 2.5 的酸性物质以及胃容量大于 0.3 ～ 0.4 ml/kg 与不良预后相关[5]。

在查阅病历、访视患者并进行相关体格检查后，麻醉医师应评估患者 ASA 分级、年龄、性别、手术类型、困难气道的可能性、GERD 和其他胃肠运动情况，以及代谢疾病（如糖尿病）。随后，根据患者的心理状态选择简单或详细的语言进行术前宣教，对患者遵嘱禁食有着至关重要的作用。手术当日不遵守医嘱、未禁食会导致患者处于不必要的高误吸风险状态。应根据其摄入食物的数量和类型以及延迟手术的影响，决定继续或延迟手术。

清液体包括水、不含果肉的果汁、不含牛奶的咖啡或茶，以及碳水化合物饮料，但不能含酒精。患者可在术前 2 h 不限量服用上述清液体。已有证据表明术前 2 h 前可饮用清液体的患者和禁食更长时间的患者的胃液量和 pH 相似[30]。禁食数小时可能导致患者出现低血糖和低血容量状态，尤其是在儿科人群中。因此，应当鼓励患者在术前 2 h 适当饮用富含碳水化合物的清液体。这样可以减少患者术前的口渴、饥饿和焦虑[31]，尤其是因手术时间不可预测性延迟而导致患者禁食（nil per os，NPO）时间延长时。

研究人员调查了手术当日早上摄入简餐（如吐司和清液体）与胃容量和排空的关系。虽然胃容量没有增加，但在摄入食物后 4 h 内胃中仍然存在颗粒物[29]，如果颗粒物进入肺中可能会导致严重的炎症反应。摄食量越大，热量越高，脂肪含量越高，胃排空时间越长。油腻食物（如油炸食品）的胃排空时间可长达 9 h。因此，ASA 围手术期禁食专责小组建议，进食简餐的患者 6 h 后可接受全身麻醉，而进食含脂肪食物的患者需 8 h[29]。

肠内营养物通常含有碳水化合物、蛋白质和脂肪，因此它属于油腻食物[32]，应该在择期手术前 8 h 停止使用，幽门后管饲的情况除外[33]。

术前咀嚼口香糖的情况值得注意。术前咀嚼口香糖可能会增加胃液量并降低胃液 pH，从而可能增加误吸风险及严重程度。然而，虽然咀嚼口香糖在统计学上与胃液量的增加有关，但这种增加似乎不足以增加误吸的风险[34]，并且对胃液酸度的影响不大。鉴于咀嚼口香糖对胃容量和 pH 微弱影响，此类患者是否可以进行手术是可以讨论的[35]。但是，咀嚼行为会产生唾液并刺激胃液分泌，因此不建议术前 2 h 内有咀嚼行为。另外，吞下一片口香糖等同于摄入固体食物，需要 6 h 后才能进行手术[34]。

手术当日早晨患者可继续常规药物治疗，用少量水或者清液体送服，最好在术前 2 h 进行。

然而，上述指南仅适用于没有胃肠道疾病的患者。某些人群存在其特有的误吸风险。例如，长期糖尿病可导致胃排空延迟，更长的禁食时间对此类患者可能有益。相反，肥胖和非孕产妇患者的胃排空时间是正常的，可以遵循标准的禁食指南。儿科患者也可以遵循标准禁食指南以及针对母乳和婴儿配方奶粉的附加指南。建议儿童术前 4 h 内停止母乳喂养，6 h 内停止婴儿配方奶粉喂养。一项研究发现，70% 的患者术前禁食时间超过了指南建议时间，从而增加了低血糖和低血容量的风险[36]。

如前所述，孕产妇的术前禁食管理一直广受关注。孕产妇是一类特殊的患者，她们可能在分娩过程中需要接受手术，但因此而保持禁食是不现实的。尽管存在液体摄入会使孕产妇在接受区域麻醉或全身麻醉时增加误吸风险，大多数的产科仍允许孕产妇在分娩时摄入清液体（包括明胶）。

管理策略

误吸患者可能发生的临床问题包括无症状误吸、支气管痉挛、喉痉挛、吸入性肺炎和急性呼吸窘迫综合征（ARDS）。

误吸患者的初始治疗重点是清除口咽中的所有吸入物和紧急气道控制（图 25.1）。一旦气道保护完成，负压吸引管应沿气管插管向下尽可能清除肺部的所有颗粒物。此时需要决定是否继续进行手术。应综合考虑多种因素，包括患者病情持续时间、手术的紧急性以及患者呼吸情况的稳定性。早期低氧血症、支气管痉挛或气道压力峰值增高都是发生误吸的征兆，并且在后续几个小时内情况可能会继续恶化。在这种情况下，临床医生应该尽可能地取消择期手术的进行。大多数误吸事件发生于急诊手术时，尽管知道肺部情况恶化的可能，但此时麻醉医师选择空间很小，

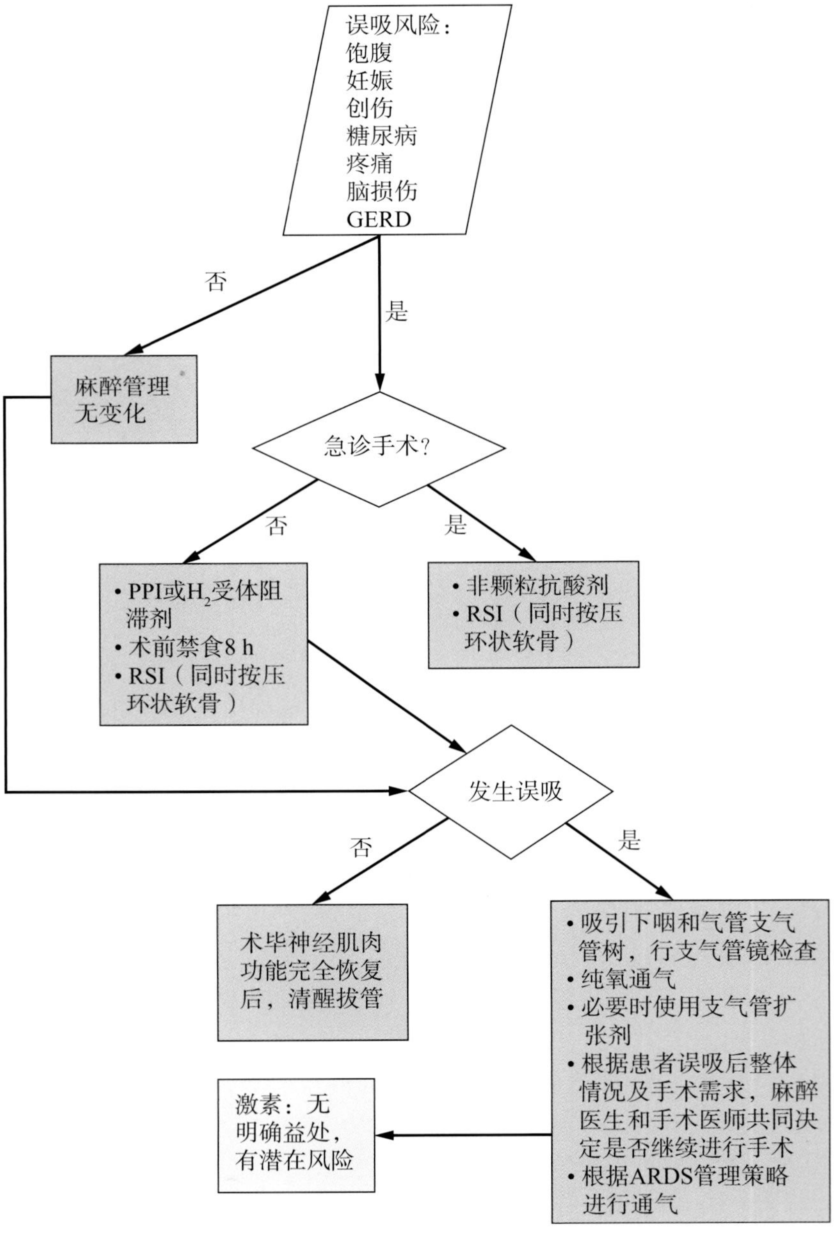

• 图 25.1　误吸高风险患者管理策略。ARDS，急性呼吸窘迫综合征；GERD，胃食管反流病；PPI，质子泵抑制剂；RSI，快速顺序诱导

只能继续进行急诊手术。

误吸胃内容物进入肺部可能会导致气管支气管树严重的化学烧伤，并伴随炎症反应。肺损伤通常分两个阶段：最初（1 ~ 2 h 内）胃液对肺泡有直接的酸性作用，4 ~ 6 h 后，中性粒细胞的迁移和炎性细胞因子的释放使病情恶化。一些黏附分子、补体、TNF-α 和许多其他介质介导这种延迟反应，在组织学上表现为急性炎症反应。

因为胃液是酸性的且胃内容物通常是无菌的，所以误吸患者很少发生早期肺炎。患有肠梗阻并误吸不洁物质的患者肺部受到细菌污染的可能性较大。有趣的是，使用 H_2 受体阻滞剂提高胃液 pH 可能会增加致病细菌在胃的定植率，从而增加早期肺炎的风险 [37]。

误吸通常发生于紧急情况下，在决定误吸相关处理方案时，需要考虑吸入物的性质。吸入的液体通常含有钡、水或最后摄入的物质。如前所述，这些物质本身并不是细菌性的，并且可以通过气管插管被抽吸清除。如果在误吸后对这些患者进行随访发现其未出现误吸相关并发症，可以进行适当的观察 [38]。

如果吸入物是颗粒物，则应做其他考虑。如果该颗粒物较大，那么它可能滞留在声门和气管等中心气道中。这些情况下将出现通气困难和氧饱和度快速下降。如果该颗粒物较小且能够通过气道，患者可能会出现气道压力升高、喘息、气体潴留和缓慢的氧饱和度下降。发生这种情况时，应考虑使用软性或硬性支气管镜尽可能清除所有的刺激性物质 [39]。

尽管缺乏有效证据，但通常会对误吸患者预防性地使用抗生素。这是不推荐的，因为早期的抗菌治疗只可能增加微生物耐药性。但患有小肠梗阻或怀疑有胃内定植细菌的误吸患者除外。发热、影像学提示浸润和白细胞增多通常是促使临床医生开始使用抗生素的因素。这同样也是不鼓励的，因为吸入性肺炎和普通肺炎的临床症状大量重叠。抗生素只能在肺炎持续 48 h 或有感染证据的情况下使用。记录感染情况可以帮助临床医生制定抗生素用药方案，并减少耐药微生物的发生率。如果需要使用抗生素，建议使用对革兰氏阳性菌和革兰氏阴性菌都有作用的广谱药物。经验性覆盖厌氧菌的治疗通常是不必要的。左氧氟沙星、头孢他啶、头孢曲松和哌拉西林 - 他唑巴坦都是良好的一线治疗药物。相关治疗方案应持续 7 天，如果患者临床症状有所改善，应改用口服抗生素。但是对于此类患者的合适的治疗时间长度缺乏有效证据支持。

几十年来，尽管缺乏明确的证据支持，类固醇类药物一直是吸入性肺炎的主要治疗手段。理论上，皮质类固醇有助于减轻误吸引起的相关炎症。一项前瞻性安慰剂对照研究显示，使用类固醇类药物的患者的早期影像学结果显示吸入性肺炎情况有所改善，但这些患者在 ICU 的住院时间更长，总体结局指标没有变化 [40]。

极少数患者会因误吸发生急性呼吸窘迫综合征（ARDS）。如果麻醉医师怀疑患者发生了 ARDS，那么治疗基本上是支持性的，建议尽早转到 ICU 进行后续治疗 [41]。在等待转入 ICU 期间，使用 ARDSNet 试验中的通气策略可有效降低该类患者的死亡率 [42]。此研究发现，与 11.8 ml/kg 的潮气量通气相比，按照理想体重给予 6.2 ml/kg 的小潮气量通气，并将平均平台压限制在 25 cmH_2O，可以将该类患者的死亡率从 39.8% 降低到 31.0%。事实上，由于小潮气量通气组明显获益，该试验在第 4 次中期分析后提前停止。

术后恶心呕吐

背景和发生率

术后恶心呕吐（postoperative nausea and vomiting，PONV）相对常见，发生率为 20% ~ 30%[43]。某些 PONV 高风险人群中，其发生率可能接近 70%。PONV 的发生是患者、手术和麻醉多种因素共同作用的结果（框 25.2）。PONV 是接受外科手术的患者的最不愿意发生的 10 种结果之一。Gan 等的研究发现，患者愿意自费支付高达 100 美元来避免 PONV 的发

框 25.2 术后恶心呕吐（PONV）的风险因素

- 患者因素
  - 女性
  - PONV 病史
  - 晕动病史
  - 无吸烟史
- 麻醉因素
  - 阿片类药物
  - 挥发性麻醉剂
  - 大剂量新斯的明
  - 氧化亚氮
- 手术因素
  - PONV 高风险手术类型（乳腺手术、耳鼻喉手术、腹腔镜手术、腹腔内手术、妇科手术、斜视手术）
  - 手术时间较长

生[44]。常规予预防性止吐治疗不符合成本效益的原则，然而，有效识别 PONV 高风险患者并予预防性治疗有更高的成本经济效益。

总体来说，PONV 的管理包括：①识别有风险的患者；②减少基线风险因素；③基于 PONV 的风险分层给予适当的预防用药；④在未使用止吐药或止吐药预防失败的患者中治疗已经发生的 PONV。基于循证医学的证据，关于 PONV 的识别和管理的指南已经定期更新并发布。最新指南于 2014 年发布[45]。该指南由国际专家小组制定，该专家小组审查了预防和治疗 PONV 的相关证据并进行证据评级（Ⅰ～Ⅴ），然后根据证据等级的强度提出相关建议（框 25.3）。

风险因素

目前已经形成了几种评分系统用于识别 PONV 高风险患者。PONV 最常见的风险因素是女性、因术后疼痛需要使用阿片类药物、年龄较小、麻醉持续时间较长、非吸烟者，以及有 PONV 病史或晕动病史。具有 0、1、2、3、4 个风险因素对应的 PONV 发生率分别为 10%、21%、39%、61% 和 79%[46]。

手术因素也会影响 PONV 的发生。手术时间的延长与 PONV 风险的增加直接相关。此外，耳鼻喉手术、斜视手术、妇科手术和腹腔镜手术都与 PONV 风险增加有关[47]。关于预防和治疗 PONV 的指南指出，作为 PONV 风险因素的手术类型仍然存在争议[45]，但无论手术类型如何，手术时间延长、长时间使用阿片类药物和挥发性麻醉剂都会增加 PONV 的风险。

麻醉剂的类型也会影响 PONV 的发病率。氧化亚氮和阿片类药物是 PONV 最常见的风险因素。然而更多最近的研究数据表明，氧化二氮只会轻微增加 PONV 的风险[48]。Apfel 等的 IMPACT 研究显示[48]，使用异丙酚的全凭静脉麻醉（不使用挥发性麻醉剂）可有效降低 PONV 风险。此外，为减少 PONV 的发生，可采用区域麻醉（由于阿片类药物用量减少）、使用非甾体类抗炎药以及术中适当补液（30 ml/kg）的方法。

由于年龄是 PONV 的独立风险因素，研究也讨论了识别儿童患者的 PONV 基线风险因素。这些因素包括手术时间超过 30 min、年龄超过 3 岁、斜视手术、PONV 病史或家族史。尽管大多数儿童患者在全身麻醉下接受手术，但是对儿童患者实施区域麻醉是有益的，可能是因为可以有效减轻手术应激。这可以减少阿片类药物用量、围手术期恶心呕吐、术后嗜睡和对补救镇痛的需求。

框 25.3 管理术后恶心呕吐的证据评定量表

基于研究设计的证据等级

Ⅰ. 大型随机对照试验，每组受试者数量≥ 100

Ⅱ. 系统回顾

Ⅲ. 小型随机对照试验，每组受试者数量＜ 100

Ⅳ. 非随机对照试验或病例报道

Ⅴ. 专家意见

结论推荐程度

A. 充分证据支持结论或建议

B. 一定证据支持结论或建议

C. 证据不足或不支持结论或建议

术后恶心呕吐的管理

在评估并降低患者的 PONV 基线风险因素后，指南提倡采用多模式、成本效益高的方法管理 PONV。对 PONV 中风险的患者采用 1 ～ 2 项干预措施，对 PONV 高风险的患者采用 3 ～ 4 种止吐药干预措施。

药物预防和治疗

与 PONV 相关的 4 个主要受体分别是 5- 羟色胺能（5-HT3）受体、胆碱能受体、多巴胺能（D_2）受体和组胺能（H_2）受体。框 25.4 总结了治疗 PONV 的不同方法。许多研究已经观察了单独或联合使用各种止吐药物预防和治疗 PONV 的效果，并且大量荟萃分析评估了必须接受治疗的数量（number needed to treat，NNT）和发生不良事件的数量（number needed to harm，NNH）以确定最佳止吐方案。NNT 是指为预防 1 例 PONV 需要治疗的患者人数。NNH 是指出现 1 例不良反应需要治疗的例数。

5-HT3 受体拮抗剂。5-HT3 受体拮抗剂（昂丹司琼、格雷司琼、多拉司琼和托烷司琼、雷莫司琼和帕洛诺司琼）与其化学感受器触发区中的受体特异性结合，副作用极少。它们几乎没有其他止吐药常见的镇静作用，因此非常适合门诊手术[49]。

昂丹司琼是这类药物中第 1 个在美国上市的，也是使用最广泛的药物。它抗恶心的作用强于止吐作用，在手术接近结束时使用效果最好[50,51]。昂丹司琼的推荐剂量为 4 ～ 8 mg，NNT 为 5 ～ 6。其常见副作用包括头痛（NNH=36）、头晕、面色潮红、肝酶升高和便秘。

框 25.4 术后恶心呕吐的治疗

药物治疗

A．单药治疗

1．旧止吐药

a．酚噻嗪类：脂肪族类（异丙嗪、氯丙嗪）、杂环类（奋乃静、丙氯拉嗪）

b．丁苯酮类：氟哌利多、氟哌啶醇

c．苯甲酰胺类：甲氧氯普胺、多潘立酮

d．抗胆碱药：东莨菪碱

e．抗组胺药：乙醇胺类（茶苯海明、苯海拉明）、哌嗪类（环嗪、羟嗪、甲氯嗪）

2．新止吐药

a．5- 羟色胺（5-HT3）受体拮抗剂：昂丹司琼、格雷司琼、多拉司琼、托烷司琼、雷莫司琼和帕洛诺司琼

b．NK-1 受体拮抗剂（阿瑞匹坦）

3．其他止吐药：地塞米松、异丙酚、麻黄碱

B．上述两种或多种止吐药组合使用

1．5-HT3 受体拮抗剂 + 氟哌利多

2．5-HT3 受体拮抗剂 + 地塞米松

3．其他组合

非药物治疗

1．针灸

2．穴位按压

3．激光

4．经皮穴位电刺激

5．催眠

具有潜在止吐作用的其他措施

1．吸氧

2．苯二氮䓬类药物

3．充分补液

4．有效镇痛

5．α2 肾上腺素能受体激动剂

多模式疗法

格雷司琼也已经用于预防和治疗 PONV。尽管最近的研究发现更低剂量的格雷司琼是有效的，尤其是与地塞米松联合使用时，但预防 PONV 的推荐剂量仍为 1.0 mg。对于已经发生的 PONV，0.1 mg 格雷司琼被证明有效[52]。

帕洛诺司琼是一种新的 5-HT3 受体拮抗剂，可以在手术开始时使用 1 次[53]。它在预防 PONV 方面的效果稍优于昂丹司琼[54]。

多巴胺受体拮抗剂氟哌利多。过去氟哌利多曾被广泛应用于治疗 PONV。它在预防 PONV 方面的效果等同于昂丹司琼（NNT=5）。与其他止吐药相比，氟哌利多的优势在于其作用时间，虽然它的半衰期只有 3 h，它的作用时间却可长至 24 h[55]。

2001 年，由于有 10 例使用小于 1.25 mg 的氟哌利多后出现 QTc 间期延长和尖端扭转的病例报告，美国 FDA 发布了对氟哌利多的“黑框”警告[56]。但是值得注意的是，这些病例的时间跨度超过 30 年，心脏相关不良事件的发生率约为 6.7/1 000 000。此外，在同行评审的期刊上没有出现过关于使用常见剂量的氟哌利多预防和治疗 PONV 后出现尖端扭转、QTc 间期延长或心搏骤停的相关病例报道。全身麻醉过程中使用的其他药物可能是 QTc 间期延长的原因。关于多模式管理 PONV，指南认为苯丁酮类药物（如氟哌利多）是一种具有成本效益的成分。即使是在儿童患者中，在其他药物效果不佳且为住院患者的情况下，可以考虑使用氟哌利多，因为它在推荐剂量下还是相对安全的。与昂丹司琼相比，使用常规剂量的氟哌利多通常不会增加 QTc 间期延长的风险[57]。

甲氧氯普胺。多年来甲氧氯普胺一直用于治疗化疗引起的成人患者的恶心和呕吐，使用剂量为 10 ～ 20 mg。但关于它的疗效一直存在争议。尽管已经被广泛使用，但约 50% 的关于甲氧氯普胺的研究表明，它并不比安慰剂更有效。一项纳入了所有关于甲氧氯普胺的研究的荟萃分析发现，甲氧氯普胺的 NNT 为 9 ～ 10。PONV 共识小组不推荐使用甲氧氯普胺作为止吐药，但在这个问题上尚没有达成共识。

抗胆碱药和抗组胺药。治疗 PONV 最常用的抗胆碱药物是东莨菪碱。其经皮制剂通常在手术前 1 晚或手术结束前 4 h 使用，NNT 为 3.8[58]。该药物的一些副作用包括口干、视觉障碍、头晕和躁动（NNH 分别为 5.6、12.5、50 和 100）[52]。东莨菪碱的其他缺点还包括其峰值作用时间长（2 ～ 4 h）及其相关医疗禁忌证[59]。

抗组胺药也常被用于治疗 PONV，但它的使用受到各种副作用的限制，如镇静、尿潴留、视力模糊和口干。还有研究显示，使用抗组胺药还可能导致患者从恢复室转出的延迟。与其他止吐药相比，苯茶海明效果良好，1 ～ 2 mg/kg 的苯茶海明预防 PONV 的 NNT 为 6；对于已经发生的 PONV，茶苯海明的 NNT 为 5。

其他止吐药地塞米松。长期以来地塞米松一直是化疗患者的有效止吐药。关于其在手术人群中的应用研究发现，在 2.5 ～ 10 mg 的剂量范围内，其 NNT 为 4.3（ⅡA 级证据）[50]。在全身麻醉诱导前使用地

塞米松似乎最为有效。目前没有关于短期使用止吐剂量地塞米松时产生相关副作用的报道，但有一些患者反映注射该药物时会阴部有灼痛感。据推测，这种反应是由皮质类固醇的磷酸酯引起的，因为会阴部刺激已被证明与氢化可的松 -21- 磷酸钠和磷酸泼尼松龙有关 [61]。

异丙酚。与挥发性麻醉剂相比，使用异丙酚的全凭静脉麻醉（total intravenous anesthesia，TIVA）可有效降低 PONV 的风险（Ⅲa 级证据）[62]。其效果似乎在术后早期最为显著，但如果仅将异丙酚用作麻醉诱导剂，则不存在这种效果。最近的研究发现，亚催眠剂量的异丙酚可用于治疗已经发生的 PONV。达到这种止吐效果所需的异丙酚剂量比其用于镇静和麻醉时所需的剂量低几个数量级 [63]。

苯二氮草类药物。当其他治疗失败时，可考虑使用苯二氮草类药物治疗 PONV。但其证据仅基于小型随机试验，被 PONV 共识工作组评为ⅢB 级证据。此外，α2 肾上腺素能受体激动剂可降低成人和儿童的 PONV 发生率（Ⅲ A 级证据）。这可能与其可减少麻醉剂与阿片类药物用量有关 [64]。

还有一种新兴的药物是神经激肽 -1（neurokinin-1，NK-1）拮抗剂。NK-1 拮抗剂类药物作用于呕吐中枢的最终的共同通路。该药物可以抑制与呕吐相关的脑干区域中的 P 物质的作用。NK-1 拮抗剂用于患者可有效预防和治疗 PONV。在一项受试者为接受妇科手术的女性患者的研究中，NK-1 拮抗剂 CP-122、721 比昂丹司琼预防呕吐的效果更好。与单独使用相比，两种药物联合使用显著延长了需要使用补救性止吐药的时间，并且可使呕吐的发生率极低（2%）。然而，在考虑常规使用这类新药物治疗 PONV 时，成本可能是一个问题。阿瑞吡坦是美国批准的唯一一个此类药物，用于治疗化疗引起的恶心呕吐，有更多的研究数据支持其在预防呕吐方面的良好效果 [65]。

非药物治疗

非药物疗法包括穴位按压、穴位刺激、经皮神经刺激和针灸（P6）[67]。与安慰剂相比，这些疗法可显著降低 PONV 发生率。针灸降低 PONV 发生率的效果与传统止吐药（不包括 5-HT3 受体拮抗剂）相当。最近的一项安慰剂对照研究比较了经皮穴位电刺激和使用昂丹司琼两种方法，结果表明这两种方法效果相当，都明显优于安慰剂 [68]。这些非药物治疗方法是值得尝试的，但对技术的不熟悉以及对额外设备的需要限制了它们的使用。

PONV 的预防策略

最新的共识指南关于 PONV 的建议强调对每一位患者进行 PONV 风险评估。必须关注对患者正确评估的重要性、考虑将要进行的手术类型，并对每种干预措施（包括药物使用）进行风险 - 获益分析。

PONV 经常在麻醉后发生，但对所有患者都使用预防性止吐药不具有成本效益。相反，应当基于患者情况、麻醉剂使用情况以及手术风险因素对患者进行风险分层。根据不同风险因素的存在选择不同程度的预防措施。对已经发生的恶心呕吐的治疗方案还取决于患者已经使用了哪种类型的止吐药（如果有的话）。

基于成本效益的角度考虑，没有 PONV 风险因素（包括手术和患者相关风险因素）的患者不应接受预防用药，除非呕吐可能会对患者造成危害（如患者存在 ICP 升高或下颌固定）。具有 PONV 风险因素的患者应根据图 25.2 进行预防用药。PONV 风险较高的患者（即过去反复发生 PONV）应接受双重预防，并考虑在区域麻醉下进行手术。否则，应考虑采取常规降低 PONV 风险因素的策略，包括通过使用多模式镇痛以减少阿片类药物的剂量，充分补液，避免使用大剂量神经肌肉阻滞剂，以及使用异丙酚诱导和维持麻醉（ⅢA 级证据）。

作为减轻 PONV 风险的整体策略的一部分，许多从临床医生角度出发的研究旨在比较不同麻醉方案对 PONV 的影响。有研究显示，与使用异丙酚的全凭静脉麻醉相比，使用挥发性麻醉剂会增加患者发生 PONV 的风险 [69]。然而，与使用异丙酚诱导麻醉和吸入维持相比，使用新剂型依托咪酯似乎不会增加围手术期 PONV 的发生率 [70]。静脉注射氯胺酮可以有效缓解围手术期疼痛并降低 PONV 发生率 [71]。

氧化亚氮的使用也被视为是 PONV 的风险因素之一 [72]。在一项大型荟萃分析中，Fernandez-Guisasola 等指出，避免使用氧化亚氮可降低 PONV 的风险，但该结论可能仅适用于 PONV 风险较高的人群（即女性）。因此该作者认为该结论的意义不大。

此外，术前补液可有效改善术后预后情况 [73]。最新的禁食指南建议患者在术前 2 h 摄入含碳水化合物的液体，可降低 PONV 的发生率。

PONV 的治疗

目前尚无明确的证据支持如何对已经发生 PONV

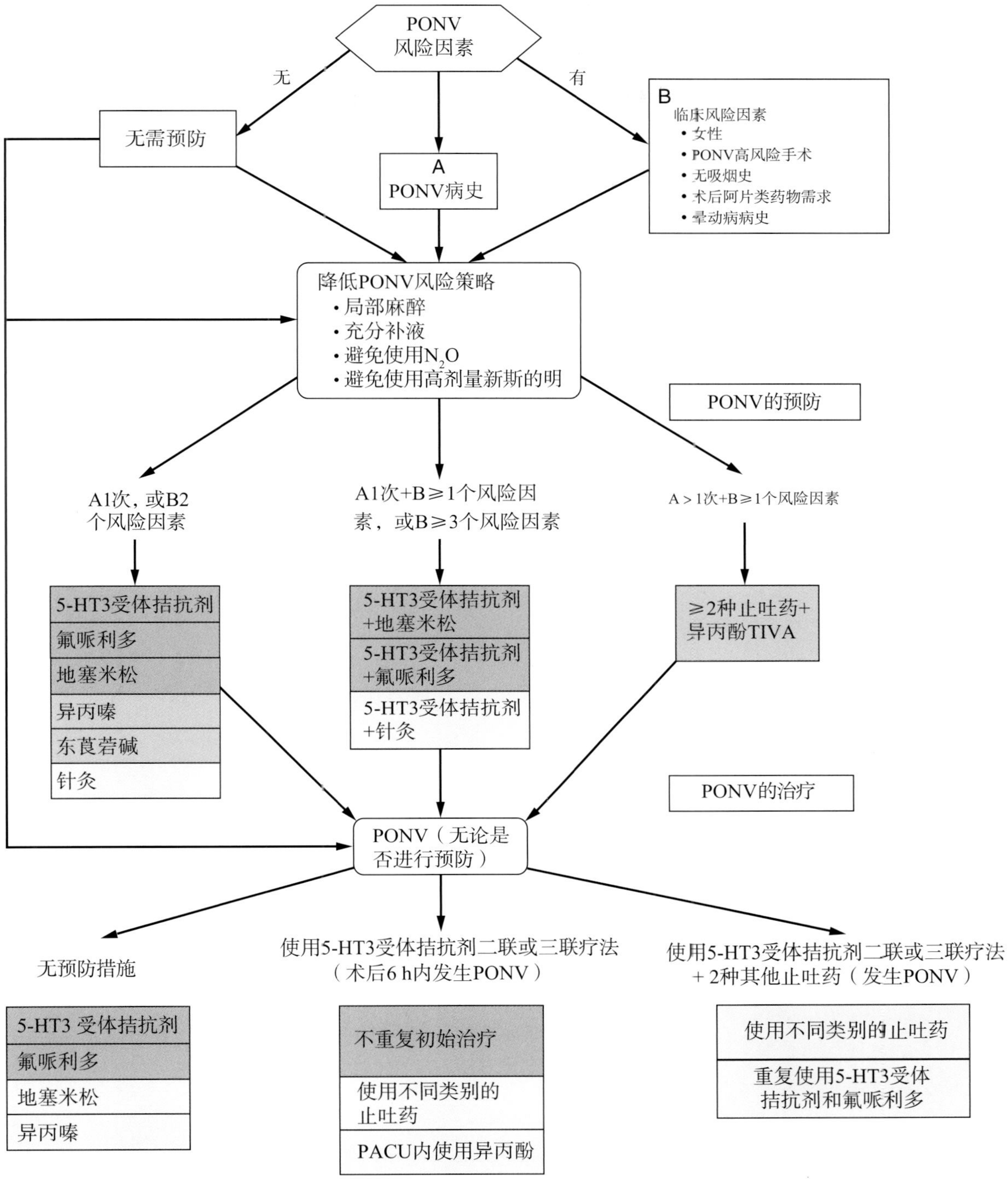

• **图 25.2** 术后恶心呕吐（PONV）风险管理策略。PONV 预防措施取决于患者自身和手术相关的 PONV 风险因素。根据是否进行 PONV 预防措施采取不同治疗策略，如图所示。PACU，麻醉后恢复室；TIVA，全凭静脉麻醉

的患者（无论是否进行了预防性干预）进行治疗。预防恶心呕吐失败的患者相对较难处理。在进行药物治疗之前，应排除术后使用阿片类药物、有血液进入咽部或机械性肠梗阻等因素。对于预防恶心呕吐失败的患者，建议使用不同于预防药物的治疗药物（ⅡA ~ ⅣB 级证据）。在补救性治疗的相关试验中，5-HT3 受体拮抗剂是最常被研究的药物。当预防性使用 5-HT3 受体拮抗剂时，其预防呕吐的效果优于其预防恶心的效果。目前尚无关于此类药物的剂量 - 效应报道，该类药物的使用剂量通常较小。昂丹司琼的推荐剂量为 1 mg；多拉司琼的推荐剂量为 12.5 mg；格雷司琼的推荐剂量为 0.1 mg；托烷司琼的推荐剂

量为 0.5 mg[66]。

关于其他药物治疗已经发生 PONV 的疗效或最佳剂量的数据相对有限。因为相关研究需要纳入大量发生过 PONV 的患者才可完成。

此外，围手术期使用低剂量阿片类药物拮抗剂（纳洛酮或纳曲酮）可在不降低阿片类药物镇痛效果的同时缓解 PONV[74]。

术后肠梗阻

术后肠梗阻（postoperative ileus，POI）是腹部手术或其他类型手术后胃肠动力受损的表现，其特征是肠鸣音消失、肠内气体和液体积聚、腹胀和肠内营养不耐受[75]。术后肠梗阻通常持续 3 ~ 5 天，具有自限性。应当注意术后肠梗阻与机械性肠梗阻的区分，因为二者的病因和治疗方法都不相同。

在当前要求医疗成本尽可能最小化的大环境下，缩短患者住院时间至关重要。术后肠梗阻的发生可将接受开腹手术的患者的平均住院时间从 3 天延长至 10 天，与医疗成本增加和发生其他疾病的潜在风险（包括术后活动延迟、食物药物吸收缓慢、感染以及肺部并发症）显著相关。

病因学

正常的肠道动力是肠道和中枢神经系统以及激素等多种因素共同作用的结果。禁食也会对胃道运动产生影响。术后胃肠动力紊乱同样也是许多因素共同作用的结果。正常情况下，兴奋性副交感神经系统和抑制性交感神经系统之间达到平衡以维持正常的胃肠动力。术后疼痛和应激反应可兴奋交感神经系统，激活胆碱能神经元的 α2 肾上腺素受体，从而导致肠道内副交感神经效应占主导地位，胃肠动力降低[76]。

一氧化氮（nitric oxide，NO）是最重要的非肾上腺素能非胆碱能神经递质，在术后肠梗阻的发展中起重要作用。NO 可抑制肠道动力，使用 NO 合酶抑制剂可有效逆转大鼠因手术操作导致的肠道动力下降的情况[77]。

继发于腹部手术创伤的内源性阿片类物质的释放可能也与术后肠梗阻的发生有关。已有动物研究证明，内源性阿片肽的输注可减缓肠道动力。但内源性阿片类物质在人体中的作用尚不能肯定，因为使用合成类阿片类药物可能占主导地位。

手术相关应激反应可能也与术后肠梗阻的发生有关，下丘脑释放的促肾上腺皮质激素释放因子（corticotrophin-releasing factor，CRF）是其中最重要的因素。给予外源性 CRF 可减缓胃排空，而输注 CRF 拮抗剂可预防部分大鼠术后肠梗阻的发生[78]。

手术引发的炎症级联反应可能也是导致术后肠梗阻发生的原因之一，可能与炎症相关水肿、细胞因子释放以及低血容量与肠黏膜灌注不足有关。

总之，术后肠梗阻的发生是多种因素共同作用的结果，可通过降低上述风险因素预防术后肠梗阻的发生。

术后阿片类药物的作用

阿片类药物是治疗术后疼痛最常见、最有效的药物。然而，阿片类药物的使用会降低肠道动力。1972 年，有研究发现了胃肠道中影响肠道动力的阿片受体。此外，中枢阿片受体也可影响肠道动力。胃肠道中受阿片类药物影响最大的部位是结肠。阿片类药物可增加结肠的基底肌张力，使之达到痉挛的程度，从而减少其对肠内容物的推进力。这会减缓粪便通过肠腔的速度，从而导致肠内容物干燥硬化，进而进一步减缓其通过肠腔的速度[79]。

全身麻醉的作用

麻醉会对患者的肠道动力产生影响，麻醉诱导药物、NO 和挥发性麻醉剂都与之相关。以 NO 为例，NO 扩散到肠腔会使肠腔扩张，并导致胃功能恢复延迟。与空气 - 氧气混合物相比，使用 NO 会导致患者住院时间延长[80]。然而，在没有 PONV 风险因素的患者中，使用 NO 似乎不会增加 PONV 的发生率[81]。

术后肠梗阻的预防和治疗

非药物治疗

鼻胃管引流。自 19 世纪末以来，通过鼻胃管进行胃肠减压一直是术后肠梗阻的主要治疗手段。虽然这种方法确实减少了患者的不适，但没有证据表明它能加速胃肠道动力的恢复。在接受结肠切除的患者中，接受鼻胃管引流的患者和未接受鼻胃管引流的患者在肠梗阻发生率和住院时间方面没有差异[80]。不推荐常规放置鼻胃管，因为它可能导致胃肠道功能恢复延迟。

早期肠内营养。尽管鼓励术后早期进食以促进恢复，但许多患者接受开腹大手术后仍保持禁食状态。一般要等到患者肠鸣音恢复后才能进食。但是这种做法可能是有缺陷的，因为术后肠鸣音的消失并不是病理性的，可能只是禁食后的肠道反应。胃肠道中食物的存在可刺激激素释放，从而促进肠道活动。因此，早期肠内营养是预防或减少术后肠梗阻持续时间的一种安全有效的方法，而持续禁食状态可能对患者产生危害。当患者需要合成代谢时，禁食状态会导致分解代谢。此外，细菌和内毒素从肠腔穿过细胞旁间隙进入循环可能导致术后感染和多器官功能障碍综合征的发生[82]。早期肠内营养可以减少该情况的发生。另有一些研究显示，实施早期肠内营养可有效缩短术后肠梗阻的持续时间。然而，最近的试验却表明早期肠内营养对术后肠梗阻或住院时间没有影响[83]。尽管如此，在所有相关试验中，早期肠内营养都没有导致任何不良反应的发生，因此我们需要重新审视术后禁食直至肠鸣音恢复的传统做法。

术后液体管理。围手术期输注的液体的量和类型对术后肠梗阻的发生发展和持续时间也有一定影响。对于接受大型手术的患者，当以经食管多普勒超声测得的心输出量为目标进行目标导向液体治疗时，患者PONV的发生率较低，肠道功能恢复更快，住院时间更短[84,85]。组织灌注指标（如胃液pH和碱剩余）也与术后并发症相关，因此，进行液体滴定可能有助于降低胃肠道并发症发病率。另有一些研究表明，围手术期补液过多可能增加术后肠梗阻的风险，这可能与肠壁水肿和术后肠道功能障碍有关。Moretti等发现，术中输注胶体可减少术后胃肠道并发症的发生[66]。因此，临床医生需要慎重考虑输注液体的量，可参考液体滴定相关观察指标（如胃液pH、碱剩余以及经食管多普勒超声获取心输出量）来优化液体管理（见下文）。

活动。术后持续卧床没有明确的益处，却有许多潜在的风险。从理论上而言，术后早期活动有助于胃动力的恢复，这也是常见的做法，但尚未在临床研究中得到证实[69]。尽管没有明确证据证明术后早期活动对胃肠道系统的益处，但从其可以减少深静脉血栓形成和术后肺部并发症（如肺不张和肺炎）的角度来说，术后早期活动也应作为术后恢复的一部分。

咖啡。有研究证明，结肠切除术后服用咖啡可加快术后肠道活动恢复、术后经口进食固体物质、术后排便恢复以及缩短住院时间[86]，但是该结论仅有小样本试验的证据支持。

咀嚼口香糖。最近，术后咀嚼口香糖以促进胃肠功能恢复的方法引起了人们的关注[86]。Li等发表的Cochrane综述显示，术后咀嚼口香糖可促进术后排气、排便恢复以及缩短住院时间[88]。

术后肠梗阻的药物治疗

不同药物对术后肠梗阻的影响见表25.2。

作用于自主神经系统的药物。如前所述，正常的胃肠动力取决于交感神经系统和副交感神经系统之间的微妙平衡。术后交感神经系统活动增强很可能是导致术后肠梗阻发生的一个重要因素。因此有研究人员提出，通过使用作用于肾上腺素能或胆碱能的药物调节此平衡可能有助于预防和治疗术后肠梗阻。

之前有证据表明，作用于毒蕈碱受体的胆碱能激动剂，如氯贝胆碱、卡巴胆碱和乙酰胆碱，会通过肠道受体刺激胃部运动。最近，较大规模的研究开始关注胆碱酯酶抑制剂（如新斯的明）在治疗肠梗阻中的作用。几项研究表明，使用新斯的明可有效缩短肠梗阻的持续时间[89]。然而，新斯的明有一些显著的不良副作用，例如可能导致严重的心动过缓和支气管分泌物增加，因此使用新斯的明时需持续监测患者情况，但这是不切实际的，也不符合成本效益。同时，高剂量的新斯的明（> 2.5 mg）可能会增加PONV的风险。

肾上腺素能受体阻断也是治疗术后肠梗阻的一个药理学靶点。然而，与作用于胆碱能系统的药物一样，患者术后交感神经的抑制产生的心血管效应可能会对患者造成危害，因而限制了该类药物的使用。

表25.2 不同药物对术后肠梗阻的影响

药物	作用机制	对术后肠梗阻的影响
阿替洛尔、艾司洛尔、普萘洛尔	β受体拮抗剂	减少或无影响
双氢麦角碱	α受体拮抗剂	减少或无影响
新斯的明	乙酰胆碱酯酶抑制剂	减少或无影响
红霉素	胃动素激动剂	无影响
西沙必利	乙酰胆碱和5-HT受体激动剂	减少或无影响
甲氧氯普胺	胆碱能兴奋剂、外周多巴胺受体拮抗剂	无影响
胆囊收缩素	促动力肽	无影响
加压素	排便兴奋剂	无影响

From Mythen MG.Postoperative gastrointestinal tract dysfunction.*Anesth Analg* 2005；100（1）：196-204.

促胃肠动力药。甲氧氯普胺用于治疗 PONV 已有 40 多年的历史，同时它也被用作促胃肠动力药（参见关于多巴胺受体拮抗剂的章节）。该类药物在中枢和外周都具有作用位点。其作用于外周可增强胃收缩功能，促进胃排空，增加胃肠道内容物转运时间。目前关于该类药物的多种不同临床结局指标已经开展了广泛的研究，但尚未有研究证明其可有效降低术后肠梗阻的严重程度、持续时间或发生率。此外，此类药物的副作用（如可能导致肌张力障碍和 QTc 间期延长）也进一步限制了它在临床中的应用。

缓泻药。既往该类药物也被广泛用于治疗术后肠梗阻，但是尚未有随机双盲试验来证明其效果。

阿片类药物拮抗剂。内源性和外源性阿片类物质都与术后胃肠功能紊乱有关。因此，可以使用阿片类药物拮抗剂进行干预。理想的拮抗剂仅拮抗胃肠道中的外周阿片类受体，而不影响中枢阿片类受体从而增加术后疼痛。能够有此效果的拮抗剂包括阿维莫泮和甲基纳曲酮。

阿维莫泮是一种 μ 受体拮抗剂，目前已在进行结肠切除术和开腹子宫切除术的患者中进行了随机对照试验。研究发现，与安慰剂组相比，在进行腹部大型手术前 2 h 使用 6 mg 阿维莫泮的患者，首次排气和排便的中位数时间减少了约 18 h，平均住院时间缩短了 1 天[90]。

甲基纳曲酮是 μ 受体拮抗剂纳曲酮的四级衍生物，脂溶性差，不会进入中枢神经系统。最近的研究表明，甲基纳曲酮可有效改善进行择期结肠手术并于术后接受吗啡治疗的患者的结肠动力情况[91]。

非甾体抗炎药。前列腺素是另一个在术后肠梗阻过程中起作用并可进行干预的药理学靶点。前列腺素的初始合成步骤由环氧化酶（cyclooxygenase，COX）催化。COX 有两种亚型，即 COX-1 和 COX-2。COX-1 是组成性表达的，在血小板聚集、低血容量状态下维持肾功能和保护胃肠道方面起重要作用。COX-2 可诱导生成，主要介导组织创伤后的炎症、疼痛和发热反应。

前列腺素 E_2 和 I_2 可降低有害化学刺激（如组胺和缓激肽）对传入神经的刺激阈值。一些前列腺素还可减弱胃肠道平滑肌作用，增加胃肠内容物转运时间。因此可通过抑制前列腺素作用达到缓解术后肠梗阻的目的。有研究显示，术前服用酮咯酸（一种非选择性 COX 抑制剂）可改善术后肠梗阻患者胃动力减弱的情况[92]。因此该作者提出假设，抑制所有前列腺素的合成可有效逆转胃肠动力减弱的情况。

术后患者使用非选择性 COX 抑制剂的一个潜在缺点是该类药物可能增加胃肠道溃疡和出血的风险，以及继发于血小板聚集的失血风险，并对肾功能造成不利影响。上述缺点促进了选择性 COX-2 抑制剂（如塞来昔布、罗非昔布和伐地昔布）的发展。目前尚无该类药物对术后肠梗阻影响的研究。

最近，许多研究将 COX-2 抑制剂与心肌梗死、卒中、充血性心力衰竭和心源性死亡等不良心脏事件联系起来[93]。该类药物可以选择性抑制前列环素的合成，但对血栓素 A_2 的合成没有影响，因此使用该类药物会产生血栓前状态。需要注意的是，这些研究纳入的受试者仅为长期服用 COX-2 抑制剂以预防结直肠腺瘤的患者。该类药物的短期使用对围手术期心肌梗死的影响尚未得到研究，预计可能没有显著的临床意义[94]。

非甾体抗炎药（NSAID）对肠道动力和术后肠梗阻发生率的改善可能更多是由于其减少阿片类药物使用（而非调节前列腺素）。非甾体抗炎药是术后多模式镇痛治疗的重要组成部分。由于 COX-2 抑制剂对心脏的不良影响以及非选择性非甾体抗炎药对血小板、肾功能和胃肠道溃疡的不良影响，需要更多研究来评估使用该类药物的风险和获益情况。

多模式镇痛。使用非阿片类药物以减少围手术期阿片类药物的使用，并减少阿片类药物相关副作用的发生，已成为术后加速康复（Enhanced Recovery After Surgery，ERAS）计划的主要策略。对美国 15 个学术中心使用的各种 ERAS 方案的总结显示，对乙酰氨基酚、塞来昔布和加巴喷丁等非阿片类镇痛药的使用是术前管理的一部分[95]。利多卡因输注、氯胺酮和酮咯酸以及区域阻滞也经常在术中使用。

硬膜外镇痛。硬膜外镇痛是降低术后肠道功能障碍发生率的较为理想方法。硬膜外镇痛可减少肠外阿片类药物的使用量，在颅骶副交感神经系统不受影响的情况下阻滞胸腰椎交感神经，促进胃肠道运动。此外有证据表明，使用硬膜外药物可增加胃肠道血流量，局部麻醉剂本身具有抗炎作用[76]。

近年来，人们越来越关注局部麻醉剂可能对手术患者有益的非传统功能[96]。除了传统的影响钠通道的功能外，局部麻醉剂抗微生物[97]和增强血小板的功能[98]也受到越来越多的关注。

值得注意的一点是，只有当硬膜外导管放置于第 12 胸椎以上时，硬膜外镇痛才能改善胃肠动力情况。

当腹部手术后使用腰段硬膜外镇痛时，其对胃肠道的影响似乎较小。

一项研究硬膜外镇痛与静脉注射阿片类药物镇痛对术后肠梗阻的影响的大型荟萃分析显示[99]，硬膜外镇痛可缩短术后胃肠道恢复时间，且与使用的局部麻醉剂的浓度有关，但两种镇痛方法术后恶心和吻合口瘘的发生率没有差异。

目标导向液体治疗对胃肠道的影响

近几十年来，各个医疗中心对手术患者的液体治疗都发生了很大的变化。二十世纪五六十年代，Moore 提出由于手术创伤后必须保持一定的水和钠水平，因此需要限制液体的输注[100]。该观点后来受到 Shires 及其同事的质疑，他们提出了第三间隙损失的概念[101]，并建议使用晶体溶液补充第三间隙液体损失。该理论得到了朝鲜战争期间研究的支持，相关研究表明，积极的液体复苏可以改善创伤患者的预后。现代临床实践受到 Shires 的观点的影响更大，手术患者经常使用超过其液体损失量的液体进行复苏。术前禁食和胃肠道准备可使患者在麻醉开始时即处于液体不足的状态。

手术类型本身往往会影响患者的液体治疗方案。接受腹主动脉重建手术的患者接受 4 ～ 6 L 液体输注（补充失血量以外）的情况并不少见，然而，同样积极的液体疗法可能对接受皮瓣手术的患者造成危害，因为术后水肿导致的静脉压力增高会降低皮瓣的存活率。

如 RELIEF 研究所示[102]，“干”和“湿”补液策略都会导致术后并发症的发生。相对保守的液体治疗方案可能降低心输出量和内脏灌注，因而可能导致肠道酸中毒、术后肠梗阻以及细菌和内毒素进入血管系统，进而可能发生脓毒症或多系统器官衰竭。

另外，相对积极的液体治疗会促进肠道水肿，降低肠内营养耐受性，增加术后肠梗阻的发生率。大量补液会增加肠道静脉压力（继发于水肿），降低内脏灌注压从而导致内脏氧合下降，进而可能导致细菌和内毒素进入血液循环。此外有研究数据表明，以最大化氧气输送为目标，手术患者使用升压药和强心药可以改善预后[103]。

因此，临床医生需要选择最能改善患者预后且降低胃肠道并发症发病率的补液策略。Shoemaker 和 Bland 首次提出了目标导向液体治疗的概念，即根据临床和血流动力学目标终点滴定补液和使用血管活性药物。他们发现，大型手术中死亡患者的血流动力学模式与存活患者不同[104]，前者心脏指数、耗氧量和供氧量都较低。他们由此推测，缺氧是该类患者死亡的原因。因此，对于高风险患者，需要使用超于正常生理目标的液体治疗量，以避免缺氧并可能降低死亡率。尽管存在争议，但此治疗的各种方案可有效降低高风险患者的术后死亡率[103]。但这种做法很大程度上已经被维持心脏指数、氧输送（oxygen delivery，DO_2）和耗氧量（vclume of oxygen consumption，VO_2）的正常，以及观察其他组织灌注指标［如胃黏膜 pH 和中心静脉血氧饱和度（$ScvO_2$）］所取代。

液体成分的作用

关于晶体溶液和胶体溶液哪个更好的争论在使用胶体溶液后不久就开始了。胶体溶液的支持者认为，手术患者的大量液体需求和相应的水肿增加是晶体溶液治疗的劣势。晶体溶液的支持者认为，胶体溶液的干扰凝血和可能的过敏反应限制了其使用。大多数比较晶体溶液和胶体溶液的研究都是针对重症监护室的危重症患者或正在接受创伤后复苏的患者进行的，并没有专门关注胃肠道的结果。也许既往关于晶体溶液和胶体溶液的争论没有关注到此结局指标，使用次要终点（如 PONV 发生率、术后肠梗阻发生率、术后水肿情况和住院时间）来衡量液体复苏的效果可能更可行[66]。

在一项纳入了非心脏大手术的患者的研究中，受试者被随机分为接受 6% 羟乙基淀粉组和晶体组（平衡盐溶液、生理盐水或乳酸林格液）。两组患者的血压、心率和尿量等血流动力学指标均保持在预定范围内。结果显示，胶体组患者 PONV 发生率较低，补救止吐药需求较少，严重疼痛、眶周水肿和复视的发生也减少[58]。但此研究未探究住院时间和术后肠梗阻的发生率。

结论

现代麻醉中健康患者接受择期手术后死亡的情况极为罕见。如今麻醉医生的目标是避免误吸和减少 PONV、术后肠梗阻的发生率，从而提高恢复质量。通过一系列干预措施，如 PONV 预防和目标导向液体治疗，患者术后并发症的发病率和住院时间都有降低。在当今降低成本的背景下，这些结果更加重要。但是仍需要进一步的研究来确定降低麻醉后胃肠道并发症的相关策略。

参考文献

1. Smith G, Ng A. Gastric reflux and pulmonary aspiration in anaesthesia. *Minerva Anestesiol*. 2003;69(5):402–406.
2. Mendelson CL. The aspiration of stomach contents into the lungs during obstetric anesthesia. *Am J Obstet Gynecol*. 1946;52:191–205.
3. Teabeaut 2nd JR. Aspiration of gastric contents: An experimental study. *Am J Pathol*. 1952;28(1):51–67.
4. Exarhos ND, Logan Jr WD, Abbott OA, et al. The importance of pH and volume in tracheobronchial aspiration. *Dis Chest*. 1965;47:167–169.
5. James CF, Modell JH, Gibbs CP, et al. Pulmonary aspiration—effects of volume and pH in the rat. *Anesth Analg*. 1984;63(7):665–668.
6. Schwartz DJ, Wynne JW, Gibbs CP, et al. The pulmonary consequences of aspiration of gastric contents at pH values greater than 2.5. *Am Rev Respir Dis*. 1980;121(1):119–126.
7. Knight PR, Rutter T, Tait AR, et al. Pathogenesis of gastric particulate lung injury: A comparison and interaction with acidic pneumonitis. *Anesth Analg*. 1993;77(4):754–760.
8. Ingebo KR, Rayhorn NJ, Hecht RM, et al. Sedation in children: Adequacy of two-hour fasting. *J Pediatr*. 1997;131(1):155–158. Pt 1.
9. Schwartz DA, Connelly NR, Theroux CA, et al. Gastric contents in children presenting for upper endoscopy. *Anesth Analg*. 1998;87(4):757–760.
10. Brady M, Kinn S, Stuart P. Preoperative fasting for adults to prevent perioperative complications. *Cochrane Database Syst Rev*. 2003;4:CD004423.
11. Ng A, Smith G. Gastroesophageal reflux and aspiration of gastric contents in anesthetic practice. *Anesth Analg*. 2001;93(2):494–513.
12. Mittal RK. In Motor Function of the Pharynx, Esophagus, and its Sphincters. *San Rafael (CA)*. 2011;.
13. Kahrilas PJ, Dodds WJ, Dent J, et al. Effect of sleep, spontaneous gastroesophageal reflux, and a meal on upper esophageal sphincter pressure in normal human volunteers. *Gastroenterology*. 1987;92(2):466–471.
14. Eriksson LI, Sundman E, Olsson R, et al. Functional assessment of the pharynx at rest and during swallowing in partially paralyzed humans: Simultaneous videomanometry and mechanomyography of awake human volunteers. *Anesthesiology*. 1997;87(5):1035–1043.
15. Carlin CB, Scanlon PH, Wagner DA, et al. Gastric emptying in trauma patients. *Dig Surg*. 1999;16(3):192–196.
16. Crighton IM, Martin PH, Hobbs GJ, et al. A comparison of the effects of intravenous tramadol, codeine, and morphine on gastric emptying in human volunteers. *Anesth Analg*. 1998;87(2):445–449.
17. Chiloiro M, Darconza G, Piccioli E, et al. Gastric emptying and orocecal transit time in pregnancy. *J Gastroenterol*. 2001;36(8):538–543.
18. Porter JS, Bonello E, Reynolds F. The influence of epidural administration of fentanyl infusion on gastric emptying in labour. *Anaesthesia*. 1997;52(12):1151–1156.
19. Harter RL, Kelly WB, Kramer MG, et al. A comparison of the volume and pH of gastric contents of obese and lean surgical patients. *Anesth Analg*. 1998;86(1):147–152.
20. Nason KS. Acute intraoperative pulmonary aspiration. *Thorac Surg Clin*. 2015;25(3):301–307.
21. Sellick BA. Cricoid pressure to control regurgitation of stomach contents during induction of anaesthesia. *Lancet*. 1961;2(7199):404–406.
22. Tournadre JP, Chassard D, Berrada KR, et al. Cricoid cartilage pressure decreases lower esophageal sphincter tone. *Anesthesiology*. 1997;86(1):7–9.
23. Mac GPJH, Ball DR. The effect of cricoid pressure on the cricoid cartilage and vocal cords: An endoscopic study in anaesthetised patients. *Anaesthesia*. 2000;55(3):263–268.
24. Meek T, Gittins N, Duggan JE. Cricoid pressure: Knowledge and performance amongst anaesthetic assistants. *Anaesthesia*. 1999;54(1):59–62.
25. Ralph SJ, Wareham CA. Rupture of the oesophagus during cricoid pressure. *Anaesthesia*. 1991;46(1):40–41.
26. Schreiner MS. Gastric fluid volume: is it really a risk factor for pulmonary aspiration? *Anesth Analg*. 1998;87(4):754–756.
27. Nishina K, Mikawa K, Maekawa N, et al. A comparison of lansoprazole, omeprazole, and ranitidine for reducing preoperative gastric secretion in adult patients undergoing elective surgery. *Anesth Analg*. 1996;82(4):832–836.
28. Kulkarni PN, Batra YK, Wig J. Effects of different combinations of H2 receptor antagonist with gastrokinetic drugs on gastric fluid pH and volume in children–a comparative study. *Int J Clin Pharmacol Ther*. 1997;35(12):561–564.
29. Practice guidelines for preoperative fasting and the use of pharmacologic agents to reduce the risk of pulmonary aspiration. Application to healthy patients undergoing elective procedures: An updated report by the American Society of Anesthesiologists Task Force on preoperative fasting and the use of pharmacologic agents to reduce the risk of pulmonary aspiration. *Anesthesiology*. 2017;126(3):376–393.
30. Splinter WM, Schaefer JD. Unlimited clear fluid ingestion two hours before surgery in children does not affect volume or pH of stomach contents. *Anaesth Intensive Care*. 1990;18(4):522–526.
31. Hausel J, Nygren J, Lagerkranser M, et al. A carbohydrate-rich drink reduces preoperative discomfort in elective surgery patients. *Anesth Analg*. 2001;93(5):1344–1350.
32. Nespoli L, Coppola S, Gianotti L. The role of the enteral route and the composition of feeds in the nutritional support of malnourished surgical patients. *Nutrients*. 2012;4(9):1230–1236.
33. Jiyong J, Tiancha H, Huiqin W, et al. Effect of gastric versus post-pyloric feeding on the incidence of pneumonia in critically ill patients: Observations from traditional and Bayesian random-effects meta-analysis. *Clin Nutr*. 2013;32(1):8–15.
34. Ouanes JP, Bicket MC, Togioka B, et al. The role of perioperative chewing gum on gastric fluid volume and gastric pH: A meta-analysis. *J Clin Anesth*. 2015;27(2):146–152.
35. Goudra BG, Singh PM, Carlin A, et al. Effect of gum chewing on the volume and pH of gastric contents: A prospective randomized study. *Dig Dis Sci*. 2015;60(4):979–983.
36. Brunet-Wood K, Simons M, Evasiuk A, et al. Surgical fasting guidelines in children: Are we putting them into practice? *J Pediatr Surg*. 2016;51(8):1298–1302.
37. Bonten MJ, Gaillard CA, van der Geest S, et al. The role of intragastric acidity and stress ulcus prophylaxis on colonization and infection in mechanically ventilated ICU patients. A stratified, randomized, double-blind study of sucralfate versus antacids. *Am J Respir Crit Care Med*. 1995;152(6):1825–1834. Pt 1.
38. Kelly CJ, Walker RW. Perioperative pulmonary aspiration is infrequent and low risk in pediatric anesthetic practice. *Paediatr Anaesth*. 2015;25(1):36–43.
39. Baharloo F, Veyckemans F, Francis C, et al. Tracheobronchial foreign bodies: Presentation and management in children and adults. *Chest*. 1999;115(5):1357–1362.
40. Sukumaran M, Granada MJ, Berger HW, et al. Evaluation of corticosteroid treatment in aspiration of gastric contents: A controlled clinical trial. *Mt Sinai J Med*. 1980;47(4):335–340.
41. Serpa Neto A, Nagtzaam L, Schultz MJ. Ventilation with lower tidal volumes for critically ill patients without the acute respiratory distress syndrome: A systematic translational review and meta-analysis. *Curr Opin Crit Care*. 2014;20(1):25–32.
42. Ney L, Kuebler WM. Ventilation with lower tidal volumes as compared with traditional tidal volumes for acute lung injury. *N Engl J Med*. 2000;343(11):812–813. author reply 813–814.
43. Cohen MM, Duncan PG, DeBoer DP, et al. The postoperative interview: Assessing risk factors for nausea and vomiting. *Anesth Analg*. 1994;78(1):7–16.
44. Gan T, Sloan F, Dear Gde L, et al. How much are patients willing to pay to avoid postoperative nausea and vomiting? *Anesth Analg*. 2001;92(2):393–400.
45. Gan TJ, Diemunsch P, Habib AS, et al. Consensus guidelines for the management of postoperative nausea and vomiting. *Anesth Analg*. 2014;118(1):85–113.
46. Apfel CC, Läärä E, Koivuranta M, et al. A simplified risk score for predicting postoperative nausea and vomiting: Conclusions from cross-validations between two centers. *Anesthesiology*. 1999;91(3):693–700.
47. Sinclair DR, Chung F, Mezei G. Can postoperative nausea and vomiting be predicted? *Anesthesiology*. 1999;91(1):109–118.
48. Apfel CC, Bacher A, Biedler A, et al. A factorial trial of six interventions for the prevention of postoperative nausea and vomiting. *N Engl J Med*. 2004;350(24):2441–2451.
49. Habib AS, Gan TJ. Evidence-based management of postoperative nausea and vomiting: A review. *Can J Anaesth*. 2004;51(4):326–341.
50. Tramer MR, Reynolds DJ, Moore RA, et al. Efficacy, dose-response, and safety of ondansetron in prevention of postoperative nausea and vomiting: A quantitative systematic review of randomized placebo-controlled trials. *Anesthesiology*. 1997;87(6):1277–1289.
51. Tang J, Wang B, White PF, et al. The effect of timing of ondansetron administration on its efficacy, cost-effectiveness, and cost-benefit as a prophylactic antiemetic in the ambulatory setting. *Anesth Analg*. 1998;86(2):274–282.
52. Taylor AM, Rosen M, Diemunsch PA, et al. A double-blind, parallel-group, placebo-controlled, dose-ranging, multicenter study of intravenous granisetron in the treatment of postoperative nausea and vomiting in patients undergoing surgery with general anesthesia. *J Clin Anesth*. 1997;9(8):658–663.
53. Kovac AL, Eberhart L, Kotarski J, et al. A randomized, double-blind study to evaluate the efficacy and safety of three different doses of palonosetron versus placebo in preventing postoperative nausea and vomiting over a 72-hour period. *Anesth Analg*. 2008;107(2):439–444.
54. Park SK, Cho EJ. A randomized, double-blind trial of palonosetron compared with ondansetron in preventing postoperative nausea and vomiting after gynaecological laparoscopic surgery. *J Int Med Res*. 2011;39(2):399–407.
55. Fischler M, Bonnet F, Trang H, et al. The pharmacokinetics of droperidol in anesthetized patients. *Anesthesiology*. 1986;64(4):486–489.
56. Gan TJ, White PF, Scuderi PE, et al. FDA "black box" warning regarding use of droperidol for postoperative nausea and vomiting: is it justified? *Anesthesiology*. 2002;97(1):287.
57. Charbit B, Albaladejo P, Funck-Brentano C, et al. Prolongation of QTc interval after postoperative nausea and vomiting treatment by droperidol or ondansetron. *Anesthesiology*. 2005;102(6):1094–1100.
58. Kranke P, Morin AM, Roewer N, et al. The efficacy and safety of transdermal scopolamine for the prevention of postoperative nausea and vomiting: A quantitative systematic review. *Anesth Analg*. 2002;95(1):133–143.
59. Apfel CC, Zhang K, George E, et al. Transdermal scopolamine for the prevention of postoperative nausea and vomiting: A systematic review and meta-analysis. *Clin Ther*. 2010;32(12):1987–2002.
60. Kranke P, Morin AM, Roewer N, et al. Dimenhydrinate for prophylaxis of postoperative nausea and vomiting: A meta-analysis of randomized controlled trials. *Acta Anaesthesiol Scand*. 2002;46(3):238–244.
61. Perron G, Dolbec P, Germain J, et al. Perineal pruritus after i.v. dexamethasone administration. *Can J Anaesth*. 2003;50(7):749–750.
62. Price ML, Walmsley A, Swaine C, et al. Comparison of a total intravenous anaesthetic technique using a propofol infusion, with an inhalational technique using enflurane for day case surgery. *Anaesthesia*. 1988;43:84–87. Suppl.
63. Gan TJ, Glass PS, Howell ST, et al. Determination of plasma concentrations of propofol associated with 50% reduction in postoperative nausea. *Anesthesiology*. 1997;87(4):779–784.
64. Oddby-Muhrbeck E, Jakobsson J. Recall of music: A comparison between anaesthesia with propofol and isoflurane. *Acta Anaesthesiol Scand*. 1993;37(1):33–37.
65. Gan TJ, Apfel CC, Kovac A, et al. A randomized, double-blind comparison of the NK1 antagonist, aprepitant, versus ondansetron for the prevention of postoperative nausea and vomiting. *Anesth Analg*. 2007;104(5):1082–1089.
66. Moretti EW, Robertson KM, El-Moalem H, et al. Intraoperative colloid administration reduces postoperative nausea and vomiting and improves postoperative outcomes compared with crystalloid administration. *Anesth Analg*. 2003;96(2):611–617.
67. Lee A, Done ML. The use of nonpharmacologic techniques to prevent postoperative nausea and vomiting: A meta-analysis. *Anesth Analg*. 1999;88(6):1362–1369.
68. Gan TJ, Jiao KR, Zenn M, et al. A randomized controlled comparison of electro-acupoint stimulation or ondansetron versus placebo for the prevention of postoperative nausea and vomiting. *Anesth Analg*. 2004;99(4):1070–1075.
69. Kroon UB, Rådström M, Hjelthe C, et al. Fast-track hysterectomy: A randomised, controlled study. *Eur J Obstet Gynecol Reprod Biol*. 2010;151(2):203–207.
70. St Pierre M, Dunkel M, Rutherford A, et al. Does etomidate increase postoperative nausea? A double-blind controlled comparison of etomidate in lipid emulsion with propofol for balanced anaesthesia. *Eur J Anaesthesiol*. 2000;17(10):634–641.
71. Subramaniam K, Subramaniam B, Steinbrook RA. Ketamine as adjuvant analgesic to opioids: A quantitative and qualitative systematic review. *Anesth Analg*. 2004;99(2):482–495.
72. J1 Fernández-Guisasola, Gómez-Arnau JI, Cabrera Y, et al. Association between nitrous oxide and the incidence of postoperative nausea and vomiting in adults: A systematic review and meta-analysis. *Anaesthesia*. 2010;65(4):379–387.
73. Yilmaz N, Cekmen N, Bilgin F, et al. Preoperative carbohydrate nutrition reduces postoperative nausea and vomiting compared to preoperative fasting. *J Res Med Sci*. 2013;18(10):827–832.
74. Maxwell LG, Kaufmann SC, Bitzer S, et al. The effects of a small-dose naloxone infusion on opioid-induced side effects and analgesia in children and adolescents treated with intravenous patient-controlled analgesia: A double-blind, prospective, randomized, controlled study. *Anesth Analg*. 2005;100(4):953–958.
75. Holte K, Kehlet H. Postoperative ileus: A preventable event. *Br J Surg*. 2000;87(11):1480–1493.
76. Livingston EH, Passaro Jr EP. Postoperative ileus. *Dig Dis Sci*. 1990;35(1):121–132.
77. De Winter BY, Boeckxstaens GE, De Man JG, et al. Effect of adrenergic and nitrergic blockade on experimental ileus in rats. *Br J Pharmacol*. 1997;120(3):464–468.
78. Taché Y, Mönnikes H, Bonaz B, et al. Role of CRF in stress-related alterations of gastric and colonic motor function. *Ann N Y Acad Sci*. 1993;697:233–243.
79. Borody TJ, Quigley EM, Phillips SF, et al. Effects of morphine and atropine on motility and transit in the human ileum. *Gastroenterology*. 1985;89(3):562–570.
80. Colvin DB, Lee W, Eisenstat TE, et al. The role of nasointestinal intubation in elective colonic surgery. *Dis Colon Rectum*. 1986;29(5):295–299.
81. Tramer M, Moore A, McQuay H. Meta-analytic comparison of prophylactic antiemetic efficacy for postoperative nausea and vomiting: Propofol anaesthesia vs omitting nitrous oxide vs total i.v. anaesthesia with propofol. *Br J Anaesth*. 1997;78(3):256–259.
82. Swank GM, Deitch EA. Role of the gut in multiple organ failure: Bacterial translocation and permeability changes. *World J Surg*. 1996;20(4):411–417.
83. Heslin MJ, Latkany L, Leung D, et al. A prospective, randomized trial of early enteral feeding after resection of upper gastrointestinal malignancy. *Ann Surg*. 1997;226(4):567–577. Discussion 577–580.
84. Mythen MG. Postoperative gastrointestinal tract dysfunction. *Anesth Analg*. 2005;100(1):196–204.
85. Walsh SR, Tang T, Bass S, et al. Doppler-guided intra-operative fluid management during major abdominal surgery: systematic review and meta-analysis. *Int J Clin Pract*. 2008;62(3):466–470.
86. Muller SA, Rahbari NN, Schneider F, et al. Randomized clinical trial on the effect of coffee on postoperative ileus following elective colectomy. *Br J Surg*. 2012;99(11):1530–1538.
87. Liu Q, Jiang H, Xu D, et al. Effect of gum chewing on ameliorating ileus following colorectal surgery: A meta-analysis of 18 randomized controlled trials. *Int J Surg*. 2017;47:107–115.
88. Li S, Liu Y, Peng Q, et al. Chewing gum reduces postoperative ileus following abdominal surgery: A meta-analysis of 17 randomized controlled trials. *J Gastroenterol Hepatol*. 2013;28(7):1122–1132.
89. Kreis ME, Kasparek M, Zittel TT, et al. Neostigmine increases postoperative colonic motility in patients undergoing colorectal surgery. *Surgery*. 2001;130(3):449–456.
90. Taguchi A, Sharma N, Saleem RM, et al. Selective postoperative inhibition of gastrointestinal opioid receptors. *N Engl J Med*. 2001;345(13):935–940.
91. Viscusi ER, Rathmell JP, Fichera A, et al. Randomized placebo-controlled study of intravenous methylnaltrexone in postoperative ileus. *J Drug Assess*. 2013;2(1):127–134.
92. Kelley MC, Hocking MP, Marchand SD, et al. Ketorolac prevents postoperative small intestinal ileus in rats. *Am J Surg*. 1993;165(1):107–111. Discussion 112.
93. Solomon SD, McMurray JJ, Pfeffer MA, et al. Cardiovascular risk associated with celecoxib in a clinical trial for colorectal adenoma prevention. *N Engl J Med*. 2005;352(11):1071–1080.
94. Mamdani M, Rochon P, Juurlink DN, et al. Effect of selective cyclooxygenase 2 inhibitors and naproxen on short-term risk of acute myocardial infarction in the elderly. *Arch Intern Med*. 2003;163(4):481–486.
95. Helander EM, Webb MP, Bias M, et al. A comparison of multimodal analgesic approaches in institutional enhanced recovery after surgery protocols for colorectal surgery: Pharmacological agents. *J Laparoendosc Adv Surg Tech A*. 2017;27(9):903–908.
96. Cassuto J, Sinclair R, Bonderovic M. Anti-inflammatory properties of local anesthetics and their present and potential clinical implications. *Acta Anaesthesiol Scand*. 2006;50(3):265–282.
97. Johnson SM, Saint John BE, Dine AP. Local anesthetics as antimicrobial agents: A review. *Surg Infect (Larchmt)*. 2008;9(2):205–213.
98. Bynum JA, Taylor AS, Peltier GC, et al. Evaluation of adenosine, lidocaine, and magnesium for enhancement of platelet function during storage. *J Trauma Acute Care Surg*. 2017;83(1):S9–S15. Suppl 1.
99. Guay J, Nishimori M, Kopp S. Epidural local anaesthetics versus opioid-based analgesic regimens for postoperative gastrointestinal paralysis, vomiting and pain after abdominal surgery. *Cochrane Database Syst Rev*. 2016;(7):CD001893.
100. Moore FD. *Metabolic Care of the Surgical Patient*. Philadelphia: Saunders; 19591011.
101. Shires T, Williams J, Brown F. Acute change in extracellular fluids associated with major surgical procedures. *Ann Surg*. 1961;154:803–810.
102. Myles PS, Bellomo R, Corcoran T, et al. Restrictive versus liberal fluid therapy for major abdominal surgery. *N Engl J Med*. 2018;378(24):2263–2274.
103. Kern JW, Shoemaker WC. Meta-analysis of hemodynamic optimization in high-risk patients. *Crit Care Med*. 2002;30(8):1686–1692.
104. Bland RD, Shoemaker WC, Abraham E, et al. Hemodynamic and oxygen transport patterns in surviving and nonsurviving postoperative patients. *Crit Care Med*. 1985;13(2):85–90.

26 深静脉血栓和肺栓塞的预防与处理

IAN J. WELSBY, KATHLEEN CLAUS
杨 静 译，张 乐 审校

静脉血栓栓塞（venous thromboembolism，VTE）包括深静脉血栓（deep vein thrombosis，DVT）和肺栓塞（pulmonary embolism，PE），是一种常见的、可预防的围手术期并发症，在非心脏手术患者中发生率高达 5%[1]。即使经过治疗，深静脉血栓也会导致长期的后果，包括慢性水肿、皮炎、静脉淤积性溃疡和血栓后综合征[2]。肺栓塞的死亡率为 15%[3]，急性期幸存者还可能发展为肺动脉高压[4]。因此，预防和治疗 VTE 极其重要。

病理生理学

1856 年，鲁道夫·维尔肖首次描述了静脉血栓形成的三种机制：高凝状态、停滞和内皮损伤，称为维尔肖三联征[5,6]。最初，在应对内皮损伤或停滞时，血小板开始聚集，随后激活促凝因子，同时抑制那些促进纤溶的因子。这一过程通常开始于小腿静脉，最明显的是比目鱼肌静脉，并且几乎只发生在静脉瓣膜内[5,6]。最近的研究也集中在中性粒细胞在凝块形成中的作用上[7,8]。

遗传因素和后天因素都会增加 VTE 风险。高凝状态的常见遗传原因包括非 O 血型、蛋白 C 和蛋白 S 缺乏、因子Ⅴ莱顿缺陷（莱顿突变）、抗凝血酶Ⅲ缺乏和凝血酶原 G20210A 突变[6,9]。此外，亚甲基四氢叶酸还原酶 677T 和高同型半胱氨酸血症也增加了凝血的风险。蛋白 C 和蛋白 S 都是维生素 K 依赖的天然抗凝血蛋白，通过血栓调节蛋白被血栓激活，并协同作用抑制因子Ⅴ和Ⅷ的激活。蛋白 C 和蛋白 S 缺乏时，患者患 VTE 的风险会增加 10 倍。因子Ⅴ莱顿突变是因子Ⅴ的一种突变形式，它可以阻止蛋白 C 结合，从而导致促凝状态。杂合子和纯合子均可发生，纯合子静脉血栓形成的发生率是普通人群的 80 倍。抗凝血酶Ⅲ是一种在正常条件下与因子Ⅱ（凝血酶）和因子Ⅹ结合并使之失活的蛋白质。有趣的是，抗凝血酶Ⅲ的缺乏既可以是遗传性的，也可以是获得性的。其获得性缺乏与肾衰竭时排泄增加、肝衰竭时生成减少和严重创伤时消耗增加有关。在大手术后，也会出现抗凝血酶Ⅱ不足，特别是那些需要体外循环的手术。凝血酶原基因突变（*G20210A*）导致血液中凝血酶原水平升高，从而增加凝血的风险。抗磷脂抗体的存在也会使静脉血栓形成的风险高出 10 倍。最后，非 O 血型因子Ⅷ和 vWF 表达水平较高，VTE 风险轻微增加。

发生 VTE 的获得性风险因素是多种多样的，包括年龄大于 40 岁，既往有 VTE、静脉曲张、恶性肿瘤、大手术[10]、手术时间长[11]、长时间麻醉[12]、创伤、脓毒症、妊娠、严重骨折、肥胖、长期不活动/瘫痪、卒中、炎症性肠病（inflammatory bowel disease，IBD）、使用雌激素和充血性心力衰竭等[9]。某些血液学状况也可产生高凝状态，并与 VTE 相关，如血栓性血小板减少性紫癜（thrombotic thrombocytopenic purpura，TTP）、溶血性尿毒症综合征（hemolytic uremic syndrome，HUS）、真性红细胞增多症、肝素诱导血小板减少症（heparin-induced thrombocytopenia，HIT）和各种其他骨髓增生性疾病或恶性肿瘤。虽然怀孕与 VTE 的风险增加相关，但男性更容易发生复发性 VTE。

预防措施

Caprini 评分是一种经过验证的风险评估工具，旨在将患者分为极低、低、中、高风险组，从而指导预防策略的选择[12,13]。它指定各种风险因素的分值，如年龄；手术类型；体重指数（body mass index，BMI）；是否存在恶性肿瘤、肺部疾病、心脏病（心肌梗死、充血性心力衰竭）和 IBD；卒中；髋关节、骨盆或腿部骨折；以及遗传性凝血疾病等。然后根据总分值进行 VTE 风险评估。需要注意的是，该方法仅在一般手术、腹部盆腔手术、减肥手术、血管手术和整形/重建手术患者中得到验证；但也可应用于其他手术人群。对于风险非常低的患者，没有任何预防措施时其VTE风险＜0.5%，而对于那些高风险的患者，这一风险增加到6%[13]。

对于VTE风险非常低的患者，美国胸科医师学会建议对深静脉血栓（DVT）不采用机械或药物预防，而是建议早期下床活动作为预防手段[9]。对于那些VTE低风险的患者，建议单独使用机械预防。机械预防包括弹力袜和顺序压缩装置（sequential compression device，SCD）。研究表明，与无预防措施相比，弹力袜可将无症状和有症状的DVT的发生率降低31%～65%，但可能伴有皮肤并发症[14,15]。SCD是一种间歇性气动压缩装置，可促进下肢静脉血液循环，尽管依从性可能很低，但已在各种试验中证明可使VTE发生率降低60%[15]。人们通常更喜欢SCD，而不是弹力袜。一旦患者进入VTE的中、高风险类别，药物预防就成为首选的方法；但必须考虑出血的风险。

对于发生VTE中度到高度风险的患者，只要他们的出血风险低到可以接受的程度，就应接受药物预防。根据指南，低分子肝素（low molecular weight heparin，LMWH；如依诺肝素、达肝素）和普通肝素（unfractionated heparin，UFH）是药物预防的首选药物。对于高风险患者，建议增加机械预防措施。如果患者是中度至高度风险，但有显著的出血风险，机械预防可作为唯一的预防措施，直到安全开始药物预防为止。如果有药物预防的指征，但是有使用低分子肝素或普通肝素的禁忌证，可使用磺达肝素、达比加群酯或阿司匹林。

超声多普勒定期检查和预防性放置下腔静脉（inferior vena cava，IVC）过滤器也曾是筛查和预防VTE的方法。它们不被常规推荐，但仍然是一种罕见的选择[15]。

诊断

Wells评分是一种有效的工具，用于评估患者发生DVT的验前概率。该方法最初在疑似首次发生DVT的患者中进行研究，并对各种临床表现（如近期不活动、局部压痛、小腿肿胀、凹陷性水肿、近期或活动性癌症）赋值，并将患者分层为发生DVT的低、中和高概率。改良Wells评分将既往DVT纳入了算法，并将患者区分为不太可能患DVT或很可能患DVT。只有在确定患者患DVT的可能性之后，才应进行诊断性检查以确认是否存在DVT。

对于Wells评分确定DVT发生概率低的患者，建议进行D-二聚体测试。D-二聚体水平低可有效排除DVT的可能性。如果D-二聚体水平升高，或患者因任何其他原因预计D-二聚体水平升高，则应进行超声检查[16]。对于DVT发生概率为中等的患者，D-二聚体是非特异性的，超声是首选。

深静脉血栓的诊断

多普勒超声是目前最常用的检测深静脉血栓（DVT）的工具，因为它在检测有症状DVT方面准确度高（急性、有症状、膝以下DVT的灵敏度为93%），无创，且易重复。其对无症状DVT的敏感性和特异性要低得多，但仍是首选的检查方法。超声检查提示急性DVT的表现是受累静脉增宽，腔内回声缺失，可压缩性降低，缺乏显著的侧支循环。

根据美国胸科医师学会指南，静脉造影术是诊断DVT的金标准，即向足静脉注射造影剂并观察近端充盈情况。然而，考虑到其成本、有创性、需要对比剂以及总体上用处有限，并不常用。另一种替代方法是CT静脉造影，它同样会注射造影剂来评估腿部静脉的充盈情况，但是使用手臂静脉作为注射部位。

其他现已过时的诊断DVT的方法包括放射性标记纤维蛋白原摄取试验和阻抗体积描记术。

肺栓塞的诊断

肺栓塞（PE）的诊断方法取决于患者的临床表现以及患者患有PE的预测概率。对于血流动力学不稳定的患者，建议根据需要进行初始复苏、插管和机械通气；经胸超声心动图可能会发现右心室（right ventricle，RV）应变或衰竭征象。如果患者是PE的高风险人群，建议采用经验性抗凝治疗。对于成功复苏的低或中度PE风险患者，指南建议对血流动力学稳定的患者采用相同的确诊方法；对于血流动力学不稳定且无法确定诊断的患者，根据超声心动图显示的RV应变或下肢加压超声检查显示的DVT，可以做出PE的推定诊断。

预测概率不仅对DVT很重要，对PE也很重要。可使用Wells评分或改良Wells评分，在门诊患者中可使用肺栓塞排除标准（Pulmonary Embolism rule-out Criteria，PERC）规则进一步补充，PERC规则可评估Wells评分＜2分的患者发生PE的可能性。这有助于识别PE检查风险超过PE风险的患者，包括8项标准：年龄< 50岁、脉搏< 100次/分、氧饱和度≥ 95%、无咯血、无雌激素使用、无DVT或PE病史、无单侧腿部肿胀，以及在之前4周内未发生过需要住院治疗的手术或创伤。

肺通气/灌注（V/Q）扫描可检出约1/3的PE患者。正常通气状态下有一个段或亚段灌注缺失可诊断PE。虽然这种检查敏感性高（98%），但特异性较差（10%），并不是诊断的金标准。然而，对于CT血管造影有禁忌证（如造影剂过敏、肾衰竭）或结果不明确的患者，它可能有价值。

CT肺血管造影（CT pulmonary angiogram，CTPA）是诊断PE的金标准。CTPA阳性将显示肺动脉内的充盈缺损。既敏感又特异（> 90%），还可以发现其他疾病。

与CTPA相比，肺动脉造影是一种历史检验方法，其准确性较差，并且操作风险增加。

尽管磁共振肺血管造影（magnetic resonance pulmonary angiography，MRPS）具有高灵敏度和特异性，但由于缺乏技术和专业知识，以及时间的限制，已很少进行。

静脉血栓的治疗

选择一种抗凝剂需要考虑到许多因素，如肾功能、出血风险、不良反应、易用性、成本和是否需要监测等。表26.1列出最常用的治疗VTE的抗凝药物，图26.1显示它们在凝血级联中的作用位点。未进行充分抗凝治疗的血栓复发率为29% ~ 47%，但如果给予适当的治疗，则会下降到5% ~ 7%。

UFH通过与抗凝血酶Ⅲ结合并增加其对抗因子Ⅱa、Ⅹa和Ⅸa的活性发挥作用。预防性剂量通常是每8 ~ 12 h皮下注射5000 U。肝素已被证明可以将深静脉血栓的风险降低1/3，将致命PE的风险降低1/2。当静脉输注时，肝素可用于DVT和PE的治疗。输注速率应滴定至活化部分凝血活酶时间（activated partial thromboplastin time，APTT）为正常值的2 ~ 2.5倍或肝素水平为0.3 ~ 0.7 IU/ml。

LMWH包括依诺肝素和达肝素。它是由标准肝

表26.1 预防和治疗DVT/PE的药物

类别	药物治疗	用于DVT/PE	给药途径	剂量	拮抗剂	有关肾的考虑因素	特殊考虑因素
抗凝血酶激活	肝素	预防、治疗	皮下注射（SC）、静脉注射（IV）	预防：每12 h或8 h皮下注射5000 U 治疗：80 U/kg，或5000 U推注，然后输注，维持APTT对应的肝素水平为0.3 ~ 0.7 IU/ml。治疗剂量也可皮下注射	硫酸鱼精蛋白	微不足道	
抗凝血酶活化，Ⅹa因子抑制剂（低分子量肝素）	依诺肝素（Lovenox）	预防、治疗	皮下注射	预防：每日40 mg皮下注射（肾功能正常） 治疗：每日2次皮下注射1 mg/kg，或每日1.5 mg/kg	硫酸鱼精蛋白可部分拮抗	肾功能障碍禁用	孕妇或癌症相关DVT患者首选抗凝剂
	达肝素（法安明）	预防、治疗	皮下注射	预防：每日5000 U皮下注射 治疗：每日200 U/kg皮下注射（每日最多18 000 U）	硫酸鱼精蛋白可部分拮抗	肾功能障碍禁用	
维生素K拮抗剂（VKA）	华法林（香豆素）	治疗	口服	使用不同剂量维持INR 2 ~ 3	维生素K、新鲜冰冻血浆、凝血酶原复合物	微不足道	需要监测INR 与很多药物相互作用

续表

表 26.1 预防和治疗 DVT/PE 的药物

类别	药物治疗	用于 DVT/PE	给药途径	剂量	拮抗剂	有关肾的考虑因素	特殊考虑因素
环氧化酶抑制剂	阿司匹林	预防	口服	每日 81 mg 口服	无		
Xa 因子抑制剂	磺达肝素（Arixtra）	预防	皮下注射	预防：每日 2.5 mg 皮下注射	重组Ⅶa 因子	肾功能障碍禁用	预防性应用
		治疗		治疗：每日皮下注射 < 50 kg，5 mg 50 ～ 100 kg，7.5 mg > 100 kg，10 mg			禁用于体重< 50 kg 者
	利伐沙班（拜瑞妥）	治疗	口服	15 mg，每日 2 次，21 天 然后每日 20 mg	andexanet alpha	肾功能受损时需调整剂量	妊娠禁用
	阿哌沙班（艾乐妥）	治疗	口服	10 mg，每日 2 次，7 天， 随后 5 mg，每日 2 次 （6 个月后每日 2.5 mg）	andexanet alpha	肾功能受损时需调整剂量	妊娠禁用
	依度沙班（Savaysa）	治疗	口服	> 60 kg：每日 60 mg < 60 kg：每日 30 mg （随后 5 ～ 10 天胃肠外给 药抗凝）	类似 andexanet alpha 等待美国 FDA 批准	肾功能受损时需调整剂量	妊娠禁用
	贝曲沙班（Bevyxxa）	预防	口服	起始剂量：每日 160 mg， 随后：每日 80 mg	类似 andexanet alpha 等待美国 FDA 批准	肾功能受损时需调整剂量	美国不再使用
直接凝血酶抑制剂	比伐卢定	治疗	静脉注射	0.15 ～ 2 mg/（kg · h），滴定到 PTT 为正常值 1.5 ～ 2 倍	无		用于 HIT 或 HIT 高风险患者
	地西卢定	预防	皮下注射	15 mg 皮下注射，每 12 h	无	肾功能受损时需调整剂量	由于脊髓 / 硬膜外血肿的风险，美国已不再使用
	阿加曲班	预防、治疗	静脉注射	0.2 ～ 2 mcg/（kg · h）滴定至 APTT1.5 ～ 3 倍正常值	无		用于 HIT 或 HIT 高风险患者
	达比加群（Pradaxa）	治疗	口服	150 mg，每日 2 次（随后 7 天胃肠外给药抗凝）	依达鲁西单抗（praxbind）	肾功能障碍禁用	

素的解聚和分离形成的，既可用于预防也可用于治疗。与 UFH 相比，LMWH 对 VTE 效果相同，但具有更好的生物利用度和更低的出血风险。它的消除与剂量无关，与肝素相比，它的抗血小板活性明显降低，补体激活更少。另一个好处是不需要频繁的实验室监测。然而，尽管肝素对肾衰竭患者是安全的，但应避免使用 LMWH。

华法林是一种维生素 K 拮抗剂，通过抑制蛋白 C、蛋白 S 以及因子Ⅱ、Ⅶ、Ⅸ和Ⅹ发挥作用。单独使用华法林而不用肝素，前 24 ～ 48 h 呈高凝状态，与其使因子Ⅶ和蛋白 C 耗尽有关，可导致皮肤坏死，特别是在蛋白 C 缺乏的患者中。传统上，华法林的剂量要用到国际标准化比值（international normalized ratio，INR）达 2 ～ 3，在此期间要同时输注肝素，以确保在此过程中有足够的抗凝。华法林治疗的持续时间由 VTE 的原因和既往血栓栓塞病史决定。

新型口服抗凝剂（novel oral anticoagulant，NOAC）的开发是为了创造高效、安全、无需监测的抗凝药。凝血级联的靶点包括Ⅹa 因子和凝血酶。抑制因子Ⅹa 防止凝血酶形成的药物包括利伐沙班、阿哌沙班、伊度沙班、贝曲沙班和磺达肝素。磺达肝素和新型药物贝曲沙班均被批准用于预防 VTE。利伐沙班、阿哌沙班、依度沙班和磺达肝素均被用于治疗确诊的 VTE。靶向凝血酶的 NOAC 包括达比加群、阿加曲班、比伐卢定和地西卢定。其中，阿加曲班和地西卢定被批准用于预防，达比加群、阿加曲班和比伐卢定用于治疗。比伐卢定和阿加曲班是 HIT 或高风险患者的主要抗凝药物。

IVC 过滤器不推荐用于预防 PE，但可用于已知的既往抗凝失败或有抗凝禁忌证的 DVT 患者，如出血或血小板减少。放置 IVC 过滤器的风险包括出血、装置错位、血栓移位、腔静脉血栓形成、滤器移位、装置故障和血管侵蚀。

溶栓是 VTE 的另一种潜在治疗方法，可以全身用药，也可以通过导管引导。研究表明，与标准抗凝治疗相比，常规使用全身性溶栓治疗 DVT 并无优势，但它确实增加了 1/5 患者的大出血风险，3% 接受全身 tPA 输注的患者出现致命性颅内出血[17]。因此，它的使用仅限于早期干预，因为它已被证明可以降低血栓后综合征的发展速度。导管引导下的深静脉溶栓并不常规进行，但当用于治疗 PE 时，它可以降低右心压力和肺动脉高压。

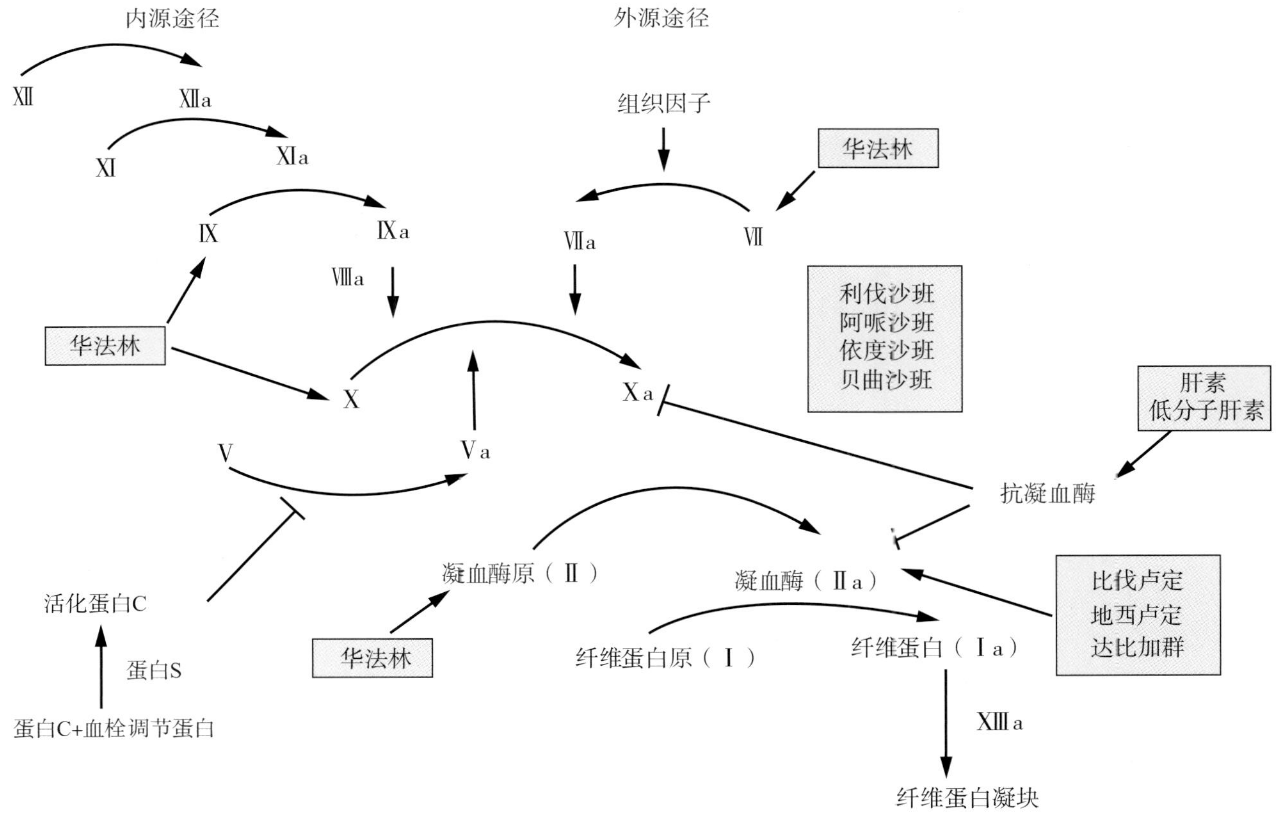

• **图 26.1** 凝血级联反应及抗凝药的作用位点

机械血栓栓塞切除术或外科血栓取出术是治疗DVT和PE的一种选择。肺栓塞切除术的适应证包括积极的药物治疗失败、持续性低氧血症和持续性低血压。肺栓塞切除术与高死亡率相关，未发生心脏停搏的患者死亡率高达30%，发生心脏停搏的患者死亡率高达70%。

一种较新的技术是超声辅助导管定向溶栓（ultrasound assisted catheter directed thrombolysis，USAT），越来越多地用于接受全身性溶栓治疗的中风险的次大面积PE患者。该方法使用导管将超声束导向受累肺动脉内的栓子，以增加血栓的通透性，以便在接下来的几个小时内通过导管引导tPA输注。2013年，ULTIMA研究评估了接受USAT的患者的结局，结果表明，与标准肝素化相比，USAT治疗可更快地改善RV扩张，且并发症未显著增加[17]。

并发症的治疗

抗凝治疗最可怕的并发症是危及生命的大出血。

增加治疗期间出血的风险因素包括高龄、既往出血、已知癌症、肝肾疾病、血小板减少症、贫血、糖尿病、既往卒中、近期手术、频繁跌倒和酗酒等。出血风险低的患者每年出血的概率＜1%。这一比例在出血中风险患者中增加2倍，在出血高风险患者中增加8倍[18]。

评估患者接受抗凝治疗期间出血风险的一种简单方法是HAS-BLED评分，该评分考虑了几种已知风险因素。

抗凝治疗的其他并发症包括治疗失败（如肝素无反应）或肝素诱导的血小板减少症（heparin-induced thrombocytopenia，HIT）。疑似HIT的患者应立即停用肝素类药物，并改用非肝素类抗凝剂。

抗凝拮抗

如果接受抗凝治疗的患者发生危及生命的大出血或需要紧急手术，则可能需要逆转抗凝治疗。硫酸鱼精蛋白可拮抗普通肝素，部分拮抗LMWH。对于华法林，可通过含有维生素K依赖性凝血因子的浓缩凝血酶原复合物、维生素K和新鲜冰冻血浆实现逆转。在直接凝血酶抑制剂中，只有达比加群有获批的逆转剂。依达鲁西单抗（praxbind）是单克隆抗体的Fab片段，可将达比加群隔离，使止血功能恢复长达24 h。最近，逆转剂andexanet alpha是一种因子X的诱骗分子，被批准用于逆转阿哌沙班和利伐沙班治疗危及生命的出血患者。目前正在研究其他逆转剂。

特别注意事项

癌症

癌症是VTE发生的众所周知的风险因素，并导致血栓栓塞率增加近10倍。发生DVT和后续PE的风险因癌症类型而异，其中胰腺癌的风险最高[19]。肿瘤特异性、解剖特异性、患者特异性和治疗相关因素均在肿瘤患者VTE风险增加中发挥作用。这导致了独特的评分系统的发展，以评估凝血风险。一般而言，预防性VTE治疗仅推荐用于住院患者，以及有DVT病史或门诊高风险患者（如外科手术后）[19]。

妊娠

妊娠通过多种机制增加血栓形成风险，其风险比一般人群增加4～5倍。生理上，妊娠本身会由于激素变化而导致高凝状态，使患者易于形成凝块。此外，子宫增大后的静脉回流受阻也被认为是发生VTE的风险因素。在诊断出DVT的妊娠患者中，80%发生在左腿[20]。需要注意的是，盆腔和髂静脉血栓形成的发生率在妊娠期增加，并且传统的多普勒超声检查不容易评估。

肥胖

与普通人群相比，肥胖（BMI＞30 kg/m^2）也会使VTE的发生率升高2～3倍。怀疑是受慢性炎症状态和运动能力下降的影响。2012年的一项研究表明，肥胖患者的凝血因子Ⅷ水平升高与APC抵抗相关，因此增加血栓事件的概率[21]。

肾损害

慢性肾病也被证明有增加血栓形成的倾向。数项研究表明，与无慢性肾病的患者相比，患3期或以上慢性肾病的患者发生VTE的风险增加，而GFR降低已被证明与VTE的发生率直接相关[22]。低白蛋白血症和抗凝血酶降低也可能是相关的。此外，肾损害需要更仔细地考虑使用哪种抗凝剂来预防和治疗VTE，因为在这一类患者中，许多可用的抗凝剂都经肾清除，是相对禁忌证。表26.1列出了用于预防和治疗VTE的药物及其对肾损害的影响。

肝损害和凝血功能障碍

虽然人们常说，由于 INR 升高，肝病患者接受抗凝治疗的出血风险会增加，但事实并非如此，因为肝也合成蛋白 C、蛋白 S 和抗凝血酶。这些蛋白水平的降低可能导致血栓形成现象，而不是出血。考虑到肝病患者在凝血检查中已知的异常，要确定其凝血或出血的风险哪个更高可能非常困难。在这类患者中，使用旋转血栓弹力测定法或传统的血栓弹力测定法可能有助于确定他们形成凝块的能力或倾向。

创伤

众所周知，创伤会显著增加血栓形成的风险，超过 50% 的创伤患者会发生 DVT[23,24]。下半身的骨科损伤（如骨盆、股骨或胫骨平台骨折）、头部和脊髓损伤似乎风险最高 [24]。

骨科手术

接受下肢骨科手术的患者发生 DVT 的风险极高，估计高达 60%[25-28]。Venker 等 2016 年的荟萃分析表明，虽然较新的抗凝剂可能降低关节置换术患者发生 VTE 的风险，但除了阿哌沙班之外，它们也增加了出血的风险 [29]。

危重症患者

危重症患者由于长期静止和高炎症状态，被认为是发生 VTE 的高风险人群。即使采取预防措施，仍有多达 10% 的患者在住院期间发生 VTE[30]。

总之，VTE 是一种常见、严重，但可预防的外科并发症。因此，重要的是要评估患者围手术期血栓栓塞的风险，以便采取适当的预防措施。

参考文献

1. Eikelboom JW, Kearon C, Guyatt G, et al. Perioperative aspirin for prevention of venous thromboembolism: The perioperative ischemia evaluation-2 trial and a pooled analysis of the randomized trials. *Anesthesiology*. 2016;125(6):1121–1129.
2. Anderson Jr FA, Zayaruzny M, Heit JA, Fidan D, Cohen AT. Estimated Annual Numbers of US acute-care hospital patients at risk for venous thromboembolism. *American Journal of Hematology*. 2007;82(9):777–782.
3. Bikdeli B, Sharif-Kashani B. Prophylaxis for venous thromboembolism: A great global divide between expert guidelines and clinical practice? *Semin Thromb Hemost*. 2012;38(2):144–155.
4. Kearon C, Akl EA, Comerota AJ, et al. Antithrombotic therapy for VTE disease: Antithrombotic therapy and prevention of thrombosis, 9th ed: American college of chest physicians evidence-based clinical practice guidelines. *Chest*. 2012;141(2 Suppl):e419S–e494S.
5. Malone PC, Agutter PS. Deep venous thrombosis: The valve cusp hypoxia thesis and its incompatibility with modern orthodoxy. *Med Hypotheses*. 2016;86:60–66.
6. Christiansen SC, Lijfering WM, Næss IA, et al. The relationship between body mass index, activated protein C resistance and risk of venous thrombosis. *J Thromb Haemost*. 2012;10:1761–1767.
7. Martinod K, Wagner DD. Thrombosis: Tangled up in NETs. *Blood*. 2014;123(18):2768–2776.
8. Fuchs TA, Brill A, Wagner DD. Neutrophil Extracellular Trap (NET) impact on deep vein thrombosis. *Arterioscler Thromb Vasc Biol*. 2012;32(8):1777–1783.
9. Anderson Jr FA, Spencer FA. Risk Factors for Venous Thromboembolism. *Circulation*. 2003 Jun 17;107(23 Suppl 1):I9–16.
10. Albayati MA, Grover SP, Saha P, et al. Postsurgical inflammation as a causative mechanism of venous thromboembolism. *Semin Thromb Hemost*. 2015;41(6):615–620.
11. Kim JY, Khavanin N, Rambachan A, et al. Surgical duration and risk of venous thromboembolism. *JAMA Surg*. 2015;150(2):110–117.
12. Mlodinow AS, Khavanin N, Ver Halen JP, et al. Increased anaesthesia duration increases venous thromboembolism risk in plastic surgery: A 6-year analysis of over 19,000 cases using the NSQIP dataset. *J Plast Surg Hand Surg*. 2015;49(4):191–197.
13. Caprini JA. Risk assessment as a guide to thrombosis prophylaxis. *Curr Opin Pulm Med*. 2010 Sep;16(5):448–452.
14. Ho KM, Tan JA. Stratified meta-analysis of intermittent pneumatic compression of the lower limbs to prevent venous thromboembolism in hospitalized patients. *Circulation*. 2013;128(9):1003–1020.
15. Mannucci PM, Franchini M. Classic thrombophilic gene variants. *Thromb Haemost*. 2015;114(5):885–889.
16. Horner D, Hogg K, Body R. Should we be looking for and treating isolated calf vein thrombosis? *Emerg Med J*. 2016;33(6):431–437.
17. Kucher N, et al. Randomized, Controlled Trial of Ultrasound-Assisted Catheter-Directed Thrombolysis for Acute Intermediate-Risk Pulmonary Embolism. *Circulation*. 2014;129:479–486.
18. Mackman N. New insights into the mechanisms of venous thrombosis. *J Clin Invest*. 2012;122(7):2331–2336.
19. Buesing KL, Mullapudi B, Flowers KA. Deep venous thrombosis and venous thromboembolism prophylaxis. *Surg Clin North Am*. 2015;95(2):285–300.
20. Bates S, et al. Chest: Antithrombotic Therapy and Prevention of Thrombosis, 9th Ed: ACCP Guidelines. *CHEST*. 2012;141(2):e351S–e418S (Suppl).
21. Bovill EG, van der Vliet A. Venous valvular stasis-associated hypoxia and thrombosis: What is the link? *Annu Rev Physiol*. 2011;73:527–545.
22. Wattanakit K, Cushman M, Stehman-Breen C, et al. Chronic kidney disease increases risk for venous thromboembolism. *J Am Soc Nephrol*. 2008;19:135.
23. Geerts WH, Heit JA, Clagett GP, et al. Prevention of venous thromboembolism. *Chest*. 2001;119(Suppl 1):132S–175S.
24. Geerts WH, Code KI, Jay RM, et al. A prospective study of venous thromboembolism after major trauma. *New England Journal of Medicine*. 1994;331:1601.
25. Smith NL, Harrington LB, Blondon M, et al. The association of statin therapy with the risk of recurrent venous thrombosis. *J Thromb Haemost*. 2016;14(7):1384–1392.
26. Anderson DR, Dunbar MJ, Bohm ER, et al. Aspirin versus low-molecular-weight heparin for extended venous thromboembolism prophylaxis after total hip arthroplasty: A randomized trial. *Ann Intern Med*. 2013;158(11):800–806.
27. Warwick D, Rosencher N. The "Critical Thrombosis Period" in Major Orthopedic Surgery: When to Start and When to Stop Prophylaxis. *Clinical and Applied Thrombosis/Hemostasis*. 2010;16(4):394–405.
28. White RH, Zhou H, Romano PS. Incidence of symptomatic venous thromboembolism after different elective or urgent surgical procedures. *Thromb Haemost*. 2003;90:446.
29. Venker BT, Ganti BR, Lin H, et al. Safety and efficacy of new anticoagulants for the prevention of venous thromboembolism after hip and knee arthroplasty: A meta-analysis. *J Arthroplasty*. 2016;32(2):645–652.
30. Cook D, Crowther M, Meade M, et al. Deep venous thrombosis in medical-surgical critically ill patients: prevalence, incidence, and risk factors. *Crit Care Med*. 2005;33:1565.

27 围手术期出血和输血的处理

STEVEN ELLIS HILL, DAISUKE FRANCIS NONAKA
李铁楠 译，纪宏文 审校

简介

对于外科手术患者来说，输血治疗是必要的，甚至可以挽救其生命，然而，尽管它是失血和贫血患者的标准化疗法，但其并未经历过新治疗手段所需的严格的随机试验，包括对于其相关不良事件及应用风险的评估。自 20 世纪 80 年代获得性免疫缺陷综合征（acquired immunodeficiency syndrome，AIDS）爆发以来，同种异体输血治疗的总体风险显然是未知的。在 21 世纪初，英国国家 CJD 监测单位（British National CJD Surveillance Unit）确定了 48 名接受了 15 名献血者血液成分的人，这些献血者后来发生了变异型克罗伊茨费尔特 - 雅各布病（variant Creutzfeldt-Jakob disease，vCJD）[1]。其中一名患者，在输注了来自无症状献血者的浓缩红细胞（packed red blood cell，PRBC）6.5 年后出现了症状，并于 2003 年 12 月死于 vCJD。10 年后，巴西的研究人员报告了 2 例接受血小板输注后寨卡病毒检测呈阳性的患者 [2]，献血者在献血时无症状，但在出现皮疹、眼眶后疼痛和双侧膝盖疼痛后被确诊感染寨卡病毒。考虑到上述风险，我们显然必须整合血液保护措施并研发血液替代制品，并通过这些措施，实现严格将输血指征限制在某些必要的临床场景中，以期采用同种异体血液制品维持充足的氧输送并降低死亡率。

患者血液管理和术前评估

患者血液管理（patient blood management，PBM）是一个旨在优化同种异体血液成分给药的风险收益比并改善患者预后的过程，血液管理促进协会认为，PBM 的四大支柱包括跨学科血液保护策略、贫血管理、围手术期凝血优化和以患者为中心的决策 [3]。PBM 需要有一个周密的准备以减少失血，并消除不必要的同种异体输血计划 [4]，尽管文献报道 PBM 可以改善患者结局并有效降低医疗成本，但其实施仍具有挑战性，因此，对于行重大择期手术的患者来说，获得 PBM 益处的临床基础是术前诊断和治疗贫血 [6]。

对于 PBM 的简化概念来说，其主要组成部分旨在预防围手术期临床上显著的贫血，虽然过去推荐在术中大量失血的非心脏外科手术（如全关节置换术和脊柱手术）中使用自体 PRBC 预处理技术，但考虑到该技术的成本以及疗效的不确定性，其目前在临床上的应用呈减少的趋势 [7-9]，自体 PRBC 预处理可能会导致患者在手术时血红蛋白水平降低，这可能会抵消掉其潜在的益处，预处理还存在一定的失误风险，这可能会导致预处理单元的大量浪费。

术前贫血是心脏手术 [10] 和重大非心脏手术死亡率的独立风险因素 [11]。如果在大手术前，患者自身红细胞水平不足，术中血液保存策略起到的作用是有限的，这类患者几乎都需要接受异体输血。美国对接受择期骨科手术的患者进行的一项调差显示，35% 的患者术前血红蛋白水平＜ 13 g/dl，而其中 1/3 的患者铁缺乏检测呈阳性 [12]。为了从病因学角度治疗可逆性贫血，临床医生需要在手术前 28 天开始对患者进行评估，并推迟需要贫血治疗的择期手术，以优化患者的临床结局 [5]，如果不能在重大手术 7 天前完成患者的评估和治疗，就失去了避免不必要输血和节约医疗成本的机会。将加速术后康复计划作为术前评估门诊扩展的一部分，对于术前患者的早期诊疗，推荐对术前患者进行贫血的诊断和治疗，以及为术中及术后的 PBM 做准备，如果可以全面实施，PBM 产生的成本节约作用可能会实现，同时，可避免患者接受异体输血，并减少血液制品的过度使用。

出血风险的术前评估

大量出血的相关疾病状态

肝功能不全

由于凝血因子缺乏和门静脉梗阻，肝衰竭患者围手术期出血的风险有所增加，在门静脉梗阻的情况下，食管静脉曲张以及手术区域周围潜在的静脉充血会导致失血增加。肝依赖性凝血因子（包括因子Ⅱ、Ⅶ、Ⅸ和Ⅹ）的缺陷会导致凝血功能不全，最常表现为凝血酶原时间（PT）延长。如果营养不良是肝衰竭患者凝血功能不全的影响因素之一，则可在术前服用维生素 K，不过，肝合成不足导致的凝血因子缺乏可能对维生素 K 治疗无反应，这类患者可能需要使用新鲜冷冻血浆（FFP）或浓缩凝血酶原复合物直接补充凝血因子，以防止发生危及生命的出血。然而，肝功能不全患者也存在抗凝血成分缺乏症，常规补充因子容易矫枉过正，甚至会引发血栓并发症。

纤溶亢进在肝衰竭患者的凝血功能不全中也发挥一定作用，其主要表现为严重肝病患者血液 D- 二聚体水平正常或仅轻微升高，慢性肝衰竭患者纤溶亢进的主要机制之一是组织纤溶酶原激活剂（tPA）清除率降低[13]。另一种潜在机制与肝调节的血浆蛋白合成减少有关，α-2- 抗纤溶酶是一种肝合成的酶[14]，其可能在肝衰竭时缺乏，导致血浆蛋白活性增加[15]。α-2- 抗纤溶酶通过快速灭活循环中的纤溶酶并与纤维蛋白交联，形成抗纤溶酶降解的凝块，从而抑制纤溶酶介导的纤维蛋白溶解。尽管纤溶酶原（纤溶酶的前体）和 α-2- 抗纤溶酶都是在肝中合成的，但 α-2- 抗纤溶酶的血浆浓度低于纤溶酶原，即使没有纤溶酶原，也可能被耗尽。另一种肝合成分子，纤维蛋白原，也可能在肝衰竭时耗尽，也是一个需要进行监测的指标[16,17]。尽管如此，纯纤维蛋白原缺乏症并不常见。

由于脾隔离以及消耗增加，肝衰竭患者的血小板计数通常较低。然而，由于血管性血友病因子（vWF）水平升高，血小板的止血作用在临床上仍接近正常，这与肝衰竭时 ADAMTS13（一种 vWF 裂解蛋白酶）的合成减少，导致的 vWF 活性和血小板黏附高于正常水平有关[18]。

肾衰竭

尿毒症性肾衰竭患者中最常见的凝血功能异常是血小板功能障碍，其是尿毒症引发的一种功能性障碍，并不是由于血小板自身存在问题，因此，除血小板计数低的患者外，这类患者不需要输注同种异体血小板。尿毒症性血小板功能障碍的主要治疗手段是治疗潜在的肾衰竭，必要时进行透析，此外，去氨加压素（DDAVP；1- 氨基 -8-D- 精氨酸加压素）可通过刺激血管内皮细胞释放 vWF 来改善血小板功能[19]，在努力纠正潜在尿毒症的同时，一次性静脉注射 DDAVP 0.3 μg/kg 可能有助于避免危及生命的出血事件[20]。

凝血因子缺乏

单个凝血因子的缺乏可能是由于遗传缺陷，如血友病 A（因子Ⅷ）和血友病 B（因子Ⅸ），不过缺乏也可能由后天因素引起，如体外循环后患者偶见的血小板异常消耗。既往有手术或牙科操作相关大量出血史或关节出血史的患者，应警惕其可能是出血高风险人群。为了治疗特定的凝血因子缺陷，临床医生需要及时识别并进行凝血因子替代治疗，因子Ⅷ和因子Ⅸ都可用于替代治疗的基因重组产物，其疗效很好但是价格相对昂贵。一般情况下，至少需要达到正常凝血因子活性的 40% 以上才可有效预防出血，并且可能需要更高的水平来终止活动性出血[21]。

对于维生素 K 缺乏症患者或华法林过量患者来说，维生素 K 通常在 12 ～ 24 h 可以产生治疗效果，肌内、皮下或静脉注射 10 mg 维生素 K，通常可将凝血酶原时间校正至国际标准化比值（INR）小于 1.3。对于需要重新服用华法林的患者来说，在没有活动性出血的情况下，给予 1 ～ 2 mg 的小剂量维生素 K 可以部分纠正凝血酶原时间，而维生素 K 缺乏或华法林过量导致危及生命的出血的急性治疗则可使用凝血酶原复合物（prothrombin complex concentrate，PCC）。

血小板缺乏

血小板数量或功能缺陷有多种潜在病因，其中许多病因需要采取输血以外的干预措施。原发性骨髓衰竭或药物诱导的骨髓抑制可导致血小板生成不足，而免疫机制、机械破坏或药物则会因血小板消耗增加从而引发血小板缺乏。特发性血小板减少性紫癜（idiopathic thrombocytopenic purpura，ITP）是由不明原因产生的血小板抗体引发的一种疾病，其对输血治疗反应不佳，当出现危及生命的出血时，可使用类固醇和（或）静脉注射大剂量免疫球蛋白进行治疗，慢性 ITP 患者可采用免疫抑制剂或脾切除术进行治疗。血栓性血小板减少性紫癜（thrombotic thrombocytopenic purpura，TTP）是一种以发热、血小板减少、微血管病性溶血性贫血、中枢神经系统功能障碍和肾衰竭为特征的临床综合征，TTP 很可能是由于先天性或后天性的血浆蛋白酶缺乏导致，该蛋白酶主要作用是裂解 vWF 多聚体[22]，据推测，当 vWF 多聚体未裂解时，它们促进血小板在循环中自发聚集，进而产生富含血小板和 vWF 的血栓，从而导致血小板消耗性缺乏。TTP 患者纤维蛋白原水平、弥散性血管内凝血（disseminated intravascular coagulation，DIC）筛查通常均为正常，这种情况必须积极地通过血浆置换进行治疗，如果早期积极治疗，患者有 80% 的生存机会。在围手术期对这种情况的警惕和识别至关重要，因为可能诱发 TTP 的药物使用有所增加，其主要包括噻氯匹定、奎宁、氯吡格雷和钙调神经磷酸酶抑制剂（如环孢素 A）等。

除了 TTP 对 vWF 的破坏之外，vWF 生产和功能不全也会导致围手术期出血过多，其常见于血管性血友病（von Willebrand disease，vWD），尽管 vWD 不是一种自身血小板的固有性疾病，但它会导致血小板黏附和聚集的减少，这种情况经常在有外科和牙科手术相关异常出血史的患者中被诊断，其通常表现为 PTT 升高，应基于严密的功能监测和专家意见确定疾病分型，进而选择最佳治疗策略。对于 1 型 vWD 患者来说，使用剂量为 0.3 μg/kg 的 DDAVP 治疗最有效[23]，这种疗法对于有 vWF 储备并可释放 vWF 的患者最有效。其他类型的 vWD 患者对于采用富含 vWF 的冷沉淀物输注有反应，冷沉淀富含“不稳定”凝血因子Ⅷ、ⅩⅢ和 vWF，也是无法耐受大量 FFP 的纤维蛋白原缺乏症患者的纤维蛋白原的主要来源，通过快速冷冻血浆，并在 1 ～ 6℃下解冻来制备冷沉淀，解冻血浆的沉淀部分从顶部排出，收集到单独的收集袋中而后冷冻，成为冷沉淀产物。

肝素诱导的血小板减少症

肝素诱导的血小板减少症（heparin-induced thrombocytopenia，HIT）是由肝素治疗诱发的血小板因子 4（platelet factor 4，PF4）抗体和肝素复合物形成所导致的一系列疾病，有研究称其发生率低于 1%，而其他研究中报道的发病率接近 5%[24]。肝素可能会导致暴露几天后血小板计数的轻微下降，但这种现象归因于肝素和血小板之间的非免疫性相互作用，并不被认为是真正的 HIT。HIT 通常导致肝素暴露后 5 天时血小板减少，这正是形成 PF4/ 肝素复合复合抗体所需的时间，然而，HIT 可在近期有肝素暴露史且已有 PF4/ 肝素复合抗体的患者中立即发生，但这些已存在的抗体并不是永久性的，一项研究表明，血清抗体转阴的中位时间为 50 ～ 85 天[25]。危及生命的 HIT 表现为血小板计数降低或异常血小板聚集导致的“白凝块”血栓形成，进而引发相关出血，由于住院患者肝素的使用频率较高，必须对这种潜在的致命药物不良反应有所警惕，其确诊一般依据抗体检测和 HIT 的临床表现。

4Ts 评分系统是一种使用临床参数（血小板减少、血小板减少时间、血栓形成和其他血小板减少原因）评估 HIT 发生风险的方法[26]，低风险 4Ts 评分具有非常稳健的阴性预测值，而中或高风险 4Ts 评分仅具有中度的阳性预测值[27]。如果 4Ts 评分显示中等及以上风险，则应进行 PF4 肝素酶联免疫吸附试验（enzyme-linked immunosorbent assay，ELISA）检测，该检测只需几个小时即可完成，对排除 HIT 具有很高的敏感性，但假阳性结果发生率高、特异性低。PF4 肝素 ELISA 检测阳性后，应进行血清素释放测定（serotonin-release assay，SRA），这是诊断的金标准[24]。SRA 的一个缺点是必须在专门的实验室进行，因此需要几天才能获得结果。

由于 PF4/ 肝素 ELISA 相对非特异性，且 SRA 结果通常无法立即获得，因此在等待最终诊断时，可能需要根据临床疑似进行治疗。如果怀疑 HIT，必须立刻停止肝素治疗，并使用其他抗凝药物[24]，直接凝血酶抑制剂包括阿加曲班和比伐卢定，它们是肝素治疗的常用替代品，但缺乏像鱼精蛋白一样的特异性拮抗药物。比伐卢定已成功用于 HIT 患者的体外循环，然而，由于比伐卢定不存在拮抗药，心脏手术后出血通常会持续较多，直到比伐卢定被机体清除。对于有肝素诱导血小板减少症模糊病史且无危及生命的出血或血栓并发症的患者，在体外循环期间使用肝素抗凝可能仍然是最安全的治疗方法，如果筛查无法检测到抗血小板抗体滴度，则可在冠状动脉旁路移植术前进行单剂量肝素治疗，并在手术结束时立即逆转。同时，推荐咨询血液科医生，以协助对有 HIT 病史的患者进行短期肝素暴露的风险获益分析。此外，低分子肝素也能刺激抗血小板抗体，不应用于疑似 HIT 的患者。如果 HIT 患者需要长期抗凝治疗，建议使用治疗剂量华法林，然而，华法林从开始服用到调整至适当水平需要一定时间，这时其他形式的抗凝药物可能早已达到治疗水平。华法林有可能在对因子Ⅱ、

Ⅶ、Ⅸ和Ⅹ产生治疗性抑制作用之前，就可抑制抗血栓物质、维生素K依赖因子蛋白C和蛋白S的产生。

替罗非班是一种糖蛋白Ⅱb/Ⅲa拮抗剂，已成功用于体外循环期间，以抑制HIT引起的血小板聚集，Koster等发表了一项方案，其在体外循环插管前10 min给予10 μg/kg替罗非班，然后持续泵注0.15 μg/(kg · min)[28]，同时，以标准方式给予肝素，保持活化凝血时间＞480 s，并在体外循环结束前1 h停止输注替罗非班，进入ICU后，开始输注重组水蛭素以预防血栓形成。

作为HIT的替代治疗方案，血浆置换已被用于清除循环中的肝素/PF4复合抗体，以允许在体外循环中安全地使用肝素。Welsby等描述了他们在心胸外科手术前对11名患者进行血浆置换的经验[29]，9名患者在术前和术后进行了PF4/肝素ELISA试验，其中6名患者的术后ELISA结果为阴性，其余3名患者的滴度降低了48%～78%，1名患者因心脏移植后可能发生急性体液排斥，术后进行了第2轮血浆置换，该研究中没有患者出现术后HIT。

HIT的管理非常多样化，确诊试验包括快速出结果的PF4/肝素ELISA，其灵敏度高但特异性低，以及由特定实验室完成的SRA，其特异性高得多；治疗策略可能包括等待肝素/PF复合抗体自然消除，使用肝素替代品（如直接凝血酶抑制剂）、使用血小板抑制剂以及进行血浆置换，在为每位患者制定最佳计划之前，必须评估HIT的风险性、手术时长和紧迫性以及医疗机构资源的可用性。

术中管理

抗凝逆转

患者在使用治疗剂量的抗凝剂治疗慢性疾病时，如人工机械瓣膜、心室辅助装置和心房颤动，通常需要进行手术。对于择期手术患者来说，华法林（一种常用的维生素K拮抗剂）的管理包括在手术前5天停止用药[30]，血栓形成风险高的患者应提前5天停用华法林，并使用肝素或依诺肝素等进行替代治疗[30]。在急诊手术的情况下，华法林逆转可通过多种方式完成，包括维生素K、FFP或PCC。维生素K可诱导因子Ⅱ、Ⅶ、Ⅸ和Ⅹ的合成，最好在围手术期静脉注射而非口服。据报道，大多数患者静脉注射维生素K需要12 h以上才能将超限的INR降至2.0以下。

FFP可通过增加凝血因子活性来逆转华法林的作用，然而，将INR降至临床合理水平所需的FFP总量对于患者结局非常重要。如果大量输注，患者将会面临与输血相关的急性肺损伤、循环超负荷及感染风险的增加。此外，单用FFP可使INR＜1.5，因为通过持续输注FFP产生的额外凝血因子将被其他血浆产物所稀释，因此，当前指南并未将FFP作为紧急逆转华法林的首选治疗[32]。

PCC含有维生素K依赖因子Ⅱ、Ⅶ、Ⅸ和Ⅹ，常与静脉维生素K联合，用于紧急逆转华法林的一线治疗[32]。在美国，最常见的PCC配方是4因子Kcentra，也称为Beriplex P/N，除上述维生素K依赖性因子外，Kcentra还提供抗凝蛋白C和S、抗凝血酶以及肝素。PCC与FFP相比，在紧急逆转华法林中的优势包括病原体传播风险的降低，容量输注的减少和更好的凝血状态恢复水平[33]，但是由于其促凝功能较为强大，PCC可能会增加意外血栓栓塞的风险，需谨慎应用，以使其收获最高的风险效益比。此外，英国指南推荐“PCC不应用于择期或非急诊手术”[34]。

非维生素K拮抗剂的口服抗凝剂包括Ⅹa因子抑制剂（如利伐沙班、阿哌沙班和依多沙班）和直接凝血酶抑制剂（如达比加群）。在一项双盲平行分组研究中，志愿者服用Ⅹa因子抑制剂利伐沙班3天，随后接受4因子PCC、氨甲环酸（TXA）或盐水治疗[35]，研究发现PCC部分逆转了凝血酶原时间，TXA组未检测到逆转，同时，他们还观察了出血时间和出血量，结果表明PCC、TXA或盐水之间没有差异。另一项交叉研究让志愿者服用利伐沙班或直接凝血酶抑制剂达比加群，然后接受4因子PCC治疗。他们发现，在利伐沙班组中，PCC可使凝血酶生成正常化，但在达比加群组中无作用[36]。较新的研究也支持这一观点，即PCC是一种合理的但是超说明书的治疗措施，它可以拮抗Ⅹa因子抑制剂的抗凝作用，但对直接凝血酶抑制剂无效，其原因可能是直接凝血酶抑制剂作用于凝血级联反应的下游，这使得PCC无法产生有意义的作用[33]。

伊达鲁西单抗（而非PCC）是逆转达比加群的首选药物，REVERSE研究最近发表了伊达鲁西单抗应用的安全性和有效性[37]，这是一项前瞻性多中心研究，随访了大约500名发生难以控制出血或需要紧急手术的患者，这些患者中的大多数存在颅内或胃肠道出血，他们被给予了5 g的伊达鲁西单抗，98%的患者的抗凝时间在初始剂量后24 h内完全逆转，血栓形成等不良事件的发生率也低于PCC[37]。

安德塞奈 α 是新研发的因子 Xa 抑制剂拮抗剂，ANNEXA-4 研究招募了 354 名服用 Xa 因子抑制剂时发生出血事件的患者[38]，并给他们服用安德塞奈 α，观察他们的抗 Xa 因子活性水平；此外，在服用安德塞奈 α 后 12 h，对其止血效果进行了临床评估。研究人员发现，82% 的患者在服用安德塞奈 α 后产生了良好的临床止血效果，不过他们发现抗 Xa 因子活性水平的下降并不能预测临床意义上的止血[38]。同时，安德塞奈 α 还可逆转肝素和依诺肝素诱导的抗凝作用[39]，其机制是安德塞奈 α 与肝素活化的、抗凝血酶的抗凝复合物相结合，而不是抑制游离肝素或依诺肝素与抗凝血酶的结合[39]。

抗纤溶治疗

氨甲环酸（TXA）和氨基己酸（EACA）是人工合成的赖氨酸衍生物，通过抑制纤溶酶的产生发挥抗纤溶作用。2010 年，抗纤溶性药物在重大出血中应用的临床随机试验（CRASH-2）纳入了 20 211 名创伤患者，这些患者在创伤 8 h 内，随机接受了氨甲环酸或安慰剂治疗[40]，创伤后 4 周，死亡率这一主要结局指标在 TXA 组显著降低，为 14.5%，而安慰剂组则为 16.0%（RR，0.91；95% CI，0.85 ~ 0.97；*P*=0.003 5）。死亡原因分为以下几组：出血、血管闭塞、多器官衰竭、头部损伤和其他原因，在这些组中，TXA 仅显著降低了出血相关死亡率，TXA 组与安慰剂组分别为 4.9%、5.7%（RR，0.85；95% CI，0.76 ~ 0.96，*P*=0.007 7）。本研究无法确定 TXA 降低全因死亡率和出血相关死亡率的原因或机制，我们推测其原因可能是 TXA 抑制纤溶，然而，TXA 组和安慰剂组之间的输血并没有显著性差异（*P*=0.21）。对 CRASH-2 数据进行的进一步分析发现，在外伤后 3 h 内给予 TXA 最有效，随后的给药不仅无效还可能有害[41]。

2 年后，TXA 在创伤紧急复苏研究中的军事应用（MATTERS）纳入了 896 名接受了至少 1 个单位 PRBC 的患者[42]，这是一项回顾性观察性研究，发现 TXA 组与非 TXA 组相比，死亡的绝对风险降低了 6.5%。此外，在接受大量输血的患者中，本研究显示，与非 TXA 组相比，TXA 组死亡的绝对风险降低了 13.7%。这些发现很有趣，因为 TXA 组与非 TXA 组相比，损伤严重程度评分和严重肢体损伤的发生率更高。同时，研究还发现，与对照组相比，TXA 组的低凝状态显著降低，但深静脉血栓形成和肺栓塞的发生率较高。

CRASH-2 和 MATTERS 试验均证明了抗纤溶药对创伤患者的益处，但也表明了其可能存在的潜在风险。尽管 CRASH-2 试验并没有发现 TXA 会显著增加血管闭塞事件的发生率[40]，但 MATTERS 试验发现 TXA 会显著增加深静脉血栓形成和肺栓塞[42]。此外，CRASH-2 的进一步分析显示，TXA 延迟应用对患者有害[41]。这引发了关于“纤溶停止”现象的研究，其被定义为对组织纤溶酶原激活剂的抵抗状态[43]，Moore 等描述了三组纤溶强度谱：纤溶亢进、生理性纤溶和纤溶停止[44]，在对 180 名患者的研究中，他们发现纤溶亢进组患者需要更多的 PRBC 和 FFP，且大量输血的发生率更高；生理性纤溶组患者的死亡率最低，而纤溶亢进组和纤溶停止组的死亡率较高。纤溶亢进组最常见的死亡原因是急性失血，而纤溶停止组的主要死亡原因可能是缺血引起的多器官衰竭。这项研究显示，当患者服用过量的抗纤溶药物导致纤溶停止时，会发生严重的损害，因此，常规服用抗纤溶药的做法受到了质疑。目前的趋势主张在实验室研究的基础上更有针对性地使用抗纤溶药物，以最大限度地提高效益并降低风险。

术中血液管理

在围手术期输注同种异体红细胞的指征一直是学术界广泛争论的主题，根据胸外科医师协会和心血管麻醉医师协会于 2011 年联合发布的围手术期输血指南，血红蛋白水平低于 6 g/dl 的患者或血红蛋白水平在 6 ~ 10 g/dl 且有组织缺血迹象的患者需要输注同种异体红细胞[51]，但在组织缺血的情况下对应的血红蛋白范围很广，这对大多数心脏手术患者来说几乎没有可靠的临床指导意义。异体红细胞输注可以增加携氧能力的益处与异体红细胞输注的风险之间的权衡，很大程度上取决于医生的经验和医院的输血流程，在选择红细胞输注的血红蛋白水平时，还必须考虑可能会增加组织缺血风险的患者个体特征，如合并血管功能不全。此外，关于血液储存时长对于血液制品输注效果的影响，最新的指南称，输注新旧血液制品对预后的影响没有统计学差异[45]。

对于麻醉、肌松及低温体外循环的患者来说，输注同种异体红细胞的血红蛋白水平明显低于术后。Karkouti 等连续纳入了 10 179 名术前血红蛋白正常、行体外循环心脏手术的患者，发现在血红蛋白降至患者基线的 50% 以下之前，死亡、卒中和肾衰竭组成的复合结局指标并未显著升高[48]。该数据表明，与绝对血红蛋白水平相比，血红蛋白水平相对降低的百分比对于体外循环患者来讲可能是更合适的输血参考指标。

在随机试验中，对使用体外循环进行心脏手术的患者进行限制性红细胞输注策略与开放式红细胞输注策略的非劣效性比较，心脏外科输血需求（TRICS）Ⅲ试验的研究人员发现，红细胞输注阈值为术中血红蛋白低于 7.5 g/dl 的患者，预后并不会差于阈值为术中和 ICU 期间血红蛋白低于 9.5 g/dl 或阈值为非 ICU 期间血红蛋白低于 8.5 g/dl 的患者[46]。根据 2019 年发布的心脏外科患者出血管理指南，心血管麻醉医师协会工作组一致认为，血红蛋白定义的输血阈值为 7.5 g/dl 对于心脏外科手术患者来说是“临床上合理且实用的”。体外循环停机后，阈值低于 7.5 g/dl 的非劣效性尚未得到充分验证。

限制异体输血的最有效方法是维持患者自身的红细胞水平，限制不必要的静脉输液、减少体外循环预充量等技术有效减轻了红细胞、血小板和凝血因子的稀释。

血液回收

血液回收包括从手术区域吸取流出的血液，然后清洗并重新悬浮在晶体中以供回输。血液回收目前广泛应用于心脏外科手术，它是一种低风险的方法，即在不进行体外循环的情况下，从外科术野以及从体外循环停机后的管路内残余血液中回收红细胞。在这个过程中，血小板和血浆蛋白被去除，但新鲜的自体红细胞被保存下来。

20 世纪 90 年代末进行的荟萃分析强烈支持在骨科手术中使用围手术期血液回收，但在心脏手术中的疗效方面却模棱两可[49]。在 2009 年心脏手术中使用血液回收的荟萃分析中，来自 2282 名随机临床试验受试者的数据被合并用于分析[50]，使用血液回收可有效降低同种异体红细胞的输注率，以及其他各种同种异体血液制品的输注率，同时，每位患者输注的同种异体血液制品的体积也显著降低了 256 ml（95% CI，−416 ～ −95 ml；P=0.002）。

Wang 等研究的一项亚分析表明，血液回收仅对于回收术野血液以及体外循环残余机血有益。因此，在心脏手术不进行体外循环期间，血液回收似乎有助于红细胞水平的恢复，这使该技术与急性等容血液稀释形成互补。

急性等容血液稀释

根据 2011 年胸外科医师协会（STS）和心血管麻醉医师协会（SCA）血液保护临床实践指南，“急性等容血液稀释（acute normovolemic hemodilution，ANH）可用于血液保护，但其有效性尚未得到充分证实。它可作为血液保护综合策略的一部分，证据等级 B”[51]。虽然这种技术已经使用了很多年，但仍缺乏确切的疗效证据，与许多旨在减少输血的临床干预措施一样，随机对照试验数量有限，由于异体成分输血是一种公认的贫血的标准化治疗方法，相关试验由于无法消除研究者偏倚且无法在临床认为必须接受输血的患者中不进行输血治疗，而使结果受很多混杂因素影响。不支持进行 ANH 的医生认为该程序耗时、分散注意力、风险大且无效；而支持者则认为，在接受输血可能性较高且 PRBC 输注量低于 12 个单位的特定人群中，其可以避免低容量输血，同时，他们认为 ANH 并不昂贵，且如果在手术室中由训练有素的团队进行是安全的，并且可以被患者接受。

ANH 在体外循环心脏手术领域的风险收益比较高，通过体外循环机的全血凝血因子活性降低、血小板计数减少和血栓衰弱[52]。通过留下一部分全血在体外循环后用于回输，不仅可以保留自体红细胞质量，而且每单位全血将提供 1 个单位新鲜红细胞、1 个单位新鲜血浆和 1 个单位自体血小板，从而有可能改善体外循环后的止血效果。

在 20 世纪 80 年代的 HIV 危机之后，人们非常重视血液保护研究。20 世纪 90 年代末进行的荟萃分析表明，ANH 降低了同种异体输血的发生率[53]，然而，仅通过使用围手术期输血方案指导决策，ANH 的有益效果就被消除了，这一分析也因纳入了 20 世纪 70 年代的研究以诱导结论的产生而受到质疑。2001 年，Richard Weiskopf[54] 进行了一项数理分析，以评估 ANH 对红细胞保存的影响。通过严密的数学计算，他发现 ANH 确实可以保持红细胞水平，但前提是手术失血量超过血容量的 50%，他还发现需要 70% 的血量进行稀释，才能使红细胞输注减少 1 个单位。在实践中，这将需要 4 个单位全血进行 ANH 并带来接近 2 L 的血液损失，但仅仅获得 1 个单位的自体 PRBC。2004 年的一项荟萃分析将 ANH 与其他血液保护技术进行了比较，尽管 ANH 患者的输血量减少 1 ～ 2 个单位，且术中出血明显减少，但同种异体输血的风险没有显著差异，因此，该研究作者认为 ANH 的安全性未得到有效证实，ANH 的广泛使用无法得到支持。渐渐，医学界对这项技术的热情有所减弱。

2015 年，Zhou 等对 63 项研究中的 3819 名患者进行了荟萃分析，在所有类型手术中，将 ANH 组与对照组进行对比 [56]，结果发现同种异体红细胞输注量显著减少，同种异体输血率显著降低。然而，由于研究存在异质性及发表偏倚，作者得出结论认为 ANH 的真正疗效尚未得到证实，但这项研究的不足包括纳入了小规模试验、输血方案缺乏一致性以及手术类型和 ANH 技术的差异，这是导致该研究结论遭受质疑的重要原因 [57]。

数十年来，关于需要大量失血和可控的环境才能充分发挥 ANH 的益处并最小化 ANH 风险的研究结果表明，接受体外循环的心脏外科手术患者似乎是 ANH 的最佳应用对象。当体外循环管路的体积与手术失血量相加时，总的暂时性失血量接近 2 L。在全身麻醉下，允许逐渐采集血液，可以采集多达 4 个单位的全血，使体外循环期间的总失血量有所降低，有利于显著保存红细胞水平。将未暴露于体外循环回路的新鲜全血提前保存，可以防止凝血因子激活以及全血中血小板数量和功能的下降，停机后进行全血输注将改善凝血及止血功能。

最近仅纳入体外循环心脏手术患者的分析得出了支持 ANH 的结果，在美国密歇根州胸心血管外科医生质量协作协会的一项数据库研究中，对来自 26 家医院的 13 354 名接受体外循环下冠状动脉手术和瓣膜手术的患者进行了分析 [58]，ANH 患者接受同种异体红细胞输注的调整后相对风险较低，随着采血量的增加，降低程度增大。ANH 患者的血浆和血小板输注风险、风险调整后的 30 天死亡率和急性肾损伤风险也显著降低，但是，其作为一项数据库研究，无法避免选择偏倚。

随后的荟萃分析（仅包括 ANH 用于心脏手术中的随机对照试验）也释放了 ANH 使用的有利信号，共纳入了 29 项试验涉及的 2439 名患者，研究发现 ANH 组异体红细胞输注明显减少，异体红细胞输注避免率明显升高，且术后失血也有所降低 [59]。正如荟萃分析得出的所有结论一样，不同临床试验采用的试验方法及采集的数据不同、结局指标不同和试验存在异质性等多重因素共同作用可能会使研究结果的有效性大打折扣，Barile 等研究的一篇评论中指出，该研究主要结局指标报告为标准化平均差，而非输注红细胞的绝对减少，研究中也缺乏对患者预后的评估。所发现的显著差异也主要来自早期研究，这表明近年来其他血液管理技术已经抵消了 ANH 的益处 [60]。

在 Henderson 等进行的一项单中心研究中，84 名患者接受了冠状动脉旁路移植术（CABG）、主动脉置换术（AVR）或 CABG/AVR 手术，术中采用 CPB 联合 ANH 的血液保护措施，ANH 采集量至少为 2 个单位全血（900 ml），将其通过倾向性匹配评分，与接受相同手术、ANH 采集量为 0 ～ 899 ml 全血进行 1∶1 匹配，排除标准包括：患者年龄＞ 80 岁或＜ 40 岁、体重指数＞ 45 kg/m^2、术前华法林、P2Y12 抑制剂或直接口服抗凝剂（DOAC）治疗、体外循环时间＞ 4 h 或＜ 40 min、急诊手术、红细胞压积＜ 27% 或血小板计数＜ 100×10^9/L。两组均采用了多方面的血液保护策略，且不良事件发生率没有差异。与接受低容量或无 ANH 的患者相比，接受高容量 ANH（红细胞和非红细胞）输血的患者的同种异体输血比例显著降低 [61]。该研究强烈表明，在这一特定患者群体中使用高容量 ANH 有利于减少异体输血。

在任何情况下，都拒绝异体输血的患者群体代表了一类患者，他们在心脏手术期间尽可能利用所有可用的血液保护手段，以保证最佳的生存机会。Pattakos 等发表了 322 名拒绝输血的患者与 322 名倾向匹配的对照组的结局比较结果 [62]，在拒绝输血的患者队列中，术后心肌梗死、二次开胸止血及机械通气延长的发生率明显降低，ICU 停留时间和住院时间显著减少，而拒绝输血队列的 1 年生存率有显著改善的趋势（P=0.07）。在 45 名连续接受心脏手术并拒绝异体输血的患者中，37 名患者使用了 ANH（不用于严重主动脉瓣狭窄或非体外循环冠状动脉旁路移植术）作为综合患者血液管理计划的一部分。在该研究中，90 天死亡率为 0，血红蛋白水平维持在 10 g/dl 以上（在除转机外的时段）[63]。

鉴于迄今为止的研究证据，应考虑将大容量 ANH 用于体外循环心脏手术患者，作为患者综合血液管理策略的一部分，未来开展大型随机对照试验以对该技术进行研究是有必要的。

参考文献

1. Llewelyn CA, Hewitt PE, Knight RS, et al. Possible transmission of variant Creutzfeldt-Jakob disease by blood transfusion. *Lancet*. 2004;363:417–421.
2. Motta IJ, Spencer BR, Cordeiro da, et al. Evidence for transmission of Zika Virus by platelet transfusion. *N Engl J Med*. 2016;375:1101–1103.
3. SABM: Foundational principles of patient blood management. Date accessed 5/23/2019: Available at www.sabm.org.
4. Shander A, Javidroozi M, Perelman S, et al. From bloodless surgery to patient blood management. *Mt Sinai J Med*. 2012;79:56–65.
5. Farmer SL, Towler SC, Leahy MF, et al. Drivers for change: Western Australia Patient Blood Management Program (WA PBMP), World Health Assembly (WHA) and Advisory Committee on Blood Safety and Availability (ACBSA). *Best Pract Res Clin Anaesthesiol*. 2013;27:43–58.
6. Gombotz H. Patient blood management is key before elective surgery. *Lancet*. 2011;378:1362–1363.
7. Themistoklis T, Theodosia V, Konstantinos K, et al. Perioperative blood management strategies for patients undergoing total knee replacement: Where do we stand now? *World J Orthop*. 2017;8:441–454.
8. Billote DB, Glisson SN, Green D, et al. Efficacy of preoperative autologous blood donation: Analysis of blood loss and transfusion practice in total hip replacement. *J Clin Anesth*. 2000;12:537–542.
9. Brookfield KF, Brown MD, Henriques SM, et al. Allogeneic transfusion after predonation of blood for elective spine surgery. *Clin Orthop Relat Res*. 2008;466:1949–1953.
10. Engoren M, Schwann TA, Habib RH, et al. The independent effects of anemia and transfusion on mortality after coronary artery bypass. *Ann Thorac Surg*. 2014;97:514–520.
11. Gabriel RA, Clark AI, Nguyen AP, et al. The association of preoperative hematocrit and transfusion with mortality in patients undergoing elective non-cardiac surgery. *World J Surg*. 2018;42:1939–1948.
12. Goodnough LT, Lublin DM, Zhang L, et al. Transfusion medicine service policies for recombinant factor VIIa administration. *Transfusion*. 2004;44:1325–1331.
13. Hunt BJ, Segal H. Hyperfibrinolysis. *J Clin Pathol*. 1996;49:958.
14. Favier R, Aoki N, de Moerloose P. Congenital alpha(2)-plasmin inhibitor deficiencies: A review. *Br J Haematol*. 2001;114:4–10.
15. Meijer C, Wiezer MJ, Hack CE, et al. Coagulopathy following major liver resection: The effect of rBPI21 and the role of decreased synthesis of regulating proteins by the liver. *Shock*. 2001;15:261–271.
16. Francis JL, Armstrong DJ. Acquired dysfibrinogenaemia in liver disease. *J Clin Pathol*. 1982;35:667–672.
17. Kamath S, Lip GY. Fibrinogen: Biochemistry, epidemiology and determinants. *Qjm*. 2003;96:711–729.
18. Hugenholtz GC, Adelmeijer J, Meijers JC, et al. An unbalance between von Willebrand factor and ADAMTS13 in acute liver failure: Implications for hemostasis and clinical outcome. *Hepatology*. 2013;58:752–761.
19. Kaufmann JE, Vischer UM. Cellular mechanisms of the hemostatic effects of desmopressin (DDAVP). *J Thromb Haemost*. 2003;1:682–689.
20. Svensson PJ, Bergqvist PB, Juul KV, et al. Desmopressin in treatment of haematological disorders and in prevention of surgical bleeding. *Blood Rev*. 2014;28:95–102.
21. Xi M, Beguin S, Hemker HC. The relative importance of the factors II, VII, IX and X for the prothrombinase activity in plasma of orally anticoagulated patients. *Thromb Haemost*. 1989;62:788–791.
22. Tsai HM. Advances in the pathogenesis, diagnosis, and treatment of thrombotic thrombocytopenic purpura. *J Am Soc Nephrol*. 2003;14:1072–1081.
23. Mannucci PM. How I treat patients with von Willebrand disease. *Blood*. 2001;97:1915–1919.
24. East JM, Cserti-Gazdewich CM, Granton JT. Heparin-induced thrombocytopenia in the critically ill patient. *Chest*. 2017;154(3):678–690.
25. Warkentin TE, Kelton JG. Temporal aspects of heparin-induced thrombocytopenia. *N Engl J Med*. 2001;344:1286–1292.
26. Lo GK, Juhl D, Warkentin TE, et al. Evaluation of pretest clinical score (4 T's) for the diagnosis of heparin-induced thrombocytopenia in two clinical settings. *J Thromb Haemost*. 2006;4:759–765.
27. Cuker A, Gimotty PA, Crowther MA, et al. Predictive value of the 4Ts scoring system for heparin-induced thrombocytopenia: A systematic review and meta-analysis. *Blood*. 2012;120:4160–4167.
28. Koster A, Kukucka M, Bach F, et al. Anticoagulation during cardiopulmonary bypass in patients with heparin-induced thrombocytopenia type II and renal impairment using heparin and the platelet glycoprotein IIb-IIIa antagonist tirofiban. *Anesthesiology*. 2001;94:245–251.
29. Welsby IJ, Um J, Milano CA, et al. Plasmapheresis and heparin reexposure as a management strategy for cardiac surgical patients with heparin-induced thrombocytopenia. *Anesth Analg*. 2010;110:30–35.
30. Douketis JD, Spyropoulos AC, Spencer FA, et al. Perioperative management of antithrombotic therapy: Antithrombotic Therapy and Prevention of Thrombosis, 9th ed: American College of Chest Physicians Evidence-Based Clinical Practice Guidelines. *Chest*. 2012;141:e326S–e350S.
31. Meehan R, Tavares M, Sweeney J. Clinical experience with oral versus intravenous vitamin K for warfarin reversal. *Transfusion*. 2013;53:491–498 quiz 0.
32. Holbrook A, Schulman S, Witt DM, et al. Evidence-based management of anticoagulant therapy: Antithrombotic Therapy and Prevention of Thrombosis, 9th ed: American College of Chest Physicians Evidence-Based Clinical Practice Guidelines. *Chest*. 2012;141:e152S–e184S.
33. Ghadimi K, Levy JH, Welsby IJ. Prothrombin complex concentrates for bleeding in the perioperative setting. *Anesth Analg*. 2016;122:1287–1300.
34. Keeling D, Baglin T, Tait C, et al. Guidelines on oral anticoagulation with warfarin - fourth edition. *Br J Haematol*. 2011;154:311–324.
35. Levy JH, Moore KT, Neal MD, et al. Rivaroxaban reversal with prothrombin complex concentrate or tranexamic acid in healthy volunteers. *J Thromb Haemost*. 2018;16:54–64.
36. Eerenberg ES, Kamphuisen PW, Sijpkens MK, et al. Reversal of rivaroxaban and dabigatran by prothrombin complex concentrate: A randomized, placebo-controlled, crossover study in healthy subjects. *Circulation*. 2011;124:1573–1579.
37. Pollack Jr CV, Reilly PA, van Ryn J, et al. Idarucizumab for dabigatran reversal - full cohort analysis. *N Engl J Med*. 2017;377:431–441.
38. Connolly SJ, Crowther M, Eikelboom JW, et al. Full study report of andexanet alfa for bleeding associated with factor Xa inhibitors. *N Engl J Med*. 2019;380(14):1326–1335.
39. Kalathottukaren MT, Creagh AL, Abbina S, et al. Comparison of reversal activity and mechanism of action of UHRA, andexanet, and PER977 on heparin and oral FXa inhibitors. *Blood Adv*. 2018;2:2104–2114.
40. Shakur H, Roberts I, Bautista R, et al. Effects of tranexamic acid on death, vascular occlusive events, and blood transfusion in trauma patients with significant haemorrhage (CRASH-2): A randomised, placebo-controlled trial. *Lancet*. 2010;376:23–32.
41. Roberts I, Shakur H, Afolabi A et al: The importance of early treatment with tranexamic acid in bleeding trauma patients: An exploratory analysis of the CRASH-2 randomised controlled trial. Lancet 2011; 377:1096-101, 101.e1-101.e2.
42. Morrison JJ, Dubose JJ, Rasmussen TE, et al. Military Application of Tranexamic Acid in Trauma Emergency Resuscitation (MATTERs) Study. *Arch Surg*. 2012;147:113–119.
43. Moore EE, Moore HB, Gonzalez E, et al. Postinjury fibrinolysis shutdown: Rationale for selective tranexamic acid. *J Trauma Acute Care Surg*. 2015;78:S65–S69.
44. Moore HB, Moore EE, Gonzalez E, et al. Hyperfibrinolysis, physiologic fibrinolysis, and fibrinolysis shutdown: The spectrum of postinjury fibrinolysis and relevance to antifibrinolytic therapy. *J Trauma Acute Care Surg*. 2014;77:811–817 discussion 7.
45. American Society of Anesthesiologists. Practice guidelines for perioperative blood management: an updated report by the American Society of Anesthesiologists Task Force on Perioperative Blood Management. *Anesthesiology*. 2015;122:241–275.
46. Mazer CD, Whitlock RP, Fergusson DA, et al. Restrictive or liberal red-cell transfusion for cardiac surgery. *N Engl J Med*. 2017;377:2133–2144.
47. Raphael J, Mazer CD, Subramani S, et al. Society of Cardiovascular Anesthesiologists clinical practice improvement advisory for management of perioperative bleeding and hemostasis in cardiac surgery patients. *J Cardiothorac Vasc Anesth*. 2019;33:2887–2899.
48. Karkouti K, Wijeysundera DN, Yau TM, et al. The influence of baseline hemoglobin concentration on tolerance of anemia in cardiac surgery. *Transfusion*. 2008;48:666–672.
49. Huet C, Salmi LR, Fergusson D, et al. A meta-analysis of the effectiveness of cell salvage to minimize perioperative allogeneic blood transfusion in cardiac and orthopedic surgery. *International Study of Perioperative Transfusion (ISPOT) Investigators Anesth Analg*. 1999;89:861–869.
50. Wang G, Bainbridge D, Martin J, et al. The efficacy of an intraoperative cell saver during cardiac surgery: A meta-analysis of randomized trials. *Anesth Analg*. 2009;109:320–330.
51. Ferraris VA, Brown JR, Despotis GJ, et al. 2011 update to the Society of Thoracic Surgeons and the Society of Cardiovascular Anesthesiologists blood conservation clinical practice guidelines. *Ann Thorac Surg*. 2011;91:944–982.
52. Hofer J, Fries D, Solomon C, et al. A snapshot of coagulopathy after cardiopulmonary bypass. *Clin Appl Thromb Hemost*. 2016;22:505–511.
53. Bryson GL, Laupacis A, Wells GA. Does acute normovolemic hemodilution reduce perioperative allogeneic transfusion? A meta-analysis. *The International Study of Perioperative Transfusion Anesth Analg*. 1998;86:9–15.
54. Weiskopf RB. Efficacy of acute normovolemic hemodilution assessed as a function of fraction of blood volume lost. *Anesthesiology*. 2001;94:439–446.
55. Segal JB, Blasco-Colmenares E, Norris EJ, et al. Preoperative acute normovolemic hemodilution: A meta-analysis. *Transfusion*. 2004;44:632–644.
56. Zhou X, Zhang C, Wang Y, et al. Preoperative acute normovolemic hemodilution for minimizing allogeneic blood transfusion: A Meta-Analysis. *Anesth Analg*. 2015;121:1443–1455.
57. Grant MC, Resar LM, Frank SM. The efficacy and utility of acute normovolemic hemodilution. *Anesth Analg*. 2015;121:1412–1414.
58. Goldberg J, Paugh TA, Dickinson TA, et al. Greater volume of acute normovolemic hemodilution may aid in reducing blood transfusions after cardiac surgery. *Ann Thorac Surg*. 2015;100:1581–1587. discussion 7.
59. Barile L, Fominskiy E, Di Tomasso N, et al. Acute normovolemic hemodilution reduces allogeneic red blood cell transfusion in cardiac surgery: a systematic review and meta-analysis of randomized trials. *Anesth Analg*. 2017;124:743–752.
60. Howle RC. Is acute normovolemic hemodilution useful in modern cardiac anesthesia? *Anesth Analg*. 2017;124:1013.
61. Henderson RA, Mazzeffi MA, Strauss ER, et al. Impact of intraoperative high-volume autologous blood collection on allogeneic transfusion during and after cardiac surgery: A propensity score matched analysis. *Transfusion*. 2019;59:2023–2029.
62. Pattakos G, Koch CG, Brizzio ME, et al. Outcome of patients who refuse transfusion after cardiac surgery: A natural experiment with severe blood conservation. *Arch Intern Med*. 2012;172:1154–11560.
63. McCartney S, Guinn N, Roberson R, et al. Jehovah's witnesses and cardiac surgery: A single institution's experience. *Transfusion*. 2014;54:2745–2752.

28 围手术期手术部位感染的预防

Q. LINA HU, CLIFFORD Y. KO

周 勇 译，赵梦芸 审校

简介

手术部位感染（surgical site infection，SSI）是目前医院获得性感染（hospital-acquired infection，HAI）最常见的原因，约占住院患者所有HAI的20%[1]。美国每年有160 000 ~ 300 000例SSI，其中2% ~ 5%发生于住院手术患者[2]。SSI与较差的预后有关，包括增加2 ~ 11倍的死亡风险[3]。尽管绝大多数SSI患者康复后没有留下长期的后遗症，但77%的SSI患者死亡可以直接归因于感染本身[4]。SSI导致的成本增加与手术种类和感染病原体的类型有关，总体上认为SSI与每年35 ~ 100亿美元的医疗保健支出有关[2]。平均来说，SSI延长7 ~ 11天的住院时间，增加超过20 000美元的住院费用[5]。

所有的手术切口都会被细菌污染，但只有少数导致临床感染。对于大多数患者，固有免疫可以有效清除手术切口部位的污染菌，因此不会发生临床感染。手术后SSI取决于以下复杂因素的互相作用：①患者相关因素，如年龄、肥胖、糖尿病、免疫力和营养状态等；②手术相关因素，如植入异体材料、手术时间、皮肤消毒和组织损伤程度等；③介导组织黏附和侵袭或者使细菌能够逃过宿主免疫反应同时定植或感染宿主的微生物因素；④围手术期抗生素使用。

手术部位感染

手术部位感染分级

手术切口分级可以基于细菌载量或污染程度来确定。自1964年美国国家科学院国家研究委员会发布关于手术室（operating room，OR）中使用紫外线灯的研究以来，切口已按照污染的风险等级进行分级。切口分为4类：清洁切口、清洁/污染切口、污染切口和感染切口[6]。这种手术切口污染程度分类法是预测手术切口感染风险的传统体系方法。

SSI分为三类：①表浅切口，②深部切口，③器官/空腔。表浅切口SSI仅涉及皮肤或皮下组织；深部切口SSI涉及筋膜或肌肉层；器官/空腔SSI涉及手术中打开或者操作的任何部位，但不包括前面两种SSI涉及的层次。框28.1列出了诊断SSI的标准。SSI的识别涉及对临床和实验室数据的解读。美国疾病控制和预防中心（The Centers for Disease Control and Prevention，CDC）提出了标准监控定义，对SSI进行分级的时候必须始终采用这些标准。

微生物学

当每克组织有超过105个微生物时，感染的风险增加[7]。当存在异体材料时，引起感染的细菌载量会显著减少（如丝线缝合处每克组织只有100个葡萄球菌）[8]。感染风险也与特定病原体产生的毒素成正比，因为这些毒素可以促进侵袭和组织损伤，并干扰宿主免疫[9]。

引起SSI的病原体没有随着时间推移而发生显著变化。表28.1列出了SSI相关的病原体分布情况。金黄色葡萄球菌、大肠杆菌、凝固酶阴性葡萄球菌和粪肠球菌代表近50% SSI相关的病原体。金黄色葡萄球菌是大多数手术中最常见的SSI相关病原体，但大肠杆菌在腹部手术更常见，而肠球菌属在移植手术中最常见[10]。

病原体来源

SSI病原体的主要来源是患者皮肤、黏膜或空腔器官的内源性菌群[11]。当黏膜或皮肤被切开时，暴露的组织有被内源性菌群污染的风险[12]。这些微生物通常是需氧的革兰氏阳性球菌（如葡萄球菌）。当手术进入某个器官系统时，该器官系统的内源性菌群可能成为病原体的来源。例如，做肠道手术时，肠道菌群（如大肠杆菌或者其他革兰氏阴性杆菌）成为SSI的病原体来源。

手术病原体也可以是外源性的。例如来源于外科人员（特别是手术团队成员）、手术室环境（包括空气）以及无菌区的材料（如手术器械、设备和容器等）。外源性的菌群主要为需氧性，特别是革兰氏阳性菌（如葡萄球菌和链球菌）[13,14]。尽管金黄色葡萄球菌通常为内源性，但有证据表明也可以为外源性[15]。真菌性SSI不常见，可以是内源性或外源性的[16]。然而，有超过20例的人工关节念珠菌感染报道，并且有越来越多关于心脏手术后念珠菌感染的报道[17-20]。尽管这类感染不常见，但和严重不良事件相关，包括大于50%的死亡率[21,22]。

风险因素

风险因素是和某种特定结局的风险增加有统计学相关性的特征，尽管未必有因果关系。手术后出现SSI的风险因素可以大致分为术前、术中和术后因素，和患者、手术操作或器械设备因素有关（表28.2）[2,23,24]。不可调整的患者因素包括高龄、近期放疗和术前或既往皮肤/软组织感染史[2,24]。潜在可调整的患者风险因素包括血糖控制、吸烟饮酒状况、营养不良、肥胖和免疫抑制状态[24]。手术相关风险因素包括急诊手术、手术复杂程度和切口分级[24]。器械设备相关风险因素包括通气不足、手术室人员流动增加和器械消毒不当[2]。在下文中，我们将进一步阐述术前、术中和术后的SSI预防措施。

手术部位感染的预防

术前因素

患者相关因素

糖尿病及控制。众所周知糖尿病是医疗不良事件的风险因素。传统认为，长期高血糖的影响（如大血管和微血管疾病）和中性粒细胞、补体和抗体功能障碍相关的切口愈合不良相互作用可以增加感染风险[25-29]。然而，最近关于长期血糖控制与SSI风险关系的研究结果不一。一项关于美国退伍军人事务局国家外科质量改进计划（Veterans Affairs National Surgical Quality Improvement Program，VA NSQIP）的回顾性研究报道，Hb A1c（长期血糖控制情况的

框 28.1　手术部位感染（SSI）的诊断标准

表浅切口 SSI

手术后30天内发生，并且仅累及切口皮肤或皮下组织，并且至少满足以下一条：

1. 表浅切口有脓性引流液
2. 从表浅切口或皮下组织无菌采集的体液或组织中，培养出微生物，或非培养基微生物学检测方法中分离出微生物
3. 当患者出现至少以下症状体征之一时，外科医生、主治医生或者其他医务人员再次切开表浅切口：疼痛或触痛、局部肿胀、红斑或发热，若切口培养阴性则除外
4. 外科医生、主治医生或者其他医务人员诊断表浅切口 SSI

深部切口 SSI

接受任一项 NHSN 手术后30天或90天内，并累及切口深部软组织（如筋膜和肌肉层），并且至少满足以下一条：

1. 深部切口有脓性引流液
2. 当患者出现至少以下症状体征之一时，深部切口自发裂开或被外科医生再次切开：发热、局部疼痛或触痛，若切口培养阴性则除外
3. 大体解剖学、组织病理学或影像学检查发现累及深部切口的脓肿或其他感染证据

器官/空腔 SSI

接受任一项 NHSN 手术后30天或90天内，并且累及手术过程中打开或操作的任何深于筋膜/肌肉层的身体部位（如器官或空腔），并且至少满足以下一条：

1. 器官或空腔有脓性引流液
2. 器官或空腔内的液体或组织培养出或非培养微生物学检测方法分离出微生物
3. 器官或空腔内无菌采集的液体或组织中培养分离出微生物
4. 大体解剖学、组织病理学检或影像学检查发现累及器官/空腔的脓肿或其他感染证据

满足至少一条 NHSN 的器官/空腔感染标准

From National Healthcare Safety Network，Surgical Site Infection（SSI）Event. Centers for Disease Control and Prevention；Atlanta：2013，and available at www.cdc.gov/nhsn/pdfs/pscmanual/9pscssicurrent.pdf.

表 28.1 2011—2014 年频繁上报美国国家医疗保健安全网络的手术部位感染相关病原体分布情况

病原体	病原体数量	病原体百分比（%）
金黄色葡萄球菌	30 902	20.7
大肠杆菌	20 429	13.7
凝固酶阴性葡萄球菌	11 799	7.9
粪肠球菌	11 156	7.5
铜绿假单胞菌	8458	5.7
克雷伯菌（肺炎 / 产酸）	7067	4.7
拟杆菌属	7041	4.7
肠杆菌属	6615	4.4
其他肠球菌属	6410	4.3
变形杆菌属	4196	2.8
屎肠球菌	4140	2.8
白色念珠菌	3351	2.2
草绿色链球菌	2639	1.8
B 族链球菌	1879	1.3
沙雷氏菌属	1857	1.2
其他病原体	21 070	14.1
总计	149 009	100

Adapted from Weiner，L. M.，et al. Antimicrobial-resistant pathogens associated with healthcare-associated infections：summary of data reported to the National Healthcare Safety Network at the Centers for Disease Control and Prevention，2011-2014. Infect Control Hosp Epidemiol 2016；37（11）：1288-1301.

标志物）升高与术后感染风险增加相关，Hb A1c 低于 7% 与感染并发症降低显著相关[30]。不过，随后的多变量分析显示，与 Hb A1c 升高相反，围手术期高糖血症与 SSI 风险降低有关[31-33]。有趣的是，一些研究表明无论患者有无糖尿病，围手术期高糖血症都增加了 SSI 的风险[34-37]。这些研究表明，对于预防 SSI，围手术期短期血糖控制可能比长期 Hb A1c 控制更重要。

戒烟。吸烟是术后感染并发症众所周知的风险因素[38-42]。病因复杂，但可能通过三个主要机制介导：①组织灌注和氧合；②炎性细胞功能和氧化杀菌机制损伤；③增殖反应的减弱，包括成纤维细胞迁移及胶原合成和沉积的减少[38]。吸烟的影响在植入异体材料或假体的情况下尤为显著[39]。已在所有种类的手术中证实吸烟对 SSI 的负面影响，没有戒烟的患者 SSI 风险最高，其次是吸烟但已经戒烟的患者[40,42]。

表 28.2 （译者注：受版权限制，此表仅保留英文）Risk factors for surgical site infection.

PREOPERATIVE SETTING
Patient-related factors
Nonmodifiable
Increased age
Recent radiotherapy
Preexisting or history of skin or soft tissue infection
Modifiable
Diabetes
Obesity
Alcoholism
Current smoker
Hyperbilirubinemia
Malnutrition
Immunosuppression
INTRAOPERATIVE SETTING
Patient-related factors
Inadequate skin preparation
Hair removal method
Poor glycemic control
Procedure-related factors
Procedure type
Emergency
Higher procedure complexity
Higher wound classification
Longer procedure duration
Blood transfusion
Breach in asepsis technique
Inappropriate antibiotic choice, timing, weight-based dosing, and redosing
Inadequate gowning and gloving
Inappropriate surgical scrub
Facility-related factors
Inadequate ventilation
Increased operating room traffic
Contaminated environmental surfaces
POSTOPERATIVE SETTING
Inappropriate postoperative antibiotics
Poor glycemic control

Adapted from Ban, KA et al. Executive summary of the American College of Surgeons/Surgical Infection Society Surgical Site Infection Guidelines 2016 Update. Surg Infect (Larchmt) 2017;18(4):379-382.

戒烟患者 SSI 的风险高于从不吸烟患者的事实表明吸烟的损伤效应是长期的，甚至是不可逆的。研究表明，戒烟 4 周可以改善炎性细胞反应和杀菌机制，但对细胞增殖反应的损伤可能持续存在[38]。尽管如此，戒烟还是可以有效降低SSI的风险，应该建议患者在择期手术前至少戒烟4～6周[41]。目前尼古丁替代治疗对切口微环境和愈合的影响尚不明确，但现在还没有证据表明尼古丁替代治疗对术后结局有不良影响[41,43]。目前的观点支持在术前使用尼古丁替代治疗来辅助戒烟。

营养不良。术前营养不良是常见的术后预后不良风险因素。营养因素对调节代谢途径和免疫系统功能有重要作用。一项多中心研究发现，术前低白蛋白血症是腹部手术后发生SSI的独立风险因素[44]。这种效应在很多其他类型的手术中也能观察到[45,46]。然而，目前还没有一致的证据支持术前营养状况筛查和优化。一项基于Cochrane数据库的系统回顾性研究评估了老年患者髋关节术后营养补充的作用，得出结论认为，总体上只有低质量证据，支持术前或术后尽早进行营养支持以预防感染并发症[47]。

手术相关因素

术前洗浴。术前抗菌淋浴或沐浴减少了皮肤细菌定植并降低了手术部位污染的风险。1980年，Cruse和Foord报道使用氯己定洗浴可以减少近一半的SSI风险（1.3% vs. 2.3%）[48]。随后大量研究发现使用含氯己定的产品洗浴可以降低SSI发生率[49,50]。然而，最近一项Cochrane系统荟萃分析对比了术前氯己定沐浴和安慰剂对照的随机对照试验，并未发现SSI发病率有显著降低[51]。这种结果可能与手术患者群体差异性较大及缺乏标准洗浴流程有关。有一些证据表明皮肤上的氯己定需要干燥后才能达到最佳效果，重复使用优于单次洗浴效果[52,53]。近期一项随机研究发现使用4%葡萄糖酸氯己定连续标准洗浴2～3次，并且在清水冲洗前停留1 min可以达到最大的皮肤表面浓度[54]。尽管术前洗浴还没有确切结论，它作为术前综合管理的一部分对于减少SSI是重要的[55,56]。

MRSA筛查和去定植。鼻部携带金黄色葡萄球菌被认为是SSI的风险因素已超过半个世纪。1959年，Williams报道术前鼻携带金黄色葡萄球菌的患者切口感染的风险增加，Weinstein发现术前鼻病原体定植的患者发生感染的风险超过鼻病原体培养阴性患者的2倍[57,58]。在过去20年，许多研究都发现了手术患者鼻定植金黄色葡萄球菌与耐甲氧西林金黄色葡萄球菌（methicillin-resistant *S. aureus*，MRSA）及总SSI的风险升高相关[59-63]。不幸的是，在这20年间MRSA的发病率急剧增加，目前MRSA筛查的阳性率接近7%[60]。

MRSA的综合治疗包括筛查、去定植、预防院内接触以及预防性使用含万古霉素的抗生素等措施，可以减少SSI的发生[56,64-66]。已经有许多去定植的方案，但还没有文献支持某个单一方案作为标准方案。尽管一项Cochrane系统回顾性研究表明鼻单独使用莫匹罗星可以减少金黄色葡萄球菌感染，标准的去定植方案包括每天2次鼻腔使用2%莫匹罗星、连续5天，并且在术前第1、3和5天使用葡萄糖酸氯己定洗浴[64,67,68]。不考虑方案中的具体措施，有证据表明去定植措施必须临近手术日才有效[69]。在欧洲和澳大利亚的某些地区已经开始常规对所有鼻携带MRSA的患者和人员进行治疗，在美国也支持这样的措施。然而，一些研究机构发现常规采用这些措施后莫匹罗星耐药增加[70,71]。目前，美国卫生系统药师协会推荐所有行全关节置换和心脏手术的患者进行筛查并且鼻腔使用莫匹罗星去定植。对于其他手术，医院应评估SSI和MRSA的发病率以确定是否适合实施筛查计划。

肠道准备。结直肠手术前肠道准备包括单独使用机械性肠道准备（mechanical bowel preparation，MBP），单独使用口服抗生素，或二者联合。尽管肠道准备对减少SSI有益，但也需要担心潜在的脱水相关生理紊乱，这可能延长术后恢复时间[72]。肠道准备的实践模式随着时间推移而变化，但最近的证据又回到支持联合应用MBP和口服抗生素的模式[23]。2011年一项Cochrane系统回顾性研究纳入了18项随机研究和5805名患者，并未发现单独使用MBP的患者与没有使用MBP的患者的切口感染有显著差异[73]。类似地，单独口服或者静脉使用抗生素也没有效果[74-76]。然而，很多近期的研究表明联合使用MBP和口服抗生素可以降低SSI、吻合口瘘和艰难梭菌感染的风险[74,75-78]。

术中情况

手术相关因素

无菌与外科技术。无菌是指避免感染以及避免与任何可能导致感染的微生物接触。无菌技术是指外科团队在医疗实践中用于预防感染的操作。无菌技术的基本原则是预防开放性切口的污染，把手术部位与周围非无菌环境隔离开，创造和保持可以进行手术的无菌区域。手术室内影响无菌的因素包括外科刷手、穿脱手术衣、戴无菌手套、减少患者手术部位正常菌群的准备、必要时的去除毛发和铺无菌单等。出色的外科技术对降低SSI风险极为重要，包括预防低体温、止血、组织处理得当、保持血供、避免进入空腔器官、去除坏死组织、恰当放置引流、恰当缝合、消除无效腔以及术后伤口处理等[4]。

去除毛发。尽管去除手术部位毛发的起源未被清楚记录，这项操作至少可追溯到1850年的纽约Bellevue医院，并自20世纪初就成为明确的规范[79,80]。剃刀除毛可能会破坏皮肤的完整性，因为其导致皮肤表面的微切口和磨损，将真皮的常驻细菌释放到术野中，并使皮肤环境更有利于细菌增殖[81,82]。Seropian 和 Reynolds进行了最早的前瞻性随机试验来挑战这一传统规范，发现剃刀除毛患者的SSI发生率是使用脱毛剂或不去除毛发患者的近10倍（5.6% vs 0.6%）[83]。一项具有里程碑意义的为期10年的前瞻性研究发现，相较于不除毛患者的SSI发生率（0.9%），使用电动理发器患者的SSI发生率升高（1.4%），而使用剃刀患者的SSI发生率最高（2.5%）[84]。因此，只有当毛发会干扰手术时才推荐去除毛发，除阴囊区域或者头皮外伤后以外，不再推荐使用剃刀去除毛发[2,4]。去除毛发的时机也同样重要。与术前24 h内去除毛发相比，手术前即刻去除毛发与SSI发生率降低相关[85-87]。手术部位感染预防指南建议，如果需要去除毛发，应该在手术前即刻进行，最好使用电动理发器[4]。

皮肤准备。患者皮肤消毒的主要目的是杀死或灭活微生物，降低术后感染的风险。尽管切皮前皮肤准备是普遍共识，但消毒液的活性成分是主要争论焦点。在美国有5种获批可用的手术部位消毒剂：乙醇、葡萄糖酸氯己定、含碘消毒剂/碘伏、对氯间二甲酚（PCMX）和三氯生。历史上看，消毒剂的发展从乙醇和苯酚到六氯酚和对氯间二甲酚，再到聚维酮碘，然后到葡萄糖酸氯己定。葡萄糖酸氯己定、含碘消毒剂（如聚维酮碘）和含乙醇产品是目前最常用的消毒剂。但目前尚缺对照良好的研究来确定哪种消毒剂更好。葡萄糖酸氯己定和碘伏具有广谱抗菌活性。与碘伏相比，葡萄糖酸氯己定具有更强的杀灭菌群效果，单次使用后残余活性更强，且不被血液或血清蛋白激活[88]。然而，大多数比较含氯己定消毒剂和含碘消毒剂的随机试验证据质量不足，难以检测到SSI发生率的差异[23,82,89]。目前的证据表明，含乙醇消毒剂在降低SSI方面比水溶性制剂更有效[89,90]。以乙醇为基础的消毒液具有最有效和最快速的杀菌效果，但其缺乏持久抗菌效果。一些新型杀菌剂试图通过添加碘或氯己定来延长乙醇溶液的杀菌活性。虽然有一些证据表明氯己定-异丙醇在术前皮肤菌群清除方面优于含碘的乙醇溶液，但没有研究能有力地证明其在减少SSI方面的优势[88,89,91-93]。基于目前的证据，应尽可能使用含乙醇的消毒剂。在没有乙醇制剂的情况下，氯己定可能优于含碘消毒剂。

外科刷手。从Ignaz Philipp Simmelweiss 和 Joseph Lister在19世纪60年代的开创性工作以来，外科刷手一直被认为在预防SSI方面发挥着至关重要的作用[94]。在美国，有6种商用抗菌成分获批用于外科手消毒：乙醇、葡萄糖酸氯己定、含碘消毒剂/碘伏、对氯间二甲酚、六氯酚和三氯生。尽管这些消毒剂杀灭微生物的有效性数据显示手部细菌菌落数量减少，但消毒剂选择对SSI风险的影响尚未得到评估[95-99]。几项研究表明，与聚维酮碘或氯己定相比，以乙醇为基础的消毒剂在减少微生物数量方面更有效[100]。历史上，由于担心易燃性和皮肤干燥，乙醇消毒剂在美国不太常用[101]。然而，由于无水、刷手时间更短、活性谱广泛且不需要刷子等优点，基于乙醇的外科手消毒制剂越来越受欢迎[102]。葡萄糖酸氯己定因其持久的效果而备受青睐，它对皮肤有很强的亲和力，能保持6 h以上的活性，不会被血液或血清蛋白激活。在一项评估手部消毒后残留活性的研究中，乙醇氯己定的持续活性最高[103]。一项最近的Cochrane系统综述发现，与水溶性洗手液相比，乙醇洗手液可以减少菌落形成单位（colony forming unit，CFU），而与聚维酮碘洗手液相比，葡萄糖酸氯己定洗手液减少了CFU[104]。然而，这一替代指标与SSI风险的临床相关性尚不清楚，且总体证据质量较低，无法支持任何一种消毒剂优于另一种消毒剂。

除消毒剂选择以外的其他因素也影响外科刷手的有效性，如刷手技术、刷手时间、手部情况、干燥和戴手套技术。传统的手部消毒方案要求用刷子或海绵擦洗，但这会损伤皮肤，导致手部细菌脱落增加[105]。现在的数据表明，尤其在使用乙醇制剂时，不需要使用刷子或海绵来将手上的细菌数量减少到可接受的水平[105-107]。关于刷手时间的长短，研究表明，在减少手部细菌菌落数量方面，2 min或3 min与较长的刷手时间一样有效[108-111]。最近，无水外科消毒液配方已上市。研究表明，无水氯己定消毒剂与传统的水性消毒剂一样有效，而且根据每种产品的说明书都是可以接受的[23,112]。

手术着装。适当的手术着装有助于控制细菌脱落，并促进手术室内的环境控制。手术着装通常指可重复使用的手术服，包括裤子和上衣，以及无菌手术袍。该术语还可以延伸到手术室使用的一次性口罩、手套、手术帽、头罩，以及鞋套。实验数据显示，活的微生物会从头发、暴露的皮肤和黏膜脱落，但没有控制良好的临床研究评估手术着装对 SSI 风险的影响。

手术服由裤子和上衣组成。在不同的医疗机构，清洗、穿着、覆盖和更换手术服的制度差异很大。最近，许多以前可以接受的做法，如在家洗手术服和在手术室外穿手术服，都受到了质疑。然而，目前还没有控制良好的对照研究将这些做法作为 SSI 的风险因素进行评估[4,114]。同样，近年来手术帽的可接受形式一直是一个有争议的话题。戴手术帽的基本原理是通过减少从头发和头皮上脱落的微生物来降低对手术视野的污染。然而，目前没有数据将布帽与一次性帽、无檐帽与蓬松帽进行比较。针对这些争论，美国外科医师学会（American College of Surgeons，ACS）董事会召集的一个特别工作组于 2016 年发布了新的手术着装指南[115]。指南基于职业精神、常识、礼仪和现有证据，建议与手术室外的所有患者接触时都要穿着清洁和恰当的职业装（而不是刷手服）。在医院外任何时候都不应该穿手术室的手术服。如果是在医院内手术室外穿手术服，外面应穿上干净的白大衣或适当的外出衣。手术服和帽子应至少每天更换，或在弄脏、污染的情况下更换，即使没有明显的污渍。任何手术后发现明显污渍的手术服应该在可行的情况下尽快更换，并在与家属交谈之前更换。在手术过程中，应取下或适当遮盖佩戴在头部或颈部的耳环和珠宝，在所有侵入性手术过程中，应遮盖住口、鼻和头发。

手术袍和铺巾。使用无菌手术袍和铺巾是为了将无菌区与污染区隔离开来，因为它们在无菌区和周围的微生物污染源（如皮肤和头发）之间提供了一个物理屏障。无论手术袍和铺巾使用什么材料，这些材料都应该是防液体和病毒透过的[116]。为了满足美国测试材料协会的标准，织物必须用薄膜、涂层或膜进行加强，以防止液体渗透。由于这些材料会增加体温，造成不适，外科医生和医务工作者必须决定在手术中选择哪些材料[117]。

抗生素预防。抗生素预防是指在手术前短期应用抗生素[118]。抗生素预防的目的是将可能污染手术部位的微生物数量减少到宿主防御水平以内。早在 1961 年就有研究表明，在关闭手术切口之前，可以从手术部位回收污染物，包括金黄色葡萄球菌[119,120]。Burke 证明了预防 SSI 需要在污染时保证组织中的抗生素浓度达到有效水平[21]。1969 年，Polk 和 Lopez-Mayor 发现，在择期胃肠道手术前接受抗生素预防的患者切口感染和腹腔内脓毒症的发生率降低[122]。在污染事件发生后给予全身抗生素对感染的自然病程没有明显的影响[123]。为了使抗生素达到最大效果，应根据手术类型和该手术最常见的 SSI 病原体选择适当的抗生素。最佳的预防措施取决于在切口开放和有污染风险的整个期间，血清、组织和伤口中都应保证足够的药物浓度。抗生素应该对所有潜在污染物都有活性，并对人体正常菌群的影响应最小。

有关抗生素预防的最佳剂量的数据有限。用药应根据患者的体重而定[2,4,124]。在一项对接受胃成形术的肥胖患者的研究中，接受 1 g 头孢唑林的患者血液和组织中头孢唑林的浓度始终低于革兰氏阳性菌和革兰氏阴性菌的最低抑制浓度，与接受 2 g 头孢唑林的患者相比，前者 SSI 的发生率更高[124]。研究还支持在手术中根据药物半衰期或每 1500 ml 预计失血量追加给药，以维持足够的组织浓度[2,125]。

为了在切皮时血清和组织中达到杀菌浓度，应输注初始剂量的抗生素，并维持治疗浓度直到切口关闭。Classen 发现，根据抗生素输注时间的不同，SSI 发生率从 0.6% ～ 3.8% 不等。当在切皮前 2 h 以上和切皮后 3 h 再次输注抗生素时，感染率最高。在切皮前 2 h 内输注抗生素的患者中，感染率最低，为 0.6%[126]。更近的一项试验也得到了类似结果，抗生素输注和手术切皮之间的时间间隔越短，SSI 风险越低[127]。然而，其他研究表明，在严格的给药时间窗内，SSI 没有显著差异[128]。2003 年，美国医疗保险国家外科感染预防项目（Medicare National Surgical Infection Prevention Project，SIPP）委员会回顾了所有已发表的手术抗生素预防指南后得出结论，首剂抗生素应在切皮前 1 h 内开始输注，或在 2 h 内开始输注氟喹诺酮类或万古霉素[125]。关于抗生素是否必须在切皮之前完成输注目前还没有共识。

特殊考虑：MRSA 的预防

不建议在任何手术中常规预防性使用万古霉素。然而，美国 CDC 指南建议，在某些临床情况下可以考虑使用万古霉素，如当检测到 MRSA 感染集群时[4]。支持决定使用万古霉素的MRSA阈值尚无科学界定。此外，没有证据表明常规使用万古霉素会比使用其他药物减少SSI，即使在MRSA感染率很高的机构中也是如此。在一家MRSA感染率很高的机构进行的一项研究中，心脏手术患者被随机分为接受头孢唑林或万古霉素治疗，结果发现SSI发生率没有显著差异[129]。然而，接受头孢唑林治疗且后来发生SSI的患者更有可能感染MRSA，而接受万古霉素治疗的患者更有可能感染甲氧西林敏感的金黄色葡萄球菌[129]。最近的一项研究同样发现，对MRSA阴性患者单独使用万古霉素与甲氧西林敏感的金黄色葡萄球菌SSI风险增加相关[130]。研究还表明，不预防性使用万古霉素与MRSA的SSI风险无关[131]。相反，在术前MRSA阴性的患者中，预防性使用万古霉素是转为MRSA阳性状态的风险因素[132]。基于这些原因，不建议MRSA阴性患者常规预防性使用万古霉素。已有MRSA定植的患者使用万古霉素可能是合适的。根据美国卫生保健流行病学学会最近的指南，MRSA携带高风险的患者在入院时应常规判断其菌群定植状态[133]。

切口保护器。使用物理屏障覆盖手术切口边缘的概念在过去几十年里已经得到了充分的研究。然而，有关切口保护器与SSI减少之间关系的结论不一[134-137]。使用新型干预措施减少手术部位感染（ROSSINI）试验是一项大型多中心随机试验，评估了在任何急诊或择期行开腹手术的患者中使用切口保护器的效果，但未能证明其在减少SSI方面有显著益处[134]。然而，许多其他前瞻性随机试验表明，使用塑料切口边缘保护器可显著降低SSI发生率[135-137]。一项荟萃分析汇总了来自6项随机对照试验的数据，并报告了使用切口保护器后SSI发生率显著降低[138]。虽然使用切口保护器的证据不一，但通常支持使用它们，其益处可能在特定的患者群体中更明显，如接受择期结肠直肠手术的患者[23,137]。

抗生素缝线。异物存在引起的手术部位炎症，无论是假体、引流管还是缝合材料，都会增加感染的风险。广泛的研究比较了不同类型的缝合材料和感染风险之间的关系。一般来说，单丝缝线与最低的感染率相关[4]。最近，许多研究评估了抗生素缝线对SSI的影响，并发现与标准缝线相比，使用三氯生抗生素缝线时SSI发生率降低[139]。这些发现得到了系统综述和荟萃分析的证实[140,141]。

切口缝合。如前所述，所有切口可分为四大类：清洁切口、清洁/污染切口、污染切口和感染切口。这种手术部位污染程度的分类已经成为预测感染风险和推荐切口关闭方式的传统评估系统。传统上，建议对清洁和清洁/污染的切口行一期缝合，对污染和感染切口行延迟缝合或开放切口管理。一项前瞻性随机试验比较了一期缝合和延迟缝合，发现延迟缝合组的伤口感染率较低[142]。然而，一项系统综述评价了八项比较一期缝合和延迟缝合的随机临床试验，得出的结论是，所有研究均存在高偏倚风险，在研究设计和结果评估方面存在明显的缺陷[143]。尽管这些研究报道了延迟缝合可降低SSI风险，但在考虑异质性后，这种效应不再显著[143]。一项研究发现，在损伤控制剖腹手术中，与开放切口管理相比，一期缝合切口与腹腔内SSI风险增加相关；不过，研究者同时发现85%的一期缝合患者没有发生SSI，避免了管理开放切口的并发症[144]。

围手术期体温正常。低体温会导致许多不良后果，包括病态心肌事件、可引起失血和输血需求增加的凝血障碍、术后切口感染和住院时间延长[145-148]。体温调节和术后抗感染力之间的主要联系是，低体温触发体温调节性血管收缩，进而减少组织氧合。早在1996年，一项随机、双盲、对照试验就证实了这种效果，该试验表明，在结直肠手术中，术前对患者进行保暖至少30 min可以显著降低SSI发生率[145]。无论时间短或长的手术，围手术期保暖的益处已经在多个随机对照试验中得到了验证[149,150]。对于时间较长的手术，应该在术中和术后进行持续的体温监测和保温措施[150]。

围手术期吸氧。对于肺功能正常的患者，一般支持在围手术期吸氧。尽管一些随机试验没有发现吸氧的益处，甚至有潜在的害处，但大多数试验表明，在全身麻醉期间和术后吸入80% FiO_2的氧气比吸入30% FiO_2的氧气更有益[151-155]。这些发现在一项荟萃分析中得到证实，该分析得出结论，吸氧可显著降低SSI风险[156]。

围手术期血糖控制。尽管糖尿病的许多长期影响无法逆转，但有证据表明，改善血糖可以改善免疫功能和术后结局[157]。事实上，围手术期短期血糖控制在预防SSI方面可能比长期糖尿病控制更重要[31,32]。这和糖尿病患者对高血糖的耐受水平较高有关。血糖水平与SSI之间存在剂量-效应关系，血糖低于130 mg/dl的患者的SSI发生率最低[35]。有趣的是，尽管总体上糖尿病患者不良事件发生率高于非糖尿病患者，但围手术期高血糖对非糖尿病患者的不良影响大于糖尿病患者[36]。作者推测这种矛盾效应可能是由于非糖尿病患者使用胰岛素不足以及糖尿病患者对高血糖的耐受水平较高导致。多个随机试验也表明，严格的血糖控制在 100 ~ 150 mg/dl 优于宽松的血糖控制[23,158,159]。然而，目标血糖水平低于 110 mg/dl 与不良结局相关，可能与低血糖发作有关，在降低 SSI 风险方面也没有益处[2,160]。一般来说，围手术期血糖控制在 110 ~ 150 mg/dl 被认为是预防 SSI 的可接受范围[2,23]。

设备相关因素

手术室是为实施外科手术而设计的受控环境，是医院中受监管最严格的患者服务区域。在美国，其运行和维护由州卫生部门、联合委员会、CDC、美国建筑师学会（AIA）以及由专业组织（如美国外科医师学会、美国麻醉医师学会和手术室护士协会）制定的临床实践指南管理。这些协会和组织共同为手术室的设计和机械功能制定了严格的控制标准。

通风。手术室空气中的微生物可能是手术切口污染的潜在来源。多个病例研究已将链球菌 SSI 的局部流行追溯到手术室人员的空气传播[161-163]。因此，美国建筑师协会 AIA 发布了建议通风参数的指南，包括保持温度在 68°F（20℃）~ 73°F（23℃），相对湿度在 30% ~ 60%，每小时换气 20 ~ 25 次（其中 3 次必须包括新鲜空气）[164]。CDC 还建议，对气流进行引导和平衡，以维持手术室相对于走廊和邻近区域为正压，空气从天花板引入，在地板附近排出，所有暖通空调系统都有两个串联的过滤床[4]。

高效微粒空气（high-efficiency particulate air，HEPA）过滤器的层流气流主要在骨科和有植入物的手术中被证明有效，这些手术的感染率已显著降低[165]。层流旨在使无颗粒空气（超洁净）以 0.3 ~ 0.5 μm/s 的均匀速度在无菌区上方流动。超洁净循环空气通过 HEPA 过滤器可在室内垂直或水平流动[166]。一项大型前瞻性随机多中心研究比较了超洁净空气、抗生素预防和超洁净空气联合抗生素预防在全髋关节和膝关节置换术中的应用，尽管结果显示联合应用抗生素预防和超洁净空气可显著降低 SSI 发生率，但单独使用抗生素预防也能达到类似效果[167]。一项脊柱外科中的小型研究发现，即使在预防性使用抗生素的基础上，超洁净空气组和常规组的 SSI 发生率也存在显著差异[168]。然而，在其他非骨科手术领域使用超洁净空气的数据非常有限[169,170]。

手术室人员控制。必须控制手术室内的人员，以确保只有授权人员才能进入受限区域，保持清洁区域与污染区域的分离，并将清洁设备区域与受污染的工作空间分开。在半受限区域（如走廊、办公室或与手术室相邻的供应室）活动时需穿戴手术服，进入正在进行手术的术间时需要佩戴口罩。在手术过程中，应尽量限制手术室内的人员数量。尽管有证据表明污染水平与手术室内人员数量成正比，但尚不清楚人员数量增加是否与 SSI 风险升高有关[171,172]。尽管如此，应控制手术室内人员，以减少其引起的空气流动和细菌脱落，从而减少手术间的细菌负荷[170,172,173]。

环境表面清洁。环境表面通常与手术部位感染无关。一项随机研究比较了在手术之间与仅在污染手术后使用湿用吸尘器清洁手术室两种方式，发现表面污染情况存在显著差异，但术后切口感染情况没有显著差异[174]。然而，手术室电话已被确定为可引起 SSI 细菌的潜在贮存库[175]。一般来说，保持手术室内清洁的工作环境至关重要。在手术之间和工作日所有手术结束后，由受过适当手术室清洁技术培训的医院清洁人员对环境表面进行常规清洁。清洁过程应该从房间的最高位置（灯轨、天花板固定装置）开始，然后向下推进到架子、桌子、支架和地板。美国职业安全与健康管理局（Occupational Safety and Health Administration，OSHA）要求对所有接触过血液或体液的表面进行清洁[176]。

微生物取样。根据美国 CDC 的预防手术部位感染指南，目前还没有用于评估和比较手术室内空气采样或环境培养中微生物数量的标准化参数[4]。因此，不建议对手术室环境进行常规培养。只有当正在进行的流行病学调查表明某些区域可能是疫情暴发或聚集性感染的潜在源头时，才应对环境进行微生物采样。

手术器械灭菌。非一次性手术器械必须进行物理清洗，然后进行灭菌。灭菌方法包括高压蒸汽、过氧化氢气体等离子体、过氧化氢蒸汽、环氧乙烷或其他含环氧乙烷的混合物[177]。器械灭菌最关键的问题是需要对灭菌过程的功能参数（时间、温度和压力）进行监测。灭菌方法必须定期进行微生物学和化学测试。从灭菌到使用期间，保护手术器械的无菌状态至关重要。灭菌过的器械通常需进行无菌包装，并定期检查包装有无破损，以确定是否有灭菌不当或污染的内容物。然而，有研究发现小于 1 cm 的小孔经常被肉眼检查遗漏，因此可能需要更严格的检查技术[178]。

快速灭菌。快速灭菌是指将患者医疗用品通过蒸汽灭菌处理，以便在手术中立即使用。当关键器械意外掉落或急需其他必要的设备时，就会出现这种情况。快速灭菌不适用于植入材料，也不应为了方便或节省时间而滥用。快速灭菌的问题包括缺乏生物监测、缺乏保护性包装、污染可能性增加以及灭菌周期缩短或最小化。在蒸汽灭菌中，时间、温度和压力等参数对于充分灭菌手术器械至关重要[4]。使用快速生物和化学指示剂已经被评估为可接受[179]。尽管如此，仍建议将快速灭菌限用于特定的时间和事件中。

术后和出院后情况

术后抗生素

大多数已发表的证据表明，切口缝合后无需使用抗生素。许多临床研究发现，单剂量与多剂量抗生素相比，SSI 发生率没有差异[4,180-182]。术后长时间使用抗生素可能与不良事件相关，如艰难梭菌性结肠炎和耐药菌株的出现[2,183,184]。因此，SIPP 委员会指南建议在手术后 24 h 内停用抗生素[125]。但心胸外科手术的最佳抗生素持续时间仍有争议。美国卫生系统药师协会（American Society of Health-System Pharmacists，ASHP）建议在心胸外科手术后继续使用抗生素 72 h，尽管这一建议基于专家意见，而且这些作者承认术后使用抗生素少于 24 h 也可能是合适的[181]。

术后洗浴

关于手术后何时可以淋浴或沐浴，允许贴着敷料的切口接触水，目前尚缺乏明确的指导。虽然传统教学鼓励术后 48 h 后再洗浴，但没有数据表明与延迟洗浴（术后 48 h 以上）相比，术后早期洗浴（术后 12 h）相关的 SSI 发生率高[185]。可惜的是关于这个问题的唯一一项随机试验存在高偏倚风险，无法得出结论性证据[186]。术后洗浴的时间应由主刀外科医生自行决定。

监督

美国联合委员会将院内感染率确定为医院医疗质量的一项指标。经过认证的医院必须通过系统地审查手术患者病历、微生物培养结果、药房数据、放射学报告、外科医生和护士的沟通以及其他可靠信息来源（如病理报告、尸检报告、门诊报告、急诊报告和各个外科的质量改进数据库），来监督 SSI。为了算出有意义的 SSI 发生率，应收集所有接受相关手术的患者数据。最好由接受过医院流行病学和感染控制培训的人员（如感染控制从业人员）进行监督，并遵循美国感染控制和流行病学专业人员协会的指南。住院和门诊手术的患者都应进行出院后监测。目前，对于出院后监测的最佳方法没有共识，医院可以根据其独特的程序、人员资源和数据需求的组合选择最适合的方法[4]。美国 CDC 的国家医疗安全网络（National Health-care Safety Network，NHSN）收集和发布来自 50 个州自愿加入的 1.7 万多家医疗机构的 SSI 发生率[10]。美国 CDC 使用参与医院报告的数据来估计美国院内感染问题的严重程度，并监测感染趋势和风险因素。

朊病毒病和手术室

克罗伊茨费尔特-雅各布病 (Creutzfeldt-Jakob disease，CJD)、变异型克罗伊茨费尔特-雅各布病 (variant Creutzfeldt-Jakob disease，vCJD) 和牛海绵状脑病（bovine spongiform encephalopathy，BSE；俗称疯牛病）等朊病毒病是一类特殊的感染控制问题，因为朊病毒对传统的化学和物理消毒方法展现出不寻常的抵抗力。由于 CJD 朊病毒不易被传统的消毒和灭菌程序灭活，并且由于 CJD 的必然致死结果，多年来对朊病毒的消杀程序一直保守而有争议。

BSE 是一种进行性的牛神经系统疾病，最早在欧洲被发现。截至 2005 年，已确认的疯牛病例超过 18.4 万例。当通过被 BSE 污染的食物传播给人类时，BSE 会导致致命的神经退行性疾病，即 vCJD。美国有两例牛感染 BSE 的病例，其中 1 例来自加拿大[187]，另外 3 例则在加拿大被发现或与加拿大有关[188]。2002 年 4 月，佛罗里达州卫生部和 CDC 报道了在佛罗里达州居民中发现 1 例多年前在英国感染的疑似 vCJD 病例[189]。

医源性朊病毒病的病例是由于在医院手术过程中直接接种朊病毒颗粒而导致的[190]。1974 年第 1 个有记录的病例是通过被感染的角膜移植传染[191]。在过去 10 年，全世界已发现超过 450 多例医源性传播病例[192]。尽管其中大多数病例是由被污染的人生长激素和尸体硬脑膜移植造成的，但被污染的手术器械也被认为可以导致传染[193]。2001 年，美国联合委员会报告了 2 起在经过认证的医院中发生的事件，14 名患者可能通过接触未预料患有 CJD 的患者进行脑部手术时使用过的器械而感染 CJD[194]。从 1998—2012 年，美国 CDC 报告了 19 起疑似通过被污染的手术器械接触 CJD 的病例，其中 2 起发生在眼科手术，17 起发生在神经外科手术中[195]。

预防受污染的医疗器械传播 CJD 的建议主要基于朊病毒灭活研究[196]。常用的消毒和灭菌方法可能不足以灭活朊病毒颗粒[197]。世界卫生组织（WHO）建议对疑似或确诊 CJD 的患者使用过的器械进行强化消毒灭菌（274℃，18 min），并在 APIC 消毒剂指南中被引用[198]。随着美国和欧洲朊病毒病的持续增加，vCJD 在人与人之间医源性传播的可能性会增加。人群中的感染者和其他人一样会接受医疗操作和外科手术。在医疗实践中扩展消毒剂方案可能是值得进一步研究的策略。

参考文献

1. Klevens RM, Edwards JR, Richards Jr CL, et al. Estimating health care-associated infections and deaths in U.S. hospitals, 2002. *Public Health Rep*. 2007;122(2):160–166.
2. Anderson DJ, Podgorny K, Berrios-Torres SI, et al. Strategies to prevent surgical site infections in acute care hospitals: 2014 update. *Infect Control Hosp Epidemiol*. 2014;35(6):605–627.
3. Kirkland KB, Briggs JP, Trivette SL, et al. The impact of surgical-site infections in the 1990s: Attributable mortality, excess length of hospitalization, and extra costs. *Infect Control Hosp Epidemiol*. 1999;20(11):725–730.
4. Mangram AJ, Horan TC, Pearson ML, et al. Guideline for prevention of surgical site infection, 1999. Hospital Infection Control Practices Advisory Committee. *Infect Control Hosp Epidemiol*. 1999;20(4):250–278. quiz 279-280.
5. Zimlichman E, Henderson D, Tamir O, et al. Health care-associated infections: A meta-analysis of costs and financial impact on the US health care system. *JAMA Intern Med*. 2013;173(22):2039–2046.
6. Chapter II. Ultraviolet Radiation in the Operating Room: A Historical Review. *Ann Surg*. 1964;160(Suppl 2):11–18.
7. Krizek TJ, Robson MC. Evolution of quantitative bacteriology in wound management. *Am J Surg*. 1975;130(5):579–584.
8. James RC, Macleod CJ. Induction of staphylococcal infections in mice with small inocula introduced on sutures. *Br J Exp Pathol*. 1961;42:266–277.
9. Elek SD, Conen PE. The virulence of Staphylococcus pyogenes for man; A study of the problems of wound infection. *Br J Exp Pathol*. 1957;38(6):573–586.
10. Weiner LM, Webb AK, Limbago B, et al. Antimicrobial-resistant pathogens associated with healthcare-associated infections: Summary of data reported to the National Healthcare Safety Network at the centers for disease control and prevention, 2011-2014. *Infect Control Hosp Epidemiol*. 2016;37(11):1288–1301.
11. Altemeier WA, Culbertson WR, Hummel RP. Surgical considerations of endogenous infections–sources, types, and methods of control. *Surg Clin North Am*. 1968;48(1):227–240.
12. Wiley AM, Ha'eri GB. Routes of infection. A study of using "tracer particles" in the orthopedic operating room. *Clin Orthop Relat Res*. 1979;(139):150-155.
13. Dineen P, Drusin L. Epidemics of postoperative wound infections associated with hair carriers. *Lancet*. 1973;2(7839):1157–1159.
14. Mastro TD, Farley TA, Elliott JA, et al. An outbreak of surgical-wound infections due to group a streptococcus carried on the scalp. *N Engl J Med*. 1990;323(14):968–972.
15. Jakob HG, Borneff-Lipp M, Bach A, et al. The endogenous pathway is a major route for deep sternal wound infection. *Eur J Cardiothorac Surg*. 2000;17(2):154–160.
16. Giamarellou H, Antoniadou A. Epidemiology, diagnosis, and therapy of fungal infections in surgery. *Infect Control Hosp Epidemiol*. 1996;17(8):558–564.
17. Siegman-Igra Y, Shafir R, Weiss J, et al. Serious infectious complications of midsternotomy: A review of bacteriology and antimicrobial therapy. *Scand J Infect Dis*. 1990;22(6):633–643.
18. Grossi EA, Culliford AT, Krieger KH, et al. A survey of 77 major infectious complications of median sternotomy: A review of 7,949 consecutive operative procedures. *Ann Thorac Surg*. 1985;40(3):214–223.
19. Petrikkos G, Skiada A, Sabatakou H, et al. Case report. Successful treatment of two cases of post-surgical sternal osteomyelitis, due to Candida krusei and Candida albicans, respectively, with high doses of triazoles (fluconazole, itraconazole). *Mycoses*. 2001;44(9-10):422–425.
20. Bruce AS, Kerry RM, Norman P, et al. Fluconazole-impregnated beads in the management of fungal infection of prosthetic joints. *J Bone Joint Surg Br*. 2001;83(2):183–184.
21. Clancy CJ, Nguyen MH, Morris AJ. Candidal mediastinitis: An emerging clinical entity. *Clin Infect Dis*. 1997;25(3):608–613.
22. Glower DD, Douglas Jr JM, Gaynor JW, et al. Candida mediastinitis after a cardiac operation. *Ann Thorac Surg*. 1990;49(1):157–163.
23. Ban KA, Minei JP, Laronga C, et al. Executive summary of the American College of Surgeons/Surgical Infection Society surgical site infection guidelines-2016 update. *Surg Infect (Larchmt)*. 2017;18(4):379–382.
24. Neumayer L, Hosokawa P, Itani K, et al. Multivariable predictors of postoperative surgical site infection after general and vascular surgery: Results from the patient safety in surgery study. *J Am Coll Surg*. 2007;204(6):1178–1187.
25. Allen DB, Maguire JJ, Mahdavian M, et al. Wound hypoxia and acidosis limit neutrophil bacterial killing mechanisms. *Arch Surg*. 1997;132(9):991–996.
26. Nolan CM, Beaty HN, Bagdade JD. Further characterization of the impaired bactericidal function of granulocytes in patients with poorly controlled diabetes. *Diabetes*. 1978;27(9):889–894.
27. Terranova A. The effects of diabetes mellitus on wound healing. *Plast Surg Nurs*. 1991;11(1):20–25.
28. Hennessey PJ, Black CT, Andrassy RJ. Nonenzymatic glycosylation of immunoglobulin G impairs complement fixation. *JPEN J Parenter Enteral Nutr*. 1991;15(1):60–64.
29. Black CT, Hennessey PJ, Andrassy RJ. Short-term hyperglycemia depresses immunity through nonenzymatic glycosylation of circulating immunoglobulin. *J Trauma*. 1990;30(7):830–832. discussion 832-833.
30. Dronge AS, Perkal MF, Kancir S, et al. Long-term glycemic control and postoperative infectious complications. *Arch Surg*. 2006;141(4):375–380. discussion 380.
31. Acott AA, Theus SA, Kim LT. Long-term glucose control and risk of perioperative complications. *Am J Surg*. 2009;198(5):596–599.
32. Maradit Kremers H, Lewallen LW, Mabry TM, et al. Diabetes mellitus, hyperglycemia, hemoglobin A1C and the risk of prosthetic joint infections in total hip and knee arthroplasty. *J Arthroplasty*. 2015;30(3):439–443.
33. Perna M, Romagnuolo J, Morgan K, et al. Preoperative hemoglobin A1c and postoperative glucose control in outcomes after gastric bypass for obesity. *Surg Obes Relat Dis*. 2012;8(6):685–690.
34. Wang R, Panizales MT, Hudson MS, et al. Preoperative glucose as a screening tool in patients without diabetes. *J Surg Res*. 2014;186(1):371–378.
35. Kwon S, Thompson R, Dellinger P, et al. Importance of perioperative glycemic control in general surgery: A report from the Surgical Care and Outcomes Assessment Program. *Ann Surg*. 2013;257(1):8–14.
36. Kotagal M, Symons RG, Hirsch IB, et al. Perioperative hyperglycemia and risk of adverse events among patients with and without diabetes. *Ann Surg*. 2015;261(1):97–103.
37. Kiran RP, Turina M, Hammel J, et al. The clinical significance of an elevated postoperative glucose value in nondiabetic patients after colorectal surgery: Evidence for the need for tight glucose control? *Ann Surg*. 2013;258(4):599–604. discussion 604-595.
38. Sorensen LT. Wound healing and infection in surgery: The pathophysiological impact of smoking, smoking cessation, and nicotine replacement therapy. *A systematic review Ann Surg*. 2012;255(6):1069–1079.
39. Durand F, Berthelot P, Cazorla C, et al. Smoking is a risk factor of organ/space surgical site infection in orthopaedic surgery with implant materials. *Int Orthop*. 2013;37(4):723–727.
40. Hawn MT, Houston TK, Campagna EJ, et al. The attributable risk of smoking on surgical complications. *Ann Surg*. 2011;254(6):914–920.
41. Moller AM, Villebro N, Pedersen T, et al. Effect of preoperative smoking intervention on postoperative complications: A randomised clinical trial. *Lancet*. 2002;359(9301):114–117.
42. Sharma A, Deeb AP, Iannuzzi JC, et al. Tobacco smoking and postoperative outcomes after colorectal surgery. *Ann Surg*. 2013;258(2):296–300.
43. Warner DO. Perioperative abstinence from cigarettes: Physiologic and clinical consequences. *Anesthesiology*. 2006;104(2):356–367.
44. Hennessey DB, Burke JP, Ni-Dhonochu T, et al. Preoperative hypoalbuminemia is an independent risk factor for the development of surgical site infection following gastrointestinal surgery: A multi-institutional study. *Ann Surg*. 2010;252(2):325–329.
45. Bohl DD, Shen MR, Kayupov E, et al. Hypoalbuminemia independently predicts surgical site infection, pneumonia, length of stay, and readmission after total joint arthroplasty. *J Arthroplasty*. 2016;31(1):15–21.
46. Huang R, Greenky M, Kerr GJ, et al. The effect of malnutrition on patients undergoing elective joint arthroplasty. *J Arthroplasty*. 2013;28(8 Suppl):21–24.
47. Avenell A, Smith TO, Curtain JP, et al. Nutritional supplementation for hip fracture aftercare in older people. *Cochrane Database Syst Rev*. 2016;11. Cd001880.
48. Cruse PJ, Foord R. The epidemiology of wound infection. A 10-year prospective study of 62,939 wounds. *Surg Clin North Am*. 1980;60(1):27–40.
49. Hayek L. A placebo-controlled trial of the effect of two preoperative baths or showers with chlorhexidine detergent on postoperative wound infection rates. *J Hosp Infect*. 1989;13(2):202–204.
50. Paulson DS. Efficacy evaluation of a 4% chlorhexidine gluconate as a full-body shower wash. *Am J Infect Control*. 1993;21(4):205–209.
51. Webster J, Osborne S: Preoperative bathing or showering with skin antiseptics to prevent surgical site infection. Cochrane Database Syst Rev 2015(2):Cd004985.
52. Edmiston Jr CE, Krepel CJ, Seabrook GR, et al. Preoperative shower revisited: Can high topical antiseptic levels be achieved on the skin surface before surgical admission? *J Am Coll Surg*. 2008;207(2):233–239.
53. Kaiser AB, Kernodle DS, Barg NL, et al. Influence of preoperative showers on staphylococcal skin colonization: A comparative trial of antiseptic skin cleansers. *Ann Thorac Surg*. 1988;45(1):35–38.
54. Edmiston Jr CE, Lee CJ, Krepel CJ, et al. Evidence for a standardized preadmission showering regimen to achieve maximal antiseptic skin surface concentrations of chlorhexidine gluconate, 4%, in surgical patients. *JAMA Surg*. 2015;150(11):1027–1033.
55. Cima R, Dankbar E, Lovely J, et al. Colorectal surgery surgical site infection reduction program: A national surgical quality improvement program-driven multidisciplinary single-institution experience. *J Am Coll Surg*. 2013;216(1):23–33.
56. Schweizer ML, Chiang HY, Septimus E, et al. Association of a bundled intervention with surgical site infections among patients undergoing cardiac, hip, or knee surgery. *JAMA*. 2015;313(21):2162–2171.
57. Williams RE, Jevons MP, Shooter RA, et al. Nasal staphylococci and sepsis in hospital patients. *Br Med J*. 1959;2(5153):658–662.
58. Weinstein HJ. The relation between the nasal-staphylococcal-carrier state and the incidence of postoperative complications. *N Engl J Med*. 1959;260(26):1303–1308.
59. Allareddy V, Das A, Lee MK, et al. Prevalence, predictors, and outcomes of methicillin-resistant Staphylococcus aureus infections in patients undergoing major surgical procedures in the United States: A population-based study. *Am J Surg*. 2015;210(1):59–67.
60. Gupta K, Strymish J, Abi-Haidar Y, et al. Preoperative nasal methicillin-resistant Staphylococcus aureus status, surgical prophylaxis, and risk-adjusted postoperative outcomes in veterans. *Infect Control Hosp Epidemiol*. 2011;32(8):791–796.
61. Kalra L, Camacho F, Whitener CJ, et al. Risk of methicillin-resistant Staphylococcus aureus surgical site infection in patients with nasal MRSA colonization. *Am J Infect Control*. 2013;41(12):1253–1257.
62. Kluytmans JA, Mouton JW, Ijzerman EP, et al. Nasal carriage of Staphylococcus aureus as a major risk factor for wound infections after cardiac surgery. *J Infect Dis*. 1995;171(1):216–219.
63. Kalmeijer MD, van Nieuwland-Bollen E, Bogaers-Hofman D, et al. Nasal carriage of Staphylococcus aureus is a major risk factor for surgical-site infections in orthopedic surgery. *Infect Control Hosp Epidemiol*. 2000;21(5):319–323.
64. Pofahl WE, Goettler CE, Ramsey KM, et al. Active surveillance screening of MRSA and eradication of the carrier state decreases surgical-site infections caused by MRSA. *J Am Coll Surg*. 2009;208(5):981–986. discussion 986-988.
65. Awad SS, Palacio CH, Subramanian A, et al. Implementation of a methicillin-resistant Staphylococcus aureus (MRSA) prevention bundle results in decreased MRSA surgical site infections. *Am J Surg*. 2009;198(5):607–610.
66. Walsh EE, Greene L, Kirshner R. Sustained reduction in methicillin-resistant Staphylococcus aureus wound infections after cardiothoracic surgery. *Arch Intern Med*. 2011;171(1):68–73.
67. van Rijen M, Bonten M, Wenzel R, et al. Mupirocin ointment for preventing Staphylococcus aureus infections in nasal carriers. *Cochrane Database Syst Rev*. 2008;4 Cd006216.
68. Bode LG, Kluytmans JA, Wertheim HF, et al. Preventing surgical-site infections in nasal carriers of Staphylococcus aureus. *N Engl J Med*. 2010;362(1):9–17.
69. Murphy E, Spencer SJ, Young D, et al. MRSA colonisation and subsequent risk of infection despite effective eradication in orthopaedic elective surgery. *J Bone Joint Surg Br*. 2011;93(4):548–551.
70. Miller MA, Dascal A, Portnoy J, et al. Development of mupirocin resistance among methicillin-resistant Staphylococcus aureus after widespread use of nasal mupirocin ointment. *Infect Control Hosp Epidemiol*. 1996;17(12):811–813.
71. Netto dos Santos KR, de Souza Fonseca L, Gontijo Filho PP. Emergence of high-level mupirocin resistance in methicillin-resistant Staphylococcus aureus isolated from Brazilian university hospitals. *Infect Control Hosp Epidemiol*. 1996;17(12):813–816.
72. Holte K, Nielsen KG, Madsen JL, et al. Physiologic effects of bowel preparation. *Dis Colon Rectum*. 2004;47(8):1397–1402.
73. Guenaga KF, Matos D, Wille-Jorgensen P. Mechanical bowel preparation for elective colorectal surgery. *Cochrane Database Syst Rev*. 2011;9:Cd001544.
74. Chen M, Song X, Chen LZ, et al. Comparing mechanical bowel preparation with both oral and systemic antibiotics versus mechanical bowel preparation and systemic antibiotics alone for the prevention of surgical site infection after elective colorectal surgery: A meta-analysis of randomized controlled clinical trials. *Dis Colon Rectum*. 2016;59(1):70–78.
75. Fry DE. Colon preparation and surgical site infection. *Am J Surg*. 2011;202(2):225–232.
76. Kiran RP, Murray AC, Chiuzan C, et al. Combined preoperative mechanical bowel preparation with oral antibiotics significantly reduces surgical site infection, anastomotic leak, and ileus after colorectal surgery. *Ann Surg*. 2015;262(3):416–425. discussion 423-415.
77. Fry DE. Antimicrobial bowel preparation for elective colon surgery. *Surg Infect (Larchmt)*. 2016;17(3):269–274.
78. Morris MS, Graham LA, Chu DI, et al. Oral antibiotic bowel preparation significantly reduces surgical site infection rates and readmission rates in elective colorectal surgery. *Ann Surg*. 2015;261(6):1034–1040.
79. Wangensteen O. *The rise of surgery: Emergence from empiric craft to scientific discipline*. Minneapolis: University of Minnesota Press; 1978.
80. Esmarch F. *Surgical technic: A textbook on operative surgery*; 1901. New York, Macmillan.
81. Tkach JR, Shannon AM, Beastrom R. Pseudofolliculitis due to preoperative shaving. *AORN J*. 1979;30(5):881–884.
82. Reichman DE, Greenberg JA. Reducing surgical site infections: A review. *Rev Obstet Gynecol*. 2009;2(4):212–221.
83. Seropian R, Reynolds BM. Wound infections after preoperative depilatory versus razor preparation. *Am J Surg*. 1971;121(3):251–254.
84. Powis SJ, Waterworth TA, Arkell DG. Preoperative skin preparation: Clinical evaluation of depilatory cream. *Br Med J*. 1976;2(6045):1166–1168.

85. Alexander JW, Fischer JE, Boyajian M, et al. The influence of hair-removal methods on wound infections. Arch Surg. 1983;118(3):347–352.
86. Masterson TM, Rodeheaver GT, Morgan RF, et al. Bacteriologic evaluation of electric clippers for surgical hair removal. Am J Surg. 1984;148(3):301–302.
87. Ko W, Lazenby WD, Zelano JA, et al. Effects of shaving methods and intraoperative irrigation on suppurative mediastinitis after bypass operations. Ann Thorac Surg. 1992;53(2):301–305.
88. Aly R, Maibach HI. Comparative antibacterial efficacy of a 2-minute surgical scrub with chlorhexidine gluconate, povidone-iodine, and chloroxylenol sponge-brushes. Am J Infect Control. 1988;16(4):173–177.
89. Sidhwa F, Itani KM. Skin preparation before surgery: Options and evidence. Surg Infect (Larchmt). 2015;16(1):14–23.
90. Maiwald M, Chan ES. The forgotten role of alcohol: A systematic review and meta-analysis of the clinical efficacy and perceived role of chlorhexidine in skin antisepsis. PLoS One. 2012;7(9):e44277.
91. Dumville JC, McFarlane E, Edwards P, et al. Preoperative skin antiseptics for preventing surgical wound infections after clean surgery. Cochrane Database Syst Rev. 2015;4:Cd003949.
92. Lowbury EJ, Lilly HA. Use of 4 per cent chlorhexidine detergent solution (Hibiscrub) and other methods of skin disinfection. Br Med J. 1973;1(5852):510–515.
93. Peterson AF, Rosenberg A, Alatary SD. Comparative evaluation of surgical scrub preparations. Surg Gynecol Obstet. 1978;146(1):63–65.
94. Rotter ML. Hygienic hand disinfection. Infect Control. 1984;5(1):18–22.
95. Holloway PM, Platt JH, Reybrouck G, et al. A multi-centre evaluation of two chlorhexidine-containing formulations for surgical hand disinfection. J Hosp Infect. 1990;16(2):151–159.
96. Kobayashi H. Evaluation of surgical scrubbing. J Hosp Infect. 1991;18:29–34 Suppl B.
97. Nicoletti G, Boghossian V, Borland R. Hygienic hand disinfection: A comparative study with chlorhexidine detergents and soap. J Hosp Infect. 1990;15(4):323–337.
98. Rotter ML, Koller W. Surgical hand disinfection: Effect of sequential use of two chlorhexidine preparations. J Hosp Infect. 1990;16(2):161–166.
99. Babb JR, Davies JG, Ayliffe GA. A test procedure for evaluating surgical hand disinfection. J Hosp Infect. 1991;18:41–49. Suppl B.
100. Pereira LJ, Lee GM, Wade KJ. An evaluation of five protocols for surgical handwashing in relation to skin condition and microbial counts. J Hosp Infect. 1997;36(1):49–65.
101. Bryant KA, Pearce J, Stover B. Flash fire associated with the use of alcohol-based antiseptic agent. Am J Infect Control. 2002;30(4):256–257.
102. Boyce JM, Pittet D: Guideline for hand hygiene in health-care settings. Recommendations of the Healthcare Infection Control Practices Advisory Committee and the HICPAC/SHEA/APIC/IDSA Hand Hygiene Task Force. Society for Healthcare Epidemiology of America/Association for Professionals in Infection Control/Infectious Diseases Society of America. MMWR Recomm Rep 2002;51 (Rr-16):1-45, quiz CE41-44.
103. Wade JJ, Casewell MW. The evaluation of residual antimicrobial activity on hands and its clinical relevance. J Hosp Infect. 1991;18 (Suppl B):23–28.
104. Tanner J, Dumville JC, Norman G, et al. Surgical hand antisepsis to reduce surgical site infection. Cochrane Database Syst Rev. 2016;1. Cd004288.
105. Kikuchi-Numagami K, Saishu T, Fukaya M, et al. Irritancy of scrubbing up for surgery with or without a brush. Acta Derm Venereol. 1999;79(3):230–232.
106. Dineen P. The use of a polyurethane sponge in surgical scrubbing. Surg Gynecol Obstet. 1966;123(3):595–598.
107. Bornside GH, Crowder Jr VH, Cohn Jr I. A bacteriological evaluation of surgical scrubbing with disposable iodophor-soap impregnated polyurethane scrub sponges. Surgery. 1968;64(4):743–751.
108. O'Farrell DA, Kenny G, O'Sullivan M, et al. Evaluation of the optimal hand-scrub duration prior to total hip arthroplasty. J Hosp Infect. 1994;26(2):93–98.
109. Hingst V, Juditzki I, Heeg P, et al. Evaluation of the efficacy of surgical hand disinfection following a reduced application time of 3 instead of 5 min. J Hosp Infect. 1992;20(2):79–86.
110. Wheelock SM, Lookinland S. Effect of surgical hand scrub time on subsequent bacterial growth. AORN J. 1997;65(6):1087–1092. 1094-1088.
111. O'Shaughnessy M, O'Malley VP, Corbett G, et al. Optimum duration of surgical scrub-time. Br J Surg. 1991;78(6):685–686.
112. Chen CF, Han CL, Kan CP, et al. Effect of surgical site infections with waterless and traditional hand scrubbing protocols on bacterial growth. Am J Infect Control. 2012;40(4):e15–e17.
113. Ritter MA. Conversation in the operating theater as a cause of airborne bacterial contamination. J Bone Joint Surg Am. 1984;66(3):472.
114. Belkin NL. Home laundering of soiled surgical scrubs: surgical site infections and the home environment. Am J Infect Control. 2001;29(1):58–64.
115. American College of Surgeons (ACS) task force on operating room: Statement on operating room attire. Bull Am Coll Surg. 101(10):47.
116. Garibaldi RA, Maglio S, Lerer T, et al. Comparison of nonwoven and woven gown and drape fabric to prevent intraoperative wound contamination and postoperative infection. Am J Surg. 1986;152(5):505–509.
117. Granzow JW, Smith JW, Nichols RL, et al. Evaluation of the protective value of hospital gowns against blood strike-through and methicillin-resistant Staphylococcus aureus penetration. Am J Infect Control. 1998;26(2):85–93.
118. Page CP, Bohnen JM, Fletcher JR, et al. Antimicrobial prophylaxis for surgical wounds. Guidelines for clinical care. Arch Surg. 1993;128(1):79–88.
119. Culbertson WR, Altemeier WA, Gonzalez LL, et al. Studies on the epidemiology of postoperative infection of clean operative wounds. Ann Surg. 1961;154:599–610.
120. Burke JF. Identification of the sources of Staphylococci contaminating the surgical wound during operation. Ann Surg. 1963;158:898–904.
121. Burke JF. The effective period of preventive antibiotic action in experimental incisions and dermal lesions. Surgery. 1961;50:161–168.
122. Polk Jr HC, Lopez-Mayor JF. Postoperative wound infection: A prospective study of determinant factors and prevention. Surgery. 1969;66(1):97–103.
123. Stone HH, Hooper CA, Kolb LD, et al. Antibiotic prophylaxis in gastric, biliary and colonic surgery. Ann Surg. 1976;184(4):443–452.
124. Forse RA, Karam B, MacLean LD, et al. Antibiotic prophylaxis for surgery in morbidly obese patients. Surgery. 1989;106(4):750–756. discussion 756-757.
125. Bratzler DW, Houck PM. Antimicrobial prophylaxis for surgery: An advisory statement from the National Surgical Infection Prevention Project. Am J Surg. 2005;189(4):395–404.
126. Classen DC, Evans RS, Pestotnik SL, et al. The timing of prophylactic administration of antibiotics and the risk of surgical-wound infection. N Engl J Med. 1992;326(5):281–286.
127. Steinberg JP, Braun BI, Hellinger WC, et al. Timing of antimicrobial prophylaxis and the risk of surgical site infections: Results from the trial to reduce antimicrobial prophylaxis errors. Ann Surg. 2009;250(1):10–16.
128. Hawn MT, Richman JS, Vick CC, et al. Timing of surgical antibiotic prophylaxis and the risk of surgical site infection. JAMA Surg. 2013;148(7):649–657.
129. Finkelstein R, Rabino G, Mashiah T, et al. Vancomycin versus cefazolin prophylaxis for cardiac surgery in the setting of a high prevalence of methicillin-resistant staphylococcal infections. J Thorac Cardiovasc Surg. 2002;123(2):326–332.
130. Bull AL, Worth LJ, Richards MJ. Impact of vancomycin surgical antibiotic prophylaxis on the development of methicillin-sensitive staphylococcus aureus surgical site infections: report from Australian Surveillance Data (VICNISS). Ann Surg. 2012;256(6):1089–1092.
131. Manian FA, Meyer PL, Setzer J, et al. Surgical site infections associated with methicillin-resistant Staphylococcus aureus: Do postoperative factors play a role? Clin Infect Dis. 2003;36(7):863–868.
132. Abi-Haidar Y, Gupta K, Strymish J, et al. Factors associated with postoperative conversion to methicillin-resistant Staphylococcus aureus positivity or infection in initially MRSA-negative patients. Surg Infect (Larchmt). 2011;12(6):435–442.
133. Muto CA, Jernigan JA, Ostrowsky BE, et al. SHEA guideline for preventing nosocomial transmission of multidrug-resistant strains of Staphylococcus aureus and enterococcus. Infect Control Hosp Epidemiol. 2003;24(5):362–386.
134. Pinkney TD, Calvert M, Bartlett DC, et al. Impact of wound edge protection devices on surgical site infection after laparotomy: Multicentre randomised controlled trial (ROSSINI Trial). BMJ. 2013;347:f4305.
135. Gheorghe A, Calvert M, Pinkney TD, et al. Systematic review of the clinical effectiveness of wound-edge protection devices in reducing surgical site infection in patients undergoing open abdominal surgery. Ann Surg. 2012;255(6):1017–1029.
136. Mihaljevic AL, Schirren R, Ozer M, et al. Multicenter double-blinded randomized controlled trial of standard abdominal wound edge protection with surgical dressings versus coverage with a sterile circular polyethylene drape for prevention of surgical site infections: a CHIR-Net trial (BaFO; NCT01181206). Ann Surg. 2014;260(5):730–737. discussion 737-739.
137. Reid K, Pockney P, Draganic B, et al. Barrier wound protection decreases surgical site infection in open elective colorectal surgery: A randomized clinical trial. Dis Colon Rectum. 2010;53(10):1374–1380.
138. Edwards JP, Ho AL, Tee MC, et al. Wound protectors reduce surgical site infection: A meta-analysis of randomized controlled trials. Ann Surg. 2012;256(1):53–59.
139. Nakamura T, Kashimura N, Noji T, et al. Triclosan-coated sutures reduce the incidence of wound infections and the costs after colorectal surgery: A randomized controlled trial. Surgery. 2013;153(4):576–583.
140. Guo J, Pan LH, Li YX, et al. Efficacy of triclosan-coated sutures for reducing risk of surgical site infection in adults: A meta-analysis of randomized clinical trials. J Surg Res. 2016;201(1):105–117.
141. Wang ZX, Jiang CP, Cao Y, et al. Systematic review and meta-analysis of triclosan-coated sutures for the prevention of surgical-site infection. Br J Surg. 2013;100(4):465–473.
142. Cohn SM, Giannotti G, Ong AW, et al. Prospective randomized trial of two wound management strategies for dirty abdominal wounds. Ann Surg. 2001;233(3):409–413.
143. Bhangu A, Singh P, Lundy J, et al. Systemic review and meta-analysis of randomized clinical trials comparing primary vs delayed primary skin closure in contaminated and dirty abdominal incisions. JAMA Surg. 2013;148(8):779–786.
144. Pommerening MJ, Kao LS, Sowards KJ, et al. Primary skin closure after damage control laparotomy. Br J Surg. 2015;102(1):67–75.
145. Kurz A, Sessler DI, Lenhardt R. Perioperative normothermia to reduce the incidence of surgical-wound infection and shorten hospitalization. Study of Wound Infection and Temperature Group. N Engl J Med. 1996;334(19):1209–1215.
146. Seamon MJ, Wobb J, Gaughan JP, et al. The effects of intraoperative hypothermia on surgical site infection: An analysis of 524 trauma laparotomies. Ann Surg. 2012;255(4):789–795.
147. Sessler DI. Complications and treatment of mild hypothermia. Anesthesiology. 2001;95(2):531–543.
148. Sessler DI, Akca O. Nonpharmacological prevention of surgical wound infections. Clin Infect Dis. 2002;35(11):1397–1404.
149. Melling AC, Ali B, Scott EM, et al. Effects of preoperative warming on the incidence of wound infection after clean surgery: A randomised controlled trial. Lancet. 2001;358(9285):876–880.
150. Wong PF, Kumar S, Bohra A, et al. Randomized clinical trial of perioperative systemic warming in major elective abdominal surgery. Br J Surg. 2007;94(4):421–426.
151. Belda FJ, Aguilera L, Garcia de la Asuncion J, et al: Supplemental perioperative oxygen and the risk of surgical wound infection: A randomized controlled trial. Jama. 2005;294(16):2035–2042.
152. Greif R, Akca O, Horn EP, et al. Supplemental perioperative oxygen to reduce the incidence of surgical-wound infection. N Engl J Med. 2000;342(3):161–167.
153. Pryor KO, Fahey 3rd TJ, Lien CA, et al. Surgical site infection and the routine use of perioperative hyperoxia in a general surgical population: A randomized controlled trial. Jama. 2004;291(1):79–87.
154. Thibon P, Borgey F, Boutreux S, et al. Effect of perioperative oxygen supplementation on 30-day surgical site infection rate in abdominal, gynecologic, and breast surgery: The ISO2 randomized controlled trial. Anesthesiology. 2012;117(3):504–511.
155. Meyhoff CS, Wetterslev J, Jorgensen LN, et al. Effect of high perioperative oxygen fraction on surgical site infection and pulmonary complications after abdominal surgery: The PROXI randomized clinical trial. Jama. 2009;302(14):1543–1550.
156. Qadan M, Akca O, Mahid SS, et al. Perioperative supplemental oxygen therapy and surgical site infection: A meta-analysis of randomized controlled trials. Arch Surg. 2009;144(4):359–366. discussion 366-357.
157. MacRury SM, Gemmell CG, Paterson KR, et al. Changes in phagocytic function with glycaemic control in diabetic patients. J Clin Pathol. 1989;42(11):1143–1147.
158. Bilotta F, Spinelli A, Giovannini F, et al. The effect of intensive insulin therapy on infection rate, vasospasm, neurologic outcome, and mortality in neurointensive care unit after intracranial aneurysm clipping in patients with acute subarachnoid hemorrhage: A randomized prospective pilot trial. J Neurosurg Anesthesiol. 2007;19(3):156–160.
159. Grey NJ, Perdrizet GA. Reduction of nosocomial infections in the surgical intensive-care unit by strict glycemic control. Endocr Pract. 2004;10(Suppl 2):46–52.
160. Lazar HL, McDonnell MM, Chipkin S, et al. Effects of aggressive versus moderate glycemic control on clinical outcomes in diabetic coronary artery bypass graft patients. Ann Surg. 2011;254(3):458–463 discussion 463-454.
161. Gryska PF, O'Dea AE. Postoperative streptococcal wound infection. The anatomy of an epidemic. Jama. 1970;213(7):1189–1191.
162. McIntyre DM. An epidemic of Streptococcus pyogenes puerperal and postoperative sepsis with an unusual carrier site–the anus. Am J Obstet Gynecol. 1968;101(3):308–314.
163. Stamm WE, Feeley JC, Facklam RR. Wound infections due to group a streptococcus traced to a vaginal carrier. J Infect Dis. 1978;138(3):287–292.
164. AIA Academy of Architecture for Health, Facilities Guidelines Institute: Guidelines for design and construction of health care facilities. In Washington, DC, American Institute of Architects.
165. Dharan S, Pittet D. Environmental controls in operating theatres. J Hosp Infect. 2002;51(2):79–84.
166. Friberg B. Ultraclean laminar airflow ORs. AORN J. 1998;67(4):841–842 845-851.
167. Lidwell OM, Lowbury EJ, Whyte W, et al. Airborne contamination of wounds in joint replacement operations: The relationship to sepsis rates. J Hosp Infect. 1983;4(2):111–131.
168. Gruenberg MF, Campaner GL, Sola CA, et al. Ultraclean air for prevention of postoperative infection after posterior spinal fusion with instrumentation: A comparison between surgeries performed with and without a vertical exponential filtered air-flow system. Spine. 2004;29(20):2330–2334.
169. Allo MD, Tedesco M. Operating room management: operative suite considerations, infection control. Surg Clin North Am. 2005;85(6):1291–1297. xii.
170. Thiele RH, Huffmyer JL, Nemergut EC. The "six sigma approach" to the operating room environment and infection. Best Pract Res Clin Anaesthesiol. 2008;22(3):537–552.
171. Ayliffe GA. Role of the environment of the operating suite in surgical wound infection. Rev Infect Dis. 1991;13(Suppl 10):S800–S804.
172. Pryor F, Messmer PR. The effect of traffic patterns in the OR on surgical site infections. AORN J. 1998;68(4):649–660.
173. Duguid JP, Wallace AT. Air infection with dust liberated from clothing. Lancet. 1948;2(6535):845–849.
174. Weber DO, Gooch JJ, Wood WR, et al. Influence of operating room surface contamination on surgical wounds: A prospective study. Arch Surg. 1976;111(4):484–488.
175. Nelson J, Bivens A, Shinn A, et al. Microbial flora on operating room telephones. AORN J. 2006;83(3):607–611 613-607, 619-620 passim.
176. Department of Labor OSHA. Occupational exposure to bloodborne pathogens: final rule (29 CRF Part 1910.1030). Fed Reg. 1991;56:64004–64182.
177. Rutala WA, Weber DJ. Disinfection and sterilization: An overview. Am J Infect Control. 2013;41(5 Suppl):S2–S5.
178. Waked WR, Simpson AK, Miller CP, et al. Sterilization wrap inspections do not adequately evaluate instrument sterility. Clin Orthop Relat Res. 2007;462:207–211.
179. Rutala WA, Jones SM, Weber DJ. Comparison of a rapid readout biological indicator for steam sterilization with four conventional biological indicators and five chemical indicators. Infect Control Hosp Epidemiol. 1996;17(7):423–428.
180. McDonald M, Grabsch E, Marshall C, et al. Single- versus multiple-dose antimicrobial prophylaxis for major surgery: A systematic review. Aust N Z J Surg. 1998;68(6):388–396.
181. Therapeutic ASHP. Guidelines on Antimicrobial Prophylaxis in Surgery. American Society of Health-System Pharmacists. Am J Health Syst Pharm. 1999;56(18):1839–1888.
182. Dellinger EP, Gross PA, Barrett TL, et al. Quality standard for antimicrobial prophylaxis in surgical procedures. The Infectious Diseases Society of America. Infect Control Hosp Epidemiol. 1994;15(3):182–188.
183. Harbarth S, Samore MH, Lichtenberg D, et al. Prolonged antibiotic prophylaxis after cardiovascular surgery and its effect on surgical site infections and antimicrobial resistance. Circulation. 2000;101(25):2916–2921.
184. Hecker MT, Aron DC, Patel NP, et al. Unnecessary use of antimicrobials in hospitalized patients: Current patterns of misuse with an emphasis on the antianaerobic spectrum of activity. Arch Intern Med. 2003;163(8):972–978.
185. Heal C, Buettner P, Raasch B, et al. Can sutures get wet? Prospective randomised controlled trial of wound management in general practice. BMJ. 2006;332(7549):1053–1056.
186. Toon CD, Sinha S, Davidson BR, et al. Early versus delayed post-operative bathing or showering to prevent wound complications. Cochrane Database Syst Rev. 2015;7:Cd010075.
187. Centers for Disease Control and Prevention (CDC): Bovine spongiform encephalopathy in a dairy cow–Washington state, 2003. MMWR Morb Mortal Wkly Rep. 52(53):1280–1285.
188. Quimby AE, Shamy MC. The canadian management of bovine spongiform encephalopathy in historical and scientific perspective, 1990-2014. Can J Neurol Sci. 2015;42(6):472–481.
189. Centers for Disease Control and Prevention (CDC): Probable variant Creutzfeldt-Jakob disease in a U.S. resident–Florida, 2002. MMWR Morb Mortal Wkly Rep. 51(41):927–929.
190. Blattler T. Implications of prion diseases for neurosurgery. Neurosurg Rev. 2002;25(4):195–203.
191. Duffy P, Wolf J, Collins G, et al. Letter: Possible person-to-person transmission of Creutzfeldt-Jakob disease. N Engl J Med. 1974;290(12):692–693.
192. Brown P, Brandel JP, Sato T, et al. Iatrogenic Creutzfeldt-Jakob disease, final assessment. Emerg Infect Dis. 2012;18(6):901–907.
193. Will RG, Matthews WB. Evidence for case-to-case transmission of Creutzfeldt-Jakob disease. J Neurol Neurosurg Psychiatry. 1982;45(3):235–238.
194. Exposure to Creutzfeldt-Jakob Disease. Sentinel event alert. 2001;20:1–3.
195. Belay ED, Blase J, Sehulster LM, et al. Management of neurosurgical instruments and patients exposed to Creutzfeldt-Jakob disease. Infect Control Hosp Epidemiol. 2013;34(12):1272–1280.
196. Weber DJ, Rutala WA. Managing the risk of nosocomial transmission of prion diseases. Curr Opin Infect Dis. 2002;15(4):421–425.
197. Bonda DJ, Manjila S, Mehndiratta P, et al. Human prion diseases: Surgical lessons learned from iatrogenic prion transmission. Neurosurg Focus. 2016;41(1):E10.
198. Rutala WA. APIC guideline for selection and use of disinfectants. 1994, 1995, and 1996 APIC Guidelines Committee. Association for professionals in infection control and epidemiology, Inc. Am J Infect Control. 1996;24(4):313–342.

29 孕产妇的围手术期保护

RICHARD C. MONTH
武 勰 译，赵梦芸 审校

简介

孕期非产科手术、妊娠以及分娩过程中孕产妇的安全得以保障是 20 世纪医学史上最伟大的成就之一。在人们的记忆中，美国近 1% 的妇女在分娩期间或分娩后不久死亡。就在 1900 年，每 1000 例活产中就有 6 ~ 9 名产妇死亡，而在这 1000 名活产儿中，有 100 名婴儿在 1 岁前死亡 [1,2]。然而从 1900—1997 年，产妇死亡率下降了近 99%，降至每 1000 例活产中不到 0.1 例死亡（1997 年每 10 万例活产中有 7.7 例死亡）[3,4]。环境干预、营养改善、临床医学的进步、医疗可及性的优化、疾病监控的改进、教育水平的提高以及生活水平的改善都是导致孕产妇死亡率显著下降的原因 [1]。

然而，尽管有这些显著的改善，一个令人震惊的趋势出现了。2000—2014 年，美国孕产妇死亡率稳步上升；美国现在是工业化国家中孕产妇死亡率最高的国家之一，也是少数持续攀升的国家之一（图 29.1）[5,6]。显然，孕产妇死亡的重要可预防原因仍然存在。本章中，我们就当局认为的最佳实践提供建议，以努力遏制这一趋势并改善围手术期和围产期的孕产妇发病率和死亡率。

孕产妇发病和死亡的原因

自 1952 年以来，关于孕产妇死亡最全面和最可靠的数据来自孕产妇死亡保密调查，现称为妇幼保健保密调查（Confidential Enquiry into Maternal and Child Health，CEMACH）[7,8]，以及 CDC 的孕产妇死亡率调查 [9]。然而世界卫生组织（World Health Organization，WHO）提供了最新的涵盖了 2003—2009 年的数据 [10]（图 29.2）。WHO 审查了 115 个国家的超过 6 万多例死亡病例，结果表明，在发达和发展中国家中，产科出血仍然是孕产妇死亡最常见的直接原因，分别占孕产妇死亡的 16.3% 和 27.1%。大多数出血死亡仍然发生在产后期，并且在全球范围内似乎没有下降趋势。在发达国家，栓塞事件是第二大直接死亡原因，第三位是高血压疾病（分别为 13.8% 和 12.9%）；而在发展中国家，高血压疾病和脓毒症（14% 和 10.7%）是第二和第三主要原因。无论在发达还是发展中国家，孕产妇死亡的间接原因主要都是既往病史，且在所有死亡原因中占了很大比例（分别为 24.7% 和 27.5%）。

孕产妇发病和死亡的麻醉相关原因

令人欣慰的是，严重的麻醉相关并发症在围手术期和围产期都很少见。从历史上看，围手术期死亡率在 20 世纪 80 年代和 90 年代显著下降，尽管在 21 世纪初略有回升，达到约 1/20 000[7]。绝大多数死亡是由于气道管理失败造成的：未识别的食管插管和低通气。肥胖、误吸和缺乏呼末二氧化碳监测通常与这些死亡有关。

随着区域麻醉在这些患者中的应用范围扩大，麻醉死亡的风险明显降低。产科麻醉和围产期学会的严重并发症资料库项目在 2003—2009 年间审查了超过 257 000 例麻醉手术，并确定了 157 例严重并发症，其中 85 例被认为与麻醉相关（图 29.3）[11]。在这组患者中没有报道麻醉相关死亡；但比较常见的严重并发症有插管失败（发生率 1∶533）和高位椎管内阻滞（发生率 1∶4336）。其他常规讨论的产科麻醉并发症明显较少：严重神经损伤的发生率为 1∶35 923，硬膜外脓肿 / 脑膜炎的发生率为 1∶62 866，硬膜外血肿的发生率为 1∶251 423，都相对较少见。

血栓栓塞症与易栓症

妊娠及其激素变化会促进凝血 [12-14]。凝血因子随着孕周的增加而增加，与分娩时子宫肌层的快速收

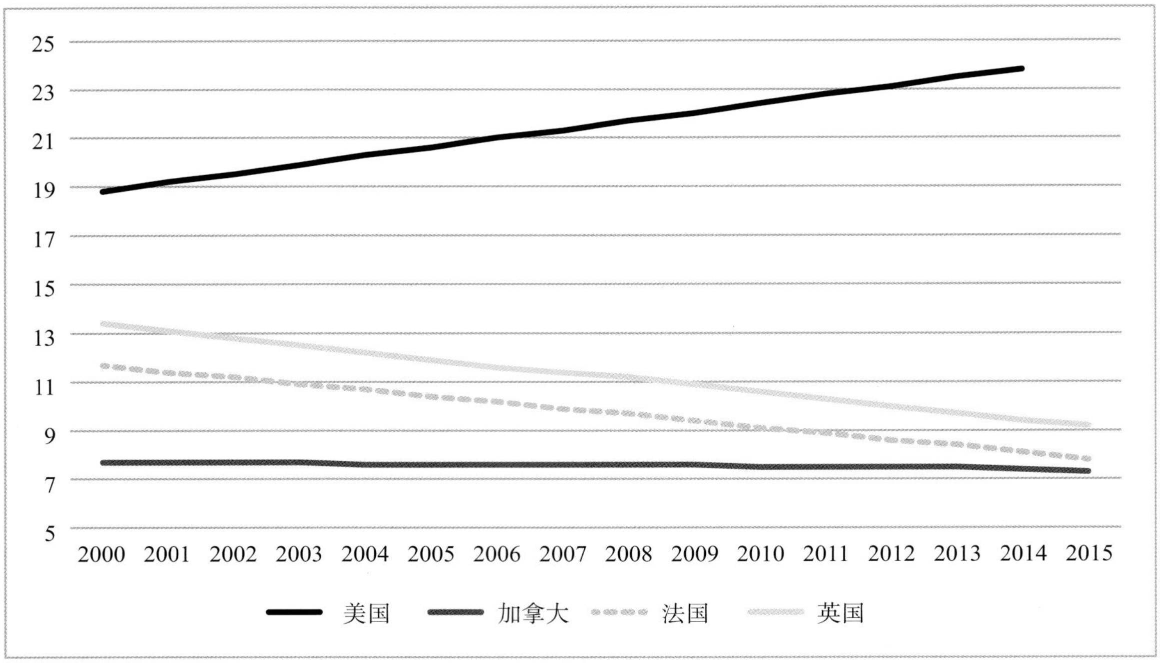

• 图 29.1　2000—2015 年美国、加拿大、法国和英国每 10 万例活产的估计死亡例数（Adapted from MacDorman MF，Declerq E，Cabral H，et al.Is the United States maternal mortality rate increasing? Disentangling trends from measurement issues.Obstet Gynecol.2016；128（3）：447-455；GBD 2015 Mortality and Cause of Death Collaborators.Global，regional，and national life expectancy，all-cause mortality，and cause-specific mortality for 249 causes of death，1980-2015：a systematic analysis for the Global Burden of Disease Study 2015.Lancet 2016；388：1459-1544.）

发达国家		发展中国家	
死因	占比	死因	占比
出血	16.3%	出血	27.1%
栓塞	13.8%	高血压疾病	14.0%
高血压疾病	12.9%	脓毒症	10.7%

• 图 29.2　世界发达地区和发展中地区孕产妇死亡的主要原因（Adapted from Say L，Chou D，Gemmill A，et al.Global causes of maternal health：a WHO systematic analysis.Lancet Glob Health.2014；2（6）：e323-e333.）

严重并发症	发生率	95%置信区间
插管失败	1:533	1:290～1:971
高位椎管内阻滞	1:4336	1:3356～1:5587
产房内呼吸骤停	1:100 42	1:6172～1:161 31
未识别的蛛网膜下腔置管	1:154 35	1:9176～1:256 34
严重神经损伤	1:359 23	1:178 05～1:912 44
硬膜外脓肿/脑膜炎	1:628 66	1:250 74～1:235 620
心搏骤停	1:128 398	1:355 44～1:1 060 218
心肌梗死	1:128 398	1:355 44～1:1 060 218
硬膜外血肿	1:251 463	1:460 90～1:10 142 861

• 图 29.3　麻醉相关严重并发症的发生率（Adapted from D'Angelo R，Smiley RM，Riley ET，et al.Serious complications related to obstetric anesthesia：the Serious Compilations Repository Project of the Society for Obstetric Anesthesia and Perinatology.Anesthesiology 2014；120：1505-1512.）

缩共同发挥作用来防止失血过多。血小板的产生、消耗和激活也增强。血栓弹力图显示凝块形成加速 [15]，这进一步增加了妊娠期血栓栓塞症的风险。与孕产妇血栓栓塞症相关的风险因素包括高龄、制动、长时间旅行 [16]、手术、家族史、既往病史、口服避孕药以及肥胖 [17]。妊娠期血栓栓塞症的风险因素如图 29.4 所示。

随着孕妇栓塞性疾病的风险持续显著，最近的建

预先存在的风险因素
- 既往静脉血栓栓塞症
- 易栓症
  - 遗传因素
    - 抗凝血酶缺乏
    - 蛋白C缺乏
    - 蛋白S缺乏
    - Ⅴ因子莱顿突变
    - 凝血酶原基因突变
  - 后天因素
    - 抗磷脂抗体
    - 狼疮抗凝物
    - 中高滴度抗心磷脂抗体
    - β2糖蛋白1抗体
- 合并症（如癌症、心衰、活动性系统性红斑狼疮和炎症性肠病等）
- 年龄＞35岁
- 孕前或孕早期肥胖
- 经产≥3
- 吸烟
- 有症状的静脉曲张
- 截瘫

产科风险因素
- 多胎妊娠
- 目前子痫前期
- 剖宫产
- 产程＞24 h
- 产钳术或手转胎头术分娩
- 宫内死胎
- 早产
- 产后出血

新发的、一过性或可逆性疾病
- 任何妊娠期或围产期手术，会阴即刻修补除外
- 妊娠剧吐和（或）脱水
- 卵巢过度刺激综合征（仅孕早期）
- 制动（卧床≥3天）
- 目前全身感染
- 长途旅行（＞4 h）

● **图 29.4** 妊娠期和围产期静脉血栓栓塞症的风险因素（Adapted from RCOG Green-top Guideline No.37a April 2015.Available：https：//www.rcog.org.uk/globalassets/documents/guidelines/gtg-37a.pdf）

议广泛扩大了血栓预防的应用；美国加州产妇质量医疗合作组织的产妇静脉血栓栓塞症工具包建议在产前、围产期和产后显著扩大预防性和治疗性肝素的使用[18]。

易栓症已经逐步成为孕产妇血栓栓塞风险的一个重要原因。高达 17% 的北美白人都存在这种情况。易栓症可分为三大类：家族性、获得性和混合性。家族性原因包括蛋白 C、蛋白 S 和抗凝血酶Ⅲ缺乏，以及Ⅴ因子莱顿突变和凝血酶原基因多态性。增加易栓症风险的情况包括抗磷脂抗体和狼疮抗凝物。混合性易栓症的风险包括甲基四氢叶酸还原酶多态性和高同型半胱氨酸血症。遗传性易栓症与其他妊娠并发症有关，如妊娠期高血压、宫内发育迟缓（intrauterine growth restriction，IUGR）、胎盘早剥和死产[19-21]。在一项研究中[20]，52% 患有严重妊娠期高血压及相关问题的产妇都有易栓症。事实证明，预防这些易栓症相关的副作用是困难的；易栓症产妇产前预防性使用达肝素对预防血栓栓塞事件、妊娠失败或胎盘介导的妊娠并发症都没有效果[22]。

妊娠期高血压

1% ～ 5% 的妊娠合并慢性高血压，定义为妊娠前或在妊娠 20 周之前血压高于 140/90 mmHg。妊娠期高血压在妊娠 20 周以后才出现，并发于 5% ～ 10% 的妊娠中。妊娠期高血压可能反映了慢性高血压的家族易感性，也可能是子痫前期的早期表现。

子痫前期是最常见的人类妊娠中特有的疾病，发生在 6% ～ 8% 的妊娠中。发达国家 12.9% 的死亡以及发展中国家 14% 的死亡归因于妊娠期高血压，最常见的就是子痫前期。其诊断标准如图 29.5 所示，

血压	• 孕前血压正常，怀孕20周之后，间隔至少4 h的2次测量均出现收缩压≥140 mmHg或舒张压≥90 mmHg • 收缩压≥160 mmHg或舒张压≥110 mmHg可在数分钟内确认，便于及时降压治疗
同时满足：	
蛋白尿	• 尿蛋白定量≥300 mg/24 h（或从定时采集推断出这个量） 或者 • 尿蛋白/肌酐比值≥0.3（单位都是mg/dl） 或者 • 尿蛋白1+（仅在无法定量时使用）
或以下任意一项	
血小板减少症	• 血小板 < 100 000/μl
肾功能不全	• 血清肌酐 > 1.1 mg/dl • 没有其他肾病的情况下血清肌酐倍增
肝功能受损	• 转氨酶倍增
肺水肿	
大脑或视觉症状	

重度子痫前期特征
存在以下任意一项：

- 患者卧床休息时，间隔至少4 h的2次测量均出现收缩压≥160 mmHg或舒张压≥110 mmHg，除非在此之前已经开始降压治疗
- 血小板减少症（ < 100 000/μl ）
- 肝功能受损（转氨酶倍增，或严重持续性无法用药物缓解,且除外其他诊断的右上腹或上腹痛，或两者兼具）
- 进展性肾病（血清肌酐 > 1.1 mg/dl）
  或
  没有其他肾病的情况下血清肌酐倍增
- 肺水肿
  新发的视觉或大脑功能障碍

• 图 29.5 子痫前期诊断标准（Adapted from American College of Obstetricians and Gynecologists；Task Force on Hypertension in Pregnancy.Hypertension in pregnancy.Report of the American College of Obstetricians and Gynecologists' Task Force on hypertension in pregnancy.Obstet Gynecol.2 0 1 3；1 2 2（5）：1122-1131.）

包括高血压和终末器官功能障碍的症状。

子痫前期的病因尚不清楚，但其典型特征是影响全身器官的血管痉挛。细胞损伤可见于内皮细胞、血小板和滋养层细胞。血管活性胺和前列腺素随后被释放。血管狭窄和弹性降低与血管阻力增加有关。与正常孕妇不同，子痫前期孕妇不会失去对血管紧张素和儿茶酚胺的敏感性。子宫多普勒研究显示血管阻力增高以及血流异常[23]。

滋养层物质和基底膜的免疫反应、前列环素失衡以及血管一氧化氮功能障碍都被认为是导致妊娠期高血压的重要原因。相关遗传学分析正在进行中[20,21]。

由于妊娠期高血压仍然是导致孕产妇发病和死亡的重要原因，因此人们在改善、规范和扩大对妊娠期高血压和子痫前期的适当和早期治疗方面已做出极大的努力。这些举措的核心是标准化产前治疗，密切监测子痫前期高风险人群，及早评估和治疗所有妊娠期高血压患者，早期使用硫酸镁治疗子痫前期，并加强对患者和医务人员在识别和治疗策略方面的教育[24]。

妊娠期高血压和子痫前期的管理

所有妊娠期高血压和子痫前期的孕产妇都应进行产科母体监测。监测妊娠期高血压的目的是观察是否进展到子痫前期，并尽早开始治疗[25]。而对于有严重子痫前期症状的孕妇，其目标是及早发现并避免器官功能障碍[26]。

对于没有严重症状、可以常规预约随访、能坚持治疗计划并且胎儿健康和母体情况稳定的子痫前期孕产妇，可以进行产前门诊管理[27]。胎儿情况应通过无应激试验或胎儿生理评估来进行常规评估（至少每周 2 次），母体情况则应进行常规的血压评估及实验室检查，包括包含血小板计数在内的全血细胞计数、谷草转氨酶（AST）、谷丙转氨酶（ALT）、乳酸脱氢酶（LDH）和血清肌酐[26]。

足月、重度或病情恶化的子痫前期产妇需要立即住院治疗。无严重症状的子痫前期患者通常在 37 周分娩。重度子痫前期产妇应在孕 34 周分娩；小于 34 周的产妇通常住院接受密切监测，目标是将分娩推迟到 34 周后[28]。

硫酸镁

使用硫酸镁被认为是控制子痫前期和子痫癫痫发作的最佳做法[26,29]。硫酸镁预防子痫试验（Magnesium Sulfate for the Prevention of Eclampsia，MAGPIE）是一项大型全球性安慰剂对照研究，主要探索了该药物的有效性（图 29.10）[30]。该研究招募了 33 个国家的近 1 万名孕妇，这些孕妇至少有 2 次血压超过 140/90 mmHg，且至少有 1+ 蛋白尿。其中，4999 名女性接受了 4 g 的静脉负荷剂量及 1 g/h 静脉泵注或每 5 h 肌注 5 g 的维持剂量，而 4993 名孕妇接受安慰剂治疗。接受硫酸镁治疗的孕妇子痫发作次数少于接受安慰剂治疗的孕妇［40（0.8%）vs 96（1.9%）］，硫酸镁治疗组死亡率也低于安慰剂组［11（0.2%）vs 20（0.4%）］。值得注意的是，该试验中 1/3 的患者在接受硫酸镁治疗的同时也接受了硝苯地平的治疗，这部分孕妇低血压的发生率并不高于安慰剂组。

拉贝洛尔、肼屈嗪和硝苯地平

30 多年来一直推荐静脉注射肼屈嗪来控制妊娠期严重高血压。然而，在 11 项涉及 570 名参与者的试验中，对比了肼屈嗪和其他降压药在控制妊娠期重度高血压方面的疗效[31]。作者发现，静脉注射肼屈嗪并不是妊娠晚期急性重度高血压的首选药物，因为它与其他药物相比，与更多的孕产妇和围产期不良反应相关，尤其是与静脉注射拉贝洛尔或口服 / 舌下含服硝苯地平。这些试验比较了静脉注射肼屈嗪与其他降压药物（如静脉注射拉贝洛尔或口服 / 舌下含服硝苯地平）的疗效，结果表明：与肼屈嗪相比，拉贝洛尔和硝苯地平引起的低血压、剖宫产、胎盘早剥和低 Apgar 评分都更少。肼屈嗪与产妇低血压相关的可能性是拉贝他洛尔和硝苯地平的 3.2 倍。新生儿心动过缓在拉贝洛尔组更常见，但只有 1 名新生儿需要治疗。硝苯地平的临床优势是可以口服给药；护理人员可按需给药（每 30 min）[32]。建议谨慎使用，因为据报道，钙通道阻滞剂和硫酸镁之间的相互作用会导致孕产妇发生严重的肌无力、低血压以及胎儿宫内窘迫[33]。

其他降压药

可乐定和哌唑嗪已被用于治疗子痫前期且效果良好，但缺乏大型临床试验的数据支持[34]。硝普钠（SNP）输注已被推荐用于急性高血压危象的治疗，以及减轻或治疗与全麻诱导和苏醒相关的高血压。它作用迅速但有些不可预测，通常需要监测有创动脉血压来防止过量给药。需要注意的是，硝普钠虽然有效，但大剂量使用与氰化物中毒相关。

新型药物可能在管理孕产妇高血压急症方面发挥重要作用。尼卡地平已被用作硝普钠的替代品；它是一种静脉输注的短效二氢吡啶类钙通道阻滞剂。尽管最初有人担心将尼卡地平与硫酸镁一起使用可能会导致严重的难治性低血压，但最近的研究并没有发现这一点[35,36]。氯维地平是一种新型静脉钙通道阻滞剂，其作用与尼卡地平相似；然而缺乏对妊娠期的特定研究。

中心监测

由于绝大多数妊娠期高血压孕产妇具有足够的左心室功能和正常的肺动脉压力，临床医生必须权衡中心监测（中心静脉置管或肺动脉置管）的风险和标准监测与血流动力学数据之外的任何额外信息的有效性。没有大型随机试验表明，对重度子痫前期的孕产妇进行肺动脉监测可以改善其预后；事实上，随着越来越多的数据质疑肺动脉置管在重症监护人群中的实用性，以及床旁超声（包括床旁经胸超声心动图）的采用和接受程度增加，肺动脉置管的使用已显著减少[37]。美国麻醉医师协会（ASA）产科麻醉工作组指出“对于重度子痫前期的孕产妇，没有必要常规使用中心有创血流动力学监测”[38-51]。

妊娠期高血压疾病管理的麻醉考虑

从前，产科担心在子痫前期孕产妇中应用硬膜外和蛛网膜下腔阻滞可能会导致产妇突发低血压，从而导致母体和胎儿情况恶化[38]，但目前这一顾虑尚未得到证实。尽管没有大型随机试验或荟萃分析研究麻醉对子痫前期孕产妇预后的影响，但仍有一些小型试验结果可供参考，其中包括一些前瞻性试验和随机试验。13项涉及544名接受区域或全身麻醉的子痫前期孕产妇的研究结果已经发表[39-51]。三项研究对象为顺产的子痫前期患者；十项为接受剖宫产的患者，其中五项比较了区域麻醉和全身麻醉的差异。一项研究比较了在重度子痫前期患者中应用蛛网膜下腔阻滞和硬膜外阻滞的差异，两项研究仅对比蛛网膜下腔阻滞和全身麻醉的差异。总体而言，这些研究结果均表明，母体低血压对母体或胎儿的临床结局并没有不良影响。在使用全身麻醉的试验中，四项研究[40,41,43,45]发现围诱导期的高血压很难控制，而两项研究[46,50]表明高血压的发生率和严重程度在临床上是可接受的。一项系列研究发现，接受蛛网膜下腔阻滞的子痫前期患者的低血压发生率低于健康女性[51]。

血小板减少症和凝血功能障碍

历史上，血小板计数低于100 000/μl被认为是椎管内麻醉的绝对禁忌证；但这一立场已不再被现有科学证据支持。ASA指南建议，即使在做测定产时血小板计数的决定时，也应该“个体化，并基于患者的既往病史…体格检查和临床症状[38]”。任何专业组织都没有明确椎管内麻醉的“安全”血小板计数范围；然而，越来越多的经验表明，血小板减少症患者的血小板计数在70 000/μl时较为安全。70 000/μl以下的安全性由于缺乏数据支持而尚不明确[52]。在决定是否对血小板减少症的患者进行椎管内麻醉时，不仅应考虑血小板的绝对计数，还应考虑其变化的速度和方向，以及血小板的功能评估。

液体管理和肺水肿

静脉输液管理是规范麻醉医疗的一部分。在子痫前期患者中应谨慎进行。胶体渗透压降低、静水压升高以及毛细血管内皮受损，都易导致肺水肿。妊娠期肺水肿的发生率为每10万次妊娠中有80～500例，占妊娠相关转入ICU的约25%。妊娠相关肺水肿原因可分为宫缩抑制剂（36%）、液体超负荷（31%）、妊娠期高血压（26%）、感染（4%）和其他原因（3%）[53]。大约3%的子痫前期患者会出现肺水肿，其中30%发生在产前，70%发生在产后前3天。产妇死亡率可能高达10%，围产儿死亡率可能高达50%。肺水肿原因被判定为可能是液体超负荷的患者，其平均液体正平衡显著增加（6022±3340 ml）。

由于血容量、静水压和心输出量增加，而胶体渗透压降低，因此产妇容易发生肺水肿。子痫前期患者肺血压和血流量进一步增加，胶体渗透压下降更多，且毛细血管内皮受损。如果淋巴回流也受损（如由于肺组织肿胀和炎症），则出现症状性肺水肿的可能性进一步增加。在少数情况下，当子痫前期未得到治疗时，心衰会进一步加剧这些症状。

对于舒张压大于100 mmHg的患者，建议在进行神经阻滞时根据需要谨慎使用血管加压药物和静脉输液来维持血压，通常可以在没有中心静脉或肺动脉监测的情况下进行。过去推荐静脉注射25%的白蛋白，现已不广泛使用。肺活量和脉搏血氧饱和度的降低可能是发生肺水肿的征兆。

妊娠期心脏病

孕产妇血流动力学突然恶化的鉴别诊断包括血栓栓塞症、出血、脓毒症、子痫前期和心脏病。孕产妇心脏病约占所有孕产妇死亡的16%[54]。孕产妇死亡最常见的单一原因是心脏病。心肌病、心肌梗死和主动脉夹层是其中最常见的疾病，而慢性和获得性疾病（如肺动脉高压、瓣膜病和先天性心脏病）则不太常见[55]。

孕前存在的心脏病随着妊娠的进展而带来显著的风险。妊娠期心脏病（CARPREG）研究试图通过确定心脏病孕妇不良事件的预测因素来量化其孕前存在的心脏病风险（图29.6）[56]。根据这些预测因素构建了CARPREG Ⅱ这一评分系统，该评分系统通过为10个预测因素分别赋值并根据患者得分来评估新的心脏事件的风险，包括孕产妇心脏病死亡、心搏骤停、需要治疗的持续性心律失常、左心衰竭、卒中或短暂性脑缺血发作、心脏血栓栓塞症、心肌梗死和血管夹层。CARPREG Ⅱ评分系统和总分所对应的心脏事件风险如图29.7所示。

病史	• 孕前心脏事件 • 基线NYHA分级Ⅲ/Ⅳ • 孕前无心脏干预
体格检查	• 紫绀（静息SpO_2＜90%）
特定病变	• 机械瓣 • 冠心病 • 高风险主动脉病变
影像学	• 系统心室功能 • 高风险左侧瓣膜病变或左室流出道梗阻 • 肺动脉高压
医疗照护	• 首次产前检查较晚
其他因素	• 罕见或研究不足的心脏疾病 • 其他母体合并症 • 用药 • 其他心脏检查结果 • 生育治疗 • 孕妇依从性 • 医疗获得途径及质量

• **图 29.6** 心脏病孕妇不良事件的预测因素［Adapted from Silversides CK，Grewal J，Mason J，et al.Pregnancy outcomes in women with heart disease：the CARPREG II study.J A m Coll Cardiol.2018；71（21）：2419-2430.］

预测因素	得分
孕前心脏事件或心律失常	3
基线NYHA Ⅲ/Ⅳ或紫绀	3
机械瓣	3
系统心室功能	2
肺动脉高压	2
高风险左侧瓣膜病变/左室流出道梗阻	2
冠心病	2
高风险主动脉病变	2
孕前无心脏干预	1
较晚孕检	1

总分	心脏事件风险
0或1	5%
2	10%
3	15%
4	22%
＞4	41%

• **图 29.7** 妊娠期心脏病（CARPREG Ⅱ）评分及说明［From Silversides CK，Grewal J，Mason J，et al.Pregnancy outcomes in women with heart disease：the CARPREG Ⅱ study.J Am Coll Cardiol.2018；71（21）：2419-2430.］

心肌病

围产期心肌病的发生率为 1/4000 ～ 1/1500。其病因尚不明确，可在产前 1 个月至产后 5 个月之间发病[57]。经产妇、高龄、非洲血统和双胎妊娠可能会导致心肌病发病率升高[58]。尽管病毒和免疫反应可能是诱因，但目前仍未就病因达成一致[59]。

围产期心肌病通常没有心脏病史，症状和体征也都是非特异性的，如气促或病毒性胸腔感染，因此很容易与正常妊娠变化相混淆。易疲劳、呼吸困难和脚踝水肿可能是正常的，也可能是异常的。因此，临床医生不应忽视有静息呼吸困难或端坐呼吸、阵发性夜间呼吸困难、胸痛、夜间咳嗽、肺啰音、颈静脉怒张或反流性杂音的患者。尽管心电图通常不能提供诊断，但其发现的心律失常和 ST 段改变等可能与心脏增大有关。超声心动图仍然是最有力的诊断工具（框 29.1）[60]。

围产期心肌病患者最好由熟悉妊娠变化的心脏病专家进行治疗。治疗包括利尿剂、限制盐摄入和避免容量超负荷。血管扩张药可使用肼屈嗪、硝酸酯类或氨氯地平。据报道血管紧张素转换酶（ACE）抑制剂可能会导致胎儿畸形、肾衰竭，甚至死亡，因此应避免使用[61]。胺碘酮和维拉帕米很少使用，因为它们可能对胎儿有害[62]。大多数钙通道阻滞剂与负性肌力相关[63]，但卡维地洛可能会提高扩张型心肌病的临产妇的总体存活率，也可能提高围产期心肌病和围产期心肌病患者的总生存率[64]。静脉注射免疫球蛋白已成功用于一些围产期心肌病的治疗[65]。射血分数低（≤ 35%）的患者可以给予普通肝素或低分子肝素预防血栓形成。

框 29.1　围产期心肌病诊断标准

满足以下四点：

1．妊娠最后 1 个月或产后 5 个月内出现心力衰竭；

2．既往无心脏病史；

3．无法确定病因；

4．左室功能不全的严格超声心动图提示

a．射血分数＜ 45% 和（或）缩短分数＜ 30%；

和

b．舒张末内径＞ 2.7 cm/m²

Adapted from Hibbard JU，Lindheimer M，Lang RM.A modified definition for peripartum cardiomyopathy and prognosis based on echocardiography.Obstet Gynecol 1999；94：311-316.

如果可行，分娩可以改善大多数心肌病孕产妇的心脏功能。只要心脏功能稳定，大多数情况下分娩是安全的，最好尽早咨询麻醉医生。阴道分娩具有出血少、感染率低、手术应激小、呼吸并发症少和血流动力学稳定等优点。联合区域阻滞可以减少血压变异，降低心脏前后负荷，并在需要器械助产时提供理想的条件。

如果产妇或胎儿情况不稳定，可能需要剖宫产。对剖宫产而言，根据患者的凝血状态和配合能力，区域麻醉和全身麻醉都可以接受。对于有症状的心肌病患者，建议进行直接动脉压和中心静脉压监测。一些存在呼吸困难的重症患者可能需要坐位诱导，一旦失去意识就转为仰卧位。如果心肌功能受损，建议使用依托咪酯诱导。其中一些患者术后需要呼吸和心肌支持，并进行重症监护。目前没有关于麻醉和预后的大规模研究，但一些报道提示麻醉后预后良好 [66,67]。严重心肌损伤的患者可能需要左心室辅助装置（LVAD），如果心室功能没有改善，则应考虑移植 [68]。大多数患者在妊娠后 6 个月内症状改善 [68]。围产期心肌病的死亡率为 18% ～ 56%[59]，持续的心脏增大与 85% 的死亡率有关 [57]。

心肌梗死

孕产妇心肌梗死很少见，发生率约为万分之一 [69]。风险因素包括高龄、糖尿病、吸烟、高血压、心肌病和肥胖。然而，78% 的患者没有明显的风险因素 [70]。心肌梗死在妊娠晚期更常见，如果发生在分娩后 2 周内，死亡率很高。症状较为典型，包括心绞痛型胸痛、诊断性心电图改变和心脏特异性血浆酶升高。分娩可能掩盖这些症状，肌酸激酶通常会升高。胸痛也可由出血 / 休克、镰状细胞危象、重度子痫前期、肺栓塞和主动脉夹层引起。

即刻的治疗可能包括氧疗、舌下含服硝酸甘油、阿司匹林、全身肝素化、冠脉造影以及必要时植入支架 [71]。组织纤溶酶原激活剂（tPA）和急诊冠状动脉旁路移植术（CABG）的评估也被推荐 [71,72]。tPA 和抗凝剂在产后初期容易导致出血增加，在此期间不建议使用。这些药物还会增加与区域阻滞相关的出血风险。

如果可以，这些患者应避免使用麦角生物碱，如甲基麦角新碱。使用麦角生物碱后发生围产期心肌梗死的报道很常见 [73-75]。如果发生缺血，通常会很迅速，建议通过舌下含服或静脉注射硝酸甘油进行治疗 [75]。

主动脉夹层

尽管罕见，主动脉夹层与严重高血压和马方综合征等遗传性疾病有关。如果出现症状，肩胛区或胸痛最常见。随着病情加重，还会出现由主动脉瓣关闭不全或心包积血引起的脑、心、肾或四肢缺血以及心力衰竭。如果胎儿存活，建议采用区域阻滞进行阴道分娩，并在产后行降主动脉夹层的修复。对于孕 28 周内的升主动脉夹层患者，已尝试过保留胎儿进行手术修复的方法。如果胎儿存活，由于非手术治疗可能危及生命（死亡率为 80%[76]），应预期同时行手术修复和剖宫产。

麻醉目标包括降低夹层患处的压力 - 流量梯度。建议采用硬膜外镇痛来降低产程中的壁张力、平均动脉压和血管剪切应力（心输出量）[77]。对于剖宫产，如果抗凝增加了区域阻滞的风险，则可能需要全身麻醉 [78]。全身麻醉诱导期间的高血压风险众所周知，因此建议根据需要通过动脉和中心静脉实时监控血压并控制容量。

慢性心脏病

如前所述，孕前患有严重心脏病的患者发生围产期心脏事件的风险要高得多 [56]。既往妊娠合并心脏病或接受过手术的先天性心脏病的女性可以在妊娠前进行识别、评估和咨询。在某些情况下，如存在严重的肺动脉高压或埃森曼格综合征时，可能会建议终止妊娠 [79]。心脏科医生、产科医生和麻醉医生之间应该经常进行评估和沟通。纽约心脏协会功能分级可能无法预测患者如何适应妊娠，因此需要定期进行母体超声心动图评估和胎儿评估。

先天性心脏病

由于诊断、治疗和手术方法的改进，先天性心脏病（congenital heart disease，CHD）修复术后的女性越来越多地达到生育年龄，而且文献也普遍鼓励她们考虑怀孕[55]。未并发埃森曼格综合征的CHD女性妊娠死亡率较低[80]。然而，产妇发病的潜在风险因素包括产妇功能等级差、心律失常控制不良、心力衰竭、发绀、严重左心梗阻和脑缺血史。发绀是胎儿和新生儿并发症的风险因素。考虑到已纠正和未纠正CHD的独特挑战，已制定了第2版修正的风险评分；这些患者发生重大妊娠并发症的风险在2.9%～70%，评分系统和详细情况见图29.8[81]。中高风险患者的药物或手术终止妊娠需要密切监测，并且应在当地成人先天性心脏病中心进行[82]。

肺动脉高压

原发性肺动脉高压是一种影响年轻女性的罕见疾病，由于肺血管内一氧化氮和前列环素的合成减少，内皮素和血栓素的产生增加，导致肺动脉压超过25 mmHg。组织学上可见肺动脉中层增厚和内膜纤维化。具体病因尚未明确。主要问题是心肺系统无法适应妊娠过程中增加的血容量和高动力状态。最大的风险在围产期，大多数产妇的死亡发生在分娩后第1周，通常由右室衰竭引起，表现为呼吸急促、咳嗽、易疲劳、偶尔咯血、发绀和晕厥。超声心动图和右心导管检查有助于与肺栓塞进行鉴别诊断。治疗包括高流量吸氧和肺血管扩张剂，如硝苯地平、前列环素和一氧化氮。抗凝可能是必要的。

如果妊娠继续进行到胎儿能够存活的时期，而母体情况没有改善，应尽早分娩（32～34周）。在此期间，产科医生和麻醉医生应努力避免肺血管阻力的增加（疼痛、低体温、低氧血症、高碳酸血症、酸中毒、胸膜腔内压高、过度使用儿茶酚胺类药物）。维持右室前负荷、左室后负荷和右室收缩力也很重要。尽管担心剖宫产与产妇死亡率增加相关[83]，但现在很明显，它可以是患者的一个选择，因为已经证实剖宫产不会使预后变差[84]。因此，剖宫产是推荐的分娩方式，因为它避免了与阴道分娩相关的儿茶酚胺激增以及阴道收缩导致的自体输血。择期剖宫产允许对麻醉进行详尽的多学科的规划和准备、优化血流动力学以及制定应急预案[85]。

尽管有周密的计划，麻醉管理仍然具有挑战性。目前还没有大规模的系列研究，但专家们越来越一致地推荐，对可以避免全身麻醉的患者使用区域麻醉[85]。必须密切监测产妇，并强烈建议阻滞前行有创动脉压监测。其他的有创监测要根据患者具体情况进行选择。可以通过容量补充、给予适当剂量的去氧肾上腺素或麻黄碱来提升体循环阻力。虽然去氧肾上腺素会导致肺血管阻力（pulmonary vascular resistance，PVR）增加，但对于慢性压力超负荷的患者，PVR通常是固定的，因此可能无需担忧；没有人体数据显示一种血管加压药物优于另一种[86]。推荐使用催产素用于引产和产后止血，但需要注意的是其可能导致外周血管扩张，并可能轻微提高肺血管张力。前列腺素（如卡波前列素）是一种强效的肺血管收缩药物，应避免用于肺动脉高压患者。

降低围手术期麻醉风险

区域麻醉期间产妇低血压

20世纪40年代，脊髓休克（腰麻后）是美国产妇死亡最常见的麻醉原因[87]。仰卧位低血压综合征的发现、生理描述和规避，麻醉前和麻醉期间静脉补液，以及合理的使用血管加压药物（如去氧肾上腺素、麻黄碱和去甲肾上腺素），被认为可以减轻甚

预测因素	得分
心律失常病史	1.50
孕前服用心脏药物	1.50
孕前NYHA分级≥2	0.75
左心梗阻	2.50
机械瓣	4.25
体循环房室瓣反流（中/重度）	0.75
肺循环房室瓣反流（中/重度）	0.75
紫绀型心脏病（纠正/未纠正）	1.00

总分	心脏事件风险
0～0.50	2.9%
0.51～1.50	7.5%
1.51～2.50	17.5%
2.51～3.50	43.1%
≥3.51	70.0%

• **图 29.8** 先天性心脏病孕产妇心脏并发症改良风险评分（Adapted from Drenthen W，Boersma E，Balci A，et al.Predictors of pregnancy complications in women with congenital heart disease.Eur Heart J 2010；31（17）：2124-2132.）

至消除区域麻醉（尤其是腰麻）期间产妇低血压的风险。尽管近几年来预负荷和共负荷补液以及子宫左斜位的有效性受到质疑，但这些举措显然对区域麻醉引起的低血压有改善作用。

血管加压药物的选择：麻黄碱、去氧肾上腺素和去甲肾上腺素

自20世纪60年代以来，一直推荐麻黄碱作为妊娠期的血管加压药物，主要因为其维持母体血压的同时也极少引起子宫血流的下降[88]，并且推荐预防性使用麻黄碱来避免剖宫产的腰麻后低血压[89]。大量研究和综述支持这些早期研究结果，即预防性使用麻黄碱可以预防或减少剖宫产腰麻后低血压的发生率和强度，且不会显著改变新生儿指标[90-99]。

去氧肾上腺素曾被认为是治疗产妇腰麻后低血压的最后选择，因为担心它会减少子宫胎盘灌注，该结论在很大程度上基于对母羊应用机制类似的药物——间羟胺的早期研究[88]。然而，最近对去氧肾上腺素和麻黄碱的系统综述没有发现这一现象[100]。不仅麻黄碱和去氧肾上腺素在预防和治疗母体低血压方面同样有效（RR，1.00；95% CI，0.96 ~ 1.06），而且使用去氧肾上腺素的产妇的新生儿脐动脉pH值呈趋势性显著高于使用麻黄碱的产妇（加权平均差为0.03；95% CI，0.02 ~ 0.04）。这与传统认知中麻黄碱是治疗剖宫产腰麻所致母体低血压的最佳临床选择相矛盾。很快实践开始转变；现在，去氧肾上腺素已经成为区域麻醉所致低血压的一线血管加压药物。此外，在剖宫产区域麻醉时预防性输注去氧肾上腺素也已经变得很常见，因为其与重复给药相比可以减少低血压的发生率、频率和程度[101]。

随着预防性使用去氧肾上腺素越来越多，心输出量的显著降低已经被注意到[102]。心输出量的降低主要归因于心率减慢，因为在几项研究中每搏输出量保持不变[102,103]。虽然心输出量的降低没有明确的临床意义，但已经寻找了替代方案来减轻或消除这一影响。去甲肾上腺素和去氧肾上腺素一样具有强烈的α1激动效应，但与去氧肾上腺素不同的是，它也有轻微的β1激动作用，因此降低了心动过缓的发生率，比去氧肾上腺素更安全。研究有比较了去氧肾上腺素和去甲肾上腺素在剖宫产中预防低血压的效果，结果表明去甲肾上腺素在维持血压方面与去氧肾上腺素相似，并能更好地维持母体心输出量和心率，新生儿结局相似[104]。这些数据表明，根据临床情况，去氧肾上腺素、麻黄碱和去甲肾上腺素都是缓解区域麻醉引起的低血压的合理选择。尽管去氧肾上腺素仍然是许多产科麻醉医生的首选药物，但越来越多的医生开始常规使用去甲肾上腺素。

液体管理：预负荷vs共负荷

1950年，首个人体研究数据表明，接受过全身或近全身交感神经切除术的孕妇在处于仰卧位且没有液体负荷或血管加压药物治疗时将发生严重的低血压[105]。尽管一些当代研究表明，在剖宫产腰麻前输注1 ~ 2 L晶体溶液可以降低低血压的发生率，并且不会导致产妇液体超负荷[106]，但在腰麻前预负荷也是非常常见的。然而，在20世纪90年代重新审视这一“真理”时，其他人认为麻醉前液体预负荷并不像从前认为的那样有效[107,108]。这导致对腰麻前液体预负荷的有效性产生了严重的分歧。

2002年，一项Cochrane分析纳入了229项研究，发现25项试验（1477名女性）符合纳入标准[109]。研究发现，15项干预措施中有4项降低了剖宫产腰麻时低血压的发生率：①晶体溶液vs对照，②预充胶体溶液vs晶体溶液，③麻黄碱vs对照，④下肢加压vs对照。麻黄碱引起剂量相关的产妇高血压和心动过速，以及临床意义不明的胎儿酸中毒。这项Cochrane分析得出结论，这些干预措施减少但不能预防剖宫产腰麻期间的低血压。

2004年的第2项Cochrane研究分析了22项关于分娩区域麻醉前液体预负荷的研究，发现7项（473名参与者）符合纳入标准[110]，并得出结论：在健康女性中，在传统高剂量局麻药区域麻醉前静脉预负荷可能对母胎均有益处，低剂量腰硬联合（combined spinal epidural，CSE）麻醉可能会减少预负荷的需求。

这些有益的影响具有多大程度的临床意义仍存在争议。2010年的一项综述发现，预负荷组（62.4%）和共负荷组（59.3%）低血压的发生率仍然很高[111]。作者推荐了越来越多麻醉医生的做法，“没有必要为了预负荷而推迟手术。无论采用哪种补液策略，产妇低血压的发生率都很高”。应采取多模式策略管理低血压：在输液以达到容量平衡的同时，预防性使用血管加压药物以抵消全身血管阻力的降低。

肥胖

肥胖普遍存在，甚至被美国妇产科学会称为流

行病[112]。世界卫生组织（WHO）和美国国立卫生研究院（NIH）将正常体重定义为体重指数（BMI）为18 ～ 24.9 kg/m^2，BMI 25 ～ 29.9 kg/m^2 被视为超重。肥胖是指 BMI 30 kg/m^2 或以上，Ⅱ级肥胖为 BMI 35～39.9 kg/m^2，Ⅲ级（极端）肥胖为 BMI 大于 40 kg/m^2[113,114]。肥胖非常普遍，而且越来越普遍；美国国家健康统计中心最新的报告称，39.6% 的美国人和 41.1% 的美国女性患有肥胖症。在过去的 20 年中，这一比例一直在稳步增长（图 29.9）[115]。妊娠期肥胖显著增加了糖尿病、高血压、血栓栓塞并发症和头盆不称的风险，增加了剖宫产率，并导致麻醉发病率和死亡率的增加[116]。此外，与 BMI 小于 30 kg/m^2 相比，Ⅰ级和Ⅱ级肥胖与妊娠期高血压、子痫前期和妊娠期糖尿病的风险增加相关[117-121]。与妊娠期肥胖相关的手术及术后问题包括失血过多、手术时间超过 2 h、切口感染以及子宫内膜炎[122-124]。

肥胖产妇在许多情况下的麻醉风险都会增加。既往文献报道，肥胖产妇区域麻醉可能出现穿刺困难，而全身麻醉则可能出现气道管理失败、误吸和术后低通气等[124-126]。在美国的一些研究中，80% 的麻醉死亡与产妇肥胖有关[127]。建议所有 BMI 超过 35 kg/m^2 的产妇在入院时接受麻醉评估，包括气道检查，并讨论最佳麻醉方法。尤为重要的几点包括建立静脉通路、早期行有效的硬膜外麻醉，以及如何进行急诊手术[128]。

减肥手术的增加引发了关于其对未来怀孕的影响的担忧。减重手术与铁、维生素 B_{12}、叶酸和钙缺乏有关。建议这些患者在手术后等待 12 ～ 18 个月再受孕，以避开快速减重期。这些患者应在妊娠前评估营养状态并及时补充。

气道管理

对产科并发症的封闭索赔审查发现，20 世纪 70 年代，产妇死亡的麻醉原因索赔占 30%，80 年代占 15%，90 年代占 12%。这可能与全麻剖宫产的显著减少有关。此外，误吸性肺炎的索赔比例从 1970 年的 9% 下降到 20 世纪 90 年代的 1%。虽然没有直接证据，但全身麻醉的使用减少、胃排空药物的使用增加、pH 中和措施，以及适当的麻醉诱导技术都可能是下降的原因[129,130]。

全麻产妇的死亡风险比区域麻醉高约 7 倍。这种风险的很可能与插管困难有关。孕妇非产科全麻插管失败率为 1/390，剖宫产中为 1/443，这些比例在过去 30 年没有显著变化[131]。相比之下，普通人群的插管失败率为 6/100 000[132]。插管失败率的差异在很大程度上是由于妊娠生理变化所致，包括功能残留量显著减少、氧耗和气道水肿 / 脆性显著增加，以及误吸风险增加。此外，紧急情况下通常选择全麻，因

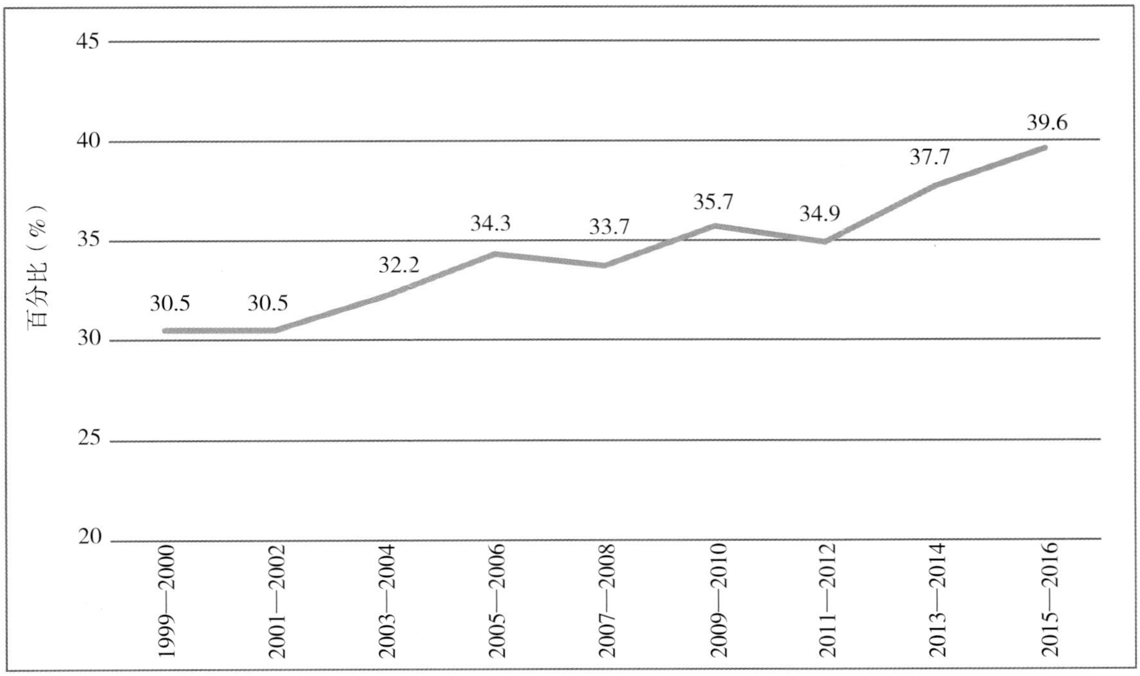

• **图 29.9** 1999—2016 年，美国成年人的肥胖患病率不断攀升（From the National Center for Health Statistics，October 2017.）

为患者准备时间较少、区域麻醉失败或区域麻醉相对禁忌（HELLP、凝血障碍）而实施。在为孕妇的困难气道制定计划时，美国麻醉医师协会困难气道算法 [133] 和其他更具体针对孕妇的评估都非常重要（图 29.10）[134]。此外，许多权威机构建议对丢失气道事件进行演习或练习，其中将包括预先计划。

困难气道的高级计划

产科困难气道的高级计划包括以下步骤。

1. 提前准备一辆用于分娩的“困难气道”车。其中至少应包括以下用品并定期检查：
   a. 5.0 ~ 7.0 的气管插管；
   b. 可视喉镜；
   c. Eschmann 导芯或其他气管插管导芯或导管；
   d. 声门上气道装置，如喉罩，包括至少 1 个可用作气管内插管的引导；
   e. 清醒和睡眠状态下纤维支气管镜插管所需的设备，包括纤支镜、摄像机和监护仪，以及适当的设备和药物；
   f. 具有喷射通气功能的环甲切开术或环甲膜穿刺术套装。
2. 回顾困难气道算法。必要时进行演练以确保所有可能参与紧急气道抢救的医务人员都理解。
3. 推荐对困难气道高风险患者进行预防性区域麻醉，避免全身麻醉和气管插管。
4. 如预计行气管插管，应尽快采取措施预防误吸，在全麻诱导时配备经验丰富的额外人员。
5. 如果全麻诱导后无法通气，尽可能唤醒产妇。
6. 如果手术必须实施，则放置声门上气道装置，抬高床头，并考虑在整个手术过程中压迫环状软骨。也可考虑使用甲氧氯普胺（即胃复安，增加胃食道括约肌张力）和格隆溴铵（即胃长宁，作为干燥剂）。在紧急手术后（如胎儿娩出后）可考虑进一步插管尝试；否则考虑自主呼吸。

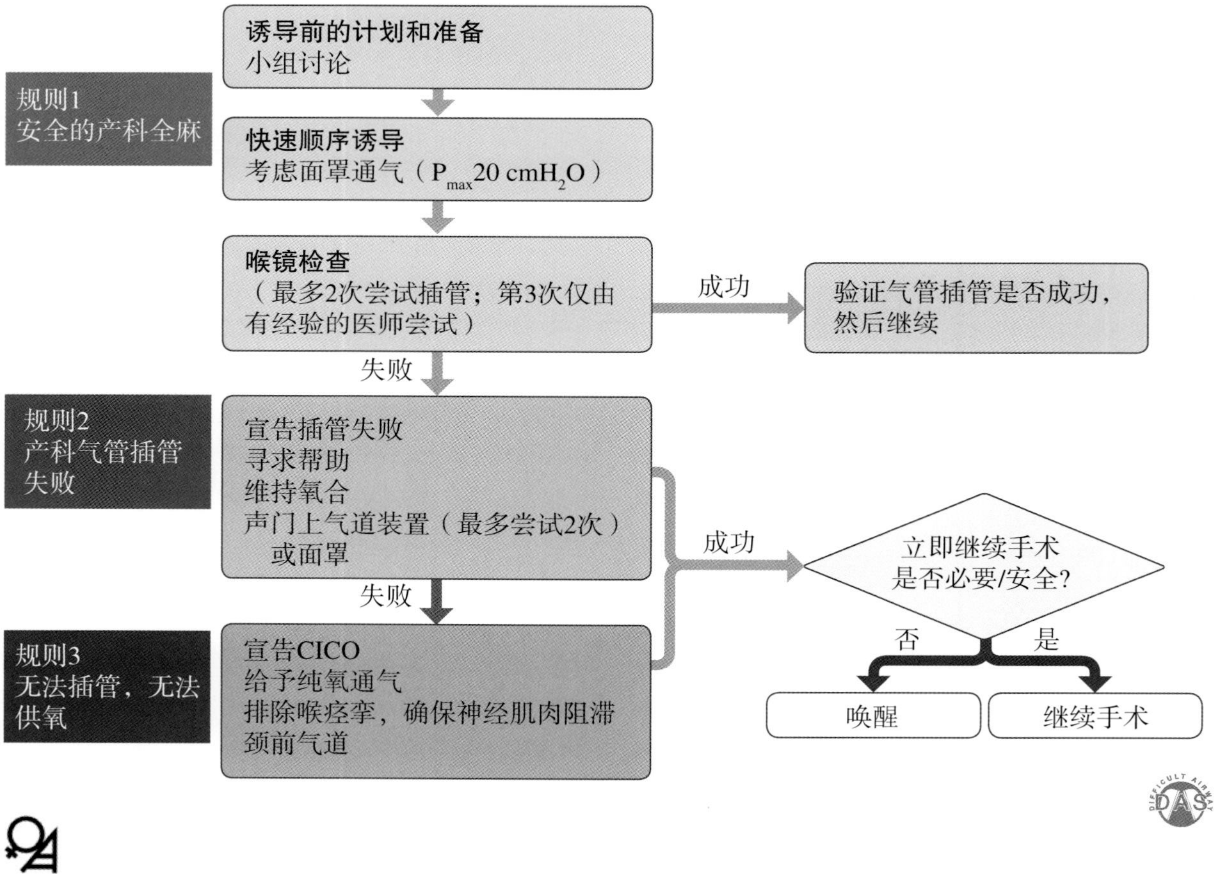

• **图 29.10** 产科麻醉医师协会和困难气道学会关于产科困难气道和气管插管失败的管理指南（Reproduced from Mushambi MC, Kinsella SM, Popat M, et al.Obstetric Anaesthetists' Association and Difficult Airway Society guidelines for the management of difficult and failed tracheal intubation in obstetrics.Anaesthesia 2015；70：1286-1306, with permission from Obstetric Anaesthetists' Association/Difficult Airway Society.）

在孕产妇中，未被识别的食管插管仍然是一个令人担忧的问题。排除食管插管的举措已得到进一步强化[128]，包括：

1. 优先维持氧合；
2. 始终怀疑导管可能不在气管内；
3. 直视下确定导管在声带之间；
4. 在气囊中感受肺的回缩；
5. 观察胸部和腹部的运动；
6. 在腋线和上腹部听诊；
7. 使用二氧化碳描记法；
8. 监测血氧饱和度；
9. 使琥珀胆碱作用消退，观察患者自主呼吸。

围产期和产后出血

出血仍然是孕产妇死亡的主要原因，它的早期症状可能被正常的生理变化或感染所掩盖。足月时子宫的大量血流使严重出血进展到休克的速度更快。产时和产后出血的风险因素包括宫缩乏力（产程延长或催产素引产、羊水过多、感染、多产史、多胎、巨大儿，以及罕见的吸入强效麻醉剂）、胎盘滞留、撕裂、子宫肌瘤、前置胎盘、胎盘早剥、胎盘植入和凝血障碍。近年来，胎盘异常的发病率已上升到1/540，包括胎盘粘连、胎盘植入和穿透性胎盘植入，这一增长与剖宫产的数量增加有关。胎盘植入性疾病最重要的风险因素是前置胎盘，与既往剖宫产次数有关（图 29.11）[135]。其他风险因素包括产妇年龄超过35 岁、瘢痕妊娠、既往多次妊娠、瘢痕子宫，以及既往行刮宫术。

确保标准化的应对措施显著降低了产科出血的发病率和死亡率；使用美国加州孕产妇医疗质控合作协会产科出血工具包的医院在按照该工具包实施后的 6 个月内，严重孕产妇发病率降低了 20.8%，而没有使用该工具包的医院仅减少了 1.2%[136,137]。工具包的内容概述如图 29.12 所示。

既往子宫切口数	胎盘植入百分比
0	5%
1	24%
2	47%
3	40%
≥4	67%

• **图 29.11** 瘢痕子宫前置胎盘：对胎盘植入发生率的影响（From Clark SL，Koonings PP，Phelan JP.Placenta previa/accreta and prior cesarean section.Obstet Gynecol 1985；66：89-92.）

准备就绪（每1个病区）
- **系统层面准备就绪**
  - 推车、工具箱和托盘
  - 模拟和演练（包括总结讲解）
  - 大量输血协议示例
  - 紧急输血协议示例
  - 教育
- **患者层面准备就绪**
  - 胎盘植入和穿透
  - 凝血障碍
  - 为可能拒绝输血的孕产妇（耶和华见证者等）做好准备

识别（每1位患者）
- 定义、早期识别和诱发因素
- 风险评估
- 失血量累积定量评估
- 第三产程的积极管理

响应（每1次出血）
- 突发事件应急管理预案
  - 缩宫素
  - 血液制品替代
  - 子宫填塞
  - 子宫动脉栓塞
- 患者及家庭支持
- 严重疾病后临床医生可寻求的资源
- 有并发症产妇的出院计划
- 小型和乡村医院的应急准备措施
- 抗休克衣

上报/系统（每1个病区）
- 上报表
- 医院质量改进项目针对产科出血的措施

• **图 29.12** 加州孕产妇医疗质控合作协会产科出血工具包内容（From Lyndon A，Lagrew D，Shields L，et al.Improving healthcare response to obstetric hemorrhage.California Maternal Quality Care Collaborative Toolkit to Transform Maternity Care.Developed under contract #11-10006 with the California Department of Public Health；Maternal，Child and Adolescent Health Division；published by the California Maternal Quality Care Collaborative；2015.）

对于有术中出血和产后出血风险的女性，其他有帮助的技术包括使用促红细胞生成素诱导红细胞生成、预存式自体输血、术前等容血液稀释和术中自体血回输的使用[138]。此外，使用氨甲环酸等抗纤溶药物也被证明可显著降低出血导致的死亡和子宫切除风险[139]。产后出血已通过 Sengstaken-Blakemore 管填塞和 B-Lynch 缝合成功治疗。

参考文献

1. Meckel RA. Save the Babies: American Public Health Reform and the Prevention of Infant Mortality. Baltimore: Johns Hopkins University Press; 1990:1850–1929.
2. Loudon I. Death in Childbirth: An International Study of Maternal Care and Maternal Mortality. New York: Oxford University Press; 1992:1800–1950.
3. Hoyert DL, Kochanek KD, Murphy SL. Deaths: Final data for 1997. Natl Vital Stat Rep. 1999;47:1–104.
4. Centers for Disease Control and Prevention. Achievements in public health, 1900-1999: Healthier mothers and babies. MMWR Morb Mortal Wkly Rep. 1999;48:849–858. www.cdc.gov/mmwr/preview/mmwrhtml/mm4838a2.htm.
5. MacDorman MF, Declercq E, Cabral H, et al. Is the United States Maternal Mortality Rate Increasing? Disentangling trends from measurement issues. Obstet Gynecol. 2016;128(3):447–455.
6. GBD 2015 Maternal Mortality Collaborators. Global, regional, and national levels of maternal mortality, 1990–2015: A systematic analysis for the Global Burden of Disease Study 2015. Lancet. 2016;388:1775–1812.
7. Confidential Enquiry into Maternal and Child Health. Why Mothers Die 2000-2002. London: Royal College of Obstetricians and Gynaecologists; 2005. Available at www.cemach.org.uk/publications.htm.
8. Clyburn PA. Early thoughts on Why Mothers Die 2000-2002. Anaesthesia. 2004;59:1157–1159.
9. Berg CJ, Chang J, Callaghan WM, et al. Pregnancy-related mortality in the United States, 1991-1997. Obstet Gynecol. 2003;101:289–296.
10. Say L, Chou D, Gemmill A, et al. Global causes of maternal death: A WHO systematic analysis. Lancet Glob Health. 2014;2:e323–e333.
11. D'Angelo R, Smiley RM, Riley ET, et al. Serious Complications Related to Obstetric Anesthesia: The Serious Complication Repository Project of the Society for Obstetric Anesthesia and Perinatology. Anesthesiology. 2014;120:1505–1512.
12. Stirling Y, Woolf L, North WRS, et al. Haemostasis in normal pregnancy. Thromb Haemost. 1984;52:176–182.
13. Conklin K, Backus A. Physiologic changes of pregnancy. In: Chestnut D, ed. Obstetric Anesthesia. St Louis: Mosby; 1999:24–26.
14. Cheek T, Gutsche BB. Maternal physiologic alterations during pregnancy. In: Hughes S, Levinson G, Rosen M, eds. Anesthesia for Obstetrics. Philadelphia: Lippincott, Williams & Wilkins; 2002: 11–19.
15. Sharma SK, Philip J, Wiley J. Thromboelastographic changes in healthy parturients and postpartum women. Anesth Analg. 1997; 85:94–98.
16. Scientific Advisory Committee of the Royal College of Obstetricians and Gynaecologists: Advice on preventing deep vein thrombosis for pregnant women travelling by air. Opinion Paper 2001. Available at www.rcog.org.uk.
17. Clinical Green Top Guidelines. Thromboprophylaxis during pregnancy, labour and after normal vaginal delivery. Guideline no. 37. London: Royal College of Obstetricians and Gynaecologists; 2004. www.rcog.org.uk/index.asp?PageID □ 535.
18. Hameed AB, Friedman A, Peterson N, et al: Improving Health Care Response to Maternal Venous Thromboembolism. (California Maternal Quality Care Collaborative Toolkit to Transform Maternity Care) Developed under contract #11-10006 with the California Department of Public Health; Maternal, Child and Adolescent Health Division; Published by the California Maternal Quality Care Collaborative, 2018.
19. Rey E, Kahn SR, David M, et al. Thrombophilic disorders and fetal loss: A meta-analysis. Lancet. 2003;361:901–908.
20. Kupferminc MJ, Eldor A, Steinman N, et al. Increased frequency of genetic thrombophilia in women with complications of pregnancy. N Engl J Med. 1999;340:9–13 (Erratum appears in N Engl J Med 1999;341:384.).
21. Lin J, August P. Genetic thrombophilias and preeclampsia: A meta-analysis. Obstet Gynecol. 2005;105:182–192.
22. Rodger MA, Hague WM, Kingdom J, et al. Antepartum dalteparin versus no antepartum dalteparin for the prevention of pregnancy complications in pregnant women with thrombophilia (TIPPS): A multinational open-label randomised trial. Lancet. 2014;384: P1673–P1683.
23. James PR, Nelson-Piercy C. Management of hypertension before, during, and after pregnancy. Heart. 2004;90:1499–1504.
24. Druzin ML, Shields LE, Peterson NL, et al: Preeclampsia Toolkit: Improving Health Care Response to Preeclampsia (California Maternal Quality Care Collaborative Toolkit to Transform Maternity Care) Developed under contract #11-10006 with the California Department of Public Health; Maternal, Child and Adolescent Health Division; Published by the California Maternal Quality Care Collaborative, 2013.
25. National High Blood Pressure Education Program. Working group report on high blood pressure in pregnancy. Am J Obstet Gynecol. 2000;183:S1–S22.
26. Sibai B. Diagnosis and management of gestational hypertension and preeclampsia. Obstet Gynecol. 2003;102:185–192.
27. ACOG: Diagnosis and Management of Preeclampsia and Eclampsia no. 33. American Congress of Obstetricians and Gynecologists Practice Bulletin Number 33, 2002 (Reaffirmed 2012).
28. Sibai BM. Evaluation and management of severe preeclampsia before 34 weeks' gestation. Am J Obstet Gynecol. 2011;205(3):191–198.
29. Duley L, Gülmezoglu AM, Henderson-Smart D. Anticonvulsants for women with pre-eclampsia. Cochrane Database Syst Rev. 2000; CD000025.
30. The Magpie Trial Collaborative Group. Do women with preeclampsia, and their babies, benefit from magnesium sulphate? The Magpie Trial: A randomised placebo-controlled trial. Lancet. 2002;359: 1877–1890.
31. Magee LA, Cham C, Waterman EJ, et al. Hydralazine for treatment of severe hypertension in pregnancy: Meta-analysis. BMJ. 2003;327: 955–965.
32. Ales K. Magnesium plus nifedipine. Am J Obstet Gynecol. 1990; 162:288.
33. Brown MA, McCowan LME, North RA, et al. Withdrawal of nifedipine capsules: Jeopardising the treatment of acute severe hypertension in pregnancy? Med J. 1997;166:640–643.
34. Horvath JS, Phippard A, Korda A, et al. Clonidine hydrochloride: A safe and effective antihypertensive in pregnancy. Obstet Gynecol. 1985;66:634–638.
35. Cornette J, Buijs EAB, Duvekot JJ, et al. Hemodynamic effects of intravenous nicardipine in severely preeclamptic women with a hypertensive crisis. Ultrasound in Obstet Gynecol. 2016;47(1):89–95.
36. Matsuura A, Yamamoto T, Arakawa T, et al. Management of severe hypertension by nicardipine intravenous infusion in pregnancy induced hypertension after cesarean section. Hypertension Research in Pregnancy. 2015;3(1):28–31.
37. Cornette J, Laker S, Jeffery B, et al. Validation of maternal cardiac output assessed by transthoracic echocardiography against pulmonary artery catheterization in severely ill pregnant women: Prospective comparative study and systematic review. Ultrasound in Obstet Gynecol. 2017;49(1):25–31.
38. American Society of Anesthesiologists Committee on Standards and Practice Parameters. Practice Guidelines for Obstetric Anesthesia: An Updated Report by the American Society of Anesthesiologists Task Force on Obstetric Anesthesia and the Society for Obstetric Anesthesia and Perinatology. Anesthesiology. 2016;124: 270–300.
39. Hodgkinson R, Husain FJ, Hayashi RH. Systemic and pulmonary blood pressure during caesarean section in parturients with gestational hypertension. Can Anaesth Soc J. 1980;27:389–394.
40. Moore TR, Key TC, Reisner LS, et al. Evaluation of the use of continuous lumbar epidural anesthesia for hypertensive pregnant women in labor. Am J Obstet Gynecol. 1985;152:404–412.
41. Greenwood PA, Lilford RJ. Effect of epidural analgesia on maximum and minimum blood pressures during first stage of labour in primigravidae with mild/moderate gestational hypertension. Br J Obstet Gynaecol. 1986;93:260–263.
42. Jouppila R, Joupilla P, Hollmen A, et al. Epidural analgesia and placental blood flow during labour in pregnancies complicated by hypertension. Br J Ostet Gynaecol. 1979;86:969–972.
43. Ramanathan J, Coleman P, Sibai B. Anesthetic modification of hemodynamic and neuroendocrine stress responses to cesarean delivery in women with severe preeclampsia [see comment]. Anesth Analg. 1991;73:772–779.
44. Jouppila P, Jouppila R, Hollmen A, et al. Lumbar epidural analgesia to improve intervillous blood flow during labor in severe preeclampsia. Obstet Gynecol. 1982;59:158–161.
45. Ramanathan J, Sibai BM, Mabie WC, et al. The use of labetalol for attenuation of the hypertensive response to endotracheal intubation in preeclampsia. Am J Obstet Gynecol. 1988;159:650–654.
46. Wallace DH, Leveno KJ, Cunningham FG, et al. Randomized comparison of general and regional anesthesia for cesarean delivery in pregnancies complicated by severe preeclampsia. Obstet Gynecol. 1995; 86:193–199.
47. Karinen J, Räsänen J, Alahuhta S, et al. Maternal and uteroplacental haemodynamic state in pre-eclamptic patients during spinal anaesthesia for caesarean section. Br J Anaesth. 1996;76:616–620.
48. Ramanathan J, Angel JJ, Bush AJ, et al. Changes in maternal middle cerebral artery blood flow velocity associated with general anesthesia in severe preeclampsia. Anesth Analg. 1999;88:357–361.
49. Hood DD, Curry R. Spinal versus epidural anesthesia for cesarean section in severely preeclamptic patients: A retrospective survey. Anesthesiology. 1999;90:1276–1292.
50. Dyer RA, Els I, Farbas J, et al. Prospective, randomized trial comparing general with spinal anesthesia for cesarean delivery in preeclamptic patients with a nonreassuring fetal heart trace. Anesthesiology. 2003;99:561–569.
51. Aya A, Mangin R, Vialles N, et al. Patients with severe preeclampsia experience less hypotension during spinal anesthesia for elective cesarean delivery than healthy parturients: A prospective cohort comparison. Anesth Analg. 2003;97:867–872.
52. Lee LO, Bateman BT, Kheterpal S, et al. Risk of epidural hematoma after neuraxial techniques in thrombocytopenic parturients: A report from the Multicenter Perioperative Outcomes Group. Anesthesiology. 2017;126:1053–1063.
53. Sciscione AC, Ivester T, Largoza M, et al. Acute pulmonary edema in pregnancy. Obstet Gynecol. 2003;101:511–515.
54. de Swiet M. Cardiac disease. In: Lewis G, Drife J, eds. Why Mothers Die 1997-1999: The Confidential Enquiries into Maternal Deaths in the United Kingdom. London: Royal College of Obstetricians and Gynaecologists; 2001:153–164.
55. Ray P, Murphy GJ, Shutt LE. Recognition and management of maternal cardiac disease in pregnancy. Br J Anaesth. 2004;93: 428–439.
56. Silversides CK, Grewal J, Mason J, et al. Pregnancy Outcomes in Women with Heart Disease. Jrnl Am Col Cardiol. 2018;71(21): 2419–2430.
57. Demakis JG, Rahimtoola SH, Sutton GC, et al. Natural course of peripartum cardiomyopathy. Circulation. 1971;44:1053–1061.
58. Veille JC. Peripartum cardiomyopathies: A review. Am J Obstet Gynecol. 1984;148:805–818.
59. Brown CS, Bertolet BD. Peripartum cardiomyopathy: A comprehensive review. Am J Obstet Gynecol. 1998;178:409–414.
60. Hibbard JU, Lindheimer M, Lang RM. A modified definition for peripartum cardiomyopathy and prognosis based on echocardiography. Obstet Gynecol. 1999;94:311–316.
61. Mastrobattista JM. Angiotensin converting enzyme inhibitors in pregnancy. Semin Perinatol. 1997;21:124–134.
62. Page RL. Treatment of arrhythmias during pregnancy. Am Heart J. 1995;130:871–876.
63. Packer M, O'Connor CM, Ghali JK, et al. for the PRAISE Study Group: Effect of amlodipine on morbidity and mortality in severe chronic heart failure. N Engl J Med. 1996;335:1107–1114.
64. Packer M, Bristow MR, Cohn JN, et al. The effect of carvedilol on morbidity and mortality in patients with chronic heart failure. N Engl J Med. 1996;334:1349–1355.
65. Bozkurt B, Villaneuva FS, Holubkov R, et al. Intravenous immune globulin in the therapy of peripartum cardiomyopathy. J Am Coll Cardiol. 1999;34:177–180.
66. Colombo J, Lawal AH, Bhandari A, et al. Case 1-2002: A patient with severe peripartum cardiomyopathy and persistent ventricular fibrillation supported by a biventricular assist device. J Cardiothorac Vasc Anesth. 2002;16:107–113.
67. Bonnin M, Mercier FJ, Sitbon O, et al. Severe pulmonary hypertension during pregnancy: Mode of delivery and anesthetic management of 15 consecutive cases. Anesthesiology. 2005;102:1133–1137.
68. Felker GM, Jaeger CJ, Klodas E, et al. Myocarditis and long-term survival in peripartum cardiomyopathy. Am Heart J. 2000;140: 785–791.
69. Hankins GDV, Wendel GD, Leveno KJ, et al. Myocardial infarction during pregnancy: A review. Obstet Gynecol. 1985;65:139–146.
70. McKechnie RS, Patel D, Eitzman DT, et al. Spontaneous coronary artery dissection in a pregnant woman. Obstet Gynecol. 2001;98: 899–902.
71. Hoppe UC, Beukelmann DJ, Bohm M, et al. A young mother with severe chest pain. Heart. 1998;79:205.
72. Lewis R, Mabie WC, Burlew B, et al. Biventricular assist device as a bridge to cardiac transplantation in the treatment of peripartum cardiomyopathy. South Med J. 1997;90:955–958.
73. Sutaria N, O'Toole L, Northridge D. Postpartum acute MI following routine ergometrine administration treated successfully by primary PTCA. Heart. 2000;83:97–98.
74. Mousa HA, McKinley CA, Thong K. Acute postpartum myocardial infarction after ergometrine administration in a woman with hypercholesterolaemia. Br J Obstet Gynaecol. 2000;107:939–940.
75. Tsui BC, Stewart B, Fitzmaurice A, Williams R, et al. Cardiac arrest and myocardial infarction induced by postpartum intravenous ergonovine administration. Anesthesiology. 2001;94:363–364.
76. Weiss BM, von Segesser LK, Alon E, et al. Outcome of cardiovascular surgery and pregnancy: A systematic review of the period 1984-1996. Am J Obstet Gynecol. 1998;179:1643–1653.
77. Child A. Management of pregnancy in Marfan syndrome, Ehlers-Danlos syndrome and the other heritable connective tissue diseases. In: Oakley C, ed. Heart Disease in Pregnancy. London: BMJ; 1997: 153–163.
78. Kaufman I, Bondy R, Benjamin A. Peripartum cardiomyopathy and thromboembolism: Anesthetic management and clinical course of an obese diabetic patient. Can J Anaesth. 2003;50:161–165.
79. Weiss BM, Hess OM. Pulmonary vascular disease and pregnancy. Current controversies, management strategies and perspectives. Eur Heart J. 2000;21:104–115.
80. Siu SC, Sermer M, Harrison DA. Risk and predictors for pregnancy-related complications in women with heart disease. Circulation. 1997; 96:2789–2794.
81. Drenthen W, Boersma E, Balci A, et al. Predictors of pregnancy complications in women with congenital heart disease. Eur Heart J. 2010;31(17):2124–2132.
82. Proceedings of the 32nd Bethesda Conference on Care of Adults with Congenital Heart Disease. Task Force Reports. J Am Coll Cardiol. 2001;37:1161–1198.
83. Weiss BM, Zemp L, Seifert B, et al. Outcome of pulmonary vascular disease in pregnancy: A systematic overview from 1978-1996. J Am Coll Cardiol. 1998;31:1650–1657.
84. Bendayan D, Hod M, Oron G, et al. Pregnancy outcome in patients with pulmonary arterial hypertension receiving prostacyclin therapy. Obstetr Gynecol. 2005;106(5):1206–1210.
85. Hemnes AR, Kieley DG, Cockrill BA, et al. Statement on pregnancy in pulmonary hypertension from the Pulmonary Vascular Research Institute. Pulm Circ. 2015;5:435–465.
86. Rex S, Devroe S. Anesthesia for pregnant women with pulmonary hypertension. Cur Opin Anaesth. 2016;29:273–281.
87. Bonica JJ. Principles and Practice of Obstetric Analgesia and Anesthesia. Baltimore: Williams & Wilkins; 1969.
88. Ralston DH, Shnider SM, deLorimier AA. Effects of equipotent ephedrine, metaraminol, mephentermine and methoxamine on uterine blood flow in the pregnant ewe. Anesthesiology. 1974:40: 354–370.
89. Gutsche BB. Prophylactic ephedrine preceding spinal analgesia for cesarean section. Anesthesiology. 1976;45:462–465.
90. Kangas-Saarela T, Hollmén AI, Tolonen U, et al. Does ephedrine influence newborn neurobehavioural responses and spectral EEG when used to prevent maternal hypotension during caesarean section? Acta Anaesthesiol Scand. 1990;34:8–16.
91. Ramin SM, Ramin KD, Cox K, et al. Comparison of prophylactic angiotensin II versus ephedrine infusion for prevention of maternal hypotension during spinal anesthesia. Am J Obstet Gynecol. 1994; 171:734–739.
92. Chan WS, Irwin MG, Tong WN, et al. Prevention of hypotension during spinal anaesthesia for caesarean section: Ephedrine infusion versus fluid preload. Anaesthesia. 1997;52:896–913.
93. Webb AA, Shipton EA. Re-evaluation of IM ephedrine as prophylaxis against hypotension associated with spinal anaesthesia for caesarean section. Can J Anaesth. 1998;45:367–369.
94. King SW, Rosen MA. Prophylactic ephedrine and hypotension associated with spinal anesthesia for cesarean delivery. Int J Obstet Anesth. 1998;7:18–22.
95. Carvalho JC, Cardoso MM, Cappelli EL, et al. Prophylactic ephedrine during cesarean delivery spinal anesthesia: Dose-response study of bolus and continuous infusion administration [Portuguese]. Rev Bras Anestesiol. 1999;49:309–314.
96. Ngan Kee WD, Khaw KS, Lee BB, et al. A dose-response study of prophylactic intravenous ephedrine for the prevention of hypotension during spinal anesthesia for cesarean delivery. Anesth Analg. 2000; 90:1390–1395.
97. Vercauteren MP, Coppejans HC, Hoffmann VH, et al. Prevention of hypotension by a single 5-mg dose of ephedrine during small-dose spinal anesthesia in prehydrated cesarean delivery patients. Anesth Analg. 2000;90:324–327.
98. Tsen LC, Boosalis P, Segal S, et al. Hemodynamic effects of simultaneous administration of intravenous ephedrine and spinal anesthesia for cesarean delivery. J Clin Anesth. 2000;12:378–382.
99. Ayorinde BT, Buczkowski P, Brown J, et al. Evaluation of pre-emptive intramuscular phenylephrine and ephedrine for reduction of spinal anaesthesia-induced hypotension during caesarean section. Br J Anaesth. 2001;86:372–376.
100. Lee A, Ngan Kee WD, Gin T. A quantitative, systematic review of randomized controlled trials of ephedrine versus phenylephrine for the management of hypotension during spinal anesthesia for cesarean delivery. Anesth Analg. 2002;94:920–926.
101. Ngan Kee WD, Khaw KS, Ng FF, et al. Prophylactic phenylephrine infusion for preventing hypotension during spinal anesthesia for cesarean delivery. Anes Analg. 2004;98(3):815–821.
102. Habib AS. A Review of the impact of phenylephrine administration on maternal hemodynamics and maternal and neonatal outcomes in women undergoing cesarean delivery under spinal anesthesia. Anes Analg. 2012;114(2):377–390.
103. Stewart A, Fernando R, McDonald S, et al. The dose-dependent effects of phenylephrine for elective cesarean delivery under spinal anesthesia. Anesth Analg. 2010;111:1230–1237.
104. Ngan Kee WD, Lee SWY, Ng FF, et al. Randomized double-blinded comparison of norepinephrine and phenylephrine for maintenance of blood pressure during spinal anesthesia for cesarean delivery. Anes-

thesiology. 2015;122:736–745.
105. Assali NS, Prystowsky H. Studies on autonomic blockade: I. Comparison between the effects of tetraethylammonium chloride (TEAC) and high selective spinal anesthesia on the blood pressure of normal and toxemic pregnancy. *J Clin Invest*. 1950;29:1354–1366.
106. Wollman SB, Marx GF. Acute hydration for prevention of hypotension from spinal anesthesia in parturients. *Anesthesiology*. 1968;29: 374–380.
107. Cheek TG, Samuels P, Miller F, et al. Normal saline i.v. fluid load decreases uterine activity in active labour. *Br J Anaesth*. 1996;77: 632–635.
108. Rout CC, Rocke DA, Levin J, et al. A reevaluation of the role of crystalloid preload in avoiding hypotension associated with spinal anesthesia for elective cesarean section. *Anesthesiology*. 1993;79: 262–269.
109. Emmett RS, Cyna AM, Andrew M, et al. Techniques for preventing hypotension during spinal anaesthesia for caesarean section. *Cochrane Database Syst Rev*. 2002;:CD002251.
110. Hofmeyr GJ, Cyna AM, Middleton P. Prophylactic intravenous preloading for regional analgesia in labour. *Cochrane Database Syst Rev*. 2004;:CD000175.
111. Banerjee A, Stocche RM, Angle P, et al. Preload or coload for spinal anesthesia for elective Cesarean delivery: A meta-analysis. *Can J Anesth*. 2010;57(1):24–31.
112. American College of Obstetricians and Gynecologists Committee Opinion no. 315. Obesity in pregnancy. *Obstet Gynecol*. 2005;106: 671–675.
113. World Health Organization: Obesity. Preventing and managing the global epidemic; 2000 technical report series 894.
114. National Heart, Lung, and Blood Institute (NHLBI) and National Institute for Diabetes and Digestive and Kidney Diseases (NIDDK). Clinical guidelines on the identification, evaluation and treatment of overweight and obesity in adults: The evidence report. *Obes Res*. 1998;6(suppl 2):51S–210S.
115. Hales CM, Carroll MD, Fryar CD, et al. *Prevalence of obesity among adults and youth: United States, 2015–2016. NCHS data brief, no 288*. Hyattsville, MD: National Center for Health Statistics; 2017.
116. Andreasen KR, Andersen ML, Schantz AL. Obesity and pregnancy. *Acta Obstet Gynecol Scand*. 2004;83:1022–1029.
117. Weiss JL, Malone FD, Emig D, et al. Obesity, obstetric complications and cesarean delivery rate: A population-based screening study. FASTER Research Consortium. *Am J Obstet Gynecol*. 2004;190: 1091–1097.
118. Baeten JM, Bukusi EA, Lambe M. Pregnancy complications and outcomes among overweight and obese nulliparous women. *Am J Public Health*. 2001;91:436–440.
119. Cedergren MI. Maternal morbid obesity and the risk of adverse pregnancy outcome. *Obstet Gynecol*. 2004;103:219–224.
120. Sebire NJ, Jolly M, Harris JP, et al. Maternal obesity and pregnancy outcome: A study of 287,213 pregnancies in London. *Int J Obes Relat Metab Disord*. 2001;25:1175–1182.
121. Young TK, Woodmansee B. Factors that are associated with cesarean delivery in a large private practice: The importance of prepregnancy body mass index and weight gain. *Am J Obstet Gynecol*. 2002; 187:312–318. discussion, 318-320.
122. Kabiru W, Raynor BD. Obstetric outcomes associated with increase in BMI category during pregnancy. *Am J Obstet Gynecol*. 2004;191: 928–932.
123. Myles TD, Gooch J, Santolaya J. Obesity as an independent risk factor for infectious morbidity in patients who undergo cesarean delivery. *Obstet Gynecol*. 2002;100:959–964.
124. Perlow JH, Morgan MA. Massive maternal obesity and perioperative cesarean morbidity. *Am J Obstet Gynecol*. 1994;170:560–565.
125. Hood DD, Dewan DM. Anesthetic and obstetric outcome in morbidly obese parturients. *Anesthesiology*. 1993;79:1210–1218.
126. Maasilta P, Bachour A, Teramo K, et al. Sleep-related disordered breathing during pregnancy in obese women. *Chest*. 2001;120: 1448–1454.
127. Endler GC, Mariona FG, Sokol RJ, et al. Anesthesia-related maternal mortality in Michigan, 1972 to 1984. *Am J Obstet Gynecol*. 1988;159: 187–193.
128. McClure J, Cooper G. Fifty years of confidential enquiries into maternal deaths in the United Kingdom: Should anesthesia celebrate or not? *Int J Obstet Anaesth*. 2005;14:87–89.
129. Davies JM. Closed Claims Project focuses on 3 decades of obstetric complications. APSF (Anesthesia Patient Safety Foundation). *Newsletter*. 2004;49:49.
130. Peterson GN, Domino KB, Caplan RA, et al. Management of the difficult airway. *Anesthesiology*. 2005;103:33–39.
131. Kinsella SM, Winton AL, Mushambi MC, et al. Failed tracheal intubation during obstetric general anesthesia: A literature review. *Int J Obstet Anes*. 2015;24(4):356–374.
132. Schroeder RA, Pollard R, Dhakal I, et al. Temporal trends in difficult and failed tracheal intubation in a regional community anesthetic practice. *Anesthesiology*. 2018;128:502–510.
133. ASA Committee on Standards and Practice Parameters. Practice Guidelines for the Management of the Difficult Airway: An updated report by the American Society of Anesthesiologists Task Force on Management of the Difficult Airway. *Anesthesiology*. 2013;118: 251–270.
134. Mushambi MC, Kinsella SM, Popat M, et al. Obstetric Anaesthetists' Association and Difficult Airway Society guidelines for the management of difficult airway and failed tracheal intubation in obstetrics. *Anaesthesia*. 2015;70(11):1286–1306.
135. Clark SL, Koonings PP, Phelan JP. Placenta previa/accreta and prior cesarean section. *Obstet Gynecol*. 1985;66:89–92.
136. Lyndon A, Lagrew D, Shields L, et al: Improving Health Care Response to Obstetric Hemorrhage. (California Maternal Quality Care Collaborative Toolkit to Transform Maternity Care) Developed under contract #11-10006 with the California Department of Public Health; Maternal, Child and Adolescent Health Division; Published by the California Maternal Quality Care Collaborative, 2015.
137. Main EK, Cape V, Abreo A, et al. Reduction of severe maternal morbidity from hemorrhage using a state perinatal quality collaborative. *Am J Obst Gynecol*. 2017;216(3):298.e1–298.e11.
138. Esler MD, Douglas MJ. Planning for hemorrhage: Steps an anesthesiologist can take to limit and treat hemorrhage in the obstetric patient. *Anesthesiol Clin North Am*. 2003;21:127–144.
139. WOMAN Trial Collaborators. Effects of early tranexamic acid administration on mortality, hysterectomy, and other morbidities in women with post-partum haemorrhage (WOMAN): An international, randomised, double-blind, placebo-controlled trial. *Lancet*. 2017;389: 2105–2116.

30 非心脏手术中胎儿存活力的维护

VICTORIA BRADFORD, ROBERT GAISER
武 勰 译，王乐君子 审校

照顾需要手术的孕妇非常具有挑战性。麻醉药对发育中胎儿的影响在不断变化，关于孕妇的问题也在随之变化。对需要手术的孕妇进行麻醉时，最重要的关注点是这一过程将涉及两名患者，孕妇是主要患者，胎儿是次要患者。一般来说，对孕妇的最佳护理也可以为胎儿提供良好的护理。在这一大前提下，其他问题无需过多考虑，但这并不否定麻醉对胎儿和妊娠期生理变化存在影响。

孕期接受手术的患者体位是否应该倾斜?

孕妇在仰卧位下实施手术有可能会出现仰卧位低血压综合征。这个体位会使妊娠子宫压迫主动脉，减少流向子宫和下腔静脉的血流量，减少静脉回流。该综合征在怀孕超过 20 周的孕妇中出现。对足月妊娠孕妇进行血管造影的结果证实了压迫的存在 [1]。测量了股动脉和股静脉压力，当孕妇仰卧位时，股静脉压升高而股动脉压降低。在 100 名足月妊娠患者中，41% 的患者在仰卧位时血压下降了 10% 或更多 [2]。伴随着血压的下降，心率也出现增快。将体位调整为左侧卧位，血流动力学恢复到基线水平。没有必要完全侧卧位，只需向左倾斜 20° ～ 30° 即可使血流动力学恢复到基线水平。很多人主张最大限度的倾斜 [3]。随后倾斜体位的研究也推动了临床实践，通常会在手术时使患者整体倾斜或通过使用楔形物垫高来使子宫向左侧移位。仰卧位的不良反应主要包括胎儿酸中毒以及胎儿氧供的减少等。

20 名足月妊娠的健康孕妇在不同体位下测量了每搏输出量、动脉压和心输出量 [4]。站立位无主动脉腔静脉压迫，心输出量最大。与右侧卧位相比，左侧卧 45° 时心输出量最大。在 32 例足月孕妇中，用生物阻抗心动图测定心输出量、每搏输出量和心率 [5]。孕妇左侧倾斜 15° 时心输出量和每搏输出量最大，仰卧时心输出量最低（CO，7.0 L/min vs 6.5 L/min）。应用胸骨上多普勒对 157 例足月未分娩孕妇分别在 0°、7.5°、15° 和全侧倾状态下进行了心输出量的测定 [6]。心输出量在左倾 15° 时增加，15° 至完全侧倾时无显著增加。不同孕妇主动脉腔静脉受压程度不同，受到体位改变的影响程度也不相同。

主动脉腔静脉压迫的概念受到了挑战 [7]。有研究使用 MRI 检查了足月妊娠孕妇的主动脉和腔静脉。这些女性的体位分别为仰卧、15°、30° 和 45° 倾斜。手术床维持水平位，使用楔形泡沫实现患者的体位改变。患者仰卧位时，腔静脉受压。当倾斜 15° 时，压迫并未改善；直到倾斜 30° 时，压迫才有所改善。防止腔静脉压迫的唯一方法是将患者倾斜到 30°，但这个体位外科医生无法进行手术。此外，仰卧位时并没有压迫大动脉。该研究结果提示，仰卧位的主动脉腔静脉压迫只压迫了腔静脉。随后的一项研究证实了这些结果。在接受择期剖宫产的孕妇中，只要血压保持在基线水平，无论患者是仰卧位还是倾斜 15°，脐带 pH 值都没有差异（表 30.1）[8]。

体重与产妇脊髓麻醉下新生儿的脐带 pH 值呈负相关 [9]。在一项对 5742 名在脊髓麻醉下接受择期剖宫产的孕妇的回顾性研究中，体重指数（body mass index，BMI）与脐带 pH 值呈负相关。BMI 每增加 10 个单位，脐带 pH 值下降 0.01，碱剩余增加 0.26 mmol/L。BMI ⩾ 40 kg/m^2 的孕妇脐带 pH 值平均为 7.22[10]。7.7% 的肥胖患者脐带 pH 值＜ 7.10。肥胖孕妇的腹主动脉受压可能被夸大。对 142 名接受脊髓麻醉的肥胖孕妇的麻醉结果进行检查发现，肥胖孕妇发生严重低血压的概率更高。此外，孕妇的心肺复苏指南也建议胸部压迫应以 100 次 / 分的速度进行，深度为 2 in（5.08 cm），压迫通气比为 30 : 2，并手动维持子宫左倾 [11]。

虽然建议在怀孕期间手术时使用子宫左倾的体位，但这不是强制性的。如果外科医生不能在子宫移

表 30.1	患者体位对胎儿 / 产妇预后的影响	
体位	产妇心输出量	脐带 pH 值
仰卧位	8.0 L/min	7.28
倾斜 15°	9.0 L/min	7.28

将手术床倾斜 15° 可以改善心输出量，且只要用去氧肾上腺素维持血压对新生儿也没有负面影响（Data from Lee，AJ et al.Left lateral table tilt for elective cesarean delivery under spinal anesthesia has no effect on neonatal acid-base status：A randomized controlled trial.Anesthesiology 2017；127：241-249.）

位的情况下手术，只要血压可以维持，患者仰卧位下完成手术也是可以接受的。

孕期麻醉对胎儿有影响吗？

据估计，每 500 名孕妇中就有 1 名需要进行与怀孕无关的手术 [12]。孕妇最关心的是麻醉药对胎儿的影响，包括致畸和学习能力。动物研究表明所有麻醉药物都具有致畸性。然而，动物模型不能模拟临床情况，因为暴露的剂量比临床剂量要大。要产生致畸作用，母体必须在特定时间、特定地点接触特定剂量的药物。要评估全身麻醉的致畸性，必须进行人群研究。

在考虑致畸时，应该重点关注妊娠早期的手术，因为这段时间是胎儿器官形成的关键时期。Snider 和 Webster 是第一个研究孕期麻醉和手术效果的团队 [13]。他们评估了 1959 年 7 月—1964 年 8 月期间 9073 名分娩孕产妇的医疗记录。其中 147 名（1.6%）孕妇在怀孕期间接受了手术。在接受手术组中，先天畸形的发生率并没有增加；值得注意的是，当时使用的药物目前都不再应用于临床。Brodsky 和他的同事们采用了一种不同的方法，他们给牙医和牙医助理邮寄了一份调查问卷，以确定孕妇在怀孕期间接受手术，或是职业暴露于一氧化二氮或挥发性物质的患者 [14]。总计 287 名孕妇在孕期接受手术，其中 187 人在怀孕前 3 个月接受了手术；很大一部分人（3624 名孕妇）只有职业暴露。与未接受手术的对照组相比，在怀孕期间接受手术的孕妇所生婴儿的先天性异常发生率没有显著差异。此外，有职业暴露的孕妇所生婴儿的先天畸形风险没有增加。利用马尼托巴省的医疗保险数据，Duncan 和同事证实了之前的结果 [15]。Mazze 和 Kallen 进行了最大规模的研究，他们检查了 1973—1981 年瑞典三个医疗登记处的病例 [16]，并确定了 5405 名在怀孕期间接受手术的患者。其中 65% 接受了全身麻醉，2248 人在怀孕前 3 个月接受了手术。作者发现，先天畸形的发生率没有增加。另一种方法是进行病例对照研究。在生育先天畸形后代的 20 830 名孕妇中，有 31 名患者接受了手术和麻醉 [17]。这一比例与无先天畸形婴儿的 35 727 名孕妇中 73 名在孕期接受手术的比例没有明显差异。手术和麻醉不会增加任何先天畸形的发生风险。

之前的研究都无法将孕期实施麻醉和手术与先天畸形联系起来，但这些研究必须重复进行，因为静脉注射药物、吸入药物和神经肌肉阻滞剂的选择发生了变化。目前使用的麻醉药物与 Mazze 和 Kallen 研究中的有所不同。在一项针对 2002—2012 年住院的 6 486 280 名孕妇的研究中，其中 47 628 人在怀孕期间接受了手术。先天畸形的发生率没有增加。然而，这项研究证实了之前的观点：怀孕期间的手术和麻醉，特别是腹部手术，增加了死产、早产和住院时间延长的风险 [18]。尽管怀孕期间手术的风险很低，但感染的风险更高，主要是尿路感染 [19]。

尽管有这些数据，但一氧化二氮是否为一种生殖毒素仍然存在争议。一氧化二氮是动物的致畸物质，它会抑制蛋氨酸合成酶，而蛋氨酸合成酶是叶酸代谢所必需的一种酶 [20]。尽管有先前的研究，但其他作者假设两者之间存在联系。Mazze 和 Kallen 重新检查了他们的数据库，发现有 6 名婴儿患有神经管缺陷 [21]。这个数字远远高于预期的 2.2 名（发病率为每 1000 名新生儿中有 1 名）。作者假设一氧化二氮是一个可能的原因，尽管数据和暴露情况并不支持这一假设。另一项研究检查了 1968—1980 年在亚特兰大出生的患有中枢神经系统缺陷的婴儿，他们根据种族、出生医院和出生时期与对照组匹配 [22]。在 694 名患有中枢神经系统缺陷的婴儿的母亲中，12 人存在怀孕早期的麻醉剂暴露（对照组的 2984 人中有 34 人存在这种暴露），其优势比为 1.7（95% CI，0.8 ~ 33；无统计学差异）。然而，当检查患有脑积水和视力缺陷的婴儿时，优势比增加到 39.6%（95% CI，7.5 ~ 208.2）。尽管优势比具有统计学差异，但检查实际发病率也是很重要的。有 8 名婴儿患有这种缺陷，其中 3 名婴儿的母亲在怀孕早期曾接触麻醉剂。这一结果更多是由于统计数据较少和应用不当所造成的。

2016 年，美国 FDA[23] 发布了一份关于儿童和孕妇使用麻醉剂的声明：3 岁以下儿童或妊娠晚期的孕妇在手术过程中，反复或长期使用全身麻醉剂和镇静剂可能会影响小儿的大脑发育。FDA 随后在研究审查后表示，它可能是安全的。2017 年，该声明进行了更新，包括了有关动物模型中神经元丢失以及长期或多次暴露“可能对大脑发育产生负面影响”的信息 [24]。这一声明将麻醉剂相关神经毒性的可能性推向了风口，并导致许多人想知道它将如何影响临床实践（表 30.2）。

1999 年，Ikonomidou 及其同事报道了发育中的大鼠 N- 甲基 -D- 天冬氨酸（NMDA）受体阻断会以年龄依赖性的方式诱导神经元凋亡增加，其中最高发的时间对应于人类 20 ~ 22 周胎龄胎儿 [25]。在胎鼠大脑中，γ- 氨基丁酸（GABA）受体激动剂酒精诱导神经元退行性变，由此提出麻醉药可能诱导神经毒性 [26]。NMDA 受体拮抗剂和 GABA 增强作用提示氯胺酮和吸入性麻醉剂等药物是潜在的神经毒素，因为观察到的神经元退化超过了大脑发育过程中发生的生理性凋亡。Jevtovic-Todorovic 等用异氟醚、氧化亚氮和咪达唑仑麻醉 7 日龄大鼠 6 h，暴露在这三种麻醉药物下的大鼠表现出学习和空间记忆的缺陷。经脑组织病理检查，麻醉暴露组大鼠脑内出现大面积神经元凋亡 [27]。这种退行性变的机制包括麻醉诱导的钙超载、线粒体损伤和骨髓生成障碍导致的突触传递和增强障碍 [28]。

右美托咪定是全麻诱导神经元凋亡的潜在调节剂。几项研究表明，右美托咪定的应用可以减少羊和猴子的胚胎暴露于异氟醚和氯胺酮后的神经元凋亡 [29,30]。T-REX 临床试验目前正在招募 2 岁以下、拟接受 2.5 h 以上全身麻醉的儿童。患者将被随机分配到七氟醚组或七氟醚 - 瑞芬太尼 - 右美托咪定组，然后在 3 岁时进行 IQ 测试，以评估联合麻醉技术是否与更好的神经发育结果相关 [31]。

表 30.2 美国 FDA 建议贴标签警示妊娠晚期使用会影响新生儿大脑发育的药物

七氟醚
地氟醚
异氟醚
依托咪酯
氯胺酮
劳拉西泮
美索比妥
咪达唑仑
戊巴比妥
异丙酚
氟烷

有了这一新的证据，研究人员研究了麻醉诱导神经元凋亡的啮齿类动物模型是否与非人类灵长类动物相似。研究结果显示，新生恒河猴暴露于持续的氯胺酮输注中，会导致神经元凋亡增加，学习、动机和认知发展持续缺陷 [32,33]。对恒河猴的进一步研究表明，多次（而非单一）暴露于异氟醚和七氟醚与几个月后对压力的焦虑增加有关 [34,35]。

将动物数据应用于临床产科和儿科麻醉具有挑战性。在许多动物模型中，健康的动物被麻醉但没有进行手术，这与临床实践截然不同。动物的年龄、麻醉技术和用于检测缺氧、高碳酸血症和低血压的监测水平之间也有差异。这些研究结果的临床应用也很困难，因为麻醉后没有单一的结构变化与特定的行为相关联；研究表明受影响区域在大脑皮质、海马体和丘脑 [28]。

全麻暴露在孕妇和儿童中的作用已通过回顾性、双向和随机对照试验在进行进一步研究。早期的研究大多由基于人群的回顾性研究组成，主要研究全麻与学习障碍诊断、学习成绩或神经心理学测试结果之间的联系。Sprung 及其同事检查了明尼苏达州奥姆斯特德县的儿童记录，比较了剖宫产和阴道分娩时接受全身麻醉或区域麻醉的情况，发现在随后诊断出学习障碍的比例上没有差异 [36]。在澳大利亚、丹麦和荷兰进行的几项基于人群的队列研究发现，麻醉暴露的儿童平均学业成绩没有差异；然而，在得分最低的百分比中占比过高 [37-40]。在使用临床诊断作为预后指标的研究中，结果是相互矛盾的。DiMaggio 及其同事研究了纽约的一个出生队列并得出结论：与没有麻醉暴露相比，麻醉暴露与行为或发育障碍的诊断风险增加有关 [41]。然而，其他人发现单次麻醉暴露在多动症诊断方面没有区别，但确实得出了多次暴露会增加患病风险的结论 [42-44]。

基于学习障碍或学习成绩的研究的局限性包括混杂变量，如孕妇受教育程度、社会经济地位、缺勤率，以及可能使小儿更易接受麻醉暴露和诊断为学习障碍的情况，如早产 [45]。使用神经心理学测试作为主要的结局指标，可以减少这样的混杂因素 [45]。澳大利亚一项队列研究的进一步分析发现，接受全身麻醉的儿童在行为或认知能力上没有差异 [23]。然而，一项规模较小的研究发现，4 岁以下接受全身麻醉的儿童在语言理解和智商测试中得分较低，MRI 结果也显示大脑皮质灰质密度也低于未接受全身麻醉的儿童 [46]。

为了解决回顾分析的局限性，并研究使用现代技术进行麻醉的儿童，多点儿童双向神经发育评估（Pediatric Ambidirectional Neurodevelopment Assessment，PANDA）研究使用了36个月前接受腹股沟疝修补术的健康儿童的兄弟姐妹作为匹配队列[47]。PANDA研究发现，两组的语言、空间、执行功能和记忆没有显著差异。在对性别进行调整后，语言成绩没有差异。另一项双向长期队列研究（梅奥小儿麻醉安全性）的最终结果尚待公布，因为在3岁之前接受麻醉的儿童将接受随访和测试直到19岁[48]。全身麻醉与脊髓麻醉（GAS）试验是一项随机对照研究，审查了722名60周以下接受腹股沟疝修补术的婴儿。这些婴儿接受了脊髓麻醉或七氟醚全身麻醉，主要结果是智商测试，全部结果在研究对象5岁时接受进一步测试后公布[35]。在2岁时，他们在包括语言、运动、社交、认知和适应在内的五个测试领域没有差异[49]。

由于存在麻醉技术、监测、社会经济状况、性别、健康状况和手术效果等可变的混杂因素，全身麻醉剂是否具有神经毒性很难确定。除了儿科麻醉外，胎儿手术的麻醉也必须考虑，因为通常要使用大剂量的吸入性麻醉剂来维持子宫松弛。为此，已经建立了国际胎儿麻醉数据库用于登记胎儿的麻醉结果[50]。随机对照试验和兄弟姐妹配对队列研究减少了其中一些混杂因素，但设计一项健康婴儿接受长期麻醉药治疗或在ICU进行术后镇静的研究仍然很困难[47]。

如果全身麻醉药对神经发育有影响，则必须权衡麻醉的风险与推迟必要手术（如先天性心脏病的修复或缓解）的实际风险。此外，许多婴儿因为一些微不足道的原因而没有接受手术，其风险可能更大，如推迟鼓膜切开术，因为慢性中耳炎可能会导致听力损失和潜在的语言延迟。我们仍然需要等待随机对照试验和进一步研究的结果，它们有望为临床医生和所有护理孕妇和儿科患者的人提供更多有价值的信息。

孕妇术中低血压的处理

胎盘的作用是向发育中的胎儿输送氧气和营养物质。子宫动脉和卵巢动脉连接并穿透肌层形成弓形动脉，提供子宫胎盘灌注。非怀孕状态下，子宫血流占心输出量的5%以下。在怀孕期间，子宫血流逐渐增加，在足月时达到500～800 ml/min（心输出量的10%）[51]。子宫血流与母体平均动脉压成正比，与子宫血管阻力成反比。因此，维持动脉血压、防止子宫血管阻力增加非常重要，以确保氧气输送给胎儿。

Wollman和Marx首先证明了在护理孕妇时避免低血压的重要性[52]。他们的最初目的是研究晶体预充对脊髓麻醉后低血压发生率的影响。在这项研究中未使用血管加压药物。结果表明，在出现低血压的孕妇中，婴儿的Apgar评分较低，婴儿开始呼吸所需的时间较长，脐带pH值较低（这反映了子宫血流减少）。这一研究证实了胎儿不能很好地耐受母体低血压，因此孕妇血压需要尽快恢复到基线水平。在治疗低血压时，麻醉医生可以使用直接激动剂（如去氧肾上腺素，它直接与受体结合）或间接作用的拟交感神经激动剂（如麻黄碱，它通过引起去甲肾上腺素的释放发挥作用）。间接作用药物有α和β效应。无论使用这两种药物的哪一种来治疗孕妇低血压，都必须考虑它们对孕妇血压和子宫血流的影响。如果这些药物导致血管收缩，血压的升高可能不足以抵消对子宫动脉血管阻力的影响。

第一项比较不同药物治疗血压的研究检查了14只接受了80种治疗的怀孕母羊[53]。所有羊都接受了全身麻醉和脊髓麻醉，并测量所有动物的子宫血流。作者研究了间羟胺（α受体激动剂）、麻黄碱（间接作用药物）和美芬丁胺（间接作用药物）。在这个模型中，血压的降低直接导致了子宫血流量成比例减少。这3种药物都增加了血压和子宫血流。而美芬丁胺和麻黄碱则比间羟胺增加得更多。作者得出结论，脊髓麻醉降低了产妇血压和子宫血流。间接作用药物能更大程度地恢复子宫血流。该研究的临床结论是，如果需要使用血管加压药物，应使用刺激心脏的药物而非收缩外周血管的药物。正是这项研究建议将麻黄碱用于治疗妊娠期低血压。在另一项绵羊模型的研究中，麻黄碱不影响子宫血流量，美芬丁胺减少了20%子宫血流量，甲氧明减少62%子宫血流量[54]。该研究证实了推荐使用麻黄碱纠正孕妇低血压。

麻黄碱一直是治疗低血压的标准药物，直到1988年对比了静脉注射麻黄碱与去氧肾上腺素在治疗硬膜外麻醉所致低血压上的疗效。在该研究中，接受剖宫产的产妇随机使用麻黄碱5 mg或去氧肾上腺素100 μg来治疗低血压[55]。使用阻抗心电图仪测量每搏输出量、射血分数和舒张末期容积。2种血管活性药物都能纠正产妇低血压，且新生儿Apgar评分和脐带pH值也没有差异。更重要的是，2种药物在每搏输出量和射血分数上也没有差异。这项研究表明麻黄碱对心脏的影响不像之前认为的那么重要，去氧肾上腺素的影响也不像之前认为的那么有害。

既往研究是在硬膜外麻醉下进行剖宫产手术。类似的研究也在脊髓麻醉中开展[56]。在这项研究中，产妇血压和新生儿Apgar评分无差异。然而，去氧肾上腺素组脐带pH值更高（7.33 vs 7.28）。随后一项比较2种药物的研究证实了这一发现[57]。去氧肾上腺素没有益处，但也没有损害；在子痫前期的孕妇中，2种血管活性药物对产妇血压、新生儿脐带pH值和Apgar评分的影响是相似的[58]。在另一项研究中，多普勒超声心动图显示，当使用去氧肾上腺素和麻黄碱治疗脊髓麻醉期间发生的低血压时，心输出量没有差异。

随后的研究证实了脐带pH值的差异在统计学上是显著的，但可能在临床上并不显著。单纯的低血压不足以引起酸中毒。据推测，这种差异可能是由于麻黄碱进入胎儿体内导致儿茶酚胺水平增加所致。儿茶酚胺水平的增加导致了氧气消耗的增加和乳酸浓度的增加。

一项定量、系统性综述回顾了比较去氧肾上腺素和麻黄碱的研究[60]。研究共纳入7个随机对照试验，共计292例患者。去氧肾上腺素和麻黄碱在纠正产妇低血压的能力上没有差异，但使用去氧肾上腺素时产妇心动过缓的发生率较高。对于新生儿而言，真正的胎儿酸中毒发生率没有差异，但如果母亲没有子痫前期，接受去氧肾上腺素治疗的新生儿脐带pH值较高。

去氧肾上腺素可以间断给药，也可以连续输注。就对新生儿的影响而言，这两种方法没有区别[61]。持续输注可减少产妇血压的变化，减少恶心和呕吐[62]。已经有研究使用去甲肾上腺素治疗低血压[63]。去甲肾上腺素的好处是减少对产妇心率和心输出量的抑制。它似乎对胎儿没有影响，是一种可行的替代方法。已经有一份关于剖宫产术中低血压处理的国际共识声明[64]，提倡使用α激动剂预防和治疗低血压。目前推荐使用去氧肾上腺素，有大量研究支持它的使用。如果心率较低，也可将麻黄碱与去氧肾上腺素联合使用。

显然，治疗妊娠患者低血压的血管加压药物的选择已经经历了很多研究和改变。所有的研究都是在剖宫产对象中进行的。在讨论怀孕期间的手术时，必须假定同样的原则也适用。最初认为麻黄碱是更好的药物是基于动物模型。随后对产妇的研究不支持这一发现。事实上，去氧肾上腺素对脐带pH值的影响在统计学上存在差异，但临床上却并不显著。2种药物都可用于治疗低血压，尽管持续输注去氧肾上腺素可减少产妇的恶心和呕吐。

非产科手术的胎心率监测

在非产科手术中监测胎心率（fetal heart rate，FHR）的目的是确保胎儿有良好的氧合。胎儿时期大脑调节心脏，目前认为低氧血症会在胎心率上反映出来。在非产科手术中，胎心率只能在外部监测。外部监视器使用多普勒设备。当它被放置在产妇的腹部并位于胎儿心脏上方时，计算机程序会分析和计算多普勒信号。胎心率的连续监测始于1972年。至1988年，超过一半的产妇接受了连续胎心率监测，到1998年这一比例增长为84%[65]。目前在分娩期间几乎普遍使用胎心率监测。

1997年，美国国家儿童健康和人类发展研究所给出了胎心率的定义[66]。胎心率下降（即减速）的分类是基于它们与宫缩的关系：早期减速，胎心率曲线最低点出现在宫缩峰值时；晚期减速，胎心率曲线开始和最低点发生在宫缩开始和峰值之后；变异减速，胎心率突然下降，与宫缩无关。评估胎心率的另一个重要标准是基线变异，即每分钟胎心率自波峰到波谷的振幅改变。变异减速与脐带压迫有关[67]。新生儿状态差与晚期减速有关，这可能是由于子宫胎盘功能不全所致；而新生儿头部受压导致心率减慢则提示了头部压迫与早期减速有关。

胎心率监测的目的是确保胎儿的健康。正常的胎心率（即基线110～160次/分、心率正常、存在加速、存在变异且没有周期性减速）通常提示胎儿健康且氧合状况良好[68]。然而，有时胎心描记并不完美。可以准确预测窒息的胎心率模式尚未明确。作为胎儿缺氧的一种不可靠的示踪方法，其假阳性率超过99%[69]。在手术过程中，子宫通常是静止的。由于没有子宫收缩，所以应该不会出现减速。吸入性麻醉剂会松弛子宫[70]，也会穿过胎盘，导致胎心率变异性消失（图30.1）[71]。术中胎心率较为平稳，为120～140次/分。心动过缓是异常的，且需要干预，甚至终止妊娠。美国妇产科医师学会建议，如果胎儿存活，应在手术前后记录胎心率[72]。如果胎儿存活，是否进行术中监护主要取决于手术位置和可行性。但至少应在手术前后进行一段时间的胎心率监测和宫缩监测。

接受非产科手术的孕妇是饱胃状态吗？

孕妇被认为处于饱胃状态；如果孕妇需要全身麻醉，则采用快速序贯诱导。此外，剖宫产患者通常需

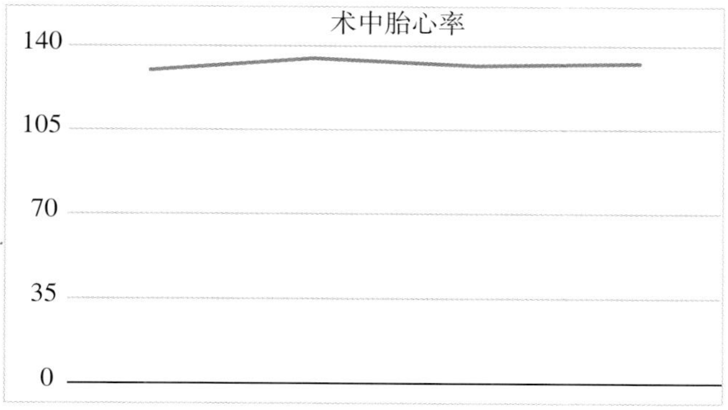

• **图 30.1** 术中胎心率通常在 120 ～ 140 次 / 分，且无胎心变异

要使用组胺（H_2）受体拮抗剂、甲氧氯普胺和口服非颗粒抗酸剂，以防止在误吸时发生肺炎。虽然这些做法已经成为剖宫产的标准，但还没有成为孕期手术的标准。这些建议所依据的证据也是有争议的。

1946 年，Mendelson 报道了 66 例产科麻醉期间发生胃内容物误吸的病例 [73]。其中 5 例吸入了固体物质，21 例当时没有观察到但随后被诊断，40 例了吸入液体物质。重点关注这 40 名患者，因为他们吸入液体内容物是亲眼观察到的。这些患者经历了 36 ～ 48 h 的危急抢救过程，但最终存活。术语“Mendelson 综合征”被用来描述伴随误吸的肺炎。动物模型中，研究人员一直专注于量化导致吸入致死所需液体的体积和 pH 值。这项研究促进了减少胃容量和提高胃 pH 值这一策略的发展 [74]。

由于怀孕的生理变化，孕妇被认为存在误吸风险。妊娠期子宫增大会使胃向头侧移位。这种移位改变了胃食管交界处的角度，降低了胃食管括约肌的功能。子宫也会使幽门向上、向后移位，导致胃排空延迟。黄体酮浓度的升高会降低胃肠蠕动和食物吸收。这些变化促使多达 70% 的孕妇发生反流和胃灼热 [75]。此外，胎盘会分泌胃泌素，即一种增加胃内容物酸度的激素 [76]。问题是这些变化是否会使接受非产科手术的孕妇在全麻诱导或维持期间面临胃内容物反流和误吸的风险。

使用超声来评估胃内容物已经被应用于妊娠患者。在禁食、饮水和进食后，对 32 名处于妊娠晚期的孕妇胃内容物进行了评估 [77]。因此，调查人员能够识别出那些摄入液体或固体的患者。更重要的是，没有一名禁食患者出现饱胃。这些结果在一项研究中得到了证实，在这项研究中，择期剖宫产的孕妇和禁食的孕妇在分娩前后进行了胃内容物的比较 [78]。未分娩的孕妇在进行超声检查时没有胃内容物。最后，在一项关于分娩患者的研究中，10 名患者尽管已经禁食，但仍因存在之前的胃内容物而不得不被剔除 [79]。怀孕不会让人饱胃；而分娩可能会。

非产科手术中纯氧的使用

胎儿能很好地适应低血氧浓度。胎儿血红蛋白（fetal hemoglobin，HbF）占胎儿的血红蛋白的 65% ～ 85%。HbF 对氧的亲和力强（血氧饱和度曲线左移），相比于比成人血红蛋白，HbF 与氧结合得更紧密。此外，胎儿的红细胞压积要高得多，通常为 45%，这使得携带氧气的能力进一步增加。使用较高的吸入氧浓度的目的是增加氧气向胎儿的转移。对 24 名接受剖宫产的患者分别使用 100% 氧气和 50% 氧气 /50% 一氧化二氮（两组都使用了七氟醚）进行麻醉，比较术中胎儿的血氧饱和度。100% 氧气组的胎儿术中血氧饱和度为 57%，50% 氧气组则为 43%[80]。纯氧组的胎儿脐静脉和动脉的 PO_2 也较高。一项随机研究比较了母体吸入 30%、50% 和 100% 氧气时的动脉氧浓度，结果表明 30% 组和 50% 组之间没有差异。吸入纯氧时脐动脉和静脉的氧浓度最高 [81]。

吸入 100% 纯氧会使胎儿氧浓度达到最高水平。该水平不足以引起早产儿的视网膜病变。尽管这对胎儿的眼睛没有影响，氧气可能存在其他的毒性反应。哺乳动物线粒体中大约 2% 的氧分子形成超氧自由基 [82]。氧自由基与炎症、毒性和代谢损伤、缺血再灌注损伤、癌症以及动脉粥样硬化的发病机制均有关。尽管还没有发现氧自由基对胎儿有任何影响，但已有证据表明它会影响新生儿。44 名健康产妇在脊髓麻醉下实施剖宫产，随机吸入 21% 或 60% 氧气 [44]。由于生命周期短暂，很难直接检测自由基。因此该研究测定了过氧化氢脂质，即自由基的产物。60% 组的脐动脉和静脉的血氧浓度更高，胎儿体内的过氧化氢脂质浓度也更高。脐静脉中的过氧化氢脂质浓度比脐动脉中的高得多，这表明自由基的主要活跃部位是胎盘 [83]。吸入高浓度的氧会诱导胎儿产生自由基。自由基的增加是否有临床意义目前尚不确定。未来的研究可能会揭示其不利影响。

增加母体的吸入氧浓度会增加胎儿的氧合，但这种增加是没有必要的。因为胎儿的红细胞压积和 Hb 的比例都很高，使胎儿能够很好地适应较低的母体氧浓度。较高的母体氧浓度会增加胎儿体内的氧自由基。自由基已被证明与某些疾病有关，但尚未被证明对胎儿有害。让接受非产科手术的孕妇吸入必要浓度的氧气以维持 95% ～ 99% 的血氧饱和度似乎是较为谨慎的做法。

接受非产科手术的孕妇应避免过度换气吗?

分钟通气量的增加是怀孕影响更大的生理代偿之一。在妊娠的前 3 个月，胸壁动力的改变和膈肌运动增强导致潮气量显著增加。随着妊娠的进展，黄体酮水平上升，刺激中央呼吸中枢，并进一步增加潮气量。最终，分钟通气量比孕前水平增加了 45%。因此，孕妇会出现轻度的慢性呼吸性碱中毒，典型的动脉二氧化碳分压范围为 28 ～ 32 mmHg[84]（框 30.1）。

与孕妇轻度呼吸性碱中毒的特征不同，胎儿的动脉二氧化碳分压通常接近或超过 40 mmHg。母体和胎儿之间二氧化碳张力的差异产生了经胎盘的浓度梯度，有利于二氧化碳从胎儿进入到母体的循环中。母体和胎儿对轻度高碳酸血症都有很好的耐受性；当母体二氧化碳分压显著增加时，胎儿二氧化碳的排出就会减少。胎儿呼吸性酸中毒会引发胎心抑制和低血压的恶性循环 [85]。

接受全麻的产妇维持正常的碳酸浓度通常需要精确调控分钟通气量。孕妇腹腔镜手术面临着更大的挑战。近几十年通常认为，由于气腹可能会带来不良影响，普外科医生尽量避免在怀孕期间进行腹腔镜手术，尤其是二氧化碳气腹 [86]。1992 年，第 1 例孕期非产科腹腔镜手术成功开展 [87]。尽管许多早期病例都认为它是安全的，但也有人建议应该更为谨慎。一份初步报道显示，与接受开腹手术的匹配队列相比，接受腹腔镜手术的孕妇发生流产的比例有所增加。据推测，二氧化碳水平的增加使母体和胎儿都容易患上不明原因的呼吸性酸中毒，并增加了流产的发生率。随后的研究并不支持流产增加的说法。

产妇和胎儿高碳酸血症的处理措施各不相同。如果保持母体和胎儿的二氧化碳浓度梯度差，则可以避免胎儿的呼吸性酸中毒 [88]。为了在腹部气腹期间保持适当的经胎盘浓度梯度，对怀孕母羊进行过度通气以维持正常的碳酸浓度，此时没有观察到胎羊二氧化碳的增加。使用类似的方法，如果母体二氧化碳分压保持在正常范围内，则在腹部气腹期间不会出现胎儿高碳酸血症 [89]。与之前的研究不同，动脉和呼末二氧化碳都被监测。在腹部充气期间，从动脉二氧化碳到呼末二氧化碳存在显著的梯度，呼末二氧化碳严重低估了动脉二氧化碳浓度 [90]。根据这些结果，认为仅监测呼末二氧化碳是不够的，建议通过血气分析获得动脉二氧化碳浓度。

框 30.1　妊娠晚期典型血气指标数值

由于潮气量和呼吸频率的增加，孕妇换气过度。由于肾代偿，很少出现碱中毒。

- pH：7.43
- $PaCO_2$：33 mmHg
- PaO_2：104 mmHg
- HCO_3：21 mmol/L

在其他研究中也观察到了呼末和动脉二氧化碳分压之间的显著差异 [91-93]。考虑到母体高碳酸血症的有害影响，一些作者建议放置动脉导管，通过血气分析监测二氧化碳浓度。然而，在接受腹腔镜手术的孕妇中，如果气腹前梯度较低，则腹部充气时依然保持较低的梯度。妊娠患者肺泡无效腔较低很可能是造成这种差异的原因 [94]。因此呼末二氧化碳监测对于接受腹腔镜手术的妊娠患者来说已经足够。

妊娠期间接受外科手术应维持正常的碳酸浓度。监测呼气末二氧化碳对孕妇的管理是足够的；不需要进行有创监测。

非产科手术的早产和流产风险

妊娠期间进行手术会增加早产和流产的风险，尤其是腹腔或盆腔的手术。在第一项调查妊娠结局的研究中，向 30 272 名女性牙科助理邮寄了一份关于孕期手术和麻醉剂职业暴露的问卷 [14]。职业暴露导致妊娠早期（8.6/100 vs 5.1/100）和中期（2.6/100 vs 1.4/100）自然流产增加。妊娠早期接受麻醉和手术的孕妇自然流产率较高。尽管与妊娠早期相比，中期进行手术更容易导致胎儿流产，但妊娠中期自然流产率下降。这项研究的混杂因素是所有参与者都在工作，压力和站立时间的增加会导致这两种并发症风险的增加。

当审查马尼托巴省（1971—1978 年）的医疗保险数据时，这一风险的增加得到了进一步证实 [16]。该数据库确定了 2565 名接受非产科手术的孕妇，然后将她们与未接受手术的孕妇进行匹配。手术组流产 181 例（7.1%），非手术组流产 166 例（6.5%）。怀孕期间的手术和麻醉不会增加流产的风险。接受全身麻醉的孕妇流产率显著增加（RR，1.58；95% CI，1.19 ～ 2.09）。当进一步分析时，发现是流产与手术部位相关，而不是麻醉。因为妇科手术风险最大，并且这些手术都是在全身麻醉下进行的。

这两项研究发表以来，麻醉药物和外科技术也都取得了进展。新麻醉药物的半衰期更短，残余效应也更少。而外科技术的侵入性也越来越小。之前的流产率和早产率是否仍然适用目前尚不明确。南加州大学妇女医院对 1991—1998 年所有非产科腹部手术病例进行了回顾，确定了 106 例非产科腹部手术（88 例剖腹手术，18 例腹腔镜手术）[95]。结果显示早产的发生率为 18%，与机构普遍的 16% 的发生率没有明显差异。此外，流产率也没有差异，表明手术组与非手术组的早产率和流产率均没有差异。2002—2012 年，共有 650 万名孕妇入组，其中 47 638 名在怀孕期间接受了手术。在这组患者中，作者估计每 287 例手术中有 1 例额外的死产，每 31 例手术中有 1 例早产，每 25 例手术中与剖宫产相关 [96]。尽管有这些结果，阑尾切除术作为妊娠期间最常进行的外科手术，早产和流产的发生率均较高 [97]。

有综述总结了 54 篇非产科手术的文献，共涉及 12 452 名患者 [98]。报道的流产发生率为 5.8%，早产发生率为 8.2%。这些百分比与一般人口报道的百分比并无不同。然而由于缺乏对照组，仍然很难对其进行评估。怀孕期间最常见的外科手术是阑尾切除术。手术导致分娩的比例很高，为 4.6%。阑尾切除术的早产和分娩发生率高于其他疾病。怀孕期间急性阑尾炎和手术对患者的影响与其他需要手术的急症不尽相同，前者似乎更为严重一些。

婴儿长期随访的数据极其稀少。只有一项研究调查了母亲在孕期做过手术的婴儿 [99]。这些婴儿的母亲在孕 16 ～ 28 周期间接受了腹腔镜手术，之后进行了 1 ～ 8 年的随访评估。没有证据表明这些婴儿有发育或身体上的异常。

起初，怀孕期间进行手术会增加流产和早产的风险，而随着新的、侵入性更小的外科技术的发展和麻醉药物的改进，这两种并发症的风险与那些没有做过手术的孕妇相比无明显差异。提醒孕妇有流产和早产的风险很重要，但这更多是受手术部位（腹腔或盆腔）影响，而不是麻醉药物。

结论

护理需要手术的孕妇具有挑战性，因为需要同时照顾 2 名患者。对母体的最佳护理也同时为胎儿提供了最好的护理。近期，人们开始关注麻醉药物在妊娠晚期对胎儿暴露的影响。妊娠期间的手术不会增加早产的风险，除非是腹腔手术。低血压的治疗很重要，目前的建议是使用 α 激动剂。子宫左侧移位对防止腔静脉受压很重要；允许手术进行的倾斜角度不足以防止腔静脉受压。是否使用胎儿监护由产科医生自行决定。最后，怀孕期间的手术对于母体和胎儿来说相对安全，但腹腔内手术的风险更高。

参考文献

1. R Wright L: Postural hypotension in late pregnancy: "The supine hypotensive syndrome". *BMJ* 1962;1:760–762.
2. McLennan CE. Antecubital and femoral venous pressure in normal and toxemic pregnancy. *Am J Obstet Gynecol*. 1943;45:568–591.
3. Kinsella SM, Whitwam JG, Spencer JAD: Reducing aortocaval compression: How much tilt is enough? Do as much as possible in the lateral position. *BMJ: Brit Med J* 305:539–540.
4. Armstrong S, Fernando R, Columb M, et al. Cardiac index in term pregnant women in the sitting, lateral, and supine positions: An observational, crossover study. *Anesth Analg*. 2011;113:318–322.
5. Bamber JH, Dresner M. Aortocaval compression in pregnancy: The effect of changing the degree and direction of lateral tilt on maternal cardiac output. *Anesth Analg*. 2003;97:256–258.
6. Lee SWY, Khaw KS, Kee WDN, et al. Haemodynamic effects from aortocaval compression at different angles of lateral tilt in non-labouring term pregnant women. *Br J Anaesth*. 2012;109:950–956.
7. Higuchi H, Takagi S, Zhang K, et al. Effect of lateral tilt angle on the volume of the abdominal aorta and inferior vena cava in pregnant and nonpregnant women determined by magnetic resonance imaging. *Anesthesiology*. 2015;122:286–293.
8. Lee AJ, Landau R, Mattingly JL, et al. Left lateral table tilt for elective cesarean delivery under spinal anesthesia has no effect on neonatal acid–base status: A randomized controlled trial. *Anesthesiology*. 2017;127:241–249.
9. Edwards RK, Cantu J, Cliver S, et al. The association of maternal obesity with fetal pH and base deficit at cesarean delivery. *Obstet Gynecol*. 2013;122:262–267.
10. Vricella LK, Louis JM, et al. Anesthesia complications during scheduled cesarean delivery for morbidly obese women. *Am J Obstet Gynecol*. 2010;203:276.e1–276.e5.
11. Lavonas EJ, Drennan IR, Gabrielli A, et al. Special circumstances of resuscitation: 2015 American Heart Association Guidelines Update for Cardiopulmonary Resuscitation and Emergency Cardiovascular Care. *Circulation*. 2015;132:S501–S518.
12. Moore HB, Juarez-Colunga E, Bronsert M, et al. Effect of pregnancy on adverse outcomes after general surgery. *JAMA Surg*. 2015;150:637–643.
13. Shnider SM, Webster GM. Maternal and fetal hazards of surgery during pregnancy. *Am J Obstet Gynecol*. 1965;92:891–900.
14. Brodsky JB, Cohen EN, Brown BW, et al. Surgery and pregnancy and fetal outcome. *Am J Obstet Gyencol*. 1980;138:1165–1167.
15. Duncan PG, Pope WDB, Cohen MM, et al. Fetal risk of anesthesia and surgery during pregnancy. *Anesthesiology*. 1986;64:790–794.
16. Mazze RI, Kallen B. Reproductive outcome after anesthesia and operations during pregnancy: A registry study of 5405 cases. *Am J Obstet Gynecol*. 1989;161:1178–1185.
17. Czeizel AE, Pataki T, Rockenbauer M. Reproductive outcome after exposure to surgery under anesthesia during pregnancy. *Arch Gynecol obstet*. 1998;261:193–199.
18. Balinskaite V, Bottle A, Sodhi V, et al. The risk of adverse pregnancy outcomes following nonobstetric surgery during pregnancy. *Annals of Surgery*. 2017;266:260–266.
19. Huang SY, Lo PH, Liu WM, et al. Outcomes after non-obstetric surgery in pregnant patients: A nationwide study. *May Clin Proc*. 2016;91:1165–1172.
20. Kob in DD, Waskel L, Watson JE, et al. Nitrous oxide inactivates methionine synthetase in human liver. *Anesth Analg*. 1982;61:75–78.
21. Kallen B, Mazze RI. Neural tube defects and first trimester operations. *Teratology*. 1990;41:717.
22. Sylvester GC, Khoury MJ, lu X, et al. First-trimester anesthesia exposure and the risk of central nervous system defects: A population based case-control study. *Am J Public Health*. 1994;84:1757–1760.
23. Food US, Administration Drug. FDA Drug Safety Communication: FDA review results in new warnings about using general anesthetics and sedation drugs in young children and pregnant women. *December*. 2016;14. Available athttps://www.fda.gov/Drugs/DrugSafety/ucm532356.htm.
24. US Food and Drug Administration FDA Drug Safety Communication. FDA approves label changes for use of general anesthetic and sedation drugs in young children. *April*. 2017;27. Available at https://www.fda.gov/Drugs/DrugSafety/ucm554634.htm.
25. Ikonomidou C, Bosch F, Miksa M, et al. Blockade of NMDA receptors and apoptotic neurodegeneration in the developing brain. *Science*. 1999;283:70–74.
26. Ikonomidou C, Bittigau P, Ishimaru M, et al. Ethanol-induced apoptotic neurodegeneration and fetal alcohol syndrome. *Science*. 2000;287:1056–1060.
27. Jevtovic-Todorovic V, Hartma RE, Izumi Y, et al. Early exposure to common anesthetic agents causes widespread neurodegeneration in the developing rat brain and persistent learning deficits. *J Neurosci*. 2003;23:876–882.
28. Jevtovic-Todorovic V. Exposure of developing brain to general anesthesia: What is the animal evidence? *Anesthesiology*. 2018;128:832–839.
29. Olutoye OA, Lazar DA, Akinkuotu AC, et al. Potential of the ovine brain as a model for anesthesia-induced neuroapoptosis. *Pediatr Surg Int*. 2015;31:865–869.
30. Koc E, Oshodi T, Meschter C, et al. Neurotoxic effects of dexmedetomidine in fetal cynomolgus monkey brains. *J Toxicol Sci*. 2014;39:251–262.
31. Davidson D. A study to compare the long-term outcomes of two different anesthetics (TREX) NCT 03089905. Available at https://clinicaltrials.gov/ct2/show/NCT03089905?term=TREX&draw=2&rank=1; 2017.
32. Paule MG, Li M, Allen RR, et al. Ketamine anesthesia during the first week of life can cause long-lasting cognitive deficits in rhesus monkeys. *Neurotoxicol Teratol*. 2011;33:220–230.
33. Brambrink AM, Evers AS, Avidan MS, et al. Ketamine-induced neuroapoptosis in the fetal and neonatal rhesus macaque brain. *Anesthesiology*. 2012;116:372–384.
34. Raper J, Alvarado MC, Murphy KL, et al. Multiple anesthetic exposure in infant monkeys alters emotional reactivity to an acute stressor. *Anesthesiology*. 2015;123:1084–1092.
35. Coleman K, Robertson ND, Dissen GA, et al. Isoflurane anesthesia has long term consequences on motor and behavioral development in infant rhesus macaques. *Anesthesiology*. 2017;126:74–84.
36. Sprung J, Flick RP, Wilder RT, et al. Anesthesia for cesarean delivery and learning disabilities in a population-based birth cohort. *Anesthesiology*. 2009;111:302–310.
37. Ing CH, DiMaggio CJ, Malacova E, et al. Comparative analysis of outcome measures used in examining neurodevelopmental effects of early childhood anesthesia exposure. *Anesthesiology*. 2014;120:1319–1332.
38. Hansen TG, Pedersen JK, Henneberg SW, et al. Academic performance in adolescence after ingional hernia repair in infancy. *Anesthesiology*. 2011;114:1076–1085.
39. Hansen TG, Pedersen JK, Henneberg SW, et al. Educational outcome in adolescence following pyloric stenosis repair before 3 months of age: A nationwide cohort study. *Paediatr Anesth*. 2013;23:883–890.
40. Bartles M, Althoff RR, Boomsma DI. Anesthesia and cognitive performance in children: No evidence for a causal relationship. *Twin Res Hum Genet*. 2009;12:246–253.
41. DiMaggio C, Sun LS, Li G. Early childhood exposure to anesthesia and risk of developmental and behavioral disorders in a sibling birth cohort. *Anesth Analg*. 2011;113:1143–1151.
42. Flick RP, Katusic SK, Colligan RC, et al. Cognitive and behavioral outcomes after early exposure to anesthesia and surgery. *Pediatrics*. 2011;128:e1053–e1061.
43. Sprung J, Flick RP, Katusic SK, et al. Attention-deficit/hyperactivity disorder after early exposure to procedures requiring general anesthesia. *Mayo Clinic Proc*. 2012;87:120–129.
44. Hu D, Flick RP, Zaccariello MJ, et al. Association between exposure of young children to procedures requiring general anesthesia and learning and behavioral outcomes in a population-based birth cohort. *Anesthesiology*. 2017;127:227–240.
45. Davidson AJ, Sun L. Clinical evidence for any effect of anesthesia on the

developing brain. *Anesthesiology*. 2018;128:840–853.
46. Backeljauw B, Holland SK, Alataye M, et al. Cognition and brain structure following early childhood surgery with anesthesia. *Pediatrics*. 2015; 136:e1–e12.
47. Sun LS, Li G, Miller TL, et al. Association between a single general anesthesia exposure before age 36 months and neurocognitive outcomes in later childhood. *JAMA*. 2016;315:2312–2320.
48. Gleich SJ, Flick RP, Hu D, et al. Neurodevelopment of children exposed to anesthesia: Design of the Mayo Anesthesia Safety in Kids (MASK) study. *Contemp Clin Trials*. 2015;41:45–54.
49. Davidson AJ, Disma N, de Graaf JC, et al. Neurodevelopmental outcome at 2 years of age after general anesthesia and awake-regional anaesthesia in infancy (GAS): An international multicentre, randomised controlled trial. *Lancet*. 2016;387:239–250.
50. Olutoye O. International Fetal Anesthesia Database (iFAD) NCT02591745. Available at https://clinicaltrials.gov/ct2/show/NCT02591745; 2015.
51. Thaler I, Manor D, Itskovitz J, et al. Changes in uterine blood flow during human pregnancy. *Am J Obstet Gynecol*. 1990;162:121–125.
52. Wollman SB, Marx GF. Acute hydration for prevention of hypotension of spinal anesthesia during spinal anesthesia. *Anesthesiology*. 1970; 33:25–34.
53. James III FM, Greiss FC, Kemp RA. An evaluation of vasopressor therapy for maternal hypotension during spinal anesthesia. *Anesthesiology*. 1970;33:25–34.
54. Ralston DH, Shnider SM, DeLorimier AA. Effects of equipotent ephedrine, metaraminol, mephentermine, and methoxamine on uterine blood flow in the pregnant ewe. *Anesthesiology*. 1974;40:354–370.
55. Ramanathan S, Grant GJ. Vasopressor therapy for hypotension due to epidural anesthesia for cesarean section. *Acta Anaesthesiol Scand*. 1988;32:559–565.
56. Moran DH, Perillo M, LaPorta RF, et al. Phenylpehrine in the prevention of hypotension following spinal anesthesia for cesarean delivery. *J Clin Anesth*. 1991;3:301–305.
57. Thomas DG, Robson SC, Redfern N, et al. Randomized trial of bolus phenylephrine or ephedrine for maintenance of arterial pressure during spinal anesthesia for cesarean delivery. *Br J Anaesth*. 1996;76: 61–65.
58. Higgins N, Fitzgerald PC, van Dyk D, et al. The effect of prophylactic phenylephrine and ephedrine infusions on umbilical artery blood pH in women with preeclampsia undergoing cesarean delivery with spinal anesthesia: A randomized, double-blind trial. *Anesth Analg*. 2017:.
59. Saravanan S, Kocarev M, Wilson RC, et al. Equivalent dose of ephedrine and phenylephrine in the prevention of post-spinal hypotension in caesarean section. *Br J Anaesth*. 2006;96:95–99.
60. Lee A, Ngan Kee WD, Gin T. A quantitative, systematic review of randomized controlled trials of ephedrine versus phenylephrine for the management of hypotension during spinal anesthesia for cesarean delivery. *Anesth Analg*. 2002;94:920–926.
61. Siddik-Sayyid SM, Taha SK, Kanazi GE, et al. A randomized controlled trial of variable rate of phenylephrine infusion with rescue phenylephrine boluses versus rescue boluses alone on physician interventions during spinal anesthesia for elective cesarean delivery. *Anesth Analg*. 2014;118:611–618.
62. Doherty A, Ohashi Y, Downey K, et al. Phenylephrine infusion versus bolus regimens during cesarean delivery under spinal anesthesia: A double-blind randomized clinical trial to assess hemodynamic changes. *Anesth Analg*. 2012;115:1343–1350.
63. Ngan Kee WD. A random-allocation graded dose-response study of norepinephrine and phenylephrine for treating hypotension during spinal anesthesia for cesarean delivery. *Anesthesiology*. 2017;127: 934–941.
64. Kinsella SM, Carvalho B, Dyer RA, et al. International consensus statement on the management of hypotension with vasopressors during caesarean section under spinal anaesthesia. *Anaesthesia*. 2018;73: 71–92.
65. Albers LL. Monitoring the fetus in labor: Evidence to support the methods. *J Midwifery Women's Health*. 2001;46:366–373.
66. Electronic fetal heart rate monitoring: Research guidelines for interpretation. National Institute of Child Health and Human Development Research Planning Workshop. *Am J Obstet Gynecol*. 1997;177: 1365–1390.
67. Goodlin RC. History of fetal monitoring. *Am J Obstet Gynecol*. 1979; 133:323–352.
68. Ellison PH, Foster M, Sheridan-Pereira M, et al. Electronic fetal heart monitoring: Auscultation and neonatal outcome. *Am J Obstet Gynecol*. 1991;164:1281–1289.
69. American College of Obstetricians and Gynecologists. Intrapartum fetal heart rate monitoring. ACOG Practice Bulletin No. 62. *Obstet Gynecol*. 2005;105:1161–1167.
70. Kendrick JM, Woodard CB, Cross SG. Surveyed use of fetal and uterine monitoring during maternal surgery. *AORN*. 1995;62:386–392.
71. Ong BY, Baron K, Stearns EL, et al. Severe fetal bradycardia in a pregnant patient despite normal oxygenation and blood pressure. *Can J Anesth*. 2003;50:922–925.
72. American Obstetricians and Gynecologists. Nonobstetric surgery during pregnancy. No 696. *Obstet Gynecol*. 2017;129:777–778.
73. Mendelson CL. The aspiration of stomach contents into the lungs during obstetric anesthesia. *Am J Obstet Gynecol*. 1946;52:191–204.
74. James C, Modell J, Gibbs C, et al. Pulmonary aspiration: Effects of volume and pH in the rat. *Anesth Analog*. 1984;63:665–668.
75. O'Sullivan GM, Sutton AJ, Thompson SA, et al. Noninvasive measurement of gastric emptying in obstetric patients. *Anesth Analg*. 1987;66: 505–511.
76. Attia RR, Ebeid AM, Fischer JE, et al. Maternal, fetal, and placental gastric concentrations. *Anaesthesia*. 1982;37:18–21.
77. Arzola C, Cubillos J, Perlas A, et al. Interrater reliability of qualitative ultrasound assessment of gastric content in the third trimester of pregnancy. *Br J Anaesth*. 2014;113:1018–1023.
78. Rouget C, Bonnard C, Pop M, et al. Changes in qualitative and quantitative ultrasound assessment of the gastric antrum before and after elective caesarean section in term pregnant women: a prospective cohort study. *Anaesthesia*. 2016;71:1264–1267.
79. Zieleskiewicz I, Boghossian MC, Delmas AC, et al. Ultrasonographic measurement of antral area for estimating gastric fluid volume in parturients. *Br J Anaesth*. 2016;117:198–205.
80. Parpaglioni R, Capogna G, Celleno D, et al. Intraoperative fetal oxygen saturation during caesarean section: General anaesthesia using sevoflurane with either 100% oxygen or 50% nitrous oxide. *Eur J Anaesth*. 2002;19:115–118.
81. Kee WDN, Khaw KS, Ma KC, et al. Randomized, double-blind comparison of different inspired oxygen fractions during general anaesthesia for caesarean section. *Br J Anaesth*. 2002;89:556–561.
82. Saugstad OD. Is oxygen more toxic than currently believed? *Pediatrics*. 2001;108:1203–1205.
83. Khaw KS, Wang CC, WDN Kee, et al. Effects of high inspired oxygen fraction during elective caesarean section under spinal anaesthesia on maternal and fetal oxygenation and lipid peroxidation. *Br J Anaesth*. 2002;88:18–23.
84. Rosen M. Management of anesthesia for pregnant surgical patient. *Anesthesiology*. 1999;90:1159–1166.
85. Chestnut AN. Physiology of normal pregnancy. *Crit Care Clin*. 2004;20:609–615.
86. Reynolds JD, Booth JV, de la Fuente S, et al. A review of laparoscopy for nonobstetric-related surgery during pregnancy. *Curr Surg*. 2003;60: 164–173.
87. Amos JD, Schorr SJ, Norman PF, et al. Laparoscopic surgery during pregnancy: A word of caution. *Am J Surg*. 1996;171:435–437.
88. Southerland LC, Duke T, Gollagher JM, et al. Cardiopulmonary effects of abdominal insufflation in pregnancy: Fetal and maternal parameters in the sheep model. *Can J Anaesth*. 1994;41:A59.
89. Curet MJ, Vogt DA, Schob O, et al. Effects of CO_2 pneumoperitoneum in pregnant ewes. *J Surg Res*. 1996;63:339–344.
90. Barnard JM, Chaffin D, Droste S, et al. Fetal response to carbon dioxide pneumoperitoneum in the pregnant ewe. *Obstet Gynecol*. 1995;85: 669–674.
91. Cruz A, Southerland L, Duke T, et al. Intraabdominal carbon dioxide insufflation in the pregnant ewe: Uterine blood flow, intraamniotic pressure and cardiopulmonary effects. *Anesthesiology*. 1996;85: 1395–1402.
92. Hunter G, Swanstrom L, Thournburg K. Carbon dioxide pneumoperitoneum induces fetal acidosis in a pregnant ewe model. *Surg Endosc*. 1995;9:272–279.
93. Uemura K, McClaine R, de la Fuente S, et al. Maternal insufflation during the second trimester equivalent produces hypercapnia, acidosis and prolonged hypoxia in fetal sheep. *Anesthesiology*. 2004;101: 1332–1338.
94. Bhavani-Shankar K, Steinbrook RA, Brooks DC, et al. Arterial to end-tidal carbon dioxide pressure difference during laparoscopic surgery in pregnancy. *Anesthesiology*. 2000;93:370–376.
95. Moore HB, Juarez-Colunga E, Bronsert M, et al. Effect of pregnancy on adverse outcomes after general surgery. *JAMA Surg*. 2015;150. 647–643.
96. Balinskaite V, Bottle A, Sodhi V, et al. The risk of adverse pregnancy outcomes following nonobstetric surgery during pregnancy. Estimates from a retrospective cohort study of 6.5 million pregnancies. *Annals Surgery*. 2017;266:260–266.
97. Ibiebele I, Schnitzler M, Nippita T, et al. Appendectomy during pregnancy and the risk of preterm birth: A population data linkage study. *Aust N Z J Obstet Gynaecol*. 2019;59(1):45–53.
98. Cohen-Kerem R, Railton C, Oren D, et al. Pregnancy outcome following non-obstetric surgical intervention. *Am J Surg*. 2005;190:467–473.
99. Rizzo AG. Laparoscopic surgery in pregnancy: Long-term follow up. *J Laparoendosc Adv Surg Tech*. 2003;13:11–15.

第 4 部分

术后早期护理

31 心脏手术

PINGPING SONG, MICHAEL HOLMES, G. BURKHARD MACKENSEN
何爱霞 译，晏馥霞 审校

在美国，每年有超过 50 万例心脏手术，迄今为止，这一数字仍在持续增长[1]。心脏手术患者通常转入重症监护病房（ICU），以监测麻醉和手术后的恢复、优化血流动力学、脱离通气支持，并时时监测可能出现的并发症。患者从手术室到术后监护室的过渡期事项繁多，ICU 已逐渐成为此阶段的"主战场"。随着心脏手术量逐年增加，在许多医疗机构这些患者术后占用了 ICU 很大比例的床位。心胸手术重症监护病房（cardiothoracic surgery intensive care units，CT-ICU）已经逐渐发展成为普通外科 ICU 的一个独立单元，因为心脏手术患者的管理当前已被精简，并实现了流程化操作。患者具有同样类型的内科和外科问题，将其集中在一起才能实现最优的术后管理。

心脏手术患者转到普通病房或下一级病房之前，通常会在 ICU 待几天。在过去的 10 年里，随着患者群体的变化、新的外科手术和麻醉技术的开展，以及管理理念的潜移默化，ICU 的管理也相应发生了变化。随着接受血管成形术和支架植入术的患者数量增加，接受心脏手术的患者年龄明显增加。积极的药物治疗和血管重建介入技术也会推迟患者在疾病的更晚期进行手术，并伴有更多的合并症。此外，鉴于目前健康维护组织（health maintenance organization，HMO）和其他控制医疗成本策略的市场情况，加速术后康复（ERAS）已经是大势所趋，促使患者尽早恢复正常活动。这些举措旨在减少并发症、加速术后康复（如快通道）和实施临床管理方案，尽量缩短 ICU 的滞留时间[2,3]。

随着微创心脏手术、常温体外循环手术和非体外循环手术技术的发展，心脏外科医生已经改变了对常规术后恢复的要求。总体趋势是，从过去的高剂量阿片类麻醉技术转向新型的短效诱导药物（异丙酚和依托咪酯）、挥发性麻醉药物（异氟醚和七氟醚）的平衡麻醉技术，减少阿片类药物的剂量可以加速患者从麻醉中恢复。这一趋势伴随着多模式术后镇痛的采用，包括静脉注射非甾体镇痛药和区域麻醉（包括神经和筋膜阻滞）。因此，重症监护医师需要制定策略，在保持质量、降低发病率和死亡率的同时，以高效和经济的方式管理不断变化的患者人群。有效的术后管理在很大程度上取决于每个患者的术前状态、术中事件和到达 ICU 时的情况。虽然大多数机构使用外科 ICU 或 CT-ICU 进行术后护理，但对于特定的患者群体，完全避免进入 ICU 可能是未来的趋势：一些机构使用降级病房或短期重症监护进行脱机过程和高依赖护理[4,5]。

转运和初步评估

心脏手术患者刚刚完成手术，将其从手术室运送到 ICU 肯定存在风险，应尽可能平稳过渡[6]。在转运过程中遇到的问题包括生理学的急剧变化（低血容量最为普遍）、突然苏醒或严重出血。手术完成后，患者在手术室情况稳定，然后就会被转移到 ICU，此时仍处于麻醉状态下，为了提高舒适度和安全性，对患者进行常规监测（心电图、有创血压和脉搏血氧饱和度），并在需要时选择短效药物（如异丙酚或右美托咪定）替代阿片类药物维持镇静。这样患者可以在 ICU 中逐渐苏醒，ICU 团队则会继续评估器官灌注情况，预防术后并发症。

ICU 转入

在从麻醉医生到 ICU 团队的护理过渡过程中，重症监护医师必须熟悉患者的病史和术中过程。理想情况下，交接过程应该遵循条理化的量表，来自麻醉、外科和 ICU 的多学科成员共同交接。术前和术中事件的大小程度和持续时间各不相同，但通常会导致心肌收缩力和顺应性降低，从而影响术后管理和最终转归[7-9]。交接的基本项目包括手术适应证、术前心功能和主要合并症、手术细节（冠状动脉旁路移植术桥血管是动脉还是静脉、瓣膜修复或置换、主动脉手术等）、体外循环时间和阻断时间、有无体外循环脱机困难和搭桥后心功能评估。其次，了解患者对液体和血管活性药物的个体反应性、胸液引流管的数量和位置、起搏器的依赖程度，以及关胸前的止血情况。“二次”手术（正中或侧开胸）更挑战外科技术，往往失血量会更大，并发症发生率也会更高。最后，还需关注输注的液体和血液制品的数量和类型、预期的术后经过和术后详尽的指南（血压目标、脱离呼吸机的时间点、抗凝节点等），这些内容都应该与ICU团队进行沟通。

当患者到达ICU时，应仔细观察气管导管的位置，并检查所有手术部位、引流管和留置导管。针对心脏术后潜在并发症的重要体检主要包括瞳孔反应、肺部听诊、心音听诊、胸液引流量和尿量。患者转入时可能体温过低，应尽快测量体温，必要时尽早开始复温。12导联心电图可提供有关基础心律和潜在缺血的有用信息。ICU早期胸片（CXR）有助于判断导管和线路的位置是否适当，并且能够评估肺容量、有无肺水肿和可能的手术并发症（如气胸和血胸）[10]。参考基础胸片的心影大小，此后对比能及时发现心脏压塞。血流动力学选择哪些监测项目取决于患者围手术期情况、术中进程和术后预期的并发症。患者至少应该有1条动脉管路、1条中心静脉（CVP）导管和导尿管。肺动脉导管（PAC）的使用仍然存在争议。自从Connors及其同事最初质疑PAC在危重症患者中的效用以来[11]，已经有许多研究调查了PAC在不同人群中的影响，得出了不同的结论。尽管缺乏共识，但有报道称，从2010—2014年，PAC在心脏手术中的使用有所增加[12]。最近的一项使用倾向性匹配的队列分析表明，PAC的使用能减少心肺并发症的发生率、缩短住院时间和增加感染风险，PAC组和对照组的30天死亡率无差异[13]。后来随着术中经食管超声心动图（TEE）逐渐普及，PAC在术中的使用频率有所降低。但在术后即刻，PAC数据仍可以用来指导很多患者的处理，如重度肺高压、右心衰竭、低心输出量（CO）、终末期肾病需要肾脏替代治疗的患者或伴有严重舒张功能障碍等。

入院时常规实验室检查包括动脉血气（arterial blood gas，ABG）、电解质、全血细胞计数（complete blood count，CBC）和凝血参数。ABG和电解质数据有助于判断有无酸碱紊乱、评估血容量状态，并优化呼吸机参数。血钾和血镁的水平需要分别保持在4.0 mmol/L和2.0 mmol/L以上，以最大限度减少心律失常的发生率[14-18]。补镁应当积极，否则补钾难以达到预期效果[17]。ABG、血红蛋白/红细胞压积和电解质监测每4～8 h进行1次，临床状况不稳定时应更频繁，直到患者病情稳定再减少次数。心血管手术失血多，炎性反应重，可能会导致血红蛋白、血小板和凝血因子活性的显著紊乱，理应监测CBC和凝血功能以指导输血治疗。转入ICU最初胸液引流量多，通常怀疑有明显的凝血障碍，活化凝血时间（ACT）也可以作为一种快速的床旁检测方法，以评估术中给予的肝素是否已充分中和。血栓弹力图（TEG）或旋转血栓弹力图（ROTEM）也可作为床旁即时监测使用，有助于更具体地分析凝血障碍原因，制定针对性输血策略，减少盲目输血（图31.1）[19]。

呼吸管理

机械通气

心脏手术和CPB直接改变呼吸功能，使肺活量、肺总量和功能残气量显著降低，可导致明显的肺不张。肺水肿的发生率与CPB的时长正相关。这些病理改变可能是手术应激、CPB过程中肺的完全塌陷和切口疼痛引发的。冠状动脉旁路移植术（CABG）的患者使用高剂量的阿片类麻醉药时，术后机械通气的平均时间为1～2天[20]。随着现代平衡麻醉技术发展，“快通道”临床方案以早期拔管为目标，术后平均机械通气时间为6 h甚至更短，最多不超过24 h[21-25]。与晚拔管（>术后24 h）相比，心脏术后早拔管已被证明可以减少ICU和住院时间，成本效益比更高，还能改善左室功能，并降低心肺并发症的发生率[22,23,26]。

手术应激状态下容易发生肺损伤，传统做法采用高潮气量（10 ml/kg以上）来减轻肺不张；然而目前有证据表明较低潮气量（6～8 ml/kg理想体重）可减少肺部的气压伤和容量伤，反而有利于肺保护。也有研究证明术中低潮气量可有助于在心脏术后6 h内脱离呼吸机并减少再插管率[27]。相反，高潮气量是心脏术后器官衰竭和ICU住院时间延长的风险因素。呼气末正压（PEEP）通常从5 cmH_2O开始逐渐增加，直至达到最佳氧合[28]。在危重症患者监护过程中，临床上到底采用高还是低PEEP迄今仍有争

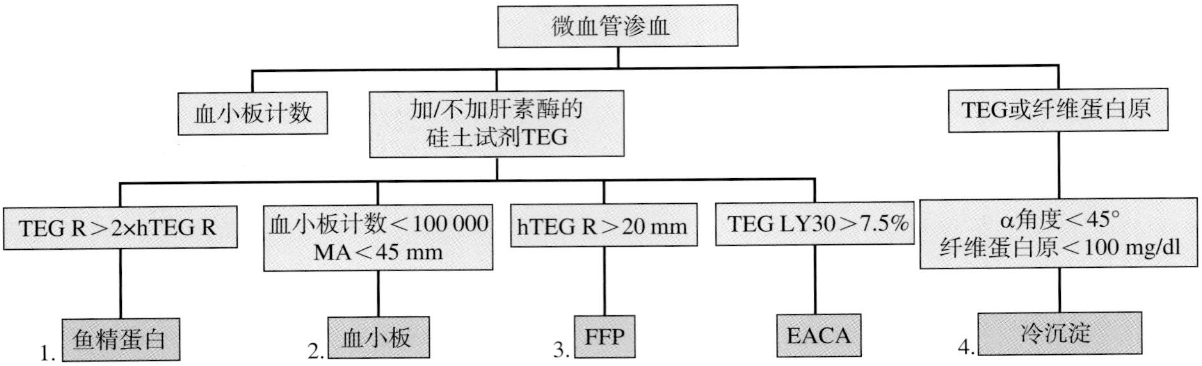

• **图 31.1** 基于血小板计数、血栓弹力图（TEG）和纤维蛋白原水平的心脏手术输血流程图。EACA，ε- 氨基己酸；FFP，新鲜冷冻血浆；hTEG，肝素酶激活 TEG；LY30，30 min 血块溶解速率；MA，最大振幅；R，凝血反应时间（Adapted with modification and permission from Shore-Lesserson L，Manspeizer HE，DePerio M，et al. Anesth Analg 1999；88：312-319.）

议；只要肺泡通气换气良好、氧合充分，心脏术后患者低 PEEP 可能有助于改善血流动力学。高氧（PaO_2 > 120 mmHg）促进氧自由基的产生，随之发生炎症反应，会损害器官功能导致不良预后[29,30]。因此，只要氧合充分（PaO_2 > 60 mmHg），应尽快降低吸入氧浓度（FiO_2）。动脉二氧化碳分压（$PaCO_2$）应维持在正常范围内，以便及时发现并纠正合并的代谢性酸中毒，维持 pH 值在正常范围内。当满足拔管标准时，患者可过渡到压力支持通气（pressure support ventilation，PSV）模式。转入 ICU 后尽早拔管是快通道策略的重要组成部分。

通常，当患者自主呼吸频率超过呼吸机设定频率时可尝试脱离呼吸机。达到既定标准之前，不应强行脱机（表 31.1）[31,32]。脱机标准涉及患者的神经系统、心脏、呼吸系统和肾功能的状态。标准如下：患者神志清醒、体温正常、血流动力学稳定，没有明显的外科出血，大概率不需要返回手术室进行二开止血。脱机的一种方法是逐渐降低呼吸机设置的频率，直到患者能持续触发呼吸，之后可以将呼吸机切换到低水平的压力支持（一般设定 PEEP 5 cm，支持压力 5 cm），进行正式的自主呼吸试验（spontaneous breathing trial，SBT）。如果患者在压力支持下能维持有效的气体交换，30 min 内没有呼吸困难，就可以拔除气管内插管。在有些医疗机构，会评估患者的呼吸力学（框 31.1）以进一步确认。另一种脱机策略是每 30 min 尝试一次 SBT，患者从麻醉中逐渐恢复直至满足既定的标准（表 31.1）。这两种方法都是安全的，不相上下。术前肺功能正常的心脏手术患者大多不需要逐渐脱离呼吸机。只要在麻醉恢复期间状态稳定，没有明显的肺部疾病，可以在严密观察下安全地将呼吸机支持直接减到最低水平，评估后进行拔管。各个医疗机构的不同专业 ICU 各有特点，因此脱离呼吸机的方法也各不相同。

表 31.1 心脏手术后拔管的标准

一般标准	清醒，完成指令性动作；充分镇痛
	血流动力学稳定[a]：MAP > 65 mmHg，CI > 2 L（min · m^2）
	酸碱状态正常：pH=7.32
	胸液引流量< 50 ml/h
	尿量> 0.5 ml/（kg · min）
	核心温度> 36℃，无寒战
气道标准	咳嗽和咽喉反射完好
	神经肌肉阻滞完全逆转
	肺部分泌物可控
	胸片符合预期
气体交换标准	40% FiO_2 时 PaO_2 > 70 mmHg；$PaCO_2$ < 50 mmHg（PEEP=5 cmH_2O）
	没有呼吸困难的迹象；f/VT < 100（PSV 或 T-piece）；RR 10 ~ 30 次 / 分
	NIF ≤ –25 cmH_2O
	FVC > 10 ml/kg

[a] 血管加压素、正性肌力药和循环辅助设备（主动脉内球囊反搏）都可以使用，只要血流动力学稳定没有继续恶化就可以

CI，心脏指数；FiO_2，吸入氧浓度；FVC，用力肺活量；f/VT，呼吸频率 / 潮气量比，即浅快呼吸指数；MAP，平均动脉压；NIF，负力吸气；$PaCO_2$，动脉二氧化碳分压；PaO_2，动脉血氧分压；RR，呼吸频率

长期机械通气和脱机

呼吸系统并发症的发生率和气管插管时间的时长

框 31.1 成功脱离呼吸机的预测因素

通气参数

呼吸频率< 25 次 / 分

肺活量> 12 ~ 15 ml/kg

最大吸气负压≤ –25 cmH_2O

分钟通气量（V_m）< 10 L/min

呼吸频率（f）/ 潮气量（VT）比值< 105

换气参数

pH=7.35

PaO_2 > 60mmHg，FiO_2 < 40%。

PaO_2/FiO_2 > 200

$PAO_2 - PaO_2$ < 350 mmHg

FiO_2，吸入氧浓度；PAO_2，肺泡氧分压；PaO_2，动脉血氧分压

已被证明与心脏手术患者术后死亡率相关[33,34]。机械通气的并发症可能危及生命，应尽早脱机。我们必须认识到，带管时间延长可能会导致呼吸道黏膜纤毛功能障碍、分泌物清除减少、肺不张、谵妄和呼吸机相关性肺炎[26,35]。停止机械通气的过程，称为脱机，是重症监护中最具挑战性的问题之一，它在 ICU 人员的日常工作中占有相当大的比例[36]。

大多数心脏手术患者很快就会脱离机械通气，但超过 6% 的 CABG 患者机械通气超过 1 天，约 2% 超过 2 周[20]。长时间机械通气的风险因素术前很难界定，常见因素包括高龄、明显的神经功能障碍、急性肾衰竭伴有容量超负荷、围手术期心功能不全、血流动力学不稳定和脓毒血症[37,38]。脱机困难的术中和术后预测因素包括 CPB 时间延长、先前并存肺部疾病［如慢性阻塞性肺疾病（COPD）］、膈肌瘫痪、营养不良和氧需增加[39-41]。

患者自主呼吸和完全机械通气的耗氧量差别巨大[42]。术前常规肺功能试验无法预测术后机械通气时间是否会延长[43]。目前已有评分系统风险分层用于预测心脏手术后带管时长，得出的结果并不一致[44,45]。撤除呼吸机的方法包括同步间歇指令通气（synchronized intermittent mandatory ventilation，SIMV）、PSV 和适用于有自主呼吸的 T 管试验。20 世纪 90 年代初，曾认为所有的脱机方法都同样有效，重症监护医师的判断是最为关键的决定性因素[46]。但后来这种观念发生了改变，已有随机对照试验表明，采用 SIMV 脱机所耗时间是 SBT 的 3 倍之多[47,48]。采用 SBT 脱机可能只需要短短的 30 min，每天进行 1 次或是多次尝试都同样有效[48,49]。

ICU 既定流程或自动脱机模式降低了拔管这项富有挑战性任务的难度[24,31]。按步骤评估呼吸动力学也可预测脱机能否成功。对于无法脱机的患者，脱离呼吸机后大都很快会出现呼吸频率增快和潮气量下降[50]。呼吸频率 / 潮气量（f/VT）比值也被称为浅快呼吸指数，已成功用于预测脱机失败。有结果显示：f/VT 大于 105，95% 的患者未能脱机；f/VT 低于 105，脱机成功率则为 80%[40]。一项随机试验比较了两种脱机方法，一种是两步脱机法：系统评估包括 f/VT 在内的预测指标，然后每天进行 1 次自主呼吸；另一种则是传统方法[51]。被分配到两步法的患者比传统法的患者病情更重，但脱机的速度反而快 1 倍。与传统组相比，两步法不仅提高了成本效益比，而且还降低了并发症的发生率。

呼吸机脱离失败，不仅会增加呼吸做功，还会增加心血管负担[37]。患者左、右室后负荷会有实质性增加，体循环和肺循环动脉压分别增加 27% 和 39%[52]，肺动脉压增加更明显的原因可能是胸膜腔内压的升高更为显著。停用镇静药，适度增加前负荷后，脱离呼吸机通常会使大多数患者的血流动力学得到改善，但拔管后这种负荷的增加在严重心力衰竭患者中仍有可能难以耐受。脱机失败的最常见原因之一是肺水肿，它会影响气体交换，增加呼吸做功。只要仔细进行临床查体、估算液体出入量并评估胸片，对于肺水肿不难做出正确诊断。肺水肿的原因直接关系到治疗原则。对于心功能良好的患者，注意液体平衡、积极利尿或超滤是治疗的基本方案。心功能不全和肺水肿的患者需要降低后负荷和（或）使用血管扩张剂，同时进行利尿，这样才能最终成功脱离呼吸机。

长期带管的患者可以实施气管切开术，切开后能减少镇静药的用量、有助于肺部灌洗，还可以间歇通气，但纵隔感染发生率会增加[53,54]。在心胸外科患者中，开放手术与经皮扩张气管切开术的比较显示，临床上没有显著差异，但经皮切开明显节省成本[55]。

稳定期

灌注压

临床上通过监测评估心率（HR）、心律、血压（BP）、皮肤灌注、毛细血管充盈和尿量，可以判断组织灌注是否充分以及 CO 是否正常[56]。皮肤灌注良好且平均动脉压（MAP）、心率和尿量处于正常范围的患者，其 CO 一般都处于正常范围，组织灌注良好。组织氧合取决于氧供和氧耗之间的净平衡，上

述参数对细胞氧代谢障碍（组织氧利用异常）并不敏感，因此它们并不是评估组织水平氧供的良好指标。评价组织灌注和氧合的间接指标包括供氧量的计算或混合静脉血氧饱和度（SvO_2）的测量。SvO_2 很容易获得，可以通过血气分析间断测量，也可以通过 PA 导管连续测量。我们一直强调监测危重症患者动脉血乳酸水平的重要性，它被视作一种生化标志物，高于 2 mmol/L 通常提示氧合不足 [57,58]。但注意 β 肾上腺素能受体激动剂可能会通过增强骨骼肌中的糖酵解活性引起 B 型乳酸酸中毒，这时的乳酸升高会干扰对组织低灌注的判断。评估组织灌注的其他方法包括近红外光谱分析、胃肠张力监测和微型可植入 Clark 电极直接监测组织氧合 [59-61]。最近一项关于感染性休克患者的研究分别以实现正常的毛细血管再充盈时间（capillary refill time，CRT）和正常的血清乳酸水平作为复苏目标。CRT 组的 28 天死亡率较乳酸组降低了 8.5%；但两组之间没有显著差异 [62]。在临床实践中，直接监测组织血流灌注和测定间接的生物标志物同时进行，才可能会为危重症患者提供最佳的复苏策略。

血压

术后在 ICU 的第 1 个小时内，变化最大的生理指标之一是 MAP，由于前负荷、后负荷和心功能的动态变化，MAP 变化迅速。[63] 液体转移和静脉扩张导致前负荷降低，而全身炎性反应和镇静药引起的小动脉扩张导致后负荷降低。缺血、CPB 或深低温停循环所致的心肌顿抑可能导致心室顺应性和收缩能力均下降。心律失常对 MAP 可能也造成显著影响。心动过缓是由于传导系统水肿、手术损伤或药物作用引起的，而房颤或其他类型房室同步性的丧失降低了术后僵硬度高心室的充盈。虽然低血压没有明确的定义，但普遍的共识是，MAP 在 60 ～ 80 mmHg 是理想的，而收缩压低于 90 mmHg 或 MAP 低于 60 mmHg 意味着低血压。但必须考虑患者血压的基线水平，因为它决定了诸如大脑或肾等终末器官的自动调节范围。老年患者和既往有脑血管或肾病的患者可能需要更高的 MAP，因为他们的外周血管床已经适应了长期的慢性高血压。舒张压是冠脉灌注的主要决定因素，因此如果出现明显的心肌缺血，必须注意舒张压的高低。有时如果心脏外科医生认为出血风险特别高，他们可能会要求较低的血压目标。这类病例需要在确保足够的器官灌注量和最大限度减少出血风险之间谨慎地维持平衡。

低血容量是术后患者低血压最常见的原因。外周组织温度恢复引起血管扩张，需要补充血容量。术后持续性失血需要容量替代治疗。低血容量的诊断有赖于仔细的临床观察（生命体征、胸液引流量、尿量）、胸片和床旁即时超声（point of care ultrasound，POCUS）。

中心静脉压和肺毛细血管楔压（pulmonary capillary occlusion pressure，PCOP）常用于评估容量反应性，但越来越多的数据表明，这两项指标的绝对值及其变化趋势都有可能误导容量管理，结果无论是阴性还是阳性，预测价值都很差 [64]。某些动力学指标如脉压变异度（pulse pressure variation，PPV）、每搏量变异度（stroke volume variation，SVV）和下腔静脉（IVC）扩张度 / 塌陷度等，都是用来估计心血管系统对容量变化的反应性，在适当的临床情况下能获得更准确的信息 [65]。临床上给予少量晶体溶液或被动直腿抬高试验后，即刻通过 PA 导管、超声心动图或颈动脉速度 - 时间积分（velocity-time-integral，VTI）的方法计算每搏输出量（继而得到 CO），如果每搏量增加，则可以确认患者的液体反应性很好；反之，对液体扩容没有反应的患者的液体反应性较差 [66]。

供心脏手术患者使用的最佳液体种类取决于临床情况。快速失血造成的失血性休克患者需要快速输血，最初按 1 ∶ 1 ∶ 1 比例输注红细胞、血浆和血小板，以减轻凝血紊乱；反复多次测定血红蛋白、血小板、凝血酶原时间（PT）、活化部分凝血活酶时间（APTT）和纤维蛋白原将有助于指导起始阶段的输血治疗，使用 TEG 和 ROTEM 可以更进一步了解凝血级联反应的全貌，有针对性地指导后续的成分输血 [67]。

血常规和凝血指标正常且没有明显活动性出血的患者通常容量反应性好，可选择晶体溶液补液，能够避免输血引起的输血反应、感染和免疫调节的风险。关于晶体溶液的选择，最近有证据表明，与生理盐水相比，使用乳酸林格氏液和勃迈力可以避免高氯代谢性酸中毒并且降低肾衰竭的发生率。[68] 容量复苏是否使用胶体溶液仍然是一个争论的话题。实现同等有效的扩容效果，胶体溶液的使用量明显低于晶体溶液，但胶体溶液要昂贵得多，在危重症患者的大型临床试验中没有表现出相应的优势，并且在理论上，胶体分子分布到全身，容易诱发外周组织水肿。如果心脏手术患者需要选择胶体溶液，则更倾向于选用白蛋白而不是羟乙基淀粉，因为后者会加重肾损伤。

如果液体负荷试验并没有有效提高 MAP，此时要考虑修改诊断并适当调整治疗方案。CPB 和心脏手术后超过 8% 的患者出现低血压，这在术后很常见，有些甚至较为严重，这可能与血管扩张有关[69]。这种血管扩张性休克的潜在机制不明，射血分数低下和血管紧张素转换酶抑制剂的使用是明确的诱发因素，麻醉药物、末梢复温、贫血和 CPB 管路引发的不同程度的全身炎症反应也可能起一定作用[69-71]。直接测量得到 CO 和 CVP 后，再通过 PA 导管数据计算 SVR 可以迅速确诊，动脉扩张是导致低 MAP 的原因。在采取积极措施提高 SVR 之前，重要的是确保患者血容量充足和心肌收缩力正常。可以短暂应用血管加压素以维持冠脉灌注压，一旦纠正 SVR 后即应重新评估[72]。常用的提升外周阻力的药物首选去甲肾上腺素和血管加压素。有研究对比了这两种药物作为一线血管加压药用于心脏术后和脓毒血症患者的结果，尽管这两种药物的死亡率和主要终点结果相似，但血管加压素组肾脏替代治疗的需求减少，房颤发生率也较低。去甲肾上腺素剂量偏大［> 0.1 μg/（kg・min）］时，加用精氨酸加压素可以有效提升 BP 并减少去甲肾上腺素的用量，对于安装左心辅助装置（LVAD）的患者尤其有效[73,74]。肾上腺素和多巴胺既能增强心肌收缩力又能提高 SVR，在某些患者中已被证实有效，此时若需要单纯收缩血管的药物，也可以考虑去氧肾上腺素。对于严重的顽固性血管麻痹患者，亚甲蓝和羟钴胺可能有助于降低微小动脉一氧化氮水平[75]。使用时要注意亚甲蓝可能会导致 G6PD 缺乏症患者溶血，既往服用 5- 羟色胺能药物的患者可能会发生 5- 羟色胺综合征。与此相似，羟钴胺会干扰比色分析法的实验室检测结果，并可能引发透析机器的血液渗漏警报[76]。无论选择哪些缩血管药物，只要已使用较长时间，必须警惕低血容量的发生，否则可能会导致严重的外周组织低灌注，继而引发坏疽。

钙剂可以提升 BP 且不降低 CO，对 HR 影响不大。然而心脏手术后常规使用钙剂来提升血压则可能会降低 CO。反复多次推注钙剂可能会降低乳内动脉（IMA）的血流，有诱发血管痉挛的风险。[77] 此外，钙离子水平过度升高会有不良反应，因此重复给药应参考血钙水平。快速输血时大量枸橼酸与游离钙结合导致低钙血症，降低血管对儿茶酚胺类药物的反应性。严重肝衰竭的患者枸橼酸代谢减慢，输血时特别容易发生低钙血症。持续输血时须经常检测血钙，将钙离子水平维持在正常范围内。

正压通气可降低中心静脉到右房之间的压力梯度，减少静脉回流，导致血容量相对减少。呼吸机驱动压和 PEEP 过高都会使胸膜腔内压升高，血液回流入胸部大静脉受阻，尤其是低血容量状态下右心充盈压力梯度也下降，回流受阻表现得尤为明显。另外，这种效应在 COPD 患者中可能会被放大，因为残气量的增加，上一次的呼气量还来不及完全呼出去，呼吸机已经启动了下一次吸气。内源的呼气末正压（auto-PEEP）就是这种病理状况存在的证据。调整呼吸机设置以增加呼气时间将有助于缓解这一问题。术后胸液引流管阻塞或术中未放置胸液引流管（通常为右侧）造成渐进性的张力性气胸也可严重影响右心充盈。患者转入 ICU 时应确认双侧呼吸音存在并且是对称的，术后仔细观察早期胸片，能够及时发现这一潜在并发症并指导治疗（如放置胸管）。对于训练有素的专业人员而言，胸部超声也是非常敏感的诊断方法。它比胸片更快，对于血流动力学不稳定的患者更有意义。

ICU 的部分患者术后出现高血压而不是低血压[78]。体循环压力需控制 MAP 在 70 ～ 80 mmHg。MAP 过高可能会加重出血以及增加心脏后负荷，这不仅会损害心肌收缩力和顺应性，同时还会增加心肌氧耗。术后高血压常见的原因是缺氧、高碳酸血症、疼痛、镇静不足或寒战。控制高血压首先要排除上述诱发因素，然后再选用血管扩张剂治疗。硝普钠和硝酸甘油是一线常用药物，二线替代药物包括尼卡地平、拉贝洛尔、肼屈嗪和艾司洛尔。异丙酚扩张外周血管，有助于带管患者快速降压。硝普钠起效迅速，容易调节，对前后负荷的突然变化反应良好，因此临床上应用广泛。但它也有明显的缺点，常见的是代偿性的容量需求增加、反射性心动过速、氰化物中毒和高铁血红蛋白血症。静脉注射尼卡地平能选择性扩张外周动脉，能精确调控血压同时还不影响血管内容量[79,80]。这一特性对于围手术期高血压患者很有意义，因为这些患者最常见的病理特点就是动脉收缩伴不同程度的血管内低血容量。尼卡地平可降低平均动脉压和全身血管阻力，增加 CO，但不影响充盈压[80,81,82]。

心输出量

对于择期行 CABG 的低风险患者，并不需要常规进行连续或间断监测血流动力学指标[83]。PA 导管用于高风险或复杂心脏外科患者时，目标心脏指数（CI=CO/BSA）应＞ 2.0 L/（min · m^2）。实现最佳 CI 的目标是最大化心脏的泵血能力。即使基线 CI 较低，也应在出现明显的低灌注量和组织缺氧迹象之前积极处理降低的 CI。临床监测左右室功能的指标，如前负荷或容量状态、后负荷（SVR）、心率和心肌收缩力，对于指导治疗方案实现稳定的血流动力学状态是必不可少的 [56]。可以输注血液制品、晶体或胶体溶液来增加前负荷，也可以通过使用硝普钠等血管扩张剂降低后负荷来改善 CI。前后负荷实现了最优化之后，在心外膜安装起搏导线，调整心房或房室（AV）顺序起搏 HR，使其快于自身节律，有时也能提高 CI。如果前、后负荷已经最佳，每搏输出量（SV）仍保持不变，稳定在正常水平，此时增快 HR 可能会增加 CI。如果前负荷、后负荷和 HR 最佳化之后仍达不到＞ 2.0 L/（min · m^2）的目标 CI，此时通常需要给予正性肌力药物来改善心肌收缩力。常用的正性肌力药物对于患者的预后没有表现出显著性差异，但因为对药物的熟悉程度和临床经验的不同，心脏外科医生和重症监护医生往往会有个人偏好。复温过程血管扩张引起的相对血管内低血容量和出血后继发的低血容量都会导致低血压，但这二者截然不同。术后早期，心肌收缩力可能进一步下降 [63]，正性肌力药物须持续输注，或者加用机械辅助装置（如 IABP）进一步支持。

临床上有一系列的正性肌力药物可以选用，包括肾上腺素、米力农、多巴酚丁胺和多巴胺等。充分了解每种药物的正性变力、血管扩张或收缩和正性变时各方面的作用特点，才能恰如其分选择药物，达到预期效果。当收缩力显著降低并伴有严重的低血压时，选择正性肌力药物和血管收缩药物的组合。典型的磷酸二酯酶抑制剂，如米力农，能够提供预期的正性肌力作用，但不可避免会导致明显的血管扩张。因此术后低血压时，去甲肾上腺素或血管加压素常与米力农联合应用，以对抗米力农的扩血管作用。米力农和肾上腺素合用时，二者不同机制的正性肌力作用可以协同起效，同时肾上腺素的血管收缩作用还可以拮抗米力农导致的低血压。如果预计手术室需要米力农，最好在体外循环期间就开始使用，以避免负荷剂量本身造成的血压降低。除了正性肌力作用外，米力农还具有主动松弛性，这对舒张功能严重不全的患者是有益的。多巴胺也可供选择，它能增加 CO 或有助于撤离肾上腺素，但它可能导致心动过速并增加房颤的风险。多巴酚丁胺正性变时性反应较好，对于肺动脉高压和基础心率慢的患者，多巴酚丁胺则是很好的选择，同样能增加 CO[84]。

机械支持模式

患者前负荷充足，体循环阻力正常，且正性肌力药物的支持已经达到最大限度，此时需要考虑机械循环支持（mechanical circulatory support，MCS），可以在手术室尽早启动，也可以在 ICU 启动。短期 MCS 包括 IABP、单导管微型轴流泵、多导体外泵、CentriMag 和静脉 - 动脉体外生命支持（venoarterial extracorporeal life support，VA ECLS）。长期的“耐用”装置包括可植入式 LVAD 和全人工心脏。上述设备及其管理的详细描述超出了本章讨论范畴，在此只做简要介绍。

启动 MCS 的决策必须根据每个患者的情况实现个体化。患者出现持续性低 CO 和低血压合并 SVR 升高、液体反应性丧失、对正性肌力药物反应差并且已有组织低灌注的迹象时，常需积极考虑 MCS。一个可能有用的指标是心功率指数（cardiac power index，CPI），它用下面的公式将 CO 用体表面积（body surface area，BSA）进行标化：CPI =（MAP × CI）/451。多项研究发现，CPI 与心源性休克的死亡率相关。回顾数据显示，MCS 启动时 CPI ＜ 0.34 W/m^2，90 天死亡率增加 [85]。因此，CPI 一旦低于该阈值，建议尽快启动机械支持。

一旦决定进行 MCS，需要与外科和介入科心脏病团队协商选择具体的装置。如果右心功能尚可，通常选用的左心辅助装置是 IABP 和 Impella。IABP 在舒张期充气增加冠脉灌注压，在收缩期放气降低后负荷。由此改善心肌氧供、降低心肌氧耗，从而显著增加 CO。不过，IABP 的适用条件是患者为窦性心律且没有明显的心动过速，这样更容易确定合适的充气时机，能恰好落在主动脉瓣关闭时，而且主动脉瓣必须功能良好（允许存在微少量的主动脉瓣反流）。IABP 也能提供直接的血流动力学支持，但作用很微弱。与 IABP 不同，Impella 将血液直接从左心室（LV）泵入升主动脉，所以对 HR 和心律没有要求。目前没有证据表明在各类心源性休克患者中某一种设备装置相对于另一种在降低死亡率方面具有优势。如果需要，可以选用体外离心泵装置，如 CentriMag 和 TandemHeart，它们的流入和流出管路是分离的，可以实现更高的流量。这些装置还可用来进行右室支持

（CentriMag）或提供双心室支持（TandemHeart）。

如果存在双室衰竭，则最好选用 VA ECLS 提供暂时性机械辅助。静脉和动脉插管可以在手术室选择经胸入路，也可以床旁选择外周入路。从右心房引出血液，通过氧合器再将其泵入动脉系统（经胸入路为主动脉，外周入路通常是股动脉），VA ECLS 可以暂时性近乎完全卸除衰竭的心肺负担。与所有其他持续流量支持装置一样，充足的流量高度依赖前负荷，对后负荷非常敏感。常见的并发症包括出血、血栓和肢体缺血。VA ECLS 支持下，如果 LV 负荷卸除不充分，心肌收缩能力仍然较差，仍有可能引起 LV 扩张，引发 LV 血栓形成和室壁缺血。减轻 LV 负担可选择 Impella、IABP、房间隔造口或经心尖或左心房直接手术造瘘 [86]。外周入路还有进一步的并发症，即差异性低氧血症，肺部回流到左室的血液氧合不充分，左室功能尚未恢复，血液自左室射出后与股动脉插管中氧合充分的血液发生竞争，可能导致主动脉弓右侧低氧。监测右上肢的脉搏血氧饱和度和动脉血气有助于发现这种情况。

心脏术后脱离临时机械辅助装置应在经食管超声心动图（TEE）指导下进行。仔细监测心功能和血流动力学指标的同时，可逐渐减少泵流量。请注意，大多数设备都设置了预防血栓形成的最低推荐流量，除非计划立即拔管，否则流量不应减少到低于该水平。

虽然床边监护的 ICU 工作人员不太可能参对放置长期耐用的支持设备的决策，但在植入后处于 ICU 期间，了解其功能、管理和常见并发症还是必要的。LVAD 从 LV 心尖部插管自左室流入道抽取血液，然后重新注入插在主动脉的流出管路。它们可以作为心脏移植的过渡治疗（bridge to heart transplant，BTT）、康复的桥接治疗或终极治疗（destination therapy，DT）手段。第一代 LVAD 产生脉冲流，而现代第三代设备利用磁悬浮叶轮的离心泵产生连续流。HeartMate 3 和 Heartware HVAD 是目前已上市的两种离心泵装置。HeartMate Ⅱ 是第二代非脉冲式轴流泵，直到最近仍是 DT 的首选设备。目前，HeartMate 3、HVAD 和 HeartMate Ⅱ 都是美国 FDA 批准用于 BTT 和 DT 的设备。LVAD 的一个不可忽视的并发症是右心衰竭，这可能是由于室间隔移位引起 LV 形态和收缩性能的改变，以及 CO 增加使得静脉回流增多导致右室前负荷增加。植入术后即刻应注意 CVP、PA 压和静脉充血征象。治疗方案包括给予正性肌力药物、利尿剂、肺血管扩张剂和降低泵速来减轻室间隔移位。其他并发症还包括装置内血栓、感染和溶血。

术后并发症

出血

在 CPB 下接受心脏手术的患者经常有各种各样的凝血紊乱（患者之间差异显著，很难从临床、术式、生物和遗传学标志物来解释），这经常导致异体血液制品的输注 [87]。美国每年使用超过 1200 万单位的同种异体红细胞（RBC），其中超过 200 万单位用于心血管手术患者 [88]。不同心脏中心的心脏手术患者围手术期血液保护和输血流程存在显著差异。根据各中心的统计，27% ~ 92% 的 CABG 患者会输血，输注的红细胞数量从 0 到 4 单位不等 [88,89]。二次心脏手术的患者围手术期输血的可能性大约是初次手术患者的 3 倍 [90]。目前输血相关的并发症在过去 10 ~ 15 年里显著减少，但仍然是一个令人担忧的问题。

最近有研究认为输注异体 RBC 是 CABG 术后远期生存率下降的风险因素 [91]。另一项近期的研究表明，围手术期输注 RBC 的储存时间与近期院内和远期院外死亡率相关，与 RBC 数量和其他混杂因素无关 [92]。其他输血风险包括丙型肝炎感染（约 1/50 000）、人类免疫缺陷病毒传播（低于 1/500 000）、严重的 ABO 血型不合（不到 1/33 000），以及轻微的输血反应（约 1/5）[93,94]。

根据美国麻醉医师协会（ASA）的数据，在美国，每年输血治疗的费用接近 50 亿 ~ 70 亿美元，高达 25% 的 RBC 输注被认为是不必要的。ASA 大力倡导谨慎使用血液制品，并发布了相关临床指南 [93]。虽然该指南并不完善，也不能取代临床判断，但它提供了一个有科学依据的模板，有助于临床决策。此外，ASA 指南未能考虑到心脏手术 CPB 后血小板功能障碍这个问题。当此类患者发生严重出血时，即使血小板计数大于 100 000/μl，仍建议输注血小板 [95]。

遗憾的是，ASA 和美国病理学会的输血指南似乎并没有改变现状，血液制品的不恰当使用并没有减少，在心脏外科人群中尤其没有明显改变 [95]。这其中可能的一个原因是凝血的检验结果反馈滞后，出血患者很难长时间等待，做不到根据结果进行针对性输血治疗。为此，有些快速检测装置目前正在研发中。将来依据这些床旁快速检测的结果制定针对性的输血策略，才有可能减少不必要的输血 [96]。出血治疗策略通常需评估血小板功能、测定凝血因子和纤溶活性，这些都是实现成分输血的重要指标。此外，虽然 TEG 不尽完美，但似乎仍是输血治疗策略的关键检测项目。由于其阴性预测值大于 90%，出血患者 TEG 正常意味着需要回手术室二次止血，外科出血的可能性大于 90%。一项单中心研究表明，联合 TEG 的结果可显著降低出血患者的再手术率 [96]。

目前有临床试验证明某些措施或药物也有助于降低血液制品的需求。抗纤溶药物可降低纤溶亢进引发的术后严重出血的发生率 [97-99]。有效的抗纤溶药物包括 ε- 氨基己酸、氨甲环酸和抑肽酶。抑肽酶是唯一一种列入 A 类 1 级证据，可以降低心脏术后输血率和二开止血发生率的药物。然而，由于它增加了血栓形成和肾功能障碍的风险，抑肽酶在 2007 年已从市场上撤出 [97]。氨基己酸和氨甲环酸已被证实可以减少心脏手术期间失血量和需要输血的患者数量 [101,102]。于 2011 年更新的胸外科医师学会和心血管麻醉医师学会血液保护临床操作指南中，强烈推荐（证据等级为 A）抗纤溶药物用于血液保护 [103]。

术中自体血液稀释在一些研究中也证明其节约用血的有效性 [104]，然而，术后血液回收的使用并未证实能减少心脏手术患者血液制品的使用 [105]。纵隔引流的血液回输可能会增加伤口感染的概率，因此并不推荐 [106]。

目前临床上术后出血量是通过胸管引流量来评估的。心脏手术后，PT 和 APTT 通常略有升高。ACT 是外科手术中肝素充分中和的即时监测指标。如前所述，将 TEG 也纳入床旁即时的凝血监测项目，可以更具体地诊断出血问题所在，减少盲目输血。胸液引流不多时，不需要新鲜冰冻血浆（FFP）；如果胸液引流在前 2 h 内超过 400 ml，2 h 后超过 100 ~ 150 ml/h，则可能需要 FFP 来止血。通常输注 10 ml/kg 的 FFP 可使凝血因子恢复到适当水平。还有一点也很重要，对于 CPB 后的出血患者，即使血小板计数超过 100 000/μl，也要考虑输注血小板，因为 CPB 可能会损害血小板功能。当纤维蛋白原水平低时加入冷沉淀物。

在输注血液制品后仍然存在持续的严重出血时，可以考虑使用凝血酶原复合物（PCC）。PCC 含有相对较高水平的因子 Ⅱ、Ⅸ和Ⅹ，有些含有非激活形式的因子Ⅶ，有些则含有激活形式的因子Ⅶ。与血浆相比，PCC 的用量要小得多，没有与血浆相关的输血反应，并且起效更快。PCC 最初被批准用于没有解毒剂可用时紧急逆转华法林或新型口服抗凝剂（NOAC）的治疗。最近，在一些中心 PCC 用于凝血因子缺乏所致的微血管渗血的超说明书使用，已从抢救疗法转向早期治疗，甚至一线治疗。目前，对于心脏术后的微血管渗血，没有足够的证据建议普遍过渡到使用 PCC 来代替血浆治疗。使用时，建议使用非激活的 PCC，而不是活性因子浓缩物，如重组激活因子Ⅶ或抗抑制剂凝血复合物，后者相关的血栓栓塞并发症令人担忧 [100]。

临床上需定时检查胸管，以免血凝块堵塞。当胸液引流突然减少时，应排除纵隔和心包引流不畅的可能性，否则可能会导致心脏压塞。如果输血效果不满意，应郑重考虑开胸探查 [107,108]。

心律失常

一过性 HR 或传导改变可能导致术后低血压或低 CO。当 BP 或 CO 处于边缘状态时，应考虑增加 HR，即使它已经在正常范围内。前 24 h 内常见的心律失常包括短暂性心动过缓、窦性心动过速（＞ 110 次 / 分），在瓣膜手术中多见交界性心动过速伴房室干扰，甚至传导阻滞。严重的室性心律失常很少见，一旦出现，可能会给治疗带来挑战。

心脏手术后心律失常很常见，常规放置心房和心室的心外膜起搏导线，以便在术后即刻进行临时起搏。有学者对最佳起搏方式进行了研究 [109]。双腔起搏可在宽泛的房室延搁范围内（100 ~ 225 ms）实现 CO 最大化。对舒张功能受损的患者（心室肥厚、心肌病、纤维化），延长房室延搁可使其受益。

关于心脏术后依赖起搏器的比例，研究结论大不相同，CABG 后约为 1%，初次瓣膜置换术后约为 2%，二次瓣膜置换术后约为 7%，原位心脏移植术（orthotopic heart transplant，OHT）后约为 10%[110-112]。已明确的风险因素包括瓣环钙化、高龄、术前左束支传导阻滞和 CPB 时间延长。慢性心律失常的原因包括缺血、水肿和不可逆的手术损伤传导系统。即使有些原因是可逆的，恢复起来也可能会需要很长时间。永久性起搏器一般用于术后第 5 天以后有症状的窦房结功能障碍或房室传导阻滞患者。后期随访统计近 40% 的窦房结功能障碍患者和 100% 的完全性房室传导阻滞患者第 5 天后仍依赖起搏器。

对于心脏移植患者，使用变时性药物有可能避免安装永久起搏器 [112,113]。此类患者因窦房结功能障碍导致永久起搏器植入的可能性是房室传导阻滞患者的

5倍。采用双腔静脉吻合法而不是双房吻合法，会显著降低上述两种类型心律失常的发生率[112]。

房性心律失常（主要是房颤，AF）是心脏术后最常见的并发症，发生率一直在27% ~ 40%，在过去的20年里几乎没有变化[114]。AF最常发生在术后2 ~ 3天，会增加住院时间、卒中风险、神经认知障碍和死亡率[114-118]。曾接受过瓣膜手术的患者风险最高。既往有AF病史的患者从手术室转入ICU时可能会是窦性心律，但常常很快转变为AF。如果安装了心房心外膜起搏导联，则心电图可表现为心房起搏，使得AF节律或慢室率AF被掩盖而无法诊断[119]。房性心律失常排除AF后，可选择腺苷进行诊断，甚至可能有治疗作用[120]。术后AF的确切发病机制尚不清楚，心房结构改变、异常起搏点激动的阈值降低以及CPB和手术后肾上腺素能亢进状态都是可能的机制。AF发生的相关风险因素包括高龄、AF史或慢性阻塞性肺疾病史、CPB和主动脉阻断时间延长、左房扩张、心肌肥大、瓣膜手术以及术后停用β受体阻滞剂或血管紧张素转换酶（ACE）抑制剂[114,118,121]。

使用药物预防AF是有争议的。预防性措施包括围手术期补充镁、钾和使用β受体阻滞剂[122,123]。美国心脏病学会和美国心脏协会工作组关于预防和管理AF的共识建议汇总见框31.2[124,125]。迄今为止，据一项最大规模的试验证实，CABG、瓣膜置换或修复手术的患者预防性使用胺碘酮，能有效地减少术后AF发生率[126]。术后室上性心动过速（SVT）的处理取决于患者的临床状况。条件允许的话，做12导联心电图和经心房电极起搏的起搏标记点都有助于准确判断节律。AF的术后治疗包括纠正电解质异常，经验性地给予镁和钾、胺碘酮或β-受体阻滞剂。如果给药无效、未能恢复窦性心律或血流动力学出现不稳定，则需要立即进行同步直流（DC）电复律，AF的初始能量为200 J，房扑的初始能量为50 ~ 100 J。终极目标是尽可能恢复窦性心律，而不是满足于简单的人为控制心率。AF持续超过48 h后（持续性或阵发性AF），或AF持续时间不明，尽管最近刚进行了心脏手术，仍有理由尽快启动抗凝治疗。

框31.2 （译者注：受版权限制，此框仅保留英文）Recommendations for prevention and management of postoperative atrial fibrillation.

Class I

- Treat patients undergoing cardiac surgery with an oral beta blocker to prevent postoperative atrial fibrillation (AF), unless contraindicated. (Level of evidence: A)
- In patients who develop postoperative AF, achieve rate control by administration of atrioventricular nodal blocking agents. (Level of evidence: B)

Class IIa

- Administer sotalol or amiodarone prophylactically to patients at high risk of developing postoperative AF or those who do not tolerate beta blockade. (Level of evidence: B)
- In patients with recurrent or refractory postoperative AF, it is reasonable to restore sinus rhythm by administration of antiarrhythmic medications or direct-current cardioversion. (Level of evidence: B)
- It is reasonable to administer antithrombotic medication in patients who develop postoperative AF that persists more than 48 hours. (Level of evidence: B)

Reprinted with permission from Fuster V, Ryden LE, Cannom DS, et al: ACC/AHA/ESC 2006 guidelines for the management of patients with atrial fibrillation. Developed in collaboration with the European Heart Rhythm Association and the Heart Rhythm Society. Reprinted with permission *Circulation* 2006;114:e257-e354. © 2006 American Heart Association, Inc.

术后室性期前收缩或室性心律失常也很常见，通常与电解质失衡有关，或者放置肺动脉导管期间受导管刺激诱发。其他原因包括血流动力学不稳定、缺氧、低血容量、缺血、心肌梗死、急性桥血管闭塞、正性肌力药物的促心律失常效应和抗心律失常药物的作用[117]。心脏术后持续性室性心律失常并不常见，发生率约为1%[118]。严重影响血流动力学的室性心律失常应立即除颤和使用胺碘酮或利多卡因。心功能正常的患者术后频发室性期前收缩和非持续性室性心动过速的预后与对照组无差异。然而，非持续性室性心律失常合并左心室射血分数低于40%的患者在15个月的随访中死亡率高达75%[117]。持续性室性心律失常患者的近期和远期预后均较差，住院死亡率为50%[119]，存活者在24个月内心源性死亡率又高达20%[120]。患者糟糕的转归促使临床处理室性心律失常十分积极，特别是针对左心功能不全的高风险患者。各种电解质失衡应及时纠正。根据高级生命支持（ACLS）指南，室颤和无脉性室性心动过速需要立即除颤或复律。同步直流电复律200 ~ 360 J适用于有症状的持续性室性心动过速患者，即使有脉搏也需电复律。较为稳定的单形性室性心动过速起初可以静脉注射抗心律失常药物。普鲁卡因胺以30 ~ 50 mg/min的起始速度输注，最大达17 mg/kg，或者加至QRS波群增宽50%时为止。负荷量后以1 ~ 4 mg/min的速度维持。老年患者和充血性心力衰竭或肝功能不全患者酌情减量。利多卡因或胺碘酮也是不错的选择，特别是对左心功能不全的患者而言。

安装心外膜起搏导线的患者发生室性心动过速时，可以尝试超速起搏转复窦性心律，方法是以高于自主心室频率的起搏频率进行起搏。超速的室性起搏有时可能会诱发室颤，此刻最重要的是立即除颤。

对于心律失常患者的长期治疗取决于病情的严重

程度。持续性室性心律失常患者应进行电生理测试，以评估继续给予抗心律失常药物还是植入式心律转复除颤器（ICD）更为有益。最近的一项研究表明，ICD 对血流动力学显著恶化的室性心律失常治疗效果优于药物治疗效果 [122]。

心脏压塞

心脏手术后的心脏压塞（不同于典型的“原发性”压塞）的临床特征缺乏特异性，可能会延误诊断。临床上须积极进行检查，超声心动图（经食管和经胸）在心包积液的发现和定位方面是非常有价值的 [123,124]。心脏压塞的临床特征和血流动力学改变包括低血压、低 CO、尿量减少和 CVP 升高，可能伴有胸液引流量的突然减少 [126]。术后大量出血隐藏在纵隔和心包腔内是心脏压塞最可能的原因。立刻二次开胸清除血栓，血流动力学一般都会得到显著改善。心脏压塞通常发生在心脏术后 12 h 内，但也可能在 1 周或更长时间后出现，尤其在患者接受抗凝治疗时更容易发生 [127]。

术后心肌梗死

术后心肌梗死（MI）的风险在术后早期、住院期间以及出院之后都存在。不完全血运重建、冠状动脉或桥血管急性闭塞所致的心肌缺血都可导致术后低 CO。TEE 可见新的节段性室壁运动异常，心电图部分导联发生改变，这些都有助于确诊。术后肌酸激酶 -MB（CK-MB）的峰值水平，尤其是达到正常上限的 20 倍（甚至更高）时，是比术后 Q 波 MI 更强的不良转归预测因素，可以预测该患者人群死亡率增加 [128,129]。心脏术后 MI 患者 TnI 水平普遍高于非心脏术后的 MI 患者 [129,131]。反复多次的心电图检查和酶谱变化通常有助于诊断，但缺乏特异的标准。正性肌力药物往往效果差，还会诱发缺血区域的异常冲动更易导致心律失常。硝酸甘油、米力农或 IABP 可以充分改善心肌灌注，但再次手术进行探查（无论有没有进行诊断性血管造影）才能最终明确有无桥血管的闭塞。

急性肾衰竭

急性肾功能障碍和肾衰竭仍然是严重的医学问题，发生率占所有住院患者的 7.2% 和 ICU 患者的 30%[132,133]。心脏术后需要透析的急性肾衰竭（ARF）发生率为 1% ～ 4%。约 7% 的患者术后肾功能明显恶化，其中约 15% 的患者需要透析。术后肾功能障碍的重要性在于它与住院死亡率升高、围手术期费用增加和 ICU 滞留时间延长呈正相关，调整其他可能的干扰因素之后的统计结果仍是如此 [134-137]。肾功能障碍患者有很大可能出院后会转入后续的康复机构，增加经济成本和情感成本 [138]。

术后肾保护相关的措施与术中讨论关注的措施相似（如确保足够的肾灌注和避免肾毒素产生）。有些药物［如多巴胺、非诺多巴（一种选择性的 DA1 受体激动剂）、利尿剂（呋塞米、甘露醇）和奈西立肽（一种利钠肽）］被认为具有肾保护作用。然而，目前的数据并不支持在心脏手术中预防性使用这些药物。

很不幸，一旦发生肾功能障碍，没有特效的治疗方法来改善，只能采取确保足够的肾灌注和避免肾毒素产生的措施来支持治疗。既然缺乏逆转肾损伤的有效治疗手段，那么重点应放在预防上（见第 17 章）。识别风险因素在心脏手术患者肾保护方面就显得尤为重要。CPB 后心功能低下是术后肾功能不全最有力的预测因素之一。术后低 CO 状态和需要正性肌力药物支持均提示心功能不全，肾损伤风险将增加 2 ～ 4 倍。长时间正压通气、既往合并巨细胞病毒感染和术后脓毒症均会额外增加肾功能障碍和急性肾衰竭的风险。

肾功能的监测目前仍然是一个难题，没有单一的检查能全面评估肾功能。尽管血清肌酐水平与肾小球滤过率（GFR）呈非线性关系，但它仍是最常用于评估围手术期的肾功能的指标。血清肌酐水平反映了肌酐生成和排泄之间的平衡状态，同时受性别、体重，特别是年龄的影响。肌酐清除率和钠排泄分数可能能更好地反映真实的肾功能。

需临床验证的肾保护药物的研究仍在继续，目前心脏手术患者的围手术期肾保护目标仍是要确保最低限度的肾应激状态，如维持足够的肾灌注和血管内容量以及预防低氧血症。目前尚没有确凿的证据支持使用药物来保护肾，但已经有几种肾保护药物被提出，包括多巴胺、非诺多巴（一种选择性的 DA1 受体激动剂）、利尿剂（呋塞米、甘露醇）和奈西立肽（一种利钠肽）。

多巴胺的肾保护作用机制是通过激活外周多巴胺能受体（DA1）来实现的，其肾剂量为 0.5 ～ 3.0 mg/（kg・μg），从而产生 DA1 介导的利钠、利尿和扩张肾血管的作用。虽然多巴胺已在动物模型中被证明能显著改善肾损伤后的肾功能，但人类临床研究尚未显示出类似的益处。多巴胺增加全肾血流量而不增加髓质血流量，因此不能预防肾髓质缺血缺氧。严重的并发症如心动过速、房颤、心肌缺血和肠道缺血，均与静脉输注多巴胺有关，即使小剂量输注也有同样结果 [139]。KIDGO 的 2012 年指南建议不要使用多巴胺来预防缺血性急性肾小管坏死。

选择性 DA1 受体激动剂，如非诺多巴和多培沙明（在美国不可用），作为肾保护剂的潜在用途尚未得到证实。在心脏术后 AKI 患者中进行的最大规模的非诺多巴随机对照试验发现，与安慰剂组相比，非诺多巴组 RRT 的需求和死亡率没有明显差异；而且非诺多巴组低血压发生率更高 [140]。荟萃分析显示，在接受非诺多巴治疗的患者中，AKI 发生率降低，但低血压发生率增加，对 RRT 或死亡率没有显著影响 [140]。鉴于大多数研究规模较小，AKI 的定义在不同研究之间存在差异，没有足够的证据支持在心脏手术中常规应用非诺多巴。同样，因为现有的证据结果不一，也不足以支持使用多培沙明用于高风险手术或危重患者的肾保护 [140]。

利尿剂肾保护的基本原理是利尿和利钠，还可能会减轻肾损伤后管型阻塞肾小管，保持肾小管通畅，避免少尿或无尿，降低透析的概率。渗透性利尿剂，如甘露醇，也可减轻肾小管肿胀以实现保护作用。两者相比，襻利尿剂（如呋塞米）第二个保护机制是减少髓质肾小管的耗氧量，并具有抗氧化作用，这是其独有的特性，渗透性利尿剂并不具备。肌红蛋白尿肾衰竭和缺血性肾衰竭的动物模型证实了甘露醇具有保护作用。然而，除了在早期肌红蛋白尿 ARF 和肾移植中有效外，甘露醇在其他类型 ARF 患者中的临床肾保护作用尚未得到证实 [138]。同样也没有令人信服的临床证据支持使用呋塞米进行肾保护。还有一点也很重要，利尿剂虽然增加尿量，但仍不能确保改善肾功能 [139]。在某些情况下，呋塞米和甘露醇反而被认为是加重肾损伤的罪魁祸首。利尿剂常见的一个缺点是可能会导致脱水，必须仔细监测血管内容量。有些研究提示使用利尿剂可以将少尿性肾衰竭转变为非少尿性肾衰竭，但没有证据表明心脏术后接受利尿剂治疗的患者出现非少尿性肾衰竭能够降低死亡率。

奈西立肽是一种利钠肽，已被证明在治疗失代偿性心力衰竭方面是有益的，并可能在治疗术后充血性心力衰竭合并肾功能不全方面具有潜力。利钠肽可阻断肾小管对钠的重吸收，扩张入球小动脉，抑制肾素 - 血管紧张素系统。对此产生的保护作用还不完全清楚，但它费用高昂，再加上存在相关的风险（严重低血压），可能会抵消其益处，使之丧失优势。

早期试验表明，强化胰岛素治疗可以减少急性肾衰竭对肾脏替代治疗（RRT）的需求 [141]。然而，后来的重症监护中使用葡萄糖算法调节评估生存率的正常血糖（NICE-SUGAR）试验对比了接受强化胰岛素治疗（目标血糖水平为 81 ～ 108 mg/dl）和传统的血糖控制（目标血糖＜ 180 mg/dl）的患者，RRT 的百分比和持续时间没有差异 [142]。

启动 RRT 的绝对指征包括液体超负荷、顽固性高钾血症或酸中毒以及有严重的尿毒症症状。

神经系统并发症

心脏术后的神经损伤表现多种多样，从丧失功能或危及生命的卒中和昏迷到脑病、谵妄和认知功能下降，许多研究对此都有描述 [143-146]。心脏术后卒中是近期和远期致残的一个重要关注点，即使轻微的神经损伤，如脑病和神经认知功能障碍，也会增加医疗费用、降低近 / 远期认知能力以及降低生活质量 [143,147]。有效的围手术期脑保护策略始于个体化精确评估患者风险。尽管已知风险因素的研究结果有所不同，但特定的患者特征始终显示，与心脏手术相关的神经损伤的风险明显增加。有些关键性的风险因素在最近的模型中得到了验证，包括高龄、症状性神经疾病史、既往 CABG 史、血管疾病、不稳定性心绞痛、糖尿病和肺病 [148]。

目前大多数旨在降低风险的策略有些针对术中，有些则是预防措施。专门采用快通道麻醉技术使患者术后更早苏醒，更有助于评估和治疗术后神经功能障碍 [149]。术后未能及时苏醒处于昏迷状态的患者需要及早关注并启动诊断流程，积极排除代谢异常、药物副作用或药物过量，以及中枢神经系统损伤。治疗措施包括停用所有镇静剂、阿片类药物和肌松药，并评估周围神经肌肉功能。如果患者情况稳定，可尽早行 CT 或 MRI 以排除结构损害或脑出血。电生理评估包括脑电图（EEG）和诱发电位监测。早期评估才能实现早期干预。

在所有心脏手术患者中，术后谵妄的发生率为 32% ～ 73%，其发生率高低与患者合并的风险因素、手术类型和评估方法有关 [151,152]。谵妄会增加术后 5 年死亡率 [152]。初始的治疗措施包括情绪安抚和调整床位和房间，以及充分镇痛。应避免服用增加谵妄风险的药物，包括苯二氮䓬类、某些阿片类（哌替啶）、抗胆碱能类（东莨菪碱）、氯胺酮和甲氧氯普胺等。右美托咪啶已被证实可降低老年患者非心脏手术后谵妄的发生率[153]。对于主要表现为狂躁和错乱的患者，氟哌啶醇可能有用，但并不推荐预防性使用。反复给予氟哌啶醇（总量高达 5 ～ 10 mg）仍有狂躁症状时，可考虑静脉滴注右美托咪啶用于治疗这类谵妄持续状态的患者。

术后发热及感染

心脏手术患者的感染率明显高于普通手术患者[150]。这涉及很多因素，包括手术时间延长、留置导管的存在、CPB 对免疫系统的不良影响、组织灌注不足、高血糖和异体材料植入等。感染问题的严重性显而易见，对此有一系列报道，在接受心内直视手术的患者中，围手术期 71% 的采样部位培养呈阳性[153,154]。据报道，术后感染的总发生率在 2% ～ 20%，导致住院时间显著延长和费用大幅增加[155-157]。

严重的感染性并发症包括脓毒症和胸骨深部伤口感染（deep sternal wound infection，DSWI），并伴有纵隔炎。DSWI 是心脏外科最具破坏性的感染性并发症之一，发生率占心脏手术的 1% ～ 2%，死亡率接近 10%[158]。其临床特点如下：胸前皮肤发红和胸骨压痛、伤口渗液或有分泌物（70% ～ 90% 的病例）、需持续输注血管加压药、无法脱离呼吸机、胸骨分离、发热和白细胞增多。应该依据培养结果选择抗生素治疗。清创术和皮瓣转移填充能治愈大多数病例，手术处理的适应证取决于感染的深度和严重程度。DSWI 的危险因素包括糖尿病、肥胖、外周动脉疾病、吸烟、低心输出量、双侧乳内动脉搭桥以及因出血二次开胸[159]。最近的一项研究表明，心脏术后糖尿病患者未得到控制的高血糖是 DSWI 的真正风险因素，而不是糖尿病本身[158]。此外，该研究还表明，围手术期严格控制血糖水平（维持在 200 mg/dl 以下）可独立降低 66% 的 DSWI 风险。2009 年，美国胸外科医师学会发布了最新的指南，建议在术中和术后即刻将血糖水平保持在 180 mg/dl 以下，以预防感染并发症，特别是 DSWI[160]。

心脏手术后发生脓毒症难以预测，也很难在早期及时诊断。CPB 引发的炎症反应激活会造成许多类似脓毒症的改变。心脏术后 24 h 内，近 40% 的患者会出现发热和体温超过 38.5℃，通常提示一系列病理生理学损伤，如 CPB 炎症级联反应的激活、肺不张以及复温过度。急性生理和慢性健康评分Ⅱ（APACHE Ⅱ）、EuroSCORE 评分、某些标志物（如降钙素原）等有助于预测严重感染[161-163]。这些指标预测的感染确诊之前，术后 24 h 内有必要对体温升高进行对症处理。这点很重要，因为术后体温升高明确与认知功能障碍等严重并发症相关[164]。如果患者发热超过 24 h，则应进行尿液、血液和痰培养以及白细胞计数。心脏术后常见的感染包括胸骨伤口感染、尿路感染、肺炎、导管脓毒症和污染的血液聚积区域（如心包、胸腔、腹膜后和腿部伤口间隙）。如果患者有人工材料（瓣膜或移植物）植入或术前就合并感染（如细菌性心内膜炎），则有必要早期使用抗生素治疗。院内感染会延长住院时间、加重多器官功能障碍的进展和增加院内死亡率[165]。

胃肠道并发症

心脏手术患者约 2.5% 出现胃肠道（GI）并发症，死亡率高达 33%，接近所有术后死亡例数的 15%[164]。心脏术后最常见的 GI 并发症是上消化道出血，通常是胃或十二指肠溃疡，也可发生肠梗阻、胰腺炎和肠系膜缺血[166]。这其中可能的机制包括 CPB 过程中内脏低灌注，以及主动脉操作时斑块脱落造成内脏分支动脉栓塞。肠系膜缺血患者的死亡率很高。在最近一项纳入 11 058 名心脏手术患者的大型研究中，确定了 6 个预测胃肠道并发症的独立风险因素，分别是机械通气时间延长、术后肾衰竭、脓毒症、瓣膜手术、术前慢性肾衰竭和胸骨伤口感染[165]。其他因素（如 CPB 时间、缺血时间和 IABP 的使用）没有明显的相关性。高度警惕胃肠道并发症的发生，积极监测、及时诊断和及时治疗是降低发生率和死亡率的重要措施。预防应激性溃疡、优化术后血流动力学、采用早期拔管方案（如快通道）、早期活动等均可预防严重的胃肠道并发症。此外，还应考虑到预防围手术期感染和肾功能不全，以及严格控制和监测围手术期抗凝。

快通道

以前心脏手术患者术后的传统做法是镇静和机械通气，直到术后第 2 天清晨。通常认为心血管和其他重要脏器需要时间从 CPB 引起的严重生理紊乱中恢复。近年来，术后临床监护方案也被成功地引入心脏和胸科手术[167]。多年以来一直倡导早拔管和最大限度地减少 ICU 停留时间，即快通道技术[168]。目前卫生机构全方位提出了降低医疗成本的要求，支持早期撤除呼吸机，缩短 ICU 和心脏术后住院时间[169]。此外，ICU 的组织特征也被证实对临床结局和机械通气的持续时间有重大影响 [170]。

手术技巧的创新和麻醉技术的改进，以及术中麻醉药和术后镇痛药效果的改善，所有进步使得快通道、早拔管成为新的大趋势。CPB 时间的缩短、心肌保护的进步，以及平衡麻醉技术的提升，实现了术后 2 ~ 3 h 内拔管 [171,172]。手术和麻醉技术方面观念的更新包括提高复温目标、减少有创监测、降低术中阿片类和苯二氮䓬类药物的用量。使用短效阿片类药物和镇静剂，如瑞芬太尼、异丙酚和右美托咪啶，无镇静作用的镇痛剂，如对乙酰氨基酚和 NSAID，以及采用区域麻醉用于术后镇痛，上述种种都能加速术后患者苏醒 [173-175]。ICU 基础设备也装载了一些智能的医疗监护系统，如预先配置的管理方案和计算机化的医嘱条目（computerized physician order entry，CPOE），这些都加速了患者在 ICU 的周转流程。

最近有研究已证明，择期心脏手术的成年患者在手术室拔管是安全和有效的，ICU 停留时间、住院时间和住院费用都显著减少 [176]。风险评分系统可以成功预测手术室拔管的风险，指导临床决策 [177]。低风险的 CABG 患者术后机械通气时间延长（> 24 h）没有好处，反而有可能产生不良影响 [176]。传统方式脱机的患者一旦二次插管，会增加死亡率和并发症的发生率，延长 ICU 滞留时间，脱离呼吸机变得更加困难，还增加院内肺部感染发生率并且延长康复时间 [178,179]。相比之下，二次插管的快通道组并发症的发生率似乎明显降低 [173]。出现这种结果可能的原因是两组患者二次插管的指征有差异。适合快通道的患者选择上存在偏倚，他们术后需要循环或呼吸支持的概率很低，并且没有严重的合并症，属于术前低风险分层群体（如 EuroSCORE）[180]。其他需要考虑的重要因素包括患者 CPB 停机后 [181] 和转入 ICU 时 [182] 的临床状况。早期拔管失败的因素包括高龄、需要正性肌力药物或 IABP 治疗、持续低温、出血和快速房性心律失常。

非体外循环下冠状动脉旁路移植术（OPCAB）是部分或全量肝素化，不用 CPB 支持，在心脏不停搏下进行的 CABG 手术。术后即刻常规拔管实现快通道在 OPCAB 患者中似乎是可行的，并且是安全的。维持正常体温、采用平衡麻醉技术、严格遵守临床操作规范在这类患者的治疗中必不可少，早期拔管甚至可能有助于减少手术的某些并发症发生 [183,184]。有研究发现，瓣膜手术采用传统胸骨正中入路与微创的外周血管入路相比，微创组的临床结果与 OPCAB 相似，ICU 和住院时间缩短，正常活动恢复更快（4 周 vs 9 周），输血更少，房颤发生率也更低 [185-187]。

医疗成本降低的需求是加速康复的主要动力 [188]。欧洲最近的一项前瞻性研究表明，CABG 术后的短期重症监护（ICU 最多停留 8 h）与传统的 ICU 监护方案相比，既安全又经济。Cheng 及其同事引入快通道方案，发现每个患者的平均 ICU 停留时间和住院费用分别显著降低 53% 和 25%，而并发症的发生率没有变化 [22]。此外还减少了 15% 的在院患者数量，预约取消率也下降了。除了潜在的降低成本的优点外，早期拔管还提高了患者的满意度，患者与家属之间能更早互动，能更早进行康复锻炼，尽早恢复正常饮食，改善肺功能，减少术后肺部感染发生率 [189]，甚至还改善了患者围手术期的精神状态。来自 Cheng 及其同事的最新数据证实了这样一个理念：快通道心脏麻醉和手术是一种安全的做法，而且患者在出院后 1 年的随访期内还减少了医疗资源的使用 [190]。

ICU 费用仅次于手术室费用，早期拔管和快速康复明显缩短 ICU 和住院时间，因此能大大节约成本，这十分鼓舞人心。已有强有力的证据表明，早期拔管的快通道管理对冠心病和瓣膜病患者都安全有效，并且能节约成本。为了成功实现快通道模式的最优化，最重要的环节是提升术后管理，并在术中就启动旨在早期拔管的麻醉方案。手术和麻醉技术的提升，加上术前风险分层的改进和流程化的 ICU 管理，使得许多医疗中心能够成功地实施快通道方案，目前这已经是大势所趋。

小结

越来越多的学者讨论将现有的 ERAS 方案扩展到心脏手术患者中，最终目标是通过创建流程、指南和倡议来改善患者术后管理。还有一种扩展 ERAS 实施的模式也获得了众多关注，围手术期外科之家（Perioperative Surgical Home）。上述理念相辅相成，都强调各方面的配合，控制管理措施实施过程中的变量，最终提升围手术期管理的质量和服务水平，同时还能降低成本。

当今心脏手术越来越复杂，术后管理在结构框架上需要一个真正独立的 ICU 团队：准备充分，敏捷机警，注重细节，具有多模式监测设备，真正践行规范化的临床管理方案。心脏手术患者遭受严重的生理应激，围手术期功能储备有限，因此高效的 ICU 管理对他们的康复至关重要。详细了解患者的术前病史和基线情况，及时准确地评估围手术期突发事件的生理影响，解读创伤性监测指标的变化，以形成合理的临床判断并及早启动治疗方案，以上都是优化患者术后管理必需的条件。当前正在进行的试验研究不断取得突破，患者风险分层评分进一步改进，临床管理方案不断优化，医生在可接受的成本前提下提供优化的围手术期服务管理，最终改善患者转归。

参考文献

1. DeFrances CJ, Podgornik MN. 2004 National Hospital Discharge Survey. *Adv Data*. 2006;371:1–19.
2. Bainbridge D, Cheng D. Current evidence on fast track cardiac recovery management. *Eur Heart J Suppl*. 2017;19(Suppl A):A3–A7.
3. Engelman DT, Ben Ali W, Boyle EM, et al. Guidelines for perioperative care in cardiac surgery: Enhanced recovery after surgery society recommendations. *JAMA Surg*. 2019;1001–1153.
4. Probst S, Cech C, Ender J, et al. A specialized post-anesthetic care unit improves fast-track management in cardiac surgery. *Critical Care*. 2014;18:468.
5. Mastrigt GA, Heijmans J, Severens JL, et al. Short-stay intensive care after coronary artery bypass surgery: Randomized clinical trial on safety and cost-effectiveness. *Crit Care Med*. 2006;34:65–75.
6. Smith I, Fleming S, Cernaianu A. Mishaps during transport from the intensive care unit. *Crit Care Med*. 1990;18:278–281.
7. Gray R, Maddahi J, Berman D, et al. Scintigraphic and hemodynamic demonstration of transient left ventricular dysfunction immediately after uncomplicated coronary artery bypass grafting. *J Thorac Cardiovasc Surg*. 1979;77:504–510.
8. Czer L, Hamer A, Murphy F, et al. Transient hemodynamic dysfunction after myocardial revascularization. *Temperature dependence J Thorac Cardiovasc Surg*. 1983;86:226–234.
9. Stein KL, Breisblatt W, Wolfe C, et al. Depression and recovery of right ventricular function after cardiopulmonary bypass. *Crit Care Med*. 1990;18:1197–1200.
10. O'Brien W, Karski JM, Cheng D, et al. Routine chest roentgenography on admission to intensive care unit after heart operations: Is it of any value? *J Thorac Cardiovasc Surg*. 1997;113:130–133.
11. Connors Jr AF, Speroff T, Dawson NV, et al. The effectiveness of right heart catheterization in the initial care of critically ill patients. SUPPORT Investigators. *JAMA*. 1996;276:889–897.
12. Brovman EY, Gabrial RA, Urman RD, et al. Pulmonary artery catheter use during cardiac surgery in the United States, 2010 to 2014. *J Cardiothorac Vasc Anesth*. 2016;30(3):579–584.
13. Shaw AD, Mythen MG, Munson SH, et al. Pulmonary artery catheter use in adult patients undergoing cardiac surgery. *Perioper Med (Lond)*. 2018;7:24.
14. Jensen BM, Alstrup P, Klitgard NA. Postoperative arrhythmias and myocardial electrolytes in patients undergoing coronary artery bypass grafting. *Scand J Thorac Cardiovasc Surg*. 1996;30:133–140.
15. Miller S, Crystal E, Garfinkle M, et al. Effects of magnesium on atrial fibrillation after cardiac surgery: A meta-analysis. *Heart*. 2005;91:618–623.
16. Cohen J, Kogan A, Sahar G, et al. Hypophosphatemia following open heart surgery: Incidence and consequences. *Eur J Cardiothorac Surg*. 2004;26:306–310.
17. Ryan MP. Interrelationships of magnesium and potassium homeostasis. *Miner Electrolyte Metab*. 1993;19:290–295.
18. Chadda KD. Clinical hypomagnesemia, coronary spasm and cardiac arrhythmia. *Magnesium*. 1986;5:47–52.
19. Shore-Lesserson L, Manspeizer HE, DePerio M, et al. Thromboelastography-guided transfusion algorithm reduces transfusions in complex cardiac surgery. *Anesth Analg*. 1999;88:312–319.
20. Branca P, McGaw P, Light R. Factors associated with prolonged mechanical ventilation following coronary artery bypass surgery. *Chest*. 2001;119:537–546.
21. Kollef MH, Shapiro SD, Silver P, et al. A randomized, controlled trial of protocol-directed versus physician-directed weaning from mechanical ventilation. *Crit Care Med*. 1997;25:567–574.
22. Cheng DC, Karski J, Peniston C, et al. Morbidity outcome in early versus conventional tracheal extubation after coronary artery bypass grafting: A prospective randomized controlled trial. *J Thorac Cardiovasc Surg*. 1996;112:755–764.
23. Cheng DC, Karski J, Peniston C, et al. Early tracheal extubation after coronary artery bypass graft surgery reduces costs and improves resource use: A prospective, randomized, controlled trial. *Anesthesiology*. 1996;85:1300–1310.
24. Hendrix H, Kaiser ME, Yusen RD, et al. A randomized trial of automated versus conventional protocol-driven weaning from mechanical ventilation following coronary artery bypass surgery. *Eur J Cardiothorac Surg*. 2006;29:957–963.
25. Higgins TL. Pro: Early endotracheal extubation is preferable to late extubation in patients following coronary artery surgery. *J Cardiothorac Vasc Anesth*. 1992;6:488–493.
26. Higgins TL. Safety issues regarding early extubation after coronary artery bypass surgery. *J Cardiothorac Vasc Anesth*. 1995;9:24–29.
27. Sundar S, Novack V, Jervis K, et al. Influence of low tidal volume ventilation on time to extubation in cardiac surgical patients. *Anesthesiology*. 2011;114:1102–1110.
28. Lellouche F, Dionne S, Simard S, et al. High tidal volume in mechanically ventilated patients increases organ dysfunction after cardiac surgery. *Anesthesiology*. 2012;116:1072–1082.
29. Damiani E, Adrario E, Girardis M, et al. Arterial hyperoxia and mortality in critically ill patients: A systematic review and meta-analysis. *Crit Care*. 2014;18(6):711.
30. Helmerhorst HJ, Roos-Blom M-J, van Westerloo DJ, et al. Association between arterial hyperoxia and outcome in subsets of critical illness: A systematic review, meta-analysis, and meta-regression of cohort studies. *Crit Care Med*. 2015;43(7):1508–1519.
31. Frutos-Vivar F, Esteban A. When to wean from a ventilator: An evidence-based strategy. *Cleve Clin J Med*. 2003;70:389, 392–393,397.
32. Meade M, Guyatt G, Cook D, et al. Predicting success in weaning from mechanical ventilation. *Chest*. 2001;120:400S–424S.
33. Hammermeister KE, Burchfiel C, Johnson R, et al. Identification of patients at greatest risk for developing major complications at cardiac surgery. *Circulation*. 1990;82:IV380–IV389.
34. Kollef MH, Wragge T, Pasque C. Determinants of mortality and multi-organ dysfunction in cardiac surgery patients requiring prolonged mechanical ventilation. *Chest*. 1995;107:1395–1401.
35. Tejerina E, Frutos-Vivar F, Restrepo MI, et al. Incidence, risk factors, and outcome of ventilator-associated pneumonia. *J Crit Care*. 2006;21:56–65.
36. Esteban A, Anzueto A, Alia I, et al. How is mechanical ventilation employed in the intensive care unit? An international utilization review. *Am J Respir Crit Care Med*. 2000;161:1450–1458.
37. Lemaire F, Teboul JL, Cinotti L, et al. Acute left ventricular dysfunction during unsuccessful weaning from mechanical ventilation. *Anesthesiology*. 1988;69:171–179.
38. Bando K, Sun K, Binford RS, et al. Determinants of longer duration of endotracheal intubation after adult cardiac operations. *Ann Thorac Surg*. 1997;63:1026–1033.
39. Wilcox P, Baile EM, Hards J, et al. Phrenic nerve function and its relationship to atelectasis after coronary artery bypass surgery. *Chest*. 1988;93:693–698.
40. Yang KL, Tobin MJ. A prospective study of indexes predicting the outcome of trials of weaning from mechanical ventilation. *N Engl J Med*. 1991;324:1445–1450.
41. Wahba RW. Pressure support ventilation. *J Cardiothorac Anesth*. 1990;4:624–630.
42. Nathan SD, Ishaaya AM, Koerner SK, et al. Prediction of minimal pressure support during weaning from mechanical ventilation. *Chest*. 1993;103:1215–1219.
43. Habib RH, Zacharias A, Engoren M. Determinants of prolonged mechanical ventilation after coronary artery bypass grafting. *Ann Thorac Surg*. 1996;62:1164–1171.
44. Kern H, Redlich U, Hotz H, et al. Risk factors for prolonged ventilation after cardiac surgery using APACHE II, SAPS II, and TISS: Comparison of three different models. *Intensive Care Med*. 2001;27:407–415.
45. Serrano N, Garcia C, Villegas J, et al. Prolonged intubation rates after coronary artery bypass surgery and ICU risk stratification score. *Chest*. 2005;128:595–601.
46. Sivak ED. Management of ventilator dependency following heart surgery. *Semin Thorac Cardiovasc Surg*. 1991;3:53–62.
47. Brochard L, Rauss A, Benito S, et al. Comparison of three methods of gradual withdrawal from ventilatory support during weaning from mechanical ventilation. *Am J Respir Crit Care Med*. 1994;150:896–903.
48. Esteban A, Frutos F, Tobin MJ, et al. A comparison of four methods of weaning patients from mechanical ventilation. Spanish Lung Failure Collaborative Group. *N Engl J Med*. 1995;332:345–350.
49. Esteban A, Alia I, Tobin MJ, et al. Effect of spontaneous breathing trial duration on outcome of attempts to discontinue mechanical ventilation. Spanish Lung Failure Collaborative Group. *Am J Respir Crit Care Med*. 1999;159:512–518.
50. Tobin MJ, Perez W, Guenther SM, et al. The pattern of breathing during successful and unsuccessful trials of weaning from mechanical ventilation. *Am Rev Respir Dis*. 1986;134:1111–1118.
51. Ely EW, Baker AM, Dunagan DP, et al. Effect on the duration of mechanical ventilation of identifying patients capable of breathing spontaneously. *N Engl J Med*. 1996;335:1864–1869.
52. Tobin MJ. Advances in mechanical ventilation. *N Engl J Med*. 2001;344:1986–1996.
53. Curtis JJ, Clark NC, McKenney CA, et al. Tracheostomy: A risk factor for mediastinitis after cardiac operation. *Ann Thorac Surg*. 2001;72:731–734.
54. Frutos-Vivar F, Esteban A, Apezteguia C, et al. Outcome of mechanically ventilated patients who require a tracheostomy. *Crit Care Med*. 2005;33:290–298.
55. Bacchetta MD, Girardi LN, Southard EJ, et al. Comparison of open versus bedside percutaneous dilatational tracheostomy in the cardiothoracic surgical patient: Outcomes and financial analysis. *Ann Thorac Surg*. 2005;79:1879–1885.
56. Augoustides J, Weiss SJ, Pochettino A. Hemodynamic monitoring of the postoperative adult cardiac surgical patient. *Semin Thorac Cardiovasc Surg*. 2000;12:309–315.
57. Mizock BA, Falk JL. Lactic acidosis in critical illness. *Crit Care Med*. 1992;20:80–93.
58. Bakker J, Coffernils M, Leon M, et al. Blood lactate levels are superior to oxygen-derived variables in predicting outcome in human septic shock. *Chest*. 1991;99:956–962.
59. Kolkman JJ, Otte JA, Groeneveld AB. Gastrointestinal luminal PCO2 tonometry: An update on physiology, methodology and clinical applications. *Br J Anaesth*. 2000;84:74–86.
60. Wahr JA, Tremper KK, Samra S, et al. Near-infrared spectroscopy: Theory and applications. *J Cardiothorac Vasc Anesth*. 1996;10:406–418.
61. Boekstegers P, Weidenhofer S, Kapsner T, et al. Skeletal muscle partial pressure of oxygen in patients with sepsis. *Crit Care Med*. 1994;22:640–650.
62. Hernández G1, et al. Effect of a resuscitation strategy targeting peripheral perfusion status vs serum lactate levels on 28-day mortality among patients with septic shock: The ANDROMEDA-SHOCK randomized clinical trial. *JAMA*. 2019;321(7):654–664.
63. Breisblatt WM, Stein KL, Wolfe CJ, et al. Acute myocardial dysfunction and recovery: A common occurrence after coronary bypass surgery. *J Am Coll Cardiol*. 1990;15:1261–1269.
64. Marik PE, Baram M, Vahid B. Does central venous pressure predict fluid responsiveness? A systematic review of the literature and the tale of seven mares. *Chest*. 2008;134(1):172–178.
65. Bentzer P, Griesdale DE, Ayas NT, et al. Will this hemodynamically unstable patient respond to a bolus of intravenous fluids? *JAMA*. 2016;316(12):1298–1309.
66. Biais M, Lanchon R, Sesay M, et al. Changes in stroke volume induced by lung recruitment maneuver predict fluid responsiveness in mechanically ventilated patients in the operating room. *Anesthesiology*. 2017;126(2):260–267.
67. Deppe AC, Weber C, Zimmermann J, et al. Point-of-care thromboelastography/thromboelastometry-based coagulation management in cardiac surgery: A meta-analysis of 8332 patients. *J Surg Res*. 2016;203(2):424–433.
68. Semler MW, Self WH, Rice TW. Balanced Crystalloids versus Saline in Critically Ill Adults. *N Engl J Med*. 2018;378(20):195.
69. Argenziano M, Chen JM, Choudhri AF, et al. Management of vasodilatory shock after cardiac surgery: Identification of predisposing factors and use of a novel pressor agent. *J Thorac Cardiovasc Surg*. 1998;116:973–980.
70. Mekontso-Dessap A, Houel R, Soustelle C, et al. Risk factors for post-cardiopulmonary bypass vasoplegia in patients with preserved left ventricular function. *Ann Thorac Surg*. 2001;71:1428–1432.
71. Boyle Jr EM, Pohlman TH, Johnson MC, et al. Endothelial cell injury in cardiovascular surgery: The systemic inflammatory response. *Ann Thorac Surg*. 1997;63:277–284.
72. Christakis GT, Fremes SE, Koch JP, et al. Determinants of low systemic vascular resistance during cardiopulmonary bypass. *Ann Thorac Surg*. 1994;58:1040–1049.
73. Morales DL, Gregg D, Helman DN, et al. Arginine vasopressin in the treatment of 50 patients with postcardiotomy vasodilatory shock. *Ann Thorac Surg*. 2000;69:102–106.
74. Morimatsu H, Uchino S, Chung J, et al. Norepinephrine for hypotensive vasodilatation after cardiac surgery: Impact on renal function. *Intensive Care Med*. 2003;29:1106–1112.

choice for catecholamine-refractory vasoplegia after cardiopulmonary bypass. *? J Thorac Cardiovasc Surg*. 2003;125:1426–1431.

76. Wieruszewski PM, et al. Vitamin C for vasoplegia after cardiopulmonary bypass: A case series. *A&A Pract*. 2018;11(4):96–99.
77. Janelle GM, Urdaneta F, Martin TD, et al. Effects of calcium chloride on grafted internal mammary artery flow after cardiopulmonary bypass. *J Cardiothorac Vasc Anesth*. 2000;14:4–8.
78. Estafanous FG, Urzua J, Yared JP, et al. Pattern of hemodynamic alterations during coronary artery operations. *J Thorac Cardiovasc Surg*. 1984;87:175–182.
79. Visser CA, Koolen JJ, van Wezel H, et al. Hemodynamics of nicardipine in coronary artery disease. *Am J Cardiol*. 1987;59:9J–12J.
80. Levy JH. Management of systemic and pulmonary hypertension. *Tex Heart Inst J*. 2005;32:467–471.
81. Singh BN, Josephson MA. Clinical pharmacology, pharmacokinetics, and hemodynamic effects of nicardipine. *Am Heart J*. 1990;119:427–434.
82. Kwak YL, Oh YJ, Bang SO, et al. Comparison of the effects of nicardipine and sodium nitroprusside for control of increased blood pressure after coronary artery bypass graft surgery. *J Int Med Res*. 2004;32:342–350.
83. Stewart RD, Psyhojos T, Lahey SJ, et al. Central venous catheter use in low-risk coronary artery bypass grafting. *Ann Thorac Surg*. 1998;66:1306–1311.
84. Feneck RO, Sherry KM, Withington PS, et al. Comparison of the hemodynamic effects of milrinone with dobutamine in patients after cardiac surgery. *J Cardiothorac Vasc Anesth*. 2001;15:306–315.
85. Hall SG, Garcia J, Smith R, et al. Cardiac power index: Staging heart failure for mechanical circulatory support. *Perfusion*. 2012;27(6):456–461.
86. Donker DW, Brodie D, Broomé M, et al. Left ventricular unloading during veno-arterial ECMO: A review of percutaneous and surgical unloading interventions. *Perfusion*. 2019;34(2):98–105.
87. Welsby IJ, Podgoreanu MV, Phillips-Bute B, et al. Genetic factors contribute to bleeding after cardiac surgery. *J Thromb Haemost*. 2005;3:1206–1212.
88. Stover EP, Siegel LC, Parks R, et al. Variability in transfusion practice for coronary artery bypass surgery persists despite national consensus guidelines: A 24-institution study. Institutions of the Multicenter Study of Perioperative Ischemia Research Group. *Anesthesiology*. 1998;88:327–333.
89. Stover EP, Siegel LC, Body SC, et al. Institutional variability in red blood cell conservation practices for coronary artery bypass graft surgery. *Institutions of the MultiCenter Study of Perioperative Ischemia Research Group J Cardiothorac Vasc Anesth*. 2000;14:171–176.
90. Litmathe J, Boeken U, Feindt P, et al. Predictors of homologous blood transfusion for patients undergoing open heart surgery. *Thorac Cardiovasc Surg*. 2003;51:17–21.
91. Kuduvalli M, Oo AY, Newall N, et al. Effect of peri-operative red blood cell transfusion on 30-day and 1-year mortality following coronary artery bypass surgery. *Eur J Cardiothorac Surg*. 2005;27:592–598.
92. Basran S, Frumento RJ, Cohen A, et al. The association between duration of storage of transfused red blood cells and morbidity and mortality after reoperative cardiac surgery. *Anesth Analg*. 2006;103:15–20.
93. American Society of Anesthesiologists. Practice guidelines for blood component therapy: A report by the American Society of Anesthesiologists Task Force on Blood Component Therapy. *Anesthesiology*. 1996;84:732–747.
94. Goodnough LT, Brecher ME, Kanter MH, et al. Transfusion medicine: First of two parts—Blood transfusion. *N Engl J Med*. 1999;340:438–447.
95. Goodnough LT, Despotis GJ. Future directions in utilization review: The role of transfusion algorithms. *Transfus Sci*. 1998;19:97–105.
96. Spiess BD, Gillies BS, Chandler W, et al. Changes in transfusion therapy and reexploration rate after institution of a blood management program in cardiac surgical patients. *J Cardiothorac Vasc Anesth*. 1995;9:168–173.
97. Wong BI, McLean RF, Fremes SE, et al. Aprotinin and tranexamic acid for high transfusion risk cardiac surgery. *Ann Thorac Surg*. 2000;69:808–816.
98. Levy JH, Pifarre R, Schaff HV, et al. A multicenter, double-blind, placebo-controlled trial of aprotinin for reducing blood loss and the requirement for donor-blood transfusion in patients undergoing repeat coronary artery bypass grafting. *Circulation*. 1995;92:2236–2244.
99. Levi M, Cromheecke ME, de Jonge E, et al. Pharmacological strategies to decrease excessive blood loss in cardiac surgery: A meta-analysis of clinically relevant endpoints. *Lancet*. 1999;354:1940–1947.

100. Welsby IJ, Monroe DM, Lawson JH, et al. Recombinant activated factor VII and the anaesthetist. *Anaesthesia*. 2005;60:1203–1212.
101. Sellman M, Intonti MA, Ivert T. Reoperations for bleeding after coronary artery bypass procedures during 25 years. *Eur J Cardiothorac Surg*. 1997;11:521–527.
102. Munoz JJ, Birkmeyer NJ, Dacey LJ, et al. Trends in rates of reexploration for hemorrhage after coronary artery bypass surgery. Northern New England Cardiovascular Disease Study Group. *Ann Thorac Surg*. 1999;68:1321–1325.
103. Ferraris VA, Brown JR, Despotis GJ, et al. 2011 update to the Society of Thoracic Surgeons and the Society of Cardiovascular Anesthesiologists blood conservation clinical practice guidelines. *Ann Thorac Surg*. 2011;91(3):944–982.
104. Nuttall GA, Oliver WC, Ereth MH, et al. Comparison of blood-conservation strategies in cardiac surgery patients at high risk for bleeding. *Anesthesiology*. 2000;92:674–682.
105. Huet C, Salmi LR, Fergusson D, et al. A meta-analysis of the effectiveness of cell salvage to minimize perioperative allogeneic blood transfusion in cardiac and orthopedic surgery. *International Study of Perioperative Transfusion (ISPOT) Investigators Anesth Analg*. 1999;89: 861–869.
106. Body SC, Birmingham J, Parks R, et al. Safety and efficacy of shed mediastinal blood transfusion after cardiac surgery: A multicenter observational study. *Multicenter Study of Perioperative Ischemia Research Group J Cardiothorac Vasc Anesth*. 1999;13:410–416.
107. Sellman M, Intonti MA, Ivert T. Reoperations for bleeding after coronary artery bypass procedures during 25 years. *Eur J Cardiothorac Surg*. 1997;11:521–527.
108. Munoz JJ, Birkmeyer NJ, Dacey LJ, et al. Trends in rates of reexploration for hemorrhage after coronary artery bypass surgery. Northern New England Cardiovascular Disease Study Group. *Ann Thorac Surg*. 1999;68:1321–1325.
109. Durbin Jr CG, Kopel RF. Optimal atrioventricular (AV) pacing interval during temporary AV sequential pacing after cardiac surgery. *J Cardiothorac Vasc Anesth*. 1993;7:316–320.
110. Jaeger FJ, Trohman RG, Brener S, et al. Permanent pacing following repeat cardiac valve surgery. *Am J Cardiol*. 1994;74:505–507.
111. Brodell GK, Cosgrove D, Schiavone W, et al. Cardiac rhythm and conduction disturbances in patients undergoing mitral valve surgery. *Cleve Clin J Med*. 1991;58:397–399.
112. Grant SC, Khan MA, Faragher EB, et al. Atrial arrhythmias and pacing after orthotopic heart transplantation: Bicaval versus standard atrial anastomosis. *Br Heart J*. 1995;74:149–153.
113. Haught WH, Bertolet BD, Conti JB, et al. Theophylline reverses high-grade atrioventricular block resulting from cardiac transplant rejection. *Am Heart J*. 1994;128:1255–1257.
114. Mathew JP, Parks R, Savino JS, et al. Atrial fibrillation following coronary artery bypass graft surgery: Predictors, outcomes, and resource utilization. MultiCenter Study of Perioperative Ischemia Research Group. *JAMA*. 1996;276:300–306.
115. Almassi GH, Schowalter T, Nicolosi AC, et al. Atrial fibrillation after cardiac surgery: A major morbid event? *Ann Surg*. 1997;226: 501–511. discussion 511–513.
116. Stanley TO, Mackensen GB, Grocott HP, et al. The impact of postoperative atrial fibrillation on neurocognitive outcome after coronary artery bypass graft surgery. *Anesth Analg*. 2002;94:290–295.
117. Podgoreanu MV, Mathew JP. Prophylaxis against postoperative atrial fibrillation: Current progress and future directions. *JAMA*. 2005;294: 3140–3142.
118. Hogue Jr CW, Creswell LL, Gutterman DD, et al. Epidemiology, mechanisms, and risks: American College of Chest Physicians guidelines for the prevention and management of postoperative atrial fibrillation after cardiac surgery. *Chest*. 2005;128:9S–16S.
119. Waldo AL, MacLean WA, Cooper TB, et al. Use of temporarily placed epicardial atrial wire electrodes for the diagnosis and treatment of cardiac arrhythmias following open-heart surgery. *J Thorac Cardiovasc Surg*. 1978;76:500–505.
120. Tebbenjohanns J, Niehaus M, Korte T, et al. Noninvasive diagnosis in patients with undocumented tachycardias: Value of the adenosine test to predict AV nodal reentrant tachycardia. *J Cardiovasc Electrophysiol*. 1999;10:916–923.
121. Mathew JP, Fontes ML, Tudor IC, et al. A multicenter risk index for atrial fibrillation after cardiac surgery. *JAMA*. 2004;291: 1720–1729.
122. England MR, Gordon G, Salem M, et al. Magnesium administration and dysrhythmias after cardiac surgery: A placebo-controlled, double-blind, randomized trial. *JAMA*. 1992;268:2395–2402.
123. Kowey PR, Taylor JE, Rials SJ, et al. Meta-analysis of the effectiveness of prophylactic drug therapy in preventing supraventricular arrhythmia early after coronary artery bypass grafting. *Am J Cardiol*. 1992; 69:963–965.
124. Fuster V, Ryden LE, Asinger RW, et al. ACC/AHA/ESC guidelines for the management of patients with atrial fibrillation: Executive summary. *J Am Coll Cardiol*. 2001;38:1231–1266.
125. Fuster V, Ryden LE, Cannom DS, et al. ACC/AHA/ESC 2006 guidelines for the management of patients with atrial fibrillation. Developed in collaboration with the European Heart Rhythm Association and the Heart Rhythm Society. *Circulation*. 2006;114: e257–e354.
126. Grocott DP, Mackensen GB, et al. Anesthesia and the patient with pericardial disease. *Can J Anesth*. 2011;58(10):952–966.
127. Meurin P, Weber H, Renaud N, et al. Evolution of the postoperative pericardial effusion after day 15: The problem of the late tamponade. *Chest*. 2004;125:2182–2187.
128. Ramsay J, Shernan S, Fitch J, et al. Increased creatine kinase MB level predicts postoperative mortality after cardiac surgery independent of new Q waves. *J Thorac Cardiovasc Surg*. 2005;129:300–306.
129. Klatte K, Chaitman BR, Theroux P, et al. Increased mortality after coronary artery bypass graft surgery is associated with increased levels of postoperative creatine kinase-myocardial band isoenzyme release: Results from the GUARDIAN trial. *J Am Coll Cardiol*. 2001; 38:1070–1077.
130. Januzzi JL, Lewandrowski K, MacGillivray TE, et al. A comparison of cardiac troponin T and creatine kinase-MB for patient evaluation after cardiac surgery. *J Am Coll Cardiol*. 2002;39:1518–1523.
131. Benoit MO, Paris M, Silleran J, et al. Cardiac troponin I: Its contribution to the diagnosis of perioperative myocardial infarction and various complications of cardiac surgery. *Crit Care Med*. 2001;29: 1880–1886.
132. Hou SH, Bushinsky DA, Wish JB, et al. Hospital-acquired renal insufficiency: A prospective study. *Am J Med*. 1983;74:243–248.
133. Nash K, Hafeez A, Hou S. Hospital-acquired renal insufficiency. *Am J Kidney Dis*. 2002;39:930–936.
134. Clermont G, Acker CG, Angus DC, et al. Renal failure in the ICU: Comparison of the impact of acute renal failure and end-stage renal disease on ICU outcomes. *Kidney Int*. 2002;62:986–996.
135. Conlon PJ, Little MA, Pieper K, et al. Severity of renal vascular disease predicts mortality in patients undergoing coronary angiography. *Kidney Int*. 2001;60:1490–1497.
136. Conlon PJ, Stafford-Smith M, White WD, et al. Acute renal failure following cardiac surgery. *Nephrol Dial Transplant*. 1999;14: 1158–1162.
137. Chertow GM, Levy EM, Hammermeister KE, et al. Independent association between acute renal failure and mortality following cardiac surgery. *Am J Med*. 1998;104:343–348.
138. Mangano CM, Diamondstone LS, Ramsay JG, et al. Renal dysfunction after myocardial revascularization: Risk factors, adverse outcomes, and hospital resource utilization. The Multicenter Study of Perioperative Ischemia Research Group. *Ann Intern Med*. 1998;128: 194–203.
139. Denton MD, Chertow GM, Brady HR. "Renal-dose" dopamine for the treatment of acute renal failure: Scientific rationale, experimental studies and clinical trials. *Kidney Int*. 1996;50:4–14.
140. Bove T, Zangrillo A, Guarracino F, et al. Effect of fenoldopam on use of renal replacement therapy among patients with acute kidney injury after cardiac surgery: A randomized clinical trial. *JAMA*. 2014;312 (21):2244–2253.
141. van den Berghe G, Wouters P, Weekers F, et al. Intensive insulin therapy in the critically ill patients. *N Engl J Med*. 2001;345: 1359–1367.
142. The NICE-SUGAR Study Investigators. Intensive versus conventional glucose control in critically ill patients. *N Engl J Med*. 2009; 360(13):1283–1297.
143. Newman MF, Kirchner JL, Phillips-Bute B, et al. Longitudinal assessment of neurocognitive function after coronary-artery bypass surgery. *N Engl J Med*. 2001;344:395–402.
144. Floyd TF, Cheung AT, Stecker MM. Postoperative neurologic assessment and management of the cardiac surgical patient. *Semin Thorac Cardiovasc Surg*. 2000;12:337–348.
145. Dyer CB, Ashton CM, Teasdale TA. Postoperative delirium: A review of 80 primary data-collection studies. *Arch Intern Med*. 1995;155: 461–465.
146. Rudolph JL, Babikian VL, Birjiniuk V, et al. Atherosclerosis is associated with delirium after coronary artery bypass graft surgery. *J Am Geriatr Soc*. 2005;53:462–466.
147. Baddour LM, Kluge RM. Infections in open heart surgery. *Asepsis*. 1989;11:10–17.
148. Kluge RM, Calia FM, McLaughlin JS, et al. Sources of contamination in open heart surgery. *JAMA*. 1974;230:1415–1418.
149. Roy MC. Surgical-site infections after coronary artery bypass graft surgery: Discriminating site-specific risk factors to improve prevention efforts. *Infect Control Hosp Epidemiol*. 1998;19:229–233.
150. National Nosocomial Infections Surveillance (NNIS) System Report, Data Summary from January 1992–June 2001, issued August 2001. *Am J Infect Control*. 2001;29:404–421.
151. Rudolph JL, Babikian VL, Birjiniuk V, et al. Atherosclerosis is associated with delirium after coronary artery bypass graft surgery. *J Am Geriatr Soc*. 2005;53:462–466.
152. Su X, Meng ZT, Wang DX, et al. Dexmedetomidine for prevention of delirium in elderly patients after non-cardiac surgery: A randomised, double-blind, placebo-controlled trial. *Lancet*. 2016;388(10054): 1893–1902.
153. Baddour LM, Kluge RM. Infections in open heart surgery. *Asepsis*. 1989;11:10–17.
154. Kluge RM, Calia FM, McLaughlin JS, et al. Sources of contamination in open heart surgery. *JAMA*. 1974;230:1415–1418.
155. Roy MC. Surgical-site infections after coronary artery bypass graft surgery: Discriminating site-specific risk factors to improve prevention efforts. *Infect Control Hosp Epidemiol*. 1998;19:229–233.
156. National Nosocomial Infections Surveillance (NNIS) System Report, Data Summary from January 1992–June 2001, issued August 2001. *Am J Infect Control*. 2001;29:404–421.
157. Haas JP, Evans AM, Preston KE, et al. Risk factors for surgical site infection after cardiac surgery: The role of endogenous flora. *Heart Lung*. 2005;34:108–114.
158. Furnary AP, Zerr KJ, Grunkemeier GL, et al. Continuous intravenous insulin infusion reduces the incidence of deep sternal wound infection in diabetic patients after cardiac surgical procedures. *Ann Thorac Surg*. 1999;67:352–360. discussion 360–362.
159. Kohli M, Yuan L, Escobar M, et al. A risk index for sternal surgical wound infection after cardiovascular surgery. *Infect Control Hosp Epidemiol*. 2003;24(1):17.
160. Lazar HL, McDonnell M, Chipkin SR, et al. The Society of Thoracic Surgeons practice guidelines series: Blood glucose management during adult cardiac surgery. *Ann Thorac Surg*. 2009;87: 663–669.
161. Kreuzer E, Kaab S, Pilz G, et al. Early prediction of septic complications after cardiac surgery by APACHE II score. *Eur J Cardiothorac Surg*. 1992;6:524–528 discussion 529.
162. Toumpoulis IK, Anagnostopoulos CE, Swistel DG, et al. Does EuroSCORE predict length of stay and specific postoperative complications after cardiac surgery? *Eur J Cardiothorac Surg*. 2005;27:128–133.
163. Aouifi A, Piriou V, Bastien O, et al. Usefulness of procalcitonin for diagnosis of infection in cardiac surgical patients. *Crit Care Med*. 2000;28:3171–3176.
164. Grocott HP, Mackensen GB, Grigore AM, et al. Postoperative hyperthermia is associated with cognitive dysfunction after coronary artery bypass graft surgery. *Stroke*. 2002;33:537–541.
165. Kollef MH, Sharpless L, Vlasnik J, et al. The impact of nosocomial infections on patient outcomes following cardiac surgery. *Chest*. 1997; 112:666–675.
166. Hessel 2nd EA. Abdominal organ injury after cardiac surgery. *Semin Cardiothorac Vasc Anesth*. 2004 8:243–263.
167. Zehr KJ, Dawson PB, Yang SC, et al. Standardized clinical care pathways for major thoracic cases reduce hospital costs. *Ann Thorac Surg*. 1998;66:914–919.
168. Aps C. Fast-tracking in cardiac surgery. *Br J Hosp Med*. 1995;54: 139–142.
169. Weintraub WS, Craver JM, Jones EL, et al. Improving cost and outcome of coronary surgery. *Circulation*. 1998;98:II23–II28.
170. Pronovost PJ, Jenckes MW, Dorman T, et al. Organizational characteristics of intensive care units related to outcomes of abdominal aortic surgery. *JAMA*. 1999;281:1310–1317.
171. Cannon CP, Battler A, Brindis RG, et al. American College of Cardiology key data elements and definitions for measuring the clinical management and outcomes of patients with acute coronary syndromes: A report of the American College of Cardiology Task Force on Clinical Data Standards (Acute Coronary Syndromes Writing Committee). *J Am Coll Cardiol*. 2001;38:2114–2130.
172. Silbert BS, Santamaria JD, O'Brien JL, et al. Early extubation following coronary artery bypass surgery: A prospective randomized controlled trial. The Fast Track Cardiac Care Team. *Chest*. 1998;113: 1481–1488.
173. Zarate E, Latham P, White PF, et al. Fast-track cardiac anesthesia: Use of remifentanil combined with intrathecal morphine as an alternative to sufentanil during desflurane anesthesia. *Anesth Analg*. 2000;91: 283–287.
174. Parlow JL, Steele RG, O'Reilly D. Low dose intrathecal morphine facilitates early extubation after cardiac surgery: Results of a retrospective continuous quality improvement audit. *Can J Anaesth*. 2005; 52:94–99.
175. Pastor MC, Sanchez MJ, Casas MA, et al. Thoracic epidural analgesia in coronary artery bypass graft surgery: Seven years' experience. *J Cardiothorac Vasc Anesth*. 2003;17:154–159.
176. Badhwar V, Esper S, Subramaniam K, et al. Extubating in the operating room after adult cardiac surgery safely improves outcomes and lowers cost. *J Thorac Cardiovasc Surg*. 2014;148(6): 3101–3109.
177. Subramaniam K, DeAndrade DS, Badhwar V, et al. Predictors of operating room extubation in adult cardiac surgery. *J Thorac Cardiovasc Surg*. 2017;154(5):1656–1665.
178. Epstein SK, Ciubotaru RL, Wong JB. Effect of failed extubation on the outcome of mechanical ventilation. *Chest*. 1997;112:186–192.
179. Alexander WA, Cooper Jr JR. Preoperative risk stratification identifies low-risk candidates for early extubation after aortocoronary bypass grafting. *Tex Heart Inst J*. 1996;23:267–269.
180. Wong DT, Cheng DC, Kustra R, et al. Risk factors of delayed extubation, prolonged length of stay in the intensive care unit, and mortality in patients undergoing coronary artery bypass graft with fast-track cardiac anesthesia: A new cardiac risk score. *Anesthesiology*. 1999;91: 936–944.
181. Becker RB, Zimmerman JE, Knaus WA, et al. The use of APACHE III to evaluate ICU length of stay, resource use, and mortality after coronary artery by-pass surgery. *J Cardiovasc Surg (Torino)*. 1995;36: 1–11.
182. Higgins TL, Estafanous FG, Loop FD, et al. ICU admission score for predicting morbidity and mortality risk after coronary artery bypass grafting. *Ann Thorac Surg*. 1997;64:1050–1058.
183. Edgerton JR, Herbert MA, Prince SL, et al. Reduced atrial fibrillation in patients immediately extubated after off-pump coronary artery bypass grafting. *Ann Thorac Surg*. 2006;81:2121–2126. discussion 2126–2127.
184. Horswell JL, Herbert MA, Prince SL, et al. Routine immediate extubation after off-pump coronary artery bypass surgery: 514 consecutive patients. *J Cardiothorac Vasc Anesth*. 2005;19:282–287.
185. Glower DD, Landolfo KP, Clements F, et al. Mitral valve operation via port access versus median sternotomy. *Eur J Cardiothorac Surg*. 1998;14(Suppl 1):S143–S147.
186. Cohn LH, Adams DH, Couper GS, et al. Minimally invasive cardiac valve surgery improves patient satisfaction while reducing costs of cardiac valve replacement and repair. *Ann Surg*. 1997;226:421–426. discussion 427–428.
187. Cosgrove 3rd DM, Sabik JF, Navia JL. Minimally invasive valve operations. *Ann Thorac Surg*. 1998;65:1535–1538. discussion 1538–1539.
188. Hadjinikolaou L, Cohen A, Glenville B, et al. The effect of a "fast-track" unit on the performance of a cardiothoracic department. *Ann R Coll Surg Engl*. 2000;82:53–58.
189. London MJ, Shroyer AL, Jernigan V, et al. Fast-track cardiac surgery in a Department of Veterans Affairs patient population. *Ann Thorac Surg*. 1997;64:134–141.
190. Cheng DC, Wall C, Djaiani G, et al. Randomized assessment of resource use in fast-track cardiac surgery 1-year after hospital discharge. *Anesthesiology*. 2003;98:651–657.

32 普通胸部手术

THOMAS K. VARGHESE, JR
张朝宾 译，黄会真 审校

本章重点介绍与普通胸部手术围手术期相关的概念，包括术前肺部储备评估、预防术后肺部并发症（重点是戒烟和呼吸功能锻炼）、预防心律失常，以及全面评估加速康复方案在胸外科的作用。虽然大部分的讨论集中在肺部切除手术，但本章所详述的原则可应用于任何普通胸部手术的围手术期。

在指定诊断性检查以评估手术风险之前，应仔细考虑以下几点：

1. 检查结果是否会充分改变从病史和查体中预计的手术风险，手术是否会被取消、推迟或改变性质？
2. 检查结果是否会导致围手术期管理的可能改变，以帮助改善预后？
3. 检查的费用是多少？
4. 检查本身的风险是什么？

术前肺功能评估

肺功能是指肺部向身体提供氧气和排出二氧化碳的能力，是影响患者围手术期健康的一个关键因素。对肺储备的评估是风险分层和确定患者是否符合肺切除条件的一个重要因素。确定肺切除术适应证的肺储备综合评估包括三个方面：肺功能检查、运动能力和术后预测值（切除术后的肺储备量）[1]。

肺功能检查

肺活量测量的是一个人能够吸入和呼出的气体体积，而弥散功能测量的是气体扩散能力，特别是测量肺内的气体扩散（将二氧化碳交换为氧气的能力）。根据欧洲呼吸学会（European Respiratory Society，ERS）和欧洲胸外科医师学会（European Society of Thoracic Surgeons，ESTS）的指南，肺活量［特别是 1 s 用力呼气量（forced expiratory volume in 1 second，FEV1）］和肺弥散功能（diffusion capacity of the lungs，DL_{CO}）的测定对评估术前肺功能状况最为重要[2]。

尽管 2007 年美国胸科医师学会（American College of Chest Physicians，ACCP）[3] 和英国胸科协会（British Thoracic Society，BTS）[4] 以前的指南对 DL_{CO} 评估的使用是有选择的，但最近的许多研究表明，DL_{CO} 水平的降低是死亡率和围手术期并发症增加的独立风险因素，即使是 FEV1 正常的患者[5-10]。

肺功能检查（pulmonary function test，PFT）的评估

- 如果 FEV1 和 DL_{CO} 都大于预测水平的 80%，则不需要进一步检测。
- 当至少有 1 个参数（FEV1 或 DL_{CO}）低于 80% 的预测水平时，下一步是评估患者的运动能力。

运动能力

运动评估中最精确的测试是心肺运动试验（cardiopulmonary exercise test，CPET）。CPET 可以在跑步机或循环测功仪上进行[11]。运动能力的测量是峰值摄氧量，用 VO_2 max 表示。VO_2 max 的降低会导致切除术后并发症风险增加[12]。

重要的具体数值如下。

- 大于 75% 的预测值或 > 20 ml/（kg · min）：可安全进行切除。
- 低于 65% 的预测值或 < 16 ml/（kg · min）：不建议进行切除。

对 CPET 的批评源于测试的难度和高昂的费用。其他低成本的运动能力评估方法包括 6 分钟步行测试（6-minute walk test，6MWT）、往返步行测试和爬楼梯测试。

6MWT 所覆盖的距离与肺移植患者 VO_2 的相关性最好，但与肺切除后的并发症的相关性较小[13]。

在往返步行测试中，患者在相隔 10 m 的两点之间行走，并在测试中通过信号加快步伐（速度）[14]。那些步行少于 250 m 的患者在肺切除术后出现并发症的风险明显增加[4]。

在爬楼梯测试中，评估患者爬楼梯距离和层数。与能够爬 5 层楼的患者相比，爬不到 3 层楼的患者出现并发症的可能性是前者的 2 倍，死亡率增加 13 倍，治疗费用增加 2.5 倍[15]。所有能够爬 5 层以上楼梯的患者甚至能够安全地接受全肺切除手术。

术后预测值

在评估了 PFT 和运动能力后，最后一步是计算 FEV1 和 DL_{CO} 的术后预测（predicted postoperative，PPO）值。所用的公式包含了切除的支气管肺段的数量。每个肺叶的支气管肺段的数量如下所示。

右肺：上叶（3），中叶（2），下叶（5）

左肺：上叶（5–3 尖段 + 2 舌段），下叶（4）

公式：

PPO 值 = 术前值 ×（19 – 切除的节段数）

一般认为，PPO 值大于 50% 是理想的。随着外科和重症监护实践的改进，PPO 值为 40% 是可以接受的，如果是在护理高风险患者经验丰富的中心进行护理，甚至可以考虑低至 30%[2-3]。

特殊考虑

对于需要进行全肺切除以根治疾病而肺储备功能临界的患者，通气灌注（ventilation-perfusion，VQ）扫描的额外评估可以帮助确定区域功能。VQ 扫描对肺部疾病分布不均的患者（如上叶为主的肺气肿；特定区域的支气管扩张）也有帮助[2]。

术后肺部并发症的预防

一旦决定进行手术干预，重点就转移到手术干预前的患者健康优化、安全和高效进行手术以及预防术后并发症。虽然这三个方面都是加速康复方案的组成部分，但我们现在将讨论预防术后肺部并发症（postoperative pulmonary complication，PPC）的步骤。

- 戒烟，在择期手术前 6 ~ 8 周，但术前最少戒烟 3 周也是安全的。
- 进行术前锻炼，包括深呼吸和强咳练习。
- 优化慢性阻塞性肺疾病（COPD）和其他肺病的药物治疗。包括使用支气管扩张剂、吸入或口服类固醇，以及给予治疗肺部细菌感染的抗生素。
- 推迟手术，用特异性抗生素治疗肺炎，以及有效使用胸部物理治疗。
- 在择期手术前尽量补充营养。

戒烟的最佳时机

在全球范围内，每年有 2.3 亿成年人接受大手术，其中心肺并发症是最可怕的并发症之一[16]。大约 30% 的手术患者在手术时是吸烟者，众所周知，吸烟与术后并发症的风险增加有关，其中相关性最强的是呼吸道并发症[17]。

术前戒烟时间有争议，以往根据梅奥诊所对冠状动脉旁路移植术患者的两项队列研究，最初的建议是在手术前至少戒烟 8 周[18,19]。20 世纪 90 年代的一本主要麻醉学教科书错误地推断，戒烟少于 8 周与并发症的增加有关，因为在这两项队列研究中，该组的吸烟率没有明显的增加[20,21]。随后出现的几项研究表明，短暂的术前戒烟与肺部风险的增加无关[22]。

一项包含五项围手术期戒烟研究的系统综述表明，术前戒烟可减少多种术后并发症的发生[23]。这些术前戒烟项目与长期（12 个月）戒烟呈正相关。研究数据并没有为戒烟的最佳时机提供指导。术前最短有效戒烟时间的指南来自 2011 年的一项荟萃分析，该分析认为现有的证据（对几项研究的评估承认手术类型和肺部并发症的定义存在异质性）支持在手术前至少 3 ~ 4 周戒烟[24]。这在生理上也是支持的，因为戒烟对肺部的好处需要时间来体现。然而不应忘记，手术是一个强有力的戒烟机会和动机，因此，除了戒烟后的最初 48 ~ 72 h 可能会增加支气管出血外，任何时间都可能是术前戒烟的好时机[21]。

激励性肺功能锻炼

PPC 多见于腹部、心脏和胸部手术，可导致高发病率、高死亡率、住院费用增加和住院时间延长[25-27]。PPC 包括肺不张、肺炎、气管支气管炎、支气管痉挛、COPD 加重、急性呼吸衰竭和长时间机械通气（超过 48 h）[28,29]。

在评估 PPC 时，主要的促成因素包括术后的浅呼吸和恒定的潮气量[30]。麻醉药物、阿片类药物和术后疼痛对呼吸的抑制促成了这种通气模式。

因此，物理治疗的肺复张技术已被推荐为预防和治疗 PPC 的策略，这也有利于术后通气功能的恢复。诸如深吸气、激励性肺功能锻炼（incentive spirometry，IS）和气道正压练习等技术，可使跨肺压大幅持续增加，从而使塌陷的肺泡单元扩张，以预防和（或）治疗 PPC[31,32]。

在 20 世纪 60 年代，间歇性正压呼吸（intermittent positive-pressure breathing，IPPB）被普遍用于预防术后肺部并发症。然而，进一步的审查确定，没有证据表明它能带来好处 [33,34]。在争议过程中，出现了由 Bartlett 等推出的激励性呼吸功能锻炼。基于打哈欠可能给术后患者带来肺部益处的认识，他们设计了一种装置，让患者模仿打哈欠的方式持续最大限度地吸气，以防止肺不张 [30]。

对围手术期使用 IS 的情况进行了一些系统回顾和荟萃分析，结果不一。Thomas 和 McIntosh 评估了 IS、IPPB 和深呼吸运动在预防腹部大手术患者的 PPC 方面的疗效 [35]。作者得出结论，IS 和深呼吸运动似乎比不做处理预防 PPC 更有效，但没有证据确定哪种方法更好。Overend 等 [36] 对使用 IS 预防 PPC 进行了系统回顾，发现 46 项研究中的 35 项由于方法学上的缺陷而导致结论不成立。在剩下的 11 项研究中，只有 1 项研究显示了某些积极的效果，在该研究中，与没有治疗相比，IS、IPPB 和深呼吸运动同样有效。在 Carvalho 等的系统综述中 [37]，作者对 IS 的结果大体上是不满意的。只分析了 IS 在腹部手术患者中效果的研究，与其他干预措施相比，没有明显差异。心脏手术也同样缺乏相似研究。

其他针对冠状动脉旁路移植术 [38] 和上腹部手术 [39] 的 Cochrane 综述没有发现任何使用 IS 的重要证据。Agostini 和 Singh[40] 对胸部手术后的 IS 进行了系统回顾，他们的结论是，生理学证据确实支持在大型胸部手术后使用 IS。一个将 IS 作为组成部分的新方案（I COUGH 方案 [41]）显示其可减少术后肺炎和非计划插管。由于干预措施是一个整体 [IS、咳嗽、深呼吸、口腔护理（每天刷牙和漱口水两次）、每天下床活动 3 次和抬高床头]，所以没有测量单个组成部分的作用。

预防心律失常

据报道，12% ～ 44% 的患者在肺部和食管手术后发生心房颤动（AF）[42]。术后的风险因素包括男性、高龄、肺部切除的程度、食管切除的程度、充血性心力衰竭史、基础肺病、术前发作的 AF、手术时间以及与术后心房周围剥离导致的心包炎症有关的手术 [43,44]。就手术类型而言，术后 AF 发生率最高的手术是全肺切除术、胸膜外全肺切除术和成人肺移植术 [45,46]。

AF 的发生最常见于术后第 2 天和第 3 天 [42]。随后，术后 AF 的风险在 1 个月内下降，直到达到术前的 AF 风险。

最近，胸外科医生协会编写了基于证据的实践指南，对与普通胸外科手术相关的 AF 进行预防和管理 [47]。这是对现有临床试验、队列研究和病例报告的综合，根据证据对建议类别进行分层。建议涵盖了术后 AF 的预防、术后 AF 的治疗和抗凝治疗的使用。指南建议包括以下内容。

预防术后心房颤动

- 术前服用 β 受体阻滞剂的患者在术后应继续服用，不能漏服（如果使用硬膜外麻醉，可能需要调整剂量）。
- 对于大多数术前未服用 β 受体阻滞剂的肺大部切除术患者来说，预防性服用地尔硫卓是合理的。
- 补充镁是合理的，可以增强其他药物的预防作用。
- 可以使用胺碘酮预防，但需要严格的剂量方案。胺碘酮不应该在肺切除术后使用。
- 在特定情况下可考虑使用术后 β 受体阻滞剂来治疗 AF，但由于副作用，使用较为有限。
- 氟卡尼和地高辛不应用于预防。

术后心房颤动的治疗

- 血流不稳定的 AF 应进行电复律。
- 血流动力学稳定且有症状的 AF 应进行药物心律转复，如果药物复律失败，则应进行电复律。
- 血流动力学稳定且无症状或可接受的无症状 AF 应在心电复律前接受持续 24 h 的心率控制试验（先药物复律后电复律）。
- 血流动力学稳定、持续或复发的阵发性术后 AF，在充分药物复律后，可考虑尝试电复律。

治疗药物的选择

控制心率

- 在没有中度至重度 COPD 的情况下，选择性 β1 受体阻滞剂是首选药物 [32]。
- 如果存在中度至重度 COPD 或支气管痉挛，地尔硫卓是首选药物。

控制心律

- 对于术后持续或复发性阵发性心房颤动的药物性心脏复律，建议先静脉注射（IV），再口服（PO）胺碘酮。
- 对于机械通气、原有的肺病或全肺切除术后的患者，应避免使用胺碘酮。
- 一旦开始并取得成功，抗心律失常治疗应持续最少1周，最多6周（目前大多数方案主张治疗时间为1个月）。

抗凝治疗的使用

- 对于那些术后AF并有2个或2个以上的卒中危险因素（年龄大于75岁，左心室功能受损，高血压，曾经卒中或曾经短暂性脑缺血发作），且术后AF持续超过48 h的患者，建议使用抗凝剂。
- 对于具有少于2个卒中风险因素且AF持续或复发超过48 h者，应使用325 mg的阿司匹林。
- 抗凝治疗一旦开始，应在窦性心律恢复后持续4周。

胸部手术后的加速康复

加速术后康复（ERAS）涉及患者从转诊到出院的整个过程。ERAS的原则是，单独的组成部分可能对结果的影响有限，但当它们结合起来应用时，就会发挥协同作用，以减少手术应激并加速恢复[48]。ERAS的内容几十年来一直为人所知，对于胸部手术，除了ERAS的传统组成部分外，最相关的可改变的风险因素是胸管的管理、镇痛和社会支持计划[49,50]。最近的系统回顾和荟萃分析表明，肺癌手术的ERAS路径与减少并发症、缩短住院时间和节省费用有关[51]。

2019年肺部术后加速康复的指南汇编了ERAS协会和ESTS的循证建议[48]。关于ERAS协议的具体细节，与胸部手术围手术期的良好预后相关的因素如下。

- 术前咨询有助于帮助患者设定对手术和麻醉的期望值，这本身就有助于增加患者的理解，减少恐惧、疲劳和疼痛，从而促进早日出院[52]。
- ERAS的营养部分包括术前的液体和碳水化合物负荷（手术前3 h），以及术后早期重新开始口服饮食和口服营养补充剂（oral nutritional supplement，ONS）[53]。因为绝大多数针对严重COPD患者的肺部康复计划都强调补充营养，所以推荐使用ONS，并改善患者的生活质量和肌肉功能[54]。此外，癌症患者应接受营养不良筛查，一旦在术前发现营养不良，应启动适当的干预措施。
- 乙醇与围手术期的发病率和死亡率有关，对于酗酒的患者，在手术前至少应避免饮酒4周。
- 贫血应在术前确定，并纠正缺铁和任何潜在疾病。如有可能，不应使用输血或促红细胞生成素来纠正术前贫血。
- 尽管最近的系统综述和荟萃分析已经确定康复治疗是有益的，但研究的广泛异质性（持续时间、强度、结构、患者选择）使我们无法确定受益最大的方案[55-57]。
- 早期的ERAS方案建议将硬膜外镇痛作为疼痛管理的一个重要部分。由于认识到硬膜外镇痛的不良事件增多，如低血压、尿潴留和肌肉无力，替代药物逐渐增多。椎旁阻滞提供了位于椎旁神经的躯体和交感神经阻断方法。最近的随机研究表明，与胸腔硬膜外麻醉相比，椎旁阻滞在减少呼吸道并发症方面更为有效，并且在最初的几个小时内提供相同的镇痛效果[58-60]。
- 在术后阶段，应采用多模式镇痛方案，目的是尽量减少阿片类药物的使用。对乙酰氨基酚与非甾体抗炎药联合使用比单独使用其中一种药物更有效。
- 在肺切除手术中，患者在输液的情况下容易出现肺间质和肺泡水肿。原有的肺病、化疗史、单肺通气、手术时直接操作肺部以及缺血再灌注损伤都会增加肺部损伤的风险。因此，主张限制静脉输液的容量，围手术期液体平衡的目标是小于1500 ml［20 ml/（kg・24 h）］[61]。在术后，要注意液体平衡，一旦临床上安全，应尽快恢复PO摄入。
- 尽早活动是术后ERAS的一个核心组成部分。

参考文献

1. MacPherson D. Pulmonary function tests before surgery. *Chest*. 1996;110(3):587–589.
2. Brunelli A, Charloux A, Billiger CT, et al. ERS/ESTS clinical guidelines on fitness for radical therapy in lung cancer patients (surgery and chemo-radiotherapy). *Eur J Respir J*. 2009;34:17–41.
3. Colice GL, Shafazand S, Griffin JP, et al. American College of Chest Physicians: Physiologic evaluation of the patient with lung cancer being considered for resectional surgery: ACCP evidence-based clinical prac tice guidelines. 2nd ed. *Chest*. 2007;132(3 Suppl):L1615–L1775.
4. British Thoracic Society and Society of Cardiothoracic Surgeons c Great Britain and Ireland Working Party: Guidelines on the selectioı of patients with lung cancer for surgery. *Thorax*. 2001;56:89–108.
5. Cerfolio RJ, Bryant AS. Different diffusing capacity of the lung for car bon monoxide as predictors of respiratory morbidity. *Ann Thorac Surg* 2009;88:405–410.
6. Brunelli A, Refai MA, Salati M, et al. Carbon monoxide lung diffusioı capacity improves risk stratification in patients without air flow limita tion: Evidence for systematic measurement before lung resection. *Eur Cardiothorac Surg*. 2006;29:567–570.
7. Pieretti P, Alifano M, Roche N, et al. Predictors of an appropriate admis sion to an ICU after a major pulmonary resection. *Respiration* 2006;73:157–165.
8. Santini M, Fiorello A, Vicidomini G, et al. Role of diffusing capacity iı predicting complications after lung resection for cancer. *Thorac Cardi ovasc Surg*. 2007;55:391–394.
9. Ferguson MK, Vigneswaran WT. Diffusing capacity predicts morbidit after lung resection in patients without obstructive lung disease. *An Thorac Surg*. 2008;85:1158–1164.
10. Bousamra M 2nd, Presberg KW, Chammas JH, et al. Early and lat morbidity in patients undergoing pulmonary resection with low diffu sion capacity. *Ann Thorac Surg*. 1996;62:968–974.
11. American Thoracic Society; American College of Chest Physicians ATS/ACCP statement on cardiopulmonary exercise testing. *Am J Respi Crit Care Med*. 2003;167:211–217.
12. Benzo R, Kelley GA, Recchi L, et al. Complications of lung resectioı and exercise capacity: A meta-analysis. *Respir Med*. 2007;101 1790–1797.
13. Loewen GM, Watson D, Kohman L, et al; Cancer and Leukemi Group B. Preoperative exercise VO2 measurement for lung resectioı candidates: Results of Cancer and Leukemia Group B protocol 9238 *J Thorac Oncol*. 2007;2:619-625.
14. Cahalin L, Pappagianopoulos P, Prevost S, et al. The relationship of th 6-min walk test to maximal oxygen consumption in transplan patients with end-stage lung disease. *Chest*. 1995;108:452–459.
15. Brunelli A, Refai M, Xiume F, et al. Performance at symptom limite stair-climbing test is associated with increased cardiopulmonary com plications, mortality, and costs after major lung resection. *Ann Thora Surg*. 2008;86:240–247.
16. Weiser TG, Regenbogen SE, Thompson KD, et al. An estimation of th global volume of surgery: A modelling strategy based on available data *Lancet*. 2008;372(9633):139–144.
17. Hawn M, Houston TK, Campagna EJ, et al. The attributable risk c smoking on surgical complications. *Ann Surg*. 2011;254(6):914–92C
18. Warner MA, Divertie MB, Tinker JH. Preoperative cessation of smokin and pulmonary complications in coronary artery bypass patients. *Anes thesiology*. 1984;60:380–383.
19. Warner MA, Offord KP, Warner MR, et al. Role of preoperative cessa tion of smoking and other factors in postoperative pulmonary compli cations: A blinded prospective study of coronary artery bypass patients *Mayo Clin Proc*. 1989;64:609–616.
20. Roizen MF. Anesthetic implications of concurrent diseases. In: Miller RD ed. *Miller's Anesthesia*. New York: Churchill Livingston; 1990:839.
21. Shi Y, Warner DO. Brief preoperative smoking abstinence: Is there a dilemma? *Anesth Analg*. 2011;113(6):1348–1351.
22. Theadom A, Cropley M. Effects of preoperative smoking cessation oı the incidence and risk of intraoperative and postoperative complica tions in adult smokers: A systematic review. *Tob Control*. 2006;15 352–358.
23. Thomsen T, Villebro N, Moller AM. Interventions for preoperativ smoking cessation. *Cochrane Database Syst Rev*. 2010;7:CD002294.
24. Myers K, Hajek P. Hinds et al: Stopping smoking shortly before surger and postoperative complications: A systematic review and meta-anal ysis. *Arch Intern Med*. 2011;171:983–989.
25. Serjo LG, da Silva-Junior FP, Bastos JP, et al. Risk factors for pulmonar complications after emergency abdominal surgery. *Respir Med*. 2007 101(4):808–813.
26. Waissman C. Pulmonary complications after cardiac surgery. *Semi Cardiothorac Vasc Anesth*. 2004;8(3):185–211.
27. Canet J, Gallart L, Gomar C, et al. Prediction of postoperative pulmo nary complications in a population-based surgical cohort. *Anesthesiol ogy*. 2010;113(6):1338–1350.
28. Joehl RJ. Preoperative evaluation: Pulmonary, cardiac, renal dysfunction and comorbidities. *Surg Clin North Am*. 2005;85(6):1061–1073.
29. Lawrence VA, Hazuda HP, Cornell JE, et al. Functional independence after major abdominal surgery in the elderly. *J Am Coll Surg*. 2004; 199(5):762–772.
30. Bartlett RH, Gazzaniga AB, Geraghty TR. Respiratory maneuvers to prevent postoperative pulmonary complications. A critical review. *JAMA*. 1973;224(7):1017–1021.
31. Westerdahl E, Lindmark B, Eriksson T, et al. Deep breathing exercises reduce atelectasis and improve function after coronary artery bypass grafting. *Chest*. 2005;128(5):3482–3488.
32. Duggan M, Kavanagh BP. Perioperative modifications of respiratory function. *Best Pract Res Clin Anaesthesiol*. 2010;24(2):145–155.
33. Baker JP. Magnitude of usage of intermittent positive pressure breathing. *Am Rev Respir Dis*. 1974;110(6 Pt 2):170–177.
34. Cheney FW Jr, Nelson EJ, Horton WG. The function of intermittent positive pressure breathing related to breathing patterns. *Am Rev Respir Dis*. 1974;110(6 Pt 2):183–187.
35. Thomas JA, McIntosh JM. Are incentive spirometry, intermittent positive pressure breathing, and deep breathing exercises effective in the prevention of postoperative pulmonary complications after upper abdominal surgery? A systematic overview and meta-analysis. *Phys Ther*. 1994;74(1):3–10.
36. Overend TJ, Anderson CM, Lucy SD, et al. The effect of incentive spirometry on postoperative pulmonary complications: A systematic review. *Chest*. 2001;120(3):971–978.
37. Carvalho CR, Paisani DM, Lunardi AC. Incentive spirometry in major surgeries: A systematic review. *Rev Bras Fisioter*. 2011;15(5): 343–350.
38. Frietas ER, Soares BG, Cardoso JR, et al. Incentive spirometry for preventing pulmonary complications after coronary artery bypass graft. *Cochrane Database Syst Rev*. 2012;9:CD004466.
39. do Nascimento Junior P, Modolo NS, Andrade S, et al. Incentive spirometry for prevention of postoperative pulmonary complications in upper abdominal surgery. *Cochrane Database Syst Rev*. 2014;2: CD006058.
40. Agostini P, Singh S. Incentive spirometry following thoracic surgery: What should we be doing? *Physiotherapy*. 2009;95(2):76–82.
41. Cassidy MR, Rosenkranz P, McCabe K, et al. I COUGH: Reducing postoperative complications with a multidisciplinary patient care program. *JAMA Surg*. 2013;48(8):740–745.
42. Asamura H, Naruke T, Tsuchiya R, et al. What are the risk factors for arrythmias after thoracic operations? A retrospective multivariate analysis of 267 consecutive thoracic operations. *J Thorac Cardiovasc Surg*. 1993;106:1104–1110.
43. Rena O, Papalia E, Oliaro A, et al. Supraventricular arrythmias after resection surgery of the lung. *Eur J Cardiothorac Surg*. 2001;20:688–693.
44. Murthy SC, Law S, Whooley BP, et al. Atrial fibrillation after esophagectomy is a marker for postoperative morbidity and mortality. *J Thorac Cardiovasc Surg*. 2003;126:1162–1167.
45. Harpole DH, Liptay MJ, DeCamp MM, et al. Prospective analysis of pneumonectomy: Risk factors for major morbidity and cardiac dysrhythmias. *Ann Thorac Surg*. 1996;61:977–982.
46. Nielsen TD, Bahnson T, Davis RD, et al. Atrial fibrillation after pulmonary transplant. *Chest*. 2004;126:496–500.
47. Fernando HC, Jaklitsch MT, Walsh GL, et al. The society of thoracic surgeons practice guideline on the prophylaxis and management of atrial fibrillation associated with general thoracic surgery: Executive summary. *Ann Thorac Surg*. 2011;92:1144–1152.
48. Batchelor TJP, Rasburn NJ, Abdelnour-Berchtold E, et al. Guidelines for enhanced recovery after lung surgery: recommendations of the Enhanced Recovery After Surgery (ERAS) Society and the European Society of Thoracic Surgeons (ESTS). *Eur J Cardio-Thorac*. 2019;55: 91–115.
49. Kehlet H, Wimore DW. Evidence-based surgical care and the evolution of fast-track. *Ann Surg*. 2008;248:189–198.
50. Cerfolio RJ, Pickens A, Bass C, et al. Fast-tracking pulmonary resections. *J Thorac Cardiovasc Surg*. 2001;122:318–324.
51. Li S, Zhou K, Che G, et al. Enhanced recovery programs in lung cancer surgery: Systematic review and meta-analysis of randomized controlled trials. *Cancer Manag Res*. 2017;9:657–670.
52. Egbert LD, Battit GE, Welch CE, et al: Reduction of postoperative pain by encouragement and instruction of patients. A study of doctor-patient rapport. N Engl J Med 1964;270:825-827.
53. Collins PF, Elia M, Stratton RJ. Nutritional support and functional capacity in chronic obstructive pulmonary disease: A systematic review and meta-analysis. *Respirology*. 2013;18:616–619.
54. Weimann A, Braga M, Carli F, et al. ESPEN guideline: Clinical nutrition in surgery. *Clin Nutr*. 2017;36:623–650.
55. Cavalheri V, Granger C. Preoperative exercise training for patients with non-small cell lung cancer. *Cochrane Database Syst Rev*. 2017;6: CD012020.
56. Crandall K, Maguire R, Campbell A, et al. Exercise intervention for patients surgically treated for non-small cell lung cancer (NSCLC): A systematic review. *Surg Oncol*. 2014;23:17–30.
57. Mainini C, Rebelo PF, Bardelli R, et al. Perioperative physical exercise interventions for patients undergoing lung cancer surgery: What is the evidence. *SAGE Open Med*. 2016;4 205031211667385.
58. Davies RG, Myles PS, Graham JM. A comparison of the analgesic efficacy and side-effects of paravertebral vs epidural blockade for thoracotomy: A systematic review and meta-analysis of randomized trials. *Br J Anaesth*. 2006;96:418–426.
59. Joshi GP, Bonnet F, Shah R, et al. A systematic review of randomized trials evaluating regional techniques for postthoracotomy analgesia. *Anesth Analg*. 2008;107:1026–1040.
60. Yeung JH, Gates S, Naidu B, et al. Paravertebral block versus thoracic epidural for patients undergoing thoracotomy. *Cochrane Database Syst Rev*. 2016;2:CD009121.
61. Evans RG, Naidu B. Does a conservative fluid management strategy in the perioperative management of lung resection patients reduce the risk of acute lung injury? *Interact Cardiovasc Thorac Surg*. 2012;15: 498–504.

33 腹部大型手术

JESSICA Y. LIU, JYOTIRMAY SHARMA
安　然 译，黄会真 审校

简介

腹部常见手术包括许多类型的手术。低风险手术（如疝修补术）后的围手术期管理与高风险手术（如胰十二指肠切除术）不同。接受腹部手术的大多数患者患有癌症或合并症，围手术期发生手术并发症的风险较高。接受腹部大手术的患者可能发生的风险事件较多（图 33.1），这可能是脏器功能或生理储备较差的高龄患者手术应激后的结果。

近年来有学者提出了以循证医学为基础的加速术后康复（Enhanced Recovery After Surgery，ERAS）。ERAS 是一种基于循证医学的围手术期管理方案，旨在规范围手术期管理，且已有研究证明 ERAS 可有效改善手术部位感染率、缩短住院时间并降低医疗成本。ERAS 方案包括的管理策略旨在减少术后生理应激反应并维持术后正常生理功能。

本章将讨论腹部大型手术特有的围手术期管理要点，包括肺部并发症的预防、液体管理策略、营养支持和手术部位感染（surgical site infection，SSI）相关问题。谵妄、深静脉血栓形成和尿路感染的预防和治疗在腹部手术患者的管理中也非常重要，本书的其他章节对该这些内容进行了深入介绍。

肺部管理

接受腹部手术的患者发生肺部并发症的风险较高，包括麻醉诱导期间的低氧血症和拔管后的肺不张。接受上腹部手术和减肥手术的患者是围手术期发生肺部并发症的高风险人群。手术区域距离膈肌越近，呼吸功能受损的可能性就越大，因为术后疼痛会抑制深呼吸。

减少术后肺部并发症

全身麻醉的诱导包括使用镇静催眠药物和神经肌肉阻滞剂，并通过经喉放置带套囊的气管插管来保护气道。该过程中可能发生的早期并发症包括胃内容物吸入、低氧血症和困难气道。预氧合被广泛用于降低气道并发症所导致的低氧血症风险（图 33.2）。预氧合的原理是用氧气代替肺部的氮气，以增加患者可以耐受的呼吸暂停时间（即使用可致呼吸停止的药物至恢复通气之间的时间）。但是，过度使用氧气造成的高氧也会因氧自由基和肺不张增加而对患者造成伤害[1]。应当滴定吸入氧气浓度至达到正常血氧饱和度和动脉氧分压，避免长时间吸入高浓度氧气导致高氧血症[2]。

麻醉诱导过程中可能出现的其他潜在问题包括功能残气量（functional residual capacity，FRC）下降和肺不张。镇静催眠药物和神经肌肉阻滞剂的使用均可导致 FRC 显著降低（仰卧位时降低 16% ～ 20%）[3]。肺不张的发生可能是由于吸入氧浓度过高引起的（吸收性肺不张），也可能是由于心脏压迫肺组织引起的，尤其是左肺下叶和膈肌周围区域（压迫性肺不张）[4,5]。FRC 下降合并肺不张通常可导致插管后低氧血症和气道压力升高[6]。

延长患者可以耐受的呼吸暂停时间（从开始呼吸暂停到发生低氧血症的时间）和麻醉诱导期间预防肺不张有助于改善上述问题。有研究证据表明，对于高风险患者（如孕产妇和肥胖患者）而言，患者的体位和姿势可能会对其可耐受的呼吸暂停持续时间产生重大影响[7,8]。建议大多数患者在头高位或反式 Trendelenburg 体位下进行插管。术后患者的体位也可影响肺部并发症的发生。危重症患者半卧位转运可降低院内肺炎的发病率[9]，机械通气患者头高位可增加呼气末肺容量并减少呼吸系统并发症的发生[10]。对于非危重症患者而言，保持头高位也可降低腹部手术后肺部并发症（尤其是肺炎）的发生[11]。

包括低潮气量（4 ～ 5 ml/kg）、呼气末正压（positive end-expiratory pressure，PEEP）（6 ～ 8 cmH_2O）和肺

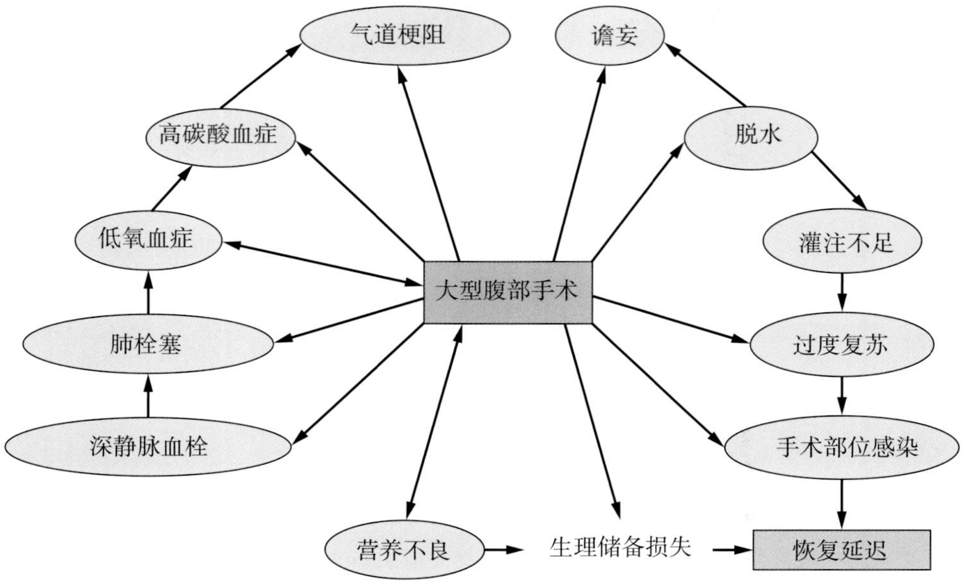

• **图 33.1** 大型腹部手术患者风险概况

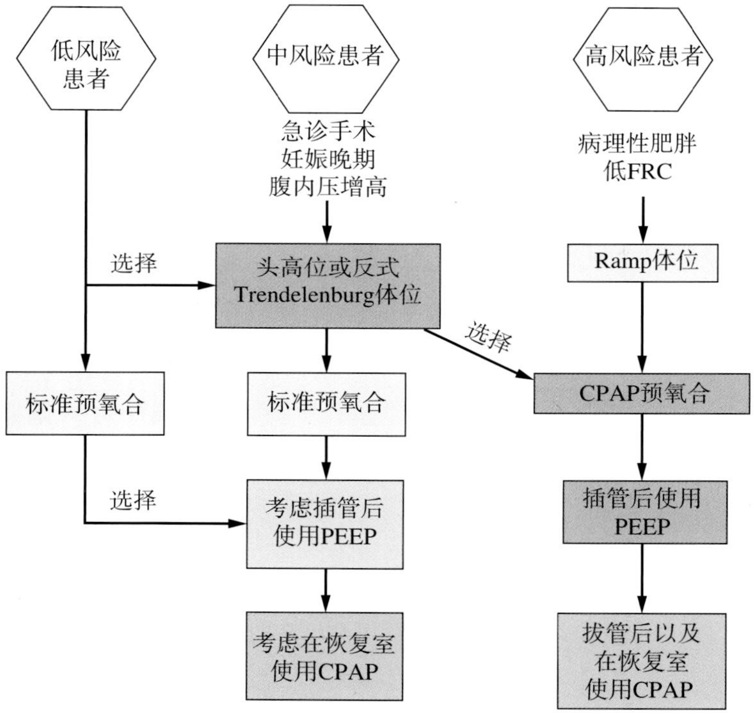

• **图 33.2** 预氧合以预防肺不张。CPAP，持续气道正压通气；FRC，功能残气量；PEEP，呼气末正压

复张在内的术中肺保护性通气策略可有效改善患者预后 [12]。有大量研究证据表明，高潮气量机械通气可引起肺泡扩张，进而引发呼吸机相关肺损伤。尽管肺保护策略在术后护理阶段已被常规使用，但其在术中的使用仍较有限。

其他术后干预措施，包括单纯头高位、早期活动、使用区域麻醉、锻炼肺功能、口腔护理和戒烟，也可有效减少术后肺部并发症（如肺炎）的发生 [11,13]。上述措施都有助于改善术后肺功能情况，应在接受腹部手术的患者中合理使用 [11,13]。上述许多措施也符合 ERAS 的建议。早期活动包括术后早期下床走动或坐在椅子上。术后长时间卧床休息可能导致通气量减少、肺不张和肺炎的发病率增加 [14,15]，而早期活动可降低肺部并发症的发生率 [16]。使用区域麻醉（如硬膜外麻醉）对术后肺功能的恢复也有显著益处。硬膜外镇痛可减少阿片类药物的使用，从而降低肺炎等肺部并发症的发生率 [17,18]，改善术后氧合和肺功能 [19,20]。

减重手术和肥胖患者的肺部管理

腹部手术的一个特殊患者群体是肥胖患者，尤其是接受减重手术的患者。与正常体重的患者相比，肥胖患者肺不张的发生率较高，肺不张持续的时间更长（图 33.3）[21]。术后头高位有助于预防肥胖患者肺不张 [21]，应当鼓励患者早期活动以促进肺复张。由于胃和食管压力增加，肥胖患者误吸风险较高，同时由于 FRC 和补呼气量（expiratory reserve volume，ERV）减少，呼吸做功增加 [22]。此外，肥胖患者肺顺应性显著降低 [23]，因此围手术期发生原发性或继发性呼吸衰竭的风险显著增加。在麻醉诱导和气管插管后，所有肥胖患者都应使用正压通气，尤其是出现通气不足的迹象时（如氧饱和度下降、呼吸急促、心动过速或高碳酸血症）（图 33.2）。

由于肥胖患者特殊的生理特点，麻醉药物（如镇静剂）和术后镇痛药的使用都会增加肥胖患者发生上呼吸道梗阻进而导致术后低氧血症的风险 [24]。建议肥胖患者和减重手术术后的镇痛管理采用多模式镇痛策略，并使用区域麻醉（如硬膜外镇痛和伤口局部浸润）。通过使用非阿片类药物（如非甾体抗炎药）来减少阿片类药物的使用量，有助于降低术后发生低氧血症的风险 [25,26]。如果使用患者自控镇痛，建议使用分次给药模式而非持续输注，尤其是对于患有阻塞性睡眠呼吸暂停（obstructive sleep apnea，OSA）综合征的患者 [27]。腹腔镜手术中伤口局部浸润麻醉可有效减少阿片类药物的使用并改善患者的舒适度 [28]。其中，长效局麻药物（如罗哌卡因或左旋丁哌卡因）比短效药物（如利多卡因）的效果好 [29]。对于接受开放手术的肥胖患者，胸段硬膜外镇痛可促进其术后肺功能的恢复 [30]。

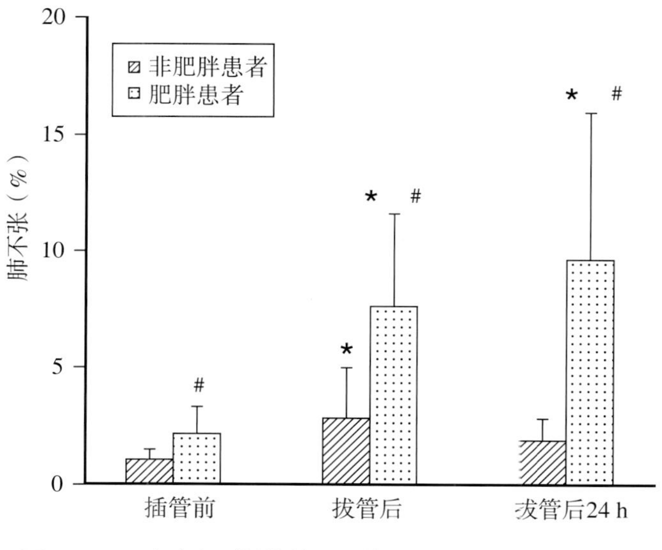

• **图 33.3** 三个阶段（插管前、拔管后、拔管后 24 h）中肥胖患者和非肥胖患者的肺不张比例（Redrawn from Eichenberger A，Proietti S，Wicky S，et al. Morbid obesity and postoperative pulmonary atelectasis：An underestimated problem. Anesth Analg 2002；95：1788-1792.）

在接受减重手术的患者中，OSA 的发生率高达 70%[31]。术前应使用 STOP-BANG 问卷对肥胖患者进行 OSA 评估 [32]。术中应对 OSA 患者进行连续脉搏血氧饱和度和呼吸频率监测。对 OSA 的治疗包括无创正压（noninvasive positive pressure，NIPP）支持、持续气道正压通气（continuous positive airway pressure，CPAP）和双相气道正压通气（biphasic positive airway pressure，BiPAP），术后应高度警惕此类患者除常规吸氧外还需要使用 CPAP 或 BiPAP（图 33.4）。当术后缺氧至氧饱和度低于 90% 时需要使用 NIPP[33]。所有诊断为 OSA 的患者应在恢复室（根据反应滴定使用）和晚上睡觉时使用 CPAP 或 BiPAP。日常使用 CPAP 治疗的患者术后应当继续使用，甚至由于围手术期药物对呼吸功能的影响，可能需要稍高的 CPAP 值 [34,35]。使用氧疗需谨慎，因为氧疗可能增加 OSA 患者术后呼吸暂停和通气不足的风险 [36]。OSA 患者（尤其是睡眠呼吸暂停低通气指数 > 30 的患者）术后发生呼吸衰竭和气道梗阻的风险较高。

液体管理

围手术期的液体管理是一个复杂的过程，需要综合考虑患者既往疾病、术前容量状态、生理储备、围手术期应激反应程度和液体损失。所有阶段的围手术期液体管理通常都会受到手术以外因素的影响。例如，术前机械性肠道准备或功能性水合障碍（如食管癌）也会影响患者容量状态。在术中，手术时间可能变化较大，术中隐性失水和不同程度的失血都可能对血流动力学造成影响。而术后患者对液体的耐受能力会影响液体复苏的效果。腹部手术后的液体管理具有挑战性，需要根据每个患者的不同情况进行个体化调整。本书第 16 章讨论了围手术期液体管理，我们在此将重点关注影响腹部手术患者液体管理的具体因素。

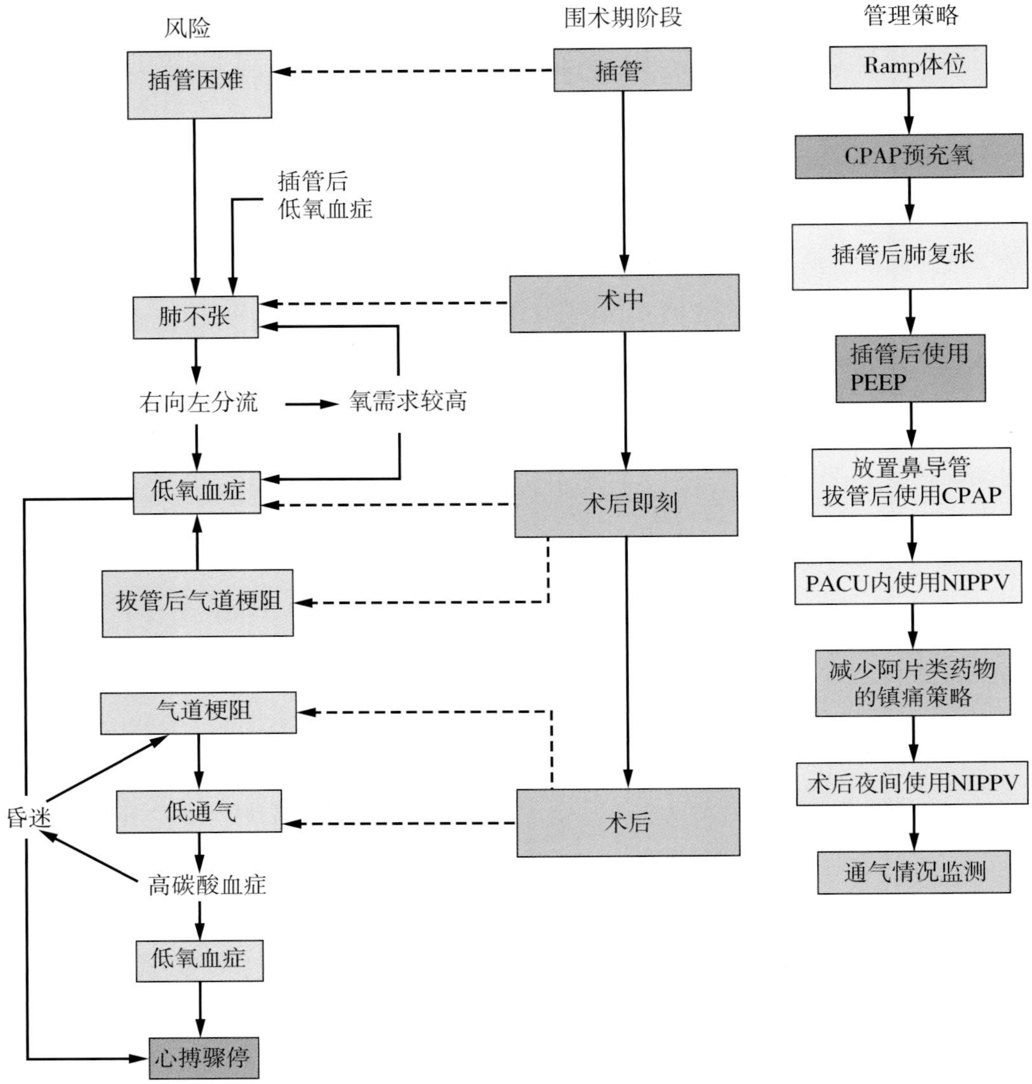

• **图 33.4** 阻塞性睡眠呼吸暂停 / 呼吸功能不全综合征或病理性肥胖的大型手术患者风险和管理策略。CPAP，持续气道正压通气；NIPPV，无创正压通气；PACU，麻醉后恢复室；PEEP，呼气末正压

腹部手术患者围手术期体液和电解质含量以及体内液体分布可能发生剧烈变化。但这些变化是可预测的，遵循双相涨落的特征模式。首先，受手术切口的影响，术后周围血管明显收缩、血流减少，以保证重要器官灌注，此时体温下降。然后进入第二阶段，即高代谢阶段，该阶段发生在术后数小时内，其特征是心输出量急剧增加，在儿茶酚胺的影响下，血管扩张，毛细血管通透性增加，体温升高。由于毛细血管通透性增加导致液体渗出，可能出现短暂的容量不足状态，尿量下降，并可能出现组织水肿的情况。最终，液体渗出停止，通常在术后第 2 天达到液体平衡状态。随后进入利尿阶段，调动患者自身液体开始进行恢复。临床医生在进行液体和电解质管理时，必须了解患者的应激反应所处的阶段。此外，围手术期液体分布可能变化较大，最好可以通过术前体重来帮助确定患者的术后利尿管理方案。

接受腹部手术的患者通常因术前禁食、肠道准备或其原发疾病（如食管癌）而处于容量不足的状态。不同患者的术前容量状态不同。目前各种麻醉协会指南推荐，在麻醉诱导 2 h 之前服用清液体，6 h 之前食用固体食物。该禁食策略可以减少胰岛素抵抗和患者不适，对血管内容量的影响较小，尤其是对于接受肠道准备的患者[37]。同时，该禁食方案可能导致患者术中液体需求减少。但是，在进行肠道准备后，患者仍可能出现明显的液体和电解质紊乱[37]。尽管已有液体治疗相关指南（图 33.5），但术前液体管理

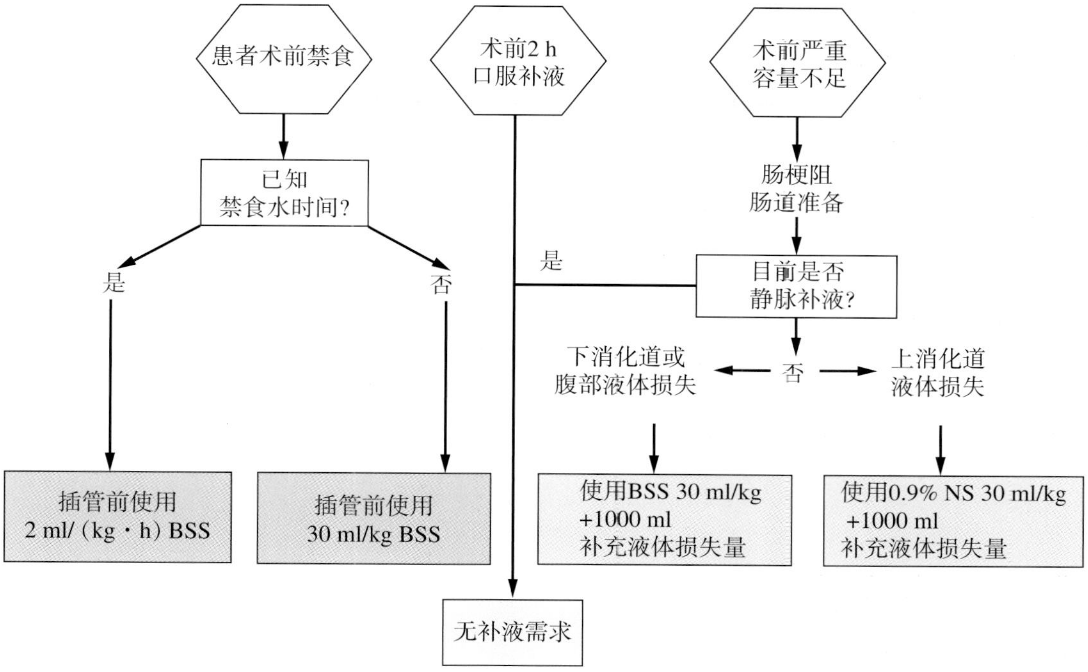

• **图 33.5** 预补液以预防脱水。BSS，平衡盐溶液；NS，生理盐水

应个体化，以调整患者容量状态，而不是单纯遵循公式。

术中液体治疗的目标是尽量达到零平衡[38]，将体重的增加控制在 2.5 kg 以内。术中输注过多晶体溶液会增加腹部手术患者发生术后肺部并发症的风险和肠梗阻的时间[38-41]。大多数腹部手术后鼓励早期经口进食，液体和固体均可[42-44]。如果患者能够耐受口服，鼓励患者足量饮水（每天 25 ～ 35 ml/kg）[45]，尽早停止常规静脉输液[2]。停止输液后，应当继续监测尿量和其他容量指标，以评估是否需要重新补充液体。

术后恶心呕吐和肠梗阻

手术患者术后恶心呕吐（postoperative nausea and vomiting，PONV）的发生率为 25% ～ 35%，腹部手术患者 PONV 发生率更高，结直肠癌手术后 PONV 的发生率高达 70%[46]。PONV 的发生可能与吸入性麻醉药物、氧化亚氮和术后阿片类药物的使用有关。具有 PONV 病史或晕动病病史的患者术后发生 PONV 的可能性更高[47]。麻醉医生通常预防性使用止吐药物，并通过使用异丙酚减少吸入性麻醉剂的使用，以降低 PONV 的发病率[48]。另有证据表明，适当减少术前禁食时间并给予一定的液体负荷以及保证术后容量充足有助于降低 PONV 的发生率[49]。

腹部大型手术后不可避免会发生术后肠梗阻，而术后肠梗阻是导致 PONV 的风险因素。术后肠梗阻相关的胃肠功能延迟恢复，可能和肠道操作引起的炎症反应和水肿以及手术应激导致的肠道平滑肌收缩力降低等有关[50]。肠梗阻可能会导致术后相关并发症发生率增加并延长住院时间。术后肠梗阻的风险因素包括高龄、术前营养状况不佳、阿片类药物的使用、手术时间长、急诊手术和补液过多[50]。不同患者对肠梗阻的反应差异很大，一些患者无症状，且能够耐受经口进食，而另一些患者可能出现严重的胃肠道症状，数天内无法耐受经口进食。

目前已有相关策略用以加速肠道功能的恢复，减少术后肠梗阻的时间，这些策略同时也是 ERAS 方案的常见组成部分。阿片类药物的使用可能减少肠道运动并加重术后肠梗阻，因此，减少阿片类药物的镇痛管理策略与缩短术后肠梗阻的持续时间相关。使用非甾体抗炎药和区域麻醉（如硬膜外镇痛和神经阻滞）的多模式镇痛方案可以缩短胃肠功能恢复时间并缓解术后疼痛[51,52]。避免容量超负荷的目标导向液体治疗也可以减少水肿，减轻术后肠梗阻，加快排气[41,53]。此外，术后早期活动对改善胃肠功能和减少术后肠梗阻也是有益的[16]。

过去腹部手术期间通常预防性地放置鼻胃管（nasogastric tube，NGT），并保留至排气后[54]。然而有力证据表明，腹部手术不应常规放置鼻胃管减压，且在麻醉苏醒前应拔除鼻胃管[55]。在接受各种类型的腹部手术（包括胃十二指肠和胰腺手术）的多个不同患者群体中[56]，常规预防性放置鼻胃管没有明显的益处[42,56]。不使用鼻胃管则有助于术后肠道功能早期恢复[55,57-59]，并降低术后发热、肺不张和肺炎的发生率[58]。然而，不常规使用鼻胃管也可能导致胃排空延迟，增加术后呕吐的发生率[55,57,58]，因此严重呕吐应放置鼻胃管以避免误吸[60,61]。尽管有发生这种并发症的可能，但常规使用鼻胃管的益处也不能抵消可能存在的风险，因此不建议常规预防性放置鼻胃管。

营养

应激反应期间，组织修复和白细胞活性增加导致的能量消耗增加（主要表现为 O_2 消耗和 CO_2 产生的增加）、蛋白质分解代谢增加、糖原分解和糖异生增强共同为该过程提供能量。相关研究表明，围手术期营养不良不利于术后伤口愈合，并增加感染风险[62]。围手术期营养治疗的四个基本目标包括提供代谢底物、延缓体重减轻和生理储备损失、促进伤口愈合并提高免疫功能，以及预防液体和电解质紊乱。

腹部大型手术之前对患者进行营养状况筛查非常重要，对于有营养不良风险的患者应给予营养支持。许多接受腹部大型手术的患者，尤其是癌症患者，术前体重下降和营养不良的风险较高。口服营养补充物可以帮助营养不良患者在术前和术后恢复期间达到良好的营养状态[63]。理想情况下，严重营养不良的患者于术前 7 ~ 10 天开始营养补充效果最佳，且可减少吻合口漏和感染等并发症的风险[64]。实际上，超重或肥胖患者往往营养不良，并存在潜在的肌肉萎缩，术前营养评估不应忽视这一患者群体。进行减肥手术的患者尤其需要进行营养评估，特别是进行选择性微量营养素测定（减重手术 ERAS）。接受胃旁路术和吸收不良型手术（如胆胰分流术）的患者则需要更全面的营养评估[65]。

对于腹部大型手术患者，不建议术前从手术当日凌晨即开始禁食。虽然这种做法可以保证空腹并降低误吸风险，但两项荟萃分析（包括一项 Cochrane 综述）表明，与术前 2 h 摄入清液体的患者相比，从术日凌晨即开始禁食的患者胃内容物并没有减少，胃液的 pH 值也没有改变，术后并发症的发生率也没有增加[66,67]。影像学研究显示，在摄入清液体 90 min 内，胃即可将其完全排空[68]。另有研究表明，从术日凌晨即开始禁食会增加患者的不适感和胰岛素抵抗，并减少患者的血管内容量，尤其是进行肠道准备的患者[37]。目前推荐在手术前 2 h 饮用清液体，在术前 6 h 食用固体食物[69,70]。术前 2 ~ 3 h 摄入含碳水化合物的清液体有助于维持手术患者的营养状态。有研究证据表明，术前摄入碳水化合物可缓解术前口渴、饥饿和焦虑，并有助于降低术后的胰岛素抵抗[67,71,72]。此外，两项荟萃分析研究发现，术前摄入碳水化合物的腹部大型手术患者住院时间缩短[73,74]。

术后给予肠内营养优于静脉营养支持，病情允许时术后应尽早启动肠内营养。接受肠内营养可降低术后并发症的发生率（如感染）、改善营养状况并缩短住院时间[75,76]。过去，腹部手术患者术后通常在排气之后才开始进食，然而新的研究证据并不支持这种做法。研究表明，术后早期进食可缩短患者住院时间并减少术后相关并发症的发生，且并未增加进食相关并发症（如呕吐、二次放置 NGT、SSI、吻合口漏或死亡）的发生率[44]。但是，对于胃轻瘫或正在服用促动力药的胃排空延迟的患者应谨慎进行肠内营养。此外，计划进行胃肠道手术的患者、既往进行过胰十二指肠切除术的患者、贲门失弛缓症患者以及患有神经系统疾病导致吞咽困难的患者，胃排空延迟的风险也较高[2]。

大多数腹部大型手术患者麻醉恢复后即可饮水，如可耐受，可逐渐过渡至常规饮食，促进肠道自发摄入热量[77]。"免疫营养"餐通过添加特殊膳食成分（如谷氨酰胺、ω-3 脂肪酸、精氨酸和核苷酸类物质）以达到增强免疫功能的目的，但其相关研究尚未得出统一结论，仍需要更进一步的研究。

手术部位感染

手术部位感染（SSI）是院内感染的第二大原因[78]。腹部大型手术患者出现 SSI 的比例高达 20%。据美国疾病控制与预防中心（CDC）估计，美国每年大约发生 50 万例 SSI[79]。发生 SSI 的患者通常住院时间更长，住院费用也更高。相比未发生 SSI 的患者，SSI 患者的死亡率是前者的 2 倍，60% 需要进入重症监护室进行治疗，再入院率超过前者 5 倍[80]。SSI 使医疗成本大幅增加。SSI 系列预防措施或 ERAS 方案的使用可大大降低 SSI 发病率和死亡率，减轻患者和医院的经济负担。本书第 28 章已对 SSI 进行介绍，在此我们将重点介绍腹部大型手术相关 SSI。

许多腹部大型手术涉及进入空腔器官的操作，因此应当预防性使用抗生素。美国 CDC 已制定 SSI 预防指南，表 33.1 列出了四类手术切口：Ⅰ类（清洁）、Ⅱ类（清洁 - 污染）、Ⅲ类（污染）和Ⅳ类（感染）。预防性使用抗生素适用于大多数清洁 - 污染和污染（或潜在污染）手术切口（图 33.6）。接受Ⅳ类（感染）手术的患者不应再预防性使用抗生素，应根据损伤的解剖位置和临床情况，接受针对特定病原体的治疗性抗生素，且在进入手术室之前（受伤或疑似感染时）即开始使用。

预防性使用抗生素大多针对最可能感染的微生物。腹部大型手术后微生物的分布与其他类型的手术不同（表 33.2）。皮肤细菌（如葡萄球菌和链球菌）是外科手术中最有可能感染的病原体，不会进入慢性定植的体腔。头孢菌素对许多革兰氏阳性和革兰氏阴性细菌都有效。头孢唑林通常是清洁手术伤口的首选预防性抗生素。成人患者应在切开皮肤前 30 min 内使用全治疗剂量的头孢唑林（1 ～ 2 g，取决于分布体积）。涉及下消化道的手术，预防性使用的抗生素应包括对革兰氏阴性肠道细菌和肠道厌氧菌（特别是脆弱拟杆菌）的预防。伤口闭合后无需再进行抗生素预防使用[79]。长期应用抗生素可能导致耐药菌株的出现和其他相关并发症，包括出现导管相关血流感染、肺炎、多重耐药菌、抗生素相关结肠炎。难辨梭菌结肠炎的发生率和严重程度也在逐渐增高[81]。肠道菌群正常平衡的破坏可导致产生肠毒素的难辨梭菌过度生长。因此，术后 24 h 内应停止抗生素预防（表 33.3）。

表 33.1 手术切口分类

Ⅰ类切口 / 清洁切口：指未出现炎症，且未进入呼吸道、消化道、生殖道或未感染的泌尿道的手术切口。此外，清洁伤口一般都是闭合的，使用闭合引流。非穿透性（钝性）创伤后的手术切口如果符合该标准，应纳入这一类别。

Ⅱ类切口 / 清洁 - 污染切口：指在受控条件下进入呼吸道、消化道、生殖道或泌尿道的无异常污染的手术切口。具体而言，涉及胆道、阑尾、阴道和口咽的手术属于这一类别，前提是没有发生感染。

Ⅲ类切口 / 污染切口：涉及新鲜开放外伤的切口属于此类切口。无菌操作过程中出现中断（如开放性心脏按压）或胃肠道内容物严重溢出，以及出现急性非化脓性炎症的手术切口也属于该类。

Ⅳ类切口 / 感染切口：涉及陈旧创伤性伤口、坏死组织残留以及目前存在感染或内脏穿孔的切口属于此类。此类切口中存在可导致术后感染的病原体。

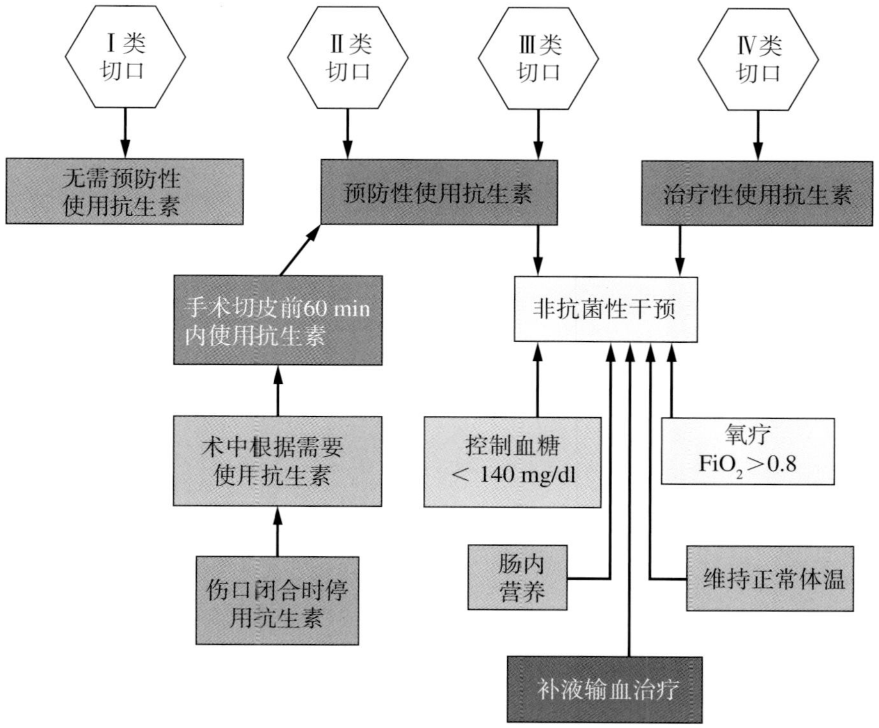

• **图 33.6** 腹部大型手术手术部位感染的预防。Ⅰ类切口，清洁切口；Ⅱ类切口，清洁 - 污染切口；Ⅲ类切口，污染切口；Ⅳ类切口，感染切口；FiO_2，吸入氧浓度

表 33.2　2011—2014 年腹部手术后手术部位感染的相关病原体分布（美国国家医疗安全网）

病原体	病原体数量	病原体百分比（%）
金黄色葡萄球菌	6922	9.1
大肠杆菌	14 955	19.6
凝固酶阴性葡萄球菌	3273	4.3
粪肠球菌	7197	9.4
铜绿假单胞菌	4469	5.9
克雷伯菌属（肺炎 / 产酸）	4318	5.7
拟杆菌属	5690	7.5
肠杆菌属	3475	4.6
其他肠球菌属	4692	6.1
变形杆菌	1473	1.9
屎肠球菌	3451	4.5
白色念珠菌	2736	3.6
草绿色链球菌	1849	2.4
B 族链球菌	291	0.4
沙雷菌属	333	0.4
其他病原体	11 183	14.7
总计	76 307	100

Adapted from Weiner，L.M.，et al. Antimicrobial-resistant pathogens associated with healthcare-associated infections：summary of data reported to the National Healthcare Safety Network at the Centers for Disease Control and Prevention，2011-2014. Infect Control Hosp Epidemiol 2016；37（11）：1288-1301.

表 33.3　围手术期抗菌治疗建议

抗生素用药时间	第一剂抗生素应在手术切皮前 60 min 内开始输注
预防用药持续时间	预防性使用抗生素应在手术结束后 24 h 内停用
β 内酰胺类药物过敏筛查	对于头孢菌素是最适合的预防性抗生素的手术，需要明确患者是否有过敏史或严重抗生素不良反应。可采用皮试等方法对可疑过敏的患者进行检测
抗生素用药剂量	初始抗生素剂量应充分考虑患者的体重、理想体重或体重指数。如果手术时间超过初始抗生素剂量的 2 个半衰期，则应在术中追加抗生素

From Bratzler DW，Houck PM，Richards C，et al. Use of antimicrobial prophylaxis for major surgery：Baseline results from the National Surgical Infection Prevention Project. Arch Surg 2005；140：174-182.

结论

对其他并发症（如谵妄、血栓栓塞性事件和尿路感染等）的预防是腹部大型手术后围手术期管理的主要目标。本书其他章节介绍了关于这些并发症的预防策略，其对腹部大型手术患者的围手术期管理非常重要。

参考文献

1. Edmark L, Kostova-Aherdan K, Enlund M, et al. Optimal oxygen concentration during induction of general anesthesia. *Anesthesiology.* 2003;98(1):28–33.
2. Feldheiser A, Aziz O, Baldini G, et al. Enhanced Recovery After Surgery (ERAS) for gastrointestinal surgery, part 2: Consensus statement for anaesthesia practice. *Acta Anaesthesiol Scand.* 2016;60(3):289–334.
3. Hedenstierna G, Edmark L. The effects of anesthesia and muscle paralysis on the respiratory system. *Intensive Care Med.* 2005;31(10):1327–1335.
4. Malbouisson LM, Busch CJ, Puybasset L, et al. Role of the heart in the loss of aeration characterizing lower lobes in acute respiratory distress syndrome. CT Scan ARDS Study Group. *Am J Respir Crit Care Med.* 2000;161(6):2005–2012.
5. Hedenstierna G. Atelectasis and its prevention during anaesthesia. *Eur J Anaesthesiol.* 1998;15(4):387–390.
6. Rothen HU, Sporre B, Engberg G, et al. Airway closure, atelectasis and gas exchange during general anaesthesia. *Br J Anaesth.* 1998;81(5):681–686.
7. Lane S, Saunders D, Schofield A, et al. A prospective, randomised controlled trial comparing the efficacy of pre-oxygenation in the 20 degrees head-up vs supine position. *Anaesthesia.* 2005;60(11):1064–1067.
8. Altermatt FR, Munoz HR, Delfino AE, et al. Pre-oxygenation in the obese patient: Effects of position on tolerance to apnoea. *Br J Anaesth.* 2005;95(5):706–709.
9. Bercault N, Wolf M, Runge I, et al. Intrahospital transport of critically ill ventilated patients: A risk factor for ventilator-associated pneumonia–a matched cohort study. *Crit Care Med.* 2005;33(11):2471–2478.
10. Spooner AJ, Corley A, Sharpe NA, et al. Head-of-bed elevation improves end-expiratory lung volumes in mechanically ventilated subjects: A prospective observational study. *Respir Care.* 2014;59(10):1583–1589.
11. Cassidy MR, Rosenkranz P, McCabe K, et al. I COUGH: Reducing postoperative pulmonary complications with a multidisciplinary patient care program. *JAMA Surg.* 2013;148(8):740–745.
12. Guldner A, Kiss T, Serpa Neto A, et al. Intraoperative protective mechanical ventilation for prevention of postoperative pulmonary complications: A comprehensive review of the role of tidal volume, positive end-expiratory pressure, and lung recruitment maneuvers. *Anesthesiology.* 2015;123(3):692–713.
13. Wren SM, Martin M, Yoon JK, et al. Postoperative pneumonia-prevention program for the inpatient surgical ward. *J Am Coll Surg.* 2010;210(4):491–495.
14. Teasell R, Dittmer DK: Complications of immobilization and bed rest. Part 2: Other complications. Can Fam Physician 1993;39:1440-1442, 1445-1446.
15. Gustafsson UO, Hausel J, Thorell A, et al. Adherence to the enhanced recovery after surgery protocol and outcomes after colorectal cancer surgery. *Arch Surg.* 2011;146(5):571–577.
16. Castelino T, Fiore Jr JF, Niculiseanu P, et al. The effect of early mobilization protocols on postoperative outcomes following abdominal and thoracic surgery: A systematic review. *Surgery.* 2016;159(4):991–1003.
17. Levy BF, Scott MJ, Fawcett WJ, et al. Optimizing patient outcomes in laparoscopic surgery. *Colorectal Dis.* 2011;13(Suppl 7):8–11.
18. Ballantyne JC, Carr DB, deFerranti S, et al. The comparative effects of postoperative analgesic therapies on pulmonary outcome: Cumulative meta-analyses of randomized, controlled trials. *Anesth Analg.* 1998;86(3):598–612.
19. Popping DM, Elia N, Marret E, et al. Protective effects of epidural analgesia on pulmonary complications after abdominal and thoracic surgery: A meta-analysis. *Arch Surg.* 2008;143(10):990–999 discussion 1000.
20. von Ungern-Sternberg BS, Regli A, Schneider MC, et al. Effect of obesity and site of surgery on perioperative lung volumes. *Br J Anaesth.* 2004;92(2):202–207.
21. Eichenberger A, Proietti S, Wicky S, et al. Morbid obesity and postoperative pulmonary atelectasis: An underestimated problem. *Anesth Analg.* 2002;95(6):1788–1792. table of contents.
22. Robinson PD. Obesity and its impact on the respiratory system. *Paediatr Respir Rev.* 2014;15(3):219–226.
23. Pelosi P, Croci M, Ravagnan I, et al. The effects of body mass on lung volumes, respiratory mechanics, and gas exchange during general anesthesia. *Anesth Analg.* 1998;87(3):654–660.
24. Siyam M, Benhamou D. Anaesthetic management of adult patients with obstructive sleep apnea syndrome. *Ann Fr Anesth Reanim.* 2007;26(1):39–52.
25. Ziemann-Gimmel P, Hensel P, Koppman J, et al. Multimodal analgesia reduces narcotic requirements and antiemetic rescue medication in laparoscopic Roux-en-Y gastric bypass surgery. *Surg Obes Relat Dis.* 2013;9(6):975–980.
26. Maund E, McDaid C, Rice S, et al. Paracetamol and selective and non-selective non-steroidal anti-inflammatory drugs for the reduction in morphine-related side-effects after major surgery: A systematic review. *Br J Anaesth.* 2011;106(3):292–297.
27. Graves DA, Batenhorst RL, Bennett RL, et al. Morphine requirements using patient-controlled analgesia: Influence of diurnal variation and morbid obesity. *Clin Pharm.* 1983;2(1):49–53.
28. Beaussier M, Bouaziz H, Aubrun F, et al. Wound infiltration with local anesthetics for postoperative analgesia. Results of a national survey about its practice in France. *Ann Fr Anesth Reanim.* 2012;31(2):120–125.
29. Hilvering B, Draaisma WA, van der Bilt JD, et al. Randomized clinical trial of combined preincisional infiltration and intraperitoneal instillation of levobupivacaine for postoperative pain after laparoscopic cholecystectomy. *Br J Surg.* 2011;98(6):784–789.
30. von Ungern-Sternberg BS, Regli A, Reber A, et al. Effect of obesity and thoracic epidural analgesia on perioperative spirometry. *Br J Anaesth.* 2005;94(1):121–127.
31. Frey WC, Pilcher J. Obstructive sleep-related breathing disorders in patients evaluated for bariatric surgery. *Obes Surg.* 2003;13(5):676–683.
32. Chung F, Subramanyam R, Liao P, et al. High STOP-Bang score indicates a high probability of obstructive sleep apnoea. *Br J Anaesth.* 2012;108(5):768–775.
33. Mutter TC, Chateau D, Moffatt M, et al. A matched cohort study of postoperative outcomes in obstructive sleep apnea: Could preoperative diagnosis and treatment prevent complications? *Anesthesiology.* 2014;121(4):707–718.
34. Liao P, Yegneswaran B, Vairavanathan S, et al. Postoperative complications in patients with obstructive sleep apnea: A retrospective matched cohort study. *Can J Anaesth.* 2009;56(11):819–828.
35. Bolden N, Smith CE, Auckley D, et al. Perioperative complications during use of an obstructive sleep apnea protocol following surgery and anesthesia. *Anesth Analg.* 2007;105(6):1869–1870.
36. Giles TL, Lasserson TJ, Smith BH, et al: Continuous positive airways pressure for obstructive sleep apnoea in adults. Cochrane Database Syst Rev 2006(3):Cd001106.
37. Holte K, Nielsen KG, Madsen JL, et al. Physiologic effects of bowel prep-

aration. *Dis Colon Rectum*. 2004;47(8):1397–1402.
38. Brandstrup B, Svendsen PE, Rasmussen M, et al. Which goal for fluid therapy during colorectal surgery is followed by the best outcome: Near-maximal stroke volume or zero fluid balance? *Br J Anaesth*. 2012;109(2):191–199.
39. Holte K, Foss NB, Andersen J, et al. Liberal or restrictive fluid administration in fast-track colonic surgery: A randomized, double-blind study. *Br J Anaesth*. 2007;99(4):500–508.
40. Chowdhury AH, Lobo DN. Fluids and gastrointestinal function. *Curr Opin Clin Nutr Metab Care*. 2011;14(5):469–476.
41. Lobo DN, Bostock KA, Neal KR, et al. Effect of salt and water balance on recovery of gastrointestinal function after elective colonic resection: A randomised controlled trial. *Lancet*. 2002;359(9320):1812–1818.
42. Lassen K, Kjaeve J, Fetveit T, et al. Allowing normal food at will after major upper gastrointestinal surgery does not increase morbidity: A randomized multicenter trial. *Ann Surg*. 2008;247(5):721–729.
43. Lewis SJ, Andersen HK, Thomas S. Early enteral nutrition within 24 h of intestinal surgery versus later commencement of feeding: A systematic review and meta-analysis. *J Gastrointest Surg*. 2009;13(3):569–575.
44. Zhuang CL, Ye XZ, Zhang CJ, et al. Early versus traditional postoperative oral feeding in patients undergoing elective colorectal surgery: A meta-analysis of randomized clinical trials. *Dig Surg*. 2013;30(3):225–232.
45. Varadhan KK, Lobo DN. A meta-analysis of randomised controlled trials of intravenous fluid therapy in major elective open abdominal surgery: Getting the balance right. *Proc Nutr Soc*. 2010;69(4):488–498.
46. Chatterjee S, Rudra A, Sengupta S: Current concepts in the management of postoperative nausea and vomiting. Anesthesiol Res Pract 2011;2011:748031.
47. Apfel CC, Heidrich FM, Jukar-Rao S, et al. Evidence-based analysis of risk factors for postoperative nausea and vomiting. *Br J Anaesth*. 2012;109(5):742–753.
48. Gan TJ, Meyer TA, Apfel CC, et al. Society for Ambulatory Anesthesia guidelines for the management of postoperative nausea and vomiting. *Anesth Analg*. 2007;105(6):1615–1628 table of contents.
49. Ljungqvist O. Insulin resistance and outcomes in surgery. *J Clin Endocrinol Metab*. 2010;95(9):4217–4219.
50. Bragg D, El-Sharkawy AM, Psaltis E, et al. Postoperative ileus: Recent developments in pathophysiology and management. *Clin Nutr*. 2015;34(3):367–376.
51. Guay J, Nishimori M, Kopp S: Epidural local anaesthetics versus opioid-based analgesic regimens for postoperative gastrointestinal paralysis, vomiting and pain after abdominal surgery. Cochrane Database Syst Rev 2016;7:Cd001893.
52. Marret E, Remy C, Bonnet F. Meta-analysis of epidural analgesia versus parenteral opioid analgesia after colorectal surgery. *Br J Surg*. 2007;94(6):665–673.
53. Nisanevich V, Felsenstein I, Almogy G, et al. Effect of intraoperative fluid management on outcome after intraabdominal surgery. *Anesthesiology*. 2005;103(1):25–32.
54. Rahn DD, Mamik MM, Sanses TV, et al. Venous thromboembolism prophylaxis in gynecologic surgery: A systematic review. *Obstet Gynecol*. 2011;118(5):1111–1125.
55. Nelson R, Edwards S, Tse B. Prophylactic nasogastric decompression after abdominal surgery. *Cochrane Database Syst Rev*. 2007;3. Cd004929.
56. Nelson R, Tse B, Edwards S. Systematic review of prophylactic nasogastric decompression after abdominal operations. *Br J Surg*. 2005;92(6):673–680.
57. Rao W, Zhang X, Zhang J, et al. The role of nasogastric tube in decompression after elective colon and rectum surgery: A meta-analysis. *Int J Colorectal Dis*. 2011;26(4):423–429.
58. Cheatham ML, Chapman WC, Key SP, et al. A meta-analysis of selective versus routine nasogastric decompression after elective laparotomy. *Ann Surg*. 1995;221(5):469–476; discussion 476-468.
59. Johnson MD, Walsh RM. Current therapies to shorten postoperative ileus. *Cleve Clin J Med*. 2009;76(11):641–648.
60. Balzano G, Zerbi A, Braga M, et al. Fast-track recovery programme after pancreatico- duodenectomy reduces delayed gastric emptying. *Br J Surg*. 2008;95(11):1387–1393.
61. Berberat PO, Ingold H, Gulbinas A, et al. Fast track–different implications in pancreatic surgery. *J Gastrointest Surg*. 2007;11(7):880–887.
62. Hernandez G, Velasco N, Wainstein C, et al. Gut mucosal atrophy after a short enteral fasting period in critically ill patients. *J Crit Care*. 1999;14(2):73–77.
63. Smedley F, Bowling T, James M, et al. Randomized clinical trial of the effects of preoperative and postoperative oral nutritional supplements on clinical course and cost of care. *Br J Surg*. 2004;91(8):983–990.
64. Waitzberg DL, Saito H, Plank LD, et al. Postsurgical infections are reduced with specialized nutrition support. *World J Surg*. 2006;30(8):1592–1604.
65. Mechanick JI, Kushner RF, Sugerman HJ, et al. American Association of Clinical Endocrinologists, The Obesity Society, and American Society for Metabolic & Bariatric Surgery Medical guidelines for clinical practice for the perioperative nutritional, metabolic, and nonsurgical support of the bariatric surgery patient. *Endocr Pract*. 2008;14(Suppl 1):1–83.
66. Ljungqvist O, Soreide E. Preoperative fasting. *Br J Surg*. 2003;90(4):400–406.
67. Brady M, Kinn S, Stuart P. Preoperative fasting for adults to prevent perioperative complications. *Cochrane Database Syst Rev*. 2003;4. Cd004423.
68. Lobo DN, Hendry PO, Rodrigues G, et al. Gastric emptying of three liquid oral preoperative metabolic preconditioning regimens measured by magnetic resonance imaging in healthy adult volunteers: A randomised double-blind, crossover study. *Clin Nutr*. 2009;28(6):636–641.
69. Soreide E, Eriksson LI, Hirlekar G, et al. Pre-operative fasting guidelines: An update. *Acta Anaesthesiol Scand*. 2005;49(8):1041–1047.
70. Smith I, Kranke P, Murat I, et al. Perioperative fasting in adults and children: Guidelines from the European Society of Anaesthesiology. *Eur J Anaesthesiol*. 2011;28(8):556–569.
71. Hausel J, Nygren J, Lagerkranser M, et al. A carbohydrate-rich drink reduces preoperative discomfort in elective surgery patients. *Anesth Analg*. 2001;93(5):1344–1350.
72. Nygren J, Soop M, Thorell A, et al. Preoperative oral carbohydrate administration reduces postoperative insulin resistance. *Clin Nutr*. 1998;17(2):65–71.
73. Awad S, Varadhan KK, Ljungqvist O, et al. A meta-analysis of randomised controlled trials on preoperative oral carbohydrate treatment in elective surgery. *Clin Nutr*. 2013;32(1):34–44.
74. Smith MD, McCall J, Plank L, et al: Preoperative carbohydrate treatment for enhancing recovery after elective surgery. Cochrane Database Syst Rev 2014(8):Cd009161.
75. Bozzetti F, Braga M, Gianotti L, et al. Postoperative enteral versus parenteral nutrition in malnourished patients with gastrointestinal cancer: A randomised multicentre trial. *Lancet*. 2001;358(9292):1487–1492.
76. Moore FA, Moore EE, Jones TN, et al. TEN versus TPN following major abdominal trauma–reduced septic morbidity. *J Trauma*. 1989;29(7):916–922; discussion 922-913.
77. Gustafsson UO, Scott MJ, Schwenk W, et al. Guidelines for perioperative care in elective colonic surgery: Enhanced Recovery After Surgery (ERAS((R))) Society recommendations. *World J Surg*. 2013;37(2):259–284.
78. Burke JP. Infection control - a problem for patient safety. *N Engl J Med*. 2003;348(7):651–656.
79. Bratzler DW, Houck PM, Richards C, et al. Use of antimicrobial prophylaxis for major surgery: Baseline results from the National Surgical Infection Prevention Project. *Arch Surg*. 2005;140(2):174–182.
80. Kirkland KB, Briggs JP, Trivette SL, et al. The impact of surgical-site infections in the 1990s: Attributable mortality, excess length of hospitalization, and extra costs. *Infect Control Hosp Epidemiol*. 1999;20(11):725–730.
81. Morris AM, Jobe BA, Stoney M, et al. Clostridium difficile colitis: An increasingly aggressive iatrogenic disease? *Arch Surg*. 2002;137(10):1096–1100.

34 骨科大型手术

LISBI RIVAS, RYAN D. SCULLY, TAMMY JU, JAMES DEBRITZ, BABAK SARANI
安　然 译，黄会真 审校

美国的老年人口数量正在大幅增长。65 岁及以上的老年人口预计 2050 年将达到 8370 万，几乎是 2012 年的 2 倍[1]。因此，越来越多的医疗资源将被“婴儿潮”一代的老年患者所使用。2014 年，美国约有 50.5 万例髋关节置换手术和 72.3 万例膝关节置换手术[2]。预计有多种合并症的老年患者未来将需要越来越多的择期和急诊骨科手术，如关节置换术和复杂骨折修复术。因此，预计可能需要术后重症监护管理的骨科患者数量将增加。负责重症监护管理的医护人员必须熟悉这些患者特有的问题。

研究表明，一些特定因素会影响骨科手术后并发症的发病率和死亡率。其中，年龄是髋关节置换手术死亡率的独立预测因素，80 岁以上患者的死亡率比 59 岁以下患者高 38%。此外，美国麻醉医师协会（ASA）评分≥ 3 级、既往有肺部或心脏疾病、肾功能不全或糖尿病患者也有较高的术后并发症发病率[3,4]。最后，接受脊柱手术的患者可能会出现脊柱手术特有的术后并发症，这将另行讨论。

尽管许多研究已经证明了关节置换和脊柱手术的效用和益处，但是仍然缺乏关于减少这些手术术后并发症的干预措施的大型随机临床试验数据。本章的推荐意见大多基于小规模队列研究、荟萃分析和回顾性综述。本章将重点讨论接受全关节置换或脊柱手术的患者的护理，而不讨论多发性创伤的患者的护理。

全关节置换术后的护理

全关节置换术后的患者有一些特有的问题，包括静脉血栓栓塞性疾病、脂肪栓塞综合征和与术中使用骨水泥相关的并发症。

静脉血栓栓塞性疾病

深静脉血栓形成（deep venous thrombosis，DVT）和肺栓塞（pulmonary embolism，PE）通常被认为是一种疾病，即静脉血栓栓塞性疾病（venous thromboembolic disease，VTED）。据估计，80% ～ 90% 的肺栓塞起源于下肢、盆腔或腔静脉的深静脉血栓。某些骨科手术，如全关节置换术，与 DVT 的高发生率相关[5-7]。其原因很可能与广泛的软组织剥离、邻近大血管的炎症反应以及此类手术后所需的长时间肢体制动有关。在全关节置换术后的患者中，在无药物预防的情况下，无症状但静脉造影显示 DVT 的发生率为 50% ～ 80%，但这些血栓大部分可自行消退，无临床后遗症[6-8]。尽管很少有足够的随访数据来供我们确切地了解这些症状的发病率、患病率或疾病进展，但研究表明，接受全膝关节置换术的患者发生症状性 DVT 的风险（10% ～ 15%）远远高于接受全髋关节置换术的患者（3% ～ 4%）[9,10]。DVT 的症状包括水肿、疼痛、红斑或不太常见的下肢溃疡。无症状性 DVT 是指仅通过影像学筛查（如常规 CT 静脉造影或二维超声）发现的血栓。无论有症状还是无症状，DVT 患者发生致死性 PE 的风险都是相同的（＜ 1%）。

虽然已经制定了医学指南[5]，但 5 个关于预防静脉血栓栓塞（venous thromboembolism，VTE）的建议可以应用于大多数骨科患者。现有的证据质量低，主要是因为缺乏足够的效力和比较两种预防 VTED 的方法的随机盲法对照研究。大多数评估两种预防 VTE 的药物对 DVT 的预防效果的研究都是非盲或非随机的。由于致死性 PE 的发生率低，评估各种预防 PE 的药物的研究很难进行。例如，一项随机前瞻性试验需要 45 000 名患者才能有 80% 的概率证明机械预防与药物预防在预防 PE 方面的效果有 5% 的差异[11]。

全髋关节置换术

评估药物预防和机械预防（如足泵或顺序加压

装置）对择期髋关节手术后DVT的预防效果的研究得出了相互矛盾的结果。小规模研究表明，单独使用机械装置可以有效预防无症状DVT，但患者对于这些装置的使用依从性存在很大差异。另有研究表明，在预防VTE方面，药物预防优于机械预防[14-16]，但这些研究由于精确度低和偏倚风险较高而质量较低。关于不同的药物制剂，低分子肝素（low-molecular-weight heparin，LMWH）已与其他抗凝剂进行了比较。与普通肝素（unfractionated heparin，UFH）相比，接受LMWH治疗的患者PE、DVT和主要出血事件的发生率较低。与应用维生素K拮抗剂（vitamin K antagonist，VKA）的患者相比，应用LMWH的患者深静脉血栓较少，但出血事件增加。关于凝血因子Ⅹa抑制剂（FⅩaI）（如磺达肝素、利伐沙班和阿哌沙班）的数据混杂，但总体上似乎表明其预防VTE的效果与低分子肝素相似，二者的出血风险也相似[20-22]。关于凝血酶直接抑制剂达比加群的研究结果也相互矛盾，一些随机对照试验显示其与LMWH相比疗效较差，而另一些试验则显示二者疗效相当，出血率也相似[21,23]。截至目前，关于阿司匹林预防VTE的数据也是混杂的。两项大型非随机对照试验将抗血小板药物与LMWH进行了比较，一项研究发现两种治疗方法在预防PE和症状性DVT方面没有显著差异，而另一项较小规模的研究发现抗血小板治疗组PE的发生率更高[24,25]。在比较抗血小板药物与VKA时，一项随机对照试验比较了单独使用间歇充气加压（intermittent pneumatic compression，IPC）和联合使用IPC与阿司匹林、IPC和VKA的情况，发现三组之间VTED的发生率没有差异[13]。

虽然髋部骨折患者和接受择期关节手术的患者无症状DVT的发生率相似，但髋部骨折的患者致命性PE的发生率明显较高（4% ~ 10%）[5,26]，造成这种差异的原因尚不清楚。骨折的具体位置（股骨颈与转子间）似乎并不影响VTED的发生率[26]。一项小型随机对照试验比较了使用阿司匹林和单独使用IPC进行预防治疗的情况，结果发现两组之间VTE事件的发生率没有差异[27]，但是药物干预的效果远远优于单独使用安慰剂[28]。一些小型非对照研究证明，低剂量普通肝素在预防VTED方面是有效的[29,30]。同样，更大规模的研究也证明了LMWH和华法林的有效性[30-32]。研究显示，对于髋部骨折的患者，磺达肝素预防VTE的效果优于依诺肝素，但关于二者引起出血并发症的风险的结果并不一致[33,34]。美国卫生保健研究与质量署（Agency for Health-care Research and Quality，AHRQ）发布了迄今为止关于包括髋部骨折手术在内的主要骨科手术中预防VTE的规模最大的荟萃分析，该分析比较了不同类别的药物，但认为目前的数据不足以评估这些不同干预措施的风险和收益[35]。

全膝关节置换术

与全髋关节置换术一样，关于全膝关节置换术后VTED的各种预防方案效果的数据结果并不一致。一般认为，机械装置预防膝关节置换术后无症状DVT的效果不如药物预防[36,37]。

一些随机对照试验比较了LMWH和华法林在全膝关节置换术后预防VTE的效果，结果显示两组间PE的发生率没有明显差异，LMWH组DTV事件较少但出血事件稍多[38-40]。近年来，越来越多的证据支持在全膝关节置换术后使用FⅩaI[41-43]。Balk等荟萃分析发现，FⅩaI是预防全膝关节置换术后DVT的最有效干预措施，其次是LMWH和机械预防。与之前的研究一样，症状性DVT和致命性PE的发生率没有差异，很可能是因为研究数据不足因而无法检测到这种差异。阿司匹林也与其他预防药物进行了比较。一项随机对照试验比较了阿司匹林与FⅩaI，结果显示FⅩaI组DVT事件更少，两组间症状性DVT的发生率没有差异[44]。此外，一些研究将VKA和LMWH进行了比较，同样发现两组间总DVT或症状性DVT的发生率没有显著差异[44-46]。

VTED预防建议

目前对VTED的预防更多基于PE的危险性而非对DVT的预防。20世纪70年代以来的研究表明，尽管采取了预防性抗凝措施，但关节置换术后致命性PE的发生率仍高达2% ~ 3%[47,48]。因此，此类手术被认为是VTED的“高风险”手术，鼓励进行术后机械或药物预防。然而，最近的研究表明，无论是否采取预防措施，致命性PE的发生率都仅为0.05% ~ 0.2%[8,11,49]。致命性PE发生率的显著下降可能与手术和麻醉技术的进步、手术时间及患者住院时间缩短（导致术后更早活动），以及康复技术的改进有关。

由于致死性PE的发生率极低，一些人认为药物预防是不必要的，他们认为致死性PE的发生率几乎等于治疗所带来的并发症（如出血）的发生率，而且在预防症状性 DVT 或 PE 方面，没有证据显示药物预防比单纯的机械预防措施更有效[50]。此外，绝大多数深静脉血栓都会自行消退，而药物干预则会带来出血的风险。然而也有研究注意到，非致命性 PE 和 DVT 具有相当高的发病率，如心肌劳损、呼吸窘迫和血栓性静脉炎，因此应用药物预防相关风险也是合理的。

重症监护病房（intensive care unit，ICU）的患者由于其疾病危重或需要持续监测，活动的机会有限。因此，这些患者致命性 PE 的发生率可能更高，应更加重视对 VTED 的机械和药物预防。

在这些指南发布后，许多研究都开始关注应用阿司匹林在选择性膝关节和髋关节置换术中预防 VTE 的情况。一项荟萃分析比较了阿司匹林与其他预防药物的效果，该研究发现，无论是单独使用还是与机械预防相结合，应用阿司匹林后的静脉血栓栓塞发生率降低，出血风险也更低。但是这些结果受到研究质量低的限制，因此未来仍需进一步的随机对照试验来证明阿司匹林的疗效[51]。最近 Balk 等的一项荟萃分析显示，与单独使用抗血小板药物、UFH 和 VKA 相比，联合使用抗血小板药物和机械预防措施后深静脉血栓的发生率更低[35]。

美国胸科医师学会共识会议 2012 年发表的关于骨科手术患者 VTE 预防的现行指南建议在全关节置换术后使用药物预防 VTE[6]。LMWH 是预防 VTED 的首选药物，磺达肝素、阿哌沙班、达比加群、利伐沙班、UFH、调整剂量的华法林或阿司匹林等药物被视为二线药物（表 34.1）。同样，美国骨科医师学会也建议对髋 / 膝关节置换术后的患者进行药物预防 VTE。对于有 VTED 病史的患者建议采用机械和药物联合预防。

脂肪栓塞综合征

重症护理人员必须将脂肪栓塞与脂肪栓塞综合征（fat embolism syndrome，FES）区分开来。脂肪栓塞发生在几乎所有遭受过多发性创伤或接受过大型骨科手术的患者中，很少有症状，最常在尸检时意外诊断[52,53]。而 FES 有明显的三联征和症状，病程多变。

Von Bergmann 在 1873 年治疗股骨骨折时首次描述了 FES[54]。在骨科患者中，FES 最常见于关节置换手术后（发生率为 1% ～ 3%）和多发长骨骨折患者（发生率为 5% ～ 10%）[55]。这种情况在成年人中比在儿童中更常见，因为成年人骨髓中含有一种丰富的脂质，比儿童骨髓中含有的棕榈酸甘油酯和硬脂酸甘油酯更容易产生栓子[56]。研究显示，长期卧床或延迟骨折修复（超过 48 h）会增加 FES 的发病率。自 20 世纪中期以来，FES 导致的总体死亡率有所改善，但仍保持在 5% ～ 15%，尽管这一数字可能低估了 FES 导致的真实死亡率[53,57]。

FES 的典型特征是肺、脑、皮肤或视网膜病变。FES 最严重的表现通常出现在创伤以后，关节置换术后发生 FES 导致严重多器官功能障碍的情况是罕见的。FES 相关的症状和体征往往在受伤或手术后 12 ～ 24 h 出现，72 ～ 96 h 发生恶化。几乎所有患者都有一定程度的肺损伤，呼吸急促往往是首发症状，随后可出现低氧血症和对氧气需求的增加。80% 的患者会出现脑部症状，表现为头痛、躁动、精神错乱或癫痫[58]。最后，在受伤或手术 24 ～ 48 h 后，40% 的患者可能会出现非重力依赖区和口腔黏膜的点状皮疹以及视网膜水肿或出血[59]。该皮疹可在 1 周后逐渐消退。其他非特异性表现包括心动过速和发热等。FES 相关死亡率通常与严重的肺功能障碍有关，而其

表 34.1 第 9 届美国胸科医师学会共识会议关于抗血栓治疗的建议

择期全髋或膝关节置换术（至少使用以下 1 种）	
1B 级	1C 级
LMWH[a]	IPCD
磺达肝素	
阿哌沙班	
达比加群	
利伐沙班	
LDUH	
调整剂量的 VKA	
阿司匹林	
髋关节骨折手术	
1B 级	
LMWH[a]	
磺达肝素	
LDUH	
调整剂量的 VKA	
阿司匹林	

[a] LMWH 是择期关节置换术和髋关节骨折手术的首选。IPCD，间歇充气加压装置；LDUH，低剂量普通肝素；LMWH，低分子肝素；VKA，维生素 K 拮抗剂

发病率大多与脑并发症的发生有关。

FES 的确切病理生理机制尚不清楚。最主要的两种理论是机械力学理论和生物化学理论，但实际原因可能是这两种理论的结合。机械力学理论认为，髓内压超过静脉压，导致脂肪球栓塞，然后滞留在肺毛细血管中。由此产生的肺动脉高压会导致卵圆孔开放（如果卵圆孔已经闭合），并造成其他的脂肪球栓塞到各种动脉，如脂肪球滞留在大脑、视网膜和皮肤小动脉中[55,60]。而生物化学理论认为，由于 FES 症状的发展有 12 ～ 24 h 的潜伏期，所以脂肪栓塞的数量与呼吸窘迫没有直接关系，栓塞脂肪球在肺部引发炎症级联反应，导致呼吸障碍和非心源性肺水肿[53,55]。FES 所致脑损伤也是由类似机制引起的。

尽管已有相应的评分系统[53,61]，但 FES 仍然主要是一种临床诊断，因为没有足够敏感或特异的测试方法可供使用。ICU 医务人员必须有高度怀疑才能做出准确的诊断。低氧血症是一个常见的表现，许多患者在受伤或术后 72 h 内吸入空气的情况下 $PaO_2 < 50$ mmHg。因此，尽管不能将 FES 与其他低氧血症原因区分开来，但动脉血气分析是唯一有用的检测方法。大多数 FES 患者的心电图是正常的。与急性呼吸窘迫综合征（acute respiratory distress syndrome，ARDS）类似，FES 患者最初的胸片通常是正常的，其胸片的表现滞后于临床症状。关于使用高分辨率 CT 诊断 FES 的病例报告和系列报道很少。这些报道都提示了肺双侧毛玻璃样阴影和非重力依赖区的小叶间隔增厚，但这些表现并非 FES 特有[62,63]。其他检验，如尿液分析、脑脊液或血液中脂肪细胞或嗜酸性粒细胞的评估，因为敏感性较低而参考价值不大。对于呼吸困难的患者，支气管肺泡灌洗（bronchoalveolar lavage，BAL）出脂肪细胞可能使 FES 与其他原因区分开来，但 BAL 的作用尚未在大型前瞻性试验中进行研究[64]。

FES 的治疗重点是所有骨折部位的固定和呼吸支持以维持足够的氧合。对于乙醇和右旋糖酐等疗法进行评估的研究结果没有显示出有效性[53,55,65]。皮质类固醇的疗效存在争议。皮质类固醇首次使用于 20 世纪 60 年代，至今仍有争议，一些研究认为它们可能是有害的[55]。皮质类固醇可能有助于抑制 FES 的炎症反应，并通过抑制肺脂肪酶的活性减少血浆游离脂肪酸的升高。最近的一项荟萃分析研究了皮质类固醇在预防长骨骨折患者 FES 中的作用。该研究结果表明，使用皮质类固醇可能有助于预防 FES 和缺氧，但没有明显改善死亡率[66]。然而，因为无法确定有 FES 风险的患者，所以预防性治疗并不实际。

目前，对于是否应该使用皮质类固醇以及使用的剂量，尚未达成共识或推荐建议。甲泼尼龙的建议剂量从每 8 h 1.5 mg/kg（4 次）、每 2 h 30 mg/kg（2 次），到每 6 h 7.5 mg/kg（12 次）不等[53]。

FES 患者的整体治疗方案为确保有足够的氧气供给周围组织。具体的管理包括恢复血容量、纠正严重贫血、监测灌注指标，必要时使用机械通气。根据目前的知识，并不推荐使用皮质类固醇或其他药物治疗。

骨水泥相关并发症

传统使用聚甲基丙烯酸甲酯固定全髋关节置换术中植入的假体。最近，其也常用于脊柱骨折的修复[67]。与使用骨水泥有关的严重短暂低血压或低氧血症的报道首次出现于 1970 年，目前该发病率已从 50% 以上降至 5%[57]。发病率显著下降的原因尚不确定，因为骨水泥相关低血压的原因尚未明确。该发病率的减少可能是麻醉技术改进（如维持血容量和氧合）的结果，也可能是假体改良的结果，现代假体减少了骨水泥或脂肪（骨髓）栓塞的发生率。骨水泥相关低血压可能与聚甲基丙烯酸甲酯的全身释放导致的全身炎症、血管扩张和心脏抑制有关[57]。低氧血症可能是由于向股骨骨髓腔内加压注入骨水泥而导致了空气和脂肪栓塞。术中经食管超声心动图显示，在骨水泥和假体的植入过程中，大量栓子流经右心，但出现肺栓塞症状的患者相对较少[68]。

目前导致骨水泥相关低血压或低氧血症的原因尚不清楚，且大多数患者没有明显症状。骨水泥相关并发症的高风险患者包括老年癌症患者、存在心肺基础疾病的患者、术中使用长柄股骨假体的患者以及低血容量患者[69]。不幸的是，降低骨水泥相关并发症发生率的干预措施超出了 ICU 医生的控制范围，包括术中血容量的维持、股骨髓腔的灌洗以及假体中通气孔的放置。

骨水泥相关并发症最常见的症状是孤立性低氧血症，持续时间为 30 min 到 48 h[57,70]。这些患者的胸片大多是正常的。是否需要机械通气取决于患者先前的心肺储备、骨水泥反应的严重程度以及术中可能发生的其他损伤（如出血过多、手术时间过长或复苏不足等）。Ries 等的研究显示，灌注水泥后肺内分流增加了 28%，且需要 48 h 才能恢复正常[70]。因此作者建议在全髋关节置换术中计划使用骨水泥时评估患者的肺功能。大约有 5% 的患者使用骨水泥后出现显著的低血压，通常是短暂的，持续时间小于 30 min。总之，即使是对于有骨水泥相关并发症风险的患者，骨水泥相关并发症也应被视为排除诊断，术后管理此类患者的医生必须排除其他造成持续低血压的原因，如心肌梗死或低血容量。相关治疗主要是支持性的，以确保充足的氧气输送为核心。

脊柱手术后的护理

脊柱手术的类型多种多样，并且越来越常见。从 1979—1990 年，腰椎融合率翻了一番，其中 60 岁以上患者的腰椎融合率上升幅度最大[71]。手术可能涉及单个或多个椎体，采用前路或后路进行手术，可能需要也可能不需要内固定。有些手术需要经腹膜内、腹膜后或经胸腔入路。经皮和微创手术越来越常见。我们将讨论每种方法的适应证和生理后果。

尽管各种手术的发病率和死亡率都较低，但对于年龄大于 60 岁的患者，如果有广泛的减压和融合，脊柱弯曲度大于 60°（如严重脊柱侧凸）、胸椎或腰椎前路手术，以及存在其他合并症，则需要增加术后 ICU 的住院时间[72]。与术后 ICU 治疗相关的基础疾病包括既往脊髓疾病、肺部疾病、心脏或冠状动脉疾病、肾损伤和糖尿病。在 40 岁以上的患者中，既往的脊髓疾病和严重脊柱侧凸可导致肺部力学受损、严重肺动脉高压和右心室衰竭[57]。此外，脊髓疾病通常需要更广泛的手术修复，导致手术时间延长、失血增加和多节段融合。

目前尚不清楚前路或后路脊柱融合对患者的生理影响程度。然而研究表明，后路手术的并发症比前路手术更常见、更严重[73-75]。尽管如此，因为术中容量的变化和胸腔或腹腔操作可能造成的呼吸功能障碍，患者在前路手术术后仍可能需要 ICU 治疗。前路手术可能会导致肺功能短暂恶化，从心肺功能的角度来看，后路手术患者的耐受性通常更好[76]。后路脊柱融合术的并发症包括出血、硬脊膜撕裂、神经损伤或手术时间延长；前路手术的并发症包括肠梗阻、深静脉血栓形成或呼吸障碍（涉及胸椎的病例）。后路手术的主要优点是能够在不打开体腔的情况下看到脊柱后部的组成部分（椎板、椎间盘和脊髓）。这种方法的主要缺点是外科医生的手术范围有限，这可能会增加内固定和多节段融合的难度。因此，大多数需要多节段融合或肿瘤切除的患者都需要接受前路手术。在这种情况下，手术视野的暴露可能只涉及腹膜后分离，也可能需要更具侵入性的胸腹联合入路。当需要进行较大的矫正（如脊柱侧凸）或前路不足以实现多节段融合（如骨质疏松）时，通常采用前后联合入路。

涉及多节段的脊柱手术可能会导致疼痛程度较重。神经减压通常能立即缓解患者的疼痛，但手术视野暴露期间椎旁肌肉组织的剥离会导致急性手术疼痛。以非麻醉性药物为中心的多模式镇痛方法改善了多种骨科患者的预后。多模式镇痛方法可以有效缓解疼痛，同时最小化阿片类药物副作用的风险，如呼吸抑制、精神状态改变、便秘、肠梗阻和尿潴留等。一些研究表明脊柱手术后使用非甾体抗炎药（NSAID）会降低融合率[77,78]。然而，Ⅰ级和Ⅱ级证据表明脊柱手术患者围手术期短期使用 NSAID 可改善疼痛评分并减少阿片类药物的使用，且无假性关节病相关风险[79]。使用神经调节剂（如加巴喷丁和普瑞巴林）也是有帮助的。一项纳入了七项研究的荟萃分析证明了使用 NSAID 药物后疼痛程度的减轻和阿片类药物需求的减少，且无明显副作用[80]。除非存在禁忌证，否则对乙酰氨基酚应被视为镇痛方案的常规组成部分。术后持续输注局麻药是另一种辅助疗法，可以改善疼痛程度，同时减少阿片类药物的需求[81-83]。最后，持续静脉滴注低剂量氯胺酮可有效减少术后麻醉性镇痛药的需求。

脊柱手术后特有的问题

接受脊柱手术的患者和其他手术患者一样，有发生充血性心力衰竭、心律失常、出血和其他常见术后并发症的风险。然而，脊柱手术患者发生心肺功能障碍、感染和某些异常并发症的风险尤其高，如抗利尿激素分泌不当综合征（syndrome of inappropriate antidiuretic hormone，SIADH）、插管损伤和喉返神经损伤。

心肺功能障碍

胸椎或腰椎手术后患者通气不足的风险增加。涉及胸腔的手术与 1 s 用力呼气量（1-second forced expiratory volume，FEV_1）、用力肺活量和肺总容积的显著下降有关[84]。5% ～ 15% 的患者可能出现严重肺不张，3% ～ 4% 的患者可能出现肺炎[71]。胸腹联合手术会引起剧烈疼痛，如果治疗不当，会导致通气不足。严重疼痛可持续 4 天[84]，术后硬膜外镇痛或患者自控镇痛（patient-controlled analgesia，PCA）

可改善许多患者的疼痛情况。少数情况下，接受胸腹联合入路的患者会出现膈神经损伤，这种损伤可能是暂时的（因为牵拉），也可能是永久性的。单侧膈神经损伤的影像学表现为同侧膈肌抬高，术前仅有轻度至中度肺损伤的患者通常耐受良好。在接受机械或药物预防的患者中，脊柱手术后症状性 DVT 的发生率为 0.5%[85]，Dearborn 等发现这些患者 PE 的发生率是 2%[86]。对于接受脊柱手术并进行 VTED 预防的患者来说，低氧血症的原因很少用 PE 来解释。重症监护人员必须迅速排除这些患者发生低氧血症的其他原因。

重度脊柱侧凸患者在围手术期发生心衰或肺功能衰竭的风险较高[57]。脊柱的严重成角导致通气受限，进而导致高碳酸血症、低氧血症和肺动脉高压的发生，这种情况尤其容易发生在 40 岁以上的患者中[84]。因此，在围手术期，尤其是在积极液体复苏后，肺功能或右心室功能可能会急剧恶化。所以，这些患者可能需要进行心脏功能监测以及药物支持以维持适当的右心室功能。

许多脊柱侧凸患者同时合并肌营养不良或脑瘫。大多数患者都存在某种性质的心脏异常。据报道，在这些患者中，心脏节律异常和传导异常的患者的比例高达 50%[84]。此类患者术后需要进行监测。此外，许多肌营养不良患者的延髓肌受累，因此术后有误吸的风险。

急性视力丧失

脊柱手术后患者存在因长时间俯卧位而导致术后视力丧失或障碍的风险。从病理生理学角度来看，这种情况的发生与视神经等重要眼部结构的血流灌注不足有关。视神经缺血性疾病患者通常表现为无痛但突然失明。眼科检查显示视神经盘肿胀或苍白。同时应考虑可能引起视力障碍的其他原因，如角膜擦伤、卒中和垂体卒中。长期处于俯卧位或侧卧位的患者可能有发生眶间隔综合征的风险，该眼科急症表现为眼球突出、结膜肿胀、眼周水肿和视力丧失并伴随疼痛。直接压迫眼部会导致静脉充血和眼眶压力增加，进而导致灌注减少。俯卧位、使用 Wilson 头架、估计失血量大于 1.5 L、围手术期低血压和围手术期输血可能会增加围手术期视力丧失的风险。如果怀疑术后视力下降，应立即咨询眼科医生，并维持血流动力学稳定[87]。

术中失血

翻修或时间较长的矫形手术预计会增加失血量。腰椎手术围手术期的异体输血可能与手术部位及泌尿道感染有关，这可能是由于 T 细胞反应的抑制引起的。与其他情况的出血一样，单独输注红细胞可能耗竭凝血因子。大量输血时，应考虑后续的血浆输注。围手术期核心温度的控制至关重要，轻度低温可使失血量增加 16%[88]。抗纤溶药（如氨甲环酸和氨基己酸）大大减少了全关节置换术中异体输血的需求。一项纳入了 644 例使用氨甲环酸（tranexamic acid，TXA）的脊柱手术患者的荟萃分析得出结论，抗纤溶药平均可减少 219 ml 的总失血量，且使用 TXA 后输血率降低[89]。但在进行关节融合术时，这些药物对融合块的影响仍然需要关注。

感染

接受胸腰椎手术的患者比接受其他清洁手术的患者的感染风险更高。清洁手术是指不侵犯空腔器官或感染区域的非创伤性手术。预防使用抗生素的椎间盘切除术的感染风险为 1%，融合内固定手术的感染风险为 3% ～ 8%，其取决于融合的节段数量和所需内固定的数量[57]。一般认为，随着融合程度的增加，解剖、手术时间和失血量也会相应增加，从而导致感染的风险增加。其他影响因素包括营养不良、长期使用类固醇和先前存在的远处感染（如泌尿系统感染）等。

抗利尿激素分泌不当综合征（SIADH）

脊柱融合术后 SIADH 的发生率约为 5%[91]，发生这种并发症的风险因素包括严重失血、术中低血压和脊柱的快速矫正。造成 SIADH 的原因尚不明确，相关治疗的主要目的是通过限制饮水来维持正常的血清钠水平。大多数情况下，这种并发症是自限性的。由于脊柱矫正手术需要的手术时间较长，大多数严重脊柱侧凸患者的矫正手术都会通过两个阶段来进行。根据手术计划，第一阶段可能涉及脊髓的暴露和减压，可以是前入路或后入路。第二阶段通常在第一阶段完成后 5 ～ 7 天进行，可能涉及内固定，手术可以选择从任何一侧入路。将手术分为两个阶段进行可能会减少 SIADH 的发生，因为分阶段手术可以使每次手术的失血量和手术时间最小化。然而，许多研究表明，两阶段手术实际上会导致更多的净失血量、更长的净手术时间和住院时间[92-95]。总之，对于脊柱手术后出现低钠血症和高尿钠的患者，重症监护医师需要高度警惕 SIADH 的发生。接受两阶段手术的患者可能比接受单次手术的患者需要更多的 ICU 治疗。

肠梗阻和结肠假性梗阻

腰椎手术后肠梗阻的发生率约为 3.5%。前路腰椎手术后肠梗阻的发生率是后路腰椎手术的 3 倍（分别为 7.5% 和 2.6%）[96]。胃食管反流病史、后路内固定和开放楔形截骨是脊柱手术患者术后发生肠梗阻的风险因素。其他风险因素还包括手术时间过长、多期手术、慢性疼痛史和术后活动延迟等 [97]。

区分结肠假性梗阻（也称 Ogilvie 综合征）和肠梗阻至关重要。两种情况下患者都会出现梗阻，但前者的主要特征是结肠孤立性扩张。如果 X 线平片不能区分肠梗阻和结肠假性梗阻，可以使用 CT 平扫进行诊断。结肠假性梗阻的发病原因尚不清楚，可能是由于自主神经损伤和副交感神经抑制引起的。结肠假性梗阻的诊断必须排除远端结肠机械性梗阻（如肿瘤）的情况。一旦这种情况被排除，首选的治疗就是静脉注射新斯的明。当存在新斯的明禁忌证或新斯的明效果不佳时，可以选择结肠镜减压。同时要停用麻醉性镇痛剂并鼓励患者活动以防止病情复发。

肠系膜上动脉综合征

肠系膜上动脉（superior mesenteric artery，SMA）综合征是脊柱畸形矫正手术罕见但已知的并发症。随着脊柱的畸形得到纠正，SMA 和十二指肠第三部分之间的角度减小。该角度的减小可能导致 SMA 对十二指肠的外部压迫。此并发症与儿童或青少年脊柱侧凸患者的关系最为密切。发生 SMA 综合征的患者通常在术后 5 ~ 10 天出现腹痛、腹胀和呕吐。Braun 等的研究确定了 SMA 综合征的多个风险因素：体重指数低于标准指数的 25%、胸椎活动僵硬、腰椎侧弯移位、胸廓成形术、前路手术、分期手术等。此外，Braun 等的研究还强调了术前营养优化的重要性 [98,99]。大多数 SMA 综合征患者可以通过鼻胃管减压、俯卧位或左侧卧位以及适当的液体和电解质平衡管理成功治疗。剖腹手术仅适用于上述管理失败或临床状况恶化且担心肠缺血的患者。

结论

综上所述，预计 65 岁以上需要进行择期或急诊骨科手术的患者人数将增加。这些患者合并严重的基础疾病，需要在围手术期进行处理，因此他们可能需要 ICU 治疗。除了术后常规治疗，接受大型骨科手术的患者还存在与血栓栓塞性疾病、心肺功能衰竭以及疼痛管理需求相关的特有问题。同样，接受脊柱手术的患者也有发生不典型术后并发症的风险。重症医护人员应了解这些可能的并发症，以尽量减少这些并发症的发生，从而缩短患者的住院时间。

参考文献

1. Ortman JM, Velkoff VA, Hogan H. *An aging nation: The older population in the United States. Economics and Statistics Administration.* US Department of Commerce; 2014: 25–1140. https://doi.org/10.1016/j.jaging.2004.02.002.
2. Lam V, Teutsch S, Fielding J. Hip and knee replacements: A neglected potential savings opportunity. *JAMA*. 2018;319(10):977–978. https://doi.org/10.1001/jama.2018.2310.
3. Belmont PJJ, Goodman GP, Hamilton W, et al. Morbidity and mortality in the thirty-day period following total hip arthroplasty: Risk factors and incidence. *J Arthroplasty*. 2014;29(10):2025–2030. https://doi.org/10.1016/j.arth.2014.05.015.
4. Smith EJ, Maru M, Siegmeth A. Thirty-day mortality after elective hip and knee arthroplasty. *Surgeon*. 2015;13(1):5–8. https://doi.org/10.1016/j.surge.2013.12.004.
5. Geerts WH, Bergqvist D, Pineo GF, et al. Prevention of venous thromboembolism: American College of Chest Physicians Evidence-Based Clinical Practice Guidelines (8th Edition). *Chest*. 2008;133(6 Suppl):381S–453S. https://doi.org/10.1378/chest.08-0656.
6. Falck-Ytter Y, Francis CW, Johanson NA, et al. Prevention of VTE in orthopedic surgery patients: Antithrombotic therapy and prevention of thrombosis, 9th ed: American College of Chest Physicians Evidence-Based Clinical Practice Guidelines. *Chest*. 2012;141(2):e278S–e325S. https://doi.org/10.1378/chest.11-2404. Suppl.
7. Warwick D. Postoperative thromboprophylaxis—an orthopedic surgeon's view: Is it a valid concept in today's practice? *Curr Hematol Rep*. 2003;2(5):411–416.
8. Murray DW, Britton AR, Bulstrode CJ. Thromboprophylaxis and death after total hip replacement. *J Bone Joint Surg Br*. 1996;78(6):863–870.
9. Warwick D, Williams MH, Bannister GC. Death and thromboembolic disease after total hip replacement. A series of 1162 cases with no routine chemical prophylaxis. *J Bone Joint Surg Br*. 1995;77(1):6–10.
10. Warwick DJ, Whitehouse S. Symptomatic venous thromboembolism after total knee replacement. *J Bone Joint Surg Br*. 1997;79(5):780–786.
11. Fender D, Harper WM, Thompson JR, Gregg PJ. Mortality and fatal pulmonary embolism after primary total hip replacement. Results from a regional hip register. *J Bone Joint Surg Br*. 1997;79(6):896–899.
12. Hooker JA, Lachiewicz PF, Kelley SS. Efficacy of prophylaxis against thromboembolism with intermittent pneumatic compression after primary and revision total hip arthroplasty. *J Bone Joint Surg Am*. 1999;81(5):690–696.
13. Woolson ST, Watt JM. Intermittent pneumatic compression to prevent proximal deep venous thrombosis during and after total hip replacement. A prospective, randomized study of compression alone, compression and aspirin, and compression and low-dose warfarin. *J Bone Joint Surg Am*. 1991;73(4):507–512.
14. Pitto RP, Hamer H, Heiss-Dunlop W, et al. Mechanical prophylaxis of deep-vein thrombosis after total hip replacement a randomised clinical trial. *J Bone Joint Surg Br*. 2004;86(5):639–642.
15. Stone MH, Limb D, Campbell P, et al. A comparison of intermittent calf compression and enoxaparin for thromboprophylaxis in total hip replacement. A pilot study. *Int Orthop*. 1996;20(6):367–369.
16. Warwick D, Harrison J, Glew D, et al. Comparison of the use of a foot pump with the use of low-molecular-weight heparin for the prevention of deep-vein thrombosis after total hip replacement. A prospective, randomized trial. *J Bone Joint Surg Am*. 1998;80(8):1158–1166.
17. Sobieraj DM, Coleman CI, Tongbram V, et al. Comparative effectiveness of low-molecular-weight heparins versus other anticoagulants in major orthopedic surgery: A systematic review and meta-analysis. *Pharmacotherapy*. 2012;32(9):799–808. https://doi.org/10.1002/j.1875-9114.2012.01106.x.
18. Hull RD, Pineo GF, Francis C, et al. Low-molecular-weight heparin prophylaxis using dalteparin in close proximity to surgery vs warfarin in hip arthroplasty patients: A double-blind, randomized comparison. The North American Fragmin Trial Investigators. *Arch Intern Med*. 2000;160(14):2199–2207.
19. Colwell CWJ, Collis DK, Paulson R, et al. Comparison of enoxaparin and warfarin for the prevention of venous thromboembolic disease after total hip arthroplasty. Evaluation during hospitalization and three months after discharge. *J Bone Joint Surg Am*. 1999;81(7):932–940.
20. Eriksson BI, Dahl OE, Rosencher N, et al. Dabigatran etexilate versus enoxaparin for prevention of venous thromboembolism after total hip replacement: A randomised, double-blind, non-inferiority trial. *Lancet*. 2007;370(9591):949–956. https://doi.org/10.1016/S0140-6736(07)61445-7.
21. Eriksson BI, Borris LC, Friedman RJ, et al. Rivaroxaban versus enoxaparin for thromboprophylaxis after hip arthroplasty. *N Engl J Med*. 2008;358(26):2765–2775. https://doi.org/10.1056/NEJMoa0800374.
22. Lassen MR, Gallus A, Raskob GE, et al. Apixaban versus enoxaparin for thromboprophylaxis after hip replacement. *N Engl J Med*. 2010;363(26):2487–2498. https://doi.org/10.1056/NEJMoa1006885.
23. Ginsberg JS, Davidson BL, Comp PC, et al. Oral thrombin inhibitor dabigatran etexilate vs North American enoxaparin regimen for prevention of venous thromboembolism after knee arthroplasty surgery. *J Arthroplasty*. 2009;24(1):1–9. https://doi.org/10.1016/j.arth.2008.01.132.
24. Jameson SS, Charman SC, Gregg PJ, et al. The effect of aspirin and low-molecular-weight heparin on venous thromboembolism after hip replacement: A non-randomised comparison from information in the National Joint Registry. *J Bone Joint Surg Br*. 2011;93(11):1465–1470. https://doi.org/10.1302/0301-620X.93B11. 27622.
25. Khatod M, Inacio MCS, Bini SA, et al. Prophylaxis against pulmonary embolism in patients undergoing total hip arthroplasty. *J Bone Joint Surg Am*. 2011;93(19):1767–1772. https://doi.org/10.2106/JBJS.J.01130.
26. Perez JV, Warwick DJ, Case CP, et al. Death after proximal femoral fracture–an autopsy study. *Injury*. 1995;26(4):237–240.
27. Kennedy JG, Soffe KE, Rogers BW, et al. Deep vein thrombosis prophylaxis in hip fractures: A comparison of the arteriovenous impulse system and aspirin. *J Trauma*. 2000;48(2):268–272.
28. Todd CJ, Palmer C, Camilleri-Ferrante C, et al. Differences in mortality after fracture of hip. *BMJ*. 1995;311(7011):1025.
29. Moskovitz PA, Ellenberg SS, Feffer HL, et al. Low-dose heparin for prevention of venous thromboembolism in total hip arthroplasty and surgical repair of hip fractures. *J Bone Joint Surg Am*. 1978;60(8):1065–1070.
30. Monreal M, Lafoz E, Navarro A, et al. A prospective double-blind trial of a low molecular weight heparin once daily compared with conventional low-dose heparin three times daily to prevent pulmonary embolism and venous thrombosis in patients with hip fracture. *J Trauma*. 1989;29(6):873–875.
31. Borgstroem S, Greitz T, Van Der Linden W, et al. Anticoagulant prophylaxis of venous thrombosis in patients with fractured neck of the femur; A controlled clinical trial using venous phlebography. *Acta Chir Scand*. 1965;129:500–508.
32. Hamilton HW, Crawford JS, Gardiner JH, et al. Venous thrombosis in patients with fracture of the upper end of the femur. A phlebographic study of the effect of prophylactic anticoagulation. *J Bone Joint Surg Br*. 1970;52(2):268–289.
33. Sasaki S, Miyakoshi N, Matsuura H, et al. Prospective study on the efficacies of fondaparinux and enoxaparin in preventing venous thromboembolism after hip fracture surgery. *J Orthop Sci*. 2011;16(1):64–70. https://doi.org/10.1007/s00776-010-0011-5.
34. Eriksson BI, Bauer KA, Lassen MR, et al. Fondaparinux compared with

enoxaparin for the prevention of venous thromboembolism after hip-fracture surgery. *N Engl J Med.* 2001;345(18):1298–1304. https://doi.org/10.1056/NEJMoa011100.
35. Balk EM, Ellis AG, Di M, et al: Venous thromboembolism prophylaxis in major orthopedic surgery: Systematic review update. Available at https://effectivehealthcare.ahrq.gov/sites/default/files/pdf/thromboembolism-update_research-2017.pdf. June 2017.
36. Chin PL, Amin MS, Yang KY, et al. Thromboembolic prophylaxis for total knee arthroplasty in Asian patients: A randomised controlled trial. *J Orthop Surg (Hong Kong).* 2009;17(1):1–5. https://doi.org/10.1177/230949900901700101.
37. Chin PL, Amin MS, Yang KY, et al. Thromboembolic prophylaxis for total knee arthroplasty in Asian patients: A randomised controlled trial. *J Orthop Surg (Hong Kong).* 2009;17(1):1–5. https://doi.org/10.1177/230949900901700101.
38. Fitzgerald RHJ, Spiro TE, Trowbridge AA, et al. Prevention of venous thromboembolic disease following primary total knee arthroplasty. A randomized, multicenter, open-label, parallel-group comparison of enoxaparin and warfarin. *J Bone Joint Surg Am.* 2001;83-A(6):900–906.
39. Heit JA, Berkowitz SD, Bona R, et al. Efficacy and safety of low molecular weight heparin (ardeparin sodium) compared to warfarin for the prevention of venous thromboembolism after total knee replacement surgery: A double-blind, dose-ranging study. *Ardeparin Arthroplasty Study Group.* 1997;77(1):32–38. Thromb Haemost.
40. Leclerc JR, Geerts WH, Desjardins L, et al. Prevention of venous thromboembolism after knee arthroplasty. A randomized, double-blind trial comparing enoxaparin with warfarin. *Ann Intern Med.* 1996;124(7):619–626.
41. Lassen MR, Ageno W, Borris LC, et al. Rivaroxaban versus enoxaparin for thromboprophylaxis after total knee arthroplasty. *N Engl J Med.* 2008;358(26):2776–2786. https://doi.org/10.1056/NEJMoa076016.
42. Bauer KA, Eriksson BI, Lassen MR, et al. Fondaparinux compared with enoxaparin for the prevention of venous Thromboembolism after elective major knee surgery. *N Engl J Med.* 2001;345(18):1305–1310. https://doi.org/10.1056/NEJMoa011099.
43. Turpie AGG, Lassen MR, Davidson BL, et al. Rivaroxaban versus enoxaparin for thromboprophylaxis after total knee arthroplasty (RECORD4): A randomised trial. *Lancet.* 2009;373(9676):1673–1680. https://doi.org/10.1016/S0140-6736(09)60734-0.
44. Zou Y, Tian S, Wang Y, et al. Administering aspirin, rivaroxaban and low-molecular-weight heparin to prevent deep venous thrombosis after total knee arthroplasty. *Blood Coagul Fibrinolysis.* 2014;25(7):660–664. https://doi.org/10.1097/MBC.0000000000000121.
45. Westrich GH, Bottner F, Windsor RE, et al. VenaFlow plus Lovenox vs VenaFlow plus aspirin for thromboembolic disease prophylaxis in total knee arthroplasty. *J Arthroplasty.* 2006;21(6 Suppl 2):139–143. https://doi.org/10.1016/j.arth.2006.05.017.
46. Lotke PA, Palevsky H, Keenan AM, et al. Aspirin and warfarin for thromboembolic disease after total joint arthroplasty. *Clin Orthop Relat Res.* 1996;324:251–258.
47. Coventry MB, Nolan DR, Beckenbaugh RD. "Delayed" prophylactic anticoagulation: A study of results and complications in 2,012 total hip arthroplasties. *J Bone Joint Surg Am.* 1973;55(7):1487–1492.
48. Johnson R, Green JR, Charnley J. Pulmonary embolism and its prophylaxis following the Charnley total hip replacement. *Clin Orthop Relat Res.* 1977;(127):123-132.
49. Pierson JL, Tavel ME. Thromboembolic prophylaxis in total joint replacement. *Chest.* 2001;120(1):302–304.
50. Unwin AJ, Jones JR, Harries WJ. Current UK opinion on thromboprophylaxis in orthopaedic surgery: Its use in routine total hip and knee arthroplasty. *Ann R Coll Surg Engl.* 1995;77(5):351–354.
51. An VVG, Phan K, Levy YD, et al. Aspirin as thromboprophylaxis in hip and knee arthroplasty: A systematic review and meta-analysis. *J Arthroplasty.* 2016;31(11):2608–2616. https://doi.org/10.1016/j.arth.2016.04.004.
52. Palmovic V, McCarroll JR. Fat embolism in trauma. *Arch Pathol.* 1965;80(6):630–635.
53. Johnson MJ, Lucas GL. Fat embolism syndrome. *Orthopedics.* 1996;19(1):41–49.
54. Von Bergmann E. Fall todlicher Fettembolie. *Berl Klin Wochenschr.* 1873;10:385.
55. Levy D. The fat embolism syndrome: A review. *Clin Orthop.* 1990;(261):281–286.
56. Gossling HR, Pellegrini Jr VD. Fat embolism syndrome: A review of the pathophysiology and physiological basis of treatment. *Clin Orthop.* 1982;(165):68–82.
57. Nazon D, Abergel G, Hatem CM. Critical care in orthopedic and spine surgery. *Crit Care Clin.* 2003;19:33–53.
58. Moylan J, Birnbaum M, Katz A, et al. Fat emboli syndrome. *J Trauma.* 1976;16:341–347.
59. Gurd AR, Wilson RI. The fat embolism syndrome. *J Bone Joint Surg Br.* 1974;56B(3):408–416.
60. Fabian TC. Unraveling the fat embolism syndrome. *N Engl J Med.* 1993;329(13):961–963. https://doi.org/10.1056/NEJM199309232291313.
61. Gurd AR. Fat embolism: An aid to diagnosis. *J Bone Joint Surg Br.* 1970;52(4):732–737.
62. Malagari K, Economopoulos N, Stoupis C, et al. High-resolution CT findings in mild pulmonary fat embolism. *Chest.* 2003;123(4):1196–1201.
63. Choi J-A, Oh Y-W, Kim HK, et al. Nontraumatic pulmonary fat embolism syndrome: Radiologic and pathologic correlations. *J Thorac Imaging.* 2002;17(2):167–169.
64. Chastre J, Fagon JY, Soler P, et al. Bronchoalveolar lavage for rapid diagnosis of the fat embolism syndrome in trauma patients. *Ann Intern Med.* 1990;113(8):583–588.
65. Peltier LF. Fat embolism. A perspective. *Clin Orthop Relat Res.* 1988;(232):263–270.
66. Bederman SS, Bhandari M, McKee MD, et al. Do corticosteroids reduce the risk of fat embolism syndrome in patients with long-bone fractures? A meta-analysis. *Can J Surg.* 2009;52(5):386–393.
67. Shridhar P, Chen Y, Khalil R, et al. A Review of PMMA Bone Cement and Intra-Cardiac Embolism. *Materials (Basel).* 2016;9(10). https://doi.org/10.3390/ma9100821.
68. Lafont ND, Kostucki WM, Marchand PH, et al. Embolism detected by transoesophageal echocardiography during hip arthroplasty. *Can J Anaesth.* 1994;41(9):850–853. https://doi.org/10.1007/BF03011592.
69. Patterson BM, Lieberman JR, Salvati EA. Intraoperative complications during total hip arthroplasty. *Orthopedics.* 1995;18(11):1089–1095.
70. Ries MD, Lynch F, Rauscher LA, et al. Pulmonary function during and after total hip replacement. Findings in patients who have insertion of a femoral component with and without cement. *J Bone Joint Surg Am.* 1993;75(4):581–587.
71. Fujita T, Kostuik JP, Huckell CB, et al. Complications of spinal fusion in adult patients more than 60 years of age. *Orthop Clin North Am.* 1998;29:669–678.
72. Harris OA, Runnels JB, Matz PG. Clinical factors associated with unexpected critical care management and prolonged hospitalization after elective cervical spine surgery. *Crit Care Med.* 2001;29:1898–1902.
73. Pradhan BB, Nassar JA, Delamarter RB, et al. Single-level lumbar spine fusion: A comparison of anterior and posterior approaches. *J Spinal Disord Tech.* 2002;15:355–361.
74. Humphreys SC, Hodges SD, Patwardhan AG, et al. Comparison of posterior and transforaminal approaches to lumbar interbody fusion. *Spine.* 2001;26:567–571.
75. Sciaduto AA, Gamradt SC, Yu WD, et al. Perioperative complications of threaded cylindrical lumbar interbody fusion devices: Anterior versus posterior approach. *J Spinal Disord Tech.* 2003;16:502–507.
76. Vedantam R, Lenke LG, Bridwell KH, et al. A prospective evaluation of pulmonary function in patients with adolescent idiopathic scoliosis relative to the surgical approach used for spinal arthrodesis. *Spine.* 2000;25:82–90.
77. Glassman SD, Rose SM, Dimar JR, et al. The effect of postoperative nonsteroidal anti-inflammatory drug administration on spinal fusion. *Spine.* 1998;23(7):834–838.
78. Li Q, Zhang Z, Cai Z. High-dose ketorolac affects adult spinal fusion: A meta-analysis of the effect of perioperative nonsteroidal anti-inflammatory drugs on spinal fusion. *Spine.* 2011;36(7):E461–E468.
79. Jirarattanaphochai K, Jung S. Nonsteroidal antiinflammatory drugs for postoperative pain management after lumbar spine surgery: A meta-analysis of randomized controlled trials. *J Neurosurg Spine.* 2008;9(1):22–31.
80. Yu L, Ran B, Li M, et al. Gabapentin and pregabalin in the management of postoperative pain after lumbar spine surgery: A systematic review and meta-analysis. *Spine.* 2013;38(22):1947–1952.
81. Elder JB, Hoh DJ, Wang MY. Postoperative continuous paravertebral anesthetic infusion for pain control in lumbar spinal fusion surgery. *Spine.* 2008;33(2):210–218.
82. Reynolds RA, Legakis JE, Tweedie J, et al. Postoperative pain management after spinal fusion surgery: An analysis of the efficacy of continuous infusion of local anesthetics. *Global Spine J.* 2013;3(1):7–13.
83. Kurd MF, Kreitz T, Schroeder G, et al. The role of multimodal analgesia in spine surgery. *J Am Acad Orthop Surg.* 2017;25(4):260–268.
84. Raw DA, Beattie JK, Hunter JM. Anaesthesia for spinal surgery in adults. *Br J Anaesth.* 2003;91:886–904.
85. Rokito SE, Schwartz MC, Neuwirth MG. Deep vein thrombosis after major reconstructive spinal surgery. *Spine.* 1996;21:853–858. discussion 859.
86. Dearborn JT, Hu SS, Tribus CB, et al. Thromboembolic complications after major thoracolumbar spine surgery. *Spine.* 1999;24:1471–1476.
87. Su AW, Lin SC, Larson AN. Perioperative vision loss in spine surgery and other orthopaedic procedures. *J Am Acad Orthop Surg.* 2016;24(10):702–710.
88. Rajagopalan S, Mascha E, Na J, Sessler DI. The effects of mild perioperative hypothermia on blood loss and transfusion requirement. *Anesthesiology.* 2008;108(1):71–77.
89. Cheriyan T, Maier SP, Bianco K, et al. Efficacy of tranexamic acid on surgical bleeding in spine surgery: A meta-analysis. *Spine J.* 2015;15(4):752–761.
90. Bible JE, Mirza M, Knaub MA. Blood-loss Management in Spine Surgery. *J Am Acad Orthop Surg.* 2018;26(2):35–44.
91. Elster AD. Hyponatremia after spinal fusion caused by inappropriate secretion of antidiuretic hormone (SIADH). *Clin Orthop Relat Res.* 1985;(194):136–141.
92. Shufflebarger HL, Grimm JO, Bui V, et al. Anterior and posterior spinal fusion: Staged versus same-day surgery. *Spine.* 1991;16:930–933.
93. Dick J, Boachie-Adjei O, Wilson M. One-stage versus two-stage anterior and posterior spinal reconstruction in adults: Comparison of outcomes including nutritional status, complications rates, hospital costs, and other factors. *Spine.* 1992;17(8 Suppl):S310–S316.
94. Viviani GR, Raducan V, Bednar DA, et al. Anterior and posterior spinal fusion: Comparison of one-stage and two-stage procedures. *Can J Surg.* 1993;36:468–473.
95. Powell ET, Krengel 3rd WF, King HA, et al. Comparison of same-day sequential anterior and posterior spinal fusion with delayed two-stage anterior and posterior spinal fusion. *Spine.* 1994;19:1256–1259.
96. Fineberg SJ, Nandyala SV, Kurd MF, et al. Incidence and risk factors for postoperative ileus following anterior, posterior, and circumferential lumbar fusion. *Spine J.* 2014;14(8):1680–1685.
97. Daniels AH, Ritterman SA, Rubin LE. Paralytic ileus in the orthopaedic patient. *J Am Acad Orthop Surg.* 2015;23(6):365–372.
98. Braun SV, Hedden DM, Howard AW. Superior mesenteric artery syndrome following spinal deformity correction. *J Bone Joint Surg Am.* 2006;88(10):2252–2257.
99. Zhu ZZ, Qiu Y. Superior mesenteric artery syndrome following scoliosis surgery: Its risk indicators and treatment strategy. *World J Gastroenterol.* 2005;11(21):3307.

35 实体器官移植

JANE LEE, SHYAMASUNDAR BALASUBRAMANYA, VATCHE G.AGOPIAN
石　佳 译，晏馥霞 审校

实体器官移植是将器官从一个机体（供者）中取出然后植入另外一个机体（受者）的手术过程。目前被成功进行移植的器官包括肝、肾、胰腺、肠道、心脏和肺。只有在原生器官发生衰竭之后才会考虑进行器官移植。每一种器官衰竭都和特定的疾病相关，而对于一些器官而言，特定疾病的严重程度和受者在候选者等候名单的优先顺序相关。同样，器官衰竭与死亡的关联也分为直接相关（完全由于器官衰竭而导致的死亡）和间接相关（由于器官衰竭的并发症而导致的死亡）。从技术优势的角度而言，有些器官支持的方法是很先进的，然而从生物学的角度而言，这些方法仍很原始并且还不够成熟。支持性治疗的风险应该与手术和免疫治疗的风险相权衡。理想情况下，患者可以自己选择治疗方式，同时医生能在他们做出决定时提供相应指导。而事实上，对于各种器官的需求都超过了供应，当受者在候选名单等候时，移植医生每天都要面临复杂的伦理讨论。在决定哪名受者应该接受下一个可用的器官时，每个专科都有自己相应的规则，但器官短缺始终是一个公认的难题。

对于很多等待移植的患者而言，器官短缺意味着器官支持是唯一的选择。异种移植作为桥梁仍然只是一种新兴概念而非现实。慢性肾衰竭患者会花费数年的时间进行血液透析或者腹膜透析；胰岛内分泌功能不全的糖尿病患者会接受胰岛素替代治疗；心衰患者在等待心脏供体的同时会使用心室辅助装置；呼吸衰竭患者的支持治疗终点包括无创和有创的机械通气，但通常以补充性氧疗开始。人工肝支持目前仍处于实验阶段，爆发性肝衰竭患者比慢性肝病患者更能从肝脏替代治疗上获益，然而，绝大多数肝病患者都是患有慢性肝病并逐渐发展为慢 / 急性肝衰竭。诸如顽固性腹水和静脉曲张出血等并发症是由门静脉高压引起，人工肝或是肝透析并不能对此进行纠正。使用人工肝支持也许能控制在经颈静脉肝内门体分流术（transjugular intrahepatic portosystemic shunt，TIPS）之前或之后发生的肝性脑病，但这种治疗不太可能会取代乳果糖和口服抗生素的药物治疗。完全肠外营养的发展提高了短肠患者的生存率，然而，当建立中心静脉通路成为问题时，肠移植是长期生存的唯一选择。

供体类型

为了对移植手术后的患者进行更好的管理，术前应该了解供者器官的质量和受者的既往病史。供者器官的来源包括尸体和活体捐赠。符合脑死亡标准［脑死亡器官捐献（donation after brain death，DBD）］或者心肺死亡标准［心源性死亡器官捐献（donation after cardiac death，DCD）］的器官捐赠才能被称为尸体捐赠。

脑死亡的概念在移植初期就已经被提出，根据丧失脑干功能而宣布患者死亡的做法在很多文化中已经被接受了。目前存在的争议在于不同国家对于脑死亡的标准存有一定差异[1]。脑死亡个体的器官是能恢复器官功能的理想选择，因为这部分患者的器官都是在受控的条件下被取出，这能缩短对器官损伤最大的热缺血时间。而冷缺血时间指的是从器官取出后，器官冷却并用保护液灌注的时间。目前，大部分移植后能恢复功能的器官都来自 DBD[2]。

第一批提供心脏和肝的捐献者是按照 DCD 标准来宣布死亡的，这种器官捐献来源现在又重新流行起来[3]。当从这些供者（有时被称为无心搏供体）中获得器官时，存在一段热缺血时间使器官不那么适合进行移植，热缺血时间的长短取决于不同移植中心的偏好。然而，由于器官的供应有限，较期望标准相差更多的边缘器官也会被用于进行器官移植。这些器官就被归类为扩展标准后的器官（expanded-criteria organs，ECD），它们存在特定的供者或移植物特征，而这些特征会增加移植物功能不良的可能性，并最终与移植物或患者的不良生存结局相关。必须获得受者的同意后才能使用这些边缘器官，然而对于等候名单上的许多患者而言，这可能是唯一的选择。

许多器官移植专家认为解决器官短缺的唯一有效方法在于增加活体捐献的数目。第一例活体捐献是1954年在马萨诸塞州波士顿的一对同卵双胞胎兄弟之间进行的活体肾移植手术[4]。1989年，在澳大利亚的布里斯班进行了第一例成功的成人与儿童之间的活体肝移植。1994年，在日本东京进行了第一例成功的成人之间的活体肝移植[5]。在美国，活体器官捐献一直保持上涨态势，直至2001年出现了首例活体肝捐献者死亡[6]。在这次悲剧发生后的10年内，活体器官捐献呈现减少的趋势，然而，根据器官获取移植网（Procurement and Transplantation Network，OPTN）的描述，近年来主要由于器官短缺，活体捐献呈现出缓慢增长的趋势。

免疫抑制

伴随着实体器官移植进步的是免疫抑制疗法的发展。从手术角度而言，许多早期移植或许是成功的，但直到钙调神经磷酸酶抑制剂的出现才实现了移植物长期有功能和患者的长期存活。实体器官移植的免疫抑制目标在于防止排斥反应的同时减少药物的不良反应，包括药物的直接作用和免疫抑制的继发后果（如感染和癌症等）。免疫抑制药物的主要类别包括皮质醇、抗代谢物、特异性淋巴细胞信号抑制剂和抗体。药物的联合运用降低了不良反应发生的可能性。尽管目前器官移植已经有50多年的发展经验，但在达到将排斥反应控制在合适水平的免疫抑制和防止机会性感染的免疫能力之间的微妙平衡方面仍处于起步阶段。在移植的过程中，在合适的时间会使用到不同剂量、不同种类的免疫抑制药物。在移植的早期阶段，排斥反应的机制更多发生在细胞和细胞因子水平，因此在移植早期阶段应该维持较高水平的免疫抑制，这一阶段也被称为诱导期。之后，随着移植后器官的慢慢恢复，使用更少的药物便能维持合适的免疫抑制效果，因此这个阶段被称为维持期。在排斥反应发作期间，可以增加维持期使用的药物剂量和（或）使用其他药物。事实上，针对诱导期、维持期和排异反应发作阶段的免疫抑制方案并没有统一标准，在不同的机构中有很大的差异[7]。

皮质醇能非特异性地下调免疫系统的功能，尤其能降低许多促炎细胞因子的表达和分泌。有趣的是，这类对于免疫系统特异性最低的药物仍然是所有移植后免疫抑制方案中的基石。在大部分情况下，移植过程中会使用大剂量的皮质醇，随后的诱导期和第一次急性细胞排异期则会减量。

钙调神经磷酸酶抑制剂环孢素和他克莫司是免疫抑制的主流药物。这类药物主要通过抑制淋巴细胞信号通路而减少白介素2（IL2）的转录。环孢素和他克莫司能跨过细胞膜并分别与胞质亲环蛋白和FK结合蛋白（FK binding protein，FKBP）形成复合物并能灭活钙调神经磷酸酶。钙调神经磷酸酶是使活化T细胞核因子（nuclear factor for activated T cell，NFAT）去磷酸化的一种酶复合物的重要组成部分，NFAT能跨过核膜并最终阻止IL2的转录。这类药物术后早期的主要不良反应包括神经毒性和肾毒性。他克莫司和环孢素都能导致肾小动脉血管的收缩，静脉使用小剂量尼卡地平能逆转这种作用。

新型药物mTOR抑制剂西罗莫司（雷帕霉素）和依维莫司通过不同的细胞机制发挥作用。和他克莫司类似，此类药物也和FKBP结合形成新的复合物并和mTOR（代表雷帕霉素的分子靶点）相结合，阻止mRNA翻译为蛋白质，而钙调神经磷酸酶不参与此反应。西罗莫司和依维莫司没有钙调神经磷酸酶抑制剂那样的神经毒性和肾毒性，因而在肾功能需要关注的部分患者中，它们往往代替或与钙调神经磷酸酶抑制剂同时使用。

抗代谢物是另一类免疫抑制剂，通常与钙调神经磷酸酶抑制剂和（或）mTOR抑制剂联合使用。例如，巯嘌呤的前体硫唑嘌呤是一种非特异性的能影响所有快速分裂细胞的抗代谢物。由于淋巴细胞是一类快速分裂的细胞因而被主要抑制从而减轻免疫反应。同时，由于肠细胞分裂迅速也会被硫唑嘌呤损害导致出现腹泻等不良反应。霉酚酸和其前体霉酚酸酯是更具针对性的抗代谢药，同时也具有更高的生物利用度。它们首先在T细胞和B细胞中酶促性抑制核苷鸟苷的形成，从而减少硫唑嘌呤的一些副作用。

抗体在诱导期和排异发作期均可以使用。在兔体内注射人胸腺细胞能产生一种名为抗胸腺细胞的多克隆抗体，这种抗体能攻击人体的T细胞，当细胞排异反应发生时，它能起到紧急救援的作用。巴利昔抗是一种针对T细胞上IL2受体的嵌合人鼠单克隆抗体，它能竞争性活化T淋巴细胞表面的IL2受体结合从而阻止信号的传导。整个过程能抑制T淋巴细胞的复制和 B 淋巴细胞的活化产生抗体。阿仑单抗是一种和 CD52 结合的单克隆抗体，CD52 是成熟淋巴细胞表面的一种蛋白质，但却不存在于分化成这些淋巴细胞的干细胞上。在使用阿仑单抗治疗后，带有 CD52 的淋巴细胞会被靶向破坏。所有抗体治疗都会导致细胞因子的释放，因此在给药期间需要密切监护患者。最终，可以通过血浆置换去除这些抗体。

肝移植

Thomas Starzl 在对狗进行了 7 年的实验后，于 1967 年完成了第 1 例成功的人类肝移植。40 多年后，在世界范围内完成了 100 万例以上的肝移植。

受者

接受肝移植的人群往往存在由于多种病因导致的终末期肝疾病，其病因在世界不同地区各不相同。根据器官共享联合网络（United Network for Organ Sharing，UNOS）和 OPTN 的数据，在美国非酒精性脂肪肝、酒精性肝炎和丙型肝炎是成年人（18 岁及以上）慢性肝病最常见的原因 [9]。根据终末期肝病模型（Model for End-stage Liver Disease，MELD）评分，肝的分配主要根据疾病的严重程度而定，评分内容包括血清胆红素、肌酐、凝血酶原时间的国际标准化比值（INR）。该评分最初是为了预测经颈静脉内门体分流术（transjugular intrahepatic portosystemic shunt，TIPS）患者术后 3 个月的死亡率 [10]。对于儿童而言的评分标准是 PELD，其内容还额外包括了白蛋白和生长发育受限。肝硬化可以直接或间接导致一些并发症的发生，包括凝血功能障碍、门脉高压导致的腹水引起自发性腹膜炎和高压所致食管胃底静脉曲张引起胃肠道大出血的可能、营养不良状态、适应性免疫功能障碍、心肌病，以及相关的肾、肺、血液系统功能紊乱。这些种种并发症都使得终末期肝病患者不适合进行手术治疗 [11,12]。尽管肝移植可以挽救性命，患者及家属在进行肝移植前也应充分认识移植后的死亡率以及潜在并发症。

供者

肝移植物的来源可以是 DBD、DCD 或者是活体捐献，并且可以用作为整体或部分移植物。移植物的功能由几个原发性无功能和初始功能不良的风险因素决定，包括中度脂肪变性、冷缺血时间超过 12 h 和供体年龄超过 50 岁 [13]。热缺血时间也是一个已知的风险因素，对于 DCD 移植物，其可以导致胆道系统并发症的风险增加 16% ～ 26%[14]。其他的供体相关的风险因素则包括 ICU 住院时长、肾功能、体重指数、血流动力学稳定性、是否输血治疗 [15]。活体肝移植物的来源可以是肝左叶或是右叶，具体取决于受体所需的肝大小。对于活体捐献者而言，死亡和并发症的风险均是 1% ～ 2%。

术后管理

1963 年，Thomas Starzl 尝试进行了第 1 次肝移植。接受移植的是 1 名胆道闭锁的儿童，在术中由于大出血而死亡。出血仍然是手术后的一个主要问题。肝移植术后出血的管理与任何其他手术后出血的管理类似，关键在于明确出血的原因是手术性的还是非手术性的。肝移植后更应重视出血问题的紧迫性，因为移植物或患者的存活会受到这些早期持续缺血的损伤的影响。必须快速明确是否存在需要重新探查的术后出血。与灌注不良造成移植物损伤相比，得到阴性结果确认的再次探查对患者造成的损害可能更小。如果受者出血，则可使用血浆和血小板来提高血小板数量并纠正凝血功能障碍。可使用一些促凝药物［如 α-氨基己酸、去氨加压素（水性加压素）和重组活化因子Ⅶ］进行止血，虽然目前仍缺乏证据支持常规使用此类药物。当识别到患者出血后，应密切监测关注可能出现的腹腔间室综合征。诊断该病的第一条线索可能是气道峰值压力的升高。如果在移植手术完成之前就怀疑腹腔间室综合征的可能，最初只缝合皮肤而敞开筋膜，在随后的分阶段二次手术中再缝合筋膜的做法也许是可行的。

应详细记录整个手术，包括同种异体移植物再灌注过程中发生事件的具体细节，如乳酸的清除、胆汁的出现与产生以及使用血管活性药物来维持适宜稳定的血流动力学的需要。因为乳酸在肝中被转化为丙酮酸，即使在没有观察到胆汁生成的情况下，早期清除乳酸是移植物有功能的证据。随着肝功能的改善，乳酸的清除率也会增加。更常见的一种情况是在危重症患者中乳酸过度产生，因为丙酮酸在组织缺氧时会分流产生乳酸，所以在移植后患者血中存在大量乳酸。接受肝移植患者循环血中乳酸浓度可能代表代谢谱中的任何一端。移植后早期肝功能恢复的另一个标志是通过外部胆道引流测量的胆汁的体积与质量。在同种异体移植物再灌注的过程中，常需要使用血管活性药物进行加压，并在术后的几小时内停止使用。持续使用血管活性药物来维持血流动力学的稳定往往意味着移植物的功能障碍。

循环血液中转氨酶水平通常在术后 24 h 达到峰值。这些酶的释放代表着肝缺血性损伤和再灌注损伤。如果术后 24 h 转氨酶水平持续升高，或脑病并未清除，或发生非手术性凝血病，或乳酸未清除，那么患者可能发生了原发性同种异体移植物无功能（primary nonfunction，PNF）并需要紧急行再次移植手术。然而，这种诊断是一种排除性诊断，必须首先通过双重超声检查（ultrasonography，US）排除肝动脉和门静脉栓塞的可能。对于这种严重的并发症，术后管理几乎不能发挥任何作用。

术后早期阶段的血管并发症也可能造成毁灭性的后果。最常见的术后早期并发症是肝动脉血栓形成（hepatic artery thrombosis，HAT）。一部分学者提出常规使用超声来筛查此类血管并发症。在双重超声上即使存在血流信号，如果阻抗指数（resistive index，RI）很高，也应该高度怀疑 HAT。RI 的正常范围是 0.6 ～ 0.9，低 RI 值最符合 HAT 的发生。如果双重超声检查怀疑 HAT 发生，则应采用造影进一步确认。再次回到手术室重建肝动脉血流取决于时机。大部分情况下，外科干预仍然会导致胆道系统并发症并最终需要再次移植。当 HAT 持续存在时，患者之后就更有可能发生胆道系统相关并发症，因为流向胆小管的血流取决于肝动脉而不是门静脉。横贯在肝裸露区域的横隔膜侧支存在通往胆小管的第 2 条循环路径。然而这些血管在肝移植过程中被离断，这可能是为什么相较于肝移植患者，非肝移植患者更能耐受肝动脉的阻塞。胆道系统的并发症包括胆道狭窄和胆道铸型综合征，处理这些并发症常需要使用内镜支架和或经皮放置引流管引流。移植后即刻门静脉血栓形成是一种不太常见但更危及生命的并发症，应紧急手术来恢复门静脉血流。另一类血管并发症可能是由于手术技术失误导致的布加综合征，也需要在术后早期立即进行外科手术的干预矫正。

对于术后早期即刻发生的急性细胞排斥反应，肝是一类耐受性较好的器官。当排斥反应发生时，通常使用皮质醇便容易控制。早期往往可能表现为低热和转氨酶水平的升高，但也应该高度怀疑，最终常需要通过肝活检确诊。

当被移植者接受了 ABO 血型相容但不一样的肝移植以后，可能会发生过客淋巴细胞综合征。这种情况的发生往往是 O 型器官被移植到非 O 型受者中或者 A 或 B 型器官被移植到 AB 型受者中。发生这种综合征后，移植的供体淋巴细胞会促进溶血，其生化特征包括高间接胆红素血症和血浆中乳酸脱氢酶浓度升高。循环血液中结合珠蛋白浓度可能会降低，但由于结合珠蛋白在肝中合成，在这种情况下这项检测不可靠。同时，直接抗珠蛋白试验是阳性的。溶血会在数周至数月的过程中消退。

许多肝硬化的患者在术前、术后都存在肾功能不全。肾功能的恢复可能也取决于既往的肾功能，但手术过程和供体肝质量也是重要的因素。肝肾综合征通常在术后会消失，但术前存在肾功能障碍的患者术后发生慢性肾衰竭的概率更大。同时，肝肾综合征也可能演变为急性肾小管坏死，但两种疾病之间的界线并不总是不同的。然而，肝肾综合征的发病机制目前尚不清楚，其原因可能是多方面的。其最终结果是内脏血管的扩张和肾内血管的收缩。肝肾综合征患者的尿钠浓度降低，但对血管内容量扩张却没有反应。对于患有脑病和容量超负荷的肝移植患者而言，早期超滤肾脏替代治疗也许会有好处。然而，极少数情况下肝性脑病是仅由氮质血症引起的。如果肝移植患者存在容量超负荷，但动脉血压和中心静脉压却正常，进一步的容量复苏通常不能有效解决少尿的问题。

肾移植

虽然移植的科学故事始于 Alexis Carrel 尝试在动物身上移植各种器官，但 1954 年当 Joseph Murray 将一颗肾从同卵双胞胎中的一位移植给另一位时，移植的临床故事才算开始。最初，人们认为肾移植带来的好处仅仅在于日常生活中不再需要进行血液透析，但现在也认识到它能带来生存方面的好处。没有患糖尿病的年轻白人似乎更能从这方面受益[19]。

受者

当估计肾小球滤过率（estimated glomerular filtration rate，eGFR）＜ 30 ml/（min・1.73 m^2）时，终末期肾病的患者会被转诊，考虑接受肾移植，并由移植项目计划评估以检测和治疗可能会影响围手术期风险和移植后存活的共存疾病，同时评估移植候选资格[20]。通常情况下，供体肾是根据等候名单上的时间和 HLA 配型进行分配的。在一些地区，等待合适的遗体供体的时间长达 10 年，因此，鼓励大多数患者选择活体供体进行移植。术前，会对接受肾移植的患者进行电解质异常的筛查。血钾水平低于 5.5 mEq/L 是可以接受的，即使是 1 ～ 2 h 的短时间透析也足以将血钾降到合适的水平以便于麻醉期间对血流动力学进行调控[21]。

供者

肾移植物的来源可以是 DBD 和 DCD 的尸体供体，也可以是活体供体。尸体肾移植物的质量是根据肾供体风险指数（Kidney Donor Risk Index，KDRI）评分系统进行评价的[22]。最初的 KDRI 包括了 14 个供体和移植的因素，每一个因素都被认为是移植物衰竭或死亡的独立风险因素。然而，目前 OPTN 使用的是一个改良后的评分系统，该评分系统的评价标准包括供体的年龄、既往高血压病史、既往糖尿病史、血清肌酐水平、脑血管源性死因、身高、体重、心源性死亡后的尸体捐赠、丙肝病毒感染状态。成人受体的尸体移植物可以是单肾，也可以是根据扩展标准供者（ECD）的成人双肾，或者完整的小儿双肾。

活体移植物可以来自亲缘性供体，也可以来源于供体交换或供体链。活体移植物比尸体移植物具有更好的移植物功能和存活率。活体移植会先对供者进行评估以排除主要禁忌证，包括活动性恶性肿瘤、有终末器官损害的高血压和未受控制的精神疾病。其他的相对禁忌证依移植中心而异，包括高龄、肥胖、糖尿病前期、一些血管疾病、大量蛋白尿和近期肾结石等。一旦捐献者被纳入潜在供体对象后便会进行 CTA 来确定肾的血管解剖结构。大部分情况下会选择左肾进行捐赠移植，同时腹腔镜供体肾切除术是标准的护理流程。通常情况下，捐献者术后情况是比较稳定的，死亡和并发症的风险也较低。有证据表明，活体捐献者术后 15 年发生终末期肾病（ESRD）的相对风险在 0 ～ 5%[23]。

术后管理

和肾移植相关的主要术后并发症是移植物功能延迟。正如肝移植后的肝一般，肾移植后的肾也可能发生原发性移植物无功能并需要进行移植肾切除（切除移植器官）。少尿和血清肌酐浓度升高都是移植物功能延迟的征象。根据经典的分类，肾功能不全可以分为肾前性衰竭、肾性衰竭和肾后性衰竭。这种分类法对于移植物功能延迟的病因分类仍然适用。

肾前性移植物功能延迟可能是由于容量血管收缩导致容量缺乏。环孢素和他克莫司的肾毒性作用也可能导致移植物功能延迟。这些免疫抑制剂具有收缩肾小动脉的作用，可以通过缺乏对容量不足的反应和容量血管收缩引起的功能延迟进行鉴别。另外一个值得关注的部分是血管吻合所带来的问题。动脉和静脉的吻合在术后都可能会有血栓形成，这种紧急的血管事件需要立刻进行紧急的超声评估，合适的情况下还需要进行外科手术再探查。静脉血栓比动脉血栓更常见，但两者都会危及到同种异体移植物的存活。

肾性移植物功能延迟的最常见原因是早期细胞介导的排异反应。由于敏感的交叉配型技术，如今的超急性（体液）排异反应和加速急性（体液和细胞）排异反应比过去更少见。早期的细胞介导的排异反应是术后最常见的一类排异反应。然而，必须将其和急性肾小管坏死（acute tubular necrosis，ATN）相鉴别，而肾活检是唯一的确诊方法。如果移植物功能延迟的原因是早期细胞介导的排异反应，则有必要调整和增强免疫抑制方案，最常见的方法便是增加皮质醇和抗淋巴细胞抗体的使用剂量。移植物功能延迟会增加细胞介导排异反应的风险[24]。除此之外，与抗原匹配为 0 的患者相比，移植物功能延迟更可能导致同种异体移植物衰竭。

肾性移植物功能延迟的另外一个原因是急性肾小管坏死（ATN）。ATN 是住院患者（包括肾移植受者）肾功能不全的最常见原因。当肾移植受者的器官来源于尸体捐献者而不是活体捐赠者时，肾移植后 ATN 的发生率更高。实际上，当使用扩展标准的供体（ECD）时，增加肾的质量并给予 1 名患者 2 颗肾脏可能是合适的。这种方法背后的逻辑已经在肾移植的小鼠模型中得到充分证明[26]。

肾后性移植物功能延迟通常与输尿管膀胱造口术有关，由于漏尿和梗阻可能会变得明显。尽管支架植入术能减轻这类问题，但往往也需要进行再次探查。由于移植物功能延迟而导致的漏尿可能是最先被发现的征象，但有时候是通过引流管或者伤口处存在比血中肌酐浓度更高的液体来诊断移植物功能延迟。

在关键位置或者大范围发生的淋巴囊肿和血肿都可能会造成肾前性和肾后性移植物功能延迟。它们会从外部压缩移植物的血供或输尿管，并可能需要及时引流。可以通过腹腔镜技术经皮或者通过开放手术进行引流。

胰腺移植

世界上第 1 例成功的胰腺移植是由 Richard Lillehei 和 William Kelly 1966 年在美国的明尼苏达州

进行的。大约直到1990年，整个过程都被认为是实验性的。如今，胰腺移植已经是一种被广泛接受的治疗方式[27]。在过去的10年中，随着技术的进步和简便适用的血糖检测方法以及便利的胰岛素生产运输，胰腺移植的数量有所下降；然而，自本世纪初以来，胰腺和肾双重移植的数量一直保持稳定。

受者

只有当患者既往存在需要进行医疗处理的反复、急性、严重的代谢并发症（低血糖、高血糖、酮症酸中毒）、外源性胰岛素治疗带来的非常严重且不适合继续进行的临床和心理问题、无法通过以胰岛素为基础的医疗管理来预防急性并发症时，才会考虑进行胰腺移植。和肾的分配政策类似，供体胰腺的分配也将等候名单上的时间和HLA配型的适用性纳入考虑[28]。胰腺和肾的双重移植会有额外的变化，因为肾的移植既可以来源于尸体也可以来源于活体。接受肾移植的个体通常更年轻健康并且没有其他基础疾病；然而，麻醉需要仔细关注代谢紊乱，因为手术会增加皮质醇、儿茶酚胺、胰高血糖素和生长激素的分泌从而影响对术中血糖的控制[29]。

供者

胰腺移植物可以是DBD或DCD的尸体移植物，也可以是来源于活体供体的节段移植物。将胰岛移植入肝可以是自体移植也可以是同种异体移植，目前仍处于实验阶段。它已被成功用于需要行全胰腺切除术和胰岛自体移植的慢性胰腺炎患者。尸体胰腺供体移植物应该是没有急性胰腺炎、胰性水肿、血肿、胰腺脂肪浸润和（或）硬化症状的[30]。

术后管理

胰腺移植的手术有好几种变异。血管吻合的位置可以是髂外血管、主动脉和下腔静脉或者主动脉和门静脉血管。在节段移植的情况下，外分泌引流可以直接与供体胰腺相吻合；在尸体移植物移植到受体的空肠和膀胱的情况下，外分泌引流可以与供体的十二指肠段相吻合。不管采用何种技术，术后管理策略都是相同的，关注点在于和移植失败相关的主要术后并发症，包括血管和肠吻合口漏、排异反应和胰腺炎。

对于胰腺功能很难进行直接检测。循环中血糖浓度的升高是胰腺功能障碍的最佳临床标志。同时也应该密切检测C肽的浓度。如果在移植术后的前2周内怀疑存在移植物功能障碍，则必须与动脉血栓形成相鉴别。此时，应紧急行多普勒超声检查。坏死胰腺的存在会导致全身炎性反应综合征以及继发的急性呼吸窘迫综合征。如果确认存在移植物功能障碍，明智的选择通常是进行移植胰腺切除，而不是面对与严重并发症相关的发病和死亡风险。

如果怀疑存在外分泌吻合口漏，应进行CT检查以找到腔外的造影剂或是空气，并且需要进行手术修复。进一步的治疗是由用于实现胰腺外分泌（肠或膀胱）引流的方式决定的。将十二指肠空肠吻合术修改为Roux-en-Y吻合术是使用肠内引流系统处理吻合口漏的一种常用的方法。这些吻合口漏可能会因为胃肠道内容物污染腹膜腔而引起腹膜炎。对于膀胱引流，通常使用Foley导管进行减压就足够了。当患者病情好转时，应进行随访膀胱造影。

所有患者在移植后均会出现一定程度的胰腺炎。常规检测的淀粉酶和脂肪酶水平应该在术后前几天达到峰值，随后开始下降。如果对血糖控制持续不佳和（或）胰腺炎持续存在，则必须在第1周评估细胞介导的排异反应。在排除其他原因后，可能需要进行胰腺活检，同时判断巨细胞病毒感染的可能性，并根据需要进行抗病毒治疗。排异反应则需增强类固醇和抗淋巴细胞胸腺球蛋白的治疗。

肠道移植

1964年，美国的Ralph Deterling首次尝试了人类肠道移植。在接下来的20多年里，进一步的尝试都普遍以失败告终，患者死于技术上的并发症、脓毒症以及由于严重的排斥反应和移植物抗宿主病引起的移植物衰竭。然而，钙调神经磷酸酶的发现彻底改变了这一领域。1988年，Eberhard Deltz在德国进行了首例成功的活体供体肠道移植，David Grant在加拿大进行了首例成功的尸体肠道和肝移植[31,32]。在美国，OPTN数据库中已经报道了近3000例的肠道移植、肠道移植的类型有三种：孤立肠道移植、肠道和肝联合移植以及包括胃、结肠、肝、胰腺和肾的多种器官移植[33]。

受体

肠道移植的适应证是医疗管理失败的肠道衰竭。这包括了无法建立静脉营养支持的静脉通路、多次发生危及生命的脓毒症、无法控制的液体容量和电解质异常、儿童的生长发育障碍以及完全静脉营养支持所导致的肝病。肠道衰竭的病因因年龄而异，范围包括先天性疾病（微绒毛病、克罗恩病、广泛的先天性巨结肠病、假性肠梗阻）、新生儿和小儿中需要多次切除肠道的肠道并发症（坏死性小肠结肠炎、腹裂畸形、肠道闭锁和小肠扭转）、成人的腹部灾难性疾病（创伤、胃旁路术后的肠内扭转、肠系膜血管血栓形成）[34]。由于既往多次腹部手术史，大部分肠道移植往往都比较复杂。术前准备应充分改善优化患者的状况以减少代谢和电解质失衡引起的麻醉并发症。同时，由于许多患者进行过多次的外周和中心静脉穿刺导致血管条件较差，在移植前应该充分开放静脉和中心静脉通路[35]。

供体

肠道和多器官移植物应该来自 DBD 或是活体捐赠者。理想情况下，供体应该是年轻人或者是血流动力学稳定的健康人，因为小肠对于缺血性损伤十分敏感。当考虑进行供体移植时，应该严格考虑受体的抗体谱，因为小肠是一种具有高度免疫原性的器官，同时排异反应是最常见的一种并发症。此外，由于接受肠道移植的患者既往可能经历过一些导致腹部正常生理结构丢失的手术，因此供体的大小匹配也很重要。

术后管理

手术技术因移植物的类型而存在很大差异，但所有患者都应开放中心静脉通路，使用鼻胃管、饲管、回肠造口以及其他标准的引流管以便于密切检测和管理。早期的手术并发症包括感染、血管栓塞、出血、吻合口开裂以及瘘管形成[36]。尽管更担心感染、吻合口开裂、原发性移植物无功能的情况发生，对移植部分肠道的护理与其他接受肠道手术的普通外科患者相同。对于多器官的移植，其他器官的护理与前文提及的相似。实验室检查或相关体格检查存在任何可疑异常，应及时通过超声或 CT 检查进行评估，并根据影像学结果进行手术探查。

急性排异反应（acute rejection，AR）是最常见的并发症，可能由已经存在的手术并发症引起或者加剧。AR 是一种临床诊断，之后通过回肠造口进行内镜检查和病理活检评估进行确诊。常规进行全面的实验室检查来辅助临床诊断，这些检查包括每周进行 B 细胞和 T 细胞的亚群分析、IgA、IgG、IgM、钙卫蛋白、ESR、CRP、CMV、EBV 检查，以及每日标准的血液学检查和生化检查。细节的体格检查结果，例如低热和（或）从鼻胃管或回肠造口处引流出大量的肠液也都可以表明排异反应的发生。细胞介导的急性排异反应是最常见的一种类型，根据每个机构的方案，可以通过增加他克莫司和皮质醇进行冲击治疗。其他形式的免疫并发症包括抗体介导的排异反应、移植物抗宿主病和炎症性肠病[37,38]。

心脏移植

1905 年，法国外科医生 Alexis Carrel 和美国生理学家 Charles Guthrie 合作完成了首例犬心脏移植术。1964 年 1 月 23 日，美国外科医生 James Hardy 在密西西比大学使用黑猩猩异种移植物进行了人类首例心脏移植手术。南非的心脏外科医生 Christiaan Barnard 于 1967 年在南非开普敦进行了首例人对人的心脏移植，但不幸的是这名患者在术后 18 天死于肺炎并发症。3 天之后，在布鲁克林的 Maimonides 医院，纽约的心脏外科医生 Adrian Kantrowitz 对 1 名 18 天男婴进行了首例小儿心脏移植术。这名婴儿仅存活了 6.5 h，死于严重的代谢性和呼吸性酸中毒。1 个月后，在 1968 年，被公认为心脏移植之父的 Norman Shumway 使用他在 Richard Lower 实验室中完善的技术在美国斯坦福医院进行了首例成人人对人心脏移植。15 天后，受移植者死于多种全身并发症。接下来的几年中，不良的临床结果导致全球范围暂停心脏移植。然而，由于 Shumway 和他在斯坦福大学的同事不懈的开创性努力以及一种新型免疫抑制剂环孢素的出现，心脏移植在 20 世纪 80 年代作为终末期心肌病的一种可行的治疗方案重新兴起。目前，美国每年进行超过 2200 例的心脏移植手术[39]。

受者

心脏移植被认为是难治性心衰的“金标准”治疗方案。心脏供体的相对缺乏扩大了机械循环辅助设备［如心室辅助设备（ventricular assist devices，VAD）和全人工心脏（total artificial heart，TAH）］的适应证和使用。两种方式都被作为移植和终末治疗的过渡方案[40]。药物治疗、心脏除颤器和心脏再同步化治疗都提高了左室收缩性心力衰竭患者的预后[41]。不幸的是，尽管联合使用了最佳的治疗方法，大部分情况下心力衰竭仍然会持续进展。在某些情况下，患者对于常规治疗完全没有反应，甚至连外科血管重建术[42,43]、心室成形术[44]和二尖瓣手术也不足以纠正潜在的心肌功能障碍[45,46]。对急性心力衰竭的临床研究和注册数据显示，需要使用正性肌力药物［米力农和（或）肾上腺素］支持的急性心力衰竭 6 个月的死亡率大约为 25%[47-49]。

尽管有最佳的医疗和药物管理治疗，难治性心力衰竭患者的典型临床特征通常表现如下：①严重的症状（NYHA 分级在Ⅲ～Ⅳ级）；②存在液体潴留和（或）外周灌注不足的临床症状；③能被以下至少一条客观证据验证的严重心功能障碍：左室射血分数（LVEF）＜ 30%；多普勒超声心动图显示二尖瓣血流受阻；左室和（或）右室充盈压高；B 型脑钠肽浓度升高；④存在系统性器官损伤的证据，尤其是肾和肝损害，通过肌酐和胆红素水平的升高突出反映；⑤活动能力严重受限，即无法运动（6 min 步行距离＜ 300 m）或最大氧摄取＜ 12 ～ 24 ml/（kg・min）；⑥既往 6 个月内存在因心力衰竭而住院的病史[50]。与最高级的医疗和外科替代方案相比，对进行器官移植受者的优先排序基于移植后患者能获得的生存和生活质量。最高的优先级为ⅠA。截至 2007 年，需要移植的患者优先级分布为 50%（ⅠA）、36%（ⅠB）和 14%（Ⅱ）[39]。

从 2018 年 10 月开始，根据被移植者对心脏需求的紧迫性，将受者的成人心脏分配状态分为 1 ～ 6 等级，其中 1 级代表最紧急需要进行心脏移植的患者，而 6 级代表最不紧急的，7 级代表患者目前不需要进行心脏移植。对儿童心脏的分配与 2018 年 10 月的方案相同，等级分为 1A（最紧急）、1B（不太紧急）和 2（最不紧急）。有关状态等级分类的更多细节可以在器官获取和移植网上进行查询，网址为 https：//optn.transplant.hrsa.gov/learn/professional-education/adult-heart-allocation/。

供者

一旦有脑死亡的个体被确定为潜在供者，患者将接受严格的筛选方案。受者团队的心脏外科医生或心脏病学专家会寻找潜在的禁忌证，确定维持供者所需的血流动力学支持，并检查超声心动图、心电图、胸部 X 线片和动脉血气（arterial blood gas，ABG）。即使报告了不良的供体标准，也会派遣一个小组到医院现场进行评估。对于供体最终且最重要的筛查是在心脏外科团队获取心脏的手术中。在直视下判断是否存在右心室或瓣膜功能障碍、既往是否存在心肌梗死和心脏挫伤，触诊冠状动脉树以确定是否存在任何严重的冠状动脉疾病。如果心脏检查没有问题，便会通知受体团队的外科医生进行心脏获取。当供体高龄时（传统上男性供体＞ 45 岁，女性供体＞ 50 岁），会进行冠状动脉造影的检查。如果供体存在可卡因滥用史或供体存在与冠状动脉疾病（CAD）相关的三个风险因素（如高血压、糖尿病、吸烟史、高脂血症或早发性冠心病家族史），则也应该进行造影检查[51]。

术后管理

术后管理部分取决于受者的医疗健康状态，部分取决于供者器官的质量。因此，接受心脏移植患者的术后护理取决于他们移植前的血流动力学状态以及终末器官功能障碍的程度。

由于多种原因，相较于典型的心脏切开术的患者，更应该担心重视心脏移植术患者术后出血的问题。受者术前可能接受了抗凝治疗，且在胸骨切开术之前并没有完全逆转这种治疗对止凝血系统的影响。二次手术或延长在手术室和体外循环的时间会增加凝血的风险。对于凝血引起的出血的治疗包括使用血液制品和凝血因子。

血流动力学支持的目标在于通过合适的心输出量（cardiac output，CO）维持全身灌注，同时防止右心衰竭和容量超负荷。使用肺动脉导管来评估 CO 和中心静脉和肺动脉压力以便于进行合适的管理。

完整的心脏由自主神经系统的拮抗交感神经和副交感神经纤维支配。心脏移植需要在供体心脏切除术中切断这些神经，随后失去神经支配的心脏会有相应生理学的改变。没有自主神经的输入后，同种异体移植物的窦房结以 90 ～ 110 次 / 分的固有频率发放冲动。同种异体移植物依靠远处部位作为其儿茶酚胺的来源，因此对于压力（如低血容量、缺氧、贫血）的反应存在一定的延迟。由于缺乏对静脉血量正常的反射性心动过速，出现体位性低血压的频率会增加。

移植心脏失去神经支配后自主神经系统对心脏电生理特性的调节便会丧失。超过一半接受移植的患者会出现窦性或交界性心动过缓。窦房结功能障碍的危险因素包括长期器官缺血、血管造影结节动脉异常、双心房吻合术、术前使用胺碘酮以及发生排异反应。据报道有 5% ～ 30% 的患者在心脏移植术后出现心房颤动、心房扑动以及其他类型的室上性心律失常[52]。对于移植后患者出现的室上性心动过速的治疗策略应该与非移植患者相同，但使用的药物剂量应该更低。

供体心脏在术后即刻会有一过性的功能降低。供体血流动力学不稳定以及低温缺血性保护相关的同种异体移植损伤会导致心室顺应性和收缩性下降 [53]。通常在手术室中便常规使用肾上腺素、米力农、多巴酚丁胺和去甲肾上腺素等正性肌力药物。由于供体长期使用正性肌力药物进行支持消耗了心肌儿茶酚胺的储备，同种异体移植物通常需要大剂量的儿茶酚胺。正性肌力支持通常需要持续好几天。患者在心脏移植前持续使用心室辅助装置（VAD），由此产生的血管麻痹需要血管加压药的支持治疗。心脏失去神经支配后会产生几种结果，包括对外源性儿茶酚胺变时性和变力性的高度敏感 [54]。随着心脏功能逐渐恢复正常，可以在 5 ～ 7 天内谨慎地停止正性肌力药物的支持治疗。

应对全身性的高血压进行治疗以防止对同种异体移植物造成不必要的后负荷压力。可以在术后早期静脉使用硝普钠或硝酸甘油。由于慢性心力衰竭引起的术前肾功能不全和钙调神经磷酸酶抑制剂肾毒性作用引起的肾功能不全通常随着药物剂量减少而恢复。

在心脏移植患者围手术期死亡的原因中，早期心力衰竭占 20%[55]。造成原发性移植物无功能的原因是多因素的。最重要的原因是供者不稳定、肺动脉高压、器官保存过程中的缺血性损伤以及偶尔发生的急性排异反应导致的心肌功能障碍。对药物干预治疗产生抗药性的患者可以使用机械辅助装置，如主动脉内球囊反搏（intra-aortic balloon pump，IABP），心室辅助装置（VAD）或是体外膜氧合（extracorporeal membrane oxygenation，ECMO），然而这可能会导致死亡率的增加 [56,57]。

右心衰竭通常与过高的外周血管阻力相关，未做好准备的供体右心室在移植后可能无法克服这种突然增高的后负荷。右心衰竭仍然是早期死亡的一个主要原因。初始的治疗方案包括使用肺动脉扩张剂（如吸入一氧化氮和使用硝酸甘油）。有时，难治性肺动脉高压可能会对前列腺素 E1（PGE1）和前列环素有反应 [58]。对药物治疗无反应的患者也可以暂时使用 IABP 和 RVAD 治疗 [59]。在双心室功能不良的情况下，可以开放胸腔并使用 ECMO 支持治疗一段时间以便于移植物有时间恢复功能。

心脏同种异体排异反应是对被识别为非己细胞的正常宿主反应。绝大部分情况下是由免疫应答的细胞端通过涉及巨噬细胞、细胞因子和 T 淋巴细胞的级联反应介导的。由抗体介导的排异反应（antibody mediated rejection，AMR）也被称为体液排异反应，更少见但也更难诊断。尽管 85% 急性发作的排异反应都可以只通过皮质醇治疗得到纠正 [60]，但排异反应仍然是引起心脏移植术后并发症的一个重要原因。

右心室心内膜心肌活检仍然是诊断急性排异反应的金标准。对于同种异体原位移植物最常用的技术是经皮入路通过右颈内静脉进行活检。室间隔标本固定在甲醛（福尔马林）中进行永久性切片，尽管如果需要紧急诊断时偶尔会进行冷冻切片。活检最初在术后早期 7 ～ 10 天进行，然后最终在第 1 年内以 3 ～ 6 个月为间隔周期进行。怀疑发生排异反应则需要进行活检。外周血基因表达谱分析是该领域内激动人心的新工具 [62]。AlloMap 检测已获得美国 FDA 的批准并从 2006 年开始广泛使用以帮助排除同种异体心脏移植术后的急性排异反应 [63,64]。

超急性排异反应是由于受者体内预先形成的针对供者特异性的抗体。ABO 血型和群体反应型抗体的筛查使得超急性排异反应成为了一种罕见的并发症。超急性排异反应通常在移植后的数分钟至数小时内发生。大体检查可以发现异体移植物呈现出斑驳或暗红色、无张力的状态，组织学检查证实特征性的广泛间质出血与水肿，并且不存在淋巴细胞浸润。一旦发生，应立即进行血浆置换，静脉输注免疫球蛋白并使用人工心脏支持治疗，同时，再次移植可能是唯一能成功的策略。

肺移植

1963 年，James Hardy 和 Watts Webb 报道了临床首次尝试的人类肺移植，随后其他人也尝试了肺移植，不过被移植者的存活时间都较短，但同年比利时的 Fritz Derom 却例外。1986 年，多伦多肺移植项目计划报道了为 2 名肺纤维化患者实施的首例真正成功的单肺移植。该团队陆续实现了其他几个首创：第一个成功完成双肺移植，第 1 个使用气管吻合术的整体肺移植，开创出双侧序贯移植技术，该技术不仅能改善气道愈合，同时还具有避免使用体外循环的附加好处 [65]。

受者

需要肺移植的候选人都存在终末肺病且预期寿命不足 2 年。对于这部分患者，医疗管理已经不能发挥作用。移植排除标准包括会对移植后生存产生不利影响的并存疾病，如严重的心脏病、肝硬化和恶性肿瘤。调整后的 1 年移植物存活率为 77%（2001），并且在过去 9 年间基本没有变化（1993 年的存活率为

75%），患者的存活率仅略高于移植物的存活率。进行再移植是很罕见的（2002 年为 2%）。患者的 1 年和 5 年存活率分别为 78% 和 45%。

供体肺的分配更多取决于等待的时间，而不是根据地理区域和血液相容性分配。因此，患者通常在疾病早期就被列在移植候选名单上，并且如果必要的话，可以在列表中被列为不活跃而不失去之前的位置。40 ~ 60 岁的患者占移植受者的大多数。其中最大的队列（50 ~ 64 岁的人群）占比 56%。关于肺的分配基于 2005 年在美国以及后来在欧洲和世界其他地区引入的肺分配分数（Lung Allocation Score，LAS）[67]。LAS 会评估每名待移植者疾病的严重程度以及肺移植术成功的概率。为获得相容的供体肺，会对所有的待移植者按照分数进行排序：当同一地区存在相容的供体肺时，肺分配分数高的待移植者会更优先获得供体肺。有关 LAS 的更具体计算可以在 UNOS 网站上进行查询，网址是 https：//unos.org/wp-content/uploads/unos/Lung_Patient.pdf。

需要进行肺移植的大部分原发疾病是肺气肿、特发性肺纤维化、囊性纤维化、α1 抗胰蛋白酶缺乏症和原发性肺动脉高压。2002 年的数据显示，在进行肺移植术的患者中，肺气肿患者占比为 39%。大部分患者在接受移植时都没有住院。一项 2002 年的队列研究显示，移植前在 ICU 住院患者的移植物存活率在移植后的任何时间点都比非 ICU 住院患者和非住院患者的存活率更低 [66]。

对于肺气肿患者，当使用支气管扩张剂后，1 s 用力呼气量（forced expiratory volume in 1 second，FEV1）≤预测值的 25% 时就应该考虑肺移植。尽管某些中心提供了序贯双肺移植，但最常进行的是单肺移植。移植术后即刻，患者自身肺可能会发生过度充气，对这种情况的管理是很困难的，尤其当患者在进行机械通气时。因此，患有严重大疱性疾病的患者通常会接受双肺移植。另一种选择是对患者自身的肺进行减容手术以控制可能发生的疾病。

治疗特发性肺纤维化（idiopathic pulmonary fibrosis，IPF）的有效疗法是单肺移植。肺顺应性和患者自身肺灌注的降低有利于维持和 IPF 移植后肺匹配的通气 - 血流比值（V/Q）。

原发性肺动脉高压可以通过单肺移植和双肺移植进行治疗，有时还可以进行心肺移植。主张双肺移植的中心认为由于原发性肺动脉高压患者的外周血管阻力存在最大限度的降低，右心室的功能会恢复得更好 [67a]。

囊性纤维化患者的移植时机很难确定。患者本身营养不良以及耐药细菌和真菌的定植使得对移植时间的确定、单肺或双肺移植的选择以及术后的管理都变得复杂。

移植手术可以在不使用 CPB 的情况下进行，但当患者存在肺动脉高压和右心衰竭时便会安排使用 CPB。单肺移植术的流程是通过开胸术暴露左心房，横断支气管和血管结构，然后与供体的支气管、左心房和肺动脉吻合而进行的。双肺移植已由带有双侧肋下切口的胸骨切开术发展为序贯的单肺手术。

供体

肺移植物的来源可以是活体供体、DBD，或者是目前重新引起人们兴趣的 DCD[68]。当在评估肺供体时，选择合适的供体器官至关重要。大部分尸体供体都经历了创伤或其他压力性损伤，因而使用了广泛的复苏和机械通气。创伤患者的肺可能会受到直接损伤。因此，由于肺水肿、肺炎、肺挫伤或急性呼吸窘迫综合征（ARDS），许多潜在的供体都被排除用于肺捐献 [69]。

活体供体肺移植只占移植的很少数。有趣的是，大部分活体供体肺的待移植者的年龄在 11 ~ 17 岁和 18 ~ 34 岁这两个范围，与被诊断为囊性纤维化的待移植者一致。

肺的获取是通过胸骨正中切开术完成的，并通过主肺动脉灌注冷的肺麻痹液保存器官，同时进行心脏停搏。

术后管理

下文重点是评估进行肺移植或心肺移植患者的潜在疾病过程，因为初始肺病在术后管理中起到了很重要的作用。进行单肺或双肺移植的决策将会对患者本身的肺和移植肺的管理策略都产生影响。此外，外科手术方法的复杂性会改变管理策略并带来不同的问题。

对于所有患者术后护理的目标都是一样的：在合适的时机脱离呼吸机并拔管，早期活动和营养支持，通过减少有创通路和不必要的抗生素预防感染。呼吸管理的目标和其他 ICU 患者相同：通气支持以维持足够的氧合，并且在通气过程中不造成气压伤和氧中毒。

如前所述，对肺气肿患者进行单肺移植会导致左右两侧肺顺应性的差异以及通气 - 血流（V/Q）的不匹配。患者自身的肺较供体肺的顺应性更好，由此会导致空气滞留和过度通气。患者自身肺的过度扩张会使该侧肺移向纵隔，进一步降低移植肺的顺应性。当移植肺为左肺时，这种现象更容易发生，因为患者自身的肺（在右胸腔中）被肝限制在尾部方向扩张。对供体肺的再灌注损伤可能会进一步降低移植物的顺应性。对抗这种 V/Q 不匹配的方法包括放置双腔管和使用低潮气量对两侧肺进行独立通气，以及延长患者自身肺的呼气时间。将供体肺置于向上的位置可能有助于提高移植物的通气。随着移植物再灌注损伤造成的肺水肿逐渐好转，便能成功放置单腔管并对双肺进行统一的通气，同时可以逐渐停止通气支持 [70]。

对于原发性肺动脉高压，单肺移植也可能造成对患者自身肺和供体肺灌注的差异。在这种情况下，供体肺的压力较低会导致血液优先流向被移植的肺。循环血量的增加会反过来造成移植肺的水肿，进一步导致再灌注损伤引起的潜在肺水肿。与严重的顺应性差异类似，也许需要通过对两侧肺进行独立通气并且增加同种异体移植肺侧的呼气末压力才能对明显的灌注不匹配进行管理。肺泡内压力的增加将降低整个毛细血管床的压力梯度并有助于控制肺水肿 [71]。

接受双肺移植的患者通常不会在 V/Q 不匹配方面存在严重的问题，除非双肺移植物中的一侧肺出现缺血或保存上的差异。但是，两侧肺都可以发生再灌注损伤引起的肺水肿。这可以表现为低氧和肺顺应性的降低。再灌注损伤的机制被认为和长时间的缺血、不良的器官保存或免疫介导的损伤相关。长时间的体外循环、大剂量的容量复苏，以及大量使用血液制品都会加重肺水肿。处理这种情况时，使用与支持 ARDS 患者类似的通气策略是合理的。所有这些患者都应该使用小潮气量通气（根据患者的理想体重按照 6 ml/kg 进行通气）[72]。

对于所有肺移植患者都需要进行积极的肺部护理，包括反复吸痰、使用支气管扩张剂、进行深咳、采用体位引流以及鼓励进行肺活量训练。进行通气的患者可能需要每天进行支气管镜检查来维持良好的肺部卫生情况。肺移植患者通常需要谨慎使用液体、血液制品以及正性肌力药物支持，使其处于容量相对不足的状态。在尽可能减少肾前性氮质血症和维持足够的终末器官灌注的前提下，维持这种状态。误吸是一种致命的并发症，无论如何都应该避免。预防误吸和评估吞咽功能是日常护理的一部分。使用肠内营养的患者应该保证头高 30° 的体位，并且在计划拔管之前就应该停止肠内营养 [73]。

吻合口并发症可能会在术后早期给肺移植患者带来严重的后果。这些并发症可能是部分或全层的损伤，从坏死和吻合口裂开到溃疡和肉芽组织的形成都可能发生。晚期并发症包括狭窄形成和支气管软化症。吻合口并发症的病因被认为和缺血相关。由主动脉和肋间动脉供养的支气管动脉在获取肺的过程中被横断，并在手术移植的过程中并未被重建。支气管和气管的吻合依赖于通过肺动脉逆行流向支气管动脉的侧支。肺供体支气管的残端使吻合口更加脆弱。对受体的主支气管到隆突水平的切开和断流会进一步减少吻合口处的血流。低血压、大量使用血管收缩药物、容量不足、器官保存不佳、长期缺血、感染和免疫抑制会进一步加重器官灌注不良。

坏死和吻合口裂开通常在移植后的最初几周发生。环形和较大的吻合口裂开必须视为外科急诊，并通过支气管清创和再吻合进行处理。应使用活组织来覆盖吻合口并进行广泛的引流从而治疗胸膜和纵隔的污染。没有和胸膜连通的局部坏死和吻合口裂开可以进行保守治疗。可以使用可取出的支架作为二次愈合的支撑。几周或几个月之后，狭窄的形成可能与坏死或开裂部分的愈合有关。狭窄的形成可以通过扩张和激光切除进行处理。置入金属丝或硅橡胶制成的支撑支架可能是治疗狭窄的必要辅助手段。如果肉芽组织造成的气道狭窄反复发生并成为慢性病，可使用激光消融和放置支架进行缓解。支气管软化症的特点是气道塌陷引起呼气时气道梗阻。可以通过放入支架支撑气道的受累区域并对其进行控制。

据报道，在经验丰富的移植中心中，有 5% ~ 12% 的病例发生气道并发症。从缺血到支气管吻合口的后遗症都会在移植时预先通过对吻合口的外科处理进行预防。具体而言，将供体支气管缩短到靠近上叶附近的 2 个或更少的软骨环以最大限度地减少缺血分水岭面积。用带血管的皮瓣（网膜、心包或肋间肌）加强吻合也有助于防止吻合口漏。某些移植中心会使用套叠式吻合技术以帮助解决供体与受体之间气道大小不匹配的问题，并有助于避免支气管的广泛血管离断。

膈神经损伤是肺移植术的潜在并发症。重复开胸手术中，由于广泛的胸膜粘连，尤其如此。双侧肺移植会增加神经损伤的风险。神经损伤可能是暂时的也可能是永久的，其原因可以是膈神经的拉伸、挤压、热损伤或离断。膈神经麻痹是一种严重的并发症，会影响肺保持良好的卫生以及影响呼吸机的撤机[74]。

此处探讨与术后早期阶段相关的排异反应。超急性排异反应在再灌注即刻便会发生，是因为受者体内既往存在针对供者组织的抗体。由于常规筛查受者与 ABO 血型匹配，这类并发症已经很少见了。急性排异反应是一个由细胞介导的过程，并在移植后的前 30 天就会发生。它的诊断根据临床表现和组织学标准。在术后早期阶段，组织学标准并不是很明显，很难与感染和再灌注损伤区分开来。因此，临床表现在诊断过程中变得至关重要。急性排异反应的临床表现包括呼吸困难、乏力、低热、不适以及没有感染迹象的肺部浸润。慢性排异反应表现为闭塞性细支气管炎，该并发症是由纤维增生引起的，该过程导致移植肺的管腔结构闭塞，和心脏移植过程中冠状动脉血管病变类似[74]。

感染

在实体器官移植后的数周到数月中，许多接受免疫抑制治疗的患者会发生感染。然而在术后即刻就应该关注常见的病原微生物。这些患者中很多人在术前就患有严重疾病且容易发生院内感染，尤其是感染医院获得性肺炎、呼吸机相关肺炎、导管相关尿路感染、导管相关血流感染。由于移植前长期住院治疗，许多病原体都是耐药菌，且抗生素治疗应该以明确的细菌培养和药敏试验为指导。所有类型的导管和管道都应该及时从患者体内拔出。实际上，与早期进行免疫抑制治疗相比，这些必需的管道与术后感染的高发病率的关系可能更大。

在实体器官移植后的最初几个月内，可以预防性地使用抗生素来防止弓形虫病、肺孢子虫肺炎（PCP）、真菌感染和病毒感染。弓形虫病和肺孢子虫肺炎可以用同一类抗生素进行预防。在所有实体器官移植中，弓形虫病是一类危及生命的机会性感染且心脏是最容易受累的器官。感染的发生可能是因为被感染的器官传染给受者，也可能是受者体内潜在的阳性感染重新被激活。发病的中位时间估计是 2 个月。肺孢子虫肺炎在世界范围内的几个移植中心中流行且死亡率高达 60%，目前它被归类于真菌感染[75,76]。预防性使用的抗生素中最常见的是乙胺嘧啶 - 磺胺多辛、甲氧苄啶、磺胺甲基异恶唑、复方新诺明和阿托伐醌。这些药物具有不同水平的骨髓抑制效果，通常根据患者的耐受性交换使用。预防性使用抗生素的时间通常取决于感染的风险，且范围在 1 ~ 12 个月[77]。

念珠菌和曲霉菌是真菌感染的最常见病原体，其次是隐球菌和非曲霉菌。有证据表明，尽管大部分机构对所有的移植都会预防性使用抗真菌药物，但是对于肝、肠道和肺移植而言，这种预防性使用大部分是有证据支持的。唑类药物（如氟康唑、伊曲康唑和伏立康唑等）已经被用于接受移植的受体。一些肺部治疗方案还包括同时使用雾化吸入两性霉素 B。治疗的持续时间依器官类型而异，腹部实体器官为 1 ~ 6 周，胸部实体器官为 1 ~ 6 个月[78]。

对于接受实体器官移植的受体而言，病毒感染会带来最大的影响。巨细胞病毒（CMV）是实体器官移植中最常见的一类病原体，在心肺移植中尤为明显[79]。可以使用 3 ~ 12 个月的更昔洛韦和伐昔洛韦进行预防。幸运的是，这两种药物对其他病原体如水痘病毒（VZV）和 EB 病毒（EBV）也能起到预防作用。对于乙肝病毒（HBV）和丙肝病毒（HCV）的治疗，尤其在肝移植术后，目前仍存有争议。当移植受者有乙肝病毒感染时，有些机构会在利妥昔单抗治疗方案的基础上使用乙肝免疫球蛋白（HBIG）。治疗丙肝的药物（如择必达和哈沃尼）在根治丙肝病毒方面都非常有效，因此大多数丙肝患者在移植前就得到了治疗，甚至治愈。HCV 阳性的供体是器官移植的潜在来源，目前正在研究预防方案以安全地使用这些 ECD 器官[80]。最后，所有实体器官移植的受者每年都应接种流感疫苗并在感染早期及时使用奥司他韦进行治疗[81]。

关于细菌感染，有 2 个器官值得特别提及。首先，肝容易发生胆道感染，尤其在肝动脉血栓形成以后。肝脓肿可能需要引流，如果感染仅局限在肝部，进行再移植是可行的选择。其次，移植肺如果发生了肺炎可能会带来灾难性的后果，因此必须密切关注这些患者是否有肺部感染的任何症状和体征。

结论

实体器官移植后的受者需要独特的术后护理。器官的质量取决于供体的健康状况以及死后的因素，如热缺血时间和冷缺血时间，以及手术过程中的事件，包括但不限于再灌注。受者既往的健康状况仍在术后起到重要作用。对于患有糖尿病和肾衰竭的患者，合并症包括冠状动脉疾病。对于肝硬化的患者，多年的肌肉消瘦可能让患者处于极度虚弱的状态。对于非移植患者合适的术后决策可能对于移植患者就不太合适。比如，其他患者可能会对短暂的低氧血症和低血压耐受，但对移植受者而言，这些问题会对移植物造成早期损伤。在术后早期很容易忽略这些问题，但它们对于移植物以及患者的远期预后至关重要。

参考文献

1. Wijdicks EFM. The transatlantic divide over brain death determination and the debate. *Brain*. 2012;135(4):1321–1331.
2. Punch JD, Hayes DH, LaPorte FB, et al. Organ donation and utilization in the United States, 1996–2005. *Am J Transplant*. 2007;7(s1):1327–1338.
3. Skaro AI, Jay CL, Ladner D, et al. Trends in donation after cardiac death and donation after brain death—reading between the lines. *Am J Transplant*. 2010;10(11):2390–2391.
4. Reese PP, Boudville N, Garg AX. Living kidney donation: Outcomes, ethics, and uncertainty. *Lancet*. 2015;385(9981):2003–2013.
5. Sugawara Y, Makuuchi M. Living donor liver transplantation: Present status and recent advances. *Br Med Bull*. 2005;75-76(1):15–28.
6. Kim PTW, Testa G. Living donor liver transplantation in the USA. *Hepatobiliary Surg Nutr*. 2016;5(2):133–140.
7. Allison TL. Immunosuppressive therapy in transplantation. *Nurs Clin North Am*. 2016;51(1):107–120.
8. Meirelles RF, Salvalaggio P, de Rezende MB, et al. Liver transplantation: History, outcomes and perspectives. *Einstein (Sao Paulo)*. 2015;13(1):149–152.
9. Wong RJ, Aguilar M, Cheung R, et al: Nonalcoholic steatohepatitis is the second leading etiology of liver disease among adults awaiting liver transplantation in the United States. *Gastroenterology*. 148(3):547-555.
10. Malinchoc M, Kamath PS, Gordon FD, et al. A model to predict poor survival in patients undergoing transjugular intrahepatic portosystemic shunts. *Hepatology*. 2000;31(4):864–871.
11. Lopez-Delgado JC, Ballus J, Esteve F, et al. Outcomes of abdominal surgery in patients with liver cirrhosis. *World J Gastroenterol*. 2016;22(9):2657–2667.
12. McGuire BM, Bloomer JR. Complications of cirrhosis. Why they occur and what to do about them. *Postgrad Med*. 1998;103(2):209–224.
13. Strasberg SM, Howard TK, Molmenti EP, et al. Selecting the donor liver: Risk factors for poor function after orthotopic liver transplantation. *Hepatology*. 1994;20(4):829–838.
14. O'Neill S, Roebuck A, Khoo E, et al. A meta-analysis and meta-regression of outcomes including biliary complications in donation after cardiac death liver transplantation. *Transpl Int*. 2014;27(11):1159–1174.
15. Gruenberger T, Steininger R, Sautner T, et al. Influence of donor criteria on postoperative graft function after orthotopic liver transplantation. *Transpl Int*. 1994;7(S1):672–674.
16. Trotter JF. Challenges in living donor liver transplantation. *Clin Liver Dis*. 2014;18(3):651–660.
17. Pinson CW. Medical care of the liver transplant patient. *Ann Surg*. 1999;229(3):440–441.
18. de Bruijn S, Philipse E, Couttenye MM, et al. Passenger Lymphocyte Syndrome (PLS): A single-center retrospective analysis of minor ABO-incompatible liver transplants. *J Clin Transl Hepatol*. 2017;5(1):9–15.
19. Wolfe RA, Ashby VB, Milford EL, et al. Comparison of mortality in all patients on dialysis, patients on dialysis awaiting transplantation, and recipients of a first cadaveric transplant. *N Engl J Med*. 1999;341(23):1725–1730.
20. Bunnapradist S, Danovitch GM. Evaluation of adult kidney transplant candidates. *Am J Kidney Dis*. 2007;50(5):890–899.
21. Danovitch GM. *Handbook of Kidney Transplantation*. Philadelphia: Lippincott Williams & Wilkins; 2017.
22. Rao PS, Schaubel DE, Guidinger MK, et al. A comprehensive risk quantification score for deceased donor kidneys: The kidney donor risk index. *Transplantation*. 2009;88(2):231–236.
23. Reese PP, Boudville N, Garg AX. Living kidney donation: Outcomes, ethics, and uncertainty. *Lancet*. 2015;385(9981):2003–2013.
24. Shoskes DA. Deleterious effects of delayed graft function in cadaveric renal transplant recipients independent of acute rejection. *Transplantation*. 1998;66:1697–1701.
25. Shoskes DA, Hodge EE, Goormastic M, et al. HLA matching determines susceptibility to harmful effects of delayed graft function in renal transplant recipients. *Transplant Proc*. 1995;27(1):1068–1069.
26. Mackenzie HS, Azuma H, Rennke HG, et al. Renal mass as a determinant of late allograft outcome: Insights from experimental studies in rats. *Kidney Int Suppl*. 1995;52:S38–S42.
27. Squifflet JP, Gruessner RW, Sutherland DE. The history of pancreas transplantation: past, present and future. *Acta Chir Belg*. 2008;108(3):367–378.
28. Smith JM, Biggins SW, Haselby DG, et al. Kidney, pancreas and liver allocation and distribution in the United States. *Am J Transplant*. 2012;12(12):3191–3212.
29. Zaman F, Abreo KD, Levine S, et al. Pancreatic transplantation: Evaluation and management. *J Intensive Care Med*. 2004;19(3):127–139.
30. Meirelles RF, Salvalaggio P, Pacheco-Silva A. Pancreas transplantation: Review. *Einstein*. 2015;13(2):305–309.
31. Deltz E, Mengel W, Hamelmann H. Small bowel transplantation: Report of a clinical case. *Prog Pediatr Surg*. 1990;25:90–96.
32. Grant D, Wall W, Mimeault R, et al. Successful small-bowel/liver transplantation. *Lancet*. 1990;335(8683):181–184.
33. Tzakis AG, Todo S, Starzl TE. Intestinal transplantation. *Annu Rev Med*. 1994;45:79–91.
34. Rawal N, Yazigi N. Intestinal transplant in children. *Pediatr Clin North Am*. 2017;64(3):613–619.
35. Nguyen-Buckley C, Wong M. Anesthesia for intestinal transplantation. *Anesthesiol Clin*. 2017;35(3):509–521.
36. Gürkan A. Advances in small bowel transplantation. *Turk J Surg*. 2017;33(3):135–141.
37. Reyes JD. Intestinal transplantation. *Semin Pediatr Surg*. 2006;15(3):228–234.
38. Soltys KA, Bond G, Sindhi R, et al. Pediatric intestinal transplantation. *Semin Pediatr Surg*. 2017;26(4):241–249.
39. Vega JD, Moore J, Murray S, et al. Heart transplantation in the United States, 1998-2007. *Am J Transplant*. 2009;9(4 Pt 2):932–941.
40. Lund LH, Edwards LB, Kucheryavaya AY, et al. The Registry of the International Society for Heart and Lung Transplantation: Thirtieth Official Adult Heart Transplant Report–2013; Focus theme: Age. *J Heart Lung Transplant*. 2013;32(10):951–964.
41. Jhund PS, Macintyre K, Simpson CR, et al. Long-term trends in first hospitalization for heart failure and subsequent survival between 1986 and 2003: A population study of 5.1 million people. *Circulation*. 2009;119(4):515–523.
42. Ammirati E, Rimoldi OE, Camici PG. Is there evidence supporting coronary revascularization in patients with left ventricular systolic dysfunction? *Circ J*. 2011;75(1):3–10.
43. Velazquez EJ, Lee KL, Deja MA, et al. Coronary-artery bypass surgery in patients with left ventricular dysfunction. *N Engl J Med*. 2011;364(17):1607–1616.
44. Jones RH, Velazquez EJ, Michler RE, et al. Coronary bypass surgery with or without surgical ventricular reconstruction. *N Engl J Med*. 2009;360(17):1705–1717.
45. Deja MA, Grayburn PA, Sun B, et al. Influence of mitral regurgitation repair on survival in the surgical treatment for ischemic heart failure trial. *Circulation*. 2012;125(21):2639–2648.
46. McMurray JJ, Adamopoulos S, Anker SD, et al. ESC guidelines for the diagnosis and treatment of acute and chronic heart failure 2012: The Task Force for the Diagnosis and Treatment of Acute and Chronic Heart Failure 2012 of the European Society of Cardiology. Developed in collaboration with the Heart Failure Association (HFA) of the ESC. *Eur J Heart Fail*. 2012;14(8):803–869.
47. Mebazaa A, Nieminen MS, Packer M, et al. Levosimendan vs dobutamine for patients with acute decompensated heart failure: the SURVIVE Randomized Trial. *JAMA*. 2007;297(17):1883–1891.
48. Oliva F, Mortara A, Cacciatore G, et al. Acute heart failure patient profiles, management and in-hospital outcome: Results of the Italian Registry on Heart Failure Outcome. *Eur J Heart Fail*. 2012;14(11):1208–1217.
49. Tavazzi L, Maggioni AP, Lucci D, et al. Nationwide survey on acute heart failure in cardiology ward services in Italy. *Eur Heart J*. 2006;27(10):1207–1215.
50. Metra M, Ponikowski P, Dickstein K, et al. Advanced chronic heart failure: A position statement from the Study Group on Advanced Heart Failure of the Heart Failure Association of the European Society of Cardiology. *Eur J Heart Fail*. 2007;9(6-7):684–694.
51. Zaroff JG, Rosengard BR, Armstrong WF, et al. Consensus conference report: maximizing use of organs recovered from the cadaver donor: Cardiac recommendations, March 28-29, 2001, Crystal City, Va. *Circulation*. 2002;106(7):836–841.
52. Stecker EC, Strelich KR, Chugh SS, et al. Arrhythmias after orthotopic heart transplantation. *J Card Fail*. 2005;11(6):464–472.
53. Tischler MD, Lee RT, Plappert T, et al. Serial assessment of left ventricular function and mass after orthotopic heart transplantation: A 4-year longitudinal study. *J Am Coll Cardiol*. 1992;19(1):60–66.
54. Gerber BL, Bernard X, Melin JA, et al. Exaggerated chronotropic and energetic response to dobutamine after orthotopic cardiac transplantation. *J Heart Lung Transplant*. 2001;20(8):824–832.
55. Kirklin JK, Naftel DC, Bourge RC, et al. Evolving trends in risk profiles and causes of death after heart transplantation: A ten-year multi-institutional study. *J Thorac Cardiovasc Surg*. 2003;125(4):881–890.
56. Minev PA, El-Banayosy A, Minami K, et al. Differential indication for mechanical circulatory support following heart transplantation. *Intensive Care Med*. 2001;27(8):1321–1327.
57. Srivastava R, Keck BM, Bennett LE, et al. The results of cardiac retransplantation: an analysis of the Joint International Society for Heart and Lung Transplantation/United Network for Organ Sharing Thoracic Registry. *Transplantation*. 2000;70(4):606–612.
58. Kieler-Jensen N, Lundin S, Ricksten SE. Vasodilator therapy after heart transplantation: Effects of inhaled nitric oxide and intravenous prostacyclin, prostaglandin E1, and sodium nitroprusside. *J Heart Lung Transplant*. 1995;14(3):436–443.
59. Arafa OE, Geiran OR, Andersen K, et al. Intraaortic balloon pumping for predominantly right ventricular failure after heart transplantation. *Ann Thorac Surg*. 2000;70(5):1587–1593.
60. Miller LW. Treatment of cardiac allograft rejection with intravenous corticosteroids. *J Heart Transplant*. 1990;9(3):283–287. Pt 2.
61. Sharples LD, Caine N, Mullins P, et al. Risk factor analysis for the major hazards following heart transplantation—rejection, infection, and coronary occlusive disease. *Transplantation*. 1991;52(2):244–252.
62. Horwitz PA, Tsai EJ, Putt ME, et al. Detection of cardiac allograft rejection and response to immunosuppressive therapy with peripheral blood gene expression. *Circulation*. 2004;110(25):3815–3821.
63. Chen Y, Zhang H, Xiao X, et al. Peripheral blood transcriptome sequencing reveals rejection-relevant genes in long-term heart transplantation. *Int J Cardiol*. 2013;168(3):2726–2733.
64. Pham MX, Teuteberg JJ, Kfoury AG, et al. Gene-expression profiling for rejection surveillance after cardiac transplantation. *N Engl J Med*. 2010;362(20):1890–1900.
65. Venuta F, Van Raemdonck D. History of lung transplantation. *J Thorac Dis*. 2017;9(12):5458–5471.
66. Pierson RN 3rd, Barr ML, McCullough KP, et al. Thoracic organ transplantation. *Am J Transplant*. 2004;4(Suppl 9):93–105.
67. Gottlieb J. Lung allocation. *J Thorac Dis*. 2017;9(8):2670–2674.
67a. Nathan SD. Lung transplantation: Disease-specific considerations for referral. *Chest*. 2005;127(3):1006–1016.
68. Yeung JC, Keshavjee S. Overview of clinical lung transplantation. *Cold Spring Harb Perspect Med*. 2014;4(1):a015628.
69. Snell GI, Paraskeva M, Westall GP. Donor selection and management. *Semin Respir Crit Care Med*. 2013;34(3):361–370.
70. Baez B, Castillo M. Anesthetic considerations for lung transplantation. *Semin Cardiothorac Vasc Anesth*. 2008;12(2):122–127.
71. Rosenberg AL, Rao M, Benedict PE. Anesthetic implications for lung transplantation. *Anesthesiol Clin North Am*. 2004;22(4):767–788.
72. Brower RG, Lanken PN, MacIntyre N, et al. Higher versus lower positive end-expiratory pressures in patients with the acute respiratory distress syndrome. *N Engl J Med*. 2004;351(4):327–336.
73. Goudarzi BM, Bonvino S. Critical care issues in lung and heart transplantation. *Crit Care Clin*. 2003;19(2):209–231.
74. Leal S, Sacanell J, Riera J, et al. Early postoperative management of lung transplantation. *Minerva Anestesiol*. 2014;80(11):1234–1245.
75. Wang EH, Partovi N, Levy RD, et al. Pneumocystis pneumonia in solid organ transplant recipients: Not yet an infection of the past. *Transpl Infect Dis*. 2012;14(5):519–525.
76. Chapman JR, Marriott DJ, Chen SCA, et al. Post-transplant Pneumocystis jirovecii pneumonia—a re-emerged public health problem? *Kidney Int*. 2013;84(2):240–243.
77. Derouin F, Pelloux H. Prevention of toxoplasmosis in transplant patients. *Clin Microbiol Infect*. 2008;14(12):1089–1101.
78. Brizendine KD, Vishin S, Baddley JW. Antifungal prophylaxis in solid organ transplant recipients. *Expert Rev Anti Infect Ther*. 2011;9(5):571–581.
79. Potena L, Solidoro P, Patrucco F, et al. Treatment and prevention of cytomegalovirus infection in heart and lung transplantation: An update. *Expert Opin Pharmacother*. 2016;17(12):1611–1622.
80. Durand CM, Bowring MG, Brown DM, et al. Direct-acting antiviral prophylaxis in kidney transplantation from hepatitis C virus-infected donors to noninfected recipients: an open-label nonrandomized trial. *Ann Intern Med*. 2018;168(8):533–540.
81. Slifkin M, Doron S, Snydman DR. Viral prophylaxis in organ transplant patients. *Drugs*. 2004;64(24):2763–2792.

36 多系统创伤

TIMOTHY J. Donahue, LILLIAN S. KAO
周程辉 译，苑雨辰 审校

多系统创伤患者的管理具有挑战性。尽管存在明确定义的创伤群，但最终每位患者在受伤前的健康状况、受伤时的并发症和受伤后管理方面都是个体化的。多数创伤采用保守治疗，因此这类患者并没有术后阶段。然而，部分创伤患者需要多次手术，术后和术前管理之间的区别是模糊的。管理创伤患者的基本原则与管理外科术后患者的原则相似。创伤患者的应激反应与创伤严重程度正相关。在创伤患者的术后或后期管理过程中应考虑到这种内在联系。

对创伤患者的初步评估应遵循美国外科医师学会高级创伤生命支持（American College of Surgeons Advanced Trauma Life Support，ATLS）计划规定的准则。在启动ATLS流程初级、次级和三级评估前应优先处理ABC——气道（airway）、呼吸（breathing）和循环（circulation）——并确保最优先诊断和治疗最直接危及生命的创伤。创伤评估必须是快速和全面的，可利用体格检查、生命体征、X线片和超声。初级和次级评估的结果决定了患者接受下一步干预的去向——手术室、介入放射室、CT扫描室、重症监护室（intensive care unit，ICU）或普通病房。

复苏

平衡复苏

历史上早期创伤复苏常使用大量晶体溶液。而近10年来理念开始转变为平衡复苏，更强调在创伤患者中尽早联合使用更多的接近全血比例的红细胞（red blood cell，RBC）、血浆和血小板混合物。全血本身已越来越多地在院前和医院急救中应用。PROPPR试验表明，血浆、血小板和RBC为1∶1∶1的单位比例既安全又有效。尽管在24 h和30天内，1∶1∶1的单位比例与1∶1∶2的单位比例相比，没有产生死亡率方面的获益，但可使更多的患者在最初的24 h内实现止血并减少因失血导致的死亡风险[1]。过度的晶体溶液复苏会稀释血液成分而加重凝血功能障碍，通过改变pH值加重酸中毒，并通过输入大量冷晶体溶液加重低体温。为了解决这个问题，平衡复苏限制了在危重症患者的早期复苏中晶体溶液的使用。事实上，美国外科医师学会创伤委员会最近更新了ATLS方案，在给予血液制品之前进一步将初始晶体溶液输注从2 L限制到1 L[2]。

平衡复苏的另一个核心是允许性低血压的概念。这允许有足够但不正常的血压，以保证重要器官功能，防止进一步的血液稀释和破坏持续出血患者体内已形成的血凝块。文献记载不一，但最近的一项荟萃分析表明，允许性低血压不仅可以减少失血和血液制品的使用，而且可以提高生存率[3]。

许多医疗中心已经建立了大量输血方案，允许医院血库快速提供标准用量的未交叉匹配的O型阴性红细胞、血浆、血小板，以及间断给予越来越广泛应用的低滴度O型阴性全血，直到出血得到控制。尽管对医院血库造成不小的压力，但这些方案似乎是合理的。部分研究表明其死亡率可低至15%，减少了全成分血液制品的使用，并避免滥用[4-8]。各种评分系统，如血液制品输注评估（Assessment of Blood Consumption，ABC），可预测大量输血的需求，有助于尽早启动大量输血方案。需要权衡的风险包括输血反应、血源传播性疾病、感染和免疫并发症。

纤溶亢进被认为是导致持续性凝血功能障碍的重要原因。虽然常常与血栓形成可保持平衡，但在一些持续出血的创伤患者中，纤溶亢进可引起血凝块破裂。氨甲环酸（tranexamic acid，TXA）长期以来一直用于择期手术中止血。在过去10年中，出现越来越多有关TXA在创伤患者中的使用研究。尽管仍存在争议，但有证据支持其在出血性创伤患者中的早期使用。CRASH-2试验显示，使用TXA后，死亡率和继发出血的死亡率有小幅但明显的减少。血栓事件在治疗组和安慰剂组之间没有区别。晚期（受伤后＞3 h）使用 TXA 的死亡率增加 [9]。

ICU 复苏液体的选择

危重创伤患者出血得到控制后的复苏液体选择仍存在争议。晶体溶液虽然较便宜，但理论上对维持血管内容量不太有效。胶体溶液虽然更昂贵，但理论上它们在血管内保留的时间较晶体溶液更长，因此需要的输液量更小。目前研究并未表明两种溶液在 ICU 复苏方面孰优孰劣。针对这个问题的最大的前瞻性随机试验是 SAFE 试验，其比较了生理盐水和 4% 白蛋白对 ICU 患者的复苏效果 [10]。结果显示，在 28 天死亡率终点方面，4% 白蛋白并不优于生理盐水。然而，白蛋白组在前 4 天使用的总液体量较低，心率降低，中心静脉压升高，但平均动脉压没有变化。事后亚组分析表明，接受白蛋白复苏的创伤患者可能比接受生理盐水复苏的情况更差；然而，这尚无定论，因为该组的脑外伤死亡率也较高。

尽管晶体溶液与胶体溶液复苏孰优孰劣的问题尚未有明确结论，但很明显，任何液体都可能导致过度复苏，并导致各种早期和（或）延迟的并发症。因此，复苏的时间和容量可能比复苏液体的选择更为重要。

输血时机

创伤后贫血很常见，尤其是那些已转入 ICU 的患者 [11]。仅根据实验室检查结果进行血液制品输注是不恰当的。当其他因素已得到控制时，输血与器官功能障碍、死亡率和 ICU 住院时间相关 [12,13]。对创伤患者的研究表明，输血是预测实体器官创伤患者预后恶化的独立风险因素 [14]。在危重症患者中进行的大型随机对照试验表明，限制性输血策略（如 7 g/dl 的血红蛋白输血时机）在死亡率方面与开放性输血策略（如 10 g/dl 的血红蛋白输血时机）相似或更优 [15]。纳入少量创伤患者的文献也有类似发现。TRICC 试验的事后分析证实了限制性输血策略对创伤患者的安全性 [16]。两种输血策略在死亡率的和多器官功能障碍发生率的结局方面相似。创伤后实践管理指南是安全且具有成本效益的 [17]。虽然尚不清楚不稳定性心肌缺血患者和头部损伤患者的输血时机，但大多数其他出血已受控制的创伤患者不太可能会从开放性输血策略中受益。创伤患者运用输血阈值的管理理念应非常谨慎：任何输血阈值都以出血控制为前提。更坦率地说，输血阈值不适用于仍在出血的患者。

复苏的终点

临床评估是多系统创伤复苏的重要组成部分。并非所有终点都适用于所有患者，详细记录有助于对患者状态的全面掌握。终点可分为临床、实验室或监测相关指标。

对创伤患者的初步评估应该从评估和处理 ABC 开始，管理开始之后仍应进行 ABC 的全面评估。血流动力学或氧合变化后仍应重新评估 ABC，尤其是确认气管插管、胸管、导管、监护仪和手术引流管的正确位置和功能。在创伤早期，除非有其他发现，应假定低血压主要是由出血引起的。

应以血压、心率、尿量、末梢灌注和意识状态等传统临床指标作为复苏评估的起点。这些基本体征异常时应进行全面的体格检查并在密切监测下进行干预（血液成分治疗、液体冲击、镇痛、镇静）。应注意与创伤患者相关的几个注意事项：心动过速是非特异性的，可能代表低血容量、疼痛、刺激、违禁药品滥用或心肌损伤。另外，在受伤前接受 β 受体阻滞剂治疗的患者中，心动过速可能不明显。原发性高血压相当普遍，“正常”血压实际上可能提示相对低血压和低血容量。最后，精神状态可能会因灌注不足、脑损伤、违禁药品滥用或既往的慢性脑病（如痴呆）而改变。

实验室检查可作为评估复苏的终点。创伤后酸中毒表现为乳酸持续升高或碱缺失（或血清碳酸氢盐持续低），提示隐匿性低灌注，甚至组织坏死。尽管初始值（即刚到达创伤中心时的值）与结局相关，[18] 但数小时内的变化趋势可能更有助于评估干预效果和预测死亡率 [19]。持续性酸中毒是一个恶化的迹象。在创伤后 24 h 内未能使血清乳酸水平回归正常往往预示着创伤患者预后较差 [19]。同样，持续的碱缺失也与预后恶化相关 [20]。

血栓弹力图（thromboelastography，TEG）和旋转血栓弹力图（rotational thromboelastography，ROTEM）等黏弹性检测也可以指导血液成分输注，并且在指导凝血功能障碍的纠正方面可能优于传统的凝血检测，如凝血酶原时间（PT）、国际标准化比值（INR）和活化部分凝血活酶时间（APTT）[21]。PT 和 APTT 通常在 37℃下进行检测。因此，在正常体温患者中，PT 和 APTT 异常表明凝血因子缺乏。然而，在体温过低的患者中，这些指标无法定性评估凝血功能的状态，因此往往低估了凝血功能障碍。TEG 诊断凝血功能障碍不受体温的影响，可信度较高。TEG 可动态评估血凝块的形成、稳定性、强度和崩解。R 时间延长可能表明需要输注血浆。K 时间增加或 α 角减小可能提示纤维蛋白原减少。最大振幅低表明血小板功能低下。30 min 血凝块溶解指数（LY30）随着纤溶亢进而增加，可能需要 TXA 治疗。如前所述，血液制品成分输注可以针对性治疗凝血功能障碍。

创伤患者一旦出现这些指标恶化，应该考虑存在持续实体器官（胸腔、腹部、腹膜后和四肢）出血。初步体格检查后，针对创伤的胸片和聚焦腹部创伤超声（focused abdominal sonography for trauma，FAST）可能有助于通过诊断、排除复发性血胸或新的腹腔积血对胸腔和腹腔器官损伤进行分类。胸腔、腹部或四肢出血严重时可迅速导致低血压或酸中毒，通常需要在手术室进行外科处理。然而，肝破裂、骨盆骨折或腹膜后损伤导致的出血在手术室往往难以控制，需要通过血管造影进行介入放射学诊断和栓塞治疗。

尽管中心静脉压（central venous pressure，CVP）监测已在临床实践中积累了大量经验，但在何种创伤患者中指导临床决策可明显获益尚缺乏有力的证据。CVP 监测可能更适合用于出血已初步控制但对早期容量复苏反应性较差的患者、合并有慢性心脏和肺部基础疾病的患者，或生理储备较为低下的患者。此类患者的终点获益与外科术后患者相似。当未行 CVP 监测时，床边超声检查可用于评估下腔静脉的直径、呼吸变异性和塌陷度，以替代右心房压力和容量状态[22]。

肺动脉导管（pulmonary artery catheter，PAC）在创伤患者中的使用仍存在争议。尽管 PAC 置入术在理论上很有效且被广泛使用，但危重症患者的回顾性和前瞻性研究并没有一致地显示与 CVP 监测相比，其具有更降的死亡率[23,24]。此外，这些研究中创伤患者的数量相对较少，使结果更难应用于创伤患者。PAC 的好处可能不在于它的应用与否，而在于临床医生如何使用真实可靠的数据。最终，PAC 导管的用途可能在于优化心室前负荷、整体心脏效率以及防止过度复苏[25,26]。

许多评估局部内脏灌注的方法已被提议作为临床评估、实验室检查和中心监测的辅助手段。胃张力测量结果显示与其他全身灌注指标[27]具有良好的相关性，但尚未获得广泛的临床认可。舌下二氧化碳测定法也被证明是一种潜在有效、非侵入性的灌注监测指标[28,29]。经食管和床旁心脏超声是可用于评估心输出量和前负荷的非侵入性方法[30]。未来进一步的研究将阐明它在实现对创伤患者进行充分复苏中的作用。

创伤中的特殊注意事项

损伤控制

借用美国海军的术语，损伤控制理论已广泛用于严重创伤患者的管理[31-33]。该策略包括快速控制失血和胃肠道感染，进一步在外科 ICU 进行复苏稳定后，再进入手术室进行全面而确切的创伤识别和治疗。有时，根据创伤严重程度和生理状态，需要在外科 ICU 和手术室之间进行多次来回处理。一些患者在长时间的损伤控制后，腹部区域的筋膜面积明显减少，需要进行腹部皮肤移植以进行关腹。损伤控制理论最初应用于腹部损伤，目前已扩展到胸部、四肢、颈部，甚至颅骨创伤。

损伤控制的成功实施需要创伤外科医生、麻醉科医生和外科重症监护医生的团队协作。当怀疑出血和污染源位于腹部时，手术团队应该尽快启动剖腹探查，并迅速填塞腹腔的所有腔隙。与此同时，麻醉团队开始用血液制品对患者进行积极的复苏。手术团队应系统地探查腹腔。初始目标是快速控制危及生命的出血和大面积胃肠道污染。损伤的大动脉进行旁路分流处理；对损伤的较小动脉和大多数静脉（除了肾上下腔静脉）进行单纯结扎；胃肠道损伤首先进行快速闭合或用吻合器切除，可不重建连续性；肝损伤往往较为严重；脾或肾损伤可分别进行脾切除术或肾切除术。腹部筋膜损失过多往往难以关腹，也可采用多种方法进行临时关腹。初次手术时发现肝或盆腔损伤的患者可能需要术后立即进行诊断性血管造影和栓塞治疗。在肝损伤患者中，介入放射的治疗效果很好[34]。

术后即进入了 ICU 的损伤控制阶段。由于创伤手术控制了出血和胃肠道感染，重症监护团队负责对患者的生命体征进行调整和支持。这一阶段的目标是预防或逆转致命的低体温、凝血功能障碍和酸中毒三联征（图 36.1）。

有几种措施可用于预防和治疗低体温，如提高室内温度，使用普通加温毯、加温灯或强力空气加温毯来减少热量丢失，实现缓慢而均匀的升温。静脉输液加温也是积极有效的。呼吸机回路应该采用温热气源。贴在躯干和四肢上的加热垫对于复温也很有效。液体可通过加热垫的保温的管子进行输注。尽管术中可用温热的液体进行腹腔冲洗，但尚不清楚其复温效果是否优于其他侵入性较小的方法。复温最快速的方法是有创的静脉 - 静脉转流加温，但其主要缺点是需要全身肝素化。

酸中毒主要由灌注不良和低体温引起，因此体温和循环容量恢复正常时可得到纠正。酸中毒本身不应该用碳酸氢盐溶液治疗，除非是为了治疗心肌兴奋性过高（即 pH < 7.2）。凝血功能障碍是多因素的，由失血、血小板和凝血因子消耗和稀释、纤维蛋白溶解亢进、血制品成分功能受损、低体温和低钙血症引起[35]。如前所述，应在复温和纠正酸中毒的同时输注血液制品，直到凝血或黏弹性检测异常值得到纠正和（或）临床出血得到显著改善。

复苏性主动脉内球囊阻断

复苏性主动脉内球囊阻断（resuscitative endovascular balloon occlusion of the aorta，REBOA）是一种用于伴失血性休克的创伤患者的早期治疗技术，其可以快速而短暂地控制腹部和骨盆等不可压迫部位的大动脉性出血。不可压迫部位出血的另一个来源是连接部位出血或肢体与躯干连接处不适合使用止血带的出血。REBOA 不能用于有穿透性胸部创伤的活动性出血患者，因为这可能会加速胸腔出血，而应该尽快通过开放手术技术止血。在放置 REBOA 时，球囊经股动脉进入主动脉内。如果可能，首选经皮方法，必要时再进行切开。一旦通过超声、胸片或胸管造口术排除了胸腔出血，主动脉内球囊在主动脉 1 区邻近膈肌裂孔处展开（图 36.2）。对于主要位于盆腔或髋关节处的出血，球囊在 3 区的腹主动脉分叉处充气。这种临时控制出血策略可对大血管损伤采取更明确的治疗方法。

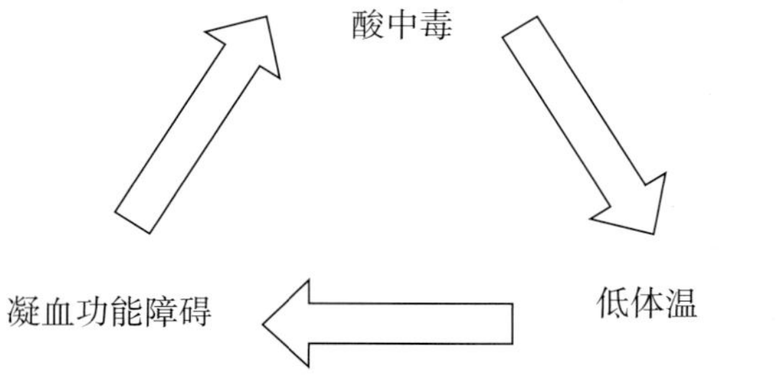

• **图 36.1** 致命性三联征：低体温、凝血功能障碍和酸中毒

REBOA 的支持者认为这种技术的侵入性低于复苏性开胸探查术和胸部主动脉支架植入术。在较大的一级创伤中心进行的一项回顾性研究（*n*=31）表明，球囊充气与大多数患者的血压升高和暂时性出血控制相关[36]。然而，目前并没有随机对照试验比较 REBOA 与其他出血控制方法的效果。此外，REBOA 与需要再次干预的血管操作并发症有关。

腹内高压和腹腔间隔室综合征

腹内高压（intraabdominal hypertension，IAH）和腹腔间隔室综合征（abdominal compartment syndrome，ACS）是公认的创伤患者的危重并发症。损伤、出血、缺血、再灌注和复苏都可能导致些并发症。当腹部压力升高而没有器官功能障碍的征象时，就会出现 IAH。当腹内压增高导致器官功能障碍或衰竭时，就会出现 ACS。IAH 的信号可能是 CVP 升高、气道

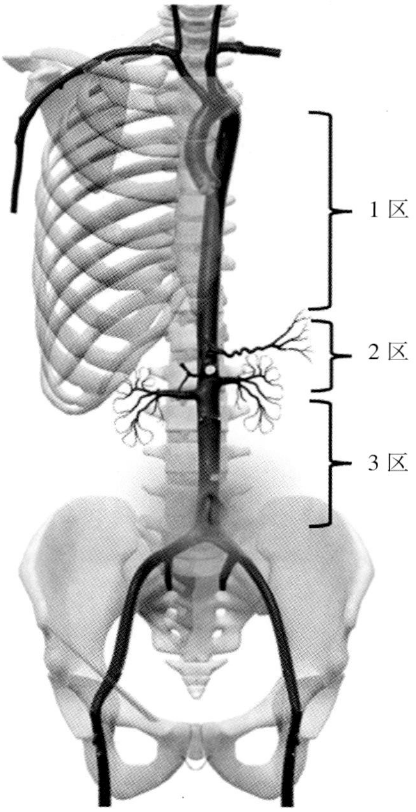

• **图 36.2（也见彩图）** 主动脉区：1 区从左锁骨下动脉起点延伸至腹腔干；2 区从腹腔干延伸到最尾端的肾动脉；3 区从最末端的肾动脉延伸到主动脉分叉处。复苏性主动脉内球囊阻断（REBOA）仅适用于 1 区和 3 区（来自 Bogert JN、Davis KM、Kopelman TR、Vail S、Pieri P、Matthews MR.Resuscitative endovascular balloon occlusion of the aorta with a low profile，wire free device：A game changer? Trauma Case Rep 2017；7：11-14.）

峰值压力升高或难以提供机械通气的潮气量、少尿或肾功能恶化，或者乳酸酸中毒恶化或新发。

IAP 的风险因素包括腹部大型手术或创伤、严重烧伤、俯卧位、肠梗阻、急性胰腺炎、失代偿期肝硬化伴大量腹水、腹腔积血、腹腔感染、大量晶体溶液输注和输血大于 10 个单位 [37]。

世界腹腔综合征协会（World Society on Abdominal Compartment Syndrome，WSACS）于 2013 年发布了专家共识和临床实践指南 [38]。指南将重症成人的静息腹内压定义为 5 ～ 7 mmHg，IAH 被定义为压力持续大于 12 mmHg，分为四个等级的压力增加（Ⅰ级，IAP 12 ～ 15 mmHg；Ⅱ级，IAP 16 ～ 20 mmHg；Ⅲ级，IAP 21 ～ 25 mmHg；Ⅳ级，IAP ＞ 25 mmHg）。原发性 ACS 被定义为与腹盆区域创伤或疾病相关，通常需要尽早手术或介入干预。继发性 ACS 是指与腹盆区域的损伤或疾病不相关，如继发于容量超负荷的腹水。复发性 ACS 是指在先前对原发性或继发性 IAH 或 ACS 进行手术或药物治疗后，IAH 或 ACS 再次出现的临床情况。

为了估测 IAP，通常使用膀胱压力作为替代指标。用 25 ml 无菌盐水充盈膀胱并夹住膀胱导尿管。患者应仰卧并彻底放松以尽可能减少对膀胱压力影响的外部因素。换能器位于腋中线，然后对系统的压力进行转换。

治疗 IAH 的无创措施包括通过使用镇静、镇痛和神经肌肉阻滞药物改善腹壁顺应性；鼻胃管和胃肠减压并排出胃肠内容物；腹腔穿刺引流腹水；在正确判断的基础上使用液体，利尿剂和（或）透析来纠正容量超负荷；优化通气参数以避免增加胸膜腔内压 [38]。一旦确定了 ACS，就必须立即采取措施治疗潜在的病因。如果是原发性 ACS，则需要开腹探查和暂时性腹腔闭合术以减少 IAP 并恢复灌注。剖腹减压术后，腹部筋膜保持打开状态，并在不对闭合处施加张力的情况下形成暂时性腹腔闭合以覆盖内脏。即便如此，ACS 在开腹患者中仍可出现复发 [39]。即使治疗得当，ACS 也与发病率和死亡率增加有关 [40]。IAH 和 ACS 的医源性成分越来越受到重视 [41]，使达到但不超过复苏终点的重要性与日俱增 [42]。

其他间隔室综合征

钝性和穿透性损伤都可使出现间隔室综合征的风险增加。应该仔细检查四肢——不仅是小腿，还有大腿、臀部和上肢 ——是否有组织张力的增加。外科医生应立即进一步检查组织张力增加的四肢。多普勒超声检查或触诊检测到的远端动脉脉搏的存在并不能排除间隔室综合征。应警惕新出现的疼痛，但疼痛通常已经存在，并且它的消失也并不能排除间隔室综合征。其他神经系统发现，如运动或感觉障碍，应立即进行手术探查。对间隔室压力进行有创监测可能有助于确定诊断，但正常压力仍可能会导致错误的安全感。一般来说，对有明显的临床可疑征象采取行动比不治疗间隔室综合征更安全。如果诊断出或临床怀疑间隔室综合征，应立即进行间隔室切开术。

脑损伤患者的管理

脑损伤患者的复苏尤须注意。尽管临床症状和实验室指标对评估整体灌注有用，严重的头部损伤（GCS ≤ 8）患者可从直接的脑灌注评估中获益。头部损伤后的结局明显依赖于脑灌注。应不惜一切代价避免低血压和低氧血症。即使是短暂的低血压（收缩压＜ 90 mmHg）或低氧血症（PaO_2 ≤ 60 mmHg）也对脑损伤后的长期预后有害。[43] 脑灌注的临床相关指标是脑灌注压（CPP），定义为平均动脉压（MAP）和颅内压（ICP）之间的差值。回顾性研究表明，未能将 CPP 维持在 60 mmHg 以上与较差的结果相关 [44,45]。ICP 监测可以指导药物治疗［如补液和（或）升压药以增加 CPP；渗透性利尿剂以降低 ICP］。将 ICP 持续保持在 20 mmHg 以下可能会改善脑损伤后的结局 [46]。脑创伤协会建议在以下情况下监测 ICP。

- 严重头部损伤（定义为 GCS 3 ～ 8），入院时头部 CT 异常，如 CT 显示血肿、挫伤、水肿或基底池受压。
- 严重的头部损伤，入院时头部 CT 正常，入院时有以下 2 项或多项风险因素：年龄大于 40 岁，单侧或双侧运动姿势，收缩压低于 90 mmHg。
- 在有意识的患者中由医生自行决定伴有外伤性肿块病变的治疗方案。

此外，ICP 换能器可连接脑室造口术导管以允许脑脊液（CSF）引流，从而降低 ICP。通过增加 MAP（容量复苏，必要时使用升压药）和（或）通过降低 ICP（给予甘露醇等渗透性利尿剂或通过 CSF 引流）来增加 CPP。脑损伤患者的最佳输血启动时机尚不清楚。传统的输血启动时机是 10 g/dl，但最近受到了质疑。在更确切的证据出现之前，在管理脑损伤患者时，采用更宽松的红细胞输血标准是谨慎的做法。

高渗盐水是脑外伤复苏[47]安全有效的成分，胶体溶液复苏后应考虑使用。积极过度通气可用于短期快速控制 ICP，但持续治疗并没有益处，因为过度通气是通过减少脑血流量控制 ICP。

有研究将经皮脑氧饱和度作为 ICP 监测的辅助手段。缺血性脑组织尽管有足够的 CPP，此监测仍能提示隐匿性脑组织缺氧（PO_2 < 15 ~ 20 mmHg）。进一步的研究将阐明其在脑复苏中的作用[48]。

除了这些复苏措施外，脑创伤学会还颁布了管理严重 TBI 和创伤早期预防癫痫发作（posttraumatic seizures，PTS）的指南。尽管没有提出降低晚期 PTS 发生率的建议，但Ⅱa 级推荐建议，当评估总体获益超过与药物治疗相关的潜在并发症时，苯妥英钠可用于早期（7 天内）PTS 的治疗。然而，并没有显示早期 PTS 与更差的结局相关联。在指南发布时，没有明确的证据显示左乙拉西坦在预防早期 PTS 和毒性方面的功效优于苯妥英钠[49]。

静脉血栓栓塞症（venous thromboembolism，VTE）

与非创伤患者或其他住院患者组相比，创伤患者发生深静脉血栓（deep venous thrombosis，DVT）和肺栓塞（pulmonary embolism，PE）的风险更高。荟萃分析显示，所有创伤患者的总体 DVT 发生率为 11.8%，PE 发生率为 1.5%[50]。

尽管血栓栓塞并发症的发生率很高，但目前的实践存在重大争议和不确定性。大多数创伤中心已经制定了预防静脉血栓栓塞事件的标准化流程。早期活动是一种简单易行的预防措施。然而，许多患者受到创伤或精神状态的限制。在没有伤口、骨折、夹板和外固定器的情况下，应考虑对所有患者进行序贯加压装置。有 VTE 风险因素且无禁忌证的患者应给予药物预防。

高风险患者是指预计住院时间＞ 24 h 并具有以下 1 种或多种风险因素的患者。

- 预计卧床 ＞ 2 天。
- 既往有 DVT、PE 或高凝性疾病史，头部损伤且 GCS ＜ 8，或无法对指令做出反应。
- 骨盆骨折。
- 长骨骨折。
- 脊柱骨折。
- 下肢静脉损伤。
- 癌症。
- 肥胖。
- 多处肋骨骨折。

许多单中心研究已经证明了三种最常见的预防措施中的一种或多种的有效性 ——连续加压装置（SCD）的机械预防、低剂量普通皮下肝素（SQH）和皮下低分子量肝素（LMWH）。荟萃分析结果显示没有任何一种措施在统计学上比完全没有预防更有效[51]，但该荟萃分析不足以排除任何疗法的真正益处。在 SCD、SQH 和 LMWH 中，LMWH 可能是对没有过度出血风险的受伤患者进行 DVT 预防的最佳选择。密歇根大学的一项研究使用来自密歇根创伤质量改进项目（MTQIP）数据库的数据进行比较有效性的研究，评估了 UFH 与 LMWH 在 VTE、PE、DVT 和死亡率的住院结局方面的效果。研究发现，与 UFH 相比，接受 LMWH 作为其第一剂 VTE 预防的创伤患者发生 VTE、PE、DVT 和死亡的风险显著降低[52]。LMWH 在预防 DVT 方面可能比 SQH 更有效，且没有出血风险。LMWH 的禁忌证包括肾功能不全或肾衰竭或存在硬膜外镇痛导管。在这些情况下，普通肝素和间歇加压装置是可接受的替代方案。

对于不能接受抗凝治疗或不能耐受额外出血的血栓栓塞事件高风险患者（如颅内出血、盆腔血肿、眼部出血损伤，或肝、脾、肾损伤患者），预防性放置下腔静脉（IVC）过滤器是有争议的。美国东部创伤外科协会（EAST）指南建议放置 IVC 过滤器，但美国胸科医师学会（ACCP）建议不要将 IVC 过滤器用于 VTE 预防，并建议在无禁忌证的情况下使用 SCD 和化学预防[53,54]。IVC 过滤器的长期后遗症未知。存在多种可拆卸的 IVC 过滤器，并且可以考虑用于被认为适合置入过滤器的患者。

其他创伤后注意事项

预防应激性溃疡

创伤患者患应激性溃疡的风险增加，高风险患者需要积极地进行预防。ICU 患者的胃肠道出血发生率为 1.5% ~ 8.5%，但在未接受应激性溃疡预防治疗的患者中可能高达 15%。ICU 患者发生临床上明显的上消化道出血的死亡率明显较高，分别为 49% 和 9%[55]。风险因素包括凝血功能障碍，定义为血小板计数＜ 50 000/m^3，国际标准化比值（INR）＞ 1.5，或部分凝血活酶时间（PTT）＞正常值上限的 2 倍，机械通气超过 48 h，外伤性脑损伤，脊髓损伤，烧

伤 > 30%，或有上消化道出血史[55]。存在多种治疗选择：硫糖铝、组胺 2 受体拮抗剂（H2RA）和质子泵抑制剂（PPI）。在纳入 18 项研究的最大型荟萃分析中，与 H2RA 相比，PPI 可预防更多上消化道出血事件，而对肺炎发生率没有任何影响[56]。在机械通气患者中，硫糖铝和 H2RA 可有效预防出血，H2RA 可能稍微更有效[57]。一些研究表明硫糖铝与较低的医院获得性肺炎发生率相关[58,59,60]，但其他研究无法显示出差异。有必要进行大型随机对照试验来阐明其益处（即一种方案优于另一种方案）以及应激性溃疡预防与感染并发症的关系。

营养支持

一旦急性血流动力学问题得到解决，营养支持对受伤患者至关重要。受伤的患者通常处于分解代谢状态，并且比受伤前的状态具有更高的营养需求。肠内营养和肠外营养都在创伤后护理中发挥作用，首选肠内途径。重症医学会和美国肠外肠内营养学会发布了危重症患者营养支持的评估和治疗指南[61]。他们建议确定 ICU 患者的营养风险，并尽可能早地开始肠内营养，即入院后 24 ~ 48 h。这应该从血流动力学稳定的患者开始，并在使用血管活性药物的患者中谨慎使用。在重症患者中，尤其是腹部损伤患者中，肠内营养发生脓毒症并发症（肺炎、腹腔脓肿、脓毒症）的概率低于肠外途径[62-65]。大约一半的患者在伤后 1 周不能耐受目标肠内营养。对于伤后第 7 天未达到至少 50% 目标肠内营养的患者，应考虑肠外营养。

肠内营养可以通过胃内或幽门后途径给予。就死亡率而言，这两种途径都没有被证明在创伤患者中具有优势。然而，幽门后途径可能会降低误吸和肺炎的风险。因为胃内喂养通常比较简单，所以它应该是首选。对于有误吸风险的患者，尤其是头部受伤的患者，胃轻瘫很常见，应考虑进行幽门后喂养。胃残留量传统上用于评估耐受性，但后来被证明与热量输送减少有关[61]。评估耐受性的其他方法包括腹胀、疼痛、恶心、呕吐、腹泻、便秘 > 3 天，以及（或）在腹部 X 线片上看到一个大的胃泡。已在重症监护人群（包括创伤患者）中研究了含有各种补充剂（如精氨酸、谷氨酰胺、鱼油）的肠内配方，但没有任何特定的肠内制剂显示出一致的优越结果。根据系统评价，指南并未正式推荐增强肠内营养配方，只是建议考虑使用它们[66]。相反，似乎简单地避免饥饿是降低危重患者感染率的关键[67-70]。

血糖控制

创伤患者的高血糖与感染并发症和死亡率增加有关。血清葡萄糖水平高于 200 mg/dl 的受伤患者的结局将持续恶化：ICU 停留时间延长（因此住院时间延长）、机械通气时间更长、感染率更高、死亡率更高。然而，在过去的 20 年中，血糖控制的最佳目标范围一直存在争议——特别是较低的血糖目标是否与改善结果相关。迄今为止，关于血糖控制的最大试验是 NICE-SUGAR 试验，该试验将 6104 名内科和外科 ICU 患者随机分配到强化胰岛素治疗组［目标血糖水平为 81 ~ 108 mg/dl（4.5 ~ 6 mmol/L）］或常规血糖控制［目标血糖 < 180 mg/dl（< 10 mmol/l）］[71]。强化胰岛素治疗组死亡率更高，同时严重低血糖的发生率也更高。然而，一项亚组分析表明，在创伤患者中使用强化胰岛素可能会改善预后。尽管如此，血糖目标为 140 ~ 180 mg/dl（7.7 ~ 10 mmol/L），而不是更严格的目标 80 ~ 110 mg/dl（4.4 ~ 6.1 mmol/L）或更宽松的目标［如目前建议 ICU 手术患者使用 180 ~ 200 mg/dl（10 ~ 11.1 mmol/L）］。

感染性并发症

创伤患者在受伤时通常有胃内容物存在，使他们处于吸入性肺炎的更高风险中，原因可能是无法保护气道或快速顺序插管。旨在降低呼吸机相关性肺炎（VAP）风险的“呼吸机集束疗法”在 ICU 中很常见。在患者受伤和治疗的范围内，机械通气创伤患者应接受所有此类治疗，以降低 VAP 的发生率。插管外伤患者胸腰椎间隙后床头应呈 45° 角。在此之前，或者如果存在脊柱损伤，则应将患者置于反向 Trendelenburg 体位。

创伤患者导管相关血流感染的发生率较高。这可能反映了他们处于不太理想的状况中。这些管路应尽快拆除或更换为外围设备的接入。同样，与导管相关的尿路感染可以通过早期拔除膀胱导管来缓解。

对大多数患者而言，常规抗生素的使用是没有效果的。对于需要开腹手术的患者，在切口 1 h 内给予单一的术前剂量是合适的。如果发现内脏损伤被并及时修复，有证据表明应将术后抗生素限制在术后 24 h 内使用[72]。较长的抗生素疗程不会降低感染率和脓肿形成率。在一些开放性骨折中，抗生素预防可能是合理的。

镇痛

创伤患者的疼痛管理与术后患者相似。需要仔细评估重症患者的疼痛。只要有可能，应限制或避免使用阿片类药物，并应遵循非阿片类多模式镇痛方案。美国麻醉医师协会急性疼痛工作组指南建议使用多模式疼痛管理治疗计划，使用局部麻醉剂进行椎管内/区域阻滞，以及全天候使用环氧合酶（COX）抑制剂、非甾体抗炎药（NSAID）或对乙酰氨基酚的方案[73]。

大量研究表明，肋骨骨折与呼吸系统并发症或死亡率之间存在密切关系[74-76]。尽管肋骨骨折的所有患者都是虚弱的，但肋骨骨折的老年患者尤其容易受到影响。一些研究表明，对于肋骨骨折患者，硬膜外镇痛优于患者自控镇痛[76,77]，但其他研究则没有发现受益[75,78]。在多处肋骨骨折和连枷胸的手术固定中正在获得认可，并可能增强肺部力学，并减少肺炎和死亡等并发症。现阶段缺乏临床试验，需要在该领域进行更多的研究。

小结

多系统创伤患者在创伤前状态、创伤模式和创伤后管理方面存在个体差异。一些受伤的患者不需要手术干预，而另一些则需要多次手术。因此，对于许多多系统创伤患者来说，术后早期阶段是早期损伤后阶段和术前阶段的总和。在所有患者中，复苏、治疗和干预措施应迅速实施并经常重新评估。在复苏的众多终点中进行选择需要判断力。快速达到复苏目标不应让位于医源性过度复苏。损伤控制技术改善了严重创伤的结果，强调了创伤外科医生、麻醉科医生和重症监护医生之间合作的重要性。术后护理和重症监护中的许多循证实践已成功应用于临床。理想情况下，所有这些做法都要进行评估，以改善对多系统创伤患者的护理。

参考文献

1. Holcomb JB, Tilley BC, Baraniuk S, et al. Transfusion of plasma, platelets, and red blood cells in a 1:1:1 vs. a 1:1:2 ratio and mortality in patients with severe trauma: The PROPPR randomized clinical trial. *JAMA*. 2015;313(5):471–482.
2. American College of Surgeons Committee on Trauma: Advanced Trauma Life Support (ATLS) Student Course Manual, ed 10. American College of Surgeons, Chicago, 2018.
3. Tran A, Yates J, Lau A, et al. Permissive hypotension versus conventional resuscitation strategies in adult trauma patients with hemorrhagic shock: A systematic review and meta-analysis of randomized controlled trials. *J Trauma Acute Care Surg*. 2018;84(5):802–808.
4. Vaslef SN, Knudsen NW, Neligan PJ, et al. Massive transfusion exceeding 50 units of blood products in trauma patients. *J Trauma*. 2002;53:291–295.
5. Cinat ME, Wallace WC, Nastanski F, et al. Improved survival following massive transfusion in patients who have undergone trauma. *Arch Surg*. 1999;134:964–968.
6. Criddle LM, Eldredge DH, Walker J. Variables predicting trauma patient survival following massive transfusion. *J Emerg Nurs*. 2005;31:236–242.
7. Velmahos GC, Chan L, Chan M, et al. Is there a limit to massive blood transfusion after severe trauma? *Arch Surg*. 1998;133:947–952.
8. Hess JR, Ramos PJ, Sen NE, et al. Quality management of a massive transfusion protocol. *Transfusion*. 2018;58(2):480–484.
9. CRASH-2 trial collaborators, Shakur H, Roberts I, Bautista R, et al. Effects of tranexamic acid on death, vascular occlusive events, and blood transfusion in trauma patients with significant haemorrhage (CRASH-2): A randomised, placebo-controlled trial. *Lancet*. 2010;376:23–32.
10. Finfer S, Bellomo R, Boyce N, et al. and SAFE Study Investigators: A comparison of albumin and saline for fluid resuscitation in the intensive care unit. *N Engl J Med*. 2004;350:2247–2256.
11. Shapiro MJ, Gettinger A, Corwin HL, et al. Anemia and blood transfusion in trauma patients admitted to the intensive care unit. *J Trauma*. 2003;55:269–273.
12. Dunne JR, Malone DL, Tracy JK, et al. Allogenic blood transfusion in the first 24 hours after trauma is associated with increased Systemic Inflammatory Response Syndrome (SIRS) and death. *Surg Infect (Larchmt)*. 2004;5:395–404.
13. Malone DL, Dunne J, Tracy JK, et al. Blood transfusion, independent of shock severity, is associated with worse outcome in trauma. *J Trauma*. 2003;54:898–905.
14. Robinson 3rd WP, Ahn J, Stiffler A, et al. Blood transfusion is an independent predictor of increased mortality in nonoperatively managed blunt hepatic and splenic injuries. *J Trauma*. 2005;58:437–444.
15. Hebert PC, Wells G, Blajchman MA, et al. A multicenter, randomized, controlled clinical trial of transfusion requirements in critical care: Transfusion requirements in critical care investigators. Canadian Critical Care Trials Group. *N Engl J Med*. 1999;340:409–417.
16. McIntyre L, Hebert PC, Wells G, et al. and Canadian Critical Care Trials Group: Is a restrictive transfusion strategy safe for resuscitated and critically ill trauma patients? *J Trauma*. 2004;57:563–568.
17. Earley AS, Gracias VH, Haut E, et al. Anemia management program reduces transfusion volumes, incidence of ventilator-associated pneumonia, and cost in trauma patients. *J Trauma*. 2006;61:1–5.
18. Rutherford EJ, Morris Jr JA, Reed GW, et al. Base deficit stratifies mortality and determines therapy. *J Trauma*. 1992;33:417–423.
19. Husain FA, Martin MJ, Mullenix PS, et al. Serum lactate and base deficit as predictors of mortality and morbidity. *Am J Surg*. 2003;185:485–491.
20. Kincaid EH, Miller PR, Meredith JW, et al. Elevated arterial base deficit in trauma patients: A marker of impaired oxygen utilization. *J Am Coll Surg*. 1998;187:384–392.
21. Holcomb JB, Minei KM, Scerbo ML, et al. Admission rapid thrombelastography can replace conventional coagulation tests in the emergency department experience with 1974 consecutive trauma patients. *Ann Surg*. 2012;256:476–486.
22. Feissel M, Michard F, Faller JP, et al. The respiratory variation in inferior vena cava diameter as a guide to fluid therapy. *Intensive Care Med*. 2004;30(9):1834–1837.
23. Richard C, Warszawski J, Anguel N, et al. Early use of the pulmonary artery catheter and outcomes in patients with shock and acute respiratory distress syndrome: A randomized controlled trial. *JAMA*. 2003;290:2713–2720.
24. Shah MR, Hasselblad V, Stevenson LW, et al. Impact of the pulmonary artery catheter in critically ill patients: Meta-analysis of randomized clinical trials. *JAMA*. 2005;294:1664–1670.
25. Chang MC, Meredith JW. Cardiac preload, splanchnic perfusion, and their relationship during resuscitation in trauma patients. *J Trauma*. 1997;42:577–582.
26. Cheatham ML, Nelson LD, Chang MC, et al. Right ventricular end-diastolic volume index as a predictor of preload status in patients on positive end-expiratory pressure. *Crit Care Med*. 1998;26:1801–1806.
27. Ivatury RR, Simon RJ, Islam S, et al. A prospective randomized study of end points of resuscitation after major trauma: Global oxygen transport indices versus organ-specific gastric mucosal pH. *J Am Coll Surg*. 1996;183:145–154.
28. Weil MH, Nakagawa Y, Tang W, et al. Sublingual capnometry: A new noninvasive measurement for diagnosis and quantitation of severity of circulatory shock. *Crit Care Med*. 1999;27:1225–1229.
29. Baron BJ, Sinert R, Zehtabchi S, et al. Diagnostic utility of sublingual PCO_2 for detecting hemorrhage in penetrating trauma patients. *J Trauma*. 2004;57:69–74.
30. Madan AK, UyBarreta VV, Aliabadi-Wahle S, et al. Esophageal Doppler ultrasound monitor versus pulmonary artery catheter in the hemodynamic management of critically ill surgical patients. *J Trauma*. 1999;46:607–611.
31. Rotondo MF, Schwab CW, McGonigal MD, et al. "Damage control": An approach for improved survival in exsanguinating penetrating abdominal injury. *J Trauma*. 1993;35:375–382.
32. Rotondo MF, Zonies DH. The damage control sequence and underlying logic. *Surg Clin North Am*. 1997;77:761–777.
33. Johnson JW, Gracias VH, Schwab CW, et al. Evolution in damage control for exsanguinating penetrating abdominal injury. *J Trauma*. 2001;51:261–269.
34. Johnson JW, Gracias VH, Gupta R, et al. Hepatic angiography in patients undergoing damage control laparotomy. *J Trauma*. 2002;52:1102–1106.
35. Spahn DR, Rossaint R. Coagulopathy and blood component transfusion in trauma. *Br J Anaesth*. 2005;95:130–139.
36. Moore LJ, Martin CD, Harvin JA, et al. Resuscitative endovascular balloon occlusion of the aorta for control of noncompressible truncal hemorrhage in the abdomen and pelvis. *Am J Surg*. 2016;212(6):1222–1230.
37. Cheatham ML, Malbrain ML, Kirkpatrick A, et al. Results from the International Conference of Experts on intra-abdominal hypertension and abdominal compartment syndrome. II. Recommendations. *Intensive Care Med*. 2007;33:951–962.
38. Kirkpatrick AW, Roberts DJ, De Waele J, et al. Intra-abdominal hypertension and the abdominal compartment syndrome: Updated consensus definitions and clinical practice guidelines from the World Society of the Abdominal Compartment Syndrome. *Intensive Care Med*. 2013;39:1190–1206.
39. Gracias VH, Braslow B, Johnson J, et al. Abdominal compartment syndrome in the open abdomen. *Arch Surg*. 2002;137:1298–1300.
40. Balogh Z, McKinley BA, Holcomb JB, et al. Both primary and secondary abdominal compartment syndrome can be predicted early and are harbingers of multiple organ failure. *J Trauma*. 2003;54:848–859.
41. Balogh Z, McKinley BA, Cocanour CS, et al. Supranormal trauma resuscitation causes more cases of abdominal compartment syndrome. *Arch Surg*. 2003;138:637–642.
42. Bilkovski RN, Rivers EP, Horst HM. Targeted resuscitation strategies after injury. *Curr Opin Crit Care*. 2004;10:529–538.
43. Stocchetti N, Furlan A, Volta F. Hypoxemia and arterial hypotension at the accident scene in head injury. *J Trauma*. 1996;40:764–767.
44. Chesnut RM, Marshall LF, Klauber MR, et al. The role of secondary brain injury in determining outcome from severe head injury. *J Trauma*. 1993;34:216–222.
45. Fearnside MR, Cook RJ, McDougall P, et al. The Westmead head injury project outcome in severe head injury: A comparative analysis of prehospital, clinical and CT variables. *Br J Neurosurg*. 1993;7:267–279.
46. Narayan RK, Kishore PR, Becker DP, et al. Intracranial pressure: To monitor or not to monitor? A review of our experience with severe

head injury. *J Neurosurg.* 1982;56:650–659.
47. Hartl R, Ghajar J, Hochleuthner H, et al. Hypertonic/hyperoncotic saline reliably reduces ICP in severely head-injured patients with intracranial hypertension. *Acta Neurochir Suppl.* 1997;70:126–129.
48. Gracias VH, Guillamondegui OD, Stiefel MF, et al. Cerebral cortical oxygenation: A pilot study. *J Trauma.* 2004;56:469–472.
49. Guidelines for the Management of Severe Traumatic Brain Injury 4th Edition. *Brain Trauma Foundation.* 2016;.
50. Velmahos GC, Kern J, Chan LS, et al. Prevention of venous thromboembolism after injury: An evidence-based report—Part I. Analysis of risk factors and evaluation of the role of vena cava filters. *J Trauma.* 2000;49:132–139.
51. Geerts WH, Jay RM, Code KI, et al. A comparison of low-dose heparin with low-molecular-weight heparin as prophylaxis against venous thromboembolism after major trauma. *N Engl J Med.* 1996;335:701–707.
52. Jacobs BN, Cain-Nielsen AH, Jakubus JL, et al. Unfractionated heparin versus low-molecular-weight heparin for venous thromboembolism prophylaxis in trauma. *J Trauma Acute Care Surg.* 2017;83(1):151–158.
53. Rogers FB, Cipolle MD, Velmahos G, et al. Practice management guidelines for the prevention of venous thromboembolism in trauma patients: the EAST practice management guidelines work group. *J Trauma* 2002;53(1):142–164.
54. Bates SM, Jaeschke R, Stevens SM, et al. Diagnosis of DVT: antithrombotic therapy and prevention of thrombosis: American College of Chest Physicians evidence-based clinical practice guidelines. *Chest* 2012;141(2, Suppl):e351S–e418S.
55. Cook DJ, Fuller H, Guyatt GH, et al. for the Canadian Critical Care Trials Group: Risk factors for gastrointestinal bleeding in the critically ill. *N Engl J Med.* 1994;330:377–381.
56. Toews I1, George AT, Peter JV, et al. Interventions for preventing upper gastrointestinal bleeding in people admitted to intensive care units. In: *Cochrane Database Syst Rev*: 2018.
57. Cook D, Guyatt G, Marshall J. Canadian Critical Care Trials Group: A comparison of sucralfate and ranitidine for the prevention of upper gastrointestinal bleeding in patients requiring mechanical ventilation. *N Engl J Med.* 1998;338:791–797.
58. Cook DJ. Stress ulcer prophylaxis: Gastrointestinal bleeding and nosocomial pneumonia. Best evidence synthesis. *Scand J Gastroenterol Suppl.* 1995;210:48–52.
59. Pickworth KK, Falcone RE, Hoogeboom JE, et al. Occurrence of nosocomial pneumonia in mechanically ventilated trauma patients: A comparison of sucralfate and ranitidine. *Crit Care Med.* 1993;21:1856–1862.
60. Thomason MH, Payseur ES, Hakenewerth AM, et al. Nosocomial pneumonia in ventilated trauma patients during stress ulcer prophylaxis with sucralfate, antacid, and ranitidine. *J Trauma.* 1996;41:503–508.
61. McClave SA, Taylor BE, Martindale RG, et al. Guidelines for the Provision and Assessment of Nutrition Support Therapy in the Adult Critically Ill Patient: Society of Critical Care Medicine (SCCM) and American Society for Parenteral and Enteral Nutrition (A.S.P.E.N.). *JPEN J Parenter Enteral Nutr.* 2016;40(2):159–211.
62. Moore FA, Moore EE, Jones TN, et al. TEN versus TPN following major abdominal trauma-reduced septic morbidity. *J Trauma.* 1989;29:916–922.
63. Moore FA, Feliciano DV, Andrassy RJ, et al. Early enteral feeding, compared with parenteral, reduces postoperative septic complications: The results of a meta-analysis. *Ann Surg.* 1992;216:172–183.
64. Peter JV, Moran JL, Phillips-Hughes J. A metaanalysis of treatment outcomes of early enteral versus early parenteral nutrition in hospitalized patients. *Crit Care Med.* 2005;33:213–220.
65. Kudsk KA, Croce MA, Fabian TC, et al. Enteral versus parenteral feeding: Effects on septic morbidity after blunt and penetrating abdominal trauma. *Ann Surg.* 1992;215:503–511.
66. Heyland DK, Dhaliwal R, Drover JW, et al. Canadian Critical Care Clinical Practice Guidelines Committee: Canadian clinical practice guidelines for nutrition support in the adult critically ill patient. *JPEN J Parenter Enteral Nutr.* 2003;27:355–373.
67. Yendamuri S, Fulda GJ, Tinkoff GH. Admission hyperglycemia as a prognostic indicator in trauma. *J Trauma.* 2003;55:33–38.
68. Laird AM, Miller PR, Kilgo PD, et al. Relationship of early hyperglycemia to mortality in trauma patients. *J Trauma.* 2004;56:1058–1062.
69. Sung J, Bochicchio GV, Joshi M, et al. Admission hyperglycemia is predictive of outcome in critically ill trauma patients. *J Trauma.* 2005;59:80–83.
70. Bochicchio GV, Sung J, Joshi M, et al. Persistent hyperglycemia is predictive of outcome in critically ill trauma patients. *J Trauma.* 2005;58:921–924.
71. The NICE-SUGAR Study Investigators. Intensive versus conventional glucose control in critically ill patients. *N Engl J Med.* 2009;360:1283–1297.
72. Velmahos GC, Toutouzas KG, Sarkisyan G, et al. Severe trauma is not an excuse for prolonged antibiotic prophylaxis. *Arch Surg.* 2002;137:537–541.
73. American Society of Anesthesiologists Task Force on Acute Pain Management. Practice guidelines for acute pain management in the perioperative setting: an updated report by the American Society of Anesthesiologists Task Force on Acute Pain Management. *Anesthesiology* 2012;116(2):248–273.
74. Bulger EM, Arneson MA, Mock CN, et al. Rib fractures in the elderly. *J Trauma.* 2000;48:1040–1046.
75. Holcomb JB, McMullin NR, Kozar RA, et al. Morbidity from rib fractures increases after age 45. *J Am Coll Surg.* 2003;196:549–555.
76. Flagel BT, Luchette FA, Reed RL, et al. Half-a-dozen ribs: The breakpoint for mortality. *Surgery.* 2005;138:717–723.
77. Bulger EM, Edwards T, Klotz P, et al. Epidural analgesia improves outcome after multiple rib fractures. *Surgery.* 2004;136:426–430.
78. Kieninger AN, Bair HA, Bendick PJ, et al. Epidural versus intravenous pain control in elderly patients with rib fractures. *Am J Surg.* 2005;19:327–330.

37 神经外科

AMANDA L. FAULKNER, MICHAEL L. JAMES
赵　婉 译，王乐君子 审校

在简单的神经外科手术后，患者通常被送入重症监护室（ICU）进行密切观察。在绝大多数情况下，这种级别的管理是必要的手段，以密切监测患者神经功能，并在必要时快速给予适当的干预。此外，神经外科患者术后的观察和评估，可能会因先前麻醉的残留效应以及对镇痛和镇静的持续需求而变得复杂。

Leapfrog 团队已经证明，实施基础重症监护的做法可以极大地提高患者安全。其中一种做法是选择有 ICU 的医院，ICU 由受过专门训练的重症监护医生组成，这些人员每天至少工作 8 h[1,2]。Mirski 和同事表明，与 2 年前在普通 ICU 接受治疗的类似队列相比，在专门的神经内科 - 外科专科 ICU（neurologic-neurosurgical ICU，NSICU）治疗可以改善脑出血患者的死亡率和出院时情况。此外，在 NSICU 接受治疗的神经内科和外科术后危重症患者的住院时间较短，医疗费用总额低于美国全国基准。数据表明，由经过专门培训的重症监护医生和护士组成的 NSICU 对患者有益[3]。只有一小部分开颅肿瘤切除术后患者需要延长 ICU 停留时间。患者住院时间延长的风险可以通过某些放射学检查结果、术中大量失血、液体需求量和手术结束时保持插管等因素预测[4]。对于那些在最初 4 h 后需要 ICU 护理的患者，干预措施可能是至关重要的。因此，有适当的技能和随时可得的医疗资源至关重要。

在本章中，我们介绍许多 NSICU 中实施的改善神经外科手术预后的方法（图 37.1）。基本上，大多通过识别急性可逆性神经损伤，并将其与扩大的局限性脑实质病变或脑水肿区分开来，以及通过防止通气不足或脑低灌注引起的继发性神经损伤来改善预后。我们对接受重大神经外科手术且具有较高神经损伤风险患者的术后管理进行总结。

神经系统支持

重点神经系统检查

神经外科术后患者需要快速的初步神经评估。格拉斯哥昏迷评分（Glasgow Coma Scale，GCS）是最广泛应用的皮质功能评估方法，包括运动、语言和睁眼（唤醒）反应（框 37.1）。GCS 具有简单性和可重复性，但它受到导致皮质损伤的其他因素的影响，如镇静剂、麻醉剂、温度、血糖水平和电解质失衡；它也缺乏对插管或失语患者的代偿评分[5]。无论患者的意识水平如何，检查者都必须评估脑神经和脑干反射，包括瞳孔大小和对光反射、眼球偏移和眼外肌运动、眼前庭和眼蜗反射、面部对称 / 运动、呕吐反射和伸舌居中（框 37.1）。

脊髓功能可以通过反射、肌力和外周感觉来评估。肱三头肌、肱二头肌、肱桡肌、膝和踝反射均有分级，并与对侧进行比较。标准的肌力分级为 1 ～ 5 级。通常情况下，四肢近端和远端的屈肌群和伸肌群检查作为初筛，根据病史或初筛，必要时对单个肌肉进行更详细的检查。如果患者因为意识水平的改变而不能完全遵守运动检查，检查者仍然可以通过观察自主运动或对刺激的撤退反应判断肌力。四肢被动屈伸可用于评估患者的肌张力。

筛查包括四肢近端和远端的轻触和疼痛感觉，以及拇指和大脚趾的本体感觉。刺激足底外侧评估足底屈肌反应。测试手指到鼻子和脚跟到胫骨的动作可以评估小脑功能。

重点神经系统检查的结果是进一步监测的基础，在评估神经系统恢复情况时，检查者之间需要协调检查结果。除了一些简单的反射（出现或不出现），神经学检查是主观的，结果在检查者之间存在差异；然而，同一专业人员的反复检查是一致的，对临床病史

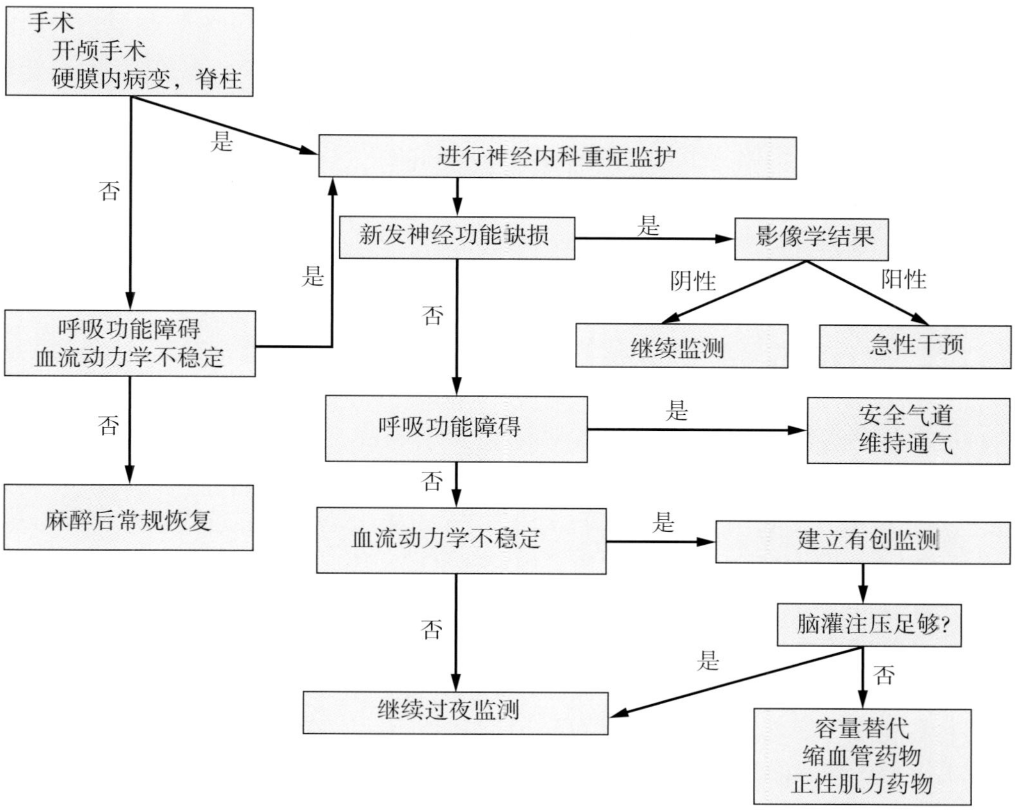

• **图 37.1** 神经外科术后早期监护

框 37.1 术后重点神经系统检查

皮质功能：依据格拉斯哥昏迷评分（GCS）

睁眼
- 自主睁眼 4
- 言语指令睁眼 3
- 疼痛刺激睁眼 2
- 无睁眼 1

运动反应
- 服从指令 6
- 定位疼痛部位 5
- 疼痛刺激回缩 4
- 疼痛刺激屈曲 3
- 疼痛刺激伸展 2
- 无反应 1

语言反应
- 正常交谈 5
- 言语错乱 4
- 不恰当词语 3
- 只能发出声音 2
- 无发音 1

睁眼分数 + 运动反应分数 + 语言反应分数 = GCS

脑干功能

反射
- 瞳孔对光反射
- 眼球运动
- 角膜反射
- 面部表情
- 呛咳
- 咳嗽
- 脊髓功能

深腱反射
- 臂部
- 跟腱

运动
- 手
- 脚趾

感官
- 轻触

的掌握支撑这种一致性[6]。综上所述，神经外科术后患者的密切管理是以反复观察神经检查的反应为基础的。

术后成像

中枢神经系统影像学检查通常是神经系统查体的延伸，因为它们可以用来评估解剖病变，可能与查体未发现的神经功能障碍有关。在神经外科术后患者中，影像学检查适用于：①患者在麻醉后一段时间内仍无法完全苏醒，②术后新发的神经功能缺损，③术前已有的神经功能缺损在术后加重。

计算机断层扫描（CT）通过计算机分析环形 X 射线提供快速、精细的图像，是紧急评估脑室大小、水肿、出血和骨性结构的主要手段。CT 的主要优势是扫描的速度，因为患者的依从性可能有限。螺旋 CT 扫描提供三维图像［尤其适用于血管解剖和脑脊液（CSF）流量检查］，灌注 CT 扫描可以测量局部脑血流。此外，随着便携式 CT 扫描仪普及率提高，在不影响图像质量的情况下，转运相关发病率和临床决策时间减少[7-8]。

磁共振成像（MRI）可用于补充或替代 CT，提供最多的解剖细节。MRI 利用无线电波的脉冲序列来定位细胞核的特定方向；然后，计算机分析将这些细胞核随后弛豫所带来的无线电能量差异转化为精细的图像，提供灰质和白质结构、水肿、CSF、出血、血脑屏障完整性（使用钆造影剂）和肿瘤的信息。更新的脉冲序列提供颅内血管系统的三维图像和灌注信息。MRI 的主要缺点是进行一次检查所需的时间长，完整的大脑成像可能需要 1 h。而且，对于依从性差或危重症患者来说，获取图像困难。另一个缺点是 MRI 机器的噪音和狭小的空间导致许多幽闭恐惧症和焦虑患者需要使用镇静药物。由于这些原因，MRI 通常用于 CT 信息不足的情况（如后颅窝成像）、颅内肿瘤手术后的非紧急精细成像，以及用于脊髓成像。

最后，常规血管造影仍然是血管成像的金标准。在术后阶段，只在存在 MR 血管造影或 CT 血管造影禁忌证或结果不确切的颅内血管手术患者中使用。

术后颅内压监测

由于中枢神经系统相对不可压缩，在代偿机制耗竭后，术后颅内压（ICP）可能与平均动脉压力（MAP）直接相关。脑灌注压力（CPP）等于 MAP 减去最高下游压力（通常是 ICP）。如果皮质功能正常，在 ICP 未知的情况下，可以通过测量 MAP 来近似计算 CPP。然而，由于脑半球和后颅窝被硬脑膜分离，中枢神经系统在一定程度上被分隔，MAP 升高或降低可能不会以线性方式直接升高或降低 ICP。因此，有必要对 ICP 进行有创监测。

当操作时间过长或当一定程度的脑积水可能导致神经功能下降时，应直接监测 ICP。以往这是通过脑室造瘘术或颅骨栓置入术完成的。然而，较新的 ICP 监测器可以评估区域氧合、温度和压力[9]。这些导管可用于指导 ICP、氧合和脑代谢率（CMR）的管理，但在很大程度上没有得到验证[10-12]。

术后并发症的管理

神经外科手术后并发症包括脑水肿、血肿和癫痫发作。脑外伤后出现的全脑水肿与 ICP 增高已被证明具有较高的死亡率，这主要是脑血流（CBF）减少的结果[13]。虽然手术部位的局部水肿与 ICP 增高或死亡率无关，但术后水肿伴神经损害可能是由局部或弥漫性 CBF 减少引起的，因此可以从 ICP 管理中获益。管理目的是通过维持灌注、氧合和葡萄糖来满足大脑的代谢需求。ICP 升高的治疗首先针对病因，在这类患者中，典型的病因是术后水肿，但也可能是脑出血、脑静脉闭塞、局灶性缺血或梗死、感染或未切除的肿瘤。

ICP 的管理从支持存活神经组织开始，直到实现对潜在病因的确切治疗。在脑水肿的情况下，降低 ICP 的措施包括从过度通气到去颅骨减压的一系列操作；然而在术后早期，大多数干预措施旨在减少 CSF 或颅内穹窿的血容量。

常采用的过度通气策略通过收缩脑血管来减少 CBF，可通过增加潮气量、增加呼吸频率或同时增加两者来实现。它的缺点包括同时发生脑缺血区域的 CBF 减少，可能原因是相关的血管收缩、癫痫发作阈值降低、ICP 反跳性升高和停药后 CSF 酸中毒[14-17]。渗透疗法的目的是将颅内液体转移到血管内，利用高渗透性溶质（如甘露醇或高渗盐水）来降低 ICP[18]。尽管甘露醇能促进渗透利尿，但它也可能扩散到脑内血脑屏障不完整的区域，理论上可能导致局部水肿的恶化[19]。同样的，高渗盐水的输注往往伴随着随后血清钠的快速增加，也与不可逆的髓鞘溶解有关[18]。静脉注射皮质类固醇可用于积极治疗恶性肿瘤等导致的脑血管源性水肿。高剂量可能是必要的，而且可能很难迅速停药[20]。最后，巴比妥类药物通过降低 CBF 和 CMR，已被用于降低 ICP[21]。通常需要高剂量的巴比妥类药物才能诱发脑电图的爆发抑制。因此，可能需要使用正性肌力药物和（或）血管收缩剂来提高血压。

术后血肿形成也是一个重要问题。最好根据手术部位决定如何对患者进行监测。脊柱手术后硬膜外血肿形成通常表现为四肢新发的进行性神经系统症状，需要立即通过 CT 诊断并进行手术清除血肿以减压。

颅内手术后发生脑出血或硬膜外出血并不罕见，但术后硬膜下血肿形成更常见，可能表现为精神状态改变、单侧神经体征或无法从麻醉中完全恢复。这提示应立即进行CT成像并考虑清除血肿。

最后，癫痫发作可能使术后早期过程复杂化。最大规模的相关研究表明，术后早期癫痫发作可能发生在超过17%的病例中，考虑到不同的诱发病理之间存在很大的差异[22]。尽管许多研究发现使用包括苯妥英、卡马西平[23]、丙戊酸、苯妥英、苯巴比妥、唑尼沙胺和左乙拉西坦在内的多种抗癫痫药物（antiepileptic drug，AED）预防癫痫发作的结果不同，但最近的系统评价表明，有不一致的、低质量的证据表明AED对减少开颅术后早期或晚期癫痫发作有效[24]。目前建议对有癫痫发作史或术前脑损伤较大的患者在围手术期使用抗癫痫药物；如果术后癫痫发作，这些药物应无限期地继续应用，如果没有癫痫发作，这些药物应使用几个月。任何药物的使用都应权衡其获益和副作用。

呼吸支持

预防继发性神经损伤的首要关注点是气道和呼吸，因此应该成为所有术后患者初始评估的一部分。在神经外科患者中，控制氧气和二氧化碳是至关重要的。

脑损伤中的低氧和高碳酸血症

低氧可通过两种机制产生危害。首先，在脑血管受损的区域，大脑可能很难耐受低氧血症，如果不予以纠正，随后会发生神经细胞坏死。其次，低氧血症可能加剧颅内高压。脑内缺氧的正常代偿机制是血管扩张。这似乎是局部现象[25]，并可能受局部因素的限制[26,27]。因此，有理由认为，脑血管最大限度扩张和血流量减少的区域不能耐受额外的低氧血症，因为可能很少有（如果有的话）进一步的代偿机制作用于神经细胞。然而，如果血管可以进一步扩张，随后可能会发生细胞损伤，因为ICP升高导致局部或全脑CBF减少和细胞结构改变，导致脑水肿和ICP进一步增加。另一方面，理论上高氧也是有害的，因为缺血和再灌注产生了大量的自由基[28,29]。然而现有的数据表明，宁可发生氧气过多，也不能发生低氧。

二氧化碳对脑血管有更深远的影响。当$PaCO_2$在20～60 mmHg时，CBF与$PaCO_2$呈线性相关[17]。因此，$PaCO_2$的降低或升高将使CBF降低或增加。CBF的这种变化对脑血容量有直接影响，因此对ICP也有影响。这样看来，当ICP增加有害时，较低的$PaCO_2$将是有益的，因为它将直接降低ICP；然而，较低的ICP是以直接牺牲血流量为代价的，而这正是临床医生试图维持的指标。在脑损伤中，ICP与$PaCO_2$的关系更为复杂。当损伤时，脑血管失去自我调节能力，升高的$PaCO_2$可能不会增加流向损伤区域的血流量，因为该区域的小动脉可能被最大限度地扩张。理论上还有窃血的问题，因为增加$PaCO_2$可能会增加非损伤区域的血流量，而牺牲了最大限度扩张的受损伤区域的大脑。另外，为防止脑缺血发生，受损的脑组织不会像正常脑组织那样容易发生血管收缩，因此通过降低$PaCO_2$来降低ICP可能反而会导致损伤区域的过度灌注[30,31]。

气道评估和管理

意识水平下降。意识水平降低（GCS＜10）需要通过气管插管来保护气道，以防止误吸和间歇性气道阻塞。急性大脑半球卒中后使用ICP监测的研究证实了这一观点，在这些研究中，意识水平降低的发展与ICP的上升无关，但与水肿和脑组织移位更密切相关[32,33]。

ICP升高。出现急性ICP升高的患者，控制气道通常作为初始治疗[34]。预防低氧血症、高碳酸血症和酸中毒可以最大限度地减少ICP升高引起的继发性神经损伤。意识水平降低（GCS＜9）与气道保护能力下降有关，并且过度通气对控制升高的ICP有额外的潜在益处[35]。ICP升高和脑干损伤与潜在的脑疝有关，导致气道反射、咳嗽和通气驱动力受损[36,37]。然而，已经证实，喉镜检查、通气不足、挣扎、未使用小剂量非去极化肌松剂的情况下使用琥珀胆碱以防止肌肉痉挛[38]，可升高ICP。

脑干损伤。脑干疾病可能导致几种明确的呼吸障碍，需要气管插管。基底动脉梗死的患者可能患有阻塞性或混合性呼吸暂停或气道反射受损，导致位置性气道阻塞或反复误吸。延髓背外侧区主要负责整合有效的节律性呼吸。只要这个区域（包括疑核和孤束核）不受缺血梗死的影响，中枢呼吸可能相对正常。因此，即使是闭塞性脑干梗死的患者，如果延髓背外侧未梗死，也可能会有相对正常的呼吸驱动[39]。主动呼吸受损可能是由于三叉神经流出道尾侧延髓和脑桥被盖的损伤。延髓卒中最常见原因是椎动脉远端或小脑后下动脉闭塞，累及延髓背外侧的大面积梗死可能导致致命性呼吸暂停[40]。这些患者在清醒时可能患有轻度的低通气，可自行逆转。呼吸可能在睡眠期间完全停止。

脊髓病变。优先考虑同时进行气道评估和管理。必须确保脊柱固定，直到有明确的放射学检查结果。对部分气道阻塞引起的喘鸣音的听诊和对气流运动的触诊可以判断通气是否充分。说话不伴喘鸣或声音嘶哑的患者通常气道通畅。双手托下颌动作对一些表现出气道阻塞的患者有效；然而，在此过程中，必须避免脊柱活动。许多颈髓病变患者至少需要暂时的气管插管。相当比例的脊髓损伤患者伴有头部损伤和意识水平降低。昏迷或意识不清的患者发生吸入性肺炎的风险增加。在脊髓损伤患者中，这种风险与伤后不久发生的胃肠道麻痹有关[41]。有明显反流和误吸风险的患者，需要气管插管或气管切开来保护气道。怀疑胃收缩乏力时，应予以经鼻胃管吸引处理，直至缓解[42]。

镇静策略

一旦决定重新插管或继续机械通气，镇静就成为一个问题，因为躁动、生理应激增加和意外气管拔管可能损害神经系统的恢复。然而，镇静会阻碍神经系统检查并损害神经功能监测。理想的镇静药物可以让被动的患者警觉、清醒、完全合作，用药后立即生效，并在停药后作用立即消失。最古老的药物是巴比妥类药物，如硫喷妥钠。虽然硫喷妥钠的疗效有限，因为在药物停止输注后，组织再分布导致长时间的镇静，但它通过降低代谢率和 ICP 具有脑保护特性，

苯二氮䓬类药物（如咪达唑仑）较为常用。这些 γ- 氨基丁酸（GABA）能药物有镇静和遗忘作用。它们具有一定的抗癫痫特性，可以降低 CMR，并且作用时间相对较短[43]。它们具有被氟马西尼拮抗的额外优势，但以潜在降低癫痫发作阈值为代价。使用苯二氮䓬类药物的主要缺点是与谵妄和低血压有关。

短效阿片类药物（如芬太尼、阿芬太尼或瑞芬太尼等）因其镇静特性也可选用。它们的优势在于具有额外的镇痛效果，并且也可被纳洛酮拮抗，但并不总能导致遗忘。患者在给药后心脏保持相当的稳定性，阿片类药物可减轻通气患者的恶心、咳嗽或呛咳等呼吸道反应。长时间输注这些药物存在问题，因为所有的药物都有时量相关半衰期（瑞芬太尼除外）。然而，瑞芬太尼可能相对昂贵，再加上其降低 MAP 和 CPP 的倾向，可能会限制其在术后长时间镇静中的使用。尽管如此，神经外科患者可能受益于其快速消除和相关的安全性；这为快速神经系统评估提供了可预测的镇静消除时间[44]。

较新的药物包括异丙酚和右美托咪啶。异丙酚是另一种 GABA 能药物，具有极短的半衰期和镇静催眠特性。它的主要优点是即使长时间输注也能快速唤醒。然而，它可能具有血流动力学的不利影响，并且可能相对昂贵。最后，右美托咪啶是一种 α2 激动剂，同时提供镇静和镇痛特性，以及最少的遗忘副作用。可以抑制血流动力学（特别是推注负荷量时），以及与异丙酚相比相对较长的半衰期。然而，右美托咪啶不像其他镇静剂，最小的刺激可以使患者从镇静中唤醒，并且几乎没有呼吸抑制[45-47]。

心血管支持

脑灌注和动脉血压

正常情况下，CBF 在局部组织氧合、动脉二氧化碳、脑葡萄糖代谢的基础上保持自主调节；因此，尽管动脉压发生了巨大的变化，仍然能够维持脑组织的氧气输送、葡萄糖输送和二氧化碳清除能力。然而，在神经元或血管损伤后，如术后变化所示，脑灌注可能与自我调节机制不匹配，因此，脑灌注直接与动脉血压相关。在这种情况下，动脉 -ICP 曲线将发生变化，表现为 ICP 随动脉压增加而线性增加，直到代偿机制丧失，此时 ICP 呈指数增加。由于这些原因，体循环动脉压升高可能会加剧，甚至导致脑水肿或出血；体循环压力降低可能会加重缺血。因此，可能需要将体循环动脉压严格控制在定义的范围内，直到神经元或血管充分修复，CBF 自动调节重新建立。

高血压和脑损伤

神经外科术后患者在从麻醉中恢复和手术后脑部改变时，往往表现出不同程度的高血压。关键问题是体循环动脉压升高是否损害（或者维持）脑灌注。当大脑经历相对低灌注期时，体循环动脉压可能升高以维持足够的脑灌注压。在这个灌注 - 压力曲线的某个点，额外的体循环压力不再增加脑灌注，而是因为周围的颅骨不可压缩而开始减少血流。患者情况处于压力 - 灌注曲线上的哪个位置，往往很难立即做出经验性的判断。因此，可能有必要明智而谨慎地控制体循环动脉压，同时警惕监测患者神经系统变化以及神经功能改善或恶化的迹象。此外，应该对术后并发症

（如出血、水肿等）的可能性做出估计，以确定是否降低或增加患者的动脉血压。这些因素都会使血压控制变得不稳定，最好是在考虑所有重要的患者因素和手术因素后，针对患者做出个体的临床决策。

正性肌力药物和血管扩张药物

在 ICU 医师必须最大限度地提高体循环动脉压以最大限度地增加脑灌注的情况下，有多种药物可供使用。肾上腺素、去甲肾上腺素、多巴胺、多巴酚丁胺和去氧肾上腺素等类似物表现出不同程度的 α、β 肾上腺素激动作用；对所有常用正性肌力药物的充分讨论超出了本章的范围。因此，升压药物的选择最好是在特定的临床情况中使用，同时权衡药物的预期收益和副作用。一般考虑因素包括患者的合并症，特别是心、肾功能，以及能否通过 α（即外周）或 β（即心源性）效应，最好地维持或增强患者的动脉压和心输出量。

当需要诱导低血压时，临床医生可以选择血管扩张剂、血管紧张素转换酶抑制剂（angiotensin-converting enzyme inhibitor, ACEI）和抗交感神经药。常用的血管扩张剂包括硝酸甘油、硝普钠、肼屈嗪和尼卡地平；然而，一般来说，神经外科术后患者避免使用硝基甘油和硝普钠，因为它们有扩张脑血管的倾向，可以升高 ICP，从而减少 CBF。钙通道阻滞剂（calcium-channel blocker，CCB）尼卡地平理论上会恶化 ICP，但已发现它能有效降低体循环动脉压，而不会引起临床上显著的 ICP 变化，并且具有潜在的脑保护特性 [48]。氯维地平是一种较新的第三代 CCB，相比尼卡地平起效更快、半衰期更短，在术中和神经外科监护室受到青睐。除了快速滴定特性外，其达到效果所需的药量更低，因此可能适用于危重症、高血容量的患者 [49]。

ACEI 也被证明可以降低体循环血压，并在合并心脏疾病患者中具有额外的益处。交感神经抑制剂包括 β 肾上腺素受体阻滞剂（即拉贝洛尔和美托洛尔）和具有中枢作用的 α2 受体激动剂（即可乐定）。可乐定因其长效和镇静作用，在术后即刻不常规使用。然而，它在难治性或控制不佳的高血压患者、吸毒患者，或有麻醉药物戒断症状和体征的患者中具有潜在的用途 [50,51]。

液体和电解质支持

低血容量和脑灌注

低血容量可能导致低血压，因为器官灌注减少而加重缺血。在大脑中也是如此。在局部脑损伤和缺血的情况下，脑血管可能会最大限度地扩张以维持灌注，脑血管丧失自动调节导致脑灌注与平均动脉压直接相关。在低血容量状态下，尽管存在代偿机制（减少向外周组织和非必需器官的血流量，增加血管内容量），但仍可能诱发低血压，因此灌注不良的神经组织缺血加重。因此，无论病因是什么，低血容量患者都需要积极的液体复苏。

在术后即刻，低血容量最有可能与失血、术中使用甘露醇和（或）呋塞米利尿或液体复苏不充分有关。失血时，无论是发生在术中还是术后持续存在，应使用晶体溶液扩容，直到血红蛋白达到允许的最低限度（见后文），此时应开始输血。术中减少脑水肿的液体管理一般包括采用甘露醇的渗透性利尿和（或）呋塞米的袢利尿。使用这两种药物中的任何一种都会导致术后患者全身容量耗竭，并可能导致低血压。因此，在不加重脑水肿的情况下，补充体内水是必要的。一般来说，通过使用等渗溶液实现，如生理盐水和 5% 白蛋白。

高渗盐水在复苏期间的使用已经过评估。高渗盐水增加血管内容量得益于脑血管系统有利的渗透压梯度 [52,53]。一个潜在的缺点是，即使是适量的高渗盐水也有导致高钠血症的风险 [54]。因此，应该小心滴定并频繁测定血清钠浓度。

最后，长期以来，胶体被用来增加血管内容量，同时试图避免第三间隙损失。这既包括天然胶体（分离血浆蛋白、白蛋白和血液制品），也包括合成胶体（羟乙基淀粉）。尽管在神经外科患者中的证据很少，但由于体内抗血小板作用和对临床出血的担忧，应尽量避免使用合成胶体 [55,56]。一般来说，在没有血液制品使用指征的情况下，担心过度使用晶体的时候，选择分离血浆蛋白胶体和白蛋白 [57,58]。

低钠血症、水肿和癫痫发作

低钠血症与谵妄、脑水肿和癫痫发作有关。单纯的低钠血症通常在钠水平低于 120 mEq/L 时才能引起神经功能状态的显著下降。然而，所有低钠血症的病例值得关注，并对其原因进行评估。神经外科术后患者新发低钠血症的三大原因分别为抗利尿激素分泌不当综合征（syndrome of inappropriate antidiuretic hormone，SIADH）、脑性耗盐、自由水输注不当[59]。

介绍低钠血症是有帮助的，因为它与血管内容量有关。SIADH 多属于高血容量范畴，脑性耗盐属于低血容量范畴，稀释性属于正常血容量范畴。容量状态的评估应从体重变化、液体平衡记录、中心静脉或肺毛细血管楔压测量心室充盈压等方面进行。检查血清和尿液渗透压、检查尿钠，可能也有助于区分原因。SIADH 和脑性耗盐都会增加尿钠，使它们与稀释性病因区分开来。SIADH 与高（往往很高）尿液渗透压相关，而尿液渗透压在脑性耗盐中通常是正常的。

当然，排除其他原因的低钠血症同样重要，如药物性、肾衰竭、发热、腹泻或呕吐引起的液体过度丢失、内分泌紊乱（如甲状腺功能减退或皮质醇缺乏等），因为治疗是由病因决定的。如果给予自由水，医生应根据低钠血症的程度，将静脉液体转换为等渗或高渗盐水。SIADH 一般通过限制液体治疗；然而，这对血流动力学不稳定的患者可能是不适当的。在这种情况下，给予高渗盐水或在患者的饮食中添加额外的钠可能更可取。脑性耗盐通过用正常或高渗盐水补充丢失的尿钠来治疗。在达到临界低血钠水平之前开始治疗是很重要的，因为低钠血症的纠正应逐渐进行，以避免中枢性脑桥髓鞘溶解的并发症[60]。通常建议纠正 1 ～ 2 mEq/（L・h），最多每天 12 mEq/L。

常规液体管理

与其他组织对静水压和胶体渗透压均有反应不同，大脑的含水量大部分由血清渗透压调节，这在很大程度上是因为血脑屏障的存在[61]。因此，为了避免脑水肿产生或恶化，避免低血清渗透压是很重要的。这是通过静脉给予等渗液体（如生理盐水）或平衡盐溶液（如等渗电解质液）来实现的。不推荐使用胶体溶液，因为胶体渗透压在调节大脑含水量方面效果甚微。在典型的神经外科术后患者中，维持血容量是必要的，因为低血容量和高血容量都可能产生有害的副作用。低血容量可以导致低血压，导致低灌注。高血容量可能增加 ICP，导致高血压或水肿状态。最后，不建议常规使用含葡萄糖的液体，因为高血糖已被证明会导致脑损伤的结局恶化，并且通常会增加低渗液体的用量[62]。

尿崩症

垂体功能失调是尿崩症（diabetes insipidus，DI）的主要原因，也可能是由于神经外科术后患者缺血、肿瘤或手术操作引起的。当尿量高于预期和血清钠上升时，应该怀疑 DI。DI 是神经外科患者高钠血症最常见的原因，仅次于医源性原因[63]。存在高渗性高钠血症导致的低血容量状态，并出现大量低渗尿时，建议诊断 DI。治疗的目的是用低渗盐水代替体内液体。24 h 内以液体替换速度不应超过 2 mEq/(L・h)，因为过快的纠正可能导致癫痫发作、谵妄或脑水肿，其可能原因是被大脑误认为是低钠血症状态[64]。此外，持续输注低剂量精氨酸血管加压素对纠正尿崩症患者[65]、脑损伤患者[66]和儿童[67]的低血容量和低钠血症非常有效。常见的方案要求按每小时尿量增加速度 10%，在低钠液体中给予 1 IU/L 或 2 IU/L 的精氨酸加压素，以逐渐纠正低血容量和低钠血症。同样，可以使用 0.01 ～ 0.03 IU/h 的血管加压素滴定输注，同时用低钠液体以 1 ∶ 1 的比例补液。

血液支持

贫血在脑缺血中的作用

已经证实，正常血容量性贫血可以通过增加心输出量和舒张脑血管来增加 CBF[68]，以确保大脑有足够的氧供。血液黏度降低也可能有利于增加 CBF[69]。与围手术期失血相关的低血容量可能损害脑血流动力学的代偿性反应。然而，如果通过静脉输注晶体溶液维持足够的血管内容量，即使是中度贫血，对脑缺血的影响也很小[70]。事实上，目前尚无研究表明，重度贫血（血红蛋白水平＜ 6 g/dl）可单独引起长期或永久性脑损伤。事实上，较高的血红蛋白水平在某些病理过程中可能是有害的，如蛛网膜下腔出血引起的血管痉挛和弥漫性轴索损伤[29,71]。在理论上，对于 ICP 升高的患者，正常血容量性贫血导致的 CBF 增加有可能是不利的，但目前尚无相关研究。最后，仅有一项人类研究证明了严重贫血（血红蛋白水平＜ 6 g/dl）的不利影响，包括健康志愿者的轻度认知改变，这种改变很容易通过增加吸入氧浓度逆转[72]。

美国麻醉医师协会发布了血液制品管理指南，强调了有既往输血史、已知的凝血病或血栓事件史，以及存在可能改变输血阈值的器官缺血风险因素的情况下，此类患者特定的输血标准。指南建议首先通过使用晶体溶液和胶体溶液来维持正常血容量；此外，应酌情考虑使用现有的药物治疗，如促红细胞生成素、凝血酶原复合物浓缩物和抗纤溶药物，以尽量减少输血及其风险。根据对失血量、血管内容量、终末器官灌注失衡和心脏储备的持续评估，血红蛋白水平为 6 ~ 10 g/dl 时建议输注红细胞。推荐输注新鲜冰冻血浆用于紧急逆转抗凝、已知凝血因子缺陷（当特定浓缩物不可用时）、微血管出血伴凝血酶原时间升高（在无肝素的情况下，INR > 2），以及输血量超过一个循环血容量后的微血管出血且无法获得 PT 或 PTT。手术患者的血小板计数低于 50 000/μl，或尽管血小板计数在理论上是足够的，但已知可疑血小板功能障碍的情况下，推荐输注血小板；这可能适用于体外循环后或手术中少量出血可能造成巨大损害的情况，如神经外科手术[73]。凝血研究表明，用新鲜冰冻血浆、血小板和（或）冷沉淀积极纠正活动性出血患者的凝血异常似乎是良好的临床实践方法。

预防血栓

深静脉血栓形成（deep venous thrombosis，DVT）有 3 个典型诱因：静脉损伤、淤滞和高凝状态。神经外科术后患者易发生 DVT 的风险因素很多，包括创伤、制动、肿瘤、急性卒中、使用雌激素、肥胖、年龄大于 40 岁和获得性凝血病[74]。气动加压装置和加压袜的使用几乎无禁忌证，且在包括神经外科在内的多种类型的手术后都已证明有效[75]。此外，活动可能是有益的：对于可以活动的患者，可以使用早期下床活动策略；而对于那些处于卧床状态的患者，可以使用被动运动锻炼。使用依诺肝素或低剂量皮下注射肝素的药物预防已被证明在减少血栓栓塞事件方面有价值，而出血事件没有显著增加；目前的荟萃分析认为，神经外科患者药物预防的益处大于风险[76]。笔者的做法是为每位患者使用带有弹力加压袜的气动加压装置，而不用皮下肝素。鼓励每位患者进行物理治疗和下床活动。肝素用于那些颅内出血风险最小的患者。

胃肠及内分泌支持

葡萄糖与脑损伤

葡萄糖是大脑的主要代谢底物，通过载体介导的机制和可受血糖水平影响的扩散机制主动跨血脑屏障转运。低血糖对缺血的大脑是不利的，但是高血糖也会加重头部创伤和卒中后的脑缺血和神经元损伤[62,77]。尚不清楚高血糖如何导致或何种程度的高血糖会导致全脑缺血恶化，局灶性损伤的情况就更不了解[78,79]。有人认为，非缺血区的有机酸积累可能导致细胞损伤[80]。另一个理论是，缺血区域无氧代谢产生的乳酸产物会加重现有损伤[81]。一些数据表明，任何程度的高血糖（血清葡萄糖大于 120 mg/dl）可能都是有害的[82]。目前尚不清楚通过胰岛素治疗维持正常的血糖水平是否会改善神经或其他方面的结果。然而，在已知或有脑缺血风险的患者中，保持血清葡萄糖低于 200 mg/dl 是常见的做法。试图使血糖保持在正常或低于 140 mg/dl 的范围内并不少见，通常是通过滑动刻度常规胰岛素注射或常规胰岛素输注方案实现。

糖尿病的管理

糖尿病前期患者的血糖水平较难控制。这些患者很可能在脑缺血的情况下从严格的血糖控制中获益，但很少有研究表明如何维持血清葡萄糖，以及达到什么水平。在笔者的实践中，至少在入院后的第 1 个 24 h 内，每 6 h 例行检查每位患者的血清葡萄糖水平，并在连续 2 次血糖读数大于 200 mg/dl 后将患者放入胰岛素输注列线图中。对于被认为是葡萄糖不耐受高风险的患者，我们在入院后的第 1 个 24 h 或开始进食后，每 3 h 检查 1 次葡萄糖水平。

营养

神经细胞的氧化代谢速率非常高，几乎完全依赖血液中的葡萄糖，几乎没有或很少储存能量。葡萄糖在具有完整血脑屏障的区域从毛细血管进行主动转运。在整个大脑中，葡萄糖也通过扩散机制进入神经细胞。血脑屏障被破坏的大脑区域（如缺血）可能完全依赖于葡萄糖供应的扩散机制。不断满足营养需求对危重症患者至关重要。在术后即刻，几乎所有的神经外科患者不会经口进食任何东西，直到完成充分评估并从麻醉和术后变化的影响中恢复过来。如果他们能够自主进食，有一段试用时间以确定他们的营养需求是否能够得到充分满足。如果无法自主进食，开始鼻胃管肠内营养，并决定个人营养的长期预后。如果肠内营养不成功（也就是说，如果喂养后持续存在大的残余量或持续缺乏肠鸣音），应考虑经中心静脉导管行肠外营养。

术后恶心呕吐

明显的恶心和呕吐常见于神经外科患者，特别是接受了颅内手术的患者。这可能是由于麻醉的中枢或外周效应，或手术本身的中枢效应造成的。恶心对患者来说可能不舒服，而呕吐在开颅手术的情况下可能是灾难性的。呕吐可能导致 ICP 的短暂升高，并使气道反射可能已经减少的患者的误吸风险增加。几乎所有的止吐药，包括异丙嗪、皮质类固醇、氟哌利多和 5- 羟色胺能药物（如昂丹司琼），都对术后恶心和呕吐有一定的作用 [83]。昂丹司琼作为预防性用药，开颅术后治疗恶心特别有效 [84]。阿瑞匹坦是一种 P 物质拮抗剂，作为神经外科人群的术前用药也显示出了巨大的效果。当两种药物分别与地塞米松联合使用时，可能比昂丹司琼更有效 [85]。

感染性疾病

神经导管的感染风险

在神经外科术后患者中可能会应用几种神经导管，其中最常见的是脑室造瘘管。外部神经轴突装置的主要问题是感染。从历史上看，现有文献表明，感染率在放置大约 1 周后迅速上升 [86]；然而，最近的一项荟萃分析提示，这一发生率低于之前的设想，并且可能与操作频率或导管留置时间无关 [87]。事实上，根据 Ramanan 等的研究，2000 年之前的研究中脑室造瘘相关的感染率明显较多；这也许可以归因于自那时才开始重视感染的预防。在此期间，脑室造瘘术相关感染受到持续关注，一些不同的策略已被用于对抗感染，包括鞘内注射抗生素、隧道导管、每周更换导管 [88]。然而，有限的数据表明，任何方法实际上都能改善感染率、患者发病率或死亡率，而每种方法都有其缺点，包括增加微生物耐药性和再次手术的风险。

参考文献

1. Manthous CA. Leapfrog and critical care: Evidence- and reality-based intensive care for the 21st century. *Am J Med.* 2004;116:188–193.
2. Young MP, Birkmeyer JD. Potential reduction in mortality rates using an intensivist model to manage intensive care units. *Eff Clin Pract.* 2000;3:284–289.
3. Mirski MA, Chang CW, Cowan R. Impact of a neuroscience intensive care unit on neurosurgical patient outcomes and cost of care: Evidence-based support for an intensivist-directed specialty ICU model of care. *J Neurosurg Anesthesiol.* 2001;13:83–92.
4. Ziai WC, Varelas PN, Zeger SL, et al. Neurologic intensive care resource use after brain tumor surgery: An analysis of indications and alternative strategies. *Crit Care Med.* 2003;31:2782–2787.
5. Clifton GL, Hayes RL, Levin HS, et al. Outcome measures for clinical trials involving traumatically brain-injured patients: Report of a conference. *Neurosurgery.* 1992;31:975–978.
6. Vogel HP. Influence of additional information on interrater reliability in the neurologic examination. *Neurology.* 1992;42:2076–2081.
7. Caprson AP, Yonas H. Portable head computed tomography scanner—technology and applications: Experience with 3421 scans. *J N euroimaging.* 2012;22(4):408–415.
8. Maclean D, Ifan D, Johnson B, et al. Portable CT head imaging: An assessmen of dose, quality and utility. *Clinical Radiology.* 2017;72:S8.
9. Jaeger M, Soehle M, Schuhmann MU, et al. Correlation of continuously monitored regional cerebral blood flow and brain tissue oxygen. *Acta Neurochir (Wien).* 2005;147:51–56. discussion 56.
10. Stevens WJ. Multimodal monitoring: Head injury management using SjvO2 and LICOX. *J Neurosci Nurs.* 2004;36:332–339.
11. Sarrafzadeh AS, Kiening KL, Callsen TA, et al. Metabolic changes during impending and manifest cerebral hypoxia in traumatic brain injury. *Br J Neurosurg.* 2003;17:340–346.
12. Sarrafzadeh AS, Sakowitz OW, Callsen TA, et al. Detection of secondary insults by brain tissue pO2 and bedside microdialysis in severe head injury. *Acta Neurochir Suppl.* 2002;81:319–321.
13. Nortje J, Menon DK. Traumatic brain injury: Physiology, mechanisms, and outcome. *Curr Opin Neurol.* 2004;17:711–718.
14. Yundt KD, Diringer MN. The use of hyperventilation and its impact on cerebral ischemia in the treatment of traumatic brain injury. *Crit Care Clin.* 1997;13:163–184.
15. Xi W, Sun L, Yao J, et al. Relationship between hyperventilation and intracranial pressure in patients with severe head injury. *Chin J Traumatol.* 2001;4:190–192.
16. Stocchetti N, Maas AI, Chieregato A, et al. Hyperventilation in head injury: A review. *Chest.* 2005;127:1812–1827.
17. Bao Y, Jiang J, Zhu C, et al. Effect of hyperventilation on brain tissue oxygen pressure, carbon dioxide pressure, pH value and intracranial pressure during intracranial hypertension in pigs. *Chin J Traumatol.* 2000;3:210–213.
18. Bhardwaj A. Osmotherapy in neurocritical care. *Curr Neurol Neurosci Rep.* 2007;7:513–521.
19. Roberts PA, Pollay M, Engles C, et al. Effect on intracranial pressure of furosemide combined with varying doses and administration rates of mannitol. *J Neurosurg.* 1987;66:440–446.
20. Kaal EC, Vecht CJ. The management of brain edema in brain tumors. *Curr Opin Oncol.* 2004;16:593–600.
21. Roberts I. Barbiturates for acute traumatic brain injury. *Cochrane Database Syst Rev.* 2000;CD000033.
22. Kuijlen JM, Teernstra OP, Kessels AG, et al. Effectiveness of antiepileptic prophylaxis used with supratentorial craniotomies: A meta-analysis. *Seizure.* 1996;5:291–298.
23. Manaka S, Ishijima B, Mayanagi Y. Postoperative seizures: Epidemiology, pathology, and prophylaxis. *Neurol Med Chir (Tokyo).* 2003;43: 589–600. discussion 600.
24. Greenhalgh J, Weston J, Dundar Y, et al. Antiepileptic drugs as prophylaxis for postcraniotomy seizures. *Cochrane Database Syst Rev.* 2018; CD007286.
25. Johnston AJ, Steiner LA, Gupta AK, et al. Cerebral oxygen vasoreactivity and cerebral tissue oxygen reactivity. *Br J Anaesth.* 2003;90: 774–786.
26. Eintrei C, Lund N. Effects of increases in the inspired oxygen fraction on brain surface oxygen pressure fields in pig and man. *Acta Anaesthesiol Scand.* 1986;30:194–198.
27. Schmetterer L, Findl O, Strenn K, et al. Role of NO in the O2 and CO2 responsiveness of cerebral and ocular circulation in humans. *Am J Physiol.* 1997;273:R2005–R2012.
28. Sjoberg F, Gustafsson U, Eintrei C. Specific blood flow reducing effects of hyperoxaemia on high flow capillaries in the pig brain. *Acta Physiol Scand.* 1999;165:33–38.
29. Smielewski P, Czosnyka M, Kirkpatrick P, et al. Evaluation of the transient hyperemic response test in head-injured patients. *J Neurosurg.* 1997;86:773–778.
30. Curley G, Kavanagh BP, Laffey JG. Hypocapnia and the injured brain: More harm than benefit. *Critical Care Medicine.* 2010;28(5): 1348–1359.
31. Hoiland RL, Bain AR, Reiger MG, et al. Hypoxemia, oxygen content, and the regulation of cerebral blood flow. *Am J Physiol Regul Integ Comp Physiol.* 2016;310(5):R398–R413.
32. Schwab S, Aschoff A, Spranger M, et al. The value of intracranial pressure monitoring in acute hemispheric stroke. *Neurology.* 1996;47: 393–398.
33. Frank J. Large hemispheric infarction, deterioration, and intracranial pressure. *Neurology.* 1995;45:1286–1290.
34. O'Brien MJ, Van Eykern LA, Oetomo SB, et al. Transcutaneous respiratory electromyographic monitoring. *Crit Care Clin.* 1987;15: 294–299.
35. Gildenberg P, Frost E. Respiratory care in head trauma. In: Becker D, Povlishock J, eds. *Central Nervous System Trauma. Bethesda, Md NINCDS National Institutes of Health*; 1985:161–176.
36. Silvestri S, Aronson S. Severe head injury: Prehospital and emergency department management. *Mt Sinai J Med.* 1997;64:329–338.
37. Ampel L, Hott KA, Sielaff GW, et al. An approach to airway management in the acutely head-injured. *J Emerg Med.* 1988;6:1–7.
38. Stirt JA, Grosslight KR, Bedford RF, et al. Defasciculation with metocurine prevents succinylcholine-induced increases in intracranial pressure. *Anesthesiology.* 1987;67:50–53.
39. Feldman M. Physiological observations in a chronic case of "locked in" syndrome. *Neurology.* 1971;21:459.
40. Devereaux M, Keane J, Davis R. Automatic respiratory failure associated with infarction in the medulla. *Arch Neurol.* 1973;29:46.
41. Gore R, Mintzer R, Calenoff L. Gastrointestinal complications of spinal cord injury. *Spine.* 1981;6:538–544.
42. Sutton RA, Macphail I, Bentley R, et al. Acute gastric dilatation as a relatively late complication of tetraplegia due to very high cervical cord injury. *Paraplegia.* 1981;19:17–19.
43. Shafer A. Complications of sedation with midazolam in the intensive care unit and a comparison with other sedative regimens. *Crit Care Med.* 1998;26:947–956.
44. Karabinis A, Mandragos K, Stergiopoulos S, et al. Safety and efficacy of analgesia-based sedation with remifentanil versus standard hypnotic-based regimens in intensive care unit patients with brain injuries: A randomised, controlled trial. *Critical Care.* 2004;8: R268.
45. Bekker AY, Kaufman B, Samir H, et al. The use of dexmedetomidine infusion for awake craniotomy. *Anesth Analg.* 2001;92:1251–1253.
46. Gehlbach BK, Kress JP. Sedation in the intensive care unit. *Curr Opin Crit Care.* 2002;8:290–298.
47. Citerio G, Cormio M. Sedation in neurointensive care: Advances in understanding and practice. *Curr Opin Crit Care.* 2003;9:120–126.
48. Rose JC, Mayer SA. Optimizing blood pressure in neurological emergencies. *Neurocrit Care.* 2004;1:287–300.
49. Finger JR, Kurczewski LM, Brophy GM. Clevidipine versus nicardipine for acute blood pressure reduction in a neuroscience intensive care population. *Neurocrit Care.* 2017;26(2):167–173.
50. Haas CE, LeBlanc JM. Acute postoperative hypertension: A review of therapeutic options. *Am J Health Syst Pharm.* 2004;61:1661–1673. quiz 1674–1675.
51. Szabo B. Imidazoline antihypertensive drugs: A critical review on their mechanism of action. *Pharmacol Ther.* 2002;93:1–35.
52. Smith JE, Hall MJ. Hypertonic saline. *J R Army Med Corps.* 2004;150:239–243.
53. Bhardwaj A, Ulatowski JA. Hypertonic saline solutions in brain injury. *Curr Opin Crit Care.* 2004;10:126–131.
54. Ducey JP, Mozingo DW, Lamiell JM. A comparison of the cerebral and cardiovascular effects of complete resuscitation with isotonic and hypertonic saline, hetastarch, and whole blood following hemorrhage. *J Trauma.* 1989;29:1510–1518.
55. Niemi TT, Kuitunen AH. Artificial colloids impair haemostasis: An in vitro study using thromboelastometry coagulation analysis. *Acta Anaesthesiol Scand.* 2005;49:373–378.
56. Scharbert G, Deusch E, Kress HG, et al. Inhibition of platelet function by hydroxyethyl starch solutions in chronic pain patients undergoing peridural anesthesia. *Anesth Analg.* 2004;99:823–827.
57. Stump DC, Strauss RG, Henriksen RA. Effects of hydroxyethyl starch on blood coagulation, particularly factor VIII. *Transfusion.* 1985;25: 349–354.
58. Zhuang J, Shackford SR, Schmoker JD, et al. Colloid infusion after brain injury: Effect on intracranial pressure, cerebral blood flow, and oxygen delivery. *Crit Care Med.* 1995;23:140–148.
59. Rabinstein AA, Wijdicks EF. Hyponatremia in critically ill neurological patients. *Neurologist.* 2003;9:290–300.
60. Sterns RH, Riggs JE, Schochet Jr SS. Osmotic demyelination syndrome following correction of hyponatremia. *N Engl J Med.* 1986;314: 1535–1542.
61. Pollay M, Roberts PA. Blood-brain barrier: A definition of normal and altered function. *Neurosurgery.* 1980;6:675–685.
62. Lanier WL, Stangland KJ, Scheithauer BW. The effect of dextrose infusion and head position on neurological outcomes after complete cerebral ischemia in primates. *Anesthesiology.* 1987;66:39–48.
63. Ciric I, Ragin A, Baumgartner C, et al. Complications of trans-sphenoidal surgery: Results of a national survey, review of the literature, and personal experience. *Neurosurgery.* 1997;40:225–236. discussion 236-237.
64. Zornow MH, Todd MM, Moore SS. The acute cerebral effects of changes in plasma osmolality and oncotic pressure. *Anesthesiology.* 1987;67: 936–941.
65. Chanson P, Jedynak CP, Dabrowski G, et al. Ultralow doses of vasopressin in the management of diabetes insipidus. *Crit Care Med.* 1987;15: 44–46.
66. Lee YJ, Shen EY, Huang FY, et al. Continuous infusion of vasopressin in comatose children with neurogenic diabetes insipidus. *J Pediatr Endocrinol Metab.* 1995;8:257–262.
67. Wise-Faberowski L, Soriano SG, Ferrari L, et al. Perioperative management of diabetes insipidus in children (corrected). *J Neurosurg Anesthesiol.* 2004;16:14–19.
68. Tu YK, Liu HM. Effects of isovolemic hemodilution on hemodynamics, cerebral perfusion, and cerebral vascular reactivity. *Stroke.* 1996;27:

441–445.
69. Lelubre C, Bouzat P, Crippa IA, et al. Anemia management after acute brain injury. *Crit Care*. 2016;20:152.
70. Hebert PC, Van der Linden P, Biro G, et al. Physiologic aspects of anemia. *Crit Care Clin*. 2004;20:187–212.
71. Kudo T, Suzuki S, Iwabuchi T. Importance of monitoring the circulating blood volume in patients with cerebral vasospasm after subarachnoid hemorrhage. *Neurosurgery*. 1981;9:514–520.
72. Weiskopf RB, Kramer JH, Viele M, et al. Acute severe isovolemic anemia impairs cognitive function and memory in humans. *Anesthesiology*. 2000;92:1646–1652.
73. American Society of Anesthesiologists Task Force on Perioperative Blood Management. Practice guidelines for perioperative blood management: An updated report by the American Society of Anesthesiologists Task Force on Perioperative Blood Management. *Anesthesiology*. 2015;122(2):241–275.
74. Kroegel C, Reissig A. Principle mechanisms underlying venous thromboembolism: Epidemiology, risk factors, pathophysiology and pathogenesis. *Respiration*. 2003;70:7–30.
75. Epstein NE. A review of the risks and benefits of differing prophylaxis regimens for the treatment of deep venous thrombosis and pulmonary embolism in neurosurgery. *Surg Neurol*. 2005;64:295–301. discussion 302.
76. Khan KR, Patel PG, Sharpe SG, et al. Chemical venous thromboembolism prophylaxis in neurosurgical patients: An updated systematic review and meta-analysis. *J Neurosurg*. 2017;1:1–10.
77. Welsh FA, Ginsberg MD, Rieder W, et al. Deleterious effects of glucose pre-treatment on recovery from diffuse cerebral ischemia in the cat. *Stroke*. 1980;11:355–363.
78. de Courten-Myers G, Myers RE, Schoolfield L. Hyperglycemia enlarges infarct size in cerebrovascular occlusion in cats. *Stroke*. 1988;19:623–630.
79. Zasslow MA, Pearl RG, Shuer LM, et al. Hyperglycemia decreases acute neuronal ischemic changes after middle cerebral artery occlusion in cats. *Stroke*. 1989;20:519–523.
80. Zygun DA, Steiner LA, Johnston AJ, et al. Hyperglycemia and brain tissue pH after traumatic brain injury. *Neurosurgery*. 2004;55:877–881 discussion 882.
81. Makimattila S, Malmberg-Ceder K, Hakkinen AM, et al. Brain metabolic alterations in patients with type I diabetes and hyperglycemia-induced injury. *J Cereb Blood Flow Metab*. 2004;24:1393–1399.
82. Nass CT, Lanier WL. Glucose modulation of ischemic brain injury: Review and clinical recommendations. *Mayo Clin Proc*. 1996;71:801–812.
83. Fabling JM, Gan TJ, El-Moalem HE, et al. A randomized, double-blinded comparison of ondansetron, droperidol, and placebo for prevention of postoperative nausea and vomiting after supratentorial craniotomy. *Anesth Analg*. 2000;91:358–361.
84. Fabling JM, Gan TJ, El-Moalem HE, et al. A randomized, double-blind comparison of ondansetron versus placebo for prevention of nausea and vomiting after infratentorial craniotomy. *J Neurosurg Anesthesiol*. 2002;14:102–107.
85. Habib AS, Keifer JC, Borel CO, et al. A comparison of the combination of aprepitant and dexamethasone versus the combination of ondansetron and dexamethasone for the prevention of postoperative nausea and vomiting in patients undergoing craniotomy. *Anesth Analg*. 2011;112(4):813–818.
86. Holloway KL, Barnes T, Choi S, et al. Ventriculostomy infections: The effect of monitoring duration and catheter exchange in 584 patients. *J Neurosurg*. 1996;85:419–424.
87. Ramanan M, Lipman J, Shorr A, et al. A meta-analysis of ventriculostomy- associated cerebrospinal fluid infections. *BMC Infect Dis*. 2015;15:3.
88. Arabi Y, Memish ZA, Balkhy HH, et al. Ventriculostomy-associated infections: Incidence and risk factors. *Am J Infect Control*. 2005;33:137–143.

38 脓毒症和脓毒症休克

JAMES BURTON, MERVYN SINGER
李　军 译，吴觉伦 审校

简介

脓毒症和脓毒性休克的第三个国际共识（脓毒症3.0）[1]。最近将脓毒症定义为“宿主对感染的反应失调导致危及生命的器官功能障碍”。脓毒症是一种医疗紧急情况，在发达国家的死亡率为 18% ～ 29%[2,3]，而在低收入国家则高达 80%[3]。据报道，仅在美国每年就有 75 万病例[4]。

历史

最古老的脓毒症的报道可追溯到公元前 1600 年，来自在埃及卢克索发现的一种纸莎草纸。这可能是另一张可追溯到公元前 3000 年的副本，是一篇外科论文，详细记录了 48 例创伤、骨折和脱位引起的创伤性损伤，探讨了症状、体征、随访、预后和治疗[5]。术语“脓毒症”来源于古希腊语单词“σηφις”，意为动物或植物物质的分解。荷马的《伊利亚特》中使用了这个术语“σηπω”（翻译为“我腐烂了”）来描述躺在阿喀琉斯的船上的赫克托的尸体。

脓毒症的第一个理论起源于希波克拉底（公元前 460—公元前 370 年），他描述了身体的体液：血液、痰、黄胆汁和黑胆汁。他的理论是，这些体液的紊乱导致疾病，其中血液和黄胆汁会引起急性疾病。尽管 Marcus Terentius Varro 在公元前 100 年提出假设“眼睛看不见的小生物，充斥在大气中，通过鼻子呼吸会导致危险的疾病”，但直到 19 世纪，希波克拉底理论仍然是了解脓毒症的主流理论[6]。直到 1674 年，Anthony van Leeuwenhoek 制作了复合显微镜，并将这些微生物绘制成“球体、杆状和螺旋体”，微生物才被发现[7]。然而，直到 1897 年 Louis Pasteur 发现一名产后脓毒症患者的血液中存在链球菌时，细菌在疾病中的作用才被确定[7,8]（图 38.1）。Joseph Lister（1827—1912 年）将细菌理论应用于苯酚在伤口上的使用，显著降低了伤口脓毒症的发生率和死亡率。

发病率更多与宿主反应失调有关，而不是感染本身，这一概念是由 Lewis Thomas 首先提出的[9]。1904 年，William Osler 指出“除了少数情况外，患者似乎是死于身体对感染的反应，而不是因为感染”[10]。

1992 年，Roger Bone 及其同事发表了脓毒症的第 1 个正式定义，以帮助合适的患者参加药物试验[11]。他们认为脓毒症是感染与 2 种或 2 种以上全身炎症反应综合征（systemic inflammatory response syndrome，SIRS）标准的组合：即体温 > 38℃或 < 36℃，心率 > 90 次 / 分，呼吸频率 > 20 次 / 分或 $PaCO_2$ < 32 mmHg，白细胞计数异常（> 12×10^9/L 或 < 4×10^9/L 或 > 10% 未成熟细胞）。严重脓毒症代表脓毒症伴有器官功能障碍，而脓毒症休克的特征是严重脓毒症伴随低血压或低灌注。然而，他们并没有提供器官功能障碍、低血压或低灌注的临床诊断标准。2003 年的第 2 个工作组报道认识到这些局限性，但缺乏改变建议的证据[12]。最近的脓毒症 3.0 的定义[1]发表于 2016 年，利用大型医院数据库识别可能感染的住院患者（85 万例，接受细菌培养并开始使用抗生素），将器官功能障碍定义为感染后“顺序（脓毒症相关）器官衰竭评估［Sequential（sepsis-related）Organ Failure Assessment，SOFA］评分”增加 ≥ 2 分。符合这些标准的患者住院死亡风险超过 10%。脓毒性休克被定义为“潜在的循环和细胞 / 代谢异常，严重到足以显著增加死亡率”，它的临床特点是尽管有足够的容量复苏，但仍需要血管升压药来维持平均动脉压（MAP）≥ 65 mmHg，并伴有高乳酸血症（> 2 mmol/L）。该亚组病例的住院死亡率大于 40%。SIRS 被从脓毒症的标准中删除，因为它发生在对任何炎症损伤的反应中，通常代表对感染的适当反应而不是病理反应。

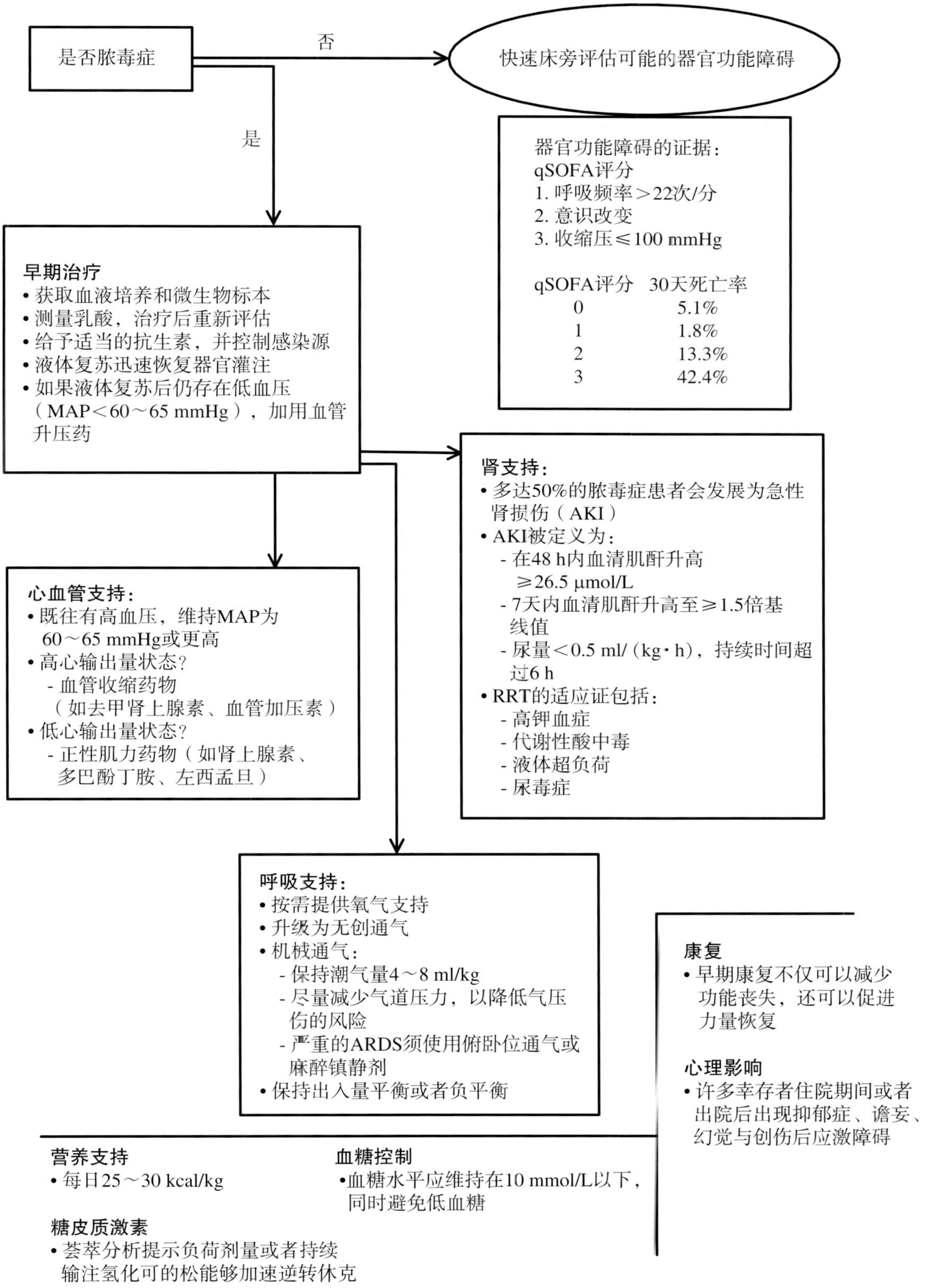

• **图 38.1** 脓毒症和脓毒性休克管理流程图。从快速识别感染患者开始，及早开始使用适当的抗生素，并在支持性管理进下行液体复苏

流行病学

脓毒症仍然是造成死亡、疾病和经济负担的一个重要原因。由于之前对于脓毒症的定义不一致，有关这方面的确切数字并不确定。Fleischmann 等[13]最近提出，全球每年有 3150 万例脓毒症患者，其中 530 万人死亡。最近英国的数据表明，脓毒症占所有 ICU 住院患者的 1/4，每年约有 1.1 万人因脓毒症死亡[14]。脓毒症死亡率取决于感染部位，如泌尿生殖系统脓毒症死亡率为 19.1%，而呼吸系统脓毒症死亡率为 43%。死亡率随着器官衰竭的数量增加而增加，1 个器官衰竭的死亡率为 18.5%，5 个器官衰竭的死亡率为 69.9%。尽管各种研究表明发病率在上升，但死亡率却在下降[3,15]，这可能在很大程度上与编码变化、费用报销和对疾病的认知增加有关[16]。尽管与其他非感染性危重疾病相似，脓毒症死亡率似乎呈现下降趋势[17]，但不幸的是，脓毒症的长期发病率和死亡率仍然很高[18]。2007 年，美国脓毒症的费用支出为 243 亿美元，治疗每个脓毒症患者的平均费用为 5 万美元。在英国，平均费用为 2.5 万英镑，每年的费用为 25 亿英镑[3]。

对比 2002 年的 SOAP 研究和 2012 年的 ICON 审计报告，发现在这 10 年间重症监护流行病学的一些重要变化[19]。重症监护室的患者年龄在增加（60.6 ± 17.4 岁，SOAP vs 62.5 ± 17.0 岁，ICON），病情也更加严重，伴随的休克发生率也在增加[SAPS Ⅱ评分（不包括年龄）26.0 ± 16.1，SOAP vs 30.8 ± 17，ICON]，但生存率是有改善的。更多的重症监护住院患者有显著的伴随疾病，如 COPD（SOAP 10.8% vs ICON 15.3%）和接受化疗（SOAP 0.8% vs ICON 2.5%）。其他重要的差异包括机械通气的使用减少（SOAP 58.8% vs ICON 53.0%），这也表明对无创通气（NIV）的依赖性更高。

脓毒症在老年人中更为常见和严重，其他易感因素还有免疫抑制，包括内源性（如糖尿病、恶性肿瘤）或医源性（与皮质类固醇、化疗或其他免疫抑制治疗相关）。既往的损伤，如创伤或手术，也可使患者易发生继发性感染和脓毒症。除了留置各种管路（气管插管、尿管）和皮肤破裂伤口、导管和引流管外，严重的非感染性损伤也会导致免疫抑制，比如使用镇静、镇痛和儿茶酚胺类药物[20]。

病理生理学

炎症

根据定义，脓毒症需要有感染源。在多国重症监护室进行的 SOAP 研究发现，呼吸系统（68%）和腹部（22%）是最常见的感染部位。微生物感染的实验室检出阳性率为 60%，其中 30% 为金黄色葡萄球菌，14% 为假单胞菌，13% 为大肠杆菌[21]。

感染微生物包含病原体相关分子模式（pathogen associated molecular pattern，PAMP），可被固有免疫系统识别，如仅在革兰氏阴性细菌细胞壁中发现的脂多糖（内毒素）、革兰氏阳性细菌的脂磷壁酸、真菌的甘露聚糖以及病毒的单链或双链 RNA[22,23]。这些可以通过各种细胞外和细胞内的模式识别受体（pattern recognition receptor，PRR）检测到，其中 Toll 样受体最具特征[23]。PRR 还可以检测到来自宿主的"自身"分子，这也可以触发类似的宿主反应。这些分子被称为损伤相关分子模式（damage-associated molecular pattern，DAMP），包括热休克蛋白、高迁移率族蛋白（HMGB1）（框 38.1）、组蛋白、线粒体和 DNA。

通过 PRR 检测 PAMP 和（或）DAMP，将激活细胞内信号传导通路，导致炎症反应。这通常涉及 NF-κB 的激活，并增加促炎细胞因子（如 TNF-α、IL1 和 IL6）的产生，以及多种其他介质，包括一氧化氮、类花生酸、趋化因子、活性物质和黏附分子[23]。一些 PPR 在激活后组装成细胞内的分子复合物，形成炎症小体，分泌强效的促炎细胞因子，如 IL1β 和 IL18。炎症小体可以通过半胱氨酸蛋白酶诱导的质膜破裂（凋亡）触发程序性细胞死亡途径。抗炎介质（如 IL10）也被同时释放，以控制炎症的程度。虽然促炎介质最初占主导地位，但它们随后被抗炎介质取代，使炎症得以清除。由于目前尚不清楚的原因，控制炎症的正常平衡被打破，导致宿主反应失调，从而导致器官功能障碍。

一个重要的宿主防御机制是防止感染从源头开始的传播。这是通过局部内皮细胞的激活和血栓的形成来实现的。中性粒细胞释放胞外陷阱（neutrophils release extracellular trap，NET），血小板、内皮细胞和白细胞释放微粒，最终的结果是免疫血栓形成，即微生物被包裹在血栓中，然后吸引并进一步激活白细胞，以防止血行扩散[25]。肺内实变也被认为是防

框 38.1 降钙素原

降钙素原于1975年被发现是降钙素的前体。在健康人群中，在11号染色体上转录*CALC-1*基因后，它几乎完全由甲状腺C细胞产生。在健康状态下，通常只有极低浓度水平的蛋白质被释放到体循环中（< 0.05 ng/ml），可以忽略不计。在炎症过程中，降钙素原通过脂多糖或炎症细胞因子的刺激合成，并在多种细胞类型中表达，包括白细胞、脾、肾、脂肪细胞、胰腺、结肠和大脑，以上在仓鼠中都有mRNA的表达。

降钙素原浓度水平在感染后2～6 h内上升，并在6～24 h达到峰值。它也比C反应蛋白更快地降低到正常水平，可以提供良好的临床评价指标。现在有关于降钙素原水平与细菌感染相关的指南认为，正常值< 0.1 ng/ml，而> 0.25 ng/ml时细菌感染可能性增加，并需要使用抗生素。

一些研究表明，相比于< 0.5 ng/ml，浓度> 2 ng/ml提示患者更容易发生脓毒性休克。而< 0.1 ng/ml可作为早期停用抗生素的参考。

止微生物向受影响部位以外传播的一种方法。

虽然炎症反应进展比较缓慢，但全身激活和损伤可以导致影响远离感染部位的器官的功能障碍[25]。内皮细胞的广泛激活、血管活性介质的产生增加（包括血管收缩和舒张）都将导致微循环的显著异质性。覆盖内皮细胞的糖萼层的降解、内皮细胞的脱落和细胞间紧密连接的丢失都将导致毛细血管渗漏和组织水肿。虽然一些微小区域可能处于缺氧状态，但几乎没有可见的细胞死亡。广泛的免疫血栓形成可导致弥散性血管内凝血（disseminated intravascular coagulation，DIC）。然而，这种情况导致的DIC现在很少见。尽管缺乏广泛的血管内血栓，但有明显的凝血亢进趋势并伴随明显的凝血酶生成。凝血酶本身是一种有效的促炎兴奋剂。

心血管功能

心血管系统在各个层面都受到影响。自主神经系统被激活，交感神经和副交感神经之间平衡被打破，通常会导致心动过速和心输出量升高。在脓毒症中，胆碱能信号和窦房结之间似乎存在不耦合，这可能与迷走神经激活产生抗炎反应有关[26]。然而，心肌抑制是常见的，常出现收缩和（或）舒张功能障碍。心肌抑制涉及多种机制，包括β肾上腺素能受体下调、受体后信号通路活性降低、线粒体功能障碍、肌动蛋白 - 肌球蛋白交叉桥形成异常以及细胞内钙离子紊乱[23]。心脏抑制因子，如TNF-α、IL1β和一氧化氮（NO），也起到一定作用。一些数据还表明，补体激活、IL6、TNF-α可以抑制心肌纤维收缩，而TNF-α也可以产生左心室射血分数的剂量依赖性降低[26]。脓毒症诱导的心肌病与心肌细胞间钙电流减少，钙敏感性降低，特别是对受磷蛋白和兰尼碱受体的敏感性降低，以及L型钙通道密度降低有关，所有这些都可导致心脏收缩力降低[26]。诱导型NO合酶（inducible NO synthase，iNOS）也间接参与抑制心肌收缩力。NO与超氧自由基的相互作用可对线粒体呼吸链产生抑制作用，从而抑制心脏收缩力[26]。抗氧化剂谷胱甘肽水平降低而NO产生增加时，表明发生了氧化和亚硝化应激，这与脓毒症休克患者的ATP水平降低相关。心脏收缩力的降低已经被假设为类似于心脏冬眠，通过限制ATP的产生来保护心肌细胞免受过度的应激伤害[27]。事实上，在细胞死亡的组织学证据非常有限的情况下，这可能是更广泛的细胞冬眠的一部分，并最终导致多器官功能衰竭。

血管系统也易受过量炎性介质的影响，包括类花生酸、前列环素和NO，这些介质可导致局部血管收缩或血管舒张（微循环的异质性见下文），最终结局通常是血管舒张、血管张力丧失和对儿茶酚胺的反应性严重下降[22]。这与心脏收缩力降低相结合，是导致脓毒症休克中严重低血压的原因。在这些患者中，尽管循环中存在高浓度的儿茶酚胺和肾素 - 血管紧张素系统被激活，但正常的代偿机制已经被破坏，而且这种病理一般发生在外周血管，受体密度低，信号传导也受损。虽然加压素水平在休克早期是升高的，但随后加压素也会相对缺乏。其他激素也会降低脓毒症休克患者的血管张力，包括肾上腺髓质激素，它具有扩张血管和抑制心脏的双重作用[28]。

脓毒症休克时微循环也会出现异常，表现为异质性增加和潜在的病理性分流[29]。然而，即使在脓毒症期间，组织中可能存在缺氧区域，即使在尸检中，受影响器官中细胞死亡的证据也很少。微循环异常是否直接导致器官功能障碍仍无定论。正如下文所讨论的，异质性的增加可能是细胞对缺氧的本能反应，通过减少局部氧供应来保护“休眠”细胞免受氧毒性的影响。尽管微循环异常程度和复苏后未能改善与预后不良有关[30,31]，但目前尚无专门针对微循环的干预措施显示出其对预后有益。

免疫激活和麻痹

尽管最初免疫细胞被广泛激活，并激发了严重的脓毒症炎症反应，但脓毒症患者的免疫细胞在体外受到刺激时反应性较低。目前有多种假设机制，如代谢重编程，以及 T 和 B 淋巴细胞的数量减少，伴随着免疫球蛋白水平下降，这也与细胞凋亡的产生减少和破坏增加有关。另外，中性粒细胞发生延迟凋亡，由此产生的免疫功能低下使危重症患者增加继发性或叠加性感染的风险。

除了对循环的自主作用外，体循环内的细胞因子还可以进入颈动脉体化学感受器、迷走神经传入神经和某些大脑区域构成的渗透区域。迷走神经胆碱能传出被激活，这些信号传递到脾和肠道的固有免疫系统，以抑制炎症细胞因子的产生。

激素和代谢变化

最初的炎症损伤产生应激性激素反应，会增加儿茶酚胺、皮质醇和胰高血糖素的产生。这种反应会以消耗葡萄糖为代价刺激脂肪分解和脂肪利用，常伴随胰岛素抵抗和高血糖。这些应激激素是分解代谢的，减少了肌肉蛋白质的转化，增加肌肉氨基酸和乳酸释放进入循环，来作为其他器官的能量底物。高乳酸血症可能部分与组织灌注不良和组织氧缺乏（厌氧呼吸）有关，当糖异生和糖酵解产生的碳水化合物代谢速率超过线粒体的氧化能力时，会通过增加有氧呼吸来促进儿茶酚胺驱动的糖酵解加速 [32]。葡萄糖产生丙酮酸的速度比它被丙酮酸脱氢酶（pyruvate dehydrogenase，PDH）转化为乙酰辅酶 A 的速度要快。氨基酸代谢为丙酮酸，丙酮酸也通过增加蛋白质分解代谢而累积。随着胞质中丙酮酸水平的增加，乳酸脱氢酶（lactate dehydrogenase，LDH）将其转化为乳酸，将 NADH 再循环为 NAD^+，肾上腺素能介质激活细胞膜上的 β 受体，从而增加细胞质中的环状 AMP，这反过来又刺激糖异生和糖酵解，随后激活 Na^+/K^+ ATP 酶泵，又进一步激活了糖酵解和乳酸的产生 [32]。肌肉可能是脓毒症休克中乳酸的主要生产者。

许多其他激素的循环水平也在脓毒症中发生变化，主要表现是在脓毒症期间低于正常范围。这包括甲状腺素、性激素、血管加压素和肠道激素。除了肾上腺素能血管低反应性和胰岛素抵抗外，大多数有关激素在受体和受体后水平上的下游效应的介绍很少。

感染初期，机体的总耗氧量和代谢率是增加的，随后在脓毒症和器官功能障碍阶段下降到静息健康基线水平以下，随后在恢复阶段耗氧量又将增加 60%[33,34]。尽管身体的大部分氧气利用是通过线粒体“偶合”呼吸和有氧 ATP 生成，但更大比例的氧气可能用于产热（“非偶合”呼吸）。

器官功能障碍

上文提到的脓毒症过程中代谢率变化以及脓毒症时大多数器官的细胞死亡处于较低水平 [35]，这提示导致器官功能障碍的原因是功能性障碍而不是结构性损伤。虽然脓毒症时代谢的变化可能直接受到激素变化的影响，如低三碘甲状腺素（T3）综合征，但也可能是由于线粒体产生 ATP 减少所导致的负反馈。脓毒症中存在多种因素，包括：组织缺氧，特别是在复苏前；NO、NO 代谢产物（如过氧亚硝酸盐）以及其他可以破坏抗氧化防御、直接抑制和（或）破坏电子传递链和其他线粒体结构的活性物质产生过量；编码线粒体蛋白的基因表达减少，导致线粒体生物合成减少；激素和代谢改变的影响；底物利用率的改变以及解偶联的增加 [36]。最终结果是 ATP 周转减少，可供正常细胞过程利用的能量底物减少。持续的细胞功能会耗尽 ATP 并触发细胞死亡途径，从而导致代谢率的降低。为了保持细胞生存所必需的途径，机体会平衡 ATP 产生水平，这样可以保持细胞的完整性和细胞功能恢复的潜力。然而，细胞因此失去了正常的生理生化作用，临床表现为器官功能障碍或衰竭 [37]。值得注意的是，许多常规用于脓毒症治疗的药物，如抗生素、儿茶酚胺和镇静剂，都可以影响线粒体功能和生物合成；因此，可能有潜在的医源性因素导致细胞和器官功能的延迟恢复。

线粒体功能障碍、微血管和上皮细胞异常以及局部炎症介质都被认为是脓毒症中器官功能障碍的原因。肾功能和肝代谢的改变可影响药物的代谢和排出，这可能会进一步加重器官功能障碍。每个器官系统都可能受到影响，包括中枢神经系统（脑病）和外周神经系统［运动和（或）感觉神经病变］，肌肉体积和力量丧失导致的肌肉功能障碍，肠梗阻或腹泻及肠道激素（如胃泌素、胃饥饿素）活性降低；肝肾功能不全，合成能力、代谢和排泄功能下降。造血系统也受到循环细胞成分产生减少、血小板和凝血因子消耗增加的影响。

临床特征

脓毒症可以以多种多样的方式出现。有的临床特征可能会提示感染源，如出现呼吸困难、低氧血症、咳痰时，往往提示肺部感染；或者出现腹膜炎常常提示存在腹部感染。然而，这种情况还是很少见的，特别是在脓毒症早期阶段，可能没有明确的感染部位。脓毒症患者可能会出现非特异性的不适和器官功能障碍的表现。如前所述，感染患者通常会出现 2 种或 2 种以上的 SIRS 标准，如发热、心动过速和中性粒细胞增多，但这并不是绝对的。在澳大利亚 ICU 患者中，每 8 例患有感染相关器官衰竭的患者中，就有 1 例在入院时没有 2 个或 2 个以上的 SIRS 标准[38]。反之亦然。20% ～ 40% 的最初诊断为脓毒症的患者，后来被证明为非感染性危重疾病[39,40]。

各种床边评分，如国家早期预警评分（NEWS）使用 7 个标准，qSOFA 使用 3 个标准（框 38.2），来识别不健康的临床特征，如血压水平、呼吸频率和意识水平异常[41]。得分高表明患者病情恶化的风险增加；然而，这些并不能作为“排除”标准。目前还没有可以同时满足检测脓毒症患者的高特异性和高敏感性的完美筛选工具。

框 38.2 快速顺序器官衰竭评估（qSOFA）

qSOFA 评分

1．呼吸频率≥ 22 次 / 分
2．精神状态改变
1．收缩压≤ 100 mmHg

qSOFA 分数	30 天死亡率
0	5.1%
1	1.8%
2	13.3%
3	42.4%

实验室特征

对于脓毒症，目前还没有特异性的早期诊断方法。大约 60% 的病例在实验室中确诊为感染，血液培养阳性率在 15% ～ 30%。与传统的培养技术相比，更新的感染分子诊断技术将更快地识别微生物，但需要克服成本、过度敏感和样本污染导致的假阳性结果的问题。

生物标志物，如中性粒细胞增多和中性粒细胞减少、C 反应蛋白和降钙素原（表 38.1）对感染都是非特异性的。尽管这些生物标志物在临床怀疑感染的时候很有用，但它们既可以产生假阴性结果（特别是如果患者不能产生宿主反应），也可以产生假阳性结果（与其他非感染性炎症损伤相关）。目前正在进行多项努力，以寻找宿主对感染反应的优良生物标志物，包括转录变化、各种循环介质（或其组合）以及蛋白质组和代谢组。目前还没有在临床上推广应用。

治疗原则

脓毒症和脓毒症休克是医疗紧急情况，与显著的死亡率与发病率相关。因此，及时治疗是非常必要的，需要早期、充分，但不过度的复苏治疗，以及适当的抗生素和早期对感染源进行控制。

治疗上仍存在很多挑战和问题。例如，目前的争论围绕着什么是充分复苏而不是过度复苏，什么是个体患者的最佳血压，以及早期应用抗生素的意义。

抗生素和感染控制

国际指南建议应在入院后 1 h 内静脉注射抗生素，立即进行血液培养，并采集其他相关微生物样本，尽早识别脓毒症。据称，每延迟 1 h 使用抗生素都会导致死亡率显著增加和预后恶化[42-44]。然而，这种结论基于回顾性分析，通常对既往的数据库进行复杂的统计学分析，并且通常是没有确切的感染证据或者抗生素敏感性试验。迄今为止，所有的前瞻性研究，包括最近一项调查入院前应用抗生素的大型随机研究，都未能显示出延迟使用抗生素和脓毒症预后之间的相关性[45,46]。虽然每小时延迟使用抗生素的绝对重要性可能受到质疑，尤其是如果感染或脓毒症开始的“时间零点”未知，但毫不拖延地给予抗生素还是合理的。

根据当地的耐药模式，开始经验性使用可能有效的广谱抗生素可能是谨慎的，直到确定病原体及其抗生素敏感性，随后切换和（或）降级为窄谱抗生素。根据风险因素（如化疗后的中性粒细胞减少患者），可能需要经验性给予抗真菌和（或）抗病毒药物[47]。针对同一病原体使用 2 种或 2 种以上抗生素进行联合治疗的证据基础目前尚不确定，甚至可能有害[48,49]。同样，虽然最初使用合适的抗生素似乎也是合理的，但生存益处的证据也有争议[43,44,50,51]。另外一个争议是使用抗生素的最佳方法（如间歇注射 vs 持续输注[52]），这种方法不仅需要达到有效血浆治疗浓度，还应该改善预后。抗生素的使用应该确定最佳疗程，以确保能够充分清除致病微生物，同时也要避免过度使用抗生素的负面影响，如产生耐药性，或真菌和梭菌过度生长。尽管目前建议进行 7 ～ 10 天的疗程，但仍缺乏这方面的证据支持，而且似乎较短的疗程也能满足治疗需求 [40]。

在感染管理方面有明确共识的原则是早期和充分地控制感染源，尤其是术后患者。例如，患者可能患有吻合口瘘或伤口感染，并伴有脓肿形成或坏死性筋膜炎，如果有怀疑，应立即进行适当的影像学检查，然后进行紧急引流或者清创。

循环支持

在早期复苏方面，Rivers 等 [53] 提出的早期目标导向治疗（Early Goal-Directed Therapy，EGDT）策略最近在三个单独的多中心研究（ARISE、ProCESS 和 ProMISe）中并没有显示出比标准治疗更好的效果 [54-56]。EGDT 包括液体复苏 ± 多巴酚丁胺 ± 输血，靶向中心静脉压为 8 ～ 12 cmH_2O，平均动脉压≥ 65 mmHg，中心静脉血氧饱和度≥ 70%。最近的指南 [47] 建议入院后的前 3 h 内输注至少 30 ml/kg 晶体溶液，以维持平均血压≥ 65 mmHg 为目标。如果患者对液体治疗无反应，可以根据需要给予更多的液体或加用血管加压药。然而，评估液体复苏的最佳方法仍不确定。虽然动态评估（如监测对快速补液或直腿抬高的反应）优于静态测量，但这种测量仅仅是评估患者对液体治疗的反应性，并不一定有利于器官灌注。尽管如此，患者对动态评估反应差就表明不能再进一步增加液体负荷。有多种措施来评估液体反应性，包括每搏输出量、血压、脉压变化或每搏输出量变化。尽管每搏输出量监测可能是最准确的评估方法，但所有这些方法都存在一定的局限性和潜在的缺陷。

如果患者患有慢性高血压，可能需要维持更高的平均动脉压（MAP）。持续的高乳酸血症可能表明持续的组织灌注不足。尽管这些持续处于高乳酸血症状态的患者更容易出现病情恶化，但没有强有力的证据表明，将乳酸正常化作为主要治疗目标能够带来益处 [47]。

目前推荐的治疗液体反应性差低血压的一线升压药是去甲肾上腺素（框 38.3），血管加压素推荐作为二线升压药 [57]。然而，在两项评估休克患者预后的多中心研究中，肾上腺素与去甲肾上腺素 ± 多巴酚丁胺同样有效 [58,59]。而多巴胺已被证明效果不如去甲肾上腺素 [60]。尽管 VASST 试验 [61] 表明，在需要低剂量血管加压素的患者中，血管加压素优于去甲肾上腺素，但最近的 VANISH 研究没有发现两者结果有统计学差异，只观察到肾脏替代治疗的需求有减少 [62]。

在正性肌力药物的使用方面，如果存在明显的心肌抑制和低心输出量，则可选择多巴酚丁胺 [47]、左旋西孟旦或米力农。尽管这些药物在药理学上是合适的，但在多中心研究中没有显示出更好的疗效（如 LeoPARDS 研究）[63]。这些药物都会导致快速心律失常和过度血管扩张，因此应谨慎使用。

呼吸支持

脓毒症患者常发展为呼吸衰竭。这可能与潜在的肺炎过程直接相关（肺部是脓毒症最常见的病灶部位）[21]，也可能与其他部位来源引起的急性呼吸窘迫综合征（acute respiratory distress syndrome，ARDS）有关。发生 ARDS 时，肺内有过多的中性粒细胞聚集和纤维蛋白沉积，上皮细胞和内皮细胞被破坏，肺泡表面活性物质丢失伴肺泡塌陷，肺血管外液显著增加，放射学上表现为非心源性肺水肿。患者也可能因为高乳酸血症和（或）肾衰竭相关的代谢性酸中毒，或者因心肌抑制继发的心力衰竭和膈肌疲劳而出现呼吸急促。

治疗原则是吸氧以及无创或有创呼吸支持。初次液体复苏后，应严格保持出入量平衡，甚至负液体平衡（根据需要使用呋塞米），研究也表明这种方法有利于改善预后 [64]。还应该避免高氧，因为这可能通过产生过量活性氧对肺和其他器官造成直接损害。最近的一项研究表明，当脉搏血氧饱和度设定为 94% ～ 98% 而不是维持在 97% 以上时，存活率会有所提高 [65]。同时休克、肝衰竭和菌血症的发生率也较低。

应该针对低氧和（或）高碳酸血症呼吸衰竭提供呼吸支持。这可以通过使用无创通气技术来实现，如高流量鼻导管吸氧、CPAP 或 BiPAP；也可以通过限制潮气量（4 ～ 8 ml/kg）[66] 和气道压力的有创通气来降低肺气压伤的风险。对于严重的 ARDS 患者，应考虑其他策略，如俯卧位通气和使用麻醉药 [67]。没有任何特定的呼吸机模式被证明是最优的，最近有报道称，肺复张和高 PEEP 等策略是有害的 [68]。有时呼吸衰竭可能非常严重，需要体外膜氧合（extracorporeal membrane oxygenation，ECMO）支持。然而，ECMO 有显著的并发症发生率，目前尚缺乏明确的 ECMO 治疗获益的证据。

肾支持

高达 50% 的脓毒症患者会发展为急性肾损伤

框 38.3 脓毒性休克中的升压药

一线方案：去甲肾上腺素最高可达 1.0 μg/（kg・min）
二线方案：血管加压素最高可达 0.03 U/min
三线方案：如果有心功能障碍的证据，多巴酚丁胺从 2.5 ug/（kg・min）开始泵入，最高可达 20 μg/（kg・min）
升压药依赖性患者和休克发生＜ 12 h 的患者可每日给予氢化可的松 200 mg，分 4 次输注

所有患者都应该测量动脉压
所有患者都需要中心静脉导管
灌注目标：平均动脉压（MAP）≥ 65 mmHg
慢性高血压患者 MAP ≥ 75 mmHg
尿量≥ 0.5 ml/（kg・h）
初始乳酸水平高的患者乳酸恢复正常

（acute kidney injury，AKI）。AKI 的定义是 48 h 内血清肌酐升高 26.5 μmol/L，或者是 7 天内较基线值升高 1.5 倍，或者尿量＜ 0.5 ml/（kg・h）持续 6 h 以上 [69]。脓毒症患者发生 AKI 的风险因素包括年龄、心力衰竭、肝衰竭、慢性肾病、贫血以及造影剂和抗生素等肾毒性药物 [70]。AKI 的分期基于 RIFLE 标准（包括肾损伤危险期、肾损伤期、肾衰竭期、肾功能丧失期、终末期肾病）[69]。

有关脓毒症引起的 AKI 患者的体内和尸检研究显示轻度组织学改变，病灶内有肾小管损伤，但细胞死亡和炎症浸润极少 [70]。这些发现与重度 AKI 表现出的严重功能异常不符。肾的主要功能是通过钠泵重新吸收大约 97% 的肾小球滤液。脓毒症诱导的 AKI 最初常与低血压和低血容量有关，但这些都不是先决条件。复苏后出现耗氧量下降，这可能是线粒体功能障碍和微血管分流导致肾小球血流减少的结果。这意味着 AKI 代表了功能性关闭，可提供保护和恢复能力。肾本身的再生能力较差，但脓毒症诱导的 AKI 患者很少需要肾脏替代治疗（RRT），前提是肾在损伤前是正常的。

AKI 的处理包括优化血容量状态、维持肾血流和灌注压、停止使用肾毒性药物、最大限度地降低静脉压和腹腔内压力，以及根据需要提供机械支持（RRT）。RRT 的适应证包括药物治疗难以纠正的高钾血症、代谢性酸中毒、液体超负荷以及尿毒症 [69]。现在通常使用持续 RRT 而不是间歇性透析，因为这提供了更多的血流动力学稳定性，并能逐步地纠正液体、电解质和代谢物异常。目前有关预后的研究既不支持对脓毒症诱导的 AKI 采用早期 RRT 治疗 [71]，也不支持使用高容量过滤治疗 [72]。

营养支持

危重症患者由于分解代谢而丧失大量的肌肉组织，从而导致虚弱、乏力和恢复延迟。然而，除了有潜在营养不良的患者外，没有强有力的证据表明早期加强营养可以改善患者预后。最近的几项多中心研究 [73] 发现随机接受早期肠内或肠外营养的患者预后没有明显差异。指南建议，如果患者不能忍受肠内营养，可以延迟至入院后 5 ～ 7 天进行肠外营养，前提是不存在营养不良 [74]。提供高热量负荷的高营养已被证明是有害的 [75]。目前，每天 25 ～ 30 kcal/kg 是推荐的非蛋白热量目标，尽管没有确凿的证据支持这一数据。关于应该提供多少蛋白质也一直存在争议；一些权威人士认为高蛋白质负荷有益，而另一些人则认为这会延迟自噬并减缓器官功能恢复。对不同免疫营养素（包括谷氨酰胺、多不饱和脂肪酸和 L- 精氨酸）的多项研究表明，这些营养素要么对预后没有益处，要么甚至有害。

其他器官支持和治疗策略

近年来对于脓毒症的治疗已经开始尝试多种其他策略。下面将进行简要介绍，但实际上，过去 20 年中，多中心随机对照试验并没有发现新的有效治疗方法。

1．免疫调节 尽管在临床前和小规模临床研究中前景看好，但多种抗内毒素、抗细胞因子（如抗肿瘤坏死因子、IL1 受体拮抗剂）和其他抗炎症策略（包括皮质类固醇）并未显示出良好的疗效，造成这种结果的原因可能是对病理生理机制的理解有缺陷，对动物模型早期给药效果的推断不合理，而后又应用于患者，以及理所当然的假设，即在剂量、时间和持续时间方面“一刀切”。诊断学的进展揭示了患者的生物表型存在明显的异质性。一些患者表现出更为明显的炎症反应，而另一些患者可能表现出明显的免疫抑制，甚至发生在危重疾病的早期阶段。因此，实施相同的治疗策略可能对某些患者有利，但对其他患者有害或者无效。许多已经被抛弃的治疗方法可能对特定的患者亚群有利，这就需要在增进理解和改进诊断能力的情况下对此进行重新审视。这还包括使用针对患者炎症 / 免疫状态的免疫营养素。免疫刺激方法也

越来越受到关注，它可以增强特定患者的免疫功能，例如，使用抗程序性细胞死亡蛋白 1（PD1）、IL7 或粒细胞 - 巨噬细胞集落刺激因子（GM-CSF）。

其他方法还包括通过体外技术去除循环中的炎症介质，如血浆置换（滤膜孔径约为传统肾脏替代治疗滤膜的 2 ～ 3 倍，从而能够去除较大分子，包括与白蛋白结合的分子），或让血液吸附到生物活性膜上，如多黏菌素，或者吸附在聚合物珠上。阈值免疫调节假说表明，组织室和血液室与细胞因子之间存在平衡，去除这些细胞因子会导致组织水平上的浓度降低 [76]。

2．激素治疗 激素失衡在脓毒症中是常见的，有许多这方面的研究，其中激素要么被替换，要么以超生理剂量给药。不幸的是，这类研究通常被证明是无效的，甚至是有害的。例如，与安慰剂相比，使用生长激素导致的相对死亡风险为 2.4（95%CI，1.6 ～ 3.5），而对于存活的患者，生长激素治疗会导致住院时间和机械通气时间明显延长 [77]。在一项有关急性肾衰竭的试验中，甲状腺功能正常的患者服用甲状腺素后，促甲状腺激素水平可持续降低，但死亡率高达 43%，而安慰剂组仅为 13%。

多项试验已经验证了皮质类固醇的作用。最初，研究人员对大剂量甲泼尼龙进行了研究，但近年来，研究重点放在了更多的生理替代剂量上，通常使用氢化可的松和盐皮质激素氟可的松，因为肾上腺功能不全在脓毒症中很常见。尽管皮质类固醇可以显著降低血管加压素的使用，但大多数试验并没有显示任何存活益处 [79]。分析表明，病情较重的休克患者（根据去甲肾上腺素剂量判断）更有可能获益。荟萃分析一致表明，氢化可的松给予负荷剂量或持续输注确实会快速逆转休克状态 [80]，但同时也担心发生继发感染 [79]。尽管缺乏强有力的证据，但高达 50% 的 ICU 脓毒症患者仍使用皮质类固醇。

危重症的应激反应释放出大量对抗胰岛素作用的反调节激素。此外，葡萄糖转运蛋白的下调和脂肪分解的增加（更依赖脂肪作为能量底物）都会进一步导致胰岛素抵抗。由此产生的高血糖症会因为早期营养而加剧，对细胞有害。在 ICU 患者中严格控制血糖可改善预后的概念 [82] 无法在大型多中心研究中复制 [83]；然而，人们普遍认为血糖水平应控制在 10 mmol/L 以下，同时避免低血糖，如 2009 年 NICE-SUGAR 试验所示 [83]。该研究还报道了低血糖与死亡率之间的直接相关性，严重低血糖的校正死亡危险比为 2.10[84]。然而，较高的目标范围可能对糖尿病控制不佳的患者更有益。

如前所述，加压素或类似物（如特利加压素）已成功用于治疗脓毒性休克，其结果与去甲肾上腺素相当。最近研究表明，重组血管紧张素Ⅱ制剂在脓毒性休克中可减少去甲肾上腺素的剂量，并使 69.9% 的血管扩张性休克患者的血压至少升高 10 mmHg，或高于 75 mmHg。

为了克服过量儿茶酚胺的有害影响，即干扰免疫功能、诱导血栓前状态、增强细菌生长和毒力、诱导心肌损伤、肌肉分解代谢和代谢低效等，β 受体阻滞剂也受到广泛关注。一项关于艾司洛尔治疗脓毒性休克患者的单中心随机研究 [87] 显示，在减少对血管升压药和液体需求的情况下，艾司洛尔可以明显提高存活率，同时心肌、血管和肾功能恢复也更快。同样，补充维生素 D（实际上是一种激素，而不是维生素）对严重维生素 D 缺乏的脓毒症患者有疗效 [88]。目前正在进行 β 受体阻滞剂和维生素 D 的多中心试验，以确定是否有效。

其他器官支持

常规护理对这些危重症患者是至关重要的。这包括皮肤护理和定期变换体位，以防止压疮和预防血栓。尽管质子泵抑制剂和其他胃黏膜保护剂在过去的 20 年里已经在临床上广泛应用，但它们的效果在新的多中心研究中受到质疑。首先，显著的上消化道出血发生率较前几年有所下降，主要与更好的整体护理有关。其次，副作用，如艰难梭菌过度生长、医院内肺炎以及对免疫和线粒体功能的影响，导致风险收益比在向有害方面转变，尽管目前许多研究仍有争议 [89,90]。

其他长期干预措施，如胃动力药物的效用也有争议 [91]。胃动力药物（如胃复安和红霉素）有很多副作用，包括 QT 延长和快速耐受性 [92]。高胃残留量与胃肠道喂养不耐受的并发症无关，如吸入性肺炎；因此，在没有其他喂养不耐受迹象的情况下，不建议停止小于 500 ml 的肠内喂养 [92]。

现在，人们认识到早期康复既可以防止运动功能的丧失，也可以促进肌肉体积和力量的恢复。患者应承受适当的压力，但不允许过度运动和疲劳。减少使用镇静剂可使患者更早清醒，进入自主呼吸模式，并更早开始锻炼，从而使患者受益 [93]。这些益处也有助于认知功能的恢复。

危重症的心理影响不容小觑。许多幸存者在住院期间和住院后都患有抑郁症、谵妄、幻觉和创伤后应激障碍。谵妄被定义为伴随着身体或精神疾病而出现的大脑功能突然的严重混乱[94]，包括四个方面：意识障碍、认知的变化、短时间内的发展和随时间的波动。患者可能患有伴有躁动和困惑的高活动型谵妄，或表现为外表孤僻的低活动型谵妄。谵妄的非药物治疗包括患者反复重新定位、减少噪音、减少认知刺激、使用视力和听力辅助设备、音乐、充足的补水和早期活动。药物治疗包括使用低剂量氟哌啶醇或低剂量利培酮，避免使用苯二氮䓬类药物，以及使用α2受体激动剂，如可乐定或右美托咪定。应尽量减少镇静镇痛药物的使用，并定期评估（如使用RASS评分），以确保患者舒适，保证其处于适当但不过度的镇静状态。这要比每日常规给予镇静药物更合适[95]。

认知能力下降、疲劳、虚弱和神经病变可能是长期的和严重的[96,97]。人们越来越关注患者离开ICU以后的恢复，其实更应该在患者入住ICU时就开始进行干预。

未来方向

脓毒症和脓毒症休克的临床试验受到先前“一刀切”原则和患者群体特征描述不佳的严重阻碍。随着对不同生物表型群体的认知日益加深，我们应针对患者进行个体化管理，并随时根据病情变化进行相应的调整。应该减少循环介质和激素水平过量导致的损害，但也应该适度，不能忽视其可能的保护作用。同样，某些患者可能存在免疫功能或者激素不足，这就需要进行相应的补充以达到其安全有效的保护作用水平。这需要快速、理想的精确诊断，以在临床症状恶化之前准确地识别即将发生感染和脓毒症的患者。人工智能在这方面也可能有帮助[98]。此外，还需要检测治疗性生物标志物以识别适合进行特定干预的患者，并优化剂量滴定和持续时间。

新陈代谢的调节和生物能学可能被证明是临床有效的，但需要一定时间来证明。如果器官衰竭代表一种潜在的适应性代谢停止，那么代谢不应该过早地重新激活。另一方面，在适当的时间重新激活可以加速生理与心理的恢复，从而极大地促进危重症患者的康复。

还需要继续研究目前许多干预措施的风险收益比。重症监护的主要结局进展与较少的医源性伤害有关，如改善液体平衡、减少气压伤、减少热量摄入、减少镇静药物应用等。优化抗生素使用和控制感染源是需要解决的主要问题。

最后，需要对脓毒症、危重症患者采用一种全方位的治疗方法。此类患者常常承受着严重的生理、药物和心理方面的压力，这不仅会影响他们如何应对疾病，也会影响他们如何康复。

结论

脓毒症和脓毒症休克仍然是死亡和发病的常见原因，并且会使外科手术复杂化。在过去几十年里，除了及时识别和实施适当的复苏、控制感染以及避免医源性伤害外，很少有干预措施会对死亡率产生重大影响。个体化的治疗方法很可能会产生更好的结果。更好地理解潜在的机制，包括更深入地理解适应性和非适应性的变化，将更多的精力放在有可能成功的策略上。当人们认识到脓毒症和脓毒症休克是伞状综合征，根据宿主特征、入侵微生物和入侵部位，涵盖多种不同的生物学表型，并且随着时间的推移而变化时，治疗策略的选择就显得尤为重要。

参考文献

1. Singer M, Deutschman CS, Seymour CW, et al. The third international consensus definitions for sepsis and septic shock (Sepsis-3). *JAMA*. 2016;315:801–810.
2. Stevenson E, Rubenstein A, Radin GT, et al. Two decades of mortality trends among patients with severe sepsis: A comparative meta-analysis. *Crit Care Med*. 2014;42:625–631.
3. Esposito S, De Simone G, Boccia G, et al. Sepsis and septic shock: New definitions, new diagnostic and therapeutic approaches. *J Global Antimicr Resist*. 2017;10:204–212.
4. The ProCESS Investigators. A randomised trial of protocol-based care for early septic shock. *N Engl J Med*. 2014;370:1683–1693.
5. Botero JS, Pérez MC. *The history of sepsis from ancient Egypt to the XIX century. InSepsis-an ongoing and significant challenge, InTech*. 2012.
6. Rolleston, Sir Humphry: Nova et vetera. The shifting sands of the architecture of medicine. *Br Med J*. 1935;127–129. ii.
7. Funk D, Parrillo J, Kumar A. Sepsis and septic shock: A history. *Crit Care Clin*. 2009;25:83–101.
8. Annane D, Bellissant E, Cavaillon J-M. Septic shock. *Lancet*. 2005;365:63–78.
9. Rittirsch D, Flierl M, Ward P. Harmful molecular mechanisms in sepsis. *Nat Rev Immunol*. 2008;8:776–787.
10. Hommes TJ, Wiersinga WJ, van der Poll T. In: Vincent J-L, ed. *The Host Response to Sepsis. Yearbook of Intensive Care and Emergency Medicine*. Heidelberg: Springer-Verlag; 2009:39–50.
11. Bone RC, Balk RA, Cerra FB, et al. Definitions for sepsis and organ failure and guidelines for the use of innovative therapies in sepsis. The ACCP/SCCM Consensus Conference Committee. American College of Chest Physicians/Society of Critical Care Medicine. *Chest*. 1992;101:1644–1655.
12. Levy M, Fink MP, Marshall JC, et al. 2001 SCCM/ESICM/ACCP/ATS/SIS International Sepsis Definitions Conference. *Intensive Care Med*. 2003;29:530–538.
13. Fleischmann C, Scherag A, Adhikari NKJ, et al. Assessment of global incidence and mortality of hospital-treated sepsis. Current estimates and limitations. *Am J Respir Crit Care Med*. 2016;193:259–272.
14. Shankar-Hari M, Harrison DA, Rowan KM. Differences in impact of definitional elements on mortality precludes international comparisons of sepsis epidemiology – a cohort study illustrating the need for standardised reporting. *Crit Care Med*. 2016;44:2223–2230.
15. Lilly C, Swami S, Liu X, et al. Five-year trends of critical care practice and outcomes. *Chest*. 2017;152(4):723–735.
16. Rhee C, Klompas M. New sepsis and septic shock definitions: Clinical implications and controversies. *Infect Dis Clin North Am*. 2017;31(3):397–413. https://doi.org/10.1016/j.idc.2017.05.001 Epub 2017 Jul 5.
17. Kaukonen K-M, Bailey M, Suzuki S. Mortality related to severe sepsis and septic shock among critically ill patients in Australia and New Zealand, 2000-2012. *JAMA*. 2014;311:1308–1316.
18. Prescott HC, Langa KM, Iwashyna TJ. Readmission diagnoses after hospitalization for severe sepsis and other acute medical conditions. *JAMA*. 2015;313:1055–1057.
19. Vincent JL, Lefrant JY, Kotfis K, et al. Comparison of European ICU patients in 2012 (ICON) versus 2002 (SOAP). *Intensive Care Med*. 2018;44(3):337–344.
20. Stollings LM, Jia LJ, Dou H, et al. Immune modulation by volatile anesthetics. *Anesthesiology*. 2016;125:399–411.
21. Vincent J-L, Sakr Y, Sprung C, et al. Sepsis in European intensive care units: Results of the SOAP study. *Crit Care Med*. 2006;34(2):344–353.
22. Gotts J, Matthay M. Sepsis: Pathophysiology and clinical management. *BMJ*. 2016;353:i1585.
23. Kakihana Y, Ito T, Nakahara M, et al. Sepsis-induced myocardial dysfunction: Pathophysiology and management. *J Intensive Care*. 2016;4:22.
24. Vijayan A, Shilpa R, Vanimaya S, et al. Procalcitonin: A promising diagnostic marker for sepsis and antibiotic therapy. *J Intensive Care*. 2017;5:51.
25. Mantzarlis K, Tsolaki V, Zakynthinos E. Role of oxidative stress and mitochondrial dysfunction in sepsis and potential therapies. Oxidative medicine and cellular longevity. *Oxid Med Cell Longev*. 2017;2017:5985209.
26. Zaky A, Deem S, Bendjelid K, et al. Characterization of cardiac dysfunction in sepsis: An ongoing challenge. *Shock*. 2014;41:12–24.
27. Rudiger A, Singer M. Mechanisms of sepsis induced cardiac dysfunction. *Crit Care Med*. 2007;35:1599–1608.
28. Russell J, Rush B, Boyd J. Pathophysiology of septic shock. *Crit Care Clin*. 2018;34:43–61.
29. Miranda M, Balarini M, Caixeta D, et al. Microcirculatory dysfunction in sepsis: Pathophysiology, clinical monitoring and potential therapies. *Am J Physiol Heart Circ Physiol*. 2016;311:H24–H35.
30. Bezemer R, Bartels SA, Bakker J. Clinical review: Clinical imaging of the

sublingual micro-circulation in the critically ill – where do we stand? *Crit Care.* 2012;16:224.
31. Sakr Y, Dubois MJ, De Backer D, et al. Persistent microcirculatory alterations are associated with organ failure and death in patients with septic shock. *Crit Care Med.* 2004;32:1825–1831.
32. Garcia-Alvarez M, Marik P, Bellomo R. Sepsis-associated hyperlactataemia. *Crit Care.* 2014;18:503.
33. Kreymann G, Grosser S, Buggisch P, et al. Oxygen consumption and resting metabolic rate in sepsis, sepsis syndrome, and septic shock. *Crit Care Med.* 1993;21:1012–1019.
34. Uehara M, Plank LD, Hill GL. Components of energy expenditure in patients with severe sepsis and major trauma: A basis for clinical care. *Crit Care Med.* 1999;27:1295–1302.
35. Hotchkiss RS, Swanson PE, Freeman BD, et al. Apoptotic cell death in patients with sepsis, shock, and multiple organ dysfunction. *Crit Care Med.* 1999;27:1230–1251.
36. Singer M. Critical illness and flat batteries. *Crit Care.* 2017;21(Suppl 3):309.
37. Singer M. The role of mitochondrial dysfunction in sepsis-induced multi-organ failure. *Virulence.* 2014;5:66–72.
38. Kaukonen K-M, Bailey M, Pilcher D, et al. Systemic inflammatory response syndrome criteria in defining severe sepsis. *N Engl J Med.* 2015;372:1629–1638.
39. Klein Klouwenberg PMC, Cremer OL, van Vught LA, et al. Likelihood of infection in patients with presumed sepsis at the time of intensive care unit admission: A cohort study. *Crit Care.* 2015;19:319.
40. Sawyer RG, Claridge JA, Nathens AB, et al. Trial of short-course antimicrobial therapy for intraabdominal infection. *N Engl J Med.* 2015;372:1996–2005.
41. Goulden R, Hoyle MC, Monis J, et al. qSOFA, SIRS and NEWS for predicting inhospital mortality and ICU admission in emergency admissions treated as sepsis. *Emerg Med J.* 2018; Epub ahead of print.
42. Seymour C, Kahn J, Martin-Gill C, et al. Delays from first medical contact to antibiotic administration for sepsis. *Crit Care Med.* 2017;45:759–765.
43. Suberviola Canas B, Jauregui R, Ballesteros MA, et al. Effects of antibiotic administration delay and inadequacy upon the survival of septic shock patients. *Med Intensiva.* 2015;39:459–466.
44. Vazquez-Grande G, Kumar A. Optimising antimicrobial therapy of sepsis and septic shock: Focus on antibiotic combination therapy. *Semin Respir Crit Care Med.* 2015;36:154–166.
45. Alam N, Oskam E, Stassen PM, et al. Prehospital antibiotics in the ambulance for sepsus: A multicenter, open label, randomized trial. *Lancet Respir Med.* 2018;6:40–50.
46. de Groot B, Ansems A, Gerling D, et al. The association between time to antibiotics and relevant clinical outcomes in emergency department patients with various stages of sepsis: A prospective multi-centre study. *Crit Care.* 2015;19:194.
47. Rhodes A, Evans L, Alhazzani W, et al. Surviving sepsis campaign: International guidelines for management of sepsis and septic shock: 2016. *Crit Care Med.* 2017;45(3):486–552.
48. Kett DH, Cano E, Quartin AA, et al. Implementation of guidelines for management of possible multidrug-resistant pneumonia in intensive care: An observational, multicenter cohort study. *Lancet Infect Dis.* 2011;11:181–189.
49. Ong DSY, Frencken JF, Klein Klouwenberg PMC, et al. Short course adjunctive gentamicin as empirical therapy in patients with severe sepsis and septic shock: A prospective observational cohort study. *Clin Infect Dis.* 2017;64:1731–1736.
50. Fitzpatrick JM, Biswas JS, Edgeworth JD, et al. Gram-negative bacteraemia; A multi-centre prospective evaluation of empiric antibiotic therapy and outcome in English acute hospitals. *Clin Microbiol Infect.* 2016;22:244–251.
51. Davies SW, Efird JT, Guidry CA, et al. Does it matter if we get it right? Impact of appropriateness of empiric antimicrobial therapy among surgical patients. *Shock.* 2014;42(3):185–191.
52. Sjovall F, Alobaid A, Wallis S, et al. Maximally effective dosing regimens of meropenem in patients with septic shock. *J Antimicrob Chemother.* 2018;73:191–198.
53. Long B, Koyfman A. Controversies in corticosteroid use for sepsis. *J Emerg Med.* 2017;53(5):653–661.
54. ARISE Investigators. Goal-Directed resuscitation for patients with early septic shock. *N Engl J Med.* 2014;371:1496–1506.
55. The PROCESS. Investigators: A randomised trial of protocol-based care for early septic shock. *N Engl J Med.* 2014;370:1683–1693.
56. Mouncey PR, Osborn TM, Power GS, et al. for the PROMISE Trial Investigators: Trial of early, goal-directed resuscitation for septic shock. *N Engl J Med.* 2015;372:1301–1311.
57. Perner A, Gordon A, de Backer D, et al. Sepsis: Frontiers in diagnosis, resuscitation and antibiotic therapy. *Intensive Care Med.* 2016;42:1958–1969.
58. Annane D, Vignon P, Renault A, et al. Norepinephrine plus dobutamine versus epinephrine alone for management of septic shock: A randomised trial. *Lancet.* 2007;370(9588):676–684.
59. Myburgh JA, Higgins A, Jovanovska A, et al. A comparison of epinephrine and norepinephrine in critically ill patients. *Intensive Care Med.* 2008;34:2226–2234.
60. De Backer D, Biston P, Devriendt J, et al. Comparison of dopamine and norepinephrine in the treatment of shock. *N Engl J Med.* 2010;362:779–789.
61. Russell J, Walley K, Singer J, et al. Vasopressin versus norepinephrine infusion in patients with septic shock. *N Engl J Med.* 2008;358:877–887.
62. VANISH Investigators. Effect of Early vasopressin vs norepinephrine on kidney failure in patients with septic shock: The VANISH randomised clinical trial. *JAMA.* 2016;316:509–518.
63. Gordon AC, Perkins GD, Singer M, et al. Levosimendan for the prevention of acute organ dysfunction in sepsis. *N Engl J Med.* 2016;375:1638–1648.
64. ARDS Network. Comparison of Two Fluid Management Strategies in Acute Lung Injury. *N Engl J Med.* 2006;354:2564–2575.
65. Girardis M, Busani S, Damiani E, et al. Effect of conservative vs conventional oxygen therapy on mortality among patients in an intensive care unit. The Oxygen-ICU Randomised clinical trial. *JAMA.* 2016;316:1583–1589.
66. Fan E, Del Sorbo L, Goligher E, et al. An official American Thoracic Society/European Society of Intensive Care Medicine / Society of Critical Care Medicine Clinical Practice Guideline: Mechanical ventilation in adult patients with acute respiratory distress syndrome. *Am J Respir Crit Care Med.* 2017;195:1253–1263.
67. Papazian L, Forel J-M, Gacouin A, et al. Neuromuscular blockers in early acute respiratory distress syndrome. *N Engl J Med.* 2010;363:1107–1116.
68. Writing Group for the Alveolar Recruitment for Acute Respiratory Distress Syndrome Trial. (ART) Investigators: Effect of Lung Recruitment and Titrated Positive End-Expiratory Pressure (PEEP) vs low PEEP on mortality in patients with acute respiratory distress syndrome: A randomized clinical trial. *JAMA.* 2017;318:1335–1345.
69. Improving Global Outcomes (KDIGO) Acute Kidney Injury Working Group. KDIGO clinical practice guideline for acute kidney injury. *Kidney Int.* 2012;2:1–138.
70. Mohsenin V. Practical approach to detection and management of acute kidney injury in critically ill patient. *J Intensive Care.* 2017;5:57.
71. Mavrakanas TA, Aurian-Blajeni DE, Charytan DM. Early versus late initiation of renal replacement therapy in patients with acute kidney injury: A meta-analysis of randomised clinical trials. *Swiss Med Wkly.* 2017;147:w14507.
72. Borthwick EM, Hill CJ, Rabindranath KS, et al. High-volume haemofiltration for sepsis in adults. *Cochrane Database Syst Rev.* 2017;(31):1.
73. Harvey SE, Parrott F, Harrison DA, et al. Trial of the route of early nutritional support in critically ill adults. *N Engl J Med.* 2014;371:1673–1684.
74. Singer P, Berger MM, Van den Berghe G, et al. ESPEN Guidelines on Parenteral Nutrition: Intensive care. *Clin Nutr.* 2009;28:387–400.
75. Casaer MP, Mesotten D, Hermans G, et al. Early versus late parenteral nutrition in critically ill adults. *N Engl J Med.* 2011;365:506–517.
76. Honoré PM, Matson JR. Extracorporeal removal for sepsis: Acting at the tissue level - the beginning of a new era for this treatment modality in septic shock. *Crit Care Med.* 2004;32:896–897.
77. Takala J, Ruokonen E, Webster NR, et al. Increased mortality associated with growth hormone treatment in critically ill adults. *N Engl J Med.* 1999;341:785–792.
78. Acker CG, Singh AR, Flick RP, et al. A trial of thyroxine in acute renal failure. *Kidney Int.* 2000;57:293–298.
79. Sprung CL, Annane D, Keh D, et al. Hydrocortisone therapy for patients with septic shock. *N Engl J Med.* 2008;358:111–124.
80. Gibbison B, Lopez-Lopez JA, Higgins JP, et al. Corticosteroids in septic shock: A systematic review and network meta-analysis. *Crit Care.* 2017;21:78.
81. Marik PE. Glucocorticoids in sepsis: Dissecting facts from fiction. *Crit Care.* 2011;15:158.
82. van den Berghe G, Wouters P, Weekers F, et al. Intensive insulin therapy in critically ill patients. *N Engl J Med.* 2001;345:1359–1367.
83. NICE-SUGAR Study Investigators. Intensive versus conventional glucose control in critically ill patients. *N Engl J Med.* 2009;360(13):1283–1297.
84. NICE-SUGAR Study Investigators. Hypoglycaemia and risk of death in critically ill patients. *N Engl J Med.* 2012;367:1108–1118.
85. Egi M, Bellomo R, Stachowski E, et al. Blood glucose concentration and outcome of critical illness: The impact of diabetes. *Crit Care Med.* 2008;36:2249–2255.
86. Khanna A, English SW, Wang XS, et al. Angiotensin II for the Treatment of Vasodilatory Shock. *N Engl J Med.* 2017;377:419–430.
87. Morelli A, Ertmer C, Westphal M, et al. Effect of heart rate control with esmolol on haemodynamic and clinical outcomes in patients with septic shock: A randomised clinical trial. *JAMA.* 2013;310:1683–1691.
88. Amrein K, Schnedl C, Holl A, et al. Effect of high dose vitamin D3 on hospital length of stay in critically ill patients with vitamin D deficiency: The VITdAL-ICU randomised clinical trial. *JAMA.* 2014;312:1520–1530.
89. Buendgens L, Bruensing J, Matthes M, et al. Administration of proton pump inhibitors in critically ill medical patients is associated with increased risk of developing Clostridium difficile-associated diarrhea. *J Crit Care.* 2014;29:696.
90. Alhazzani W, Alshamsi F, Belley-Cote E, et al. Efficacy and safety of stress ulcer prophylaxis in critically ill patients: A network meta-analysis of randomised trials. *Intensive Care Med.* 2018;44:1–11.
91. van Zanten AR. Do we need new prokinetics to reduce enteral feeding intolerance during critical illness? *Crit Care.* 2016;20:294.
92. Raymond Hubert van Zanten A. Do we need new prokinetics to reduce enteral feeding intolerance during critical illness? *Crit Care.* 2016;20:294.
93. Girard TD, Kress JP, Fuchs BD, et al. Efficacy and safety of a paired sedation and ventilator weaning protocol for mechanically ventilated patients in intensive care (Awakening and Breathing Controlled Trial): A randomised controlled trial. *Lancet.* 2008;371:126–134.
94. Reade M, Finfer S. Sedation and delirium in the Intensive Care Unit. *N Engl J Med.* 2014;370:444–454.
95. Mehta S, Burry L, Cook D, et al. Daily sedation interruption in mechanically ventilated critically ill patients cared for with a sedation protocol: A randomised controlled trial. *JAMA.* 2012;308:1985–1992.
96. Pandharipande PP, Girard TD, Jackson JC, et al. Long-term cognitive impairment after critical illness. *N Engl J Med.* 2013;369:1306–1316.
97. Pandharipande PP, Pun BT, Herr DL, et al. Effect of sedation with dexmedetomidine vs lorazepam on acute brain dysfunction in mechanically ventilated patients: The MENDS randomised controlled trial. *JAMA.* 2007;298:2644–2653.
98. Nemati S, Holder A, Razmi F, et al. An interpretable machine learning model for accurate prediction of sepsis in the ICU. *Crit Care Med.* 2017.

39 急性呼吸衰竭

CHARLOTTE SUMMERS, ROB S TODD, GARY A VERCRUYSSE, FREDERICK A MOORE
丁　洁 译，胡　嫒 审校

定义

呼吸衰竭是指肺部不能充分氧合动脉血和（或）防止二氧化碳潴留。尽管该定义不包含任何绝对值，但 $PaO_2 < 60$ mmHg，$PaCO_2$ 大于 50 mmHg 通常被认为是有重要意义的。但是，具体数值应结合患者的情况个体化考虑。

低氧血症型呼吸衰竭

低氧血症型呼吸衰竭的四个主要原因如下：

1．通气不足；
2．弥散障碍；
3．分流；
4．通气 / 灌注（V/Q）失衡。

其中，V/Q 失衡是最常见的[1,2]。除分流外，这些异常大多数都可以通过氧疗改善。当部分肺在完全没有通气的情况下有灌注时，就会形成“真正的分流”。术后患者肺部分流最常见的原因是合并肺炎、肺不张和急性呼吸窘迫综合征（acute respiratory distress syndrome，ARDS）的后期阶段[3,4]。术后人群低氧血症型呼吸衰竭的其他原因包括肺水肿、慢性阻塞性肺疾病（chronic obstructive pulmonary disease，COPD）、气胸、肺栓塞和肺动脉高压[3]。

高碳酸血症型呼吸衰竭

高碳酸血症型呼吸衰竭的四个基本机制如下：

1．无法感知 $PaCO_2$ 增加（通气不足）；
2．CO_2 产生增加；
3．无效腔增加；
4．潮气量（V_T）减少。

术后患者每种机制的常见原因列于框 39.1[2,3,5]。

框 39.1　术后患者发生高碳酸血症型呼吸衰竭的常见原因

无法感知 $PaCO_2$ 增加：
- 麻醉药物
- 苯二氮䓬类药物
- 麻醉品

CO_2 产生增加
- 高代谢状态
  - 发烧
  - 脓毒症
  - 多器官衰竭
  - 烧伤
  - 创伤
- 碳水化合物摄入过多
- 甲亢

潮气量减少
- 创伤后连枷胸

无效腔通气量增加
- 成人呼吸窘迫综合征（ARDS）

围手术期患者的急性呼吸衰竭

识别术后急性呼吸衰竭的风险因素有助于确定哪些患者有可能从术前优化和加强术后监测中获益。很多研究的目的是识别术后急性呼吸衰竭和其他肺部并发症的预测因素。Nijbroeket 等回顾了 21 项不同研究，试图推导预测评分，并得出结论只有 ARISCAT 评分得到了充分的外部验证[6]。

加泰罗尼亚手术患者呼吸风险评估（ARISCAT）研究人员在西班牙南部进行了一项前瞻性多中心观察性随机样本队列研究，纳入了 2464 例于全身麻醉、神经阻滞或区域阻滞状态下接受非产科手术的患者[7]。术后肺部并发症（pulmonary complication，PPC）的总发生率为 5%，与未发生 PPC 的患者相比，发生 PPC 患者的 30 天死亡率增加（19.5% vs 0.5%）。发现 7 个 PPC 的独立预测因素：术前呼吸空气和仰卧时动脉血氧饱和度低、急性呼吸道感染伴发热和术前 1 个月内需要抗生素治疗、年龄、术前贫血、上腹部或胸内手术、手术持续时间超过 2 h，以及紧急手术。衍生的 ARISCAT 评分能够将患者分为 PPC 低风险（评分＜ 26）、中风险（评分 2 ～ 44）或高风险（评分＞ 45）。虽然肥胖和哮喘未被证明为独立的预测因素，但其他研究表明，先前存在的合并症是 PPC 发生的重要因素 [8,9]。然而，术前优化可能会降低其重要性。随后研究人员对 ARISCAT 评分用于预测 PPC 风险进行了验证，纳入 1170 名接受非心脏手术的患者，该研究表明，ARISCAT 评分预测为中高风险的患者 PPC 风险增加 [10]。

某些因素可以在进行择期手术前进行优化。Warner 及其同事指出，在择期手术前 8 周戒烟可降低术后急性呼吸衰竭的发生率 [11]。Cochrane 等对干预术前吸烟的影响进行的系统综述发现，强化和短期行为干预之间存在异质性，强化干预对 PPC 和创伤性并发症有显著影响 [12]。

有数据表明，急诊和择期手术患者在手术期间机械通气的方式可能与 PPC 的发生有关。几项研究表明，对于潮气量小于 8 ml/kg 理想体重（ideal body weight，IBW）的患者，增加的驱动压或吸气峰压与 PPC 的增加有关 [13,14]。这些发现也已在对来自 17 项临床试验的 2250 名患者数据进行的荟萃分析中得到证实 [15]。

术中潮气量与 PPC 之间的关系并不那么明确，但一项涵盖 15 项研究、涉及 2127 名患者的荟萃分析显示，低潮气量通气与 PPC 发病率降低相关，但对住院期间的死亡率没有影响 [16]。然而，这一发现并未能在最近的临床研究中重现。

术后因素

手术后，所有患者都有发生急性呼吸衰竭的风险。一些常见的病因是肺不张、支气管痉挛、吸入性肺炎、麻醉作用、肺水肿、肺栓塞和 ARDS。

肺不张

术语“肺不张（atelectasis）”源自希腊语“sateles”和“ektasis”，意思是不完全扩张。肺不张定义为肺泡塌陷，肺内空气减少。肺不张是最常见的 PPC，在接受开胸手术或开腹手术的患者中，有多达 70% 的患者都有肺不张的 X 线证据 [17]。如果不加以治疗，可能导致肺部气体交换改变，导致严重低氧血症和急性呼吸衰竭。导致肺不张的机制是多因素的，包括呼吸力学的改变、胸壁力学性能的变化、支气管分泌物的滞留和气道阻塞 [1]。

术后呼吸力学的改变包括肺活量（vital capacity，VC）降低、V_T 降低、呼吸频率增加和功能残气量（functional residual capacity，FRC）降低，从而导致肺不张。这些改变的主要原因是术后膈肌功能障碍 [1,18]。支气管分泌物的滞留也是导致肺不张的一种机制。这一问题通常可以通过黏液纤毛清除和咳嗽来预防。当这些功能受到抑制时，支气管分泌物的滞留就会发生，并可能发展成肺不张 [1]。

在机械通气期间，黏膜纤毛清除率显著降低 [9]。咳嗽可能因机械通气、阿片类药物、膈肌功能障碍、疼痛、精神状态改变和气道阻塞而受到抑制。肺不张的最终机制是气道阻塞。在这种情况下，肺不张要么是被动的，要么是吸收性的。被动的肺不张继发于肺段受到外部或内部压迫后（如气胸、血胸、腹胀）。当吸入的气体富含氧气而缺乏氮气时，就会发生吸收性肺不张。在这种情况下，氧气迅速扩散到静脉血中，导致肺泡塌陷 [9]。

肺不张的风险因素如框 39.2 所示。手术类型对术后肺不张发生有很大影响。与其他手术相比，胸部和上腹部手术造成肺不张的风险更大。多项研究已证实，在胸部和腹部手术过程中，肺气体交换逐渐恶化 [19,20]。同样，体外循环手术比其他手术（包括非心脏胸外科手术）肺不张风险更高 [21-23]。此外，与

框 39.2 肺不张的风险因素

- 年龄小（婴儿和幼儿）
- 肥胖
- 吸烟
- 既往肺部疾病
- 脱水
- 麻醉药物
- 机械通气
- 手术种类
  - 体外循环手术
  - 胸部手术
  - 上腹部手术
  - 正中切口手术
  - 长时间麻醉手术

腹部横切口或肋下切口相比，正中切口手术增加了肺不张的风险。

临床表现

临床上，肺不张表现从无症状到严重低氧血症和急性呼吸衰竭不等。表现的差异取决于发病速度、肺部受累程度以及存在的基础肺部感染。在最坏的情况下，起病迅速、主气道塌陷，并伴有潜在感染，肺不张表现为突然呼吸困难、胸痛、发绀、心动过速和体温升高。体格检查时，患者通常表现为胸壁运动减弱、叩诊浊音、呼吸音减弱或消失。在不太严重的情况下，术后第 1 天的体温升高可能是肺不张的唯一表现[24]。

诊断

肺不张的诊断通常是根据前述临床表现的存在以及影像学发现肺容积减少而做出的。在胸片上，肺不张的征象与容积减少有关，包括肺裂移位、肋骨缩回、一侧膈肌抬高、纵隔或气管向患侧偏移以及未受影响的肺过度膨胀。确切的影像学检查结果取决于受累肺的部位、程度，以及周围结构对容积减少的代偿情况。在动脉血气（arterial blood gas，ABG）分析中，显著的肺不张导致低氧血症。肺不张也可以通过胸部 CT 或肺部超声来识别[1,24,25]。

治疗

对于术后肺不张，预防是关键[26]。因为吸烟和潜在的肺部疾病是术后肺不张的预测因素，术前优化至关重要。应鼓励术前戒烟和改善支气管清除能力。在麻醉诱导期间，使用呼气末正压（positive end expiratory pressure，PEEP）已被证明是有益的。Rusca 及其同事通过诱导时应用 6 cmH_2O PEEP 可显著减少肺不张并改善氧合[27]。除此之外，应限制长效麻醉药和有明显麻醉后遗留作用的麻醉药[1]。

术后可采取多项措施预防肺不张（图 39.1）。术后疼痛的控制至关重要。镇痛不足会导致胸壁疼痛，导致咳嗽和咳痰不足。然而，由于麻醉剂抑制咳嗽反射，应避免过量[1,24,25]。传统的 3 ~ 4 h 间隔的节段性给药不足以控制疼痛。患者在服用下一剂之前，从服用过量（过度镇静、咳嗽和咳痰不足）到感到疼痛和焦虑之间循环。这种循环模式可能通过使用患者自控镇痛（patient-controlled analgesia，PCA）来避免。另一种选择是神经阻滞或局部麻醉，这是非常有效的。一项荟萃分析支持以下观点：当患者接受硬膜外阿片类药物而不是全身性阿片类药物时，术后肺不张的发生率会降低[28]。

正如控制疼痛至关重要一样，精心护理也至关重要。对于未插管的患者，应采取若干步骤预防肺不张。早期康复训练和鼓励深呼吸非常重要[29-31]。

诱发肺量计（incentive spirometry，IS）是最广泛使用的术后肺治疗。它的目的是模仿健康人经常发出的自然叹气或打哈欠。操作简单和无需专业人员辅助使其备受欢迎。一项荟萃分析表明，在上腹部手术后，IS、间歇性正压通气（intermittent positive-pressure breathing，IPPB）和胸部理疗在降低术后 PPC 方面同样有效。胸部理疗包括深呼吸和咳嗽、体位引流和胸部叩击。

持续气道正压（continuous positive airway pressure，CPAP）可作为预防插管的最后手段。Squadrone 及其同事在一项随机对照试验中发现，对于在接受重大选择性腹部手术后出现低氧血症的患者，CPAP 可降低 PPC（包括气管插管）的发生率[33]。如果这些操作不成功，患者继续进展为急性呼吸衰竭，则应插管并考虑纤维支气管软镜检查是否有益。

误吸

通过细致的麻醉技术和重症监护，胃内容物的肺部误吸通常是可以预防的。尽管如此，发病率从每 3900 例择期手术病例中有 1 例到每 895 例急诊手术病例中有 1 例不等。在无麻醉的紧急插管，这一数字急剧增加至 8% ~ 19%[1]。

吸入胃内容物导致化学性肺炎，发展分四个阶段[1]。最初，吸入物导致气道机械阻塞，远端塌陷。阻塞改变了通气机制，导致分流增加，FRC 丧失，呼吸做功增加。在第二阶段，由于吸入物的酸性，发生化学损伤。损伤类型包括黏膜水肿、支气管出血和支气管收缩，所有这些都会增加细菌感染的风险。误吸病理生理学的第三个阶段是炎症反应。TNF、IL1、白三烯和血栓素 A2 的释放导致黏膜水肿和支气管收缩，最终导致肺部炎症。如果不采取适当的干预措施，最后一个阶段是发展为感染。肺部误吸的风险因素如表 39.1 所示[34-36]。

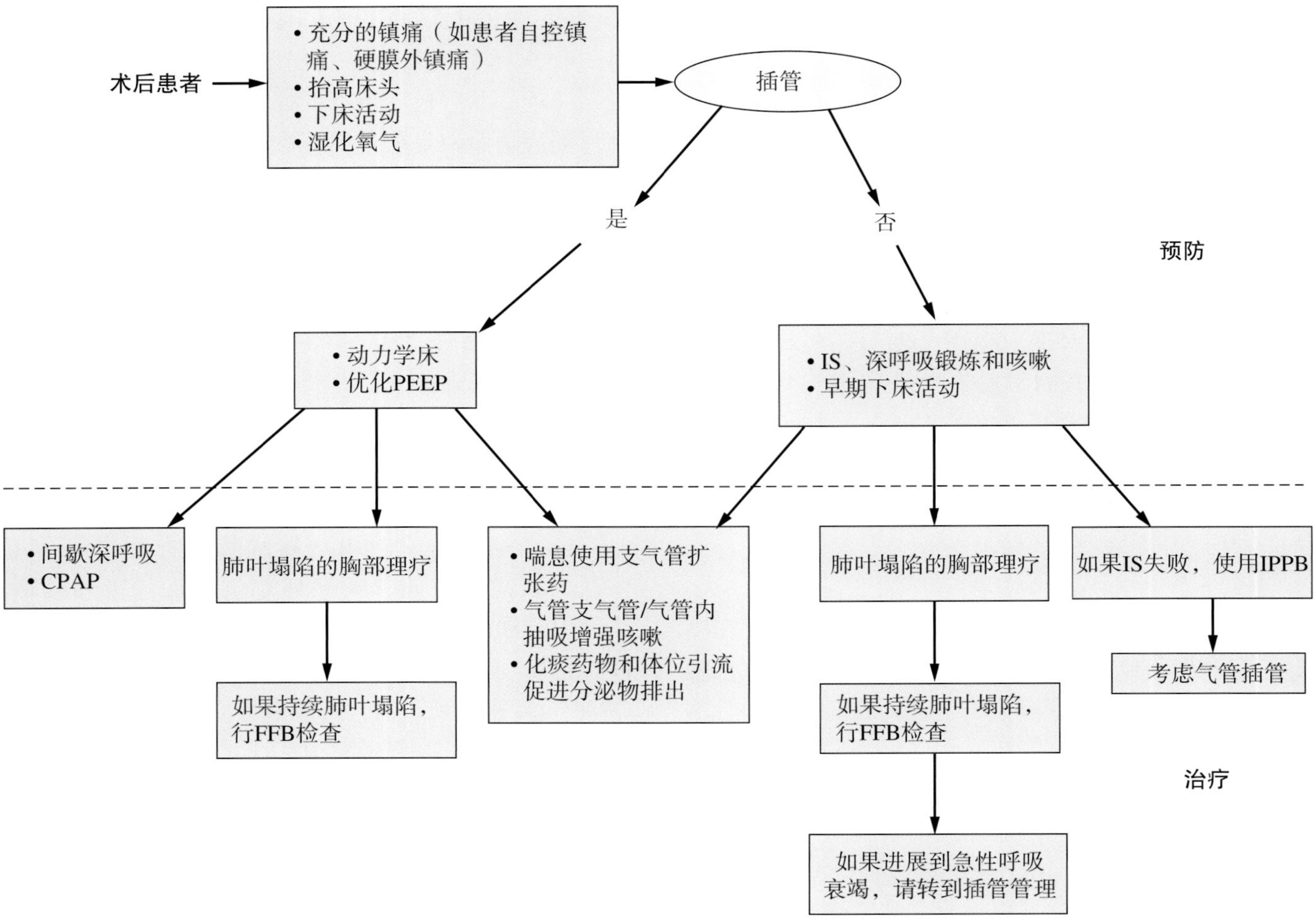

• **图 39.1**　术后肺不张预防和治疗的流程。CPAP，持续气道正压；FFB，纤维支气管软镜；IPPB，间歇性正压通气；IS，诱发肺量计；PEEP，呼气末正压

表 39.1　肺部误吸的风险因素

风险因素	解释 / 举例
气管内插管	套囊不能防止误吸
意识清醒程度降低	GCS ＜ 9，酒精、药物过量和戒断，止痛药、镇静药过量，化学性麻痹
神经肌肉疾病和呼吸消化道结构异常	糖尿病胃轻瘫、帕金森病、硬皮病、胃食管反流病、食管癌
近期脑血管意外	4 ～ 6 周内
大型腹部手术	术后 5 天内
持续高胃残留量	胃残留量＞ 500 ml
长期仰卧位	脊柱骨折
持续高血糖	血糖 ＞ 140 mg/dl

临床表现

低氧血症是误吸最常见的症状。此外，患者会出现体温升高、呼吸急促、心动过速或心动过缓、发绀和精神状态改变。体检时，肺部发现包括粗湿啰音、啰音和呼吸音降低。这些表现的程度取决于吸入的程度 [1,24]。

从无症状到快速死亡，结果差异很大 [1]。幸运的是，许多患者在没有进一步治疗的情况下在几天内迅速好转。另一些患者最初好转，然后在接下来的 2 ~ 5 天内恶化。这些患者出现体温升高、排痰性咳嗽和低氧血症，并从吸入性肺炎发展为吸入性肺部感染。其余的患者没有从最初的肺炎好转，进展为弥漫性肺浸润、难治性低氧血症和 ARDS。

诊断

目击肺部误吸的诊断是明确的。然而，在其他情况下，误吸的诊断则是基于临床症状和高怀疑指数。在实验室评估中，大量误吸导致低氧血症和白细胞增多。误吸也可以通过胸片来识别。虽然没有病理放射学特征；然而，重力依赖性肺区域的浸润是最一致的发现。最常见的浸润部位是右下叶上段和右中叶。然而，根据吸入量和患者误吸时的体位，左肺和双肺误吸也有可能。纤维支气管软镜检查也可用于诊断误吸 [1,24]。

治疗

与肺不张一样，预防是关键。在麻醉医师进行术前评估时，需要识别有误吸风险的患者（图 39.2）。这些患者包括需要紧急手术的患者、糖尿病患者和孕妇。在这些情况下，需要有经验的麻醉医师。如果可行，应接受区域麻醉。美国麻醉医师协会制定了各种情况下术前禁食时间的指南（表 39.2）[37]。

手术后，需要精心护理 [1]。床头应至少升高 30°；仰卧 45° 更好。此外，应特别注意口腔卫生。鼻胃管和口胃管应密切监测，因为它们在住院期间可能会

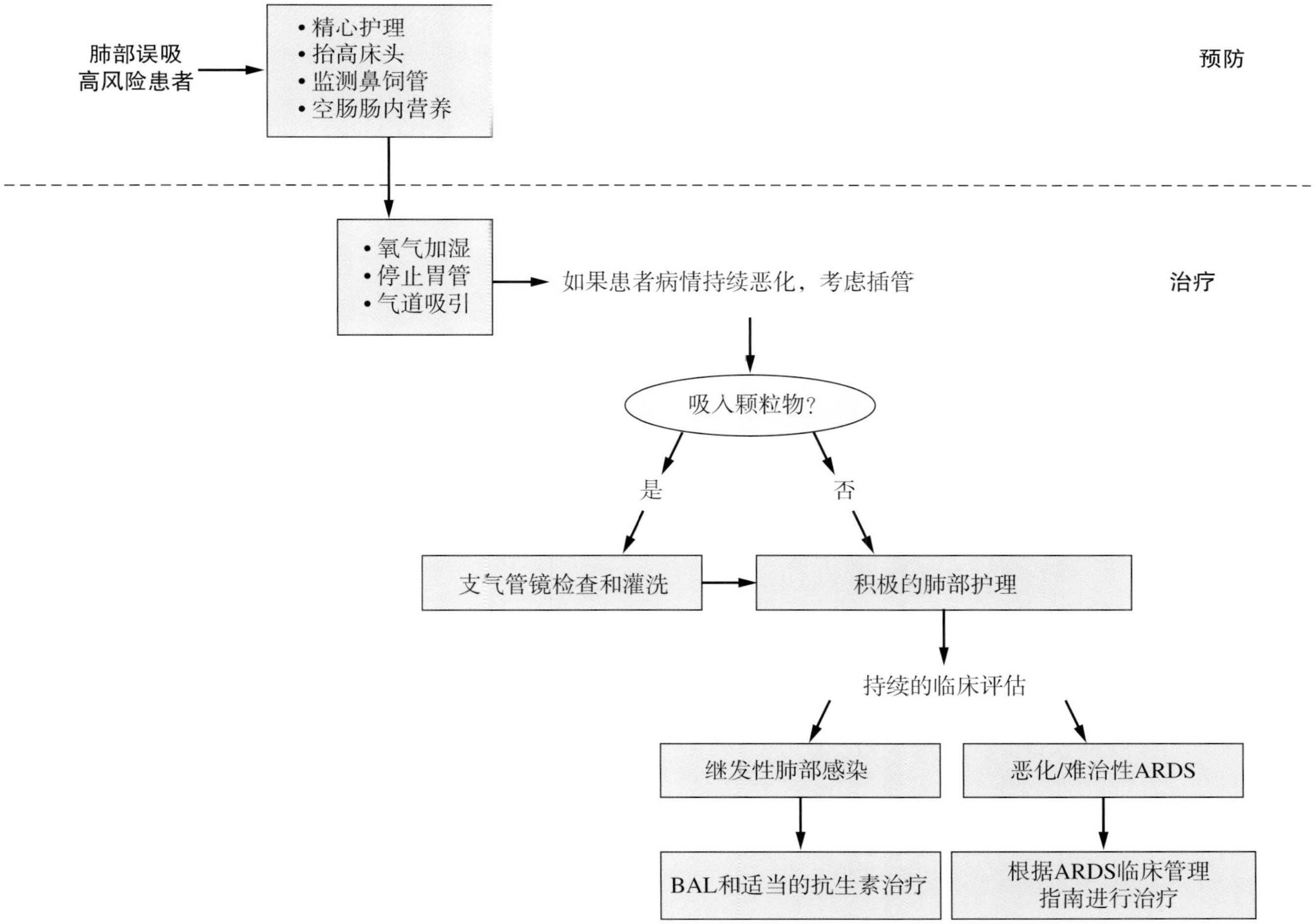

• **图 39.2** 肺部误吸的预防和治疗流程。ARDS，急性呼吸窘迫综合征；BAL，支气管肺泡灌洗

表 39.2 美国麻醉医师协会的术前禁食建议

摄入食物	最短禁食时间
透明液体（水、不含果肉的果汁、碳酸饮料、不含牛奶的茶和咖啡）	2 h
母乳	4 h
婴儿配方奶粉	6 h
非母乳	6 h
便餐，如烤面包和清茶	6 h
油炸食品、脂肪食品或肉类	需要延长禁食时间（8 h 或更长）

移位。

胃饲是肺部误吸的主要风险因素，鼻胃管、口胃管和小口径胃管之间的风险似乎没有差异[38]。为了避免这个问题，许多临床医生提倡幽门后饲。然而，比较胃饲和幽门后饲的随机对照试验产生了相互矛盾的结果[39-45]，可能是因为大多数幽门后饲管太短，无法超出 Treitz 韧带。当管子太短时，肠内营养会被注入十二指肠，并且有可能误吸的患者十二指肠胃反流的发生率很高[40]。Heyland 及其同事记录了 ICU 机械通气的患者在通过幽门后饲管喂食放射性同位素标记的肠内配方奶粉时，80% 反流入胃，25% 反流到食管，4% 反流进入肺[43]。在术后患者中，Tournadre 及其同事发现胃轻瘫和十二指肠快速不协调收缩[46]。这些研究提供了强有力的证据，表明术后和危重症患者存在十二指肠胃反流。因此，就吸入风险而言，在这些患者中，喂入十二指肠与喂入胃没有显著差异。除了这些发现之外，使用鼻胃管和经皮内镜胃造口术（percutaneous endoscopic gastrostomy，PEG）管的患者的肺部误吸率似乎没有差异[47]。

一旦诊断为误吸，应处理由此产生的低氧血症。应通过鼻导管或面罩吸氧，直到确诊。在严重的情况下，患者可能需要插管和正压机械通气。如果正在进行管饲，应停止管饲。进行抽吸，以清除上呼吸道的任何残余误吸物。支气管镜的作用仅限于取出大颗粒物质。吸入后几分钟内，酸性吸入物被肺部分泌物中和，因此对于非颗粒性误吸无需支气管镜检查和盐水灌洗。现有文献不支持使用经验性抗生素治疗；然而，如果随后发现吸入性肺炎，则应根据微生物学结果调整抗生素。虽然经验性抗生素治疗不在误吸中使用，但通常用于筛选耐药菌[1]。

肺栓塞

1856 年，Virchow 描述了与静脉血栓栓塞（venous thromboembolism，VTE）发展相关的三个条件：血管内膜损伤、静脉淤滞和高钙[48]。现在，VTE 仍然是外科手术后发病和死亡的重要原因。VTE 最常见和最有临床意义的形式是深静脉血栓（deep vein thrombosis，DVT）和肺栓塞（pulmonary embolism，PE）[49]。PE 是医院内死亡的最常见的可预防原因[50]。

VTE 的发生率因手术类型而异；泌尿外科和整形外科手术的发病率最高。从 1984 年至今的研究中，未接受 VTE 预防治疗的普通外科手术患者的 DVT 发生率为 15% ～ 30%，致死性 PE 发生率为 0.2% ～ 0.9%[52-54]。一般外科手术中 DVT 和 PE 的风险未知，因为有关预防治疗的临床试验不符合伦理。个体易发因素和特定手术类型的组合决定了外科患者 DVT 和 PE 的风险，风险因素见框 39.3[55-60]。

框 39.3 普通外科手术患者发生静脉血栓栓塞的风险因素

患者相关因素
- 遗传倾向
- 年龄增长
- 肿瘤
- 既往静脉血栓栓塞
- 肥胖
- 吸烟
- 静脉曲张
- 含雌激素口服避孕药或激素替代疗法
- 怀孕

麻醉方式
- 全身麻醉

术后护理
- 制动
- 中心静脉置管
- 液体复苏
- 输血

临床表现

PE的临床表现多种多样。大多数栓子无症状。在有症状的患者中，最常见的症状是呼吸困难，发病突然。其他发现包括啰音、胸膜炎胸痛和咯血。大量患有PE的患者除了胸部不适外，还经常出现焦虑和濒死感。在最严重的形式中，大面积栓塞导致循环衰竭，表现为休克和（或）晕厥。体格检查通常不明显，最常见的发现是呼吸急促和心动过速。还可能出现颈静脉扩张、胸骨旁隆起、肝搏动和心脏S2杂音。

诊断

高怀疑指数对诊断PE至关重要。应获得详细的病史，特别是询问VTE病史、既往医疗状况和其他风险因素。在血气分析中，大多数患者是低氧血症。在心电图上，最常见的发现是窦性心动过速。其他常见异常包括心前区T波倒置、S1Q3T3和心前区ST段抬高[61]。胸片通常是非诊断性的；然而，楔形渗透（汉普顿驼峰征，Hampton's hump）应该会增加PE的怀疑。其他发现可能包括突出的肺动脉和周围肺血减少（维斯特马克征，Wester mark sign）[61]。

已推荐测量循环D-二聚体水平，以帮助诊断DVT和PE，但该检验在诊断中的作用仍不确定。这项检验的主要问题是，在多种医疗条件下，D-二聚体水平都可能升高，包括手术后的常规恢复。因此，特异性和阳性似然比在诊断DVT或PE中几乎没有临床价值。尽管有这些局限，如果D-二聚体没有升高，患者就没有PE。

PE更明确的诊断工具包括通气-灌注（V/Q）扫描和CT肺血管造影。PE诊断的前瞻性调查（Prospective Investigation of Pulmonary Embolism Diagnosis，PIOPED）研究回顾了V/Q扫描作为PE的诊断模式[62]。75%的V/Q扫描属于不确定类别。因此，单独的V/Q扫描不足以确认或排除PE的诊断。在这种情况下，D-二聚体检验和多普勒超声可能是有用的辅助手段[63,64]。

自20世纪90年代以来，CT扫描已成为诊断PE的常规手段。CT扫描的优点包括快速性、广泛可用性和非侵入性。2005年，Hayashino及其同事对螺旋CT扫描与V/Q扫描在可疑PE中的诊断性能进行了荟萃分析[65]。基于接受者操作特性曲线（receiver operating characteristic curve，ROC）分析，他们确定当V/Q扫描正常或接近正常时，CT扫描在PE诊断中表现更为优越。然而，在高可能性的情况下，V/Q扫描和CT扫描用于诊断PE表现相当。

预防

由于术后患者DVT和PE的固有风险，现已开发了许多预防方法。预防措施按作用机制分为药物或机械性。最常用的药物是低分子肝素（low molecular weight heparin，LMWH）[66]。在过去，低剂量普通肝素是预防VTE的标准药物；然而，许多缺点使其作为预防药物缺乏吸引力。这些包括但不限于非特异性结合、低生物利用度、抗凝和剂量反应变异性、耐药性和肝素诱导的血小板减少症（heparin-induced thrombocytopenia，HIT）。除HIT外，LMWH克服了大多数这些缺点[67]。

机械措施包括血栓栓塞预防长袜（thromboembolism deterrent stockings，TEDS）和间歇式充气压力装置（intermittent pneumatic compression，IPC），如静脉足泵（venous foot pumps，VFP）和顺序压缩装置（sequential compression devices，SCD）。1986年，美国国家卫生研究院预防静脉血栓和肺栓塞共识发展会议认可IPC为有效的预防措施[68]。美国血液学会2019年静脉血栓栓塞管理指南：预防外科住院患者静脉血栓栓塞临床指南[69]推荐IPC而非TEDS。IPC不但有效，而且几乎没有相关并发症。只有压力坏死、腓神经麻痹和筋膜室综合征的孤立病例报告[70,71]。对于出血可能性高的患者，应考虑采取机械措施。此外，应考虑将其与药物预防相结合，以提高高风险患者的疗效[69]。

IPC的作用原理有两种。第一种是机械性的：这些装置增加了静脉回流的速度，减少静脉淤滞。第二种机制是纤溶系统的全身激活，压迫导致纤溶酶原激活物的释放，这种物质在滋养血管中浓度很高。

在多发性创伤患者中，当药物或标准机械预防方法都不可行时，可考虑放置下腔静脉（inferior vena cava，IVC）滤器。

对于有风险的手术患者，建议常规使用VTE预防，建议的措施因手术的性质和每个患者的出血风险与血栓风险而异[69]。

治疗

一旦PE的诊断得到确认，治疗就是支持性的。治疗包括吸氧、液体复苏和充分抗凝。对于药物治疗患者，在明确诊断前，快速抗凝是可以接受的。然而，在诊断不确定和出血可能性较大的外科人群中，应避免这种治疗策略。Quinlan 及其同事对随机对照试验进行了荟萃分析，比较了 LMWH 与静脉注射普通肝素治疗 PE 的疗效[72]。这项荟萃分析显示，固定剂量 LMWH 与静脉注射普通肝素治疗亚重度 PE 一样有效和安全。在这项研究中，两个治疗组的出血率、VTE 复发率和死亡率没有显著差异。PE 治疗的其他方式包括溶栓治疗和 IVC 滤器，如果考虑，应寻求专家意见。

急性呼吸窘迫综合征

急性呼吸窘迫综合征（ARDS）的特征是在胸部 X 线检查中出现双侧肺浸润时出现难治型低氧血症型呼吸衰竭。诊断标准在 2012 年柏林标准中进行了更新，现在根据氧合不足的程度将其分为轻度、中度和重度[73]。

ARDS 在术后发生的时间呈双峰分布，早期病例在手术后 72 h 内发生。外科手术，如肺血栓内膜切除术，其中发生肺缺血再灌注损伤，与手术后 72 h 内 ARDS 的发展相关。同样，涉及使用体外循环的手术（体外循环可诱发全身炎症级联反应）也与术后早期 ARDS 风险增加相关[74]。

术后患者出现 ARDS 的第二个高峰稍晚，是公认的术后肺部并发症。食管切除术后仅 2/3 的 ARDS 发生在最初 72 h 内[75]。有趣的是，据观察，接受 Ivor Lewis 食管切除术的患者在术后 1 ~ 10 天内比接受肺叶切除术的患者更容易发生 ARDS[76]。与 Ivor Lewis 食管切除术相比，肺叶切除术后的肺炎发病率也较低。在这项研究中，术中失血、单肺通气时间和循环生物标志物的释放似乎不能解释术后 ARDS 的不同发生率。作者假设食管吻合的位置和吻合口漏的风险可能是致病因素，但这需要进一步研究。

尽管进行了几十年的临床试验，但世界上任何地方都没有针对 ARDS 的药物治疗。临床管理金标准是通过肺保护性通气[77]和保守静脉输液[78]进行支持性护理，并且与其他病因导致的 ARDS 相比，术后患者的 ARDS 没有显著差异。

管理原则

所有类型的急性呼吸衰竭最常见的临床表现是急性缺氧[79]。早期识别和适当管理对于限制不良后果至关重要。在未插管的患者中，评估包括体格检查、近期事件回顾、补充氧气设备检查、动脉血气分析、胸片和心电图（选择性）。此后，应根据可能的诊断进行管理。

对于插管患者，评估更为复杂。图 39.3[80] 显示

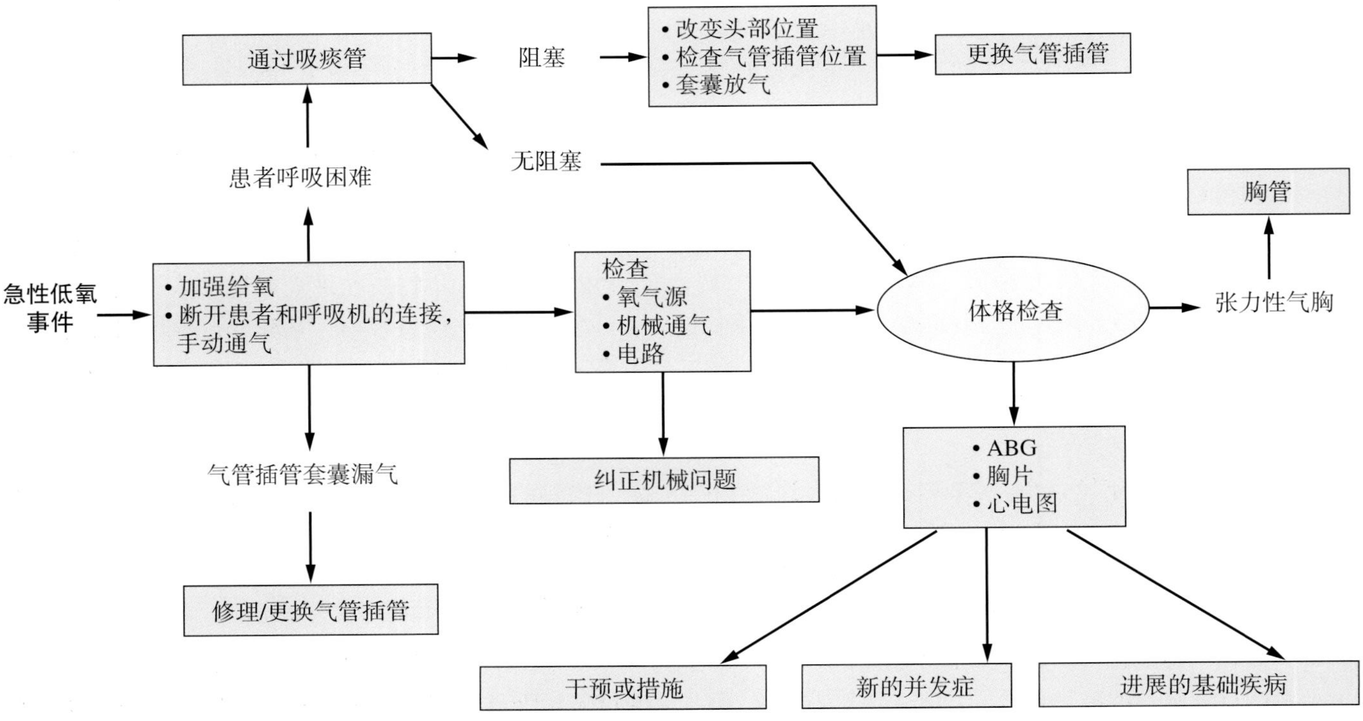

• **图 39.3** 气管插管患者急性低氧的治疗流程。ABG，动脉血气

了低氧气管插管患者治疗的流程。在这种情况下，低氧被定义为连续脉搏血氧饱和度（SpO_2）下降5%或混合静脉血氧饱和度（SvO_2）下降10%。在确定缺氧后，应增加补充氧气。患者应断开与机械呼吸机的连接，并进行手动通气。如果套囊漏气，应修理或更换导管。如果患者呼吸困难，应尝试置入吸痰管。如果不能这样做，则表明存在阻塞。如果不能通过改变患者头部位置、检查导管位置或套囊放气来扭转这种情况，则应更换导管。如果没有阻塞的证据，尽管呼吸困难，但应排除张力性气胸。假设患者易于手动通气，应检查机械呼吸机及其电路以排除机械故障。此时的额外检查应包括体格检查、近期事件回顾、血气分析、便携式前后胸片和心电图。进一步的诊断研究应以图39.3流程中的发现为指导。

小结

在本章中，我们重点讨论了与术后呼吸衰竭相关的临床问题。开始，我们介绍了不同类型急性呼吸衰竭的病理生理学，并确定了术前、术中和术后肺部并发症（包括呼吸衰竭）的预测因素。然后，我们深入探讨了急性呼吸衰竭的常见病因：肺不张、肺吸入、肺栓塞和急性呼吸窘迫综合征。最后，我们总结了围手术期患者急性低氧血症的实践方法，如图39.4的流程所示。

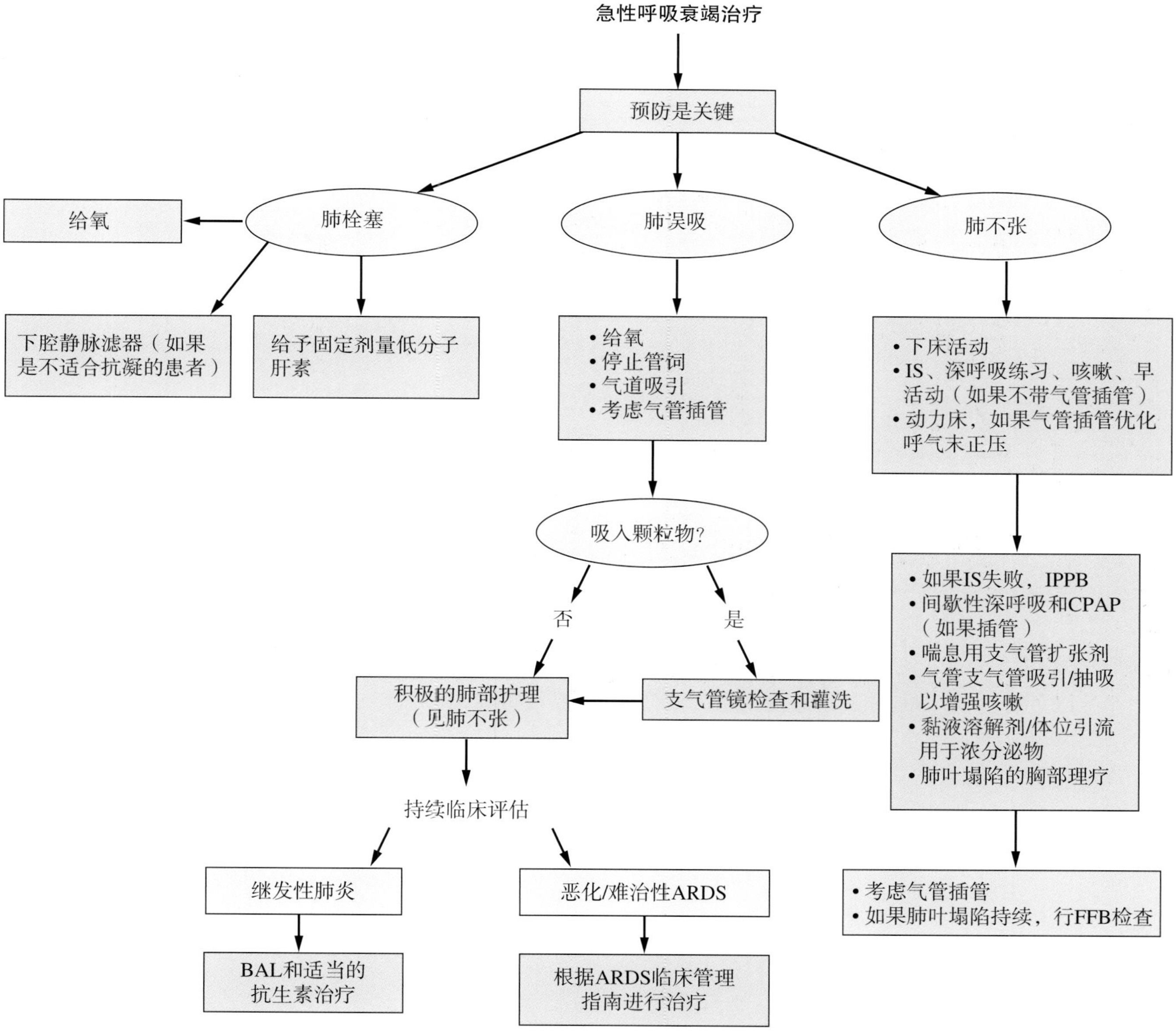

• 图39.4 肺栓塞、肺误吸和肺不张的治疗概述。ARDS，急性呼吸窘迫综合征；BAL，支气管肺泡灌洗；CPAP，持续气道正压；FFB，纤维支气管软镜；IS，诱发性肺量计；IPPB，间歇性正压通气

参考文献

1. Webb AR, Shapiro MJ, Singer M, Suter PM. *Oxford Textbook of Critical Care*. New York: Oxford University Press; 1999.
2. Parrillo JE, Dellinger RP. *Critical Care Medicine: Principles of Diagnosis and Management in the Adult*. ed 2. St. Louis: Mosby; 2002.
3. Tisi GM. *Pulmonary Physiology in Clinical Medicine*. ed 2. Baltimore: Williams & Wilkins; 1983.
4. Cameron JL. *Current Surgical Therapy*. ed 5. St. Louis: Mosby; 1995.
5. Neema PK. Respiratory failure. *Indian J Anaesth*. 2003;47:360–366.
6. Nijbroek SG, Schultz MJ, Hemmes SNT. Prediction of postoperative pulmonary complications. *Curr Opin Anaesthesiol*. 2019;32:443–451.
7. Canet J, Gallart L, Gomar C, et al. Prediction of postoperative pulmonary complications in a population-based surgical cohort. *Anesthesiology*. 2010;113:1338–1350.
8. Moulton MJ, Creswell LL, Mackey ME, et al. Obesity is not a risk factor for significant adverse outcomes after cardiac surgery. *Circulation*. 1996;94(Suppl II):II87–II92.
9. Pasulka PS, Bistrian BR, Benotti PN, Blackburn GL. The risks of surgery in obese patients. *Ann Intern Med*. 1986;104:540–546.
10. Gupta J, Fernandes RJ, Rao JS, Dhanpal R. Perioperative risk factors for pulmonary complications after non-cardiac surgery. *J Anaesthesiol Clin Pharmacol*. 2020;36:88–93.
11. Warner MA, Offord KP, Warner ME, et al. Role of preoperative cessation of smoking and other factors in postoperative pulmonary complications: a blinded prospective study of coronary artery bypass patients. *Mayo Clin Proc*. 1989;64:609–616.
12. Thomsen T, Villebro N, Møller AM. Interventions for preoperative smoking cessation. *Cochrane Database Syst Rev*. 2014;3, CD002294.
13. LAS VEGAS investigators. Epidemiology, practice of ventilation and outcome for patients at increased risk of postoperative pulmonary complications: LAS VEGAS – an observational study in 29 countries. *Eur J Anaesthesiol*. 2017;34:492–507.
14. Watson X, Chereshneva M, Odor PM, et al. Adoption of lung protective ventilation in patients undergoing emergency laparotomy: the ALPINE study. A prospective multicenter observational study. *Br J Anaesth*. 2018;121:909–917.
15. Neta AS, Hemmes SNT, Barbas CSV, et al. Association between driving pressure and development of postoperative pulmonary complications in patients undergoing mechanical ventilation for general anaesthesia: a meta-analysis of individual patient data. *Lancet Respir Med*. 2016;4:272–280.
16. Neto AS, Cardoso SO, Manetta JA, et al. Associations between use of lung-protective ventilation with lower tidal volumes and clinical outcomes among patients without acute respiratory distress syndrome. *JAMA*. 2012;308:1651–1659.
17. Sabiston DC, Lyerly HK. *Textbook of Surgery: The Biological Basis of Modern Surgical Practice*. ed 15. Philadelphia: WB Saunders; 1997.
18. Duggan M, Kavanagh BP. Pulmonary atelectasis: a pathogenic perioperative entity. *Anesthesiology*. 2005;102:838–854.
19. Lundh R, Hedenstierna G. Ventilation-perfusion relationships during anesthesia and abdominal surgery. *Acta Anaesthesiol Scand*. 1983;27:167–173.
20. Jonmarker C, Nordstrom L, Werner O. Changes in functional residual capacity during surgery. *Br J Anaesth*. 1986;58:428–432.
21. Magnusson L, Zemgulis V, Wicky S, et al. Atelectasis is a major cause of hypoxemia and shunt after cardiopulmonary bypass: an experimental study. *Anesthesiology*. 1997;87:1153–1163.
22. Tenling A, Hachenberg T, Tyden H, et al. Atelectasis and gas exchange after cardiac surgery. *Anesthesiology*. 1998;89:371–378.
23. Macnaughton PD, Braude S, Hunter DN, et al. Changes in lung function and pulmonary capillary permeability after cardiopulmonary bypass. *Crit Care Med*. 1992;20:1289–1294.
24. Beers MH, Berkow R. *Merck Manual of Diagnosis and Therapy*. Whitehouse Station, NJ: Merck; 2005.
25. Wilmore DW, Cheung LY, Harken AH, et al. *American College of Surgeons ACS Surgery: Principles and Practice*. New York: WebMD Corporation; 2002.
26. Warner DO. Preventing postoperative pulmonary complications: the role of the anesthesiologist. *Anesthesiology*. 2000;92:1467–1472.
27. Rusca M, Proietti S, Schnyder P, et al. Prevention of atelectasis formation during induction of general anesthesia. *Anesth Analg*. 2003;97:1835–1839.
28. Ballantyne JC, Carr DB, deFerranti S, et al. The comparative effects of postoperative analgesic therapies on pulmonary outcome: cumulative meta-analysis of randomized, controlled trials. *Anesth Analg*. 1998;86:598–612.
29. Dohi S, Gold MI. Comparison of two methods of postoperative respiratory care. *Chest*. 1978;73:592–595.
30. Bartlett RH, Gazzaniga AB, Geraghty TR. Respiratory maneuvers to prevent postoperative pulmonary complications: a critical review. *JAMA*. 1973;224:1017–1021.
31. Hedstrand U, Liw M, Rooth G, Ogren CH. Effect of respiratory physiotherapy on arterial oxygen tension. *Acta Anaesthesiol Scand*. 1978;22:349–352.
32. Thomas JA, McIntosh JM. Are incentive spirometry, intermittent positive pressure breathing, and deep breathing exercises effective in the prevention of postoperative pulmonary complications after upper abdominal surgery? A systematic overview and meta-analysis. *Phys Ther*. 1994;74:3–10.
33. Squadrone V, Coha M, Cerutti E, et al. Continuous positive airway pressure for treatment of postoperative hypoxia: a randomized controlled trial. *JAMA*. 2005;293:589–595.
34. Marr AB, McQuiggan MM, Kozar R, Moore FA. Gastric feeding as an extension of an established enteral nutrition protocol. *Nutr Clin Pract*. 2004;19:504–510.
35. McClave SA, DeMeo MT, DeLegge MH, et al. North American Summit on Aspiration in the Critically Ill Patient: consensus statement. *JPEN J Parenter Enteral Nutr*. 2002;26(Suppl 6):S80–S85.
36. Metheny NA. Risk factors for aspiration. *JPEN J Parenter Enteral Nutr*. 2002;26(Suppl 6):S26–S31.
37. Practice Guidelines for Preoperative Fasting and the Use of Pharmacologic Agents to Reduce the Risk of Pulmonary Aspiration. Application to healthy patients undergoing elective procedures: an updated report by the American Society of Anesthesiologists Task Force on preoperative fasting and the use of pharmacologic agents to reduce the risk of pulmonary aspiration. *Anesthesiology*. 2017;127:376–393.
38. Ferrer M, Bauer TT, Torres A, et al. Effect of nasogastric tube size on gastroesophageal reflux and microaspiration in intubated patients. *Ann Intern Med*. 1999;130:991–994.
39. Kearns PJ, Chin D, Mueller L, et al. The incidence of ventilator-associated pneumonia and success in nutrient delivery with gastric versus small intestinal feeding: a randomized clinical trial. *Crit Care Med*. 2000;28:1742–1746.
40. Kortbeek JB, Haigh PI, Doig C. Duodenal versus gastric feeding in ventilated blunt trauma patients: a randomized controlled trial. *J Trauma*. 1999;46:992–996.
41. Montejo JC, Grau T, Acosta J, et al. Multicenter, prospective, randomized, single-blind study comparing the efficacy and gastrointestinal complications of early jejunal feeding with early gastric feeding in critically ill patients. *Crit Care Med*. 2002;30:796–800.
42. Strong RM, Condon SC, Solinger MR, et al. Equal aspiration rates from postpylorus and intragastric-placed small-bore nasoenteric feeding tubes: a randomized, prospective study. *JPEN J Parenter Enteral Nutr*. 1992;16:59–63.
43. Heyland DK, Drover JW, MacDonald S, et al. Effect of postpyloric feeding on gastroesophageal regurgitation and pulmonary microaspiration: results of a randomized controlled trial. *Crit Care Med*. 2001;29:1495–1500.
44. Davis AR, Froomes PRA, French CJ, et al. Randomized comparison of nasojejunal and nasogastric feeding in critically ill patients. *Crit Care Med*. 2002;30:586–590.
45. Montecalvo MA, Steger KA, Farber HW, et al. Nutritional outcome and pneumonia in critical care patients randomized to gastric versus jejunal tube feedings. The Critical Care Research Team. *Crit Care Med*. 1992;20:1377–1387.
46. Tournadre JP, Barclay M, Fraser R, et al. Small intestinal motor patterns in critically ill patients after major abdominal surgery. *Am J Gastroenterol*. 2001;96:2418–2426.
47. Park RH, Allison MC, Lang J, et al. Randomised comparison of percutaneous endoscopic gastrostomy and nasogastric tube feeding in patients with persisting neurologic dysphagia. *BMJ*. 1992;304:1406–1409.
48. Knudson MM, Lewis FR, Clinton A, et al. Prevention of venous thromboembolism in trauma patients. *J Trauma*. 1994;37:480–487.
49. Bell WR, Simon TL. Current status of pulmonary thromboembolism disease: pathophysiology, diagnosis, prevention, and treatment. *Am Heart J*. 1982;103:239–262.
50. Anderson FA, Wheeler HB, Goldberg RJ, et al. A population-based perspective of the hospital incidence and case-fatality rates of deep vein thrombosis and pulmonary embolism: the Worcester DVT study. *Arch Intern Med*. 1991;151:933–938.
51. Geerts WH, Pineo GF, Heit JA, et al. Prevention of venous thromboembolism: the Seventh ACCP Conference on Antithrombotic and Thrombolytic Therapy. *Chest*. 2004;126:338S–400S.
52. Mismetti P, Laporte S, Darmon JY, et al. Meta-analysis of low molecular weight heparin in the prevention of venous thromboembolism in general surgery. *Br J Surg*. 2001;88:913–930.
53. Clagett GP, Reisch JS. Prevention of venous thromboembolism in general surgical patients: results of a meta-analysis. *Ann Surg*. 1988;208:227–240.
54. Pezzuoli G, Neri Serneri CG, Settembrini P, et al. Prophylaxis of fatal pulmonary embolism in general surgery using low-molecular-weight heparin Cy 216: a multicentre, double-blinded, randomized, controlled, clinical trial versus placebo (STEP). *Int Surg*. 1989;74:205–210.
55. Goldhaber SZ. Medical progress: pulmonary embolism. *N Engl J Med*. 1998;339:93–104.
56. Nicolaides A, Irving D, Pretzell M, et al. The risk of deep-vein thrombosis in surgical patients. *Br J Surg*. 1973;60:312.
57. Wille-Jorgensen P, Ott P. Predicting failure of low-dose heparin in general surgical procedures. *Surg Gynecol Obstet*. 1990;171:126–130.
58. Huber O, Bounameaux H, Borst F, et al. Postoperative pulmonary embolism after hospital discharge: an underestimated risk. *Arch Surg*. 1992;127:310–313.
59. Flordal PA, Berggvist D, Burmark US, et al. Risk factors for major thromboembolism and bleeding tendency after elective general surgical operations. *Eur J Surg*. 1996;162:783–789.
60. Hendolin H, Mattila MAK, Poikolainen E. The effect of lumbar epidural analgesia on the development of deep vein thrombosis of the legs after open prostatectomy. *Acta Chir Scand*. 1981;147:425–429.
61. Bernal AG, Fanola C, Bartos A, American College of Cardiology. Management of PE guidelines. https://www.acc.org/latest-in-cardiology/articles/2020/01/27/07/42/management-of-pe.
62. PIOPED Investigators. Value of the ventilation/perfusion scan in acute pulmonary embolism: results of the prospective investigation of pulmonary embolism diagnosis (PIOPED). *JAMA*. 1990;263:2753–2759.
63. Stein PD, Hull RD, Raskob GE. Withholding treatment in patients with acute pulmonary embolism who have a high risk of bleeding and negative serial noninvasive leg tests. *Am J Med*. 2000;109:301–306.
64. Righini M, Goehring C, Bounameaux H, Perrier A. Effects of age on the performance of common diagnostic tests for pulmonary embolism. *Am J Med*. 2000;109:357–361.
65. Hayashino Y, Goto M, Noguchi Y, Fukui T. Ventilation-perfusion scanning and helical CT in suspected pulmonary embolism: meta-analysis of diagnostic performance. *Radiology*. 2005;234:740–748.
66. Rogers FB. Venous thromboembolism in trauma patients. *Surg Clin North Am*. 1995;75:279–291.
67. Fiorica JV. Prophylaxis and treatment of venous thromboembolism. *Surg Rounds*. 2001;6–9. S.
68. National Institutes of Health Consensus Development Conference. Prevention of venous thrombosis and pulmonary embolism. *JAMA*. 1986;256:744–749.
69. Anderson DR, Morgano GP, Bennett C, et al. American Society of Hematology 2019 guidelines for management of venous thromboembolism: prevention of venous thromboembolism in surgical hospitalized patients. *Blood Adv*. 2019;3:3898–3944.
70. Parra RO, Farber R, Feigel A. Pressure necrosis from intermittent pneumatic compression stockings. *N Engl J Med*. 1989;321:1615.
71. Pittman GR. Peroneal nerve palsy following sequential pneumatic compression. *JAMA*. 1989;261:2201–2202.
72. Quinlan DJ, McQuillan A, Eikelboom JW. Low-molecular-weight heparin compared with intravenous unfractionated heparin for the treatment of pulmonary embolism: a meta-analysis of randomized, controlled trials. *Ann Intern Med*. 2004;140:175–183.
73. ARDS Definition Task Force, Ranieri VM, Rubenfeld GD, et al. Acute respiratory distress syndrome: the Berlin Definition. *JAMA*. 2012;307:2526–2533.
74. Stephens RS, Shah AS, Whitman GJR. Lung injury and acute respiratory distress syndrome after cardiac surgery. *Ann Thorac Surg*. 2013;95:1122–1129.
75. Howells P, Thickett D, Knox C, et al. The impact of the acute respiratory distress syndrome on outcome after oesophagectomy. *Br J Anaesth*. 2016;117:375–381.
76. Reichert M, Schistek M, Uhle F, et al. Ivor Lewis esophagectomy patients are particularly vulnerable to respiratory impairment – a comparison to major lung resection. *Sci Rep*. 2019;9:11856.
77. Fan E, Del Sorbo L, Goligher EC, et al. An Official American Thoracic Society / European Society of Intensive Care Medicine / Society of Critical Care Medicine Clinical Practice Guideline: mechanical ventilation in adult patients with acute respiratory distress syndrome. *Am J Respir Crit Care Med*. 2017;195:1253–1263.
78. National Heart, Lung, and Blood Institute Acute Respiratory Distress Syndrome (ARDS) Clinical Trials Network, Wiedemann HP, Wheeler AP, et al. Comparison of two fluid-management strategies in acute lung injury. *N Engl J Med*. 2006;354:2564–2575.
79. Barcroft JT. Anoxemia. *Lancet*. 1920;2:485–489.
80. Moore FA, Haenel JB, Moore EE, Abernathy CM. Hypoxic events in the surgical intensive care unit. *Am J Surg*. 1990;160:647–651.

40 内分泌和电解质紊乱

PETER INGLIS, EUGENE W. MORETTI, DUANE J. FUNK
曹 亮 译，晏馥霞 审校

简介

围手术期电解质和内分泌紊乱是麻醉医生每天处理的重点。随着糖尿病和肥胖发病率的上升，围手术期相关并发症的发生率也随之增加，因此临床医生熟练地管理内分泌和电解质紊乱的患者非常重要。本章讨论的疾病包括甲状腺疾病和具有争议的有关围手术期使用类固醇类药物的疾病。最后，本章还讨论常见电解质紊乱的病因和处理方法。

内分泌功能障碍

糖尿病

糖尿病是一种代谢性疾病，其特征是胰腺分泌的胰岛素绝对或相对缺乏。糖尿病有三种不同的类型。Ⅰ型糖尿病可能发生在任何年龄，但常发生在青少年期。它被认为是由于胰岛中的胰岛素生成细胞的自身免疫破坏造成的。由于胰岛素分泌绝对缺乏，这类患者生存依赖外源性胰岛素注射。Ⅱ型糖尿病是由胰岛素抵抗导致的胰岛素相对缺乏。通常发病年龄在成年后，最近的流行病学数据表明发病的平均年龄正在下降。Ⅱ型糖尿病由多种病因引起，通常与肥胖和胰岛素水平异常有关。与许多疾病一样，也有遗传相关因素。

妊娠期糖尿病定义为在妊娠期首次出现碳水化合物不耐受。发病率占所有妊娠患者的2%～9%，与围产期并发症（如肩难产、骨折、神经麻痹和低血糖）的发生率密切相关，并且报道这类胎儿远期不良结局包括糖耐量异常、肥胖和智力发育异常。妊娠期糖尿病是母亲产后继续患有糖尿病的重要风险因素之一[1]。

糖尿病的远期并发症包括引起微血管和大血管病变。血管病变累及视网膜、神经、肾，是造成心脏病、卒中、肾病、失明和非创伤性截肢的主要风险因素。这些并发症的病因是多因素的，包括蛋白质的糖基化和葡萄糖还原导致的山梨醇合成，类似于一种组织毒素。

关于围手术期患者的管理，糖尿病本身可能不是最关键的问题，而由糖尿病引起的终末器官功能障碍的程度才是[2-4]。大量研究表明，从长期来看，严格控制血糖、血压和有规律的体育锻炼可以延缓两种类型糖尿病患者的微血管并发症[4a,4b]。围手术期血糖控制的益处尚不清楚。

1878年，Claude Bernard描述了失血性休克引起的高血糖反应[5]，创伤和应激会导致胰高血糖素分泌、胰岛素抵抗和糖耐量减低。应激性高血糖为身体提供快速的能量来源，在进化中得以保存。在很长一段时间内，应激性高血糖是可以容忍的，因为它被认为是一种对应激的适应性进化反应。直到在重症监护室（ICU）和非ICU患者中进行的几项研究表明高血糖和不良结果之间存在联系，临床医生才开始对高血糖进行治疗[6-8]。

有证据表明围手术期高血糖会妨碍伤口愈合。术后早期胰岛素作用不足导致羟脯氨酸影响伤口愈合[9]。动物实验研究表明，在接受胰岛素治疗的糖尿病动物中，修复的组织能够承受的机械力是未接受胰岛素治疗动物的3倍[10]。另一项研究在小鼠糖尿病模型中进行，阻断胰岛素活性可以抑制伤口处的DNA和蛋白质合成，从而导致成纤维细胞活化和胶原合成的减少，并减少毛细血管增殖[11]。因此，人们意识到围手术期血糖控制在组织修复和再生过程中至关重要。

糖尿病患者术后伤口感染的风险也更高。高血糖会降低中性粒细胞黏附性、吞噬和杀灭微生物的功能，抑制免疫功能，血糖控制在术后初期至关重要，因为此时患者特别容易受到感染[12]。Raissas等设计的前瞻性研究纳入了接受心脏手术的糖尿病患者，这些患者被随机分为胰岛素积极输注治疗组和标准治疗组，在心脏手术期间严格控制血糖被认为可以显著改善白细胞功能 [13]。

许多临床研究支持短期高血糖和围手术期感染风险有关。一项涉及接受大血管手术或腹部手术的糖尿病患者的调查显示，当血糖超过 220 mg/dl 时，糖尿病患者的医院感染率更高。Zerr 及其同事发现了感染风险和术后第 1 天平均血糖浓度之间的联系。在该研究中，血糖水平在 100 ～ 150 mg/dl 的患者术后伤口感染的发生率为 1.3%，而血糖水平在 250 ～ 300 mg/dl 的患者术后伤口感染的发生率为 6.7%[14]。在接受冠状动脉旁路移植术（CABG）的糖尿病患者的前瞻性队列中，那些在术后前 36 h 内平均血糖浓度超过 200 mg/dl 的患者更有可能发生感染性并发症，包括腿部和胸部伤口的感染。在一项涉及 2467 名接受心脏手术的糖尿病患者的前瞻性研究中，持续的胰岛素输注导致围手术期血糖水平持续低于 200 mg/dl，从而显著降低了伤口感染的发生率 [15]。

大量的血糖控制研究针对重症患者、妊娠期糖尿病患者、接受体外循环心脏手术的糖尿病患者以及脑外伤和中枢神经系统（CNS）缺血病变的患者展开。尽管其中一些研究证实严格控制血糖是有益的，但几乎没有证据表明严格控制血糖对人群普遍有益。

2001 年，Van Den Berghe 及其同事发表了关于“重症患者强化胰岛素治疗”的开创性研究 [16]。这项研究转变了以往允许血糖波动或控制在正常血糖范围之内，而转为“严格的葡萄糖控制”（血糖浓度在 80 ～ 110 mg/dl）。尽管这项单中心研究的死亡率降低令人印象深刻，但随后的十四项研究表明，由于极高的低血糖发生率，这种严格的血糖控制没有益处，甚至提示有害 [17,18]。

糖尿病患者术中高血糖的管理策略的相应数据不足。ICU 曾开展关于强化胰岛素治疗的安全性和有效性的研究，在手术患者中也进行了试验。这些研究大多是针对心脏的手术患者，因为葡萄糖 - 胰岛素 - 钾极化液的输注可以降低急性心梗的死亡率（尽管最近这种关联已被质疑）[19,20]。

一项系统综述和荟萃分析表明，严格血糖控制与传统血糖控制（＜ 220 mg/dl）相比，降低约 50% 的死亡率 [21]。然而该结果几乎完全由一项研究得出 [22]。解释严格血糖控制在心脏手术当中的益处，难点在于严谨设计的临床试验数量有限，包括葡萄糖目标管理水平的显著差异，以及结局指标的制定各异。由于心脏手术围手术期经历剧烈的手术应激影响，血糖水平波动很大。考虑到严格控制血糖的 ICU 研究中，血糖水平的剧烈波动和危害，在该人群中似乎应避免严格控制血糖，目标为维持正常血糖（血糖浓度＜ 180 mg/dl）。

在接受体外循环心脏手术的糖尿病患者中，有足够的数据建议将围手术期血糖水平维持在 180 mg/dl 以下。在非糖尿病患者中，现有数据不那么令人信服，并且大多数麻醉医生对将血糖控制在 200 mg/dl 以下感到满意，尤其是一项研究表明，非糖尿病患者在术中连续输注胰岛素用于维持正常血糖，在体外循环后发生了低血糖 [23]。图 40.1 列出了心脏和非心脏手术患者围手术期血糖管理的处理流程。

严重肥胖

肥胖的定义是脂肪的异常积累，与体型成比例。尽管超重在理论上仍属于肥胖，但超重者的体脂比例介于正常和肥胖之间。最近公布的美国数据显示，大约 65% 的成年人体重高于正常体重：大约 30% 超重（BMI 25 ～ 30 kg/m^2），30% 肥胖（BMI 30 ～ 40 kg/m^2），5% 极度肥胖（BMI ≥ 40 kg/m^2）[24]。少数民族人口的肥胖率有所上升，其中美洲原住民、西班牙裔和非裔美国人的肥胖率最高，而亚洲血统的肥胖率最低。在受教育程度较低和收入水平较低的人群中，肥胖的患病率最高。在国际上，肥胖率普遍低于美国，但是即使是传统上肥胖率最低的国家，也发现体重增加率开始达到或超过西方国家水平 [25]。肥胖现在已成为医疗保健系统的主要负担，并且在医疗保健成本和资源使用方面已超过乙醇和烟草滥用 [26]。

年龄在 25 ～ 34 岁的人群中，极度肥胖死亡率高出 12 倍，年龄在 35 ～ 44 岁的人群中，极度肥胖比同年龄组的非肥胖人群死亡率高出 6 倍 [27]。除此之外，肥胖的成年人患有其他合并症（如高血压、糖尿病、冠状动脉疾病和多种肿瘤相关疾病）的发生率更高。

术前评估

肥胖及其并发症给麻醉医生带来了重大挑战。对于病态肥胖的患者，麻醉医生主要关注的是气道和心肺系统管理问题。上呼吸道丰富的软组织使肥胖患者更容易发生阻塞性睡眠呼吸暂停（OSA）以及低氧血症和高碳酸血症的发展。肥胖也会显著增加困难气管插管的风险 [28,29]。

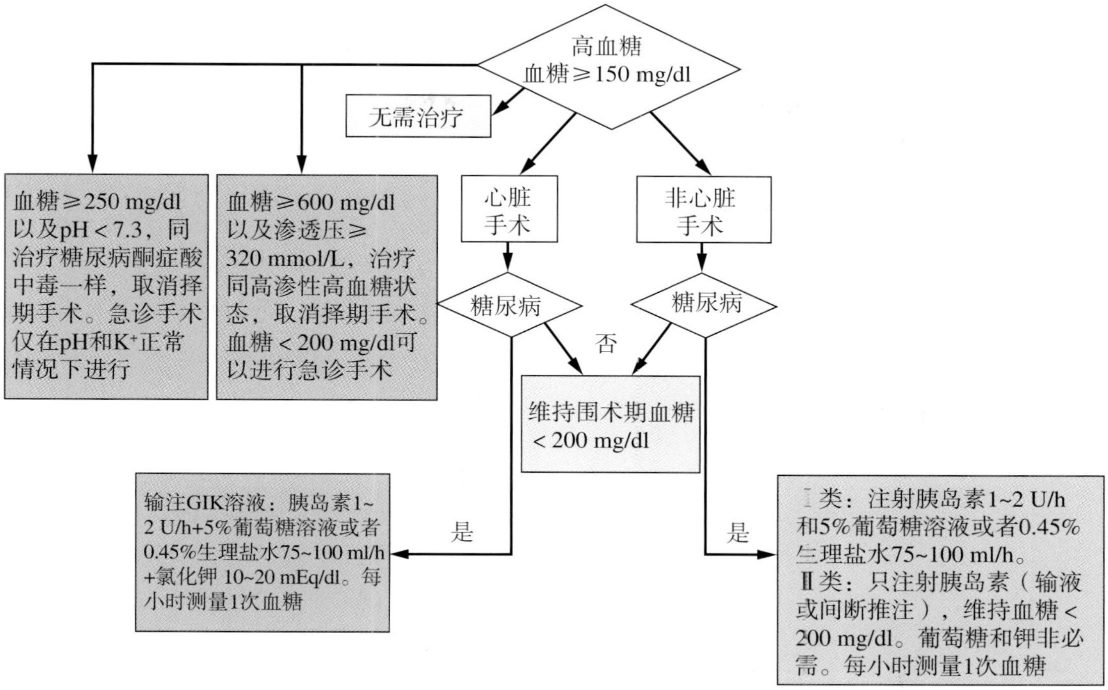

• 图 40.1　心脏和非心脏手术中的血糖控制。除心脏手术外，大多数糖尿病和非糖尿病患者只需要接受胰岛素治疗。心脏外科手术患者和Ⅰ型糖尿病患者需要输注葡萄糖和胰岛素

肥胖是 OSA 最常见的风险因素。BMI 每增加两个单位，合并 OSA 的可能性增加 4% 的似然比 [30,31]。在美国普通人群中，OSA 的患病率在肥胖男性中为 3% ～ 25%，在肥胖女性中为 40% ～ 78%，而在非肥胖女性中为 2%，在非肥胖男性中为 4% [32]。

仅根据临床检查很难预测 OSA。OSA 的明确诊断测试为多导睡眠脑电图。然而，用多导睡眠脑电图筛查所有疑似 OSA 患者是不切实际的，这导致了临床预测工具的发展 [33]。

一个很好的例子是 Chung 等开发的 STOP-BANG 问卷，该问卷已被证明对不同严重程度的 OSA（轻度或以上的 OSA 84%，中度或以上 93%，重度 100%）具有高灵敏度 [34]。问卷指标包含打鼾、疲劳、观察到呼吸暂停和高血压，并加上 BMI ＞ 35 kg/m^2，年龄＞ 50 岁，颈围＞ 40 cm 和性别为男性。与许多筛查工具一样，如果评分工具将其列为低风险，即阴性预测值良好，则 STOP-BANG 评分的高灵敏度允许患者排除中度至重度 OSA。

肥胖患者的另一个亚组人群易患肥胖通气低下综合征（obesity-hypoventilation syndrome，OHS）。这以慢性日间通气不足和慢性日间低氧血症（PO_2 ＜ 65 mmHg）为特征，并且通过脉搏血氧饱和度测定法很容易检测到。在没有明显慢性阻塞性肺疾病（COPD）的肥胖患者中，持续的高碳酸血症（PCO_2 ＞ 45 mmHg）也可以诊断该综合征。这些患者的 BMI 通常大于 40 kg/m^2，OHS 的似然比随着 BMI 的增加而增加。该综合征的潜在病理生理学尚不清楚，有肺心病症状的患者被诊断为匹克威克综合征。匹克威克综合征与围手术期发病率和死亡率增加相关，这些患者可能需要更广泛的术前检查和术后管理 [35]。

由于大多数临床上严重的肥胖患者没有接受多导睡眠脑电图检查，因此术前患者 OSA 的诊断和严重程度通常是从患者病史中收集的。例如，持续打鼾、睡眠时呼吸中断、早晨头痛和白天嗜睡的表现可能表明 OSA。系统性高血压，BMI ＞ 35 kg/m^2，环状软骨水平的颈围＞ 40 ～ 42 cm 可以诊断 OSA[36]。目前，在持续打鼾、白天嗜睡或在睡眠中观察到呼吸中断的严重肥胖患者中需要进行多导睡眠脑电图检查。然而遗憾的是，没有研究表明这种方法是正确的。在肥胖和没有潜在肺部病理症状或体征的 OSA 的情况下，室内空气、血气和肺功能测试对优化严重肥胖患者的术后结果没有预测价值 [37-40]。图 40.2 展示了肥胖患者的术前评估指导流程。

无创通气治疗

持续气道正压通气（CPAP）可以减少或消除睡

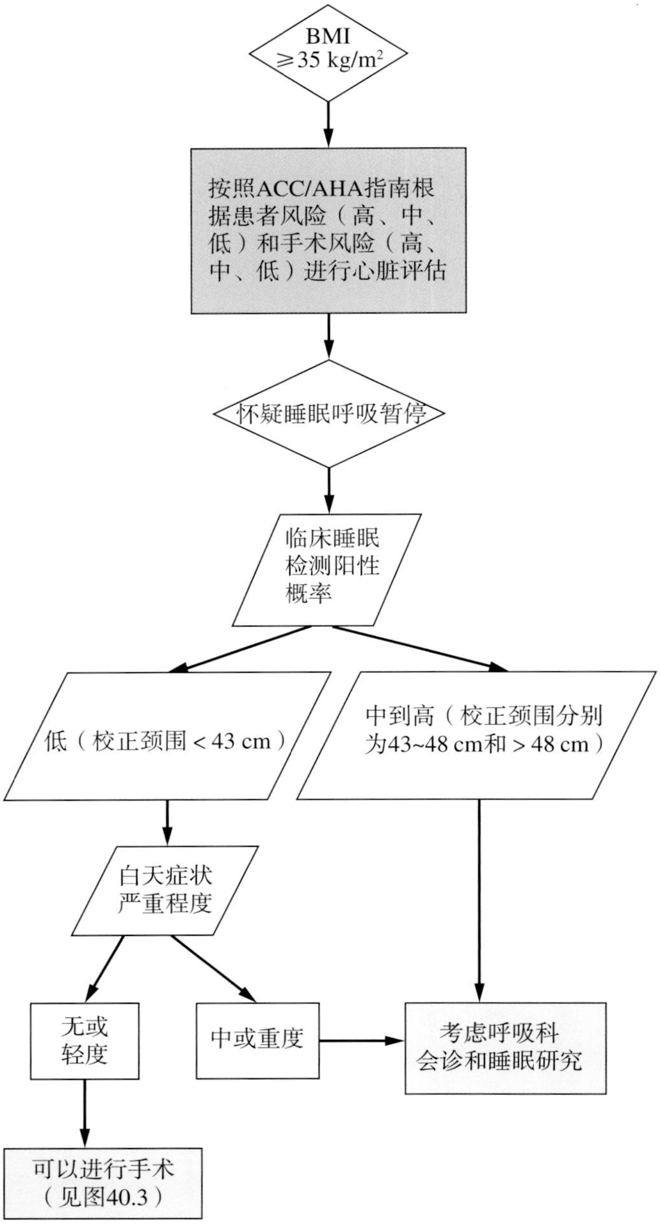

• **图 40.2** 体重指数（BMI）＞ 35 kg/m² 的患者术前管理。术前检查应遵循美国心脏病学会和美国心脏协会（ACC/AHA）心脏病指南。可以根据临床症状和校正颈围来决定是否需要呼吸科会诊。颈围是通过测量颈围（单位为 cm）获得的，高血压患者颈围增加 4 cm，慢性打鼾患者颈围增加 3 cm。（Flemons WW，Whitelaw WA，Brant R，et al.Likelihood ratios for a sleep apnea clinical prediction rule.Am J Respir Crit Care Med 1994；150［5 Pt 1］：1279-1285，and Eagle KA.ACC/AHA Guideline Update for Perioperative Cardiovascular Evaluation for Noncardiac Surgery.J Am Coll Cardiol 2002；39：542-553.）

眠呼吸暂停的征象。为了有效治疗，使用 CPAP 需要经验丰富的呼吸护理从业人员和患者配合。因此，术后 CPAP 使用失败并不奇怪，因为通常在尚未被明确诊断为 OSA 且不配合的患者中比较常见。此外，与不熟练的从业者无法调整最佳 CPAP 参数有关。需要强调的是，患者需要一段时间适应面罩和设备，并且并非所有患者都能耐受这种治疗。

所需的 CPAP 参数取决于睡眠障碍是否涉及快速眼动（rapid eye movement，REM）或非快速眼动（non-rapid eye movement，NREM）睡眠。例如，CPAP 可以缓解浅睡眠期间阻塞和缺氧症状，但可能对夜间睡眠 REM 状态下无效。遗憾的是，CPAP 的依从性仅有 50% ～ 80%。因此，对于麻醉医生来说，重要的是要对每位患者进行个体化治疗，以了解其设备的使用情况[41,42]。

最近，一项大型随机对照研究的发表对 CPAP 的使用减少与 OSA 相关并发症的有效性提出了质疑，该研究并未证明 CPAP 对降低心血管事件、心肌梗死、脑卒中或不稳定型心绞痛二次入院、心力衰竭，或短暂性脑缺血发作有益处[43]。

在术前，尚不清楚是否应延迟手术以优化 CPAP 治疗的气道状态和氧合情况。一项研究未能观察到 14 例在手术前 3 周接受鼻 CPAP 治疗的患者发生任何术后呼吸系统主要并发症。但是，除了样本量小之外，这项研究还缺乏对照组。因此，无法确定在没有干预的情况下这些并发症是否会发生[44]。其他研究表明，减肥手术前 3 周的 CPAP 治疗可改善严重肥胖和心力衰竭患者的左心室射血分数和后负荷。术前 8 周的 CPAP 可能是治疗 OSA 继发高血压（HTN）的必要条件[45,46]。在术后，一项研究表明，术后第 1 晚使用 CPAP 不能改善氧合。作者认为，这可能是因为 REM 反弹直到手术后几天才发生[47]。

双水平气道正压通气（BiPAP）是在吸气和呼气期间向气道提供正压。通过这种方式，自发通气可进一步促进气道压力和流量的增加。BiPAP 可能在需要长期使用 CPAP 治疗或患有严重气道疾病（如 COPD）的患者中最常使用。BiPAP 在一般睡眠呼吸暂停人群中的有效性仍然未知。

肥胖的心血管并发症

肥胖与心血管疾病的发生率更高有关，包括原发性高血压、肺动脉高压、左心室肥厚、充血性心力衰竭和缺血性心脏病。因此，许多肥胖患者需要全面的心脏检查。根据美国心脏病学会 / 美国心脏协会（ACC/AHA）指南，术前患者可主要根据病史、体格检查和手术等级进行风险分层 [48]。

心输出量必须增加 0.01 L/min 才能充分灌注每千克脂肪组织。肥胖患者常有高血压，可导致心脏扩大和左心室衰竭。高血压发展的机制可能是由于反复发作的去饱和和睡眠觉醒导致交感神经系统激活而引起的。尽管睡眠呼吸暂停的治疗可能会导致 HTN 的改善，但大多数情况下无法在计划的手术中及时开始治疗。高血压的治疗应基于当前针对无睡眠呼吸暂停患者的推荐指南。

肥胖、睡眠呼吸暂停和动脉粥样硬化性心血管疾病之间的关联仍未完全了解 [49,50]。尽管睡眠研究表明高风险人群存在心肌缺血，但心肌缺血发作与呼吸暂停发作没有时间相关性。在这种情况下，心肌缺血可能是由交感神经系统激活增加引起的，从而导致心肌做功增加和需氧量增加。在这种情况下，由于血红蛋白去饱和，需氧量很容易超过氧输送量 [51]。OSA 患者易患充血性心力衰竭、心律失常和心脏舒张功能障碍 [52-54]。

慢性日间低氧血症也可导致肺动脉高压、右心室肥厚或右心衰竭。麻醉医生应考虑使用超声心动图评估临床上重度肥胖和 OSA 患者的右心衰竭或肺动脉高压。然而，目前缺乏数据来支持这种方法的广泛使用。

深静脉血栓

肥胖也是深静脉血栓（DVT）和肺栓塞（PE）的独立风险因素。减重手术后 DVT 和 PE 的估计发生率大约分别为 2.6% 和 0.95%[55,56]。静脉栓子进入到肺循环是减重手术后 30 天死亡率的重要原因，占 1% ～ 2%。减重手术术后 30 天死亡原因主要为 PE，这种死亡率比吻合口漏和继发脓毒症感染高约 3 倍。在手术前皮下注射 5000 单位的普通肝素，然后每天两次，直到患者能下地活动，已被证实可以降低 DVT 风险 [57]。依诺肝素 40 mg 每天 2 次，也被证明可以降低术后 DVT 引起的并发症的发生率 [58]。

术中注意事项

在肥胖患者中，补呼气量（ERV）和功能残气量分别降至正常水平的 60% 和 80%。ERV 是呼吸暂停期间氧气储备的主要来源。呼吸暂停氧储备减少和面罩通气困难，一些人认为清醒插管是确保重度肥胖患者气道安全的最可靠方法，因为可能存在插管困难的可能性 [32]。因为重度肥胖患者的误吸风险较高，大多数麻醉医生采用快速顺序诱导以确保气道安全，但是很少有数据支持这种做法。

研究表明，用于镇痛和神经肌肉阻滞的药物增加了重度肥胖患者的药物分布和消除时间。在一项涉及 8 名肥胖患者（平均体重 94 kg）的研究中，舒芬太尼的消除半衰期为 208 min，而 8 名对照患者（平均体重 70 kg）为 135 min[59]。肥胖患者（平均体重 93 kg）的抽搐恢复时间为 38.4 min，而非肥胖患者（平均体重 61 kg）为 17.6 min[60]。

术后注意事项

术后，肥胖患者接受各种形式的持续氧气输送和保持半卧位或直立位是绝对必要的 [61]。如果单独的氧气治疗不足以维持足够的动脉氧合，则建议开始应用 CPAP 或 BiPAP 治疗。OSA 患者的术后管理和监测问题存在争议。尽管已知 OSA 患者的并发症风险较高，但没有证据表明更高水平的术后监测可降低这些风险，美国麻醉学会的最新指南也没有针对这些患者术后监测的具体建议 [62,63]。

建议

在肥胖患者的围手术期护理中，缺乏精心设计的随机试验的数据。特别是，没有数据表明，如果在手术前诊断和治疗 OSA 等并存疾病，结果是否会得到改善。此外，没有数据显示麻醉的类型是否对围手术期结局有影响。笔者建议在选定的患者中使用 CPAP 治疗，进行多导睡眠脑电图检查，并在手术前对选定的患者进行更广泛的心脏检查。笔者还建议在麻醉诱导之前开始预防 DVT，并在术后鼓励早期下床活动。除了补充氧气外，对于低氧血症患者，建议在术后开始无创通气的低阈值。图 40.3 描述了临床重度肥胖患者的围手术期气道管理指导流程。

类固醇皮质激素的补充

自从 1949 年引入类固醇皮质激素以来，它已广泛用于临床，并彻底改变了炎性疾病的治疗方法。事实上，在最初使用后不久，Fraser 及其同事报道了第 1 例因退出糖皮质激素治疗继发的肾上腺功能不全 [64]。下文回顾：①糖皮质激素的正常生理分泌和对压力的反应；②慢性补充类固醇的下丘脑 - 垂体 - 肾上腺轴（HPA）的改变；③肾上腺功能不全的发生率和诊断；④当前对需要围手术期补充类固醇的

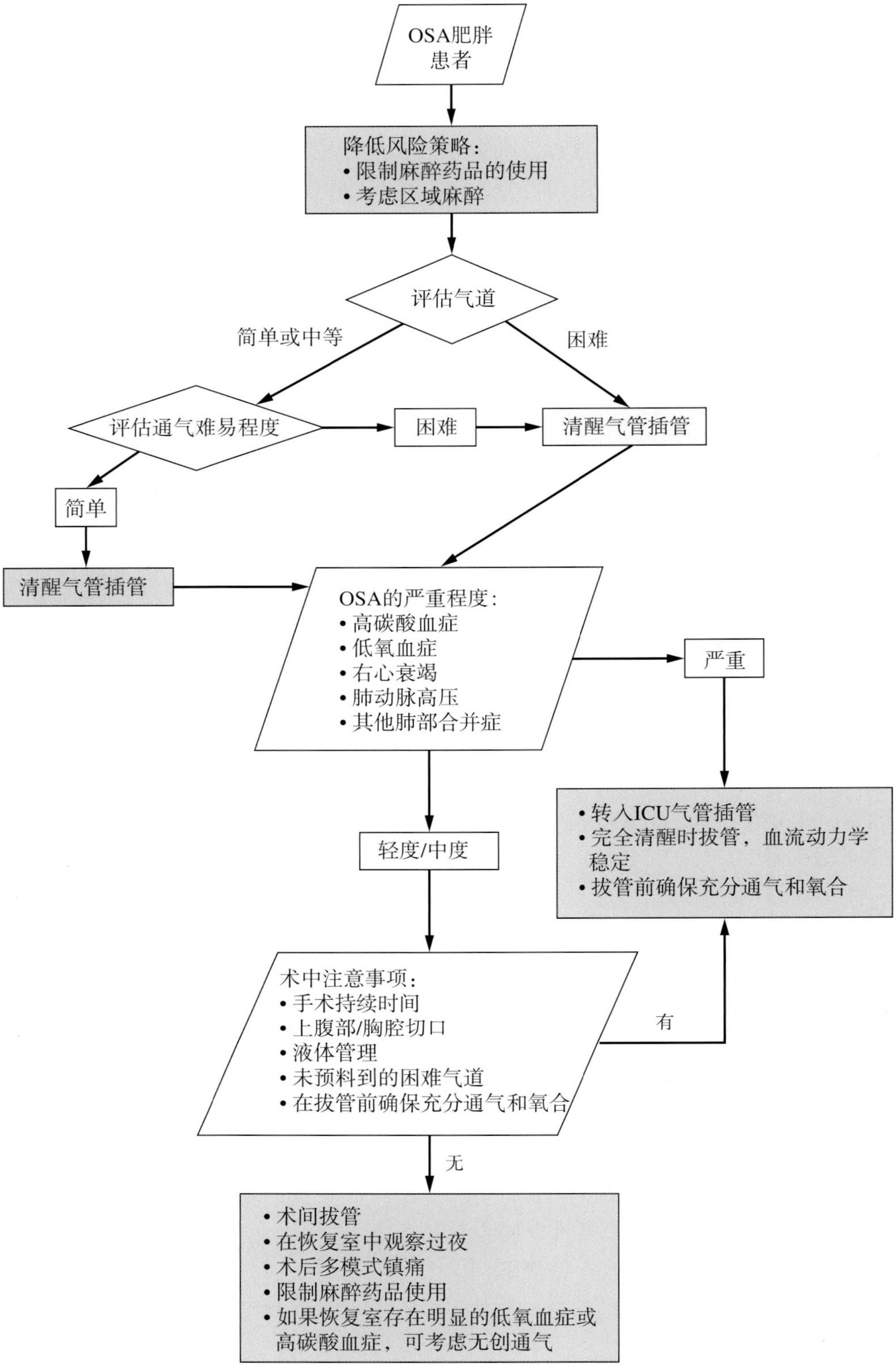

• **图 40.3** 用于管理阻塞性睡眠呼吸暂停（OSA）患者的策略。决策取决于气道困难的判断、OSA 严重程度以及可能对术后气体交换产生不利影响（Benumof JL.Obstructive sleep apnea in the adult obese patient：implications for airway management.J Clin Anesth 2001；13：144-156.）

患者的识别和治疗建议；⑤综述皮质类固醇在脓毒症和脓毒症休克治疗中的应用。

正常生理

肾上腺的束状带每天分泌约 5 mg/m^2 的皮质醇。对于正常体型的人，这意味着正常总皮质醇产量约为 8.5 mg/d。糖皮质激素受体存在于许多不同的组织类型上，并且在体内平衡中起关键作用。具体来说，糖皮质激素是脂质、碳水化合物和蛋白质代谢所必需的。糖皮质激素还促进儿茶酚胺的产生和维持正常血压，并影响心血管稳态 [65]。在健康受试者中，糖皮质激素的分泌具有昼夜变化，峰值水平在上午 4 点和上午 8 点之间出现，分泌的最低点在上午 2 点和上午 4 点之间。有趣的是，这种昼夜变化在危重症患者中消失了 [66,67]。

对于严重疾病、创伤和手术应激，正常的生理反应是促肾上腺皮质激素（ACTH）水平的增加，该激素刺激肾上腺分泌皮质醇。但是，HPA 对这些应激的响应存在很大的个体差异。其中一些变化被认为受麻醉药、内源性和外源性阿片类药物、年龄以及睡眠的影响 [68]。特别令人感兴趣的是，新出现的数据表明阿片类药物治疗的慢性疼痛患者中有很大一部分表现出一定程度的肾上腺抑制 [69]。此外，糖皮质激素的分泌量取决于手术应激程度。较小的外科手术每天会导致肾上腺分泌约 50 mg 的皮质醇，而大型外科手术每天会产生 75 ～ 150 mg 的皮质醇 [70]。库欣综合征患者平均分泌 36 mg/d 的皮质醇 [71]。在正常受试者中，在应激期间每天的皮质醇产量很少超过 200 mg/d。对于被认为有术后肾上腺功能不全风险的患者，这是应该给予的最大剂量。

长期补充类固醇对 HPA 的影响

肾上腺功能不全（AI）可分为原发性（肾上腺肿瘤、感染或出血破坏引起）、继发性（垂体功能障碍引起）或三发性（由糖皮质激素的治疗性用药引起）。到目前为止，最常见的原因是外源性糖皮质激素的给药会导致下丘脑和垂体的抑制，从而导致肾上腺随着时间的推移而萎缩 [72]。肾上腺从外源性糖皮质激素给药中恢复功能需要多长时间存在争议。研究表明，肾上腺恢复正常功能只需 2 ～ 5 天，或长达 9 个月至 1 年 [73]。

肾上腺功能不全的诊断

术后患者的 AI 诊断困难且容易出错。临床和体格检查结果都需要补充生化检查以确认诊断 [73]。典型的乏力、厌食、体位性低血压和体重减轻病史在门诊就诊的 AI 患者中所见与术后状态无关。手术患者最常出现急性肾上腺皮质危象，包括对液体或血管升压药支持无反应的发热和低血压。因此，诊断与典型的术后类似表现（如低血容量休克或脓毒症）混淆。

生化学方面，AI 的经典表现包括低钠血症和高钾血症。低钠血症可能会被围手术期液体的管理所掩盖。由于肾素 - 血管紧张素 - 醛固酮系统导致的盐皮质激素分泌完整，因此通常不存在高钾血症 [73]。体格检查和基线生化数据的局限性导致需要通过 ACTH 兴奋试验或随机皮质醇水平对 HPA 水平进行集中判断。

先前提到的皮质醇水平的个体和整体变异度使确定怀疑患有肾上腺疾病的术后患者的皮质醇反应具有挑战性。理想情况下，可以定义阈值皮质醇水平，低于该水平可以高度确定地诊断 AI，并可以开始替代治疗。目前尚无明确的共识值用于诊断术后或危重疾病相关的 AI。在旧指南中提出＜ 10 μg/dl 的随机皮质醇水平，低于该可以诊断为 AI[74]。皮质醇水平高于 34 μg/dl 的患者不太可能患有 AI，因此无需治疗。

HPA 的进一步测试可以采用 ACTH 兴奋试验。具体为静脉内注射 250 μg 的促皮质素（一种合成的 ACTH 类似物），在基线和给药后 30 min 和 60 min 测量血浆皮质醇水平。目前的指南建议，在任何时间点记录的皮质醇值小于 18 μg/dl（特异性测定）都诊断为 AI[75]。然而，这些指南是为诊断原发性 AI 而编写的，与危重疾病或围手术期应激无关。

不幸的是，当面对手术室或恢复室中可能患有 AI 的低血压患者时，麻醉医生通常没有足够的时间用于等待生化检查结果。如果出现这种情况，一种管理选择是给予 8 mg 地塞米松，因为这将充分提供所需的“冲击剂量”，而不会干扰 HPA 的任何后续测试。同时，进行随机皮质醇水平测试以验证 AI 的存在。

肾上腺功能不全的发生率

在高风险手术患者中报道的第三类 AI 的发生率为 0.1 ～ 1 例每 1000 例 [68]，尚不清楚这是否代表实际的极低发生率，有可能存在报道不足或对这种情况的识别不佳。许多患者在接受重大外科手术时没有围手术期糖皮质激素的覆盖，甚至没有延续基础治疗剂量，或没有给予后续剂量[68]。可能的解释是，这些患者有正常的下丘脑功能，足以应对手术应激。

一系列小型研究验证了皮质类固醇药物引起的 HPA 受损的患者中，在应激期间未给予额外类固醇类药物治疗的结果。Bromberg 及其同事前瞻性地研究了 40 名长期使用类固醇进行免疫抑制治疗的肾移植患者，这些患者因手术或急症而需要住院。尽管没有给予冲击剂量，也没有发现临床上显著的肾上腺功能不全病例[76]。

Glowniak 和 Loriaux 研究了每天至少服用 7.5 mg 糖皮质激素的患者，这些患者接受了大型手术[77]。在治疗组（冲击剂量）和对照组中均未发现临床上显著的肾上腺功能不全。2012 年和 2014 年，Zaghiyan 等完成了两项研究，关于类固醇药物治疗的需要接受肠道手术的炎症性肠病患者。基于这两项研究，他们得出的结论是，与接受冲击剂量的患者相比，在围手术期仅继续每日服用常规剂量类固醇并不会倾向于发生肾上腺功能不全[78,79]。此外，在这些研究中，尽管未给予围手术期类固醇，但接受过类固醇治疗但未积极用药的患者并未更易出现 AI 特征。

尽管如此，围手术期肾上腺危象仍是一种罕见但具有潜在灾难性的并发症，服用外源性类固醇的患者正处于该风险之中。鉴于肾上腺功能不全的罕见性和小规模研究反对使用冲击剂量类固醇治疗，在临床中麻醉医师仍继续使用保守治疗方案。

识别具有肾上腺功能不全风险的患者

通常一致认为围手术期需要应用类固醇冲击治疗方案的患者包括每天服用大于 20 mg 泼尼松或同等剂量的其他类固醇类药物，服用超过 3 周，或具有临床症状的库欣综合征患者。服用泼尼松少于 5 mg/d 或服用任何剂量少于 3 周的患者被认为具有完整的 HPA，不需要应用冲击剂量类固醇类药物[80]。既往使用过局部或吸入性甾体类药物的患者发生三类 AI 的风险极低[73]。

许多患者在这些类别之外。这些患者构成了一个中间群体，他们有 HPA 抑制的风险，但有限的证据支持使用冲击剂量类固醇治疗。对于这些患者而言，过量的类固醇可能有害。这一类患者包括：①每天服用 5 ～ 20 mg 泼尼松；②在过去 90 天内接受过硬膜外或关节内类固醇注射；③接受过皮质类固醇治疗，但在过去 1 年内停止治疗[81-85]。

这些患者当中哪些需要给予冲击治疗是一个争论不休的话题。目前还没有明确的指南。一种比较受欢迎但仍有争议的方法是在术前给予 250 μg 促肾上腺皮质激素（ACTH）进行兴奋试验，尽管还没有被证实能够准确预测哪些患者会发展为三发性 AI。该检测方法耗时且价格昂贵，因此在术前化验通常不切实际。另一种方法是省略应用负荷剂量，仅在出现 AI 表现后才给予抢救剂量的氢化可的松。

围手术期类固醇的补充

一旦决定使用冲击剂量类固醇，问题就转向剂量和持续应用时间。尽管文献中存在几种方案，但所有方案都同意患者在整个围手术期应服用常规的每日剂量，并且冲击剂量应反映手术压激的大小。2017 年，Liu 对该问题进行了全面的综述，其中包括建议的给药时间表[80]（表 40.1）。

如前所述，仅凭病史来识别具有三发性 AI 风险的患者十分困难。尽管如此，对患有炎性疾病（如类风湿性关节炎或炎症性肠病）的患者进行类固醇病史采集很简单，并且获得率可能很高。临床医生还应询问在过去 90 天内使用硬膜外类固醇的情况，以证实可能抑制肾上腺轴[81]。服用外用或吸入类固醇的患者发生三发性 AI 的风险极低[73]。

在有三发性 AI 风险的患者中，重要的问题是药物剂量、给药途径和治疗持续时间。以前的建议是将患者因应激而接受类固醇剂量增加 4 倍：①过时；②仅基于病例报告；③有可能增加发病风险，如伤口感染、消化道溃疡、葡萄糖耐量改变和吞咽困难[68]。合理的补充方法应考虑损伤程度以及患者的基线类固醇剂量。

对于所有手术，患者应在术前口服或肠胃外接

表 40.1 围手术期类固醇冲击治疗推荐剂量

手术类型	冲击剂量
小或中型手术	切皮前，静脉注射氢化可的松 50 mg+ 静脉输注 25 mg q8h × 24 h
大型手术	切皮前，静脉注射氢化可的松 100 mg+ 静脉输注 50 mg q8h × 24 h，然后逐渐减少剂量，每日剂量减半，直到达到日常剂量

q8h, 每 8 h

From Liu M, Reidy A, Saatee S, Collard C. Perioperative steroid management. Approaches based on current evidence. Anesthesiology. 2017;127(1):166-172

受每日剂量的类固醇。每天接受 5 mg 或更少强的松的患者不需要补充类固醇，因为他们仍然具有完整的 HPA。对于较小的手术应激（框 40.1），基于每日皮质醇分泌量，25 mg 氢化可的松的目标当量（表 40.1）可以克服手术应激。如果术后病程不复杂，患者可以在术后第 1 天恢复到以前的类固醇剂量。

对于中等程度的手术应激，皮质醇的产生速率表明，应将 50 ～ 75 mg/d 的氢化可的松或其等效剂量施用 1 ～ 2 天。在此之后，如果患者耐受和吸收口服药物，则可以恢复之前的口服方案。

对于较大的手术应激，每天给予 100 ～ 150 mg 的氢化可的松当量，持续用药 2 ～ 3 天，以避免三发性 AI。术后第 3 天停止使用该剂量，回到基线方案。

没有数据支持以下关点：对于正在接受超过预估应激程度的类固醇维持剂量的患者需要更高的围手术期剂量。也就是说，接受维持剂量高于先前估计应激程度的患者在术后不需要额外的激素覆盖 [86]。这些推荐的方案不需要长时间的缩减，因为很少或没有证据支持短期（即少于 48 h）抑制肾上腺功能。

皮质类固醇和脓毒症

麻醉医生也经常参与脓毒症和脓毒症休克患者的处理，虽然 ICU 医生处理的事件更多 [77]，但在该患者人群中使用皮质类固醇有很多争议。既往使用高剂量甲泼尼龙（30 mg/kg），但会增加死亡率和发病率，大约 25 年前放弃使用该方法 [87]。从那以后，使用低剂量皮质类固醇（< 400 mg/d）已成为脓毒症和脓毒症休克的主流治疗方案，但是临床试验的结果却与之矛盾。

在该患者人群中展开了四项临床随机对照研究，但结果却相互矛盾。2002 年，Annane 发现低剂量氢化可的松和氟氢可的松治疗 AI 的脓毒症休克患者可显著降低死亡率 [88]。然而在 2008 年，Sprung 的一项研究发现，低剂量皮质类固醇治疗并不能降低脓毒症和脓毒症休克患者死亡率 [89]。2014 年 Funk 设计的倾向匹配研究发现在大多数患者中，死亡率仅轻微降低 [87]。2018 年的两篇针对脓毒症休克中皮质类固醇史的大规模独立研究中，Venkatesh 发现使用小剂量皮质类固醇并不能显著降低死亡率，而 Annane 发现皮质类固醇和氟氢可的松确实可以显著降低死亡率 [90,91]。

当前两项指南提出了有关脓毒症和脓毒症休克中皮质类固醇治疗的建议。2017 年重症医学会提出建议，仅对容量和血管活性药治疗无效的脓毒症休克患者使用低剂量氢化可的松（< 400 mg/d），至少应用 3 天，但是该建议是有适用条件的，并且只有比较低的证据等级 [74]。2012 年《拯救脓毒症运动》指南同样建议使用氢化可的松 200 mg/d 治疗对于液体和血管活性药治疗无效的脓毒症休克患者，但同样也认为支持该建议的证据等级较低 [92]。

总之，尽管总体上证据仍存在矛盾和不足，但基本一致认为低剂量皮质类固醇治疗重症脓毒症休克患者可能改善死亡率。氟氢可的松似乎有效，但尚未得到充分研究。

麻醉医生比较关心的是，证据一致认为，脓毒症休克患者应避免使用依托咪酯。

框 40.1　手术应激程度分类

低

- 腹股沟疝修补术
- 结肠镜检查
- 腹腔镜手术

中

- 开腹胆囊切除术
- 肠切除术
- 外周血运重建
- 关节置换

高

- 体外循环
- 胰十二指肠切除术
- 食管切除术
- 主动脉手术

甲状腺疾病与麻醉

麻醉医师经常会遇到患有甲状腺功能亢进或甲状腺功能减退的患者。对于择期手术，这些患者的麻醉管理相对简单，往往不需要调整麻醉策略。但是，当患有正处于甲状腺功能亢进或甲状腺功能减退状态的患者进行手术时，容易出现问题。对于甲状腺功能非正常状态的患者，建议只针对危及生命的疾病进行手术治疗。甲状腺功能异常患者术后并发症高发，使择期手术成为一个冒险的抉择。下文将阐述有关未经治疗或控制的甲状腺疾病患者相关的麻醉问题。然而，由于急性甲状腺功能障碍患者接受手术治疗的发生率较低，并且缺乏有关管理策略的对照研究，因此基于循证学证据的指南建议有限。

甲状腺功能减退

甲状腺功能减退是一种相对常见的疾病，人群发生率大约为 1%，50 岁以上人群发生率大约为 5% [93]。其中绝大多数为女性患者。甲状腺功能减退最常见的（非医源性）原因是桥本甲状腺炎，这是一种由甲状腺组织抗体引起的自身免疫性疾病。患有这种疾病的患者应进行其他自身免疫性疾病的筛查，因为经常共同存在。下文针对这些患者的诊断和临床治疗展开综述 [94]。

麻醉医生关注的有关甲状腺功能减退的临床表现包括：对高碳酸血症和低氧血症的通气反应降低、胃排空延迟、组织间隙中的水清除率降低、体温调节能力改变以及心输出量下降和心动过缓。这些患者的麻醉药物剂量的需求略有下降，因此应相应减少阿片类药物、麻醉诱导药物和挥发性麻醉剂的剂量。

黏液性水肿昏迷是甲状腺功能减退最严重的情形，麻醉医生可能会在围手术期处理这些病例。黏液性水肿的常见原因包括创伤、烧伤、卒中、脓毒症、应用胺碘酮和术后状态。黏液性水肿昏迷的死亡率很高（超过 60%），但好在这种情况十分罕见。

这种情况的临床表现主要包括意识障碍、昏迷、心输出量下降、低钠血症、通气不足和低体温。黏液性水肿昏迷是内分泌的急症，应注意确保患者的气道、控制通气和循环支持，这类患者应转至 ICU 接受治疗。尽管体内总液体量增加，但这些患者往往表现为低血容量状态，如果发生血管扩张，则表现为严重的低血压。然而，并不建议体外复温，因为复温引起的血管扩张可能会进一步加重循环衰竭。甲状腺激素水平正常化可以使体温恢复正常。低血压应使用加热的静脉输液进行治疗。应慎用血管活性药物，因为可能会导致心律不齐。低血糖比较常见，但往往对葡萄糖输注反应良好。由于缺乏发热反应或白细胞增多，在完成血液培养后，应在未发生明显黏液性水肿昏迷的患者中开始广谱抗生素治疗。

黏液性水肿昏迷的终极治疗为静脉注射甲状腺激素。关于甲状腺激素（T4 或 T3）的选择和剂量在启动甲状腺激素替代治疗时仍有争议。从理论上讲，T3 是更合理的选择，因为它是细胞水平的活性甲状腺激素。此外，T4 通过脱碘酶转化为活性 T3，而在黏液性水肿昏迷患者中脱碘酶水平被抑制。所以一些研究人员建议 T3 作为替代选择。然而 T3 价格昂贵，难以获得，并且可能有致心律失常作用。此外，也没有对照研究证明 T3 有更好的结果。因此，大多数研究者建议静脉使用 T4 作为替代激素治疗，建议的负荷剂量为静脉注射 200 ~ 500 μg，然后每日注射 50 ~ 100 μg。还应开始加用糖皮质激素治疗（氢化可的松每 6 h 静脉注射 50 mg），因为这些患者的 AI 发生率很高。在开始治疗前测量皮质醇水平，如果发现随机水平大于 25 μg/dl，可以停用糖皮质激素治疗 [93]。

甲状腺功能亢进

Graves 病或甲状腺毒症是甲状腺功能亢进的最常见原因，由于存在针对甲状腺激素受体的自身免疫抗体而引起。这些自身抗体会刺激 TSH 受体并导致甲状腺激素的过量产生。临床上，明显的甲状腺功能亢进表现为心动过速、震颤、腹泻、眼病和甲状腺肿。腹泻可能严重到足以引起血容量不足、酸碱异常和电解质紊乱。麻醉医生应特别注意甲状腺肿大，因为它可能大到足以在麻醉诱导时引起气道阻塞。在麻醉之前，应评估病史（如仰卧位的呼吸急促），以及辅助检查（如体位流速容量环和 CT）。巨大甲状腺肿的情况下建议进行清醒气管插管，并在阻塞远端放置通气管。拔管应在手术室或 ICU 中进行，并在最佳条件下完成（神经肌肉阻滞药物完全逆转和最佳意识水平）。巨大甲状腺肿在接受甲状腺切除术后，有可能发生气管软化和塌陷，因此需要密切观察。

甲状腺毒症进展为甲状腺危象也极其罕见。大多数情况下，甲状腺危象是由甲状腺相关操作引起的，如甲状腺手术、使用含碘造影剂（Jod-Basedow 效应）和停用抗甲状腺药物。其他常见的诱因包括手术、创伤、卒中、分娩和严重感染 [93]。甲状腺危象的临床表现是由交感神经刺激引起的，包括高热、精神状态改变、心动过速、高心输出量（可能诱发心力衰竭）、高血压、脉压增大和心律失常。

甲状腺危象的治疗需要将患者转入 ICU，因为需要很多支持治疗，包括阻断甲状腺激素的外周作用、阻断甲状腺激素的合成以及治疗诱因。最初的治疗包括用硫脲类药物、丙硫尿嘧啶（PTU）或甲巯咪唑抑制碘的结合。PTU 具有抑制 T4 向 T3 转化的作用。PTU 的负荷剂量为 600 ~ 1000 mg，随后分 4 次分别给予 1200 mg/d 的剂量。如果无法口服，PTU 也可以被直肠吸收。下一步治疗是使用碘剂，抑制已合成的甲状腺激素释放。PTU 和甲巯咪唑仅抑制新的甲状腺激素的形成，而对已合成的激素释放没有影响。硫脲和碘剂的给药之间应该间隔若干小时。如果在阻断甲状腺激素合成之前给予碘剂，可能会出现甲状腺激素的大量释放（Jod-Basedow 效应）[93]。拮抗应激的类固醇剂量（氢化可的松 100 mg 静脉注射，每日 3 次）也可以阻断甲状腺激素的释放。

在抑制甲状腺激素释放和合成的同时，应使用 β 受体阻滞剂拮抗甲状腺激素的外周作用。普萘洛尔是最常用的 β 受体阻滞剂，但也可以使用其他高选择性的 β 受体阻滞剂，如美托洛尔和艾司洛尔。β 受体阻滞剂也具有阻断 T4 向 T3 转换的作用。

甲状腺激素与心脏手术

甲状腺激素对心脏的影响早已被大家熟知。此外，体外循环后 T3 降低，导致低心输出量和高全身血管阻力状态。研究表明，甲状腺激素是一种正性肌力和血管扩张剂，因此临床研究评估甲状腺激素在体外循环结束后治疗中的作用。

在接受冠状动脉旁路移植术（CABG）的成年患者中，T3 水平较基线水平降低了 50% ~ 75%，并在术后的前 1 ~ 4 天持续处于低水平状态。发生这种情况的确切原因尚不清楚。可能的机制包括低体温和 IL6 水平升高，这两种机制都可能导致 T4 向 T3 的转化降低，或 T3 的半衰期降低 [95]。

初步临床研究表明，对接受 CABG 的患者使用 T3 可改善血流动力学和整体预后。然而，这些研究仅是小规模的研究，主要基于经验。然而这些初步研究延伸出大规模的随机对照研究。大多数研究结果显示，对正性肌力药物的需求减少，但两组之间的整体结果相同。有趣的是，在一些研究中，发现房颤的发生率较低。令人惊奇的是，甲状腺功能亢进的患者更容易发生心率失常。值得注意的是，迄今为止进行的研究均未证实治疗组不良事件的风险增加。尽管缺乏明确的结局表明获益，但甲状腺激素在 CABG 患者中的潜在作用确实存在，值得进一步研究 [95]。

HPA 的改变导致甲状腺功能减退也通常发生于脑死亡的器官供体中。血流动力学支持方案包括使用甲状腺激素替代治疗，研究表明对血管活性药物的需求减少，移植器官数量大幅增加。因此，任何血流动力学不稳定的接受血管活性药物治疗的供体患者都应考虑接受甲状腺激素替代治疗 [96]。

钠

低钠血症

低钠血症定义为血清钠浓度低于 135 mEq/L，可以表现为低渗、高渗或等渗状态。高渗低钠血症（血浆渗透压增加）主要由葡萄糖或甘露醇等溶液引起，或者见于经尿道前列腺切除术（transurethral resection of the prostate，TURP）中。

在围手术期或危重症患者中，最常见的低钠血症是低渗性低钠血症，可发生在等容、高容量或低血容量状态，三者都涉及肾的水排泄障碍以及持续摄入稀释液。

等容性低钠血症在水潴留和缺少钠摄入时发生，无水肿的临床表现。这种情况最常见的术后原因是抗利尿激素分泌失调综合征（SIADH），这可能是由肺部或颅内肿瘤、感染、术后疼痛（继发于交感神经激活）以及三环类抗抑郁药或阿片类药物引起。

低血容量性低钠血症通常由于胃肠道的丢失、第三间隙失水或肾上腺功能不全引起。

高容量性低钠血症的特征是水肿状态，如充血性心力衰竭、肝硬化和肾衰竭。这种状态的特征是钠保留与不成比例的大量水。

低钠血症的管理。当血清钠水平大于 125 mEq/L 时，患者通常无症状。血清钠水平更低通常会表出现症状，尤其是在低钠血症迅速发展的情况下。症状包括恶心、呕吐、视觉障碍、意识水平降低、精神状态改变、癫痫发作、反射障碍、体温调节功能丧失、肌肉痉挛和虚弱。脑水肿开始表现为钠浓度为 123 mEq/L，如果进展迅速，可能导致小脑幕裂孔疝。血清钠水平低于 100 mEq/L 可能会出现心脏症状，并可能导致肺水肿、高血压和心力衰竭。

无症状低钠血症建议使用高渗盐水以 0.6 ~ 1 mmol/（L · h）的速率输注，直到血清钠浓度达到 125 mEq/L。然后，丢失的一半在 8 h 内补充，其余一半应在 1 ~ 3 天内补充。还建议同时使用呋塞米治疗，以避免液体超负荷。这种组合的另一个优点是，呋塞米治疗相当于给药一半的生理盐水，因此有助于纠正 [96]。有症状性低钠血症患者的血清钠浓度应提高 3 ~ 7 mmol/L。低钠血症的过度快速纠正会使患者处于渗透性脱髓鞘的风险中。当血清钠在 24 h 内增加超过 12 mmol 时，通常会发生这种情况。

低钠血症需要补充的钠剂量计算可以基于以下

公式：

$$剂量 = （体重 \times 140 - [Na^+]） \times 0.6$$

当剂量以 mEq 为单位时，患者的体重以 kg 为单位，$[Na^+]$（钠浓度）以 mEq/L 为单位。

低钠血症的治疗涉及两个基本途径：提高低钠水平，同时治疗原发病因。在低血容量性低钠血症的情况下，生理盐水（308 mOsm/L）通常足够，而在正常血容量或水肿的情况下，限制液体摄入有良好的治疗效果。用高渗盐水（513 mEq/L）、液体限制和呋塞米可以有效地控制严重昏迷或癫痫发作。

血管加压素受体拮抗剂托伐普坦（口服）和康尼伐普坦（IV）成为低钠血症治疗的新药物。许多研究证据表明，这些药物可以治疗由 SIADH、心力衰竭和肝硬化引起的低钠血症 [97]。现有指南一致认为，普坦类药物不适用于急性低钠血症或伴有严重症状的低钠血症的治疗 [97]。这些药物主要通过拮抗肾血管紧张素 2 受体并随后限制水的重吸收来增加血清钠 [98]。尽管有能力提高血清钠，结果数据却很少。目前尚无数据支持使用普坦类药物可以减少死亡率；然而，有一些证据表明患者的神志状态、液体容量、身体功能和呼吸状态得到改善 [97]。从麻醉角度来看，尚无关于围手术期使用这些药物的证据。

普坦类药物也有一些显著的不良反应。据报道，多达 23% 使用托伐普坦的患者发生钠过度矫正，尽管并未导致临床上显著的不良结果，但确实可能诱发渗透性脱髓鞘综合征的可能 [99]。使用托伐普坦也观察到明显的肝酶异常，也引起人们对其在肝硬化患者中的使用的担忧 [100]。

结局。对于麻醉医生来说，治疗低钠血症的挑战主要来自合并肝、肾或心脏疾病的患者。急性低钠血症的耐受性比慢性低钠血症好得多，手术前没有必要将血清钠水平恢复到正常水平。通常，在血清钠大于 130 mEq/L 的水平下脑水肿发生率极低。Leung 等 2012 年的一项大型队列研究发现，术前低钠血症（定义为 $[Na^+] < 135$ mmol/L）与 30 天死亡风险增加、冠脉相关事件、伤口感染、肺炎和住院时间延长密切相关 [101]。低钠血症严重程度也与风险增加相关。目前尚未有数据显示血清钠水平可能会增加麻醉风险。一些研究者可以接受的血清钠水平下限为 131 mEq/L。此外，仅仅纠正低钠血症对于降低手术风险的作用微乎其微，因为血清钠水平往往反应存在潜在重大疾病，这类疾病应该是术前干预的目标。

高钠血症

高钠血症定义为血清钠浓度超过 145 mEq/L。低钠血症和高钠血症之间的主要区别在于，所有高钠血症患者都是高渗性的。此外，这些患者总是自由水耗尽的状态。总体水（total body water，TBW）被认为约占体重的 60%（以 kg 为单位）。

缺失的自由水计算公式：

$$缺失的自由水 = [0.6 \times 患者体重 \times [1 - (140 \div [Na^+])]]$$

其中患者的体重以 kg 为单位，$[Na^+]$ 是以 mEq/L 为单位。

发生高钠血症必须存在以下三种情况之一：失水、水摄入减少或钠摄入过多。

失水的类别包括不显性失水，如大汗、烧伤、发热、胃肠道丢失和肾原因（中枢性或肾源性尿崩症）。钠摄入增加的主要原因通常是医源性的，比如心肺复苏期间过量输注碳酸氢钠等。

通过下丘脑渗透压感受器感知的抗利尿激素（ADH）和口渴感觉是人体对抗高钠血症发展的两个基本机制。当血浆渗透压超过 275 ~ 285 mOsm/kg，机体的第一反应是释放 ADH，但口渴是更重要的预警信号。除非患者无法摄入水或无功能性口渴反射，否则很难发生严重的高钠血症。

尿崩症是由于缺乏 ADH（中枢性尿崩症）或肾小管对 ADH 无反应（肾源性尿崩症）所致。中枢性尿崩症的常见病因包括头部外伤、神经外科手术、缺氧 / 缺血性损伤和肿瘤。所有这些疾病的特征都是缺乏 ADH。在肾源性尿崩症中，ADH 的产生和分泌正常，但肾对其的反应性却不正常。最常见的病因是锂中毒、高钙血症和渗透利尿（见于高血糖高渗性非酮症综合征）。尿液渗透压低于 300 mOsm/L 且血清钠高于 150 mEq/L 应怀疑尿崩症。

高钠血症管理。无论高钠血症的病因如何，症状主要表现在神经系统。头痛、虚弱、头晕、易怒、在严重的情况下可以观察到癫痫发作或昏迷。在 TBW 减少的情况下，当脱水严重时，会出现低血压、中心静脉压降低、心动过速和少尿。肾小球滤过率降低，因此血尿素氮（BUN）和血清肌酐（Cr）可能会升高。如无外周水肿则说明 TBW 的减少是高钠血症的原因。在全身钠过量的情况下，高血压和水肿可能是主要的临床表现之一。

高钠血症的治疗旨在治疗高钠和潜在疾病。中枢性尿崩症患者可以使用去氨加压素（DDAVP，一种具有 ADH 活性的合成肽）补充 ADH。在由 TBW 不足引起的高钠血症的情况下，补充自由水需慎重。钠水平应降低 0.5 mEq/h 或 12 mEq/d，以避免发生脑水肿。在最初的 12 ～ 24 h 内，自由水的补充应为总量的一半，此后应缓慢纠正。

结局。对于麻醉医生来说，管理高钠血症的重点是低血压，其次是脱水和药物引起的血容量不足。正压通气会使这些情况变得更糟。从理论上讲，这些患者对非去极化神经肌肉阻滞剂的敏感性增强，因为这些药物的分布降低。当体内钠总量过量时，麻醉医生必须意识到血管内容量的增加。Ceconi 等的一项研究包括超过 45 000 名非心脏外科手术患者，发现术前［Na^+］＞ 50 mmol/L 与死亡率增加独立相关（OR，3.4；95% CI，2.0 ～ 6.0）[102]。这些数据表明，将该值作为择期手术的界值可能合理。

钾

钾与钠在体内分布上有很大差异。体内大约 98% 的钾存储在细胞内。全身和血清钾水平受激素和肾调节。血清钾水平的急性变化比慢性变化耐受性差，因为慢性变化允许血清和细胞内储存钾随时间达到动态平衡，从而使兴奋细胞（心脏和中枢神经系统）的静息膜电位恢复到大致正常水平。

低钾血症

低钾血症（＜ 3.5 mEq/L）与摄入减少、细胞内转移增加（碱中毒、胰岛素和 β2 肾上腺素能药物）、胃肠道或尿液丢失增加，以及出汗过多有关。血清钾水平降低也反映了全身钾储备有较大的变化。血清钾减少 1 mEq/L 代表全身钾不足 50 ～ 200 mEq。低钾血症可导致肌无力和瘫痪、横纹肌溶解（血清钾水平＜ 2.5 mEq/L）、高血糖和肾功能不全。

服用利尿剂的患者发生低钾血症的概率为 10% ～ 50%。然而，尽管服用利尿剂的患者会出现一定程度的低钾血症，但许多初级保健单位仍不愿意进行口服补钾治疗 [103,104]。

低钾血症最受关注的表现为心血管系统。这些疾病的范围可能包括自主神经病变、收缩力下降、传导阻滞，可能会进一步诱发致命性的心律失常。心电图变化包括 ST 段异常（通常是压低）T 波变平或倒置，以及 U 波振幅逐渐增加 [105]。这些心电图变化几乎是发生在血清钾水平＜ 2.3 meq/L 时 [106]。心电图形态学改变与钾耗竭的严重程度无关。此外，尽管 U 波不是低钾血症的特异性表现，但却是这种情况的敏感指标。心脏缺血、左心室肥厚和使用洋地黄都会增加低钾血症引起心律失常的风险。

治疗。低钾血症的主要的治疗原则是快速补钾风险极高，除非在危及生命的情况下。在持续 ECG 监测下，成年人的推荐补充速率为 10 ～ 20 mEq/h。

结果：没有数据表明血钾水平＞ 2.6 mEq/L 的患者接受麻醉后并发症或死亡率增加。结果显示低钾血症患者进行麻醉或手术是由多因素决定的 [107,108]。必须综合考虑手术的紧迫性、酸碱平衡或紊乱、用药史、疾病发作和严重程度。此外，回顾性研究认为相当大的风险归因于补钾治疗 [109]。一项队列研究纳入 16 048 名住院患者，其中 1910 名患者接受口服补钾治疗。其中 7 例患者发生高钾血症并且死亡，钾治疗组并发症的发生率为 1/250。

三项独立的研究通过术前检查血钾水平来评估心律失常发生率和低钾血症水平之间的关系 [108,110]。Vitez 等发现中度低钾血症（3 ～ 3.4 mEq/L）中心律失常的发生率与严重低血钾（＜ 2.9 mEq/L）或血钾正常的患者（＞ 3.4 mEq/L）没有差异 [108]。另一项纳入 2402 例行择期 GABG 患者的研究发现，血清钾水平＜ 3.5 mEq/L 是围手术期和术中发生严重心律失常以及术后心房颤动 / 扑动的独立风险因素 [110]。

尽管有建议指出低钾血症患者在接受择期手术前应补充钾剂，但证据尚不确定。一项研究纳入 21 名患者，每日服用氢氯噻嗪 50 mg，每天 2 次，持续 4 周。这些患者在接受利尿剂治疗时发生了低钾血症，但并没有明确的心脏病史或其他药物摄入史。动态心电图结果显示，33% 的患者发生了室性心律失常，包括室性期前收缩（premature ventricular contraction，PVC）到室性心动过速。补钾治疗可以使患者的室性异位节律次数从每小时 71.2 次降至 5.4 次 [111]。

患者对低钾严重程度的敏感性各不相同。多数研究已经证明中度和重度低钾会导致相应并发症 [103,111,112]，即使轻微的低钾也会导致心室异位节律。多风险因素干预试验纳入 361 662 例患者，其中 2000 余例患者因高血压接受了利尿剂治疗。血清钾降低幅度更大的患者更容易发生 PVC[103]。

很难推荐某一血清钾水平，低于该水平应取消择期手术。一些专家建议如果血清钾水平低于 2.8 mEq/L，则推迟择期手术。但是，必须考虑低钾血症的病因和低钾血症的严重程度。随着越来越多关于低钾血症的安全性和危险性的报道，在医院中快速治疗血清钾水平变得越来越重要。

高钾血症

高钾血症（> 5.5 mEq/L）的三个主要诱因包括：摄入增加、尿排泄减少和跨细胞转运［糖尿病酮症酸中毒（diabetic ketoacidosis，DKA）、酸中毒、β 肾上腺素能阻滞剂、琥珀胆碱、洋地黄中毒］。麻醉医生特别担忧的是长时间缺血后血管床的缺血再灌注，例如肝移植后的缺血再灌注时期。酸中毒会导致细胞内钾流出，因此再灌注时，患者可能会推注大量钾，由于无法迅速重新分布，可能导致致命的高钾血症。人为造成的高钾血症可由细胞成分溶解引起，特别是输注血液制品。肾上腺功能不全是高钾血症的另一个潜在原因（见后文）。

麻醉医生在管理高钾血症患者时最关键的问题是心功能异常。高钾血症会降低心脏传导细胞的静息膜电位，并降低动作电位持续时间和上行速度。在严重的高钾血症状态下，心肌的去极化和复极化速率降低，导致 QRS 波逐渐增宽，并与 T 波融合，从而在 ECG 上表现为正弦波。

高钾血症的最早表现是 T 波高尖。该表现并不是高钾血症的确定诊断，但是当血清钾水平为 7 ~ 9 mEq/L 时，T 波几乎都表现为高尖。当钾水平超过 6.7 mEq/L 时，高钾血症的程度和 QRS 波时限密切相关。随着血清钾水平超过 7 mEq/L，会出现房内传导阻滞，表现为 P 波振幅降低和 PR 间期延长。当血清钾水平接近 10 ~ 12 mEq/L 时，QRS 波逐渐趋于正弦波，进而诱发心室颤动，甚至心搏停止 [106]。

如果存在明显的 ECG 异常，则应在 3 ~ 5 min 内静脉推注 10% 氯化钙溶液 5 ~ 10 ml 以稳定心肌细胞膜。氯化钙对心肌作用仅持续 30 ~ 60 min。高钾血症的治疗方法还包括胰岛素（10 单位 Reg IV）、50% 葡萄糖（50 g）、碳酸氢钠（1 mmol/kg）和过度换气。胰岛素、葡萄糖和碳酸氢盐会在 10 ~ 20 min 内降低血清钾水平，效果持续 4 ~ 6 h。手术室外还可以采用透析、利尿剂、β 受体激动剂和交换树脂这些公认的治疗方法。

急性高钾血症比慢性高钾血症耐受性差。慢性高钾血症最常见的病因为肾衰竭。建议血清钾水平 > 5.5 mEq/L 的患者术前进行心电图检查。很难推荐某一血清钾水平，高于该水平应取消择期手术。一些专家建议将 5.9 mEq/L 作为安全界值，因为当血清钾水平超过 6.0 mEq/L 时，ECG 开始出现变化。对于择期手术，如果血清钾水平超过 6.0 mEq/L，应考虑透析治疗，尽管也缺乏数据支持。大多数临床医生都认为临床表现和心电图变化是最重要的指标。

镁

镁是仅次于钾的细胞内第二丰富的阳离子。在全身镁中，99% 存在于细胞内（主要存在于骨骼中），只有 1% 存在于细胞外。在镁循环中［0.8 ~ 1.2 mmol/L（1.9 ~ 2.9 mg/dl）］，50% 是游离和生物活性的。血清镁主要由内在肾机制调节。镁是 300 多种细胞反应的重要辅助因子，包括能量代谢和 Na^+/K^+-ATP 酶泵的维持。镁还可调节血管张力，是内源性 Ca^{2+} 拮抗剂，并在核酸和蛋白质合成中起作用。

低镁血症

低镁血症（< 1.5 mEq/L）主要由三个原因引起：细胞内转移、胃肠道丢失和肾丢失。细胞内转移的常见原因包括胰腺炎、横纹肌溶解或胰岛素治疗期间组织螯合。过度的胃肠道丢失可能包括吸收不良、腹泻、鼻胃管吸引或瘘管引起。长期饮酒会导致镁大量流失，大多数住院患者可表现为低镁血症。肾萎缩最常见的原因是药物毒性，环孢素、两性霉素 B、洋地黄、氨基糖苷类和利尿剂是常见诱因。

低镁血症影响多器官系统，包括心血管（心律失常、血管痉挛、心绞痛）、神经肌肉（无力、痉挛、癫痫、抽搐）和胃肠道系统（厌食、吞咽困难、恶心）。

低镁血症的治疗取决于起病是急性或慢性。急性低镁血症可以静脉注射硫酸镁治疗。低镁血症常伴有低钾血症，应注意补充钾。治疗为在 8 ~ 12 h 内给予 1 ~ 2 mEq/kg 硫酸镁，并严密定期评估电解质水平。镁缺乏的表现包括心律不齐，而镁的储备不足并未反映在血清水平中。对于危及生命的急性心律失常，应在 5 min 内服用 2 ~ 4 g 硫酸镁，同时密切监测血压和心率。在有症状、危及生命的情况下，应监测动脉血压、深肌腱反射和血清镁浓度。在严重镁缺乏但尚未发生心律失常的情况下，给药时间可以从 5 min 延长到 3 h。慢性无症状的镁缺乏通常采用口服镁剂治疗。

与其他电解质紊乱一样，镁离子缺乏的严重程度与造成镁离子缺乏的病理生理原因有关。目前已知酒精中毒和营养不良会显著增加麻醉风险。目前尚无数据直接证明低镁血症会增加麻醉风险和不良预后。

从理论上讲，血清镁水平降低会减少神经肌肉阻滞剂的有效性，但这个假设还没有被证实。冠心病ICU研究数据显示注射镁剂可以减少心律失常的发生率和严重程度。围手术期研究数据显示，镁剂可以降低肾上腺素能介导的心律失常，在不干扰β受体激动剂发挥支气管扩张作用的同时，有利于舒张支气管平滑肌[113]。

镁在急性心梗中的作用已被广泛研究。理论上，镁对心肌的益处很多。首先，镁在冠状动脉血管张力调节中发挥重要作用。其次，它有助于稳定心肌细胞膜，减少心律失常的发生率。最后，镁在体外和体内可降低血小板聚集。这些特性使得镁在心肌缺血的治疗中是很有吸引力的治疗方法。

小型早期研究表明，当患者接受镁治疗时，死亡率明显降低。然而，之后的大规模研究未能重复这些早期结果。因此，在心肌缺血的情况下，不推荐镁作为补充性治疗，除非有低镁血症存在[114]。

此外，虽然镁被广泛用于心脏手术以减少心房和心室节律异常的发生率，但有证据表明镁可能对血小板功能产生不利影响。尽管在最近的一项研究中已经证实了，但还没有研究表明镁会导致搭桥术后出血增加[115]。因此，在没有数据表明出血风险增加的情况下，仍建议使用镁，因为它对减少心律失常是有益的。

高镁血症

在肾功能正常的患者中，发生高镁血症（> 2.5 mEq/L）极为罕见。肾衰竭患者摄入含镁抗酸药或泻药后可能会出现高镁血症。锂中毒、甲状腺功能减退和肾上腺功能不全也是其诱因之一。需要注意的是，临床表现严重程度与镁的血清值没有直接关系。中枢和外周神经肌肉相关症状是高镁血症的主要并发症。这些包括精神状态改变、昏迷、深肌腱反射减少、呼吸肌无力和麻痹。

高镁血症相关的心电图变化与血清水平相对应。血清镁在5 ~ 10 mg/dl，会出现心脏传导阻滞、QRS波群增宽以及PQ间期延长。镇静、通气不足、深肌腱反射消失和肌无力出现在20 ~ 34 mg/dl，低血压、心动过缓和弥漫性血管舒张发生在24 ~ 48 mg/dl。反射、昏迷和呼吸麻痹发生在48 ~ 72 mg/dl。

治疗。镁的去除可以通过液体治疗合并利尿剂治疗完成。对于危及生命的情况，注射钙剂可以逆转神经肌肉和稳定心肌细胞膜，同时采用透析去除多余的镁。

磷

磷以磷酸盐形式的平均分布在细胞内和细胞外。体内磷酸盐85%储存于骨骼中，55%以游离形态参与循环、33%为络合物、12%与蛋白质结合。正常血清磷酸盐水平为1.3 ~ 8.0 mmol/L（12.3 ~ 7.6 mg/dl）。血清磷酸盐受甲状旁腺和肾调控。磷酸盐在能量存储中起着不可或缺的作用，并负责三磷酸腺苷和磷酸肌酸中的高能磷酸盐键。磷酸盐是核酸、磷脂和细胞膜的主要成分，也是第二信使系统的重要组成部分，包括环磷酸腺苷和磷脂酰肌醇。此外，作为2,3二磷酸甘油酸分子的一部分，在血红蛋白运载氧中起着至关重要的作用。

低磷血症

临床中低磷血症是指血清磷水平低于2 mg/dl，当血清磷水平低于1.0 mg/dl时被认为是严重的。低磷血症的主要病因包括细胞内转移、脓毒症、碱中毒、酒精中毒（50%为酗酒的住院患者）、糖尿病酮症酸中毒和水杨酸盐中毒。与镁和钙相似，磷低于正常水平会导致灾难性的神经肌肉并发症，包括呼吸肌麻痹、中枢神经系统变化和骨骼肌病变。血液表现（溶血和血小板功能受损）较少见。

与其他的电解质紊乱一样，治疗前应明确潜在的病因。通常需要检测动脉血气、钙离子和镁离子以及血清和尿磷的测量。当血清磷酸盐水平低于2 mg/dl时，24 h尿磷酸盐水平大于100 mg，提示可能合并肾病。治疗包括静脉注射磷酸钾（每6 h注射2.5 ~ 5.0 mg/kg）。给药速度不应超过0.25 mmol/kg，至少在4 ~ 6 h内输注完，以避免低钙血症和组织损伤。避免高磷血症至关重要，因为磷和钙结合在一起会导致低钙血症。磷酸钙沉积可发生在眼、心脏、肺、脉管系统和肾中，长期透析患者多见。对于磷含量大于2 mg/dl，可以使用口服磷酸钠溶液。由于可能会引起严重腹泻，因此通常限制为30 mmol/d（1 g/d）。

目前尚缺乏低磷血症与麻醉结局相关的研究数据。

高磷血症

高磷血症（血清磷酸盐水平> 4.5 mg/dl）主要

由肠道吸收增加、肠外给药、肾功能不全、肾衰竭、甲状腺功能亢进或大量细胞外转移引起，如脓毒症、体温过低或体温过高、横纹肌溶解或肿瘤溶解综合征。临床表现较少，通常以潜在病因的症状为主。在肾功能正常的情况下，甲状旁腺功能减退会引起高磷血症。血清磷酸盐浓度的快速升高可导致严重的低钙血症，并可导致钙和磷酸盐的明显沉淀。

一线治疗包括给予与磷酸盐结合的抗酸剂，如含铝的抗酸药物和硫糖铝、柠檬酸钙或碳酸钙。静脉输液和乙酰唑胺可有效增加尿液磷酸盐的排泄。磷的摄入量应低于 200 mg/d。肾衰竭患者往往需要透析治疗。

钙

钙是一种常见的阳离子，参与许多细胞功能，包括心肌收缩的持续时间和强度、血管平滑肌收缩、气道和子宫中的平滑肌收缩以及参与细胞凋亡。钙对血小板聚集和功能也有影响 [116-120]。

钙以游离的状态存在于细胞外血浆中，并与其他分子结合。大多数结合钙（80%）与白蛋白相关。校正改变白蛋白浓度的数学公式可能是不准确的，因此应测量钙以确定精确的钙离子浓度 [121]。总钙 45% 具有生物活性，以游离的形式存在，正常浓度为 4.5 ～ 5.0 mg/dL。

钙离子浓度受血液 pH 的影响。pH 每增加 1 个单位，钙离子浓度降低 0.36 mmol/L；因此，代谢性碱中毒患者通常发生低钙血症也就不足为奇了 [122,123]。

钙稳态是通过甲状旁腺激素（PTH）、降钙素和维生素 D 来维持的，这些物质主要作用于骨骼、肾和胃肠道。

低钙血症

低钙血症定义为血清钙低于 4.5 mg/dl。其最常见的围手术期原因是甲状腺手术后的甲状旁腺功能减退。低钙血症也可能由多种疾病引起，如胰腺炎、营养不良和继发的维生素 D 缺乏症、脑膜炎双球菌脓毒症和一些重症疾病。低钙血症也可能由血管内容量变化或透析引起。阴离子结合钙（如柠檬酸盐和磷酸盐）的突然增加会导致低钙血症。

低钙血症的临床表现包括口周麻木、感觉异常、肌肉痉挛以及烦躁等精神状态改变。随着低钙血症的严重程度增加，逐渐会出现神经肌肉和心脏的表现，包括 Chvostek 征（通过敲击耳朵前面的面神经引起的肌肉痉挛）和 Trousseau 征（由血压袖带膨胀 3 ～ 5 min 或敲击正中神经引起的腕部压力引起的腕部痉挛）。精神状态改变、惊厥抽搐、低血压和心力衰竭也可能发生 [124,125]。

急性低钙血症通过延长心脏动作电位的第 2 阶段而降低心脏功能，导致心电图上 ST 段和 QT 间期延长。这很重要，因为 QT 间期延长是心律失常和猝死的独立风险因素。发生心搏骤停的患者通常会伴有低钙血症 [126,127]。对于患有心脏疾病且使用 β 受体阻滞剂的患者，低钙血症可导致严重的心力衰竭 [128,129]。尽管长期低钙血症患者可能具有正常的心脏功能，但仍希望将其钙浓度维持在正常范围内，尤其是在潜在心脏病的背景下。还应考虑是否合并其他电解质异常，如镁浓度的变化 [130]。

低钙血症的成功治疗在于首先纠正酸碱紊乱。当钙的血浆浓度降至 3.5 mg/dl 以下或低钙血症症状（低血压、手足抽搐）明显时，建议治疗。治疗包括静脉内给予钙盐、氯化钙（1.36 mEq/ml）或葡萄糖酸钙（0.45 mEq/ml）。氯化钙（2.5 mg/kg IV）或葡萄糖酸钙（7.5 mg/kg IV）就其增加钙浓度的能力而言是等效的。通常在血清钙浓度接近 4 mEq/L 或 ECG 恢复正常之前持续给药 [131]。

低钙血症患者麻醉管理的目标是确定这种情况的病因，防止血清钙浓度进一步降低，并治疗低钙血症的不良心血管影响。

术中低血压可能代表低钙血症时麻醉药物产生的过度心脏抑制。在低钙血症的情况下，对于非去极化肌松剂的作用可能会被夸大。血清钙浓度的急性降低可能会伴随凝血功能障碍、骨骼肌痉挛和喉痉挛。

快速输血治疗（如每 5 ～ 10 min 500 ml）、代谢降低或柠檬酸盐消除、肝硬化或肾功能不全均可导致低钙血症。在低钙血症的情况下，很少有数据支持柠檬酸盐中毒的易感性 [132]。在所有低钙血症患者的围手术期应继续进行连续心电图和血压监测。

目前，尚无关于围手术期低钙血症和麻醉结局令人信服的研究数据。

高钙血症

高钙血症定义为血清钙浓度大于 5.5 mEq/L。最常见的原因是甲状旁腺功能亢进和恶性肿瘤细胞释放 PTH 相关肽（PTH-related peptide，PTHrp）。肺部受累，如肉芽肿性疾病（如结节病）、维生素 D 中毒和需要制动是较少见的原因。此外，噻嗪类利尿剂和锂剂等药物可引起高钙血症[133,134]。

高钙血症的临床表现主要来自中枢神经系统、神经肌肉接头、心脏、肾和胃肠道的作用。最早的症状和体征包括镇静和呕吐。血清钙浓度升高（7 ~ 8 mEq/L）受肾浓缩功能影响导致多尿。钙浓度升高可导致肾结石的形成，并最终导致少尿性肾衰竭。血清浓度超过 8 mEq/L 会导致心脏传导功能异常，如 PR 间期延长、QRS 波群增宽以及 QT 间期缩短。

治疗高钙血症的主流方法是采用 0.9% 生理盐水以约 150 ml/h 的速度进行水化治疗[135]。这用于通过稀释降低钙浓度，钠抑制肾小管对钙的吸收。生理盐水水化治疗每 4 h 联合使用利尿剂（如呋塞米）可降低容量超负荷的风险，并有助于钙排泄。治疗目标为每天尿量为 3 ~ 5 L。重要的是要确保在这种情况下减少骨骼中钙的丢失。血液透析和双磷酸盐疗法可用于治疗危及生命的高钙血症病例，以迅速降低血清钙浓度。降钙素可立即降低血清钙浓度，但其作用短暂。在恶性肿瘤中，普卡霉素也可有效降低钙浓度，但血小板减少症、肝毒性和肾毒性限制了其使用。

高钙血症的麻醉管理包括上文提到的生理盐水水化治疗联合利尿治疗。为了监测钙增加对心脏传导的不利影响，在围手术期必须持续监测心电图。维持酸碱平衡至关重要，因为碱中毒会降低钾浓度并不受钙浓度的干扰。对非去极化肌松剂的作用尚不明确，但高钾血症状态下骨骼肌无力可能需要相应减少药物的剂量。

氯化物

氯化物是 ECF 中的主要细胞外阴离子，并且是肾滤过后的主要可重吸收阴离子，它与两种不同的酸碱失衡有关。

低氯血症

低氯血症（< 96 mEq/L）是由于胃液或尿液丢失过多导致低氯血症性碱中毒引起的。氯化物的消耗导致氯化物向收集小管的输送减少，导致碳酸氢盐排泄有限，这是由于碳酸氢盐交换的相互依赖性所致。如果可用于重吸收的氯化物较少，则必须通过增加质子分泌，用碳酸氢盐重吸收更多的钠。因此，代谢性碱中毒通常可分为氯化物反应性和氯化物抗性。

氯化物反应性碱中毒（尿氯化物< 15 mEq/L）在住院患者代谢性碱中毒中占大多数，由胃酸丢失、利尿治疗、容量消耗或肾代偿性高碳酸血症引起。在这种情况下，氯化物替代治疗是主要的治疗方法。由于容量消耗是常见的病因，0.9% 生理盐水输注是最常见的方法。

麻醉医生很少会遇到氯化物抗性碱中毒（尿氯化物> 25 mEq/L）。最常见的原因是盐皮质激素过量或钾耗竭。治疗主要是氯化钾形式的替代治疗。

高氯血症

围手术期麻醉医生经常会遇到高氯血症（> 106 mEq/L）性酸中毒，最常见的病因是输注了大量的 0.9% 生理盐水，也可能发生在采用 5% 白蛋白溶液或 6% 淀粉溶液引发急性血液稀释的情况下[136]。高氯血症性酸中毒有时易与稀释性酸中毒混淆[137]。在高氯血症性酸中毒中，血清钠保持不变或可能由于氯化物增加而增加，很可能是输注了生理盐水。在稀释性酸中毒中，由于自由水中的钠和氯的变化，血清钠降低。

高氯血症性酸中毒的临床意义是积累起来的。一些关于危重症的研究表明，输注等渗盐水及其早期的高氯血症会增加急性肾损伤和死亡率[138-140]。然而在急诊患者中，未观察到这些不良结局[141]。然而，在接受非心脏手术的患者中，最近的一项回顾性倾向匹配研究发现，死亡率随着血清氯含量的增加而增加[14]。基于这些数据，几乎很难建议需要手术或需要复苏的患者使用生理盐水。唯一认为适合使用生理盐水的患者群体是脑外伤患者或接受神经外科手术的患者。从理论上讲，在该患者人群中使用微低渗的液体（如乳酸林格氏液）可能会使脑水肿恶化。

结论

随着糖尿病和肥胖患病率的不断增加，围手术期内分泌和电解质紊乱将更加常见。麻醉医生处理这些疾病的方式可能会对围手术期的发病率和死亡率产生重大影响。随着科学发展，管理方式也将持续更新。

参考文献

1. Kjos SL, Buchanan TA. Gestational diabetes mellitus. *N Engl J Med*. 1999;341:1749–1756.
2. Krinsley JS, Maurer P, Holewinski S, et al. Glucose control, diabetes status, and mortality in critically ill patients: the continuum from intensive care unit admission to hospital discharge. *Mayo Clin Proc*. 2017;92:1019–1029.
3. Finney SJ, Zekveld C, Elia A, Evans TW. Glucose control and mortality in critically ill patients. *JAMA*. 2003;290:2041–2047.
4. Krinsley JS. Association between hyperglycemia and increased hospital mortality in a heterogeneous population of critically ill patients. *Mayo Clin Proc*. 2003;78:1471–1478.
4a. Nathan David M. Diabetes Care. 37(1):9–16. https://doi.org/10.2337/dc13-2112.
4b. UK prospective diabetes study (UKPDS). *Diabetologia*. 1991;34: 877–890. https://doi.org/10.1007/BF.400195.
5. Marik PE, Bellomo R. Stress hyperglycemia: an essential survival response! *Crit Care*. 2013;17:305.
6. Badawi O, Waite MD, Fuhrman SA, Zuckerman IH. Association between intensive care unit-acquired dysglycemia and in-hospital mortality. *Crit Care Med*. 2012;40:3180–3188.
7. Bruno A, Levine SR, Frankel MR, et al. Admission glucose level and clinical outcomes in the NINDS rt-PA Stroke Trial. *Neurology*. 2002;59:669–674.
8. Capes SE, Hunt D, Malmberg K, Gerstein HC. Stress hyperglycaemia and increased risk of death after myocardial infarction in patients with and without diabetes: a systematic overview. *Lancet*. 2000;355: 773–778.
9. Goodson WH 3rd, Hung TK. Studies of wound healing in experimental diabetes mellitus. *J Surg Res*. 1977;22:221–227.
10. Yue DK, Swanson B, McLennan S, et al. Abnormalities of granulation tissue and collagen formation in experimental diabetes, uraemia and malnutrition. *Diabet Med*. 1986;3:221–225.
11. Weringer EJ, Kelso JM, Tamai IY, Arquilla ER. Effects of insulin on wound healing in diabetic mice. *Acta Endocrinol (Copenh)*. 1982;99: 101–108.
12. Overett TK, Bistrian BR, Lowry SF, Hopkins BS, Miller D, Blackburn GL. Total parenteral nutrition in patients with insulin-requiring diabetes mellitus. *J Am Coll Nutr*. 1986;5:79–89.
13. Rassias AJ, Marrin CA, Arruda J, Whalen PK, Beach M, Yeager MP. Insulin infusion improves neutrophil function in diabetic cardiac surgery patients. *Anesth Analg*. 1999;88:1011–1016.
14. Zerr KJ, Furnary AP, Grunkemeier GL, Bookin S, Kanhere V, Starr A. Glucose control lowers the risk of wound infection in diabetics after open heart operations. *Ann Thorac Surg*. 1997;63:356–361.
15. Furnary AP, Zerr KJ, Grunkemeier GL, Starr A. Continuous intravenous insulin infusion reduces the incidence of deep sternal wound infection in diabetic patients after cardiac surgical procedures. *Ann Thorac Surg*. 1999;67:352–360; discussion 60–62.
16. van den Berghe G, Wouters P, Weekers F, et al. Intensive insulin therapy in critically ill patients. *N Engl J Med*. 2001;345:1359–1367.
17. The NICE-SUGAR Study Investigators. Intensive versus conventional glucose control in critically ill patients. *N Engl J Med*. 2009; 360:1283–1297.
18. Marik PE. Tight glycemic control in acutely ill patients: low evidence of benefit, high evidence of harm! *Intensive Care Med*. 2016;42: 1475–1477.
19. Mehta SR, Yusuf S, Diaz R, et al. Effect of glucose-insulin-potassium infusion on mortality in patients with acute ST-segment elevation myocardial infarction: the CREATE-ECLA randomized controlled trial. *JAMA*. 2005;293:437–446.
20. Malmberg K, Ryden L, Hamsten A, Herlitz J, Waldenstrom A, Wedel H. Effects of insulin treatment on cause-specific one-year mortality and morbidity in diabetic patients with acute myocardial infarction. DIGAMI Study Group. Diabetes Insulin-Glucose in Acute Myocardial Infarction. *Eur Heart J*. 1996;17:1337–1344.
21. Haga KK, McClymont KL, Clarke S, et al. The effect of tight glycaemic control, during and after cardiac surgery, on patient mortality and morbidity: a systematic review and meta-analysis. *J Cardiothorac Surg*. 2011;6:3.
22. Ingels C, Debaveye Y, Milants I, et al. Strict blood glucose control with insulin during intensive care after cardiac surgery: impact on 4-years survival, dependency on medical care, and quality-of-life. *Eur Heart J*. 2006;27:2716–2724.
23. Chaney MA, Nikolov MP, Blakeman BP, Bakhos M. Attempting to maintain normoglycemia during cardiopulmonary bypass with insulin may initiate postoperative hypoglycemia. *Anesth Analg*. 1999;89:1091–1095.
24. Hedley AA, Ogden CL, Johnson CL, Carroll MD, Curtin LR, Flegal KM. Prevalence of overweight and obesity among US children, adolescents, and adults, 1999-2002. *JAMA*. 2004;291:2847–2850.
25. Seidell JC, Flegal KM. Assessing obesity: classification and epidemiology. *Br Med Bull*. 1997;53:238–252.
26. Sturm R. The effects of obesity, smoking, and drinking on medical problems and costs. *Health Aff (Millwood)*. 2002;21:245–253.
27. Drenick EJ, Bale GS, Seltzer F, Johnson DG. Excessive mortality and causes of death in morbidly obese men. *JAMA*. 1980;243:443–445.
28. Rocke DA, Murray WB, Rout CC, Gouws E. Relative risk analysis of factors associated with difficult intubation in obstetric anesthesia. *Anesthesiology*. 1992;77:67–73.
29. Wilson SL, Mantena NR, Halverson JD. Effects of atropine, glycopyrrolate, and cimetidine on gastric secretions in morbidly obese patients. *Anesth Analg*. 1981;60:37-40.
30. Strollo PJ Jr, Rogers RM. Obstructive sleep apnea. *N Engl J Med*. 1996;334:99–104.
31. Young T, Palta M, Dempsey J, Skatrud J, Weber S, Badr S. The occurrence of sleep-disordered breathing among middle-aged adults. *N Engl J Med*. 1993;328:1230–1235.
32. Voyagis GS, Kyriakis KP, Dimitriou V, Vrettou I. Value of oropharyngeal Mallampati classification in predicting difficult laryngoscopy among obese patients. *Eur J Anaesthesiol*. 1998;15:330–334.
33. Nagappa M, Liao P, Wong J, et al. Validation of the STOP-Bang questionnaire as a screening tool for obstructive sleep apnea among different populations: a systematic review and meta-analysis. *PLoS One*. 2015;10:e0143697.
34. Chung F, Yegneswaran B, Liao P, et al. Validation of the Berlin questionnaire and American Society of Anesthesiologists checklist as screening tools for obstructive sleep apnea in surgical patients. *Anesthesiology*. 2008;108:822–830.
35. Akashiba T, Kawahara S, Akahoshi T, et al. Relationship between quality of life and mood or depression in patients with severe obstructive sleep apnea syndrome. *Chest*. 2002;122:861–865.
36. Flemons WW, Whitelaw WA, Brant R, Remmers JE. Likelihood ratios for a sleep apnea clinical prediction rule. *Am J Respir Crit Care Med*. 1994;150:1279–1285.
37. Boushra NN. Anaesthetic management of patients with sleep apnoea syndrome. *Can J Anaesth*. 1996;43:599–616.
38. Crapo RO, Kelly TM, Elliott CG, Jones SB. Spirometry as a preoperative screening test in morbidly obese patients. *Surgery*. 1986;99: 763–768.
39. Hnatiuk OW, Dillard TA, Torrington KG. Adherence to established guidelines for preoperative pulmonary function testing. *Chest*. 1995;107:1294–1297.
40. Roche N, Herer B, Roig C, Huchon G. Prospective testing of two models based on clinical and oximetric variables for prediction of obstructive sleep apnea. *Chest*. 2002;121:747–752.
41. Berry RB, Parish JM, Hartse KM. The use of auto-titrating continuous positive airway pressure for treatment of adult obstructive sleep apnea. An American Academy of Sleep Medicine review. *Sleep*. 2002;25:148–173.
42. Waldhorn RE, Herrick TW, Nguyen MC, O'Donnell AE, Sodero J, Potolicchio SJ. Long-term compliance with nasal continuous positive airway pressure therapy of obstructive sleep apnea. *Chest*. 1990;97: 33–38.
43. McEvoy RD, Antic NA, Heeley E, et al. CPAP for prevention of cardiovascular events in obstructive sleep apnea. *N Engl J Med*. 2016;375: 919–931.
44. Rennotte MT, Baele P, Aubert G, Rodenstein DO. Nasal continuous positive airway pressure in the perioperative management of patients with obstructive sleep apnea submitted to surgery. *Chest*. 1995;107: 367–374.
45. Tkacova R, Rankin F, Fitzgerald FS, Floras JS, Bradley TD. Effects of continuous positive airway pressure on obstructive sleep apnea and left ventricular afterload in patients with heart failure. *Circulation*. 1998;98:2269–2275.
46. Wilcox I, Grunstein RR, Hedner JA, et al. Effect of nasal continuous positive airway pressure during sleep on 24-hour blood pressure in obstructive sleep apnea. *Sleep*. 1993;16:539–544.
47. Drummond GB, Stedul K, Kingshott R, et al. Automatic CPAP compared with conventional treatment for episodic hypoxemia and sleep disturbance after major abdominal surgery. *Anesthesiology*. 2002; 96:817–826.
48. Fleisher LA, Fleischmann KE, Auerbach AD, et al. 2014 ACC/AHA guideline on perioperative cardiovascular evaluation and management of patients undergoing noncardiac surgery: executive summary: a report of the American College of Cardiology/American Heart Association Task Force on practice guidelines. Developed in collaboration with the American College of Surgeons, American Society of Anesthesiologists, American Society of Echocardiography, American Society of Nuclear Cardiology, Heart Rhythm Society, Society for Cardiovascular Angiography and Interventions, Society of Cardiovascular Anesthesiologists, and Society of Vascular Medicine. Endorsed by the Society of Hospital Medicine. *J Nucl Cardiol*. 2015;22:162–215.
49. Lanfranchi P, Somers VK. Obstructive sleep apnea and vascular disease. *Respir Res*. 2001;2:315–319.
50. Leung RS, Bradley TD. Sleep apnea and cardiovascular disease. *Am J Respir Crit Care Med*. 2001;164:2147–2165.
51. Mooe T, Franklin KA, Wiklund U, Rabben T, Holmstrom K. Sleep-disordered breathing and myocardial ischemia in patients with coronary artery disease. *Chest*. 2000;117:1597–1602.
52. Chan J, Sanderson J, Chan W, et al. Prevalence of sleep-disordered breathing in diastolic heart failure. *Chest*. 1997;111:1488–1493.
53. Cherniack NS. Apnea and periodic breathing during sleep. *N Engl J Med*. 1999;341:985–987.
54. Harbison J, O'Reilly P, McNicholas WT. Cardiac rhythm disturbances in the obstructive sleep apnea syndrome: effects of nasal continuous positive airway pressure therapy. *Chest*. 2000;118:591–595.
55. Blaszyk H, Bjornsson J. Factor V Leiden and morbid obesity in fatal postoperative pulmonary embolism. *Arch Surg*. 2000;135:1410–1413.
56. Blaszyk H, Wollan PC, Witkiewicz AK, Bjornsson J. Death from pulmonary thromboembolism in severe obesity: lack of association with established genetic and clinical risk factors. *Virchows Arch*. 1999;434: 529–532.
57. Kakkar VV, Howe CT, Nicolaides AN, Renney JT, Clarke MB. Deep vein thrombosis of the leg. Is there a "high risk" group? *Am J Surg*. 1970;120:527–530.
58. Scholten DJ, Hoedema RM, Scholten SE. A comparison of two different prophylactic dose regimens of low molecular weight heparin in bariatric surgery. *Obes Surg*. 2002;12:19–24.
59. Schwartz AE, Matteo RS, Ornstein E, Young WL, Myers KJ. Pharmacokinetics of sufentanil in obese patients. *Anesth Analg*. 1991;73: 790–793.
60. Weinstein JA, Matteo RS, Ornstein E, Schwartz AE, Goldstoff M, Thal G. Pharmacodynamics of vecuronium and atracurium in the obese surgical patient. *Anesth Analg*. 1988;67:1149–1153.
61. Vaughan RW, Bauer S, Wise L. Effect of position (semirecumbent versus supine) on postoperative oxygenation in markedly obese subjects. *Anesth Analg*. 1976;55:37–41.
62. Chung F, Memtsoudis SG, Ramachandran SK, et al. Society of Anesthesia and Sleep Medicine guidelines on preoperative screening and assessment of adult patients with obstructive sleep apnea. *Anesth Analg*. 2016;123:452–473.
63. Mutter TC, Chateau D, Moffatt M, Ramsey C, Roos LL, Kryger M. A matched cohort study of postoperative outcomes in obstructive sleep apnea: could preoperative diagnosis and treatment prevent complications? *Anesthesiology*. 2014;121:707–718.
64. Fraser CG, Preuss FS, Bigford WD. Adrenal atrophy and irreversible shock associated with cortisone therapy. *J Am Med Assoc*. 1952;149:1542–1543.
65. Coursin DB, Wood KE. Corticosteroid supplementation for adrenal insufficiency. *JAMA*. 2002;287:236–240.
66. Marik PE, Kiminyo K, Zaloga GP. Adrenal insufficiency in critically ill patients with human immunodeficiency virus. *Crit Care Med*. 2002;30:1267–1273.
67. Michalaki M, Margeli T, Tsekouras A, Gogos CH, Vagenakis AG, Kyriazopoulou V. Hypothalamic-pituitary-adrenal axis response to the severity of illness in non-critically ill patients: does relative corticosteroid insufficiency exist? *Eur J Endocrinol*. 2010;162:341–347.
68. Salem M, Tainsh RE Jr, Bromberg J, Loriaux DL, Chernow B. Perioperative glucocorticoid coverage. A reassessment 42 years after emergence of a problem. *Ann Surg*. 1994;219:416–425.
69. Gibb FW, Stewart A, Walker BR, Strachan MW. Adrenal insufficiency in patients on long-term opioid analgesia. *Clin Endocrinol (Oxf)*. 2016;85:831–835.
70. Axelrod L. Perioperative management of patients treated with glucocorticoids. *Endocrinol Metab Clin North Am*. 2003;32:367–383.
71. Esteban NV, Loughlin T, Yergey AL, et al. Daily cortisol production rate in man determined by stable isotope dilution/mass spectrometry. *J Clin Endocrinol Metab*. 1991;72:39–45.
72. Pazderska A, Pearce SH. Adrenal insufficiency—recognition and management. *Clin Med (Lond)*. 2017;17:258–262.
73. Cooper MS, Stewart PM. Corticosteroid insufficiency in acutely ill patients. *N Engl J Med*. 2003;348:727–734.
74. Pastores SM, Annane D, Rochwerg B, Corticosteroid Guideline Task Force of SCCM and ESICM. Guidelines for the diagnosis and management of critical illness-related corticosteroid insufficiency (CIRCI) in critically ill patients (Part II): Society of Critical Care Medicine (SCCM) and European Society of Intensive Care Medicine (ESICM) 2017. *Crit Care Med*. 2018;46:146–148.
75. Bornstein SR, Allolio B, Arlt W, et al. Diagnosis and treatment of primary adrenal insufficiency: an Endocrine Society clinical practice guideline. *J Clin Endocrinol Metab*. 2016;101:364–389.
76. Bromberg JS, Alfrey EJ, Barker CF, et al. Adrenal suppression and steroid supplementation in renal transplant recipients. *Transplantation*. 1991;51:385–390.
77. Glowniak JV, Loriaux DL. A double-blind study of perioperative steroid requirements in secondary adrenal insufficiency. *Surgery*. 1997;121:123–129.
78. Zaghiyan K, Melmed G, Murrell Z, Fleshner P. Safety and feasibility of using low-dose perioperative intravenous steroids in inflammatory bowel disease patients undergoing major colorectal surgery: A pilot study. *Surgery*. 2012;152:158–163.
79. Zaghiyan K, Melmed GY, Berel D, Ovsepyan G, Murrell Z, Fleshner P. A prospective, randomized, noninferiority trial of steroid dosing after major colorectal surgery. *Ann Surg*. 2014;259:32–37.
80. Liu MM, Reidy AB, Saatee S, Collard CD. Perioperative steroid management: approaches based on current evidence. *Anesthesiology*. 2017;127:166–172.
81. Kay J, Findling JW, Raff H. Epidural triamcinolone suppresses the pituitary-adrenal axis in human subjects. *Anesth Analg*. 1994;79: 501–505.
82. Livanou T, Ferriman D, James VH. Recovery of hypothalamo-pituitary-adrenal function after corticosteroid therapy. *Lancet*. 1967; 2:856–859.
83. Graber AL, Ney RL, Nicholson WE, Island DP, Liddle GW. Natural history of pituitary-adrenal recovery following long-term suppression with corticosteroids. *J Clin Endocrinol Metab*. 1965;25:11–16.
84. Duclos M, Guinot M, Colsy M, et al. High risk of adrenal insufficiency after a single articular steroid injection in athletes. *Med Sci Sports Exerc*. 2007;39:1036–1043.
85. Habib G, Khazin F, Jabbour A, et al. Simultaneous bilateral knee injection of methylprednisolone acetate and the hypothalamic-pituitary adrenal axis: a single-blind case-control study. *J Investig Med*. 2014;62:621–626.
86. Marik PE, Zaloga GP. Adrenal insufficiency in the critically ill: a new look at an old problem. *Chest*. 2002;122:1784–1796.
87. Funk D, Doucette S, Pisipati A, et al. Low-dose corticosteroid treatment in septic shock: a propensity-matching study. *Crit Care Med*. 2014;42:2333–2341.
88. Annane D, Sebille V, Charpentier C, et al. Effect of treatment with low doses of hydrocortisone and fludrocortisone on mortality in patients with septic shock. *JAMA*. 2002;288:862–871.
89. Sprung CL, Annane D, Keh D, et al. Hydrocortisone therapy for patients with septic shock. *N Engl J Med*. 2008;358:111–124.
90. Venkatesh B, Finfer S, Cohen J, et al. Adjunctive glucocorticoid therapy in patients with septic shock. *N Engl J Med*. 2018;378: 797–808.
91. Annane D, Renault A, Brun-Buisson C, et al. Hydrocortisone plus fludrocortisone for adults with septic shock. *N Engl J Med*. 2018;378: 809–818.
92. Rhodes A, Evans LE, Alhazzani W, et al. Surviving sepsis campaign: international guidelines for management of sepsis and septic shock: 2016. *Crit Care Med*. 2017;45:486–552.
93. Connery LE, Coursin DB. Assessment and therapy of selected endocrine disorders. *Anesthesiol Clin North America*. 2004;22:93–123.
94. Kohl BA, Schwartz S. How to manage perioperative endocrine insufficiency. *Anesthesiol Clin*. 2010;28:139–155.
95. Klemperer JD. Thyroid hormone and cardiac surgery. *Thyroid*. 2002;12:517–521.
96. Wood KE, Becker BN, McCartney JG, D'Alessandro AM, Coursin DB. Care of the potential organ donor. *N Engl J Med*. 2004;351: 2730–2739.
97. Greenberg A, Verbalis JG. Vasopressin receptor antagonists. *Kidney Int*. 2006;69:2124–2130.
98. Hoorn EJ, Zietse R. Diagnosis and treatment of hyponatremia: compilation of the guidelines. *J Am Soc Nephrol*. 2017;28:1340–1349.
99. Tzoulis P, Waung JA, Bagkeris E, et al. Real-life experience of tolvaptan use in the treatment of severe hyponatraemia due to syndrome of inappropriate antidiuretic hormone secretion. *Clin Endocrinol (Oxf)*. 2016;84:620–626.
100. Torres VE, Chapman AB, Devuyst O, et al. Tolvaptan in patients with autosomal dominant polycystic kidney disease. *N Engl J Med*. 2012;367:2407–2418.
101. Leung AA, McAlister FA, Rogers SO Jr, Pazo V, Wright A, Bates DW. Preoperative hyponatremia and perioperative complications. *Arch Intern Med*. 2012;172:1474–1481.
102. Cecconi M, Hochrieser H, Chew M, et al. Preoperative abnormalities in serum sodium concentrations are associated with higher in-hospital mortality in patients undergoing major surgery. *Br J Anaesth*. 2016;116:63–69.
103. Cohen JD, Neaton JD, Prineas RJ, Daniels KA. Diuretics, serum potassium and ventricular arrhythmias in the Multiple Risk Factor Intervention Trial. *Am J Cardiol*. 1987;60:548–554.
104. Dyckner T, Wester PO. Ventricular extrasystoles and intracellular electrolytes before and after potassium and magnesium infusions in patients on diuretic treatment. *Am Heart J*. 1979;97:12–18.
105. Aldinger KA, Samaan NA. Hypokalemia with hypercalcemia. Prevalence and significance in treatment. *Ann Intern Med*. 1977;87:571–573.
106. Surawicz B. Relationship between electrocardiogram and electrolytes. *Am Heart J*. 1967;73:814–834.
107. Hirsch IA, Tomlinson DL, Slogoff S, Keats AS. The overstated risk of preoperative hypokalemia. *Anesth Analg*. 1988;67:131–136.
108. Vitez TS, Soper LE, Wong KC, Soper P. Chronic hypokalemia and intraoperative dysrhythmias. *Anesthesiology*. 1985;63:130–133.
109. Lawson DH, Hutcheon AW, Jick H. Life threatening drug reactions

amongst medical in-patients. *Scott Med J.* 1979;24:127–130.
110. Wahr JA, Parks R, Boisvert D, et al. Preoperative serum potassium levels and perioperative outcomes in cardiac surgery patients. Multicenter Study of Perioperative Ischemia Research Group. *Jama.* 1999;281:2203–2210.
111. Holland OB, Nixon JV, Kuhnert L. Diuretic-induced ventricular ectopic activity. *Am J Med.* 1981;70:762–768.
112. Duke M. Thiazide-induced hypokalemia. Association with acute myocardial infarction and ventricular fibrillation. *JAMA.* 1978;239:43–45.
113. James MF. Clinical use of magnesium infusions in anesthesia. *Anesth Analg.* 1992;74:129–136.
114. Tong GM, Rude RK. Magnesium deficiency in critical illness. *J Intensive Care Med.* 2005;20:3–17.
115. Gries A, Bode C, Gross S, Peter K, Bohrer H, Martin E. The effect of intravenously administered magnesium on platelet function in patients after cardiac surgery. *Anesth Analg.* 1999;88:1213–1219.
116. Carsten ME, Miller JD. A new look at uterine muscle contraction. *Am J Obstet Gynecol.* 1987;157:1303–1315.
117. Kotlikoff MI, Wang YX. Calcium release and calcium-activated chloride channels in airway smooth muscle cells. *Am J Respir Crit Care Med.* 1998;158:S109–S114.
118. MacLennan DH, Kranias EG. Phospholamban: a crucial regulator of cardiac contractility. *Nat Rev Mol Cell Biol.* 2003;4:566–577.
119. Mehta JL. Influence of calcium-channel blockers on platelet function and arachidonic acid metabolism. *Am J Cardiol.* 1985;55:158B–164B.
120. Morgan JP, Perreault CL, Morgan KG. The cellular basis of contraction and relaxation in cardiac and vascular smooth muscle. *Am Heart J.* 1991;121:961–968.
121. Slomp J, van der Voort PH, Gerritsen RT, Berk JA, Bakker AJ. Albumin-adjusted calcium is not suitable for diagnosis of hyper- and hypocalcemia in the critically ill. *Crit Care Med.* 2003;31:1389–1393.
122. Wang S, McDonnell EH, Sedor FA, Toffaletti JG. pH effects on measurements of ionized calcium and ionized magnesium in blood. *Arch Pathol Lab Med.* 2002;126:947–950.
123. Wong HR, Chundu KR. Metabolic alkalosis in children undergoing cardiac surgery. *Crit Care Med.* 1993;21:884–887.
124. Brito D, Pedro M, Bordalo A, et al. Dilated cardiomyopathy due to endocrine dysfunction. *Rev Port Cardiol.* 2003;22:377–387.
125. Riggs JE. Neurologic manifestations of electrolyte disturbances. *Neurol Clin.* 2002;20:227–239, vii.
126. Schouten EG, Dekker JM, Meppelink P, Kok FJ, Vandenbroucke JP, Pool J. QT interval prolongation predicts cardiovascular mortality in an apparently healthy population. *Circulation.* 1991;84:1516–1523.
127. Urban P, Scheidegger D, Buchmann B, Barth D. Cardiac arrest and blood ionized calcium levels. *Ann Intern Med.* 1988;109:110–113.
128. Bashour T, Basha HS, Cheng TO. Hypocalcemic cardiomyopathy. *Chest.* 1980;78:663–665.
129. Stulz PM, Scheidegger D, Drop LJ, Lowenstein E, Laver MB. Ventricular pump performance during hypocalcemia: clinical and experimental studies. *J Thorac Cardiovasc Surg.* 1979;78:185–194.
130. Vered I, Vered Z, Perez JE, Jaffe AS, Whyte MP. Normal left ventricular performance documented by Doppler echocardiography in patients with long-standing hypocalcemia. *Am J Med.* 1989;86:413–416.
131. Cote CJ, Drop LJ, Daniels AL, Hoaglin DC. Calcium chloride versus calcium gluconate: comparison of ionization and cardiovascular effects in children and dogs. *Anesthesiology.* 1987;66:465–470.
132. Denlinger JK, Nahrwold ML, Gibbs PS, Lecky JH. Hypocalcaemia during rapid blood transfusion in anaesthetized man. *Br J Anaesth.* 1976;48:995–1000.
133. Duarte CG, Winnacker JL, Becker KL, Pace A. Thiazide-induced hypercalcemia. *N Engl J Med.* 1971;284:828–830.
134. Price LH, Heninger GR. Lithium in the treatment of mood disorders. *N Engl J Med.* 1994;331:591–598.
135. Bilezikian JP. Management of acute hypercalcemia. *N Engl J Med.* 1992;326:1196–1203.
136. Rehm M, Orth V, Scheingraber S, Kreimeier U, Brechtelsbauer H, Finsterer U. Acid-base changes caused by 5% albumin versus 6% hydroxyethyl starch solution in patients undergoing acute normovolemic hemodilution: a randomized prospective study. *Anesthesiology.* 2000;93:1174–1183.
137. Prough DS, White RT. Acidosis associated with perioperative saline administration: dilution or delusion? *Anesthesiology.* 2000;93:1167–1169.
138. Semler MW, Self WH, Wanderer JP, et al. Balanced crystalloids versus saline in critically ill adults. *N Engl J Med.* 2018;378:829–839.
139. Sen A, Keener CM, Sileanu FE, et al. Chloride content of fluids used for large-volume resuscitation is associated with reduced survival. *Crit Care Med.* 2017;45:e146–e153.
140. Yunos NM, Bellomo R, Hegarty C, Story D, Ho L, Bailey M. Association between a chloride-liberal vs chloride-restrictive intravenous fluid administration strategy and kidney injury in critically ill adults. *JAMA.* 2012;308:1566–1572.
141. Self WH, Semler MW, Wanderer JP, et al. Balanced crystalloids versus saline in noncritically ill adults. *N Engl J Med.* 2018;378:819–828.
142. McCluskey SA, Karkouti K, Wijeysundera D, Minkovich L, Tait G, Beattie WS. Hyperchloremia after noncardiac surgery is independently associated with increased morbidity and mortality: a propensity-matched cohort study. *Anesth Analg.* 2013;117:412–421.

41 改善围手术期疼痛和预后

NEIL RAY, THOMAS BUCHHEIT
张　喆译，贾　爰审校

单维度疼痛评估工具的发展

疼痛是一种个体化的主观体验，在传统循证医学的范畴内很难被量化。尽管有挑战，但是疼痛管理仍然需要准确和及时的评估，特别是对于围手术期患者[1]。20世纪90年代，将疼痛列为第五大生命体征[2,3]的倡议因其潜在的意外后果而引发争议[4]，但是，这一倡议也凸显出评估工具的局限性，同时也带动了改良方法的开发，用以评估疼痛及其影响因素。

随着数字评分量表（Numeric Rating Scale，NRS）和视觉模拟量表（Visual Analog Scale，VAS）成为定期评估围手术期患者疼痛的通用标准，有目共睹的是，这些自我评估工具优于卫生健康专业人员的评估，并最大限度地减少了文化和种族偏见的影响[5]。多项比较NRS和VAS量表的研究一致表明，对于检测急性疼痛和癌性疼痛的能力，它们与语言描述评定量表（Verbal Rating Scales，VRS）具有相似的敏感性和优势[6-8]。基于时间的疼痛轨迹评估和测量也变得越来越普遍[9]。

然而，越来越明显的是，单维度疼痛评估工具缺乏指导有效治疗所需的复杂性。事实上，对实施“疼痛作为第五生命体征”倡议前后医疗记录进行的一项大型回顾性分析，没有发现疼痛护理质量有任何改善，特别是对于NRS记录的严重疼痛患者[10]。临床医生和研究人员越来越意识到焦虑、抑郁、成瘾和社会心理背景经历的影响[11]。例如，在初级保健机构中，NRS识别有临床意义疼痛患者的准确性不高，这类疼痛被定义为干扰功能的疼痛或强度足以需要就诊的疼痛[12]。单维度疼痛评估工具本质上是主观的，是无法横向比较的。尽管描述符合标准，但患者A的疼痛评分4分可能等同于患者B的疼痛评分6分。围手术期疼痛单维度评估的这些局限性使得我们迫切需要一种新的方法。

多维度评估的重要性

为了应对这些缺点，人们开始关注多维度评估模型，以正确评估疼痛的复杂性、影响因素和相关功能障碍。传统上用于慢性疼痛的工具，如麦吉尔疼痛问卷（McGill Pain Questionnaire）和简明疼痛量表（Brief Pain Inventory，BPI），已在术后患者中得到进一步验证[13,14]。麦吉尔疼痛问卷不仅描述了患者疼痛的强度，还描述了患者正在经历的疼痛性质，可以用来监测干预措施的有效性和疼痛轨迹（非常适合围手术期场景）。BPI可以准确评估疼痛的严重程度和自我感知的功能限制。与麦吉尔疼痛问卷类似，BPI可以监测对行为和药物干预的反应。另一个工具多维情感和疼痛调查（Multidimensional Affect and Pain Survey，MAPS）旨在评估三个主要类群：体感疼痛、情感疼痛和幸福感。术前使用MAPS已被证明可以预测术后阿片类药物的使用[15]。还有一种工具疼痛灾难量表（Pain Catastrophizing Scale，PCS）是功能和失能的重要预测指标。PCS评分可以评估与疼痛相关的灾难化思维，已被证明与术后疼痛评分显著相关，特别是在各种类型手术后的活动期间[16-18]。最后，众所周知，伴随的心理因素，如焦虑和抑郁，可以调节围手术期疼痛的体验和感知，以及急性疼痛的慢性化。与此一致，医院焦虑和抑郁量表（Hospital Anxiety and Depression Scale，HADS）以及状态-特质焦虑量表测量的术前焦虑也被证明与术后疼痛的严重程度相关[16]。

更加关注围手术期功能预后

围手术期最有价值的评估可能是那些与疼痛相关的功能评估[6]。对于术后体力活动期间功能受限的评估被认为对恢复轨迹至关重要[21]。例如，评估疼痛是否限制了患者胸外科术后深呼吸、咳嗽或者骨科术后行走的能力，对于整体预后来说，这可能比简单评估静息时的疼痛更重要。随着对功能和恢复，以及与疼痛相关的精神心理共病的日益关注，这些多维度工具的使用在指导围手术期疼痛预测方面发挥了突出作用[22]。

表 41.1 总结和比较了常见的多维度疼痛预后工具，我们推荐使用这些工具更全面地评估和预测围手术期疼痛。

表 41.2 提供了常用的精神心理评估工具的适用临床环境和人群。

如图所示，围手术期可以使用各种实用的预测工具，并有机会根据患者群体和卫生系统的特定需求定制选择。我们建议将这些多维度疼痛评估与功能性活动预后相结合，以期在围手术期正确评估复杂患者。

未来方向：风险预测工具和个体化疼痛治疗

改善围手术期预后的一个关键方面是能够识别有延迟恢复或发展为术后慢性疼痛风险的患者。越来越多的证据进一步支持了这种观点，即长期使用阿片类药物是术后慢性疼痛的重要风险因素[23,24]，通过对长期使用阿片类药物的患者实施严格的多学科管理方案，可以降低医疗服务的占用率[25,26]。系统的识别高风险患者，是将资源集中在有需要的地方并改善围手术期医疗服务过程中的重要步骤。

临床表型：聚类分析

除了已经提到的多维度评估工具之外，还有一些基于全身疾病严重程度的围手术期风险预测工具[27-29]，以及针对伴发心脏疾病[30]、肝病[31]和肾病[32]外科手术患者的器官特异性实践指南。迄今为止的研究已经证实，长期使用阿片类药物[25,26]和焦虑[33]、抑郁[34]、灾难化[35]等精神心理特征，以及与术后慢性疼痛的发生增多相关。特别是灾难化和抑郁等精神心理状态，是术后疼痛慢性化和失能的关键驱动因素[33,36-38]。由于近 50% 的慢性疼痛患者同时存在精神心理障碍，因此可以直观看出，先前存在的精神心理状态对术后慢性疼痛的发生率和严重程度有显著影响。

近年来，疼痛状态准确诊断的重要性得到了强调[39]。细粒度诊断方法已经在其他医学领域的治疗进展方面获得成功[40]，这也推动个体化疼痛治疗的关键步骤[41,42]。最近在周围神经病变[43]和复杂区域疼痛综合征[44,45]的分类方面的进展以及诊断的改良开始推动基于机制定义的表型的疾病特异性治疗[46,47]。

另外，某些特征和精神心理共病聚集在一起构成了疼痛和症状放大的基础[48]。利用经过验证的问卷工具和一种心理物理测量方法（斜方肌痛觉测量法），最近开发出一种方法为预测后续发生慢性疼痛风险的患者定义了表型“集群”[49]。虽然到目前为止，这一方法更多地被用于口腔颌面部疼痛的患者，但这种方法不是诊断或身体部位特异性的，并且有望在应用于围手术期患者时发挥巨大作用。

遗传风险预测因素

在过去的几十年里，我们对与特定慢性疼痛综合征相关的人类遗传密码[50]和多态性的了解显著增加[51-53]。除了风险预测之外，最初希望基因图谱可以为个性化医疗奠定基础，根据每个患者的特定基因

表 41.1 多维度疼痛评估工具

工具	研究群体	适用人群	简表	完成时间	环境
麦吉尔疼痛问卷	全部	初次 TKA/THA；MSK 疼痛和风湿痛；腰痛；月经疼痛	有	15 ~ 20 min	术后
多维情感和疼痛调查	肿瘤患者	无	有	20 ~ 30 min	术前
简明疼痛量表	肿瘤患者，适用于多种语言和文化	腰痛；当天手术的患者	无	10 min	术后

MSK，肌肉骨骼；TKA，全髋关节置换术；THA，全膝关节置换术

表 41.2 精神心理共病评估工具

工具	研究群体	适用人群	简表	完成时间	环境
医院焦虑和抑郁量表	门诊人群	腰痛；非心源性胸痛；癌症疼痛	无	2 ~ 5 min	术前
疼痛灾难量表	精神心理健康的学生	慢性 MSK 疼痛	有	5 min	术前

MSK，肌肉骨骼

组结构优化治疗 [54]。炎症、退行性疾病、痛觉和个体遗传变异之间存在明显的联系 [55-57]。此外，有证据表明遗传因素会影响术后疼痛恢复的轨迹 [58]。基因的预测能力对于识别、分层和治疗需要更多重症医疗资源的患者具有重要价值，特别是在截肢、开胸和乳房切除术等慢性疼痛高风险手术后 [59]。

一些潜在基因多态性与疼痛易感性有关。值得关注的例子包括改变肾上腺素能张力的儿茶酚 -O- 甲基转移酶（catechol-O-methyltransferase，COMT）[55] 和编码电压门控钠通道（Nav1.7）α 亚基的 *SCN9A* 基因 [60]。*SCN9A* 突变已被发现存在于功能获得障碍（如红斑性肢痛症、阵发性极度疼痛障碍 [61,62]）以及功能丧失疾病（如先天性疼痛不敏感 [51]）患者中。尽管 *SCN9A* 基因突变的影响是显著的，但是根据候选基因多态性（candidate gene polymorphisms，SNP）开发的临床治疗方法仍然是有限的 [54,57]。

除了候选基因分析，全基因组关联研究（genome-wide association study，GWAS）已被用于改进疾病与常见变异之间关联的研究。这种方法已经使人们对癌症 [63] 和糖尿病 [64] 等疾病有了新的认识，然而，GWAS 的发现通常只占复杂遗传特征的人群归因风险的一小部分，而且其对广泛的外科疾病和手术的风险预测能力仍然有限 [54,57]。

多基因风险评分技术目前正在其他医学领域使用 [67]，并且目前正在对其进行研究以完善遗传风险预测工具。这些基于中间表型和基因多态性的综合指数的多基因方法，将在识别遗传风险因素和预测术后慢性疼痛发展方面具备显著优势。

风险的生物标志物：细胞因子谱

越来越多的研究支持免疫系统和细胞因子失调在各种慢性疼痛状态的发展和放大中起到重要作用 [68,69]。例如，肿瘤坏死因子（tumor necrosis factor，TNF）和 IL2 被发现在神经性疼痛疾病，如复杂区域疼痛综合征（complex regional pain syndrome，CRPS）的患者中显著升高 [70]。在创伤性损伤和骨关节炎的研究中，还进一步关注到促炎细胞因子状态和慢性疼痛之间的联系 [72-74]。不断增长的关于细胞因子失调和特定疾病状态的认知在强直性脊柱炎 [75,76]、疼痛性神经病变 [77,78] 和关节炎 [79,80] 等疾病修饰疗法的发展中发挥了重要作用，并将对慢性疼痛的新治疗方法发挥至关重要的作用。炎症细胞因子对慢性疼痛的重要影响得到了研究的进一步支持，研究表明，促炎细胞因子谱的改善反映了成功治疗后抑郁和疲劳的改善 [81]，并证明了创伤性损伤患者的灾难化和疼痛严重程度之间的关联。对这些独特生物标志物的研究将继续阐明其机制，并促进未来风险预测工具和个体化治疗方法的发展。

优化

疼痛结果评估和最终预测只是整个方案的一部分。下一步才是真正影响结果的，即优化与患者手术前疼痛相关的可修正因素。已经证实，许多经济和医疗效益的结果，如住院时间延长、再次入院、住院费用增加和重返工作岗位的减少，都与术前使用阿片类药物有关 [83-85]。与健康结果相关的一项高影响力研究还发现，术前长期使用阿片类药物的患者更有可能接受早期全膝关节置换术 [86]。

在患者层面，其他研究表明，术前使用阿片类药物与术后疼痛（短期和长期）增加 [87-90]、术后阿片类药物需求（短期和长期）增加 [91,92]、并发症发生率升高 [93] 和活动范围减小相关。Menendez 等的一项研究还表明，术前阿片类药物依赖与发病率和死亡率的增加显著相关 [96]。术前阿片类药物使用通常会导致术中阿片类药物用量增加，继而引起其他潜在的合并症，如急性耐受 [97]、痛觉过敏 [98] 和术后慢性疼痛的风险增加 [99]。

由于这些风险，人们才越来越有兴趣进行术前优化，包括停用阿片类药物以改善患者和手术的结果以及这些患者的经济和医疗效益。Nguyen 等发现，与未停用阿片类药物的患者相比，在初次膝关节或髋关节置换术前口服吗啡当量减少 50% 的患者，其术后 WOMAC、SF12 的身体活动组分和 UCLA 活动评分有更大的改善。同时，这些患者在 WOMAC、SF12 的身体活动组分、SF12 的心理组分和 UCLA 活动评分方面发生的变化与未服用阿片类药物患者相似且等效，这表明停用阿片类药物与从未使用阿片类药物一样有益 [100]。

小结和建议

术后疼痛预后的优化必须考虑多种因素，包括患者的精神心理表型、阿片类和其他药物的使用以及功能状态。开发具有适宜功能预后目标且易于整合的多维度风险预测工具，将是为高风险患者确定和调动必要资源的关键一步。如表 41.3 所示，我们建议使用 PCS 和 MAPS 进行术前疼痛风险评估和阿片类药物

表 41.3 改善疼痛和围手术期预后的建议

术前	评估：PCS 针对疼痛灾难化	评估：MAPS 预测术后阿片类药物的使用	优化：停用阿片类药物
	治疗：疼痛精神心理评估干预	治疗：期望管理	治疗：目标是在手术前减少 50% 的阿片类药物
术后	评估：BPI	评估：客观功能	评估：功能活动期间的 NRS
	测量：疼痛如何随着干预或功能限制而改变	测量：每日步数、诱发性肺活量测定频率和能力、不能进行 ADL	治疗：治疗限制功能的疼痛

ADL，日常生活活动；BPI，血压指数；MAPS，多维情感和疼痛调查；NRS，数字评分量表；PCS，疼痛灾难量表

预测。对于高风险患者，我们建议推迟手术，直到疼痛精神心理评估和干预完成以及潜在的阿片类药物停用。低风险患者可以按计划继续进行手术。术后，我们建议在所有患者中使用 BPI、NRS 以及客观的功能指标进行评估。在未来，我们相信表型聚类分析、细胞因子谱和多基因风险评分将在预测康复延迟高风险患者中发挥重要作用；具体的工具目前正在开发中。最终，在以患者为中心的医疗系统中利用这些优化技术，将使得个体化围手术期疼痛干预措施成熟化并改善预后。

参考文献

1. Quality improvement guidelines for the treatment of acute pain and cancer pain: American Pain Society Quality of Care Committee. *JAMA*. 1995;274(23):1874–1880.
2. Society AP. *Principles of Analgesic Use in the Treatment of Acute Pain and Cancer Pain*. 2nd ed Skokie, Ill: American Pain Society; 1992.
3. Health V'. Administration Memorandum: Pain as the Fifth Vital Sign. *J Am Optom Assoc*. 1999;70(10):619–620.
4. Kolodny A, Courtwright DT, Hwang CS, et al. The prescription opioid and heroin crisis: A public health approach to an epidemic of addiction. *Annu Rev Public Health*. 2015;36:559–574.
5. Helfand M, Freeman M. Assessment and management of acute pain in adult medical inpatients: A systematic review. *Pain Med*. 2009;10:1183–1199.
6. Breivik EK, Bjornsson GA, Skovlund E. A comparison of pain rating scales by sampling from clinical trial data. *Clin J Pain*. 2000;16:22–28.
7. Jensen MP, Chen C, Brugger AM. Postsurgical pain outcome assessment. *Pain*. 2002;99:101–109.
8. Brunelli C, Zecca E, Martini C, et al. Comparison of numerical and verbal rating scales to measure pain exacerbations in patients with chronic cancer pain. *Health Qual Life Outcomes*. 2010;8:42.
9. Breivik H, Borchgrevink PC, Allen SM, et al. Assessment of pain. *Br J Anaesth*. 2008;101(1):17–24.
10. Mularski RA, White-Chu F, Overbay D, et al. Measuring pain as the 5th vital sign does not improve quality of pain management. *J Gen Intern Med*. 2006;21:607–612.
11. Kerns RD, Jacob MC. Assessment of the psychosocial context of the experience of chronic pain. In: Turk DC, Melzack R, eds. *Handbook of Pain Assessment*. New York, NY, US: Guilford Press; 1992:235–253.
12. Krebs E, Carey T, Weinberger M. Accuracy of the pain numeric rating scale as a screening test in primary care. *J Gen Intern Med*. 2007;22:1453–1458.
13. Lowe NK, Walker SN, McCallum RC. Confirming the theoretical structure of the McGill Pain Questionnaire in acute clinical pain. *Pain*. 1991;46:53–60.
14. Mendoza TR, Chen C, Brugger A, et al. The utility and validity of the modified brief pain inventory in a multiple-dose postoperative analgesic trial. *Clin J Pain*. 2004;20:357–362.
15. Yang JC, Clark WC, Tsui SL, et al. Preoperative Multidimensional Affect and Pain Survey (MAPS) scores predict postcolectomy analgesia requirement. *Clin J Pain*. 2000;16:314–320.
16. Granot M, Ferber SG. The roles of pain catastrophizing and anxiety in the prediction of postoperative pain intensity: A prospective study. *Clin J Pain*. 2005;21:439–445.
17. Khan RS, Skapinakis P, Ahmed K, et al. The association between preoperative pain catastrophizing and postoperative pain intensity in cardiac surgery patients. *Pain Med*. 2012;13:820–827.
18. Papaioannou M, Skapinakis P, Damigos D, et al. The role of catastrophizing in the prediction of postoperative pain. *Pain Med*. 2009;10:1452–1459.
19. Asmundson GJ, Katz J. Understanding the co-occurrence of anxiety disorders and chronic pain: State-of-the-art. *Depress Anxiety*. 2009;26:888–901.
20. Chou R, Shekelle P. Will this patient develop persistent disabling low back pain? *JAMA*. 2010;303:1295–1302.
21. Guyatt GH, Townsend M, Berman LB, et al. A comparison of likert and visual analogue scales for measuring change in function. *J Chronic Dis*. 1987;40:1129–1133.
22. Bendinger T, Plunkett N. Measurement in Pain Medicine. *Br J Anaesth Edu*. 2016;16(9):310–315.
23. Jamison RN, Ross EL, Michna E, et al. Substance misuse treatment for high-risk chronic pain patients on opioid therapy: A randomized trial. *Pain*. 2010;150(3):390–400. https://doi.org/10.1016/j.pain.2010.02.033.
24. Prakken S, Buchheit T, Westover J, et al: Cost Savings Associated with Intensive Outpatient Pain Management of Duke Health System High Utilizers.
25. Martinez V, Üçeyler N, Ben Ammar S, et al. Clinical, histological, and biochemical predictors of postsurgical neuropathic pain. *Pain*. 2015;156(11):2390–2398. https://doi.org/10.1097/j.pain.0000000000000286.
26. VanDenKerkhof EG, Hopman WM, Goldstein DH, et al. Impact of perioperative pain intensity, pain qualities, and opioid use on chronic pain after surgery. *Reg Anesth Pain Med*. 2012;37(1):19–27. https://doi.org/10.1097/AAP.0b013e318237516e.
27. Ondeck NT, Bohl DD, Bovonratwet P, et al. Discriminative ability of commonly used indices to predict adverse outcomes after poster lumbar fusion: A comparison of demographics, ASA, the modified Charlson Comorbidity Index, and the modified Frailty Index. *Spine J*. 2017;18(1):44–52. https://doi.org/10.1016/j.spinee.2017.05.028.
28. Larson KJ, Hamlin RJ, Sprung J, et al. Associations between Charlson Comorbidity Index and surgical risk severity and the surgical outcomes in advanced-age patients. *Am Surg*. 2014;80(6):555–560.
29. Burgess JR, Smith B, Britt R, et al. Predicting postoperative complications for acute care surgery patients using the ACS NSQIP surgical risk calculator. *Am Surg*. 2017;83(7):733–738.
30. Fleisher LA, Fleischmann KE, Auerbach AD, et al. 2014 ACC/AHA guideline on perioperative cardiovascular evaluation and management of patients undergoing noncardiac surgery: A report of the American College of Cardiology/American Heart Association Task Force on Practice Guidelines. *Circulation*. 2014;130(24):e278–e333. https://doi.org/10.1161/CIR.0000000000000106.
31. Jacob KA, Hjortnaes J, Kranenburg G, et al. Mortality after cardiac surgery in patients with liver cirrhosis classified by the Child-Pugh score. *Interact CardioVasc Thorac Surg*. 2015;20(4):520–530. https://doi.org/10.1093/icvts/ivu438.
32. Brown JR, MacKenzie TA, Maddox TM, et al. Acute Kidney Injury Risk Prediction in Patients Undergoing Coronary Angiography in a National Veterans Health Administration Cohort With External Validation. *J Am Heart Assoc*. 2015;4(12):e002136https://doi.org/10.1161/JAHA.115.002136.
33. Theunissen M, Peters ML, Bruce J, et al. Preoperative anxiety and catastrophizing: A systematic review and meta-analysis of the association with chronic postsurgical pain. *Clin J Pain*. 2012;28(9):819–841. https://doi.org/10.1097/AJP.0b013e31824549d6.
34. Tasmuth T, Estlanderb AM, Kalso E. Effect of present pain and mood on the memory of past postoperative pain in women treated surgically for breast cancer. *Pain*. 1996;68(2-3):343–347.
35. Sullivan M, Tanzer M, Stanish W, et al. Psychological determinants of problematic outcomes following Total Knee Arthroplasty. *Pain*. 2009;143(1-2):123–129. https://doi.org/10.1016/j.pain.2009.02.011.
36. Taenzer PMRJM. Influence of psychological factors on postoperative pain, mood and analgesic requirements. *Pain*. 1986;24(3):331–342.
37. Yarnitsky D, Crispel Y, Eisenberg E, et al. Prediction of chronic post-operative pain: Pre-operative DNIC testing identifies patients at risk. *Pain*. 2008;138(1):22–28. https://doi.org/10.1016/j.pain.2007.10.033.
38. Belfer I, Schreiber KL, Shaffer JR, et al. Persistent postmastectomy pain in breast cancer survivors: Analysis of clinical, demographic, and psychosocial factors. *J Pain*. 2013;14(10):1185–1195. https://doi.org/10.1016/j.jpain.2013.05.002.
39. Dworkin RH, Turk DC, Farrar JT, et al. Core outcome measures for chronic pain clinical trials: IMMPACT recommendations. *Pain*. 2005;113(1-2):9–19. https://doi.org/10.1016/j.pain.2004.09.012.
40. Cramer P, Hallek M. Hematological cancer in 2011: New therapeutic targets and treatment strategies. *Nat Rev Clin Oncol*. 2012;9(2):72–74. https://doi.org/10.1038/nrclinonc.2011.212.
41. de Jong TD, Vosslamber S, Verweij CL. Moving towards personalized medicine in rheumatoid arthritis. *Arthritis Res Ther*. 2014;16(3):110. https://doi.org/10.1186/ar4565.
42. Hehn Von CA, Baron R, Woolf CJ. Deconstructing the neuropathic pain phenotype to reveal neural mechanisms. *Neuron*. 2012;73(4):638–652. https://doi.org/10.1016/j.neuron.2012.02.008.
43. Vollert J, Maier C, Attal N, et al. Stratifying patients with peripheral neuropathic pain based on sensory profiles: Algorithm and sample size recommendations. *Pain*. 2017;158(8):1446–1455. https://doi.org/10.1097/j.pain.0000000000000935.
44. Harden RN, Oaklander AL, Burton AW, et al. Complex regional pain syndrome: Practical diagnostic and treatment guidelines, 4th edition. *Pain Med*. 2013;14(2):180–229. https://doi.org/10.1111/pme.12033.
45. Cruccu G, Sommer C, Anand P, et al. EFNS guidelines on neuropathic pain assessment: Revised 2009. *Eur J Neurol*. 2010;17(8):1010–1018. https://doi.org/10.1111/j.1468-1331.2010.02969.x.
46. Demant DT, Lund K, Finnerup NB, et al. Pain relief with lidocaine 5% patch in localized peripheral neuropathic pain in relation to pain phenotype: A randomised, double-blind, and placebo-controlled, phenotype panel study. *Pain*. 2015;156(11):2234–2244. https://doi.org/10.1097/j.pain.0000000000000266.
47. Demant DT, Lund K, Vollert J, et al. The effect of oxcarbazepine in peripheral neuropathic pain depends on pain phenotype: A randomised, double-blind, placebo-controlled phenotype-stratified study. *Pain*. 2014;155(11):2263–2273. https://doi.org/10.1016/j.pain.2014.08.014.
48. Maixner W, Diatchenko L, Dubner R, et al. Orofacial pain prospective evaluation and risk assessment study–the OPPERA study. *J Pain*. 2011;12(11 Suppl):T4–T11. e1-e2https://doi.org/10.1016/j.jpain.2011.08.002.
49. Bair E, Gaynor S, Slade GD, et al. Identification of clusters of individuals relevant to temporomandibular disorders and other chronic pain conditions: The OPPERA study. *Pain*. 2016;157(6):1266–1278. https://doi.org/10.1097/j.pain.0000000000000518.
50. Schuler GD, Boguski MS, Stewart EA, et al. A gene map of the human genome. *Science*. 1996;274(5287):540–546.
51. Yuan R, Zhang X, Deng Q, et al. Two novel SCN9A gene heterozygous mutations may cause partial deletion of pain perception. *Pain Med*. 2011;12(10):1510–1514. https://doi.org/10.1111/j.1526-4637.2011.01237.x.
52. Zubieta JK, Heitzeg MM, Smith YR, et al. COMT val158met genotype affects mu-opioid neurotransmitter responses to a pain stressor. *Science*. 2003;299(5610):1240–1243. https://doi.org/10.1126/science.1078546.
53. Young EE, Lariviere WR, Belfer I. Genetic basis of pain variability: Recent advances. *J Med Genet*. 2011;49(1):1–9. https://doi.org/10.1136/jmedgenet-2011-100386.
54. Kim H, Dionne RA. Individualized pain medicine. *Drug Discov Today Ther Strateg*. 2009;6(3):83–87. https://doi.org/10.1016/j.ddstr.2010.10.001.
55. Diatchenko L, Slade GD, Nackley AG, et al. Genetic basis for individual variations in pain perception and the development of a chronic pain condition. *Hum Mol Genet*. 2005;14(1):135–143. https://doi.org/10.1093/hmg/ddi013.
56. Perera RS, Dissanayake PH, Senarath U, et al. Single Nucleotide Variants of Candidate Genes in Aggrecan Metabolic Pathway Are Associated with Lumbar Disc Degeneration and Modic Changes. *PLoS ONE*. 2017;12(1):e0169835https://doi.org/10.1371/journal.pone.0169835.
57. Muralidharan A, Smith MT. Pain, analgesia and genetics. *J Pharm Pharmacol*. 2011;63(11):1387–1400. https://doi.org/10.1111/j.2042-7158.2011.01340.x.
58. Bjorland S, Røe C, Moen A, et al. Genetic predictors of recovery in low back and lumbar radicular pain. *Pain*. 2017;158(8):1456–1460. https://doi.org/10.1097/j.pain.0000000000000934.
59. Kehlet H, Jensen TS, Woolf CJ. Persistent postsurgical pain: Risk factors and prevention. *Lancet*. 2006;367(9522):1618–1625. https://doi.org/10.1016/s0140-6736(06)68700-x.
60. Nassar MA, Stirling LC, Forlani G, et al. Nociceptor-specific gene deletion reveals a major role for Nav1.7 (PN1) in acute and inflammatory pain. *Proc Natl Acad Sci U S A*. 2004;101(34):12706–12711. https://doi.org/10.1073/pnas.0404915101.
61. Reimann F, Cox JJ, Belfer I, et al. Pain perception is altered by a nucleotide polymorphism in SCN9A. *Proc Natl Acad Sci U S A*. 2010;107(11):5148–5153. https://doi.org/10.1073/pnas.0913181107.
62. Dib-Hajj SD, Yang Y, Waxman SG. Genetics and molecular pathophysiology of Na(v)1.7-related pain syndromes. *Adv Genet*. 2008;63:85–110. https://doi.org/10.1016/s0065-2660(08)01004-3.
63. Easton DF, Pooley KA, Dunning AM, et al. Genome-wide association study identifies novel breast cancer susceptibility loci. *Nature*. 2007;447(7148):1087–1093. https://doi.org/10.1038/nature05887.
64. Sladek R, Rocheleau G, Rung J, et al. A genome-wide association study identifies novel risk loci for type 2 diabetes. *Nature*.

2007;445(7130):881–885. https://doi.org/10.1038/nature05616.
65. Clarke AJ, Cooper DN. GWAS: Heritability missing in action? *Eur J Hum Genet.* 2010;18(8):859–861. https://doi.org/10.1038/ejhg.2010.35.
66. Montes A, Roca G, Sabate S, et al. Genetic and Clinical Factors Associated with Chronic Postsurgical Pain after Hernia Repair, Hysterectomy, and Thoracotomy: A Two-year Multicenter Cohort Study. *Anesthesiology.* 2015;122(5):1123–1141. https://doi.org/10.1097/ALN.0000000000000611.
67. Agerbo E, Sullivan PF, Vilhjálmsson BJ, et al. Polygenic Risk Score, Parental Socioeconomic Status, Family History of Psychiatric Disorders, and the Risk for Schizophrenia: A Danish Population-Based Study and Meta-analysis. *JAMA Psychiatry.* 2015;72(7):635–641. https://doi.org/10.1001/jamapsychiatry.2015.0346.
68. Ji R-R, Xu Z-Z, Gao Y-J. Emerging targets in neuroinflammation-driven chronic pain. *Nat Rev Drug Discov.* 2014;13(7):533–548. https://doi.org/10.1038/nrd4334.
69. Radojčić MR, Thudium CS, Henriksen K, et al. Biomarker of extracellular matrix remodelling C1M and proinflammatory cytokine interleukin 6 are related to synovitis and pain in end-stage knee osteoarthritis patients. *Pain.* 2017;158(7):1254–1263. https://doi.org/10.1097/j.pain.0000000000000908.
70. Uceyler N, Kafke W, Riediger N, et al. Elevated proinflammatory cytokine expression in affected skin in small fiber neuropathy. *Neurology.* 2010;74(22):1806–1813. https://doi.org/10.1212/WNL.0b013e3181e0f7b3.
71. Buchheit T, Van de Ven T, John Hsia H-L, et al. Pain Phenotypes and Associated Clinical Risk Factors Following Traumatic Amputation: Results from Veterans Integrated Pain Evaluation Research (VIPER). *Pain Med.* 2015;17(1):149–161. https://doi.org/10.1111/pme.12848.
72. Miller RE, Miller RJ, Malfait A-M. Osteoarthritis joint pain: The cytokine connection. *Cytokine.* 2014;70(2):185–193. https://doi.org/10.1016/j.cyto.2014.06.019.
73. Kapoor M, Martel-Pelletier J, Lajeunesse D, et al. Role of proinflammatory cytokines in the pathophysiology of osteoarthritis. *Nat Rev Rheumatol.* 2011;7(1):33–42. https://doi.org/10.1038/nrrheum.2010.196.
74. Orita S, Koshi T, Mitsuka T, et al. Associations between proinflammatory cytokines in the synovial fluid and radiographic grading and pain-related scores in 47 consecutive patients with osteoarthritis of the knee. *BMC Musculoskelet Disord.* 2011;12(1):144https://doi.org/10.1186/1471-2474-12-144.
75. Goh L, Samanta A. A systematic MEDLINE analysis of therapeutic approaches in ankylosing spondylitis. *Rheumatol Int.* 2009;29(10):1123–1135. https://doi.org/10.1007/s00296-009-0973-9.
76. Reed MR, Taylor AL. Tumour necrosis factor inhibitors in ankylosing spondylitis. *Intern Med J.* 2008;38(10):781–789. https://doi.org/10.1111/j.1445-5994.2008.01639.x.
77. Dogrul A, Gul H, Yesilyurt O, et al. Systemic and spinal administration of etanercept, a tumor necrosis factor alpha inhibitor, blocks tactile allodynia in diabetic mice. *Acta Diabetol.* 2011;48(2):135–142. https://doi.org/10.1007/s00592-010-0237-x.
78. Sommer C, Schafers M, Marziniak M, et al. Etanercept reduces hyperalgesia in experimental painful neuropathy. *J Peripher Nerv Syst.* 2001;6(2):67–72.
79. Arendt-Nielsen L. Joint pain: More to it than just structural damage? *Pain.* 2017;158(Suppl 1):S66–S73. https://doi.org/10.1097/j.pain.0000000000000812.
80. Wehling P, Moser C, Maixner W. How does surgery compare with advanced intra-articular therapies in knee osteoarthritis: Current thoughts. *Ther Adv Musculoskelet Dis.* 2016;8(3):72–85. https://doi.org/10.1177/1759720X16642405.
81. Thornton LM, Andersen BL, Schuler TA, et al. A psychological intervention reduces inflammatory markers by alleviating depressive symptoms: Secondary analysis of a randomized controlled trial. *Psychosom Med.* 2009;71(7):715–724. https://doi.org/10.1097/PSY.0b013e3181b0545c.
82. Chamessian A, Van de Ven T, Buchheit T, et al. Differential expression of systemic inflammatory mediators in amputees with chronic residual limb pain. *Pain.* 2017;158(1):68–74. https://doi.org/10.1097/j.pain.0000000000000728.
83. Cron DC, Englesbe MJ, Bolton CJ, et al. Preoperative opioid use is independently associated with increased costs and worse outcomes after major abdominal surgery. *Ann Surg.* 2017;265:695–701.
84. Faour M, Anderson JT, Ahn NU, et al. Pro- longed preoperative opioid therapy associated with poor return to work rates after single-level cervical fusion for radiculopathy for patients receiving workers' compensation benefits. *Spine (Phila Pa 1976).* 2016;.
85. Tye EY, Anderson J, Faour M, et al. Prolonged preoperative opioid therapy in patients with degenerative lumbar stenosis in a workers' compensation setting. *Spine (Phila Pa 1976).* 2017;42(19):E1140–E1146.
86. Ben-Ari A, Chansky H, Rozet I. Preoperative opioid use is associated with early revision after total knee arthroplasty: A study of male patients treated in the veterans' affairs system. *J Bone Joint Surg Am.* 2017;99:1–9.
87. Cheah JW, Sing DC, McLaughlin D, et al. The perioperative effects of chronic preoperative opioid use on shoulder arthroplasty outcomes. *J Shoulder Elb Surg.* 2017;26(11):1908–1914.
88. Aasvang EK, Lunn TH, Hansen TB, et al. Chronic pre-operative opioid use and acute pain after fast-track total knee arthroplasty. *Acta Anaesthesiol Scand.* 2016;60:529–536.
89. Villavicencio AT, Nelson EL, Kantha V, et al. Prediction based on preoperative opioid use of clinical outcomes after transforaminal lumbar interbody fusions. *J Neurosurg Spine.* 2017;26:144–149.
90. Smith SR, Bido J, Collins JE, et al. Impact of preoperative opioid use on total knee arthroplasty outcomes. *J Bone Joint Surg Am.* 2017;99:803–808.
91. Chan FJ, Schwartz AM, Wong J, et al. Use of chronic methadone before total knee arthroplasty. *J Arthroplast.* 2017;32:2105–2107.
92. Zarling BJ, Yokhana SS, Herzog DT, et al. Preoperative and postoperative opiate use by the arthroplasty patient. *J Arthroplast.* 2016;31:2081–2084.
93. Rozell JC, Courtney PM, Dattilo JR, et al. Preoperative opiate use independently predicts narcotic consumption and complications after total joint arthroplasty. *J Arthroplast.* 2017;32(9):2658–2662.
94. Morris BJ, Laughlin MS, Elkousy HA, et al. Preoperative opioid use and outcomes after reverse shoulder arthroplasty. *J Shoulder Elb Surg.* 2015;24:11–16.
95. Morris BJ, Sciascia AD, Jacobs CA, et al. Preoperative opioid use associated with worse outcomes after anatomic shoulder arthroplasty. *J Shoulder Elb Surg.* 2016;25:619–623.
96. Menendez ME, Ring D, Bateman BT. Preoperative opioid misuse is associated with increased morbidity and mortality after elective orthopaedic surgery. *Clin Orthop Relat Res.* 2015;473:2402–2412.
97. Guignard B, Bossard AE, Coste C, et al. Acute opioid tolerance: Remifentanil increases post operative pain and morphine requirement. *Anesthesiology.* 2000;93(2):409–417.
98. Mauermann E, Filitz J, Dolder P, et al. Does Fentanyl lead to opioid-induced hyperalgesia in healthy volunteers? A double-blind, randomized. *Anesthesiology.* 2016;124:453–463.
99. Van Gulik L, Ahlers SJ, van de Garde EM, et al. Remifentanil during cardiac surgery is associated with chronic thoracic pain 1 yr after sternotomy. *Br J Anaesth.* 2012;109:616–622.
100. Nguyen LC, Sing DC, Bozic KJ. Preoperative reduction of opioid use before total joint arthroplasty. *J Arthroplast.* 2016;31(9):282–287 Suppl.

42 术后认知功能障碍与谵妄

Mark F. Newman, Miles Berger, Joseph P. Mathew
熊　超 译，赵毅飞 审校

简介

自全身麻醉的首次实施开始改变和扩大手术范围以来，一些患者术后认知功能发生了变化。老年患者因认知功能储备减少及脑动脉粥样硬化加重等原因，发生这些神经认知功能变化的风险更高。认知功能的改变与日常生活活动受损有关，这大大降低了老年患者的生活质量[1]。目前有不同术语用于描述术后认知功能的变化，包括"术后谵妄"（postoperative delirium，POD）、"术后认知功能障碍"（postoperative cognitive dysfunction，POCD）、"术后神经认知功能障碍"（postoperative neurocognitive dysfunction，POND）。命名共识工作组最近发表的一篇文章建议将"围手术期神经认知障碍"（perioperative neurocognitive disorders）作为术前或术后认知障碍的总称。这包括术前诊断的认知功能下降（描述为神经认知障碍）、任何形式的急性事件（术后谵妄）以及术后 30 天内（延迟神经认知恢复）和术后 12 个月内（术后神经认知障碍）[2]。本章目的是关注术后并发症，故而使用术语 POCD，以便与引用的大部分既往文献保持一致。命名共识工作组的建议很可能有助于更清楚地确定 POCD 和谵妄发生的时间顺序和发生率；然而，目前的一些研究者对这个新建议表示担忧[3]。

掌握术后谵妄和 POCD 的病理生理机制对于减少其发生至关重要。导致这些围手术期神经认知功能变化的病因是多种复杂因素的综合作用。显然，患者很少单独接受麻醉而不进行手术，也很少单独接受手术而不进行麻醉，因此很难分辨它们各自对认知的影响。此外，手术患者存在可能影响认知的不同程度的合并症（如脑血管疾病）和可能促进术后认知保持正常的不同水平的保护因素（如接受过高等教育）。这些手术和患者因素的共同作用是影响术后神经认知功能变化的关键因素[4,5]。

麻醉和手术的安全性已经持续发展了几十年，以至于老年人和衰弱的患者可以安全地接受越来越复杂的手术，并且具有较低的主要并发症发生率和死亡率；但是，该人群神经认知功能障碍的风险仍较高。本章讨论：麻醉和手术后常见的认知改变，如何确定哪些患者有术后谵妄和（或）认知功能障碍的风险，以及临床医生如何优化术后认知。最近发表的共识声明试图讨论确定围手术期相关的认知障碍对临床预后的影响[2]。这些综述参考老年医学的诊断标准重新定义了 POCD，以便可以更好地理解和研究其对短期、中期和长期的临床和认知功能预后的影响[2,6]。

围手术期神经系统损伤和功能障碍

术后中枢神经系统（CNS）功能障碍包括急性谵妄、急性躁动、POD、POCD、术后行为异常和术后卒中。这些诊断具有相似的特征，但部分可以通过不同的病程演变加以区分（图 42.1）[7,8]。术后谵妄和 POCD 之间的风险因素和潜在病因存在显著重叠，谵妄可能影响术后早期认知功能障碍的发生[9,10]和长期认知功能的下降[11]。

术后谵妄

谵妄是一种从平时状况发生改变从而出现的注意力和意识障碍，伴随着认知障碍，而不是由先前存在的疾病引起的，也不是在觉醒水平严重降低的情况下发生的[12]。术后谵妄发生率从 14%[13] 到 50% 甚至更高[14]，这可能由于不同患者存在不同程度的谵妄风险因素（如老年患者与年轻患者等）导致发生率之间的差异[15,16]。常规临床诊疗过程中谵妄可能被忽视从而导致报道的发生率偏低[17]。

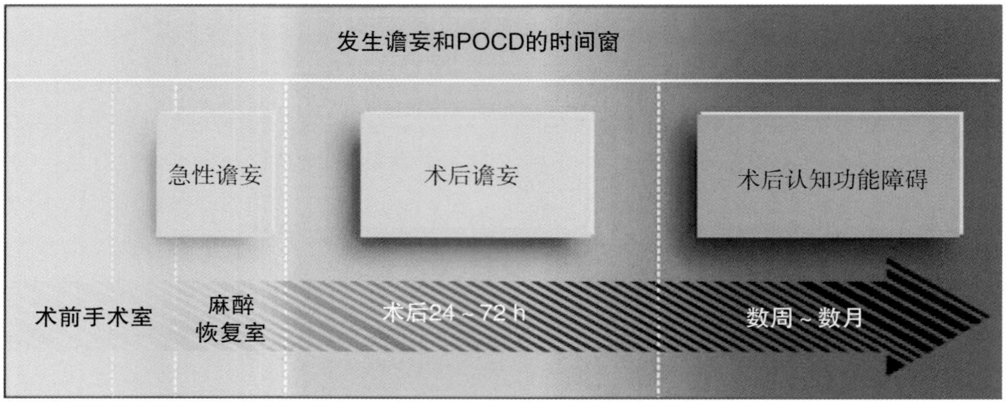

• **图 42.1**（**也见彩图**） 术后谵妄与术后认知功能障碍（POCD）之间的主要区别之一是疾病发生的时间窗。急性谵妄在手术室（OR）或进入麻醉恢复室（PACU）后立即发生。术后谵妄发生在手术后 24 ～ 72 h。POCD 则在手术和麻醉后数周～数月发生

心脏手术患者术后认知功能障碍

许多研究使用术前和术后神经心理学测试来评估 POCD，而这些测试中用来定义 POCD 的阈值也不同。心脏手术和非心脏手术后 1 ～ 3 个月的 POCD 报道的发生率区别很大 [18-20]。大多数研究显示术后认知功能障碍发生于术后 3 个月～ 1 年，并且其发生率随着时内的推移而降低 [19,21]。大多数神经心理学测试中，受试者取得的分数在短时间内重复测试时会提高（学习效应）。这种学习效应可以通过使用多个单独的测试来评估每个认知领域，并通过使用因子分析等方法来评估整体认知领域得分，从而部分避免学习效应 [19,22]。因此，最佳认知测试集包括跨越不同认知领域和认知的评估能力范围 [23]。而老年人术后认知改变发生在随着年龄增加而自然出现的与衰老相关的神经认知 / 神经生理学改变上 [24,25]，包括先前存在的神经退行性病变。由于阿尔茨海默病相关病理学改变在可观察到的认知缺陷（如记忆障碍）之前数十年就开始存在 [26,27]，许多老年患者可能具有无临床表现的阿尔茨海默病相关神经病理学改变；这些患者发生术后谵妄 [6,28] 和 POCD 的风险增加 [29,30]。许多统计或临床阈值已被用于定义 POCD。一些阈值包含 1 个 [31] 或 2 个 [32] 测试的变化，一些依赖于更大的认知领域的变化，如注意力和言语记忆 [19]，而另一些研究则通过全套认知功能测试集评估整体认知变化 [33]。根据用于定义的统计阈值和规则不同，POCD 可能代表记忆、执行功能或其他受影响区域的单域或多域认知功能缺陷。目前尚不清楚 POCD 患者更细分的特定领域（记忆与执行功能）的长期变化。术前和术后进行神经认知功能测试的时机也很重要。术后早期认知功能障碍可能受术后疼痛、阿片类药物和术后早期恢复的影响。例如，冠状动脉旁路移植术（CABG）1 年后的整体认知功能障碍与生活质量下降直接相关。而整体认知功能障碍和 CABG 后 1 年生活质量下降又与自我评估的抑郁症状加重有关（但不是焦虑症状加重）[35]。整体认知功能障碍与生活质量之间的持续相关性在心脏手术 5 年后也可存在，而整体认知功能障碍和生活质量下降与自我评估的抑郁症状加重之间存在相似的相关性 [36]。在手术后 1 年和 5 年，POCD 与生活质量之间的相关性在不同认知功能障碍严重程度的患者中均存在 [35,36]；即使相对较轻的术后认知缺陷也与生活质量下降有关。因此，POCD 应该被认为是一种不同严重程度的综合征 [37,38]。达不到诊断标准的术后“亚阈值”认知功能障碍对患者可能也存在重要影响，这一观点与医学研究中出现的许多疾病发生发展过程是连续演变（而不是简单的采用二分类法诊断是否患病）的实际情况存在一致性。

非心脏手术相关术后认识功能障碍

POCD 是一种公认的心脏手术术后并发症，然而直到最近 20 年，POCD 才在非心脏手术中得到重视和定义。1998 年，国际术后认知功能障碍研究（ISPOCD-1）评估了 1218 例接受重大非心脏手术的老年患者的认知功能，发现术后 1 周 25% 的患者存在认知功能障碍，10% 的患者术后 3 个月存在认知功能障碍 [39]。为了进一步探究非心脏手术后 POCD，Monk 等完成了对 1064 例接受选择性非心脏手术的患者的前瞻性评估 [40]。该研究将患者分为青

年组（18 ~ 39 岁）、中年人（40 ~ 59 岁）和老年组（60 岁及以上）。纳入 210 个主要家庭成员作为对照组，以提供与 ISPOCD 中相似的评分变化。患者在基线（术前）和术后 1 周、3 个月完成了一系列认知测试 [40]。图 42.2 显示了出院时 POCD 的发生率和术后 3 个月的神经心理学评估。在出院时青年患者 POCD 发生率为 36%，中年患者为 30.4%，老年患者为 41.4%。与老年患者相比，中年患者认知功能障碍的发生率显著下降（$P < 0.001$），但是青年患者的发生率与中年患者、老年患者相比并无显著差异。在第 1 次术后测试期间，所有年龄阶段的对照组受试者的认知功能障碍的发生率相似：青年组为 4.1%，中年组为 2.8%，老年组为 5.1%。然而，年龄匹配的对照组和术后试验组患者之间认知功能障碍的发生率在所有年龄组均存在显著差异（$P < 0.001$）[39]。在手术后 3 个月，POCD 发生在 5.7% 的青年患者、5.6% 的中年患者和 12.7% 的老年患者中。老年患者 POCD 发生率显著高于中、青年患者（$P < 0.001$）。年龄匹配的对照组与试验组中青年患者 POCD 发生率无差异。然而，与老年对照组相比，老年患者术后 3 个月认知功能障碍的发生率显著增加（$P < 0.001$）。在单因素分析中发现的术后 3 个月时发生 POCD 的风险因素中，只有高龄、文化程度低和出院时仍然存在 POCD 在多因素逻辑回归分析中仍然为独立风险因素。该试验的结果表明，POCD 在 1 周时在所有年龄组中都很常见。然而，在手术后 3 个月，POCD 在文化程度较低的老年患者中更常见。Monk 等不仅报道了 POCD 的发病率，还重新评估了术后 1 年死亡率。他们发现，与出院时无 POCD 的患者相比，出院时有 POCD 的患者 3 个月死亡率增加（$P=0.02$）。他们还发现，出院时和术后 3 个月时 POCD 患者的 1 年死亡率显著高于其他组（图 42.3）[39,40]。

术后认知功能障碍的病理生理机制

一般来说，POCD 可能是由多因素造成的 [6]。导致术后谵妄和 POCD 的风险因素和机制可以分为几种。POCD 的风险因素分为术前、术中、术后和麻醉相关（如体外循环或麻醉剂量）（表 42.1）[6]。这样分类是有用的，因为它们有助于在围手术期的不同时间点确定预测和预防 POCD 的目标。同样重要的是，要认识到一些风险因素是可以干预的，而有些则不能避免。另一种对病因进行分类的方法是依据潜在的病理生理机制，如炎症、神经元损伤、血管损伤 / 栓塞、脑血管自动调节和氧供、神经退行性疾病和神经网络功能障碍。这些因素显然是相互交叠的，具体内容见下文讨论。

炎症

与手术和麻醉相关的炎症被认为在谵妄 [41,42] 和 POCD 中起主要作用 [6,43-48]。手术过程中的组织创伤导致损伤相关的趋化因子和细胞因子的释放 [49,50]。这些介质导致全身炎症反应，导致 IL1、IL6、TNF-α 和损伤相关的分子模式分子（如高迁移率族蛋白 -1 和 S100 钙结合蛋白）进一步释放（图 42.4）[51]。全身炎症介质也可能由于术后血脑屏障被破坏而进入脑 [41,44,52-55]。血脑屏障功能障碍常见于老年人（即

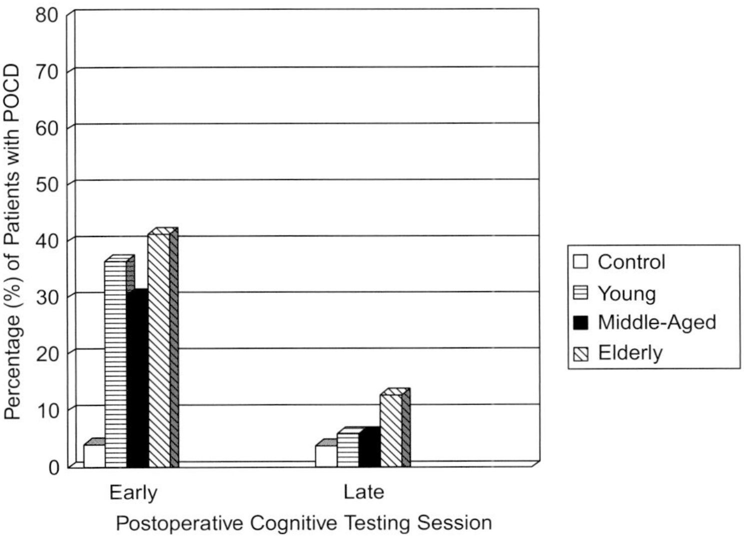

• **图 42.2** （译者注：受版权限制，此图仅保留英文）Incidence of postoperative cognitive dysfunction (*POCD*) in adult patients after noncardiac surgery: Z score definition.（Modified from Monk TG, Weldon BC, Garvan CW, et al. Predictors of cognitive dysfunction after major noncardiac surgery. *Anesthesiology*. 2008;108(1):18-30.）

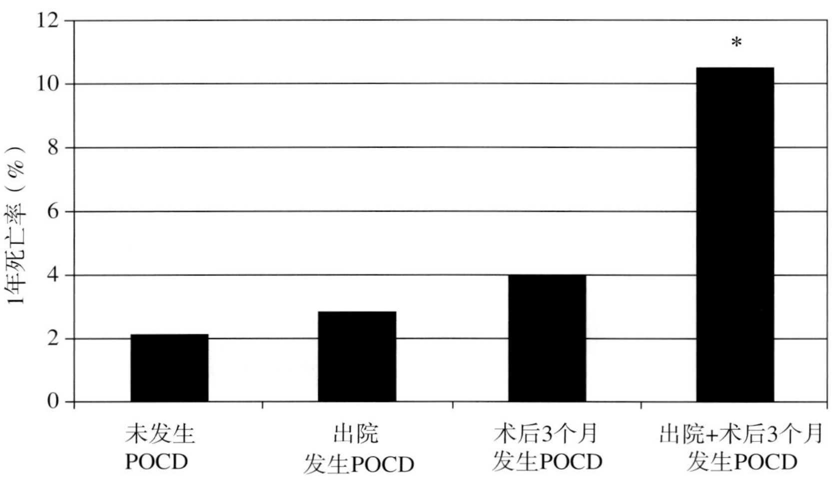

• **图 42.3** 术后认知功能障碍（POCD）与术后 1 年死亡率的关系。本图仅包括在术后 3 个月（晚期）测试仍存活并接受测试的患者。本图包含以下四组：未发生 POCD 组（在任一测试时间均未经历 POCD 的患者），出院时发生 POCD 组（仅在出院时具有 POCD 的患者），术后 3 个月发生 POCD 组（仅在晚期具有 POCD 的患者），和出院 + 术后 3 个月均发生 POCD 组（在出院和晚期测试期间都患有 POCD 的患者）。出院 + 术后 3 个月组与其他三组比较有显著性差异，*P*=0.02［Reprinted with permission from Monk TG，Weldon BC，Garvan CW，et al.Predictors of cognitive dysfunction after major noncardiac surgery.Anesthesiology.2008；108(1)：18-30.］

表 42.1 可干预、可部分干预和不可避免的心脏手术 POCD 和 POD 的潜在风险因素

	术前 / 术后	术中
可干预	1．术前血压控制	1．体外循环的使用
	2．术前血糖控制	2．体温管理
	3．睡眠障碍 / 睡眠呼吸暂停	3．手术时间
	4．酗酒	4．动脉血压管理
	5．术后镇静、镇痛和谵妄的管理	5．血糖管理
		6．血液稀释
可部分干预	1．虚弱	1．手术方式（如正中开胸、侧开胸）、体外循环 vs 非体外循环
	2．术前认知障碍	2．麻醉剂剂量和脑电图变化
	3．术前认知功能储备	
	4．抑郁	
不可避免	患者年龄	直接心肌损伤

Modified from Berger M，Terrando N，Smith SK et al.Neurocognitive function after cardiac surgery：from phenotypes to mechanisms. Anesthesiology.2018；129（4）：829-851.

使没有经历手术）[56]，并且在心脏手术后 50% 的患者中可见 [57]。此外，术后血脑屏障被破坏与心脏手术后认知功能障碍的程度相关 [58]。神经炎症的负面影响足以导致认知、记忆和行为方面的障碍 [59]。神经炎症被发现参与情感障碍、神经退行性疾病和 POCD 的发生发展 [37,60,61]。支持神经炎症在 POCD 中的作用的研究表明，与调节炎症相关的基因多态性（如 CRP、SELP、GPⅢA 和 iNOS 基因）与 POCD 的发生风险相关 [62-64]，这些发现强调了神经炎症在 POCD 中的作用。心脏手术导致的炎症会因血液与体外循环（CPB）回路的异物表面接触而加剧，从而导致明显的外周循环炎症，包括在非心脏手术期间也观察到的促炎细胞因子 IL6 和 IL8 升高数倍 [65,66]。补体系统的经典激活途径也可以在 CPB 后被肝素 - 鱼精蛋白复合物激活 [67]。胸骨切开术和手术切口也会增加大鼠 [68]（甚至人类）的促炎细胞因子水平 [69,70]，但另一些研究没有重复出这些结果 [71,72]。此外，麻醉药物本身（无论是心脏手术还是非心脏手术）可以调节炎症。吸入麻醉药对小胶质细胞具有促炎作用，阿片类药物和肝素还可以在体外实验中调节炎症和单核细胞功能 [73,74]。因此，手术期间给予的药物可能对促炎和抗炎细胞因子水平的总体平衡以及患者预后有显著影响 [75]。总之，这些发现表明，在手术过程中接触麻醉剂和其他药物，以及手术创伤或其他因素的影

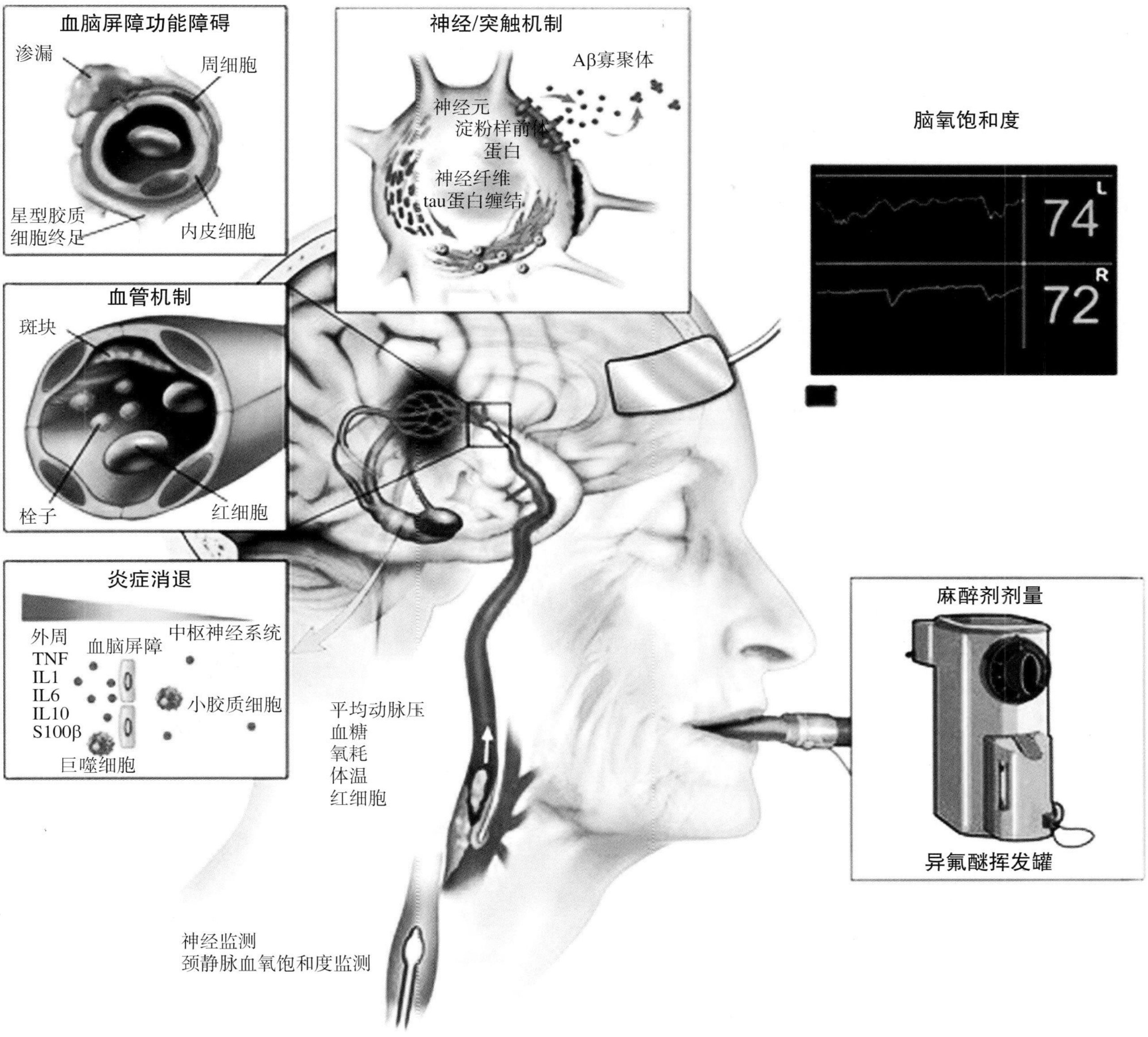

• **图 42.4(也见彩图)**　术后认知功能障碍（POCD）和（或）谵妄中的可能病理生理机制［Reprinted with permission from Berger M, Terrando N, Smith SK et al.Neurocognitive function after cardiac surgery：from phenotypes to mechanisms.Anesthesiology.2018；129(4)：829-851.］

响（如切口、正中胸骨切开术、组织损伤和缺血再灌注损伤）都可能导致神经炎症和随后发生的术后谵妄和术后认知功能障碍。在啮齿动物模型中，心脏手术相比腹部手术导致更长时间的神经炎症和更广泛的行为学损伤，尽管两种手术类型都能降低海马神经再生和神经营养因子水平（如脑源性神经营养因子）[76]。Terrando 发现在小鼠骨科手术后出现类似的神经炎症和行为改变[77]，提示涉及海马神经发生减少、脊柱疼痛信号传导和中枢神经炎症的常见机制可能导致骨科和心脏手术后的记忆功能障碍。阻断神经炎症[45]和激活小胶质细胞[78]减少了小鼠模型的术后记忆缺陷，尽管这些干预措施尚未进行临床试验。一些抗炎药物相关试验未能预防心脏手术后谵妄或 POCD，这些药物包括利多卡因[79]、镁[17]、补体抑制剂[80]和术后乙酰胆碱酯酶治疗[81,82]。术中高剂量类固醇激素也无效[12,83,85]，这可能是因为类固醇也会引起谵妄和幻觉[86]，这可能会抵消其理论上的认知改善的抗神经炎症作用。在小型临床研究中，术中氯胺酮治疗可减少心脏手术后谵妄[87]和 POCD[88]，但在大型多中心随机试验中并未减少谵妄（其中大约包括心脏和非心脏手术患者）[89]。在最近的一项多中心随机试验中，右美托咪定对心脏手术后谵妄发生率也没有影响，相关研究还发现它对非心脏手术后谵妄既有保护作用也有致病作用 [91,92]；这些不同的结果可能是由于这些研究使用了不同的右美托咪定输注速率和持续时间引起的 [90,91,92]。结果以阴性为主的相关药物干预研究可能反映了谵妄和 POCD 发生机制的复杂性，这也可能是多模式干预相对可以取得更大效果的基础 [93]。其他的更具体地针对术后炎症的策略可能可以更好防止 POD 和 POCD 的发生。

血栓负荷

血栓负荷也可能在心脏和非心脏手术后的神经认知功能障碍的发生中起作用。在心脏手术期间直接操纵主动脉通常会破坏动脉粥样硬化斑块。POCD 患者术中动脉粥样硬化负荷（与没有 POCD 的患者相比）在心脏手术 1 周后显著增加，但在 3 周或 12 周没有明显差异 [33]。目前的指南建议对卒中风险增加的患者进行主动脉斑块的主动脉超声评估，包括有血管疾病史和其他主动脉粥样硬化或钙化证据的患者 [94]。主动脉斑块破裂释放出可以传播到大脑的微栓子。这些微栓子可以通过经颅多普勒超声检测到 [95]，尽管大多数经颅多普勒信号实际上代表小气体栓塞 [96]。

在切开心脏的心脏瓣膜病例中经常发生微气栓，这导致许多中心用二氧化碳充盈开放的心腔，因为二氧化碳比空气更易溶解，从而促进气体栓子的再吸收 [97]。然而，一项随机试验发现二氧化碳与手术室内的层流空气相比，对手术后 6 周的认知功能没有显著影响 [98]。

微栓子也可以通过术后弥散加权 MRI[99] 检测，尽管需要术前 MRI 扫描来区分新的微栓子与先前就存在的病变。具有可检测微栓子的心脏手术患者的数量远远超过术后明确诊断脑卒中的患者。许多专家将这些栓子和弥散加权 MRI 异常称为“临床隐性卒中”[6,100]，因为其与常规临床检查中可检测到的神经系统异常无关。虽然大脑的血栓负荷和其导致的 T2 加权的 MRI 白质高信号会损害神经认知功能，但一些研究提示血栓负荷与术后认知改变之间不存在一致的相关性 [94,101-103]。血栓负荷和认知功能的关系是复杂的，观察性研究发现这些“临床隐性卒中”与未来卒中、认知能力下降和阿尔茨海默病的风险相关 [104-107]。血栓负荷、中枢神经炎症和其他因素可能以协同方式相互作用以产生 POCD。

脑血流量、自动调节和氧供

自 CPB 使用无搏动血流灌流以来，脑卒中和 POCD 均被认为是低灌注压导致的。此外，越来越多的老年手术患者（心脏和非心脏）患有高血压，这可能会改变脑血流量的正常自动调节范围（通常认为是 60 ～ 160 mmHg），从而增加低灌注的风险。真实的自动调节范围尚不清楚，CPB 期间自动调节的下限可能在 45 ～ 80 mmHg[108]。Newman 等发现 215 例心脏手术患者存在明显的脑自动调节障碍，但与术后认知无关 [109,110]。同样，Joshi 等发现高达 20% 的心脏手术患者自动调节功能受损，这些脑血流量为“压力平流”，使患者围手术期卒中发生率增加 [111]。此外，术中脑血流量自动调节可以动态适应术中病理生理变化 [112,113]，提示需要实时监测脑血流量的自动调节。

对于平均动脉压（MAP）调控与术后认知改变之间的关系的研究得出的结果不一致。例如，术中 MAP 维持在 80 ～ 90 mmHg 而不是 60 ～ 70 mmHg 与术后较少发生谵妄和 MMSE 评分下降较小相关 [114]。Gold 等发现较高的 MAP 目标（即 80 ～ 100 mmHg 而不是 50 ～ 60 mmHg）与较低的心脏和神经系统并发症（即脑卒中）发生率相关 [115]；然而，他们发现组间术后认知无差异。这种预后的差异，特别是在脑卒中发生率方面，后来被发现主要与主动脉粥样硬化程度有关，而 MAP 的差异仅对严重主动脉粥样硬化患者有实质性影响 [116]。术后低于自动调节下限的 MAP 也与胶质细胞损伤生物标志物 GFAP 水平升高有关，这一发现表明维持 MAP 在自动调节范围内的重要性 [117]。然而，观察性研究发现，将血压维持在脑血流量自动调节上限以上与术后谵妄发生率增加有关 [118,119]，这表明应避免 MAP 超出每个患者的自动调节范围，不论是低于下限还是超出上限。

心脏手术患者的体温管理

脑氧代谢率（$CMRO_2$）与温度密切相关，这导致目前实施低温来降低脑氧代谢率，从而在减少的氧气输送期间减少脑氧剥夺和神经认知损伤。低温可减少局灶性脑缺血和心肺复苏动物模型中的神经损伤 [120,121]。此外，体温升高可增加脑氧代谢率，并与更差的神经认知结果和死亡率增加有关 [122-124]。因此，研究探究了在 CPB 期间通过降低体温来降低脑氧代谢率是否会改善术后神经认知功能。早期的研究表明，接受常温（即“常温”或大于 35℃）

CPB 的患者卒中发生率比接受低温（即“冷”或低于 28℃）CPB 的患者高 3 倍[125]。然而，一项随机试验发现 CPB 期间低温（即 28 ~ 30℃）与常温（35.5 ~ 36.5℃）对并不能改善心脏手术后 6 周的认知功能[126]。尽管如此，心脏手术后最高术后温度与术后 6 周认知功能障碍严重程度相关[127]，表明了避免术后体温过高的重要性。相似的，术中复温至较低温度（34℃ vs 37℃）与术后 1 周时较低的认知功能障碍发生率和手术后 3 个月在凹槽钉板测验（手动灵活性和视觉运动处理速度任务）中表现较好相关[128]，虽然手术后 3 个月 POCD 发生率并未下降[129]。实质上，该试验中复温至略低目标所取得的早期认知益处[128]可能是预防术后体温过高的结果。该研究还发现，随机接受常温（37℃）CPB 或低温（34℃）CPB 而无手术室复温的 CABG 患者之间没有神经认知方面的差异；因此，在复温过程中避免中枢性高热可能有助于优化术后认知功能[129]。同样，最近的另一项随机试验发现，在心脏手术后 10 天，在 CPB 期间实现较低的核心体温（通过外部头部冷却）与较低的认知功能障碍相关[130]。尽管已经出现了许多研究[131,132]，关于心脏手术期间的温度管理仍存在争议[133,134]。目前的临床建议只是要求在心脏手术期间避免体温过高（动脉出口血液温度≥ 37℃），一旦温度超过 30℃，复温速率≤ 0.5℃ /min[135]。缓慢复温可能有助于避免大脑缺血，因为快速复温已被证明导致在相应的脑血流量增加之前就出现脑氧利用率增加[136]。

心脏手术血糖调节

神经认知功能通常不会因正常生理范围内的葡萄糖变化而改变[137-139]。由于许多外科手术患者患有糖尿病，手术应激反应可降低外周胰岛素敏感性并引起高血糖，因此有研究探究了术中血糖管理与术后神经认知结局之间的关系。一项回顾性研究发现，术中高血糖（> 200 mg/dl）与非糖尿病患者术后认知功能恶化有关，但在糖尿病患者中这一相关性并不存在[140]。这并不奇怪，因为糖尿病患者经常出现高血糖，这导致生理代偿反应（如脑毛细血管上的葡萄糖转运蛋白下调）以减少过量的葡萄糖进入大脑[141]。这种代偿有助于解释为什么术中高血糖可能对非糖尿病患者的大脑更有害。然而，这一解释与一项大型随机试验（n=381）的结果矛盾，该试验显示非糖尿病患者术中胰岛素输注（高达 4 单位 / 小时）并未改善神经认知结果[142]。高血糖对大脑有害的观点导致一些探究更严格的血糖控制是否会改善术后认知的干预研究出现。然而，在心脏手术期间使用高胰岛素 - 正常血糖的严格管控（葡萄糖目标 80 ~ 110 mg/dl）与标准治疗（葡萄糖目标< 150 mg/dl）相比，前者谵妄发生率反而增加[143]，这可能是由于该研究的强化血糖控制组中低血糖发生率增加。另一项研究发现，使用葡萄糖和胰岛素输注维持血糖在 64 ~ 110 mg/dl 可以保护心脏手术后的听觉学习和执行功能[144]，这表明避免高血糖可能会改善术后认知功能。这些数据表明，为避免术后谵妄和 POCD，避免低血糖和高血糖可能同样重要。糖尿病患者对慢性高血糖的生理适应表明术中血糖控制应个体化。

抑郁

研究与心脏手术有关的抑郁表明，术前抑郁与术后长期生存率下降有关[145]，并与 POCD 的发展有关[146,147]。术前和术后抑郁与生活质量和认知功能障碍之间的确切因果关系仍有待确定。

遗传易感性因素

神经保护领域的一项有趣进展是，该领域涉及手术相关脑损伤的遗传易感性。1997 年的一项研究首次描述了一个人的基因组成可能改变心脏手术后认知结果[148]。在该研究中，载脂蛋白 E 假说诞生了，即拥有 ApoE4 等位基因的患者 CPB 后的认知功能更差。虽然并非所有的研究都重复了这一发现[149-153]，但是 POCD 和谵妄可能涉及与阿尔茨海默病相似的机制的观点导致了进一步的研究。这些研究发现了相互矛盾的结果；总体而言，似乎 ApoE4 携带者不太可能发生术后早期谵妄或 POCD，但心脏手术后的长期认知功能确实更差[154-159]。这一发现可能与已知的 ApoE4 等位基因对认知的长期有害影响有关[154]，也可能和 ApoE4 携带者主动脉弓粥样硬化程度加重有关[160]，由此可能导致心脏手术期间脑部微栓子增加。最近发现了其他几种与阿尔茨海默病风险增加相关的遗传多态性[161-165]，重要的是探究这些阿尔茨海默病风险相关的基因多态性是否也与 POCD 或术后谵妄风险相关。

为了进一步研究炎症和可能的血栓形成在 POCD 中的潜在作用，Mathew 等[166]描述了血小板整合素受体 GP Ⅱb/ Ⅲa 的 PlA2 基因多态性，并检测了其对心脏手术后认知结局的影响。多因素分析显示，

PlA2 基因型与简易精神状态检查的评分下降显著相关（P=0.036）。该机制可能与促血栓形成作用增加有关，这已在冠状动脉血栓形成和心肌梗死的研究中得到证实 [167,168]。总的来说，围手术期认知功能下降的风险基因位点的研究进展与遗传学研究的普遍进展一致，从单一候选基因的研究转变为多个候选基因群的研究，然后随着技术的进步而转变为全基因组测序。

Mathew 等还假设调节炎症、细胞 - 基质黏附 / 相互作用、凝血血栓形成、脂质代谢和血管反应性的病理生理过程中相关候选基因多态性与 POCD 相关 [169]。在一项纳入 513 名接受体外循环 CABG 的患者的前瞻性队列研究中（86% 的患者为欧洲裔美国人），通过质谱法对 37 个 SNP 进行了基因分型 [169]。在术后 6 周，使用多元逻辑回归分析这些 SNP 与认知缺陷之间的关联，校正的混杂因素包括年龄、受教育程度、基线认知水平和人口学资料，并使用置换分析进行多次测试。Mathew 发现，在欧洲裔美国人（n=443）中，CRP 1059G/C SNP（OR，0.37；95%CI，0.16 ～ 0.78；P=0.013）和 SELP 1087G/A SNP（OR，0.51；95%CI，0.30 ～ 0.85；P=0.011）与认知缺陷减少有关。对于 CRP 1059C 等位基因携带者，观察到的 POCD 发生率的绝对风险下降 20.6%，而 SELP 1087A 等位基因携带者下降 15.2%。相比之下，不具备这 2 种等位基因患者的 POCD 发生率超过 40%（图 42.5）[62]。围手术期血清 CRP 和血小板活化程度也显著低于有次要等位基因拷贝的患者，为观察到的等位基因与 POCD 的相关性提供了证据支持。这些结果表明 P 选择素和 CRP 基因调节心脏手术后认知功能下降的易感性，对于确定哪些高风险人群可能受益于有针对性的围手术期抗炎策略具有潜在意义。发现与减轻损伤和减少并发症相关的遗传因素和机制，有助于我们寻找保护措施，并为通过术前基因筛查以识别有脑损伤风险且最有可能从干预保护策略中受益的患者提供帮助。

麻醉、手术和阿尔茨海默病

ISPOCD 工作组和 Monk 等将心脏手术后 6 周内的认知障碍与非心脏手术后的认知障碍联系起来 [38,39]。根据定义，非心脏手术的 POCD 发生率最初似乎低于心脏手术的 POCD 发生率，而在 60 岁以下的患者中发生率相当。然而，随着非心脏人群的老龄化，人们越来越认识到老年手术患者的认知能力下降，这表明 POCD 可能与手术类型无关 [149]。

Newman 及其同事 [19] 定义的早期 POCD 与长期认知功能下降之间的关系增加了对 POCD 与老年痴呆最常见原因（即阿尔茨海默病）之间相关性的评估。阿尔茨海默病与淀粉样蛋白 β（Aβ）前体蛋白的蛋白水解产生和积累以及相关蛋白 tau 缠结的细胞内积累有关。有几条证据表明麻醉和手术可能会增加阿

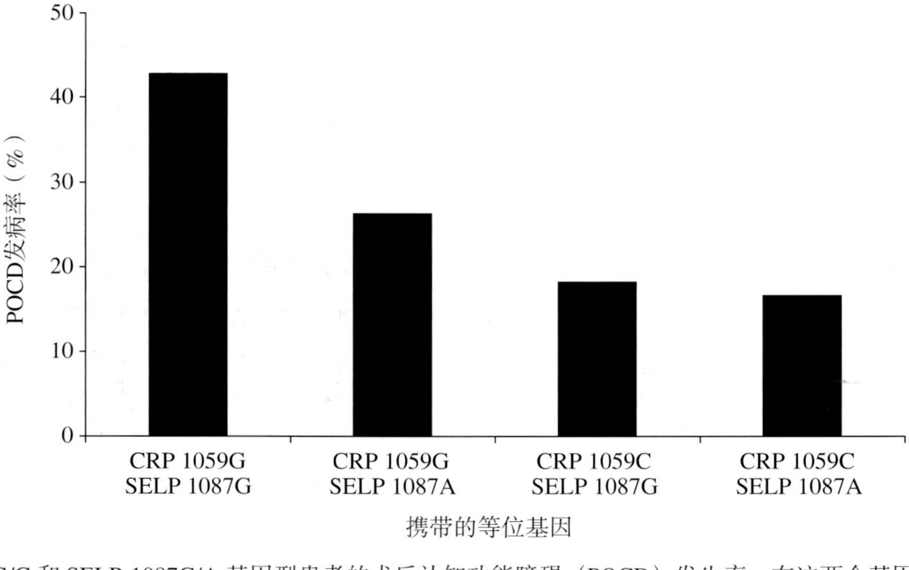

• **图 42.5** CRP 1059G/C 和 SELP 1087G/A 基因型患者的术后认知功能障碍（POCD）发生率。在这两个基因的次要等位基因携带者中，POCD 的发生率为 16.7%，而在携带主要等位基因的患者中，POCD 的发生率为 42.9%（n=386）（Reprinted from Mathew J，Podgoreanu MD，Grocott GP，et al.Genetic variants in P-selectin and C-reactive protein influence susceptibility to cognitive decline after cardiac surgery.J Am Coll Cardiol.2007；49：1934-1942.）

尔茨海默病的风险。基础研究表明，麻醉剂和手术应激可以促进细胞实验 [170,171] 和动物实验中的 Aβ 和 tau 蛋白沉积 [172-176]。一些研究人员发现麻醉和手术后患者的阿尔茨海默病脑脊液标志物发生改变 [177-180]。其他研究 [181,182] 发现接受麻醉和手术的患者患阿尔茨海默病的风险增加。这些研究的结果导致相当多的注意力集中在确定 POCD 是否是阿尔茨海默病后续发展的风险因素，和（或）麻醉和手术是否增加患阿尔茨海默病的风险，这是目前争议相当大的话题 [183] 和密集研究的重点 [184]。

尽管有细胞实验证据支持，但很少有临床数据支持反复暴露于全身麻醉与 POCD 的发生相关。此外，试图研究暴露于全身麻醉和区域麻醉的患者 POCD 发生率存在差异的研究无法发现区域麻醉的保护作用 [185,186]，表明麻醉的作用可能比手术的作用小。然而，这些结论提供的证据是有限的，因为这些试验的区域麻醉组中的许多患者接受静脉镇静至与全身麻醉相似深度的麻醉。

虽然直觉上较大的外科手术（具有较大的组织损伤和较大的后续炎症反应）将与较高的 POCD 风险相关，但很少有证据支持这种直觉。Evered 比较了轻度镇静下冠状动脉造影、全麻下全髋关节置换术及全麻下 GABG 三组的 POCD 发生率。虽然 CABG 组 POCD 的发生率在第 7 天显著高于全髋关节置换术组，但到 3 个月时没有发现三组之间存在显著差异，进一步表明 POCD 可能与手术和麻醉的类型无关 [154]。需要进一步的前瞻性纵向试验来确定特定的麻醉或手术是否与恶化的认知功能相关。

心脏手术 POCD 的发病机制

结构和功能神经影像学的进展已被用于探究 POCD 的神经解剖学基础。例如，有结构性 MRI 证据表明脑室大小增加（可能是皮质萎缩相关）的心脏手术患者发生术后谵妄的概率增加 [187]。功能性 MRI 通过血氧水平测量特定脑区内的活动、血流动力学相关神经元活动，并可用于监测术后脑活动的变化。一项针对 25 名接受心脏手术的患者的研究评估了 CPB 和非 CPB 心脏手术患者手术前和手术后 4 周的血氧水平依赖性功能 MRI 扫描结果，同时他们完成了工作记忆的评估 [188,37]。接受过 CPB 心脏手术的患者，而不是那些接受非 CPB 心脏手术的患者，在心脏手术后最苛刻的注意任务（3-back 条件）期间前额叶皮质激活减少 [188]。未来的研究将有必要确定前额叶皮质活动的变化是否与 CPB 心脏手术后的主观认知受损相关。

功能性 MRI 还可以测量大脑区域之间的活动模式，称为功能连接，即使在没有解剖学连接的区域也是如此。多个功能连接的人脑网络在特定的认知过程中起着重要作用（图 42.6）[189,190]。Browndyke 最近研究了心脏手术前和手术后 6 周以及同一时间间隔内 12 例患者的认知和脑功能连接性变化，并以 12 例患有心脏病的非手术患者作为对照 [33]。心脏手术后认知功能下降幅度大于非手术对照组。此外，在心脏手术患者中，术后整体认知功能障碍的程度与后扣带回皮质和右上额回功能连接性降低的程度相关 [33]，这是大脑默认模式网络的两个关键区域 [191,192]。在谵妄患者中也观察到后扣带回（默认模式网络枢纽区域）和前额叶皮质之间存在相似改变，这更加说明了默认模式网络功能连接中断可能是术后谵妄和 POCD 的可能机制 [193]。

防治 POCD 和（或）POD 的干预措施的研究前景

随着我们对 POCD 和相关神经损伤复杂性的了解加深，已经发现了许多改善老年人的神经认知功能的新方法，包括基于视频游戏的脑训练 [194]、迷走神经刺激 [195]、无创经颅磁 [196,197] 和脑电刺激 [198]、饮食干预 [199]、体育锻炼 [200-201] 和术后早期行走 [202-204]。这些方法可以个体化针对和（或）调整患者存在的脑活动模式和（或）认知缺陷的特定病理生理学过程。这些新方法尚未应用于预防或治疗手术患者的 POCD 或谵妄。

目前已经提出或已经运用了许多通过减少神经损伤的特定策略来保护大脑和减少 POCD 的发生。如前所述，减少炎症、避免体温过高、减少栓塞和避免低灌注的策略都是减少脑卒中、POCD 和谵妄的临床策略的一部分。虽然我们已经看到这些策略改善局灶性神经损伤的证据，但更难以证明这些策略可以持续有效地降低 POCD 的发生率。

结论

大脑及其神经活动的复杂性使大脑成为最有趣和最难以理解、预测的器官。除了大脑本身的复杂性之外，每个手术患者的大脑之间显著的解剖学和功能差异也增加了研究难度 [187,33]。优化术后神经认知功能可能需要个体化策略，以患者为中心的方法来调控大

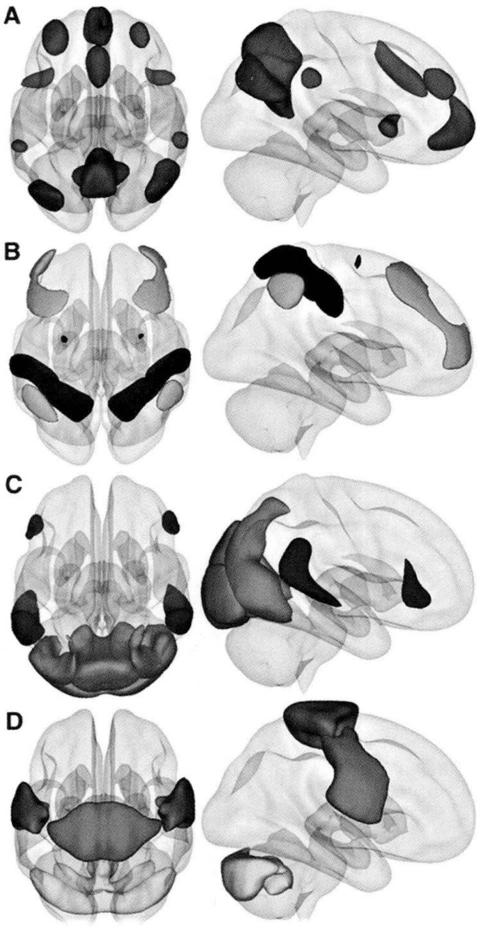

• **图 42.6（也见彩图）** 人脑中的功能连接网络。这些研究者们感兴趣的功能性脑网络区域图像来自 Connectome 项目数据集（*n*=497）所收集到的低频血氧依赖信号功能 MRI 数据的分析。A．默认模式网络的感兴趣区域（蓝色），突出性网络的感兴趣区域（红色）。B．大脑背侧注意网络的感兴趣区域（黑色），大脑额顶网络的感兴趣区域（浅绿色）。C．语言网络的感兴趣区域（紫色），视觉网络的感兴趣区域（粉红色）。D．小脑网络的感兴趣区域（黄色），感觉运动网络的感兴趣区域（绿色）(From Huang H，Tanner J，Parvataneni H，et al.Impact of total knee arthroplasty with general anesthesia on brain networks：cognitive efficiency and ventricular volume predict functional connectivity decline in older adults.J Alzheimers Dis 2018；62：319-333.)

脑功能的多个决定性因素，从氧气和葡萄糖输送，到脑灌注压力管理，对神经网络活动、手术应激反应和后续炎症反应进行仔细的药物干预调节 [6]。这表明麻醉和手术后改善认知功能将是复杂和具有挑战性的。未来干预性研究的另一个挑战是发现可能影响术后认知功能和（或）谵妄的每一个因素，因为干预措施旨在通过针对单一风险因素减少 POCD 或谵妄可能会导致与预期产生差异的结果，并同时导致偏离术中调控的其他目标 [205]。因此，一个重要的目标是制定旨在同时具有可行性地优化多个术中和术后风险因素的方案，以改善老年患者的术后认知功能。针对减少围手术期脑卒中和谵妄的策略将继续成为改善或减少 POCD 众多策略中的重要组成部分。

参考文献

1. Newman MF, Grocott HP, Mathew JP, et al. Report of the substudy assessing the impact of neurocognitive function on quality of life 5 years after cardiac surgery. *Stroke*. 2001;32(12):2874–2881.
2. Evered L, Silbert B, Knopman DS. Nomenclature Consensus Working Group, et al: Recommendations for the nomenclature of cognitive change associated with anaesthesia and surgery. *Anesth Analg*. 2018;127(5):1189–1195.
3. Mathew JP, Welsh-Bohmer KA, Newman MF. Nomenclature for perioperative cognitive disorders: Comment. *Anesthesiology*. 2019;131(2):443–444.
4. McDonagh DL, Berger M, Mathew JP, Graffagnino C, Milano CA, Newman MF. Neurological complications of cardiac surgery. *Lancet Neurology*. 2014;13(5):490–502.
5. Nadelson MR, Sanders RD, Avidan MS. Perioperative cognitive trajectory in adults. *Br J Anaesth*. 2014;112(3):440–451.
6. Berger M, Terrando N, Smith SK, Browndyke JN, Newman MF, Mathew JP. Neurocognitive function after cardiac surgery: from phenotypes to mechanisms. *Anesthesiology*. 2018;129(4):829–851.
7. Silverstein JH, Timberger M, Reich DL, et al. Central nervous system dysfunction after noncardiac surgery and anesthesia in the elderly. *Anesthesiology*. 2007;106(3):622–628.
8. Silverstein JH, Timberger M, Reich DL, Uysal S. Central nervous system dysfunction after noncardiac surgery and anesthesia in the elderly. *Anesthesiology*. 2007;106(3):622–628.
9. Hudetz JA, Patterson KM, Byrne AJ, Pagel PS, Warltier DC. Postoperative delirium is associated with postoperative cognitive dysfunction at one week after cardiac surgery with cardiopulmonary bypass. *Psychol Rep*. 2009;105(3):921–932. Pt 1.
10. Rudolph JL, Marcantonio ER, Culley DJ, et al. Delirium is associated with early postoperative cognitive dysfunction. *Anaesthesia*. 2008;63(9):941–947.
11. Saczynski JS, Marantonio ER, Quach L, et al. Cognitive trajectories after postoperative delirium. *N Engl J Med*. 2012;367(1):30–39.
12. Association AP. *Diagnostic and Statistical Manual of Mental Disorders*. ed 5. Washington, DC: American Psychiatric Association; 2013.
13. Sauër AM, Slooter AJ, Veldhuijzen DS, van Eijk MM, Devlin JW, van Dijk D. Intraoperative dexamethasone and delirium after cardiac surgery: A randomized clinical trial. *Anesth Analg*. 2014;19:1046–1052.
14. Rudolph JL, Jones RN, Levkoff SE, et al. Derivation and validation of a perioperative prediction rule for delirium after cardiac surgery. *Circulation*. 2009;119:229–236.
15. Berger M, Browndyke J, Mathew JP. Intraoperative glycemic control to prevent delirium after cardiac surgery: Steering a course between Scylla and Charybdis. *Anesthesiology*. 2015;122:1186–1188.
16. Brown CHIV, Neufeld KJ, Needham DM. Delirium, steroids, and cardiac surgery. *Anesth Analg*. 2014;119:1011–10113.
17. McCoy TH Jr, Snapper L, Stern TA, Perlis RH. Underreporting of delirium in statewide claims data: Implications for clinical care and predictive modeling. *Psychosomatics*. 2016;57:480–488.
18. Mathew JP, White WD, Schinderle DB, et al. Neurologic Outcome Research Group (NORG) of the Duke Heart Center: Intraoperative magnesium administration does not improve neurocognitive function after cardiac surgery. *Stroke*. 2013;44:3407–3413.
19. Newman MF, Kirchner JL, Phillips-Bute B, et al. Neurologic Outcome Research Group and the Cardiothoracic Anesthesiology Research Endeavors Investigators: Longitudinal assessment of neurocognitive function after coronary-artery bypass surgery. *N Engl J Med*. 2001;344:395–402.
20. Newman MF, Kirchner JL, Phillips-Bute B, et al. Longitudinal assessment of neurocognitive function after coronary-artery bypass surgery. *N Engl J Med*. 2001;344(6):1885–1896.
21. Evered L, Scott DA, Silbert B, Maruff P. Postoperative cognitive dysfunction is independent of the type of surgery and anesthetic. *Anesth Analg*. 2011;112(5):1179–1185.
22. Mathew JP, Mackensen GB, Phillips-Bute B, et al. Neurologic Out-

come Research Group (NORG) of the Duke Heart Center: Randomized, double-blinded, placebo, controlled study of neuroprotection with lidocaine in cardiac surgery. *Stroke*. 2009;40:880–887.
23. Murkin JM, Newman SP, Stump DA, Blumenthal JA. Statement of consensus on assessment of neurobehavioral outcomes after cardiac surgery. *Ann Thorac Surg*. 1995;59(5):1289–1295.
24. Cabeza R. Cognitive neuroscience of aging: Contributions of functional neuroimaging. *Scand J Psychol*. 2001;42:277–286.
25. Wang WC, Dew IT, Cabeza R. Age-related differences in medial temporal lobe involvement during conceptual fluency. *Brain Res*. 2015;1612: 48–58.
26. Jack CR Jr, Knopman DS, Jagust WJ, et al. Tracking pathophysiological processes in Alzheimer's disease: An updated hypothetical model of dynamic biomarkers. *Lancet Neurol*. 2013;12:207–216.
27. Bateman RJ, Xiong C, Benzinger TL, et al. Dominantly Inherited Alzheimer Network: Clinical and biomarker changes in dominantly inherited Alzheimer's disease. *N Engl J Med*. 2012;367:795–804.
28. Xie Z, Swain CA, Ward SA, et al. Perioperative cerebrospinal fluid β-Amyloid/Tau ratio and postoperative delirium. *Ann Clin Transl Neurol*. 2014;1:319–328.
29. Xie Z, McAuliffe S, Swain CA, et al. Cerebrospinal fluid Aβ to tau ratio and postoperative cognitive change. *Ann Surg*. 2013;258:364–369.
30. Evered L, Silbert B, Da Scott, Ames D, Maruff P, Blennow K. Cerebrospinal fluid biomarker for Alzheimer disease predicts postoperative cognitive dysfunction. *Anesthesiology*. 2016;124:353–361.
31. Tang L, Kazan R, Taddei R, Zaouter C, Cyr S, Hemmerling TM. Reduced cerebral oxygen saturation during thoracic surgery predicts early postoperative cognitive dysfunction. *BR J Anaesth*. 2012; 108:623–629.
32. Evered LA, Silbert BS, Scott DA. Postoperative cognitive dysfunction and aortic atheroma. *Ann Thorac Surg*. 2010;89:1091–1097.
33. Browndyke JN, Berger M, Harshbarger TB, et al. Resting-state functional connectivity and cognition after major cardiac surgery in older adults without perioperative cognitive impact impairment: Preliminary findings. *J Am Geriatr Soc*. 2017;65:e6–e12.
34. Evered L, Silbert B, Knopman DS, et al. Recommendations for the nomenclature of cognitive change associated with anesthesia and surgery. *Anesthesiology*. 2017; In Press.
35. Phillips-Bute B, Mathew JP, Blumenthal JA, et al. Association of neurocognitive function and quality of life 1 year after coronary artery bypass graft (CABG) surgery. *Psychosom Med*. 2006;68:369–375.
36. Newman MF, Grocott HP, Mathew JP, et al. Neurologic Outcome Research Group and the Cardiothoracic Anesthesia Research Endeavors (CARE) Investigators of the Duke Heart Center: Report of the substudy assessing the impact of neurocognitive function on quality of life 5 years after cardiac surgery. *Stroke*. 2001;32:2874–2881.
37. Berger M, Nadler JW, Browndyke J, et al. Postoperative cognitive dysfunction: Minding the gaps in our knowledge of a common postoperative complication in the elderly. *Anesthesiol Clin*. 2015;33:517–550.
38. Terrando N, Eriksson LI, Eckenhoff RG. Postoperative neurotoxicity in the elderly: Summary of the 4th International Workshop. *Anesth Analg*. 2015;13:225–232.
39. Moller JT, Cluitmans P, Rasmussen LS, et al. Long-term postoperative cognitive dysfunction in the elderly ISPOCD1 study. ISPOCD investigators. International Study of Post-Operative Cognitive Dysfunction. *Lancet*. 1998;351(9106):857–861.
40. Monk TG, Weldon BC, Garvan CW, et al. Predictors of cognitive dysfunction after major noncardiac surgery. *Anesthesiology*. 2008; 108(1):18–30.
41. Vasunilashorn SM, Ngo L, Inouye SK, et al. Cytokines and postoperative delirium in older patients undergoing major elective surgery. *J Gerontol A Biol Sci med Sci*. 2015;70:1289–1295.
42. Liu P, Li YW, Wang XS, et al. High serum interleukin-6 level is associated with increased risk of delirium in elderly patients after noncardiac surgery: A prospective cohort study. *Chin Med J (Engl)*. 2013;126:3621–3627.
43. Hovens IB, van Leeuwen BL, Nyakas C, Heineman E, van der Zee EA, Schoemaker RG. Prior infection exacerbates postoperative cognitive dysfunction in aged rats. *Am J Physiol Regul Integr Comp Physiol*. 2015;309:R148–R159.
44. Terrando N, Eriksson LI, Ryu JK, Yang T, Manaco C, Maze M. Resolving postoperative neuroinflammation and cognitive decline. *Ann Neurol*. 2011;70:986–995.
45. Terrando N, Monaco C, Ma D, Foxwell BM, Feldmann M, Maze M. Tumor necrosis factor-alpha triggers a cytokine cascade yielding postoperative cognitive decline. *Proc Natl Aca Sci USA*. 2010;107: 20518–20522.
46. Degos V, Vacas S, Han Z, et al. Depletion of bone marrow-derived macrophages perturbs the innate immune response to surgery and reduces postoperative memory dysfunction. *Anesthesiology*. 2013; 118:527–536.
47. He HJ, Wang Y, le Y, et al. Surgery upregulates high mobility group box-1 and disrupts the blood-brain barrier causing cognitive dysfunction in aged rats. *CNS Neurosci Ther*. 2012;18:994–1002.
48. Lu SM, Yu CJ, Liu YH, et al. S100A8 contributes to postoperative cognitive dysfunction in mice undergoing tibial fracture surgery by activating the TLR4/MyD88 pathway. *Brain Behav Immun*. 2015; 44:221–234.
49. Haque A, Kunimoto F, Narahara H, et al. High mobility group box 1 levels in on and off-pump cardiac surgery patients. *Int Heart J*. 2011;52:170–174.
50. Zhang Q, Raoof M, Chen Y, et al. Circulating mitochondrial DAMPs cause inflammatory responses to injury. *Nature*. 2010;464:104–107.
51. Lord JM, Midwinter MJ, Chen YF, et al. The systemic immune response to trauma: An overview of pathophysiology and treatment. *Lancet*. 2014;384:1455–1465.
52. Terrando N, Yang T, Wang X, et al. Systemic HMGB1 neutralization prevents postoperative neurocognitive dysfunction in aged rats. *Front Immunol*. 2016;7:441.
53. Bartels K, Ma Q, Venkatraman TN, et al. Effects of deep hypothermic circulatory arrest on the blood brain barrier in a cardiopulmonary bypass model—a pilot study. *Heart Lung Circ*. 2014;23:981–984.
54. Reis HJ, Teixeira AL, Kálmán J, et al. Different inflammatory biomarker patterns in the cerebro-spinal fluid following heart surgery and major noncardiac operations. *Curr Drug Metab*. 2007;8: 639–642.
55. Reinsfelt B, Ricksten SE, Zetterberg H, Blennow K, Fredén-Lindqvist J, Westerlind A. Cerebrospinal fluid markers of brain injury, inflammation, and blood-brain barrier dysfunction in cardiac surgery. *Ann Thorac Surg*. 2012;94:549–555.
56. Hainsworth AH, Minett T, Andoh J, et al. Neuropathology of white matter lesions, blood-brain barrier dysfunction, and dementia. *Stroke*. 2017;48:2799–2804.
57. Merino JG, Latour LL, Tso A, et al. Blood-brain barrier disruption after cardiac surgery. *AJNR Am J Neuroradiol*. 2013;34:518–523.
58. Abrahamov D, Levran O, Naparstek S, et al. Blood-brain barrier disruption after cardiopulmonary bypass: Diagnosis and correlation to cognition. *Ann Thorac Surg*. 2017;104:161–169.
59. Capuron L, Miller AH, et al. Immune system to brain signaling: Neuropsychopharmacological implications. *Pharmacol Ther*. 2011;130: 226–238.
60. Najjar S, Pearlman DM, Alper K, Najjar A, Devinsky O. Neuroinflammation and psychiatric illness. *J Neuroinflammation*. 2013;10:43.
61. Heneka MT, Carson MJ, El Khoury J, et al. Neuroinflammation in Alzheimer's disease. *Lancet Neurol*. 2015;14:388–405.
62. Mathew JP, Podgoreanu MV, Grocott HP, et al. Pegasus Investigative Team: Genetic variance P-selectin and C-reactive protein influence susceptibility to cognitive decline after cardiac surgery. *J Am Coll Cardiol*. 2001;49:1934–1942.
63. Mathew JP, Rinder CS, Howe JG, et al. Platelet P1A2 polymorphism enhances risk of neurocognitive decline after cardiopulmonary bypass. Multicenter Study of Perioperative Ischemia (McSPI) Research Group. *Ann Thorac Surg*. 2001;71:663–666.
64. Yocum GT, Gaudet JG, Lee SS, et al. Inducible nitric oxide synthase promoter polymorphism affords protection against cognitive dysfunction after carotid endarterectomy. *Stroke*. 2009;40:1597–1603.
65. Steinberg BM, Grossi EA, Schwartz DS, et al. Heparin bonding of bypass circuits reduces cytokine release during cardiopulmonary bypass. *Ann Thorac Surg*. 1995;60:525–529.
66. Hovens IB, Schoemaker RG, van der Zee EA, Absalom AR, Heineman E, van Leeuwan BL. Postoperative cognitive dysfunction: Involvement of neuroinflammation and neuronal functioning. *Brain Behav Immun*. 2014;38:202–210.
67. Bruins P, te Velthuis H, Erenberg-Belmer AJ, et al. Heparin-protamine complexes and C-reactive protein induce activation of the classical complement pathway: Studies in patients undergoing cardiac surgery *in vitro*. *Thromb Haemost*. 2000;84:237–243.
68. Hayashi Y, Sawa Y, Nishimura M, Satoh H, Ohtake S, Matsuda H. Avoidance of full-sternotomy: Effect on inflammatory cytokine production during cardiopulmonary bypass in rats. *J Card*. 2003;18: 390–395.
69. Gu YJ, Mariani MA, Boonstra PW, Grandjean JG, van Oeveren W. Complement activation in coronary artery bypass grafting patients without cardiopulmonary bypass: The role of tissue injury by surgical incision. *Chest*. 1999;116:892–898.
70. Friscia ME, Zhu K, Kloff JW, et al. Cytokine response is lower after lung volume reduction through bilateral thoracoscopy versus sternotomy. *Ann Thorac Surg*. 2007;83:252–256.
71. Diegeler A, Doll N, Rauch T, et al. Humoral immune response during coronary artery bypass grafting: A comparison of limited approach, "off-pump" technique, and conventional cardiopulmonary bypass. *Circulation*. 2000;102:95–100.
72. Gulielmos V, Menschikowski M, Dill H, et al. Interleukin-1, interleukin-6 and myocardial enzyme response after coronary artery bypass grafting – a prospective randomized comparison of the conventional and three minimally invasive surgical techniques. *Eur J Cardiothorac Surg*. 2000;18:594–601.
73. Ye X, lian Q, Eckenhoff MF, Eckenhoff RG, Pan JZ. Differential general anesthetic effects on microglial cytokine expression. *PLoS One*. 2013;8:52887.
74. McBride WT, Armstrong MA, McMurray TJ. An investigation of the effects of heparin, protamine, and fentanyl on the balance of pro- and anti-inflammatory cytokines in in-vitro monocyte cultures. *Anaesthesia*. 1996;51:634–640.
75. McBride WT, McBride SJ. The balance of pro- and anti-inflammatory cytokines in cardiac surgery. *Curr Opin Anaesthesiol*. 1998;11: 15–22.
76. Vacas S, Degos V, Tracey KJ, Maze M. High-mobility group box 1 protein initiates postoperative cognitive decline by engaging bone-marrow derived macrophages. *Anaesthesiology*. 2014;120: 1160–1167.
77. Zhang MD, Barde S, Yang T, et al. Orthopedic surgery modulates neuropeptides and BDNF expression at the spinal and hippocampal levels. *Proc Natl Acad Sci USA*. 2016;113:6686–6695.
78. Feng X, Valdearcos M, Uchida Y, Lutrin D, Maze M, Koliwad SK. Microglia mediate postoperative hippocampal inflammation and cognitive decline in mice. *JCI Insight*. 2017;2:91229.
79. Mathew JP, Macksen GB, Phillips-Bute B, et al. Neurologic Outcome Research Group (NORG). A randomized, double-blind, placebo controlled study of neuroprotection with lidocaine in cardiac surgery. *Stroke*. 2009;40(3):880–887.
80. Mathew JP, Shernan SK, White WD, et al. Preliminary report of the effects of complement suppression with pexelizumab on neurocognitive decline after coronary artery bypass graft surgery. *Stroke*. 2004;35:2335–2339.
81. Doraiswamy PM, Babyak MA, Hennig T, et al. Donepezil for cognitive decline following coronary artery bypass surgery: A pilot randomized controlled trial. *Psychopharmacol Bull*. 2007;40:54–62.
82. Gamberini M, Bolliger D, Lurati Buse GA, et al. Rivastigmine for the prevention of postoperative delirium in the steroids in cardiac surgery-a randomized controlled trial. *Crit Care Med*. 2009;37: 1762–1768.
83. Ottens TH, Dieleman JM, Sauër AM, et al. DExamethasone for Cardiac Surgery (DECS) Study Group: Effects of dexamethasone on cognitive decline after cardiac surgery: A randomized clinical trial. *Anesthesiology*. 2004;121:492–500.
84. Royse CF, Saager L, Whitlock R, et al. Impact of methylprednisolone on postoperative quality of recovery and delirium in the steroids in cardiac surgery trial: A randomized, double-blind, placebo-controlled substudy. *Anesthesiology*. 2017;126:223–233.
85. Whitlock RP, Devereaux PJ, Teoh KH, et al. Methylprednisolone in patients undergoing cardiopulmonary bypass (SIRS): A randomized, double-blind, placebo-controlled trial. *Lancet* 2015;386:1243–1253.
86. Kenna HA, Poon AW, de los Angeles CP, Koran LM. Psychiatric complications of treatment with corticosteroids: Review with case report. *Psychiatry Clin Neurosci*. 2011;65:549–560.
87. Hudetz JA, Iqbal Z, Gandhi SD, et al. Ketamine attenuates delirium after cardiac surgery with cardiopulmonary bypass. *J Cardiothorac Vasc Anesth*. 2009;23:651–657.
88. Hudetz JA, Iqbal Z, Gandhi SD, et al. Ketamine attenuates postoperative cognitive dysfunction after cardiac surgery. *Acta Anaesthesiol Scand*. 2009;53:864–872.
89. Avidan MS, Maybrier HR, Abdallah AB, et al. PODCAST Research Group: Intraoperative ketamine for prevention of postoperative delirium or pain after major surgery in older adults: An international, multicentre, double-blind, randomized clinical trial. *Lancet*. 2017;390: 267–275.
90. Li X, Yang J, Nie XL, et al. Impact of dexmedetomidine on the incidence of delirium in elderly patients after cardiac surgery: A randomized controlled trial. *PLoS One*. 2017;12:e0170757.
91. Deiner S, Luo X, Lin HM, et al. and the Dexlirium Writing Group. Intraoperative infusion of dexmedetomidine for prevention of postoperative delirium and cognitive dysfunction in elderly patients undergoing major elective noncardiac surgery: A randomized clinical trial. *JAMA Surg*. 2017;152:e171505.
92. Su X, Meng ZT, Wu XH, et al. Dexmedetomidine for prevention of delirium in elderly patients after non-cardiac surgery: A randomized, double-blind, placebo-controlled trial. *Lancet*. 2016;388: 1893–1902.
93. Palmbergen WA, van Sonderen A, Keyhan-Falsafi AM, Keunen RW, Wolterbeek R. Improved perioperative neurological monitoring of coronary artery bypass graft patients reduces the incidence of postoperative delirium: The Haga Brain Care Strategy. *Interact Cardiovasc Thorac Surg*. 2012;15:671–677.
94. Glas KE, Swaminathan M, Reeves ST, et al. Council for Intraoperative Echocardiography of the American Society of Echocardiography; Society of Cardiovascular Anesthesiologists; Society of Thoracic Surgeons: Guidelines for the performance of a comprehensive intraoperative epiaortic ultrasonographic examination: Recommendations of the American Society of Echocardiography and the Society of Anesthesiologists; endorsed by the Society of Thoracic Surgeons. *Anesth Analg*. 2008;106:1376–1384.
95. Doblar DD. Intraoperative transcranial ultrasonic monitoring for cardiac and vascular surgery. *Semin Cardiothorac Vasc Anesth*. 2004;8: 127–145.
96. Geurrieri Wolf L, Choudhary BP, Abu-Omar Y, Taggart DP. Solid and gaseous cerebral microembolization after biologic and mechanical aortic valve replacement: Investigation with multirange and multifrequency transcranial Doppler ultrasound. *J Thorac Cardiovasc Surg*. 2008;135:512–520.
97. Chadhuri K, Marasco SF. The effect of carbon dioxide insufflation on cognitive function during cardiac surgery. *J Card Surg*. 2011;26: 189–196.
98. Chadhuri K, Storey E, Lee GA, et al. Carbon dioxide insufflation in open-chamber cardiac surgery: A double-blind, randomized clinical trial or neurocognitive effects. *J Thorac Cardiovasc Surg*. 2012;144: 646–653.
99. Mirow N, Zittermann A, Körperich H, et al. Diffusion-weighted magnetic resonance imaging for the detection of ischemic brain lesions in coronary artery bypass graft surgery: Relation to extracorporeal circulation and heparinization. *J Cardiovasc Surg*. 2011;52: 117–126.
100. Hlatky MA, Boothroyd DB, Bravata DM, et al. Coronary artery bypass surgery compared with percutaneous coronary interventions for multivessel disease: a collaborative analysis of individual patient data from ten randomized trials. *Lancet*. 2009;373(9670):1190–1197.
101. Cook DJ, Hutson J III, Trenerry MR, Brown RD Jr, Zehr KJ, Sundt TM III. Postcardiac surgical cognitive impairment in the aged using diffusion-weighted magnetic resonance imaging. *Ann Thorac Surg*. 2007;83:1389–1395.
102. Knipp SC, Matatko N, Wilhelm H, Schlamann M, et al. Evaluation of brain injury after coronary artery bypass grafting. A prospective study using neuropsychological assessment and diffusion-weighted magnetic resonance imaging. *Eur J Cardiothorac Surg*. 2004;25: 791–800.
103. Fairbain TA, Mather AN, Bijsterveld P, et al. Diffusion-weighted MRI determined cerebral embolic infarction following transcatheter aortic valve implantation: Assessment of predictive risk factors and the relationship to subsequent health status. *Heart*. 2012;98:18–23.
104. Bernick C, Kuller L, Dullberg C, et al. Cardiovascular Health Study Collaborative Research Group: Silent MRI infarcts and the risk of future stroke: The cardiovascular health study. *Neurology*. 2001;57:1222–1229.
105. Vermeer SE, Hollander M, van Dijk EJ, Hofman A, Koudstaal PJ, Breteler MM. Silent brain infarcts and white matter lesions increase stroke risk in the general population: The Rotterdam Scan Study. *Stroke*. 2003;34:1126–1129.
106. Vermeer SE, Prins ND, den Heijer T, Hofman A, Koudstaal PJ, Breteler MM. Silent brain infarcts and the risk of dementia and cognitive decline. *N Engl J Med*. 2003;348:1215–1222.
107. Hassell ME, Nijveldt R, Roos YB, et al. Silent cerebral infarcts associated with cardiac disease and procedures. *Nat Rev Cardiol*. 2013;10:696–706.
108. Brady K, Joshi B, Zweifel C, et al. Real-time continuous monitoring of cerebral blood flow autoregulation using near-infrared spectroscopy in patients undergoing cardiopulmonary bypass. *Stroke*. 2010;41: 1951–1956.
109. Ahlgren E, Lundqvist A, Nordlund A, Aren C, Rutberg H. Neurocognitive impairment and driving performance after coronary artery bypass surgery. *Eur J Cardiothorac Surg*. 2003;23(3):334–340.
110. Newman MF, Croughwell ND, White WD, et al. Effect of perfusion pressure on cerebral blood flow during normothermic cardiopulmonary bypass. *Circulation*. 1996;94:353–357.
111. Joshi B, Brady K, Lee J, et al. Impaired autoregulation of cerebral blood flow during rewarming from hypothermic cardiopulmonary bypass and its potential association with stroke. *Anesth Analg*. 2010;110: 321–328.
112. Severdija EE, Gommer ED, Weerwind PW, Reulen JP, Mess Wh, Maessen JG. Assessment of dynamic cerebral autoregulation and cerebral carbon dioxide reactivity during normothermic cardiopulmonary bypass. *Med Biol Eng Comput*. 2015;53:195–203.
113. Severdija EE, Vranken NP, Simons AP, et al. Hemodilution combined with hypercapnia impairs cerebral autoregulation during normothermic cardiopulmonary bypass. *J Cardiothorac Vasc Anesth*. 2015;29: 1194–1199.
114. Siepe M, Pfeiffer T, Gieringer A, et al. Increased systemic perfusion pressure during cardiopulmonary bypass is associated with less early postoperative cognitive dysfunction and delirium. *Eur J Cardiothorac Surg*. 2011;40:200–207.
115. Gold JP, Charlson ME, Williams-Russo P, et al. Improvement of outcomes after coronary artery bypass. A randomized trial comparing intraoperative high versus low mean arterial pressure. *J Thorac Cardiovasc Surg*. 1995;110:1302–1311.
116. Hartman GS, Yao FS, Bruefach M III, et al. Severity of aortic atheromatous disease diagnosed by transesophageal echocardiography predicts stroke and other outcomes associated with coronary artery

surgery: a prospective study. *Anesth Analg*. 1996;83(4):701–708.
117. Hori D, Ono M, Rappold TE, et al. Hypotension after cardiac operations based on autoregulation monitoring leads to brain cellular injury. *Ann Thorac Surg*. 2015;100:487–493.
118. Hori D, Max L, Laflam A, et al. Blood pressure deviations from optimal mean arterial pressure during cardiac surgery measured with a novel monitor of cerebral blood flow and risk for perioperative delirium: A pilot study. *J Cardiothorac Vasc Anesth*. 2016;30:606–612.
119. Hori D, Brown C, Ono M, et al. Arterial pressure above the upper cerebral autoregulation limit during cardiopulmonary bypass is associated with postoperative delirium. *Br J Anaesth*. 2014;113: 1009–1017.
120. Choi KE, Hall CL, Sun JM, et al. A novel stroke therapy of pharmacologically induced hypothermia after focal cerebral ischemia in mice. *FASEB J*. 2012;26:2690–2696.
121. Nozari A, Safar P, Stezoski SW, et al. Critical time window for intra-arrest cooling with cold saline flush in a dog model of cardiopulmonary resuscitation. *Circulation*. 2006;113:2690–2696.
122. Grossestreuer AV, Gaieski DF, Donnino MW, Wiebe DJ, Abella BS. Magnitude of temperature elevation is associated with neurologic and survival outcomes in resuscitated cardiac arrest patients with postwarming pyrexia. *J Crit Care*. 2017;32:124–129.
123. Meier K, Lee K. Neurogenic fever. *J Intensive Care Med*. 2017;32: 124–129.
124. Kasdorf E, Perlman JM. Hyperthermia, inflammation, and perinatal brain injury. *Pediatr Neurol*. 2013;49:8–14.
125. Martin TD, Craver JM, Gott JP, et al. Prospective, randomized trial of retrograde warm blood cardioplegia: myocardial benefit and neurologic threat. *Ann Thorac Surg*. 1994;57:298–302.
126. Grigore AM, Mathew J, Grocott HP, et al. Prospective randomized trial of normothermic versus hypothermic cardiopulmonary bypass on cognitive function after coronary artery bypass graft surgery. Neurological Outcome Research Group; CARE Investigators of the Duke Heart Center. *Anesthesiology*. 2001;95:1110–1119.
127. Grocott HP, Mackensen GB, Am Grigore, et al. Neurologic Outcome Research Group (NORG); Cardiothoracic Anesthesiology Research Endeavors (CARE) Investigators of the Duke Heart Center: Postoperative hyperthermia is associated with cognitive dysfunction after coronary artery bypass graft surgery. *Stroke*. 2002;33:537–541.
128. Nathan HJ, Wells GA, Munson JL, Wozny D. Neuroprotective effect of mild hypothermia in patients undergoing coronary artery surgery with cardiopulmonary bypass: A randomized trial. *Circulation*. 2001;104:85–91.
129. Boodhwani M, Rubens F, Wozny D, Rodriguez R, Nathan HJ. Effects of sustained mild hypothermia on neurocognitive function after coronary artery bypass surgery: A randomized, double-blind study. *J Thorac Cardiovasc Surg*. 2007;134:443–450.
130. Sirvinskas E, Usas E, Mankute A, et al. Effects of intraoperative external head cooling on short-term cognitive function in patients after coronary artery bypass graft surgery. *Perfusion*. 2014;29: 124–129.
131. Grigore AM, Murray CF, Ramakrishna H, Djaiani G. A core review of temperature regimens and neuroprotection during cardiopulmonary bypass: Does rewarming rate matter? *Anesth Analg*. 2009;109: 1741–1751.
132. Hogan AM, Shipolini A, Brown MM, Hurley R, Cormack F. Fixing hearts and protecting minds: A review of the multiple, interacting factors influencing cognitive function after coronary artery bypass graft surgery. *Circulation*. 2013;128:162–171.
133. Cook DJ. CON: Temperature regimens and neuroprotection during cardiopulmonary bypass: Does rewarming rate matter? *Anesth Analg*. 2009;109:1733–1737.
134. Grocott HP. PRO: Temperature regimens and neuroprotection during cardiopulmonary bypass: Does rewarming rate matter? *Anesth Analg*. 2009;109:1738–1740.
135. Engleman R, Baker RA, Likosky DS, et al. The Society of Thoracic Surgeons; The Society of Cardiovascular Anesthesiologists, Clinical Practice Guidelines for Cardiopulmonary Bypass – Temperature Management during Cardiopulmonary Bypass. *J Extra Corpor Technol*. 2015;47:145–154.
136. Enmoto S, Hindman BJ, Dexter F, Smith T, Cutkomp J. Rapid rewarming causes an increase in the cerebral metabolic rate for oxygen that is temporarily unmatched by cerebral blood flow. A study during cardiopulmonary bypass in rabbits. *Anesthesiology*. 1996;84: 1392–1400.
137. Lindgren M, Eckert B, Stenberg G, Agardh CD. Restitution of neurophysiological functions, performance, and subjective symptoms after moderate insulin-induced hypoglycemia in non-diabetic men. *Diabet Med*. 1996;13:218–225.
138. Schafer RJ, Page KA, Arora J, Sherwin R, Constable RT. BOLD response to semantic and syntactic processing during hypoglycemia is load-dependent. *Brain Lang*. 2012;120:1–14.
139. Davis EA, Soong SA, Byrne GC, Jones TW. Acute hyperglycemia and cognitive function in children with IDDM. *J Pediatr Endocrinol Metab*. 1996;9:455–461.
140. Puskas F, Grocott HP, White WD, Mathew JP, Newman MF, Bar-Yosef S. Intraoperative hyperglycemia and cognitive decline after CABG. *Ann Thorac Surg*. 2007;84:1467–1473.
141. Cornford EM, Hyman S, Cornford ME, Clare-Salzler M. Down-regulation of blood-brain glucose transport in the hyperglycemic nonobese diabetic mouse. *Neurochem Res*. 1995;20:869–873.
142. Butterworth J, Wagenknecht LE, Legault C, et al. Attempted control of hyperglycemia during cardiopulmonary bypass fails to improve neurologic or neurobehavioral outcomes in patients without diabetes mellitus undergoing coronary artery bypass grafting. *J Thorac Cardiovasc Surg*. 2005;130:1319.
143. Saager L, Duncan AE, Yared JP, et al. Intraoperative tight glucose control using hyperinsulinemic normoglycemia increases delirium after cardiac surgery. *Anesthesiology*. 2015;122:1214–1223.
144. Schricker T, Sato H, Beaudry T, Codere T, Hatzakorzian R, Pruessner JC. Intraoperative maintenance of normoglycemia with insulin and glucose preserves verbal learning after cardiac surgery. *PLoS One*. 2014;9:99661.
145. Blumenthal JA, Lett HS, Babyak MA, et al. Depression is a risk factor for mortality after coronary artery bypass surgery. *Lancet*. 2003;362: 604–609.
146. Kadoi Y, Kawauchi C, Ide M, et al. Preoperative depression is a risk factor for postoperative short-term and long-term cognitive dysfunction in patients with diabetes mellitus. *J Anesth*. 2011;25: 10–17.
147. Folks DG, Freeman AM III, Sokol RS, Govier AV, Reves JG, Baker DM. Cognitive dysfunction after coronary artery bypass surgery: a case-controlled study. *South Med J*. 1988;81:202–206.
148. Tardiff BE, Newman MF, Saunders AM, et al. Preliminary report of a genetic basis of cognitive decline after cardiac operations. The Neurologic Outcome Research group of the Duke Heart Center. *Ann Thorac Surg*. 1997;64:715–720.
149. McDonagh DL, Mathew JP, White WD, et al. Cognitive function after major noncardiac surgery, apolipoprotein E4 genotype, and biomarkers of brain injury. *Anesthesiology*. 2010;112:852–859.
150. Lelis RG, Krieger JE, Pereira AC, et al. Apolipoprotein E4 genotype increases the risk of postoperative cognitive dysfunction in patients undergoing coronary artery bypass graft surgery. *J Cardiovasc Surg (Torino)*. 2006;47:451–456.
151. Bartels K, Li YJ, Li YW, et al. Apolipoprotein epsilon 4 genotype is associated with less improvement in cognitive function five years after cardiac surgery: a retrospective cohort study. *Can J Anaesth*. 2015;62(6):618–626.
152. Schenning KJ, Murchison CF, Mattek Nora, et al. Surgery is associated with ventricular enlargement, cognitive and functional decline. *Alzheimers Dement*. 2016;12(5):590–597.
153. Steed L, Kong R, Stygall J, et al. The role of the apolipoprotein E in cognitive decline after cardiac operation. *Thorac Surg*. 2001;71: 823–826.
154. Evered L, Scott DA, Silbert B, Maruff P. Postoperative cognitive dysfunction is independent of type of surgery and anesthetic. *Anesth Analg*. 2011;112:1179–1185.
155. Tagarakis GI, Tsolaki-Tagaraki F, Tsolaki M, Diegeler A, Tsilmingas NB, Papassotiropoulos A. The role of apolipoprotein E in cognitive decline and delirium after bypass heart operations. *Am J Alzheimers Dis Other Demen*. 2007;22:223–228.
156. Askar FZ, Cetin HY, Kumral E, et al. Apolipoprotein E epsilon4 allele and neurobehavioral status after on-pump coronary artery bypass grafting. *J Card Surg*. 2005;20:501–505.
157. Silbert BS, Evered LA, Scott DA, Cowie TF. The apolipoprotein E epsilon4 allele is not associated with cognitive dysfunction in cardiac surgery. *Ann Thorac Surg*. 2008;86:841–847.
158. Abelha FJ, Fernandes V, Botelho M, et al. Apolipoprotein E e4 allele does not increase the risk of early postoperative delirium after major surgery. *J Anesth*. 2012;26:412–421.
159. Leung JM, Sands LP, Wang Y, et al. Apolipoprotein Ee4 allele increases the risk of early postoperative delirium in older patients undergoing noncardiac surgery. *Anesthesiology*. 2007;107:406–411.
160. Ti LK, Mackensen GB, Grocott HP, et al. Neurologic Outcome Research Group: Apolipoprotein E4 increases aortic atheroma burden in cardiac surgical patients. *J Thorac Cardiovasc Surg*. 2003; 125:211–213.
161. Benitez BA, Jin SC, Guerreiro Graham R, et al. 3C Study Group; EADI consortium; Alzheimer's Disease Genetic Consortium (ADGC); Alzheimer's Disease Neuroimaging Initiative (ADNI); GERAD Consortium; Missense variant in TREML2 protects against Alzheimer's disease. *Neurobiol Aging*. 2014;35:1510.
162. Carrasquillo MM, Belbin O, Hunter TA, et al. Replication of CLU, CR1, and PICALM associations with Alzheimer disease. *Arch Neurol*. 2010;67:961–964.
163. Chen LH, Kao PY, Fan YH, et al. Polymorphisms of CR1, CLU and PICALM confer susceptibility of Alzheimer's disease in a southern Chinese population. *Neurobiol Aging*. 2012;33:210.
164. Lambert JC, Heath S, Even G, et al. European Alzheimer's Disease Initiative Investigators: Genome-wide association study identifies variants at CLU and CR1 associated with Alzheimer's disease. *Nat Genet*. 2009;41:1094–1099.
165. Luo J, Li S, Qin X, et al. Meta-analysis of the association between CR1 polymorphisms and risk of late-onset Alzheimer's disease. *Neurosci Lett*. 2014;578:165–170.
166. Augoustides JG. The inflammatory response to cardiac surgery with cardiopulmonary bypass: should steroid prophylaxis be routine? *J Cardiothorac Vasc Anesth*. 2012;26:952–958.
167. Ridker PM, Hennekens CH, Schmitz C, Stampfer MJ, Lindpaintner K. PIA1/A2 polymorphism of platelet glycoprotein IIIa and risks of myocardial infarction, stroke, and venous thrombosis. *Lancet*. 1997;349:385–388.
168. Weiss EJ, Bray PF, Tayback M, et al. A polymorphism of a platelet glycoprotein receptor as an inherited risk factor for coronary thrombosis. *N Engl J Med*. 1996;334:1090–1094.
169. Mathew JP, Podgoreanu MV, Grocott HP, et al. Genetic variants in P-selectin and C-reactive protein influence susceptibility to cognitive decline after cardiac surgery. *J Am Coll Cardiol*. 2007;49: 1934–1942.
170. Eckenhoff RG, Johansson JS, Wei H, et al. Inhaled anesthetic enhancement of amyloid-beta oligomerization and cytotoxicity. *Anesthesiology*. 2004;101:703–709.
171. Zhang Y, Dong Y, Wu X, et al. The mitochondrial pathway of anesthetic isoflurane-induced apoptosis. *J Biol Chem*. 2010;285: 4025–4037.
172. Tang JX, Mardini F, Janik LS, et al. Modulation of murine Alzheimer pathogenesis and behavior by surgery. *Ann Surg*. 2013;257: 439–448.
173. Whittington RA, Virag L, Marcouiller F, et al. Propofol directly increases tau phosphorylation. *PLoS One*. 2011;6(1):e16648.
174. Planel E, Bretteville A, Liu L, et al. Acceleration and persistence of neurofibrillary pathology in a mouse model of tauopathy following anesthesia. *FASEB J*. 2009;23:2595–2604.
175. Xie Z, Culley DJ, Dong Y, et al. The common inhalation anesthetic isoflurane induces caspase activation and increases amyloid beta-protein level in vivo. *Ann Neurol*. 2008;64:618–627.
176. Berger M, Burke J, Eckenhoff R, Mathew J. Alzheimer's disease, anesthesia, and surgery: a clinically focused review. *J Cardiothorac Vasc Anesth*. 2014;28:1609–1623.
177. Reinsfelt B, Westerlind A, Blennow K, Zetterberg H, Ricksten SE. Open-heart surgery increases cerebrospinal fluid levels of Alzheimer-associated amyloid beta. *Acta Anaesthesiol Scand*. 2013;57:82–88.
178. Palotas A, Reis HJ, Bogats G, et al. Coronary artery bypass surgery provokes Alzheimer's disease-like changes in the cerebrospinal fluid. *J Alzheimers Dis*. 2010;21:1153–1164.
179. Anckarsater R, Anckarsater H, Bromander S, Blennow K, Wass C, Zetterberg H. Non-neurological surgery and cerebrospinal fluid biomarkers for neuronal and astroglial integrity. *J Neural Transm*. 2014;121:649–653.
180. Tang JX, Baranoc D, Hammond M, Shaw LM, Eckenhoff MF, Eckenhoff RG. Human Alzheimer and inflammation biomarkers after anesthesia and surgery. *Anesthesiology*. 2011;115:727–732.
181. Chen PL, Yang CW, Tseng YK, et al. Risk of dementia after anaesthesia and surgery. *Br J Psychiatry*. 2014;204:188–193.
182. Chen CW, Lin CC, Chen KB, Kuo YC, Li CY, Chung CJ. Increased risk of dementia in people with previous exposure to general anesthesia: A nationwide population-based case-control study. *Alzheimers Dement*. 2014;10:196–204.
183. Evered L. Response to: Avidan and Evers. *J Alzheimer's Dis*. 2011;24:201–216. J Alzheimers Disease 2014.
184. Terrando N, Eriksson LI, Eckenhoff RG. Perioperative neurotoxicity in the elderly: Summary of the 4th International Workshop. *Anesth Analg*. 2015;120:649–652.
185. Guay J. General anaesthesia does not contribute to long-term post-operative cognitive dysfunction in adults: A meta-analysis. *Indian J Anaesth*. 2011;55:358–363.
186. Mason SE, Noel-Storr A, Ritchie CW. The impact of general and regional anesthesia on the incidence of post-operative cognitive dysfunction and post-operative delirium: a systematic review with meta-analysis. *J Alzheimers Dis*. 2010;22:67–79.
187. Brown CH IV, Faigle R, Klinker L, et al. The association of brain MRI characteristics and postoperative delirium in cardiac surgery patients. *Clin Ther*. 2015;37:2686–2699.
188. Abu-Omar Y, Cader S, Guerrieri Wolf L, Pigott D, Matthews PM, Taggart DP. Short-term changes in cerebral activity in on-pump and off-pump cardiac surgery defined by functional magnetic resonance imaging and their relationship to microembolization. *J Thorac Cardiovasc Surg*. 2006;132:1119–1125.
189. Van Essen DC, Smith SM, Barch DM, Behrens TE, Yacoub E, Ugurbil K. WU-Minn HCP Consortium: The WU-Minn Human Connectome Project: An overview. *Neuroimage*. 2013;80:62–79.
190. Huang H, Tanner J, Parvataneni H, et al. Impact of total knee arthroplasty with general anesthesia on brain networks: cognitive efficiency and ventricular volume predict functional connectivity decline in older adults. *J Alzheimers Dis*. 2018;62:319–333.
191. Raichle ME. The brain's default mode network. *Annu Rev Neurosci*. 2015;38:433–447.
192. Raichle ME, MacLeod AM, Snyder AZ, Powers WJ, Gusnard DA, Shulman GL. A default mode of brain function. *Proc Natl Acad Sci USA*. 2001;98:676–682.
193. Choi SH, Lee H, Chung TS, et al. Neural network functional connectivity during and after an episode of delirium. *Am J Psychiatry*. 2012;169:498–507.
194. Anguera JA, Boccanfuso J, Rintoul JL, et al. Video game training enhances cognitive control in older adults. *Nature*. 2013;501: 97–101.
195. Vonck K, Raedt R, Naulaerts J, et al. Vagus nerve stimulation… 25 years later! What do we know about the effects on cognition? *Neurosci Biobehav Rev*. 2014;45:63–71.
196. Nilakantan AS, Bridge DJ, Gagnon EP, VanHaerents SA, Voss JL. Stimulation of the posterior cortical-hippocampal network enhances precision of memory recollection. *Curr Biol*. 2017;27:465–470.
197. Wang JX, Rogers LM, Gross EZ, et al. Targeted enhancement of cortical-hippocampal brain networks and associative memory. *Science*. 2014;345:1054–1057.
198. Stephens JA, Berryhill ME. Older adults improve on everyday tasks after working memory training and neurostimulation. *Brain Stimul*. 2016;9:553–559.
199. Masana MF, Koyanagi A, Haro JM, Tryovolas S. n-3 Fatty acids, Mediterranean diet and cognitive function in normal aging: A systematic review. *Exp Gerontol*. 2017;91:39–50.
200. Culley DJ, Crosby G. Prehabilitation for prevention of postoperative cognitive dysfunction? *Anesthesiology*. 2015;123:7–9.
201. Kawano T, Eguchi S, Iwata H, Tamura T, Kumagai N, Yokoyama M. Impact of preoperative environmental enrichment on prevention of development of cognitive impairment following abdominal surgery in a rat model. *Anesthesiology*. 2015;123:160–170.
202. Aldecoa C, Bettelli G, Bilotta F, et al. European Society of Anaesthesiology evidence-based and consensus-based guideline on postoperative delirium. *Eur J Anaesthesiol*. 2017;34:192–214.
203. Ely EW. The ABCDEF Bundle: Science and philosophy of how ICU liberation serves patients and families. *Crit Care Med*. 2017;45: 321–330.
204. Vincent JL, Shehabi Y, Walsh TS, et al. Comfort and patient-centered care without excessive sedation: the eCASH concept. *Intensive Care Med*. 2016;42:962–971.
205. Stiegler MP, Tung A. Cognitive processes in anesthesiology decision making. *Anesthesiology*. 2014;120:204–217.

43 姑息治疗的作用

TOBY B.STEINBERG, RACHEL A.HADLER
刘　巧 译，晏馥霞 审校

姑息治疗的定义

世界卫生组织将姑息治疗定义为“通过对疼痛以及其他身体、心理和精神等问题的早期识别和严格的评估与治疗来预防和缓解痛苦，从而提高和改善罹患疾病而面临死亡威胁的患者及家属生活质量的一种方法”[1]。姑息医学领域是在20世纪末发展起来的，因为人们越来越意识到在之前分为疾病导向治疗或舒适治疗的背景下，痛苦对生活质量的影响[2]。该领域的创始人之一Dame Cicely Saunders描述了姑息治疗的四个广泛领域：身体（即症状）、心理、社会和精神[3]。姑息治疗可以在多种护理环境中由各种提供者提供，并且有别于下文提到的临终关怀。姑息治疗在某些情况下也被称为支持性治疗。

据估计，大约75%的临终患者将从姑息治疗中受益。估计到2040年，以痴呆和癌症为主的需求将增加40%[4]。姑息治疗团队治疗的疾病包括心脏病、癌症、卒中、糖尿病、肾病、帕金森病和阿尔茨海默病[5]。

多学科团队

姑息治疗服务的核心组成部分之一是多学科团队模式，该模式旨在提供全面的症状管理，并满足心理、社会和精神需求。尽管具体的成员可能因机构而异，但姑息治疗团队通常包括患者及其支持者、1名姑息医生、患者护理团队中的其他提供者、护士、社会工作者、药剂师、牧师以及志愿者[6]。物理、职业治疗师以及营养师也经常被纳入姑息治疗团队。

姑息治疗和临终关怀

姑息治疗可以在治疗的任何阶段实施，而“临终关怀”一词专指向临终患者提供的非治愈性的、以舒适为目标的治疗[7]。经2位医生评估，转诊到临终关怀中心的患者的预期寿命为6个月或更短。临终关怀的特点有很多，包括多学科护理团队和对综合症状管理的关注，这与姑息治疗相同；然而，登记参加临终关怀的患者将不再接受针对其生命限制的疾病导向治疗。临终关怀传统上是在家中提供的，但也可以在其他各种环境中提供，包括住院病房和疗养院。在美国，临终关怀由美国联邦医疗保险中的某项条款资助。关于姑息治疗和临终关怀的比较见表43.1。

初级和专科姑息治疗

尽管姑息医学是一个专门的医学亚专业，但姑息治疗的许多基本领域都可以由所有提供者提供。初级姑息治疗被定义为“所有医生和其他医疗保健专业人员所需的基本（姑息）技能和能力”[8]。在2013年的一篇开创性论文中，Quill和Abernethy描述了所有临床医生都应具备的一系列技能，包括对疼痛、抑郁、焦虑和其他症状的基本管理，以及关于预后、治

表43.1　姑息治疗 vs 临终关怀

姑息治疗	临终关怀
医学专业	保险福利
适用于严重疾病期间的任何阶段，与目标或预后无关	适用于2名或2名以上医生确定的预期存活时间为6个月或更短的情况
提供持续治疗或延长生命的疗法	以舒适为中心的护理目标
在任何地方跟随患者	在家中、长期护理机构或住院临终关怀机构提供治疗

疗目标、痛苦和抢救状态的基本讨论[9]。建议进行专家咨询以指导难治性身体或复杂心理症状的管理，并协助管理利益相关者之间的冲突和近乎徒劳的情况（表 43.2）。这些建议与高级姑息治疗中心（Center to Advance Palliative Care，CAPC）的声明一致[10]，进一步建议医院制定筛查评估工作，以识别未满足姑息治疗需求的患者。

根据最近的一项研究，大约 8% 的 65 岁或 65 岁以上的美国成年人将受益于初级姑息治疗，以治疗晚期慢性疾病，主要是慢性阻塞性肺疾病（chronic obstructive pulmonary disease，COPD）和充血性心力衰竭（congestive heart failure，CHF）[11]，以姑息治疗为重点的组织，如 CAPC、Vitaltalk 和 Ariadne Labs，已经开发了旨在为初级姑息治疗提供信息和改进的工具，为引入困难的主题和决策提供了一个范例。此类工具的两个示例见表 43.3[12,13]。

预先护理计划

预先护理计划指患者及其家人参与关于当前和未来医疗护理可能需要的决定。这一过程通常包括讨论当前和预期的医疗需求，并引出患者对使用维持生命治疗的偏好；例如，心肺复苏、长期机械通气、人工营养和水合作用或舒适护理[14]。这些偏好可能以预先指令的形式进行编码。尤其是在复杂或冲突的情况下，姑息治疗提供者可以启动或协助预先护理计划。

提出计划

患有危及生命的疾病的患者经常会出现多种症状，其性质可能会随着疾病的发展而变化。疾病特异性症状在疾病后期解决。表 43.4 详细描述了症状和管理策略。表 43.5 具体阐述了癌症疼痛的管理。

临终关怀

临终关怀的方法可能因患者和疾病而异，但从广义上讲，属于更普遍的姑息治疗领域：症状、精神、心理和社会痛苦管理。临终关怀可能包括积极的症状控制、家庭咨询和（或）根据具体的临床情况讨论护理目标。建议对有顽固症状、严重生存痛苦、复杂的心理、社会或家庭需求的患者进行专业姑息治疗咨询。

表 43.2　姑息治疗技能组合

初级姑息治疗	专科姑息治疗
基本疼痛和症状管理（包括抑郁和焦虑）	顽固性疼痛和症状；复杂的抑郁、焦虑、悲伤、存在性痛苦
常规讨论： ▪ 预后 ▪ 治疗目标 ▪ 抢救状态 ▪ 预先护理计划	家庭、员工和医疗人员之间关于目标或治疗的冲突
由主要提供者提供	伦理挑战或近乎徒劳的案例 由专业的多学科团队提供

Adapted from Quill TE，Abernethy AP：Generalist plus specialist palliative care—creating amore sustainablemodel.N Engl J Med 2013；368：1173-1175.

表 43.3　困难对话框架示例：SPIKES 和 REMAP

讨论坏消息：SPIKES	解决护理目标：REMAP
▪ S：安排面谈	R：从大局出发，重新定义临床情况
▪ P：评估感知，获得邀请	E：期待并疏导情绪
▪ K：提供知识 / 信息	M：制定患者目标（提出关于目标和价值观的开放式问题）
▪ E：疏导情绪	A：与患者目标一致
▪ S：总结 / 策略	P：提出计划

Adapted from Childers JQ et al.REMAP：A framework for goals of care conversations.J Oncol Practi 2017；13：e844-e850 and Baile WF et al.SPIKES A six-step protocol for delivering bad news：application to the patient with cancer.Oncologist 2000；5：302-311.

表 43.4 姑息治疗患者的常见症状

症状	药物治疗	非药物治疗
食欲减退	甲地孕酮（可能增加处于促凝状态的患者患血栓的风险） 皮质类固醇类 大麻素（萘比隆和屈大麻酚） 米氮平 奥氮平 褪黑素	期望的患者 / 家庭咨询
焦虑	苯二氮䓬类药物、SSRI、SNRI、非典型抗精神病药物（二线）	支持性心理治疗 放松 引导图像 催眠 物理病因治疗 停用焦虑诱导药物（如皮质类固醇、巴氯芬、咖啡因、哌甲酯）
便秘	泻药（润肤大便软化剂）、散装成型剂、渗透剂、促吐药、选择性阿片受体拮抗剂（如甲基纳曲酮、纳洛戈洛）	高纤维饮食、增加液体摄入、停用 / 减少便秘药物（抗胆碱能药物、阿片类药物）
谵妄	典型 / 非典型抗精神病药物、苯二氮䓬类药物（晚期谵妄）	重新定位、优化睡眠觉醒周期、限制环境刺激
抑郁	SSRI SNRI 兴奋剂（临终关怀患者） 米氮平 曲唑酮 安非他酮	支持性心理治疗、尊严治疗
口干		口腔拭子和涂层剂、停止使用触发剂（抗组胺药、抗胆碱能药）
呼吸困难	阿片类药物（减少呼吸驱动） 苯二氮䓬类药物（减少焦虑） 利尿剂（HF） 支气管扩张剂（COPD） 皮质类固醇（COPD）	补充氧气（证据混杂） 扇风 认知疗法
疲劳	哌甲酯类 类固醇（仅适用于终末期 / 临终关怀患者）	鼓励锻炼 / 活动
恶心	5HT-3 受体拮抗剂、抗毒蕈碱类药物、抗多巴胺类药物、神经激肽 -1 受体拮抗剂、大麻素类药物、皮质类固醇、苯二氮䓬类药物	胃减压、停药 / 交替使用引起恶心的药物（阿片类药物）
疼痛	阿片类药物、NSAID、神经性药物（详见表 43.5）	疾病导向疗法（化疗 / 放疗 / 手术 / 利尿）、物理疗法、补充疗法（如音乐疗法、按摩）
瘙痒	抗组胺药、阿片类拮抗剂（纳布芬、纳洛酮）	处理尿毒症（透析） 停止使用刺激剂 / 交替使用阿片类药物

COPD，慢性阻塞性肺疾病；HF，心力衰竭；NSAID，非甾体抗炎药；SNRI，5- 羟色胺 - 去甲肾上腺素再摄取抑制剂；SSRI，选择性 5- 羟色胺再摄取抑制剂

表 43.5 癌症患者常见的疼痛症状

疼痛类型	病因	描述	示例	治疗方案
内脏	实体和空腔器官的扩张 / 移位 / 炎症	弥漫性，痉挛，难以定位，可参考	腹部恶性肿瘤引起的腹痛，导致部分 / 完全性肠梗阻	阿片类药物，某些情况下使用皮质类固醇，病因治疗
躯体	肌肉、骨骼和表皮组织的压迫 / 损伤	疼痛，钝痛，易定位	脊柱转移引起的背痛	阿片类药物、NSAID 或抗炎药（包括皮质类固醇）
神经性	神经组织损伤（与肿瘤压迫 / 浸润有关；与经常治疗有关）	放射，灼烧，可能与感觉异常有关	臂丛神经肿瘤浸润导致的上肢辐射 / 烧灼痛	神经毒剂（加巴喷丁类药物、SSRI、SNRI、三环类抗抑郁药）、阿片类药物（尤其是美沙酮）、氯胺酮

NSAID，非甾体抗炎药；SNRI, 5- 羟色胺 - 去甲肾上腺素再摄取抑制剂；SSRI，选择性 5- 羟色胺再摄取抑制剂

对结果的影响

姑息治疗的干预措施已被证明对各种医疗保健领域产生了积极影响，包括生活质量、症状管理、住院时间和护理成本。在一项标准肿瘤学护理与综合姑息治疗肿瘤学护理的随机对照试验中，Temel 及其同事[15]证明，接受姑息治疗的患者的生活质量更高，抑郁症状减轻。尽管姑息治疗组的患者不太可能选择积极的临终关怀，但该组的中位生存期更长。其他研究表明，肿瘤患者早期开始姑息治疗可延长预期寿命[16]。ICU 的主动姑息治疗已被证明可缩短 ICU 停留时间[17]。Brumley 及其同事将 298 名临终患者随机分为常规护理和家庭姑息治疗，并证明后者对护理的满意度显著提高，家庭死亡率增加，急诊室和住院率降低，导致该人群的护理成本降低[18]。许多其他研究表明，姑息治疗可以显著降低各种住院环境中的护理成本和资源利用率[19-22]。关于姑息治疗对结果的影响的进一步讨论将纳入下文对特定疾病的姑息治疗的讨论中。

外科患者的姑息治疗

已有在医疗 ICU 中提供姑息治疗管理和提高治疗的成功模型，证明了除已知好处外，还缩短了高风险人群的 ICU 住院时间[23,24]。然而，这些模型在外科 ICU 环境中的适用性尚未得到充分解决。

尽管在过去的 20 年里对 ICU 患者的生存预测进行了深入的研究，但姑息治疗并不是护理术后 ICU 患者不可或缺的一部分。这是有问题的，因为老年患者和有严重合并症的患者越来越多地接受大手术，并在外科 ICU 接受护理。随着术中麻醉和外科护理的改善，医生护理在手术技术上成功但有多种合并症的患者并不罕见，这显著降低了生理储备并增加了术后并发症的可能性[25]。许多患者在外科 ICU 中遇到临终问题，但外科疾病患者的特定特征、外科重症监护的实践和外科医生的实践给外科 ICU 内姑息治疗的整合带来了一系列的特殊挑战[23]。

在围手术期，患者、家属和手术护理人员往往对康复抱有很高的期望，认为手术干预会改善患者的病情。这种期望使得在治疗失败的情况下更难建立现实的预后、治疗目标和计划[23]。外科 ICU 的特殊情况进一步强调了这一问题。与非紧急普通外科相比，紧急普通外科具有不同的医疗错误、并发症以及死亡风险的负担。事实上，急诊普通外科手术是死亡和术后并发症的一个独立风险因素[26]。在创伤 ICU，严重受伤患者的平均死亡率为 10% ～ 20%，幸存者往往面临严重和永久的残疾。然而，由于许多患者都很年轻，他们及家属对这种毁灭性的事件没有准备，提供者的治疗计划往往是积极的复苏。在这种情况下，姑息治疗的整合尤其具有挑战性[23]。

外科 ICU 的结构组织为整合姑息治疗模式制造了另一个障碍。医疗 ICU 主要遵循“封闭模式”的护理，重症监护医生是主要提供者。然而，外科 ICU 较常使用“开放或半封闭模式”，在这种模式下，主刀医生在整个危重症期间保留初级护理责任[23]。从历史上看，外科医生对患者护理有个人控制权；在一个典型的外科团队中，权力是分层的，主要决策集中在最高级别。在开放式或半封闭式外科 ICU 模式中，外科 ICU 内的重症监护医生负责监督日常危重症护理问题，但主刀医生决定护理的总体目标。然而，由于外科医生一天中的大部分时间都在手术室里度过，患者的护理查房通常没有完整的跨学科团队参与。这导致了一类问题，即床旁的外科重症监护通常没有主治医生，而主治医生最终将做出所有重大决定[23]。

外科文化也影响姑息治疗在外科 ICU 中的整合。

术前，外科医生通常会在围手术期建立一种被称为“手术认同”的合同式医患关系[25]。根据 Pecanc 及其团队的了解，外科医生“在术前建立对患者手术的承诺，并确保术后护理，包括延长生命的治疗”。这种接受被视为外科医生和患者双方做出的对手术及术后的承诺[27]。它被描述为一种不同于非手术医患关系的契约关系。它对治疗的强调受到了外科医生的严重影响。该契约为外科医生在围手术期保护患者创造了强烈的义务感。外科医生认为，患者承诺“承担并忍受所有后遗症，包括恢复到可接受生活质量前不确定的长期疗程”[23]。

外科手术拯救生命的态度传播了一种观点，即重症监护和姑息治疗是危重症患者治疗中相互排斥的方法。因此，姑息治疗通常被视为外科和危重症治疗失败的后果，其旨在延长生命[23]。这些理想建立在外科医生对结果的个人责任感和“害怕成为患者死亡的‘代理人’”的基础上[27]。这种责任可能会导致情绪困扰，尤其是对于择期手术，在预期成功的情况下，这可能会导致外科医生拒绝撤回生命支持，尽管患者和（或）家人提出了这样的要求[25]。随着医疗质量服务越来越多地将手术发病率和死亡率作为指标，外科医生的个人失败感得到了增强[23]。例如，美国胸外科学会创建了一个国家数据库，其中包含各种心脏手术的详细风险预测模型，旨在提高质量，提供对患者护理指南的反馈，并使绩效指标标准化。一些州还公布了心脏手术后外科医生和机构的死亡率，尽管目的是为了提高质量，但也导致了公开报道带来“耻辱和指责”。影响了人们对死亡作为生命阶段的接受程度，并可能进一步对姑息治疗模式融入外科 ICU 产生负面影响[25]。

出于这些原因，改善姑息治疗与外科 ICU 环境的整合需要承认外科医生的独特作用，并找到加强主治医生与多学科团队其他成员之间关系的策略。先前的研究表明，ICU 护理质量的提高取决于重症监护护士的积极参与和赋权。特别是考虑到外科 ICU 的开放或半封闭性质，外科团队中的执业护士可能会帮助弥合外科医生和 ICU 医生之间的差距[23]。

其他研究评估了强制性检查表的实施情况，以提高对一系列循证重症监护实践的遵守程度。Byrnes 等创建了一份检查单，其中包含了对临终问题的审查，如家庭会议计划和针对适当护理水平的命令。他们发现，在患者床旁对检查表进行强制性的口头审查可以影响实践模式[28]。其他研究报道称，检查表工具也取得了类似的成功，表明常规提醒可以提高提供者的意识和实践[23]。

许多其他研究都着眼于制定指导方针，以帮助确定从姑息治疗或“触发标准”中受益的危重症手术患者。在大多数外科 ICU 中，姑息治疗咨询的转诊取决于个别初级医生的决策，如前所述，初级医生通常是主治医生。这导致转诊过程可能不一致和（或）效率低下，并最终导致患者的姑息治疗需求未得到满足。Mosenthal 等建议，利用特定的触发因素可以帮助主动和系统地筛查患者。以此种方式筛查患者可以提高“患者和家庭成员转诊的及时性、一致性和频率”[23]。笔者在制定外科 ICU 触发标准方面做出了许多努力，包括美国外科学姑息治疗工作团队和外科姑息治疗专家共识团队的努力。然而回顾性研究表明，这种干预措施并没有明显改变姑息治疗咨询的次数或外科 ICU 患者院内死亡的咨询率[23,25]。Mosenthal 还表明，如果将外科 ICU 的触发标准应用于“某些疾病（如胃切除术或食管切除术治疗癌症）、外科服务（如心血管、移植、创伤）或并发症（如长期呼吸衰竭），该标准可能会更成功。”他们还建议采用特定的、基于标准的强制转诊模式，而不是推迟到主治医生做决策，这样可能促进姑息治疗在外科 ICU 的整合[23,25]。表 43.6 进一步详细说明了为外科患者提供姑息治疗的复杂性。

特定疾病的姑息治疗

癌症

尽管医疗保健不断进步，癌症仍是全球第二大

表 43.6 姑息治疗纳入外科 ICU 的障碍
外科疾病患者的特征
认为手术有疗效
特殊情况（即急诊普通外科、创伤外科）
外科重症监护的实践
开放或半封闭性质
分级结构
手术室时间限制
外科医生的实践
外科采购
个人责任
质量措施

死亡原因，占2018年死亡人数的1/6[29]。2018年约有170万美国人被诊断为癌症，并且60万人死于癌症相关原因[30]。癌症患者，尤其是在生命末期，经常遭受与疾病和治疗副作用相关的严重症状负担中[31]，据估计，高达54%的患者抱怨症状难以忍受[32]。患有实性和液性肿瘤的患者最常抱怨严重疲劳、睡眠障碍、疼痛、感觉异常和口干[33、34]。除症状负担外，癌症患者还经常表示日常活动、心理、社会以及信息的支持性护理需求未得到满足[35]。

癌症患者（尤其是血液系统恶性肿瘤患者）的姑息治疗转诊往往会延迟，大多数转诊发生在死亡前30～60天[36-38]。截至2017年，美国临床肿瘤专家协会（American Society of Clinical Oncologists，ASCO）建议尽早启动姑息治疗，与疾病指导治疗同时进行，最好由跨学科专业团队提供，用于晚期恶性肿瘤患者[39]。

姑息治疗的干预措施已被证明可以提高实体恶性肿瘤患者的生活质量、情绪和护理满意度[15,40,41]。综合门诊姑息治疗诊所服务也显示出类似的益处，同时改善了症状管理[42]。

非癌症患者的姑息治疗

随着姑息治疗领域越来越成熟，对非恶性、生命受限患者的护理在许多方面与癌症患者的护理有所不同。虽然对恶性肿瘤患者的发展可能相对清楚，但生命受限的慢性病患者的预后往往更为复杂，其特点是在身体功能逐渐下降的情况下有一段明显的恢复或改善期[43]。这种不确定性以及有限的专业姑息治疗机会导致这一人群已形成支持性护理的障碍[44]。尽管疾病的症状负担是不同的，但是对非癌症致命性疾病患者的精神、心理以及社会需求的研究较少[45]。死于非恶性器官衰竭的患者的家庭成员更有可能在生命结束时抱怨护理质量差、支持水平低[46]，以及生命末期的护理选择少[47]。

充血性心力衰竭

充血性心理衰竭（congestive heart failure，CHF）影响了约650万20岁以上的美国人[48]，65岁以上的成年人发病率接近21/1000[49]。CHF患者遭受抑郁以及心理上的痛苦，症状负担与癌症患者相似[50]。过去20年，大量证据表明，心力衰竭（heart failure，HF）的姑息治疗咨询可以降低再入院率和住院费用[51-54]。多项护理背景下的随机对照试验表明，将姑息治疗纳入心力衰竭的护理与改善生活质量、抑郁症状以及精神健康有关[55-57]，美国心脏协会和美国心脏病学院都建议对终末期心衰患者进行姑息治疗咨询[58,59]。

尽管有这些证据，将姑息治疗纳入常规心衰治疗仍然困难。HF患者常规使用姑息治疗的障碍包括对HF作为晚期疾病缺乏了解，预后不确定且多变，以及提供者讨论护理目标的动机有限[60-62]。在英国和瑞典，只有不到5%的HF患者接受了专业姑息治疗团队的治疗[63,64]。越来越多的研究人员开始评估初级姑息治疗在这一人群中的效果[65,66]。

慢性阻塞性肺疾病

慢性阻塞性肺疾病（chronic obstructive pulmonary disease，COPD）是一种影响下呼吸道和肺实质并进行性导致气道阻塞的呼吸系统疾病，最终可能导致死亡。COPD至少影响1570万美国人（6.7%）[67]，是美国2014年第三大死亡原因[68]。与CHF患者一样，由于疾病的复发和缓解过程，COPD的预后具有挑战性[69]。COPD患者经常出现呼吸困难，与非小细胞肺癌患者相比，重度COPD患者的生活质量和日常活动能力较低，临床焦虑和抑郁水平明显较高，获得姑息治疗的机会更少[71,72]。对预先护理计划的预测和讨论最常发生在病程晚期，尤其是对延长机械通气的偏好[73]，如果真的发生，无论所述偏好如何，COPD患者更有可能接受维持生命的干预，如机械通气、管饲以及心肺复苏[74]。

神经退行性疾病与痴呆

神经退行性疾病包括帕金森病、亨廷顿舞蹈症、运动神经元疾病和多发性硬化，面临着无法治愈的诊断，对症状和心理的负担、社会孤立以及对身体依赖的担忧往往是渐增的[75]。此类患者在预先护理计划、临终决策以及随疾病进展而失去希望的生存问题方面也面临着复杂的挑战[76]。尽管已经对这类人群的姑息治疗需求进行了深入的探讨，但目前关于干预措施的研究还很少[77]。

痴呆是一系列涉及记忆和认知变化的诊断，同样，姑息治疗在痴呆患者中的具体作用尚不清楚[78]。定性研究强调了预先指示的作用，以及在这一人群中放置饲管和静脉注射抗生素缺乏益处。这一人群的其他姑息治疗需求包括症状管理，特别是疼痛和躁动，护理人员的困扰以及对疾病目标缺乏了解[79]。2016年Cochrane对评估晚期痴呆成年人姑息治疗措施的研究进行的一项综述表明，这一领域持续需要高质量的研究[80]。当时六项新的研究正在进行中。最近发表的一项关于教育 / 支持干预的研究涉及将临终关怀纳入痴呆患者的常规护理，在姑息治疗的接受度、患者和家庭满意度方面都取得了令人鼓舞的结果[81]。

终末期肾病

终末期肾病（end-stage renal disease，ESRD）患者，尤其是接受透析的患者，会经历严重且无法充分解决的症状负担以及复杂的心理社会需求。常见症状包括疲劳、瘙痒、便秘、厌食、疼痛和睡眠障碍[82]。对终末期肾病患者的调查表明，他们高度依赖肾病医生来启动预先护理计划以及姑息治疗，如症状管理和心理社会支持。患者经常反馈在血液透析之前对疾病和姑息治疗方案的了解有限；在一项研究中，只有不到 10% 的受访者与肾病医生讨论了临终关怀，61% 后悔透析[83]。定性研究表明，ESRD 患者的大多数预先护理计划是由患者授权和患者 - 提供者关系促成的，这是使患者能够以充满希望的方式参与预先护理计划的两个关键因素[84]。

人类免疫缺陷病毒

人类免疫缺陷病毒（human immunodeficiency virus，HIV）的相关疾病在 2005 年达到顶峰；然而，HIV 感染仍然是全球十大死亡原因之一[85]。截至 2016 年，全球已有 3600 万人被诊断感染了 HIV（占全球 15 ～ 29 岁人群的 0.8%）。撒哈拉以南非洲是受影响最严重的地区，成年人的 HIV 发病人数几乎为 1/25。在美国，青少年和成年人的 HIV 感染人数估计为 1 122 900，其中约 50% 的人接受持续的 HIV 护理[87]。

随着抗反转录病毒疗法的广泛应用，HIV 的发病率和死亡率已从 20 世纪 80 年代和 90 年代的大幅提高显著改变；然而，被诊断为 HIV 感染者，特别是艾滋病患者，继续表现出较高的姑息治疗需求。HIV 患者报告了未治疗和治疗不足的症状，包括疼痛，但也必须应对复杂的医疗过程，该过程的并发症发病率高，包括恶性肿瘤、治疗相关副作用和治疗失败的高风险、污名化和不确定性，但往往是终末期预后[88]。在晚期疾病患者中经常观察到的症状包括疼痛、咳嗽、厌食、不适、瘙痒[89]，一项评估姑息治疗对该人群结果影响的系统综述表明，家庭姑息治疗和住院临终关怀显著改善了患者的疼痛和症状管理、焦虑、洞察力以及精神健康[90]。

儿科

在美国，每年约有 9300 名 1 ～ 14 岁的儿童死亡，主要死亡原因包括意外事故、先天畸形、癌症和故意伤害（谋杀 / 自杀）[91]。对患有可能治疗失败的限制生命的疾病、可能需要强化长期治疗以维持生活质量、诊断后仅采用姑息治疗的进行性疾病或经历了广泛的长期残疾并伴有多种健康并发症的儿童，建议采用姑息治疗[92]。

由于发病率和死亡率的不同病因可能表明，患有生命受限疾病的儿童可能与成年人有不同的姑息治疗需求，并且有人提出了不同的治疗框架。姑息治疗提供者不仅负责管理与严重疾病相关的身体和心理症状，还负责适应不同水平的沟通护理需求和理解疾病预后的能力。复杂的家庭和护理人员动态，以及低报销和有限的资源，也使儿科姑息治疗具有挑战性[93]。2000 年，美国儿科学会的一份立场文件呼吁为绝症儿童建立一种综合护理模式，包括保护患者和家庭尊严、获得姑息治疗、护理人员支持、改善专业支持以及将姑息治疗纳入儿科教育[94]。

结论

姑息治疗是一个致力于在各个领域提高重症患者生活质量的领域。姑息治疗可以由各种跨学科提供者提供，包括初级提供者，他们有能力提供症状管理和心理社会支持的组成部分，并引出护理的价值观、优先事项和目标。姑息治疗的原则在肿瘤以及其他限制生命的患者中得到了广泛应用。最近，正在围手术期和术后重症监护环境中进行姑息治疗研究，它有可能丰富和促进复杂手术患者的护理。

参考文献

1. World Health Organization: WHO Definition of Palliative Care. Available at http://www.who.int/cancer/palliative/definition/en/.
2. Morrison RS, Meier DE. Palliative care. *N Engl J Med*. 2004;350: 2582–2590.
3. Saunders DC. Principles of symptom control in terminal care. *Med Clin North Am*. 1982;66:1169–1183.
4. Etkind SN, Bone AE, Gomes B, et al. How many people will need palliative care in 2040? Past trends, future projections and implications for services. *BMC Med*. 2017;15:102.
5. Center to Advance Palliative Care: Palliative Care Facts and Stats. Available at https://media.capc.org/filer_public/68/bc/68bc93c7-14ad-4741-9830-8691729618d0/capc_press-kit.pdf.
6. American Academy of Hospice and Palliative Medicine: A Team Approach to Hospice and Palliative Care. Available at http://palliativedoctors.org/team. Accessed 05/04/2018.
7. National Institute on Aging: What are Palliative Care and Hospice Care? Available at https://www.nia.nih.gov/health/what-are-palliative-care-and-hospice-care. Updated 17 May 2017.
8. von Gunten CF. Secondary and tertiary palliative care in US hospitals. *JAMA*. 2002;287:875–881.
9. Quill TE, Abernethy AP. Generalist plus specialist palliative care—creating a more sustainable model. *N Engl J Med*. 2013;368: 1173–1175.
10. Weissman DE, Meier DE. Identifying patients in need of a palliative care assessment in the hospital setting: a consensus report from the Center to Advance Palliative Care. *J Palliat Med*. 2011;14:17–23.
11. Dudley N, Ritchie CS, Wallhagen MI, et al. Characteristics of older adults in primary care who may benefit from primary palliative care in the U.S. *J Pain Symptom Manage*. 2018;55:217–225.
12. Childers JW, Back AL, Tulsky JA, et al. REMAP: A framework for goals of care conversations. *J Oncol Pract*. 2017;13:e844–e850.
13. Baile WF, Buckman R, Lenzi R, et al. SPIKES—A six-step protocol for delivering bad news: application to the patient with cancer. *Oncologist*.

2000;5:302–311.
14. National Institute on Aging: Advance Care Planning: Healthcare Directives. Available at https://www.nia.nih.gov/health/advance-care-planning-healthcare-directives. Updated 15 Jan 2018.
15. Temel JS, Greer JA, Muzikansky A, et al. Early palliative care for patients with metastatic non–small-cell lung cancer. *N Engl J Med*. 2010;363:733–742.
16. Bakitas MA, Tosteson TD, Li Z, et al. Early versus delayed initiation of concurrent palliative oncology care: Patient outcomes in the ENABLE III randomized controlled trial. *J Clin Oncol*. 2015: 33:1438–1445.
17. Norton SA, Hogan LA, Holloway RG, et al. Proactive palliative care in the medical intensive care unit: Effects on length of stay for selected high-risk patients. *Crit Care Med*. 2007;35:1530–1535.
18. Brumley R, Enguidanos S, Jamison P, et al. Increased satisfaction with care and lower costs: Results of a randomized trial of in-home palliative care. *J Am Geriatr Soc*. 2007;55:993–1000.
19. Morrison R, Penrod JD, Cassel J, et al. Cost savings associated with US hospital palliative care consultation programs. *Arch Intern Med*. 2008;168:1783–1790.
20. Smith TJ, Coyne P, Cassel B, et al. A high-volume specialist palliative care unit and team may reduce in-hospital end-of-life care costs. *J Palliat Med*. 2003;6:699–705.
21. Elsayem A, Swint K, Fisch MJ, et al. Palliative care inpatient service in a comprehensive cancer center: Clinical and financial outcomes. *J Clin Oncol*. 2004;22:2008–2014.
22. Penrod JD, Deb P, Luhrs C, et al. Cost and utilization outcomes of patients receiving hospital-based palliative care consultation. *J Palliat Med*. 2006;9:855–860.
23. Mosenthal AC, Weissman DE, Curtis JR, et al. Integrating palliative care in the surgical and trauma intensive care unit: A report from the Improving Palliative Care in the Intensive Care Unit (IPAL-ICU) Project Advisory Board and the Center to Advance Palliative Care. *Crit Care Med*. 2012;40:1199–1206.
24. Norton SA, Hogan LA, Holloway RG, et al. Proactive palliative care in the medical intensive care unit: Effects on length of stay for selected high-risk patients. *Crit Care Med*. 2007;35:1530–1535.
25. Schulz V, Novick RJ. The distinct role of palliative care in the surgical intensive care unit. *Semin Cardiothor Vasc Anes*. 2013;17:240–248.
26. Havens JM, Peetz AB, Do WS, et al. The excess morbidity and mortality of emergency general surgery. *J Trauma Acute Care Surg*. 2015;78: 306–311.
27. Pecanac KE, Kehler JM, Brasel KJ, et al. It's big surgery: Preoperative expressions of risk, responsibility, and commitment to treatment after high-risk operations. *Ann Surg*. 2014;259:458–463.
28. Byrnes MC, Schuerer DJ, Schallom ME, et al. Implementation of a mandatory checklist of protocols and objectives improves compliance with a wide range of evidence-based intensive care unit practices. *Crit Care Med*. 2009;37:2775–2781.
29. World Health Organization: Fact Sheets: Cancer. 2018. Available at https://www.who.int/news-room/fact-sheets/detail/cancer. Accessed 24/11/2020.
30. American Cancer Society Surveillance Research: Cancer Facts and Figures 2018. Available at https://www.cancer.org/research/cancer-facts-statistics/all-cancer-facts-figures/cancer-facts-figures-2018.html. Accessed 11/04/2018.
31. Cleeland CS. Symptom burden: Multiple symptoms and their impact as patient-reported outcomes. *J Natl Cancer Inst Monogr*. 2007;2007: 16–21.
32. Ventafridda V, Ripamonti C, De Conno F, et al. Symptom prevalence and control during cancer patients' last days of life. *J Palliat Care*. 1990;6:7–11.
33. Cleeland CS, Zhao F, Chang VT, et al. The symptom burden of cancer: Evidence for a core set of cancer-related and treatment-related symptoms from the Eastern Cooperative Oncology Group Symptom Outcomes and Practice Patterns study. *Cancer*. 2013;119:4333–4340.
34. Manitta V, Zordan R, Cole-Sinclair M, et al. The symptom burden of patients with hematological malignancy: A cross-sectional observational study. *J Pain Symptom Manage*. 2013;42:432–442.
35. Harrison JD, Young JM, Price MA, et al. What are the unmet supportive care needs of people with cancer? A systematic review. *Support Care Cancer*. 2009;17:1117–1128.
36. Hui D, Elsayem A, De la Cruz M, et al. Availability and integration of palliative care at US cancer centers. *JAMA*. 2010;303:1054–1061.
37. Cheng WW, Willey J, Palmer JL, et al. Interval between palliative care referral and death among patients treated at a comprehensive cancer center. *J Palliat Med*. 2005;8:1025–1032.
38. Osta BE, Palmer JL, Paraskevopoulos T, et al. Interval between first palliative care consult and death in patients diagnosed with advanced cancer at a comprehensive cancer center. *J Palliat Med*. 2008;11: 51–57.
39. Ferrell BR, Temel JS, Temin S, et al. Integration of palliative care into standard oncology care: American Society of Clinical Oncology clinical practice guideline update. *J Clin Oncol*. 2016;35:96–112.
40. Bakitas M, Lyons K, Hegel MT, et al. Effects of a palliative care intervention on clinical outcomes in patients with advanced cancer: The Project ENABLE II randomized controlled trial. *JAMA*. 2009;302:741–749.
41. Zimmermann C, Swami N, Krzyzanowska M, et al. Early palliative care for patients with advanced cancer: A cluster-randomised controlled trial. *Lancet*. 2014;383:1721–1730.
42. Strasser F, Sweeney C, Willey J, et al. Impact of a half-day multidisciplinary symptom control and palliative care outpatient clinic in a comprehensive cancer center on recommendations, symptom intensity, and patient satisfaction: A retrospective descriptive study. *J Pain Symptom Manage*. 2004;27:481–491.
43. Murray SA, Kendall M, Boyd K, et al. Illness trajectories and palliative care. *BMJ*. 2005;330:1007–1011.
44. Traue DC, Ross JR. Palliative care in non-malignant diseases. *J R Soc Med*. 2005;98:503–506.
45. Moens K, Higginson IJ, Harding R, et al. Are there differences in the prevalence of palliative care-related problems in people living with advanced cancer and eight non-cancer conditions? A systematic review. *J Pain Symptom Manage*. 2014;48:660–677.
46. Hofstede JM, Raijmakers NJ, van der Hoek LS, et al. Differences in palliative care quality between patients with cancer, patients with organ failure and frail patients: A study based on measurements with the Consumer Quality Index Palliative Care for bereaved relatives. *Palliat Med*. 2016;30:780–788.
47. Addington-Hall J, Fakhoury W, McCarthy M. Specialist palliative care in nonmalignant disease. *Palliat Med*. 1998;12:417–427.
48. Benjamin EJ, Virani SS, Callaway CW, et al. Heart disease and stroke statistics—2018 update: A report from the American Heart Association. *Circulation*. 2018;137:e67–e492.
49. Huffman MD, Berry JD, Ning H, et al. Lifetime risk for heart failure among white and black Americans: Cardiovascular lifetime risk pooling project. *J Am Coll Cardiol*. 2013;61:1510–1517.
50. Bekelman DB, Rumsfeld JS, Havranek EP, et al. Symptom burden, depression, and spiritual well-being: A comparison of heart failure and advanced cancer patients. *J Gen Intern Med*. 2009;24:592–598.
51. Kavalieratos D, Gelfman LP, Tycon LE, et al. Palliative care in heart failure: Rationale, evidence, and future priorities. *J Am Coll Cardiol*. 2017;70:1919–1930.
52. Wiskar K, Celi LA, Walley KR, et al. Inpatient palliative care referral and 9-month hospital readmission in patients with congestive heart failure: A linked nationwide analysis. *J Intern Med*. 2017;282:445–451.
53. Sidebottom AC, Jorgenson A, Richards H, et al. Inpatient palliative care for patients with acute heart failure: Outcomes from a randomized trial. *J Palliat Med*. 2015;18:134–142.
54. Wong FK, Ng AY, Lee PH, et al. Effects of a transitional palliative care model on patients with end-stage heart failure: A randomised controlled trial. *Heart*. 2016;102:1100–1108.
55. Rogers JG, Patel CB, Mentz RJ, et al. Palliative care in heart failure: The PAL-HF randomized, controlled clinical trial. *J Am Coll Cardiol*. 2017;70: 331–341.
56. Ng AYM, Wong FKY. Effects of a home-based palliative heart failure program on quality of life, symptom burden, satisfaction and caregiver burden: A randomized controlled trial. *J Pain Symptom Manage*. 2018; 55:1–11.
57. Brannstrom M, Boman K. Effects of person-centred and integrated chronic heart failure and palliative home care. PREFER: A randomized controlled study. *Eur J Heart Fail*. 2014;16:1142–1151.
58. Goodlin SJ, Hauptman PJ, Arnold R, et al. Consensus statement: Palliative and supportive care in advanced heart failure. *J Card Fail*. 2004; 10:200–209.
59. Yancy CW, Jessup M, Bozkurt B, et al. 2017 ACC/AHA/HFSA focused update of the 2013 ACCF/AHA guideline for the management of heart failure: A report of the American College of Cardiology/American Heart Association Task Force on clinical practice guidelines and the Heart Failure Society of America. *J Card Fail*. 2017;23:628–651.
60. Stocker R, Close H, Hancock H, et al. Should heart failure be regarded as a terminal illness requiring palliative care? A study of heart failure patients', carers' and clinicians' understanding of heart failure prognosis and its management. *BMJ Support Palliat Care*. 2017;7:464–469.
61. McIlvennan CK, Allen LA. Palliative care in patients with heart failure. *BMJ*. 2016;353:i1010.
62. Kavalieratos D, Mitchell EM, Carey TS, et al. "Not the 'grim reaper service'": An assessment of provider knowledge, attitudes, and perceptions regarding palliative care referral barriers in heart failure. *J Am Heart Assoc*. 2014;3:e000544.
63. Riley JP, Beattie JM. Palliative care in heart failure: facts and numbers. *ESC Heart Fail*. 2017;4:81–87.
64. Arestedt K, Alvariza A, Boman K, et al. Symptom relief and palliative care during the last week of life among patients with heart failure: A national register study. *J Palliat Med*. 2017;21(3): 361–367.
65. Thoonsen B, Gerritzen SH, Vissers KC, et al. Training general practitioners contributes to the identification of palliative patients and to multidimensional care provision: Secondary outcomes of an RCT. *BMJ Support Palliat Care*. 2016;9(1):e18.
66. Denvir MA, Cudmore S, Highet G, et al. Phase 2 randomised controlled trial and feasibility study of future care planning in patients with advanced heart disease. *Sci Rep*. 2016;6:24619.
67. Wheaton AG, Cunningham TJ, Ford ES, et al. Employment and activity limitations among adults with chronic obstructive pulmonary disease—United States. *MMWR Morb Mortal Wkly Rep*. 2013;64: 290–295. 2015.
68. National Center for Health Statistics: Health, United States 2015 with Special Feature on Racial and Ethnic Health Disparities. Available at http://www.cdc.gov/nchs/hus/. Updated 2016.
69. Lunney JR, Lynn J, Foley DJ, et al. Patterns of functional decline at the end of life. *JAMA*. 2003;289:2387–2392.
70. Elkington H, White P, Addington-Hall J, et al. The last year of life of COPD: A qualitative study of symptoms and services. *Respir Med*. 2004; 98:439–445.
71. Curtis JR, Wenrich MD, Carline JD, et al. Patients' perspectives on physician skill in end-of-life care: Differences between patients with COPD, cancer, and AIDS. *Chest*. 2002;122:356–362.
72. Bausewein C, Booth S, Gysels M, et al. Understanding breathlessness: Cross-sectional comparison of symptom burden and palliative care needs in chronic obstructive pulmonary disease and cancer. *J Palliat Med*. 2010;13:1109–1118.
73. McNeely PD, Hebert PC, Dales RE, et al. Deciding about mechanical ventilation in end-stage chronic obstructive pulmonary disease: How respirologists perceive their role. *CMAJ*. 1997;156:177–183.
74. Claessens MT, Lynn J, Zhong Z, et al. Dying with lung cancer or chronic obstructive pulmonary disease: Insights from SUPPORT. Study to Understand Prognoses and Preferences for Outcomes and Risks of Treatments. *J Am Geriatr Soc*. 2000;48:S146–S153.
75. Kristjanson LJ, Toye C, Dawson S. New dimensions in palliative care: A palliative approach to neurodegenerative diseases and final illness in older people. *Med J Aust*. 2003;179:S41–S43.
76. Veronese S, Gallo G, Valle A, et al. The palliative care needs of people severely affected by neurodegenerative disorders: A qualitative study. *Prog Palliat Care*. 2015;23:331–342.
77. Aoun SM, Bentley B, Funk L, et al. A 10-year literature review of family caregiving for motor neurone disease: Moving from caregiver burden studies to palliative care interventions. *Palliat Med*. 2012;27: 437–446.
78. Sampson EL, Ritchie CW, Lai R, et al. A systematic review of the scientific evidence for the efficacy of a palliative care approach in advanced dementia. *Int Psychogeriatr*. 2005;17:31–40.
79. Hines S, McCrow J, Abbey J, et al. The effectiveness and appropriateness of a palliative approach to care for people with advanced dementia: A systematic review. *JBI Libr Syst Rev*. 2011;9:960–1131.
80. Murphy E, Froggatt K, Connolly S, et al: Palliative care interventions in advanced dementia. *Cochrane Database Syst Rev*. 2016;12:Cd0 11513.
81. Harrop E, Nelson A, Rees H, et al. The challenge pathway: A mixed methods evaluation of an innovative care model for the palliative and end-of-life care of people with dementia (Innovative practice). *Dementia (London)*. 2018;17:252–257.
82. Murtagh FEM, Addington-Hall J, Higginson IJ. The prevalence of symptoms in end-stage renal disease: A systematic review. *Adv Chronic Kidney Dis*. 2007;14:82–99.
83. Davison SN. End-of-life care preferences and needs: Perceptions of patients with chronic kidney disease. *Clin J Am Soc Nephrol*. 2010;5(2): 195–204.
84. Davison SN, Simpson C. Hope and advance care planning in patients with end stage renal disease: qualitative interview study. *BMJ*. 2006; 333:886.
85. Institute for Health Metrics and Evaluation: HIV/AIDS. Available at http://www.healthdata.org/hiv-aids.
86. World Health Organization Global Health Observatory: HIV/AIDS: Global situation and trends. Available at http://www.who.int/gho/hiv/en/.
87. Division of HIV/AIDS Prevention, National Center for HIV/ AIDS, Viral Hepatitis, STD, and TB Prevention, Centers for Disease Control and Prevention: HIV in the United States: At A Glance. Available at https://www.cdc.gov/hiv/statistics/overview/ataglance.html. Updated 29 November 2017.
88. Selwyn PA, Forstein M. Overcoming the false dichotomy of curative vs palliative care for late-stage HIV/AIDS: "Let me live the way I want to live, until I can't". *JAMA*. 2003;290:806–814.
89. Wood CG, Whittet S, Bradbeer CS. ABC of palliative care. HIV infection and AIDS. *BMJ*. 1997;315:1433–1436.
90. Harding R, Karus D, Easterbrook P, et al. Does palliative care improve outcomes for patients with HIV/AIDS? A systematic review of the evidence. *Sex Transm Infect*. 2005;81:5–14.
91. National Center for Health Statistics, Centers for Disease Control and Prevention: Child Health. Available at https://www.cdc.gov/nchs/fastats/child-health.htm. Updated 3 May 2017.
92. Himelstein BP, Hilden JM, Boldt AM, et al. Pediatric palliative care. *N Engl J Med*. 2004;350:1752–1762.
93. Liben S, Papadatou D, Wolfe J. Paediatric palliative care: Challenges and emerging ideas. *Lancet*. 2008;371:852–864.
94. Committee on Bioethics and Committee on Hospital Care. Palliative care for children. *Pediatrics*. 2000;106:351–357.

第 5 部分

基于优化经济学效益医疗管理的预后讨论

44 围手术期优化的经济分析

THOMAS L. ARCHER, ERIN MADDY, ALEX MACARIO
王红柏 译，晏馥霞 审校

本章要点如下。

1. 纳税人、雇主和雇员都要求医疗能带来更好的价值。医生需要通过循证医学来确定哪些干预措施是真正有益和现代化的管理技术，并保证这些干预措施的实施。
2. 围手术期干预就是投资，每一种干预手段都需要一定的成本，同时人们希望在干预中获益。围手术期干预的获益往往难以用精确的金钱数字来量化（如疼痛缓解程度）。
3. 衡量医疗保健干预措施获益的三种方法是：改善临床结果（即疗效）、延长生活质量校正的存活年数（quality-adjusted life-years，QALYs）以及医疗花费分配获益。
4. 任何正在考虑的新干预措施都必须与现有的最佳替代措施进行比较。因此，基本概念是增量的成本效益比。
5. 由于卫生保健利益攸关方（即患者、提供者、支付者和整个社会）的多样性，卫生保健方面的经济研究必须提前明确规定，并在观点上保持一致。
6. 围手术期干预的成本包括直接、间接和无形成本。直接成本是最容易定义和量化的，但其会根据所使用的计算方法而有所不同。由于竞争、学习曲线、技术进步、工作流程的重新设计和干预措施的捆绑措施，直接成本会随着时间的推移而减少。
7. 应更加注意识别和解决实施官方干预措施的障碍。这些障碍包括缺乏意识（医生并不了解新的干预措施）、不够熟悉（对干预措施的细节了解不足）、尚未达成一致（某些医生对提出的干预措施有异议）、缺乏信心（认为他们无法做到）、缺少预期结果（认为某个干预措施不会起效），以及无法成功实施干预措施的系统因素。

随着战后婴儿潮一代的老龄化和可供选择的医学技术种类的激增，世界各地的医疗保健系统，无论是收费服务还是公共资助，都在努力提高医疗质量和降低医疗成本。因此，知道什么真正有效、什么无效比以往任何时候都重要。医疗保健费用的最终支付者（纳税人、雇主和雇员）要求医生更加合理地分配和利用这些钱。“为表现付费”指标是这些支付者为了达到医疗费用最大合理利用而酬谢医疗保健系统的一种尝试。

首先，医生必须熟知哪些围手术期干预措施对患者确实有利，然后以尽可能低的成本实施这些干预措施。由于围手术期干预措施的经济吸引力是随时间变化的，新的干预措施的引进（如新的口服抗凝药物的引进）、旧的干预措施的改进（如加速术后康复）或有新的发现，因此用最低成本达到围手术期干预最大利益化的目标是动态的。

在本章中，我们提出了用于干预措施的经济分析的概念框架，以便读者可以批判性地评价围手术期干预优化的经济研究。

卫生保健干预措施的投资

经济学描述了社会中的人们如何在有限的资源环境中满足他们的需求。19—20 世纪，经济学家、政治学家和政治家们就自由市场资本主义的优点进行了辩论，即个人选择自由和私有财产与中央规划和国家对生产资料的所有权相比。对于普通商品，个人主义自由市场方式占主导地位。

然而，在医学领域，中央规划出现了，因为消费者（患者）通常不直接支付医疗保健的全部费用，因而往往无法判断医疗保健产品的质量。用经济语言来说，医生是患者的代理人，这意味着他们要代表患者做出决定和“投资”。

成本和（我们希望的）获益

医疗保健干预是一种投资，与金融投资非常相似，因为干预需要一定的花费，然后就有*结果*——人们希望从中*获益*。不幸的是，我们对许多医疗实践尚未充分了解，因此无法确定它们是否真的有益，所以一些治疗价值是不确定的。循证医学的目的是明确我们是否真的从昂贵的干预措施中获益。一旦我们知道干预措施确实让患者获益，就必须确定进一步增加的获益是否值得增加成本。

任何医疗干预都不能单独认为具有成本效益，但必须与替代疗法（通常是标准疗法）进行比较。这是非常重要的一点。例如，如果一种新的镇痛技术的成本为 100 美元，并将术后疼痛评分降低了 50%，那么就需要将其价值与目前最好的治疗方法进行比较，以确定它是否值得实施。

在医疗保健中——就像在任何类型的管理中一样——我们进行边际管理，不断分析边际或增量的收益，并将它们与边际或增量的成本进行比较。边际管理的基本分析概念是增量成本效益比，即推荐的新干预措施的增量成本除以干预措施所达到的有效性的增量。

如果一种新技术以较低的成本获得更好的结果（如脊髓灰质炎疫苗接种 vs 脊髓灰质炎治疗），那么该技术取代旧技术成为新的标准治疗方法。例如，超声引导下的神经阻滞优于神经刺激器引导下的神经阻滞 [1]。然而，这个例子是不完美的，因为超声引导首先需要在设备和技术培训方面进行初步投资。

卫生保健干预措施在一个关键方面不同于金融投资。卫生保健对患者的主要获益是很难用精确的金钱数字来量化的——如改善健康、改善功能和缓解疼痛。例如，如果新的术后镇痛药减少了 50% 的疼痛，那么疼痛减轻对患者和支付者有多少金钱价值呢？

机构问题：作为信托人的卫生保健措施的提供者

医生并不是为患者选择干预措施的主要受益者。此外，医生可能会受益于一些干预措施的实施，而这些干预措施对患者受益是不明确的。例如，与保守治疗相比，膝关节镜治疗中老年患者的膝关节疼痛具有“无关紧要”的益处 [2]。

在提供者系统中，狭隘的预算问题可能会干扰实现对患者的利益最大化这一目标。例如，医院药房委员会可能不希望在利伐沙班上花费额外资金来增加医院药房预算负担，尽管有证据表明患者使用利伐沙班的体验感优于华法林，且致命出血更少 [3]。因此，主要问题是药房会担心自己的预算，而不是对整个卫生系统的影响，这是一个必须被正视的持续的挑战。

总之，卫生保健受机构问题的影响：大公司的首席执行官和其他最高管理人员（供应商和支付者）会为“股东”（患者）的利益行事，还是他们会先充实自己的腰包，然后才考虑什么对“股东”是最好的？

医疗保健经济研究提出了挑战

观点必须清晰且一致

由于多个角色参与卫生保健体系，因此我们在分析的观点上保持一致是必然的。我们是从患者、支付账单的实体、服务提供者（医生、医院或诊所）还是整个社会的角度来看待同一个问题？

我们的目标是知道什么方法是有效的以及这种方法要花费多少钱

如果我们能够克服货币和非货币花费与围手术期干预获益的量化这一困难，并且如果我们能够指定我们是从谁的角度来分析这个问题的话，也许能够构建一个图表来详细说明围手术期干预的效用和花费。美国公共卫生服务部门的卫生和医学花费效益小组建议以下方法进行研究 [4]。

- 采用社会视角。
- 对实用程序使用社区或患者衍生的偏好权重（而不是专家意见）。
- 使用净成本（干预花费减去未来医疗节省的花费）。
- 使用适当的增量比较。
- 折扣费用和生活质量校正的存活年数相匹配。

尽管建议从社会的角度进行分析，即从干预结果和成本的所有相关各方的角度进行分析，但大多数研究并没有遵循该建议。截至 2005 年，涉及的生活质量校正的存活年数研究中只有 29% 包含了完整的社会视角（大多数遗漏了关键因素，如交通和护理照顾时间等）[5]。

提议的共识于 2016 年更新，将“参考案例”和“影响清单”作为标准化成本 - 效益分析的一种手段，以提高研究之间的可比性。参考案例是一系列涵盖分析、方法和报告技术等组成部分的建议。应该做两个参考案例，一个从卫生系统的角度，另一个从社会的角度。从卫生系统的角度来看，分析应包括增量的成本 - 效益比和净效益（健康或货币）。社会参考案例应包括一个完整的“影响清单”，一个影响和成本的结构化图表，其组成部分包括患病时间、护理时间、交通和对生产力的影响。所有的分析都应该对所采用的观点做出明确的解释 [5]。

随着越来越多的证据和成本压力，更多关于围手术期干预的花费和收益的研究已经被用来指导医生的行为 [6-8]。

做正确的事情的障碍

但是，即使我们能够确切地知道各种围手术期干预措施的成本和收益是什么，我们仍然会发现，已知的有益的干预措施的实施远远落后于我们对干预措施的有效性的认识。

对有益的干预措施的认识与其实施之间存在差距，其可能的原因较多，包括如下几点。

- 缺乏认识：医生对新的干预措施欠缺了解。
- 缺乏熟悉度：医生知道干预措施的存在，但不清楚具体细节。
- 缺乏一致意见：医生不同意推荐的干预措施。
- 缺乏信心：医生认为他们没有能力进行干预。
- 缺乏结果预期：医生认为干预措施将不起作用。
- 惰性：医生不想尝试新的干预措施。
- 外部障碍：医生想要改变，但繁琐和低效的工作过程使其难以改变 [9]。

简单地告诫医生更加努力地工作、表现得更好是徒劳的。护理人员需要重新设计工作流程，以及采取具体的积极或消极的激励措施来改变他们的行为。

接下来的目标是在系统中通过构建对最佳实践方案的遵从性，让最好的医疗保健成为默认选项。例如，随着时间的推移，潮气量的最佳实践方案是通过小潮气量、呼气末正压（PEEP）进行“肺保护性通气策略”。改变麻醉机的默认设置是改变患者接收到的潮气量和 PEEP 的有效方法 [10]。默认设置有利于改变医生的实践，而不增加额外的麻烦。另一个例子是，在更方便可见的地方放置洗手液可以提高护理人员对手卫生的依从性，这可能是由于增加了执行手卫生的方便性 [11]。

成本——我们到底是什么意思？

成本可以从不同的角度进行分析——患者、医疗卫生服务提供者（医生、医院、诊所）、支付者或整个社会。例如，对支付人（如一家保险公司）提供的医疗服务的费用等于支付人实际支付的费用的百分比。然而，对患者来说，相关的费用是自付的费用（这部分不包括保险）加上因疾病而产生的其他间接费用（如无法工作）。从社会的角度来看，医疗服务的成本是所有提供该服务的不同部分的总花费，加上该服务对患者未来出现的后果的花费，如并发症或残疾。

为了最大限度地发挥一种分析方法对不同受众的有效性，需要清晰的分析视角，并有希望与目标受众相关。例如，药剂师可能更关注从医院或医疗卫生服务提供者的角度去分析问题。医生应该更加重视从患者的角度来分析，而卫生经济学家可能更关注从社会的角度分析。

除了不同观点带来的困难外，成本一词还有许多不同的含义。

直接成本

直接成本是指用于预防、发现和治疗健康损害的资源的价值。形容词“直接”表示支出与患者有明显的匹配。例如，给患者使用的抗生素是一种直接的医疗费用，因为抗生素的使用很容易找到使用它的特定患者。

在经济分析中，直接成本应按净基础进行估计——也就是指内部干预的费用减去未来节省的医疗费用。例如，如果一种抗生素证明可以防止未来的伤口感染，那么用于成本 - 效用分析的抗生素的成本应该通过未来医疗成本的节省而降低。另一个例子是，与静脉输液（IV）患者自控镇痛相关的全部费用范围包括护士和药房人力、泵和一次性用品、无形成本（如程序错误引起的不良事件），以及潜在的事件（如泵故障或静脉线路故障引起的镇痛空白期）[12]。

围手术期门诊降低了实验室检测、专科会诊和取消手术的比例 [13-17]。对于围手术期的临床成本 - 效用分析，门诊的运营成本可通过未来的节省而减少（如减少实验室检测）。术前电话门诊可通过减少患者转运时间、护理时间和治疗时间而显著降低患者的额外花费，同时保证了围手术期门诊的隐私性这一优势 [18]。门诊的净直接花费应该通过上述讨论的围手术期门诊节省的费用和对患者及其家属额外节省的费用而显著降低。这种净花费的概念、财务和政治问题是：在一个机构内部，可能很难做到在一个领域花钱，同时在另一个领域省钱。术前门诊（以及其他重新设计患者护理的方法）的支持者需要向行政部门指出，投资术前门诊可能会在医院的其他地方产生巨大的经济回报，这可能超过支付运营门诊的费用。投资术前门诊的想法正在扩大并涉及整个围手术期，逐渐增加和建立的围手术期外科团队可能会成为一种降低医疗成本和改善预后的方法。

间接成本

间接成本是由于患者无法劳动、残疾或死亡而给社会造成的损失。由于间接成本是“机会”花费，并不直接影响治疗疾病的支出，因此不容易衡量[19]。根据人力资本方法，间接成本估计为患者因丧失工作能力而损失的收入。

无形成本

无形成本与间接成本一样，也难以衡量。无形成本包括疼痛、痛苦、悲伤以及疾病和医疗保健的其他非经济因素产生的后果。无形成本通常不包括在经济评估中，但可通过生活质量量表直接获得。例如，硬膜外镇痛比静脉镇痛更昂贵，但能更好地缓解分娩疼痛。硬膜外镇痛的额外预期花费从每位患者 259 美元到 338 美元不等（取决于护理费用是否随着硬膜外镇痛数量的增加而增加）[20]。患者、医生和社会需要权衡硬膜外镇痛技术对疼痛的缓解与增加的花费而产生的无形成本。针对结直肠手术患者疼痛的治疗，有学者提出了一种算法[21]。

成本与费用

成本与费用并不相同。例如，医院提供药物的成本通常被解释为药物的获取成本加上向患者提供药物的真实成本。相比之下，费用是指医生或医疗机构向保险公司支付的药品金额。费用通常与收购成本几乎没有关系，任何一个听说过 10 美元的阿斯匹林和 40 美元的塑料便盆的人都可以证明这一点。

成本评估技术

为了估计成本，可以使用自上而下或自下而上的方法。一种自上而下的成本估算方法是成本与收费比例，如美国所有医院提供给医疗保险的比例。这些比例用于将医院的账单（收费）数据转换为估计的成本。成本收费比例的最大优点是收费数据是可以获得的，且这些数据的使用被广泛接受。

成本收费比例方法的最大缺点是，收费数据可能无法反映真正的提供医疗设备的成本，特别是当医院在一个部门加价收费，以此来资助低报销部门（如医疗记录）或支付新的临床项目的发展。这种成本转移是很常见的。例如，通过医院中收费比例较低的部门来补贴花费较高的部门。

另一种自上而下的成本估计方法使用医疗护理诊断相关组（diagnosis-related group，DRG）来对护理事件进行分类。虽然这种方法简单而有效，但它很有限，因为它没有考虑到 DRG 内或效率不同的医院之间的医疗差异。

自下而上的成本计算是为了更精确地衡量成本，因为在理论上，花费的源头在医疗保健发生时就可以被跟踪[22]。自下而上的成本计算将成本分为固定和可变两部分[23]。固定成本（如手术室的房屋租金）一般不会受其他因素影响，而可变成本——如一次性麻醉回路的价格——与其产量密切相关。建筑物费用、医疗设备以及带薪或全职小时工占据了医院医疗的大部分费用，而所有这些都是短期固定的[24]。

当固定成本的一部分被分配成可变成本时，就会出现误导性的成本夸大[25]。有时，人们会听到手术室工作人员说“患者在手术室期间每分钟花费 40 美元”，这意味着如果患者提前 10 min 离开手术室，就可以节省 400 美元。实际上，抵押贷款、行政管理人员和护士都必须被支付费用，无论患者本人是否在手术室。

类似的讨论经常发生，关于通过选择某种麻醉方式（如区域麻醉或全身麻醉）是否可以缩短在手术室或麻醉后护理单元（postanesthesia care unit，PACU）的时间，以此来提高患者的周转率。如果减少进入 PACU 的患者人数就可以减少相关医疗护理人员配备数量，这就会降低成本。

成本数据的偏态性

卫生保健中成本数据的显著特征包括不对称的分布（向右倾斜）和较大的差异。集中趋势或“平均值”的三种测量方法是模态、中位数和平均值。高成本花费的患者（右偏斜）平均值增加的程度大于中位数。据估计，排名前 5% 的患者利用了 50% 的医疗支出，而最低 50% 的患者只利用了 3% 的医疗支出[26]。

如果要使用替代治疗费用的相关信息来指导医疗保健政策的决策，那么治疗某种疾病所需的总预算与治疗手段相关的花费就会是相关的。例如，医疗保健花费的规划人员可能需要了解在特定医院提供某种治疗手段所涉及的年度预算总成本。这个总成本的估计值是从试验的数据中获得的，通过将特定治疗组的试验平均成本乘以待治疗患者的总人数。因此，算术平均值是实用临床试验中成本数据的信息度量[27]。

未来的成本需要折算为现在成本

现在的成本并不等于未来的成本。即使考虑到通货膨胀，现在的成本或结果的价值也不等于未来相同的成本或结果。因为人们更喜欢现在所拥有的东西，而不是在未来，未来的价值必须折算到现在，这将会有每年 3% ～ 7% 的浮动范围。

关于成本的好消息是：低限成本和学习曲线

低限成本（下一个生产单位的成本）会随着时间的推移而下降。随着时间的推移，个人和机构都能很好地学习并在业务上做得更好。当一项技术成为常规时，人们就会很容易地发展出执行这项技术的方法。例如，一个外部的临床实验室在一个繁忙的外科医生的办公室旁边建立了一个抽血站，从而节省了患者的时间和来往的距离。

竞争和创新自由生产过程改进：问题确认→新治疗方法的开发→昂贵和困难的实施→技能获取→增加治疗量→供应商和护理人员之间的竞争加剧→成本降低→以较低的成本建立了一种新的护理标准。

由于这种学习曲线，即使初始成本看起来很高，也应该执行真正有益的干预，因为随着数量、经验和竞争的增加，成本会随着时间的推移而下降。当箭毒被提出作为一种预防电休克治疗期间骨折的新干预措施时，它可能会因为太昂贵而被拒绝。幸运的是，尽管初始成本很高，但创新还是实现了。

获益：临床的有效性和效用

在医疗保健经济学中，通常研究三种获益：

- 理想的临床结局（即效果）；
- 增加的功效（生活的质量和时间）；
- 获益。

理想的临床效果是理想的结局或结果，如：

- 延长生存期；
- 降低并发症发生率；
- 改善功能；
- 快速出院；
- 减少术后恶心呕吐。

增加效用（生活质量和时间）

健康不仅仅是修复伤害、减轻疼痛和消除疾病。早在 1948 年，世界卫生组织就扩大了健康的界定范围，包括完整的身体、心理和社会健康。我们现在考虑一种疾病及其治疗对患者日常生活的影响。

对于成本 - 效用分析，生活质量必须得到保证——也就是说，转换成可以在不同条件下进行比较的单位。效用是对健康状态的数值评级或评价权重，反映了人们从 0.00（死亡）到 1.00（完美健康）的主观评价。健康状态的评价值通常使用估值技术获得，如标准风险、时间权衡或视觉模拟量表[28,29]。

因 QALYs 能很好地反映生活质量和生存时间等结局事件，所以 QALYs 目前被广泛用于医疗决策和卫生经济学等领域。这种单一分值汇总度量是通过将给定健康状况的效用值乘以其持续时间而得出的。例如，一个完全健康的个体（效用为 1.0）1 年的 QALY 得分（QALY=1）相当于效用为 0.5 的健康状态的患者持续 2 年的分值（QALY=1）。

获益

在“成本效益分析”中，利益一词的含义有限，是指非货币利益的指定货币等价物。

经济分析的类型

医疗保健中的三种主要经济分析类型是成本识别（或成本最小化）分析、成本 - 效益分析（包括成本 - 效用分析）和成本 - 获益分析。

成本识别（或成本最小化）分析

成本识别分析提问：“一个给定的干预措施的成本是多少？”通过计算提供药物的成本或计算用于治疗某一疾病的医疗服务的总成本，可以比较替代疗法的成本。成本识别分析有时被称为成本最小化分析，因为它经常被用来确定几种治疗方法中哪一种的成本最低。

成本识别分析假设治疗的结果是相等的，因此其目标是找到最便宜的方法来实现一个标准的结果。例如，一项研究发现，为接受关节置换手术的患者提供术后镇痛的药物费用约占手术总费用的 3.3%[30]。从这项研究中还不能说明镇痛作用的效果如何。

成本 - 效益分析（包括成本 - 效用分析）

成本 - 效益分析是医疗保健中最被认可的经济评估方法，因为这些分析方法是从患者的角度来衡量效益（临床效果或生活质量）的。成本 - 效益分析通过标准化的分母（临床效果或效用）对不同的干预措施进行比较。

与成本识别分析相比，成本 - 效益分析将成本和效果结合在了一起。它测量了执行干预的增量净成本（干预的支出减去未来保健成本的节省），并将其与获得的最低或增量收益进行比较。增量成本效益比（incremental cost-effectiveness ratio，ICER）由该公式定义：

$$ICER=(C_2 - C_1) \div (E_2 - E_1)$$

其中 C_2 和 E_2 为正在评估的新干预措施的净成本和效果，C_1 和 E_1 是标准治疗的净成本和效果。在成本效用分析中，结果以 QALY 的花费来呈现。而在其他类型的成本 - 效果分析中，结果以每一个理想的临床效果的花费来呈现。

当医疗干预措施产生健康效益的成本与其他公认的治疗方法相当时，就被认为具有成本效益。

成本 - 获益分析

成本 - 获益分析是医疗结果的第三种经济评估类型，通过以美元计算来量化获益，迫使人们通过明确的获益来确定是否值得花费这些成本，以此评估个人为获益而支付的最大意愿。因为将医疗保健获益的价值（如减少疼痛和刺激）转化为货币价值来衡量是棘手的，所以成本 - 获益研究比成本 - 效益研究少。例如，如果一种止痛药能缓解疼痛，但成本为 20 美元，那么成本 - 获益分析将面临用多少金钱来衡量镇痛效果的方法的挑战。

最近的一个成本 - 获益分析例子发现，在美国的每个产科病房都准备了一辆恶性高热治疗车，这可以使全国每年的恶性高热发病率和相关死亡率的花费降低 3 304 641 美元，但每年因维护这个治疗车产生的花费是 5 927 040 美元 [31]。这种成本 - 获益不匹配的情况在很大程度上是由于产科手术患者接受全身麻醉的概率极低。如果美国的剖宫产率保持在所有孕产妇总数的 32%，那么全身麻醉率必须超过 11% 才能实现成本获益。该研究的结论是，在产科病房内，维持一辆 10 min 内供应充足的丹曲林的恶性高热治疗车在经济学上是不合理的。因此，建议医院制定其他的替代策略（如在产科病房供应少量可以用于治疗的丹曲林）。

决策树

当结果不确定但可以估计结果发生的概率时，可通过决策树来评估成本和获益。尽管决策树具有明显的数学精度，但这种方法只是提供了一种假设。要使决策树有意义，解决以下问题是至关重要的 [32]。

1. 是否考虑了所有相关的干预措施来帮助患者？
2. 是否考虑到了每种干预措施可能导致的所有可能的获益和并发症？
3. 是否评估了患者每个可能的围手术期结果的金钱和非金钱成本？
4. 有和没有预期干预的各种结果的概率是否得到了适当的评估？

敏感性分析

敏感性分析在评估关键决定性变量的变化对模型最终结果的影响方面是必要的 [33]。在开展经济学方面的模型研究时，可能有两种不同的方法：频率学和贝叶斯学。在频率学中，假设未知参数是固定且非随机的（但未知的）与相关的概率分布无关的量化指标。处理这种不确定性的一般策略是通过改变在临床试验或公开文献中报道的参数范围内的估计值来进行敏感性分析，并观察这种变化对结果的影响。这种方法很麻烦，因为很难同时给出改变三个或更多估计值的结果。

现在常用的替代方法是贝叶斯框架，其模型中的参数是随机变量，每个变量都有自己的概率分布。例如，在决策树的成本 - 效用分析中，每个结果的概率、成本、效用和生存持续时间都被假定为变量，每个变量在概率分布中有一个可能的范围值。编写一个计算机程序，从每个参数值的分布中随机选择一个值。在蒙特卡罗分析中，这个过程重复了很多次，并计算了所有最终结果的平均值和方差。这种概率敏感性分析通常假设参数的值是相互独立的。贝叶斯框架的优势是同时考虑了所有参数的不确定性 [34]。重要的是，这种贝叶斯模型产生的结果可能不同于基于概率和成本点估计值的简单分析。

结论

经济分析可以帮助我们决定有益的医疗干预在理论上是否“值得付出”。但是，要真正改善医疗保健水平——实施已被证明有价值的措施——考虑到人性是必要的。要成为成功的医疗管理者，我们必须记住，惰性和习惯在医疗保健中发挥着重要作用，我们应该让做正确的事情变得容易，人类对激励的反应比对劝告更好，竞争推动创新和改进。作为医生，我们也应该永远记住，我们的“观点”应该从患者的观点出发。

参考文献

1. Abrahams MS, Aziz MF, Fu RF, et al. Ultrasound guidance compared with electrical neurostimulation for peripheral nerve block: A systematic review and meta-analysis of randomized controlled trials. *Br J Anaesth*. 2009;102(3):408–417.
2. Thorlund JB, Juhl CB, Roos EM, et al. Arthroscopic surgery for degenerative knee: Systematic review and meta-analysis of benefits and harms. *Br J Sports Med*. 2015;350:h2747.
3. Patel MR, Mahaffey KW, Garg J, et al. Rivaroxaban versus warfarin in nonvalvular atrial fibrillation. *N Engl J Med*. 2011;365(10):883–891.
4. Weinstein MC, Siegel JE, Gold MR, et al. Recommendations of the panel on cost-effectiveness in health and medicine. *JAMA*. 1996;276(15):1253–1258.
5. Sanders GD, Neumann PJ, Basu A, et al. Recommendations for conduct, methodological practices, and reporting of cost-effectiveness analyses second panel on cost-effectiveness in health and medicine. *JAMA*. 2016;316(10):1093–1103.
6. Lim G, Melnyk V, Facco FL, Waters JH, et al. Cost-effectiveness analysis of intraoperative cell salvage for obstetric hemorrhage. *Anesthesiology*. 2018;128(2):328–337.
7. Aderibigbe T, Lang BH, Rosenberg H, et al. Cost-effectiveness analysis of stocking dantrolene in ambulatory surgery centers for the treatment of malignant hyperthermia. *Anesthesiology*. 2014;120(6):1333–1338.
8. Cruz Eng H, Riazi S, Veillette C, et al. An expedited care pathway with ambulatory brachial standard inpatient care after complex arthroscopic. *Anesthesiology*. 2015;123(6):1256–1266.
9. Quick A, Brock-Utne J, Jaffe R, et al. A case illustrating the costs of quality improvement: Nine months to move needles and syringes on the anesthesia cart. *A A Case Rep*. 2015;5(5):88–90.
10. Chiao SS, Colquhoun DA, Naik BI, et al. Changing default ventilator settings on anesthesia machines improves adherence to lung-protective ventilation measures. *Anesth Analg*. 2018;126(4):1219–1222.
11. Cure L, Van Enk R. Effect of hand sanitizer location on hand hygiene compliance. *Am J Infect Control*. 2015;43(9):917–921.
12. Macario A. Systematic literature review of economics of IV patient controlled analgesia. *Pharm Ther*. 2005;30:392–399.
13. Blitz JD, Kendale SM, Jain SK, et al. Preoperative evaluation clinic visit is associated with decreased risk of in-hospital postoperative mortality. *Anesthesiology*. 2016;125(2):280–294.
14. Ferschl M, Tung A, Sweitzer B, et al. Preoperative clinic visits reduce operating room cancellations and delays. *Anesthesiology*. 2005;103:855–885.
15. Fischer S. Development and effectiveness of an anesthesia preoperative evaluation clinic in a teaching hospital. *Anesthesiology*. 1996;85:196–206.
16. Tariq H, Ahmed R, Kulkarni S, et al. Development, functioning, and effectiveness of a preoperative risk assessment clinic. *Heal Serv Insights*. 2016;9(Suppl 1):1–7.
17. Yen C, Macario ATM. Preoperative evaluation clinics. *Curr Opin Anaesthesiol*. 2010;23(2):167–172.
18. Robinson R, Wirt TC, Barbosa C, et al. The journal of foot & ankle surgery routine use of low-molecular-weight heparin for deep venous thrombosis prophylaxis after foot and ankle surgery : A cost-effectiveness analysis. *J Foot Ankle Surg*. 2018;57(3):543–551.
19. Liljas B. How to calculate indirect costs in economic evaluations. *Pharmacoeconomics*. 1998;13(1):1–7. Pt 1.
20. Macario A, Navarro J, Riley E, et al. Analgesia for labor pain: An economic model. *Anesthesiology*. 2000;92:841–850.
21. Mcevoy MD, Scott MJ, Gordon DB, et al. American Society for Enhanced Recovery (ASER) and Perioperative Quality Initiative (POQI) joint consensus statement on optimal analgesia within an enhanced recovery pathway for colorectal surgery : Part 1 — from the preoperative period to PACU. *Perioper Med (Lond)*. 2017;1–13.
22. Macario A, Vitez T, Dunn B, et al. Hospital costs and severity of illness in three types of elective surgery. *Anesthesiology*. 1997;86:92–100.
23. Macario A, Vitez T, Dunn B, et al. What does perioperative care really cost? Analysis of hospital costs and charges for inpatient surgical care. *Anesthesiology*. 1995;83:1138–1144.
24. Childers CP, Maggard-Gibbons M. Understanding Costs of Care in the Operating Room. *JAMA Surg*. 2018;153(4):1–7. e176233.
25. Macario A. What does one minute of operating room time cost? *J Clin Anesth*. 2010;22(4):233–236.
26. Stanton M, Rutherford M. The high concentration of U.S. health care expenditures. Rockville (MD): Agency for Healthcare Research and Quality; 2005. Research in Action Issue 19. AHRQ Pub. No. 06-0060. *Res Action*. 2006;(19):1–11.
27. Thompson S, Barber JA. How should cost data in pragmatic randomized trials be analyzed? *BMJ*. 2000;320:1197–1200.
28. Froberg D, Kane RL. Methodology for measuring health-state preferences-II: Scaling methods. *J Clin Epidemiol*. 1989;(5):459–471.
29. Torrance G. Social preferences for health states: An empirical evaluation of three measurement techniques. *Socio-Econom Plann Sci*. 1976;10:129–136.
30. Macario A, McCoy M. The pharmacy cost of delivering postoperative analgesia to patients undergoing joint replacement surgery. *J Pain*. 2003;4:22–28.
31. Ho P, Sun E, Macario A, et al. Cost-benefit analysis of maintaining a fully stocked malignant hyperthermia cart versus an initial dantrolene treatment dose for maternity units. *Anesthesiology*. 2018;129(2):249–259.
32. Strauss S, Richardson W, Glasziou P, et al. *Evidence-Based Medicine: How to Practice and Teach EBM*. ed #3. New York: Churchill Livingston; 2005.
33. Mullahy J, Manning W. Valuing health care: Costs, benefits, and effectiveness of pharmaceuticals and other medical technologies. In: Sloan FA, ed. *Statistical Issues in Cost-Effectiveness Analyses*. New York: Cambridge University Press; 1995:149–184.
34. Doubilet P, Weinstein M, Begg C, et al. Probabilistic sensitivity analysis using Monte-Carlo simulation. *Med Dec Mak*. 1985;5:157–177. x.

45 通过评估提高医疗保健质量

JASON B. LIU, JILL S. SAGE, CLIFFORD Y. KO
龚俊松 译，赵毅飞 审校

我们所看到的针对医疗保健的系统评估——无论在哪个国家——这些结果都得到了改善。

MICHAEL E. PORTER

《哈佛商业评论》（*HARVARD BUSINESS REVIEW*）（2013 年 10 月）

大量证据表明，医疗保健系统一直受到诸多因素困扰，包括过度利用不当服务、未充分利用适当服务、本可避免的医疗错误等。在过去的几十年中，我们一直在不断强调“缩小医疗质量差距”。质量相关指标已成为遏制不断上涨和不可持续的医疗保健成本的工具。为了了解医疗质量和国家支付改革措施的演变情况，有必要对什么是医疗质量有基本的了解，并搞清楚如何最恰当地评估和使用它，以便最终改善我们对患者的医疗服务。

在本章中，我们首先概述了医疗保健质量。在此背景下，我们描述了如何评估医疗质量。最后，我们描述了医疗保健质量评估中常用的四种方法：质量改进、认证和验证、公开报道和基于价值的护理。

什么是医疗保健质量？

该质量可视为实际提供和应该提供的医疗水平之间的差距。正如在跨越质量鸿沟的开创性出版物中强调的那样[1]，大量证据表明，医疗保健在六个方面存在不足：安全性、有效性、以患者为中心、时效性、高效性、公平性。这六个维度构成了医疗保健质量的总体概念（表 45.1）。因此，改善这六个方面可确保患者需求获得满足，医疗工作能更好契合科学知识，进而提高医疗保健质量。我们应认识到医疗保健质量是多层面的，这是能够理解并改善它的第一步。

在美国，这六个方面在医疗保健质量改进国家战略或简称为国家质量战略（National Quality Strategy，NQS）中最为突出[2]。由医疗保健研究与质量机构（Agency for Health-care Research and Quality，AHRQ）领导，NQS 是在透明协作的过程中开发的，其目标是使国家、联邦、州和私营部门利益相关者医疗质量的改进工作保持一致。美国卫生与公共服务部（Health and Human Services，HHS）的许多机构都采用 NQS 作为提高医疗质量的框架，包括医疗保险和医疗补助服务中心（Centers for Medicare and Medicaid Services，CMS）。

除了质量固有的多维属性之外，还有两个额外的概念应被理解。首先，围绕某一维度提高质量并不排除在其他维度提高质量的能力，也就是说并不需要反复权衡。由此得出的推论是，沿着质量的一个维度进行改进并不必然导致沿着另一个维度进行改进。在许多情况下，尽管质量的各个维度都在一定程度上相互关联，但必须努力同时提高各个维度的质量。

其次，要认识到：尽管医疗质量的各个方面都很重要，但根据某个利益相关者正在评估医疗保健系统，其可能会认为某些方面更重要。例如，与付款人、政策制定者或提供者认为的高质量相比，患者对“高质量”可能有不同的看法。患者可能在与医疗保健提供者的诊所就诊期间偏爱更长的轻松的面诊时间，而医疗保健管理者可能希望将此时间最小化，以最大限度增加一天中可以治疗的患者数量。

为什么要提高质量？

了解评估和提高质量的动机至关重要：是什么推动了质量改进？这些动机取决于提供医疗服务相关者的视角及涉及什么样的激励。激励可以分为内在或外在激励[3]。内在激励是哲学层面的，如教学、学习或治愈。医疗保健专业人员进入该行业是为了获得内在激励：治疗患者并治愈他们的疾病。相反，外在激励是物质层面的，如经济收益。医疗保健面临的挑战是如何找出这些动机中哪个是提高质量最有效的杠杆。

表 45.1 根据美国国家医学院的数据定义医疗质量的六个维度

目标维度	定义	示例
安全性	避免旨在帮助患者的医疗护理对患者造成伤害	插管期间损伤牙齿
有效性	基于科学知识向所有可能受益的人群提供服务，避免向可能不受益的人群提供服务	早期拔除导尿管
以患者为中心	提供与患者偏好、需求和价值观相对应的护理，并确保患者价值观指导所有临床决策	术前护理目标讨论
时效性	减少等待时间，无论是接受护理还是提供护理的人，这样的等待有时甚至是有害的	提供紧急情况下可用的手术室
高效性	避免浪费，包括设备、物资、创意和能源的浪费	不必要的术前超声心动图
公平性	提供不会因性别、种族、地理位置和社会经济地位等个人特征而在质量上存在差异的护理	向农村地区的患者提供护理

此外，人们担心衡量和报道医疗保健质量可能会导致行政管理人员和决策者采取惩罚性行动，从而导致内在激励和外在激励之间的冲突加剧。

质量问题发生的原因通常不是缺乏意愿、知识、努力或医疗保健资源的匮乏，而是由于组织、交付或两者兼而有之的基本缺陷。理想情况下，内在激励（如治愈患者）和外在激励（如经济收益）可以协同作用，以提高医疗保健质量。

质量评估框架

质量评估（绩效衡量、度量、指标等）是用于量化提供给患者医疗服务的工具。当用于医疗保健时，质量评估有助于确定为某些方面、某些条件或不同人群或社区提供的医疗水平。1966 年，Donabedian 提出了现在衡量医疗保健质量最常用的框架：结构、过程和结果（框 45.1）[4]。

使用何种衡量类型取决于将它们的质量差距（以科学知识评估）以及衡量所需的资源。在总体上衡量医疗保健时，通常包括上述六个维度的所有类型才是最佳方案（表 45.1）。结构衡量仅与它们所需过程和结果相联系时才好用（图 45.1）。同样，过程和结果的衡量必须以可测量和可重复的方式相互关联（即因果关系），才能成为真正有效和可靠的质量评估。由于这些担忧，代表底线的结果更有吸引力。然而，如果没有高度的严谨性，可能会对医疗保健进行错误评估并导致意外后果，如激励不良护理或惩罚最佳护理。

除了结构、过程和结果之外，这几个方面任意组合又可以形成综合评估。综合评估将两个或多个质量评估的结果组合在一起，每个方面的质量评估反映医疗保健质量，其将每个单项质量以分数衡量，以提供更具总结性的结果。尽管它们可以衡量整个连续体的护理，并且患者更容易理解，但综合评估也有其自身的问题。例如，将性能通常较差的项目与性能通常良

框 45.1 Donabedian 质量衡量框架

- “结构”指的是提供医疗保健服务的框架特点。结构衡量质量有效性是基于这样一种认识：需要合适的资源来提供高质量的医疗保健服务。没有一定的基础结构资源，无法提供高质量的医疗保健服务。包括重症护理病床、医护人员配备水平、创伤服务水平、不良事件报告机制的有效性。结构评估通常是最简单的衡量方法。它们是许多认证计划（如联合委员会的认证计划）的动力，以表明一个设施可以提供高质量的护理，更准确地说，具有提供高质量护理的能力。
- “过程”反映了医疗保健是如何实现的。过程评估旨在确定高质量的临床护理是否得到适当的实践。在手术切口 60 min 内给予适当的抗生素预防感染是围手术期医学的一个典型过程。实施这一过程可带来更高质量的医疗，因为患者不太可能发生术后手术部位感染，也就是说，对这个过程实施的遵从性越高，结果就越好。因此，过程评估的有效性完全取决于过程和结果之间存在的因果关系。根据 Donabedian 的说法，治疗过程还“包括患者寻求治疗和实施治疗的活动”。因此，患者是否在手术前适当的时间内停用抗凝药物是过程评估的另一个例子。
- “结果”是指提供的医疗活动对患者或人群健康状况的影响。一般来说，这些都是根据生理恢复、功能恢复或改善和存活来表示的。许多利益相关者都想要评估结果，因为它们是具体的，代表所提供的医疗的最终产品。然而，与其他类型的质量评估措施相比，结果的评估具有挑战性。一个适当的结果评估必须考虑几个因素：适当的时间、跟踪结果数据收集方法的一致性、[5] 手术团队成员的归属、检测结果显著差异的大样本量需求、[6] 测量和收集数据所需基础设施的成本、一致的分析方法，以及风险调整。

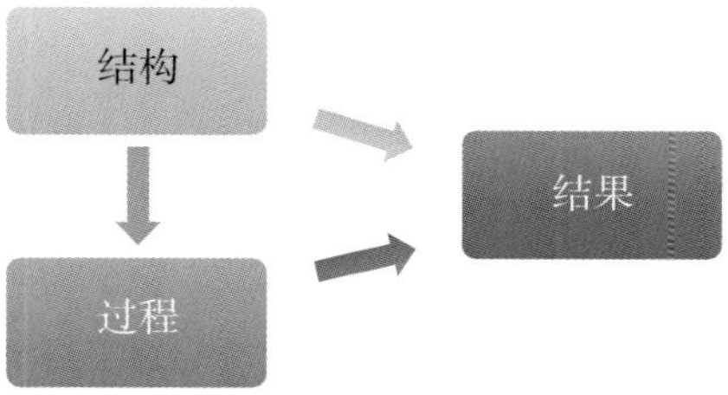

• **图 45.1** 结构、过程和结果之间的关系

好的项目组合在一起评估，会产生可能看起来是平均成绩的综合评估。

如前所述，衡量结果的重要性通常因利益相关者而异。例如，没有经历任何并发症的患者可能对其接受的手术不满意，因为患者无法像其希望的那样恢复日常生活及活动，或者因其术后疼痛没有得到预期的缓解，这些降低了患者的生活质量。在这些情况下，患者的观点可以是更有意义的衡量标准。患者报告的结果绩效评估（patient-reported outcome performance measure，PRO-PM）是基于汇总患者报告结果（patient-reported outcome，PRO）的质量评估[7]。PRO 衡量患者的健康状况、生活质量和健康行为，或使用直接来自患者、家属或医护人员的信息进行评估，无需医疗保健提供者或其他任何人进行解释。PRO-PM 与传统结果评估方法（即需要风险调整）具有相同的品质，但它们是从患者角度进行评估的。

质量措施的制定和认可

许多利益攸关方参与改善医疗保健质量，包括联邦政府（如 AHRQ、CMS）和州政府、支付方（如蓝十字、蓝盾）、购买方（如太平洋健康商业集团）、专业协会（如美国医学会）、医疗服务提供者组织（如美国医院协会）、实业公司（如辉瑞）、非营利组织（如全国质量保证委员会）、社区卫生机构（如威斯康星州保健质量促进会）、患者和患者倡导者（如全国妇女和家庭伙伴关系协会）以及基金会（如罗伯特・伍德・约翰逊基金会）。因此，许多国家已经制定并继续制定质量评估措施，既广泛适用于不同的医疗保健背景，也具体针对其议程、专长和选民的需求。尽管要制定出有意义、有效和可靠的措施，需要遵循许多普遍原则，但 Donabedian 巧妙地将这些原则归纳为四个基本问题。[4]

1．正在评估谁？

2．正在评估的活动是什么？

3．这些活动应该如何进行？

4．他们要完成什么？

总体而言，最重要的是回答最后一个问题并定义质量评估的目的：质量的差距是什么，强调解决后是否得到提高？总的来说，这涉及编译证据库，以确定当前的实践，以及当前科学知识支持的“最佳实践”是什么。所做的和应该做的差别就是质量差距。[1] 一旦回答了这些问题，就可以指定、测试和实施评估的技术细节，如纳入 / 排除标准、风险调整变量、有效性、可靠性（框 45.2）。

在美国，许多人认为，国家质量论坛（National Quality Forum，NQF）的认证是质量措施被认可的重要标志。根据 1998 年总统医疗保健行业消费者保护和质量咨询委员会的建议成立，NQF 是一个独立的组织，将来自整个医疗保健系统的公共和私营部门利益相关者聚集在一起，以确定改善国家健康和医疗保健的高价值措施。NQF 措施认证流程（也称共识制定流程）提供了一系列符合严格评估标准的质量措施，并且可以在这两个方面实施问责制和质量改进计划。NQF 认证的围手术期措施的实例如表 45.2 所示。除认证外，NQF 还旨在加快制定所需措施，确定高度优先措施，协调措施，推动更有效地执行优先措施，并更好地了解在质量评估中什么有效、什么无效。

尽管 NQF 认证很重要，是一项肉眼可见的成就，但质量措施认证并不总是必要的。NQF 认证的过程需要相当长的时间，必须加以权衡。NQF 认证通常用于国家大规模问责计划（即公开报道或按绩效付费）的“高风险”措施，如 CMS 质量支付计划

框 45.2 质量评估计算

质量度量可以用三种常见的方式来表示，这取决于如何计算预期数据：比例、连续变量和概率

1．比例测量是通过将选定病例中符合质量标准的病例数（分子）除以一定时间内选定的病例数（分母）得出的分数，其中分子病例是分母病例的子集。例如，去年进行乳腺 X 线检查的合格妇女的百分比。图 45.2 为比例测量的实例

2．连续变量描述是一种测量评价，其中测量的每个个体值可以落在连续尺度上的任何位置，并可以使用各种方法进行聚合，如计算平均值或中位数。例如，胸痛出现到使用溶栓药之间的平均分钟数。

3．概率的测量是通过将一种类型的数据计数除以另一种类型的数据计数得出的数值。例如，不同时间内中心静脉的感染发生率。

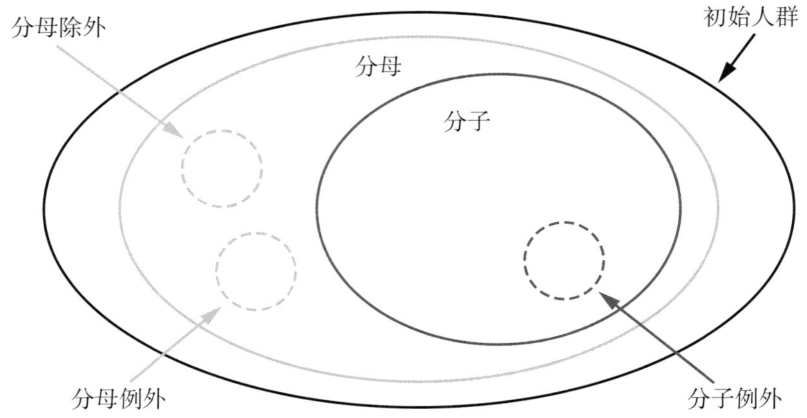

• **图 45.2**　比例测量剖析图

表 45.2　国家质量论坛（NQF）认可的围手术期质量衡量指标

衡量措施标题（NQF 措施编号）	描述	衡量类型	开发者 / 组织者
术前使用 β 受体阻滞剂（0127）	单独接受 CABG 的 18 岁及以上患者在术前 24 h 内接受 β 受体阻滞剂的百分比	过程	胸外科医师协会
颈动脉内膜切除术患者围手术期抗血小板治疗（0465）	在接受 CEA 的患者中，术前 48 h 内服用抗血小板药物（阿司匹林或氯吡格雷或等效药物，如 Aggrenox/Tiglacor 等）并在术后出院时开具该处方药物的患者百分比	过程	血管外科学会
预防中心静脉导管相关血流感染（2726）	接受中心静脉导管植入的患者百分比（不考虑年龄），其中 CVC 植入时最大限度遵循了无菌屏障技术、手部卫生、皮肤准备的所有要素，如果使用超声，则遵循无菌超声技术	过程	美国麻醉医师学会
术后呼吸衰竭发生率（PSI 11）（0533）	18 岁及以上患者中每 1000 例出院择期手术患者发生术后呼吸衰竭（次要诊断）、机械通气或重新插管病例数	结果	卫生保健研究和质量管理局
围手术期体温管理（2681）	全身或椎管内麻醉持续时间 ≥ 60 min 的外科治疗手术中，在麻醉结束前 30 min 内或麻醉结束后 15 min 内至少有 1 次体温 ≥ 35.5 ℃的患者百分比（不考虑年龄）	结果	美国麻醉医师学会
风险调整、病例组合调整的老年手术结局指标（0697）	基于医院、风险调整、病例组合调整的 65 岁及以上成人老年手术的临床综合结局指标	结果	美国外科医师学会

CABG，冠状动脉旁路移植术；CEA，颈动脉内膜切除术；CVC，中心静脉导管

（Quality Payment Program，QPP）或 CMS 医院基于价值的采购计划。因此，对质量评估认证的需求取决于质量评估的使用方式。

NQF 措施应用伙伴关系

NQF 还召集了评估应用伙伴关系协会（Measure Applications Partnership，MAP）[9]，该协会为 HHS 提供了规则制定前的指导，以将某些质量措施纳入公开报道和基于绩效的付款计划中。该协会在《平价医疗法案》（Affordable Care Act，ACA）中被授权，通过为公共和私人伙伴关系协会提供论坛，在提议将其用于联邦法规之前提供质量措施反馈，从而显著强化传统的联邦规则制定过程。HHS 选择了 NQF，以 NQS 的三部分目标为指导，提供此规则制定前的建议：更优的护理、更好的健康和更低的成本。该评估应用伙伴关系协会负责提供整个联邦的外在协调。它确定了措施差距，并建议在大约 20 个联邦质量计划中进行评估（包括 CMS QPP 在内）。

质量措施的使用

质量评估一旦发生、发展，并可能获得 NQF 认可，通常以四种方式使用：改善并提供医疗服务、认证和验证、公开报道、基于绩效付款或基于价值的医疗保健。所有花费都有相同的目标，即提高医疗保健的质量，但要根据利益相关者的观点和激励动机采取不同的手段。例如，临床医生在内在激励的驱动下，使用质量指标来更好地评估临床实践并跟踪其实施情况。支付人和保险公司在外部激励的驱动下，使用质量措施在经济上奖励成功案例并惩罚失败案例。质量措施的公开报道增加了透明度，使患者能够对提供者和设施做出更明智的选择。

质量改进

传统上，质量措施已用于内部质量监控和改进（QI/PI）活动。以这种方式使用质量措施有助于提供者和机构跟踪改善医疗的方法，并与专业和个人对护理的承诺以及机构的期望有关。尽管质量措施长期以来一直用于内部监测和报道，但由于数据元素和收集工具尚未同步，提供者无法简单地将自己与其他人进行比较。使用相同的规范收集和报道数据有助于组织和提供者比较他们与其他组织的表现，并能使他们确定集中质量改进工作的机会（框 45.3）。随着国家质量计划、注册表和“大数据”的兴起，医院团体可以互通有无，并了解在每个机构中哪些干预措施有效或失败。

质量改进方法

提高医疗保健质量有许多工具和策略，主要是行业采用过程改进工具。每种方法都依赖于使用质量措施收集数据，以确定需要改进的领域并测试潜在解决方案。最常见的流程改进工具是医疗保健改进协会的改进模型、6 个标准偏差法、精简和、精简版 6 个标准偏差法[16]。改进模型[17]依赖于三个关键问题和计划 - 实施 - 学习 - 行动（Plan-Do-Study-Act，PDSA）周期来持续改进给定过程。三个关键问题如下。

1．我们想完成什么？

2．我们怎么知道改变是一种进步？

3．我们做出什么改变才能带来改善？

在解决了这三个问题之后，PDSA 循环被用作有效试验和学习方法的框架——一个迭代的、逐步的过程，以实现改进。在“计划”阶段，设定目标，定义计划，并阐明假设的结果。在“实施”的过程中，团队实施计划，记录任何问题或意外发现，并开始数据分析。在“研究”过程中，完成数据分析，

框 45.3　减少围手术期预后的差异：美国外科医师学会国家手术质量改进计划（ACS NSQIP）

医疗质量上的差距可被认为是所提供的医疗服务中无法保证的变化。1938 年，James Alison Glover 医生发表了关于英格兰和威尔士学龄儿童扁桃体切除术发病率的经典研究，揭示了地理差异对手术适应证的影响，这种影响无法用其他医疗方面的差异解释。今天，文献中有无数的研究揭示了在医疗事件和流程中存在类似变化。评估医疗中无法保证的变化是改善医疗质量的基本步骤。美国外科医师学会国家手术质量改进计划（ACS NSQIP）是一个完善的工具，已被证明可以通过精确评估术后预后的变化来提高手术质量，并将这些数据反馈给医院以推动改进[10-12]。

在 20 世纪 80 年代，有人揭示退伍军人医院的手术死亡率与全国平均水平不同。作为回应，国家退伍军人手术风险研究协会（NVASRS）成立于 1991 年，它建立了一个数据收集计划，系统地从临床记录中提取手术预后和并发症数据，发现退伍军人的风险调整死亡率与非退伍军人的数据没有差异[13]。NVASRS 的成功促进了退伍军人国家手术质量改进计划（NSQIP）的产生，该研究量化了退伍军人医院围手术期结局的差异，并将结果反馈给一线提供者。该项目证明，1991—2006 年，术后 30 天发病率降低了 43%，死亡率降低了 47%，中位住院时间从 9 天缩短至 4 天[14]。受此鼓励，退伍军人 NSQIP 与 ACS 合作开展了手术患者安全性（PSS）研究，并获得了卫生保健研究与质量机构的财政支持，以将这些成果推广到私营部门。结果表明，在私营部门实施 NSQIP 框架也与手术并发症的显著减少有关。2004 年 10 月，这项开创性的研究建立了今天公认的 ACS NSQIP，并持续改进。例如，Cohen 等[15]证明，对于目前在 ACS NSQIP 中医院 3 年的死亡率、发病率和手术部位感染率分别有至少 69%、79% 和 71% 的改善。他们估计，每 10 000 例外科手术中，医院将多避免 7 例死亡，150 例患者从有一个或多个并发症转为无并发症，66 例患者从有一个或多个手术部位感染转为无并发症。在美国每年进行 3000 多万次手术的背景下，这些改进是巨大的。

今天，美国和国际上有 700 多家医院参加该计划（图 45.3），每年累计手术超过 100 万例。ACS NSQIP 建立在高质量临床数据的基础上，数据提取者根据标准化定义直接从病历中收集数据，ACS NSQIP 认识到数据是必要的，但不足以实现质量改进。通过各地标准化减少实践变异性已被确定是一种提高质量的方法。通常，医院收到的临床指南可能无法在地方一级完全实施。然而，医院通常会以“稻草人”的身份开始指导方针，然后，经过一定的调整或修改，能够更好地在当地实施。作为这一标准化原则的必然结果，重要的是医院不断地对其数据进行监测，以阐明是否需要对其标准化流程进行进一步的修改，这是一个持续质量改进的循环。该计划已经开发了案例研究，以帮助新医院深入了解如何改善医疗质量。该计划确定了在不同规模和类型上（如农村或城市、教学或非教学）成功的医院，以分享信息，如针对问题采取了哪些战略，如何组建团队，团队成员包括谁，面临哪些障碍，如何克服这些障碍，以及哪些“宝贵信息”可以与同一领域工作的其他人分享。

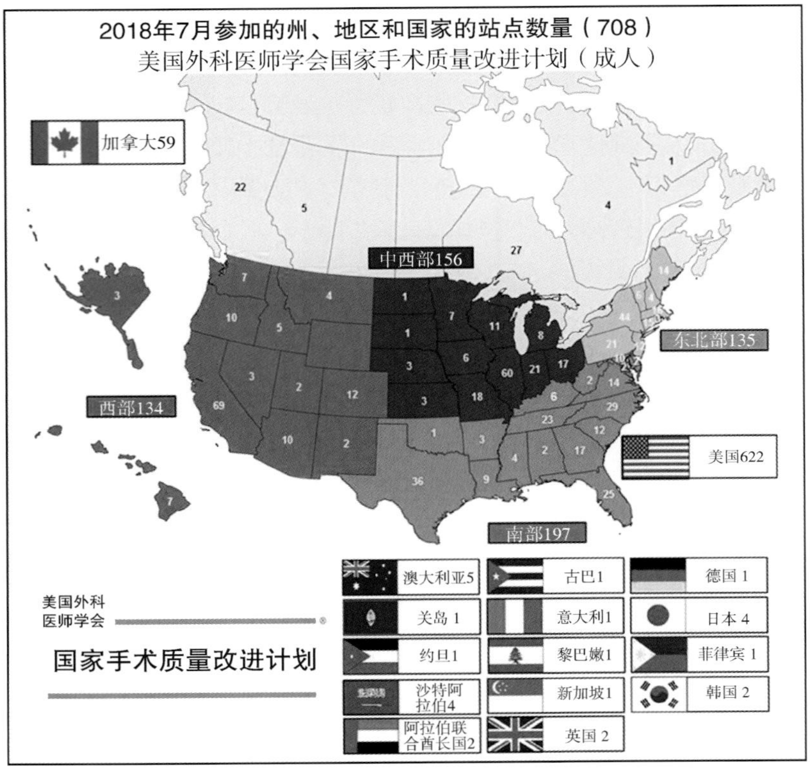

• **图 45.3**　2018 年参加美国外科医师学会国家手术质量改进计划的医院

并将结果与预测结果进行比较。在“行动”过程中，团队确定需要的进一步更改，并决定是否需要另一个 PDSA 周期。

在 20 世纪 80 年代，摩托罗拉宣布将在 5 年内实现不超过百万分之 3.4 的缺陷率，这代表了与平均值相差 6 个标准偏差（sigma）以上的缺陷率。因此，6 个标准偏差法是指通过消除变异来提高质量的过程。6 个标准偏差法依赖于定义 - 测量 - 分析 - 改进 - 控制（Define-Measure-Analyze-Improve-Control，DMAIC）框架，该框架已被证明可有效减少髋关节置换术后的住院时间，提高放射科的效率，提高手卫生依从性以及改善手术室恢复室流程。

精简是一种方法，它认为没有分配给为客户创造价值目标的任何资源都是浪费的，应该消除。在 20 世纪 50 年代由丰田公司开发，废物（muda）在医疗保健领域可以是任何形式，例如重新抽取以前抽取但被实验室丢弃的血液样本。精简工具就像 DMAIC 的工具一样，包括过程映射、工作和过程观察、标准化过程、使用清单和错误证明。价值流映射是一种更具体的精简管理的技术。在这些流程图中，过程沿着信息和物质流一起映射。通过映射当前状态，可以识别并正确处理增值和非增值步骤。与 6 个标准偏差法相比，精简的目标是识别流程中的无效步骤。

6 个标准偏差法和精简法各有益处，这些益处在实践中是相辅相成的。质量改进计划可以采用以精简为重点的方法，该方法应用最佳实践并专注于实施标准解决方案，以提高速度并减少实施和处理时间，也可以采用以 6 个标准偏差法为重点的方法，该方法通常用于涉及基于数据的分析方法和压力控制机制等更复杂的问题。DMAIC 框架可以在任何情况下使用。

认证和验证

认证和验证是指由独立（非政府）机构进行的审批过程，以证明某个机构或个人已达到某些标准。尽管美国有多种类型的认证机构，如教育（研究生医学教育认证委员会）和专业协会（ACS 代谢和减肥手术认证和质量改进计划），但最著名的认证机构是医院联合委员会和国家卫生计划质量保证委员会（NCQA）。

医院认证：联合委员会

联合委员会是一个独立的非营利组织，负责认证和认可美国的医疗保健机构和项目。委员会的认证承认一个组织达到并提供安全有效的医疗保健标准。认证还满足了医疗保险和医疗补助服务的参与条件，医院从联邦渠道获得付款必须满足该条件。委员会的认证方法包括制定由其委员会或外部来源制定的标准。一旦起草、审查和建立，评估者将接受标准培训。评估者进行现场调查，通常是在调查开始时随机选择活动病历，并按确切顺序跟踪患者从病房或科室到下一级护理的进展。委员会还审查了组织对哨点事件的反应，包括对患者造成严重不良后果的任何重大风险。针对这些事件，经认证的组织应进行及时、彻底和可信的根本原因分析，并制定行动计划以降低风险，改善医疗流程，并监测这些改善的有效性。最近，联合委员会制定了 ORYX 倡议，该计划使用一套针对医院质量的核心指标，将结果和其他绩效指标数据整合到认证过程中。ORYX 倡议于 1999 年 3 月开始运作，当时绩效评估系统开始代表经认可的医院向联合委员会传输数据。ORYX 评估要求旨在支持联合委员会认可的组织进行质量改进工作。

健康计划认证：国家质量保证委员会（NCQA）

NCQA 是一个独立的非营利组织，致力于通过管理循证标准、措施、计划和认证来提高医疗质量。NCQA 对健康计划和管理式医疗组织的认证跟踪了美国医疗计划提供者的医疗质量。医疗保健计划的认证涉及各个领域的严格标准和绩效指标。具体来说，NCQA 使用健康计划雇主数据和信息集（Health Plan Employer Data and Information Set，HEDIS）措施来认证健康计划。HEDIS 是一套标准化的绩效指标，旨在产生有关健康保险计划绩效的比较信息。超过 90% 的美国健康计划使用 HEDIS 来评估医疗和服务在重要方面的绩效。HEDIS 总共包含 7 个医疗领域的 94 项措施，包括获取问题、患者对医疗的满意度、预防服务、利用、财务和健康计划管理。由于许多计划都收集 HEDIS 数据，而且衡量标准也非常明确，因此 HEDIS 可以在“对等”的基础上比较保健计划的绩效。NCQA 还通过医疗保健提供者和系统消费者评估（Consumer Assessment of Health-care Providers and Systems，CAHPS）系列调查收集患者提供的经验数据。

外科专业验证：创伤护理

ACS 在改善创伤医疗护理方面有着悠久的历史。1987 年，ACS 创伤委员会（Committee on Trauma，COT）开发了验证、审查和咨询计划（Verification, Review, and Consultation Program，VRC），以帮助医院通过外部审查过程评估和改善其创伤护理。ACS 不指定创伤中心；相反，它验证了患者最佳护理资源中列出的资源、结构和过程的存在。[18] ACS VRC 旨在协助医院评估和改善创伤护理，并提供客观、机构能力和绩效的外部审查。这一过程是由创伤护理专家团队对医院进行现场审查来完成的。该团队评估承诺、准备、资源、政策、患者护理、绩效改进和受伤患者最佳护理资源中概述的计划及其他相关特征。创伤中心必须关注创伤项目中与质量和患者安全相关的核心措施，这些措施涉及死亡率审查、提供者反应预期、创伤团队激活和手术室可用监测的延迟等问题。该计划验证创伤中心是否具备高质量医疗护理所需的资源。

公开报道和透明度

美国公开报道的经验可以追溯到 1986 年，卫生保健金融管理局（HCFA，现称为 CMS）努力报道风险调整后的医院死亡率。通过此报道，对 5000 多家医院的绩效进行了分析，并报道了风险调整后的死亡率。最初，这些分析是秘密进行的，以促进质量改进。但根据《信息自由法》，这些报道信息进入了公共领域。由于这些报道基于不准确和不可靠的数据，在新闻界和研究界引起了尖锐的批评。这些报道被称为 HCFA“死亡名单”。由于公众的负面反应，HCFA 报道在发表 3 年后停止。

20 世纪 90 年代初，一些州开始公开报道进行心脏直视手术的医院和外科医生的死亡率统计数据。纽约州开始了一项开创性的报道，该报道涉及医院和外科医生对 CABG 进行风险调整后的死亡率。1992 年，宾夕法尼亚州开始报道 CABG 死亡率，1998 年该州报道了宾夕法尼亚州心脏外科医生、医院和 34 个健康保险计划的风险调整后 CABG 死亡率。时至今日，公开报道通过无数途径继续发布。

公开报道需要按提供者类型公开发布有效和可靠的数据（如医院、医生），从而允许消费者基于相同的数据来比较机构（或医生）。过去 10 ~ 15 年，医疗公共报道（“报道卡”）激增，这是对医疗质量日益普遍的关切做出的直接反应。当其他行业（如汽车安全）出现质量问题时，解决方案通常涉及多种策略，包括监管改革、财政激励、独立监督和消费者教育。尽管最后一种策略只是更大的难题中的一个，但却为人们提供有用信息，在实现改进方面可以发挥重要作用。

公开报道的倡导者认为，公共报道可以帮助患者对他们的医疗保健做出知情选择，进而提高医疗质量。如果给予正确的信息和使用它的能力，消费者和购买者大概会选择最高质量的健康计划和提供者，并避免那些表现不好的。通过披露质量信息，患者的决定将使“医疗保健市场”能够按照它应有的方式运作（减轻信息不对称）。

公开报道也可以通过保持透明来提高医疗保健质量。面对公开的信息，医疗保健组织展露出表现的差异，将提高他们的医疗质量，以便有效地竞争。公开报道可以让人们了解医疗机构的表现，并迫使它们承认患者和购买者有“知情权”。一些人认为，如果不被医疗保健消费者使用，简单地报道质量措施可能会产生霍桑效应，从而改善业绩。

目前已有广泛的研究评估公开报道患者医疗预后的有效性。5篇系统综述综合了这些研究的结果，但未能得出明确结论。尽管如此，CMS、联合委员会、Leapfrog集团和NCQA等组织仍向公众提供从其质量措施中获得的信息。CMS医院比较、医生比较和疗养院比较网站就是这种应用的例子。其他例子还有NCQA健康计划报道卡。联合委员会认证结果也可在线查阅。

尽管这是一项令人钦佩的成就，但重要的是，用于评估提供者和医院绩效的质量措施必须得到证据支持，并且确实适合向公众报道。滥用质量措施可能导致对医疗保健的错误分类，并为寻求了解信息的患者提供错误的信息。包括外科质量联盟（Surgical Quality Alliance，SQA）在内的几个专业协会已经发布了质量评估数据公开报道指南（框45.4）。

基于价值的医疗保健和绩效付费

历史上，美国医疗保健一直在按服务收费模式运作，该模式激励提供者以既定的支付方式提供大量服务[20]。人们一直担心这种商业模式会促使医生增加服务量，导致成本上升，服务过度，进而导致医疗保健成本出现增长。2016年美国将其国内生产总值的17.8%用于医疗保健，几乎是10个高收入国家的2倍，但在许多人口健康方面的表现不佳[21]。作为回应，美国国会通过了一项立法，鼓励基于医疗价值而不是医疗数量来提供医疗保健的模式，其中价值被定义为衡量所支出成本的医疗保健质量。

重新定义质量和成本以过渡到价值

从基于数量的护理到基于价值的护理的转变要求利益相关者重新定义护理质量和成本的评估标准。向基于价值的护理过渡的第一步是定义和评估质量。在按服务收费的框架中，质量传统上被定义为衡量一个单一时刻的关键过程、结果和结构性措施。根据《患者保护和平价医疗法案》（简称ACA）的规定，AHRQ与主要利益相关方合作制定了NQS，以制定高价值医疗保健的发展蓝图（表45.3）[2,22]。

NQS最初为向基于价值的医疗保健过渡提供了结构。然而，随着国家在学习如何定义价值方面的发展，很明显，基于价值的框架也要求在共享的医疗保健事件中纵向衡量问责质量。这个概念超出了NQS的特定优先级，要求提供者考虑患者的整个医疗保健过程，从而摆脱测量孤岛。它需要情景测量，包括混合风险调整的临床结果测量（如手术部位感染或计划外再入院）、沟通（如共同决策）、专业（如全膝关节置换后功能状态变化）以及有意义的过程、结果和结构措施。

定义医疗保健价值的下一步是确定如何评估负担得起的医疗保健或成本。在基于价值的框架中，关

框45.4 根据外科质量联盟（SQA）公开报道医疗服务提供者绩效的原则

外科质量联盟的代表来自20多个外科和麻醉专业协会和组织，旨在定义围手术期质量措施的原则，合作开发有意义的质量改进工具，并为各专业之间的共享和协调努力提供一个平台，以监测和响应联邦和私营部门的倡议。2014年，SQA概述了以下外科医疗保健公开报道的指导原则[19]。

1．所有报道都应公开其方法，并应包括用于评估绩效的任何数据的详细说明（即数据源）、统计风险调整方法的使用、性能指标的选择以及临床性能的分类。报道机构不应使用“黑箱”评估，因为这无法审计报道结果。

2．每份报道发布前应独立可靠和正确。

3．报道必须透明地说明特定质量评估标准的观察期，包括长期随访和短期预后之间的区别。

4．在公开报道中纳入诉讼时效法规。过期的报道必须从流通中删除。

5．使用合适的风险调整方法（由合适的专业协会确定），以确保并发症风险较高和结局较差的患者获得持续治疗。

6．确保专业协会有机会就选择用于公开报道的建议质量措施提供意见，并参与选择报告措施的工作组或小组。

7．规范报道格式，使患者及其家属易于理解。

8．在公开报道之前为提供商提供审查和反馈的机会。确保适当的申诉程序，包括管理有争议报道的程序。

9．进行试点测试以确定报道的易用性和有效性。

10．评价报道实现其既定目的的程度，并确定任何意外后果，特别侧重于解决错误分类问题。

11．公开报道不应用于确定保健提供者的医疗保健标准或义务。

表 45.3　国家质量战略的目标和优先事项

国家质量战略的主要目标：
1．更好的医疗护理
2．健康的人 / 健康的社区
3．可负担的医疗保健
国家质量战略的主要优先事项：
1．通过减少医疗护理过程造成的伤害，使医疗护理更安全
2．确保每个人和每个家庭都作为成员参与护理工作
3．促进有效的沟通和护理协调
4．从心血管疾病开始，促进针对主要死亡原因的最有效的预防和治疗方法
5．与社区合作，促进广泛采用最佳做法，以实现健康生活
6．通过开发和推广新的医疗服务模式，让个人、家庭、雇主和政府更能负担得起优质医疗

于成本的一个重要区别是，它被定义为付款人和患者的成本（而不是服务成本）。在指定成本方面存在困难，因为评估系统主要仍处于收费服务模型中，并且大多数质量评估仅针对单个事件。最初，成本评估报道了基于索赔数据的总成本或每位患者的总支出，例如每个受益人的医疗保险支出[23]。在最近几年，CMS 试图在医院质量计划中开发和实施基于事件的成本措施，但进展有限，因为成本措施与临床质量措施无关，因此无法评估价值。目前正在为临床医生质量报道计划开发基于事件的成本评估，但尚未实施。因此，“总成本”措施仍在医生和医院质量收费服务计划中使用。然而，真正的基于价值的评估将需要开发跨越患者护理阶段的测算，这些测算可以与那些特定事件的适当成本数据相一致。

从报道付费到绩效付费

随着向基于价值医疗保健的转变，美国联邦质量激励计划已经从付费报道模式过渡到具有公共报道的绩效付费模式。付费报道计划提供报道奖金和（或）不报道的罚款。仅仅激励医院和提供者报道医疗质量，并根据参与情况调整付款，而不管他们在质量指标上的表现如何。相比之下，按绩效付费要求提供医院报道，然后根据其在措施上的表现接受付款调整，即减少对低质量医疗的付款，并增加或奖励对高质量医疗的付款。绩效付费计划中的选择措施也被公开报道，以帮助消费者选择医生或医院。这种从按报道付费到按绩效付费的转变在高质量报道中创造了“更高的风险”。由于按绩效付费会影响付款并发布医疗保健的公开报道，因此许多医院和提供者已开始投入大量时间和资源来改善质量[24]。

临床医疗保健模型的重新设计和健康信息技术

医疗改革相当复杂，需要临床医疗保健模式重新设计，通过努力跟踪、报道和改善护理以确定价值。为了支持重新设计，获取患者数据是一个关键的组成部分，这需要健康信息技术（health information technology，HIT），它可以纵向跟踪患者的医疗护理情况，包括索赔中发现的数据、从各种注册中心和其他来源获得的临床数据以及患者提供的数据。目标是使用声明、注册表数据和其他数据源在医疗点实时评估患者，获取对患者和医疗护理团队有帮助的知识。

美国国会已经认识到使用 HIT 在推动价值整合的患者记录方面的重要性，因此通过立法将 HIT 的采用作为 CMS 质量计划的一部分。医院被鼓励参与 CMS 促进互操作性（Promoting Interoperability，PI）计划，以前被称为 EHR 激励计划或“有意义使用”。通过嵌入在基于绩效的激励支付系统（Merit-based Incentive Payment System，MIPS）中的 PI 项目，临床医生也被鼓励使用认证的电子健康记录技术（certified electronic health record technology，CEHRT）。PI 计划激励使用 CEHRT 进行电子信息交换[25]。

尽管旨在促进医疗保健改革，但 PI 计划的要求是医院和医疗提供者面对的另一项重大成本，因为它需要购买 CEHRT 和相关升级。该计划也受到了很多批评，认为它无法跟上技术增长的步伐，并减缓了广泛的健康数据互操作性的实现，这种缺点不仅存在于 CEHRT 中有意义的用户之间，还存在于更广泛的临床数据生态系统中。“有意义使用”程序的意外结果是：许多数据都保存在 EHR 中，这阻碍了来自不同数据源（甚至包括 EHR 到 EHR）的数据交换。这在很大程度上增加了提供商的负担。患者数据交换需要标准数据定义、开源接口、开源云和应用程序，以便为提供者、医院、患者、付款人或其他终端用户提供可用格式的分析信息。

立法促进基于价值的医疗保健

在过去 10 年中通过了多项法律，这表明美国国会致力于向基于价值的医疗保健转变[26-28]。一旦美国国会通过了一项法律，它将由负责实施新法律的监管机构进行解释和实施。CMS 主要负责实施与医院和医生付款有关的医疗保健法律，并且是美国 HHS 中的联邦机构之一。它是美国最大的付款人，并且由于 CMS 在法律上被要求规范医疗保健法律，因此它通常是第一个实施新的大规模质量激励计划的付款方。通常其他第三方付款方也会效仿。

ACA 和 2015 年的医疗保险获取和芯片再授权法案（Medicare Access and CHIP Reauthorization Act，MACRA）是最近影响价值导向医疗的两项主要立法。此外，还有许多小的立法变化进一步明确了向价值导向医疗的过渡，每一个变化都反映了发展道路上的更新。

患者保护和平价医疗法案（ACA）

ACA 旨在改善美国医疗保健的可及性、可负担性和质量 [28]。为了部分实现这一意图，该法案制定了几项计划，旨在进一步促进基于价值的支付激励，包括：医疗保险和医疗补助创新中心（Center for Medicare and Medicaid Innovation，CMMI），目标是测试、评估和实施新的支付模式；医院基于价值的采购计划，该计划通过提高质量（而不是服务数量）来激励急症护理医院；以及医保共享储蓄计划责任医疗组织（Accountable Care Organization，ACO），这些组织专注于可协调、高质量、以患者为中心的护理。

质量支付计划（QPP）

最近，MACRA 废除了备受批评的 1997 年可持续增长率（Sustainable Growth Rate，SGR）医生收费更新表（每年 SGR 威胁大幅削减医生医疗保险支付，但通常导致国会通过一个“修正文件”以防止这些大幅削减）。MACRA 的目的是奖励临床医生的价值，而不是工作数量，将其质量计划简化为一个系统，并通过奖金激励参与合格的替代支付模式 [27]。MACRA 要求 CMS 实施 QPP，该计划提供两个参与途径：基于绩效的激励性薪酬体系（Merit-based Incentive Payment System，MIPS）和高级替代支付系统（Advanced-Alternative Payment Model，A-APM）（图 45.4）。有资格参加该计划的人员包括医生、助理医生、执业护士、临床护士专家和认证注册麻醉护士。QPP 于 2017 年开始实施。

基于绩效的激励性薪酬体系

通过 MIPS 进行报道的提供者在很大程度上仍以按服务收费模式运作，但通过报道质量、成本、绩效改进和 EHR 技术的使用来激励其提高价值 [29]。MIPS 采用了 CMS 留下的质量计划，包括医生质量报道系统（Physician Quality Reporting System，PQRS）、基于价值的修改器（Value-Based Modifier，VM）和 EHR 激励计划（通常称为“有意义使用”[MU]），并添加了新的组成部分加以改进，将其合并以得出复合 MIPS 最终评分。MIPS 最终评分的组成部分现在包括质量（以前的 PQRS）、成本（以前的 VM）、促进互操作性（以前的“有意义使用”作为一个独立的

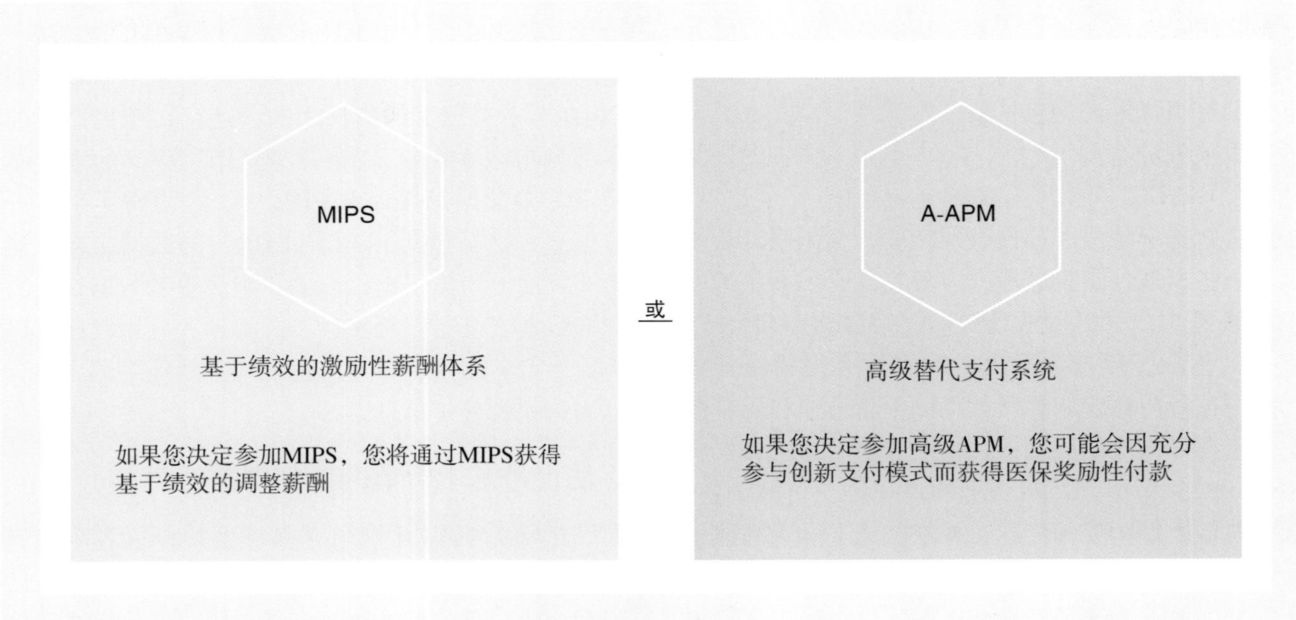

• **图 45.4** CMS 质量支付计划路径图

项目，而推进护理信息作为 MIPS 的一个组成部分）和改进活动。

MIPS 是一个预算中立的计划，根据供应商在这四个类别中的表现，将其绩效与平均值或中位数进行基准评估。由于 MIPS 的预算中立，低于平均值或中位数的提供者会对其医保付款进行罚款，以向高于平均值或中位数的人支付激励性付款或“奖金”。除非满足特定的排除标准，否则大多数提供者有望在 MACRA 的早期加入 MIPS 计划，目标是过渡到 APM，从而实现基于价值的护理。为了使供应商从 MIPS 过渡，在 MIPS 的早期逐渐增加付款调整。

MIPS 计划的缺点在于它是围绕收费服务模式设计的，这使得它几乎不可能根据这些计划报道的医疗护理做出价值陈述。对患者医疗护理做出价值陈述，衡量患者在该特定事件的成本下获得的质量至关重要。相反，MIPS 计划衡量的是提供者在单个时间点为患者提供的总医疗保险成本。虽然 MIPS 也从事质量评估，但质量评估的案例可能是成本评估的案例，也可能不是。

高级替代支付系统

CMS 将 APM 描述为一种支付模式，它可以激励临床医生为特定的临床疾病、护理事件或人群提供高质量、高成本效益的护理[30]。MACRA 为 APM 的参与提供了额外的激励，包括医生从 MIPS 的收费服务转向 APM 的基于价值的护理途径。APM 的目标是提高所提供医疗的价值，减少医疗支出的增长，或者两者兼而有之。

高级替代支付系统（A-APM）如 MACRA 所定义有额外的标准，其要求 A-APM 承担“超过名义金额货币损失的金融风险”，或成为一个家庭医疗模式，利用 CEHRT 并根据质量措施调整支付，它相当于 MIPS 中的标准。APM 模型种类繁多，与 MIPS 相比，一些模型可能通过提供改善临床患者医疗护理的工具来提高效率，并可能减少管理负担。根据支付模式，还可能提供参与的共同储蓄或其他财政奖励。参与 A-APM 的临床医生如果满足模型中包含的付款或患者百分比的要求阈值，则被视为“合格”的 A-APM 参与者，并豁免 MIPS 计划。在 QPP 的前 6 年（缴费年度 2019—2024，根据 2017—2022 的参与情况而定），有资格的 A-APM 参与者还可获得上一年度医保 Part B 费用 5% 的一次性奖金，作为从收费服务过渡成功的奖励。

大多数 CMS 创新支付模式分为三类：ACO、捆绑护理 / 基于事件的支付和以患者为中心的医疗之家。确定了这些不同模型的示例以满足 A-APM 要求，并由 CMS 批准用于 QPP。一些例子包括：带 CEHRT 需求（捆绑护理）的关节置换综合护理付款模式通道 1、医疗保险共享储蓄计划 ACO 通道 2 和 3、综合初级保健升级方案（以患者为中心的医疗之家）。对被批准为 A-APM 的模型的一种批评是：它们没有认识到现代医疗保健是基于团队性质的，从而限制了围手术期医疗护理团队对 A-APM 的选择[31]。

实施价值导向医疗的挑战和发展方向

价值由付款人定义

基于价值的医疗护理的一个基本挑战是：价值是由付款人而不是患者或其他关键利益相关者来定义的。这导致了系统支离破碎，需要在不同的支付方之间进行权衡，该系统主要基于医疗保险索赔，使得提供者很难重新设计医疗护理，以在不同支付方之间（甚至在同一支付方的不同项目之间）获得类似的认可（例如，针对临床医生的医疗保险项目与单独针对医院住院的项目）。这种按服务收费的模式评估了多个提供者或不同设施提供的医疗保健服务，基于他们的支付方式，而不是真正关注患者的经历。当质量评估从按服务付费转向按绩效付费时，提供者的行为也发生了变化。由于基于绩效的支付具有高风险性质，许多提供者对措施的可靠性和有效性表示担忧，并且缺乏信心，付款人使用的质量措施真实反映了他们的关心。人们担心医疗服务提供者可能会利用系统“挑选”患者，这意味着他们可能只接受比较健康的患者，而拒绝那些更有可能出现并发症或成本高于平均水平的患者[3]。

负担过重、缺乏有效和有意义的措施

MIPS 计划被批评为过于复杂、负担过重、依赖于一些对医疗机构和患者没有意义的措施，从而导致提供者倦怠。QPP 还包括不具有确定付款所需的严格统计要求的措施，外科手术团队参加 APM 和 A-APM 的机会很少。许多 MIPS 的批评者认为，评估科学必须进步，以准确地告知患者和提供者，包括更可靠和有效的信息，并进行适当的临床和社会风险调整，以准确地对医生进行基准测试。为了改进质量评估以提出价值主张，迫切需要获取数据的开放源基

础设施、定义、获取和汇总数据的标准方法。CMS和其他质量组织（如 NQF）已对如何考虑社会和社区因素进行了分析，但仍处于研究的初级阶段 [32]。标准化和改进评估科学的工作进展缓慢。

衡量成本和质量方面的挑战

到目前为止，CMS 还无法衡量与 HVBP 和 QPP 项目中包含的质量指标相关的成本指标，因此很难以患者为中心的方式评估价值。例如，MIPS 计划中的质量和成本指标着眼于不同的医疗保健服务，而不是更大的事件。当质量和成本分开衡量时，就不可能做出价值陈述。一些 APM 模型在获取更琐碎的数据来衡量价值方面取得了进展。为了以有意义的方式评估成本，必须考虑所有服务并定义事件，然后确定事件的成本。CMS 和其他付款人一直在努力开发软件，包括具体的服务和定义成本，但目前他们还未能完成这些工作。真正的价值衡量仍难以实现，因为支付方继续通过跟踪提供者而不是患者来评估质量。

缺乏可互操作的有意义的数据

有一种观点认为，如果不提高数据完整性，减少数据汇总负担，促进更大规模的数据交换，就不可能给予最安全、最好的医疗保健服务。现代医学的复杂性已经超过了一个医生提供给患者所需的所有医疗服务的能力，因为一个人可以处理的信息量是有限的 [33]。图 45.5 说明了医疗护理环境的复杂性 [34]。NICU 中的照片显示，通常需要数百个参数来监测和治疗患者。在一个包含数百个参数的环境中，医护人员也会受到信息干扰的轰炸，这可能导致超负荷和失败。当患者有多种慢性病或急性加重时，纵向绘制患者的需求也同样复杂。医疗事故是美国第三大死亡原因，据估计，每年有约 25 万人死于医疗事故。如果向医疗机构提供数据，告知医疗护理方法，防止错误发生，那么其中许多错误是有可能避免的。医生、护士和护理团队的其他成员将受益于以下信息，它们以有效的格式呈现，并使得机器信息可读、可分析。这将使他们能够预测不良事件，并通过临床决策支持预防不良事件。然而，由于 HIT 激励计划一直以 EHR 为重点，它们缺乏对患者的关注，因此对医疗护理团队的作用有限。

结论

医疗保健的质量是多方面的，包括需要改进的六个关键方面。提高医疗保健质量的第一步是使用质量或绩效指标评估质量差距。这些质量评估标准可用于监测医疗保健改善情况的四个主要方面：内部质量改进、认证和验证、公开报道、基于价值的医疗护理。美国医疗体系要想在质量和成本评估的基础上做出价值陈述，还有大量的工作要做。为了向基于价值的医疗护理系统转变，必须随时提供适当的数据和可互操作的基础设施，以跟踪和评估患者的病程。基于价值模型成功的关键是利用以患者为中心的数据，允许患者定义价值，而不是简单地用收费服务激励来评估提供者。然而，国家必须在协调医疗保健模式的基础上建立这一框架，因为按服务收费的支付模式本质上促进了医疗保健的发展，并增加了提供者的负担。随着成功使用 APM 中提供的工具，有可能对患者接受的医疗护理进行价值陈述。APM 提供了摆脱收费服务框架的机会，但 APM 必须有更多的机会承认外科护理的团队性质。

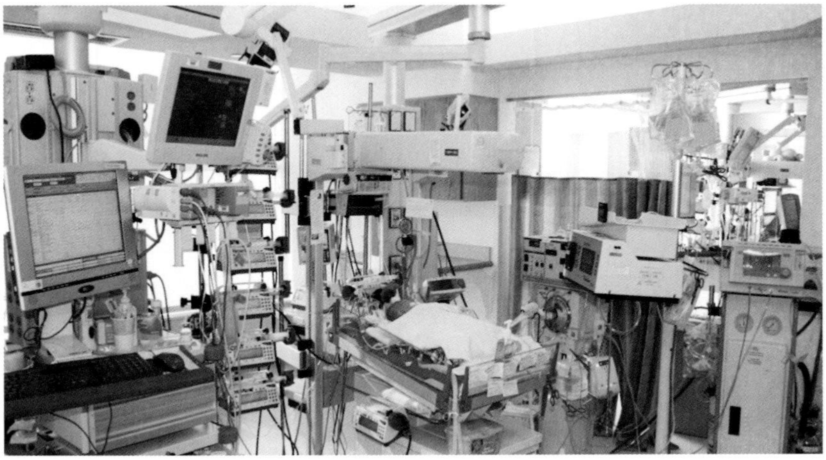

• **图 45.5（也见彩图）** 新生儿重症监护室（NICU）的医疗复杂性示例

参考文献

1. Institute of Medicine (U.S.). *Committee on Quality of Health Care in America: Crossing the quality chasm: A new health system for the 21st century.* Washington, D.C: National Academy Press; 2001.
2. Agency for Healthcare Research and Quality: About the national quality strategy, 2017. Available at http://www.ahrq.gov/workingforquality/about/index.html. Accessed 02/05/2018.
3. Muller JZ. *The tyranny of metrics.* Princeton: Princeton University Press; 2018.
4. Donabedian A. The quality of care. How can it be assessed. *JAMA.* 1988;260(12):1743–1748.
5. Ju MH, Ko CY, Hall BL, et al. A comparison of 2 surgical site infection monitoring systems. *JAMA Surg.* 2015;150(1):51–57.
6. Liu JB, Huffman KM, Palis BE, et al. Reliability of the American College of Surgeons Commission on Cancer's Quality of Care Measures for Hospital and Surgeon Profiling. *J Am Coll Surg.* 2017;224(2):180–190 e188.
7. National Quality Forum (NQF). *Patient Reported Outcomes (PROs) in Performance Measurement.* https://www.qualityforum.org/WorkArea/linkit.aspx?LinkIdentifier=id&ItemID=72537; 2013.
8. Centers for Medicare and Medicaid Services. *Blueprint for the CMS Measures Management System Version 13.0.* https://www.cms.gov/Medicare/Quality-Initiatives-Patient-Assessment-Instruments/MMS/Downloads/Blueprint-130.pdf; 2017.
9. National Quality Forum (NQF). *Measure Applications Partnership (MAP).* https://www.qualityforum.org/map/; 2018. Accessed 02/5/2018.
10. Cohen ME, Ko CY, Bilimoria KY, et al. Optimizing ACS NSQIP modeling for evaluation of surgical quality and risk: Patient risk adjustment, procedure mix adjustment, shrinkage adjustment, and surgical focus. *J Am Coll Surg.* 2013;217(2):336–346 e331.
11. Ko CY, Hall BL, Hart AJ, et al. The American College of Surgeons national surgical quality improvement program: Achieving better and safer surgery. *Jt Comm J Qual Patient Saf.* 2015;41(5):199–204.
12. Maggard-Gibbons M. The use of report cards and outcome measurements to improve the safety of surgical care: The American College of Surgeons National Surgical Quality Improvement Program. *BMJ Qual Saf.* 2014;23(7):589–599.
13. Khuri SF, Daley J, Henderson W, et al. The Department of Veterans Affairs' NSQIP: The first national, validated, outcome-based, risk-adjusted, and peer-controlled program for the measurement and enhancement of the quality of surgical care. *National VA Surgical Quality Improvement Program Ann Surg.* 1998;228(4):491–507.
14. Khuri SF, Henderson WG, Daley J, et al. Successful implementation of the Department of Veterans Affairs' National Surgical Quality Improvement Program in the private sector: The Patient Safety in Surgery study. *Ann Surg.* 2008;248(2):329–336.
15. Cohen ME, Liu Y, Ko CY, et al. Improved surgical outcomes for ACS NSQIP hospitals over time: Evaluation of hospital cohorts with up to 8 years of participation. *Ann Surg.* 2016;263(2):267–273.
16. Kelz RR, Wong SL. *Surgical quality improvement.* [Cham], Switzerland: Springer; 2017.
17. Langley GJ. *The improvement guide: A practical approach to enhancing organizational performance.* ed 2. San Francisco: Jossey-Bass; 2009.
18. American College of Surgeons. *Resources for Optimal Care of the Injured Patient.* Chicago, IL: American College of Surgeons; 2014.
19. Surgical Quality Alliance. *Surgery and Public Reporting: Recommendations for Issuing Public Reports on Surgical Care.* https://www.facs.org/~/media/files/advocacy/sqa/2014sqa_publicreportingdocument.ashx; 2014.
20. Sethi MK, Frist WH. *An introduction to health policy: A primer for physicians and medical students.* New York, NY: Springer; 2013.
21. Papanicolas I, Woskie LR, Jha AK. Health care spending in the United States and other high-income countries. *JAMA.* 2018;319(10):1024–1039.
22. National Quality Forum (NQF). *Multistakeholder Input on Priority Setting for Health Care Performance Measurement: Getting to Measures that Matter.* http://www.qualityforum.org/prioritizing_measures/; 2018.
23. QualityNet. *Medicare Spending Per Beneficiary (MSPB) Measure Overview.* Available at http://qualitynet.org/dcs/ContentServer?c=Page&pagename=QnetPublic%2FPage%2FQnetTier2&cid=1228772053996; 2018.
24. Casalino LP, Gans D, Weber R, et al. US physician practices spend more than $15.4 billion annually to report quality measures. *Health Aff (Millwood).* 2016;35(3):401–406.
25. Centers for Medicare and Medicaid Services. *The Quality Payment Program Promoting Interoperability.* Available at https://qpp.cms.gov/mips/promoting-interoperability; 2018.
26. Marjoua Y, Bozic KJ. Brief history of quality movement in US healthcare. *Curr Rev Musculoskelet Med.* 2012;5(4):265–273.
27. Hussey PS, Liu JL, White C. The medicare access and CHIP reauthorization act: Effects on medicare payment policy and spending. *Health Aff (Millwood).* 2017;36(4):697–705.
28. Obama B. United States health care reform: Progress to date and next steps. *JAMA.* 2016;316(5):525–532.
29. Centers for Medicare and Medicaid Services. *CMS Quality Payment Program.* Available at: MIPS Overview; 2018. *https://qpp.cms.gov/mips/overview.*
30. Centers for Medicare and Medicaid Services. *CMS Quality Payment Program APMs Overview.* 2018; https://qpp.cms.gov/apms/overview.
31. Opelka F, Sage J, Coffron M. Development of alternative payment models for surgical care. *Semin Colon Rectal Surg.* 2018;29(2):84–88.
32. National Quality Forum (NQF): Evaluation of the NQF Trial Period for Risk Adjustment for Social Risk Factors, 2017. Available at http://www.qualityforum.org/Publications/2017/07/Social_Risk_Trial_Final_Report.aspx. Accessed 04/20/2018.
33. Obermeyer Z, Lee TH. Lost in thought - the limits of the human mind and the future of medicine. *N Engl J Med.* 2017;377(13):1209–1211.
34. Howe S. Raising an early warning in the ICU: T3. Vector. https://vector.childrenshospital.org/2013/03/raising-an-early-warning-in-the-icu-t3/; 2013.
35. Makary MA, Daniel M. Medical error-the third leading cause of death in the US. *BMJ.* 2016;353:i2139.

46 提供基于价值的护理：英国视角

ALEXANDER I.R. JACKSON, MICHAEL P.W. GROCOTT
宋 翔 译，胡 嫒 审校

简介：需求增加和资源限制

整个卫生保健领域为数不多的不变因素之一是需求的不断增加。多年以来，需求持续增加，这是由多个因素推动的。几十年来，随着医疗保健的发展，新的挽救生命和改善生存的治疗方法应运而生，这些方法使以往无法治疗的疾病有了治疗的可能。例如，全膝关节置换术（TKR）最早是在20世纪70年代开发出来的，但现在美国每年进行的TKR已经超过70万例[1]。这种医疗技术进步的积极影响，加上社会和公共卫生领域的变革，显著提高了许多发达国家人口的预期寿命（图46.1）。然而，这种预期寿命的延长反过来又驱动了需求的增加。随着战后“婴儿潮”一代进入老年，需求量急剧上升，他们的预期寿命比他们的先辈更长。这种趋势最终会导致人口老龄化。1980—2017年，全球60岁以上的人口增加了1倍，在未来25年内，英国85岁以上的人口数量也将翻倍[2]。老龄化的人口，伴随着更高的发病率和残疾率[3]，推动医疗保健需求大增[4]。如何满足这种不断增加的需求是医疗保健各领域面临的重大挑战。

历史上，不断增加的需求都是通过增加支出来满足的。过去50年来，医疗保健支出在原始货币和GDP比例方面均呈稳定上升趋势（图46.2）。这种不断增长的趋势不能成为可持续的长期解决方案。美国国会预算办公室2007年的一份报告指出，如果支出模式以历史速度增长，75年后医疗保健支出将接近GDP的100%，即使对超额支出进行一些限制，到2082年，医疗保健支出仍能达到GDP的近一半（49%）[5]。这种规模的数值被认为是不可接受的。如果需求持续增加，而支出无法随之增加，那么就必须对医疗资源进行一定的限制。为了在资源紧张的环境下实现最佳的医疗服务，必须使医疗资源价值最大化。围手术期医学则提供了一种以更有成本效益比的方式提供手术护理的手段，旨在减少并发症和改善患者预后的干预措施、途径和系统是降低医疗资源消耗的有效手段。本文将探讨在医疗资源日益紧张的情况下如何实现这一目标及其重要性。

手术的成本和价值

手术本质上需要投入大量资源。在英国的国家卫生服务系统（NHS）中，一个手术室的成本估计为每小时1200英镑或20英镑/分钟[6]。即使是最简单的手术，其成本也十分可观。而且，随着手术复杂性的增加，手术的成本也在增加。手术植入物、住院时间、计划中的ICU住院时间都会增加总成本。然而，重要的是要认识到，总成本并不只是由手术决定的。在两个不同的患者身上进行同样的手术，甚至同一个患者在不同的情况下，可能会产生完全不同的最终费用。例如，急诊手术的成本高于同等的择期手术[7]。

这些成本的变化有多种原因。住院时间是最终成本的一个主要影响因素。美国NHS的参考成本表明，选择性护理的平均花费为每日431英镑[8]。当然，延长住院时间通常是由临床需要决定的，但多年来减少住院时间的努力也起到了一定作用[9]。住院时间的广泛变化无法单纯用临床差异来解释，并将持续存在[10]，这表明仍有改进的余地。

然而，导致成本增加的最主要因素可能是并发症或发病率。这可能导致住院时间延长、额外的检查、重新手术和额外的ICU住院时间，每一项都导致相关费用增加[10,11]。荷兰的一项研究表明，尽管只有20.8%的结肠切除术患者出现重大并发症，但这些患者的花费达到所有费用的53%[11]。欧洲和美国的研究表明，在发生术后并发症的情况下，成本明显增加[12,13]。类似于住院时间延长，并发症不可能完全被预防。在卫生保健系统内部和医疗系统之间都存在着差异[14,15]，这表明存在改进的空间，一些国家

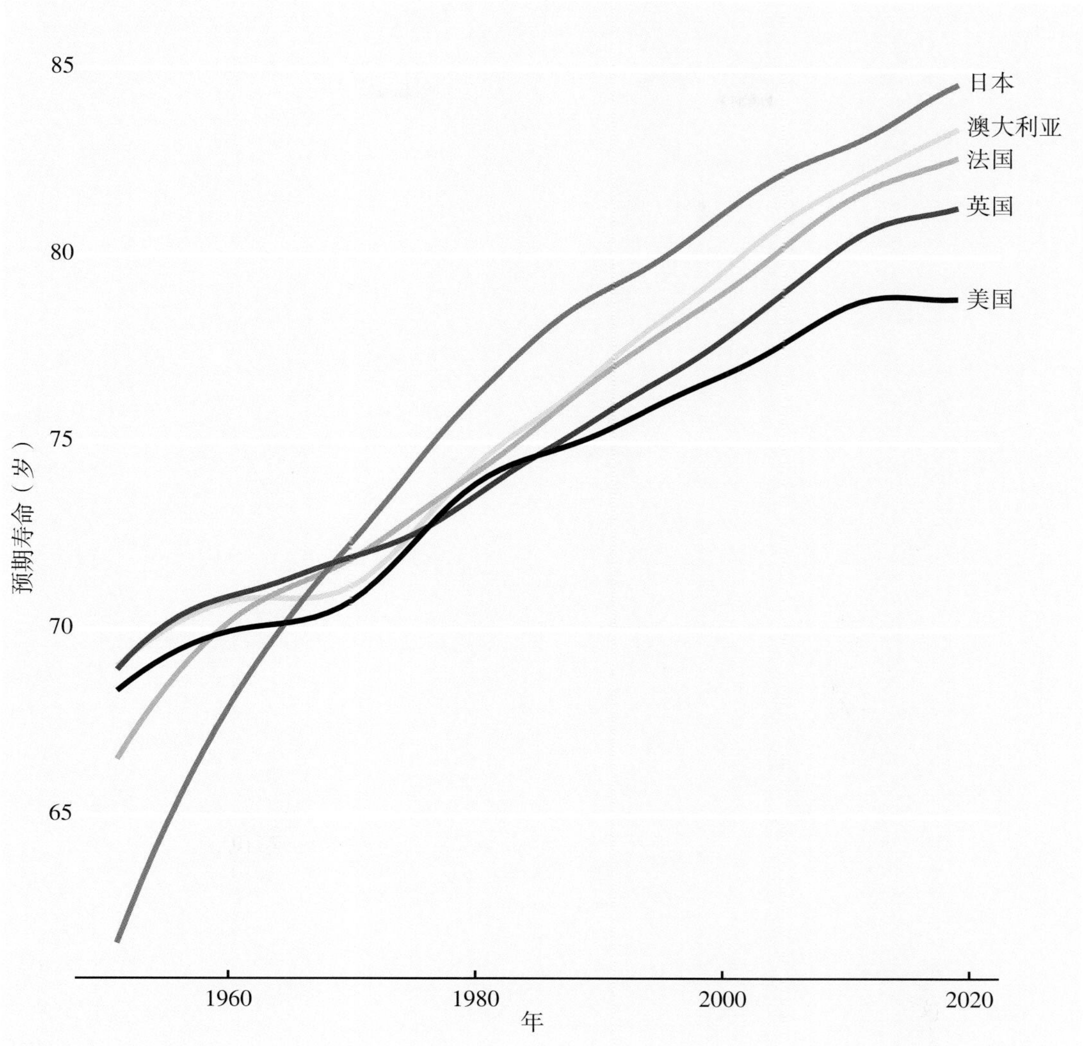

• **图 46.1** 预期寿命随时间变化（1951—2019）[From OECD（2020），Life expectancy at birth（indicator）. https://doi.org/10.1787/27e0fc9d-en（Accessed on（8/3/2020））. With permission.]

项目，如美国外科医生学会的国家外科质量改进计划（ACS NSQIP）和英国的围手术期医疗质量改进计划（PQIP）[17,18]，旨在评估并减少不必要的差异来促进质量改进。

总之，进行同样的手术，在能够将住院时间和并发症降至最低的情况下，可以节省大量费用。术后加速康复（ERAS）为这种情况的发生提供了一些证据[19,20]。然而，在考虑成本削减和其影响因素时，关键是要考虑另一个与成本密切相关但并不相同的概念，即价值。

价值是一个复杂的概念，经济学家已经辩论了几个世纪。就我们的目的而言，这个概念最重要的部分也是大多数现代经济学家所认同的，就是价值与消费者获得的利益或效用有关[21]，对提供者来说，价值则关乎成本。在传统的自由市场经济中，消费者对他们将获得的收益做出自己的价值判断，如果这个价值是服务提供者或卖家可以接受的，那么就会发生交易。现实中有更多的复杂性，但这是大多数经济部门贸易运作的核心。

在医疗保健方面，有几个因素会扭曲这种看似简单的计算。政府干预是大多数医疗保健市场的一个特点，尽管干预的程度差别很大，但会修改或完全排除个人消费者计算中的成本因素。即使是基于私人保险的模型，也会扭曲个人在单个手术方面的选择，因为可能无法意识到单个干预的全部成本[22]。

无论这种经济如何扭曲，个体在医疗保健方面的决策过程有着很大的不同之处。首先在理解现有的可选服务方面存在着高度的复杂性，而且在服务提供者

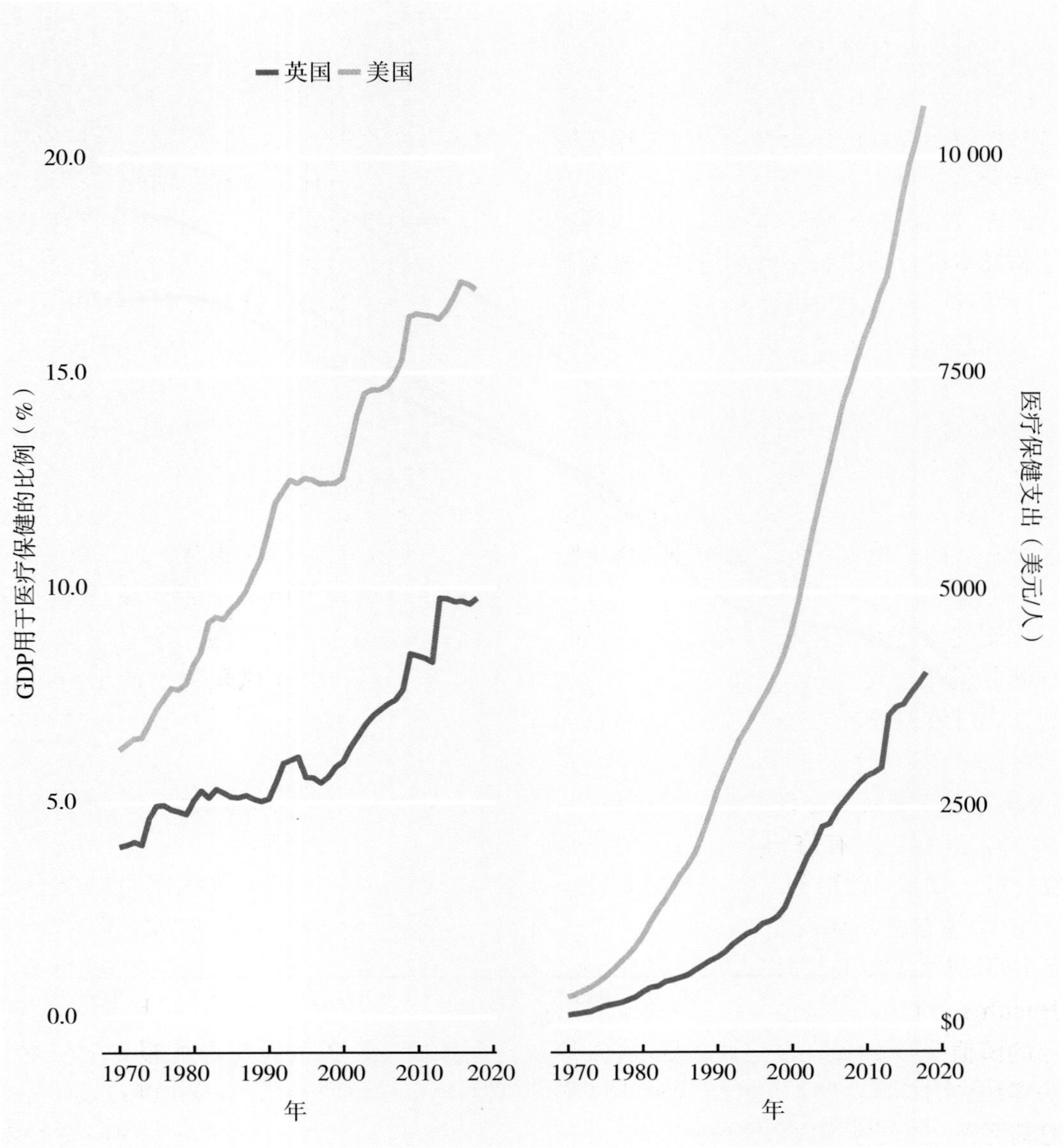

• **图 46.2** 随时间变化的医疗保健支出（1970—2018）[From OECD（2020），Life expectancy at birth（indicator）. https://doi.org/10.1787/27e0fc9d-en（Accessed on 8/3/2020）. With permission.]

和消费者之间存在着明显的信息不对称 [23]。即使在信息对称的情况下，不确定性仍然存在：我们尚不能确定个人的医疗保健干预的结果。这些决定也可能有很大的风险，生死攸关的讨论并不罕见。做出这种决定的时间往往很有限。所有这些因素结合在一起，意味着不能指望患者像经济理论中那样完美、理性地决策 [23]。因此，患者通常会在不同程度上依赖医疗专业人员的建议。为了保护患者并确保这种建议的公正性，存在专业标准来管理提供者的行为；这进一步使医疗保健脱离了典型的自由市场情况 [23]。幸运的是，相对而言，医疗专业人员继续享有高水平的信任 [24]，并在指导患者做出决定方面发挥了重要作用。

回归价值，如果我们接受它与消费者（在这种情况下是患者）的利益有关，并将其与医疗保健从业者在指导患者方面的作用相结合，那么医疗保健提供者的价值概念本质上应该以患者为中心 [25]。一项手术干预如果不能给患者带来好处或效用，无论其成本有多低，都将提供极差的价值。而相反，一项昂贵的干预，如果能提供巨大的好处，则可能提供良好的价值，从本质上讲，最大限度地降低财务和个人成本，同时最大限度地提高效益，可以提高价值。医疗保健的挑战不是来自对这一概念的理解或对价值重要性的认识，而是来自于对其进行量化。

也许最简单、最直观的表达是[26]：价值 = 效益 − 成本。另一种表达方式被特别提倡用于医疗保健领域[25]：价值 = 效益 / 成本。

然而，这两种方法都有一个基本的局限性。两者都需要对效益和成本进行准确和一致的量化。成本量化最初似乎是这两者中比较简单的，正如前面所讨论的。虽然这些问题是高度相关的，但要注意，当考虑价值时，我们不仅要评估手术干预的成本，还要审查患者的整个护理周期[25]。例如，有人认为，减肥手术可以通过减少管理慢性病（如睡眠呼吸暂停、糖尿病和哮喘）的严重程度和费用，在长期显著降低医疗费用，而其他手术（如移植）可能需要额外的终身医疗费用[28]。

效益的量化则更为复杂。这里的挑战是双重的。首先，如何预测并量化任何干预措施的效益；其次，如何以统一的方式对效益进行量化，以便进行有意义的成本效益分析。考虑到后者：一种选择是对医疗保健结果进行货币估值，然而，这种方法充满了挑战，没有完美的解决方案存在。有许多方法被提倡，包括成本 - 效益分析、成本 - 效用分析和增量成本效益比（ICER）[26]。这些方法都存在争议。例如，ICER 在英国被广泛用于国家健康与护理研究所（National Institute for Health and Care Excellence，NICE），以定义提供治疗的阈值[29]。然而，在美国，《患者保护和平价医疗法案》（2010 年）禁止医疗保险使用成本效益阈值，但其在研究中的使用不受影响[30]。

上文讨论的每种方法都有潜在的优势和缺陷。然而，从概念上讲，它们都鼓励向同一个终点前进。医疗保健的价值应该是以最小的单位成本提供最大的患者利益。这应该以患者为中心进行衡量，贯穿整个健康过程，而不是孤立地衡量个别因素。随着资源限制成为全球医疗保健的一个普遍特征，这一点将变得越来越重要。本章的其余部分将重点讨论围手术期医学在实现这一目标中的作用。

共同决策

在讨论了价值和与消费者 / 患者利益相关的传统经济模式后，在医疗保健领域尽可能地复制这种模式似乎是合乎逻辑的。本章讨论的一些挑战（关于复杂性、信息不对称、结果和利益的不确定性以及做决策的时间）都是有可能被改善的因素。

共同（或合作）决策（shared decision making，SDM）是一种手术决策的方法，它关注患者的个人情况、健康和意见，并帮助他们在各种治疗方案之间做出决定，包括是否进行治疗[31]。正如前面所讨论的，在理想的情况下，该模式允许临床医生在一个多学科的团队中工作，有时间和资源与患者和家属见面，并克服许多障碍，让患者做出自己的价值判断。复杂的决策可以被分解，提供额外的信息，给予充分时间，尽管结果和效益的不确定性是不可避免的，但我们能够提供个性化的风险估计[32]。

SDM 对价值的影响可能是积极的。尽管运行 SDM 服务涉及资源问题[33]，但这些资源可能会被患者做出的其他医疗选择所抵消。在 SDM 过程中，有并发症和不良后果风险的患者会被预警。这些患者中的一部分可能会权衡风险与手术的潜在收益，选择不做手术或选择其他风险较小的干预措施。这与上文关于消费者价值判断的讨论是一致的。选择替代治疗或不治疗的患者最有可能是那些风险最高的患者，正如我们所讨论的，术后并发症大大增加了医疗费用，而这些高风险的患者也可能得到较少的好处，因为围手术期的发病率与较差的长期健康结果有关[34,35]。因此，通过 SDM，我们能够让患者为自己做出适当的决定，同时减少一些高风险的手术，同时避免家长式的护理。事实上，最近的一项研究探讨了 SDM、资源利用和患者报告的结局指标（patient reported outcome measure，PROM）之间的关系，并表明不良的 SDM 与资源利用的增加和 PROM 的恶化有关[36]。

SDM 的价值可能与它实现方式有关。尽管 SDM 的原则适用于所有案例，但专门的多学科讨论或诊断可能只为高风险群体提供价值[37]。例如，向接受小手术的健康人群提供这种服务不太可能显著降低资源利用率，因为很少有人会选择替代的资源密集度较低的选项。目前还没有足够的数据来提供明确的风险或复杂性水平，在这个水平上，正规的 SDM 程序将提高价值，尽管有一种观点认为 SDM 对所有患者都是必要的且符合伦理的[37]。进一步的研究有望产生更多关于不同风险水平下成本效益的信息；但目前临床医生应着重于在所有患者咨询中应用这些原则，并确保那些处于最高风险水平的患者被优先纳入正规 SDM。

术前优化

在人口老龄化的背景下，大多数患者可能有一些可变的因素，影响风险和预后（如体质、贫血、吸烟等）。通过适当的干预，可能会降低风险，改善预后。然而，其中许多干预措施需要时间或从时间中获益。目前，手术路径往往着重于对原发病理的评估并决定最佳治疗方案。

在考虑手术时，通常很少或几乎没有对总体的生理状况和可改变的风险因素进行评估（图 46.3）[38]。只有在最终决定手术之后，才会考虑这些因素，此时通常时间是有限的。有人提出了另一种途径（图 46.4）[38]，它强调在考虑手术时进行“患者分期”以大大增加处理可改变风险因素的时间，也使多学科团队了解患者的整体身体状况，以便采取干预措施。该途径还提供基于风险的不同级别的评估和干预，解决了之前讨论的有关 SDM 的一些问题，也适用于其他术前措施。

这种改变途径的方法为我们提供新的价值。仅仅是改变了评估和干预的时间节点，在不增加成本的情况下，大大提高了干预措施的有效性[39]。以相似的成本提供更大的价值将明显提升整体价值。本节将探讨一些潜在的可改变因素，以及这些因素如何通过改善患者预后来提高价值。

合并症

我们已经讨论了了手术人群日益增加的合并症负担。一般来说，合并症会增加围手术期风险，并可能影响术后恢复。然而，在大多数情况下，这种影响是可以改变的，围手术期医学寻求优化其管理，降低其

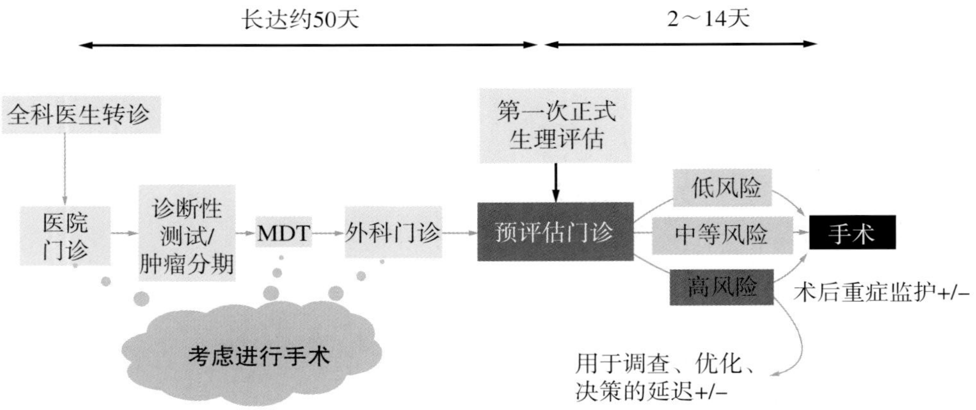

• **图 46.3** 目前典型的手术路径。*MDT*，多学科团队［From Grocott，Michael P. W.，James O. M. Plumb，Mark Edwards，Imogen Fecher-Jones，and Denny Z. H. Levett. Re-designing the pathway to surgery：better care and added value. Perioperative Medicine 2017；6（1）1-7.］

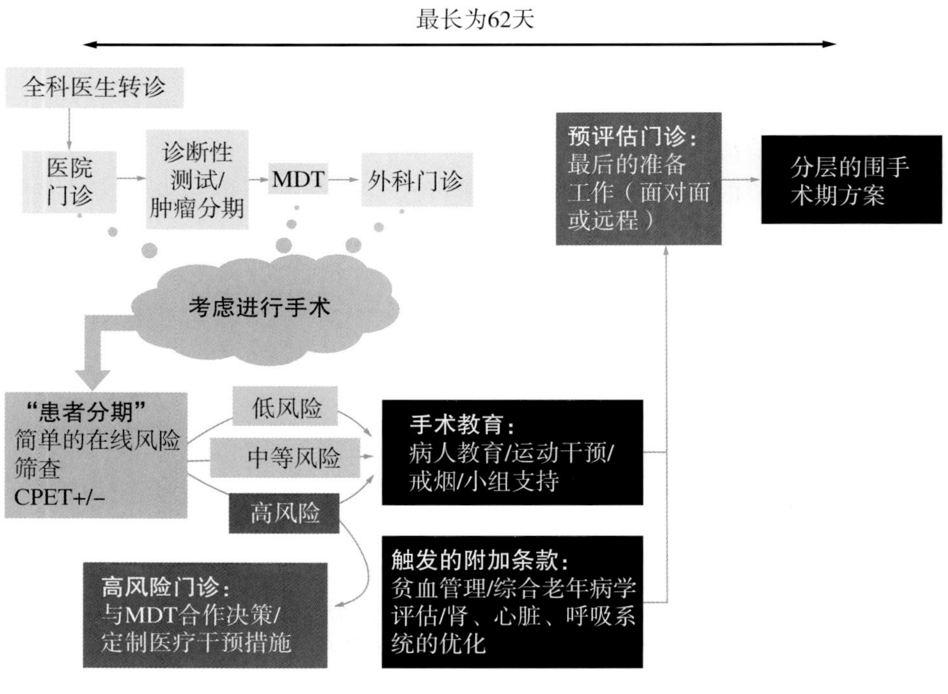

• **图 46.4** 重新设计的路径允许更早的预评估和风险分层，有更多的时间进行优化。CPET，心肺运动测试；MDT，多学科团队［Reproduced with permission from Grocott，Michael P. W.，James O. M. Plumb，Mark Edwards，Imogen FecherJones，and Denny Z. H. Levett. Re-designing the pathway to surgery：better care and added value. Perioperative Medicine 2017；6（1）1-7.］

对患者风险的总体影响。围手术期医学中最突出的两个例子是糖尿病和贫血。

高达 39% 的患者会出现贫血 [40]，在结直肠癌 [41] 或月经过多患者 [42] 中贫血的发病率更高。贫血患者的输血率是非贫血患者的 3 倍，他们面临较高的输血风险，并增加总体死亡率 [40]。最常见的贫血形式是缺铁性贫血，通常可通过口服和静脉注射（IV）铁剂来进行干预 [43,44]。

最近，围手术期的贫血问题作为术前干预的指标已成为关注的焦点。筛查、诊断和治疗的途径已经被开发出来 [45]。随机对照试验（RCT）显示，静脉注射铁剂对治疗贫血、减少输血率和降低 LoS 是有效的 [46]。越来越多的证据表明，输血量的减少足以抵消围手术期贫血治疗消耗的成本 [47,48]。这与我们之前提出的价值标准非常吻合。在提供类似或更好的结果的同时，患者护理的总成本也在减少。这个例子也说明了考虑整个护理过程的重要性。如果只考虑术前阶段，治疗贫血会增加整体成本，而一旦考虑到围手术期的其余部分，就会发现整体成本的节约和效益的增加，从而提升了贫血治疗的价值。

糖尿病为其他长期合并症提供了一个模型。它是一种多系统的葡萄糖平衡紊乱，且对手术效果有深远影响，会增加 LoS、并发症和死亡率 [49,50]。然而，作为一个风险因素，糖尿病在一定程度上是可以调控的 [51]。鉴于低血糖和高血糖都导致不良的结果 [50,52]，建议采取干预措施来维持葡萄糖的平衡，但在危重症患者中尝试极严格的血糖控制（4.5 ~ 6.0 mmol/L）已被证明有潜在的危害 [53]，因此大多数机构主张更宽松的血糖控制目标（6.0 ~ 10.0 mmol/L）[54-56]。可以通过制定术前和术后血糖控制计划来实现，例如使用可变速率的胰岛素输注。

价值收益可能来自于术后并发症的减少。最值得注意的是减少手术部位感染（SSI），糖尿病患者发生这种感染的可能性是其他患者的 1.5 倍 [57]。在美国，SSI 平均增加了 10 天的住院时间，每次住院的费用增加了 20 842 美元 [58]。因此，减少 SSI 可能会产生显著的成本节约，且帮助控制血糖的干预措施可以相对较低的成本实现。然而，由于 SSI 和其他并发症的多因素性质，以及可变的成本影响，成本效益比不如贫血那么直接。

然而，可能还有其他可以增加价值的方式。围手术期可以为长期的改善提供动力。药物的优化、额外的教育和提高患者对糖尿病管理的认识都可能有助于糖尿病控制的持续改善。这对其他合并症也是如此，但对所有合并症来说，通过实验来证明这一点是具有挑战性的。从价值的角度来看，这是一个有趣的命题。对手术结果有直接的好处，可以抵消一些初始成本，而长期的好处可能只能通过增加干预的价值来实现。

最后，手术提供了一个识别未诊断的糖尿病患者的机会，尽管测试对所有高风险人群有价值的观点并不一致 [59]。在围手术期发现高血糖的患者中，没有诊断出糖尿病的患者并发症发生率最高 [50]，其他研究也发现，这种血糖平衡受损而没有诊断出糖尿病的状态与不良后果有关 [60,61]。这表明对高风险人群进行筛查可能使患者获益，不仅可以改善其围手术期的健康状况，还可以通过对未确诊的糖尿病或糖尿病前期状态进行优化管理，改善长期的健康状况。这方面的价值主张尚未得到证实，但特别是当潜在的长期利益被充分考虑时，考虑到糖尿病的终身发病率，这可能会是一个令人信服的举措。

正如上文提到的，关于糖尿病的诊断、优化和长期变化的讨论，对其他合并症也是适用的。心力衰竭、慢性阻塞性肺疾病、睡眠呼吸暂停、疼痛、心脏缺血、心脏辅助装置和慢性疼痛都是有优化潜力的领域 [39]，随着医疗服务的成熟，这些案例的价值可能会被认识到。

前期康复和行为改变

除了已经讨论过的正式诊断或合并症外，大多数外科患者可以改善一些因素，以改善他们的围手术期整体风险状况。身体健康状况、戒烟、减少摄入酒精、心理准备和营养优化都是可供患者优化自身和医护人员干预的领域，即使在没有病理改变的情况下，也可以改变风险和预后。

前期康复是围手术期护理中最近的一个创新。最初的重点是通过运动干预来提高功能和能力 [62]，现在已经发展成为包括行为、心理和营养干预在内的多种模式 [63]。尽管不同服务的确切内容、干预措施和方案有所不同，但总体目标是相似的。所有目标都是针对和改善可改变的风险因素，使患者在生理和心理上做好手术准备。早期的证据是令人鼓舞的 [64,65]，进一步的试验正在进行 [66,67]。最近的一项 RCT 显示，在进行以运动为重点的前期康复训练后，并发症明显减少 [64]，而作为同一试验的次要终点的成本效益分析表明，这种干预措施可能具有成本效益 [68]。这个试验并非没有局限性，但结果仍然令人鼓舞[69]。

随着更多大型试验的完成，预计会有更多与前期康复有关的成本效益数据。然而，不同的前期康复方法的特点存在很大差异。不同的前期康复方案的组成部分、干预措施、环境和强度都有所不同。可能有些方法更有效，而其他方法的成本更低。这种差异可能突出了一些围绕提供医疗服务的价值所面临的挑战。没有一种解决方案是万能的，各种方法都有其优缺点，有时不同的解决方案在不同的情况下可能更有效。尽管如此，前期康复可能为围手术期基于价值的护理提供了一个重要的机会。

更广泛地说，利用围手术期作为影响行为改变的“可教时刻”也具有潜在价值。可教时刻（teachable moment，TM）的概念是促使个人改变行为的健康事件，这一概念在戒烟方面已经确立，怀孕和与吸烟有关的癌症诊断等生活事件发生时是强有力的 TM[70]。围手术期被认为是另一个潜在的 TM[38]，吸烟[71]、饮酒[72]、体育锻炼[65,73]和饮食[65]都被认为是潜在的目标。这些与许多前期康复计划所针对的领域相同。这是合乎逻辑的，因为改变行为可以改善围手术期的风险，如果持续下去，也可能改变长期风险。同样，如果新的行为可以在前期康复阶段被采用，它们则可能更容易长期维持。评估这样做的好处是很有挑战性的，因为长时间的随访和反应者偏差会使研究出现问题。然而，如果最初的干预（前期康复）能够在短期内显示出成本效益，任何长期的行为改变都可以简单地描述为增加价值，尽管如此，仍然应该评估这些干预的价值。

术中护理

麻醉师的工作重点历来是在手术室内进行术中护理[39]。尽管这项工作已有较长的历史和数十年的研究，但仍有提高价值的潜在空间。随着监测手段和质量的提高，以及关于患者的数据增加，特别是针对高风险患者，已经朝着更加个体化的术中护理发展[74]。因此，我们可以预测，在个体化患者护理的推动下，临床实践会出现一定程度的变化。然而，美国一项关于液体治疗的研究表明，预测接受液体治疗的最有利因素不是任何患者变量，而是治疗提供者的身份[75]。我们看到术中护理的多个方面存在差异，包括氧气治疗[76]、通气[77]和输液治疗[78]。观察数据还表明，这种差异可能与 LoS 的增加和成本的增加有关——这显然是价值的损失[79]。因此，如果通过护理的标准化能够减少治疗提供者之间的差异，同时保持个体化的护理，我们则能为患者和健康服务提供更好的价值。

术后护理和康复

ERAS 是由 Henrik Kehlet 教授在 20 世纪 90 年代首次提出[80-82]，ERAS 大大改变了术后护理，重点是使患者尽快恢复正常功能。其关键特点包括患者教育、微创手术、优化液体疗法、完善镇痛、早期恢复活动和尽早进食。ERAS 的实施与改善结果和降低成本有关，展示出优化医疗保健价值的巨大潜力[82]。实现和维持对此类方案的高依从性仍将会是一个挑战[83]，目前有许多研究探索通过手机程序（APP）增加 ERAS 的可靠性[84]，从而达到提升价值的目的[85]。

通过适当的个体化护理提供价值仍然存在挑战。一些患者在围手术期需要额外的监测、护理和支持，而选择性的重症监护入院是其中的重要组成部分[86]。重症监护是一种昂贵的资源[8]，对于其标准并没有普遍共识。在这一领域，世界上许多地方已经经历了本章开篇讨论的资源限制[87]。实践中存在广泛的差异可能与资源的可及性有关[88]。要优化这一领域的价值，患者的选择可能是关键[89]。围手术期医学在风险预测方面可以发挥关键作用，以确保可能受益最大的患者入住 ICU，同时不在那些受益有限或没有受益的患者身上增加不必要的费用。事实上，重症监护可能不是促进康复的理想环境，对于低风险的患者来说，在外科病房中实现康复可能更好[39]。研究表明，根据风险来计划术后护理可能会带来益处[90]，且能有效地利用资源。中级护理可能提供比传统病房护理更加细致的监护，且没有 ICU 昂贵[39]。

结论

在患者的整个治疗过程中都可以找到提高价值的机会。从手术前的共同决策，到术后恢复，再到患者的长期健康行为，都可以实现效益增加、成本节约和整体价值的提升。应该优先考虑一些总体原则。患者应该是关注的焦点，考察他们的整个护理和健康经历。对特定方面的孤立思考限制了潜在的长期价值增益。个性化的护理可以确保在提供最佳的患者护理时不浪费不必要的资源。纵观医疗系统，无法解释和不必要的差异可以成为寻求突破的关键，从而实现效率的提高。归根结底，价值的提供是以患者为中心的，目的是减少不必要的费用，同时寻求患者利益的最大化。价值是必不可少的，也是令人向往的，而围手术期医学是外科护理中提供价值的核心。

参考文献

1. Inacio MCS, Paxton EW, Graves SE, Namba RS, Nemes S. Projected increase in total knee arthroplasty in the United States - an alternative projection model. *Osteoarthritis Cartilage*. 2017;25:1797–1803.
2. Nash A. *National Population Projections: 2018-Based tech. rep. 2019; Office for National Statistics, Newport, Oct.* 2019. Available at: https://www.ons.gov.uk/peoplepopulationandcommunity/populationandmigration/populationprojections/bulletins/nationalpopulationprojections/2018based%5C#changingage-structure.
3. Public Health England: Health Profile for England: 2018 tech. rep. London, September 2018, 2019. Available at: https://www.gov.uk/government/publications/health-profile-for-england-2018.
4. Licchetta M, Stelmach M: Fiscal Sustainability and Public Spending on Health tech. rep. (Office for Budget Responsibility, Sept. 2016), 45. Available at: https://obr.uk/docs/dlm_uploads/Health-FSAP.pdf.
5. Congressional Budget Office: The Long-Term Outlook for Health Care Spending \notype 3085 (Congress of the United States, Washington D.C., November. 2007. Available at: http://www.cbo.gov/sites/default/files/cbofiles/ftpdocs/87xx/doc8758/11-13-lt-health.pdf.
6. Fletcher D, Edwards D, Tolchard S, Baker R, Berstock J. Improving theatre turnaround time. *BMJ Open Quality*. 2017;6(1). https://bmjopenquality.bmj.com/content/6/1/u219831.w8131.
7. Haider AH, Obirieze A, Velopulos CG, et al. Incremental cost of emergency versus elective surgery. *Ann Surg*. 2015;262:260–266.
8. NHS Improvement: National Schedule of Reference Costs tech. rep. (London, November 2017), 2019. Available at: https://improvement.nhs.uk/resources/referencecosts/.
9. Downing A, Lansdown M, West RM, Thomas JD, Lawrence G, Forman D. Changes in and predictors of length of stay in hospital after surgery for breast cancer between 1997/98 and 2004/05 in Two Regions of England: A population-based study. *BMC Health Serv Res*. 2009;9:202.
10. Krell RW, Girotti ME, Dimick JB. Extended length of stay after surgery: Complications, inefficient practice, or sick patients? *JAMA Surg*. 2014;149:815–820.
11. Straatman J, Cuesta MA, Klerk ESMdL-d, van der Peet DL. Hospital cost-analysis of complications after major abdominal surgery. *Dig Surg*. 2015;32:150–156.
12. Dimick JB, Chen SL, Taheri PA, Henderson WG, Khuri SF, Campbell DA. Hospital costs associated with surgical complications: A report from the Private-Sector National Surgical Quality improvement program. *J Am Coll Surg*. 2004;199:531–537.
13. Vonlanthen R, Slankamenac K, Breitenstein S, et al. The impact of complications on costs of major surgical procedures: A cost analysis of 1200 patients. *Ann Surg*. 2011;254:907–913.
14. Sheetz KH, Ibrahim AM, Nathan H, Dimick JB: Variation in surgical outcomes across networks of the highest-rated US hospitals. JAMA Surg 154:510-515.
15. Gutacker N, Bloor K, Cookson R, Garcia-Armesto S, Bernal-Delgado E. Comparing hospital performance within and across countries: An illustrative Study of Coronary Artery Bypass Graft Surgery in England and Spain. *Eur J Public Health*. 2015;25:28–34.
16. ACS National Surgical Quality Improvement Program. Available at https://www.facs.org/quality-programs/acs-nsqip; 2019.
17. Gilhooly D, Moonesinghe S. The perioperative quality improvement programme: Improving outcomes. *Br J Hosp Med*. 2018;79:117.
18. Perioperative Quality Improvement Programme - PQIP 2019. 2019. Available at: https://pqip.org.uk/.
19. Roulin D, Donadini A, Gander S, et al. Cost-effectiveness of the implementation of an enhanced recovery protocol for colorectal surgery. *Br J Surg*. 2013;100:1108–1114.
20. Thanh NX, Chuck AW, Wasylak T, et al. An economic evaluation of the enhanced recovery after surgery (ERAS) multisite implementation program for colorectal surgery in Alberta. *Can J Surg*. 2016;59:415–421.
21. Turner F. The meaning of value: an economics for the future. *N Literary History*. 2019;21:747. https://doi.org/10.2307/469137.
22. Arrow KJ. Uncertainty and the welfare economics of medical care. *Am Econ Rev*. 1963;53:941–973. https://www.jstor.org/stable/1812044.
23. Dixon A, Robertson R, Appleby J, Devlin N, Magee H: Patient Choice: How Patients Choose and How Providers Respond OCLC: 733246625. 978-1-85717-596-7. Available at: http://www.kingsfund.org.uk/document.rm? id=8687 (King's Fund, London, 2010).
24. Oliver D. A Matter of Trust—Doctors, the NHS, Patients, and the Public. Available at https://blogs.bmj.com/bmj/2018/02/20/david-olivera-matter-of-trust-doctors-the-nhs-patients-and-the-public/; February 2018.
25. Porter ME: What is value in health care? N Engl J Med 363:2477-2481.
26. Grocott MPW, Mythen MG. Perioperative medicine: The value proposition for anesthesia? *A UK perspective on delivering value from anesthesiology Anesthesiol Clin*. 2015;33:617–628.
27. Pollock RF, Chilcott J, Muduma G, Valentine WJ. Laparoscopic adjustable gastric banding vs standard medical management in obese patients with type 2 diabetes: A budget impact analysis in the UK. *J Med Econ*. 2013;16:249–259.
28. Page TF, Woodward RS. Cost of lifetime immunosuppression coverage for kidney transplant recipients. *Health Care Financ Rev*. 2008;30:95–104. https://www.ncbi.nlm.nih.gov/pmc/articles/PMC4195054/.
29. McCabe C, Claxton K, Culyer AJ. The NICE cost-effectiveness threshold. *Pharmacoeconomics*. 2008;26:733–744.
30. Garber AM, Sox HC. The role of costs in comparative effectiveness research. *Health Aff (Millwood)*. 2010;29:1805–1811.
31. Glance LG, Osler TM, Neuman MD. Redesigning surgical decision making for high-risk patients. *N Engl J Med*. 2014;370:1379–1381.
32. Moonesinghe SR, Mythen MG, Das P, Rowan KM, Grocott MPW. Risk stratification tools for predicting morbidity and mortality in adult patients undergoing major surgery: Qualitative systematic review. *Anesthesiology*. 2013;119:959–981.
33. Joseph-Williams N, Lloyd A, Edwards A, et al. Implementing shared decision making in the NHS: Lessons from the MAGIC programme. *BMJ*. 2017;357.
34. Khuri SF, Henderson WG, DePalma RG, Mosca C, Healey NA, Kumbhani DJ. Participants in the VA National Surgical Quality Improvement Program: Determinants of long-term survival after major surgery and the adverse effect of postoperative complications. *Ann Surg*. 2005;242:326–341. discussion 341–343.
35. Moonesinghe SR, Harris S, Mythen MG, et al. Survival after postoperative morbidity: A longitudinal observational cohort study. *Br J Anaesth*. 2014;113:977–984.
36. Hughes TM, Merath K, Chen Q, et al. Association of shared decision-making on patient-reported health outcomes and health care utilization. *Am J Surgery*. 2018;216:7–12.
37. Sturgess J, Clapp JT, Fleisher LA. Shared decision-making in perioperative medicine: A narrative review. *Anaesthesia*. 2019;74:13–19.
38. Grocott MPW, Plumb JOM, Edwards M, Fecher-Jones I, Levett DZH. Re-designing the pathway to surgery: better care and added value. *Perioper Med*. 2017;6:9.
39. Grocott MPW, Edwards M, Mythen MG, Aronson S. Peri-operative care pathways: Re-engineering care to achieve the 'Triple Aim'. *Anaesthesia*. 2019;74:90–99.
40. Beattie WS, Karkouti K, Wijeysundera DN, Tait G. Risk associated with preoperative anemia in noncardiac surgery: A single-center cohort study. *Anesthesiology*. 2009;110:574–581.
41. Hamilton W, Lancashire R, Sharp D, Peters TJ, Cheng KK, Marshall T. The importance of anemia in diagnosing colorectal cancer: A case-control study using electronic primary care records. *Br J Cancer*. 2008;98:323–327.
42. Browning RM, Trentino K, Nathan EA, Hashemi N. Western Australian Patient Blood Management Program: Preoperative anemia is common in patients undergoing major gynaecological surgery and is associated with a five-fold increased risk of transfusion. *Aust N Z J Obstet Gynaecol*. 2012;52:455–459.
43. Muñoz M, Breymann C, García-Erce JA, Gómez-Ramírez S, Comin J, Bisbe E. Efficacy and safety of intravenous iron therapy as an alternative/adjunct to allogeneic blood transfusion. *Vox Sang*. 2008;94:172–183.
44. Okuyama M, Ikeda K, Shibata T, Tsukahara Y, Kitada M, Shimano T. Preoperative iron supplementation and intraoperative transfusion during colorectal cancer surgery. *Surg Today*. 2005;35:36–40.
45. Muñoz M, Acheson AG, Auerbach M, et al. International consensus statement on the peri-operative management of anemia and iron deficiency. *Anaesthesia*. 2017;72:233–247.
46. Froessler B, Palm P, Weber I, Hodyl NA, Singh R, Murphy EM. The important role for intravenous iron in perioperative patient blood management in major abdominal surgery: a randomized controlled trial. *Ann Surg*. 2016;264:41–46.
47. Froessler B, Rueger AM, Connolly MP. Assessing the costs and benefits of perioperative iron deficiency anemia management with ferric carboxymaltose in Germany. *Risk Manag Healthc Policy*. 2018;11:77–82.
48. Basora M, Pereira A, Coca M, Tió M, Lozano L. Cost-effectiveness analysis of ferric carboxymaltose in pre-operative haemoglobin optimisation in patients undergoing primary knee arthroplasty. *Blood Transfus*. 2018;16:438–442.
49. Sampson MJ, Dozio N, Ferguson B, Dhatariya K: Total and excess bed occupancy by age, specialty and insulin use for nearly one million diabetes patients discharged from all English acute hospitals. Diabetes Res Clin Pract 77:92-98.
50. Frisch A, Chandra P, Smiley D, et al. Prevalence and clinical outcome of hyperglycemia in the perioperative period in noncardiac surgery. *Diabetes Care*. 2010;33:1783–1788.
51. Levy N, Dhatariya K. Pre-operative optimisation of the surgical patient with diagnosed and undiagnosed diabetes: A practical review. *Anaesthesia*. 2019;74:58–66.
52. Garg R, Hurwitz S, Turchin A, Trivedi A. Hypoglycemia, with or without insulin therapy, is associated with increased mortality among hospitalized patients. *Diabetes Care*. 2013;36:1107–1110.
53. Yamada T, Shojima N, Noma H, Yamauchi T, Kadowaki T. Glycemic control, mortality, and hypoglycemia in critically ill patients: a systematic review and network meta-analysis of randomized controlled trials. *Intensive Care Med*. 2017;43:1–15.
54. Canadian Diabetes Association Clinical Practice Guidelines Expert Committee, Houlden R, Capes S, Clement M, Miller D. In-hospital management of diabetes. *Can J Diabetes*. 2013;37(Suppl 1): S77–S81.
55. Dhatariya K, Levy N, Kilvert A, et al. Joint British Diabetes Societies: NHS diabetes guideline for the perioperative management of the adult patient with diabetes. *Diabet Med*. 2012;29 420–433.
56. Moghissi ES, Korytkowski MT, DiNardo M, et al. American Association of Clinical Endocrinologists & American Diabetes Association: American Association of Clinical Endocrinologists and American Diabetes Association Consensus statement on inpatient glycemic control. *Diabetes Care*. 2009;32:1119–1131.
57. Martin ET, Kaye KS, Knott C, et al. Diabetes and risk of surgical site infection: A systematic review and meta-analysis. *Infect Control Hosp Epidemiol*. 2016;37:88–99.
58. de Lissovoy G, Fraeman K, Hutchins V, Murphy D, Song D, Vaughn BB. Surgical site infection: incidence and impact on hospital utilization and treatment costs. *Am J Infect Control*. 2009;37:387–397.
59. Dhatariya KK, Wiles MD. Pre-operative testing guidelines: A NICE try but not enough. *Anaesthesia*. 2016;71:1403–1407.
60. Kwon S, Thompson R, Dellinger P, Yanez D, Farrohki E, Flum D. Importance of perioperative glycemic control in general surgery: A report from the surgical care and outcomes assessment program. *Ann Surg*. 2013;257:8–14.
61. Kotagal M, Symons RG, Hirsch IB, et al. Perioperative hyperglycemia and risk of adverse events among patients with and without diabetes. *Ann Surg*. 2015;261:97–103.
62. Carli F, Zavorsky GS. Optimizing functional exercise capacity in the elderly surgical population. *Curr Opin Clin Nutr Metab Care*. 2005;8:23–32.
63. Macmillan Cancer Support. *Prehabilitation for People with Cancer: Principles and Guidance for Prehabilitation within the Management and Support of People with Cancer tech. rep.* Available at https://www.macmillan.org.uk/assets/prehabilitation-guidance-for-people-with-cancer.pdf; 2019.
64. Barberan-Garcia A, Ubré M, Roca J, et al. Personalised prehabilitation in high-risk patients undergoing elective major abdominal surgery: A randomized blinded controlled trial. *Ann Surg*. 2018;267:50–56.
65. West MA, Wischmeyer PE, Grocott MPW. Prehabilitation and nutritional support to improve perioperative outcomes. *Curr Anesthesiol Rep*. 2017;7:340–349.
66. Jack S. *Wesfit - Wessex Fit-4 Cancer Surgery Trial*. 2020, 2019. Available at http://www.wesfit.org.uk/index.html.
67. van Rooijen S, Carli F, Dalton S, et al. Multimodal prehabilitation in colorectal cancer patients to improve functional capacity and reduce postoperative complications: The first international randomized controlled trial for multimodal prehabilitation. *BMC Cancer*. 2019;19:98.
68. Barberan-Garcia A, Ubre M, Pascual-Argente N, et al. Post-discharge impact and cost-consequence analysis of prehabilitation in high-risk patients undergoing major abdominal surgery: secondary results from a randomised controlled trial. *Br J Anaesth*. 2019;123:450–456.
69. Grocott MP, Ludbrook GL. Economic evaluation of prehabilitation: A true return on investment? *Br J Anaesth*. 2019;123:710–712.
70. McBride CM, Emmons KM, Lipkus IM. Understanding the potential of teachable moments: The case of smoking cessation. *Health Educ Res*. 2003;18:156–170.
71. Shi Y, Warner DO. Surgery as a teachable moment for smoking cessation. *Anesthesiology*. 2010;112:102–107.
72. Snowden C, Lynch E, Avery L, et al. Preoperative behavioural intervention versus standard care to reduce drinking before elective orthopaedic surgery (PRE-OP BIRDS): Protocol for a multicentre pilot randomised controlled trial. *Pilot Feasibility Stud*. 2018;4:140.
73. Hawkes AL, Chambers SK, Pakenham KI, et al. Effects of a telephone-delivered multiple health behavior change intervention (Can-Change) on health and behavioral outcomes in survivors of colorectal cancer: A randomized controlled trial. *J Clin Oncol*. 2013;31:2313–2321.
74. Fawcett WJ, Jones CN. Bespoke intra-operative anaesthesia – the end of the formulaic approach? *Anaesthesia*. 2018;73:1062–1066.
75. Lilot M, Ehrenfeld JM, Lee C, Harrington B, Cannesson M, Rinehart J. Variability in practice and factors predictive of total crystalloid administration during abdominal surgery: Retrospective two-centre analysis. *Br J Anaesth*. 2015;114:767–776.
76. Morkane CM, McKenna H, Cumpstey AF, Oldman AH, Grocott MPW, Martin DS. Pan London perioperative audit and research network (PLAN) & south coast perioperative audit and research collaboration (SPARC). Intraoperative oxygenation in adult patients undergoing surgery (iOPS): A retrospective observational study across 29 UK hospitals. *Perioper Med (Lond)*. 2018;7:17.
77. Molliex S, Passot S, Morel J, et al. A multicentre observational study on management of general anaesthesia in elderly patients at high-risk of postoperative adverse outcomes. *Anaesth Crit Care Pain Med*. 2019;38:15–23.
78. Aquina CT, Blumberg N, Probst CP, et al. Significant variation in blood transfusion practice persists following upper GI cancer resection. *J Gastrointest Surg*. 2015;19:1927–1937.
79. Thacker JK, Mountford WK, Ernst FR, Krukas MR, Mythen MM. Perioperative fluid utilization variability and association with outcomes: Considerations for enhanced recovery efforts in sample US surgical populations. *Ann Surg*. 2016;263:502–510.
80. Bardram L, Funch-Jensen P, Jensen P, Crawford ME, Kehlet H. Recovery after laparoscopic colonic surgery with epidural analgesia, and early oral nutrition and mobilisation. *Lancet*. 1995;345:763–764.
81. Kehlet H. Multimodal approach to control postoperative pathophysiology and rehabilitation. *Br J Anaesth*. 1997;78:606–617.
82. Ljungqvist O, Scott M, Fearon KC. Enhanced recovery after surgery: A review. *JAMA Surg*. 2017;152:292–298.
83. Pedziwiatr M, Mavrikis J, Witowski J, et al. Current status of enhanced recovery after surgery (ERAS) protocol in gastrointestinal surgery. *Med Oncol*. 2018;35:95.
84. Simpson JC, Moonesinghe SR, Grocott MPW, et al. Enhanced recovery from surgery in the UK: An audit of the enhanced recovery partnership programme 2009–2012. *Br J Anaesth*. 2015;115:560–568.
85. Rauwerdink A, Jansen M, de Borgie CAJM, et al. Improving enhanced recovery after surgery (ERAS): ERAS APPtimize study protocol, a randomized controlled trial investigating the effect of a patient-centred mobile Application on patient participation in colorectal surgery. *BMC Surg*. 2019;19:125. https://doi.org/10.1186/s12893-019-0588-3.
86. Gillies MA, Pearse RM. Intensive care after high-risk surgery: What's in a Name? *Anesthesiology*. 2016;124:761–762.
87. Abu Al-Saad N, Skedgel C, Nortje J. Principles of resource allocation in critical care. *BJA Education*. 2017;17:390–395.
88. Gillies MA, Power GS, Harrison DA, et al. Regional variation in critical care provision and outcome after high-risk surgery. *Intensive Care Med*. 2015;41:1809–1816.
89. Gillies MA, Harrison EM, Pearse RM, et al. Intensive care utilization and outcomes after high-risk surgery in Scotland: A population-based cohort study. *British Journal of Anaesthesia*. 2017;118:123–131.
90. Swart M, Carlisle JB, Goddard J. Using predicted 30 day mortality to plan postoperative colorectal surgery care: A cohort study. *B J Anaesth*. 2017;118:100–104.

47 从医院到家庭的过渡

RACHEL E. THOMPSON, AMIR K. JAFFER
田鹏声 译，胡 嫒 审校

全世界每年进行2亿多例手术，美国每年有超过5000万例住院病例。2009年，世界卫生组织证明，实施相对简单的手术日检查表与术后并发症发生率和死亡率降低相关[1]。从那时起，大量评估表明围手术期检查表及协调护理工作对患者恢复有显著改善。对加速康复计划10年的回顾性研究表明，患者住院时间会持续减少超过1天，而且并发症的发生率平均下降了30%[2]。

围手术期护理项目在过去10年里引起了极大的关注，其中加速康复、外科之家和增强外科技术是其中比较知名的项目。这些项目的共同目标是通过术前准备、患者参与、标准化干预和加速康复来改善手术结果。因此，术后患者从医院直接回家的情况比以前增多了，且时间更短了。在制定围手术期计划时，卫生系统需要为下一步的过渡——从医院到家庭——做好准备，并注重加速康复、缩短下床时间和恢复肠道功能的时间。

从医院到家庭的途径

从医院回家有不同的路径（图47.1）。一些患者需要继续接受康复治疗，可能是在急性康复中心进行更精细的康复，或者在擅长急性期后护理的机构进行更低程度的治疗。一些患者可能已经准备好回家接受以家庭为基础的服务；其他患者可能直接回家恢复独立生活（表47.1）。

在美国，急性期后治疗费用的一个主要因素是患者是否出院到急性期后护理机构，而不是回家[3]。急性期后护理机构历来没有受到激励减少使用率以最大化价值。然而，随着捆绑支付项目变得越来越普遍的现在，这种压力日益突出。

目前，出院到急性期机构的决定在不同治疗机构之间有很大差异[3]，重视提高患者的需要与护理工作之间的协调。对于某些人群，直接出院回家已被证明在安全性方面与去急性期后护理机构相当，并且具有更高的成本效益[4]。

与非回家出院相关的因素

在对出院地点的相关研究中已经确定了与非回家出院相关的因素，包括有较高的基线合并症、高龄、虚弱、非白人种族、医疗保险接受者、认知障碍、营养不良、住院时间和术后并发症[5-11]。这些因素可以分为以下几类。

1．基础身体功能水平（如虚弱，日常生活能力）；
2．基础认知功能；
3．社会支持程度；
4．侵袭性手术；
5．急性情况下发生的去适应程度。

非回家出院的预测模型已经被开发出来，一些模型发现，仅使用术前因素就可以充分预测（C统计值为0.87～0.88），以支持术前就开始制定出院计划[10,12]。此外，美国外科医生学会国家外科手术质量改进计划（ACS NSQIP）风险模型基于140万美国人的数据，结合了22个术前变量并估计了非回家出院的风险以及其他结果[13,14]。

过渡计划

在手术前确定术后非回家出院或家庭服务的需求，既可以有足够的时间开始安排，也可以在手术团队和患者讨论护理方案时更好地了解所需的恢复情况。使用预测模型，如ACS NSQIP或已发布的心脏特异性模型，可以帮助识别术前即可开始术后出院计划的患者。

出院计划应该在决定进行手术时就开始。多学科评估应包括：虚弱、日常生活能力、认知功能评估（即MiniCog评估）、潜在的家庭和社会支持。这些基线评估应连同手术侵入性和术后并发症的风险一起

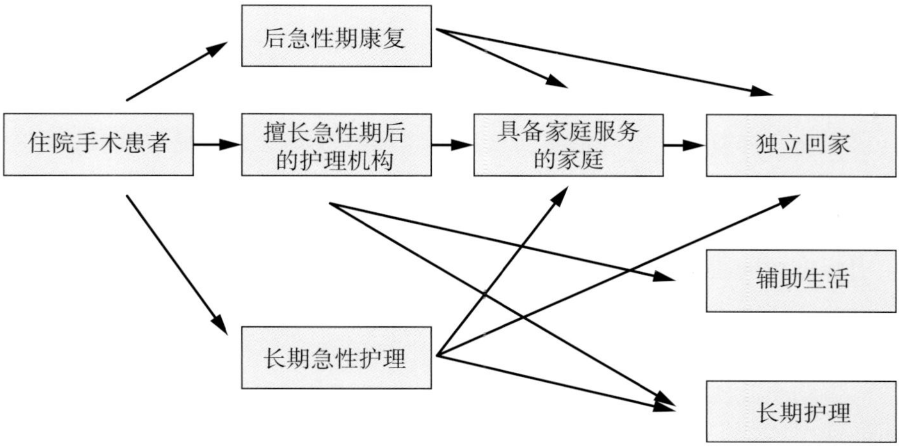

• **图 47.1** 从医院到家庭的路径。出院后回家的路径不总是直接或线性的

表 47.1 出院安排选项。出院时，患者当前的功能等级会决定其出院后的即时需求。一些选项有时间限制，不会长期可用

急性期后短期选择	长期生活选择
独自回家	独自回家
家人 / 朋友协助回家	家人 / 朋友协助回家
家与家庭健康	具备家庭服务的家庭
熟练的急性期后护理	辅助生活机构
长期急性护理	长期护理机构
急性康复	

考虑，以制定术后出院计划。作为最佳实施方案，这些评估可以通过电子医疗记录与病例管理或护理部门协同共享，以帮助制定出院计划。根据手术本身引起运动障碍的程度，可能需要在术后重复评估患者的功能状态，以便最准确地确定患者需要的资源。

过渡失败的成本

据估计，2011 年可预防的再入院治疗花费了 120 亿美元的医疗保险[15]。再入院是过渡失败的衡量标准中最糟糕的一项。因此，越来越多的付款人瞄准了美国各地减少再入院的项目。

在计划出院时，团队应评估和降低再入院风险。一项针对骨科患者再入院的研究发现，年龄较大、住院时间较长、出院到护理机构、BMI 较高和 ASA > 4 均与再入院风险增加有关[16]。在这项分析中，近一半的再入院患者与伤口问题有关，另外 1/4 与医疗并发症有关。一项针对重大癌症手术后 90 天再入院的多中心研究发现，手术类型、合并症数量、医院类型和去往护理机构的出院都与再入院风险增加有关[17]。在接受血管手术的患者中，研究人员发现术前风险因素与再入院无关，但开放手术和术后肺炎与再入院有关[18]。这些文献是高度可变的，因此提供的是一般性而非具体性的指导；尽管如此，在计划出院时考虑到这些因素可以帮助减少再入院。

过渡保障

确保平稳过渡的关键部分包括可靠的沟通策略和患者的参与。2003 年，Eric Coleman 发表了《漏过裂缝》（*Falling through the cracks*）一书，呼吁改善护理过渡的系统[19]。随后，作者开发并测试了一个改善过渡的模型，减少了再入院和整体成本[20,21]。这些干预措施的基础包括：

“①促进跨场地沟通的工具；②鼓励他们在护理中发挥更积极的作用，并坚持自己的偏好；③跨场地的连续性和过渡教练的指导。”

另一个成功的过渡计划是医院医学协会的 BOOST 计划，该计划已在美国 180 家医院实施。BOOST 提供了一个实施框架，旨在帮助卫生系统确定需要的领域，并提供解决这些需要的指导和工具。BOOST 的关键组件包括有指导的实施、数据分析和 BOOST 工具包[23]。

卫生保健改进研究所还设计了一个执行工具包[23]。这项工作的关键设计元素包括患者参与、协作和共享护理计划的沟通。干预重点包括与患者：和家属合作确定需求，有效教育患者和家属，制定适当的出院后随访，并在出院时提供实时交接沟通。

这些和其他的过渡项目有两个共同的关键点：有效的沟通以及患者和家庭的参与。

有效临床沟通的要点。与机构或诊所中负责的提供者进行标准化沟通与出院后护理的需求变化一样复杂。然而，沟通失败是医疗事故的主要原因。致力于确保在过渡时提供医护人员之间沟通的计划已经取得了优秀的结果。确保沟通的方法包括使用标准化的表格、对患者进行教育、雇佣过渡教练，以及雇用能抵达临床地点的护理人员。在这种独特的、最新的弥合沟通鸿沟的方式中，医院雇佣医护人员检查刚出院的急性后期住院患者，创造了一种“互联护理模式”[24]。许多组织已经与熟练的机构长期合作，根据再入院率的表现创建了一个优选护理网络。

患者和家庭的参与。让患者及其家属参与出院后的护理对确保过渡非常有帮助。在 BOOST 计划中，患者将获得一份清晰简洁的医院照护摘要，以便将信息传递到下一个名为“患者通行证”的阶段。一些项目建议在出院咨询中实施 TeachBack 技术，以确保患者和家属的理解。

提高综合能力

为了开发真正全面和协作的围手术期护理方案，卫生系统应该评估当前的过渡状态，确定现有程序中的优点和改进机会。本章强调的主要概念包括：需要了解出院选项、术前评估患者需求、纳入再入院风险评估、通过患者参与和可靠沟通建立患者群体与下一步治疗地点的程序（图 47.2）。

随着美国人口的老龄化和外科手术干预的数量持续增长，未来将创建规范的围手术期护理项目，并将扩大现有的项目。这些方案更加重视从医院到家庭的过渡。过渡回家的方式各不相同，通过越来越多可视化管理，对于转运患者和运营系统都具有很大的价值。期待在未来 10 年开展这一领域的重要研究，这些研究将为临床实践提供信息并改善临床实践。与此同时，应让患者和家属参与进来，并且医生必须认真确保与患者之间的可靠沟通，这是十分必要的。

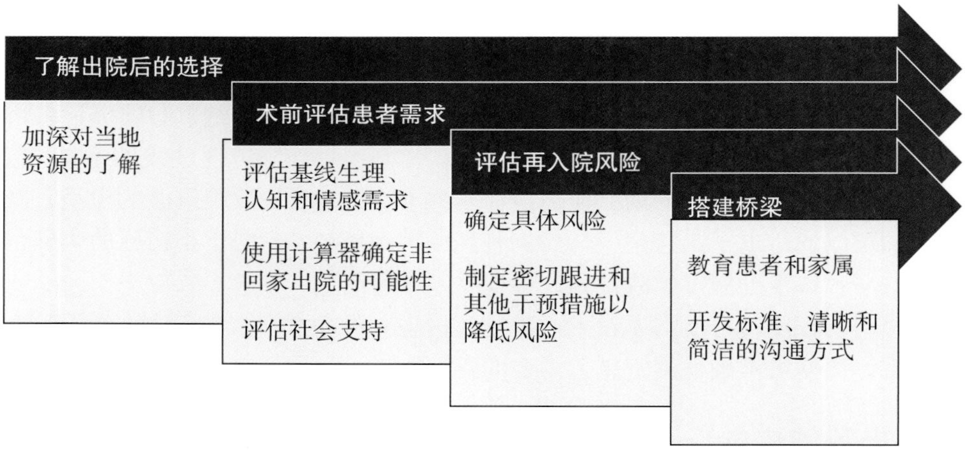

• **图 47.2**　医院术后过渡的护理过渡计划

参考文献

1. Haynes AB, Weiser TG, Berry WR, et al. A surgical safety checklist to reduce morbidity and mortality in a global population. *N Engl J Med*. 2009;360:491–499.
2. Nicholson A, Lowe MC, Parker J, et al. Systematic review and meta-analysis of enhanced recovery programmes in surgical patients. *Br J Surg*. 2014;101:172–188.
3. Chen LM, Norton EC, Banerjee M, et al. Spending on care after surgery driven by choice of care settings instead of intensity of services. *Health Aff (Millwood)*. 2017;36:83–90.
4. Pelt CE, Gililland JM, Erickson JA, et al. Improving value in total joint arthroplasty: A Comprehensive patient education and management program decreases discharge to post-acute care facilities and post-operative complications. *J Arthroplasty*. 2018;33:14–18.
5. Schwarzkopf R, Ho J, Quinn JR, et al. Factors influencing discharge destination after total knee arthroplasty: A database analysis. *Geriatr Orthop Surg Rehabil*. 2016;7:95–99.
6. Schwarzkopf R, Ho J, Snir N, et al. Factors influencing discharge destination after total hip arthroplasty: A california state database analysis. *Geriatr Orthop Surg Rehabil*. 2015;6:215–219.
7. Adogwa O, Elsamadicy AA, Sergesketter A, et al. Independent association between preoperative cognitive status and discharge location after surgery: A strategy to reduce resource use after surgery for deformity. *World Neurosurg*. 2018;110:e67–e72.
8. Harrington MB, Kraft M, Grande LJ, et al. Independent association between preoperative cognitive status and discharge location after cardiac surgery. *Am J Crit Care*. 2011;20:129–137.
9. Pearl JA, Patil D, Filson CP, et al. Patient frailty and discharge disposition following radical cystectomy. *Clin Genitourin Cancer*. 2017;15:e615–e621.
10. Pattakos G, Johnston DR, Houghtaling PL, et al. Preoperative prediction of non-home discharge: A strategy to reduce resource use after cardiac surgery. *J Am Coll Surg*. 2012;214:140–147.
11. Henry L, Halpin L, Hunt S, et al. Patient disposition and long-term outcomes after valve surgery in octogenarians. *Ann Thorac Surg*. 2012;94:744–750.
12. Tong MZ, Pattakos G, He J, et al. Sequentially updated discharge model for optimizing hospital resource use and surgical patients' satisfaction. *Ann Thorac Surg*. 2015;100:2174–2181.
13. Mitka M. Data-based risk calculators becoming more sophisticated–and more popular. *JAMA*. 2009;302:730–731.
14. Stix M. 5 questions to ask before surgery. CNN Health, 2013. Available at https://www.cnn.com/2013/09/25/health/surgery-questions/index.html.
15. Burton R. Health policy brief: Care transitions. *Health Affairs*; 2012.
16. Bernatz JT, Tueting JL, Anderson PA. Thirty-day readmission rates in orthopedics: A systematic review and meta-analysis. *PLoS One*. 2015;10:e0123593.
17. Zafar SN, Shah AA, Channa H, et al. Comparison of rates and outcomes of readmission to index vs nonindex hospitals after major cancer surgery. *JAMA Surg*. 2018;153(8):719–727.
18. Glebova NO, Hicks CW, Taylor R, et al. Readmissions after complex aneurysm repair are frequent, costly, and primarily at nonindex hospitals. *J Vasc Surg*. 2014;60:1429–1437.

19. Coleman EA. Falling through the cracks: challenges and opportunities for improving transitional care for persons with continuous complex care needs. *J Am Geriatr Soc.* 2003;51:549–555.
20. Coleman EA, Smith JD, Frank JC, et al. Development and testing of a measure designed to assess the quality of care transitions. *Int J Integr Care.* 2002;2:e02.
21. Coleman EA, Parry C, Chalmers S, et al. The care transitions intervention: results of a randomized controlled trial. *Arch Intern Med.* 2006;166:1822–1828.
22. Williams MV, Li J, Hansen LO, et al. Project BOOST implementation: Lessons learned. *South Med J.* 2014;107:455–465.
23. How-to Guide. *Improving Transitions from the Hospital to Community Settings to Reduce Avoidable Rehospitalizations.* Cambridge, MA: Institute for Healthcare Improvement; 2013. Available at *http://www.ihi.org/resources/Pages/Tools/HowtoGuideImprovingTransitionstoReduceAvoidableRehospitalizations.aspx.*
24. Kim LD, Kou L, Hu B, et al. Impact of a connected care model on 30-day readmission rates from skilled nursing facilities. *J Hosp Med.* 2017;12:238–244.

彩　　图

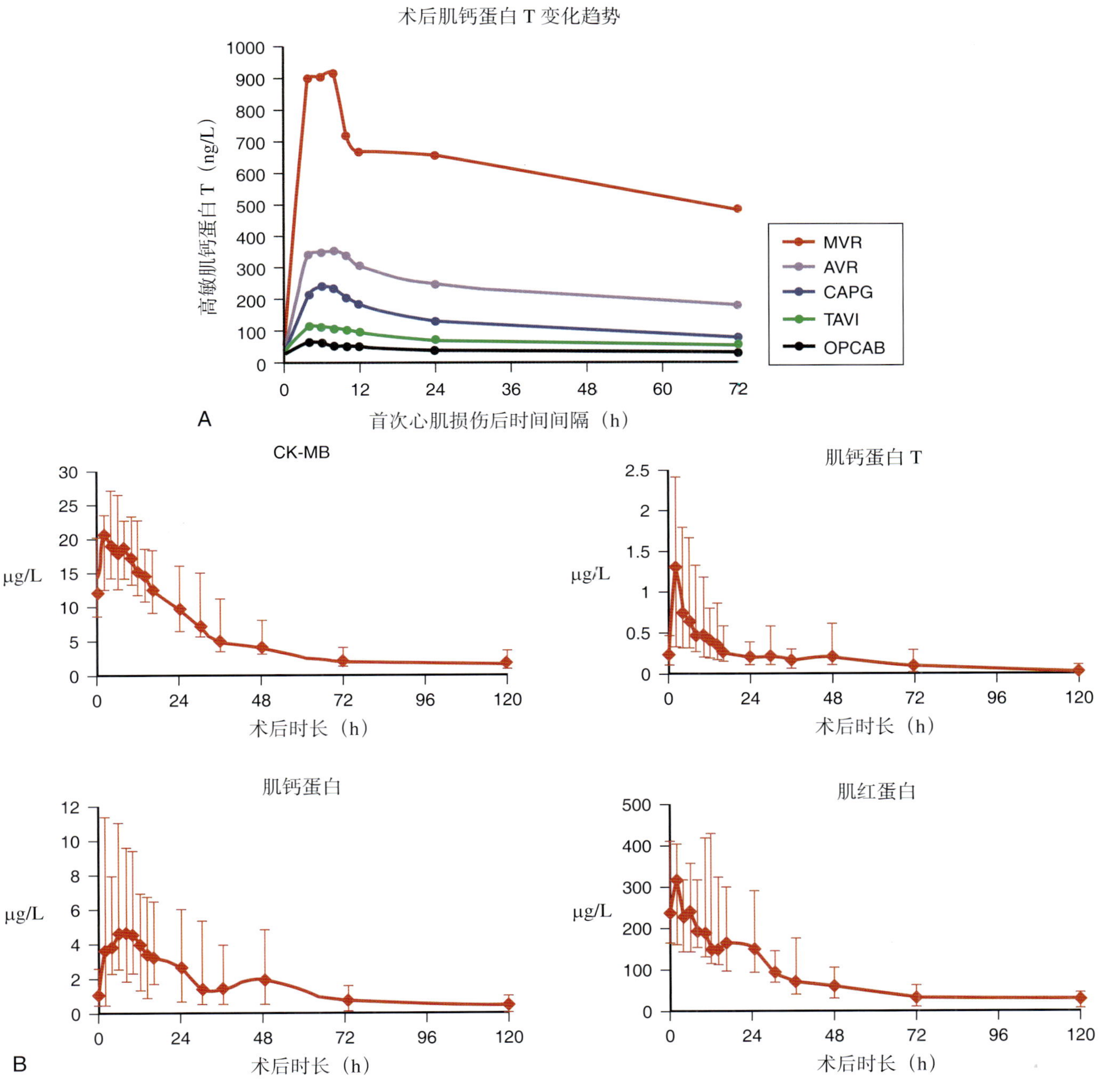

• **彩图 13.1**　A．普通心脏手术后肌钙蛋白 T 值的变化。B．测量了接受无并发症心脏手术的患者的生化值。AVR，主动脉瓣置换术；CABG，冠状动脉旁路移植术；CK-MB，肌酸激酶 -MB 同工酶；MVR，二尖瓣修复 / 置换术；OPCAB，非泵冠状动脉旁路术；TAVI，经股主动脉瓣植入术［(A) is adapted with permission from Markman PL，Tantiongco JP，Bennetts JS，et al. High-sensitivity troponin release profile after cardiac surgery. Heart Lung Circ. 2017；26：833-839. (B) is redrawn with permission from Holmvang L，Jurlander B，Rasmussen C，et al. Use of biochemical markers of infarction for diagnosing perioperative myocardial infarction and early graft occlusion after coronary artery bypass surgery. *Chest.* 2002；121：103-111.］

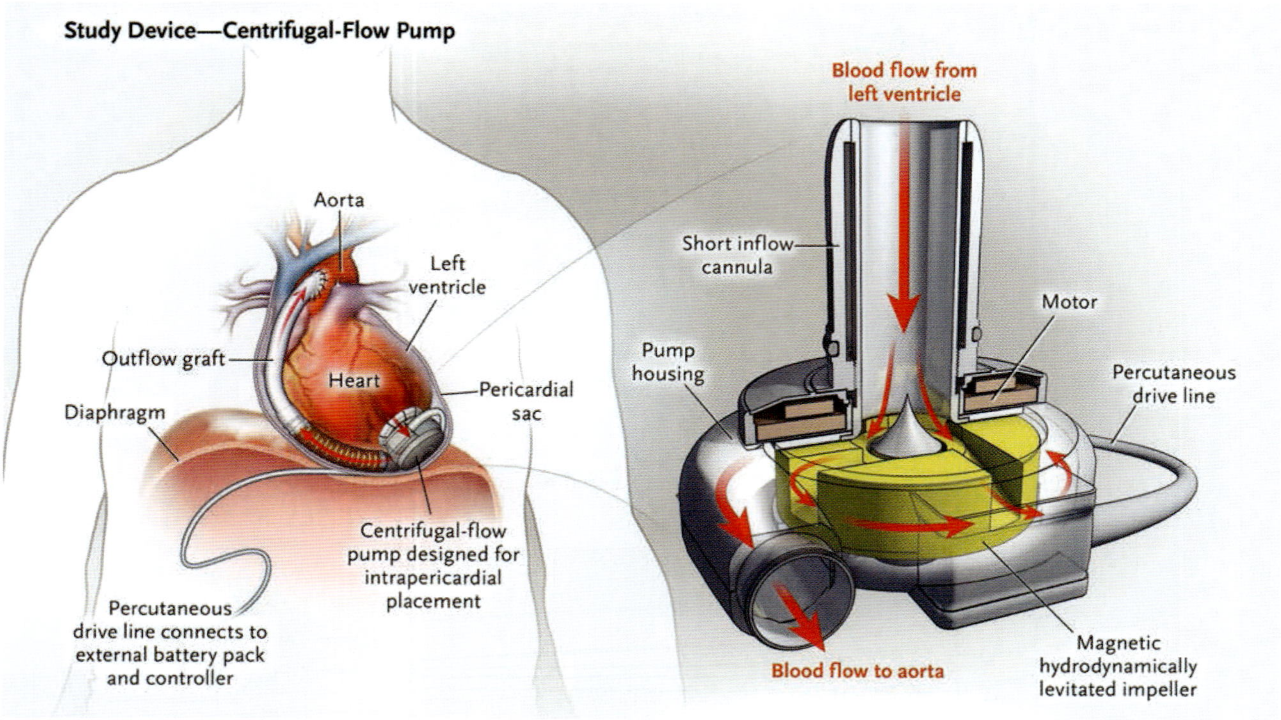

• 彩图 13.22 （译者注：受版权限制，此图仅保留英文）**The HeartWare Pump demonstrating the positioning of the pump and the outflow graft**.（Adapted with permission from Rogers JG, Pagani FD, Tatooles AJ, et al. Intrapericardial left ventricular assist device for advanced heart failure. *N Engl J Med*. 2017;376:451-460.）

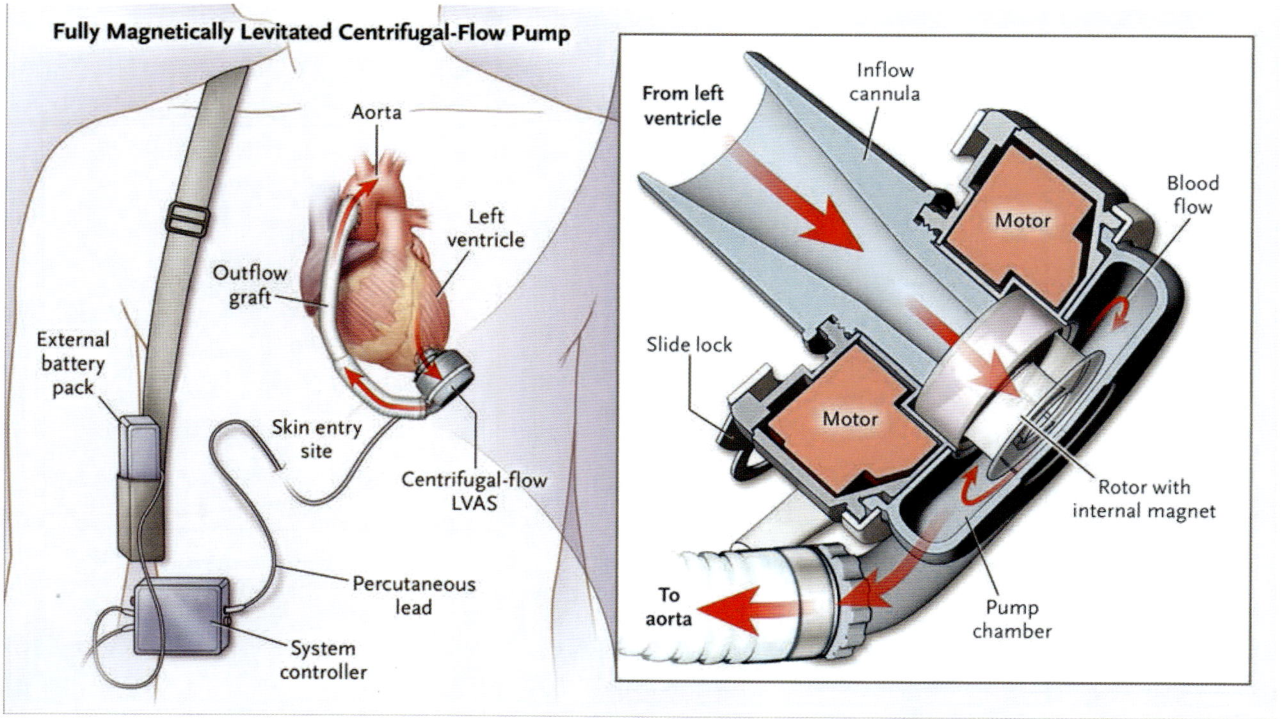

• 彩图 13.23 （译者注：受版权限制，此图仅保留英文）**The HeartMate III pump demonstrating the positioning of the pump and the outflow graft.**（Adapted with permission from Mehra MR, Uriel N, Naka Y, et al. A fully magnetically levitated left ventricular assist device-final report. *N Engl J Med*. 2019;380:1618-1627.）

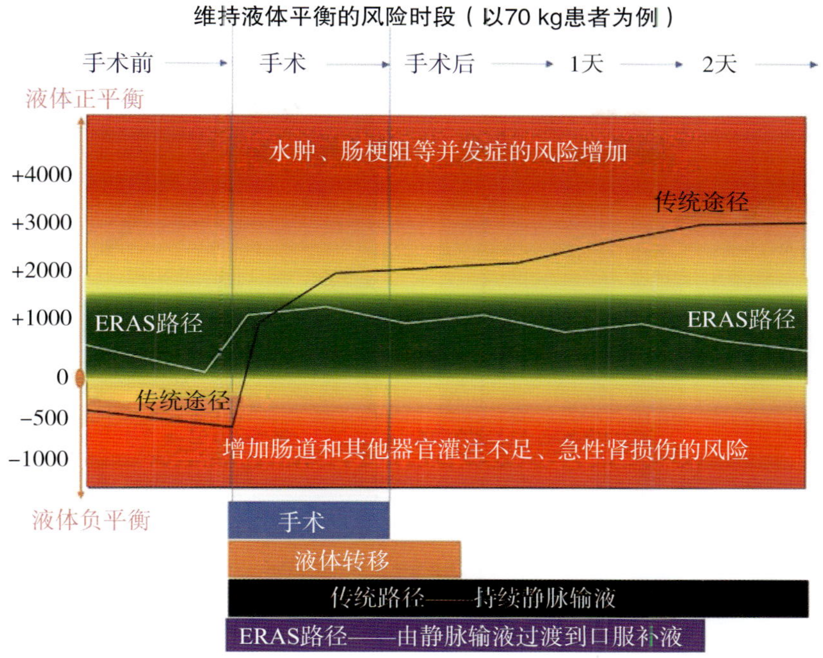

• **彩图 16.4** 液体疗法概述：传统路径与 ERAS 路径

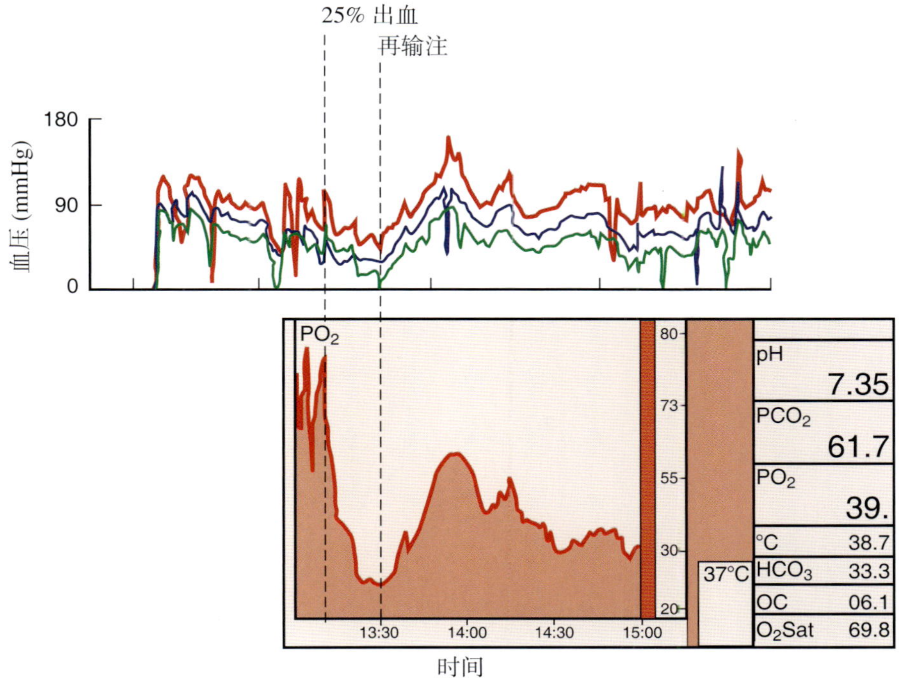

• **彩图 17.1** 肾髓质缺氧和低血容量休克对髓质灌注的不良影响的示例。在猪模型中，肾髓质氧传感器显示基线时髓质低氧血症。在实验性出血（25% 血容量）期间表现出了血压变化。在低灌注期出现严重的髓质缺氧。注意灌注压力和肾髓质氧水平之间的密切关系（With permission from Stafford-Smith M，Grocott HP. Renal medullary hypoxia during experimental cardiopulmonary bypass：A pilot study. Perfusion 2005；20：53-58.）

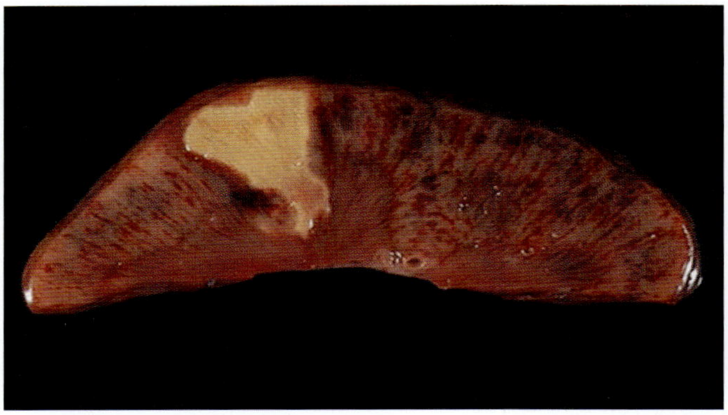

• **彩图 17.3** 大体肾标本显示了典型的楔形肾梗死。肾血管系统的构成意味着栓塞性动脉阻塞很难通过侧支循环代偿（from Robbins and Cotran Atlas of Pathology，2014. 3rd edition. 2014. Elsevier.）

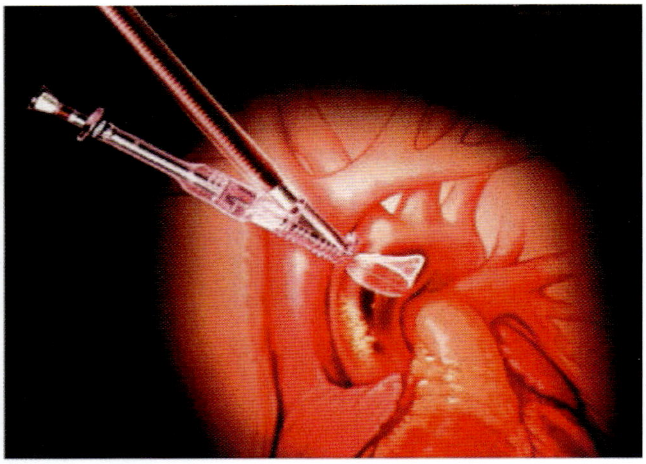

• **彩 图 22.2** Embol-X 主动脉内滤过装置（Reprinted from：Banbury MK，Kouchoukos NT，Allen KB，et al.Ann Thorac Surg 2003；76：508-515.）

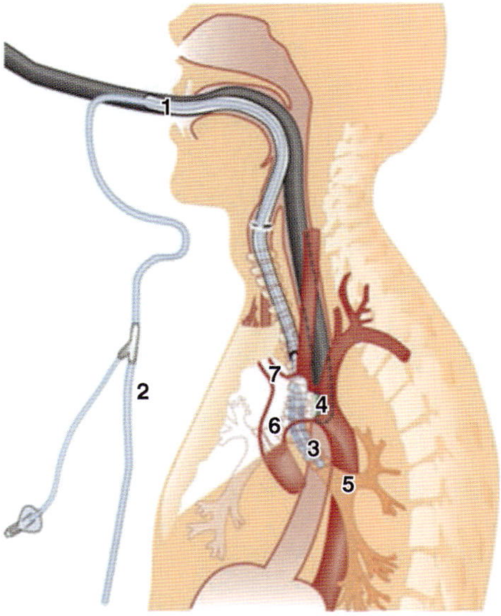

• **彩图 22.3** A-view 气囊导管。1. 气管内插管；2.A-view 导管；3.A-view 导管的气囊；4. 经食管探头；5. 左主支气管；6. 升主动脉；7. 无名动脉（Reprinted from：B.van Zaane B，Nierich AP，Buhre WF，et al.Resolving the blind spot of transesophageal echocardiography：a new diagnostic device for visualizing the ascending aorta in cardiac surgery.Br J Anaesth 2007；98：434-441.）

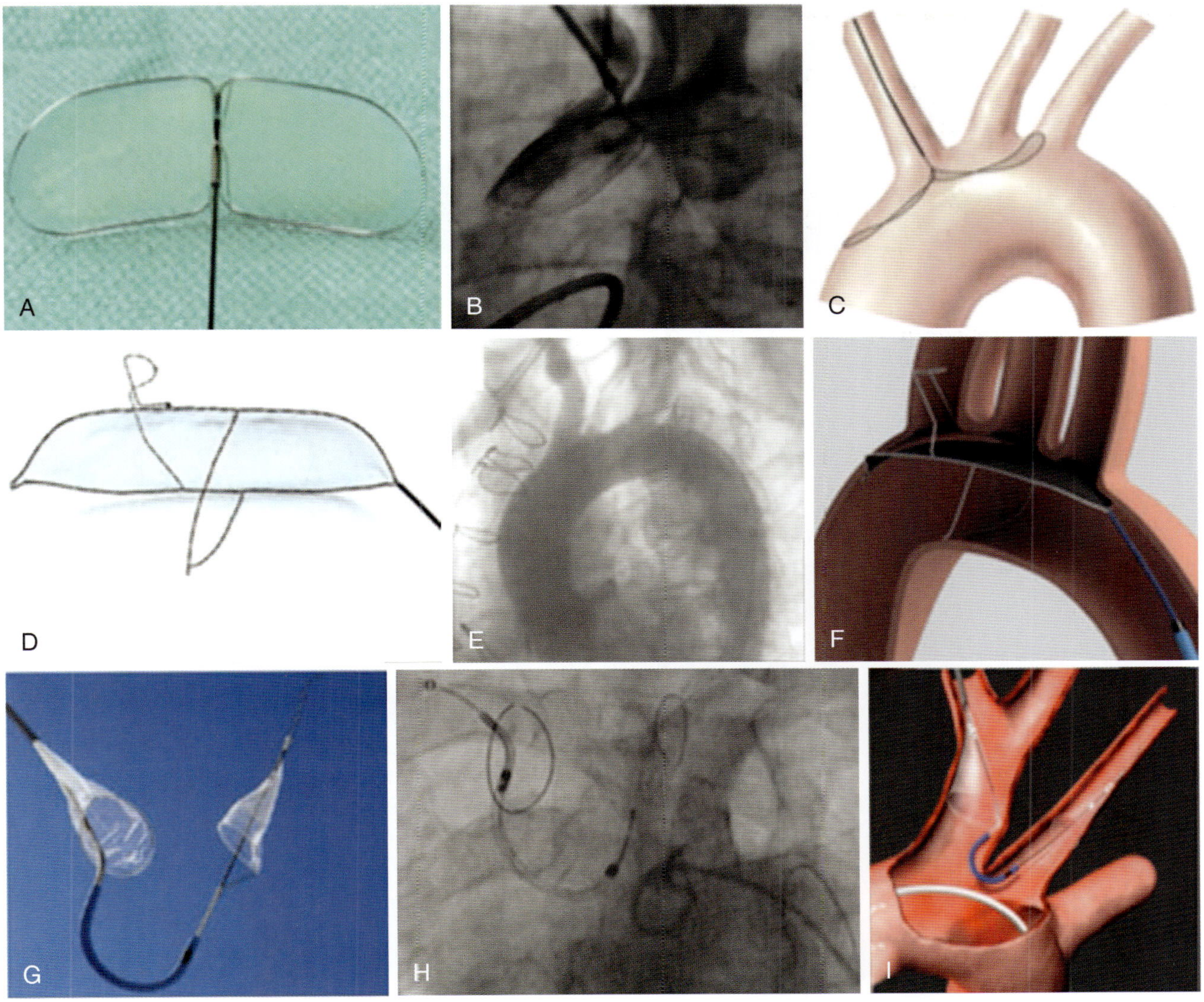

• **彩图 22.4** 栓子保护装置。A．位于释放部位的 Embrella 装置；B、C．术中 Embrella 装置在主动脉弓程序上的位置；D．位于释放部位的 TriGuard 装置；E、F．TriGuard 在主动脉弓的正确位置；G．位于释放部位的 Sentinel 装置；H、I．Sentinel 装置在头臂动脉和左颈总动脉内的位置（Reprinted from：Patel PA，Patel S，Feinman JW，et al.Stroke after transcatheter aortic valve replacement：incidence，definitions，etiologies and management options.J Cardiothorac Vasc Anesth 2018；32：968-981.）

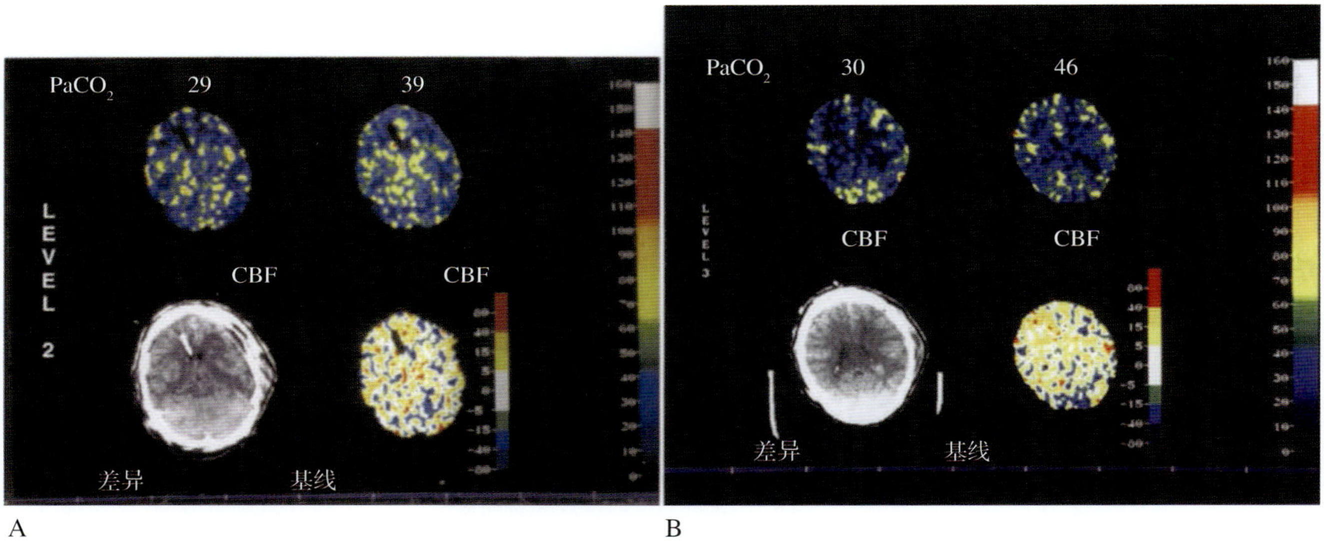

• **彩图 24.10** 过度通气对脑血流量（CBF）的影响。过度通气对 CBF 不同影响的两个例子：两张图显示了在有过度通气和无过度通气的头部创伤患者中的氙气增强脑血流成像。右侧显示的 CBF 标尺单位为 ml/（100 g・min），并显示在每个研究的上方。CT 图像显示在下，CBF 图显示在上。A．$PaCO_2$ 从 39 mmHg 降至 29 mmHg。基线扫描显示充血（右），过度通气扫描显示 CBF 约为 30 ml/（100 g・min）（左），是可接受的流量。B．$PaCO_2$ 从 46 mmHg 降至 30 mmHg。基线 CBF（右）只有勉强可以接受的 CBF。过度通气（左）的影响是导致广泛区域的 CBF 小于 20 ml/（100 g・min），这是不可接受的血流量（Reprinted with permission from Kofke WA et al.Neurologic intensive care.In Albin MS，ed.Textbook of Neuroanesthesia with Neurosurgical and Neuroscience Perspectives.New York：McGraw-Hill；1997.）

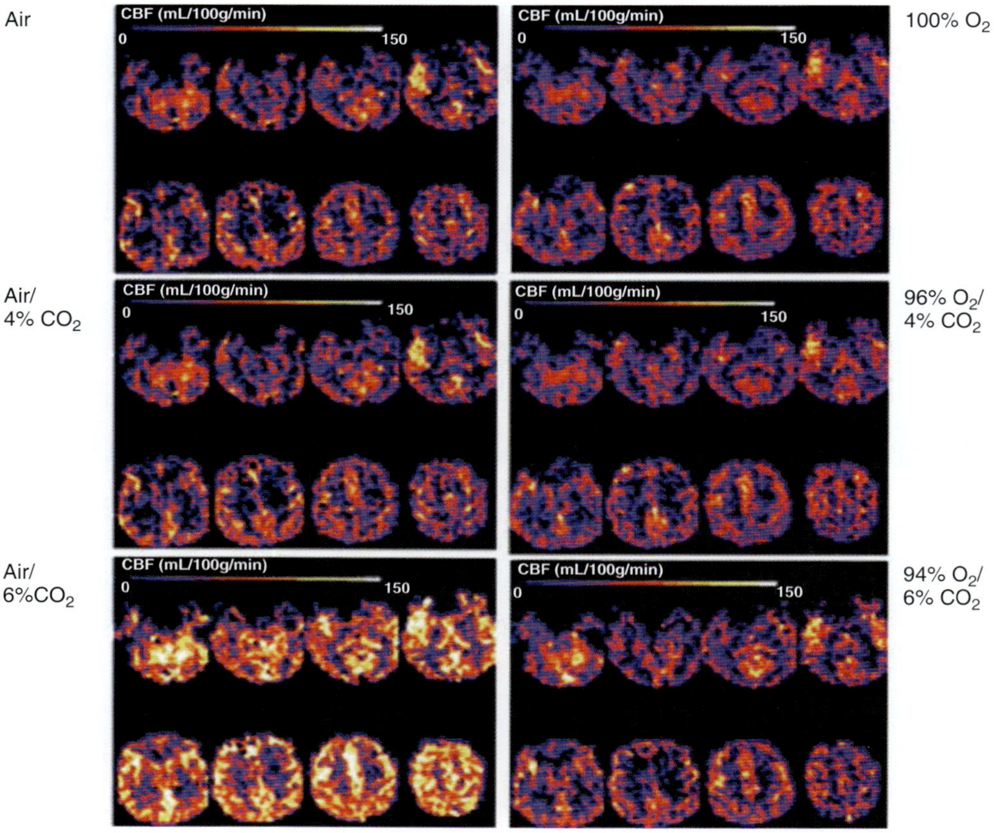

• **彩图 24.16** （译者注：受版权限制，此图仅保留英文）Colorized continuous arterial spin labeled (CASL)-perfusion MRI images with scale depicting cerebral blood flow (*CBF*) changes in response to air: air 4% CO_2, air 6% CO_2, 100% O_2, 96% O_2/4% CO_2, and 94% O_2/6% CO_2.（Reproduced from Floyd T, Clark J, Gelfand R, et al: J App Physiol 2003;95:2453-2461 with permission.）

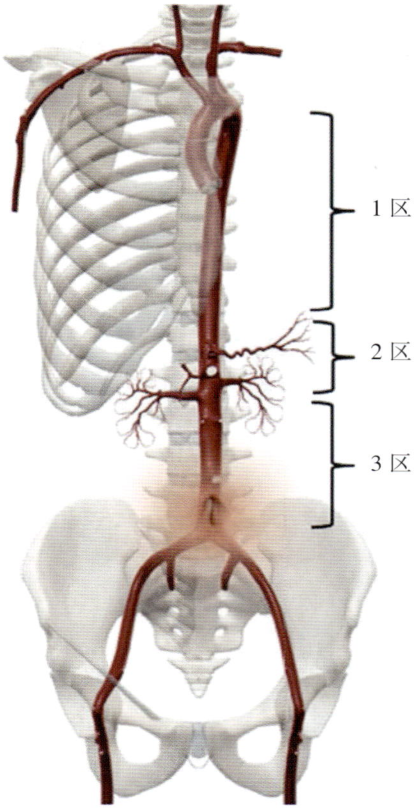

• **彩图 36.2** 主动脉区：1 区从左锁骨下动脉起点延伸至腹腔干；2 区从腹腔干延伸到最尾端的肾动脉；3 区从最末端的肾动脉延伸到主动脉分叉处。复苏性主动脉内球囊阻断（REBOA）仅适用于 1 区和 3 区（来自 Bogert JN、Davis KM、Kopelman TR、Vail S、Pieri P、Matthews MR.Resuscitative endovascular balloon occlusion of the aorta with a low profile，wire free device：A game changer? Trauma Case Rep 2017；7：11-14.）

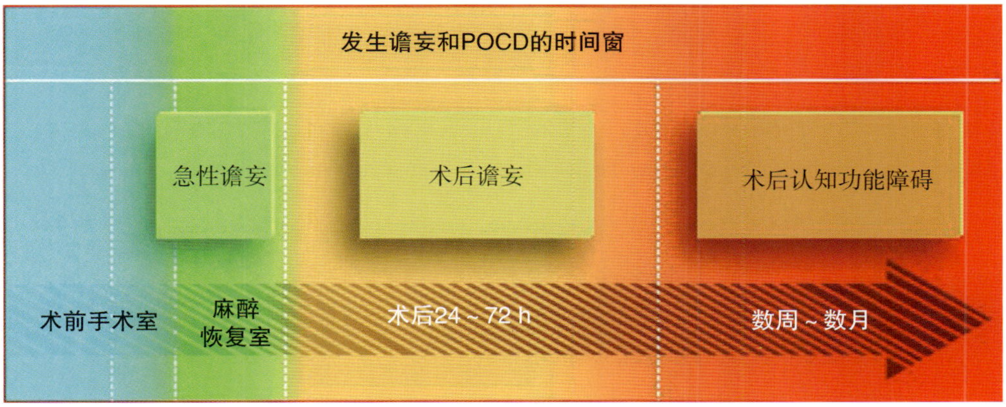

• **彩图 42.1** 术后谵妄与术后认知功能障碍（POCD）之间的主要区别之一是疾病发生的时间窗。急性谵妄在手术室（OR）或进入麻醉恢复室（PACU）后立即发生。术后谵妄发生在手术后 24 ～ 72 h。POCD 则在手术和麻醉后数周～数月发生

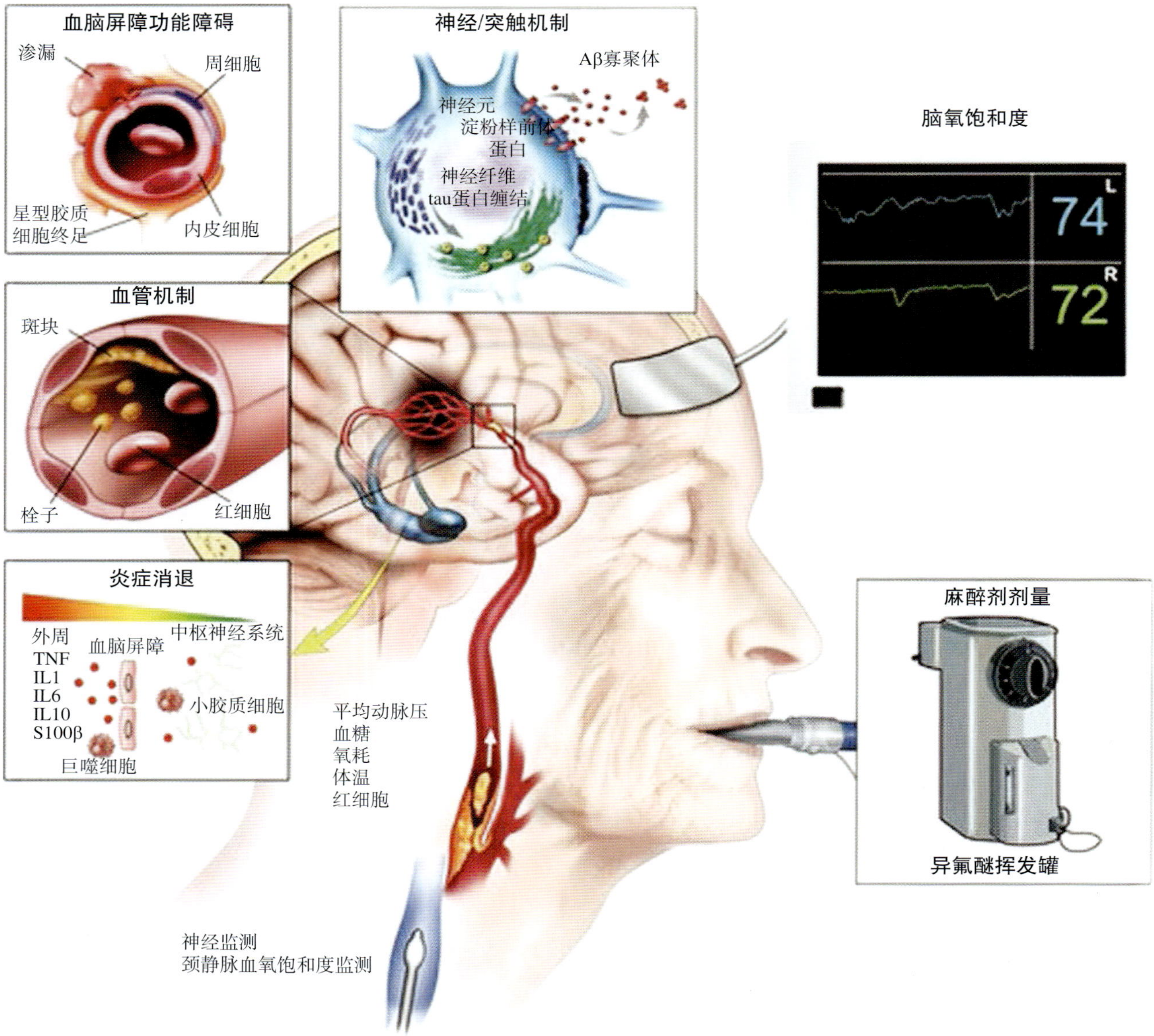

• **彩图 42.4** 术后认知功能障碍（POCD）和（或）谵妄中的可能病理生理机制［Reprinted with permission from Berger M, Terrando N, Smith SK et al.Neurocognitive function after cardiac surgery：from phenotypes to mechanisms.Anesthesiology.2018；129(4)：829-851.］

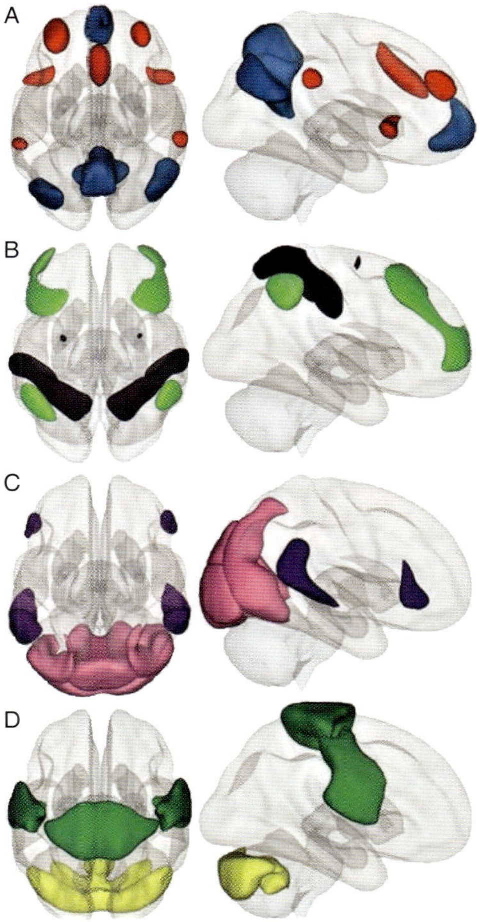

• **彩图 42.6**　人脑中的功能连接网络。这些研究者们感兴趣的功能性脑网络区域图像来自 Connectome 项目数据集（*n* = 497）所收集到的低频血氧依赖信号功能 MRI 数据的分析。A．默认模式网络的感兴趣区域（蓝色），突出性网络的感兴趣区域（红色）。B．大脑背侧注意网络的感兴趣区域（黑色），大脑额顶网络的感兴趣区域（浅绿色）。C．语言网络的感兴趣区域（紫色），视觉网络的感兴趣区域（粉红色）。D．小脑网络的感兴趣区域（黄色），感觉运动网络的感兴趣区域（绿色）（From Huang H，Tanner J，Parvataneni H，et al.Impact of total knee arthroplasty with general anesthesia on brain networks：cognitive efficiency and ventricular volume predict functional connectivity decline in older adults.J Alzheimers Dis 2018；62：319-333.）

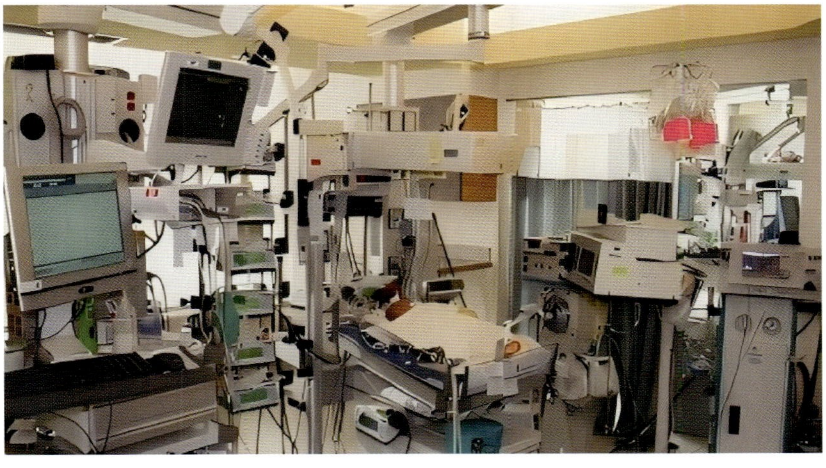

• **彩图 45.5**　新生儿重症监护室（NICU）的医疗复杂性示例